U0198700

中国古代中医外科疾病治疗大典

林才生　编著

北方联合出版传媒（集团）股份有限公司

辽宁科学技术出版社

图书在版编目（CIP）数据

中国古代中医外科疾病治疗大典／林才生编著. —沈阳：
辽宁科学技术出版社，2024.3
ISBN 978-7-5591-3164-5

Ⅰ．①中…　Ⅱ．①林…　Ⅲ．①中医外科—验方—汇编
Ⅳ．①R289.52

中国国家版本馆 CIP 数据核字（2023）第 155116 号

出版发行：辽宁科学技术出版社
　　　　　（地址：沈阳市和平区十一纬路 25 号　邮编：110003）
印　刷　者：辽宁鼎籍数码科技有限公司
幅面尺寸：185 mm×260 mm
印　　张：86.25
插　　页：4
字　　数：2200 千字
出版时间：2024 年 3 月第 1 版
印刷时间：2024 年 3 月第 1 次印刷
责任编辑：寿亚荷
封面设计：刘冰宇
版式设计：袁　舒
责任校对：王春茹

书　　号：ISBN 978-7-5591-3164-5
定　　价：352.00 元

联系电话：024-23284370
邮购热线：024-23284502
E-mail：1114102913@qq.com

本书编审人员

编审人员 王　沛（北京中医药大学教授）

裴晓华（北京中医药大学教授）

曹建春（北京中医药大学教授）

李国信（辽宁中医药大学教授）

吕延伟（辽宁中医药大学教授）

李大勇（辽宁中医药大学教授）

王素清（黑龙江中医药大学教授）

王　军（天津中医药大学教授）

田　旭（中国中医外科疮疡研究所研究员）

刘美娜（中国中医外科疮疡研究所研究员）

宋　旸（中国中医外科疮疡研究所研究员）

成　亮（中国中医外科疮疡研究所研究员）

赵旭东（中国中医外科疮疡研究所研究员）

付国权（中国中医外科疮疡研究所研究员）

肖　振（中国中医外科疮疡研究所研究员）

曲兆海（中国中医外科疮疡研究所研究员）

祝元丰（中国中医外科疮疡研究所研究员）

徐文明（中国中医外科疮疡研究所研究员）

前　言

中华中医药外科学会第三届学术年会期间，时任中华中医药外科学会主任委员王沛教授讲话中指出："中医外科学，历史悠久，源远流长，自周代（公元前1060—公元前249）独立一科，3000多年以来，历代医家为我们留下了大量的医学名著，这些名著既是历代医家智慧的结晶，也是历代中医药学术经验的积淀和理论的升华，这些根基深厚的中医药理论体系，蕴藏于历代医药典籍之中，中医外科内容都散在于典籍之全部，涉及面广，其中治疗方法之繁复，很难从一本古典医籍之中全面系统明了一种疾病的完整的理论体系及内治、外治的方法辨证的纲领，现在所见一种病证、主证，辨证论治，盖为后世名医所著，乃其秉诸前人所述，总结终生行医用药经验所得。因此，为促进中医外科发展，要整理编写一部中国古代中医外科疾病治疗图书，每一个病证均有古代医家原文论述，体现主证表述，内治、外治方剂并列，要标明内治、外治方剂出处，著作名称，作者姓名等，利于研究及应用者查找源学，达到一目了然。"

我们经过15年的努力，组织人员编写了《中国古代中医外科疾病治疗大典》一书。根据《中华人民共和国著作权法》第一章第五条第十节要求编纂，系统总结了从秦汉至清代末年（1911年前），跨度2300余年，整理了中国古代中医典籍中有关中医外科疾病、理论形成及内治、外治方法的内容，吸收精粹，挖掘前人经验，重点突出中医外科治疗特点，所录病证，以凡生于体表有证可凭、表述清楚之疾病，均属外科范围为准则。其内容来源于380余部中医药古籍，并依据实用性、有效性和可制剂性进行筛选。全书分20章，介绍了180余种疾病，共收载内服方剂900余首，外治方剂1300余首。编写采用现代病名与古代相似症候及病名相对应的方法，条目清楚，对号入座归属成文。目的是促进中国古代中医药学与现代医学深度结合，"古为今用"促进现代认识，增强对其内涵的领会，以登堂窥奥。

本书编写时每种疾病选用古代名家医著，汇集诸家之说综合成文。列概述、病因病理、主证、方剂名称、组成、制剂、用法、功效、主治。缺项的原著未详，保持方剂原型，力求简要、精确，内容保持逻辑性，突出特色，不做增补。大部分方剂，根据作者成书年代，按那个年代计量换算成克，以便使用。

为了全面了解中国古代外科治疗方法，在每个章节都附有常规内治、外治方剂的介绍，有些方剂是根据古医书当时应用的方剂进行对号入座的，与现代选文有异同之别，尽量不随症加减，有的只加不减，保持原貌，一种病证举多个方剂，以供参与辨识。

"发皇古义，融会新知"，发扬光大，丰富内容。本书也参考了近40年相关著作中的内容，对原作者表示衷心的感谢。在此说明一下，本书方剂完全来源于古代医籍原文，仅供研究者参考，在正确理解并掌握一定的中药药理基础上按辨证施治方可灵活应用，反对不求甚解按方照搬使用，更不能完全取代现代医学专业治疗，尤其对危重疾病合并有其他全身性多种危重疾病时务必及时就医，以期取得最好疗效，使患者早日康复。

本书诸方均以主治疾病分类，即不以年代或方书为序，各种疾病则又按临床特点归类，由于在各方所治病证中只能以一主症为纲，其中因一方剂治疗多种病证，而造成交叉在所难免，但力争纲目清楚，多而不杂，故方名不同、药物组成一样，但剂量有异，功效非同，均予收载，详而有论，便于应用。本书汇集成册的宗旨遵医圣张仲景"勤求古训，博采众方"以及中国古代"经典医籍是中医学家治学根底，更是临床家的活水源头"。诚如徐灵胎所言："一切道书，必有本源，未有目不睹汉唐以前之书，徒记时上之药数种，而可为医者。"

由于编写人员水平有限，难免有疏漏不当之处，存在需要商榷之点，谨望同道和读者提出批评与匡正，以便再版时修订。

林才生

2023 年 3 月

凡 例

1. 本书从 380 余部清末（1911 年）以前古代中医典籍中选录汇集符合中国古代中医外科疾病及症候 180 余种，共收载内服方剂 900 余首，外治方剂 1300 余首，堪称中国古代中医外科疾病治疗大典。

2. 本书内容分为 20 章，每章均设发展简介，从奠基、发展、专科分化等进行介绍，概述脏腑与经络的关系、病因、病理、辨证与治疗等内容，不做前后增补完善内容论述，按历代发展进程选录原文，重点求实。

3. 每首方剂均以中国古代中医医籍原方为准，不做加减，为了读者查阅方便，按方剂名称、组成、制法、用法、功效、主治、禁忌，一一列出，原方的加减，后列出处等分条著录，原方中以上项目不全者则从缺。

4. 剂量因朝代不同，标准各异，且古今差别甚大，给临床应用带来困难，故在整理时参照已有的古今剂量一律折合成公制，有些方剂未写剂量，保持原貌供参考。有的病症，方剂选择与现代代表方剂不同，因古籍原方剂已标注治"此"病症，据此而选录，有的一症多方对号入座，原书未载用量则概不增补，就是说一个方剂出现，代表一个症候的存在。有些丸方，原著制成"如梧桐子大""如芡实大""如绿豆大""如麻子大"，每用若干丸药，因折算不便，仍以原著照录，有的折算后仍不切合实用者，则参考原著用量比例，结合目前临床实际应用情况，按当代标准，可拟定新的用量（创新），书后附有一些古今度量衡对照的研究资料以供参考。

5. 病因病理、主证、辨证施治、方药功效、主治的语言形成，按古籍诸家之说综合成文，病症的病因病理也如此。古籍未表达的语言不妄增，辨证条目语言是公共版权，不一一注明出处。

6. 在古方中某些药物的名称采用俗语、方言，个别字如芒硝的"硝"字，古籍中写"消"，川芎写成芎䓖、䓖藭等，为使读者了解古代方剂特点，均存古医典籍原貌，未加删改，但对个别字做了修改。

7. 每首方剂的出处以该方原古籍为准，均可追溯原始的出处。方中所用的稀有动物药，为保留历史原貌，本书概不予以删改。个别古方在组成、制剂、用法上可能存在一些不合适之处和暂时不能为现在科学所解释的内容，疗效评价上亦有言过其实之处，为了保持古医方的本来面貌亦未予删除。

8. 古典医籍是中医学传世之宝，有内治法、外治法，它是整体学说，有必要介绍与本书相关的外治法，力求保持原书原貌并有治疗外科疾病字样外治方剂，与内治法方剂并列，多方剂列出以供选择应用，在一定程度上可反映出那个年代治疗外科疾病的水平，并非是当代中医外科辨证施治中的证型全部，是按古代论述有关病症核心内容以确定证型的选方应用。在此说明一下，由于我们人力有限，还有多种原因，不能完全将中国古典医籍浩如烟海、内容广博的中国古代外科疾病内治法、外治法及方剂整理奉献给读者，深表歉意。本书是以介绍古代中医外科疾病内治法、外治法及方药的部分总结，至于当代有很多疗法及方剂治疗外科疾病的宝贵经验，本书部分章节录用，其目的是彰显根本。

编著者

2023 年 3 月

目 录

第一章 总论 ……………………………………………………………… 001
　　中国古代中医外科学的起源与发展 ………………………………… 001
第二章 中国古代中医外科疾病的命名和分类释义 ……………… 013
　　第一节 外科疾病的命名 …………………………………………… 013
　　第二节 外科疾病的分类释义 ……………………………………… 013
第三章 病因病理 ……………………………………………………… 026
　　第一节 致病因素 …………………………………………………… 026
　　第二节 发病机制 …………………………………………………… 035
第四章 中医外科辨证 ………………………………………………… 039
　　第一节 四诊在外科中的应用 ……………………………………… 039
　　第二节 辨阴证阳证 ………………………………………………… 057
　　第三节 辨肿、痛、痒、脓、麻木 ………………………………… 060
　　第四节 辨溃疡形色 ………………………………………………… 066
　　第五节 辨经络部位 ………………………………………………… 068
　　第六节 辨善恶顺逆 ………………………………………………… 071
第五章 治法 …………………………………………………………… 074
　　第一节 内治法 ……………………………………………………… 074
　　第二节 外治法 ……………………………………………………… 090
第六章 疮疡 …………………………………………………………… 116
　　第一节 疮疡简史 …………………………………………………… 116
　　第二节 中国古代医家对疮疡实践与认识的辨证 ………………… 123
　　第三节 疖 …………………………………………………………… 147
　　第四节 面部疔 ……………………………………………………… 154
　　第五节 手足部化脓性感染 ………………………………………… 162
　　第六节 急性淋巴管炎 ……………………………………………… 168
　　第七节 气性坏疽 …………………………………………………… 171
　　第八节 皮肤炭疽 …………………………………………………… 175
　　第九节 痈 …………………………………………………………… 178
　　第十节 脐窝炎 ……………………………………………………… 192
　　第十一节 急性蜂窝织炎 …………………………………………… 195
　　第十二节 腹股沟浅部急性化脓性淋巴结炎 ……………………… 206
　　第十三节 急性网状淋巴管炎 ……………………………………… 209
　　第十四节 颈部淋巴结结核 ………………………………………… 214
　　第十五节 腋部淋巴结结核 ………………………………………… 225
　　第十六节 腹股沟淋巴结结核 ……………………………………… 231
　　第十七节 骨与关节结核 …………………………………………… 234

第十八节　化脓性骨髓炎 ……………………………………………………… 241

第十九节　化脓性踝关节炎 …………………………………………………… 247

第二十节　化脓性髋关节炎 …………………………………………………… 252

第二十一节　急性脓肿 ………………………………………………………… 257

第二十二节　全身化脓性感染 ………………………………………………… 264

第二十三节　破伤风 …………………………………………………………… 276

第二十四节　毒蛇咬伤 ………………………………………………………… 290

第二十五节　烧伤 ……………………………………………………………… 302

第二十六节　冻伤 ……………………………………………………………… 319

第二十七节　臁疮 ……………………………………………………………… 326

第二十八节　褥疮 ……………………………………………………………… 342

第七章　甲状腺疾病 ……………………………………………………………… 347

第一节　单纯性甲状腺肿 ……………………………………………………… 347

第二节　甲状腺腺瘤 …………………………………………………………… 352

第三节　甲状腺癌 ……………………………………………………………… 355

第八章　良性肿瘤 ………………………………………………………………… 359

第一节　纤维瘤 ………………………………………………………………… 359

第二节　脂肪瘤 ………………………………………………………………… 362

第三节　血管瘤 ………………………………………………………………… 365

第四节　皮脂腺囊肿 …………………………………………………………… 368

第九章　恶性肿瘤 ………………………………………………………………… 373

第一节　恶性肿瘤颈部淋巴结转移 …………………………………………… 373

第二节　唇癌 …………………………………………………………………… 379

第三节　舌癌 …………………………………………………………………… 385

第四节　乳腺癌 ………………………………………………………………… 390

第五节　肛管直肠癌 …………………………………………………………… 399

第六节　阴茎癌 ………………………………………………………………… 403

第十章　乳腺疾病 ………………………………………………………………… 407

第一节　急性乳腺炎 …………………………………………………………… 407

第二节　浆细胞性乳腺炎 ……………………………………………………… 418

第三节　乳房部蜂窝织炎 ……………………………………………………… 423

第四节　乳腺囊性增生病 ……………………………………………………… 427

第五节　乳房结核 ……………………………………………………………… 431

第十一章　周围血管疾病 ………………………………………………………… 438

第一节　血栓性浅静脉炎 ……………………………………………………… 438

第二节　单纯性下肢静脉曲张 ………………………………………………… 441

第三节　血栓闭塞性脉管炎 …………………………………………………… 444

第十二章　男性泌尿生殖系统疾病 ……………………………………………… 452

第一节　泌尿系结石 …………………………………………………………… 452

第二节　前列腺炎 ··· 464
第三节　前列腺增生 ··· 472
第四节　睾丸炎与附睾炎 ·· 481
第五节　鞘膜积液 ··· 485
第六节　阴囊蜂窝织炎 ·· 489
第七节　特发性阴囊坏疽 ·· 495
第八节　龟头包皮炎 ··· 500
第九节　男性性功能障碍 ·· 504

第十三章　肛门直肠疾病 ··· 517
第一节　中国古代肛门直肠疾病概论 ······································ 517
第二节　内痔 ··· 537
第三节　外痔 ··· 549
第四节　混合痔 ·· 554
第五节　肛隐窝炎 ··· 558
第六节　肛门直肠周围脓肿 ··· 562
第七节　肛瘘 ··· 571
第八节　肛裂 ··· 580
第九节　直肠脱垂 ··· 586
第十节　直肠息肉 ··· 597

第十四章　急腹症 ··· 602
第一节　急性阑尾炎 ··· 602
第二节　胆道蛔虫病 ··· 613
第三节　急性胆囊炎与胆石症 ·· 621
第四节　胃、十二指肠溃疡急性穿孔 ······································ 627
第五节　肠梗阻 ·· 640

第十五章　皮肤病 ··· 652
第一节　概述 ··· 652
第二节　皮肤与脏腑经络的关系 ··· 662
第三节　皮肤病病因病理 ·· 664
第四节　皮肤病辨证与治法 ··· 674
第五节　单纯性疱疹 ··· 697
第六节　带状疱疹 ··· 702
第七节　疣 ·· 706
第八节　脓疱疮 ·· 711
第九节　头癣 ··· 715
第十节　手癣 ··· 721
第十一节　足癣 ·· 724
第十二节　甲癣 ·· 728
第十三节　体癣和股癣 ·· 730
第十四节　花斑癣 ··· 733

第十五节　麻风 …………………………………………………………… 736

第十六节　疥疮 …………………………………………………………… 744

第十七节　虫咬皮炎 ……………………………………………………… 749

第十八节　接触性皮炎 …………………………………………………… 751

第十九节　药物性皮炎 …………………………………………………… 755

第二十节　湿疹 …………………………………………………………… 764

第二十一节　荨麻疹 ……………………………………………………… 773

第二十二节　玫瑰糠疹 …………………………………………………… 781

第二十三节　神经性皮炎 ………………………………………………… 784

第二十四节　瘙痒症 ……………………………………………………… 788

第二十五节　银屑病 ……………………………………………………… 794

第二十六节　脂溢性皮炎 ………………………………………………… 800

第二十七节　痤疮 ………………………………………………………… 805

第二十八节　斑秃 ………………………………………………………… 812

第二十九节　多形红斑 …………………………………………………… 818

第三十节　结节性红斑 …………………………………………………… 824

第十六章　鼻科疾病 ……………………………………………………… 830

第一节　中国古代中医鼻部疾病简介 …………………………………… 830

第二节　鼻与脏腑经络的关系 …………………………………………… 834

第三节　鼻病病因病理 …………………………………………………… 835

第四节　鼻病辨证简述 …………………………………………………… 837

第五节　鼻病内治法 ……………………………………………………… 839

第六节　鼻病外治法 ……………………………………………………… 840

第七节　鼻前庭炎 ………………………………………………………… 842

第八节　急性鼻炎 ………………………………………………………… 847

第九节　慢性鼻炎 ………………………………………………………… 852

第十节　萎缩性鼻炎 ……………………………………………………… 857

第十一节　变态反应性鼻炎 ……………………………………………… 861

第十二节　鼻息肉 ………………………………………………………… 865

第十三节　急性鼻窦炎 …………………………………………………… 873

第十四节　慢性鼻窦炎 …………………………………………………… 878

第十五节　鼻出血 ………………………………………………………… 886

第十七章　咽喉科疾病 …………………………………………………… 901

第一节　中国古代中医咽喉部疾病概述 ………………………………… 901

第二节　咽喉与脏腑经络的关系 ………………………………………… 912

第三节　咽喉病病因病理 ………………………………………………… 913

第四节　咽喉病辨证简述 ………………………………………………… 915

第五节　咽喉病内治法 …………………………………………………… 917

第六节　咽喉病外治法 …………………………………………………… 918

第七节　急性扁桃体炎 …………………………………………………… 920

第八节　慢性扁桃体炎 …………………………………………………… 928

第九节　急性咽炎 …………………………………………………………… 933

第十节　慢性咽炎 …………………………………………………………… 942

第十一节　咽部脓肿 ………………………………………………………… 952

第十二节　喉异物 …………………………………………………………… 961

第十三节　急性会厌炎 ……………………………………………………… 966

第十四节　急性喉炎 ………………………………………………………… 973

第十五节　急性喉阻塞 ……………………………………………………… 979

第十六节　白喉 ……………………………………………………………… 986

第十八章　口腔疾病 ………………………………………………………… 994

第一节　中国古代口腔疾病简介 …………………………………………… 994

第二节　口腔与脏腑的关系 ………………………………………………… 996

第三节　口腔与经络的关系 ………………………………………………… 997

第四节　口腔疾病病因病机 ………………………………………………… 998

第五节　口齿疾病辨证简述 ………………………………………………… 1000

第六节　口腔疾病治法简述 ………………………………………………… 1002

第七节　口腔异常动态 ……………………………………………………… 1004

第八节　口张 ………………………………………………………………… 1005

第九节　口噤 ………………………………………………………………… 1005

第十节　口撮 ………………………………………………………………… 1009

第十一节　口振 ……………………………………………………………… 1011

第十二节　口动 ……………………………………………………………… 1012

第十三节　口僻 ……………………………………………………………… 1012

第十四节　味觉失常 ………………………………………………………… 1015

第十五节　牙本质过敏 ……………………………………………………… 1023

第十六节　龋齿 ……………………………………………………………… 1026

第十七节　牙痛 ……………………………………………………………… 1029

第十八节　拔牙 ……………………………………………………………… 1041

第十九节　急性根尖周炎 …………………………………………………… 1043

第二十节　慢性根尖周炎 …………………………………………………… 1047

第二十一节　急性牙髓炎 …………………………………………………… 1050

第二十二节　慢性牙髓炎 …………………………………………………… 1054

第二十三节　牙周炎 ………………………………………………………… 1059

第二十四节　牙周脓肿 ……………………………………………………… 1065

第二十五节　牙周萎缩 ……………………………………………………… 1069

第二十六节　智齿冠周炎 …………………………………………………… 1074

第二十七节　化脓性颌骨骨髓炎 …………………………………………… 1079

第二十八节　坏疽性口炎 …………………………………………………… 1086

第二十九节　坏死性溃疡性龈口炎 ………………………………………… 1092

第三十节　复发性口疮 ……………………………………………………… 1097

第三十一节　慢性唇炎 ……………………………………………………… 1105

第三十二节　口角炎 …………………………………………………………… 1110

第三十三节　舌下腺囊肿 ……………………………………………………… 1114

第十九章　耳部疾病 …………………………………………………………… 1117

第一节　中国古代中医耳科概述 ……………………………………………… 1117

第二节　耳与脏腑经络的关系 ………………………………………………… 1122

第三节　耳部疾病的病因病理 ………………………………………………… 1124

第四节　耳病辨证简述 ………………………………………………………… 1125

第五节　耳病内治法 …………………………………………………………… 1129

第六节　耳病外治法 …………………………………………………………… 1130

第七节　外耳湿疹 ……………………………………………………………… 1131

第八节　耳疖 …………………………………………………………………… 1135

第九节　弥漫性外耳道炎 ……………………………………………………… 1140

第十节　急性化脓性耳郭软骨膜炎 …………………………………………… 1145

第十一节　急性化脓性中耳炎 ………………………………………………… 1149

第十二节　慢性化脓性中耳炎 ………………………………………………… 1157

第十三节　耳后骨膜下脓肿 …………………………………………………… 1163

第二十章　外眼病 ……………………………………………………………… 1167

第一节　中国古代眼科学发展简况 …………………………………………… 1167

第二节　眼与脏腑经络的关系 ………………………………………………… 1172

第三节　眼病病因病理 ………………………………………………………… 1176

第四节　眼病辨证简述 ………………………………………………………… 1182

第五节　眼病治法概要 ………………………………………………………… 1187

第六节　睑板腺炎 ……………………………………………………………… 1198

第七节　睑板腺囊肿 …………………………………………………………… 1202

第八节　睑缘炎 ………………………………………………………………… 1206

第九节　沙眼 …………………………………………………………………… 1215

第十节　眼睑蜂窝织炎 ………………………………………………………… 1220

第十一节　上睑下垂 …………………………………………………………… 1224

第十二节　倒睫 ………………………………………………………………… 1227

第十三节　慢性泪囊炎 ………………………………………………………… 1233

第十四节　泪溢 ………………………………………………………………… 1237

第十五节　急性卡他性结膜炎 ………………………………………………… 1243

第十六节　春季结膜炎 ………………………………………………………… 1249

第十七节　流行性出血性结膜炎 ……………………………………………… 1254

第十八节　泡性结膜炎 ………………………………………………………… 1261

第十九节　球结膜下出血 ……………………………………………………… 1264

第二十节　翼状胬肉 …………………………………………………………… 1267

第二十一节　巩膜炎 …………………………………………………………… 1274

第二十二节　单纯疱疹病毒性角膜炎 ………………………………………… 1278

第二十三节　绿脓杆菌性角膜溃疡 …………………………………… 1284

第二十四节　真菌性角膜溃疡 ………………………………………… 1290

第二十五节　蚕食性角膜溃疡 ………………………………………… 1295

第二十六节　角膜基质炎 ……………………………………………… 1301

第二十七节　暴露性角膜炎 …………………………………………… 1308

第二十八节　急性闭角性青光眼 ……………………………………… 1313

第二十九节　老年性黄斑变性 ………………………………………… 1318

附录 …………………………………………………………………… 1324

一、方剂索引（外治方剂） …………………………………………… 1324

二、古今度量衡比较表 ………………………………………………… 1355

三、主要参考书目 ……………………………………………………… 1358

第一章　总论

中国古代中医外科学是以研究人体体表症状、眼能视及全部或部分人体外在表现的疾病证治与预防的学科，是中医学主要临床学科之一，其内容包括疮疡，皮肤病，肛门病和外科杂病以及金刃刀伤、眼、耳、鼻、咽喉、口腔等病。中国古代中医外科疾病种类多，涵盖范围广，内容丰富，在悠久的发展历史中，古代诸子百家"勤求古训，博采众方"，经过长期实践和理论的研究，形成疗效卓著的中医外科治疗学内容，这些内容散在于中国古代诸多医著之中。当代人系统回顾，辨析源流，研究、挖掘、整理、提高，撷其精华，古为今用，启迪创新，无疑是极为重要的。

中国古代中医外科学的起源与发展

中国古代中医外科学在悠久的发展历史中经历了起源、形成、发展、逐渐成熟等不同阶段，形成了疗效卓著、内容丰富的治疗方法等。

一、起源

中国古代中医外科学从公元前 2070 年至公元前 476 年，经历了夏、商、西周、春秋，前后约 1600 年，夏代时期虽无文字可凭，但人类为了生存获取食物与自然现象抗争、与猛兽搏斗，人类之间的相互战争等，必然会发生各种创伤、动物咬伤、体表疮疡或拔出体内异物形成伤口，当时多选用草、树叶、树皮经过加工形成合体包扎伤口，或用泥土、灰末外敷止血，消肿止痛等简单措施。经过漫长的反复实践，逐渐形成了经验性总结，认识到某种植物及矿物质疗伤有效，继而传承应用，这些治病疗伤方法就是中国古代中医外科的治疗方法。

商代开始已用甲骨文记载外科疾病名称，据殷墟出土的甲骨文有"疾自（鼻）、疾耳、疾齿、疾舌、疾足、疾止（指或趾）、疥、疕"等，主要以按摩、针灸、砭等外治法为主。

《山海经·东山经》："高氏之山，其上多玉，其下多箴石。"郭璞注："可以为砭针治痈肿者。汉·桓宽《盐铁论·箴石》：县官所招举贤良文学，而及亲民伟仕，亦未见其能用箴石而医百姓之疾也。"

［注］（1）箴石（zhēn shí）：石制的针，古代治病工具，亦指可用以制针的石头。

（2）砭（biān）针：中国古代用以治病的石针，是最早用石铁扎破皮肉痈肿、排脓引流的工具，现简称外科手术器械。

《山海经·南山经》："南流注于海。其中有虎蛟，其状鱼身而蛇尾，其音如鸳鸯，食者不肿，可以已痔。"

《山海经·中山经》："仑文赤尾，食者不痈，可以为瘘。"

［注］上文是有关痔瘘的记载。

周朝《周礼·天官》："疡医下士八人，掌肿疡、溃疡、金疡、折疡之祝药，劀杀之齐。"

［注］此时已掌握外敷药物（剂型）刮去脓血、腐蚀剪割、治疗肿疡和溃疡的外治疗法。

《周礼·天官》："凡疗疡，以五毒攻之，以五气养之，以五药疗之，以五味节之……凡有疡者，受其药焉。"

[注] 以五毒攻之：即胆矾、丹砂、雄黄、矾石、磁石炼制的外用药敷贴创口。以五药疗之：用 5 类药物治疗，即内服药（剂型）。以五味节之：用 5 种不同性味的食物调节病体。凡有疡者，受其药焉：凡患疡病（外科疾病）的人都从疡医处领取治疗他们疾病的药物。上条文说明了周朝时期已有中医外科外治疾病治疗机构，并有外治、内治（方剂）疗法。

1973 年中国长沙马王堆出土的帛书，是中国现存最早的古代医学文献，医药部分称之《五十二病方》，记载了外科疾病达 30 多种，有感染、创伤、冻疮、诸虫咬伤、痔漏、肿瘤、皮肤病等。其对疽病区别用药，如"疽病"下，有"骨疽倍白蔹，肉疽（倍）黄芪，肾疽倍芍药"的论述，针对不同的疽病调整药物的剂量，又如对淋病、痔疾证候分类："血瘩（血淋、小便中有血）煮荆（牡荆），三温之而饮之。""石瘩（石淋《武威汉代医简》）：石瘩出石。石瘩，三温石韦若酒而饮之。""脉者"（痔）、"牡痔"（外痔）、"牝痔"（内痔）、"血痔"（内痔出血）、"朐痒"（肛门痒），实际开创了后世五痔之说。本书谈到瘘管、肛门脱出及蛲虫病等病，可谓"辨证施治"之萌芽。

在"牡痔"中具体论述割治疗法："杀狗，取其脬（膀胱），以穿籥（yuè，指管孔）（竹管）入胆（直肠）中，吹之，引出，徐以刀劓去其巢，治黄芩而屡敷之。"其他尚有用"小绳"结扎"牡痔"、用"地胆"外敷"牡痔"（类似枯痔法）、用滑润"铤"作为检查治疗瘘管的探针等。

在外痔症状的描述方面，非常具体形象。如"有赢肉出，或如鼠乳状，末大本小，有孔其中""大者如枣，小者如枣核""时痛时痒"，既有形状的描述，也有大小的观察，而且还很注意发病部位，如"居窍旁""居窍廉"等。这些记述甚至比后世的《诸病源候论》还要详细。

在治疗方法上，不仅治法多样，而且体现了辨证论治。如末大本小者，采用灸后结扎；多孔者用温熨敷贴法；居窍旁者，采用角法拔出，结扎后割治；居窍廉者，则采用割治、敷药与温熨综合治理。这些治疗方法，大多为后世所保存下来。值得一提的是书中用角法拔出痔核再行手术治疗，充分反映了我们祖先的聪明智慧，今天仍有总结研究的价值。

本书还记载应用雄黄、汞剂治疗疥疮，以及毒堇治疗结石痛的药物止痛法，首创用酒洗伤口消毒之法。

[注]《五十二病方》成书年代约在秦朝之前的春秋时期，早于《周礼》成书年代。

二、形成

秦汉时期《黄帝内经》一书的问世为中国古代外科学发展奠定了坚实的理论基础，系统确立了中医治疗原则。《灵枢·痈疽》："血脉营卫，周流不休，上应星宿，下应经数。寒邪客于经络之中则血泣，血泣则不通，不通则卫气归之，不得复反，故痈肿。寒气化为热，热胜则腐肉，肉腐则为脓。脓不泻则烂筋，筋烂则伤骨，骨伤则髓消，不当骨空，不得泄泻，血枯空虚，则筋骨肌肉不相荣，经脉败漏，熏于五脏，脏伤故死矣。"

[注] 上文的《黄帝内经》对中医外科疮疡的发生、发展和病理变化做了论述。

《灵枢·平人绝谷》："广肠（指今之乙状结肠和直肠）大八寸，径二寸寸之大半，长二尺八寸，受谷九升三合……"《素问·灵兰秘典论》云："大肠者，传道之官，变化出焉。"《素问·五脏别论》："魄门（王冰：肛之门也）亦为五脏使，水谷不得久藏。"

[注] 上文《黄帝内经》对肛肠解剖、生理的论述。秦汉之际神农氏《神农本草经》载药 365 种（植物药 252 种，动物药 67 种，矿物药 46 种），分上、中、下三品，成为中药

理论精髓。书中对每一味药的产地、性质、采药时间、入药部位和主治病证都有详细记载。对各种药物怎样相互配合应用，以及简单的制剂都做了概述。《神农本草经》依循《黄帝内经》提出的君、臣、佐、使的组方原则，也将药物以朝中的君、臣地位为例，来表明其主次关系和配伍的法则。同时对药物性味也有了详尽的描述，指出寒、热、温、凉四气和酸、苦、甘、辛、咸五味是药物的基本性情，对疾病的寒、热、湿、燥性质的不同选择用药，指出寒病选热药、热病选寒药、湿病选温燥之品、燥病选凉润之辈，相互配伍，并参与五行生克的关系，对药物的归经、走势、升降、浮沉都很了解才能选药组方、配伍用药等。《神农本草经》的问世，为中国古代中医外科学的发展，奠定了药物学理论基础。如书中记载15种肛肠疾病名称，肛肠病用药50余种。

西汉·司马迁《史记·扁鹊仓公列传》云："扁鹊……过邯郸，闻贵妇人，即为带下医；过雒阳（洛阳），闻周人爱老人，即为耳目痹医……"

　　［注］耳目疾病（五官科疾病）列属中医外科，扁鹊是春秋末年名医，为全科医生，善于综合运用望、闻、问、切四诊，汤剂、针灸、药熨、按摩等方法。东汉末年著名医学家张仲景所著《伤寒杂病论》分为《伤寒论》《金匮要略》，《金匮要略》即《伤寒杂病论》中的"杂病"部分，涉及了内、外、妇、皮肤等各种疾病。《伤寒杂病论》创造性地把全部症状归纳为8个辨证纲领和6个证候类型，来辨别错综复杂的病变。8个辨证纲领即阴阳、表里、寒热、虚实；6个证型即太阳、阳明、少阳、太阴、少阴、厥阴六经。以八纲来辨认疾病的属性、病位、邪正消长和病证表现；以六经来分析疾病在发展过程中的演变和转归。《伤寒杂病论》"辨证论治"对所有疾病都可适用。《伤寒杂病论》对中医外科学的丰富和发展有着深远影响，首先确立"辨证论治"中医外科疾病，如肠痈未成脓而实者用大黄牡丹皮汤，已成脓而里虚者施薏苡附子败酱散；狐惑病以甘草泻心汤治之，蚀于前阴苦参汤洗之，蚀于肛用雄黄熏之，酿脓则赤小豆当归散主之；余如王不留行散治外伤金创；烧裈散治阴阳易；黄连粉主浸淫疮；首载蜜煎导法、坐药法、嗜鼻法、吹耳救急法等。

东汉末年外科学家华佗首创"麻沸散"，行全身麻醉后，施剖腹手术（肿瘤切除），是中国古代中医外科史上腹部手术创始人。

　　如《后汉书·华佗传》："若病结积在内，针药所不能及，当须刳割者，便饮其麻沸散，须臾便如醉死，无所知，因破取。病若在肠中，便断肠湔洗，缝腹膏摩，四五日差，不痛，人亦不自寤，一月之间即平复矣。"传世之作《华佗中藏经》，该书立论五丁状候："五丁者，皆由喜怒忧思，冲寒冒热，恣饮醇酒，多嗜甘肥，毒鱼醋酱，色欲过度之所为也。畜其毒邪，浸渍脏腑，久不摅散，始变为丁。"论痈疽疮肿："夫痈疽疮肿之所作也，皆五脏六腑畜毒不流。"立创用攻下清热为治疗原则，由此可见，到了汉代，从理论、实践、药物、手术、著作多方面综合内容，中医外科已初步形成独立学科。

三、发展

晋·刘涓子《刘涓子鬼遗方》约成书于442年，后由南齐医家龚庆宣重为编次审订于499年。原本10卷，在后世辗转传抄过程中多有遗佚，今仅存宋版五卷本传世。本书为我国现存较早的外科专著，全面反映了两晋南北朝以前中医外科学的主要成就。主要内容有痈疽的鉴别诊断、分型治疗；内外处方140个，治外伤之法用止血、收敛、止痛。痈疽按发病不同表现，分别采用清热解毒、凉血活血、行气散结、托里透毒、补益气血等法。根据痈疽发病过程中不同证候特点进行辨证论治，如肠痈用大黄汤，清热解毒以泄热。"未成脓也，可下之，当有血，脉数，脓成，不可服此方。"此言都是符合客观实际的。在外治方面有薄贴法、围药法、洗溻法、熏法、灸法、针烙排脓、去腐生肌等，可见当时外治法已有较高的水平。

晋·葛洪撰著《肘后备急方》是古代一部急诊全书，该书5~7卷为外科内容，以简明扼要、简便廉验为编辑宗旨，收录了葛洪在民间搜集的大量验方、单方。这些验方、单方大多有很好的疗效，至今仍不失其临床价值。该书收录外科疾病30余种，承《刘涓子鬼遗方》而有所发展，除用药方外，书中还载有大量不用药物的急救技术。如：口对口人工呼吸，多种止血术，洗胃术（首创），灌肠、肠吻合术（首创），放腹水的腹腔穿刺术（首创），导尿术（首创），清疮术，引流术，骨折的外固定术（首创）（今称小夹板固定术），其他如用海藻治疗瘿疾（首创），用狗脑敷治疯狗咬伤，开创了用免疫法治疗狂犬病的世界先例。用艾叶、雄黄消毒，以及大黄泻下、密陀僧防腐、赤石脂收敛等，都为后世所沿用，书中提出了薄贴的制作和用法，创制了续断膏、丹参膏、雄黄膏、莽草膏、五毒六神膏、升麻膏等药。可见汉晋时，中医外科已有了全面的发展。

[注] 葛洪，生于284年，卒年363年。葛洪内擅丹道，外习医术，研精儒道，学贯百家，思想渊深，著作弘富。葛洪为东晋道教理论家、著名炼丹家、医药学家。葛洪《肘后备急方》在宋代以前900年间是我国早期实用性很强的方书名著。宋以后遵经之风渐强，简验方才退居经方之后，但《肘后备急方》的影响依然是巨大的。

610年，隋·巢元方等所编撰的《诸病源候论》，是中国古代第一部病因病理专著，该书论述外科疾病数十门360余论，虽然以论述病因病理为主，但对后来中医外科治疗学内容的丰富和发展以及对后世的影响都是极大的，如对瘿瘤、丹毒、疔疮、痈疽、痔瘘、兽蛇虫咬伤及目、鼻、耳、牙齿、唇口、咽喉疾病等治疗及对病因病理有了进一步的认识。"金疮肠断……肠两头见者，可速续之，先以针缕如法，连续断肠，便取鸡血涂其际，勿令气泄，即推内之。""若肠腹䐃（指脂肪）……当以生丝缕系绝其血脉，当令一宿乃可截之，勿闭其口，膏稍导之。"

[注] 如伤口处断肠的两头都露出来，可以迅速缝合。按照外科缝合手法，用针线将断肠缝合起来，在缝合处，涂以鸡血，勿使泄气，然后送进腹腔。如肠或腹部的脂肪从伤口脱出（手术），当以生丝线紧扎血管，过一宿后，可以截断，但伤口不可急于缝合，并以药膏稍做引流。由此可见反映了当时外科手术治疗水平（虽然是粗糙的，还存在消毒、无菌等问题，但是在当时的历史条件下，有此成就，确属难能可贵）。

唐·孙思邈著《备急千金要方》《千金翼方》有丰富的外科内容，大量应用清热解毒、理气活血方药，突出了消法，外治方法如发背初期用冷熨法、瘘管初期用纸捻引流、脓肿用水蛭及火罐吸脓等，外用药剂型如膏药治疗多种外科疾病，有飞鸟膏（治热疮、烂疮）、卫侯青膏（治病疥、恶疮）、太敷白膏、五白膏（治鼠漏，瘰疬）、升麻膏（治丹毒）、丹参膏、麝香膏、蚀恶肉膏（治诸痈疽、恶疮恶肉不尽）、乌膏（诸疮不愈，内含水银）、水银膏（治下身生疮）、神明白膏（治青盲风目、烂眦管翳）、漆疮方（膏）（漆疮、过敏体质有关）、灭瘢膏（治痈肿恶疮瘢后有瘢）等。其功效清热解毒、消肿止痛、去腐生肌、消风止痒等，多种中医外科外治法剂型广泛应用（包括软膏、糊膏、水剂、酒剂、油剂）。

孙思邈《备急千金要方》采取吃动物肝脏治疗夜盲症，吃牛羊乳治疗脚气病，吃羊靥、鹿靥治疗甲状腺肿大的方法，都是现代科学证实了的成功经验。由此可见该记载是我国最早的食疗内容。

唐·王焘《外台秘要》第二十四、二十六至三十卷，以外科病证为主，分192门叙述痈疽、发背、附骨疽、诸痔、生殖器病、诸淋、大小便闭、金疮、恶疮、麻风、疥癣等疾病的病因证治及急救方法，每门类先引《诸病源候论》《备急千金要方》等名家医论、医方、灸法及各种外治法附录其后，许多唐以前失传医籍赖其得以流传至今。书中收录约 6000 首医方，这是一部研究唐以前中医外科医学历史的重要著作。其中很多经方、验方至今仍在临床应用。

982 年，宋·王怀隐等奉敕编纂《太平圣惠方》一书刊行。记载外科病证共 18 卷，各种病论 363 门，方剂 4000 余首，内容广博，并创新提出鉴别"五善七恶"，汇集了内消、托里等内治方法。如用砒剂外用治疗痔疮，治眼病用钩、割、针、镰（手术）之法，用烧灼法消毒手术器械等。

1111—1125 年，宋徽宗赵佶组织编纂了《圣济总录》，全书 200 卷，载方 20 000 余首，兼收医理及针灸等多种疗法。外科分 17 门，主体是按病分门类，各方类下以病带方，每门疾病之前，先有论说、叙述该病的病因病理，治疗大法，诸病的论说多数由编纂者自行撰写。因此更好地将理法方药融为一体，使其内容更贴近临床。"治法"包括当今所说的"治则"与"疗法"两类，既有平治、本标、通类、逆从、奇偶、轻重、补益等法治则，组方等内容，也有渍浴、祝由、熨引按摩、导引、灸、刺、砭石等药疗之外的各种治疗方法。《圣济总录》是以医方为主，兼及医学理论及其他非药物疗法等内容的医学全书，其外科疾病的覆盖面非常广泛，增加了新的理论内容，填补了很多方剂名称，且多为大方，方中药物的炮制方法及方的剂型、使用等内容也更为详细。

宋·东轩居士（1162—1188）撰《卫济宝书》专论，痈疽方论 22 篇，方论精微，图证悉具，随病施效。用方已注明加减之法，并有溃脓法、长肉法、打针法、灸恶疮法等外治法，介绍了很多医疗器械如灸板、消息子、炼刀、竹刀、小钩等的用法。

1196 年，李迅撰《集验背疽方》，本书是治疗背疽之专著。书中介绍背疽的病因病理、诊断要点、治疗方药，治法上倾向于补托，主张清解与补益药共方，首用金银花或藤，浓煎并加酒服，治疗预防痈疽，并提出疽有内外之别，外发者易治，内发者难治。

1227 年，宋·魏岘撰《魏氏家藏方》，记载痔核周围先涂膏剂，以免灼痛，使枯痔疗法更为完善。

1264 年，宋·杨士瀛撰《仁斋直指方论》，全书 26 卷，卷二十至卷二十一论述五官病证，卷二十二至卷二十四论述外科病证治，卷二十五论述诸虫所伤证治。本书采撷既富，选择亦精，剖析精细，内容颇切实际，多有阐发创新，个人用药心得和家传经验毫不保留，对后世中医外科发展多有启发。如卷二十二痈疽，论述了痈疽、乳痈、疔疮、瘰疬、瘿瘤、漏疮等外科疾病，并用"真人活命饮治痈疽发背、发脑、发髭、发胁、疔毒、骑毒肿、肚痈、腿痈、附骨痈疽、恶疮、恶漏疮、血块气块、面目手足浮肿，随病加减，并宜治之。或加大黄、木鳖……体虚加黄芪……在背俞，皂角刺为君；在腹，白芷为君；在胸次，加瓜蒌……在四肢，金银花为君；如疔疮，加紫河车……无加亦可。"此方是宋代陈自明《校注妇人良方》所载。杨氏应用本方治痈疽各证"随病加减的辨证治观显于临床，并提出痈疽有虚、实、实热、虚寒之别。"肿起坚硬，脓稠者为实。"肿下软漫，脓稀者为虚""有实热者易疗，虚寒而邪热多者难疗""肿高而软者，发于血脉；肿下而坚者，发于筋骨；肉皮色不变者，发于骨髓。近骨者多冷；近虚者多热。近骨久不愈，则化血成虫；近虚久不愈，则传气成漏。成虫则多痒少痛，或先痒后痛；成漏则多痛少痒，或不痛不痒。若形状肿大，按而后痛者，其脓深；小按即痛者，其脓浅。按之软而即复者，有脓；按之强而不复者，无脓。疮浅者，欲在厚处；疮深者，欲在薄处。""身体即热，患处亦热，肿大而高，多生疼痛，破后肉色红紫，此为外发。疮亦不热，数日之间渐渐开阔，不肿不高，不焮不痛，低陷而坏烂，肉色紫黑，此为内发……病源有风，有气，有食，有药毒，有劳损而所受不同焉。风则多痒，气则多痛，食则发寒热，药毒则坚硬，劳损则瘦弱，此外证之可验也。"杨氏并提出寒热、虚实对证疗法，强调疮疡整体疗法，载有托里排脓、活血排脓、排脓内补、消毒生肌等多个方药，治疗疮疡内外治法方药达200余首，有些方药至今仍在临床应用。

1203年，宋·陈自明《外科精要》刊出，为中医治疗痈疽之专论，记载有关痈疽的病因、病理、诊断、治法及方药的论述，总结其辨痈疽之表里阴阳形证之善恶、顺逆及调护与禁忌。治疗主张"治外必本诸内""大凡痈疽当调脾胃"的整体观念。条分缕析，为后世所遵从。

金代张元素（1151—1234）著《医学启源》《脏腑标本寒热虚实用药式》《洁古家珍》等。张氏完善、发展了脏腑辨证论治及六气辨证用药的理论，提出药物的升降浮沉之说，由于药物的气味不同，所以才产生不同功能和阴阳升降的特性及归经、引经等理论，充实了临床用药在药物性能方面的内容，使发展更为完善，对外科疾病辨证论治的发展起到推动作用。

李杲（东垣，1180—1251）为金代著名医学家，著有《内外伤辨惑论》《脾胃论》《兰室秘藏》《医学发明》《东垣试效方》《用药法象》，为补土派的代表人物，从当时名医张元素学医，不数年尽传其业。李氏认为内伤脾胃，百病内生，并根据《黄帝内经》四时皆以胃气为本的理论，在临证治疗上重在调理脾胃，升提中气，自创补中益气汤等新方，在外科方面，结合"高梁之变，足生大丁""营气不从，逆于肉理"的经训，提出"荣气"即"胃气"。由于脾胃损伤，元气不足，从而导致脏腑、经络、四肢、九窍均失所养而俱病。李氏提出"胃虚则脏腑、经络皆无所受气而俱病""脾虚则九窍不通""胃虚，元气不足，诸病所生"，如疗疮之实，须先泻其荣气，非苦寒为君，不能除其苦，反对滥用乳香、没药或芳香止痛药；而对已溃之后，不主张古方之生肉膏、食肉膏，强调健脾以生肌，将《脾胃论》的主导思想纳入临床，提倡升发胃气，对后世影响较大，至今很多方剂仍在应用。

刘完素为金代著名医家，金元四大家之一。对运气学说提出精辟见解，既承认运气分主四时的正常规律，又认为运气有常有变，应当着眼于风、寒、暑、湿、燥、火对疾病发生和发展的影响，强调了火热致病的理论，总结其治疗经验，反对套用古方，善用寒凉药，治病多以降心火、益肾水为主。刘氏著《河间六书》对外科疾病治疗，根据《黄帝内经》中治法的论述，提出"托里""疏通""和营卫"为治疮三大法则。由内而外，其邪气深于内，故疏通以绝其源；由外而内，恐邪气极而内，故先托里；内外之中的，其病在经，当和营卫。"用此三法之后，虽未差，必无变证，亦可使邪气顿减而易痊愈。"由于刘氏善治火热，故对苦寒药在外科疾病治疗中广泛应用，其火热论观点，其六气化火的理论确发前人所未发。

张从正（1156—1228）为金代名医家，其著作《儒门事亲》集中地反映了他的学术思想和医疗经验，提出了"今予论汗吐下三法，先论攻其邪"。他指出："病之一物，非人身素有之也，或自外而入，或由内而生，皆邪气也。邪气加诸身，速攻之可也，速去之可也，揽而留之何也？"因此，治疗应当"先论攻其邪，邪去而元气自复"。在外科治疗上，明言"诸痛痒疮疡，皆生于心火。岂有寒乎？故治疮疡，与治伤寒时气同法"，认为"火热为病，力主遇亢阳炎热之时，以辛凉解之；辛凉之剂者，凉膈、通圣之类是也"。大热以"白虎汤加人参冷服之，勿辍（不要停止）"。对"疝"的治疗，创"漏针"去水（法）治疗水疝，"钩钤"治疗狐疝的先进方法。

张氏用汗、吐、下三法"开门祛邪"，为外科发展做出了杰出贡献。

1335 年，元·齐德之《外科精义》刊出，论述了外科的诊候，疮肿的阴阳、虚实、表里、浅深辨证，外科常用各种治疗方法，外治法如砭镰法、贴㷿（xiē）法、针烙法等，内治法如内消法、托里法、止痛法等，又详述外科疮肿如五发疽和附骨疽的病因、证候及辨治等，列外科常用方剂 145 首，其方多选自《千金方》《外台秘要》《太平圣惠方》等前代方及太医院方，亦有齐氏经验方，后附诸药炮制法及单方主治疮肿法。其特点：脉诊、四诊合参，注重整体与局部病证的参析、治疗则内外兼顾等，较为全面地总结了宋元时期外科领域的成就，对后来的外科临床发展起了较大的指导作用。

1337 年，元·危亦林《世医得效方》撰成，1345 年刊行。书中按元代 13 科顺序，分别叙述条理清楚，其中卷十为面病、耳病、鼻病等，卷十六为眼病，卷十七为口齿兼咽喉病，卷十九为疮肿病。诸病先列主证，病因，继方剂，内外治法标注清楚，易于临床。对伤科详载各种骨折及脱臼的整复与固定。如"脚大腿根出臼用软绵绳从脚缚，倒吊起，用手整骨节，从上坠下，自然归窠"。危亦林创造性地应用悬吊复位，"撷仆损伤，骨肉疼痛，整顿不得，先用麻药服，待其不识痛处，方可下手"。

该书主张用曼陀罗、草乌先行麻醉。剂型由多种药物组成，适应证、剂量均有具体的说明，并创曲针缝合针及丝线、麻线、桑白皮线，用于伤口缝合术。卷十八中破伤风内容创制玉真散（天南星、防风各等分），治疗破伤风："玉真散，治风自诸疮口入，为破伤风，强项，牙关紧，欲死者。"急风散："治久新诸疮、破伤中风、项强背直、腰反折、口噤不语、手足抽掣、眼上视、喉中锯声。"《世医得效方》对外科发展有很大的贡献。

1347 年，元·朱震亨（1281—1358）《丹溪心法》撰成，《格致余论》《金匮钩玄》《局方发挥》《丹溪心法附余》等书为其弟子戴原礼、赵以德、刘叔渊辑遗文编辑成书。朱氏对外科的贡献在于分经络气血之多少而区别治之，并列十二经见证，及引经药在方剂中显现，启外科经络辨证之本源，指出："痈疽只是热胜血。"《丹溪治法心要》卷六："治痈肿，当分肿疡而施治……未溃之前，托里带散；已溃之后，补气补血，用手按肿上，热则有脓，不热则无脓。"《格致余论》一卷"阳常有余，阴常不足"的理论入外科，力荐凉血之法，丰富内治内容。朱氏的著作提出不少独特的创见，对外科发展产生了深刻的影响。

元·杨清叟著《仙传外科集验方》，内载痈疽、疔疮、瘰疬、咽喉、疯狗咬等病治方。首载痈疽有阳中之阴证，阴中之阳证。治疗上提出："发于阳而热者，则当有顺其气，匀其血，当用凉药；发于阴而冷者，当用平补之剂，宣其气，滋其血，助其脾等治则。"何首乌散（加减）为代表方剂，功效：行气和血，消肿散结。应用于流注、痈疽、发背、伤折，《外科启玄》称本方为"通气散"。在外治（局部）以阴阳辨证，用温、热、凉三种不同的外敷药，所载冲和仙膏，功效：疏风活血，消肿止痛。主治痈疽、发背、疮、疖、流注、发颐等诸毒肿。回阳玉龙膏，功效：回阳散结，活血止痛。主治阴发背、冷流注等。洪宝丹，功效：清热解毒，活血消肿。主治诸般热证、痈肿、金疮等。至今为临床所习用。

元·李仲南著《永类钤方》，1331 年撰成，刊行于世。书中记载多种外科疾病汇集古人医书，择其精要，以脉、病、因、证、治，列五位一体，对疾病的辨证及判断病势转归与预后有重要意义，对疾病的辨证，多以脏腑、经络为中心，联系气血津液等理论，从其生理功能，病理变化，归纳、分析疾病发生、发展规律，分辨寒热虚实，以因证立法，依法处方。

本书对外科疾病证治与临床实践有指导作用。

四、成熟

中医外科到明代为成熟时期，名医辈出，医理不断创新、发展和完善。医技各有独到之处，出现了系统著作和不同的流派，从不同的角度阐述辨证论治，更臻完善，汗、下、温、清、活血、化瘀、行气、导滞、化痰、散结等治法亦普遍应用。

明·汪机撰《外科理例》成书于 1519 年，书中系统阐述 154 门，附方 265 首。其辑录宋、元、明医家关于外科的论述，结合其临证心得，系统阐述外科病证的病因、病机、治则、治法和方药，提出"治外必本诸内"的观点。汪氏在其"外科理例前序"中说："外科者，以其痈疽疮疡皆见于外，故以外科名之。然外科必本于内，知乎内，以求乎外，其如视诸掌乎。"治疗重视调补元气，慎用寒凉攻利之品，主张脓未成以消散为主，脓成则宜尽早切开。本书对后世外科发展产生了很大影响。

明·薛己撰《疠疡机要》刊于 1529 年，为麻风病专书，论病因、病机、病位及辨证、治法，本症治验，类症治验。特别重视治求本，所以首述本症，后述兼症、变症。治法上，反对盲目"以毒攻毒"，突出"扶正"对麻风病的作用，并首先使用大枫子制剂。

《疮疡经验全书》由宋·窦汉卿撰，实为明·窦梦麟撰，成书于 1569 年。书中按发病部位及类别论述外科病证的证治，共 816 条。痘疮证治，共 117 条；并记载灸疮疡法、开刀法、用药脉诀及消托汤、散、膏、丹等。全书图文并茂，直观明了，对宋以前外科病做了进一步的阐发、验证和补充。

明·王肯堂撰《证治准绳》刊于 1602 年，书中所论外科病种比较广泛，且每一病证先综述明以前名医治验，然后阐明自己见解，具有十分丰富的内容，对外科临床和研究均有一定参考价值。

明·申斗垣撰《外科启玄》成书于 1604 年，书中论述疮疡的病因、病机、诊断与治则，共 72 条，分论外科病证 200 余种，对每种病证，均先明确部位，所在经络，继言证治外，均绘有图形，并记载外治应用的方剂多首，对后世外科发展有引领贡献。

明·陈实功撰《外科正宗》成书于 1617 年。本系中医外科名著之一，以"列证最详，论治最精"据称。概述了外科疾病的病因、病理、诊断、治疗，继列验案，以示规范；次载外科常用方剂 56 首，痈疽图形 30 余幅，并分述常见外科病证 120 余种，每证均首明病因、病理，次论诊断、要点，再次详其治法，并出示验案。陈氏学术思想在八纲辨证指导下，整体上不偏执一法，以元·齐德之学说，初起宜消，已成宜托，溃后宜补，丰富了外科消、托、补三大法则，并在应用活血化瘀、清热解毒的同时，重视托里，创制了一系列托里方剂，采用托里清中、托里安神、托里温中、托里建中、托理和中、托里透脓、托里生肌等法则，受《脾胃论》影响，提出"盖疮全赖脾土""盖脾胃盛者，则多食而易饥，其人多肥，气血亦壮；脾胃弱，则食少而难化，其人多瘦，气血亦衰。所以命赖以活，病赖以安，况外科尤关紧要。"又说："盖托里则气血壮而脾胃盛，使脓秽自排，毒气自解，死肉自溃，新肉自生，饮食自进，疮口自敛。"

陈氏创新了外科内治法，以外治和手术方面比较突出。提出"治外较难于治内，内之证或不及其外，外之证则必根于其内也。"他用刀针清除坏死，放通脓管使毒外泄，有 14 种手术方式，如创制鼻痔的摘除工具（"先用茴香草散连吹二次，次用细铜箸二根，箸头钻一小孔，用丝线穿孔内，二箸相离五分许，以二箸头直入鼻痔根上，将箸线绞紧，向下一拔，其痔自然拨落"），其法与近代使用的鼻息肉绞断器基本相同；其他如下颌关节复位术、指关节离断术、腹腔穿刺排脓术等都很有实用价值。提出脓成切开，位置宜下，切口够大，腐肉不脱则割，肉芽过长则剪，体表肿物的切除及气管吻合术等已广泛开展。陈氏重视升丹等腐蚀药物的运用，如治疗肛瘘的枯痔挂线，瘰疬及窦道、瘘管的含砷药物，枯痔散、三品一条枪、立马回疗丹均为外科治疗名方。其外治有熏、洗、熨、照、湿敷等，并对疮疡、皮肤病等均有详尽的论述。

明·龚居中著《外科活人定本》于1630年成书。书中几乎囊括了所有中医外科的病证，重视辨证与病因病理，寒热、表里、虚实、阴阳辨证相结合，其"调治心法"分别做了阐述。本书以痈疽为例，指出发病原因乃内有郁热蕴蓄，外感湿热浸淫，致气血壅滞而成。临床需根据各种表现特征，以辨识痈疽、疔疮、疖、癣、耳、鼻、口、舌、牙、咽喉、头面及大麻风、杨梅疮等外科诸病之归属，再在此基础上提出要认真进行阴阳、虚实、寒热辨证。指出："凡治痈肿，先辨虚实，不过阴阳二证而已。发于阳者为痈，为热为实；发于阴者为疽，为冷为虚。"而对于外科病证的善恶、顺逆和预后及医嘱也都一一做了阐述。书中按图形分述脑发、痄腮毒、发背、骑马痈、对口发、搭手、鬓发、肩发、赤面疔、蝼蛄三串、赤面风、上眼丹、下眼丹等约80种病证。后述瘿瘤、疮癣、流注、大麻风、杨梅疮、杖疮、折伤、破伤风等诸病，及头面、耳、鼻、口舌、牙、喉诸疮图形，及误吞、诸刺、中毒、虫蜇伤等。本书每个病证病因、诊断和鉴别诊断、治疗和用药及禁忌等方面的论述，既十分严密又论据充分，主次分明。对每一病证的治法方药论述周详，实用性较强，如"服药性""搽药性"中对于112味中药的功效做了论述。对内服药的组方、煎服法，膏、丹、丸、散等的制作及使用注意事项都交代清楚，具有较强的操作性。对外用膏、丹、丸、散，每方先述适应病证，再列药物组成、制法及用法。其对制法论述周详，非亲操作者不能如此说明，可见既重理论，更重实践。书中所载几十首方剂未从其他文献中查到，可能是作者自创方，治法多样，用药广泛，特别表现在治疗方法上，在至今存在的中医外科文献中无法查到，很多方药也未见于其他中医方书，且论述不少特殊药物治疗各科病证，应是其临床经验所得，实属难能可贵。这些内容较大程度上丰富了外科病证的选方用药范围，增加了不同的新的临床治疗的空间。

明·李梴著《医学入门》于1575年刊行于世，在"外科"中，首列"痈疽总论"，然后对脑颈部、手部、胸腹部、背腰部、臀腿部、足膝部、遍身部等共80余种病证进行了论述。如"痈疽总论"云："痈疽毒要气血胜，内外皆因湿热凝。纯阳焮赤溃敛易，纯阴色黯全不疼。半阴半阳肿痛慢，用药回阳乃可生。风则多痒气则痛，湿肿食则热寒增……"简明扼要地介绍了痈疽的病因、病理和属性。其他亦多如此，为临床治疗外科疾病提供了良好的借鉴。

明·张介宾著《景岳全书》大约于1638年成书，不久，张介宾即与世长辞。60年后，该书得以问世，《景岳全书》四十六卷为外科钤上，四十七卷为外科钤下。五官科疾病分布于二十六卷口舌，二十七卷眼目、耳证、鼻证，二十八卷咽喉、齿牙，三十三卷疝气、脱肛，三十五卷诸虫等。张介宾善用辨八纲，探病求源，擅长温补，反对苦寒滋阴，很好地纠正了寒凉时弊。创立"阳非有余，真阴不足"学说，创制许多著名的补肾方剂，如左归丸在壮水之主、以培元阴而精血自充，三阴煎治肝脾虚损、精血不足，大营煎治真阴精血亏损、培补精血的方剂中皆重用熟地、山茱萸、枸杞子、山药、菟丝子、当归、人参等对虚证之人尤其适宜。

本书首创"补、和、攻、散、寒、热、固、因"的方药八阵，其自创的分类新法叫新方八阵，载方186首。外科载方374首及砭法、灸法等12种。外科钤、外科通方剂大倡扶正补虚之理，如托里消毒散、人参托里散、人参内托散、托里养营汤、内补黄芪汤、托里当归汤、托里建中汤、托里温中汤、托里益中汤、托里营卫汤、托里抑青汤、托里越鞠汤、内托复煎散、冲和汤、神效酒煎散、回阳汤等方内均用人参益气扶正，可见凡扶正补虚者，必兼温补，其善以附子、肉桂、干姜等药为温补之用。与朱震亨"立阳有余而阴不足"之说各为一帜。张介宾的阴阳学说、命门学说丰富和发展了中医基础理论，对外科发展有一定的影响。

明·陈司成著《霉疮秘录》1632年刊行，本书论述了梅毒的传染途径，对一、二期梅毒的硬疳、扁平湿疣、梅毒性斑疹、环形丘疹、白斑、鳞屑损害、骨关节和神经系统受累症状、胎传梅毒的特殊表现，都有准确的描述，提出必须彻底治疗等原则，重视预防和防止复发。首创用减毒无机砷剂治疗梅毒的方法，书中列病案29则，载方55首，并述配制及运用方法，书中根据"正气不虚，则邪毒不入"的认识，强调"当详审脉理，按毒气有无，轻重"，以辨证论治、攻邪补元为主（标本兼治），提出"解毒、清热杀虫"的治疗方案，首创用砷剂治霉疮（梅毒）及丸散膏丹熏洗等多种药剂，特别是对土茯苓临床适应证进行论述。陈氏对霉疮（梅毒）的诊治居于当时国际领先地位，至今极有临床实用价值，对外科治疗学发展有杰出贡献。

清·祁坤撰《外科大成》成书于1665年，书中阐述痈疽等病的诊治要点、各种治法及常用方剂，按照头面、颈项、背、腰、胸、腹等身体部位分列各种外科疾病辨证和治法方面均较详细、章法严谨而又比较规范。在治疗上多用托补或平补，除"五实"者用寒凉攻伐之剂外，多用药平和，以调阴阳和营卫为本，反对滥用悍霸之剂。

清·陈士铎著《洞天奥旨》刊于1694年，书中论述痈疽疮疡之标本、辨脉、善恶、顺逆、并发症、治法、调护等；列举外科疾病157种证治，载外科用方281首。陈氏在辨识疮疡吉凶顺逆及治疗疥癣、痈疽、疮疡、梅毒等外科疑难重症方面，具有独到的见解和经验。陈氏在病因上提倡火毒为病，但分阴阳，治阳毒散重而补轻；治阴毒散轻而补重，对溃后和阴疮，力主大补。在施药上药味少而用量大，如金银花以为纯补之品，消火毒而不伤气血，少用力单，多用力厚而功臣。如神散汤治痈疽初起，金银花用量240g，其对某些外科疾病辨析入微，说理透彻又为其他医著所未论述。

清·顾士澄撰《疡医大全》刊于1760年，为外科学专著，本书按部位介绍外科病、皮肤病、儿童痘疹、跌打损伤、诸虫咬伤等证治方药及修补缺唇、扩张阴道闭锁症，切开新生儿肛门闭锁等治疗方法，全书资料丰富，内容全面。

清·王维德撰《外科证治全生集》刊于1740年，书中论述痈疽辨证之要点及临证医案；治法按人体上、中、下三部论述及外科病证之治疗，明确提出痈疽应从"阴虚阳实"辨证施治。尤其是对阴疽证治的论述自成一家，独具灼见，王氏认为："无论平塌大小，毒发五脏，皆曰阴疽。"从病机而言，红痈乃是"气血热而毒滞"，故其性为阳；白疽乃是由"气血虚寒凝滞所致"，病性多属阴，简言之，在脏、在里，属寒毒所致者，为疽，为阴虚；在脏、在表，属热毒所致者，为痈，为阳实。

治疗阴疽采取"阳和通腠，温补气血"和"以消为贵，以托为畏"的原则。创立了多种有效方剂，如有温散寒凝、解毒生肌的外敷剂阳和解凝膏；有开腠理、散寒凝、治一切阴疽初起的阳和丸、阳和汤、犀黄丸、小金丹等。书中还记载按各部位论名，治法按人体上、中、下三部论述外科病证之治疗，常用外科效方75首。还有丸散类、敷药类、膏药类，详述 203 种药物性能及炮制，以补古书之未备。

清·高秉钧著《疡科心得集》成于 1805 年，书中论述疮疡的发病特点，观察到发病部位与发病原因有关，指出："疡科之证，在上部者，俱属风温风热，风性上行故也；在下部者，俱属温火湿热，水性下趋故也；在中部者，多属气郁火郁，以气火之俱发于中也。"这种"审部求因"之法，揭示了外科病因的一般规律实有执简驭繁之妙。"毒气内陷"，高氏认为："外证虽有一定之形，而毒气之流亦无定位。"在此理论基础上，提出"毒攻五脏"的主要证候，"毒攻五脏""毒入于心则昏迷，入于肝则痉厥，入脾则腹痛胀，入于肺则喘嗽，入于肾则目暗手足冷。"并将脑疽、发背的毒气内陷，分为"火陷、干陷、虚陷"的"三陷变局"。这种认识，真可谓独具见解。高氏之治外疡，"风温风热"客于上部者，用牛蒡解肌汤以辛凉轻散；"湿火湿热"之侵于下部者，用萆薢化毒汤以清化湿热；暑湿入络，而成流注者，用清暑化湿、和营通络法。这样明了前人用温药之误，尤其是疔毒走黄之症，仿温病热入心包，采用紫雪丹或至宝丹及犀角地黄汤等芳香开窍、凉血解毒。在外治方面，对脓肿"深则深开，浅则浅开""刀口勿嫌阔大，取脓易尽而已"。对局部用药，要别阴阳，度新久，或薄贴，或围药，或提脓，或生肌等，书中均注明制法和应用方法。书后附家用膏丹丸散 58 首，为外科治疗学发展积累了丰富的临床经验。书中列有鉴别诊断内容，可供临床参考。

清·许克昌、毕法著《外科证治全书》于 1831 年刊出。书中外科证治，按头、面、眼、鼻、耳、口唇、齿、舌、喉、项、胸、乳、腋、胁、肩、膊、臂、手、背、腰、腹、二阴、股、膝、胫、足及发无定处，内景证治、外因杂伤证等的次序分述各部病证，包括针、砭、灸、熨等外治法及药物内、外治法，附有若干方剂，对中毒急救亦有论述。因所列外科疾病证治较系统全面，故名。本书共载病证 403 证，每证均有治疗方法，丰富了外科临床的内容。

清·吴尚先著《理瀹骈文》于 1831 年刊出。书中将理法方药的理论依据系统纳入外治法，制剂以膏药为主，总结近百种外治方法，有五官孔窍用药、腧穴用药、病位用药、制膏药数十种。按辨证施药（膏药），三焦分治："膏，纲也。药，目也。膏判上中下三焦、五脏六腑、表里、寒热、虚实，以提其纲。药随膏而条分缕析，以为之目，膏有上焦心肺之膏，有中焦脾胃之膏，有下焦肝肾之膏。有专主一脏之膏，脏有清有温。有专主一腑之膏，腑有通有涩。又有通治三焦、通治五脏、通治六腑之膏。又有表里寒热虚实分用之膏，互用之膏，兼用之膏。药则或糁膏内，或敷膏外，或先膏而用洗擦，或后膏而用熏熨。膏以帅药，药以助膏。"

其制药别具一格，吴氏说："膏中用药味，必得通经走络，开窍透骨，拔病外出之品为引。如姜、葱、韭、蒜、白芥子、花椒，以及槐、柳、桑、桃、蓖麻子、凤仙草、轻粉、穿山甲之类，要不可少，不独冰、麝也……须知外治者，气血流通即是补，不药补亦可。"

"膏中用药味，必得气味俱厚者方能得力。虽苍术、半夏之燥，入油则润；甘遂、牵牛、巴豆、草乌、南星、木鳖之毒，入油则化，并无碍。"

治疗方面，吴氏先列辨证，次论治，沉用药，每门以膏为主，附以点、嗜、熏、擦、熨、烙、糁、敷之药佐之。对痈疽治法，曰："痈不尽红也，疽不尽白也，疔不尽硬也。三分表里，谓受之外者，法宜温托，若寒则皮毛之邪引入骨髓，受之内者，法宜寒利，若温则骨髓之病上彻皮毛，助邪为毒也。""肿疡则托里，疏通，行营卫三法……溃疡则……补托元气之法，阴疽则……谓热重先宜分消，否则气血热而疮口即合，尚防流注也。一在内托，谓邪将内陷者托之，而不使入，内托之功匪浅，即托之而必使出。"吴氏说："外治之理即内治之理，外治之药亦即内治之药，所异者法耳。"使散在于历代医籍中的外治法按八纲辨证、经络脏腑辨证等融为一体，形成外治学说，极大地促进了外治法的发展。

清·邹存淦著《外治寿世方》于1877年刊出，共分"初编""续编"。"初编"卷二、卷三所列外科病证479种。"续编"则以膏丹立目，附外治膏丹80余种。

两书所载外治法计有敷、熨、熏、浴、浸、灸、摩、吹、嗅、罨等。如热熨法，就有熨痛处、熨脐、熨腹、熨足心等。给药途径也较多样，如点眼角给药法、经鼻的塞鼻法、吹膏法、滴鼻法等，经耳的有塞耳法、滴耳法等，经肛门的有肛门栓剂和灌肠法等，阴道给药有阴道栓剂和粉剂。不但如此，本书还载有断舌再植术、气管插管人工呼吸法（当然并非最早的记载）、尿道插管导尿法等。这些资料，不仅有益于临床，而且对于外科各类病证外治法研究（其中多为棘手的难治之症）发展有着重要的学术价值。

清·吴谦等编《医宗金鉴》刊于1742年。全书采辑自《黄帝内经》至清代诸家医书，"分门聚类，删其驳杂，采其精粹，发其余蕴，补其末备"。其中"外科心法要诀""眼科心法要诀"及卷五十四疝证门、淋证门等记载外科疾病，内容丰富，条理清楚，论述扼要，选方精粹，共16卷，"外科心法要诀"以祁坤《外科大成》为基础加以整理补充编成。各病证的方剂组成七言歌诀，便于记诵，并附有260余幅外科病形图。手术除切开排脓、引流外，其他方法论及较少。

清·徐喜铔编辑《外科选要》于1834年刊出，本书由徐氏选辑外科诸家之精要，共约50家，再参入自己临床心得经验而成。首列痈疽论，古贤治法，辨阴阳，体质，五善，七恶，尤重脾胃的虚实，辑专论以论述痈疽的传变转归。对疡科主证，如寒热头痛、痛痒麻木、渴呕泻利、脱陷、发痉、出血、辨脓等的鉴别诊断，取各家之确论以阐述；又论述汗、下、消、托、补诸法治则，及外治法敷、围、洗、渍、针、灸、烙、刀、砭、神灯照等方法。外科治法包括耳鼻、口腔、头面、手足、胸腹、肛门、皮肤、内痈等共计340多种疾病，对外科临床有丰富参考价值。

清·余景和辑《外证医案汇编》于1894年刊出，书中记载首部、项部、面部、口部、外部、背部、肩臂部、乳胁腋肋部、腹部、前后阴部、股腿胫足部、发无定处部共分72门，收清代名医佳案，结合余氏临证心得，主张整体治疗，特别对内外兼证者识证之法，用药之精，于临床颇有启益。

中国古代中医外科学术的内容还散在其他著作之中，不一一列出。综上所述，中国古代中医外科病证治疗体系形成，有悠久的历史，随着历史的发展，理论和实践的拓展而逐步形成和完善，并取得了杰出的成就。

第二章　中国古代中医外科疾病的命名和分类释义

中医外科疾病虽然名目繁多，一般是依据其发病部位、穴位、脏腑、病因、形态、症状、颜色、特征、范围、病程长短等加以命名。

第一节　外科疾病的命名

1. 以部位命名：如颈痈（颈部急性淋巴结炎），名称来源于《素问·病能论》："病颈痈者……"

2. 以穴位命名：如委中毒（腘窝部急性淋巴结炎），名称来源于《证治准绳》卷之四："委中毒。"

注：委中毒系生于腘窝委中穴部位的痈。

3. 以脏腑命名：如肠痈（急性阑尾炎），名称来源于《素问·厥论》："……发肠痈。"

4. 以病因命名：如漆疮（接触性皮炎），名称来源于《诸病源候论》卷三十五："漆疮候。"

5. 以症状命名：如黄水疮（脓疱疮等），名称来源于《外科正宗》卷四："黄水疮。"

6. 以形态命名：如鹅掌风（手癣），名称来源于《外科正宗》卷四："鹅掌风。"

7. 以颜色命名：如丹毒，名称来源于《备急千金要方》卷二十二："丹毒。"

8. 以疾病特征命名：如流注（多发性肌肉深部脓肿），名称来源于《仙传外科集验》："流注。"

9. 以范围大小命名：如小的为疖（急性化脓性感染），大的为痈（脓肿、急性淋巴结炎），更大的为发（蜂窝织炎）。其名称分别来源于《刘涓子鬼遗方》卷四："疖。"名称来源于《五十二病方》："痈。"名称来源于《刘涓子鬼遗方》卷一："发。"

10. 其他命名：以传染性而命名，如时毒（流行性腮腺炎）；以病势危急而命名的，如走马牙疳（坏疽性口炎）；以气味命名的如狐臭。其名称分别来源于《外科正宗》卷二："时毒。"名称来源于《景岳全书》杂证谟："走马牙疳。"名称来源于《肘后备急方》卷六："狐臭。"

以上介绍的乃是古代各家著作中共同的疾病命名方法，至于其他类似的命名方法，不一一叙述。

第二节　外科疾病的分类释义

一、外科总纲类

【中国古代中医论述】

1. 疡。《周礼·天官·冢宰》："疡医掌肿疡、溃疡、金疡、折疡……刮杀之齐……"

［注］疡是一切外科疾病的总称，称外科，亦称疡科，外科医生称为疡医。

2. 疮疡。明·申斗垣《外科启玄》卷一·明疮疡标本论："夫疮疡者，乃疮之总名也。疮者，伤也。肌肉腐坏痛痒，苦楚伤烂而成，故名曰疮也。疮之一字，所包者广矣。虽有痈、疽、疔疖、瘰疬、疥、癣、痔、毒、痘疹等，分其名亦止概而言也。"

［注］疮疡广义是指一切外科疾病的总称，狭义指外科的一切感染性疾病。

3. 肿疡。明·薛己《外科发挥》卷一："肿疡，谓疮疡未出脓者。"

［注］肿疡是指一切体表尚未溃破的肿块。

4. 溃疡。明·薛己《外科发挥》卷一：“溃疡谓疮疡已出脓者。”

明·王肯堂《证治准绳·疡医》卷之二：“痈疽已破脓出者是也。”“痈疽即破，脓出肉腐。”

［注］一切外科疾病中溃破的疮面称之“溃疡”。

二、疮疡类

【中国古代中医论述】

1. 疖。唐·孙思邈《备急千金要方》卷二十二：“凡肿，根广一寸以下名疖，一寸以上名小痈……”

［注］疖即疮肿最小者。

明·汪机《外科理例》卷一：“疖者，初生突起，浮赤，无根脚，肿见于皮肤，止阔一二寸，有少疼痛。数日后微软，薄皮剥起，始出青水，后自破脓出。”

［注］疖：现代指单个毛囊及其皮脂腺或汗腺的急性化脓性炎症。

2. 疔。《素问·生气通天论》：“高粱之变，足生大丁。”

［注］丁，即今疔的古字。大丁，泛指一切较大的体表疮疡。

汉·《华佗中藏经》卷中·论五丁状候：“五疔之候，最为巨疾。”

隋·巢元方《诸病源候论》第三十一卷：“初作时突起如丁盖，故谓之丁……或饮食，或居处，触犯之，令肿增剧也。”

［注］初起，疮面上坚硬突出，形如丁盖。如精神刺激，饮食不当，生活失常，可出现邪实正虚，往往出现毒邪内陷（俗称疔疮走黄）的危象。疔的种类很多，如颜面疔疮、手部疔疮、红丝疔等。

3. 痈。隋·巢元方《诸病源候论》卷三十二：“痈者，由六腑不和所生也……五寸至一尺。”

汉·张仲景《金匮要略》肺痿肺痈咳嗽上气病脉证治：“咳而胸满，振寒，脉数，咽干不渴，时出浊唾腥臭，久久吐脓如米粥者，为肺痈。”

《素问·厥论》：“少阳厥逆，机关不利。机关不利者，腰不可以行，项不可以顾，发肠痈。”

明·陈实功《外科正宗》卷一：“痈者，壅也，为阳，属六腑，毒腾于外，其发暴，而所患浮浅……故易肿易脓，易腐易敛，不伤筋骨而易治。”

［注］痈：有内痈、外痈两类。内痈是生于脏腑间的脓肿，如肺痈（肺脓肿）、肠痈（急性阑尾炎）；外痈是生于体表部皮肉之间的急性化脓性炎症。

4. 有头疽。明·汪机《外科理例》卷之一：“疽者，初生白粒如粟米，便觉痒痛，触着其痛应心，此疽始发之兆……微赤肿痛，三四日后，根脚赤晕展开，浑身壮热微渴，疮上亦热……疽顶白粒如椒者数十，间有大如莲子蜂房者，指捺有脓不流。”

［注］上述有头疽特征。

“疽毒深恶，内连腑脏……根脚红晕，渐渐展开或痒痛，或不痛，疽不甚热，疮反陷下，如领之皮，渐变黑色，恍惚沉重，脉若虚弱（此论有头疽毒内陷表现）。”

［注］有头疽，发于体表软组织之间的阳性疮疡，即现代医学外科之痈。因其初起患部即有单个或多个白色粟米样的疮头而得名。由于形态和发病部位不同而名称各异，如蜂窝疽，溃破之后范围较痈为大，常超过 10cm 以上。如生于背部的称背疽；生于颈部称为脑疽

等。其不论生于何处现统称有头疽，或称疽毒。

5. 发。晋·刘涓子《刘涓子鬼遗方》卷三："治痈疽发背……及发乳。"

[注] 泛指面积较大、证情较重之体表痈疽，因其发病部位、病因及病情不同而名称各异，如乳发、足背发等。

元·齐德之《外科精义》卷上·论五发疽："夫五发者，谓痈疽生于脑、背、眉、髯、鬓是也。"

[注] 即是有头疽并发"发"的发病。

宋·陈自明《外科精要》卷中·察疽发有内外之别："初发疽时，一粒如麻豆大，身体便发热，生疽处肉亦热。肿大而高，多生疼痛，破后肉色红紫，此为外发。"

"初发疽时，不拘大小，身体无热，自觉倦怠，生疽处亦不热。数日之间，渐渐开大，不肿不高，不疼，不痛，低陷而坏烂，破后肉紫色黑，此为内发。"

[注] 上论疽发展到"发"，"发"又分"外发"和"内发"。"外发"（"大若盆碗"）易治，"内发"难治不救。可见疽、发必定是两种不同的疾病。

明·汪机《外科理例》卷之一·发背治之难易："疽发背上，以两手上搭着者，谓之左右搭，头多如蜂巢者，易治；以两手下搭着者，谓之腰疽，亦易治；以两手上下俱搭不着者，谓之发背，此证最重。"

[注] 疽之大者称为发，是在皮肉腠理的疏松部位突然红肿蔓延成片，灼热疼痛，边缘不清；3~5日皮肤湿烂，随后腐溃色黑，或中软而不溃，可伴有明显全身症状。如发于乳房部位称之"乳发"，生于足背者称之"足发背"，发于三里穴者，称之"三里发"。现代医学所称蜂窝组织炎。

6. 流注。《素问·五常政大论》云："……其政谧，其令流注，其动漂泄沃涌。"

[注] 流注指流动灌注讲，后世医家具有水流灌注性质一类的疾病沿此理性称为流注。

宋·窦汉卿《疮疡经验全书》五卷·血溃流注疽："形象犹如紫李，只肿不红，内串经络之间，流注骨节之内，遍身酸疼，百节疼痛。"

[注] 上论指化脓性关节炎。

明·龚居中《外科百效全书》卷三·遍身部："流注，流者，行也；注者，住也。或结块，或漫肿，皆因素有痰火或外感风寒，邪气流失，至其痰注之处而发。或内伤郁怒，以致痰火骤发；内伤房室，阴虚阳气凑袭，逆于肉理而成；或内伤劳役，饮食搏动而发；或跌仆闪挫，一时气逆血凝而成；或产后恶露未尽，复被感伤凝注，多生四肢或胸、腹、腰、臀之处。"

[注] 上论述流注病因病理及临床表现。

清·邹岳《外科真诠》卷下："流注发无定处，漫肿不红，连接三四处。或因湿痰，或因瘀血，或因风湿，或因伤寒汗后余毒，或因欲后受寒，或因怒气郁结，稽留于肌肉之中，令气血不行而发。"

[注] 上论属多发性、转移性肌肉深部脓肿。"流注发在肉厚处易愈，发在骨节及骨空处难痊。欲后受寒化成者，脓色稀白而腥，其水中有猪脂水油之状，此为败浆症，属不治。"

[注] 上论指骨结核而言。

清·高秉钧《疡科心得集》卷中·辨流注腿痈阴阳虚实异证同治论："夫流注腿痈证虽殊而治则一，要在辨其阴阳，明其虚实而已。若因于风寒客热，或暑湿交蒸，内不得入于脏腑，外不能越于皮毛，行于营卫之间，阻于肌肉之内，或发于周身数处而为流注……此属实邪阳证……其色虽白，不可认作阴证，虚证。"

［注］上指出流注病变在肌肉，可以多发，为阳证、实证，不可认为阴证和虚证，察审而明辨之。

7. 丹毒。唐·孙思邈《备急千金要方》卷二十二·丹毒："论曰：丹毒一名天火，肉中忽有赤如丹涂之色，大者如手掌，甚者遍身有痒有肿，无其定色。"

隋·巢元方《诸病源候论》第三十一卷·丹毒病诸候："丹者，人身体忽然焮赤，如丹涂之状，故谓之丹。或发手足，或发腹上，如手掌大，皆风热恶毒所为。"

明·王肯堂《证治准绳》卷之五·丹毒："《内经·运气》丹熛皆属。经云：少阳司天，客胜则丹疹外发及为丹熛是也。《圣惠方》云：夫一切丹毒者，为人身体忽然变赤如丹之状，故谓之丹毒也。或发腹上如手大，皆风热恶毒所为，重者亦有疽之类也。若不急治则痛不可忍，久则坏烂出脓……"

［注］发于头面部的丹毒称抱头火丹（《疡科心得集》），发于腰胯部的丹毒称"内发丹毒"（《外科心法要诀》），发于下肢的丹毒称"流火"（《外科证治全书》）。丹毒是皮肤突然变赤，如急性感染性疾病。丹毒起病突然，伴有明显全身症状，患处皮肤焮红肿胀，即向周围蔓延，或间有大小不等的水疱。有时消退又发作，治疗后数日可愈。

8. 走黄。宋·窦汉卿《疮疡经验全书》四卷·暑疔："疔疮初生时红软温和，忽然顶黑谓之黄走，此症危矣。"

［注］黄走即走黄。

明·陈实功《外科正宗》卷二·疔疮论："凡见是疮，便加艾灸。殊不知头乃诸阳之首，亢阳热极所致，其形虽小，其恶甚大，再加艾灸，火益其势，逼毒内攻，反为倒陷走黄之症作矣。"

"夫疔疮者，乃外科迅速之病也。有朝发夕死，随发随死。"

［注］上论述疔疮走黄（即疔毒走散入血），"七恶顿起"，外科病中之速病也。清·高秉钧《疡科心得集》卷上·疡证总论："外证虽有一定之形，而毒气之流行亦无定位。故毒入于心则昏迷，入于肝则痉厥，入于脾则腹疼胀，入于肺则喘嗽，入于肾则目暗手足冷。"

清·王维德《外科证治全生集》治法："走黄……疔毒发肿神昏，谓走黄。"

［注］走黄：疔毒走散入血、内攻脏腑而引起的一种全身性重危证候，实质上是一种全身性的化脓性感染。

9. 内陷。清·祁坤《外科大成》卷一·辨内陷："始则高肿至十数日内外忽平塌者，此内攻之候也。"

清·王孟英《温热经纬》："病在卫分……以邪从气分下行为顺，邪入营分内陷为逆也。"

清·高秉钧《疡科心得集》卷上·辨脑疽对口论："又有一种阴证，初起形色俱不正，寒热不加重，身虽发热，面色形寒，疡不高肿，根盘平塌，散漫不收，过候不透。脓稀不腐，正气内亏，不能使毒外泄，而显陷里之象……其中犹有三陷变局，谓火陷、干陷、虚陷也。"

［注］内陷：是体虚之人生疮疡，正不压邪，毒不外泄反陷于里，直入营血，内传脏腑，而引起全身性危重证候。相当于现代医学全身化脓性感染中的毒血症、败血症，本病一旦发生，可危及生命。高秉钧曰："三陷变局……宛似损怯变象，皆不治之证。"

10. 瘰疬。《灵枢·寒热》："寒热瘰疬在于颈腋者……此皆鼠瘘寒热之毒气也，留于脉而不去者也。"

宋·窦汉卿《疮疡经验全书》二卷·瘰疬："此疾初起生于耳下及项间，并顺颌下至缺盆，在锁骨陷隐隐皮之内，初生如豆，渐长如李核之状，或一粒，或三五粒，按之则动而微痛，不发热……"

明·龚居中《外科百效全书》卷之二·瘰疬："夫瘰疬之症，生颈前项侧，结核如大豆如银杏，或在耳后，连及颐颌，下至缺盆，皆为瘰疬。"

清·高秉钧《疡科心得集》卷上·辨瘰疬瘿瘤论："其候多生于耳前后，连及颈项，下至缺盆及胸胁之侧。其初起如豆粒，渐如梅李核，或一粒，或三五粒，按之则动而微痛，不甚热，久之则日以益甚，或颈项强痛，或午后微热，或夜间口干，饮食少思，四肢倦怠，或坚而不溃，或溃而不合……故往往变为痨瘵。"

［注］因其结核累累状如串珠而得名。发生于颈侧腋下、乳房、腹股沟等部位，表现为结核状。病的性质是阴证，因此大多与现代医学的淋巴结结核相似。

11. 流痰。清·高秉钧《疡科心得集》卷中·辨附骨疽附骨痰肾俞虚痰论："附骨痰者，亦生于大腿之侧骨上，为纯阴无阳之证……初起或三日一寒热，或五日一寒热，形容瘦损，腿足难以屈伸，有时疼痛，有时不痛，骨酸漫肿，朝轻暮重，久则渐渐微软，似乎有脓，及刺破后，脓水清稀，或有豆腐花块随之而出，肿仍不消，元气日衰，而显鸡胸鳖背之象……渐成童痨而毙……或腰间肾俞穴，肿硬色白，即名肾虚痰。二证溃脓后，皆不能收功。"

清·赵濂《医门补要》卷上："龟背痰，初发如梅，渐高似李，甚则伛偻……极其难效。"

［注］流痰即现代医学的骨关节结核。在古医书中大多数见于"阴疽""流注""鹤膝风"等疾病中论述。至清代《疡科心得集》《医门补要》等著作中区分另论，把流痰从阴疽划分出来，另立名称。发于膝关节的流痰名称"鹤膝流痰"，发于髋关节的称附骨痰，俗称环跳流痰，发于背脊骨处称"龟背痰"等。流痰病变好发于骨和关节间，溃后脓出清稀，或夹有败絮样（干酪样坏死），溃而难愈。因病在筋骨关节处，易损伤筋骨，而形成残疾。

12. 疫疔。《中医大辞典》（第2版）："疫疔病名，又名鱼脐丁、鱼脐疮、脉骨疔。"

隋·巢元方《诸病源候论》卷三十一·鱼脐丁疮候："此疮头黑，深破之，黄水出，四畔浮浆起，狭长似鱼脐，故谓之鱼脐丁疮。"

明·王肯堂《证治准绳·疡医》卷之二·疔疮："若因开割瘴死牛马猪羊之毒，或食其肉，致发疔毒，或在手足，或在头面，或在胸腹，或在胁肋，或在背脊，或在阴胯，或起紫疱，或起堆核肿痛，创人发热烦闷，头疼身痛，骨节烦疼。"

［注］上论与现代"皮肤炭疽证同，故今人称为疫疔"一样，认为疫疔系因感染疫死畜毒所致。

清·顾世澄《疡医大全》卷十九·脉骨疔门主论："申斗垣曰：脉骨疔，又名鱼脐疔，生于掌后横纹陷中，根行甚急。亦有生肘臂间者，红者为疽，黑者为疔，有红丝者是也。"

［注］上论其"鱼脐疔"则包括疫疔、红丝疔（急性淋巴管炎）两类。

13. 烂疔。唐·孙思邈《备急千金要方》卷第二十二·疔肿："烂疔，其状色稍黑，有白斑，疮中溃有脓水流出，疮形大小如匙面。"

［注］上论指出烂疔溃后，疮面深凹、腐脱之象的特征。烂疔以其发病急易腐烂，蔓延

迅速，甚者腐肉大块卸脱，又名"卸肉疗"，可危及生命。现代医学所称气性坏疽。

14. 臁疮。明·王肯堂《证治准绳·疡医》卷之四·臁疮："《鬼遗》云：两曲脉，腿肚下内外两踝前，有廉两边，为里外廉。上结痈肿，此处近骨难瘥……或问：足内外臁生疮，连年不已何如？曰：此时湿热下注，瘀血凝滞于经络，以致肌肉紫黑，痒痛不时，女人名为裙风，裤口疮，即臁疮也，最难克效。"

[注] 上论本病发生部位、症状、病因、病理及预后。臁疮即现代医学所称下肢慢性溃疡。此病多发生于小腿下 1/3，踝骨上 3 寸的内、外臁处，溃疡日久难敛，易复发。

15. 结核。隋·巢元方《诸病源候论》卷三十一·肿核候："凡肿挟风冷则不清，而结成核也。"恶核肿候："恶核者，肉里忽有核，累累如梅李，小如豆粒，皮肉燥痛，左右走身中，卒然而起……初得无常处，多侧恻痛。不治毒入腹，烦闷恶寒即杀人，久不瘥，则变作瘘。"

明·王肯堂《证治准绳·疡医》卷之五："结核，火气热甚则郁结坚硬，如果中核也，不须溃发……丹溪云：结核，或在项，在颈，有臂，在身皮里膜外，不红不痛，不硬不作痛，多是痰注作核不散。"

清·吴谦等《医宗金鉴》卷七十二·结核："此证生于皮里膜外，结如果核，坚而不痛。"

清·王维德《外科证治全生集》恶核："大者名恶核，小者名痰核。"

[注] 上论结核有良性、恶性之分，古代医著中所论述结核，均指发生在皮肉间性质不明的肿块，是一种症状，而不是病名，与现代医学专指结核杆菌所致的结核性疾患，是两个完全不同的概念。

三、皮肤病类

1. 疮。《素问·至真要大论》："少阴司天，热淫所胜，佛热至，火行其政……甚则疮疡……诸痛痒疮，皆属于心。"

[注] 疮病名，疮疡之简称。

明·申斗垣《外科启玄》卷一："夫疮疡者，乃疮之总名也。""疮者伤也，肌肉腐坏痛痒，苦楚伤烂而成，故名疮也。"

[注] 泛指皮肉外伤而言，如金疮、刀疮等即是。

明·申斗垣《外科启玄》卷一："疮之一字，所包括者广矣。虽有痈、疽、疔、疖、瘰疬、疥、癣、痔、毒、痘、疹等分，其名一，止大概而言也。"

[注] 上论泛指一切疮疖、皮肤病的通称。

古代医著"疮"指一切体表外科疾病的总称。现代医学疮是指皮肤上长出的肿块，颜色发红，高于皮肤内部，内部含有脓腔，是一种化脓性感染，临床表现多为红、肿、热、痛。

2. 疳。宋·王怀隐《太平圣惠方》卷第三十四："夫急疳者，由风热蕴积，脾肺壅滞，邪毒之气冲注口齿，遂成疳也。"

明·王肯堂《证治准绳·疡医》卷之四·阴疮："生于阴头，为阴头痈。生于窍口，为下疳疮，今但生于阴茎者，皆为下疳。""七宝槟榔散治下元玉茎上或阴头上有疳疮，渐至蚀透久不愈者。"

清·邹岳《外科真诠》卷上·走马牙疳："走马牙疳多由癖积毒火，疹痘余毒上攻，最为迅速。其症牙根腐烂，随变紫黑，其秽难闻，甚则唇崩齿裂。"

［注］黏膜部浅表溃疡，呈凹形有腐肉，脓液不多，称之疳。发于口腔部称口疳（口腔溃疡）；发于牙龈部称之牙疳（牙周炎）；发于口腔颌面部致牙根腐烂称之走马牙疳（坏疽性口炎）；发于龟头黏膜部称之下疳（龟头溃疡）等。

3. 丹。隋·巢元方《诸病源候论》卷三十一："丹者，人体忽然焮如丹涂之状，故谓之丹。"

唐·孙思邈《备急千金要方》卷第二十二："丹者，赤色而起……水丹者，由遍体热起，遇水湿搏之结丹，晃晃黄赤色。"

明·王肯堂《证治准绳·疡医》卷之五："皆因血热肌虚风邪所搏而发，然色赤者多，以赤故谓之丹。"

清·高秉钧《疡科心得集》卷上："抱头火丹……亦中于天行热毒而发，较大头瘟证为稍轻……头面赤有晕。"

［注］丹，皮肤出现颜色呈鲜红色改变如抱头火丹（头面部丹毒）、赤游丹（新生儿丹毒），局部皮肤红肿、形如云片、游走不定等。现代医学属于皮肤淋巴管网的急性感染性疾病。若继续蔓延到局部淋巴结，就可引起急性淋巴结炎。致病菌多为金黄色葡萄球菌和乙型溶血性链球菌。

4. 斑。隋·巢元方《诸病源候论》卷九·时气发斑候："夫热病在表……热毒气不散……此为表虚里实，热气燥于外，故身体发斑。"

元·朱震亨《丹溪心法》卷之二："斑有色点而无头粒者是也。"

［注］斑，指发肌肤表面的红色或紫黑色斑点，点大成片，抚之不碍手，故皮肤间色素改变称为斑，如雀斑、汗斑等。

5. 疹。《素问·奇病论》："无损不足，益有余，以成其疹。"

元·朱震亨《丹溪心法》卷之二："疹浮小有头粒者，随出即收，收则又出是也。"

［注］上论指出了疹的特点，如丘疹、斑疹等皆为疹性疾病。现代医学指出疹为皮肤上起的小颗粒，多为红色，多由皮肤表层发炎浸润而起，甚者有皮损（继发的损害，像抓痕、浸渍、糜烂、脓疱等称之皮损）。

6. 痘。明·虞抟《医学正传》卷之八："盖因胎毒藏于命门，遇岁火太过，热毒流行之年，则痘毒因之而发作矣。"

明·张介宾《景岳全书》卷之四十三·痘疹诠："痘疮一证，俗口天疮。原其所由，实由胎毒内藏，而复因时气外触，其毒乃发，故传染相似，是亦天行疫疠证也。"

［注］痘：皮肤间起小水疱，内含浆液，如水痘，明·蔡维藩《痘疹方论》又名水花、水疮、水疱（是疱疹病毒所致）。

7. 痦。清·顾世澄《疡医大全》卷之十九："马蚁窝……或风湿结成，多生手足，形似蚁窝，俨如针眼，奇痒入心，破流脂水。"

清·叶桂《叶香岩外感温热篇》："再有一种白痦，小粒如水晶者。"

［注］上论痦的症状与现代医学汗疱疹相似，古代中医称之痦，如白痦、红痦。

8. 癣。隋·巢元方《诸病源候论》卷三十五·久癣候："癣病之状，皮内隐疹如钱文，渐渐增长，或圆或斜，痒痛有匡郭，搔之有汁。又有干癣，皮枯瘙痒，搔之白屑出。又有湿癣，如虫行，浸淫赤湿痒，搔之多汁。又有风癣，搔抓顽痹，不知痛痒。又有牛癣……其状皮厚，抓之聊强，又有圆癣，作圆文隐起……如此之癣，初得或因风湿客于肌肤，折于血气所生……至其病成皆有虫侵食（霉菌所引起），转深连滞不瘥。"

明·王肯堂《证治准绳·疡医》卷之五·癣：“风癣者，是恶风冷气客于皮，折于血气所生，亦作圆文匡阑，但抓搔顽痹，不知痛痒，内亦有虫……又有白癣，其状白色而痒，此由腠理虚而受风，风与气并，血涩而不能荣肌肉故也。”

明·王肯堂《证治准绳·疡医》卷之五·疥癣：“一曰干癣，搔则白屑，索然凋枯。二曰湿癣，搔则多汁，浸淫如虫行……四曰牛癣，其状如牛领之皮，厚而且坚……又面上风癣，初起痞癗，或渐成细疮，时作痒痛，发于春月，名吹花癣，女人多生之。”

[注] 古代的癣的概念是非常宽泛的，多种皮肤增厚，并伴有鳞屑或有渗液的均称为癣，包括现代医学多种急慢性皮肤病，如牛皮癣（神经性皮炎）、干癣（慢性湿疹）、湿癣（湿疹）等。干癣起皮疹时没有糜烂、渗出。湿癣有糜烂、渗出。

9. 疥。晋·刘涓子《刘涓子鬼遗方》卷五：“治病疥……”

[注] 刘涓子首论“疥”。

隋·巢元方《诸病源候论》卷三十五·疥候：“疥者，有数种，有大疥，有马疥，有水疥，有干疥，有湿疥。多生手足，乃至遍体。大疥者，作疮有脓汁，㿠赤痒痛是也……干疥者，但痒，搔之皮起作干痂。湿疥者，小疮皮薄，常有汁出，并皆有虫，人往往以针挑得，状如水内病虫。”

[注] 上论疥有数种类型，大疥，疮内含有脓液，㿠红痛痒，病情较重。干疥、湿疥，症状较轻，干疥，痒，搔后皮损处形成干疮痂。湿疥，疮小，皮损浅薄，经常流着脂水。准确指出了不同疥的临床表现。

明·王肯堂《证治准绳·疡医》卷之五·疥：“疥子为病……发见于皮肤……种类不一，生于手足乃至遍体。或痒，或痛，或㿠，或肿，或皮肉隐鳞，或抓之凸起，或脓水浸淫……遍体瘙痒，搔之皮起，或血出或水出，其中有虫，人往往以针头挑出，状如水内病虫，此盖由肌肉之间，深受风邪热气之所致也。”

[注] 现代医学认为，疥疮是由疥螨寄生于人体皮肤而引起的一种接触性传染性皮肤病。若无原发皮损的全身剧痒的皮肤干疥即现代医学所称“皮肤瘙痒症”，应有区别。

10. 疣。隋·巢元方《诸病源候论》卷三十一·疣目候：“疣目者，人手足边忽生如豆，或如结筋，或五个，或十个，相连肌里，粗强于肉，谓之疣目。”

[注] 疣目类于“寻常疣”。

隋·巢元方《诸病源候论》卷三十一·鼠乳候：“鼠乳者，身面忽生肉，如鼠乳之状，谓之鼠乳也。”

[注] 鼠乳类于传染性软疣。

明·李梴《医学入门》卷之五·手部：“疣：多患于手背及指间，或如黄豆大，或如聚粟，或如熟椹，拔之则丝长三四寸许。”

[注] 论述寻常疣的临床症状。

明·申斗垣《外科启玄》卷之七·千日疮：“一名疣疮又名晦气疮，此疮如鳞生于人手足上，又名瘊子，生一千日自落故名之。”

清·邹岳《外科真诠》卷下·枯筋箭：“枯筋箭一名疣子，多生于手、足、胸乳之间，初起如赤豆，枯微槁，日久破裂，钻出筋头，蓬松枯槁，如花之蕊。”

[注] 疣是皮肤上的良性赘生物，名称有“千日疮”“疣疮”“瘊子”“晦气疮”“枯筋箭”，此外尚有扁平疣、跖疣、丝状疣等。

四、肛门病类

1. 痔。《五十二病方》牡痔："痔，有赢肉出，或如鼠乳状，末大本小，有空（孔）其中……痔居广窍旁，大者如枣，小者如枣核……时养时痛。"

[注] 上论外痔症状等。这些记述甚至比后世的《诸病源候论》还要详细，还论述"巢塞直"（脏）（痔漏把肛门阻塞）、"血痔""胸养痔"（肛门痒）等。

《素问·生气通天论》："因而饱食，筋脉横解，肠澼为痔。"

隋·巢元方《诸病源候论》卷三十四·诸痔候："诸痔者，谓牡痔、牝痔、脉痔、血痔也……又能酒痔，肛边生疮，亦有血出。又有气痔，大便难而血出，肛亦出外，良久不肯入。"

[注] 牡痔（肛瘘），牝痔（肛门周围脓肿及部分混合痔），脉痔（肛裂），肠痔（肛门周围脓肿），血痔（出血为主的内痔），气痔（内痔合并脱肛），酒痔（相当肛门周围脓肿，饮酒后发作）。《诸病源候论》将肛门疾病均归痔而论之。

明·楼英《医学纲目》卷之二十七·肺大肠部，痔："如大泽之中有小山突出为痔，人于九窍中凡有小肉突出，皆曰痔，不特于肛门边生。"

明·陈实功《外科正宗》卷四："鼻痔者，由肺气不清风湿郁滞而成。"

清·林珮琴《类证治裁》卷六："有瘜肉如枣核，生鼻中，为痔。"

清·邹岳《外科真诠》卷上"耳部，耳痔……生耳内，痔形如樱桃，亦有形如羊奶者。"

[注] 耳痔相当于外耳道乳头状瘤。古代原著中痔者，山寺也，突出也，凡肛门、耳、鼻等孔窍中有小肉凸起者，皆称之痔。

2. 漏。隋·巢元方《诸病源候论》卷三十四·瘘病诸候："诸瘘者，谓瘘病初发之由不同，至于瘘成，形状亦异，有以一方而治之者故名诸瘘，非是诸病共成一瘘也……瘘病之生……血气壅结所作……血脉结聚，寒热相交，久则成脓而溃漏也。"

[注]《诸病源候论》并列36种瘘，如："骨疽瘘者……以其脓溃侵食于骨，故名骨疽瘘也。初肿后乃破，破而还合，边旁梗生，如是或六七度，中有脓血至日西痛发，如有针刺（患处即发生针刺样的疼痛）。"

"痈瘘者，是痈溃疮后久不瘥，脓汁不尽，因变……成瘘，故为痈瘘也。""瘰疬瘘……随虚处而停结为瘰疬，或如梅、李、枣核等大小，两三相连在皮间，而时发寒热是也，久则变脓，溃成瘘也。"

清·邹岳《外科真诠》卷上·痔漏："痔疮失治，日流脓水，久不收口所致。但痔轻而漏重，痔实而漏虚。"

清·祁坤《外科大成》卷二·痔漏附余："缠肠漏，为其管绕于肛门也。"

[注] 上论指肛门部是既有外口、又有内口的通于体表和脏器之间的病理性管道，现称瘘管。如瘰疬溃破后成瘘只有外口而无内口的深部组织通向体表的病理性盲管，现称之窦道。由此可见漏与窦道，古代医著中均列在漏中。

3. 肛裂。清·祁坤《外科大成》卷二·二十四痔："肛门内外有痔，折缝破烂，便如羊粪，粪后出血，秽臭大痛者。"

清·吴谦《医宗金鉴》卷六十九·痔疮："肛门围绕折纹破裂，便结者，火燥也。"

[注] 上述所论与现代"肛裂"大致相同。古代医著中无肛裂这个病名，但"肛裂"临床表现均在痔中论述。"肛裂"系指肛管齿线以下深及全层皮肤破裂，多因血热肠燥，大

便干结，便时肛门猛力扩张而发生的撕裂。裂口多在肛门前、后正中线上，因反复感染而形成棱形溃疡。

4. 肛门周部痈疽：

（1）悬痈。清·王维德《外科证治全生集》下部治法："悬痈……患在肛门前，阴茎后两相交界之处，初起细粒，渐如莲子，数日如桃李样，俗呼偷粪老鼠。溃经走泄，即成漏生管，漏久成怯（怯：指洞口）……漏管愈大，致成海底漏……"

（2）坐马痈。清·祁坤《外科大成》卷二："坐马痈生于尻尾略上些。""上马痈生于臀，近肛门之右。""下马痈生于臀，近肛门之左。"

[注] 坐马痈，即生于尾骨上端的外痈，因其为坐马着力之处而得名，上马痈、下马痈也因此而得名。

（3）跨马痈。清·邹岳《外科真诠》上卷·跨马痈："跨马痈生于肾囊之旁，大腿根里侧股缝夹空中……初如豆粒，渐肿如鹅卵，陨坠壅重，色红焮痛，暴起高肿，速溃稠脓者顺。若漫肿平塌……溃出稀脓者险，多成串皮漏证。"

（4）鹳口疽。清·邹岳《外科真诠》卷上·鹳口疽："鹳口疽，名锐疽，生于尻尾骨尖处。初肿形如鱼肫，色赤坚痛，溃破口若鹳嘴……犯之轻则成漏，重则丧亡。"

[注] 肛门周部痈疽包括肛门周部的多种疾病。古代以其发病部位而命名，如生于会阴穴的悬痈，生于尾骨略上的坐马痈，生于阴囊两旁大腿根里侧近股缝的跨马痈，生于尾臀穴高骨上的鹳口疽等。这些痈疽都容易溃后久不收口而形成肛瘘。该类痈疽虽属肛门周部疾病，古代治法有异，与湿热（火）毒而致。现代医学称之为肛门直肠周围脓肿。

5. 沿肛痔。清·祁坤《外科大成》卷二·二十四痔："沿肛痔，周围皆有痛痒出水。搽二仙丹一二次，化为黄水，用槐花、朴硝煎汤洗之。服凉血解毒丸……则毒尽根除。"

[注] 上论指肛门周围皮肤上发生扁平丘疹性突起，伴有渗出奇臭滋水，其所用二仙丹，药物组成：金脚砒 6g，白矾 30g，上为细末，倾银罐中，煅烟尽为度。加焙蝎尾 7 个，草乌 3g，共研为末，用唾津调敷患处，与古代用砒制剂治疗梅毒相似。沿肛痔相当于梅毒性皮肤病，是二期梅毒皮肤黏膜损害的特殊表现。

6. 脱肛。宋·窦汉卿《疮疡经验全书》卷七："又有女三人，产育过多，力尽血枯，气虚下陷，及小儿久痢，皆能使肛门突出。"

清·高秉钧《疡科心得集》卷中·辨脱肛痔漏论："……老人气血已衰，小儿气血未旺，容易脱肛……治脱肛之证，不越于升举、固摄、益气三法。如气虚下陷而脱，宗东垣补中益气汤举陷为主。"

清·许克昌、毕法《外科证治全书》卷三·脱肛："脱肛属气虚，有虚寒而脱者，有热极而脱者，寒则洞泄不涩，热则涩。总以大补元气兼升提为主，补中益气汤……"

五、肿瘤类

1. 瘿。东汉·许慎《说文解字》："瘿，颈瘤也。"

宋·赵佶《圣济总录》卷第一百二十五·瘿瘤门："论曰：忧恚劳气、郁而不散，若或婴之，此瘿所为作也。亦有因饮沙水，随气入脉，留连颈下而成。""五瘿：论曰：石瘿、泥瘿、劳瘿、忧瘿、气瘿，是为五瘿，石与泥则因山水饮食而得之，忧、劳、气则本于七情，情之所至，气则随之，或上而不下，或结而不散是也。治五瘿，海藻汤方。"

清·邹岳《外科真诠》卷下·瘿瘤："瘿有五种……筋瘿者，筋脉呈露。血瘿者，赤脉交织。肉瘿者，皮色不变。气瘿者，随喜怒而消长。石瘿者，坚硬不坚，此五瘿也。"

　　[注] 局部皮色不变，漫肿不痛，皮宽不急，按之软绵者称"气瘿"（单纯性甲状腺肿）；或有结块随吞咽动作而上下移动，始终不溃者，称"肉瘿"（甲状腺腺瘤或囊肿）；结块按之坚硬如石，表面凹凸不平，随吞咽动作移动性减少或推之不移者，称"石瘿"（甲状腺癌）；筋骨（脉）显露称"筋瘿"，赤脉交结称"血瘿"，"筋瘿""血瘿"二瘿是气瘿、石瘿的并发症的表现。

　　2. 瘤。《灵枢·九针》："……四时八风之客于经络之中，为瘤病者也。"

　　[注] 瘤：原为"瘤"，据《针灸甲乙经》卷五第二改。

　　东汉·许慎《说文解字》："瘤，肿也。"

　　隋·巢元方《诸病源候论》卷三十一·瘤候："瘤者，皮肉中忽肿起，初梅李大，渐长大，不痛不痒，又不结强，言留结不散，谓之为瘤。"

　　[注] 此论述了"血瘤"。

　　宋·赵佶《圣济总录》第一百二十五卷·瘤："论曰：瘤之为义，留滞而不去也。乃郁结壅塞，则乘虚投隙，瘤所以生，初为小核，浸以长大，若杯盂然，不痒不痛，亦不结强。"

　　宋·陈言《三因极一病证方论》卷之十五·瘿瘤证治："瘤则有六：骨瘤、脂瘤、肉瘤、脓瘤、血瘤、石瘤。"

　　明·申斗垣《外科启玄》卷八："粉瘤、筋瘤、气瘤、血瘤、肉瘤。"

　　[注] 上论五瘤。

　　清·吴谦《医宗金鉴》卷七十二，"瘤有六证种：筋瘤（静脉曲张）……血瘤（海绵状血管瘤）……肉瘤（脂肪瘤）……气瘤（神经纤维瘤）……骨瘤（骨瘤，骨肉瘤）……脂瘤（皮腺囊肿）……六瘤……如此。"

　　3. 岩。《素问·至真要大论》："湿淫所胜则埃昏岩谷。"

　　[注] 岩指高峻的崖。

　　宋·杨士瀛《仁斋直指方论》卷之二十二·癌："癌者，上高下深，岩穴之状……毒根深藏，穿孔透里，男则多发于腹，女则多发于乳，或项或肩或臂……。"

　　元·朱震亨《丹溪心法》卷之四·乳痈："忧怒郁闷，朝夕积累，脾气消阻，肝气横逆，遂成隐核，如大棋子，不痛不痒，数十年后，方为疮陷，名曰奶岩，以其疮形嵌凹似岩穴也。"

　　清·邹岳《外科真诠》卷上："乳岩初起，内结小核如棋子，积久渐大崩溃，有巉岩之势，即成败症，百无一救……此症即俗名石榴翻花发。"

　　[注] 上论可见岩与癌同，又各以其所发部位而名。如生于乳部者，称乳岩；生于舌部者，名舌岩。

　　4. 失荣。明·陈实功《外科正宗》卷四·失荣证："失荣……多生肩之以上，初起微肿，皮色不变，日久渐大，坚硬如石，推之不移，按之不动。半载一年，方生阴痛，气血渐衰，形容瘦削，破烂紫斑，渗流血水。或肿泛如莲，秽气熏蒸，昼夜不歇，平生疙瘩，愈久愈大，越溃越坚，凡此俱为不治。"

　　[注] 失荣，状如树木失去荣华，故名。

　　清·吴谦《医宗金鉴》卷六十四·失荣证："生于耳之前后及肩项，其证初起，状如痰核，推之不动，坚硬如石，皮色如常，日渐长大，由忧思、恚怒、气郁、血逆与火凝结而成。日久难愈，形气渐衰，肌肉削瘦，愈溃愈硬，色现紫斑，腐烂浸淫，渗流血水，疮口开大，胬肉高突，形似翻花瘤证。"

［注］失荣证相当于现代医学颈部淋巴继发或原发性恶性肿瘤。

5. 翻花疮。隋·巢元方《诸病源候论》卷三十五·反花疮候："反花疮者，由风毒相搏所为。初生如饭粒，其头破则血出，便生恶肉，渐大有根，脓汁出。肉反散如花状，因名反花疮。凡诸恶疮，久不瘥者，亦恶反出，如反花形。"

清·吴谦《医宗金鉴》卷七十四·翻花疮："翻花疮……因生疮溃后，努肉自疮口突出，其状如菌，头大蒂小，愈努愈翻，虽不大痛、大痒，误有触损，流血不住，久则亏虚。"

［注］上论症状相当于现代医学所称的鳞状上皮癌、基底细胞癌、良性乳头状瘤等。

6. 锁肛痔。清·祁坤《外科大成》卷二·二十四痔·锁肛痔："肛门内外如竹节锁紧，形如海蜇，里急后重，便粪细而带扁，时流臭水……"

［注］上论症状是现代医学直肠部的恶性肿瘤，肛管癌后期，癌肿堵塞肛道，引起肛门狭窄不畅。古代称"锁紧"。

六、其他类

1. 风。《素问·玉机真脏论》："风者，百病之长也。"

《素问·风论》："风者善行而数变。"

［注］风为百病之长，善行而数变，多挟邪传变，起病较急、发展较快的疾病多以风来命名，中医外科以风来命名的病种广泛，包括疮疡、皮肤、口腔、肛门等疾病。如破伤风、麻风、白癜风、鹅掌风（手癣）、白屑风（皮脂溢出症及脂溢性皮炎）、骨槽风（下颌骨骨髓炎）、唇风（剥脱性唇炎）、肠风（便血）等。

2. 毒。《素问·六元正纪大论》："妇人重身，毒之何如？"

［注］毒指对身体有害的物质，亦指药性猛劣。在中国古代医著中常将一些病情重而发展快的疾病和具有传染性的疾病以毒来取名，如时毒（流行性腮腺炎）、阴毒（恶性肿瘤）、丹毒、无名肿毒等。

3. 痰。明·张介宾《景岳全书》卷之三十一·痰饮："痰稠浊……无处不到……凡五脏之伤皆致之……痰即人之津液，无非水谷之所化，此痰亦既化之物，而非不化之属也，但化得其正，则形体强，营卫充……若化失其正，则脏腑病，津液败……王隐君所论，内外百病皆生于痰……痰然无不由乎脾肾，盖脾主湿，湿动则为痰，肾主水，水泛滥亦为痰。故痰之化无不在脾，而痰之本无不在肾，所以凡是痰，非此则彼，必与二脏有涉。"

清·沈金鳌《杂病源流犀烛》卷十六·痰饮源流："痰……流注于胸、背、头顶、腋、胯、腰、腿、手、足，聚结肿硬，或痛或不痒，按之无血潮，虽或有微红，亦淡薄不热，坚如石，破之无脓，或有薄血，或如清水，或如紫汁。又有坏肉如败絮，或如瘰疬，在皮肉间如鸡卵可移动，软活不硬，惟觉咽喉痰结，乍寒乍热。《回春》曰：浑身有肿块，或骨体串痛，都湿痰流注经络也。"

清·程杏轩《医述》卷十·杂证汇参·痰："痰病有十：有风痰、湿痰、热痰、寒痰、郁痰、气痰、食痰、酒痰、惊痰、虚痰，其源不一……痰本津液所化，行则为液，聚则为痰；流则为津，止则为涎……痰证变幻不一，古人不究标本，每著消痰方论，后人遵其法，用之不验，遂称痰病为怪病。不知痰乃病之标，非病之本也，善治者治其生痰之源，则不消痰而痰自无矣。"

明·陈实功《外科正宗》卷四·痰包："痰包乃痰饮乘火流行凝注舌下，结而匏肿，绵软不硬，有妨言语，作痛不安，用利剪刀当包剪破，流出黄痰，若痰清稠黏难断，捺尽以冰硼散搽之。"

明·李梴《医学入门》卷之五·痰核在颈全不痛："颈项生核，不红不痛，不作脓，推之则动，乃痰聚不散也。"

清·方补德《喉风论》卷中："痰核者，痰涎注于心包，郁热上壅，舌上生核，强硬而痛也。"

清·高秉钧《疡科心得集》卷中："有乳结核，始不作痛，继遂隐隐疼痛，或身发寒热，渐渐成脓溃破者，此名乳痰。"

清·高憩云《外科问答》："痰瘤生于腮两旁，或肋腹等处。初起如桃李，渐大如茄，按之绵软，不痒不痛。"

［注］上论古代医著中以痰为名称的外科疾病大多发于"皮里膜外""肿硬"，皮色不变，按之"绵软"（囊性感），溃后或出黏液，或有"败絮"样物质等临床表现。综合论之，相当于现代医学两类疾病：①结核性疾病如乳痰（乳房结核）、穿拐痰（踝关节结核）（《疡科心得集》）。②腺体性的囊肿性疾病，如痰包（舌下腺囊肿）、痰瘤（颌下腺囊肿）等。

以上介绍了中国古代医著中比较普遍使用的一些病名，并加以分类释义，注明病名来源，列出原文以讨论。

第三章　病因病理

外科各类疾病的发生都有它的致病因素，病因不同，发病机制也不一致。因此发病症状亦各异，治疗方法也各不相同。审察病因病理对诊治中医外科疾病有着重要指导意义。

【中国古代中医论述】

1. 《素问·调经》："夫邪之生也，或生于阴，或生于阳。其生于阳者，得之风雨寒暑；其生于阴者，得之饮食居处，阴阳喜怒。"

2. 《灵枢·百病始生》："夫百病之始生也，皆生于风雨寒暑，清湿喜怒。喜怒不节则伤脏，风雨则伤上，清湿则伤下。三部之气，所伤异类。"

[注] 上述多种疾病发生的原因，不外乎风、雨、寒、暑、清、湿等外感和喜怒不节的情态内伤所致。按其发病部位来说明内、外及上、中、下三部的区别，因而指出致病因素不同。

3. 东汉·张仲景《金匮要略》脏腑经络先后病脉证："千般疢难，不越三条：一者，经络受邪，入脏腑，为内所因也；二者，四肢九窍，血脉相传，壅塞不通，为外皮肤所中也；三者，房室、金刃、虫兽所伤。以此详之，病由都尽。"

4. 隋·巢元方《诸病源候论》卷十·温病令人不相染易染："人感于乖戾之气而生病，则病气转相染易。"

5. 宋·陈言《三因极一病证方论》卷二·三因论："六淫，天之常气，冒之则先自经络流入，内合于脏腑，为外所因；七情，人之常性，动之则先自脏腑郁发，外形于肢体，为内所因；其如饮食饥饱，叫呼伤气，尽神度量，疲极筋力，阴阳违逆，及至虎狼毒虫，金疮蹉折，疰忤附着，畏压缢溺，有背常理，为不内外因。"

[注] 陈言"三因学说"：明确了不同的病因有不同的侵袭和传变途径。将致病因素与发病途径结合起来进行分类的方法，使中医学病因理论更趋完善，至今对病因的分类，基本沿用此法，分为外感病因、内伤病因、病理产物形成的病因（又称"继发性病因""内生有形实邪"）。现代将病因分为六淫、疠气、七情内伤、饮食失宜、劳逸失度、病理产物、其他病因7类。

第一节　致病因素

一、外感六淫邪毒

【中国古代中医论述】

1. 《素问·至真要大论》："诸气在泉，风淫于内……热淫于内……湿淫于内……火淫于内……燥淫于内……寒淫于内……"

[注] 凡诸气在泉时，风气淫胜于内发病，下同。六气对人体无害，太过转化则对人体有害，成为致病的因素，能导致人体发生疾病的六气便称之为"六淫"。

2. 《素问·天元纪大论》："在天为风，在地为木；在天为热，在地为火；在天为湿，在地为土；在天为燥，在地为金；在天为寒，在地为水。故在天为气，在地成形……寒暑燥湿风火，天之阴阳也，三阴三阳上奉之。"

[注] 三阴三阳上奉之：寒、暑、燥、湿、风、火是天气的阴阳变化。

3. 《素问·刺法论》："正气存内，邪不可干。"

4.《素问·评热病论》："邪之所凑，其气必虚。"

5.《灵枢·百病始生》："风雨寒暑不得虚，邪不能独伤人。"

6. 明·申斗垣《外科启玄》卷一·明疮疡当分三因论："天地有六淫之气，乃风寒暑湿燥火，人感受之则营气不从，逆于肉理，变生痈肿疔疖。"

［注］六淫，即风、寒、暑、湿、燥、火（热）六种外感病邪的合称。在正常情况下，风、寒、暑、湿、燥、火是自然界（"然六淫，天之常气"）六种不同的气候变化，是自然界万物生长、人类生存的必要条件，称为六气。六气不过、不及或不应时（气候），异常变化，超过了人体的适应能力，或正气不足，抗病力下降，不能适应自然界气候变化（"六化"）时，六气则成为病因。此时，伤人致病的六气便称之为"六淫"，是人体致病的邪气，又称"六邪"。

六淫邪毒致病多有季节性，如春季多风邪，夏季多暑邪，长夏多湿邪，秋季多燥邪……亦每多兼夹致病。《素问·至真要大论》："治病者，必明六化之分治……乃可以言盈虚病生之绪也。"

［注］治病的医生，必须明确六气所司之气化……乃可以谈气化太过、不及与疾病发生之事。

（一）风邪

【中国古代中医论述】

1.《素问·风论》："风者，百病之长也，至其变化，乃为他病也，无常方，然致有风气也。"

［注］风，病因六淫之一，亦称风气。属阳邪，为外感疾病极为重要的致病因素，常与其他病邪结合致病，如风寒、风热、风湿、风燥等，称为"百病之长"。

2.《素问·太阴阳明论》："伤于风者，上先受之。"

［注］风邪侵袭，常伤及人体的上部（头、面），易致口鼻黏膜疾病，及颈痈、痄腮、发颐、面游风、头面丹毒、风热疮等。

3.《素问·风论》："风者善行而数变。"

［注］风邪所伤，而所引起的病变不一样，病名也不相同，有的病邪还可深入五脏、六腑之间，可发生多种疾病。

（二）寒邪

【中国古代中医论述】

1.《素问·痹论》："痛者，寒气多也，有寒故痛也。"

［注］寒，病因六淫之一，为冬令主气，属阴邪，易伤阳气。寒气侵入，阻滞气血活动，成为痛证原因之一。

2.《素问·至真要大论》："太阳司天为寒化，在泉为咸化。"

［注］寒化指疾病性质变为寒性。

3.《素问·阴阳应象大论》："寒伤形。"

［注］寒能伤形体。

4.《灵枢·痈疽》篇："寒邪客于经络之中，则血泣，血泣则不通，不通则卫气归之，不得复反，故痈肿。"

［注］寒邪侵入经络之中，血即滞涩；血滞涩，则经脉不通；经脉不通，则卫气留滞于局部，失于正常的往返运行，因而使局部形成痈肿。

5. 隋·巢元方《诸病源候论》卷十·温病候："伤于四时之气，皆能为病，而以伤寒为毒者，以其最为杀厉之气焉，即病者为伤寒；不即病者为寒毒藏于肌骨中，至春变为温病。"

6. 隋·巢元方《诸病源候论》卷二十四·寒注候："人虚为寒邪所伤，又搏于阴，阴气久不泄，以外流内结积。"

7. 清·王清任《医林改错》卷上·膈下逐瘀汤所治之症目："血受寒则凝结成块。"

[注] 血遇寒则凝，凝则成瘀。

上所论外寒侵袭肌体，引起局部气血凝滞，血脉运行失常，致患冻疮、皲裂，寒为阴邪，常侵袭人之筋骨关节易生脱疽、流痰等病。患处色紫青暗，不红不热，肿热散漫，痛有定处，得暖则减，化脓迟缓，可伴有恶寒、四肢不温、头身疼痛、脉紧等。其因寒遏阳气，温煦蒸化失司，气血津液凝结，经脉阻滞而出现多种疼痛症状，即为寒邪（"诸寒收引"）所伤，经络、血脉收引而致。寒邪致病在中医外科疾病中是阶段时期，因 "寒气化为热，热胜则腐肉，肉腐则为脓，脓不泻则烂筋，筋烂则伤骨"（《素问·痈疽》）。

（三）暑邪

【中国古代中医论述】

1.《素问·五运行大论》："其在天为热，在地为火……其性为暑。"

[注] 暑，病因六淫之一，暑为阳邪。

2.《灵枢·岁露论》："暑则皮肤缓而腠理开，贼风邪气因得以入……贼风邪气之中人也，不得以时，然必因其开也，其入深，其内极也疾，其病人也卒暴。"

[注] 暑热能使人皮肤松弛，腠理开泄。贼风邪气侵害人体，并非是因为时间的不同而造成的，而以体质的强弱，腠理的开泄或致密为依据，人体的腠理开疏时，邪气侵入的较深，在体内深处很快引起病变，发病急骤，病情较严重。

3.《素问·热论》："先夏至日者为病温，后夏至日者为病暑。"

[注] 暑邪致病，有明显的季节性，发于夏至以后就称之暑病。

4.《素问·刺志论》："气虚身热，得之伤暑。"

5. 清·祁坤《外科大成》卷二·夏日暑疡："凡痈疽之症，发热有时，为晡甚而旦止也，因暑而得者，则发热无时，为昼夜不止也。然必见暑症，如头目眩晕，口舌干苦，心烦背热，肢体倦怠是也。外形初起背有红晕，次发肿痛。"

6. 清·高秉钧《疡科心得集》卷上："如夏令暑蒸炎热，肌体易疏，遇凉饮冷，遇热最易内入……客于肌表者，则为痦，为瘰，为暑热疮，为串毒，为丹毒游火；客于肉里者，则为痈，为疡；客于络脉者，则为流注，为腿痈……在外发痈疡，则为正虚邪实，阴中挟阳；成脓溃后……不能速愈。"

[注] 上论夏季正虚者，暑蒸火热，阳气发越于外，汗出耗伤阴液过多，气阴两虚，人体抗病能力低下，外邪易乘隙而入，易发痱、疖、疔、痈等外科疾病。多见患处红肿、灼热，或痒或痛，糜烂流滋，溃疡出脓，常伴口渴、心烦胸闷、肢体倦怠等全身症状。

（四）湿邪

【中国古代中医论述】

1.《素问·天元纪大论》："太阴之上，湿气主之。"

2.《素问·生气通天论》："因于湿，首如裹。"

[注] 湿，病因六淫之一，亦称湿气，湿为长夏的主气。湿属阴邪，性质重浊而黏腻，

能阻滞气活动，有内湿、外感湿邪之分。内湿，影响脾的运化。外感湿邪，四肢困倦，关节肌肉疼痛，痛处不移，若湿气郁积成毒可致湿毒、湿疮、湿疥、湿疹等。

3.《素问·至真要大论》："太阴司天，为湿化……湿淫于内，治以苦热。"

［注］湿邪过胜而致病。

4.《灵枢·百病始生》："清（寒）湿袭虚，病起于下。"

5. 清·沈金鳌《杂病源流犀烛》卷十六·湿病源流："然则湿之为病，内外因固俱有之。其由内因者，则本脾所化之湿，火盛化为湿热，水盛化为寒湿……其由外因者，则为天雨露，地泥水，人饮食，与汗衣湿衫，其为症状，头面如裹滞重，骨节痛，手足酸软，腿膝胕肿，挟风痰则麻，兼死血则木，动邪火则肿痛……湿病之因……不论内外……不可不辨……湿在上……湿在中……湿在下……湿在固身……同一湿中……有寒温、风湿、湿痹、湿热、湿温、酒温及湿痰，破伤湿之不齐焉……湿痰者，痰涎流注肌肉间，时作酸疼……破伤湿者，因破伤皮肉，而入水湿，口噤身强直者是也……《内经》曰：地之湿气感人，割皮肉筋脉，盖湿伤形，形伤故痛。"

［注］湿邪致病与地理气候环境的潮湿度有密切关系，湿病多发长夏季节，湿邪致病每多兼夹，在中医外科中则以湿热、湿痰、湿温（暑湿）为多见，如臁疮、暑疖、脚癣染毒、脓疱疮、暑湿流注等。外湿致病多与内湿相兼，病程长，易反复发作，或缠绵难愈。

（五）燥邪

【中国古代中医论述】

1.《素问·阴阳应象大论》："燥胜则干。"

2.《素问·天元纪大论》："阳明之上，燥气主之。"

3.《素问·气交变大论》："岁金太过，燥气流行。"

［注］燥，病因六淫之一，燥邪易伤津液。

4.《素问·至真要大论》："阳明司天，燥淫所胜。"

5. 清·沈金鳌《杂病源流犀烛》卷十七·燥病源流："经曰：诸涩枯涸，干劲皴揭，皆属于燥。夫阳明燥金，乃肺与大肠之气也，故燥之为病，皆阳实阴虚，血液衰耗所致，条分之，虽有风燥、热燥、火燥、气虚燥之殊，要皆血少火多之故，是以外则皮肤皴揭，中则烦渴，上则咽鼻干焦，下则溲赤便难……所谓风燥，病在表者也，肌肤枯，毛发槁，故干疥爪枯生焉……一切燥热……咽干鼻燥……皮肤皴裂、血出肌肉燥痒……筋燥爪枯……皮肤折，手足爪甲枯，搔之屑起，血出痛楚……燥之甚也。"

清·俞根初《重订通俗伤寒论》第八章伤寒兼证，秋燥伤寒："秋深初凉，西风肃杀，感之者多病风燥，此属燥凉，较严冬风寒为轻，若久晴无雨，秋阳以曝，感之者多病温燥，此属燥热。"

［注］温燥指偏热。在外科疾病中燥邪致病多见于手足、皮肤黏膜（患部）干燥、枯燥、皲裂（甚者出血）、脱屑，常伴有口干唇燥或疼痛等全身症状。

（六）火邪

【中国古代中医论述】

1.《素问·至真要大论》："少阳司天，火淫所胜……少阳之夏，大热将至……火气内发，上为口糜……客胜则丹胗外发，及为丹熛疮疡……火热受邪，心病生焉，诸热瞀瘛，皆属于火；诸痛痒疮，皆属于心……诸禁鼓栗，如丧神守，皆属于火……诸躁狂越，皆属于火……诸病胕肿，疼酸惊骇，皆属于火。"

2.《素问·气交变大论》："岁火太过，炎暑流行……身热肤痛，而为浸淫……变易者复之纪，灾眚者伤之始。气相胜者和，不相胜者病，重感于邪则甚也。"

[注] 火运太过之年，炎暑流行……身热骨痛，而发生浸淫疮……（六淫）变易是产生胜气与复气的纲纪，灾祸是万物损伤的开始。凡人气能胜过岁气变化的，就可以达到平衡协调，人气不能胜过岁气变化的，就要发生疾病，重新再感受了邪气，病情就更加严重。

3.《素问·五运行大论》："南方生热，热生火……其在天为热，在地为火……其性为暑。"

[注] 火，病因六淫之一，亦称火热之邪，为阳热之邪。火与热异名同类，致病也基本相同，热邪致病为全身性弥漫性发热的表现；火邪致病为肌肤局部红、肿、热、痛，或口舌生疮，或目赤肿痛等。二者相比较，"在天为热（属阳）故热弥漫"，在地为火（属阴），火性结聚。中医外科受火热之邪所引起的疾病如药疹、丹毒、疖、疔疮、痈、疽等，初起以阳热为临床表现。火邪致病症见患部焮红灼热，肿处皮薄光泽，疼痛剧烈，化脓腐烂，发病迅猛，常伴口渴喜饮，小便短赤，大便干结，舌质红，舌苔黄，脉洪、数、滑。清·吴谦《医宗金鉴》卷六十一·痈疽总论歌："痈疽原是火毒生。"由此可见火热之毒是疮疡发病的主要病因，火毒之邪有外火、内火、实火、虚火之别。实者为外邪所化，虚者由阴虚之变，均可在一定的条件下化火。总之六淫发病，在中医外科病证中以火热证候较多，故临床治疗以清热解毒方剂诸多。

二、感受特殊之毒

特殊之毒是外来之毒，人体感受其毒而发病，有虫毒、蛇毒、病犬毒、漆毒、药毒、食物毒、疫疠毒、无名毒等。

【中国古代中医论述】

1. 隋·巢元方《诸病源候论》卷三十六·杂毒病诸候凡十四论·蜂螫候："蜂类甚多，而方家不具显其名……大土蜂最有毒，一螫中人，便即倒闷，举体洪肿。"

2. 隋·巢元方《诸病源候论》卷三十六，蝎螫候："此虫五月六月毒最盛，云有八节、九节者弥甚。螫人毒势流行，多至牵引四肢皆痛。"

3. 隋·巢元方《诸病源候论》卷三十六·蚝虫螫候："此则树上蚝虫耳，以其毛刺能螫人，故名蚝虫。此毒益轻，不至深毙，然亦甚痛，螫处作轸起者是也。"

4. 隋·巢元方《诸病源候论》卷三十六·蝮蛇螫候："凡蝮（蛇）中人，不治一日死，若不早治，纵不死者，多残断人手足。"

5. 清·赵濂《医门补要》卷中·疯犬毒述："……倘人被咬破伤……有毒内犯，即作犬吠声，数日乃毙。"

6. 明·王肯堂《证治准绳·疡医》卷二·疔疮："若因开割瘴死牛马猪羊之毒，或食其肉，致发疔毒，或在手足，或在头面，或在胸腹，或在胁肋，或在背脊，或在阴胯，或起紫疱，或起堆核肿痛，创人发热烦闷，头疼身痛，骨节烦疼……此乃毒气……所致。"

7. 隋·巢元方《诸病源候论》卷二十六·食鲈鱼肝毒候："此鱼肝有毒，人食之中其毒者，即面皮剥落，虽尔，不至死。"

8. 隋·巢元方《诸病源候论》卷二十六·食诸菜蕈菌中毒候："……蕈、菌等物，皆是草木变化所生，生于树者为蕈，生于地者为菌……或有毒，人食遇此毒，多致死，甚疾速；其不死者，犹能令烦闷吐利，良久始醒。"

9.《素问·刺法论》："五疫之至，皆相染易，无问大小，病状相似。"

[注] 五疫，指多种疫病总称，古代人借五行而分木疫、火疫、土疫、金疫、水疫等。本病是一种因天时而流行的疫疠之毒，来势急剧，具有传染性如麻风、痄腮等。

10. 清·祁坤《外科大成》卷四·无名肿毒："无名肿毒者，以其随处而生，不按穴次，不可以命也……总不外乎首卷肿疡之例。"

11. 清·陈士铎《辨证录》卷十三："无名肿毒生于思虑不到之处，而其势凶恶，有生死之关，皆可以无名肿毒名之。"

[注] 无名肿毒指未能找到明确致病的病邪之毒，如金刃、竹木刺伤后所致肿疡，亦称之毒，如触、外伤染毒引起肿疡也称之毒。由毒而致的外科疾病则发病急骤或有传染性，患处红肿热痛，或疼痛剧烈，或麻木不仁等全身症状。清·陈士铎《辨证录》："无名肿毒……火（邪）乘其有隙之处，蕴藏结毒，故一发而不可救，所以无名肿毒尽是阴症，而绝无阳症也。然则治法，宜用解阴毒之药矣。"

中国古代医家论述人体感受特殊之毒，多指外来各种毒素入侵，中毒、过敏等多种致病因素在内，临床证候以火毒、脓毒表现多见，古代医家应用解毒、攻毒的治疗法则，收到明显的疗效。现代医学多包括病毒感染、各种杆菌感染等。

三、外来伤害

凡跌仆损伤、金刃、沸水、火焰、冻伤等，均可直接伤害人体，导致多种类型外科疾病。

【中国古代中医论述】

1. 《素问·缪刺论》："人有所堕坠，恶血留内，腹中胀满，不得前后，先饮利药，此上伤厥阴之脉，下伤少阴之络。"

2. 《灵枢·邪气脏腑病形》："所有堕坠，恶血留内，若有所大怒，气上而不下，积于胁下则伤肝。"

3. 明·王肯堂《证治准绳·疡医》卷之六·跌仆伤损："头目鼻耳伤……舌唇口喉齿腮伤……手伤……胸腹伤……腰臀股膝伤……脚伤……背脊骨伤……阴囊阴门伤……筋骨伤。"

4. 明·陈实功《外科正宗》卷四·竹木刺："竹木刺，外入之患，有软硬之分，浅深之异，软浅者……拔出则愈。硬深难出者……肿痛流脓。"

5. 明·陈实功《外科正宗》卷四·杖疮："杖疮乃良肉受伤之患，有已破、未破之分。"

6. 清·陈士铎《洞天奥旨》卷十三："伤水疮者，因误被木签破皮肤，又生水洗之，溃而疼痛；或鱼刺诸骨破伤，久而不愈。"

7. 明·陈实功《外科正宗》卷四·汤泼火烧："汤泼火烧，此患原无内症，皆从外来也。有烫火热极，逼毒内攻。"

8. 清·邹岳《外科真诠》卷下·汤火疮："汤火疮系好肉暴伤，汤烫火烧，一时皮消肉烂成疮。此等之疮，正所谓意外之变，非气血内损也，轻则害及皮肤，重则害在肌肉，甚者害在脏腑。害在脏腑者，亦可杀人。"

9. 清·邹岳《外科真诠》卷下·冻疮："冻疮犯寒风冷气而生……失肿后痛，痛久则破而成疮……更有冷极手足十指堕落者。"

10. 明·陈实功《外科正宗》卷四·破伤风："破伤风，因皮肉损破，复被外风袭入经络，渐传入里。"

[注] 外来伤害是指致病因素直接侵害人体，如跌仆损伤、金伤、杖疮，轻者伤及肌

肤，重者伤及筋骨，甚者伤及五官七窍等，引起局部气血凝滞、红肿疼痛、热胜肉腐等。如汤泼火烧，轻则伤及皮肤，重则伤害肌肉，甚者逼毒内攻害在脏腑。如冻疮，轻者先肿后痛，寒凝化热，疮面溃烂而成疮，甚者寒邪耗伤阳气，气血运行不畅，筋脉瘀阻，可致静脉炎、脱疽等。总之，外来伤害可直接引起外科疾病或间接致病，如外伤病后再感受毒邪，可发生手足疔疮、破伤风等。

四、情志内伤

情志是人体对内外环境变化产生不同情绪的反应，其中有代表性的 7 种：喜、怒、忧、思、悲、恐、惊为正常情志活动，是人人皆有的情绪变化，一般情况下不会导致或诱发疾病。若长期受到强烈的情志刺激，或突然受到剧烈精神创伤，超越了人体的生理活动所能调节的范围，使人体气血、经络、脏腑功能失调，称之"七情内伤"，就会发生外科疾病。

【中国古代中医论述】

1. 《素问·阴阳应象大论》："人有五脏化五气，以生喜怒，悲忧恐。"

2. 《素问·阴阳应象大论》："肝……在志为怒……心……在志为喜……脾……在志为思……肺……在志为忧……肾……在志为恐。"

［注］怒能伤肝，喜能伤心，思能伤脾，忧能伤肺，恐能伤肾。五脏精气的运动协调，气血运行通畅，百病不生。若五脏精气阴阳出现虚实变化及功能紊乱，气血运行失调，则可出现情志的异常变化，导致气机逆乱而发病。

3. 《灵枢·玉版》："有喜怒不测……阴气不足，阳气有余，营气不行，乃发为痈疽。阴阳不通，两热相搏乃化为脓。"

4. 《素问·举痛论》"……百病生于气也，怒则气上，喜则气缓，悲则气消，恐则气下……惊则气乱……思则气结……惊则心，无所倚，神无所归，虑无所定，故气乱矣……思则心有所存，神有所归，气留而不行，故气结矣。"

［注］上论提出了"惊""思""虑"，"惊则气乱""思则气结""虑无所定（心中疑虑不定）"。

《素问·阴阳应象大论》提出"喜、怒、悲、忧、恐"，为五情。

《素问·举痛论》提出"惊""思""虑"。上下合之为七情，由此可见七情学说源于《黄帝内经》。

5. 《素问·生气通天论》："大怒则形气绝，而血菀于上，使人薄厥。"

6. 明·申斗垣《外科启玄》卷一·明疮疡当分三因论："人有七情，喜怒忧思惊恐悲，有一伤之脏腑不和，营气不从，逆于肉理，则为痈肿。"

7. 宋·陈言《三因极一病证方论》卷之十五·瘿瘤证治："夫血气凝滞，结瘿瘤。"

8. 隋·巢元方《诸病源候论》卷三十·瘿候："瘿者，由忧恚气结所生。"

9. 清·高秉钧《疡科心得集》卷上·疡证总论："……发于脏者为内因，不问虚实寒热，皆由气郁而成，如失营、舌疳、乳岩之类。"

10. 清·吴谦《医宗金鉴》卷六十四·失荣证："忧思、恚怒、气郁、血逆与火凝结而成。"

［注］由于情志活动是机体内外环境变化所产生的心理反应，包括生活工作环境，人际关系的失和引起七情反应失常，与五脏"在志"具有密切的关系。五志惟心所使，以肝疏泄，心主气血运行的畅达，肝主调畅气机流泄，为正常的情志活动。反之情志内伤，可导致脏腑生机失调，引起精气血津液的代谢失常，气机郁滞日久可化火，可致火热内生引起外科

多种疾病，因气机郁滞而不畅产生精瘀、血瘀、痰饮等疾病，而痰饮与瘀血互结，则又可致癥积、肿瘤等，多在肝胆经所属的部位，如乳房、胸胁、颈之两侧等。

五、饮食不节

【中国古代中医论述】

1. 《灵枢·玉版》："病之生时……饮食不节，阴气不足，阳气有余。营气不行，乃发为痈疽……夫痈疽之生，脓血之成也，不从天下，不从地出，积微之所生也。故圣人自治于未有形也，愚者遭其已成也。"

2. 《素问·生气通天论》："高粱之变，足生大丁。"

3. 《素问·痹论》："饮食自倍，肠胃乃伤。"

4. 《素问·生气通天论》："因而饱食，筋脉横解，肠澼为痔。"

5. 金·李东垣《脾胃论》卷上·脾胃虚实传变论："饮食失节，寒湿不适，脾胃乃伤……诸病从脾胃而生。"

6. 明·陈实功《外科正宗》卷三·痔疮论："夫痔者，乃素积湿热，过食炙煿，或因久坐而血脉不行，又因七情而过伤生冷……俱能发痔。"

7. 清·李用粹《证治汇补》卷之二·伤酒章："酒之为物，气热而质湿……恣饮则生痰益火，耗伤损精……酒毒传于胆者……惟胆受之，故湿热郁于经隧，为环跳疼痛，久成痈肿。"

8. 宋·陈言《三因极一病证方论》卷之十五·疮疡证治："疮疖……亦有数年不愈者，多因……饮食不节，积滞肠胃，致气血凝留，发于肌肉皮膜之间，色目极异……种状不同，或痒，或痛，汁水淋漓，愈而复发，诸治不差……去肠间菀莝，理无不愈。"

9. 清·高秉钧《疡科心得集》卷中·辨大肠痈小肠痈："夫大肠生痈者，或其人平素醇酒炙煿，湿热郁蒸，相搏受伤，肺气不能宣降，致湿热下注，壅遏气血而发；肺与大肠为表里，肺伤则湿热下注于大肠而生痈也。或由七情所伤，饥饱劳役，担负重物，致使气血乖违，湿动痰生，肠胃痞塞，运化不通而结。"

［注］上论述恣食膏粱厚味、醇酒炙煿或辛辣刺激之品，可使脾胃功能失调，湿热火毒内生，同时感受外邪，就易发生痈、头疽、疔疮等及皮肤疾病，如痤疮、酒渣鼻的发病多与食醇酒炙煿辛辣刺激之品有关。至于肠痈、痔亦与饮食不节，过食生冷，或素有积湿热，壅遏气血而发病。由于饮食不节引起外科疾病，多较单纯外邪引起的严重，常伴有胃纳不佳、胸腹饱胀、大便秘结、舌苔黄腻、脉滑数等全身症状。

六、劳逸失度

劳逸失度，包括劳累过度、劳神过度、房劳过度、安逸过度，都不利于健康，可导致脏腑经络及气血津液的失常而使疾病发生。

【中国古代中医论述】

1. 《素问·举痛论》："劳则气耗。"

2. 《素问·宣明五气》："久立伤骨，久行伤筋。"

［注］过度劳力而耗气，损伤内脏的精气，常见少气懒言、体倦神疲、喘息汗出等。因肺为气之主，脾为生气之源，劳累过度耗伤脾之气而致。如过度地坐着，可以伤肉；过度地站立，可以伤骨；过度地行走，可以伤筋等，这些因素易致形体组织损伤，久而积劳成疾。

3. 隋·巢元方《诸病源候论》卷三·虚劳病诸候："心劳者，忽忽喜忘，大便苦难，或时便溏，口内生疮。"

［注］心劳患者，心中空虚，恍惚不安，记忆力减退，大便常难解，有时又便泄如溏，同时伴见口中生疮。

4. 宋·陈言《三因极一病证方论》卷之八·五劳证治："心劳实热，口舌生疮，大便闭涩不通，心满痛，小肠热。"又说："心劳虚寒，惊悸，恍惚多忘，梦寐惊魇，神志不定。"

5. 明·张洁《仁术便览》卷三："心虚损，遇事多惊，作事健忘。"

6. 清·沈金鳌《杂病源流犀烛》卷八·五劳六极七伤："五劳者，心劳神损。""忽喜怒，大便苦难，口内生疮，此为心劳。"

［注］劳神过度又称"心劳"，指长期用脑过度，思虑劳神而积劳成疾。心劳"易耗伤心血，损伤脾气，导致心神失养，神志不宁，症见健忘、失眠、多梦。伴有脾失健运，症见纳差、腹胀、消瘦、便溏等。""心劳"可导致心经火热上升的证候，症见舌生疮、口腔糜烂或疼痛、口渴、心烦失眠等。

7.《灵枢·邪气脏腑病形》："所用力举重，若入房过度，汗出浴水，见伤肾。"

［注］倘若过分地用力或提举重物，或房事过度，骨伤精耗，汗出之后，再去洗澡，就会使肾脏受伤。

8. 隋·巢元方《诸病源候论》卷三·虚劳病诸候："强力举重，久坐湿地伤肾，肾伤，少精，腰背痛，厥逆下冷。"

9. 隋·巢元方《诸病源候论》卷三·虚劳病诸候："肾劳者，背难以俯仰，小便不利，色赤黄而有余沥，茎内痛，阴湿囊生疮，小腹满急。"

10. 唐·孙思邈《备急千金要方》卷十九·肾劳第三："治肾劳实热，小腹胀满，小便黄赤，末有余沥，数而少，茎中痛，阴囊生疮，栀子汤。"

11. 宋·陈言《三因极一病证方论》卷之八·五劳证治："肾劳虚寒，恐虑失去，伤精损髓，嘘吸短气，遗泄白浊，小便赤黄，阴下湿痒，腰背如折，颜色枯悴。"

12. 清·费伯雄《医醇賸义》卷二·劳伤："肾劳者，真阴久亏，或房室太过，水竭于下，火炎于上。"

13. 清·顾世澄《疡医大全》卷之六·论疮疡三因受病主治不同："……房欲劳伤，亏损元气，乃五腑受之，其病由此内发者……其见证，疮多坚硬，根蒂深固，二便不调，饮食少进，外软内坚，平陷无脓，表实里虚，多难出，得此者，即病证之内伤也，故曰内因。"

14. 清·祁坤《外科大成》卷四·多骨疽："多骨疽……由疮疡久溃，气血不能荣于患处，骨从疮口而出也。无论腮、腭、牙床、腿、膊、手、足等处，但肿痛日久不溃。诸药不应者，即此症也。细骨由毒气结聚化成大骨，由受胎时精血交错，乃三阴经亏损之所致。盖肾主骨，宜肾气丸。"

［注］房劳过度（肾劳）多指房事过度，或妇女早孕、多育等，耗伤肾气，肾气亏损，冲任失调，以及小儿先天不足，肾精不充，导致正气衰惫，身体虚弱而致多科多种疾病。如肾虚则骨失所养，骨骼空虚，正不胜邪，风寒痰浊乘虚而入，侵袭经隧、骨髓而生流痰，其始为寒，其久寒化为热，当其化脓之时，热胜肉腐成脓，后期则阴虚火旺，虚火灼津脓水淋漓（指继发性慢性感染性疾病，见于骨关节结核）。又如肾阴不足，虚火上炎，灼津为痰，痰火交凝，而生瘰疬。或肝肾不足，寒湿外侵，经脉收引，气血凝滞，瘀血阻络而成脱疽；有的可伴有阳痿之证，可见与肾虚（肾劳）有关。

15.《素问·宣明五气》："久卧伤气，久坐伤肉。"

[注] 安逸过度，指安逸少动、气机不畅。如果长期运动减少，则人体气机失于畅达，可以导致脾胃等脏腑的功能活动呆滞不振，出现少食、胸闷、腹胀、肢困、肌肉软弱或发胖臃肿等。日久影响血液运行和津液代谢，形成气滞血瘀、水湿痰饮内生等病变。

小结：清·高秉钧《疡科心得集》例言："盖以疡科之证，在上部者，俱属风温风热，风性上行故也；在下部者，俱属湿火湿热，水性下趋故也；在中部者，多属气郁火郁，以气火之俱发于中也。其间即有互变，十证中不过一二。"

16. 清·顾世澄《疡医大全》卷十六·论疮疡三因受病主治不同："三因者，内因、外因、不内外因……内因者皆起于七情，蕴结于内，又兼厚味膏粱，熏蒸脏腑，房欲劳伤，亏损元气，乃五脏受之，其病由此内发者……其见证：疮多坚硬，根蒂深固，二便不调，饮食少进，外软内坚，平陷无脓，表实里虚，毒多难出，得此者，即病证之内伤也，故曰内因。

外因者，皆起于六淫，体虚之人，夏秋露卧，当风取凉，坐眠湿地，以致风寒湿气袭于经络，又有房事后得之，其寒毒乘虚深入骨髓，与气血相凝者，尤重；或外感风寒，发散未尽，遂成肿痛，此肌肉、血脉、筋骨受之；其病由此外来者……见证：多寒热交作，筋骨疼痛，步履艰辛，湿痰流毒……风湿、风温，天行时毒等证得此者，即病之外感也，故曰外因。

又有不内外因，内无七情于内，外无六淫伤外，何由来也？其病得之于饥饱劳役，喜怒不常，饮食者，冷热不调，动作者，勤劳不惜，以致脏腑不和，营卫不顺，脾胃受伤，经络凝滞，故为疾者，外无六经形证，内无便溺阻隔，其中病多生于膜外，肉裹，肌肤之间，如瘰疬、痰注、气瘤、瘿瘤之属……此是三因，理之尽矣。"

[注]《疡科心得集》认为外科疾病因素与其发病部位有一定联系，分上部、下部、中部。上部包括头、面、颈项、上肢。下部包括臀、腿、胫、足。中部包括胸、腹、腰、背。在上部多因风温、风热所引起，在下部多因寒湿、湿热所引起，在中部多因气郁、火郁所引起。

《疡医大全》将疮疡发病因素列为内因、外因、不内外因，列出主证。以上古代论述外科各类疾病的致病因素，可以单独致病，也可以几种因素同时致病。有的疾病常内伤和外感相合而成。其中每一种致病因素均各有自己的特点，在致病因素的作用下有时病理产物痰、瘀可成为外科的发病因素。如明·董宿《奇效良方》卷四十二·积聚门："气塞不通，血壅不流。"清·王清任《医林改错》卷上·膈下逐瘀汤所治之症目："血受寒则凝结成块，血受热则煎熬成块。"清·沈金鳌《杂病源流犀烛》卷十六·痰饮源流："其（痰）为物则流动不测，故其为害，上至巅顶，下至涌泉，随气升降，周身内外皆到，五脏六腑皆有……来去无端，聚散靡定，火动生，气滞则盛，风鼓则涌，变怪百端，故痰为百病之源。"以上是一般的规律，中医治病以"审因论治"为本，来分析病因，探讨病理，对诊治外科疾病有着极其重要的意义。

第二节　发病机制

中国古代外科疾病的发病机制是通过脏腑、经络、气血、阴阳等学说来阐明人体盛衰及外邪侵袭、外来伤害导致人体失和而致病的病理现象，在病变邪正斗争过程中可产生一系列全身症状的机制（病理）的说理依据，对辨证施治具有重要的指导意义。

【中国古代中医论述】

1.《素问·生气通天论》："营气不从，逆于肉理，乃生痈肿。"

[注] 如果营气由邪气的侵袭而流行异常，血就郁于腠理，血郁则热聚，所以形成

痈肿。

2. 《素问·生气通天论》："汗出见湿，乃生痤疿，高粱之变，足生大丁……劳汗当风，寒薄为皶，郁乃痤。"

[注] 人在出汗之时，汗孔开放，如用凉水洗脸，受到湿邪的侵袭，使湿热郁留在肌腠里，重者生疖子，轻者生疿子。过食肥美食物的人，体内多滞热，足以导致疔毒疮疡。如果劳动汗出之后，在有风的地方坐卧，若风寒侵入皮肤、腠理，轻的鼻子上发生红色小疮，如果郁积久了便成了痤疮。

3. 《灵枢·痈疽》："血脉营卫，周流不休，上应星宿，下应经数，寒邪客于经络之中，则血泣，血泣则不通，不通则卫气归之，不得复反，故痈肿。寒气化为热，热胜则肉腐，肉腐则为脓，脓不泻则烂筋，筋烂则伤骨，骨伤则髓消，不当骨空，不得泄泻，血枯空虚，则筋骨肌肉不相荣，经脉败漏，熏于五脏，脏伤故死矣。"

4. 宋·陈言《三因极一病证方论》卷之十四·痈疽证治："风寒暑湿，或泣，或散，使气血滞凝，肉腐为脓，壅结成痈疽，随处发作。"

5. 明·申斗垣《外科启玄》卷之一·明疮疡是阴阳相滞论："阴阳者，是气与血也，气者卫也，血者荣也。荣行脉中，卫行脉外，相并周流，循环无端……是其常也，气为阳热，滞于气，固无寒滞也；血为阴寒，滞于血，固无热滞也。气得热则行速而太过，血得寒则凝迟而不及。人之居处，七情之偏，五味之过，六气之胜，感之则气血凝塞，隧道不通，升降有妨，运化失宜，如气血不足，津液稠化，为饮，为痰，渗入脉内，血为所乱……血气为沸腾，此阴滞于阳也，正是血滞于气，凝而为疽也。如血为滞隧道壅塞日增溢出脉外，升降有碍，运化失令，此阳滞于阴也，正是气滞瘀血也。"

6. 明·芮经《杏苑生春》卷二·论五发疽："一者疽也，二者痈也，三者疖也……则五脏生热，脏腑积热，则血脉不流，而毒气凝滞，邪气伏留，热搏于血，血聚则肉溃成疮，浅则为疖，实见为痈，深则为疽矣。此证多生于膏粱受用之人……火毒所动而发也。"

7. 明·申斗垣《外科启玄》卷一·明疮疡大便秘结论："大凡疮疡，皆由五脏不和，六腑壅滞，则令经脉不通而所生焉。"

8. 清·王维德《外科证治全生集》：痈疽总论："痈疽二毒由……气血凝滞而发毒……痈发六腑……疽发五脏，故疽根深，而痈毒浅……殊不知毒即是寒，解寒而毒自化，清火而毒愈凝，然毒之化必由脓，脓之束必由气血，气血之化，必由温也。"

9. 清·陈士铎《洞天奥旨》卷一·疮疡内外论："天地之六气，无岁不有，人身之七情，何时不发，乃有病，有不病者，何也？盖气血旺而外邪不能感，血衰而内正不能拒。"

10. 清·吴谦《医宗金鉴》卷六十一·痈疽总论："痈疽原是火毒生，经络阻隔气血凝。"

11. 明·王肯堂《证治准绳·疡医》卷之一·分经络："手足十二经络，有血气多少之分，如手少阳三焦、足少阴肾、太阴脾多气少血，手厥阴心包络、太阳小肠、足太阳膀胱多血少气，手阳明大肠、足阳明胃多气多血，此其大较也。多血少气者易愈，多气少血者难疗，气多之经可行其气，血多之经可破其血，不可执一也……诸经惟少阳，厥阴经之生痈疽，理宜预防，以其多气少血也。其血本少，肌肉难长，疮久未合，必成危证。又云：少阳经多气少血与厥阴经同，少阳有相火，尤甚于厥阴经者，其有不思，本经少血，遽用驱毒利药，以伐其阴分之血，祸不旋踵矣。"

12. 清·顾世澄《疡医大全》卷之四十·阳经分经腑："凡言经者，经行皮毛之里，肉之外，邪客于经，有太阳、阳明、少阳之分，可发，可解，可和，皆邪之在经者……凡言腑者，皆邪居肠胃，腑主泄水谷……邪之入腑，有自太阳入腑，有自阳明入腑，有自少阳入腑，可下，可清，可攻，皆邪之入腑者。"

"邪自阳经次第而入，谓之传经可攻。盖传经乃邪自外而入内，为实，为热，不可用直中温药，若误投，名曰动阴血，是实其实也。邪不由阳经而入，谓之直中可温，言直中者，乃邪不由外入，为虚为寒，忌用传经寒药，若误投，则使寒愈盛，令重虚其虚矣。"

13. 明·李梴《医学入门》卷之五："细认穴道属何经，脑发，属督脉，足太阳经；鬓发，手足少阳经；眉发，手足太阳、少阳经；颐发，髭发，足阳明经；腮发，手阳明经；背发，中属督脉，余皆足太阳经；腋发，手太阴经；乳痈，内阳明经，外少阳经，乳头足厥阴经；肾痈，足太阳，外肾痈，足厥阴经；腿发，外足三阳经，内足三阴经；喉痈，脐痈，任脉，足阳明经；穿裆发，督、冲、任三脉；跨马痈，囊痈，足厥阴经。内痈：肺痈，手太阴经；肠痈，手太阳、阳明经；胃脘痈，足阳明经。惟少阳、少阴，太阴多气少血；厥阴，太阳多血少气，肉皆难平。惟手足阳明，气血俱多。分经用药，则不犯经禁，病禁，以致妄下，妄汗。且疮属肾经者最重，脾肺二经者次之，他经者又次之。"

14.《灵枢·脉度》："阴脉荣其脏，阳脉荣其腑，如环之无端，莫知其纪，终而复始。其流溢之气，内溉脏腑，外濡腠理。"

［注］阴阳经脉终而复始地运行，才能使气血内溉脏腑，溢于外则濡润腠理。

15.《素问·缪刺论》："夫邪之客于形也，必先舍于皮毛；留而不去，入舍于孙脉；留而不去，入舍于络脉；留而不去，入舍于经脉，内连五脏，散于肠胃，阴阳俱感，五脏乃伤。"

［注］如果阴经和阳经都感受到邪气，五脏就要受伤。

16.《灵枢·九针十二原》："五脏有疾也，应出十二原……各有所出，明知其原，睹其应，而知五脏之害矣。"

［注］若五脏有病变，它的内在变化就会反映到十二原穴上，观察它的反应情况，就能知道五脏所患的病证。

经络的功能正常，感应传导等功能正常，则能运行气血，濡脏腑组织，有抗御外邪、护卫机体的作用。但在病理状态下，经络又是病邪传注的途径。由于经络内属于脏腑，外布于表，当体表受到病邪侵袭时，可通过经络由表及里，由浅入深，逐次向里传变而波及脏腑。临床上可用经络学说阐释五脏六腑病变所出现的体表特定循经部位及官窍的外在表现，辨识病位的深浅、症状和体征的部位是非常重要的。

17. 清·陈士铎《洞天奥旨》卷一·疮疡经络论："脏腑之气血不行，则脏腑之经络即闭塞不通，而外之皮肉即生疮疡矣。然经络隐皮肉之内……内有经络，外有部位，部位者，经络之外应也。如疮生于头顶，即属足太阳经之病，盖头顶乃膀胱之部位也。生于面，即属足阳明经之病，面乃胃之部位也。生于颈项，即属足厥阴经之病，盖颈项乃肝之部位也。生于肋，即属足少阳之病，盖肋及胆之部位也。生于手足心，即属手少阴经之病，盖手足心乃心之部位也。生于背，为诸阳。生于腹，为诸阴。臂膊即手之三阴三阳经之所行，股胫即足之三阴三阳经所属。七窍者，五脏之窍也。生于目，乃肝经病也。生于耳，乃肾经病也。生于鼻，乃肺经病也。生于舌，乃心经病也。生于口，乃脾经病也。不可据之外部位，以知内之经络脏腑乎？虽疮疡因气血之凝滞而生，原无定位，然凝滞于何经，即生于何经之部位……部位既明，经络无错，自然用药得宜。"上述经络联络了人体内外各个组织器官的作用，若体表的毒邪，可由外传里，内攻脏腑，脏腑内在的病变，由里外达体表，皆通过经络的传导来实现，与外科疾病的发病有着密切的联系。

外科疾病的发病机制因外受六淫邪毒，特殊之毒，外来伤害，情志内伤，或饮食失节，房室损伤，痰瘀内停，毒邪壅遏（包括各种致病因素的毒邪及病理产物的毒邪），破坏气血的正常运行，"经络阻隔气血凝"，阻于肌肤，或滞留于筋骨，或致脏腑失和，导致阴阳失调（包括气血、脏腑、经络的病变都是阴阳失调），当各种致病因素引起局部气血凝滞，经络阻塞，邪必变蕴而为毒，火毒不能遽散，"痈疽原是火毒生""热胜则肉腐，肉腐则为脓"，病变部出现红、肿、热、痛、渗出、流脓、溃烂等。病邪火毒炽盛时，通过经络由外传里，内侵脏腑，而脏腑内在的病变由里传出于表，在邪、正斗争过程中，可产生一系列全身症状，如形寒、发热、头昏、头痛、骨节酸痛、食欲不振、大便秘结、小溲短赤（湿热蕴结），或焮热疼痛，伴高热、头痛、烦渴、呕恶，（火毒炽盛）或面青唇焦、神思恍惚、四肢发厥、胸腹灼热、气粗喘息、舌质绛红、舌苔黑有芒刺、脉沉迟而弱（热毒内闭）等。

外科疾病在辨证过程中，总可用阴阳学说来分析疾病的基本属性，"有阴症，有阳症，有阴热阴寒，有阳热，阳寒，有阴滞阳滞，有阴陷阳陷，有先阴变阳，有先阳变为阴，各个不同。"病证不同怎样辨之？"阳症必热，阴症必寒；阳症之形必高突而肿起，阴症之形必低平而陷下；阳症之色必纯红，阴症之色必带黑；阳症之初起必疼，阴症之初起必痒；阳症之溃烂必多其脓，阴症之溃烂必多其血；阳症之收口身必轻爽，阴症之收口身必沉重。阴热者，夜重而日轻；阳热者，夜轻而昼重。""阴滞者，色紫黑而不变也；阳滞者，色微红而不化也。阴陷者，色黯黑而不起也；阳陷者，色红黄而不起也。先阳变阴者，始突而不平，初害痛而后害痒也；先阴后阳者，初平而溃，始患热而后恶寒也。阳中之阴者，似热而非热，虽肿实虚，若黑而非淡，欲痛而无脓，既浮而复消，外盛而内腐也；阴中之阳者，似冷而非冷，虽虚而实肿，虽淡而似赤，若燥而寒痛，既平而实突，外浅而内横也。"

"浮、洪、弦、数，本阳脉也，然阳乃气虚而非热。沉、细、弱、涩，本阴脉也，然阴乃血虚而非寒。辨其阴阳，而不可分为寒热，以疮疡之阴阳，无非正虚邪实，故气血可以共补也。"

在八纲辨证中，阴阳辨证是总纲，辨明阴阳，分清虚实，采取不同的治疗原则，就能达到治愈疾病的目的。

第四章　中医外科辨证

中医外科疾病的辨证，先从望、闻、问、切来收集与疾病有关的临床症状，然后运用脏象学说、经络学说、病邪学说、八纲辨证的理论进行综合归纳，推理分析，了解疾病属性，判断发展转归及预后，为临床治疗提供理论依据，中国古代医著中其内容甚为丰富。

第一节　四诊在外科中的应用

一、望诊

望诊指望人体全身和局部病变，包括望精神、望形态、望舌苔等。

（一）望局部病变

【中国古代中医论述】

1. 春秋战国·扁鹊《难经》十三难曰："经言见其色而不得其脉……然，五脏有五色，皆见于面。"

2. 春秋战国·扁鹊《难经》十六难曰："然，假令得肝脉，其外证：善洁，面青，善怒……其病，四肢满，闭淋，溲便难……是肝也。"

3. 《灵枢·邪气脏腑病形》："见其色，知其病……先定其五色……其病乃可别也。"

4. 《灵枢·痈疽》："夭疽，其痈大以赤黑……井疽，其状如大豆……甘疽，色青，其状如谷实菰蓏（瓜蒌）。"

5. 《素问·阴阳应象大论》："先痛而后肿者，气伤形也；先肿而后痛者形伤气也……热胜则肿。"

6. 《素问·平人气象论》："目裹微肿，如卧蚕起之状……面肿曰风，足胫肿曰水，目黄者曰黄疸。"

7. 《素问·风论》："风气与太阳俱入，行诸脉俞，散于分肉之间，与卫气不相干，其道不利，故使肌肉愤䐃而有疡，卫气有所凝而不行，故其肉有不仁也。"

［注］上论肿疡的症状为望诊内容之一。

8. 薛己《外科发挥》卷一："肿疡谓疮未出脓者。"

［注］"疮在疾病发展过程中……未中央破之前，所有的病灶都可以统称为肿疡。"凡肿疡红色多为热证，白色多为寒证，青紫色多为瘀血，黑色多为死肌。

9. 宋·赵佶《圣济总录》卷一百三十二·反花疮："疮生恶肉，久则反出于疮外，故谓之反花疮。其初如饭粒，破之血出，余毒尚炽，恶肉随生。根而脓溃，此皆风热毒气之所作也。"

10. 宋·赵佶《圣济总录》卷一百三十四·冻烂肿疮："冬时严寒，气血凝聚不流，则皮肉不温……瘃冻燉赤，痛肿而成疮，轻则溃烂，重则损坏肢节也。"

［注］冻烂肿疮望诊即可诊断。

11. 明·汪机《外科理例》卷之四："内痔，候登厕翻出在外。"

12. 明·陈实功《外科正宗》卷之四·臁疮："皮肉乌黑下陷，臭秽不堪……黑腐臭烂作疼。"

13. 明·陈实功《外科正宗》卷之四·失荣症："其患多生阳项之间，初起微肿，皮色不变，日久渐大，坚硬如石，推之下移，按之不动，半载一年，方生阴痛，气血渐衰，形容瘦削，破烂紫斑，渗流血水。或肿如泛莲，秽气熏蒸，昼夜不歇，平生疙瘩，愈久愈大，越溃越坚，犯此俱为不治。"

14.《灵枢·痈疽》："发于股胫，名曰股胫疽，其状不甚变，而痛脓搏骨，不急治，三十日死矣。"

15. 清·高秉钧《疡科心得集》卷中·辨附骨疽附骨痰肾俞虚痰论："附骨痰者亦生于大腿之侧骨上，为纯阴无阳之证……形容瘦损……骨酸漫肿，朝轻暮重，久则渐渐微软，似乎有脓，及刺破后，脓水清稀，或有豆腐花块随之而出，肿仍不消，元气日衰。"

16. 清·邹岳《外科真诠》卷上·痔漏："痔漏，痔疮失治，日流脓水，久不收口所致。"

[注] 上论，伴有窦道形成。

望诊是疮疡疾病辨证（诊断疾病）的主要依据。如"纯阳之毒，高肿焮痛，来势暴急""纯阴之毒，清冷坚硬，皮色不变，不痛或痒，来势缓慢""半阴半阳之毒，坚硬微痛，皮色淡红""大抵疮毒""纯阳固多，纯阴原少，惟半阴半阳之毒居多"。

如"气血壮者，其色红润，其形高肿，脓水稠黏，神清气朗""气血亏者，其色淡白，其形平塌，脓水清稀，神昏痿惫""血虚气实者，色淡肿痛""疮口久后变黑无脓，乃气血大败之候""凡毒无论已溃未溃，忽咬牙寒战，系气虚不能胜毒，毒陷攻里之兆。或溃后脓水忽多忽少，疡口如蟹吐沫者，系内膜已透，俱为逆证"。

（二）望精神
【中国古代中医论述】

1.《灵枢·平人绝谷》："神者水谷之精气也。"

2.《灵枢·胀论》："神去其室，致邪失正。"

[注] 神气不守，使病邪深入，耗伤正气。

3.《素问·移精变气论》："得神者昌，失神者亡。"

4. 明·陈实功《外科正宗》卷之一·察形色顺逆："喘粗气短，鼻焮睛露，语言谵妄者死。循衣摸床，遗尿失禁，撮空者死。头低项软，眼视无神，吸吸短气者死。皮破无血，肉绽烂斑，麻木不知痛痒者死……耳黑枯焦不听。人中缩而坦平，口张气出无回闭，鼻煽相随呼吸行，汗出如珠不散……指甲弯而带青，神昏神浮，神乱神离，缁衣生满面，黑气惨天庭，逢之都没命。"

5. 元·齐德之《外科精义》卷上·辨疮疽善恶法："神采精明，语声清亮四善也。"

6. 清·陈士铎《洞天奥旨》卷二·疮疡死生论：（疮疡）"形容憔悴，精神昏短……者死兆也。"

[注]"得神者昌，失神者亡"，神是人体生命活动总的外在表现，又指人体的精神意识活动。《素问·八正神明论》："血气者，人之神。"《素问·六节脏象论》："气和而生，津液相成，神乃自生。"指出精、气、血、津液是构成人体的基本物质，是神生成的基本物质。神寓于形体之中"形具而神生"，因为形成生命活动，可以从形色、眼神、言谈、表情、应答、举止、精神、情志、声息等这些生命活动外在表现来体现。凡患外证者，如病情较重，但精神振作，两目灵活，明亮，神志清楚，反应灵敏，呼吸均匀，思维清晰者，谓得神。反之精神委顿，目暗睛陷，瞳人呆滞，呼吸急促或不均匀，或气息微弱，四肢水肿，乃正气已衰之象，谓失神。失神者，无论急慢性疾病，均属凶险。若见渐致神迷，发痉发厥，乃是邪入营血，毒陷心包之象，多见于疔疮走黄，疽毒内陷，症情危笃，预后不良。

（三）望形态

【中国古代中医论述】

1. 清·邹岳《外科真诠》卷上："鹳口疽，生于尻尾骨尖处。初肿形如肫，色赤坚痛，溃破口若鹳嘴。"

2. 清·邹岳《外科真诠》卷上："乳岩初起，内结小核如棋子，积久渐大崩溃，有巉岩之势，即成败症。"

3. 明·陈实功《外科正宗》卷二·脱疽论："一男仆，冬月严寒，主使赤脚，履地不敢移，随后血水麻木，次日十指俱紫，又数日，全变黑色，麻木不痛……后必十指齐脱，又延黑脚面，骨节一段甚作疼痛，彼主恐脱疽也。"

4. 清·祁坤《外科大成》卷四·大麻风·大麻疯疠疯也："必先麻木不仁，次发红斑，再次浮肿破烂无脓。再久之，热湿生虫，攻蛀脏腑。如虫蚀肝则眉落，虫蚀心则目损，虫蚀脾则唇反，虫蚀肺则声嘶，虫蚀肾则耳鸣足底穿，为之五败。又皮死麻木不仁，肉死割截不痛，血死内溃成疮，筋死指节脱落，骨死鼻梁崩塌，为之五不治。"

5. 清·赵濂《医门补要》卷上·龟背痰："背中脊骨瘘突，初发如梅，渐高似李，甚则伛偻。"

［注］望形态：观察患者动静姿态，人体之外形与疾病有关的变化。如跛行或步履难多为鹳口疽、脱疽等，如背脊骨凸肿如梅，渐至背伛颈缩为龟背痰（相当于脊椎结核）。如清·吴谦《医宗金鉴》卷七十五·破伤风："皮肉损破外伤风，初觉牙关噤不松，甚则角弓反张状，吐涎抽搐不时宁，四因动静惊溃审，陷缩神昏不语凶。"如麻风：眉毛脱落……皮死麻木不仁。如乳岩：乳房肿块，质地坚硬，推之不移，溃后状似泛莲、似菜花或溃后易于出血、疮口凹陷、边缘坚硬等。由此可见形态异常显现病变所在，在中国古代以此而知之，现代医学有助于诊断。

（四）望舌

舌诊是中医外科辨证的重要依据。正常的舌色是淡红色，活泼光润。临床常见有淡、白、红、绛、紫等色。一般论述，白色主血虚，阳虚；红色主热证，热在卫分、气分；绛色主热在营分、血分。如非热性的疾病出现红绛舌而无苔或少苔，则表示阴虚火亢，多见于慢性消耗性疾病。紫色在温病中表示热入营分、血分，在外科疾病中则表示有瘀血郁滞等。

【中国古代中医论述】

1.《素问·阴阳应象大论》："心主舌……在窍为舌。"
2.《灵枢·脉度》："心气通于舌，心和舌能知五味矣。"
3.《灵枢·热病》："舌本烂，热不已……"
［注］舌根糜烂而发热不止的，是三阴俱伤，可以判断发热的程度。
4.《灵枢·寒热病》："舌纵涎下，烦悗，取足少阴。"
［注］论述了望舌与治疗的关系。
5.《灵枢·五味》："胃中竭，竭则咽路焦，故舌本干而善竭。"
［注］从咽干舌燥的现象，推测胃气及津液的存亡。
6.《素问·脉要精微》："心脉搏坚而长，当病舌卷不能言。"
［注］诊病时可根据五脏之脉和望舌，辨别出疾病的盛衰。本病为阳热灼津之证，其言诊脉与望舌。
7.《灵枢·刺节真邪》："是阳气有余，而阴气不足，阴气不足则内热，阳气有余则外

热……舌焦唇槁，腊干，嗌燥。"

8.《素问·刺热》："肺热病者，先淅然厥，起毫毛，恶风寒，舌上黄，身热。"

［注］"舌上黄"即黄苔。肺脉起于中焦，循胃口，肺热循经入胃，胃热上升，故舌上黄而身热。此论舌苔之色。

9. 汉·张仲景《伤寒论》129条："藏结，舌上白胎（苔）滑者，难治。"

10. 汉·张仲景《伤寒论》230条："阳明病，胁下鞕满，不大便即呕，舌上白胎（苔）者，可与小柴胡汤。"

11. 汉·张仲景《伤寒论》173条："伤寒，若吐若下后，七八日不解，热结在里，表里俱热，时时恶风，大渴，舌上干燥而烦，欲饮水数升者，白虎加人参汤主之。"

12. 汉·张仲景《金匮要略》腹满寒疝宿食病脉证治第十："病者腹满……舌黄未下者，下之黄自去。"

［注］腹满拒按，舌苔黄则属里证，实证，热证，可下之（攻下治法），燥粪去则舌上黄苔自除。

13. 汉·张仲景《金匮要略》惊悸吐衄下血胸满瘀血病脉证治第十六："病人胸满，唇痿舌青……为有瘀血。"

［注］瘀血属于血气壅结，气机痞塞，故病者胸胁满，瘀血留滞，则新血不生，血不外荣，必唇痿舌青。这种对不同舌色的分析，可以反映出疾病的病机。用舌诊指导辨证下药，使后世医家用舌诊作为临床常规检查之一，奠定了良好的基础。

14. 隋·巢元方《诸病源候论》卷三十·舌肿强候："手少阴为心之经，其气通于舌；足太阴脾之经，其气通于口。太阴之脉起于足大指，入连舌本。心脾虚，为风热所乘，邪随脉至舌，热气留心，血气壅涩，故舌肿。舌肿脉胀急，则舌肿强。"

［注］上论述了舌的形态疾病。

15. 唐·王焘《外台秘要》第二十二卷："舌者主心，小肠之候也……若脏热则生疮，唇褐赤色，若腑寒则舌本缩，而口噤唇青。"

16. 宋·赵佶《圣济总录》卷第一百一十八·口舌生疮："论曰：口舌生疮者，心脾经蕴热所致也。"

17. 明·李梴《医学入门》卷之三："……无病则舌红而润……邪初传里则胎白滑……热渐入深，则胎白而涩；热深入胃，则胎黄或肥光，或尖白根黄者，表多里少也……谵语便闭，胎紫带黑，或生芒刺，虫碎燥裂者，承气汤下之。但舌黑亦有数种……有黑尖者，虚烦也；有舌见黄而中有黑至尖或黑乱点者，热毒深也……凡舌黑不论多少，俱系危证。"

18. 清·李用粹《论治汇补》卷三十："伤七情，则舌肿难食；三焦蕴热，则舌苔燥而咽干；心脾热炽，则舌粗重而口苦；气虚则麻纵，阴火则点黑，湿痰则肿胀，郁热则衄血。心火则生疮，脾热则干涩，胃热则舌本强直，肝热则舌卷且缩，肺热则舌燥而咽门声哑，肾热则津竭而舌心干焦。"

19. 清·汪宏《望诊遵经》卷下："观舌之容，可诊身之病也，舌有形容，可分脏腑，色有浅深可辨虚实。然脏腑之病症，皆有虚实之分，则形容之气色，当有浅深之辨。"

20. 清·祁坤《外科大成》卷一·论证治·辨舌："舌红湿润如常者吉，青黄赤白黑苔者重，干燥碎裂疼痛者死。"

［注］（1）疔疮：火毒蕴结证，舌质或边尖红，舌苔薄黄。火毒炽盛证，舌质红，舌苔黄腻。

（2）走黄：热毒入血证，舌质红绛，舌苔多黄燥。热毒内闭证，舌质绛红，舌苔黑芒刺。壮热亡阴证，舌质红绛，舌苔黄而焦（走黄疔疮为火毒炽盛、走散入血、内攻脏腑的一种急重症，相当于败血症、毒血症、脓血症）。

（3）颈痈：风热痰毒证，舌苔薄腻。气郁化火证，舌质红，舌苔薄黄。胃热壅盛证，舌质红，舌苔黄少津。气虚邪恋证，舌质淡，舌苔薄。

（4）有头疽：火毒蕴结证，舌苔黄。湿热壅滞证，舌苔白腻或黄腻。阴虚火旺证，舌质红，舌苔黄燥。气虚毒滞证，舌质淡红，舌苔白或微黄。

（5）内陷：邪盛热极证，舌苔黄腻或黄燥，舌质红绛。正虚邪盛证，舌苔黄腻或灰腻，舌质淡。脾肾阳衰证，舌苔薄白或无苔，舌质淡红。阴伤胃败证，舌质红绛，光如镜面。

（6）脱疽：血脉瘀阻证，舌质暗红或有瘀斑。

上述介绍望舌是外科辨证所不可缺少的内容，临证时亦应详查。

二、闻诊

闻诊包括听声音和嗅气味两方面，前者凭听觉了解患者的语言、呼吸、呕吐、呃逆等声音变化。后者凭嗅觉嗅患者的口气、体气和排泄物的气味，如脓液、痰涕等。

（一）听声音

A. 语言

【中国古代中医论述】

1. 清·高秉钧《疡科心得集》卷上·辨木舌舐论："木舌者，舌忽肿胀，转掉不仁……因心经热毒而发，或因脏腑壅热，心脾积热，其气上冲而发……每长致语言不清楚，如至啼叫无声，面色频变，而惊疼者不治。"

2. 清·邹岳《外科真诠》卷上·疮疡总论："诸痛疮疡……恍惚嗜卧，语言颠倒。五恶也……凶者死之机也。"

3. 清·许克昌、毕法《外科证治全书》卷四·犬咬伤："癫狗伤人必发癫如狂之状。"

［注］患者谵语，狂言，多是疮疡热毒入血（走黄）或火毒炽盛，正气内虚，毒不外泄，反陷入里（三陷）。若患者发出声音如犬吠，则为狂犬病发作时的特殊声音。若胆石症与胆道蛔虫病发作时出现剧烈疼痛，会呻吟呼号。

B. 呼吸

【中国古代中医论述】

1. 清·邹岳《外科真诠》卷上·疮疡总论："疮疡之症……阴者重而难痊……声嘶色脱，面青气喘三恶也。"

2. 清·许克昌、毕法《外科证治全书》卷一·阴疽证治则例："阴疽之形……溃后喘促咳嗽，脾肺虚也。"

［注］患者气粗喘急是疔疮走黄或疽毒内陷、毒邪传肺的危险证候之一；气息低促，是正气不足的虚脱现象，多见于久病之人。

C. 呕吐、呃逆

【中国古代中医论述】

1. 明·龚居中《外科活人定本》卷一："十恶症候……饮食呕吐，浑身潮热，疮口黑色。"

2. 金·李东垣《脾胃论》卷下："脾胃虚弱，不进饮食，呕吐。"

3.《素问·至真要大论》："诸呕吐酸……皆属于热。"

4. 隋·巢元方《诸病源候论》卷二十一·呕哕候："呕哕之病者，由脾胃有邪，谷气不消所为也。胃受邪，气逆则呕；脾受邪，脾胀气逆，遇冷折之，气逆不通则哕也。"

5. 金·刘完素《素问玄机原病式》："胃膈热甚为呕，火气炎上之象也。"

［注］由于病邪犯胃，胃失和降，气逆于上，而致呕吐，外科疾病在不同阶段见到呕吐、呃逆，其发生病机也截然不同，如恶心呕吐为急腹症常见症状之一，若呕吐物中有蛔虫伴上腹部剧烈疼痛者多为胆道蛔虫症，如急性阑尾炎、胃十二指肠溃疡、肠梗阻，皆多见到恶心、呕吐等症候。如肿疡初起见有呕吐为热毒火盛、"胃中有热，膈有痰"而致。如大面积烧伤、癌症晚期出现呃逆多为脾胃二气衰败，宣通失和，预后多为不良。

（二）嗅气味

嗅气味包括脓液和痰涕的气味。

A. 脓液：溃疡脓无异样气味者，病浅易愈；脓液腥臭难闻，病在深里，愈合慢。如耳疮（弥漫性外耳道炎），耳内脓臭。如脐痈、脐漏，患处出污水臭秽，或流脓血。如肛瘘，流脓较多，脓稠，味臭色黄。如肥疮（头黄癣），头部糜烂，结有黄痂，有鼠屎样臭味如烂疔（气性坏疽），溃后有浅棕色湿浊稀薄脓水，混杂气泡，气味臭秽。

【中国古代中医论述】

1. 明·龚居中《外科百效全书》卷二："耳疮之症乃三焦肝风热或血虚，肾虚火动所致……耳内出脓，臭热痒痛。"

2. 清·邹岳《外科真诠》卷上·脐痈："时出污水臭秽者逆。"脐漏，多因先患脐痈……脐中出水，脐中不痛而痒，时流黄水（味臭）乃脾胃湿热，积久而成。

3. 清·林珮琴《类证治裁》卷之七·痔漏论治："经云：陷脉为瘘（漏）留连肉腠，言寒气陷入血中而生疡漏。因疮穿脓溃不已……内已黑腐，淫虫恶臭生焉（流脓，粪臭味）。"

4. 清·余景和《外证医案汇编》卷三·肛漏："肛漏滋水淋漓（味臭）。"

5. 清·邹岳《外科真诠》卷上："肥疮多生小儿头上，初发小吻，瘙痒难堪，上结黄痂（痂下有黄色渗出，鼠屎样臭味）。"

B. 痰涕：如咳痰腥臭，多见于肺痈所致。鼻窍时流脓涕味臭，多见于鼻渊（急慢性鼻窦炎）。

【中国古代中医论述】

1. 汉·张仲景《金匮要略》肺痿肺痈咳嗽上气病脉证治："咳而胸满，振寒脉数，咽干不渴，时出浊唾腥臭，久久吐脓如米粥者，为肺痈。"

2. 明·王绍隆《医灯续焰》卷十四·肺痈脉证·试肺痈法："凡人觉胸中隐隐痛，咳嗽有臭痰，吐在水内，沉者是痈脓，浮者是痰。"

3. 清·张璐《张氏医通》卷四·肺痈："肺痈，初起唾臭痰沫……肺痈溃后，脓痰渐稀，气息渐减，忽然臭痰复甚，此余毒未尽，内气复发。"

［注］上论述痰与肺痈临床表现特征。

4. 明·杨继洲《针灸大成》卷八："脑泻，鼻中臭涕出。"

5. 清·陈复正《幼幼集成》卷四："鼻渊者，流涕腥臭。此胆移热于脑，又名脑崩。"

6. 清·吴谦《医宗金鉴》卷六十五："鼻渊浊涕流鼻中，久淋血水秽而腥。"

7. 清·唐容川《医学见能》卷一："鼻流黄脓浊涕，挟有腥味，常兼头痛者，为鼻渊。"

［注］上论述涕在鼻渊的异常体征，为嗅气味的表现。

三、问诊

问诊包括问患者或其陪诊者现在病情（现病史）、旧病情况（过去史）及家庭中成员是否患病（家族史）等。外科疾病虽然有形可见，但对痛痒自觉症状从患者自己的诉述中而知。问诊的任务是收集患者与疾病有关的资料，了解疾病的发生、发展、治疗经过以及现在的症状和其他与疾病有关的情况，女性尚须问月经、胎产等，进行分析综合，以明确诊断，因此古代医家都十分重视全面的问诊。

【中国古代中医论述】

1. 明·张介宾《景岳全书》卷之一·传忠录·十问篇："一问寒热二问汗，三问头身四问便，五问饮食六问胸，七聋八渴俱当辨，九因脉色察阴阳，十从气味章神见。"

2. 清·余景和《外证医案汇编》卷一·时毒·附案："某宦上口唇忽起一瘰，某医以谓是疔，用刀挑破，折以药条，外痂结好后，忽面肿，蔓延至头皆肿。群医集至，有云大头瘟，有曰游风毒，有曰疔走黄，有曰面游风，各执一见，病家（患者）疑不决，方亦不敢乱服，挨延数日，胃气日急，烟谷不进，后又一医曰，此疔毒窜于络中，非大寒退热不可，犀角、羚羊……有友与余言及此症，余素不谙外症，曰：无论大头瘟、疔毒、时毒、温毒则一也。以轻重之间分之耳。"

［注］上论述问诊须知现病史、过去病史、治疗过程。

（一）问寒热

【中国古代中医论述】

1. 明·张介宾《景岳全书》卷之一·传忠录上·十问篇："一问寒热：问寒热者，问内外之寒热，欲以辨其在表在里也。人伤于寒则病为热……若素日无疾……多因外感……此表证也。若无表证而身热不解，多属内伤，然心有内证相应，合而察之自得其真。"

2. 明·汪机《外科理例》卷之二·论寒热："昼则发热，夜则安静，是阳气自旺于阳分也；昼则安静，夜则发热烦躁，是阳气下陷入阴中也，名曰热入血室。昼则发热烦躁，夜亦发热烦躁，是重阳无阴也。当急泻其阳，峻补其阴……恶者……卫气虚衰不能温分肉，实表而恶寒者，又有上焦之邪，隔绝营卫，不能升降出表而恶寒者。东垣云：昼则恶寒，夜则安静，是阴气上溢于阳中也；夜则恶寒，昼则安静，是阴血自旺于阴分也。夜则恶寒，昼亦恶寒，是重阴无阳也，当急泻其阴，峻补其阳。"

［注］外科疾病出现寒热是人体与疾病抗争的反应。疮疡疾患，因火毒内发，风邪外袭所致，若初期寒多热少，为风寒表证；若热多寒少，为风温表证，一般体温在 38℃ 之内。若局部肿势渐渐扩大，是酿脓之象，发热在 39℃ 之内，若疮疡脓泄寒热不退，多因毒邪未去，正不胜邪，"皆属气血虚甚"。

（二）问汗液

【中国古代中医论述】

1.《素问·阴阳别论》："阳加于阴谓之汗。"

［注］《素问·宣明五气论》："心为汗。"心主血，汗血同源，故汗为心液，是阳气蒸化津液，出于体表而成。

2.《素问·五常政大论》："汗之则疮已。"

［注］用发汗法则疮疡可以治愈，若汗出热不退，是邪盛毒始聚，为酿脓的先兆。

3. 清·林珮琴《类证治裁》卷之二·汗症论治："有自汗，有盗汗，自汗属阳虚，盗汗属阴虚，自汗者，不因劳动，不因发散，溅然自出，由阳虚不能卫外而固密也。盗汗者，寐中窃出，醒后倏收，由阴虚不能内营而敛藏也。"

［注］如瘾疹（相当于荨麻疹），卫表不固证。平素多汗，易感冒，每于汗出或风，冷刺激后发疹，此证为表虚自汗。如流痰（骨与关节结核），阴虚内热证，夜间盗汗。气血两虚证，自汗。瘰疬（颈部淋巴结结核），阴虚火旺证，午后潮热，夜间盗汗。

4. 明·张介宾《景岳全书》卷之一·问汗："凡表邪盛者必无汗，而有汗者，邪随汗去，已无表邪，此理之自然也。故有邪尽而汗者，身凉热退，此邪去也。有邪在经而汗在皮毛者，此非真汗也。有得汗后，邪虽稍减，而未得尽全者，犹有余邪……凡温暑等证，有因邪而作汗者，有虽汗而邪未去者，皆表证也。总之，表邪未除者，在外则连经，故头身或有疼痛；在内则连脏，故胸膈或生躁烦……此汗证之有阴阳表里，不可不察也。"

（三）问饮食
【中国古代中医论述】

1. 元·齐德之《外科精义》卷上·辨疮肿浅深法："人初生疮之时，便觉壮热恶寒，拘急头痛，精神不宁，烦躁饮冷者，其患疮疽，必深也；若人虽患疮疽，起居平和饮食如故，其疾浮浅也。"

2. 元·齐德之《外科精义》卷上·论丁疮肿："其候本因甘肥过度，不慎房酒。以致邪毒蓄结，遂生丁疮。《内经》曰：膏粱之实，足生丁疮，此之谓也。"

3. 明·张介宾《景岳全书》卷之一·问饮食："问饮食者，一可察胃口之清浊，二可察脏腑之阴阳。病的外感而食不断者，知其邪未及脏，而恶食不恶食者可知；病因内伤而食欲变常者，辨其味有喜恶，而爱冷爱热者可知。素欲温热者，知阴脏之宜暖；素好寒冷者，知阳脏之可清。或口腹之失节以致误伤，而一时之权变可因以辨。"

［注］烦躁饮冷者，多为热重，疮疽必深，口渴不多饮，多为湿重，疮疽者，纳食有味，为脾胃平和，其疾浮浅（病情较轻），若纳食不思，为脾胃已衰，病情较重。如隐疹常与食海鱼、虾、蟹等有关。

（四）问二便
【中国古代中医论述】

1. 明·张介宾《景岳全书》卷之一·问便："二便为一身之门户，无论内伤外感，皆当察此，以辨其寒热虚实……后阴开大肠之门，而其通与不通，结与不结，可察阳明之实虚。凡大便热结而腹中坚满者，方属有余，通之可也……大便先硬后溏者不可攻……已非实热。

凡小便……人逢劳倦，小水即黄；焦思多虑，小水亦黄；泻痢不期，小水亦黄；酒色伤阴，小水赤黄，使非有或淋或痛，热证相兼，不可因黄便谓之火……若小水清利者，知里邪之未甚，而病亦不在气分，以津液由于气化，气病则小水不利也。小水渐利，则气化可知，最为吉兆。"

2. 明·王绍隆《医灯续焰》卷七："幽门不通，上冲吸门不开，噎塞气不得上下，大便难。"

3. 明·王绍隆《医灯续焰》卷十四·肠痈脉症："肠痈者，肠内生痈也……小腹肿痞皮急，按之则痛，小便数如淋（小便频数似淋）……大便出（大便次数增多）……其脉……滑数者，大有脓也（似为酿脓内溃的征兆）。"

4. 《素问·阴阳别论》："二阳结，谓之消。"

［注］二阳指阳明，阳明热盛阴伤，其症消谷善饥，饮食不荣肌肉，故称消。

5.《灵枢·大惑论》："热气留于胃，胃热则消谷，谷消故善饥。"

6. 明·王肯堂《证治准绳·疡医》卷之二·痈疽所兼诸证·渴："疮疡……虚火上炎，口干作渴，饮水无度，或舌苔作裂，小便频数。小便数而疽生者，尤恶候也。"

[注] 消渴是以多饮、多食、多尿、乏力、消瘦为临床特点。隋·巢元方《诸病源候论》消渴候：（消渴）"其病变多发痈疽。"多尿是本症候之一，问二便在外科的辨证中有重要的参考价值，如大便秘结，小便短赤黄浊，为火毒湿热之象。如大便溏薄，小便清长（虚寒），为寒湿证的表现。若大便长期秘结，便时疼痛带血色鲜多为内痔、肛裂症候。如尿频、排尿不畅，或大便秘结，小腹，两侧腹股沟等部位，出现疼痛、胀痛、隐痛，可能为急性前列腺炎。如尿频、尿急、夜尿增多，或排尿困难，或尿线变细，尿流中断或者淋漓不尽等多为前列腺肥大。若排尿时突然中断，尿道窘迫疼痛，体位改变时尿流通畅，疼痛缓解。或小便频数短涩，滴沥刺痛，欲出未尽。前者为膀胱结石，后者为尿路结石。

（五）问病因
【中国古代中医论述】

1. 明·陈实功《外科正宗》卷三·乳岩："夫乳病者……又忧郁伤肝，思虑伤脾，积想在心，所愿不得志，致经络痞涩，聚结成核。"

2. 清·王维德《外科证治全生集》中部治法："乳岩……是阴寒结痰，此因哀哭忧愁，患难惊恐所致。"

[注] 乳岩，多因情志所伤引起。如乳痈、乳房肿胀结块化脓，多由肝气郁结、胃热壅盛、毒邪外侵、乳汁瘀积所致，与情志所伤有关系。

3. 清·李用粹《证治汇补》卷之三·破伤风："破伤风由伤处着邪，传播经络，荣卫不得宣通，怫郁之气，遍行身体，热盛生风而成风象。"

[注] 破伤风，凡重疮伤处，失于调理，热毒妄行，乘虚内攻，渐变恶候，甚者伤处反陷。其病因有外伤史。

4. 明·陈实功《外科正宗》卷四·漆疮："漆乃辛热火象有毒之物，人之皮毛腠理不密，故感其毒，先发为痒，抓之渐似瘾疹出现皮肤，传遍肢体，皮破烂斑，流水作痛……愈而又发者多矣（接触性皮炎）。"

[注] 接触性皮炎是发病部位与接触部位一致，皮损类似于湿疮，但境界清楚，病因除后，很快缓解，再次接触漆（毒）易发，症状较上次严重。

（六）问职业
【中国古代中医论述】

1. 明·王肯堂《证治准绳》卷之二·疔疮："若因开割瘴疫牛马猪羊之毒，或食其肉，致发疔毒，或在手足，或在头面，或在胸腹，或在胁肋，或在背脊，或在阴胯，或起紫疱，或起堆核肿痛，刨人发热烦闷，头疼身痛，骨节烦疼。"

[注] 本病古代称"鱼脐疔"，现代称"疫疔"，是皮肤接触疫畜染毒的一种特殊疔疮，具有传染性，相当于现代医学的皮肤炭疽，多见于从事畜牧业者。

2. 隋·巢元方《诸病源候论》卷三十·手足皲裂候："皲裂者，肌肉破也。言冬时触冒风寒，手足破，故谓之皲裂。"

3. 金·刘完素《素问玄机原病式》："皴揭，皮肤启裂也。"

4. 明·陈实功《外科正宗》卷四·皴痛："皴者皆起于手足，乃风寒气郁于皮毛，致血不荣于肌表，谓皮槁则多痛，似无皮之状，是皴苦生焉。"

[注]"皲裂"即"皴裂",其症是指日常工作时不断活动、摩擦过程中皮肤变厚失去弹性,加上寒冷(野外作业)、干燥、皮脂腺及汗腺分泌减少、缺乏滋润而变脆、因工作原因再加上外力牵拉便产生皲裂等,如渔民、木工、机器制造工人在秋冬作业易发生皲裂疮,因此某些疾病的发生与职业关系密切。

(七) 问妇人经信

【中国古代中医论述】

1. 宋·赵佶《圣济总录》卷第一百五十一·妇人月水不调:"论曰:月水不调者,经脉或多或少,或清或浊,或先期而来,或后期而至是也。盖由失于调养,而冲任虚损,天癸之气,乖于常度。"

2. 隋·巢元方《诸病源候论》卷四十四·产后内极七病候:"产后血气伤竭,为内极七病,则旧方所云七害也。一者害食,二者害气,三者害冷,四者害劳,五者害房,六者害任,七者害睡。皆产时伤动血气,其后虚极未平复,犯此七条,而生诸病。"

3. 清·张璐《张氏医通》卷十一·妇人门下·三审:"凡诊新产妇,先审少腹痛与不痛,以征恶露之有无;次审大便通与不通,以征津液之盛衰;再审乳汁行与不行及乎饮食多少,以征胃气之充馁。必先审此三者,以脉参证,以证合脉,脉证相符,虽异寻常,治之必愈;脉证相反,纵无危候,必多变端。"

4. 清·张璐《张氏医通》卷十一·疮疡·流注:"妇人流注,多因忧思郁怒,亏损肝脾,以致营气不从,逆于肉里;或因腠理不密,外邪客之;或湿痰流注;或跌仆血滞;或产后恶露凝积。盖气流而注,血注而凝,或生于四肢关节,或留于胸腹腰臀,或结块,或漫肿,皆属郁火……若久而肿起作痛,肢体倦怠,病气有余,尚可调治,若漫肿微痛,属形气病气俱不足,最为难治。或不作脓,或脓成不溃,气血虚也……憎寒畏寒,阳气虚也……晡热内热,阴血虚也……作呕欲呕,胃气虚也……食少体倦,脾气虚也……四肢逆冷,小便频数,命门火衰也……小便频数,痰盛作渴,肾水亏损也,月经过期,多日不止,肝脾虚也。"

[注] 妇女患外科疾病,辨证时询问妇女经、带、胎、产为女性独有的情况,同一种疾病治疗与男性有异同之别。

(1)如月经先期:经色淡红,质稀,量多,体倦者,属气虚;经色深红,质稠,量多,舌质红者,属血热。

(2)如月经后期:经色淡红,质稀,量少者,属血虚;经色紫暗,有块,量少者,属血瘀。

(3)月经前后不定期:经色紫红,有块,量少,兼见乳房胀痛者,属气滞;经色淡红,质稀,量多少不定者,属脾肾虚损。

(4)痛经:凡经前小腹胀痛,行经后痛减者,多为气滞血瘀;凡经后小腹隐痛,兼腰部酸痛者,多因气血不足或肾虚。

(5)带下:若带下色白,量多,质清稀,无臭味属寒湿;若带下色黄,量多,质黏稠,味臭秽者,属湿热;若带下色红黏稠,或赤白相间,微有臭味者,属肝郁化热等。

(6)产后:若恶露量多,色淡质稀,兼面色萎黄,神疲乏力者为气虚下陷;恶露量多,色深红,质稠,兼面赤口渴,便秘尿赤者属血热妄行;恶露紫暗有块,小腹刺痛拒按,舌有瘀斑者,为瘀内停。

(7)若崩漏、妊娠以妇科治疗为主,不可草率施用破瘀活血、行气通络之品。"丹溪曰:妇人情性执着,比之男子,其难何十倍,虽有虚证宜补,亦当以着为虑。"

明·武之望《济阴纲目》卷之一："女子七岁肾气盛，齿更发长，二七而天癸至，任脉通，太冲脉盛，月事以时下。天，谓天真之气；癸，谓壬癸之水，故云天癸也。然冲为血海，任主胞胎。二脉流通，经血渐盈，应时而下，常以三旬一见，以象月盈则亏也。若遇经行，最宜谨慎，否则与产后证相类。若被惊恐劳役，则血气错乱，经脉不行，多致劳瘵等疾……若怒气伤肝，则头晕胁痛……而瘰疬、痈疡。若经向内渗，则窍穴淋沥无已。凡此六淫外侵而变证百出，犯时微若秋毫，成为患重于山岳，可不畏哉。"

（八）问家族

【中国古代中医论述】

1. 明·龚居中《外科百效全书》卷之五·五疥："虫疥痒不知痛，延便易于传染。"

2. 明·陈实功《外科正宗》卷四·大麻风："大麻风症，乃天地间异症也。但感受不同，有体虚之人因骤被阴阳暴晒，露雾风雨之气所侵，感之不觉，未经发泄，凝滞肌肤，积久必作……世代留袭，此等相感俱能致之。"

3. 明·申斗垣《外科启玄》卷七·秃疮："是足太阳膀胱、督脉二经，受湿热生虫作痒，疮痂高堆是也。肥粘疮：小儿头上多生肥粘疮，黄脓显暴，皆因油手抓头生之，亦是太阳风热所致，亦有剃刀所过。"（这里的"虫"相当现代所称之霉菌，"剃刀所过"指通过理发工具等物品间接传染。）

4. 明·申斗垣《外科启玄》卷八·杨梅结毒："此疮结毒于生梅疮之后，或数年，三五十年，皆因毒未发之净也，亦有父母生而遗及子孙，或自身结之甚毒。"

[注] 问家族如疥疮、麻风、白秃疮、肥疮等，可能由家人相互传染而致。梅毒"总由淫毒传染而来""轻则累及妻子，甚则糜烂损形"，遗及子孙（先天遗所得）。因此临证必须针对具体情况，"治病求本"。

四、切诊

切诊分脉诊和触诊两部分，医者运用手指端的感觉，对患者体表某些部位进行触摸按压的检查方法。检查内容，如脉象变化，包括频率、节律、充盈度、通畅的情况、动势的和缓、波动的幅度等，根据这些征象总结出不同脉象主病。可以了解正气的强弱，病变的深浅，毒邪的盛衰，疾病的变化。如按诊，胸腹是否有痞块、皮肤的肿胀（有脓无脓）、手足的温凉、疼痛的部位等。把所得材料与其他三诊互相参照从而做出诊断，特别是切脉在外科临床上不可缺少的基本诊察方法有着极其重要的意义。

（一）脉诊

【中国古代中医论述】

1.《素问·脉要精微论》："切脉动静，而视精明，察五色观五脏有余不足，六腑强弱，形之盛衰，以此参伍，决死生之分，夫脉者，血之府也，长则气治，短则气病，数则心烦，大则病进，上盛则气高，下盛则气胀，代则气衰，细则气少，涩则心痛，浑浑革至如涌泉。病进而色弊，绵绵其去如弦绝死。"

2. 汉·张仲景《金匮要略》疮痈肠痈浸淫病脉证并治第十八："诸浮数脉，应当发热，而反洒淅恶寒，若有痛处，当发其痈……肠痈之为病……身无热，脉数，此为肠内有痈脓。"

3. 唐·孙思邈《备急千金要方》卷第二十二·痈疽："脉滑而数，滑则为实，数则为热，滑即为荣，数即为卫，荣卫相逢，即结为痈，热之所过，即为痈脓，身体有痛处，时时苦有疮……少阴脉滑而数，妇人阴中生疮。"

［注］上述扼要指出脉诊对诊断、治疗的指导意义。

中国古代医籍诸书有脉学部分卷帙浩繁，古代医家治学严谨，薄观而约取，厚积而薄发，总结出常用28种脉象为临床诊断提供依据。《素问·五脏生成》："夫脉之小、大、滑、涩、浮、沉，可以指别；五脏之象，可以类推；五脏相音，可以意识；五色微诊，可以目察，能合脉色，可以万全。"现将古代与外科有关的常见脉象归纳分述如下。

A．浮脉

【中国古代中医论述】

1.《难经·十八难》："浮者，脉在肉上行也。"

2.《素问·平人气象论》："平肺脉来，厌厌聂聂，如落榆荚，曰肺平。"

［注］正常的肺脉来时，轻浮虚软，不疾不徐，如落榆荚一般的和缓，这是肺的平脉。

3.《素问·玉机真脏论》："秋脉者，肺也……故其气来，轻虚以浮，来急去散，故曰浮。"

［注］上论说明人体生理适应外界气候所显露的浮脉均属正常脉，不作病脉论。

4. 汉·张仲景《伤寒论》1条："太阳之为病，脉浮，头项强痛而恶寒。"51条："脉浮者，病在表，可发汗，宜麻黄汤。"170条："伤寒脉浮，发热无汗，其表不解，不可与白虎汤。"

［注］说明见浮脉必以解为先，最常见于外感而病在体表的时候。

5. 汉·张仲景《伤寒论》134条："太阳病，脉浮而动数，浮则为风，数则为热，动则为痛，数则为虚（虚即无形之热）。"

6. 明·李中梓《医宗必读》卷二·新著四言脉诀："浮脉法天，候表之疾，即外因也……外因者，天之六气，风风淫木疾，寒阴淫寒疾，暑明淫暑疾，湿雨淫湿疾，燥晦淫燥疾，火阳淫火疾是也……六腑属阳，其应在表，故浮主腑病也，浮而有力，则知风邪所干，邪气盛则实，有余之象也。浮而无力，则知阴血亏损，正气夺则虚，不足之象。脉浮主表，脉迟主冷，浮迟兼见，则为表冷也。脉浮主风，数脉主热，浮数兼见，则为风热也。紧脉为寒，浮紧兼见，则为风寒也。缓脉主湿，浮缓兼见，则为风湿也。浮虚伤暑，浮芤失血，浮洪虚火，浮微劳极，浮濡阴虚，浮散虚剧，浮弦痰饮，浮滑痰热。"

7. 明·李梴《医学入门》卷一·痈疽脉法："脉浮数带弦，当发热而反恶寒，或胸烦不知痛处，或知痛处皆发痈疮。"

8. 明·李梴《医学入门》卷一·诸脉主病："浮为风虚，大为气强，风气相搏，必成瘾疹发痒，久久为癞。"

［注］浮脉是出现在肌肉浅层的脉象，手指不须用力便可摸到，就是所谓"从肉上行""举之有余"。主要从有力和无力来辨别，浮脉有力，多为风、寒、痰、热等病邪的征象；无力，多属于气血虚损之象。如肿疡脉浮有力，主风寒，风热，邪在表，或风热邪毒侵犯人体上部如伤风鼻塞，外感风寒证，脉浮紧。外感风热证，脉浮数。风瘙痒（皮肤瘙痒证），血热风盛证，脉浮数。瘾疹（荨麻疹），风热袭表证，脉浮数。风寒束表证，脉浮紧。总之浮脉相兼脉证较多见。

B．沉脉

【中国古代中医论述】

1.《素问·脉要精微论》："脉有道……冬日在骨，蛰虫周密，君子居室。故曰：知内者按而纪之。"

［注］诊脉，冬天的脉象应当沉潜在骨，好像昆虫已经伏藏得很周密，人们深居于内室

一样，所以说，要知道内脏的情况，可从脉象部位中区别出来。上论述了沉脉。

2.《素问·脉要精微论》："脉俱沉细数者，少阴厥也。沉细数散者，寒热也。"

[注] 脉象沉细数的，足少阴厥逆之病，若兼见散脉的，是阴不足而阳邪乘之，所以见于寒热之病。《难经·十四难》："脉……沉细者，腹中痛（病在下也）。"

3. 西晋·王叔和《脉经》卷一："沉脉举之不足，按之有余。"

4. 汉·张仲景《伤寒论》辨少阴病脉证并治："少阴病，身体痛，手足寒，骨节痛，脉沉者，附子汤主之。"

5. 明·李中梓《医宗必读》卷二·新著四言脉诀："五脏属阴，其应在里，故沉主里病也。沉者，阴象也；积者，脏病也，故为寒积。沉而有力，有余之象，必有形之物凝滞于内；沉而无力，不足之象，乃无形之气郁结于中。沉迟皆偏于阴，所以虚寒；沉里数热，故热伏于里也。紧主诸痛，亦主于寒，得之沉分，非冷痛乎？湿家得缓，沉位居里，当水蓄矣。沉牢痼冷，沉实热极，沉弱阴亏，沉细虚湿，沉弦饮痛，沉滑食滞，沉伏吐利，阴毒积聚。"

6. 明·李时珍《濒湖脉学》："沉脉，重手按至筋骨乃得。"

7. 明·芮经、纪梦德《杏苑生春》卷二·八里脉状："沉脉者，按之似有，举之全无。"

8. 元·齐德之《外科精义》卷上："沉脉之诊……其主邪气在脏也。水气得之则逆，此阴脉也；疮肿得之，邪气深也。"

9. 元·齐德之《外科精义》卷上·辨脓法："有患胃脘痛者，当候胃脉，人迎者，胃脉也，其脉沉细者，气逆则甚，甚则热聚胃口而不行，胃脘而为痛也。""论痈疽：夫疮肿之患，莫大乎痈疽……重者发于五脏，沉涩（脉）而为疽，气行经络而沉也。"

10. 清·高秉钧《疡科心得集》卷上·辨大头瘟抱头火丹毒论："大头瘟者，系天行邪热疫毒之气而感于人也……（脉）沉涩者，邪气深也，察其毒之盛者，急服化毒丹以攻之。"

[注] 沉脉属阴主里，疮疡脉沉，是邪气入里，病在深部，"阴毒积聚"，阴证伤寒，寒凝络道，气血壅塞，"必有形之物凝滞于内"（阴毒）。沉脉相兼主病见上各家论述。

C. 尺脉

【中国古代中医论述】

1.《难经·九难》："迟者脏也……迟则为寒……诸阴为寒。"

2. 汉·张仲景《伤寒论》辨阳明病脉证并治："阳明病，脉迟……"

[注] 脉迟：指虚寒证。

3. 汉·张仲景《金匮要略》中风历节病脉证并治第五："寸口脉迟而缓，迟则为寒，缓则为虚，荣缓则为亡血，卫缓则为中风，邪气中经，则身痒而瘾疹。"

4. 汉·张仲景《伤寒论》辨厥阴病脉证并治："伤寒脉迟六七日，而反与黄芩汤彻其热。脉迟为寒，今与黄芩汤，复除其热，腹中应冷，当不能食，今反能食，此名除中，必死。"

[注] 脉迟有力多见于实热证，脉迟无力多见于虚寒证。

5. 西晋·王叔和《脉经》："迟脉，呼吸三至，去来极迟。"

6. 明·李中梓《医宗必读》卷二："迟脉属阴，一息三至……往来迟慢，为不及之象……迟而有力，则因寒而凝滞，是以为痛，迟而无力，中空显然，故当虚寒。"

[注] 迟脉，多因阳虚，气血亏损不足。肿疡者多见寒邪内蕴："络脉被阻失和，致血凝气滞，起肘腰痛足软，腿膝酸楚，渐渐腿股肿胀，又名股阴疽；久则成脓，或腰间肾俞穴，肿硬色白，即名肾俞虚痰。溃后，绵不能收功。"即胸椎、腰椎结核病并发于肾俞部位寒性脓疡。其肾阳虚证，脉沉迟。或溃疡脓毒已泄，久不愈合，"气血亏损不足"多见脉迟。

D. 数脉

【中国古代中医论述】

1. 《难经》九难："数者腑也……数则为热。"

2. 汉·张仲景《伤寒论》辨厥阴病脉证并治："伤寒始发热六日……复发热三日，并前六日，亦为九日，与厥相应，故期之旦日夜半愈。后三日脉之，而脉数，其热不罢者，此为热气有余，必发痈脓也。"

3. 汉·张仲景《金匮要略》肺痿肺痈咳嗽上气病脉证治："寸口脉数，其人咳，口中反有浊唾涎沫者何？师曰：为肺痿之病。若口中辟辟燥，咳即胸中隐隐痛，脉反滑数，此为肺痈，咳唾脓血。脉数虚者为肺痿，数实者为肺痈。"

4. 汉·张仲景《金匮要略》百合狐惑阴阳毒病脉证治："病者脉数，无热，微烦，默默但欲卧，汗出，初得之三四日，目赤如鸠眼（斑鸠的眼色红），七八日，目四眦（指两眼内外眦）黑。若能食者，脓已成也，赤小豆当归散主之。"

[注] 狐惑病（白塞综合征），脉数，微烦，欲卧，是热邪在里颇盛的现象，热腐成脓，病症重在血分。

5. 明·李中梓《医宗必读》卷二："数脉属阳，一息六至，往来流利。"

6. 明·李梴《医学入门》卷一·诸脉相兼主病："数而有力则为热……无力疮疡痛痒甀；平人遇此，主即发疮疡痈疽，年幼者或发疹痘。"

7. 明·李时珍《濒湖脉学》："数脉，一息六至，脉流薄疾……浮沉表里分虚实，惟有儿童作吉看。"

[注] 一息之间，脉搏跳动6次，称数脉。浮而数，多为表热，沉而数，多为里热；数而有力，多为实热，数而无力，多为虚热。总之数脉属于有热征象。儿童脉一息六至，为正常，不能当热的脉象看待。

8. 明·薛己《外科发挥》卷一·溃疡作痛："脉数虚而痛者，属虚火，宜滋阴；脉数实而痛者，邪气实也，宜泄之。"

9. 明·汪机《外科理例》卷一·疮疽脉："数，主热。仲景曰数脉不时见，生恶疮。又曰：肺脉俱数，则生疮。诸疮脉洪数，里欲有脓结也。"

10. 清·程杏轩《医述》卷二·辨脉："痈疡有数脉，然痈疡之发，有阴有阳，亦不得尽以脉数者为热证。痘疹有数脉，以邪毒未达也。此当以虚实分阴阳，亦不得以数为热脉。"

[注] 与数脉相兼主病的脉象，常见洪数、滑数、浮数、细数、濡数等。外科疾病如热毒炽盛证多见于脉洪数；湿热毒蕴证、湿热下注证多见于脉滑数；风热蕴肤证、血热风盛证多见于脉浮数；阴虚火旺证、肝肾阴虚证、蕴毒腐溃证多见于脉细数；气阴两虚证多见于脉濡数等。总之数脉热，热邪蕴结，毒盛及酿脓期，溃疡均多为脉数，但有阳证、阴证之分，阳证为邪气盛，阴证为正气虚。

E. 滑脉

【中国古代中医论述】

1. 《素问·脉要精微论》："滑者，阴气有余也。"

2. 《素问·平人气象论》："脉滑曰病风。"

[注] 脉滑而皮肤不热，这是外感风邪伤其表阳，所以叫病风。

3. 汉·张仲景《伤寒论》辨阳明病脉证并治："脉滑而数者，有宿食也，当下之，宜大承气汤。"（256）

4. 汉·张仲景《伤寒论》辨厥阴病脉证并治："伤寒脉滑而厥者，里有热，白虎汤主之。"（350）

[注] 里有热，指发热、汗出、不恶寒之证。

5. 汉·张仲景《金匮要略》妇人杂病脉证并治："少阴脉滑而数者，阴中即生疮，阴中蚀疮烂者，狼牙汤洗之。"（21）

6. 汉·张仲景《金匮要略》呕吐哕下利病脉证治："下利，脉反滑者，当有所去，下乃愈，宜大承气汤。"（39）

[注] 下利单独见滑脉，当有宿食应该排除，也宜用大承气汤。

7. 元·齐德之《外科精义》卷上·论脉证名状二十六种所主病证："滑脉之诊，实大相兼，往来流利如珠，按之则累累然滑也。其主或为热，或为虚，此阳脉也。疮疽之病，脓未溃者，宜内消也，脓溃之后，宜托里也。所谓始为热终为虚也。"

8. 明·李中梓《医宗必读》卷二·新著四言脉诀："滑主痰证，滑本阳脉，而又兼浮，则炎上之象，故为热痰也……右关沉滑，知有食停。两尺见之，蓄血可察。两寸见之，吐逆难免矣。"

9. 明·汪机《外科理例》卷一·痈疽脉一："滑而数，滑则为实，数则为热。滑则为荣，数则为卫，荣卫相逢，则结为痈。热之所过，则为痈脓。"

10. 明·李时珍《濒湖脉学》："滑脉如珠替替然，往来流利却还前。"

[注] 滑脉好像圆珠似的，一往一来，一前一后，总是持续不断，极其流利地搏动着，"漉漉如欲脱"（有些像水的流动），总是一往无前地（欲脱）流着。

11. 明·张介宾《景岳全书》卷之五·脉神章："滑脉，往来流利，如盘走珠……乃气实血壅之候，乃痰逆，为食滞，为呕吐，为满闷。滑大、滑数为内热，上为心肺，头目，咽喉之热，下为小肠、膀胱，二便之热。妇人脉滑数而经断者为有孕。若平人脉滑而和缓，此自营卫充实之佳兆。"

12. 清·冯兆张《冯氏锦囊秘录》卷十八女科·受胎总论："滑利之脉，应指疾而不散，滑为血液，疾而不散，乃血液敛结之象，是为有胎三月。若但疾而不散，是从虚渐实，血液坚凝，转成形体，故不滑，此妊娠五月之脉也。"

[注] 滑脉，主痰湿。明·李时珍《濒湖脉学》："滑脉……痰生百病食生灾。上为吐逆下蓄血，女脉调时，定有胎。"在外科肿疡（清·张璐《张氏医通》卷九：肿疡者，以疮疡未溃而言也），脉滑而数为热盛，或为酿脓，或为痰如阴茎痰核，痰浊凝聚证，脉滑为常见。如瘿瘤、气滞痰凝证脉弦滑为常见。如石淋，下焦湿热证，脉滑为常见。

溃疡（《张氏医通》卷九·溃疡："以疮疡脓溃而言者"），脉滑为常见。明·王肯堂《证治准绳·疡医》卷之一："脉法：滑（脉）溃疡，为热，为虚，为邪气未退。"若溃疡脉滑而大，多为病情在向前进展，《素问·脉要精微论》："大则病进。"明·王绍隆《医灯续焰》卷三："大为邪有余，故病进也。"或痰湿聚瘀，可多见之。

F. 涩脉

【中国古代中医论述】

1. 《素问·脉要精微论》："夫脉者……涩则心痛……涩者，阳气有余也。"

［注］涩脉，搏动涩滞而不滑利，主血少气滞，所以出现心痛症状……如见涩脉，是阳气有余。

2. 《难经·四难》："脉有……涩者阴也。"

［注］涩脉往来凝滞，皆阴脉也。

3. 元·齐德之《外科精义》卷上："涩脉之诊，按之则散而复来，举之则细而不足。脉涩则气涩也，亦主血虚，疮肿溃后得之无妨也。"

4. 明·李中梓《医宗必读》卷二："涩脉少血，亦主寒湿，反胃结肠，自汗可测。尺中见涩，血少精伤也；关中见之，脾虚不能胜湿也。血液枯竭，上为反胃，下为结肠也。两寸见涩，则为自汗，盖汗乃心之液，而肺主皮毛也。"

5. 明·李梴《医学入门》卷一·诸脉体状："涩，不滑也，往来涩滞如刀刮竹皮然，不通快也……涩为不足……诸脉主病：涩乃精血枯燥……瘀血滞也。"

6. 明·李时珍《濒湖脉学》："涩脉，细而迟，往来难，短且散，或一止复来（《脉经》），参伍不调（《素问》），如轻刀刮竹（《脉诀》），如雨沾沙（通真子），如病蚕食叶。"

［注］古代医家把涩脉形象为细小而短的搏动，往来迟滞，极不流利，甚至还三五不匀，有多种比方：有的比作"轻刀刮竹"，形容滞涩的样子；有的比作"如雨沾沙"，是涩而不流又不会间歇（止）的状态；有的比作"病蚕食叶"，形容迟缓艰涩的形象。皆说明涩脉是细而迟短，塞滞不匀。

7. 明·张介宾《景岳全书》卷之五·脉神章："涩脉，往来艰涩，动不流利，如雨沾沙，如刀刮竹，言其象也。涩为阴脉，凡虚细微迟之属，皆其类也，为血气俱虚之候。为少气，为忧烦，为痹痛，为拘挛，为麻木，为无汗，为脾寒少食，为胃寒多呕，为二便违和，为四肢厥冷。男子为伤精，女子为失血，为不孕，为经脉不调。凡脉见涩滞者，多由七情不遂，营卫耗伤，血无以充，气无以畅。"

8. 明·王肯堂《证治准绳·疡医》卷之一："涩（脉）肿疡为气实，为气滞。溃疡为血虚，为病脉相应。"

［注］涩脉：肿疡脉涩多见实邪停滞，气血凝滞；溃疡脉涩为血虚之象。

G. 大脉

【中国古代中医论述】

1. 《素问·脉要精微论》："夫脉者……大则病进……浑浑革至如涌泉，病进而色……粗大者，阴不足，阳有余，为热中也。"

［注］热中：张景岳云："阳实阴虚，故为内热。"

2. 《难经·十难》："心脉大甚者，心邪自干心也。"

［注］"心自病为正邪，故言自干心也。"

3. 汉·张仲景《伤寒论》辨阳明病脉证并治："伤寒三日阳明脉大。"（186）

［注］阳明经分手阳明大肠经及足阳明胃经，两条经脉均为多气、多血之经。患者阳明，燥热炽盛，气血沸腾，血脉充盈，故脉呈"大"象。

4. 汉·张仲景《金匮要略》痉湿暍病脉证治："湿家病身疼发热，面黄而喘，头痛，鼻塞而烦，其脉大，自能饮食，腹中和，无病，病在头中寒湿，故鼻塞，内药鼻中则愈。"

5. 明·李中梓《医宗必读》卷二·新著四言脉诀："来盛去衰，即大脉也，即钩脉也……大则病进……痈疽未溃，脉宜洪大……属实，洪大为正脉也；若溃后则虚矣，亦见洪大，毋乃不可乎！"

6. 明·李梴《医学入门》卷之一·诸脉相兼主病："（脉）大为病，进脉之贼……浮大表病，沉大里病……大为血虚而气盛。"

7. 汉·张仲景《金匮要略》血痹虚劳病脉证并治："夫男子平人（平人是指外形看起来好像无病的样子，其实内脏气血有虚亏），脉大为劳，极虚亦为劳。"

8. 明·李中梓《医宗必读》卷二："有波涛汹涌之象，浮而有力（不数）来盛去衰，即大脉也。"

9. 清·张璐《诊宗三昧》："大脉者，应指满溢，倍于寻常，不似长脉之但长不大，洪脉之既大且数也，大脉有虚实阴阳之异。"

［注］大脉应指满大形体宽于常脉，大脉与洪脉、实脉、长脉相似，四者不同点是，大脉形大应指，洪脉既大且数，实脉既大且长，长脉但长不大。

10. 明·王绍隆《医灯续焰》："大为邪有余，故病进也。"

［注］外科肿疡脉大为邪盛，属实证；溃疡脉大，为邪盛病进，其毒难化。

H. 小脉

【中国古代中医论述】

1.《素问·脉要精微论》："细则气少。"

［注］小脉之名细（阳），细主诸虚，气少血衰，劳损不足。

2.《素问·玉机真脏论》："脉细，皮寒，气少，泄利前后饮食不入，此谓五虚。"

3. 汉·张仲景《伤寒论》辨少阴病脉证并治："少阴之病，脉微细，但欲寐也。"（281）

［注］此证表明心肾阳虚。

4. 元·齐德之《外科精义》卷上·论脉证名状二十六种所主病证："细脉之诊，按之则萦萦如蜘蛛之丝而欲绝，举之如无而似有。细而微，其主亡阳衰也。疮肿之病，脉来细而沉，时直者，里虚而欲变证也。"

5. 明·李时珍《濒湖脉学》："细（脉）细来累累细如丝，应指沉沉无绝期……（细脉）萦萦血气衰，诸虚劳损七情乖。"

［注］细脉像丝线那样细，软弱无力，虽然极其细软，但它在深部位搏动着，绝没有中断的时候……主气血虚衰，虚损劳伤诸病。

6. 明·王绍隆《医灯续焰》卷三："细（脉）为阴脉，细貌不振，阴湿之候。细又为血虚者，盖脉以血为体，细貌之甚，体于何有？故血虚。"

［注］小脉（细脉），肿疡见之，为正不胜邪，溃疡见细脉为气血两虚。

上列外科常见的几种脉象，脉位的浅深列举浮、沉，脉搏速度列举迟、数，脉形变化列举滑、涩，脉幅的大小列举大、小，（细）脉可以单见，也可多见主病。如浮数兼脉主病，主表病，沉迟兼脉主病，主里病。浮数滑大为阳脉，多见于热证，属实、属阳；沉迟涩小为阴脉，多见于寒证，属虚，属阴。外科临床所见热、实阳证易愈，寒、虚、阴证治疗时间较长，或治之则难。然而虚实多端，有疮疡虚实，有脏腑虚实，有血气虚实，又有上实下虚，真虚邪实者，不可不辨也。如肿疡未溃之时若见虚、弱、细、缓等脉，多为气血衰弱，毒深邪盛。如已溃之时若见实、洪、弦、紧等脉则为邪盛，气滞有痛处，邪不退。如肿疡、溃疡之时若见散脉为气不收敛，见促脉为病进，均为气血败坏，元气损伤，预后多为不良。

脉诊是中医诊断疾病的一个重要步骤和方法，仍必须结合望、闻、问三者密切配合，是非常有利于识别病证和推断病情的，它在中医诊断学上占有极为重要的地位。《素问·五脏生成》篇："五脏相音，可以意识；五色微诊，可以目察。能合脉色，可以万全。"外科疾病多以局部见证，但与全身整体息息相关，四诊合参，全面深入分析病因，病证的性质，从而得出正确的辨证，指导治疗。《素问·玉机真脏论》："五色脉变，揆度奇恒。"

（二）触诊

【中国古代中医论述】

1. 唐·孙思邈《备急千金要方》卷第二十二·痈疽："发背及发乳若热，手不可得近者……在乳宜令极熟，候手按之，随手即起者疮熟也。"

2. 元·齐德之《外科精义》卷上·论疮疽肿虚实法："疮之虚实……分而言之，则肿起坚硬脓稠者，疮疽之实也；肿下软漫脓稀者，疮疽之虚也。"

3. 元·齐德之《外科精义》卷上·辨疮肿浅深法："凡疗疮疽，以手按摇，疮肿根牢而大者，深也，根小而浮者，浅也。"

4. 元·齐德之《外科精义》卷上·辨脓法："凡疮疽肿大，按之乃痛者，脓深也；小按之便痛者，脓浅也；按之不甚痛者，未成脓也。若按之则复者，有脓也；不复者，无脓也。非脓，必是水也。若发肿都软而不痛者，血瘤也；发肿日渐增长而不大热，时时牵痛者，气瘤也；气结微肿，久而不消，后亦成脓，此是寒热所为也。留积经久，极阴生阳，寒化为热。以此溃必多成瘘。凡疗痈疽，以手掩其上大热者，脓成自软也；若其上薄皮剥起者，脓浅也；其肿不甚热者，脓未成也……至于脏腑肠胃，内疮内疽，其疾隐而不见。目既不见，手不能近，所为至难，可以诊其脉而辨之，亦可知矣。"

5. 明·武之望《济阴纲目》卷之五·乳病："夫妒乳者，由新产后儿未能饮之，至乳不泄，或乳胀，捏其汁不尽，皆令乳汁蓄结，与血气相搏，即壮热大渴引饮，牢强掣痛，手不得近是也。初觉便知，以手捋捏去汁，更令旁人助吮引之。不尔，或作疮有脓，其热势盛，必成痈也。"

6. 明·王肯堂《证治准绳·疡医》卷之二·补虚："疮疡之证，肿起（按）坚硬，脓稠者实也，肿下（按）软漫，脓稀者虚也。"

7. 明·薛己《外科发挥》卷二："手扪摸有三法：以轻手扪之则热，重按之则不热，是热在皮毛血脉也。重按之至筋骨之分，则热蒸手极甚，轻手则不热，是邪在筋骨之间也。轻手扪之则热，重力以按之不热，不轻不重按之而热，是在筋骨之上，皮毛血脉之下，乃热在肌肉也。"

8. 明·汪机《外科理例》卷之一·疮肿分浅深："以手按摇疮肿，根牢而大者深也，根小而浮者浅也。"

9. 明·汪机《外科理例》卷之一·辨瘤："若发肿都软不痛者，血瘤……发肿日渐增长（触）而不大热，时时牵痛者，气瘤。"

10. 清·高秉钧《疡科心得集》卷中·辨乳癖乳痰乳岩论："夫乳岩之起（触诊）初如豆大，渐若棋子，不红不肿，不疼不痒，或半年一年……渐长渐大，始生疼痛，痛则无解日，后肿如堆栗，或如覆碗，紫色气秽，渐渐溃烂，深者如岩穴，凸者如泛莲，疼痛连心，出血则臭，并无脓。"

11. 清·许克昌、毕法《外科证治全书》卷三·失荣："生于肩之上，耳之前后，初起肿核皮色如常，日渐长大（触诊），坚硬如石，推之不移，按之不痛，半载一年方作阴痛……若经久溃，气血衰弱，形体瘦削，破烂紫斑，渗流血水……越溃越坚者，俱属败证。"

12. 清·许克昌、毕法《外科证治全书》卷三·瘰疬："小者为瘰，大者为疬，生于项间。（触诊）初起小核在皮里膜外，不觉疼痛，皮色不异，渐大如桃李，旁增不一。"

13. 明·陈实功《外科正宗》卷之四·大麻风："其患……（触诊皮肤）麻木不仁，次发红斑，久则破烂。"

[注] 触诊，又称按诊。医生对患者体表进行触摸按压，以获得诊察资料的一种诊察方法，包括按肌表、按手足、按胸腹、按头部（包括五官部）、按腧穴等。因此触诊的应用（检查）可以确定外科疾病的性质，如触及肿块界限分明，患处灼热，或高肿，轻按即痛，重按剧痛，或拒按者，多为阳证、实证；如触之肿块界限不清，平塌漫肿，不热或微热，按之不痛，重按痛者，多为阴证、虚证。若喜按者，腹痛部位因按压而缓减，属里虚证。明·张介宾《景岳全书》卷二十五·杂证谟："痛有虚实……当察其可按者为虚，拒按者（炎性肿块）为实；久痛者多虚，暴痛者多实。

如触肿块，坚硬，推之不能移，边形高低不平，表面与皮肤粘连，多属岩（癌）性肿块，常见为乳癌、失荣（相当于颈部原发性恶性肿瘤和恶性肿瘤的淋巴转移等）。如肿块表面光滑，硬而不坚或柔软，或按之有囊性感，根脚活动，不与表皮粘连者，多为良性肿块，或为囊肿；若肿块都软不痛，按之消失放手后复原，或按压肿块有明显搏动感的为血管瘤、疮疡。明·汪机《外科理例》卷一："以手按上，热者有脓，不热无脓，按之牢硬（坚硬）未有脓，按之半软半硬已有脓，（按之）大软方是脓成；若大按之痛者脓深，按之不甚通者脓未成，按之即复痛者为有脓，不复痛者无脓。"左少腹作痛，按之累累有硬块者，肠中有宿粪，右少腹作痛，按之尤甚有包块应手者，或阑尾穴压痛多为肠痈，凡有固定性压痛的肿块多为炎性肿块，按触皮肤，麻木不仁而无感觉者可能为麻风早期症状。皮肤触之皮革样硬度渐变蜡黄色或黄白色，呈象牙样光泽，多为硬皮病。触及指趾发凉，趺阳脉搏动减弱或消失者，可能为脱疽。以上是中国古代中医外科辨证施治的重要依据之一，能判断脏腑的寒热虚实，气血的盛衰，津液的不足，病邪的深浅等对疾病的诊断、施治、预后有着重要的意义。

第二节　辨阴证阳证

阴阳是八纲辨证的总纲，因为阴阳是中国古代哲学思想，含有朴素的辨证观点。中医阴阳学说是这些思想与医学实践结合所形成的理论，这一理论贯穿于解释人体结构、生理、病理、诊断、防治等整个中医学领域中，在历史的进程中内容不断丰富。如八纲辨证、伤寒的六经学说、脏腑辨证理论及温病卫气营血学说等，都是在阴阳理论指导下，在不同领域、不同时期建立起来，由此形成独特的中医理论体系。因此阴阳是八纲辨证的总纲（表里、寒热，虚实均在其中）。

【中国古代中医论述】

1. 《素问·阴阳应象大论》："阴阳者，天地之道也，万物之纲纪，变化之父母，生杀之本始，神明之府也，治病必求于本。"

2. 《素问·阴阳应象大论》："阴在内，阳之守也；阳在外，阴之使也。"

3. 《素问·阴阳应象大论》："清阳出上窍，浊阴出下窍；清阳发腠理，浊阴走五脏；清阳实四肢，浊阴归六腑……阳胜则热，阴胜则寒……寒伤形，热伤气，气伤痛，形伤肿。"

4. 《素问·生气通天论》："阳强不密，阴气乃绝。阴平阳秘，精神乃治。阴阳离决，精气乃绝。"

5. 《灵枢·论疾诊尺》："四时之变，寒暑之胜，重阴必阳，重阳必阴。故阴主寒，阳主热；故寒甚则热，热甚则寒。故曰寒生热，热生寒，此阴阳之变也。"

6. 《素问·阴阳应象大论》："善诊者，察色按脉，先别阴阳。"

7. 清·顾世澄《疡医大全》卷之六·论阴阳法："凡诊视痈疽，施治，必须先审阴阳，乃医道之纲领。阴阳无谬，治焉有差！医道虽繁，可以一言蔽之者，曰阴阳而已。故证有阴阳，脉有阴阳，药有阴阳，以证而言，则表为阳，里为阴；热为阳，寒为阴；上为阳，下为阴；气为阳，血为阴，动为阳，静为阴；高耸为阳，平塌为阴；焮肿为阳，灰白为阴；收束为阳，散漫为阴；疼痛为阳，麻木为阴；有脓为阳，无脓为阴。"

8. 清·顾世澄《疡医大全》卷之六·论辨纯阳疮疡法："初起，顶高根活，色赤发热，焮肿疼痛，日渐高肿者顺。已成，焮痛，皮薄光亮，饮食如常，二便调和，身温者顺。已溃，脓稠，色鲜不臭，腐肉自脱，焮肿易消，身轻者顺，溃后，脓厚稠黄，新肉易生，疮口易敛，饮食渐进者顺。"

9. 清·顾世澄《疡医大全》卷之六·论辨纯阴疮疡法："初起，顶平根散，色暗微肿，不热不疼，身体倦怠者险。已成，肿坚色紫，不作脓，不腐溃，惟口干多烦躁者逆。已溃，皮烂肉坚不腐，肿仍不减，心烦者逆。溃后，脓水清稀，腐肉虽脱，新肉不生，色败臭秽者死。"

10. 清·邹岳《外科真诠》卷上·疮疡总论："辨阴阳。纯阳之毒，高肿焮痛，来势暴急……纯阴之毒，清冷坚硬，皮色不变，不痛或痒，来势缓慢……半阴半阳之毒，坚硬微痛，皮色淡红……大抵疮毒纯阳固多，纯阴原少，惟半阴半阳之毒居多，阳者轻而易愈，阴者重而难瘥。"

［注］上论发病缓急，急性属阳，慢性属阴。

11. 明·汪机《外科理例》卷之一·疮肿分浅深："疮疽有三种。高而软者发于血脉，肿下而坚者发于筋骨，皮肉色不辨者发于骨髓。又曰：以手按摇疮肿，根小而浮者浅也。又验：初生疮时，便觉壮热，恶寒，拘急，头痛，精神不宁，烦躁饮冷，疮疽必深也。若起居平和，饮食如故，其疮浮浅也。"

12. 元·齐德之《外科精义》卷上·论疮痈肿虚实法："疮疽……肿起坚硬脓稠者，疮疽之实也；肿下软漫脓稀者，疮疽之虚也……凡诸疮疽脓水清稀，疮口不合，聚肿不赤，肌寒肉冷，自汗色脱者，气血之虚；肿起色赤，寒热疼痛，皮肤壮热，脓水稠黏，头目昏重者，气血之实也……又曰：真气夺则虚，邪气胜则实。又曰：诸痛为实，痒为虚。又曰：诊其脉洪大而数者实也；微细而软者虚也。"

13. 清·高秉钧《疡科心得集》卷上·疡证总论："外科之证……发于脏者，其色白，其形平塌，脓水清稀，或致臭败，神色痿惫，阴也；发于腑者，其色红而形高肿，脓水稠黏，神清气朗，阳也……经曰：治病必求其本。本者何？曰脏也，腑也，阴阳也，虚实也，表里也，寒热也。"

14. 明·汪机《外科理例》卷一·疮名："疽者，初生白粒如粟米，便觉痒痛，触着其痛应心，此疽始发之兆，或误触者，便觉微赤肿痛，三四日后，根脚赤晕展开，浑身壮热微渴，疮上亦热，此疽也。"

［注］此证属"阳"。

"疽顶白粒如椒者数十，间有大如连子蜂房者，指捺有脓不流，时有清水，微肿不突，根脚红晕，渐渐展开，或痒痛，或不痛，疽不甚热，疮反陷下，如领之皮，渐变黑色，恍惚沉重。"

[注] 此证"邪之所凑，其气必虚。阴虚者，邪必凑之"。

15. 清·高秉钧《疡科心得集》辨流注腿痈阴阳虚实异证同治："夫流注腿痈，证虽殊而治则一，要在辨其阴阳，明其虚实而已……发于腿上而为腿痈，此属实邪阳证……如身热无汗即能成脓……其色虽白，不可以作阴证、虚证。腿痈……则漫肿无头，皮色不变，乍寒乍热，时痛时酸，筋屈不伸，不能转动……此虚证属阴。"

[注] 上列中国古代中医论述外科疾病辨阴证阳证要点，综合分述于下：

1. 发病缓急：急性发作的疾病属阳；慢性发作的疾病属阴。

2. 病位深浅：病发于皮肉的属阳（多见于火毒阳邪）；发于筋骨的属阴（多见于寒痰阴邪）。

3. 皮肤颜色：患处红活焮赤的属阳；紫暗或渐变黑色或皮色变白或皮色不变的属阴。

4. 皮肤温度：灼热的属阳；微热或不热的属阴。

5. 肿形高度：患处聚肿高起的属阳；下陷的属阴。

6. 肿胀范围：患处红肿高突，根脚收束的属阳；疮疡肿势不局限，根脚散漫、高突的属阴（根脚：肿疡之基底部。陈实功曰："血盛兮，根脚束而无疑。"）

7. 肿块硬度：肿块软硬适度，溃后渐消的属阳；坚硬如石，或柔软如棉的属阴。

8. 疼痛感觉：疼痛比较剧烈的属阳；不痛、微痛、隐痛、酸痛或抽痛的属阴。

9. 脓液稀稠：溃后脓液稠厚多有臭气的属阳；脓稀薄或脓水稀，或"有臭气必流血"（水）的属阴。

10. 病程长短：疮疡患者病程比较短者属阳；病程比较长者属阴。

11. 全身症状：外科患者有局部阳性体征外初起时常伴有全身症状，如有形寒发热、口渴、饮食少思、大便秘结、小便短赤、舌苔黄、舌质红、脉数等热象。疮疡疾病溃后，毒随脓泄，症状逐渐消失，未有他症，属于阳证（阳证易愈）。若初起无明显症状，常见疮根散漫，不红不肿，不焮热，不硬不痛，酿脓期伴有全身症状，如骨蒸潮热，颧红，或面色㿠白，或暗晦、神疲自汗或盗汗、溃后脓稀薄、舌质红、舌苔少津、脉细数等症状，属于阴证。

12. 预后顺逆：疮疡，易消，易溃，易敛，预后多顺（良好），属于阳证。若难溃，难敛，预后多逆（不良），属于阴证。

总之阳证中包括了表证、热证、实证（阳证多发浅表皮肉间，愈后良好）。阴证中包括了里证、虚证、寒证（阴证多发于筋骨深在处，愈后有的可造成功能障碍或残疾，如流痰、龟背痰）。

上述可见阴阳是八纲辨证的总纲，阴阳在一定条件下可以向其相反的方向转化，即属阳的症状，可以转化为阴的症状，如热证可以转化为属阴的寒证，属阴的寒证又可以转化为属阳的热证。《素问·阴阳应象大论》："寒极生热，热极生寒……重阴必阳，重阳必阴。"《素问·天元纪大论》："物生谓之化，物极谓之变，阴阳不测谓之神，神用无方谓之圣。"在辨阴证阳证的过程中，抓住证，辨清证与从证之间的从属关系，不能因肿治肿，因痛治痛，而是将全身症状综合一起，确定疾病的性质，这样也就不会单纯地表现为阳证或阴证，而是阳中有阴、阴中有阳，如流痰、龟背痰、阴虚证、脉细数或阴虚证、脉沉迟无力。《素问·生气通天论》："陷脉为瘘，留连肉腠。"即此病也。况且在病程中有半阴半阳证，其中误治而阳证变为阴证的，日久正虚而变为阴证，也有治法得当，阴证转为阳证者，因此在辨明阴阳的整体观（全身）与微观（局部）时，要抓住症状中的主要一面，去分析属阴或属阳，对疾病的预后估计和治疗等就不会发生原则性偏差。

第三节　辨肿、痛、痒、脓、麻木

一、辨肿

【中国古代中医论述】

1.《素问·阴阳应象大论》"形伤肿。"

2.《素问·生气通天论》："营气不从，逆于肉理，乃生痈肿。"

3. 清·吴谦《医宗金鉴》卷六十一·外科心法·辨肿："人之气血，周流不息，稍有壅滞，即作肿矣。然肿有虚肿、实肿、寒肿、湿肿、风肿、痰肿，有郁结伤肝作肿，有气肿，有跌仆瘀血作肿，有产后与闪挫瘀血作肿，诸肿形势各异。如虚者，漫肿，实者，高肿；火肿者，色红皮光，焮热僵硬；寒肿者，其势木硬，色紫黯青；湿肿者，皮内重坠，深则按之如棉，浅则起光亮水疱，破流黄水；风肿者，皮肤拘皱不红，其势宣浮，微热微疼；痰肿者，软如绵，硬如馒，不红不热，郁结伤肝作肿，不红不热，坚硬如石棱角，状如岩凸；气肿者，以手按之，皮紧而内软，遇喜则消，遇怒则长，无红无热，皮色如常；跌仆瘀血作肿者，暴肿大热，胖胀不红；产后与闪挫瘀血作肿者，瘀血久滞于经络，忽发则木硬不热微红，若脓已成而得溃者，其色必紫。诸肿形状如此。"

4. 清·陈士铎《洞天奥旨》卷一·疮疡肿溃虚实论："初时之时，肿而高突，焮赤作痛，是阳邪毒盛，病在表，实也。如肿而坚硬，深痛，亦阳邪毒盛，病在里，实也。"

5. 清·许克昌、毕法《外科证治全书》卷一·论肿："火毒壅滞则红肿焮痛……寒痰壅滞则白塌木肿。"

［注］肿，中国古代医家论述由各科致病因素引起的经络阻隔、气血凝滞不通所形成，以其成因归纳如下：

（1）火：肿形色红，皮薄光泽，焮热疼痛。

（2）寒：肿形皮色不红，不热，其势木硬，酸痛。

（3）风：肿形宣浮，或游走无定，不红微热，轻微疼痛。

（4）湿：肿形皮肉重垂胀急，"深则按之如烂棉不起"。

（5）痰：肿势或软如棉，或硬如结核，不红不热。

（6）气：肿势皮紧内软，不红不热，常随喜怒消失。

（7）郁结：肿势坚硬如石，或边缘有棱角，形如岩突，不红不热。

（8）瘀血：肿而胀急，色初暗褐，后转青紫，逐渐变黄消退。

（9）虚：肿势平坦，根盘散漫。

（10）实：肿势高起，根盘散漫。

肿与痛其临床表现各异，往往同时并现，因此，在辨证时，不能分割孤立地进行分辨，如"先肿后痛者，其病多浅在肌肤，先痛后肿者，其病多深在筋骨"。

二、辨痛

【中国古代中医论述】

1. 《灵枢·刺节真邪》："虚邪之中人也……搏于脉中，则为血闭不通，则为痈。"

2. 《素问·举痛论》："寒气入经而稽迟，泣而不行，客于脉外则血少；客于脉中则气不通，故卒然而痛。"

3. 《素问·阴阳应象大论》："气伤痛，形伤肿。故先痛而后肿者，气伤形也；先肿而后痛者，形伤气也。"

4. 明·王肯堂《证治准绳》卷之二·痛："夫疮疡之证候不同，寒热虚实皆能为痛……热而痛……寒而痛……风而痛……湿而痛……燥而痛……塞而痛……虚而痛……实而痛……疮疡之作，由六淫七情所伤，其痛也，因气血凝滞所致。"

5. 清·吴谦《医宗金鉴》卷六十一·辨痛："痛由不通，然亦种种不一，有轻痛、重痛、虚痛、实痛、寒痛、热痛、脓痛、瘀血凝结作痛、风痛、气痛之别，轻痛者，肌肉皮肤作痛，属浅；重痛者，痛彻筋骨，属深。虚痛者腹肌则甚，不胀不闭，喜人揉按，暂时可安；实痛者，食饱则甚，又胀又闭，畏人挨按，痛不可言。寒痛者，痛处定而不移，皮色不变，遇暖则喜；热痛者，皮色焮赤，遇冷则欢，脓痛者，增寒壮热，形势鼓长，按而复起；瘀血凝结作痛者，初起隐隐作痛，微热微胀；将溃则色紫微痛，既溃则不疼。风痛者，走注甚速。气痛者，流走无定，刺痛难忍。诸痛如此。"

6. 清·张璐《张氏医通》卷五·诸痛门·诸痛："寒气客于脉外则脉寒……故卒然而痛，得炅则痛立止，因重中于寒则痛久矣。按之痛缓者为纯寒，痛甚不可按者为寒伏火邪，以能闭塞气最甚也……通则不痛，痛则不通……痛在筋者，多挟风热，则屈不伸而肿……痛在骨者，多兼寒饮，重而屈伸不利。"

7. 清·顾世澄《疡医大全》卷之六·论疮疡痛痒麻木："痛疽疼痛初起者，气凝血聚也……已成跳痛者，此肉腐作脓也……已溃脓出反痛者，虚也。"

8. 清·许克昌、毕法《外科证治全书》卷一·论痛："诸痛皆由气血瘀滞不通而致。凡寒热虚实脓瘀风气，皆能为痛……夫色赤焮者热也，色白酸痛者寒也。不胀不闷揉按暂安者虚也；又胀又闷畏人揉按者实也。痛如筋牵，鸡啄，恶寒恶热者脓也，痛如肉拗，气抽，微胀者瘀也。痛而走注者风也，痛而刺胀者气也。诸痛如此。"

[注]"痛皆由气血瘀滞不通而致，风寒热虚实脓瘀风气，皆能为痛""通则不痛，痛则不通"。由此可见痛是多种因素导致气血凝滞、阻塞不通而致。人体全身外表处均可出现痛（毛发除外），内容广泛，不一一列出，根据古代医家论述疮疡疾病辨痛的成因、性质、发作情况，出现的表征、特点和某种现象（痛的表现）为辨证的依据。

（一）辨疼痛原因

1. 热：皮色焮红，灼热疼痛，遇冷"则痛欢（减）"。

2. 寒："皮色不变（不红），遇暖则喜（得暖则减）。"

3. 风：痛无定处，忽彼忽此，"走注甚速"。

4. 气：攻痛无常，时感抽掣（拽、痉挛痛）则甚，喜则缓怒则甚（多见消化系统的疾病或肝气不通等）。

5. 化脓："肿势鼓胀"，痛无间歇，如有"鸡啄"，"按而复起。"

6. 瘀血：初起隐痛，微胀，局部微热，皮色暗褐，继则皮色青紫而胀痛。

7. 虚：喜按，按则痛减。

8. 实：拒按，按则痛剧。

[注] 清·张璐《张氏医通》卷五·诸痛："痛而胀闭者，多实；不胀不闭者，多虚。拒按者，为实；可按者，为虚。喜寒者，多实；爱热者，多虚。"

（二）疼痛性质

1. 刺痛：痛如针刺，病变多在皮肤，如蛇串疮（带状疱疹）、热疮（单纯疱疹）等。

2. 灼痛：痛有灼热感，病变多表现于肌肤，如疖、有头疽、颜面疔、烧伤等病。

3. 裂痛：痛如撕裂，病变多在皮内，如"钩肠痔（肛裂）"、手足皲裂较深者。

4. 钝痛：疼痛滞钝，病变多在骨与关节间。

5. 酸痛：病变多在关节。

6. 抽掣痛：抽掣痛是痛时扩散，除抽掣外，并伴有放射痛的表现，传导邻近处而痛，如石瘿、乳癌、失荣之晚期等。

清·魏之琇《续名医类案》卷十二·吐血："抬肩倚息，巅顶左半筋抽掣痛不可忍。"

7. 绞痛：痛势剧烈，像有东西在拧，病变多在脏腑，如胆结石、肾结石、胆道蛔虫病的发作期。

[注] 清·费伯雄《医醇賸义》卷一·中寒·直中厥阴："肝气厥逆，胁下及腹中绞痛，下利，手足厥冷，指爪皆青，茱萸附桂汤主之。"

8. 啄痛：痛如鸡啄，伴有节律性痛。病变在肌肉，如手部疔疮，乳痈在化脓阶段有啄痛的表现。

（三）疼痛的时间

1. 卒痛：突然发作，疼痛急剧，多见于急性发作的疾患。

[注]《素问·举痛论》："寒气……客于脉中则气不通，故卒然而痛……或卒然痛死不知人……故痛而闭不通矣。"

2. 阵发痛：忽痛忽止，发作无常，多见于胆道、胃肠系统疾病。

3. 持续痛：痛无休止，持续不减，连续不断的表现。

[注] 痛在外科疾病的表现往往肿痛并存，需与肿结合起来进行辨证，生于脏腑的痛（内痛）有疼痛的表现，右肋腹部，伴有全身症状，应用四诊，诊断疾病是必要的手段。

三、辨痒

【中国古代中医论述】

1.《灵枢·刺节真邪》："虚邪之中人也……搏于皮肤之间，其气外发，腠理开，毫毛摇，气往来行则为痒。"

2. 隋·巢元方《诸病源候论》卷四十·阴痒候："妇人阴痒，是虫食所为。三虫九虫，在肠胃之间，因脏虚虫动作，食于阴，其虫作势（热），微则痒，重者乃痛。"

3. 宋·王怀隐《太平圣惠方》卷二十四·治风瘙痒诸方："夫风瘙痒者，由风邪气客于肌肉，则令肌肉虚，真气散，寒气搏于皮肤，外发腠理，淫邪与卫气相搏，阳胜则热，阴胜则寒，寒则表虚，虚则邪气往来，故多瘙痒也。"

[注] 瘙痒是皮肤不适使人立即进行搔抓愿望的主观感觉。

4. 明·朱橚《普济方》卷七十七眼目门·目痒急及赤痛附论："夫肝经虚。而风邪乘之，则目痒。心热成，而血行涌溢，则目赤，二者各有所本，今赤目痒，而复睑又急，则以风热交攻于内，而又外冒寒冷之气，故其证如此。盖龙木论云，眼痒极难忍外障，此眼初患之时，忽然时时痒极难忍，此疾肝脏，每有客风。"

5. 明·朱橚《普济方》卷二百七十二·诸疮肿门·诸疮附论："凡人体虚，感受风热湿毒之气发为疮，痛痒焮肿，身热多汗，是为恶疮。或生于手足间，相对如新茱萸，痒痛折裂搔则黄汁淋漓，有孔如窝，久而生虫，是为窝疮……或人禀性畏漆，见漆则中毒而痒而肿，绕眼微赤，痒处搔之，随起瘖瘰，重者遍身如豆如杏，脓焮作痛，是为漆疮。"

6. 明·申斗垣《外科启玄》卷一·明疮疡痛痒麻木论："经云，诸痛痒疮疡者属火，盖火之为物，能消烁万物，残败百端故也。盖人之肌肤附近火灼则为疮，近火则痛，微远则痒……经云，痛者为实，痒者为虚，非为虚寒之虚，乃火热微甚之意也。"

7. 清·顾世澄《疡医大全》卷之二十八·痛风门主论："身上虚痒者，是血不荣于腠理也。"

8. 清·顾世澄《疡医大全》卷之三十三·痘痒门主论："痘出五七日后痒极。"

9. 明·陈实功《外科正宗》卷四·小儿痘风疮："痘风疮，因痧，痘后毒发未尽，留热肌肤，复被外风侵入，其患先从细疮作痒，次渐沿开成片，脂水生痂，搔之无度。"

10. 清·张璐《张氏医通》卷十二·发痒，"气虚则陷，血虚则痒塌。痘初出而遍身作痒者，此邪欲出，因风寒闭其腠理，其火游移往来故痒。"

11. 清·许克昌、毕法《外科证治全书》卷一·论痒："痒虽属风，亦各有因。凡初起作痒者，风热相搏，搔甚即痛是也。溃后作痒者，脓沤冒风，突起疙瘩是也。将敛作痒者，因初时肌肉结滞，气血不通，至此气血渐和助养新肉，痒若虫行是也。他如皮肤瘙痒，由血燥而风生。疥癣延绵，属风淫而虫蚀。证有不同，治有微别，勿视为一类也。"

〔注〕古代医籍辨痒，痒由风、湿、热、虫之邪客于皮肤肌表，"淫邪与卫气相搏"而成，或血虚风燥阻于皮肤间，肤失濡养而致。外科多种疾病有瘙痒的表现，发病的过程不同，"证有不同"，瘙痒的表现也各异。

（一）痒原因辨

1. 风胜："风胜则动"，走窜无定，局部痒或遍体作痒，患者搔抓愿望非实现不可，抓破血溢，随破随收，不致化腐，因风胜致燥，则病多为干性。如瘾疹（荨麻疹）、牛皮癣（神经性皮炎）、白疕（银屑病）等。

2. 湿胜：《素问·气交变大论》："五运更治……阴阳往复，寒暑迎随，真邪相薄，内外分离，六经波荡，五气倾移，太过不及……化气不政……身热肤痛而为浸淫……病寒热，疮疡，痹胗，痈痤。"湿胜疮疾浸淫四窜，疮破流黄水淋漓不净，越腐越痒。如湿疮（湿疹）剧烈瘙痒，湿热浸淫证抓破渗液流汁，瘙痒无休。

浸淫疮（泛发性湿疹）瘙痒无时，蔓延不止，挠抓后渗出黄水，浸淫成片，反复发作，经久不愈（无传染性），皮疹浸淫全身为主要表现。湿疮为局部对称分布。黄水疮（脓疱疮），因疮面流黄水，黄水流到之处即生新疮（浸淫成疮），瘙痒为主要表现（有传染性）等。

3. 热胜："诸痛痒疮，皆属于心（心主血脉）。"

明·朱橚《普济方》卷三百十七·风瘙瘾疹附论："赤疹者，若凉湿折于肌中极热结成赤疹也，得天热则剧，取冷则差……风气相搏……时发遍身瘙痒，或赤肿瘾疹。"热胜作痒，症见皮肤瘾疹，焮红灼热作痒，或发于暴露部位，或遍布全身，甚则糜烂，滋水淋漓，结痂成片，常不传染。

4. 虫淫：浸淫蔓延，黄水频流，状如行皮中，瘙痒尤烈（易传）。如白秃疮（白癣）、肥疮（黄癣）都是真菌感染，疥疮是疥虫传染。

5. 血虚：皮肤变厚，干燥，脱屑，痒。

（二）辨肿疡、溃疡作痒

1. 肿物作痒：一般较为少见。疮疡治疗后患处根脚收束，肿痛已减，肿疡包块未完全消退之时，其色红润，常有痒的感觉，正气复毒邪已衰，气血通畅，病变有消散的趋势。如疮疡患处肿势平坦，根脚散漫，脓犹未化之时，可有痒的表现，这是邪气至甚，病变有发展的趋势。

2. 溃疡作痒：清·吴谦等《医宗金鉴》卷六十一·痈疽辨痒歌：“溃后脓汹或冒见，将敛作痒生新肉，痒若虫行气血充。”

［注］“及至将敛，气血渐充，助养新肉，故痒也，然必痒若虫行，方称美疾。”明·王绍隆《医灯续焰》卷十三·痈疽杂述：“惟宜于痈疽诸处，不问虚实，高肿起盛，光泽疼痛，只在皮肤之上，热急胀满，或有痒疼，别无恶候，初用温药平气，次用排脓发穴。”

［注］溃疡施治后，脓流出，内毒以泄，饮食如故，起居平和，四周余肿未消之时，或腐肉已脱、新肌渐生之际，疮面色红润，而皮肉间感觉微微作痒，是气血渐充，肿消瘀散，新肉渐长，将要收口的现象。

四、辨脓

【中国古代中医论述】

1. 《灵枢·痈疽》：“寒气化为热，热胜则腐肉，肉腐则为脓。”

2. 晋·刘涓子《刘涓子鬼遗方》卷第三·治肠痈·大黄汤：“其脉迟坚者，未成脓也，可下之，当有血，脉数，脓成，不可服此方。”

3. 东汉·张仲景《金匮要略》疮痈肠痈浸淫病脉证并治：“肠痈者……其脉迟紧者，脓未成……脉洪者，脓已成。”

4. 隋·巢元方《诸病源候论》卷三十五·热疮候：“……风多则痒，热多则痛，血气乘之，则多脓血。”

5. 隋·巢元方《诸病源候论》卷三十三·痈有脓候：“凡痈经久……若按之都牢𩊅者，未有脓也；按之半𩊅半软者，有脓也。又以手掩肿上，不热者，为无脓，若热甚者，为有脓。”

6. 元·齐德之《外科精义》论脉证名状二十六种所主病证：“诊诸疮洪数者，里欲有脓结也。”

7. 元·齐德之《外科精义》论诊候肺疽肺痿法：“若欲知有脓者，但诊其脉，若微紧而数者，未有脓也；紧甚而数者，已有脓也。又《内经》曰：血热则肉败，荣卫不行，必将为脓。”

8. 元·齐德之《外科精义》辨脓法：“凡疮疽肿大，按之乃痛者，脓深也；小按之便痛者，脓浅也；按之不甚痛者，未成脓也。若按之即复者，有脓也；不复者，无脓也。非脓，必是水也……凡疗痈疽，以手掩，其上大热者，脓成自软也；若其上薄皮剥起者，脓浅也；其肿不甚热者，脓未成也……至于脏腑肠胃，内疮内疽，其疾隐而不见。目既不见，手不能近，所为至难，可以诊其脉而辨之，亦可知矣。”

［注］上论，齐德之以脉来辨脓之有无，有卓见高识，强调外科脉诊的重要性，同时脉证合参，“外观形色，内察脉候，参详处治”。

9. 明·李梴《医学入门》卷五·痈疽总论：“二热相搏，热化为脓，盖热非湿，则不能腐坏肌肉为脓。”

［注］上论提出疮疡之成脓，除热胜之外，必由湿之蒸酿，方能熟腐成脓，进一步阐明成脓的机制。

10. 明·陈实功《外科正宗》卷一·痈疽治法总论："轻按热甚便痛者，有脓且浅且稠；重按微热方痛者，有脓且深且稀，按之陷而不起者，脓未成；按之软而复起者，脓已成，按之都硬不痛者无脓，非是脓即瘀血也；按之都软不痛者有脓，非是脓即湿水也。"

11. 明·陈实功《外科正宗》卷一·痈疽治法总论："凡疮毒既已成……必当验其生熟，浅深，上下而针之。假如肿高而软者，发于肌肉，脓熟用针只针四五分；肿下而坚者，发于筋脉，脓熟用针只针六七分；肿平肉色不变者，毒气附于骨也，脓熟用针必须入深寸许，方得见脓……所谓有脓即当针，脓孔宜顺下，若脓生而用针，气血反泄，脓反难成；若脓熟而不针，腐溃益深，疮口难敛。若脓深而针浅，内脓不出，外血反泄；脓浅而针深，内脓虽出，良肉受伤。"

12. 清·吴谦《医宗金鉴》卷六十一·痈疽辨脓歌："凡看痈疽疮疡……当辨脓之有无浅深，以手按之坚硬者，无脓之象，按之不热者无脓，热者有脓，按之大软者，内脓已熟；半软半硬者，脓未全成。按之指起即复者，有脓；不复者无脓，其气血必穷而虚甚也。深按之而速起者，内是稀黄水，深按之而缓起者，内是坏污脓，按之实痛甚者，内必是血；按之虚而不疼者，内必是气。轻按即痛者，其脓浅；重按方痛者，其脓深。薄皮剥起者，其脓必浅；皮色不变，不高阜者，其脓必稠。大抵痈疽疮疡，先宜出黄白稠脓，次宜出桃花脓，再次宜流淡红水。胖人宜于脓多，瘦人宜于脓少，若胖人脓少，是肉不腐，瘦人脓多，是肉败坏，皆非吉也。又凡气实者多为稠黄脓，气虚者多稀白脓，半虚半实者多稠白脓。又有脓出如粉浆，如污水者，谓之败浆，不治之证也……脓出而身犹大热者，坏痈疽也。"

（一）辨脓的有无

1. 有脓：按之灼热痛，重按痛甚，肿块中软，指起即复（即应指），脉数，为脓已成。

2. 无脓：按之微热，痛不甚，肿块坚硬指起不复（不应指），脉不数，为脓未成。

3. 脓未全成：按之痛，肿块半软半硬，为脓未全成。

（二）辨脓的部位深浅

1. 脓在浅部：肿块高突坚硬，或其薄皮剥起，轻按便痛而应指者为脓浅。

2. 脓在深部：肿块散漫坚硬，按之隐隐软陷。皮厚，微红，微热，或不红，不热，重按之乃痛而应指者为脓深等。

（三）辨脓的形质、色泽、气味

1. 脓的形质：元气较充者，疮疡有脓先出黄色稠厚脓液，次出黄稠滋水，为将吉也，若脓由稀薄转为稠厚，为体虚渐复之象。体质渐衰者，脓由稠转为稀薄，一时难敛，若脓成日久不泄，溃后，脓稀如水直流，但其色不晦，其味不臭，此阳已尽，乃正虚也，不为败象，"戒散而必补"，如脓稀似粉污水，或夹有败絮状物质，其色晦腥臭者，为气血衰竭，属败象。总之脓宜稠不宜清。

2. 脓的色泽：气血充足者，脓黄白质稠，色泽鲜明，属于佳象。阳邪毒衰，黄浊质稠，色泽不净属于顺证。气血虚：黄白质稀，色泽洁净，未为败象。若脓色绿黑稀薄者，毒邪至里，于筋骨之处，蓄毒日久，易损筋伤骨。如脓中有脓血相黏，鲜明红黄之色，此是活疮，治必终愈。

3. 脓的气味：顺证，脓质稠，略有腥味。逆证，脓质薄，脓液腥秽恶臭，多有穿膜着骨之象，疾者难治。

五、辨麻木

【中国古代中医论述】

1.《灵枢·刺节真邪》："卫气不行，则为不仁。"

［注］多因气虚失运，血虚不荣。

2. 金·刘完素《素问玄机原病式》六气为病·燥类·涩："麻者，亦由涩也，由水液衰少而燥涩，而不得滑泽通利，气强攻冲，而为麻也。如平人抑其手足，则其气顿行之甚，而涩满壅碍，不得通利而麻。亦犹鼓物之象也，其不欲动者，动则为阳，使气行之转甚，故转麻也……或风热胜湿为燥，因而病麻。"

3. 明·王肯堂《证治准绳·杂病》痿痹门·着痹即麻木："麻者气之虚也，真气弱不能流通，填塞经络，四肢俱虚，故生麻木不仁。或在手，或在足，或通身皮肤尽麻者……又分麻木为二，以麻止习习然，尚无气血攻冲不行之状，木则气血已痹不仁，莫知其痛痒也。疠风初起者，其手足必先木，而后皮肤疡溃。"

4. 明·虞抟《医学正传》卷之五·麻木："其不痛不仁者，病久入深，荣卫之行涩，经络时疏，故不痛；皮肤不荣，故为不仁。夫所谓不仁者，或周身或四肢唧唧然麻木不知痛痒，如绳扎缚初解之状……麻是气虚，不是湿痰死血。"

5. 明·申斗垣《外科启玄》卷一·明疮疡痛痒麻木论："又有疮疡麻木而不知痛痒者，是气虚而不运，又兼疮毒壅塞，经络不通，致令麻木而不知有无也，亦分轻重耳，盖麻者木之轻也，木者麻之重也，假如人坐久有腿膝木而不知有无，少顷舒伸，良久复疏则麻，乃壅之少通，气血复行之意也，大抵未溃之先有麻木者：毒塞轻重之分也，已溃之后有麻木者，乃肌肉腐烂，气血已亏，是虚之轻重也。"

6. 清·李用粹《证治汇补》卷之三·麻木章："荣血虚则不仁，卫气虚则不用。不用不仁，即麻木。内因：麻木因荣卫之行涩，经络凝滞所致。外候：麻者，非痒非痛……不者，不痒不痛，按之不知，搔之不觉，如木之厚。常木为瘀血，间木为湿痰。死血者，只在一处，不肿不痛，但紫黑色而木。湿痰走注，有核肿起，白色不变。"

［注］麻木外科辨多由气血之行涩或毒邪炽盛、经络凝滞（阻塞）所致。

麻木成因有轻重差别。如麻风、脱疽初起者（患部），其手足必先木（不知痛痒），为气血不运脉络阻塞，而后皮肤疡溃，渐至筋骨，难治。

清·顾世澄《疡医大全》卷之六·论疮疡痛痒麻木："疮疡麻木而不知痛痒者，是气虚而不运，又兼疮毒壅塞，经络不通，致令麻木，而不知有无也，亦分轻重耳。盖麻者，木之轻，木者，麻之重也……大抵未溃之先，有麻木者，毒塞轻重之分也。已溃之后，而有麻木者，乃肌肉糜烂，血气已亏，是虚之轻重也。"辨肿、痛、痒、脓、麻木是外科辨证中分析疾病的成因、性质，综合地统一起来，为治疗提供依据。其中肿、痛、脓相互联系广泛，痒多见于体表或与皮损害的疾病，麻木内容较少。

第四节　辨溃疡形色

【中国古代中医论述】

1. 元·齐德之《外科精义》论疮疽肿虚实法："夫疮疽脓溃……须辨虚实，凡诸疮疽脓水清稀，疮口不合，聚肿不赤，肌寒肉冷，自汗色脱者，气血之虚也；肿起色赤，寒热疼痛，皮肤壮热，脓水稠黏，头目昏重者，气血之实也。"

2. 明·陈实功《外科正宗》卷一·肿疡看法："已溃脓稠，色鲜不臭，腐肉自脱，嫩肿易消，身轻者顺……溃后脓水清稀，腐虽脱，新肉不生，色败臭秽者死。"

3. 明·申斗垣《外科启玄》卷之一·明溃疡虚实论："夫溃疡者乃痈疽已出脓后之称。"

4. 清·张璐《张氏医通》卷九·溃疡："溃疡者，以疮疡脓溃而言也。脓溃而肿消痛止者为顺。若脓溃肿痛，或发寒热者，气血虚也……审其肿之软硬，饮食冷热，与脓之稠稀多少，肉之赤色青黯，及疮口之收敛迅速……由肿疡之际，治失其宜，亏损元气所致。"

5. 清·祁坤《外科大成》卷·论溃疡："肿疡之作，由胃气不从，既已溃时，则气血不足。"

6. 清·高秉钧《疡科心得集》卷一·辨脑疽对口论："……干陷者……根盘紫滞，头顶干枯，渐致神识不爽，有内闭外脱之象；虚陷者，脓虽脱，新肉不生，状如镜面，光白板亮，脾气不复，恶谷日减，形神俱削……皆不治之证也。"

7. 清·高秉钧《疡科心得集》卷上·辨龙泉疔虎须疔颧骨疔论："其重者……根盘散漫不透，面目浮肿，或坚肿嫩红，恶寒身烙热，恶心呕吐，肢体拘急；三四日后，或口噤如痉，神识模糊，此以火毒陷入心包，即名走黄疔，十有九死之证。"

8. 宋·窦汉卿《疮疡经验全书》卷四·暑疔："疔疮初生时红软温和，忽然顶陷黑，谓之'瘟走'，此症危矣。"

[注] 疮疡疾病的发生，脓肿破溃，易形成溃疡，是疮疡发展过程中的症状的表现，溃疡治疗与失治，关系到疮疡病程长短及预后。由于人体体质各异，感邪性质不同，溃疡形色亦不相同，视其形色，辨其邪正盛衰，审因而治，临证应加辨识。

一、辨溃疡色泽

1. 阳证溃疡：如疮疡之已溃，脓液稠厚，疮面色泽红活鲜润，上浮脓液或黄或白，不臭，"腐肉自脱""新肉易生""嫩肿易消""疮口易敛"。

2. 阴证溃疡：若疮面脓液清稀，或时流血水，"腐肉虽脱"或不易脱落，"新肉不生"色泽暗滞不鲜，疮口经久不愈。

3. 虚陷证溃疡：如疮面"脓腐虽脱，新肉不生，状如镜面，光白板亮"，不知疼痛，但疮面脓水灰薄或偶带绿色。

4. 毒滞证溃疡：疮面色暗滞，肿硬（胀）不消，疼痛剧烈。

5. 走黄证："疔疮初起时红软温和，忽然顶陷黑，谓之瘟走（疮顶突然陷黑无脓，肿势扩散为疔疮走黄之象），此症危矣。"

二、辨溃疡形态

1. 瘰疬（结核）性溃疡：疮面肉色不鲜，脓水稀薄，夹有败絮状物，疮口有空腔或伴漏管，常形成窦道，疮口愈合较缓慢。

2. 岩（癌）性溃疡：溃疡疮面多呈翻花状或如岩穴，或溃疡底部不平，有大小不等结节，疮周色泽暗红，内有紫黑色坏死组织，易出血，溃疡始终不愈合。

3. 梅毒性溃疡：疮面边缘削直如凿，基底面高低不平，有暗黄色坏死组织，带臭味。

4. 麻风性溃疡：疮面呈穿凿形，常深达筋骨，并有腐臭气味，不知疼痛。

5. 一般化脓性溃疡：疮随脓泄，口大底小，边缘整齐，疡面有少许脓性分泌物，疮周围皮肤微有红肿，随脓毒外泄，而红肿渐退。疮口日小，渐至敛合。

第五节　辨经络部位

【中国古代中医论述】

1. 明·申斗垣《外科启玄》卷一·明疮疡生十二经络当分气血多少论："夫分经用药，当知气血多少，多则易愈，少则难瘥，疮科之医，明此大理，不致有犯禁颓败坏逆之失也。"

2. 清·喻昌《医门法律》卷一："凡治病不明脏腑经络，开口动手便错。"

3. 清·祁坤《外科大成》卷一·总论部经络大略："治以气多者行其气，血多者破其血，气少者难于起发，补托之，血少者难于收敛，滋养之。"

4. 明·陈文治《疡科选粹》卷一·总论第一："多血多气经须记，手经大肠足经胃；多气少血有六经，三焦胆肾心脾肺；多血少气心包经，膀胱小肠肝无异。"

5. 明·王肯堂《证治准绳·疡医》卷之一·分经络："人身之有经络，犹地理之有界分。治病不知经络犹捕贼不知界分，其能无诛伐无过之咎乎。况手足十二经络，有血气多少之分，如手少阳三焦、足少阴肾、太阴脾多气少血，手厥阴心包络、手太阳小肠、足太阳膀胱多血少气，手阳明大肠、足阳明胃多气多血，此其大较也。多血少气者易愈，多气少血者难疗，气多之经可行其气，血多之经可破其血，不可执一也。"

6. 清·吴谦《医宗金鉴》卷六十一·十二经气血多少歌："人之十二经，有气血多少之分，多则易愈，少则难瘥，疡医明此，临证可预知痛疽，疮疡之始终难易……如手阳明大肠，足阳明胃，此二经常多气多血；手太阳小肠，足太阳膀胱，手厥阴包络，足厥阴肝，此四经常多血少气；手少阳三焦，足少阳胆，手少阴心，足少阴肾，手太阴肺，足太阴脾，此六经常多气少血。大法：血多者，则破其血；气多者，则行其气……气血两充，则易于起发，易于收敛，惟手足厥阴，少阳四经，倍多相火，此四经若发痈疽，肌肉难长，疮口难合。"

7. 清·陈士铎《洞天奥旨》卷一·疮疡经络论："脏腑之气血不行，则脏腑之经络闭塞不通，而外之皮肉即生疮疡矣。然经络陷皮肉之内，何从知之？然内有经络，外有部位者，经络之外应也。如疮疡生于头顶，即属足太阳经之病，盖头顶乃膀胱之部位也。生于面，即属足阳明经之病，面乃胃之部位也。生于颈项，即属足厥阴经之病，盖颈项乃肝之部位也。生于肋，即属足少阳之病，盖肋乃胆之部位也。生于手足心，即属手少阴经之病，盖手足心乃心之部位也。生于背，为诸阳。生于腹，为诸阴。臂膊即手之三阴三阳经之所行，股胫即足之三阴三阳经所属。七窍者，五脏之窍也。生于目，乃肝经病也。生于耳，乃肾经病也。生于鼻，乃肺经病也。生于舌，乃心经病也。生于口，乃脾经病也……疮疡因气血之凝滞而生，原无定位，然凝滞于何经，即生于何经之部位，安可不即治于是经乎？""部位既明，经络无错，自然用药得宜。"

［注］经络脏腑是标本从属关系，脏腑病变通过经络表现于外，是经络循行的部位，此部位患外科疾病，按经络归属脏腑的关系来辨识疾病的本源。清·陈士铎疮疡经络论："脏腑之气血不行，则脏腑之经络即闭塞不通。"陈氏所论，就是通过发病部位所属经络，来了解其所属脏腑及整体病证的临床表现，从而分经辨证，治病求本（脏腑虚实）的辨证方法。

一、部位所属经络

1. 头顶部：正中属督脉经，两侧属足太阳膀胱经。

2. 面部、乳房部：属足阳明胃经（乳房属胃，乳头属足厥阴肝经，乳外属足少阳胆经）。

3. 耳部前后：属足少阳胆经及手少阳三焦经。

4. 颈两侧及胸肋部：颈两侧属足厥阴肝经，胸肋部属足少阳胆经。

5. 手足心部：手心属手少阴心包经，足心属足少阴肾经。

6. 背部：因背为阳，故总属阳经，中间为督脉经之所主，两旁为足太阳膀胱经。

7. 臀部：外侧属手三阳经，内侧属手三阴经。

8. 腿部：外侧属足三阳经，内侧属足三阴经。

9. 肺部：总属阴经（因腹为阴，中行为任脉之所主）。

10. 阴囊部：属足厥阴肝经，肾子（睾丸）属足少阴肾经。

11. 口部：属足太阴脾经。

12. 耳内部：属足少阴肾经。

13. 鼻部：属手太阴肺经。

14. 舌部：属手少阴心经。

15. 目部：属厥阴肝经。

16. 皮部：属肺。

17. 肌肉部：属脾。

18. 脉部：属心。

19. 筋部：属肝。

20. 骨部：属肾。

［注］外科疾病的发生与脏腑功能的失调有着密切的关系，经络与脏腑是标本同一属性产生变化着。

二、十二经脉气血之多少

1. 多气多血之经：手阳明大肠经，足阳明胃经。

2. 多血少气之经：手太阳小肠经，足太阳膀胱经，手厥阴心包经，足厥阴肝经。

3. 多气少血之经：手少阳三焦经，足少阳胆经，手少阴心经，足少阴肾经，手太阴肺经，足太阴脾经。

［注］外疡发于多气多血之经：多易溃易敛，多为实证。

发于多血少气之经：血多则凝滞至甚，气少则外发较缓，"则破其血"注重补托。

发于多气少血之经：气多则结必甚，血少则收敛较难，多可行其气，血少者滋养之。

此外根据经络之所主的患病部位，古代医家选用了引经药物，使药力直达病所，可提高疗效。

如手太阳经用黄柏、藁本；足太阳经用羌活；手阳明经用升麻、石膏、葛根；足阳明经用白芷、升麻、石膏；手少阳经用柴胡（上）、青皮（下）、川芎；足少阳经用柴胡、青皮；手太阴经用葱白、升麻、白芷、生姜；足太阴经用升麻、白芍，手厥阴经用柴胡、青皮；足厥阴经用柴胡、青皮、川芎；手少阴经用黄连、细辛；足少阴经用独活、知母、肉桂、牛膝。

引经药的应用：由于疮疡所发部位和经络脏腑不同，治法就有别。清·陈士铎《洞天奥旨》卷五："疮疡之生，不在一处，若不分别经络，则五脏七腑何以清，头面手足何以辨？不识不知，何所据以治痛痒哉？虽金银花、蒲公英之类，皆可散消火毒，然无佐使之药，引之以达于患处，亦不能随经而入之，是经络之药不可不用。"为了使药物随经而入患处，必须结合经络所主的部位运用引经药物，引经药物在中国古代各家主张不一。

【中国古代中医论述】

1. 明·王肯堂《证治准绳·疡医》卷一·诸经向导药："太阳经，上羌活，下黄柏。""阳明经，上白芷、升麻，下石膏。""少阳经，上柴胡，下青皮。""太阴经，上桔梗，下白芍药。""厥阴经，上柴胡，下青皮。"

（1）"手太阴肺：南星、款冬花、升麻、桔梗……麦门冬、杏仁。"

（2）"足太阴脾：吴茱萸、草豆蔻、砂仁。"

（3）手阳明大肠：升麻、麻子仁、秦艽、薤白、石膏、白芷、肉豆蔻、白石脂、砂仁。"

（4）"足阳明胃：丁香、草豆蔻、砂仁、防风、石膏、知母、白术、神曲、葛根、乌药、半夏、升麻、葱白、苍术、白芷。"

（5）"手少阳三焦：川芎、大黄、酒、柴胡、青皮、白术、黄芪、熟地黄、石膏、细辛、附子、地骨皮。"

（6）"足少阳胆：半夏、草龙胆、柴胡。"

（7）"手厥阴心包络：牡丹皮、白术、沙参、柴胡、熟地、败酱。"

（8）"足厥阴肝：草龙胆、山茱萸、阿胶、瞿麦、桃仁、蔓荆子、代赭石、当归、甘草、青皮、羌活、吴茱萸、白术、紫石英。"

（9）"手太阳小肠：白术、生地黄、赤石脂、羌活、赤茯苓、砂仁。"

（10）"足太阳膀胱：滑石、蔓荆子、猪苓、泽泻、桂枝、茵陈、白茯苓、黄柏、羌活、麻黄。"

（11）"手少阴心：麻黄、代赭石、桂心、当归、生地、黄连、紫石英、栀子、独活、赤茯苓。"

（12）"足少阴肾：知母、地骨皮、黄柏……"

2. 清·祁坤《外科大成》卷一·十二经补泻药品·引经。

（1）"手少阴心经：独活、细辛、灯心、龙眼肉。"

（2）"手厥阴心包经：柴胡、川芎、青皮。"

（3）"手太阳小肠经：羌活、藁本、黄柏。"

（4）"足厥阴肝经：川芎、青皮、柴胡、乌梅。"

（5）"足少阳胆经：川芎（行上）、青皮（行下）、柴胡。"

（6）"足太阴脾经：白芍、麻黄、酸枣仁、莲子肉。"

（7）"足阳明胃经：葛根、升麻、白芷。"

（8）"手太阴肺经：白芷、升麻、葱白、生姜。"

（9）"手阳明大肠经：葛根、升麻、白芷。"

（10）"足少阴肾经：独活、肉桂、牛膝、盐、酒。"

（11）"足太阳膀胱经：藁本、羌活、黄柏。"

（12）"手少阳三焦经：柴胡、川芎、青皮。"

3. 清·邹岳《外科真诠》卷上·治疮疡要诀："头脑上引经药用藁本，手上用桂枝，胸前口上用桔梗，腰上用杜仲，脚上用牛膝，耳内用石菖蒲，耳后用柴胡、夏枯（草），鼻孔用辛夷、桔梗，颧骨用蒲公英，唇口用山栀、白果，颈背侧膀胱经用羌活，乳房用蒲公英，有儿吃乳者宜加漏芦以通乳窍或山甲亦可，腰眼用独活。"

［注］辨经络部位、人体各部所属经络及十二经脉气血之多少，是中国古代医家对分经

论治（辨证）与引经药物的应用，是提高治疗效果的总结，是中医外科整体辨治的学术思想之一。

第六节　辨善恶顺逆

【中国古代中医论述】

1. 宋·王怀隐《太平圣惠方》第六十一卷·辨痈疽证候好恶法："痈疽之发，有五善七恶之证，不可不察也。烦躁时嗽，腹痛渴甚，或泄利无度，或小便如淋，一恶也；脓血大泄，肿焮尤盛，脓色败臭，痛不可近，二恶也；喘粗短气，恍惚嗜睡，三恶也；目视不正，黑睛紧小，白睛青赤，瞳子上看者，四恶也；肩项不便，四肢沉重，五恶也；不能下食，服药而呕，食不知味，六恶也；声嘶色脱，唇鼻青赤，面目四肢浮肿，七恶也。

动息自宁，食饮知味，一善也；便利调匀，二善也；脓溃肿消，色鲜不臭，三善也；神采精明，语声清朗，四善也；体气和平，五善也。若五善见三则差，七恶见四必危。"

2. 元·齐德之《外科精义》卷上·辨疮疽善恶法："夫疮疽证候，善恶逆从（顺），不可不辨……凡患疮疽之时，五善之中，仁见一二善证（动息自宁，饮食知味，一善也；便利调匀二善也），疮亦回也；七恶之内忽见一二恶证（烦躁时嗽，腹痛渴甚，或泻痢无度或小便如淋者，一恶也；脓血既泄，肿焮尤甚，脓色败臭，痛不可近，二恶也）宜深惧之。大抵证候，疮疽之发，虚中见恶证者，不可救也；实证无恶候者，自愈。大凡脓溃之后而烦疼，尚未痊者，诊其脉洪滑粗散者，难疗；微涩迟缓者，易痊。此善恶之证，于诊候之中，亦可知也。发背、脑疽及诸恶疮，别有五逆之证者，白睛青黑而眼小，服药而呕，伤痛渴甚，膊项中不便，音嘶色败者，是为五逆。"

3. 明·王肯堂《证治准绳·疡医》卷之一·善恶："五善见三则瘥（脓清，肿消，不臭三善也），七恶见四则危（目视不正，黑睛紧小，白睛青赤，瞳子上看四恶也）……三善者属腑证，疾微邪浅，更能慎起居，节饮食，勿药自愈。恶者乃五脏亏损之证，多因元气虚弱。或因脓水出多，气血亏损。或因汗下失宜，荣卫消铄。或因寒凉克伐，气血不足。或因峻厉之剂，胃气受伤，以致真气虚而邪气实，外似有余而内实不足，法当纯补胃气，多有可生。"

4. 明·陈实功《外科正宗》卷之一·痈疽五善歌第六："心善精神爽，言清舌润鲜，疮疼兼不渴，睡醒得安然。肝善身轻便，因烦自不烦，指头红活色，坐起觉平康。脾善唇滋润，飡帨兰麝香，凡餐俱有味，脓厚更肥黄。肺善声音响，无痰韵更长，肌肤多滑润，大便自寻常。肾善诚为要，水升火自降，口和兼不渴，小水得稀长。"

5. 明·陈实功《外科正宗》卷一·痈疽大恶歌第七："一恶神昏愦，心烦舌上干，疮形多紫黑，言语自呢喃。二恶腰身强，目睛邪视人，疮头流血水，惊悸是肝迍。三恶形消瘦，脓清臭秽生，疮形多软陷，脾败不知疼。四恶皮肤槁，声嘶韵不长，痰多兼喘急，鼻动肺将亡。五恶成消渴，随饮即随干，形容多惨黑，囊缩肾家端。六恶身浮肿，肠鸣呕呃频，大肠多滑泄，脏腑并将倾。七恶疮倒陷，形如剥鳝同，四肢多冷逆，污水自流通。"

［注］陈实功以全身辨证论述五善七恶。

6. 明·龚居中《外科活人定本》卷之一·十善症候："眼明语真，饮食不减。身无潮热，红色肿起。盗汗无侵，不烦不渴。脉洪应指，痛不可忍，药攻即出，颜色如常。"

7. 明·龚居中《外科活人定本》卷之一·十恶症候："眼花乱语，饮食呕吐。浑身潮热，疮口黑色。盗汗不止，心烦口渴，痰涌咳嗽，不痛不红。大便泄泻，臭不可闻。"

8. 明·汪机《外科理例》卷之一·诸恶疮五逆三："白睛青黑眼小，服药而呕，腹痛渴甚，肩项中不便，声嘶色脱，是为五逆。其余热、渴、利、呕盖毒气入里，脏腑之伤也。"

9. 清·邹岳《外科真诠》卷上·辨善恶："饮食知味，一善也。便尿调匀，二善也。脓出毒消，色鲜不臭，三善也。神气清爽，声音响亮，四善也。脉息有神，不违时令，五善也。疮口干黑，不知痛痒，一恶也。食少不化，服药作呕，二恶也。声嘶色脱，面青气喘，三恶也。大渴发热，泄泻淋闭，四恶也。恍惚嗜卧，语言颠倒，五恶也。四肢沉重，面目浮肿，六恶也，脉息无神，躁动不和，七恶也。语云五善见三则吉，七恶得四则凶。吉者生吉兆，凶者死之机也。"

10. 清·吴谦《医宗金鉴》卷六十一·痈疽五善歌："心善祥神爽，言清舌润鲜，不躁不烦渴，寤寐两安然。肝善身轻便，不怒不惊烦，指甲红润色，溲和便不难。脾善唇滋润，知味喜加餐，脓黄稠不秽，大便不稀干。肺善声音响，不喘无咳痰，皮肤光润泽，呼吸气息安。肾善不午热，口和齿不干，小水清且白，夜卧静如山。"

11. 清·吴谦《医宗金鉴》卷六十一·痈疽七恶歌："一恶神昏愦，心烦舌燥干，疮色多紫黑，言语自呢喃。二恶身筋强，目睛正视难，疮头流血水，惊悸是伤肝。三恶形消瘦，疮形陷又坚，脓清多臭秽，不食脾败难。四恶皮肤槁，痰多韵不圆，喘生鼻煽动，肺绝必归泉。五恶时引饮，咽喉若燎烟，肾亡容惨黑，囊缩死之原。六恶身浮肿，肠鸣呕呃繁，大肠多滑泄，脏腑败之端。七恶疮倒陷，如剥鳝一般，时时流污水，四肢厥逆寒。"

12. 清·吴谦《医宗金鉴》卷六十一·痈疽顺证歌："痈疽初起，从小而大，渐渐憎寒壮热，渐渐疼痛焮赤。气盛者，顶尖高肿而起；血盛者，则根脚收束而红，此顺证也。"

13. 清·吴谦《医宗金鉴》卷六十一·痈疽逆证歌："痈疽初起，形如黍米，不知疼痛，漫肿不热，顶见平塌，未溃白头，按之坚硬，舌干烦躁，此等逆证，决不化脓。肉肿疮不肿而陷，其色如猪肝之紫者，是毒邪之深也……已溃后，内坚皮烂，腐后心烦，脓水清稀，新肉不生，臭秽，难近……皆为凶证难治也。"

14. 清·顾世澄《疡医大全》卷之六·论疮疡五善七恶救援法："……七恶者，大渴发热，泄泻淋闭，一也；脓溃仍肿，脓水臭秽，二也；目睛无神，语不亮，三也；食少不化，服药作呕，四也；恍惚嗜卧，气短乏力，背如负石，五也；唇青鼻黑，面目浮肿，六也；脉息无神，或躁动不和，七也。"

[注] 以上所述是中国古代医家在长期临床实践中不断观察总结出来的一套判断外科疾病预后好坏的辨证方法，即"五善七恶""顺逆吉凶"，为后世医者在诊疗过程中提出可以遵循的经验。善恶多指全身症状的表现，顺逆多指局部情况，临床辨证，既要观察局部症状的顺逆，又要结合全身症状的善恶，两者必须综合分析，才能全面准确地判断善恶顺逆的属性，辨证施治，使病者转危为善证、顺证。

一、辨善证、顺证

1. 五善：

(1) 心善：精神爽快，言语清亮，舌润不渴，寝寐安宁。

(2) 肝善：身体轻便，不怒不惊，指甲红润，二便通利。

(3) 脾善：唇色滋润，饮食知味，脓黄而稠，大便和调。

(4) 肺善：声音响亮，不喘不咳，呼吸均匀，皮肤润泽。

(5) 肾善：并无潮热，口和齿润，小便清长，夜卧安静。

2. 顺证：

（1）初起：由小渐大，疮顶高突，焮红疼痛，根脚不散。

（2）已成：顶高根收，皮薄光亮，易脓，易腐。

（3）溃后：脓液稠厚黄白，色鲜不臭，腐肉易脱，肿消痛减。

（4）收口：疮面红活鲜润，新肉易生，疮口易敛，感觉正常。

[注] 善证与顺证，是指外科疾病的发生，表现于局部和全身的应有症状。人体处于正气未衰，气血尚充，能与病邪相争，故发生外科疾病后，其初起根脚不散，已成时，顶高根收，易脓易腐，溃后脓稠，腐肉易脱，肿痛很快消失，新肉易生，疮口易敛，正能胜邪，毒邪不易扩散，不易内传脏腑，无明显的全身症状，因此预后良好。

二、辨恶证、逆证

1. 七恶：

（1）心恶：神志昏糊，心烦舌燥，疮色紫黑，言语呢喃。

（2）肝恶：身体强直，目难正视，疮流血水，惊悸时作。

（3）脾恶：形容消瘦，疮陷脓臭，不思饮食，纳药呕吐。

（4）肺恶：皮肤枯槁，痰多音暗，呼吸喘息，鼻翼煽动。

（5）肾恶：时渴引饮，面容惨黑，咽喉干燥，阴囊内陷。

（6）脏腑败坏：身体浮肿，呕吐呃逆，肠鸣泄泻，口糜满布。

（7）气血衰竭：疮陷色暗，时流污水，汗出肢冷，嗜卧语低。

2. 逆证：

（1）初起：形如黍米，疮顶平塌，根脚散漫，不痛不热。

（2）已成：肿硬紫暗，不脓不腐，疮顶软陷。

（3）溃后：皮烂肉坚无脓，时流血水，肿痛不减。

（4）收口：脓水清稀，腐肉虽脱，新肉不生，色败臭秽，疮口经久难敛，疮面不知痛痒。

[注] 恶证与逆证，是指外科疾病的发生（受病邪后），由于正气虚衰，气血不充，正不胜邪，导致毒邪扩散，内侵脏腑。"见恶之极矣"，外科疾病有时善证，顺证，因多种因素转成预后不良的恶证、逆证。若逆证、恶证能及时救治，辨证用药恰当，亦可转为善证、顺证。

第五章　治法

中医外科治法分为内治法、外治法两大类。在整体观念和辨证的基础上，以四诊收集的客观资料为依据，对疾病进行全面的分析、综合与判断，对不同的病情制出各种不同的治疗方法。但其中的透脓、托毒等法以及结合疾病应用的某些方药，则与内科方药有显著的区别，这是外科的特点，而外治法中的外用方药（制法与应用）、手术疗法和其他疗法中的引流等，是中医外科独有的治疗手段。在临症所见轻度疮疡或外伤小恙及某些皮肤疾患，若用外治（中药制剂）可获效，但大部分外科疾病必须外治与内治并用。具体应用时应根据人体正气强弱，疾病的轻重、缓急，善恶显露，病理发展不同阶段，辨别阴阳及经络部分，辨证疾病的性质，确定内治和外治的法则，方能取得疗效满意。

第一节　内治法

一、消法、托法、补法

【中国古代中医论述】

1. 宋·陈自明《外科精要》卷上·三因方·痈疽叙论第十三："须观病浅深，与证候吉凶，寒则温之，热则清之，虚则补之，实则泻之。"

2. 元·齐德之《外科精义》卷上·内消法："疮疽之生，有内有外，内生于脏腑胸腹之中，外则生于肤肉筋骨之表，发无定处，夫郁滞之本，则因气血不流，蒸气不能外达，留滞而成内热，疮疽所生焉。若初觉气血郁滞，皮肉结聚，肿而未溃，可疏涤风热，通利脏腑一二行，徐次诸汤淋渍，即得内消矣。"

3. 元·齐德之《外科精义》卷上·托里法："夫疮痈丹肿结核瘰疬，初觉有之，即用内消之法，经久不除，气血渐衰，肌寒肉冷，脓汁精稀，毒气不出，疮口不合，成聚肿不赤，结核无脓，外证不明，并宜托里。脓未成者，使脓早成；脓已溃者，使新肉早生。血气虚者，在里补之。"

4. 明·申斗垣《外科启玄》卷之十·明内消法论："消者灭也，灭其形症也……使绝其源而清其内，不令外发，故云内消。"

5. 明·申斗垣《外科启玄》卷之三·明内托法论："托者起也，上也。痈毒之发外之内者，邪必攻内，自然之理当用托里汤液内加升麻、金银花，使荣卫通行，血脉调和，疮毒消散，故云疮家无一日不托里也。"

6. 明·申斗垣《外科启玄》卷之三·明补法论："言补者，治虚之法也，经云，虚者补之。"

7. 明·王肯堂《证治准绳·疡医》卷一·内消："痈疽之证，发无定处，欲令内消，于初起红肿结聚之际，施行气活血解毒消肿之药是也……凡瓜蒌、射干、穿山甲、金银花、夏枯草、蟾酥、连翘、紫花地丁、鼠粘子、木鳖子之类，为内消之药，仙方活命饮、内消丸、炸木饮子、牛胶饮子、车螯散、返魂丹、消毒饮为内消之方。"

明·王肯堂《证治准绳·疡医》卷之一·内托："痈疽已成，血气虚者，邪气深者，邪气散漫者，不能突起，亦难溃脓，或破后脓少，或脓清稀，或坚硬不软，或虽得脓，而根脚红肿开大，或毒气不出，疮口不合，聚肿不赤，结核无脓者，皆气血虚，气血既虚，兼以六淫之邪而变生诸证，必用内托，令其毒热出于肌表，则可愈也。凡内托之药，以补药为主，活血祛邪之药佐之，或以芳香之药行其郁滞，或加温热之药御其风寒。大抵托里消毒散、托里散、小托里散，十宣散皆为要药。但用随时加减耳……以托里消毒为主，诚内托之良法。"

8. 清·顾世澄《疡医大全》卷七·论初起肿疡："初起肿疡者，乃痈疽恶毒，始发壅肿，七日之内，未成脓者……施治之早，尽可内消十之六七。纵不能全消，亦可移深居浅，转重就轻……内脓已成，治无消法，若勉强消之，不独不能消散，反致气血受亏，根脚散漫，内脓不能外泄，脓汁清稀。所以消肿疡之法，贵乎早也。"

9. 明·申斗垣《外科启玄》卷之三·明内消法论："如形症已成不可此法也。"

[注] 疮形已成，不可用内消法，以免气血受损，内脓不能外泄，侵蚀好肉及筋骨溃后不易速愈。

10. 清·邹岳《外科真诠》卷上·治疮疡要诀："凡毒用药，当分初、中、末之异。初宜散热解毒通经为主，以图消散。中宜排托为主，以图逐毒成脓。末宜温补为主，以图易收功，以大法也。"

[注] 中医外科内治的消、托、补三大法是根据外科疾病发展的初、中、末三期各自的阶段性病情特点而设，是对各种治法的概括，是辨证论治的具体化。

（1）消法：运用多种治疗方法，使邪气消散于无形，或不能全消，"亦可使毒邪移深居浅，转重就轻"。

（2）托法：疮疡成脓未溃或溃后脓泄不畅，此时宜用托法，是用补益气血透脓的药物扶助正气，托毒外出，以防症状加剧，变证，毒邪内陷，是疮疡中期的主要治法。此法适用于外疡不得消散、毒聚难化、难溃难腐的虚证，或虽正气未衰而毒邪炽盛、肿势不束、脓毒难透者。

（3）补法：补法指用补养药物，扶助正气，促使疮疡腐脱新生、疮口早期愈合的治疗大法。补法适用于溃疡的后期气血虚弱、脓水清稀、疮口难敛者。凡气虚者益气，血少者补血，阳虚者助阳，阴虚者滋阴，脾胃虚弱者补养脾胃、调理气机等，但毒邪未尽，则不宜用补法，否则易留邪为患，影响愈后之弊。若属虚实错杂之证不可遽补之，应扶正祛邪并举，以清其余毒为先，佐以补益药物，以防余邪复炽，以助正气复原。治疗原则上只有邪有出路，"虚者补之"。

二、内治法的具体运用

消、托、补是外科疾病的三大治法。元代·齐德之《外科精义》卷上，列出"内消法""内补散（补法）"，引宋·赵佶《圣济总录》卷第一百三十：治一切疮，"内托散"内补，"防风散"齐氏称内补防风散（上二方药物组成相一致），并列宋·王怀隐《太平圣惠方》卷第六十一·治痈内虚诸方："内补散。""治痈疽溃散，脓出太多，内虚少力不食"。上述可见齐德之归纳出消、托、补三大治法的基础。至明代王肯堂《证治准绳》、陈实功《外科正宗》以初起宜消，已成宜托，溃后宜补，三大内治法则。清·顾世澄《疡医大全》卷七，论"内消法"，卷九，论"内托法""论补法"，并丰富和完善其内容，形成了以消、托、补三大法则为纲领的外科内治体系。由于各个疾病的发病原因不一致，病情发展变化不同，治疗方剂不同（治则），内容散在于多部古典医籍之中，从中归纳起来，常见有解表法、清热法、温散通络法、祛痰法、利湿法、行气法、祛瘀法、和营法、凉血止血法、内托法、补益法、养胃法等十二法。

（一）解表法

【中国古代中医论述】

1. 《素问·五常政大论》："汗之则疮已。"

［注］用发汗法则疮疡可以治愈。

2. 明·汪机《外科理例》疮疽分三治："外之内者，其脉浮数，焮肿在外，形证外显，恐邪气极则内行，或汗……以防入内，如荆防败毒散……是也。"

3. 明·申斗垣《外科启玄》卷之三·明疮疡汗下和大要三法论："言疮之邪自外而入，脉必浮数而实，在表当汗之。邪从汗出，毒自消散。"

4. 明·薛己《外科发挥》卷三·时毒："耳面赤肿作痛，咽干发热，脉浮数。先以荆防败毒散，二剂势退大半；又以葛根牛蒡子汤，四剂而痊……荆防败毒散，治时毒肿痛发热，左手脉浮数。即人参败毒散加防风、荆芥。"

5. 清·高秉钧《疡科心得集》方汇卷上："荆防败毒散，亦名消风败毒散。发散时气，风毒邪热，亦治肠见下血，风湿，痈肿，疮疡。"

6. 清·徐彣圭《外科选要》卷二·论未溃不宜概用败毒之药："夫疮疡之症……寒热头痛者，邪在表也，发散也。"

7. 清·高秉钧《疡科心得集》卷上·辨风热痰惊痰论："夫风热痰皆发于颈项间，以风温阻于少阳梢络而发。初起寒热，项间酸痛，结核形如鸡卵，根盘散漫，色白坚肿，斯时宜用牛蒡解肌汤，五日后身凉自能消散。"

8. 汉·张仲景《伤寒论》辨太阳病脉证并治："疮家，身虽疼痛，不可发汗，发汗则痉。"

［注］用解表发汗的药物达邪外出，则肿疡得以消散，称之解表法。

表证有风寒、风热之区别，故分立辛温、辛凉解表法：

（1）辛温解表代表方剂：荆防败毒散、万灵丹等。药物如荆芥、防风、羌活、独活、麻黄、桂枝、生姜等。

适应证：用于外感风寒，疮疡肿痛酸楚，或皮肤间出现急性广泛性皮损，皮疹色白，或皮肤麻木，伴有头痛，身寒，恶寒，无汗，口不渴，舌苔薄白，脉浮紧者。

明·汪机《外科理例》卷之二·论败毒散："盖败毒散，发表药也，果有表证，止宜一二服，多则元气损。"

万灵丹，清·吴谦《医宗金鉴》外科心法要诀、股部、股阳疽、环跳疽："股阳疽生于股外侧，胯尖之后，其毒内搏骨节，脓深至骨，故漫肿不变色也，环跳疽生胯骨节间之环跳穴，所以腰难屈伸，漫肿隐痛也。此二证皆由风、湿、寒凝结而成……痛而筋挛者，万灵丹汗之……遍身走注作痛，两脚面胖肿者，亦服万灵丹汗之。"

明·王肯堂《外科正宗》卷四·杂疮毒门·大麻风："大麻风症……初起麻木不仁，肌肉未死者，宜万灵丹洗浴发汗，以散凝滞之风；后服神应养真丹加白花蛇等分，久服自愈。"万灵丹：茅术240g，麻黄、羌活、荆芥、川乌、草乌、川芎、石斛、全蝎、当归、甘草、升麻、何首乌各30g，雄黄18g。共研细末，炼蜜为丸，朱砂为衣，每丸重9g。功效：解表发汗，驱风理湿，温通经络，治附骨疽、环跳疽、风寒湿邪初起、恶寒发热、筋骨疼痛，及麻风初起、肌肤麻木不仁等。用法：每服一粒，葱头、豆豉煎汤或温酒送饭。

（2）辛凉解表代表方剂：银翘散、牛蒡解肌汤。药物如金银花、连翘、薄荷、桑叶、蝉蜕、牛蒡子等。

适应证：用于外感风热证，疮疡初起，焮红肿痛，或咽喉疼痛或皮肤间出现急性泛发性皮损，皮疹色红，伴有恶寒轻而发热重、口渴、少汗、尿黄、舌苔薄黄、脉浮数等全身症状，如五官部疮疡、颈痈、乳痈、肛肠诸疾兼有风热表证等。

牛蒡解肌汤：清·高秉钧《疡科心得集》辨风热痰惊痰论："牛蒡子、薄荷、荆芥、连翘、山栀、牡丹皮、石斛、玄参、夏枯草，治头面风热或颈项痰毒、风热牙痛等证。"中国古代医籍中解表法是疮疡疾病初期阶段所用的治疗方法的一种，大多数是阶段性，其目的是早期发汗解表以达邪外出，肿疡得以消散，易于愈合。若早期失于疏散表邪，则邪气蕴郁生热，化火成毒，肉腐成脓。但是在疮疡中后期，多属正气不足而兼有表证者，治疗不宜表散太过，易伤正气，因血汗同源，若更发汗太过，伤及气血，体质更虚，伤津、伤阴，甚而引起痉厥，有亡阴、亡阳之危，所以，《伤寒论》："疮家，身虽疼痛，不可发汗，发汗则痉。"

（二）通里法

【中国古代中医论述】

1. 汉·张仲景《伤寒论》辨阳明病脉证并治："阳明病，谵语有潮热，反不能食者，胃中必有燥屎五六枚；若能食者，但硬耳。宜大承气汤下之。"

［注］仲景下法代表方剂"大承气汤"，如潮热、谵语、燥屎是为阳明腑实已成标志，须用大承气汤治疗。外科疾病如大便硬结，腹硬满疼痛，拒按，具备这些证候，则燥屎已成，可用大承气汤攻下。

2. 汉·张仲景《伤寒论》辨阳明病脉证并治："正阳阳明者，胃家实是也；少阳阳明者，发汗，利小便已，胃中燥、烦、实、大便难是也……阳明病，不吐不下，心烦者，可与调胃承气汤……若腹大满不通者，可与小承气汤微和胃气，勿令至大泄下。"

［注］通里法亦称下法，张仲景创立下法，是用泻下的方药，疏通排泄蓄积在脏腑内的毒邪。经云"实者泻之"，本法用于外科疾病中热毒入腑的实热阳证，除积导滞，逐瘀散结，泄热定痛，消散疮疡，以达到疏其内而绝其源。仲景创立调胃承气汤、小承气汤、大承气汤是治疗阳明实证的主方，是下法的代表方。调胃承气汤大黄、芒硝配伍甘草，以泄热为主，通便力薄，为下法中的缓剂；小承气汤用大黄配伍厚朴、枳实不仅泄热，尚能导滞，但未用芒硝，为下法中的轻剂；大承气汤，既用硝、黄泄热，又用枳实、厚朴行气导滞，为下法中的峻剂。

3. 明·薛己《外科枢要》卷一·论疮疡用汗下药六："疮疡肿硬木闷，烦热，便秘，脉沉而实，其邪在内，当先疏其内以下之。"

［注］疏通法也是通里法，分有峻下、寒下、温下、润下等法。方剂举例：通里下法方如大承气汤、内疏黄连汤、凉膈散。润下方如润肠汤。

适应证：通里法适用于疮疡实热阳证，症见焮红高肿、疼痛剧烈；皮肤病之皮损焮红灼热；肛门病之肛门部肿胀疼痛，腹胀便秘，舌苔黄腻或黄糙，脉沉数有力者。润下法适用于阴虚肠燥便结，如疮疡、肛门病、皮肤病出现阴虚火旺、胃肠津液不足、口干食少、大便秘结、脘腹痞胀、苔黄腻或薄黄、舌干质红、脉象细数等。下法与润肠通里法（疏通法）从作用上有缓峻之别，使用时当视阴津损伤程度而加以选择，否则会耗伤正气，若在疮疡化脓阶段，过用下法后正气虚，则脓腐难以腐化，疮势难透起发，反使病情恶化，易使毒邪内陷。

现代医学研究认为，通里法具有刺激肠道、产生排便作用，排出部分机体有害物质，促使增加肠液分泌，扩大肠道容积；增加肠道血管血流量，使原来肠道血液循环得到改善，促进炎症的吸收，降低肠壁毛细血管通透性，具有抗菌消炎及止痛作用。通里法对胃肠道、胆道及腹膜具有全面的调整作用，应用时必须中医辨证，避免单纯过泻，增强所需配伍，效果才能显著，在临床中产生更大作用。

4. 明·薛己《外科发挥》卷一·肿疡："内疏黄连汤，治疮疡肿硬，发热作呕，大便秘涩，烦躁饮冷，呕哕心烦，脉沉实，此邪在脏也，急服以内除以，使邪不得犯经络。黄连、山栀、当归酒拌，芍药、木香、槟榔、黄芩、薄荷、桔梗、甘草各一钱，连翘、大黄炒，各二钱，作一剂，水二钟，煎黄，食前服。"

［注］金·刘完素《素问病机气宜保命集》卷下，明·李梴《医学入门》卷均有"内疏黄连汤"的论述，为水煎服。

5. 明·王肯堂《证治准绳·疡医》卷之一·肿疡："治疮之大要，须明托里、疏通、行荣卫三法，托里者，治其外之内，疏通者，治其内之外，行荣卫者，治其中也。内之外者，其脉沉实，发热烦躁，外无焮赤痛甚，邪气深于内也，故先疏通脏腑，以绝其源，内疏黄连汤……内疏黄连汤，治呕哕心逆，发热而烦，脉沉而实，肿硬木闷，而皮色不变色，根系深大，病远在内，脏腑秘涩，当急疏利之（方药组成同《外科发挥》）……上除槟榔、木香为末外，并剉。每服一两（30g），水一盏半（300mL），煎至一盏（200mL）。先吃一二服，次每服加大黄一钱（3g），再加二钱（6g），以利为度。"

［注］王肯堂将方中大黄、槟榔、木香另分研细末，按人体之强弱，腑结之重轻而掌握大黄用量，以得通下为度。

6. 清·吴谦《医宗金鉴》卷六十二·肿疡主治类方："［方歌］内疏黄连泄里热，痈疮毒火阳盛狂，肿硬发热二便秘，烦躁干呕渴饮凉，栀子翘薄草芩连桔，大黄归芍木槟榔。"

7. 明·申斗垣《外科启玄》卷之一："大凡疮疡皆由五脏不和，六腑壅滞，则令经络不通而所生焉……如已溃后，脉缓𠡠数涩者，必脓血大出，气体衰弱者，宜八珍汤丸，圣愈汤内加桃仁、天麻子、当归少加熟地黄、大黄以润之……切不可以……峻利之药治之。"

8. 金·李东垣《脾胃论》卷下："润肠丸……大便秘涩，或干燥，闭塞不通……大黄去皮，当归梢、羌活各五钱（15g），桃仁汤浸去皮尖，一两（30g），麻子仁去皮取仁，一两二钱五分（37.5g）……研，捣罗为细末，炼蜜为丸，如梧桐子大，每服五十丸，空心白汤送下。"

9. 明·龚廷贤《万病回春》卷四·大便闭："润肠汤，治大便闭结不通。当归、熟地、生地、麻仁、桃仁、杏仁、枳壳、厚朴、黄芩、大黄各等分，甘草减半。上剉一剂，水煎，空心热服。大便通即止药，不能多服。"（本方功效：养血润肠，泻火通便）

［注］明·申斗垣，金·李东垣，明·龚廷贤所论述润肠汤（丸）。此方适用于阴虚肠燥便结之证，如疮疡、肛门病、皮肤病津伤肠燥、大便秘结、口干食少、舌红少津、脉象细数等症。此法属润肠通里法，通里法方剂中均应用大黄。

明·贾九如《药品化义》："大黄气味重浊，直降大行，走而不守，有斩夺门之力，故号为将军。"与大黄配伍生地、当归、桃仁、麻仁、杏仁、熟地、甘草等。养血增水（液）以行之，使下而不伤阴，下而可存阴，渐而阴液（水）得复（化水行舟）蕴积的邪毒，得疏通而排出。

（三）清热法

【中国古代中医论述】

1.《素问·至真要大论》："热者寒之……安其气，必清必静，则病气衰去；归其所宗，此治之大体也。"

[注]《黄帝内经》提出清热法,用寒凉(解毒)的药物清理(清解)外邪蕴结体内、化热成毒的治法。用此法则病气衰退,调理适当(如清气分热法、清血分热法、清心开窍法、养阴清热法、清骨蒸潮热法等),则其余的气各归其类属,自然无有偏胜,恢复到正常,这是治疗上的基本(清热法)方法。

2. 唐·王焘《外台秘要》第一卷:"黄连解毒汤,黄连三两(9g),黄芩、黄柏各二两(6g),栀子十四枚。上四味,切,以水六升(1800mL),煮取二升(600mL),分二服……凡大热盛,烦呕呻吟,错语,不得眠,皆佳……此直解热毒。"

[注]黄连解毒汤,原方来源于晋·葛洪《肘后备急方》卷二,原书中无方名,至唐·王焘《外台秘要》卷一引《崔氏方》补。清·程国彭《医学心悟》卷六称此方"三黄解毒汤",治疗外科疾病。黄连解毒汤功效:清热解毒,泻三焦火。主治:一切实热火毒,三焦热盛,大热烦渴,口燥咽干,谵语不眠,热病吐血,衄血,热甚发斑,身热下利,湿热黄疸,痈疽疔毒,小便黄赤,舌红苔黄,脉数有力,方中黄芩泻肺火于上焦;黄连泻脾火于中焦;黄柏泻肾火于下焦;栀子通泻三焦之火,"通小便"火从膀胱而出。四味均为苦寒之品,同用则"泻亢盛之火,救欲绝之阴"。此为清气分之热代表方剂。

3. 清·吴谦《医宗金鉴》卷七十二:"五味消毒饮:金银花三钱(9g),野菊花、蒲公英、紫花地丁、紫背天葵子各一钱二分(3.6g)。水二盅(400mL),煎八分(300mL),加无灰酒半盅(100mL),再滚二三沸时,热服,渣如再煎服,被盖出汗为度。

[方歌]五味消毒疗诸疔,银花野菊蒲公英,紫花地丁天葵子,煎加酒服发汗灵。"

[注]五味消毒饮,功效:清热解毒,散结消肿。主治:热毒内蕴,发于肌肤,致生疔疮,痈肿,局部红肿热痛,发热恶寒,舌红,脉数者。方中金银花甘凉,清热解毒,消散痈肿;紫花地丁、蒲公英、野菊花、紫背天葵子清热解毒,凉血散结,五药相合,解毒散结之功益彰。复加酒引,能通血脉,有利于痈肿疔毒之消散,此为清热解毒代表方剂。

4. 清·吴鞠通《温病条辨》卷一:"脉虚夜寐不安,烦渴舌赤,时有谵语,目常开不闭,或喜闭不开,暑入手厥阴也。手厥阴暑温,清营汤主之。"

清营汤:"犀角三钱(9g),生地五钱(15g),玄参三钱(9g),竹叶心一线(3g),金银花三钱(9g),连翘二钱(6g),黄连一钱五分(4.5g),丹参二钱(6g),麦冬三钱(9g)。水八杯(1600mL),煮取三杯(600mL),每次一杯(200mL),日三服。"

[注]清营汤,功效:清营解毒,透热养阴。主治:热邪初入营分证,身热烦渴,或反不渴,时有谵语,烦躁不眠,或斑疹隐隐,舌绛而干,脉数。方中犀角清解营分之热毒;玄参、生地、麦冬养阴清热;金银花、连翘轻清透达,与诸清营解毒之品相伍,有透热转气之功;黄连清心解毒;丹参清热凉血,活血散瘀,以防血与热结;竹叶心引诸药入心。诸药合用,共奏清营解毒、透热养阴之效。此方为清营分之热代表方剂。

5. 唐·孙思邈《备急千金要方》卷第十二·犀角地黄汤:"治伤寒及温病应发汗而不汗之,内蓄血者及鼻衄吐血不尽,内余瘀血,面黄,大便黑,消瘀血方。犀角一两(30g),生地黄八两(240g),芍药三两(90g),牡丹皮二两(60g)。上四味㕮咀,以水九升(1800mL),煮取三升(600mL),分三服。喜妄如狂者,加大黄二两(60g),黄芩三两(90g)。"

[注]犀角地黄汤,功效:清热解毒,凉血散瘀。主治:温热之邪,深入血分,热甚动血,吐血,衄血,便血者;或蓄血发狂;或热入营血,神昏谵语,斑色紫黑,舌绛起刺者。

方中犀角、生地清热解毒，凉血止血；芍药、牡丹皮清血中伏热，凉血散瘀。四药合用，清热之中兼以养阴，热清血宁，无耗血伤阴，而凉血之中兼以散瘀，血止不出，无留瘀之弊。此为清血分热代表方剂。

6. 明·吴昆《医方考》卷之三·六味地黄丸加黄柏知母方："熟地黄八两（240g），山茱萸、山药各四两（120g），牡丹皮、白茯苓各三两（90g），黄柏、知母各二两（60g）"小便不利，有余沥，囊湿生疮，小腹里急，便赤黄者，此方主之。

7. 明·秦景明《病因脉治》卷一："知柏地黄丸，即六味地黄丸加知母、黄柏各二两（60g），炼蜜为丸。（卷四）肾经有火，知柏地黄丸。"此方为养阴清热代表方剂。

8. 明·王肯堂《证治准绳·类方》卷一："清骨散，专退骨蒸劳热。银柴胡一钱五分（4.5g），胡黄连、秦艽、鳖甲醋炙，地骨皮、青蒿、知母各一钱（3g），甘草5分（1.5g）。水二盅（400mL），煎至八分（320mL）食远服，血虚甚加当归、芍药、生地，嗽多加阿胶、麦冬、五味子。"

[注] 其功效：清虚热，退骨蒸。本方所治之证，乃肝肾阴亏、虚火内扰所致。方中银柴胡味甘，性微寒，能退虚热而无苦泄之性；知母、胡黄连、地骨皮善清虚热而退有汗骨蒸，清之于内；青蒿、秦艽可治无汗之骨蒸，透之于外；鳖甲滋阴潜阳，引药入里，与知母相伍，养阴之力益增，阴复则火自降、甘草调诸药而和胃气，数药相合，共奏退热除蒸之效。

适应证：清热解毒法用于外科疾病的阳证，如疮疡、疖、疔、有头疽（红、肿、热痛）等。

（1）清气分热法：用于阳证疮疡。如颈痈、流注、附骨疽、肠痈及接触性皮炎、脓疱疮等病，表现为红肿或皮色不变、灼热肿痛及（皮肤病）皮损焮红灼热、脓疱糜烂等，伴见发热、口渴喜冷饮、大便燥结、小便短赤、苔薄黄或黄腻、脉数或滑数等全身症状。代表方剂：黄连解毒汤。

（2）清营分热法：又称清营泄热法，用于热邪入营分，症状为高热烦躁（夜甚）、心烦不寐、时有谵语、舌绛而干、脉细数、口渴不甚等。还用于疔疮患病后出现的逆证、恶证、走黄之称，属毒入营血证，相当于现代医学之败血症。该病是由于细菌进入血液循环并产生大量毒素导致的全身感染性疾病。此法创立是根据温热病治疗法则之一，对外科疾病进行辨证论治。代表方剂：清营汤。

（3）清血分热法：用于邪热入血分，血热伤络，导致吐血、鼻出血、便血斑疹及热病心烦、口干口渴、发热、咽喉肿痛、舌绛神昏等，温热病之列多由之。清血分热法在外科疾病辨证施治中用于如烂疔、发，大面积烧伤，皮肤病的红斑、瘀点、灼热，常见如丹毒、药物性皮炎、红斑狼疮、外证焮红灼热等，伴有高热、口渴、舌质红、舌苔黄腻、脉弦数或弦、滑数等症者。代表方剂：犀角地黄汤。本方专为温热、热毒燔于血分而设，亦可用于疔毒走黄（败血症）、疽毒内陷（毒血症）、疮疡毒入营血证。在上方基础上可加用清心开窍法，治疗走黄与内陷，毒入营血证，代表方剂为安宫牛黄丸，或紫雪丹。症见神昏谵语、烦躁不安，甚或昏聩不语、舌质红绛或深绛、脉细数等。

（4）养阴清热法：用于阴虚所导致的各种病证（阴虚火旺证），因此，养阴常与降火配合使用，适用于慢性炎症、红斑狼疮或走黄、内陷后阴伤有热、热性病后期等，伴有五心烦热、两颧发赤、潮热盗汗、咽干口燥、小便黄赤、舌质红干少津、脉细数等证。代表方剂：知柏八味丸。

（5）清骨蒸潮热法：明·王肯堂《证治准绳·类方》卷一："清骨散，专退骨蒸劳热。"原为肺痨所制，外科医家衍用来治流痰（无头疽）、瘰疬、子痰等阴虚疾患，症见骨蒸潮热、虚烦不寐、形瘦盗汗、舌红少苔、脉细数等。清骨散为清骨蒸潮热法的代表方剂。本方剂清热之功较强，滋阴之力较弱，若阴虚较甚或气阴两虚者，应予加减使用。

［注］骨蒸潮热是患者自己感觉到有热从骨髓内蒸腾而出、午后热势加重的一种症状。这种症状的表现是阴虚火旺、阴液亏虚不能制阳引起阳气偏亢所致。清骨蒸潮热法因此而设。

（1）骨蒸：是患者自己感觉身体发热，如同有热从自己骨髓内向外透发，难以退去。

（2）潮热：是指按时发热（体温升高），或按时热势加重，如潮汐之有定时的（发热）症状，下午3—5时较重，亦称"日晡潮热"。

（四）温通法

【中国古代中医论述】

1. 《素问·至真要大论》："寒者热之。"

2. 清·王维德《外科证治全生集》医方："阳和汤，熟地黄一两（30g），麻黄五分（1.5g），鹿角胶三钱（9g），白芥子二钱（6g），炒研，肉桂一钱（3g），生甘草一钱（3g），炮姜炭五分（1.5g），不用引。（水煎温服）主治骨槽、流注、阴疽、脱骨疽、鹤膝风、乳岩、结核、石疽及漫肿无头、平塌白陷、一切阴凝等证。"

［注］温通法，是用温经散寒、化痰通络等药物驱散寒凝痰滞之邪的治法。"阳和汤"是温通法的代表方剂，是中国古代作为治疗外科阴疽疮疡的著名方剂。方中熟地黄温补营血，填精益髓；鹿角胶生精补髓，养血助阳，强筋壮骨，与熟地黄同用可"阴中求阳，则阳得阴助，而生化无穷"。阳气生化的物质基础充足，则温阳之功可速达，因此方中重用熟地黄、肉桂、炮姜炭温阳散寒而通利血脉，又可引熟地黄、鹿角胶直达病所；白芥子善消皮里膜外之痰；少量佐药麻黄宣散，畅通阳气，开泄腠理，以散肌表腠理之寒凝；麻黄、白芥子合用通阳散滞而消痰结。甘草解百毒，调和诸药，诸药相伍补而不腻，温而不燥，补不敛邪，散不伤正。

适应证：症见患处隐隐酸痛，漫肿不显，不红不热，肌肤苍白青紫，口不作渴，畏寒肢冷，小便清利，舌苔白腻，脉沉迟等。若寒湿证，局部关节疼痛，不红不热，恶寒发热，舌苔白腻，脉紧，用独活寄生汤以祛邪补虚。若寒邪深着日久，郁而化热，势将酿脓者，此时脉必由迟转数，不宜用本法，而当从扶正托毒论治。

（五）祛痰法

【中国古代中医论述】

1. 清·高秉钧《疡科心得集》卷下·牛蒡解肌汤："治头面风热，或颈项痰毒，风热牙痛等证。牛蒡子、薄荷、荆芥、连翘、山栀、牡丹皮、石斛、玄参、夏枯草。"

2. 清·高秉钧《疡科心得集》卷上·辨风热痰惊痰论："夫风热痰皆发于颈项间，以风温阻少阳梢络而发。初起寒热，项间酸痛，结核形如鸡卵，根盘散漫，色白坚肿，斯时宜用牛蒡解肌汤。"

［注］牛蒡解肌汤是疏风化痰的代表方剂，适用于风热夹痰证，如颈痈结块肿痛，咽喉肿痛，伴有恶风发热、舌苔薄白、脉浮数等。疾病多生于头项等上部，如颈痈、瘰疬、痰包等病。

3. 清·陈士铎《辨证录》外科卷之十三·乳痈门："人有左乳内忽大如桃，复又不痛，色亦不赤，身体发热，形渐瘦损，人以为痰气之郁结，熟知肝气之不舒，夫乳属阳明，乳肿宜责之阳明胃经。而谓之肝病者，盖阳明胃土最畏肝木之克，肝气不舒，而胃气亦不舒矣。方用逍遥散加味治之。柴胡二钱（6g），白芍五钱（15g），当归三钱（9g），陈皮五钱（15g），甘草一钱（3g），白术三钱（9g），茯神三钱（9g），人参一钱（3g），川芎一钱（3g），瓜蒌三钱（9g），半夏三钱（9g），水煎服……逍遥（散）最解肝气之滞，肝气一解，而胃气自舒。况益之瓜蒌、半夏，专能治胸中积痰，痰去而肿尤易消也。"

[注]《辨证录》逍遥散加味治疗乳痈是解郁化痰法，代表方剂，列举案例。本方剂适用于气郁夹痰、肝气不舒之乳癖、瘰病、肉瘿等病，结块坚实，色白不痛或微痛，伴胸闷气滞，性情急躁易怒，舌质红，舌苔白腻或黄腻，脉弦滑数。清·孙伟《良朋汇集》卷五·开郁汤。主治：肝郁气滞，痰火凝结，致患瘰病。功效：行气开郁，清热化痰。方药：白芍、昆布、桔梗、白芷、天花粉、金银花、香附各一钱（3g），水煎服。此方属解郁化痰法之列。

4. 清·吴谦《医宗金鉴》卷六十四·上石疽："石疽生于……颈项两旁，形如桃李，皮色如常，坚硬如石，疼痛不热，由肝经郁结，以致气血凝滞经络而成。此证初小渐大，难消难溃，疲顽之证也……气虚者，宜香贝养荣汤……香贝养荣汤：白术二钱（6g），人参、茯苓、陈皮、熟地黄、川芎、当归、贝母、香附、白芍各一钱（3g），桔梗、甘草各五分（1.5g），姜三片，枣二枚，水二盅，煎八分（240mL），食远服。

[加减]胸膈痞闷，加枳壳、木香；饮食不甘，加厚朴、苍术；寒热往来，加柴胡、地骨皮；脓溃作渴，倍人参、当归、白术，加黄芪；脓多或清，倍当归、川芎；胁下痛或痞，加青皮、木香；肌肉生迟，加白蔹、肉桂；痰多，加半夏、橘红；口干，加麦冬、五味子；发热，加柴胡、黄芩；渴不止，加知母、赤小豆；溃后反痛，加熟附子、沉香；脓不止，倍人参、当归，加黄芪；虚烦不眠，倍人参、熟地，加远志、酸枣仁。

[方歌]香贝养荣用四君，四物贝桔香附陈，气血两虚宜多服，筋瘰石疽效如神。

[注]本方具有益气养荣、化痰解郁功效。适用于体虚夹痰之证，如瘰病、乳癌溃后，脓水稀薄，或渗流血水既溃难敛，消瘦神疲，舌苔少，脉沉细。上述疏风化痰、解郁化痰、养营化痰三法均属祛痰法范畴。祛痰法多运用行气药或咸寒化痰软坚之品以消散痰凝肿块，常用药物：薄荷、牛蒡子、夏枯草、陈皮、半夏、白芥子、瓜蒌、贝母、海藻、昆布、蛤壳、桔梗等。应用时要根据痰的成因不同，在祛痰软坚治疗原则基础上配合疏风、理气解郁、养营、温通等法，以达到化痰、消肿、软坚的目的。因痰与气滞、火热之邪相合而致的外科痰证，当慎用温化（辛热而燥）之品，以免助火生热，有碍化痰散结。

（六）理湿法

【中国古代中医论述】

1. 元·朱震亨《丹溪心法》卷之四·二妙散："黄柏（炒），苍术（米泔浸炒），上二味为末，沸汤，入姜汁调服。""治筋骨疼痛因湿热者，有气加气药，血虚者加补血药，痛甚者加生姜汁，热辣服之。"

2. 明·王肯堂《证治准绳》卷之四："二妙丸治下焦湿疮，但是下焦有疮，皆可服。潜行散末（黄柏酒浸，焙干），各等分，炼蜜为丸，桐子大。"

[注]黄柏、苍术二药合用，具有清热燥湿之效，使湿去热清，诸症自除。

3. 宋·赵佶《圣济总录》卷第一十一·风瘙瘾疹："治风瘙瘾胗，皮肤肿痒，茵陈蒿散方：茵陈蒿一两（30g），荷叶半两（15g）。上二味捣罗为散，每服一钱匕（约2~3g），冷蜜水调下，食后服。"

4. 清·吴谦《医宗金鉴》卷四十九·前阴诸证门汇方："龙胆泻肝汤，生地二钱（6g），木通、车前子各一钱五分（4.5g），泽泻、黄芩各二钱（6g），黑栀仁、龙胆草各一钱（3g），生甘草五分（1.5g），上灯草一团，水煎服。""湿热下注……属热者……宜龙胆泻肝汤。"

[注] 金·李东垣《兰室秘藏》卷八载龙胆泻肝汤共 7 味，柴胡梢、泽泻各 3g，车前子、木通各 1.5g，生地黄、当归梢、龙胆草各 0.9g。用水 200mL，煎至 150mL，去滓、空心稍热服。功效：清利肝经湿热。主治：肝经湿热下注，阴部湿痒，或阴囊肿痛溃烂，小便赤涩，遗精白浊。

明·陈实功《外科正宗》卷三载龙胆泻肝汤共 11 味药组成，龙胆、连翘、生地、泽泻各 3g，车前子、木通、归尾、山栀、甘草、黄连、黄芩各 1.5g，用水 400mL，煎煮 320mL，去滓，食前温服。功效：清肝利湿。主治：肝经湿热，阴茎患疮，或发便毒，悬痈，小便赤涩，或滞烂日久不愈；阴囊肿痛，红热甚者。

清·汪昂《医方集解》："龙胆泻肝汤（肝胆火，局方）治肝胆经实火湿热，耳聋，胆溢口苦，筋痿阴汗，阴肿阴痛，白浊溲血。""龙胆草（酒炒）、黄芩（炒）、栀子（酒炒）、泽泻、木通、车前子、当归（酒洗）、生地黄（酒炒）、柴胡、甘草（生用）。"水煎服，去滓。温服，1 日 2 次。功效：泻肝胆实火，清下焦湿热。主治：肝胆火盛之胁痛，口苦目赤，耳肿耳聋；肝胆湿热下注之阴肿阴痒，小便淋浊，尿血，带下。方中龙胆草泻肝胆实火，又可清下焦湿热，黄芩、山栀清上导下，合龙胆草增强泻火之功，木通、车前、泽泻清利下焦湿热，使邪从水道外出，肝主藏血，肝有热则易伤阴血，加之诸药苦燥，恐更耗其阴，故以当归、生地滋阴养血，以免邪去正伤。更以柴胡疏肝胆之气，以利诸药提高疗效；甘草甘平和中，调和诸药为使。综观全方，泻中有补，标本兼顾，故为治肝胆实和下焦湿热所致诸证的要方。龙胆泻肝汤主方各家不一，《医宗金鉴》所载龙胆泻肝汤方中无当归、柴胡，加灯心草以利下焦之湿热为主。《兰室秘藏》《景岳全书》所载龙胆泻肝汤共 7 味药方中无黄芩、栀子、甘草，苦寒泻火耗阴之品，意在清肝湿热下注所现诸证。《外科正宗》所载龙胆泻肝汤共 11 味，在（局方）基础上减柴胡加连翘、黄连及苦寒泻火之品扩大外科肝经湿热下注所引起诸证的应用范围。总之各家主方各异，但清肝经湿热下注为宗，只不过是应用范围扩大的辨证体现。

5. 清·高秉钧《疡科心得集》补遗："萆薢渗湿汤，治湿热下注、臁疮漏蹄等证。萆薢、薏苡仁、黄柏、赤芍、牡丹皮、泽泻、滑石、通草。"功效：清热利湿。主治：湿热下注，致生臁疮。

6. 清·邹岳《外科真诠》卷上："委中毒生于腿凹中央，属膀胱经委中穴，由胆经积热，流入膀胱，壅遏不行而成……亦有焮痛色赤溃速者，由湿热凝结所致，宜用五神汤治之。""五神汤：茯苓、金银花、牛膝、车前、紫花地丁。"

[注] 邹岳用五神汤治疗因湿热凝结于腿部所生诸疡，如"委中毒""接骨发""足发背""敦疽"等。方中药有五味，施治其效如神故名。本方诸证，乃由湿热下注，气血壅滞，郁化火毒。方中以车前子、茯苓清热利湿；金银花、紫花地丁清热解毒；牛膝活血通经，引药下行，以达病所，合而用之，共奏清热解毒、利湿之功。常用于下肢痈疡疮毒诸证。上论述理湿法，在中医外科清热利湿为多见。

金·刘完素《河间六书》谓"治湿之法，不利小便非其治也"，是强调通利小便以给邪出路，此皆理（治）湿之大法。理湿法包括清热利湿、祛风除湿及散寒除湿之法，是用燥湿或淡渗的药物祛除湿邪的治法。祛湿一般以三焦论治，上焦宜化，中焦宜燥，下焦宜利，湿邪致病，每多兼夹，在外科痈疡疮毒诸证之中夹热为最多，其次为夹风，夹寒者较少。因此理湿法多配伍清热、祛风等法同用。过用理湿之品（药），亦每致伤津、伤阴之弊，故体弱阴虚、津液亏损者，本法宜慎用。

（七）理气法

【中国古代中医论述】

1. 宋·太医局《太平惠民和剂局方》卷九：甘草（微炙赤）15g，当归（锉，微炒）、白茯苓、白芍药、白术、柴胡各30g。上为粗末，每次6g，用水200mL，烧生姜一块（切破），薄荷少许，同煎至140mL，去滓，热服。功效：疏肝理气，健脾养血。

［主治］"血虚劳倦，五心烦热，肢体疼痛，头目昏重，心忪颊赤，口燥咽干，发热盗汗，减食嗜卧，及血热相搏，月水不调，脐腹胀痛，寒热如疟。又疗室女血弱阴虚，荣卫不和，痰嗽潮热，肌体羸瘦，渐成骨蒸。"方中柴胡疏肝理气，升阳散热；白术、甘草、茯苓补脾和中；当归、白芍养血平肝；生姜暖胃祛痰，调中解郁，诸散配伍，则肝气得舒，郁热得散，血虚渐复，脾胃自和。

2. 明·吴昆《医方考》卷之三："加味逍遥散，当归、白芍药、白术、柴胡、茯神、甘草各一钱（3g），牡丹皮、山栀各7分（2.1g）。六极（指六种劳伤虚损的症证）之外，又有七伤（七情伤害）。一曰大怒逆气伤肝，肝伤则少血目暗，宜此方主之……越人云：东方常实，故肝脏有泻而无补，即使逆气自伤，疏之即所以补之也。此方名曰逍遥，亦是疏散之意。柴胡能升，所以达其逆也。芍药能收，所以损其过也。丹、栀能泻，所以代其实也。木盛则土衰，白术、甘草，扶其所不胜也。肝伤则血病，当归所以养其血也。木实则火燥，茯神所以宁其心也。"

［注］加味逍遥散，是逍遥散加牡丹皮、栀子，名丹栀逍遥散治气郁化热，和内和外，和气和血。

3. 清·吴谦《医宗金鉴》卷六十四："舒肝溃坚汤，夏枯草（僵蚕炒）各一钱（3g），香附子酒炒，石决明煅，各一钱五分（4.5g），当归、白芍醋炒、陈皮、柴胡、川芎、穿山甲（炒），各一钱（3g），红花、片子姜黄，甘草（生）各五分（1.5g）。引灯心五十寸，水三盅（450mL），煎一盅（150mL），食远热服。便燥者，加乳香一钱（3g），便溏者，煅牡蛎一钱（3g）。

［方歌］舒肝溃坚汤开郁，筋疬石疽柴决当，夏枯陈蚕香附抚、红花芍草甲姜黄。"

［注］功效：理气舒肝，活血溃坚。主治：筋疬、石疽。理气法具有疏通气机、通和气血、消肿散结止痛之作用。因为气血凝滞是外证局部发生肿痛及一些全身症状，皆与气血凝滞有关。气行则血行，气滞则血凝。凡外科因气分郁滞所致诸证，如肿块坚硬，不红不热，或肿势皮紧内软，或伴有疼痛等。如气瘿、乳癖、乳岩、急腹症等病，其代表方剂如逍遥散、加味逍遥散、舒肝溃坚汤等，故理气法是外科病治疗的重要治法，在临床中常与活血法、化痰法等结合应用。

使用时应注意：凡理气药物，多具有香燥辛窜的特点，易耗气伤阴，凡气虚、阴虚，或火盛者，要慎用。

（八）和营法

【中国古代中医论述】

1. 《素问·生气通天论》："营气不从，逆于肉理，乃生痈肿。"

[注] 营气由于邪气的侵袭而流行异常，血就郁于腠理，血郁则热聚，可以形成痈肿。

2. 《素问·生气通天论》："寒气从之，乃生大偻。"

[注] 寒气深入血脉之后，便血脉凝涩，生瘘疮。

3. 明·陈实功《外科正宗》卷三·臀痈主方："活血散瘀汤，治臀痈初起，红赤肿痛，坠重如石及大便秘涩。川芎、当归、防风、赤芍、苏木、连翘、天花粉、皂角刺、红花、黄芩、枳壳各一钱（3g），大黄二钱（6g）。水二盅（400mL），煎八分（300mL），食前服，便通者，去大黄加乳香。"

[注] 活血散瘀汤，功效：活血散瘀。方中川芎、当归、赤芍、苏木活血祛瘀，通调血脉；枳壳行气消积，疏通气道；大黄攻逐瘀结，配合成方，共奏活血散瘀之功。适应证：瘀血流注肠胃作痛，渐成内痈，及腹痛大便燥结者；亦可用以治委中毒，局部肿痛微硬，屈曲艰难。

陈实功《外科正宗》卷三，肠痈主方记载另一个"活血散瘀汤"，内容较臀痈主方活血散瘀汤多瓜蒌仁润肠通腑，加槟榔破气，消积导滞以助血行。加牡丹皮清热凉血，活血散瘀，并有治血中伏火，除烦热，无黄芩、天花粉、皂角刺、红花。从中可见以活血化瘀为主，清热消炎为辅。方剂："川芎、归尾、赤芍、苏木、牡丹皮、枳壳、瓜蒌仁（去壳）、桃仁（去皮尖）各一钱（3g），槟榔六分（1.9g），大黄（酒炒）二钱（6g），水二盅（400mL），煎八分（300mL），空心服。""治产后恶露不尽，或经后瘀血作痛，或暴急奔走，或男子杖后瘀血流注，肠胃作痛，渐成内痈，及腹痛大便燥者，并宜服之。"本方剂适用治妇人内生殖器各种急性炎症，如附件炎、输卵管炎、子宫炎等，目的在于改善病灶血液循环，促进炎症消退。

4. 清·吴谦《医宗金鉴》卷四十四·调经门·先期证治，"桃红四物汤……经水先期而至……若血多有块，色紫稠黏，乃内有瘀血，用四物汤加桃仁、红花破之，名桃红四物汤。"

5. 清·唐宗海《血证论》七卷：四物汤……当归和血，川芎活血，芍药敛血，地黄补血，血结加桃仁、红花。

[注] 桃红四物汤：桃仁、红花活血化瘀；熟地、当归养血调经，芍药养血和营以增补血之力，川芎活血行气，调畅气血，全方使瘀血祛，新血生，气和畅，化瘀而不伤正，生新而不留瘀是本方的特点。后世医家借此法在多学科见血虚兼血瘀证之应用。疡医家用来治疮疡、皮肤病脱疽等病与营血失和有关者。

和营法是用调和营血的药物，达到经络疏通、血行流畅、瘀血得散、肿痛得消之目的。

（九）内托法

【中国古代中医论述】

1. 元·齐德之《外科精义》卷上·托里法："脓未成者，使脓早成；脓已溃者，使新肉早生，血气虚者，托里补之；阴阳不和，托里调之。大抵托里之法，使疮无变坏之证。"

2. 清·祁坤《外科大成》卷一·总论部·内消内托法："托者，起也。已成之时，不能突起，亦难溃脓。或坚肿不赤，或不痛大痛，或得脓根散，或脓少脓清，或疮口不合者，皆气血虚也，主以大补。佐以活血祛毒之品……是为内托也。"

3. 明·陈实功《外科正宗》卷一："透脓散，治痈疽，诸毒，内脓已成不穿破者宜。服之即破。黄芪四钱（12g），穿山甲炒末，一钱（3g），川芎三钱（9g），当归二钱（6g），皂角针一钱五分（4.5g）。水二盅（300mL），煎一半（150mL），随病前后服（温服），临入酒一杯（30mL）亦好。"

[注]功效：托毒溃脓。主治：痈疽诸毒，内脓已成，不穿破者。

4. 清·邹岳《外科真诠》卷上："托里散，无论毒之阴阳，溃后气血虚者，俱宜用此。生黄芪三分（0.9g），当归二分（0.6g），白芍二钱（0.6g），续断三钱（9g），云苓二钱（6g），香附子一钱（3g），枸杞一钱五分（4.5g），甲珠一片（0.6g），金银花一钱（3g），甘草七分（2.1g），福元（桂圆）十枚，引。"

5. 清·吴谦《医宗金鉴》卷六十二·肿疡主治类方："托里消毒散，此方治痈疽已成，内溃迟滞者，因血气不足，不能助其腐化也。宜服此药托之，令其速溃，则腐肉易脱，而新肉自生矣。皂角刺五分（1.5g），金银花一钱（3g），甘草五分（1.5g），桔梗五分（1.5g），白芷五分（1.5g），川芎一钱（3g），生黄芪一钱（3g），当归一钱（3g），白芍一钱（3g），白术一钱（3g），人参一钱（3g），茯苓一钱（3g）。上十二味，水二盅（300mL），煎八分（240mL），食远服。"

6. 汉·张仲景《金匮要略》疮痈肠痈浸淫病脉证并治："肠痈之为病，其身甲错，腹皮急，按之濡，如肿状，腹无积聚，身无热，脉数，此为肠内有痈脓。薏苡附子败酱散方：薏苡仁十分（30g），附子二分（6g），败酱五分（15g）。上三味，杵为末（研为精末）。以水二升（400mL），煎减半（200mL）（去滓），顿服。"

[注]薏苡附子败酱散中薏苡仁利湿排脓；附子扶助阳气，以散寒湿，通行郁滞；败酱能排脓破血，诸药合用，共奏利湿排脓、破瘀消肿之功。

7. 明·汪机《外科理例》卷一·内托："一凡痈疽或已成，血气虚者，邪气深者，邪气散漫不能突起，亦难溃脓，或破后脓少，或脓清稀，或坚硬不软，或虽得脓而根脚红肿开大，皆气血虚，邪气盛，兼以六淫之邪变生诸症。必用内托，令其毒热出于肌表，则易愈也。内托以补药为主，活血驱邪之药为臣，或以芳香之药行其郁滞，或加温热之药御其风寒……根盘不深，形证在表，其脉多浮，病在皮内，非气盛则必侵于内，急须内托。"

[注]内托法：分为透托法和补托法，是用补益气血的药物，扶助正气，托毒外出，以免毒邪内陷，从而达到脓出毒泄、肿痛消退的治法。

（1）透托法：亦称托毒透脓法。适用于疮疡中期毒邪盛而正气未虚，尚未溃破者，多用于实证，方剂用透脓散。

（2）补托法：适用于正气虚不能托毒外出，以致疮形平塌，根脚散漫，难以溃破，或溃后脓汁稀少，坚肿不消，伴有精神不振、面色无华、脉数无力等症，方剂用托里消毒散、薏苡附子败酱散。

（十）补益法

【中国古代中医论述】

1. 宋·太医局《太平惠民和剂局方》卷之三："四君子汤：治荣卫气虚，脏腑怯弱，心腹胀满，全不思食，肠鸣泄泻，呕哕吐逆，大宜服之。人参、甘草、茯苓、白术各等分，上为细末。每服二钱（6g），水一盏（200mL），煎至七分（140mL），通口服，不拘时。入盐少许，白汤点亦得。常服温和脾胃，进益饮食，辟寒邪瘴雾气。"

2. 明·王肯堂《证治准绳》卷之二·补虚："四君子汤，治脾胃虚弱，或因克伐，肿痛不散，溃敛不能，宜用此以补脾胃，诸症自愈。若误用攻毒，七恶随至，脾胃虚弱，饮食少思，或食而难化，或欲作呕，或大便不实，若脾胃气虚，疮口出血，吐血便血，尤宜用之，盖气能摄血故也。"

3. 明·薛己《外科发挥》卷三："四君子汤：治脾胃不健，饮食少思，肌肉不生，肢体倦怠。人参、茯苓、白术炒，各二钱（6g），甘草炙，五分（1.5g），作一剂，水二盅（240mL），姜三片，枣二枚，煎八分（180mL），食远服。"

[注] 四君子汤："人参甘温质润，能补五脏之元气。白术甘温健脾，能补五脏之母气。茯苓甘温而洁，能致五腑之清气。甘草甘温而平，能调五脏之气。四药皆甘温，甘得中之味，温得中之气，犹之不偏不倚之君子也，故曰四君子。""如是则宜补气，是方也。"

4. 宋·太医局《太平惠民和剂局方》四物汤："当归、川芎、白芍药、熟地。"功效："调益荣卫，滋养气血。"

[注] 四物汤，唐代蔺道人《仙授理伤续断秘方》有记载又名地髓汤，见于宋·赵佶《圣济总录》卷一六四，产后汗出不止，"治产后亡阴血虚汗出不止"。

5. 明·王肯堂《证治准绳》卷之二·四物汤："治血虚发热，或因失血，或因克伐，或因溃后致晡热内热，烦躁不安，皆宜服之……熟地黄、当归各三钱（9g），芍药二钱（6g），川芎一钱五分（4.5g），上水煎服。"

6. 明·吴昆《医方考》卷之三·四物汤："当归、熟地各三钱（9g），川芎一钱五分（4.5g），白芍药二钱（6g）。血不足者，此方调之。"

7. 明·武之望《济阴纲目》卷之一："四物汤，治妇人冲任虚损，脉不调，经病或前或后，或多，或少，或脐腹疗痛，或腰足中痛，或崩中漏下及胎前产后诸证。常服益荣卫，滋气血。若有他病，随证加减。当归和血，刺痛如刀割，非此不能除，川芎治风……如血虚头痛，非此不能除。芍药和血理脾，如腹中虚痛，非此不能除，酒炒用。熟地黄补血，如脐痛，非此不能除，酒洗用。上锉，各等分，每服四钱（12g），水煎服。春倍川芎，夏倍芍药，秋倍地黄，冬倍当归。"

[注] 四物汤：当归、芍药、地黄味厚，为阴中之阴，能养五脏之阴，能生血；川芎味薄而气清，为阴中之阳，能行血中之气，脏腑和则血自生。此方剂广泛适用于血虚、血不足，妇人月经不调者，用之得当，可以生血，可以养血，可以和血，可以补血之虚，而以濡血之燥，至破瘕聚，疗坚痛等症。

8. 元·沙图穆苏《瑞竹堂经验方》卷十四·八珍散："治月水不调，脐腹疗痛，全不思食，脏腑怯弱，泄泻，小腹坚痛，时作寒热，此药调畅荣卫，滋养气血，能补虚损。当归、川芎、熟地黄、白芍药、人参、甘草炙、茯苓、白术以上各一两（30g）。上吹咀，每服三钱（9g），水一盏半（150mL），（加）生姜五片，枣一枚，煎至七分（100mL）去滓，不拘时候，通口服。"

9. 明·薛己《外科发挥》卷二："八珍汤，调和荣卫，顺理阴阳，滋养血气……退虚热。此气血虚之大药也。当归酒拌，川芎，芍药炒，熟地黄酒拌，人参、白术、茯苓各一钱（3g），甘草炒五分（1.5g），作一剂，水二钟（240mL）煎八分（180mL），食前服。"

10. 清·高秉钧《疡科心得集》方汇："八珍汤，治气血俱虚，恶寒发热，烦躁作渴，大便不实，饮食不进，小腹胀痛，眩晕昏聩；疡科气血俱伤、脓水清稀、久不收敛等证。人参、生地、茯苓、当归、白术、川芎、白芍、炙甘草。"

[注] 清·顾世澄《疡医大全》卷之九："八珍汤……气为卫属阳，营为血属阴，此人

身中之两仪也。纯用四物则独阴不长，纯用四君子则孤阳不生，二方合用，则气血有调和之益，而阴阳无偏胜之虞矣。"八珍汤是四君子汤和四物汤的复方，补气以四君，补血以四物，气血双补，加姜、枣以调和气血，使阳生阴长，气运血生。

11. 汉·张仲景《金匮要略》血痹虚劳病脉证并治："虚劳腰痛，少腹拘急，小便不利者，八味肾气丸主之。肾气丸方，干地黄八两（240g），山药、山茱萸各四两（120g），泽泻、牡丹皮、茯苓各三两（90g），桂枝、附子（炮）各一两（30g），上八味末之，炼蜜和丸，梧桐子大，酒下十五丸，加至二十丸，日再服。"

［注］肾气丸即六味地黄丸加桂枝、附子，亦称八味肾气丸，以补益肾间之气（阳气）。

12. 明·王肯堂《证治准绳·类方》第一册："八味丸，治命门火衰，不能生土，以致脾胃虚弱，饮食少思、大便不实、脐腹疼痛等证，即六味丸加肉桂、附子各一两（30g）。"

［注］八味丸：据《太平惠民和剂局方》载本方，"治命门火衰"以补阳气。

13. 清·高秉钧《疡科心得集》方汇："崔氏桂附八味丸，治命门火衰，不能生土，以致脾胃虚寒，而患流注、鹤膝等证，不能消溃收敛，或饮食少思，或食而不化，脐腹疼痛，夜多溺溺。即六味地黄汤加肉桂、附子。"

［注］肾气丸《金匮要略》方，又名崔氏八味丸（崔氏，医生姓氏）。八味丸、附子八味丸、八味肾气丸、八味地黄丸、金匮肾气丸、桂附八味丸、桂附地黄丸。《太平惠民和剂局方》卷之五："八味圆（丸）"将干地黄改熟地黄，将桂枝改为肉桂（二两）。以增补火助阳、温通经脉之效。八味丸以六味地黄补阴，附子、肉桂补阳，阴阳互补，以阴生阳乃温补肾阳之剂，方剂体现了《黄帝内经》阴阳生根的道理。适用于阴疽及血气虚寒（阳虚）、痈肿脓成不溃或溃后久不收敛等外科疾患，方中的肉桂有鼓舞气血生长之功效，如十全大补汤、人参养荣汤、阳和汤均应用肉桂即是此义。

14. 明·张介宾《景岳全书》卷之五十一·新方八阵："右归丸，治元阳不足（肾阳不足）……以致命门火衰，不能生土，而为脾胃虚寒……或脐腹多痛……虚淋寒疝……或寒在下焦而水邪浮肿。益火之原，以培右肾之元阳（补阳）而神气自强矣，此方主之。大怀熟八两（240g），山药炒，四两（120g），山茱萸微炒，三两（90g），枸杞子微炒，四两（120g），鹿角胶炒珠，四两（120g），菟丝子制，四两（120g），杜仲姜汤炒，四两（120g），当归三两（90g），便溏勿用，肉桂二两（60g）渐可加至四两（120g），制附子二两（60g），渐可加至五六两（150g至180g）。上丸法如前（先将熟地蒸烂，杵膏，加炼蜜丸，桐子大），或丸如弹子大，每嚼服二三丸。以滚白汤送下，其效尤速。"

［注］本方为《金匮要略》肾气丸去牡丹皮、茯苓、泽泻之凉、渗、泻，加枸杞子、鹿角胶、菟丝子、杜仲、当归而成，乃温补命门之火，治下焦虚寒、阳气不足诸症。方中熟地滋补肾精，填补真阴，山茱萸、枸杞子补肝肾，养精血；山药健脾，补肾三药合用，肝、脾、肾并补，以助温化气之本。杜仲、菟丝子补阳益阴，固精关。鹿角胶补肝肾，益精血，当归活血、补血、和血，以上阴配阳合附子、肉桂之温热，则水充火足，元阳自复。

补益法常分为益气、养血、气血并补、滋阴、助阳等5个方法：①益气法，代表方剂，四君子汤。②养血法，代表方剂，四物汤。③气血并补法，代表方剂，八珍汤。④滋阴法，代表方剂，六味地黄丸。⑤助阳法，代表方剂，附桂八味丸或右归丸等。

补益法适应证：凡具有气虚、血虚、气血两虚、阴虚、阳虚症状者，均可应用补法。

1. 如疮疡者，呼吸短气，语声低微，疲倦乏力，自汗，饮食不振，舌淡苔少，脉虚无力等，宜以补气法为主。

2. 如疮疡者，面色苍白或萎黄，唇色淡白，头晕眼花，心悸失眠，手足发麻，脉细无力等，宜以补血法为主。

3. 如疮疡中、后期，肿疡疮形平塌散漫，顶不高突，成脓迟缓；溃疡日久不敛，脓水清稀，神疲乏力者，宜以调补气血法为主。若皮肤病皮损表现为干燥、脱屑、肥厚、粗糙、皲裂、苔藓样变，毛发干枯脱落，伴头晕、目花、面色苍白等血虚风燥者。宜以养血润燥法。代表方剂，养血润肤饮。清·许克昌、毕法《外科证治全书》卷一：当归、熟地、生地、黄芪各12g，天冬（去心）、麦冬（去心）各6g，升麻、片芩各3g，桃仁泥、红花各2g，天花粉4.5g。功效：养血润肤，活血清热。

4. 如疮疡不论已溃未溃，口干咽燥，耳鸣目眩，五心烦热，颧红唇赤，午后低热，形体消瘦，若外疡证，灼热疼痛，疮口不敛，舌红少苔，脉象细数等，宜以滋阴法为主。

5. 如疮疡肿形软漫，难溃难腐，溃后疮色暗淡，新肉难生，伴有畏寒，肢冷，自汗，神疲乏力，便溏，尿频，或见水肿，或倦卧嗜睡，舌苔薄，舌质淡，脉微细等，宜以温补助阳法。补益法多用于疮疡疾病中、后期，此时兼证较多应随证用药。若正气未衰时，用补益法，不仅无益，反有助邪之弊。

（十一）养胃法

【中国古代中医论述】

1. 宋·钱乙《小儿药证直诀》卷下："异功散：温中和气。治吐泻，不思乳食。凡小儿虚冷病，先与数服，以助其气。人参、茯苓、白术、陈皮、甘草各等分，炒。上为细末，每服二钱（6g），水一盏（150mL）（加）生姜五片，枣两枚，同煎至七分（105mL），（去滓）食前，温服。"

2. 明·王肯堂《证治准绳·疡医》卷之二："异功散，治脾胃虚弱，饮食少思。即四君子汤加陈皮。"

［注］本方由四君子汤加陈皮而成，四君子汤益气补中，健运脾胃；加入陈皮理气健脾，配合同用，共奏益气补中、健脾理气之功。

3. 清·高秉钧《疡科心得集》卷上："归芍异功散：治痈疡脾胃虚弱，饮食少，血虚作痛，人参、茯苓、白术、炙甘草、陈皮、当归、白芍。"

4. 宋·太医局《太平惠民和剂局方》卷之三："二陈汤，治痰饮为患，或呕吐恶心，或头眩心悸，或中脘不快，或发为寒热，或因食生冷，脾胃不和。半夏汤洗七次，橘红各五两（150g），白茯苓三两（90g），甘草炙一两半（45g）。上为㕮咀，每服四钱（12g），用水一盏（150mL），生姜七片，乌梅一个，同煎六分（90mL），去滓。热服不拘时候。"

［注］二陈汤功效燥湿化痰，健脾和中。主治湿痰内阻，脾胃不和，胸膈胀满，呕吐恶心，或咳嗽痰多，或头眩心悸。方中半夏、橘红以陈久者良，又为方中主药，故命名二陈汤。湿痰形成，其多因饮食生冷，脾胃不和，运化失健，导致湿聚成痰，方中半夏燥湿化痰，和胃止呕，橘红行气化痰，气顺则痰降，气行则痰化，痰由湿生，以茯苓健脾渗湿、甘草和中健脾，加生姜解半夏之毒，又能协同半夏、橘红和胃祛痰止呕，用乌梅味酸收敛，配半夏散中有敛，使其辛散不太过。本方实为降逆气，散结气，除痰安中（和胃）。凡是痰湿为患，均可使本方治之。

5. 清·吴瑭《温病条辨》卷二·中焦篇："阳明温病，下后汗出，当复其阴，益胃汤主之……盖十二经皆禀气于胃，胃阴复而气降得食，则十二经之阴皆可复矣。谷复其阴，非甘凉不可。汤名益胃者，胃体阳而用阴，取益胃用之义也……益胃汤方（甘凉法）沙参三钱（9g），麦冬五钱（15g），冰糖一钱（3g），玉竹（炒香）一钱五分（4.5g）。水五杯（1L），煮取二杯（400mL），分二次服；渣再煮一杯（200mL）服。"

［注］功效：益胃养阴。

6. 明·李梴《医学入门》卷一："胃为水谷之海，脾为消化之器，水入于经，其血乃成，谷入于胃，脉道乃行。故血不可不养，卫不可不温，血温卫和，荣卫通行。"

［注］胃纳谷旺盛，脾健运，以壮气血生化之源，使荣（血）卫（气）二气散布全身，内外相贯，运行不已。清·顾世澄《疡医大全》卷之五·治法指南："荣卫虚弱，外邪所袭，气血受伤而为患……荣卫虚弱，壅滞而为痛……凡肌肉伤而疮口不敛者，用六君子汤以补脾胃为主。"

7. 清·顾世澄《疡医大全》卷之五·治法指南："凡疮口不合，脓水清稀，气血俱虚也，饮食少而难化，脾胃虚寒也……故丹溪云：痈疽因积毒在脏腑，宜先助胃壮气，以固其本，夫然则气血凝结者自散，脓瘀已成者自溃，肌肉欲死者自生，肌肉已死者自腐，肌肉已溃者自敛。"

［注］养胃法是用扶持胃气、清养胃阳的药，使纳谷旺、脾胃健运、正气自充的治法。因外疡溃后脓血大泄，气血俱虚，须脾胃健运，以助气血（荣卫）运行不已，"生新甚速"，疡口愈。养胃法适用于疮疡后期调理阶段：①理脾和胃法，代表方剂，异功散。②健脾和中法（除痰湿），代表方剂，二陈汤。③清养胃阴法，代表方剂，益胃汤。

理脾和胃法：用于脾胃虚弱，如溃疡症见纳少、大便溏薄、舌苔薄白、舌质淡、脉濡等。

健脾和中法：用于痰湿中阻，胃失和降，"运化失健"如疔疮或有头疽溃后，或肠痈恢复期，症见胸闷欲恶、脾胃不和、食欲不振、面色少华、舌质淡红、舌苔白或微黄、脉濡滑等。

清养胃阴法：用于胃阴不足，如疔疮走黄、有头疽内陷、大面积烧伤等症，症见阴伤胃败、口干少液、纳少、口舌生糜、舌质红绛、脉数者。

以上，论述中国古代医家在中医外科疾病治疗应用内治法的内容，以疮疡初起（初期），酿脓（中期），溃后（后期），以初起宜消，已成宜托，溃后宜补，逐步确立完善外科消、托、补三大内治法则，是中医外科内治法的总纲。

由于外科发病之因不同，阴阳虚实之所偏，证有所兼，表现各异，因此在具体应用时，须审证求因，治则很多，归纳大致分为解表法、通里法、清热法、温通法、祛痰法、理湿法、理气法、和营法、内托法、补益法、养胃法等11个法则。这些法则均列出相应的代表方剂。每法均各有其适应证，有效地指导着中医临床治疗。但病情的变化是错综复杂的，当临机应变，不可执方，往往需数法合并使用。因此病证不同，施治各异，选法用药，因病制宜。

第二节　外治法

【中国古代中医论述】

1. 《素问·五常政大论》："上取下取，内取外取，以求其过。"

2. 清·吴尚先《理瀹骈文》略言："凡病多从外入，故医有外治法。经文内取、外取并列，未尝教人专用内治也……外治之理即内治之理，外治之药亦即内治之药，所异者法耳。"

[注] 指出外治法与内治法是并列，只是给药的途径不同而已。

3. 清·吴尚先《理瀹骈文》略言："外治必如内治者，先求其本。本者何？明阴阳，识脏腑也。"

[注] 应用外治法和内治法一样必须辨证施治。

一、药物疗法

(一) 膏药

【中国古代中医论述】

1.《灵枢·痈疽》："发于腋下未坚者，名曰米疽，治之以砭石，欲细而长，疏砭之，涂以豕膏，六日已，勿裹之。"

2.《灵枢·经筋》："治之以马膏，膏其急者；以白酒和桂，以涂其缓者。"

[注] 上述可见在远古时代，已经采用油脂制成膏及白酒和桂涂于皮肤（患处）来治疗疾病。

3. 汉·张仲景《金匮要略》脏腑经络先后病脉证："四肢才觉重滞，即导引，吐纳，针灸，膏摩，勿令九窍闭塞。"

[注] 可见在汉代，膏药已经进一步在外治法中使用。

4.《后汉书》方术列传·第七十二下·华佗："若疾发结于内，针药所不能及，乃令先以酒服麻沸散，既醉无所觉，因刳破腹背，抽割积聚。若在肠胃，则断截湔洗，除去疾秽，既而缝合，傅以神膏，四五日创愈，一月之间皆平复。"

[注] 华佗"神膏"可以认为绝不是单纯的脂，而是多种药物制成的膏药。

5. 晋·刘涓子《刘涓子鬼遗方》卷第五："治热疮，生地黄膏方：生地黄、黄连各四两（120g），大黄三两（90g），黄柏、甘草炙、白蔹、升麻各二两（60g）。上七味，㕮咀，以猪脂二升半（约550mL），微火合煎，膏成，绞去滓，候凝（膏），可敷之。"

[注]《刘涓子鬼遗方》记载膏药方剂达60余首，50余首用于治疗疮疡疾病，并详细地记载方剂组成、制法及用法。

6. 晋·葛洪《肘后备急方》卷五："升麻膏疗丹毒肿热疮：升麻、白蔹、漏芦、芒硝各二两（60g），黄芩、枳实、连翘、蛇口衔各三两（90g），栀子二十枚，蒴藋根（一般指接骨草）四两（120g），十物，切，舂令细，纳器中以水三升（约600mL），渍半日，以猪脂五升（1100mL），煎令水竭，去滓，敷之，日五度。"

7. 唐·孙思邈《备急千金要方》卷第二十二·乌麻膏："主诸漏恶疮，一十三般疔肿，五色游肿，痈疖毒热，狐刺蛇毒，狂犬虫狼六畜所伤不可识者，二十年漏金疮，中风，皆以此膏贴之，恶脓尽即瘥，止痛生肌，一帖不换药，惟一日一度拭去膏上脓，再贴之，以至瘥乃止方。生乌麻油一斤（360g），黄丹四两（120g），蜡四分（1.2g），皆大两大斤（指升）。上三味，以腊日前一日从午，纳油铜器中，微火至明旦，看油减一分，下黄丹消尽，下蜡令沫药成（膏成）。"

[注] 乌麻膏的制作不同于晋代以前的软膏、硬膏，以脂类制作为主的膏药。乌麻膏亦称黑膏药。从上述可以知道熬黑膏药时，下黄丹的时间，快慢都不好掌握，晋·葛洪所著《抱朴子内篇》里有关记载黄丹制剂的方法。黄丹的应用虽然很久，但以之与植物油熬成膏药，供外科外贴治疗多种疮疡疾病在唐代初期已经采用了。

8. 宋·王怀隐《太平圣惠方》卷第六十三·治一切痈疽发背通用膏药诸方："通神膏：雄黄二两（60g），黄丹一两（30g），细罗，蜡六两（180g），腻粉半两（15g），没药末一两（30g），麒麟竭末一两（30g），麝香一分（0.3g），细研，桑枝四两（120g），槐枝四两（120g），蜘蟷三枚，当归三分（0.9g），川芎二两（60g），白芷三分（0.9g），木香三分（0.9g），沉香半两（15g），郁金半两（0.5g），乌蛇肉三分（0.9g），藁本一两（30g），细辛三分（0.9g），桂心一两半（45g），麻油2斤（600g）。（上）药细剉，先取油倾于铛中，以文火煎令热，下剉药煎，候白芷黄黑色，以绵滤过，拭铛令净，下蜡于铛内煎令熔，都入药汁于铛中，次入黄丹，次下诸药末，不住手搅，稀稠得所，滴在水中，药不散，即膏成，以瓷盒盛，密封闭，悬于井底一复时（一宿时）出火毒，每用摊在故帛上贴，日二换之，以差为度。"功效：解毒消肿，祛腐止痛。主治："一切痈疽发背，恶疮及瘘疮。"

9. 宋·王怀隐《太平圣惠方》卷第六十三·大垂云膏："当归、附子去皮脐，生用。川芎、防风、川升麻、槐子、细辛去苗，侧柏叶已上各一两（30g），桃人（仁）汤浸，去皮尖，双人（仁），杏人（仁）汤浸，去皮尖，双人（仁），甘草、桑根白皮、白及、黄芪，白僵蚕已上各一分（0.3g），垂柳一握，煎了不在吊，黄丹七两（210g），雄黄半两（15g），朱砂一分（0.3g）细研，硫黄一分（0.3g）细研，麝香一钱（3g）细研，白芷一分（0.3g），没药一分（0.3g），麒麟竭一分（0.3g）细研，龙脑一分（0.3g）细研，黄蜡四两（120g）切碎，油一斤半。（上）药除研了药并丹外，细研，先熬油令沸，下剉药，煎候白芷黄赤色，以绵滤过，拭铛令净，再煎，下丹，以柳木篦搅候变黑，即下蜡熔尽，滴于水中为珠子不散，即次下诸药末搅令匀，以瓷盒盛……发背疮……瘰疬……疽疮风肿，疥癣，奶痛，肠痛，发鬓牙痛，发脑，肾痛，马坠磕破骨损贴之即效。"

[注] 宋代膏药治疗方剂及其制作方法记载很多，并有详细的操作方法，如"雄黄膏""通神膏""抵圣膏""大垂云膏""麝香膏"等，其余多黑膏药的制法，与上所述大同小异。这些膏药每种方内药味少则七八味，多则二三十味，要比隋唐时代的硬膏药味多得多，制法也比那时完善。从"滴在水中药不散""滴于水中为珠"，以判断膏是否制成，以及"悬于井底一宿出火毒"等操作者，技术日趋完整。由此可见黑膏药已由不完全发展到比较完全，由少量应用至大量使用。这个时期，软膏还是广泛地使用着，不过已从主导地位降到和黑膏同等地位。《太平圣惠方》卷第六十三，记载治疗痈疽，恶毒疮，毒肿膏药方剂达五十余种，如治疗痈疮、乳痈、穿瘘及结肿疼痛"紫金膏"，排脓攻毒止痛的"连翘膏"，解毒生肌"麒麟竭膏"等许多制剂，都是药味比较多的，这比过去药味少的是一大发展，也是唐宋之前劳动人民医治外科疾病的经验总结，宋代《太平惠民和剂局方》《外科经验全书》等书中也记载有膏药处方，如"云母膏""万金膏""神仙太乙膏""唆头膏""太乙膏"等。

10. 明·陈实功《外科正宗》卷一·加味太一膏："治发背、痈疽及一切恶疮，跌仆伤损，湿痰流毒……汤泼火烧。刀伤、棒毒，五损内痈，七伤外症俱贴患处……肉桂、白芷、当归、玄参、赤芍、生地、大黄、土木鳖各二两（74.6g），真阿魏三钱（11g），轻粉四钱（14.9g），槐枝，柳枝各一百段，血余（37g），东丹四十两（1488g），乳香末五钱（18.6g），没药末三钱（11g）。上十味，并槐枝，用真麻油足称五斤（1865g），将药浸入油内，春五、夏三、秋七、冬十，候日数已毕，入洁净大锅内，慢火熬至药枯浮起为度。住火片时，用布袋滤净药渣，将油称准足数，将锅展净，复用细旧绢将油又滤入锅内，要清洁为美；将血余投下，慢火熬至血余浮起，以柳棒挑看似膏溶化之象，方算熬熟。净油一斤（375g），将飞过黄丹六两五钱（242g）徐徐投入，火加大些，夏秋亢热，每油一斤加丹五钱（18.65g），不住手搅，候锅内先发青烟，后至白烟叠叠旋起，气味香馥者，其膏成。即便住火，将膏滴入水中，试软硬得中，如老加熟油，若稀亦加炒丹各少许，渐渐加水，务要冬夏老嫩得所为佳。候烟尽，端下锅来，方下阿魏，切成薄片，散于膏面上化尽。次下乳没，轻粉搅均倾入水内，以柳棍搂成一块，再换冷水浸片时，乘温每膏半斤扯拔百转成块，又换冷水投浸，随用时每取一块铜杓内复化，随便摊贴至妙。"

11. 明·汪机《外科理例》卷之三·瘰疬："如不消，即以琥珀膏贴之。"卷之七·肺痈、肺痿："肺痈已破，入风者不治，或用太乙膏。"

12. 明·汪机《外科理例》·附方："二百一十七，神仙太乙膏，治一切疮毒，不问年月深浅，已未成脓。先以温水洗净，软帛拭干，用绯帛摊贴亦可……其膏可收十年不坏，愈久愈烈。一切疥，别炼油少许，和膏涂之。诸虫蛇并汤火斧伤，皆可……外贴。玄参、白芷、当归、肉桂、生地黄、大黄、赤芍各一两（约37g），㕮咀，用麻油二斤（约746g），入锅内煎至黑，滤去渣，入黄丹十二两（约447.6g），再煎，滴水中捻。软硬得中，成膏矣。"

13. 明·汪机《外科理例》附方："琥珀膏，治颈项及腋下初如梅核，肿结硬强，渐如连珠，不消不溃，或溃而脓水不绝，经久不差，渐成漏证。琥珀一两（约37g），木通、桂心、当归、白芷、防风、松脂、朱砂（研），木鳖子各五钱肉（约18.6g），麻油二斤（约895g），丁香、木香各三钱（约11g）。先用琥珀、丁香、桂心、朱砂、木香为末（细研）余锉，以油二斤（895g），浸七日，入铛慢火煎白芷焦黄漉出，徐徐下黄丹一斤（373g），以柳枝不住手搅，煎至滴水捻软硬得中，却入琥珀等末搅匀，磁（瓷）器（盒）盛。用时取少许，摊纸贴之。"

14. 清·王维德《外科证治全生集》卷四："阳和解凝膏，每香油十斤（3000g），取新鲜大力子根、叶、梗三斤（900g），活白凤仙梗四两（120g）（上二味）入油煎枯去渣，次日以川附、桂枝、大黄、当归、肉桂、官桂、草乌、川乌、地龙、僵蚕、赤药、白芷、白蔹、白及各二两（60g），川芎四两（120g），续断、防风、荆芥、五灵脂、木香、香橼、陈皮各一两（30g），再煎，药枯沥渣，隔宿油冷，见过斤两，每油一斤（300g），加炒透黄丹七两（210g），搅和，文火慢熬，熬至滴水成珠，不粘指为度。即以湿粗纸氅火，以油锅移放冷灶上，取乳香、没药末各二两（60g），苏合油四两（120g），麝香一两（30g），研细入膏搅和。半月后，摊贴烂溃阴疽，冻疮贴一夜全消，溃者三张全愈。疟疾贴背心。"

[注] 阳和解凝膏又名阳和膏。功效：温经和阳，驱风散寒，调气活血，化痰通络。主治寒湿凝滞所致阴疽、流注、瘰疬、痰核、冻疮等阴性疮疡，已溃或未溃，以及筋骨酸痛，寒疟。

[方解] 本方所治之证，属寒湿凝滞、气血不通所致，其方剂组成能散寒湿，行气血，使阳和阴散，故名阳和解凝膏。方用荆芥、防风、桂枝、肉桂、附子、川乌、草乌、白芷等驱风散寒，温经和阳，能使阳气冲阴，阴凝得散，则肿痛消退；木香、陈皮、香橼调气行滞，川芎、当归、赤芍、地龙、续断、大黄，五灵脂活血祛瘀，使气行血畅则肿消痛止，不致溃烂；用苏合油、僵蚕、麝香祛痰通络，拔毒防腐，兼能截疟；乳香、没药、白及、白蔹既可行血散结，又可止痛，生肌，肌生而肉不腐，则使疮面愈合；又以牛蒡子、凤仙、黄丹杖毒止痛。诸药合用，寒湿得散，痰去络通，气血通畅，拔毒防腐，止痛生肌。

另外，肿物脓成，不能自破者可用"咬头膏"。《外科证治全生集》卷四·咬头膏：铜青、松香、乳香、没药、杏仁、生木鳖、蓖麻仁各等分，巴豆（不去油）加倍。制法：上药捣成膏，每30g膏内加入白砒0.3g，再捣匀。用法：临用取绿豆大，放患处，用膏掩，溃即揭下洗净，换药贴。功效：咬穿毒头。主治痈疖有脓，"胎前产后忌用"。

15. 清·吴尚先《理瀹骈文》略言："凡病多从外入，故医有外治法，经文内取，外取并列……外治之理，即内治之理，外治之药亦即内治之药，所异者法耳……古人于熬者曰膏，撮者曰药，兹合之而两全。今人混言膏药，兹离之而各妙……膏方取法不外于汤丸，凡汤丸之有效者，皆可熬膏……膏中用药味，必得通经走络，开窍透骨，拔病外出之品为引。如姜、葱、韭、蒜、白芥子、花粉，以及槐、柳、桑、桃、蓖麻子、凤仙草、轻粉、穿山甲之类，要不可少不独冰、麝也……膏中用药味，必得气味俱厚者方能得力。虽苍术、半夏之燥，入油则润；甘遂、牵牛、巴豆、草乌、南星、木鳖之毒，入油则化并无碍。又炒用、蒸用皆不如生用，勉强凑用，不如竟换用。统领健儿，斩关夺门，擒贼歼魁，此兵家之所以制胜也。膏药似之。"

《理瀹骈文》续增略言："膏药功用如何？余曰：一是提，一是截。凡病所结聚之处，拔之则病自出，无深入内陷之患；病所经由之处，截之则邪自断，无妄行传变之虞……审其有余，察其不足，预事以防患，广略以取胜，同则相统，杂则相并，寒佐热佐，通用塞用，阴阳，上下，升降不胶于治，表里温凉，补泻之药咸备。虑其或缓而无力也，加猛药、生药、香药，率领群药，开结行滞，直达其所，俾令攻决兹助，无不如志，一归于气血流通，而病自己，此余制膏之法也。"

［注］膏药是中国中医药学中丸、散、膏、丹、汤五大剂型之一，是外治法重要内容，外贴膏药不仅能治疗某些外科疾患，对于某些内科的疾患也有一定的疗效，所以在古代受到劳动人民的重视和普遍应用，对保障人民健康起着较好的作用。

膏药之所以能够治疗痈疮、疖疮、肿疡等外科疾患，从它的处方用药来看，比较容易理解，明代朱橚《普济方》卷三百二·金疮门："太乙膏出圣惠方，治金疮箭镞，不问轻重，以此敷之，并治痈疽疖毒。（太乙膏处方）白芷、乳香、没药、苍术、白胶香、石膏醋炒、黄丹各五钱（15g），上为末。用真清油四两（120g），桐油真者亦可，以黄蜡一两（30g），先煎油柳枝搅，次入白芷等四味，煎少顷，却入胶香、石膏、黄丹。得同煎试欲成珠。却入蜡同煎片时（收膏），用生布滤过，瓦器收藏。用油单摊之。损伤傅疮口，自然肉不痛速愈。"

这个膏药处方是用来治疗外科属阳性的痈疮、疖疮、肿疡，以及急性的、化脓性的溃疡疾病。从太乙膏中药组方来看，苍术有去湿作用，对疮疡、脓液可以促进排出。石膏为清凉剂，功效：清热解毒，迅速减轻红肿疼痛（包括水火烫伤）等症候，加以醋炒不仅可使石膏易于粉碎，缓和石膏作用，增强散瘀、解毒、止痛、收敛的作用。白芷、白胶香、乳香、没药等相伍有防腐、改善血行、祛瘀、镇静、止痛作用。以上各药合成薄贴，使疮疡疾患得到好转和治愈。黄丹、清油为熬制膏药赋形剂，更有促进药物性能，透入肌肤深部，发挥药物的效能。上述所论中医辨证观在膏药外治中的体现。

膏药之所以能够治疗外科多种疾病，是有一定的物质基础和理论根据的。处方组成来源于经临床实践有效的中药方剂，在方药的基础上，取长补短，加减变化，去其轻淡、平温之味，益以气味俱厚的药物引导之味以得药方，用药数多而广、多方组合形成大的复方，以适应复杂的病理变化，由于许多药物中含有脂溶性、挥发性及刺激性的药物，贴于患处可透入皮肤，刺激神经末梢，通过反射，扩张血管，促进局部血液循环，增强组织抗御力量。微观上看药物通过皮肤角质层细胞间隙、毛囊壁、汗腺、皮脂腺，使药物渗透与吸收，对创伤、皮肤疾病、黏膜病变的治疗，产生消炎、止痛、去腐、生肌、收敛及防腐、保护疮面、保持药效持久等作用，同时药物穿透皮肤及黏膜后，经过血管或淋巴管进入体内循环可产生全身作用。

1. 膏药适应证：一切外科病症，初起、已成、溃后各个阶段及某些皮肤病等。

2. 膏药用法：

（1）阳证肿疡、溃疡，常用太乙膏，性偏清凉。功效：消肿、清火、解毒、生肌。

（2）阴证未溃，常用阳和解凝膏，性偏温热。功效：温经和阳，祛风散寒，行气活血，化痰通络。

（3）一切阳证（痈，有头疽、疔、疖等），常用千捶膏，性偏寒凉。功效：消肿，解毒，提脓（内蕴之脓毒得以排出），去腐，止痛。此膏疮疡初起贴之能消，已成脓者贴之能溃，溃后贴之能祛腐。

（4）疮疡已成脓，不能自破者，常用咬头膏。功效：蚀疮破头。疮疡脓形成后必须排脓，排脓的方法可以用手术方法，开刀排脓，也可用腐蚀药排脓，是一种代替手术开刀的腐蚀药剂，其主药为蓖麻和巴豆，木鳖子为佐药，其余为消炎和止痛药，本方不可近眼，不能口服。胎前产后忌用。

（5）膏药薄型、厚型的应用：薄型膏药常用于疮疡溃疡形状的疮面，利于生肌愈合。厚型的膏药常用于肿疡：①无名肿毒者。②疮未出脓者。宜少换，一般3~5日调换1次。

（6）应用膏药注意点：疮疡用膏药期间如出现皮肤掀红，或起丘疹，或发生小水泡，或瘙痒，甚至湿烂等。这是已形成"膏药风"（接触性皮炎），现代医学称之为皮肤过敏。或用膏药溃疡脓水过多，淹渍疮口，浸淫皮肤，而起湿疮（湿疹），属过敏性炎症性。凡见此等情况，可以改用油膏或其他药物。此外《证治准绳》卷之二·溃疡·大法："凡痈疽疮口已收，但皮嫩未可便去膏药。"指膏药不可去之过早，否则，易使疮面不慎受伤，再次感染，或至溃腐。

（二）油膏

【中国古代中医论述】

1.《灵枢·痈疽》："……疏砭之，涂以豕膏……"

[注] 明·李中梓《内经知要》病能·痈疽篇："豕膏者，即猪油煎当归以蜡收者也。"豕膏便是油膏。

2. 晋·刘涓子《刘涓子鬼遗方》卷第二："治痈疽金疮，续断生肌膏方：续断、干地黄、细辛、当归、川芎、黄芪、通草、芍药、白芷、牛膝、附子炮、人参、甘草各二两（27.8g），炙腊月猪脂四升（792mL）。上十四味，㕮咀，诸药内膏中，渍半日，微火煎，三上。候白芷色黄，膏即成，傅疮上，日四五度，膏中是猪脂煎。"

3. 明·王肯堂《证治准绳》卷之六："止痛膏治灸疮及汤火伤，日夜啼呼，此药止痛灭瘢。松脂、羊脂、猪膏、黄蜡各一分（根据用量各等分配制），上取松脂破铫中，切脂嚼蜡松明上，少顷，铫内烧诸物皆消，以杯盛汁敷之。松明是松节也。"

4. 明·王肯堂《证治准绳》卷之六："神效当归膏，治汤火疮，初起瘭浆，热毒侵袭，掀赤痛，毒气壅盛，腐化成脓，此药收口生肌，拔热毒，止疼痛。当归、黄蜡各一两（30g），麻油四两（120g）。上将当归入油煎，令焦黑去滓；次入黄蜡急搅化，放冷，以瓷盒盛。用时以故帛子摊贴。一方，用白蜡。"

5. 清·邹岳《外科真诠》卷上："摩风膏，番木鳖三钱（9g），荆芥穗二钱（6g），生黄柏三钱（9g）。用香油三两（90g），煎黄色去渣，加黄蜡三钱（9g）溶化，俟冷去火气，用涂疮上（治面游风）。"

6. 清·钱秀昌《伤科补要》卷三："玉红膏，紫草二两（60g），当归三两（90g），生地四两（120g），象皮二两（60g），乳香二两（60g），没药一两（30g），甘草五钱（15g），合欢皮二两（60g）。上药用麻油一斤半（750mL），煎枯去滓，再入黄占（一般指蜂蜡色黄）四两（120g），白占（一般指蜂蜡色白）二两（60g），血竭五钱（15g），共煎至滴水不化成膏听用。"

［注］玉红膏，功效：清热凉血，生肌敛疮。主治：溃疡久不收口。

7. 明·陈实功《外科正宗》卷一·生肌玉红膏：白芷五钱（15g），甘草一两二钱（36g），当归身二两（60g），瓜儿血竭、轻粉各四钱（各12g），白占（白蜡）二两（60g），紫草二钱（6g），麻油一斤（500g）。先用当归、甘草、紫草、白芷，入油内浸三日，大杓内慢火熬药微枯色，细绢滤清，将油复入杓内煎滚下整血竭使化尽，次下白占，微火亦化。先用茶盅四枚，预顿水中，将膏分作四处，倾入盅内候片时方下研极细轻粉，每盅内投和一钱（3g），搅匀，候至一昼夜取起。用法："此膏治痈，发背，诸般溃烂，棒毒等疮，用在已溃流脓时。先用甘草汤，甚者用猪蹄药汤淋洗患上，软绢挹净，桃膏于掌中捺化，遍搽新腐肉上，外以太乙膏盖之。大疮早晚洗换二次。内兼服大补脾胃暖药，其腐肉易脱，新肉即生，疮口自敛。"（《外科正宗》）

8. 元·齐德之《外科精义》卷下："白龙膏，治头面五发恶疮，及烧烫冻破溃烂，止痛生肌，清血脉，消毒败肿，通气脉如神，至可无瘢。轻粉五钱（15g）另研，白薇一两（30g），白芷一两（30g），白蔹一两（30g），黄芪一两（30g），商陆根一两（30g），柳白皮一两（30g），桑白皮一两（30g），乳香二两（60g），另研，定粉八两（240g），另研，黄蜡八两（240g），杏子油一斤（300g），如无，用芝麻油。上七味锉，油内揉浸三日，于木炭火上煎，令白芷黄色，滤去渣，于油中下黄蜡、乳香后，溶开出火，再滤，候微冷，下轻粉，定粉急搅，至冷，磁盒内收贮。每用绯绢上摊用之。"

［注］白龙膏为蜂蜡（即黄蜡），植物油溶软膏（油膏），软化点与凡士林接近，皮肤对药物的吸收较凡士林为优。方中最后加入轻粉（一氯化汞）和定粉（碱式碳酸铅），成品乳白色，故称白龙膏。

9. 唐·孙思邈《备急千金要方》卷第二十二痈疽："治痈肿，松脂膏方，黄芩、当归、黄芪、黄连、芍药、大黄、蜡、川芎各一两（30g），上八味㕮咀，合松脂一斤半（450g），猪脂一合半（225g），微火煎之三上三下，绵布绞去滓，火炙敷纸上，随大小贴之，日三易之，即瘥。"

［注］中国古代医家是将药物和油类（猪脂、羊脂、麻油、松脂、黄蜡、白蜡）煎熬或用其调匀成膏做制剂，称之软膏（油膏），特点是制剂时不用铅丹加入植物油煎熬，因此油膏在应用时有柔软、滑润、无板硬黏着不舒的感觉等优点。应用范围：常见用于肿疡、溃疡，汤火伤；疮口不敛及皮肤病糜烂结痂渗液不多者。用法：由于油膏方剂的组成不同，其应用，当辨证，选方，例如孙思邈"松脂膏"适宜于阳证肿疡，各部位痈疽等病，齐德之"白龙膏"可用于"五发恶疮"，半阴半阳之证"消毒败肿""清血脉""通气脉"。陈实功"回阳玉龙膏"可掺于相应的油膏内贴之，适用于一切阴证。功效：温经活血，散寒化痰。陈实功"生肌玉红膏"适用于一切溃疡或烧伤，腐肉未脱，新肉未生，或日久不能收口者。注意事项：中国古代油膏使用时，摊制的厚薄依病情而定。一般肿疡宜厚，溃疡宜薄。亦有直接涂于患处，外覆敷料者，如溃疡创面脓多或有胬肉突出者，不宜用油膏，以免脓水浸淫

皮肤，不易收燥，影响疗效。油膏的贮备，以用深色瓶、罐，以密封为宜，保存时间不宜过久。

（三）箍围药

【中国古代中医论述】

1. 明·汪机《外科理例》卷之一·外施贴药："外施贴药，正是发表之意，经曰：发表不远热。大凡气得热则散，得冷则凝，庸医敷贴冷药，岂理也哉。"

2. 明·王肯堂《证治准绳·疡医》卷之一·敷贴温药："围药、草乌头、黄柏、白及各二两（60g），五倍子炒一两（30g）。上为细末，调如糊，随血围匝如墙壁，可移险处于不险处，如神。"

[注] 王肯堂围药方剂内草乌与白及相反而用之是相互拮抗的作用，《素问·六微旨大论》："亢则害，承乃制，制则生化。"本方剂功效：温经通络，散瘀止痛，解毒消肿。适用于肿疡未成脓之时，肿痛之象。

"将军铁箍膏：治诸恶毒疮，红肿突起，用药箍疮四围，不令滋蔓走洼毒气。盐霜白梅、南星、大黄、苍耳根各一两（30g），白及、白蔹、防风、川乌头各半两（15g），草乌头、雄黄各三钱（15g）。上为用醋搽四围，中留头出毒，如干仍用醋润之，按：此方药性温和常用，不问阴阳肿溃，并效。"

3. 明·王肯堂《证治准绳·疡医》卷之一·敷贴热药："回阳玉龙膏，草乌头三两（90g），炒，南星一两（30g），煨，军姜二两（60g），煨，白芷一两（30g），不欠火，赤芍药一两，炒，肉桂半两，不欠火。此方治阴发背，冷流注……诸阴证之第一药也，用热调涂……此药有军姜、肉桂，足以热血，生血，然既生既热而不能散，又反为害，故有草乌、南星，足以破恶气，驱风毒，活死肌，除骨痛，消结块，唤阳气，又有赤芍、白芷，足以散滞血，止痛苦，生肌肉，加以酒行药行，散气血，虽十分冷证，未有不愈。"

4. 明·王肯堂《证治准绳·疡医》卷之一·敷贴凉药："《鬼遗方》云：凡痈疽外热内疼者，是有客邪，内有积毒，欲作脓透之候。洪宝丹又名金丹、寸金、四黄散。天花粉三两（90g），姜黄、白芷各一两（30g），赤芍药二两（60g）。上为末。茶酒汤使，随证热涂。诸般热证，痈肿金疮，此药一凉而已，能化血为水，又能使血瘀积，又能凉肌生肉，去死肌烂肉，又能破血退肿，又能滞气为浮，能止痛，又能为痛闭脓，又能出脓，一反一复，此方药性无他，遇凉效少，遇热效多，故非十分阳证，不可轻用……若夫金疮出血，非此不可，乃第一药。"

5. 元·朱震亨《丹溪心法》卷之四·痈疽："围药，诸般痈疽，敷上消散。乳香、没药、大黄、连翘、黄芩、黄连、黄柏、南星、半夏、防风、羌活、瓜蒌、阿胶、皂角刺各五钱（15g）。上研为细末，好醋煎，黑色成膏，寒者热用，热者寒用。"

[注] 用法：敷患处四周。功效：清热解毒，消肿止痛。主治：诸般痈疽。

6. 元·朱震亨《丹溪心法》卷之四·痈疽："围药铁井栏，贝母、南星各七钱（21g），连翘、五倍子经霜、芙蓉叶各二两（60g）。上碾为细末，用水调敷四向肿处，只留中间一窍出毒气。"

[注] 用法：敷患处四周，只留中间一窍出毒气。功效：清热解毒，消肿散结。主治：痈疽。

7. 明·申斗垣《外科启玄》卷之三·明疮疡宜敷药论："敷者化也，散也，乃化散其毒不令壅滞也……如赤肿焮甚……寒性药敷之；如不变色而肿势之深暗者，宜玉龙膏性温之药敷之；如不热不凉，以冲和膏……以敷之，使脓易熟而毒不走，乃易于消散矣。"

8. 清·邹岳《外科真诠》卷上·膏散丹方："洪宝膏，专敷一切阳毒。姜黄二两（60g），白芷一两（30g），花粉一两（30g），赤芍一两（30g），研末，用生蜜调敷。"

"玉龙膏，专敷一切阴毒。草乌二两（60g），南星一两（30g），赤芍一两（30g），山奈三钱（9g）。研末，用热酒和蜜调敷。"

"乌龙膏，专敷半阴半阳之毒，并一切诸毒，红肿赤晕不消。用此贴上，极有神效。木鳖仁二两（60g），生半夏二两（60g），生草乌一两（30g），白芷梢一两（30g），京赤芍一两（30g），陈蕨粉四两（120g）。先将蕨粉入锅炒成栗色，俟冷研末，再入锅炒成饼二次。另将木鳖仁切片，炒至黑色，再入半夏等药，炒至栗色为度，并合研匀细末，用生蜜调敷。"

9. 清·徐灵胎《医学源流论》卷下·围药："外科法，最重外治，而外治之中，尤重用药。凡毒之所最忌者，散大而顶不高。盖人之一身，岂能无七情六欲之伏火，风寒暑湿之留邪，饮食痰涎之积毒？身无所病，皆散处退藏，气血一聚而成痈肿，则诸邪四面皆会。惟围药能截之，使不并合，则周身之火毒不至矣。其已聚之毒，不能透出皮肤，势必四周为害，惟围药能束之使不散漫，则气聚而外泄矣……至于围药之方，亦甚广博，大段以消痰拔毒。束肌收火为主，而寒热攻提猛厉，则当随症去取。"

［注］中国古代箍围药也称敷贴，其意箍集围聚、收束疮毒作用的方药研细，使用液体、蜜、酒、醋及药物汁等调成糊状敷疮上，使肿疮初起可以消散，若毒已结聚，也可使疮形缩小，截断疮疡瘀久化热的病机演变，则能使毒邪移深出浅，早日液化成脓和破溃，溃后，余肿未消者，用之肿消，以散余毒，促疮疡易敛。

由于疾病的性质与阶段不同，用药温、热、凉之不同，配制的液体也有多样，如需敷贴热药用"回阳玉龙膏"；敷贴凉药用"洪宝丹"，酒调用之；敷贴温药用"围药"。阳毒用"洪宝膏"；阴毒用"玉龙膏"；半阴半阳之毒用"乌龙膏"。

以醋调制的方剂取其散瘀解毒；以酒调制的方剂取其助行药力；以葱、姜、韭、蒜捣汁调制的方剂，取其辛香散邪。用蜜调制的方剂多用于半阴半阳之证；用水、冷茶汁、醋调制的方剂多用于阳证；用醋、酒调制的方剂多用于阴证。

箍围药的敷贴法：箍围药外围必大于肿势的范围，宜厚敷。如用于肿疡初起，宜患处全敷贴上。若毒势已结聚，趋于限局，或溃后余毒未消者，敷患处四周，只留中间一窍出毒气。

箍围药适应证：肿疡初起，成脓，溃后，或疮疡肿散漫不聚，均可使用。

箍围药功效：毒得以清解，经络得以流通，气血调和通畅，毒流邪散，疮疡自化，使肿疡消散于无形。

（四）掺药（散剂）

A. 消散药：

【中国古代中医论述】

1. 宋·赵佶《圣济总录》卷第一百四十二·痔瘘门："治气痔，脱肛良久乃收，掺药方：海螵蛸研，染燕脂研，各半两（15g）。二味各为末，仍同研匀，先以温汤洗，略拭干，掺药少许。"

2. 宋·窦汉卿《疮疡经验全书》七卷。"治小儿眉疳疮，额疮用麝香散。麝香散：香附一两（30g），铜青五钱（15g），麝香五分（1.5g），为细末用米泔洗净，疮湿干掺，疮干用油调搽，并治耳颏牙疳。"

3. 元·危亦林《世医得效方》卷第十九·月蚀疮："胡粉散：胡粉，炒微黄，白矾煅，黄丹煅，黄连净，轻粉各二钱（6g），胭脂一钱（3g），麝香少许，上为末，先以温浆水入盐洗拭，后掺散。"

4. 元·沙图穆苏《瑞竹堂经验方》卷十三："掺药，治诸疮口脓水不干。白龙骨二分（0.6g），寒水石三分（0.9g），虢丹（铅丹）飞，一分（0.3g）。上为细末，干贴疮（干掺疮口）一料，以六分为率。"

5. 明·朱橚《普济方》卷三百二·金疮门·活刀箭伤："龙骨、寒水石、赤石脂、半夏、五倍子，为末，干掺贴皆可。""槟榔散：治金疮挫筋破骨，并血不止。槟榔剉，黄连去须并生用，上等分。捣罗为散。干敷之疮止。如疮口干，用香油润疮口，掺药疮上。"

6. 清·冯兆张《冯氏锦囊秘录》卷十九·外科："掺药方，生肌长肉，神效。务研极细，否则作痛。珍珠二分（0.6g，生，研极细），乳香（炙）五分（1.5g），铅粉五分（1.5g），瓜儿血竭五分（1.5g），真扫盆粉四分（1.2g），儿茶三分（0.9g），上白占一钱（3g），大冰片二分（0.6g），象皮一钱（3g），切方块，瓦条，细灰拌炒珠，先用浓茶或猪蹄汤洗净，以少许掺之。"

7. 唐·王焘《外台秘要》第二十四卷："疗痈疽发背，九物大黄薄贴方。大黄、黄芩各三两（90g），白芷二两（60g），寒水石五两（150g），白蔹五两（150g），黄柏二两（60g），石膏、赤石脂、黄连各三两（90g）。上药下筛，以三合投粉糜二升（1500g），和之，薄涂纸贴肿上，燥易之，肿下止，不下厚敷之。"

［注］本方黄连、黄柏、大黄、黄芩，四黄并用，清热解毒（消炎杀菌）作用强大，配白芷芳香止痛，白蔹、赤石脂收敛，疗效可靠。功效：清热解毒，消肿止痛。适用肿瘤初起，肿势限局于一处者。

8. 元·沙图穆苏《瑞竹堂经验方》卷十三："青露散，治背疽一切恶疮，围药不胤开（围之晕开）。白及、白蔹、白薇、白芷、白鲜皮、朴硝、青黛、黄柏、大天花粉、青露散即芙蓉叶，老龙皮即老松树皮。上件各等分为细末，用生姜自然汁调敷，如干时，再用姜汁润。"

［注］功效：泻火束毒，消肿定痛。

9. 清·吴尚先《理瀹骈文》青黛散："黄连三钱（9g），黄柏蜜炙、蒲黄各二钱（6g），青黛、芒硝、元明粉、寒水石、儿茶、雄黄、硼砂、五倍子各一钱（3g），漂朱砂、枯矾、铜绿、绿矾（煅）、薄荷、生甘草各5分（1.5g），牛黄，冰片各3分（0.9g），麝香1分（0.3g）。上为细末。"

用法：临用以薄荷汤同姜汁，白蜜调敷颈上。

功效：泻火解毒，止痛消肿。

［注］本方主治：口、舌、牙齿、咽喉诸证（肿疡者，调敷患处疗效显著）。

10. 明·龚居中《外科活人定本》卷之四："围疮药，治诸般痈毒。天花粉、黄柏、草乌、白及、南星、皂角刺、白芷、石膏、郁金、贝母、木鳖子、大黄、甘草、石灰各等分。共为极细末，每用鸡蛋清调敷患处。"

［注］本方活血止痛，消肿化痰。

11. 清·陈士铎《洞天奥旨》卷十五："神膏方，专贴发背诸疮疡。金银花八两（240g），蒲公英八两（240g），木莲藤八两（240g），真麻油三斤（900g），煎至黑，滤去渣，入黄丹十二两（360g），乳香三钱（9g），没药三钱（9g），松香三两（90g），去火毒，摊贴神效。（阴痈毒）加阴疽末药方：肉桂三钱（9g），冰片三分（0.9g），人参一钱（3g），丹砂三钱（9g），紫石英三钱（9g），儿茶三钱（9g），五灵脂二钱（6g），各为末，掺于膏内。"

[注] 上文论述中国古代医家有关消散药理例。其法将消散作用的剂型掺布于膏药或油膏上，贴于肿疡处，可以直达病所发挥药力，使疮疡壅结之毒以"移深居浅，肿消毒散"达到缩短疗程，减少痛苦是古代医家治疗肿疡初期外治的一种普遍疗法。适应证：适用于肿疡初起，而肿势局限于一处者。

B. 提脓祛腐药：

【中国古代中医论述】

1. 清·吴谦《医宗金鉴》卷七十二："九一丹，石膏煅九钱（27g），黄灵药一钱（3g）。共研极细，撒于患处。"

[注] 功能：提脓生肌。适应证：疔疮破溃，脓未尽者。

2. 清·顾世澄《疡医大全》卷之七·痛疽肿物门主方："小升丹即三仙丹。水银一两（30g），明矾、火硝各一两二钱（36g）。用铁锅一只，将硝、矾、汞研细入锅内，用平口碗一只，先用生姜片擦碗内外，则不炸，盖定碗口，以潮皮纸，撚（捻）挤定，盐泥封口，碗底俱泥固之。用炭二斤（600g），炉内周围砌紧，勿令火气出，如碗上泥裂缝，以盐泥补之，升三炷线香为度，冷定开看，碗内药刮下，研细，瓷瓶贮。用之提脓长肉，小毒俱有功效。"

3. 清·许克昌、毕法《外科证治全书》卷五："大升丹：汞一两（30g），硝石二两（60g），白矾二两（60g），白矾六钱（18g），雄黄、朱砂各五钱（15g）。"

4. 清·许克昌、毕法《外科证治全书》卷五："小升丹：汞、硝石、白矾、皂矾各一两（30g），朱砂三分（0.9g），雄黄五分（1.5g）。"

5. 清·邹岳《外科真诠》卷上："红升丹，专治一切疮毒，溃后拔毒生肌。水银一两（30g），火硝二两（60g），白矾二两（60g），皂矾（又称绿矾、青矾）六钱（18g），明雄五钱（15g），朱砂五钱（15g）。先将白矾、皂矾、火硝研碎入锅内，加烧酒一杯炖化，俟干即起，研细，再入水银、朱黄，研匀，放丹锅内升炼。内用酒酿（米酒）调清石末封外口，用盐调香灰封，再用文火二更香久，中火二更香久，武火枝半更香久。升炼，候冷，开锅抉（抉：jue，剔下的意思）下，得黄色者为上，蓝色者不可用。"

6. 清·邹岳《外科真诠》卷上："白降丹，专治一切疮毒，开口去腐要药。水银五钱（15g），洋铅二钱五分（7.5g），青盐三钱（9g），白矾三钱（9g），月石（即硼砂）一钱（3g），明雄一钱（3g），白矾七钱（21g），火硝六钱（30g）。先将洋铅、水银烊化成饼，再同余药研末，放阳城罐内，入灰炭火内结胎，总以面上见黄色为度，封口煅炼三册香久为好，俟冷开块抉盘上白霜收贮，去火毒，方可用。"

[注] 提脓祛腐类：提脓祛腐药具有提脓祛腐功效，使疮疡内蓄之脓毒早日排出，腐肉得以脱落，也称腐脱新生，促使疮面早日愈合。

外疡在溃破之初，若脓出不畅而内蓄，则攻蚀向深层发展；腐肉不去则新肉难生，甚至毒势蔓延，病变范围扩展，继而疮口难以愈合，甚至会造成病情逆证而危及生命。在古代疡医必须使用本类药物，使脓毒畅泄而生新。提脓祛腐是处理早期溃疡的基本方法之一。

适应证：溃疡初期，脓出不畅，腐肉难脱，或中后期脓腐不尽，新肉未生之际，或形成瘘管、窦道者，均可选用。

用法：提脓祛腐类的主药是升丹，升丹又有小升丹和大升丹之分。小升丹又称为"三仙丹"，因其配制的处方中只有水银（汞）、火硝和明矾三种药物。红升丹和白降丹的药物与"三仙丹"药物组成有异，白降丹内有铅粉，可解毒，生肌，具极佳的提脓祛腐作用。为缓和其毒性、刺激性，使用加赋形剂如石膏，按配方中石膏与丹药比例而有九一丹、八二丹、七三丹等。石膏有生用、煅用两种，生石膏清热，煅石膏疮疡溃而不敛。一般九一丹，七三丹等多用于溃疡腐肉未尽而脓水减少者。形成瘘管、窦道者用纯升丹。若疮大者，可掺于疮口上；瘘管、窦道可黏附在药线上插入，也可以掺于膏药，油膏上盖贴。使用注意事项：升丹有毒，刺激性很大，故口腔、咽喉之疾患多忌用之。现代鉴于丹药具有较强的腐蚀、刺激性，且易引起中毒，其应用已受到一定限制。

C. 腐蚀药与平胬药：

【中国古代中医论述】

1. 清·吴谦《医宗金鉴》卷六十二·去腐类方："白降丹，此丹治痈疽发背，一切疔毒，用少许。疮大者用五六厘，水调敷疮头上。初起者立刻起疱消散，成脓者即溃，腐者即脱消肿，诚夺命之灵丹也。"

"朱砂、雄黄各二钱（6g），水银一两（30g），硼砂五钱（15g），火硝、食盐、白矾各一两五钱（45g）。先将朱、雄、硼三味研细，入盐、矾、硝、皂、水银共研匀，以水银不见星为度。用阳城罐一个，放微炭火上，徐徐起药入罐化尽，微火逼令干取起，如火大太干则汞走，如不干则药倒下无用，其难处在此。再用一阳城罐合上，用绵纸截半寸宽，将罐子泥、草鞋灰、光粉三样研细，以盐滴卤汁调极湿，一层泥一层纸，糊口四五重，及糊有药罐上二三重。地下挖一潭，用饭碗盛水放潭底。将无药罐放于碗内，以瓦挨潭四边齐地，恐炭灰落碗内也。有药罐上以生炭火盖之，不可有空处。约三炷香，去火冷定开看，约有一两外药矣。炼时罐上如有绿烟起，急用笔蘸罐子盐泥固之。"

2. 明·陈实功《外科正宗》卷二："三品一条枪，三品一条枪最灵，雄矾砒信少人闻，加上乳香为线药，疔疽痔漏尽承平，上品锭子去十八种痔，中品锭子去五漏、翻花、瘿瘤、气核，下品锭子治瘰疬、疔疮、发背、脑疽等症。此为古之三品锭子，但药同而分两不同，治病故有分别，今注一条枪，本方三品以下之症，并皆用之，俱各相应，况又药品简易而不繁，是曰三品一条枪之说也。

明矾二两（60g），白砒一两五钱（45g），雄黄二钱四分（7.2g），乳香一钱二分（3.6g）。砒矾二味，共为细末，入小罐内，加炭火煅红，青烟已尽，旋起白烟，片时约上下红彻住火。取罐顿地上一宿，取出约有砒，矾净末一两（30g），加前雄黄二钱四分（7.2g），乳香一钱二分（3.6g），共研极细，厚糊调稠，搓成如线条阴干。凡遇前症有孔者，纴入孔内，无孔者，先用针放孔窍，早晚插药二次，插至三日后，孔大者每插十余条，插至七日，患孔药条满足方住。以后所患四边自然裂开大缝，共至十四日前后，其疔核、痔漏诸管自然落下，随用汤洗，搽上玉红膏，虚者兼服健脾之药。"

[注]本方剂《疡科捷径》卷上称"三品锭"。功效：祛腐化管。主治：痔漏翻花、瘰疬、疔疮、发背、脑疽。

3. 明·陈实功《外科正宗》卷三："枯痔散：凡痔疮泛出，即用此药涂之。年浅者五七日，年深者八九日，待痔干黑后，不用此药，每日用落痔汤洗之。

白矾二两（60g），蟾酥二钱（6g），轻粉四钱（12g），砒霜一两（30g），天灵盖四钱

（12g），用清泉水浸，以天灵盖煅红，水内浸煅七次。共研细末，入小新铁锅内，上用粗瓷碗密盖，盐泥封固；炭火煅至二炷香，待冷取开，将药研末搽痔上，每日辰、午、申三时用温汤净，上药三次，上至七八日，其痔枯黑坚硬，住药裂缝，待其自落，换洗起痔汤。起痔汤，治诸痔上枯药之后，黑色坚硬裂缝，宜此药洗。黄连、黄柏、黄芩、大黄、防风、荆芥、栀子、槐角、苦参、甘草各一两（30g），朴硝五钱（5g）。以上药分作三次，用水煎洗，待痔落之后，换搽生肌散。"

[注] 腐蚀药具有腐蚀组织的作用，掺布患处，能使疮疡不正常的组织腐蚀枯落。此又称追蚀药。平胬药具有平复胬肉作用，能平复疮面增生的肉芽组织。适应证：疮疡或脓未溃，或溃后疮口太小，排脓不畅，疮口僵硬，或腐肉不脱影响疮口愈合，或痔疮，或成漏管、瘰疬、赘疣、息肉等均可用之。用法：腐蚀平胬方药的药物组成有所不同，作用有强弱之别，在临床上需要根据适应证而区别使用。例如白降丹常用于溃疡疮口太小，脓腐难去。应用时可用桑皮纸或丝绵纸与药缠起来捻成条状卷紧，插入疮口，使疮口开大，脓腐易出；若脓成而不能穿溃，且不愿接受手术者，可用白降丹少许，置于疮顶，可代刀蚀破脓肿，赘疣点之可以腐蚀枯落，若疮疡已成漏管者，可用白降丹药条插入其内，可蚀脓腐赘肉，化除漏管。亦有用白降丹、米糊作饼或制成条插入患处或涂敷表面，以治瘰疬、翻花下疳等。枯痔散，用于治疗内痔以散剂掺涂痔核表面，或制成钉状插入痔核使坏死枯萎脱落。三品一条枪能腐蚀漏管，也可以蚀去内痔，泛治瘰疬，肌瘘诸疾。

使用注意事项：腐蚀平胬方药多以汞、矾为主要成分，腐蚀刺激性较强，宜慎用。即属必用，亦须加赋形剂以缓和药力，中病即止，腐蚀目的已达，即应改用其他提脓生肌药，尤以头部（五官处）、指、趾等肉薄近骨处不宜用之，对汞、砒有过敏性反应的患者，则应禁用。

D. 生肌收口药：

【中国古代中医论述】

1. 宋·赵佶《圣济总录》卷第一百三十八·追蚀一切疮肿："生肌散方：白矾烧令汁尽，一两（30g），黄连末一分（3g），轻粉一钱（3g）。上三味同研细，不拘多少掺疮口上，候生肉满，脓水尽，疮口干，即止。"

[注] 功效：清热收湿，生肌收口。主治：痈疽腐肉尽而不收口者。

2. 明·朱橚《普济方》卷二百九十一·瘰疬："生肌散，白石脂二钱半（7.5g），生白矾三钱（9g），烧，黄丹一钱（3g），研。龙骨二钱（6g），研。轻粉半钱（1.5g），研。麝香二分（0.6g），研。（上）为末。每日二次，干掺在疮口上。"

[注] 功效：生肌收口。主治：瘰疬已溃，久不收口。

3. 明·张洁《仁术便览》卷四·诸疮："治痈疽，收疮口，生肌散。白龙骨煅、白蔹、乳香、没药。上研极细，掺之，粗则反痛。"

[注] 功效：生肌收口。主治：痈疽溃后，疮口不敛。

4. 明·陈实功《外科正宗》卷三·多骨疽："生肌散，治腐骨脱出，肌肉生迟，不能收敛者，用此搽之。石膏、轻粉、赤石脂各一两（30g），黄丹飞，二钱（6g），龙骨、血竭、乳香、朝脑各三钱（9g）。上为细末，先用甘草、当归、白芷各一钱，煎汤洗净患上，用此干掺，软油纸盖扎，二日一洗一换。"

[注] 功效：解毒定痛，祛腐生肌。主治：多骨疽，腐骨脱出，肌肉生迟，不能收敛。亦用于痈疽疮溃后，腐肉渐脱，脓水将尽者。

5. 清·陈士铎《石室秘录》卷一："生肌散：人参一钱（3g），三七根末三钱（9g），轻粉五分（1.5g），血竭三钱（9g），象皮一钱（3g），乳香去油一钱（3g），没药一钱（3g），千年石灰三钱（9g），广木香一钱（3g），冰片三分（0.9分），儿茶二钱（6g），各为极细末，研无声为度。

[注] 用法：敷患处。功效：解毒防腐，散瘀止痛，止血生肌。主治：瘿瘤手术后疮口未合，溃疡久不收口。

6. 清·顾世澄《疡医大全》卷三九·痈疽门生肌丹散膏方："八宝丹，珍珠（布包：入豆腐内煮，一伏时，研细）一钱（3g），牛黄五分（1.5g），象皮切片，琥珀灯心同乳，龙骨煅，轻粉各一钱五分（4.5g），冰片三分（1g），炉甘石，银罐内煅红，研细，三钱（9g），共研极细，瓷瓶密贮，每用少许，生肌长肉，收口如神。"

[注] 功效：生肌长肉，收口。主治：痈疽，不能收口。

[注] 生肌收口类药物：是将生肌收口药物制成粉末，掺布疮面，具有解毒、收涩、收敛、促进新肉生长、加速疮面愈合的作用。

7. 清·吴谦《医宗金鉴》卷六十二·生肌类方："生肌定痛散，此散治溃烂红热，肿痛有腐者；用此化腐，定痛，生肌。生石膏为末，用甘草汤飞五、七次，一两（30g），辰砂三钱（9g），冰片2分（0.6g），硼砂五钱（15g）。上四味共为末，撒患处。"

"腐尽生肌散，此散治一切痈疽等毒。诸疮破烂不敛者，撒上而愈。儿茶、乳香、没药各三钱（9g），冰片一钱（3g），麝香二分（0.6g），血竭三钱（9g），旱三七三钱（9g）。上为末撒之。"

8. 清·林珮琴《类证治裁》卷之八·诸疮论："腐尽生肌散，儿茶、乳香、没药各三钱（9g），冰片一钱（3g），麝香二分（0.6g），血竭、三七各三钱（9g），为末掺之，或以猪脂油半斤（250g），黄蜡一两（30g），熔化，加前七味调膏贴（生新）。"

9. 清·张璐《张氏医通》卷十五·痈疽门："珍珠散，治不拘何疾，溃烂不肯长肉者。炉甘石制如目门绛雪膏法，原方炉甘石四两，银罐内固济，煅过水飞，预将黄连一两（30g），当归五钱（15g），河水煎汁，去滓入童便半盏（5g左右），炉甘石丸如弹子，多刺以孔，煅赤淬药汁内，以汁尽为度置地上一宿，去火气，收贮待用（制作时以此类比用量），净八两（240g），珍珠煅，净一钱（3g），琥珀净末，七分（2.1g），龙骨煅，水飞净，四分（1.2g），赤石脂煅，水飞净，四分（1.2g），钟乳石，甘草汤煮一伏时，水飞净，六分（1.8g），朱砂水飞净，五分（1.5g），麒麟竭二分（0.6g），象皮焙干为末，五分（1.5g）。上九味，务令极细，每药一钱（3g），入冰片二分（0.6g）研匀和调，敷上立长。"

[注] 生肌收口类药物适用于溃疡腐肉已脱，脓水将尽，新肉待生时均可使用。生肌收口药，不论阴证、阳证都可以通用。但各家生肌类药配伍不同，应用时有一定差异，如生肌散、八宝丹能促进疮疡肉芽生长，适用于溃后脓腐已尽、肉芽生长缓慢者。生肌定痛散具有解毒、生肌、止痛功效，常用于溃疡脓腐将尽，局部微有红肿疼痛者。珍珠散则用于疮面脓水已净，久不收口者。中国古代医著中以生肌散冠名方剂众多，不一一列举，尚有一些虽未冠以"生肌"之名散剂，而是具有生肌收口之功效的方药，临证宜根据病情需要，选择最佳配方制剂施治。若久病溃疡肉色灰淡而少红活，新肉生长缓慢，则宜配内服药改善气血运行，以助新生。

E. 止血药：

【中国古代中医论述】

1. 明·王肯堂《证治准绳·疡医》卷之六："定血散，治一切刀伤，血出不止，收敛疮口。南星生、槐花炒、郁金各四两（120g），半夏生用，二两（60g），乳香研，没药另研，各二钱半（7.5g）。上为细末，研匀。每用干掺患处，忌水洗。"

"定血散，治刀斧伤，止痛，定痛，生肌。密陀僧半斤（250g），乌贼鱼骨、龙骨、白矾枯，各二两（60g），桑白皮一斤（500g），黄丹一两（30g），上为细末。每用干掺患处，定血如神。"

2，明·王肯堂《证治准绳·疡医》卷之五："桃红散，止血大效。石灰十两（300g），麻油，大黄五钱（15g），水浸透取汁，各半盏（50mL）。上将石灰炒红，入麻油，大黄汁和匀，慢火炒如桃花色，瓷器收贮听用。"

3. 清·胡延光《伤科汇纂》卷七："止血药，陈石灰8两（240g），黄连、黄柏、大黄各二两（60g）。将三黄渍湿，同石灰炒令烟尽，药呈桃花色，去滓，水漂净，研为末。外敷伤处。"功效：清热解毒，敛疮止血。主治：金疮出血等。

4. 明·陈实功《外科正宗》卷四："如圣金刀散，治刀刃所伤，皮破筋断，飞血不止者。用松香净末七两（210g），枯矾、生矾各一两五钱（45g），共为极细末，罐密收，掺伤处，纸盖绢扎。止后三四日，后必焮痛作脓，换掺生肌散，三日三次，其疼即止，以后日用葱汤洗之，换搽玉红膏长肉生肌，避风为要。"

［注］止血药：具有收涩凝血止血作用的药粉掺布于出血之处，外用敷料包扎固定，可以促使创口血液凝固，达到制止出血的目的。

适应证：适用于溃疡或创伤出血少量者。桃红散多用于溃疡出血，如圣金刀散多用于创伤出血，止血药，既可用于溃疡出血，又可用于创伤出血的止血，痔疮出血可用"定血散"，小手术后局部可覆，均有较好的制止出血作用。

使用注意事项：如遇大出血时，必须配合手术与内治等方法急救。

F. 清热收涩药：

【中国古代中医论述】

1. 明·王肯堂《证治准绳·疡医》卷之四："阴疮，牡蛎散，治阴囊两旁生疮或湿水出，其痒甚苦。牡蛎、黄丹炒，各二两（60g），枯白矾四两（120g），上为细末。遇夜睡时，用手捏药于阴痒处痛搽之，不一时又搽之，三四次后顿减。次夜再搽，虽大减又搽，后自然平复。"

"青黛散，有一妇人，患脐下腹上连二阴，遍满生湿疮，状如马刀，他处并无，热痒而痛。马齿苋四两（120g），研烂，入青黛一两（30g），再研匀，涂疮上，即时热减痛痒皆去。"

2. 林珮琴《类证治裁》卷之八·诸疮论治："溃烂红肿热痛，掺生肌定痛散……生石膏煅，一两（30g），研以甘草汤飞五七次，辰砂三钱（15g），冰片2分（0.6g），硼砂五钱（15g），共研，掺患处。"

3. 清·许克昌、毕法《外科证治全书》卷五："六合散，治一切痈疽等毒，痛止腐尽破烂不收者，掺上即愈。海螵蛸、龙齿水飞，象皮炙存性研末，瓜儿血竭，乳香去油，轻粉各等分研末，上研极细末，或干掺或熬鸡蛋油调拂。"（功效：生肌祛腐）

4. 清·邹岳《外科真诠》卷下："石珍散，煅石膏一两（30g），扫盆粉（轻粉）五钱（15g），洋青黛三钱（9g），生黄柏三钱（9g），共研细末掺。"功效：清热解毒，除湿敛疮。主治：一切疮腐破烂，作痛焮赤者。

5. 明·李时珍《本草纲目》卷四："丹砂散，炉甘石煅赤，童便淬七次，硼砂，海螵蛸各一两（30g），朱砂五钱（15g），上为极细末，入冰片少许，瓷瓶收贮。"功效：清热收湿。（原方无方名，据《景岳全书》卷之六十·古方八阵补）。本方中炉甘石收湿敛疮；硼砂、朱砂清热解毒，消肿防腐；海螵蛸助炉甘石以收湿生肌。诸药合用，共奏清热收湿、敛疮生肌功效。或湿疮瘙痒，明目退翳用之。丹砂散原意用于"点治诸眼皆妙"，根据处方组合而治湿疮，形态各异者外掺有效。

6. 清·祁坤《外科大成》卷三："青蛤散，治黄水湿热等疮。蛤粉煅一两（30g），石膏煅一两（30g），轻粉五钱（15g），黄柏生五钱（15g），青黛三钱（9g），（上）为末。先用香油调成块，次加凉水调稀，将疮洗净，薄涂患处。"（功效：清热收湿，祛腐敛疮）

[注] 清热收涩药，具有清热、解毒、收涩、止痒等功效，适应证：阳证肿疡初起，局部红热、肿痛及急性或亚急性皮炎渗液不多者，均可使用。使用时药粉掺扑于患处（糜烂、渗液的皮损处）。中国古代清热收涩药方剂很多，用之各有突出，如"青黛散"功能清热解毒止痒作用较强，涂疮上即可，"牡蛎散"对渗液较少痒甚搽之效果明显。生肌定痛散用于溃烂红肿热痛的皮肤疾患，掺患处。"六合散"用于腐尽破烂不收者，干掺或用鸡蛋黄熬油调涂。"石珍散"用于疮疡破烂红肿作痛者。"丹砂散""青蛤散"可用湿疮水调涂搽。

使用注意事项：清热收涩类药，内含矿物类药研细后应过 80 目以上筛用之，一般不用糜烂、渗液较多的皮损，因药物颗粒不够细，不易渗透吸收，用后易使渗液不能流出，而导致自身敏感性皮炎。若需用之，现代用法，将医用纱布用 75% 酒精浸洗不流滴为度，敷患处再将水调或油调剂型置纱布上，上面加医用灭菌纱布四层包扎，每日换药一次，效果满意。

G. 生药捣敷法：

【中国古代中医论述】

1. 清·张德裕《本草正义》："蒲公英，其性清凉治一切疔疮，痈疡，红肿热毒诸证，可服可敷颇有应验。"

[注] 外用捣敷或熬膏摊贴。

2. 清·张德裕《本草正义》："地丁，专为痈肿疔毒通之药，濒湖《纲目》称其苦辛寒，治一切痈疽发背，疔肿瘰疬，无名肿毒，恶疮。然辛凉散肿，长于退热，惟血热壅滞，红肿焮发之外疡宜之。"

[注] 外用捣敷。

3. 清·张德裕《本草正义》："马齿苋，最善解痈肿热毒，亦可作敷药。"

4. 明·董宿《奇效良方》卷之五十四："清凉膏，治初患痈肿疮疖，热焮疼痛，消肿毒。大黄不拘多少，上为细末，用浆水调摊贴之。"

5. 明·董宿《奇效良方》卷之五十四："治多年恶疮，（马齿苋）捣烂敷之，尤良。"

6. 清·王维德《外科证治全生集》制药："牛蒡子……生捣，涂消一切痈毒，涂软一切坚肛。入烂孔，拔毒生肌。"

7. 明·李时珍《本草纲目》："无花果，治五痔，咽喉痛。"

8. 明·兰茂《滇南本草》："无花果，敷一切无名肿毒，痈、疽、疥、癞、癣疮，黄水疮，鱼鲠毒，乳结，痘疮破烂，调芝麻油搽之。"

9. 明·龚居中《外科百效全书》卷之一："芙蓉膏、芙蓉叶、黄荆子各等分为末，共入石臼内捣极烂，用鸡子白搽患处留顶，如烟雾起立瘥。此方用在未溃之前或将溃之际，治发背，痈疽疼痛，如锥剜不可忍，登时痛止如神。"

［注］芙蓉叶清热解毒，凉血消肿，止痛功效。

10. 晋·刘涓子《刘涓子鬼遗方》卷第四："治痈，白蔹薄方，白蔹、大黄、黄芩各等分，上三味捣（碎）筛，敷痈上（日换药二次）。"

11. 清·何谏《生草药性备要》："仙鹤草，理跌伤，止血，散疮毒。"外用适量捣敷。

12. 唐·孟诜撰，张鼎增补改编《食疗本草》卷上·小蓟："金疮血不止，叶封之。"

［注］本品活血止血，具"破宿血，止新血"之功，又可解毒肿，故常用小蓟治金疮。

13. 唐·日华子《日华子本草》白茅花："署切箭伤，止血并痛。""外用捣敷。"

［注］本品有"止血疗伤，跌打损伤，刀伤金疮，捣敷有止血，消肿，疗伤之效。"

14. 明·李梴《医学入门》卷之二："徐长卿，主百邪鬼疰（zhù），蛊毒恶气，去疫疾。"

15. 清·何谏《生草药性备要》："徐长卿，浸酒，除风湿，止疼痛。"

［注］本药具有祛风、化湿、止痛、止痒的功效。外敷可治湿疹、顽癣、毒蛇咬伤等。

16. 清·汪昂《本草备要》卷之二："地肤子，治癞疝，散恶疮。煎汤，洗疮疥良。叶作浴汤，去皮肤风热丹肿。"

17. 清·汪昂《本草备要》卷之二·蛇床子："……祛风燥湿，治阴痿囊湿，女子阴痛阴痒……湿癣恶疮，杀虫止痒。风湿诸病，煎汤浴，止风痒。"

18. 明·胡濙（yíng）《卫生易简方》泽漆（猫儿眼睛草）："治癣疮有虫，猫儿眼草，晒干为末，香油调搽。"

［注］本品有杀虫止痒之功。外用：煎水洗，熬膏或研末调敷。内服：《神农本草经》泽漆："大腹水气，四肢面目浮肿。"《唐本草》亦载："逐水。"《日华子本草》："止疟疾，消痰退热。"

19. 明·兰茂《滇南本草》羊蹄叶："贴热毒红肿，血风癣疥。"（本品为羊蹄的叶）

20. 魏·吴普《神农本草经》："羊蹄，主头秃疥搔，除热，女子阴蚀。"

21. 梁·陶弘景《名医别录》："羊蹄，无毒。主治浸淫疽、痔，杀虫。一名蓄，生陈留。"（本品药用其根，形如羊蹄，故名）

［注］生药捣敷法：生药，又称草药，野生者佳，是将新鲜采集的生药洗净后捣烂，或晒干后研细，调制，直接敷于患处。功效：清热解毒，消肿止痛，收敛止血。在中国古代民间广泛流传着许多经验方，外治达到治疗之目的。广大劳动人民就地取药物，其优点简、便、廉、验。用之切证，确有特效。

适应证：一切外科疾患之阳证，红肿热痛者；创伤浅表出血，皮肤病瘙痒疼痛及毒蛇咬伤等，均可应用本方法。

常用方法：蒲公英、紫花地丁、马齿苋、芙蓉花叶、七叶一枝花等清热解毒消肿药，用于疮疡阳证。小蓟、白茅花、仙鹤草适用于浅表创伤的出血。徐长卿、蛇床子、地肤子、泽漆、羊蹄等有止痒作用，用于急慢性皮肤病以瘙痒为主症者。用时清洁净，有渗液者，捣汁或煎汤冷却后湿敷患处，无渗液者可煎汤熏洗，羊蹄捣碎用 6 度醋浸配制，500g 药物，1000g 醋，取汁，外搽治牛皮癣有效。徐长卿、半边莲治毒蛇伤，内服外敷均可。

二、手术疗法

【中国古代中医论述】

1.《素问·长刺节论》："治腐肿者，刺腐上，视痈大小深浅刺。"

［注］上文"治腐"：《针灸甲乙经》腐作痈。"刺腐上"即切开法。

2. 晋·刘涓子《刘涓子鬼遗方》卷第四·相痈疽知有脓可破法："痈大坚者未有脓，半坚薄，半有脓，当上薄者，都有脓，便可破之。所破之法，应在下逆上破之，令脓得易出。"

2. 明·申斗垣《外科启玄》卷之三·明疮疡宜针论："痈疽之有脓，须急以铍针去其脓，血毒从此泻而不复有也，好肉则不腐。"

3. 明·王肯堂《证治准绳·疡医》卷一·针烙："若当用针烙而不用，则毒无从而泄，脓瘀蚀其膏膜，烂筋坏骨。"

［注］上论，是用手术刀切开脓肿的手术疗法。

4. 明·陈实功《外科正宗》卷一·痈疽治法总论第二："若脓生而用针，气血反泄，脓反难成；若脓熟而不针，腐溃益深，疮口难敛。"

［注］陈实功论述切开法，应准确地辨别切开疮疡的有利时机："与其各病相应者，亦随症……以便选用。"

5. 唐·孙思邈《备急千金要方》卷二十二："破痈口当令上留三分，近下一分针之。"

［注］孙氏论述切口位置应选择以低位，取近脓腔底部的皮薄处，低位切口，使脓腔的引流通畅。

6. 清·赵濂《医门补要》卷上·浮皮兜脓须剪开："痈疽溃脓口久，内肉烂空，外皮浮软，上下有孔流脓，中间薄皮搭住如桥，使毒护塞，不能尽性掺药，难以完成。用剪刀将浮皮剪开，自可任意上药，易于收口。"

7. 清·赵濂《医门补要》卷上·肛门皮包："初生婴儿肛门有薄皮包裹，无孔，用剪刀剪开薄皮，以药速止其血，则肛门自通。"

8. 清·吴谦《医宗金鉴》卷六十一·痈疽针法歌："盖皮薄针深，反伤好肉，肉厚针浅，毒又难出。大抵肿高而软者在肌肉，针四五分；肿下而坚者在筋脉，针六七分；肿平色不变者，附于骨也，宜针寸许；若毒生背腹肋胁等处，宜偏针斜入，以防透膜。"

［注］上文指出疮疡所患部位不同，性质各不相同，进刀深浅要适度，脓腔浅的，或疮疡生在皮肉较薄的头、颈、胁肋、腹、指等部位，要浅开；如脓腔深的，或疮疡生在臀、臂等皮肉较厚的部位，虽然进刀可稍深，但得脓为度。若刀徒伤好肉，甚或使脓毒走窜血络。

9. 明·陈实功《外科正宗》卷一："若脓生而用针，气血反泄，脓反难成；若脓熟而不针，腐溃易深，疮口难敛。"

［注］陈实功指出外疡症确已成脓者使用开刀法，需辨清脓成的生熟，选择切开排脓的有利时机。肿疡成脓之后予以切开，毒随脓泄，诸症悉退。如疮疡脓成未熟，过早切开，则徒泄气血，而脓反难成；如颜面疔疮，脓成未熟，过早切开，易形成疔毒走散等变证。

手术疗法也是外科开刀之法，源自于《素问·长刺节论》中说"治腐"，《针灸甲乙经》："腐作痈肿者刺腐上，视痈小大深浅刺。"故开刀法又称针法，直至清代《外科大成》仍沿用针法，实际内容为开刀法（手术疗法）。开刀法是用手术刀进行脓肿切开的疗法，使脓液排出，肿消痛止，缩短病程，逐渐向愈的目的，否则可因脓内蓄，侵蚀好肉，甚至"烂筋坏骨"，穿通脏腑，有造成生命危险的可能，或延长病程。

清·祁坤《外科大成》卷一："毒气中膈，内外不通，不行灸，药无全功。"就是说当脓形成后，不用刀针泄其脓毒，仅给予内服药物，是不能获得完全效果的，说明手术疗法（开刀法）是治疗疮疡重要措施之一。祁坤对疮疡切口方向、切开深浅、切口大小论述如下："针锋宜随经络之横竖，否则难于收口，部位宜下取，便于出脓，肿高而软者，在肌肉，针四五分，肿下而坚者，在筋脉，针六七分。肿平肉色不变者，附于骨也，针寸许，毒生背、腹、肋、胁等处，宜扁针斜入，以防透膜之害，入针在好肉之处，则磁实而难进，针至脓溃之处，则虚软而无阻，针既透脓，即视针口必有脓意如珠，斯时也。欲大开口，则将针斜出，欲小其口，则将针直出，所谓迎而夺之，顺而取之也。"西晋·陈寿《三国志·魏书·方技传》："华佗……若病结积在内，针药所不能及，当须刳割者，便饮其麻沸散，须臾便如醉死，无所知，因破取。病若在肠中，便断肠湔洗，缝腹膏摩，四五日差，不痛，人亦不自寤，一月之间即平复矣。"

[注] 公元 2 世纪末至 3 世纪初（三国时期），卓有成就的杰出医学家华佗，发明了"麻沸散"并用以施行外科手术。这是一种医用的全身麻醉药，比欧洲早了 1700 多年。华佗是历史上第一位创造外科手术的专家，他的医学著作《青囊经》一书，今已失传了，但它仍然是中国古代中医外科发展过程中的内容。

10. 明·王肯堂《证治准绳·杂病》七窍门上·钩割针烙说："钩者，钩起之谓。割，割去也。针非砭针之针，乃针拨瞳神之针。烙即熨烙之烙。此四者，犹斩刈之刑，剪戮凶顽之法也……烙能治残风溃弦，疮烂湿热久不愈者。"

[注] 烙，手术器械。

11. 明·申斗垣《外科启玄》卷八·血瘤赘："凡生血瘤赘，小而至大，细根蒂者，如茄子相似，宜调恶针散，一服，即以利刃割去。以银烙匙烧红，一烙既不流血，亦不溃，不再生。不然复出血瘤。"

[注] 烙铁烙法：烙铁系用银、铜制成，其头如半粒小蚕大小，上有一柄。烙铁烧灼病变处，可以烫治病根，而且可用于止血。适用于大络裂断，可向出血点烧灼，以及赘疣、息肉突出、不易内消等证。烙铁烙法是烙法之一。

[注] 自隋唐到后世，制烙的材料不断改进，由铁钉、铁算、铁器发展到银匙、金烙铁。烙法：古代用大小形式不同的金属器械，烧红后用以烙破脓疡，使脓液流出，以代刀针的方法。烙治法，又名烙铁法。此法宜用于乳蛾、喉瘤等病。先以消毒之小手术刀，于瘤体或乳蛾上轻轻割划预定的治疗部位（亦可不割划）。再根据乳蛾、喉瘤体之大小，选择大小不同之烙铁，先在火上烧红，蘸香油少量，并在压舌板上轻轻一点（以防油多烫伤健康组织），趁热烙其划割之部位，一触即起，不宜久停，可视喉瘤体之大小，每侧烙 5~50 烙（初次宜 3~5 烙，以后渐加），烙后吹冰硼散。宜每隔 2~3 天烙治一次，以烙平为度。

12. 《灵枢·经筋》："燔针劫刺"。

[注] 燔针，即烧针，也称火针。劫刺，指疾刺疾出的刺法，系刺之即出针。

13. 唐·孙思邈《备急千金要方》卷第二十九·用针略例第五："凡用锋针针者除疾速也……正中破痈坚瘤结息也。亦治人疾也。火针亦用锋针，以油火烧之，务在猛热，不热即于人有损也。隔日一报，三报之后，当日脓水大出为佳。"

14. 明·高武《针灸聚英》："烧令通红，用方有劲。"且"必先安慰病人，令勿惊心"。刺时要"切忌太深"，又"不可太浅""一针之后，疾速便去，不可久留"。

[注] 上述在现代仍适用于痈疽、瘰疬等，可深刺以排除脓液等。适应证：用于附骨疽、流痰等。内厚脓深阴证，或脓熟未溃的引流，或虽溃而疮口过小、脓出不畅者的扩创，其他已很少应用。

15. 《素问·病能论》："有病颈痈者，或石治之……夫气盛血聚者，宜石而泻之。"

16. 《素问·刺齐论》："刺皮者无伤肉。"《灵枢·玉版》："已成脓血者，其惟砭石铍针之可取也。"

[注] 即用瓷片之锋，或刀锋在疮患处，浅浅刺破，使内蕴热毒及脓血得以外解，以达消肿止痛的目的。注意：慢性阴证、虚证禁用。

17. 明·徐春甫《古今医统大全》痔漏门·药线治法："芫花入土根不拘多少，捣自然汁于铜铫内，慢火熬成膏，以生线入膏再熬良久，膏浓为度，线阴干，膏留后用。一治外痔有头者，以药线系之，候痔焦黑落下，再用绵裹猪鬃蘸药，当纳于窍中永不发。"

18. 明·龚居中《外科活人定本》卷之二·痔漏："穿痔漏药线方，芫花根一两（30g），要生者为妙，金银花一两（30g），血见愁一两（30g），没药五钱（15g），乳香五钱（15g），煮黄丝线，穿过漏孔，三五日取效，如漏孔穿裆，不治。"

19. 明·龚居中《外科百效全书》卷之三·九漏："凡遇穿肠痔漏，用好细丝线，火煅蛇含石，醋内煮过，要从夏秋月内收取蜘蛛网过网丝一根，共合丝线穿入漏孔内。穿法：先将野灯心草破开些，穿入透出，却将药线入于野灯心破开处透出。如无野灯心草，将嫩布线两头系银丝上穿入，却将上环入粪门内（肛门内），接出去银丝，却将丝线入一根于布线内，抽过丝线，再将原丝线头入第二根布线内，抽过丝线来，却不是来去两两转，收紧结一蕊，待明解开，蕊又收紧些，仍缚一蕊，莫令宽，日日如此，线落后以生肌合口。"

[注] 现代挂线法是用线或橡皮筋挂在瘘管上，利用线的紧力，使气血阻绝，肌肉逐渐坏死，达到切开目的的外治法。挂线法是中医外科治疗肛瘘最具特色的传统疗法之一，至今仍为临床广泛采用。适应证：疮疡溃后不愈，形成瘘管或窦道者，或高位肛瘘不宜切开者，均可用之。

20. 明·申斗垣《外科启玄》卷八·筋瘤赘："筋蓄则屈屈于瘤，久久渐大，大凡瘤根细小，可以芫花煮细扣线系之，日久自落。"

21. 明·陈实功《外科正宗》卷三："煮线方：煮线方中用壁钱、芫花二味共相煎，白丝扣线将同煮，诸痔瘿瘤用此捐。治诸痔及五瘿六瘤，凡蒂小而头面大者，宜用此线系其患根自效。"芫花（五钱），壁钱（二钱），用白色细扣线三钱（9g），同上二味用水一碗盛贮小瓷罐内，慢火煮至汤干为度。取线阴干，凡遇前患，用线一根，患大者二根，双扣系于根蒂，两头留线，日渐紧之，其患自然紫黑，冰冷不热为度，轻者七日，重者十五日后必枯落，后用珍珠散收口至妙。

22. 清·邹岳《外科真诠》卷下·瘿瘤："凡头大蒂小者，不拘何瘤，俱可用蛛丝线扎之，每日抽紧，听其自行枯落，小者七日内可落。"

[注] 结扎法：结扎法又名缠扎法，是利用丝线、蛛丝，药制丝线，普通棉线结扎所需除去的组织，以阻断患部血液循环，失去营养而逐渐坏死脱落的一种外治法。适应证：一般适用于瘤、赘疣痔、息肉、脱疽等病，以及出血诸症。

注意事项：（1）内痔结扎，缝针时不可穿过痔下的肌层以防引起化脓。

（2）扎线宜紧，候其自然脱落，不要硬拉，以防止出血。

[注] 手术疗法：手术疗法是运用手术器械，采用一定的手法操作来进行治疗的外治法，对疮疡、瘘管或皮肤赘疣蚀之不脱等，以手术排除脓液，坏死组织脱落或清除赘生物，去除病灶达到早日治愈，中国古代手术疗法有切开法、烙法、砭镰法、挂线法、结扎法等，一般需根据病变的性质、部位及不同情况选择应用。其他手术切开、切除方法请参阅现代各科手术学书籍。

三、其他疗法

外治法除药物疗法及手术之外，尚有药线引流、垫棉法、药筒拔法、针灸法、熏法、熨法、垫烘疗法、洗涤法等疗法，用于外科疾病的各个阶段，是疮疡早日愈合的一种辅助性外治法。

（一）引流法

【中国古代中医论述】

1. 明·王肯堂《证治准绳·疡医》卷之二："有不随针脓出，当用白纸作纴，纴入针孔，引出脓毒……候次日取出，其脓即随纴下矣。"

2. 清·赵濂《医门补要》卷上·医法补要·外症用刀针法："若患口内脓，壅塞难出，果然皮肉薄者，随插拔脓管，钓动脓势。自从管中涌出……"

3. 清·赵濂《医门补要》浮皮兜脓须剪开："痈疽溃脓日久，内肉烂空，外皮浮软，上下有孔流脓，中间薄皮搭住如桥，使毒护塞，不能尽性掺药，难以完功，用剪刀将浮皮剪开，自可任意上药，易于收口。"

[注]古代医家创造了引流法。本法是借助药物作用和药线作为引流物的物理作用，引导脓水外流，使脓毒畅出，或腐蚀瘘管，收敛生肌，促使创口死腔缩小，防止某些伤口皮肤过早愈合，达到泄毒作用的一种外治法。

药线为捻剂，又称药捻、药线、药条、捻子、纸捻等，其短小者又称锭子、丁或钉，古医籍中又有称之为"纴"者，俗称插条，以药粉加赋形剂制成线条状或锭状的固体药剂，药线由于采取材料不同制作方法各异，制出成品名称大致分为3种：①纸捻。②线捻。③硬捻。纸捻大多采用桑皮纸、丝绵纸作赋形剂搓制而成，既可外黏药物，又可内裹药物。线捻则用棉线或丝线作赋形剂，黏附药物使用。临床上多数应用外贴药物的药线。功效：借着药物及物理作用，插入溃疡疮孔中，引导脓水外流。硬捻是把药粉与有适当黏度的赋形剂，制成线香状或麦粒状，阴干变硬后使用。

适应证：本法适用于溃疡疮口过深，过小，脓水不易排出，或已成瘘管、窦道，或有腐肉、腐骨难出者。用法：外黏药物，一般含有升丹成分，"三品一条枪"功效腐蚀，用于瘰疬、痔疮、肛瘘等。《外科十三方》滚脓丹、化腐、提毒、敛脓，用于较深的溃疡，以提取坏死组织，可用于慢性瘘管，以化除管壁。《医宗金鉴》白降丹，预先放在纸内，裹好搓成线状备用，功效：腐蚀化管。适用于溃疡已成瘘管或窦道者。《外科正宗》紫金锭用于疔疮、发背、脑疽、乳痈及恶疮初起。

本法的应用根据病情需要选择适当制剂，如外黏药物的药线，一般多用含升丹的配方或黑虎丹等，有促脓祛腐作用，对疮口过深、过小、脓出不畅者有引流作用。内裹药物的药线多用白降丹等，取其腐蚀化管，用于瘘管、窦道。

注意事项：药线插入疮口内，顺应疮口及瘘管走行方向，插至管道底部后再稍稍抽出少许，留在疮口之外的下方折放，以便换药时取出。

（二）垫棉法

【中国古代中医论述】

1. 明·陈实功《外科正宗》卷四·痈疽内肉不合法："痈疽，对口，大疮，内外腐肉已尽，结痂时内肉不粘连者，用软棉帛七八层放疮上，以绢扎紧，内外之肉自然粘连一片，如长生成之肉矣。"

2. 清·徐大椿《徐评外科正宗》卷十二·痈疽内肉不合法："某夫人患乳疖，医者用刀向乳头上寸余出毒，疮口向上，脓反下注，乳囊皆腐……而脓水从上注下，颇难出尽，故有传囊之患。忽生一法，用药袋一个放乳头之下，用帛束缚之，使脓不能下注……于是脓从上泛，厚而且多，七日而脓尽生肌，又数日而全愈，后以此法治他证，无不神效。"

[注] 垫棉法：古代用棉帛（现代用纱布）折叠成块垫于疮疡部位，借其垫托压力量，使脓液不致下坠，潴留或使过大溃疡空腔的皮肤与新肉得以粘合（固定），促使疮口早日愈合的一种辅助性外治法。

适应证：适用于溃疡脓腔在疮口下方，有袋脓现象者；或疮疡形成窦道脓水难出，或溃疡脓腐已尽，新肉已生，但脓腔过大，皮肤与新生肉一时不能粘合者，或新生儿疝等，可使用本法。注意事项：急性炎症，红肿热痛，不得应用本法，以防炎症扩散。如应用本法不效时，宜采取手术，扩创引流。

（三）药筒拔法

【中国古代中医论述】

1. 明·申斗垣《外科启玄》卷之五·明疮脓宜吸法论："疮脓已溃，已破，因脓塞阻之不通……如此当用竹筒吸法，自吸去其脓，乃泄其毒也。"

2. 清·吴谦《医宗金鉴》卷六十一·痈疽总论治法·药筒拔法歌："痈疽阴证半月间，不发不溃硬而坚，重如负石毒脓郁，致生烦躁拔为先，铍针放孔品字样，脓鲜为顺紫黑难。"

[注] 痈疽阴证，十五日前后，疮不起发，脓至深不能外溃，疮势坚硬，重如负石，毒脓内溃好肉，致生烦躁。宜用药筒拔法为先，令毒脓得门路而出，预将竹筒药水煮热；次用铍针置疮顶一寸之内，品字样放开三孔，深一寸或半寸，量疮之高下，取竹筒乘热合于疮孔上，拔出脓血，红黄鲜明者，为顺证，易治；若脓血紫黑者，为败证，难治。

[注] 药筒拔法是药物与竹筒一起煎煮后乘热急合疮顶上按紧自然吸住，待片时药筒已温，拔去杉木塞子，其筒易落……脓血不尽，次日再煮，仍按旧孔再拔，"治阴疮挤脓不受疼之良法也。""如阳疮，则不必用此法，恐伤气血，慎之。"此法是借药物的宣通气血、拔毒泄热作用和竹筒的负压，形成自然抽吸的作用，吸出疮面的脓液或毒水，以达到治疗目的的一种外治法。此法选自《医宗金鉴》卷六十一，引《外科大成》总论部，药筒拔法："煮竹筒方：羌活、独活、紫苏、蕲艾、菖蒲、白芷、甘草各15g，连须葱60g。水十碗，熬数滚听用。现用鲜嫩竹一段，长七寸，径口一寸半，一头留节，刮去青皮，厚约分许（0.3cm左右），靠节钻一小孔，以杉木条塞之，放前药水内，煮数十滚，将药水锅置患人榻前，取筒似去药水，乘热急合疮顶针孔上，按紧自然吸住。待片时药筒已温，拔去杉木塞子，其筒易落……脓血不尽，次日再煮，仍按旧孔再拔。"《医宗金鉴》卷七十五，疯犬咬伤拔法："用砂烧酒壶两个，盛多半壶烧酒，先以壶上火滚无声，倾去酒，即按在破伤疮口，拔出污黑血水，满则自落；再以次壶仍按疮口，轮流提拔，以尽为度，其证立愈。"此法也属拔法的变通。

适应证：脓毒不得外出者（阴证者），毒蛇咬伤，毒水不出者，或疯犬咬伤，以及反复发作的流火等症。注意：现代医学认为操作时须避开大血管，以免出血不止。

（四）灸法

【中国古代中医论述】

1. 《素问·异法方宜论》："藏寒生满病，其治宜灸焫。"

[注] 灸焫：王冰："火艾烧灼，谓之灸焫。"即是现代的各种灸法。

2. 明·张介宾《景岳全书》四十六卷·外科钤上·论灸法："痈疽为患，无非气血壅滞，留结不行之所致。凡大结大滞者，最不易散，必欲散之，非借火力不能速也，所以极宜用灸。"

3. 明·陈实功《外科正宗》卷一·痈疽灸法并禁灸疮穴第九："凡疮初起，惟除项之以上，余皆并用艾火，随疮势之大小，灸艾壮之多少，用蒜切成薄片，安于疮顶上，着艾炷蒜上，点火三壮，一换蒜片，初灸觉痛，以不痛似痒为止；初灸不痛，以知痛痒为住。如初灸，全然不觉得痛痒，宜去蒜，当明灸之。又阴疮日数多者，艾炷不及其事，以蒜捣烂铺于疮上，以艾亦铺蒜上，点火灸之，必知痛甚为效。"

4. 清·祁坤《外科大成》卷一·灸法："灸乃开结破硬之法，盖火性畅达引拔内毒，有路而发外也……骑竹马灸法：治诸发背，及痔漏肠风，是症由心火留滞而生。此穴乃心脉所过之处，灸之则心火调畅，血脉通流。其毒顿减。其法于患人曲池穴。"

5. 清·邹岳《外科真诠》卷上："雷火神针，专治一切风寒湿气，袭于经络，漫肿无头，皮色不变，筋骨疼痛，起坐艰难之症。蕲艾三两（90g），丁香一钱（3g），元寸三分（0.3g），草乌一钱（3g），先将艾叶打茸，用草纸七张，铺艾茸于上，次将丁香等药末掺之，卷筒收贮，临用以肖山纸七层垫患处，将针烧著针之。"

［注］灸法，指用艾炷或艾条在体表穴位上烧灼、熏熨方法。

灸法一般分艾炷灸和艾条灸两类。艾炷灸包括直接灸（化脓灸、非化脓灸）和间接灸（隔姜灸、隔盐灸、隔蒜灸、隔饼灸、长蛇灸）两种；艾条灸包括悬起灸（温和灸、雀啄灸）和实按灸两种。此外又有药物（艾）发泡灸、日光灸等。

功效：温散寒邪，疏通经络，活血祛瘀，散结消肿，拔引郁毒。使肿疡未成者易于消散，既成者易于溃脓，既溃者易于生肌收口的一种外治法。适应证：凡肿疡初起坚肿，阴寒毒邪凝滞，正气虚弱，难以起发，不能托毒外达者；或疮疡，脓水稀薄，久不愈合，新肉生长缓慢者，以风寒湿邪致病诸证等。

如疮疡初起、毒邪壅滞之证，常用豆豉饼灸、隔姜、蒜灸等，行气散邪。气血两虚、风邪寒湿凝筋骨之证，常用附子饼灸，或姜、艾隔灸等，温经通络，祛湿散寒，调气行血。以痛者灸之不痛，不痛者灸至觉痛为度。雷火神针适用于风寒湿侵袭经络痹痛，及附骨疽，流痰诸证，取其香窜经络，祛风除湿。注意：疔疮阳证忌灸，头部生疮肿忌灸。头面为诸阳之会，灸之恐逼毒入里，加大肿势。"肾俞穴发疮，由肾水枯竭而成，灸之则火烁其源"，此皆不宜灸也。灸法具体内容详见《外科大成》灸法章节。

（五）熏法

【中国古代中医论述】

1.《五十二病方》牝痔："痔之入窍中寸，状类牛蟣三□□然，后而溃出血，不后上乡（向）者方，取弱（溺）五斗，以煮青蒿大把二，鮒鱼如手者七，治桂六寸，干姜二果（颗），十沸，抒置甕中，貍（埋）席下，为窍，以熏痔，药寒而休。日三熏……。"

［注］牝痔：牝，《说文》：畜母也。代表雌性，引申之有阴、内等。牝痔，古代五痔中的一种，与牡痔相对而言，当为今天的内痔。《诸病源候论》卷三十四·牝痔候："肛边肿生疮而出血者，牝痔也。""入窍中寸……后而溃出血，不后上乡"等症状的记述，以及采用的熏法，内服药的治疗方法都与现代内痔相符，上文是中国中医外科熏法最早的记述。

2. 明·王肯堂《证治准绳·疡医》卷之五·疔·熏疥方："明信、雄黄各半钱（1.5g），椒目一钱（3g），上研细，用纸以方尺，熟艾摊平，掺匀，卷成长锭。瓦二口，合纸卷子。火点慢慢烟熏被下，紧拥衾被，油涂眼、耳、目、鼻，小儿只空衣盖被卧，亦效。宜净室温床，牢拥衾被，无令透烟以熏至其人口、鼻，为效。"

3. 明·陈实功《外科正宗》卷一："熏发背奇方（发背诸方，谁期照药罕人知，雄竭麝砂并没药，为灯一照脱藩篱）治发背初起，七日前后，未成者自消，已成者自溃，不起发者即发，不溃腐即腐，诚为良法也。

雄黄、朱砂、血竭、没药各二钱（6g），麝香四分（1.2g），上五味，研为细末，每用三分，绵纸裹药为煅，长约尺许，以真麻油润透灼火，离疮半寸许，自外而内，周围徐徐照之，火头向上，药气入内，疮毒随火解散，自不内侵脏腑，初用三条，渐加至四五条，候疮势渐消渐减，熏后随用敷药，如已溃大脓发泄时，不必用此照敷。"卷四·血风疮第七十五神灯照法："治年久紫黑血风顽疮，流水作痒不绝。先用葱汤洗净患上，点火以灯焰熏之，每熏二捻为度。"

4. 清·许克昌、毕法《外科证治全书》卷五·桑枝火烘法："凡阴疽，发背，流注，附骨等证俱宜用之。取桑木枝长九寸，劈如指粗，一头燃著，少顷吹息其焰，以火向患处烘片时，火烬再换。每次烘三四枝，每日烘二三次，未溃则解寒凝，止疼痛，消瘀肿；已溃则补阳气，散余毒，生肌肉，如阴症痛甚，或重如负石，初起用此法，出毒水即内消，其日久用之，虽溃亦浅，且无苦楚。"

［注］熏法：是借助烟熏剂在不完全燃烧时产生的浓烟之药力与热力，使腠理疏通，气血流畅，达到消肿、止痒、止痛、祛风来治疗疾病的一种外治法。适应证：肿疡、溃疡均可用之。神灯照法功能：活血消肿，解毒止痛，多用于痈疽轻证，未成脓者自消，已成脓自溃，不腐者即腐。桑柴火烘法功能：助阳通络，消肿散坚，化腐，生肌，止痛。常用于疮疡坚而不溃，溃而不腐，新肉生长迟缓，疼痛不止之证。烟熏法功能：杀虫止痒，适用于鹅掌风、慢性湿疹及皮肤干燥瘙痒等症，一般用于局部。注意：掌握患处热感程度的反映，谨防灼伤皮肤。

（六）熨法

【中国古代中医论述】

1.《五十二病方》牡痔："……牡痔之居窍廉，大如枣（核），时痒时痛者方……燔小隋（椭）石，淬醯中，以熨。"

［注］古代牡痔，是后世所称的外痔。隋（椭）石：椭圆形的石块。古时以燔热作温熨用的工具。其意，将椭圆形的石块燔烧后用醋淬，再行温熨。

2.《灵枢·寿夭刚柔》："刺大人者，以药熨之。"

3. 唐·王焘《外台秘要》第二十六卷："《必效》熨痔法，痔头出，或疼痛不可堪忍方。取枳实，糖灰中煨之，及热熨病上，尽七枚立定。发即熨之，永除也。"

4. 宋·赵佶《圣济总录》第一百一十三·熨烙："论曰：血气得温则宣流，得寒则凝泣……古方用温熨之法，盖欲发散血气，使之宣流尔。（熨法）治目泪出，或有脓出者，马齿熨方：马齿子、人苋子各半。上二味捣罗为末，入铜器中，于饭上蒸熟，以绵裹熨大眦头，脓水出处，仍乘热熨之，令透睛，每熨三五十度，脓水自绝。"

5. 清·吴尚先《理瀹骈文》，续增略言："治阴症者，用炮姜、附子、肉桂、麝香、吴茱萸末，绵裹放脐内，上盖生姜中，以葱切成碗粗一大束，扎好放姜上，熨斗熨之……治乳痈者，捣葱铺乳上，以瓦罐盛炭火逼之，汗出而愈，亦是……熨之。"

6. 清·许克昌、毕法《外科证治全书》卷五·熨法："凡流注痰核，鹤膝，肢体肿块，或风寒袭于经络，筋挛骨痛，及跌仆损伤，用之止痛散血，诚良法也。或先用隔蒜灸法，余肿未消，最宜用熨助血气，行壅滞。用大葱白细切杵烂，炒热敷患处熨之，肿痛即止。一法用大葱一握束作数节，切为饼置患处以热物熨之，或铺艾灸之，必易饼多灸多熨为妙。"

7. 明·王肯堂《证治准绳·疡医》卷之五·诸肿："蚕砂熨方，治风肿。晚蚕砂，盐各不拘多少，上相和炒热，布裹熨之。冷即再炒，各入醋少许尤佳。"

[注] 古代熨法是药物研末加酒、醋炒热用布包直接置于皮肤，熨患处，借助药力和热力，疏通腠理，"助血气，行壅滞"的温熨疗法。适应证：凡阴证如附骨疽，流痰皮色不变（风寒湿痰凝滞筋骨等证），或风肿，乳痈初起有块，疼痛均可应用。阳证肿疡时均应禁用。

（七）渍渍法

【中国古代中医论述】

1. 《素问·阴阳应象大论》："其有邪者，渍形以为汗。"

2. 元·齐德之《外科精义》卷上·渍渍疮肿法："夫渍渍疮肿之法，宣通行表，发散邪气，使疮内消也。盖汤水有荡涤之功。古人有论：疮肿初生，经一二日不退，即须用汤水淋射之；其在四肢者渍渍之，其在腰腹背者淋射之，其在下部委曲者浴渍之。此谓疏导腠理，通调血脉，使无凝滞也。"

3. 清·祁坤《外科大成》卷一·洗涤法："洗有荡涤之功，使气血疏通以舒其毒。则易于溃散而无壅滞也。凡肿四肢，渍渍之。在腰腹背淋之，在下部浴之，如用药二两，以水二升（2市升）煎升半，用布帛或棉蘸洗，稍凉再易之，日用三五次，甚者日夜不住。以肿消痛止为度……疮一月不治则有虫，用艾煎汤投白矾三钱（15g）洗之，为艾性能杀虫也。疮由气血冷不收口者，用艾煎汤洗之，更烧艾熏之，为艾性辛热以助阳气也。未溃之前，及已溃之后，用葱艾汤洗之。"

4. 清·许克昌、毕法《外科证治全书》卷五·洗涤法："凡痈疽溃后，脓水腥臭，不洗涤之则毒遏延肤。或秽积生蛆，气血不能融舒，安望其生新肌肤，故洗涤亦为要事。其洗也或用解毒散，或用集芳散，或用蛇椒神效散……盖洗之以药汤者，疏畅荣卫……煎之米泔水者，以泔之逐秽生新，惠而不费也。人之气血得香则行，得臭则逆，故洗药中又当以集芳散为最。解毒散（洗一切溃久恶腐，甚者先用此药后用集芳散）：白矾四两（120g），雄黄一两（30g），贯仲二两（60g）。研细末，和滚水，待温洗之。

集芳散（洗一切溃烂痈疽）：官白芷、川芎、藿香、木香、防风各三钱（9g），甘草三钱五分（4.5g），葱一大把。"

[注] 渍渍法，亦称洗涤法，是用药物煎汤，乘热湿敷（或先洗后热敷）、淋洗、浴渍或熏洗患部，以达治疗目的的外治之法。功效：流通腠理，调和血脉，祛邪消毒。渍渍法中将药液断续清洗患处者为洗，在患处反复洗者叫淋洗，先用药液熏蒸，待药液温时再洗者，称之熏洗；用药液在人体孔窍或管腔内冲洗，灌肠称荡洗。将患部浸于药液内（包括浸泡、阴部疾患坐药浴）作治疗之法称为渍。适应证：凡痈疽疮疡，溃后脓水淋漓或腐肉不脱，内外痔的肿胀疼痛及皮肤疾患，出现瘙痒、渗出、脱屑，均可使用本法，如治疮疡初肿未溃者用《医宗金鉴》卷六十二："葱归渍肿汤：独活三钱（9g），白芷三钱（9g），葱头七个，当归三钱（9g），甘草三钱（9g）。以水三大碗，煎至汤醇，滤去渣。以帛蘸汤热洗，如温再易之。""以疮内热痒为度。"治诸疮已溃流脓者用《医宗金鉴》卷六十二："猪蹄汤：黄芩、甘草、当归、赤芍、白芷、蜂房、羌活各等分。"上七味，共为粗末，看证之大小，定药之多少。先将牝猪前蹄一只，用水六碗，煮蹄软为度，将汁滤清，吹去汁上油花，即用粗

药末一两，投于汁中；再用微火煎十数沸，滤去渣，候汤微温，即用方盘一个，靠身于疮下放定，随用软绢蘸汤淋洗疮上，并入孔内，轻手捺尽内脓，庶败腐宿脓，随汤而出，以净为度；再以软帛叠七八重，蘸汤勿令大干，复于疮上，两手轻按片时，帛温再换，如此再按四五次，可以流通血气，解毒止痛去瘀也。"注意：溻渍法应用时冬季应保暖，夏时宜避凉风，以免加重病变。洗涤后不宜用清水洗净，待其自然湿干。

小结：外治法章节有药物疗法、非药物疗法、手术疗法，这些治法是中国古代中医外科必不可少的重要治法，对重证，危证，可配合内治同用。轻浅疮疡局部之患无兼他证，亦可单以外治收效。其中药物疗法、手术疗法为重点。药物疗法根据局部病变不同原因，选择具有治疗作用的药物，做成一定制剂，外用局部（患部）经皮肤进入达到治疗的目的，如连翘、金银花、黄连、黄芩、黄柏、鱼腥草、大黄、夏枯草、板蓝根、大青叶、大蒜等药物外用配制在不同的剂型有不同的疗效（经现代研究），有抗菌、抗真菌、抗病毒、抗炎等功效，如《医宗金鉴》黄连膏，《外台秘要》黄连解毒汤原方药物：黄连、黄芩、黄柏、栀子研细加香油调膏外用于伤面，可酸化伤口，增加氧离子，使胶原合成增加，促使肉芽组织生长，促其上皮化，使创面愈合时间缩短，大多中药内有效成分具有调节细胞免疫功效，起到营养作用，促进局部血液循环作用，中医称活血化瘀；中药的油质、膏剂有湿润使坏死的组织出现液化，变成液体的状态，达到去腐并通畅引流到体表，加速创面愈合，由于药物含有效成分，可杀灭或抑制创面细菌；其他还有止痛及保护创面等作用。手术注意事项的现代内容请参阅相关学科手术学，在此不一一赘述。

第六章　疮疡

第一节　疮疡简史

疮疡，病名，出《素问·六元正纪大论》："……肌腠疮疡。"《素问·五常政大论》："其病肢废，痈肿疮疡，其甘虫，邪伤肝也。"中国古代"疮疡"，泛指多种外科疾患。后世将外科分溃疡、痈、疽、疔疮、疖肿、流注、流痰、瘰疬及皮肤病等总称。明代太医院将中医学分为13科，疮疡为其中之一，是专门治疗肿疡、溃疡、金疮等疾患的类别。后将13科改为11科，改疮疡为外科，因而疮疡成为外科内容之一。疮疡是各种致病因素侵入人体后引起的体表化脓性疾病的总称，是中医外科最常见的疾病。1973年底，长沙马王堆三号汉墓曾出土了大批帛书及部分竹木简。其中医书部分"壅肿有脓，则称其小大□□之"的记载。成书年代应在扁鹊诊齐桓公有疾之前（公元前1407—310年间）。周代《周礼·天官·冢宰》："疡医掌肿疡、溃疡、金疡、折疡之祝药、劀（guā）杀之剂。凡疗疡，以五毒攻之，以五气养之，以五药疗之，以五味节之。"

1. 《灵枢·痈疽》："未知痈疽之所以生，成败之时，死生之期，有远近，何以度之，可得闻乎？岐伯曰：经脉留行不止，与天同度，与地合纪。故天宿失度，日月薄蚀，地经失纪，水道流溢，草萱不成，五谷不殖，径路不通，民不往来，巷聚邑居，则别离异处，血气犹然，请言其故。夫血脉营卫，周流不休，上应星宿，下应经数。寒邪客于经络之中，则血泣，血泣则不通，不通则卫气归之，不得复反，故痈肿。寒气化为热，热胜则腐肉，肉腐则为脓，脓不泻则烂筋，筋烂则伤骨，骨伤则髓消，不当骨空，不得泄泻，血枯空虚，则筋骨肌肉不相荣，经脉败漏，熏于五脏，脏伤故死矣。"

"痈发于嗌中，名曰猛疽。""发于颈，名曰夭疽。""阳气大发，消脑留项，名曰脑烁。""发于肩及臑，名曰疵痈。""发于腋下赤坚者，名曰米疽。"

"发于胸，名曰井疽。""发于膺，名曰甘疽。""发于胁，名曰败疵，败疵者，女子之病也。""发于股胫，名曰股胫疽。""发于尻，名曰锐疽。"

"发于膝，名曰疵痈。""发于内踝，名曰走缓，其状痈也。""发于足旁，名曰厉痈。""发于足指，名脱痈，其状赤黑，死不治；不赤黑，不死。不衰，急斩之，不则死矣。"

2. 《灵枢·痈疽》："黄帝曰：夫子言痈疽，何以别之？岐伯曰：营卫稽留于经脉之中，则血泣而不行，不行，则卫气归之而不通，壅遏而不得行，故热。大热不止，热胜则肉腐，肉腐则为脓。然不能陷于骨髓，骨髓不为焦枯，五脏不为伤，故命曰痈。"

3. 《灵枢·痈疽》："黄帝曰：何谓疽？岐伯曰：热气淳盛，下陷肌肤，筋髓枯，内连五脏，血气竭，当其痈下，筋骨良肉皆无余，故命曰疽。疽者，上之皮夭以坚，状如牛领之皮；痈者，其皮上薄以泽，此其候也。"

［注］《灵枢·痈疽》：是论述痈疽专篇，并列举了猛疽、夭疽、疵痈、米疽、马刀挟瘿、井疽、甘疽、败疵、股胫疽、锐疽、脱疽等18种痈疽的发病部位、症状特点、不同治法和预后情况。以天人相应的观点，比像痈疽的成因，是寒邪客于经络，使血滞不通，卫气结聚于局部，腐肉伤血所造成的。同时对痈疽症状特点进行鉴别，指出痈，局部红肿发热、病位较浅、皮肤较光滑，很少伤及五脏和筋骨；疽发病部位深，皮肤变厚、变硬、可损及深部脏腑及筋骨。由此可见痈疽、疮疡均属中医外科病，疮疡偏重于体表疾患，痈疽则偏重

于阴阳属，痈为阳（表），疽为阴（里）。《黄帝内经》在治疗痈疽疮疡已经采用了药物和手术（外治法）相结合的综合治疗措施如"疵痈，其状大，痈色不变，寒热而坚者，勿石，石之者死，须其柔，乃石之者生"。

　　[注] 疵痈的外形肿，局部皮肤颜色变化不明显，病者发冷，发热。如果患病部位尚坚硬者，不能用砭针刺破，如果用砭针刺破，使毒邪内陷（入里），会引起死亡，必须在患部由硬变软之后，毒邪已外托，脓已形成，方用砭针刺破排脓，脓液外泻排净，病即逐渐痊愈。又如《灵枢·痈疽》："猛疽不治，化为脓，脓不泻，塞咽，半日死。其化为脓者，泻已，则合豕膏冷食，三日而已。"

　　[注] 猛疽初发，咽喉燉红，浸肿疼痛，不能及时治疗，会很快化脓，化脓之后，若不及时刺破将脓排出，脓肿就会阻塞咽喉，阻碍患者的呼吸，严重者，半天之内即因窒息而死亡。如果已经化脓，应及时刺破排脓，脓液泻除之后，再给患者用炼好的猪脂膏冷食，三日之后，就逐渐痊愈。

　　4.《灵枢·痈疽》："脱疽，其状赤黑，死不治；不赤黑，不死。不衰，急斩之，不则死矣。"

　　[注] 脱疽的症状为患处，皮肤呈赤黑色，是难以治的死证。如果脱疽尚未发现，足趾部皮肤呈赤黑色，若及时治疗，尚不至于死。如果在治疗中不见好转，应尽量早期将患趾（或肢）截掉，否则也会逐渐恶化而死亡。

　　《黄帝内经》对痈疽、疮疡的形成、发展、治疗做了详细论述，文中指出，痈肿疮疡化脓之后，应及时刺破，将脓液排净，否则会进一步向纵深发展，烂筋，伤骨，消髓，损害加重导致气血枯竭。造成死亡的原因，是痈肿使经脉受损败漏，脓毒深陷，侵犯五脏所致，对痈疽疮疡的论述也比较准确，说理充分。例如对猛疽（相当于后世锁喉痈、颏部蜂窝织炎等），指出猛疽发于咽部，起病急，发展快，失于治疗，即阻塞咽喉，使人窒息死亡。如脓已成，即当及时刺破，将脓液泻除，再服豕膏冷食，三日即愈。对脱疽的论述尤为准确，指出脱疽多发于下肢，由足趾开始发病，患部呈赤黑色病变，如果皮肤出现赤黑色，即属难以治愈的证候。在初期皮肤无明显改变时，积极治疗，尚可治愈。经治疗无好转者，应及时截肢，否则也可致死。由此可见春秋战国时期对脱疽的证治确立的认识相当深刻，而且在治疗上的内容较丰富，有许多论点，至今还在有效地应用。这些理论和实践经验，是中国古代中医疮疡学形成的基础。

　　5. 东汉·张仲景《金匮要略·疮痈肠痈浸淫病脉证并治第十八》："诸浮数脉，应当发热，而反洒淅恶寒，若有痛处，当发其痈。师曰：诸痈肿，欲知有脓无脓，以手掩肿上，热者为有脓，不热者为无脓。"

　　"问曰：寸口脉浮微而涩，法当亡血，若汗出。设不开者云何？答曰：若身有疮，被刀斧所伤，亡血故也。"

　　[注] 这条是讲金疮出血的症状。所谓金疮，亦称金创，是被金属刀刃伤及皮肉筋骨的外伤证，《黄帝内经》："夺血者无汗，夺汗者无血。"虽然内证和外创病因不同，但道理是一样的。

　　"病金疮，王不留行散主之。王不留行散方：王不留行（八月八日采）十分　蒴藋细叶（七月七日采）十分　桑东南根（三月三日采）白皮十分　甘草十八分（有的版本无'八'字）　川椒三分（去汗除目及闭口者）　黄芩二分　干姜二分　芍药二分　厚朴二分。上九味，桑根皮以上三味，烧灰存性，勿令灰过，各别杵筛，合治之为散，服方寸匕。小疮即粉之，大疮但服之，产后亦可服。如风寒，桑东根勿取之。前三物皆阴干百日。"

[注] 这条是讲金疮的治法。一般治疗金疮，可用王不留行散。金疮大的可用本散内服，小的可以局部外敷。

6. 东汉·张仲景《金匮要略·疮痈·肠痈浸淫病脉证并治第十八》："排脓散方：枳实十六枚　芍药六分　桔梗二分。上三味，杵为散，取鸡子黄一枚，以药散与鸡子黄相等，揉和令相得，饮和服之，日一服。"

[注] 这条为疮痈治疗方法之一，用来达到排脓化毒的目的，一般在疮痈将成时用之。

"排脓汤方：甘草二两　桔梗三两　生姜一两　大枣十枚。上四味，以水三升，煮取一升，温服五合，日再服。"

[注] 这条亦为疮痈通治方之一。这是行气血和营卫的药，一般疮痈可以适用，特别是上部的疮痈用之更恰当些。

"浸淫疮，从口流向四肢者可治，从四肢流来入口者不可治。"

"浸淫疮，黄连粉主之（原注：方未见）。"

[注] 这条是讲浸淫疮的证治和预后。浸淫疮是一种由于湿热所致的黄水疮，由身上一处蔓延转移到身上他处。治疗浸淫疮用黄连粉，虽未见到黄连粉的具体配方组成，但以黄连的苦寒用治湿热为患的浸淫疮，确可起到清热解毒燥湿的作用。

上述张仲景所讲的疮痈、浸淫疮，均属于中医外科范围的常见病证，论述了痈疮的诊断、创伤、浸淫疮的诊断及其治疗等。内容虽然较少，但对某些化脓性疾患提出了大体的诊断方法（肠痈略，另篇介绍）。

7. 晋·葛洪《肘后备急方》卷五·治痈疽妒乳诸毒肿方第三十六，治卒发丹火恶毒疮方第三十八等记载了治疗痈疽肿毒恶疮有效方剂达50余首以上（外用居多）。

8. 隋·巢元方《诸病源候论》卷三十一：丁疮诸候，凡一十三论。卷三十二，痈疽病诸候上，凡一十六论。痈疽病诸候下，凡二十九论。卷三十四，瘘病诸候，凡三十五论。卷三十五，疮病诸候，凡六十五论等，共计158条目论述痈疽疡疾患的病因病机，各种疾病症状，巢元方总结秦汉时期至隋代，著《诸病源候论》，成书于公元610年，共800年各家学说（包括痈疽疮疡），汇集而成。从《汉书》艺文志到《隋书》经籍志，所记载的中国古代中医书籍，有近300种，5300多卷，《诸病源候论》的成书摘取其精华，痈疽、疮肿，亦以脏腑经络表里，分析病情的轻重缓急、证候分类，它把隋代以前和当时的各种病名证候，加以整理、分门别类，使之条理化、系统化。首先分科从内科到外科、妇科、儿科等。在各科之中，又以几个方面分类。如病因分类、病理分类、脏腑分类、症状分类等。这些分类方法，是各有特点又互相补充的。中国中医外科痈疽疮疡疾病已逐步归类单列成条目，对唐代以后的医学影响亦是很大的。如唐代孙思邈《备急千金要方》，唐代王焘《外台秘要》，宋代王怀隐《太平圣惠方》，明代朱橚《普济方》亦是沿用本书的体例，引用本书之论。以后大部分中国古代医籍中，将痈疽疮疡疾病另立卷目，汇症方一体，以序论述。唐·孙思邈《备急千金要方》卷二十二、二十三、二十四、二十五、三十等集唐初以前论述疮疡之大成。如疖肿、痈疽、疔肿、石痈、发背、丹毒章节分类论述，如瘭疽第六：恶肉、赤脉、恶核、附骨疽、贼风、风热毒、洪烛疮、肥疮、浸淫疮、瘑疮、胻疮、骨疽、风疽、石疽、疮因风致肿、恶露疮、反花疮、代指、指疽、逆胪、瘃、尸脚、割甲侵肉附。每节详述条目，如疔肿第一：论一首，证十五条，方二十九首，灸法一首。痈疽第二：毒肿，石痈附脉七条，论一首，方八十七首，禁法二首，灸法三首，发背第三论一首，方十五首。

9. 唐·王焘《外台秘要》收录了唐代中期以前50余家医学名著内容按疾病分门别类编排，第二十四卷治疗各类痈疽方剂共137首。第三十卷，治疗疔疮方剂共79方，还有其他卷中记载与现代属疮疡范围疾病的方剂达140余首。他引用的名著多已失传，或者残缺，所以唐以失传医方书多赖此书以存，其功不可没。

11. 宋·佚名《急救仙方》又名《救急仙方》6卷。本书抄录多种书的汇编内容有发背、疔疮、眼科、痔证、杂疮与证、方剂等。

宋代·王怀隐《太平圣惠方》第六十一卷、第六十二卷、第六十三卷、第六十四卷、第六十八卷。治疗痈疽疮疡共载方569首，金疮方剂270首，本书丰富了痈疽疮疡金疮治疗内容。

12. 宋·杨士瀛《仁斋直指方论》卷之二十二痈疽·疔疮治疗："治法以调平心气为上，盖疔疮蓄毒，壅结于心，如茯苓、茯神、远志、益智、莲子、石菖蒲之类，佐以川芎、当归，皆疏通心经之剂也，心气清，毒自消散。外所傅者，用销蚀恶肉辈，如胆矾、绿矾、铅霜、斑蝥等类，以饼药之调和而笔傅之。烂其肉而后剪，随傅随烂，次第剪平。却以生发、蛇皮、土蜂窠、皂角刺，各烧，留性，白及减半，并为细末，以平疮口，或销蚀恶肉辈傅之。"

13. 宋·严用和《严氏济生方》卷之六："痈疽论治论曰：夫发背痈疽者，诸方载之备矣。夫痈疽本乎一证，然受病之所与外证颇有异焉。盖痈者，六腑不和之所生；疽者，五脏不调之所致。六腑主表，其气浅，故痈皮薄而肿高；五脏主里，其气深，故疽皮厚而肿坚。多由喜怒忧思，饥饱劳逸，或服丹石，或餐炙煿酒面，温床厚被，尽力房室，或外因风热、风湿所伤，遂使阴阳蕴结，荣卫为之壅滞，阳滞于阴则生痈，阴滞于阳则生疽。凡此二毒，发无定处，当以脉别之。诸浮数之脉，应当发热，而反洒淅恶寒，若有痛处，乃发痈也。脉数，发热而疼者，发于阳也。脉不数，不发热而疼者，发于阴也，不疼尤是恶证。且痈疽初生如黍粟粒许大，或痒或痛，其状至微，此实奇患，惟宜速疗。速疗之法，初觉之时，并宜灼艾，痛则灸至痒，痒则灸至痛，自然毒气随火而散也。若不早治，臀痛滋蔓，结成痈疽，却当详其虚实，分其冷热，寒则温之，热则清之，虚则补之，实则泻之，导以针石，灼以艾炷，治法合宜，未有不全济者也。"

[注] 严用和对痈疽病因病机、临床证候、脉象做了论述，至今痈疽辨证论治分类仍在此范围之内。

"疔肿论治论曰：《素问》云：夫上古圣人之教下也，虚邪贼风，避之以时。人之有生，摄养为先，将理失宜，百疾由是生焉。故四时迭更，阴阳交变，此二气互相击怒，必成暴气。所谓暴气者，卒然大风、大雾、大寒、大热，若不避而遇之，袭于皮肤，入于四体，传注经脉，遂使腠理壅隔，荣卫结滞，阴阳二气不得宣通，遂成痈疽、疔毒、恶疮、诸肿之患。养生之士须早识此方，凡是疮痍无所逃矣。"

14. 宋·李迅《集验背疽方》为治疗背疽之专著。书中介绍背疽的病因病机，诊断要点，治疗方药，论述简明，切合实用。

15. 宋·赵佶《圣济总录》全书200卷，收方20 000余首分类70余门卷第一百二十八、卷第一百二十九、卷第一百三十、卷第一百三十一、卷第一百三十二、卷一百三十三、卷第一百三十四、卷第一百三十五、卷第一百三十六、卷第一百三十七、卷第一百三十八、卷第一百三十九，共论述痈疽疮疡疾患56门，内容、统论、病因病机、症候方药，包括内服、外用药膏、散、洗等方法有方剂名称850余首，外治法为600余首。卷第一百三十痈疽门，一切痈疽诸疮膏药达34种。"卷第一百三十三疮肿门，下注疮"，提到"里外廉疮，远年不差者，槟榔散方：榔榔剉，半两，干猪粪半两，烧存性，龙骨一分，腻粉二钱匕，上四味捣罗三昧，入腻粉研匀，先以盐汤洗疮，熟绢裹干，以生油调药如膏，贴疮，三日一易，三五易定差。忌无鳞鱼、酢热面。凡胫内外疮，世谓之里外廉疮，最难得药，此方神妙。"

　　〔注〕赵佶把廉疮归类于"下注疮"范围。

　　16. 宋·陈自明《外科精要》卷上选录前贤有关痈疽的病因、病机、诊断、治法及方药的论述。卷中论痈疽的形证顺逆、护理及禁忌。卷下论述痈疽的变证、治法及后期调理。

　　17. 元·危亦林《世医得效方》卷第十九，提出"疮肿科""治一切痈疽""诸疮"，列举内消、外敷、洗方、症候、治法、方剂等。元代沙图穆苏《瑞竹堂经验方》卷十三"疮肿门"，治臁疮用"臁疮黄蜡膏：槐条、椿皮、桃条、楝条、柳林条、荆芥。上件熬汤，不拘时荡洗，用无浆绢帛搵干，用生黄蜡于纸上，量疮大小摊膏药一十个，将十层都拴于疮上，三日一次洗疮，除去着疮蜡纸，膏药一个不用，不候一月，无问年深日近，必然痊可。累曾依方医治，得效验。"

　　18. 元·朱震亨《丹溪心法》卷之四"诸疮痛""痈疽"用："围药，诸般痈疽，敷上消散。""乳香　没药　大黄　连翘　黄芩　黄连　黄柏　南星　半夏　防风　羌活　瓜蒌　阿胶　皂角刺。上研为细末，好醋煎黑色成膏。寒者热用，热者寒用。"

　　〔注〕本方特点寒热之证通用。

　　"臁疮方：龙骨（生用）　血竭　赤石脂（共一两）　头发（如指大）　黄蜡（一两）　白胶香　香油（不拘多少）。上件，先以香油煎头发三五沸，去发，入黄蜡、白胶香，却入龙骨、血竭、赤石脂，搅匀安在水盘内。候冷取起，以瓷器盛之。每遇一疮，捻作薄片，贴疮口，以竹箸贴在外。三日后翻过再贴，仍服活血药。"

　　〔注〕朱震亨提出治臁疮应用活血化瘀药服之。"又方：用砂糖水煎冬青叶三五沸，捞起，石压平，将叶贴疮上日换药。"

　　19. 元·齐德之《外科精义》上卷为外科医论，有疮肿诊候八式法等35篇，其中包括疮肿的识别、脉法、内服及外治诸法、五发疽、附骨疽、阴疮、时毒、疔疮、瘰疬、痔疮等病的证治。下卷载方145首，附有炮制诸药及单方主治疮肿法。

　　20. 元·杨清叟撰，明·赵宜真集《仙传外科集验方》，又名《仙传外科秘方》：本书卷1论述痈疽发背及内服荣卫返魂汤加减法。卷2~4主要论温、热、凉性3个外用方用法及其他外科通用方。卷5~7载有痈疽、疔疮、瘰疬、咽喉、疯狗咬等病方。卷8~9再论痈疽、发背证治。全书对痈疽阴阳虚实论述甚详，并保存了不少民间验方。

　　21. 明·薛己《外科经验方》：本书载有治疗肿疡、溃疡、疔疮、乳痈、瘰疬、囊痈、下疳、痔疮、便毒、悬痈、臁疮、汤火伤、小儿丹毒等外科病症，载方70首。

　　22. 明·薛己《外科枢要》：本书卷1为疮疡总论，卷2~3论疮疡痈瘤诸疾，并附治验。卷4列疮疡各证的处方。

　　23. 明·申斗垣《外科启玄》：卷1~3论述疮疡的病因、病机、诊断与治则，共72条。卷4~9分论外科病证约200种。每病证均先明部位、所在经络，继言证治，附有插图。卷10为痘疹专论。卷11~12列有外治应用的方剂。

　　24. 明·王肯堂《证治准绳·疡医》共6卷，本书所论痈疽疮疡疾病内容比较广泛，且每一病证先综述明以前名医治验，然后阐明自己见解，资料比较丰富，载方1120余首。

[注] 本书刊于 1602 年，早于陈实功《外科正宗》成书 15 年。

25. 明·陈实功《外科正宗》卷一为总论，概述了外科疾病的病因、病理、诊断、治疗；继列验案，以示规范；次载外科常用方剂 56 则，痈疽图形 30 余幅。卷二至卷四分述常见外科病证 120 余种，每证均首明病因、病理，次论诊断要点，再次详其治法并出示验案，最后载其常用方药。内容比较丰富，论述亦很简明。

26. 明·汪机《外科理例》书中论述痈疽疮疡疾病的病因、病机、诊断和治法，载方 265 首，并附有汪氏治验医案。分医论一百五十四门，附方一卷，特别提出："外科必本于内，知乎内以求乎外。"治疗重视调补元气，慎用寒凉攻利之品，主张未成以消散为主，脓成则宜尽早切开。该书持论公允，见解独特，随证变通，学验皆备，在附方卷一内容里每首方剂均有主治的症状列出，265 方即 265 法呈现，对后世中医痈疽疮疡（外科）发展产生了很大影响。汪机《外科理例》是中医著名的外科著作，作者为明代著名医家。

[注] 汪机《外科理例》刊出时间早于陈实功《外科正宗》成书时间 71 年。

27. 明·龚居中《外科百效全书》又名《外科百效秘授经验奇方》《新刻秘授外科百效全书》。本书卷一为史国公药酒等经验方、痈疽总论。卷二至卷四分论痈肿疮毒等外科病证，以身体部位归类，包括头、面、牙、舌、咽喉、胸腹、背、二阴、四肢、全身、皮肤外伤诸病。每病先论证候，次述治法。

28. 明·朱橚《普济方》诸疮肿卷二十二至卷三一五，刊于 15 世纪初，本书广搜博采用明代以前医籍和其他有关著作 150 余种，整理而成。诸疮肿，内分疮肿、痈疽、瘰疬、瘿瘤、折伤、膏药等项，各种病证，首叙医论，次列治法，所载中医外科病证 396 种，206 论，方剂 8000 余首，外科治法极为丰富。

29. 明·张介宾《景岳全书》共 64 卷，第 46 卷、47 卷论述中医痈疽、疮疡，总论治法、经义、脉候、虚实、善恶逆顺，论灸法、围药、腐肉、定痛、生肌收口、肿疡溃疡、臁疮、舍时从证等。书中除采集诸家之精要外，作者还对辨证论治做了系统的分析，充分阐发他"阳非有余，真阴不足"的学说和经验。

30. 明·薛己《外科心法》卷一至卷二集录诸家外科医论；卷三至卷六为作者治疗外科病证医案；卷七列以前各卷所用方剂。

31. 明·窦梦麟《疮疡经验全书》又名《窦氏外科全书》，共 12 卷。本书主要介绍多种疮疡病证的证治，各病证有论、有图、有方，资料比较丰富。还涉及五官、皮肤、性病、小儿病证及诊断学、解剖学的有关内容。

32. 清·祁坤《外科大成》：卷一为总论部，论述痈疽等病的诊治要点、各种治法及常用方剂。卷二至卷三为分治部，按照头面、颈项、背、腰、胸腹等身体部位分列各种外科疾病的证治、验案。卷四为不分部位的大毒与小疵（包括内痈、疔疮、流注、瘿瘤、金疮等）及小儿疮毒的证治。本书对后世影响较大，如《医宗金鉴·外科心法》即以此书为蓝本。

33. 清·程国彭《外科十法》：书中分别叙述外科的内消、艾灸、神火照、刀针砭石、围药、开口消脓、收口、敷药总论、五善七恶等 10 种治疗方法。后有外科治症方药，并附论症名法治篇。选方多为外科验方，有一定参考价值。

34. 清·顾世澄《疡医大全》40 卷，为外科专著。全书汇集《黄帝内经》《难经》等先贤各家学说，以及当时名医言论，古今验方，并参以个人临证心得，按部位介绍外科痈疽、疮疡疾病、皮肤病的证治方药，以及儿科痘疹、跌打损伤、急救、诸虫咬伤等的治疗。全书资料丰富，内容全面。

35. 清·王洪绪《外科证治全生集》又名《外科全生集》，4 卷。卷一论述痈疽疮毒，卷二为临证治法，卷三为诸药法制及药性，卷四为煎剂类、丸散类、敷药类、吸药类、膏药类。本书特点是以阴阳为纲，辨外科诸证。在治疗上，强调"以消为贵，以托为畏"。其所创之阳和汤、阳和丸、犀黄丸以及外敷之阳和解凝膏，为后世医家所推崇。

36. 清·唐黉《外科选要》有 2 卷。书系从王肯堂《证治准绳》、陈实功《外科正宗》、祁坤《外科大成》等书中选择部分内容编辑而成。

37. 清·邹存淦《外治寿世方》卷三：其中含有疔毒、痈疽、诸疮、诸伤等均用外治法。内有外治疗 10 种，方法各异，并用外治法治疗疔疮走黄，外治方药治疗诸疮 20 余种，治疗痈疽、疬疾病 11 种。本书共辑录临床各科外治方 2300 余首。所辑录内容均未注明出处，若欲寻根究源，实为不易，是其不足。

38. 清·高秉钧《疡科心得集》有 3 卷。作者秉承《黄帝内经》旨意，阐发汪机"外科必本于内"之说，认为外疡的发生，总与郁热蕴蓄于内，湿热侵袭于外有关，所以临证不可忽略内治之法。前 3 卷论病因病机、诊断治法。后附方汇 3 卷，与前 3 卷相对应，载列各方。书末附家用膏丹丸散方。

39. 清·时世瑞《疡科捷径》，书中按部位将外科痈疽疮疔分门别类，先论辨证，后列方药，均以歌诀形式编写，易学易记。

40. 清·文晟《外科摘录》有 2 卷，卷一辑外科十法、证治方药、总治大疮。卷二辑外科杂症，每证附有成方、验方。

41. 清·许克昌、毕法《外科证治全书》卷一至卷三总论外科证治，并依次列述头、面、眼、耳、口、唇、齿、舌、喉、项、胸、乳、腋、胁、肋、肩、膊、臂、手、背、腰、腹、二阴、股、膝、胫、足等人体各部外科病证。卷四叙述发无定处证、内景证治、外因杂伤等证治。卷五为治法，包括针、砭、灸、熨等外治法及药物内、外治法，附有若干方剂。对中毒急救亦有论述。因所列外科疾病证治较系统全面，故名。

42. 清·邹五峰《外科真诠》上卷为疮疡总论、治疮疡要诀、膏散丹方以及各部发有定位的疮疡。下卷为发无定位的疮疡、小儿诸疮及奇怪疮毒。末附经络、内景图说、脉学提要、杂症、药品揭要等。

43. 清·张正《外科医镜》主要论述痈毒阴疽、温痰流注、骨槽风、对口、喉痛、眼翳、鼻渊、反唇疔毒、虚实牙痛、大小肠痈、男女二阴诸疮、妇人乳病、烫伤、金疮等常见外科病的诊治。书中所载方剂，多为张氏临证所常用。

44. 清·凌奂《外科方外奇方》：卷 1 为升降、内消、内护。卷 2 为化毒、点头、拔毒、去腐、止痛、生肌收口、去管、膏药。卷 3 为疔疮、喉、诸疮。卷 4 为臁疮、癣疮、痔疮、口牙、鼻耳、脚、补遗。凡 22 部，收方约 370 余首。

45. 清·吴谦《外科心法要诀》即《医宗金鉴》卷 61～67。本书以祁坤《外科大成》为基础，加以整理补充编成。卷 1 论述十二经脉及外科痈疽证治总论。卷 2 列各类外科常用方剂。卷 3～11 分述头、面、项、背及全身各部外科病证。卷 12～14 为发无定处的外科、皮肤科疾病。卷 15 为杂证（跌仆、金疮及竹、木、虫兽所伤诸病）。卷 16 为小儿外科病证。内容较为丰富，分类颇为详细，治法切于实用，各病证候的方剂组成七言歌诀，便于记诵，并附有 260 余幅外科病形图。

46. 清·陈士铎《辨证录》卷之十三论述痈疽疔疮治疗、主证、病因、病机、治则、方剂，共 29 法。如作者治疗脚痈疽："脚疽之生，正气血之亏，不能周到之帮。然则乌可单泄毒以重伤其气血乎。治法必须大补气血而加之泄毒之味，则全胜之道也。方用顾步汤：牛膝一两　金钗石斛一两　人参三钱　黄芪一两　当归一两　金银花三两　水煎服。一剂而黑色解，二剂而疼痛止，三剂全愈。若已溃烂，多服数剂，无不愈也。此方用金银花以解毒，非用牛膝、石斛则不能直达于足指，非用人参、当归、黄芪亦不能气血流通以散毒也。故用此方治脚疽多效。即是无名肿毒，用此方治之亦可得生。世医有用刀去脚指，亦是治法。然不若用此方，于补中败毒，起死为生，既无痛楚之伤，又以全活之妙也。"本方至今乃在应用中。

明至清代末期还有多部医学典籍论述中医外科痈疽疮疡诸伤等内容不一一详列。总之，从春秋战国至今已有 2700 年的历史，中医外科疮疡疾病防治从简至日臻完善形成独立学科，是历代医家临床实践的成果（包括外科疮疡所用的器具、制药方法及应用），并认为痈、疽、疮、疡、烧伤、冻伤、虫兽所伤、痔、口腔、耳、鼻、咽喉、眼等部位溃烂（感染）应属疮疡疾患。在古代这些疾患都分属以病名归类篇章中论述。元·朱震亨《外科精要发挥》、元·齐德之《外科精义》、明·薛己《外科发挥》、明·陈实功《外科正宗》、清·祁广生《外科大成》、清·王洪绪《外科证治全生集》等书中详叙疮疡疾病病因病机、主证、治则、方剂外治方法等自然将疮疡疾病列入书中成为中医外科大系列至今。

第二节　中国古代医家对疮疡实践与认识的辨证

明代·申斗垣《外科启玄》卷之一·明疮疡标本论："夫疮疡者，乃疮之总名也。疮者，伤也；肌肉腐坏痛痒，苦楚伤烂而成，古名曰疮也。疮之一字，所包者广矣。虽有痈、疽、疔、疖、瘰疬、疥、癣、痔、毒、痘疹等分，故名亦止大概而言也。"明·薛己《外科发挥》卷一："肿疡谓疮疡未出脓者……溃疡谓疮疡已出脓者。"

［注］上论对疮疡做了较好的释义。疮疡疾病的辨证历经 2000 余年逐步完善。

【中国古代中医论述】

1973 年底，长沙马王堆三号汉墓曾出土医书。

1.《马王堆汉墓帛书·五十二病方》脉经：癰（痈）穜（肿）有脈（脓），则称其小大而□□之。

［注］这里用"癰肿有脓"来说明痈的症状。"稍（消）石直（置）温汤中，以洒，以洒痈。"

［注］痈的一种治疗方法。

2.《马王堆汉墓帛书·五十二病方》睢（疽）病：

睢（疽）病：冶白蔹（蔹）、黄耆（耆）、芍乐（药）、桂、畺（姜）、椒、朱（茱）萸（萸），凡七物。骨睢（疽）倍白蔹（蔹），【肉】睢（疽）【倍】黄耆（耆），肾睢（疽）倍芍药，其余各一。并以三指大最（撮）一入桮（杯）酒中，日五六饮之。须已□。

［注］（1）睢（疽）病：睢，通疽。疽，《说文解字》："痈也。"《灵枢·痈疽》："大热不止，热胜则肉腐，肉腐则为脓，然不能陷，骨髓不为焦枯，五脏不为伤，故命曰痈。""热气淳盛，下陷肌肉，筋髓枯，内连五脏，气血竭，当其痈下，筋骨良肉无余，故命曰疽。"后世则以阳证，热证为痈，阴证、寒证为疽。本书与上述两种分类均不同。首先是不以寒热相区分，除血疽提到有热证外，其余痈疽均未提及发热；其次是痈疽并提，前后互见，没有论及二者的差别。

（2）白蔹（蔹）：《神农本草经》："味苦平，主痈肿疽创，散结气，止痛。"黄芪：《神农本草经》：“味甘，微温，主痈疽久败疮，排脓止痛。”芍药：《名医别录》：“味酸，微寒，有小毒……消痈肿。”桂、姜、椒、朱（茱）臾（萸）：桂即牡桂，姜即干姜或生姜，椒即蜀椒，茱萸即吴茱萸。凡此四味，均性味辛温或辛热。

（3）骨睢（疽）：《灵枢·刺节真邪》：“以手按之坚，有所结深中骨，气因于骨，骨与气并，日以益大，则为骨疽。”《刘涓子鬼遗方》：“黑疽发肿，居背大骨上，八日可刺，过时不刺者，为骨疽。”

（4）肉睢（疽）：《灵枢·刺节真邪》：“有所结中于肉，宗气归之，邪留而不去，有热则化而为脓，无热则为肉疽。”

睢病本节共18条，保存比较完整的有11条，不一一介绍。但痈疽病的分类、辨证、组方、用药等方面，都很有特色，达到了较高水平，这是中国古代最早论述痈疽的著作。书中提出了治疽病的主方。其中，白蔹、黄芪、芍药为第一组药，均有消痈疽疮肿的作用；桂、姜、椒、萸为第二组药，四物合用，能辛温散结、通阳下气。对于寒性疽病，本方基本切合。尤其难能可贵的是，本条还将疽病分作几种类型，根据不同类型，有针对性地重用方中某味主药，以期取得更好的疗效。这种思维方法，摆脱了运用单方验方治病的原始状况，开始进入辨证论治的阶段。在张仲景辨证论治体系确立之前500多年，或更早时间能出现这样的记载，确实是一项惊人的成就。

上条目释文为疽病方：白蔹、黄芪、芍药、肉桂、干姜、川椒、茱萸（应作吴茱萸）各等分。为末，每服一三指大撮，入一杯酒中，日服五六次。治疽病。若骨疽，倍白蔹；肉疽，倍黄芪；肾疽，倍芍药。

3.《灵枢·痈疽》：“热气淳盛，下陷肌肤，筋髓枯，内连五脏，气血竭，当其痈下，筋骨良肉皆无余，故命曰疽。疽者，上之皮夭以坚，上如牛领之皮；痈者，其皮上薄以泽，此其候也。”

［注］上论述了痈和疽外部症状的鉴别。

4.《灵枢·痈疽》：“营卫稽留于经脉之中，则血泣（泣通涩）而不行，不行则卫气从之而不通，壅遏而不得行，故热。大热不止，热胜则肉腐，肉腐则为脓……故命曰痈。”

5.《素问·生气通天论》：“营气不从，逆于肉理，乃生痈肿。”

6.《灵枢·痈疽》：“寒邪客于经络之中则血泣，血泣则不通，不通则卫气归之不得复反，故痈肿。”

7.《灵枢·玉版》：“病之生时，有喜怒不测，饮食不节，阴气不足，阳气有余，营气不行，乃发为痈疽，阴阳不通，两热相搏，乃化为脓。”

8.《灵枢·痈疽》：“发于足指，名脱疽，其状赤黑，死不治；不赤黑，不死。不衰，急斩之，不则死矣。”

9.《灵枢·痈疽》：“痈发于嗌中，名曰猛疽，猛疽不治，化脓，脓不泻，塞咽，半日死。其化为脓者，泻已，则合豕膏冷食，三日而已。”

［注］《灵枢·痈疽》篇以天人相应的观点比像痈疽的成因，是寒邪客于经络，使血滞不通、卫气结聚于局部、腐肉伤血所造成，并列举了猛疽、夭疽、脑烁、疵痈、米疽、马刀挟瘿、井疽、甘疽、败疵、股胫疽、锐疽、脱疽等18种痈疽的发病部位、症状特点、不同治法和预后情况。最后对痈疽进行了对比，指出痈为局部红肿、发热、病位较浅、皮肤较光滑，很少伤及五脏和筋骨；疽的部位深、皮肤变厚、变硬，可损及深部脏腑及筋骨。以损害组织、内脏的程度，病位的深浅，外部的症状特征等，进行鉴别。

本文中指出猛疽发于咽部，起病急，发展快，失于治疗，即阻塞咽喉，使人窒息死亡。如脓已成，即当及时刺破，将脓液泻除，再服豕膏冷食，三日即愈。

对脱疽的论述尤为准确，指出脱疽多发于下肢，由足趾开始发病，局部呈赤黑色病变，一旦皮肤出现赤黑色，即属难以治愈的证候。在初期皮肤无明显改变时，积极治疗，尚可治愈。经治疗无好转者，应及时截肢，否则也可致死。证明我国在两千多年前，对脱疽的认识已相当深刻，而且在治疗上，已经采用了药物和手术相结合的综合治疗措施。

根据《灵枢·痈疽》篇内容，痈疽是因感六淫，饮食失宜，外伤染毒等致营卫不和，邪热凝聚，气血凝滞，热胜肉腐而成。因其发病部位之不同，痈之名称很多，总括为内痈、外痈两大类。

10. 隋·杨上善《黄帝内经太素》痈疽逆顺刺："内外两热相击，腐肉故生于脓。"

［注］痈疽的发病多与外感邪热有关。

11. 隋·巢元方《诸病源候论》卷三十二·痈疽病诸候上："痈者，由六腑不和所生也。六腑主表，气行经络而浮。若喜怒不测，饮食不节，阴阳不调，则六腑不和。荣卫虚者，腠理则开，寒客于经络之间，经络为寒所折，则荣卫稽留于脉。荣者血也，卫者气也。荣血得寒则涩而不行，卫气从之，与寒相搏，亦壅遏不通。气者阳也，阳气蕴积，则生于热，寒热不散，故聚积成痈。腑气浮行主表，故痈浮浅皮薄以泽。久则热胜于寒，热气蕴积，伤肉而败肌，故血肉腐坏，化而为脓。其患在表浮浅，则肌髓不焦枯，腑脏不伤败，故可治而愈。又少苦消渴，年四十以外，多发痈疽。所以然者，体虚而荣卫否涩故也。有膈痰而渴者，年盛必作黄疸，此由脾胃虚热故也，年衰亦发痈疽，腑脏虚热，血气否涩故也。"

［注］痈，是由六腑不和所产生的。六腑属阳，主表，其气行于经络表现于外，如果喜怒无常，饮食不节，阴阳不调，导致六腑之气不和。荣卫虚弱，腠理疏松，寒邪乘虚袭入经络之间，经络因寒邪所伤，其荣卫的运行受到阻滞。荣为血，卫为气，荣与卫是相辅而行的，荣血受寒则运行滞涩，卫气也同时受到影响而壅滞不通。气为阳，阳气壅积则生热，寒邪与郁热壅结不散，因此积聚成痈。腑气外行而主表，所以痈的发病部位多在肌肉的浅层，皮肤薄而有光泽。久之寒邪化热，热气蕴积，伤肉败肌，因此血肉腐烂而化为脓液。由于痈的发病部位比较浅表，所以不会使骨髓焦枯，也不致脏腑损伤，所以比较容易治愈。

痈，除由于六腑不和所产生之外，亦有在少年时期患过消渴病，到 40 岁后多生痈疽，因为消渴患者体虚内热，荣卫滞涩不畅原因，亦有胸膈有痰而口渴之人，在壮年时患过黄疸病，因为脾胃有热之故，到了年老气衰，也会发生痈疽，这是因为脏腑虚热，血气滞涩不畅所致。

12. 隋·巢元方《诸病源候论》卷三十二痈疽诸候上："又，肿一寸至二寸，疖也；二寸至五寸，痈也；五寸至一尺，痈疽也；一尺至三尺者，名曰竟体痈。痈成九窍皆出。诸气愤郁，不遂志欲者，血气蓄积，多发此疾。"

［注］疖、痈疽因情志不舒畅，气机郁结，血气壅积者，易患此病。

"诊其寸口脉外结者，痈肿。肾脉涩甚为大痈。脉滑而数，滑即为实，实即为热，滑即为荣，数即为卫。荣卫相逢，则结为痈。热之所过，即为脓也。脉弱而数者，此为战寒，必发痈肿。脉浮而数，身体无热，其形默默者，胃中微躁，不知痛所在，此主当发痈肿。"

［注］上述脓肿化脓期间各种脉象的显示为辨证提供依据。

13. 隋·巢元方《诸病源候论》卷三十二·痈有脓候："此由寒气搏于肌肉，折于血气，结聚乃成痈。凡痈经久，不复可消者，若按之都牢鞕者，未有脓也；按之半鞕半软者，有脓也。又以手掩肿上，不热者，为无脓；若热甚者，为有脓。凡觉有脓，宜急破之，不尔，侵食筋骨也。"

［注］本候是论述痈肿的辨脓方法，直至现在，尚在临床沿用，其中提出一旦有脓应及时切开排脓，否则脓毒深入，会侵蚀筋骨。

14. 隋·巢元方《诸病源候论》卷三十二·久痈候："此由寒气客于经络，血涩不通，壅结成痈。发痈之后，热毒未尽，重有风冷乘之，冷搏于肿，蕴结不消，故经久一瘥一发，久则变成瘘也。"

15. 隋·巢元方《诸病源候论》卷三十二·疽候："疽者，五脏不调所生也。五脏主里，气行经络而沉。若喜怒不测，饮食不节，阴阳不和，则五脏不调。荣卫虚者，腠理则开，寒客经络之间，经络为寒所折，则荣卫稽留于脉。荣者血也，卫者气也，荣血得寒则涩而不行，卫气从之，与寒相搏，亦壅遏不通。气者阳也，阳气蕴积，则生于热，寒热不散，故积聚成疽。脏气沉行主里，故疽肿深厚，其上皮强如牛领之皮。久则热胜于寒，热气淳盛蕴结伤肉也。血肉腐坏，化而为脓，乃至伤骨烂筋，不可治而死也。"

［小结］巢元方《诸病源候论》论述痈疽病诸候三十二、三十三两卷。卷三十二相当于痈疽的总论，对痈候的病因、病理、脉象、顺逆以及预后等做了重点阐述，又对痈有脓、痈溃后的几种变证做了论述，提出了石痈、附骨痈肿与一般痈肿相鉴别。在疽候中，首先与痈候做比较分析，然后具体论述40多种疽的发病部位，疽病形证，处理方法，以及预后等。卷三十三进一步论述诸疽，如缓疽、㿏疽、行疽、风疽、石疽，以及附骨疽等，之后论述痈发背、疽发背等。卷三十二、卷三十三论述痈疽的内容有痈、疽病因病机，各种证候，疾患表里浅与深，肿与痛，脓的生成，溃后与重发其病因病机，痈是由六腑不和所产生的，疽是由五脏不调所产生的。饮良不节，阴阳不和，则脏腑不调，荣卫虚弱，寒邪侵入经络，卫气、营血受寒，则涩滞不行，壅滞不通。气为阳，阳气壅积则生热，寒邪与郁热壅结不散，因而积聚为痈，久之寒邪化热，热气蓄积，伤肉败肌，使血肉腐坏而化为脓液。疽除上述病因外因为脏气内行而主里，所以疽生长在肌肉的深层，其外表皮肤坚厚，时间久之则热胜于寒，热邪大盛，蕴结伤于血肉，血肉腐败，则化为脓，甚至伤骨烂筋。久痈"故经久一瘥一发，久则变成瘘也，是患痈日久不治成瘘。正气虚热毒未消尽又感外邪。"

疽虚热"疽脓虽溃，瘥之后，余热未尽，而血已虚，其人噏噏苦热惙惙虚乏，故谓虚热也。""疽大小便不通""疽，腑脏热不泄，热大小肠，故大小便不通也。"

痈发背："夫痈发于背者，多发于诸腑俞也。"

"又云，背上忽有赤肿，而头白摇根，入应胸里动，是痈也。"

"又，发背苦热，手不可得近者，内先服王不留行散，外摩发背膏大黄帖。若在背生破无苦良不得脓，以食肉膏，散著兑头，内痈口中。人体热气歇，服术散，五日后，痈欲瘥者，服排脓内塞散。"

［按］痈发背，是痈发于背部，大多发于六腑的腧穴。

又说，背上忽然红肿，上有白头，摇之连有根脚，内应到胸里牵动，这便是痈发背的证候。

又，发背部位有热痛，用手触摸痛甚，内服方剂，先服王不留行散。外治，敷发背膏，大黄帖。若发在背而生破头，痛苦不堪，没有脓，即用食肉膏或食肉散，涂在物器尖头，纳入破溃的疮口中。身热退尽后，可服术散，5天后，背痈逐渐好转的，再服排脓内塞散。

　　[注]（1）王不留行散：王不留行、龙骨、野葛皮、当归、干姜、桂心、瓜蒌根（录自《千金方》卷二十二）。

　　（2）食肉膏：松脂　雄黄　雌黄　野葛皮　猪脂　芦茹　巴豆（录自《鬼遗方》卷五）。

　　（3）兑头：痈肿顶部。

　　（4）排脓内塞散：防风　茯苓　白芷　远志　芎䓖　桔梗　人参　当归　黄芪　甘草厚朴　桂心　附子　赤小豆（录自《千金方》卷二十二）。

　　在疽的虚热证，疽大小便不通证列出病因病机，疽虚热是余热未尽而血气已虚。症状：低热不退，疲倦乏力，为之虚热。疽大小便不通是腑脏之热不得宣泄，热邪侵入于大小肠经，因而大小便通。痈发背大多发于六腑的俞穴部位，疽发，多发生于背部诸脏的俞穴。总之，痈、疽、痈发背、疽发背，从其具体病情而论，有一定的区别，但从其溃后的变化来看，一般有它的共性，即首先辨别溃后的顺逆，其次是辨渴、呕、哕、下利、大小便不通等。掌握这个规律，在临床上可以执简驭繁，就可以掌握其辨证的要点。

　　16.《诸病源候论》卷三十二痈疽诸候一十六论，卷三十二痈疽诸候二十九论，共计45论，是中医外科痈疽在临床实践的总结，是后世历代医家治疗痈疽疾患论理形成基础的重要部分。

　　17. 唐·孙思邈《备急千金要方》卷第二十二·痈疽："论曰：夫禀形之类，须存摄养，将息失度，百病萌生。故四时代谢，阴阳递兴。此之二气，更相击怒，当是时也，必有暴气。夫暴气者，每月之中必有。卒然大风大雾大寒大热，若不时避，人忽遇之，此皆人人四体，顿折皮肤，流注经脉，遂使腠理拥隔，荣卫结滞，阴阳之气不得宣泻，变成痈疽疔毒恶疮诸肿。"

　　痈疽第二，论述痈疽，临床主证的脉象辨证。

　　"脉数，身无热，即内有痈。诸浮数脉，当发热，而反洗洗恶寒，若有痛处，当结为痈。脉微而迟，必发热，脉弱而数，此为振寒，当发痈肿。脉浮而数，身体无热，其形默默，胃中微燥，不知痛处，其人当发痈肿。脉滑而数，滑则为实，数则为热，滑即为荣，数即为卫，荣卫相逢，即结为痈，热之所过，即为痈脓，身体有痛处，时时苦有疮。"

　　痈疽证候的论述：

　　"凡痈疽始发，或似小疖，或复大痛，或复小痛，或发如米粒大白脓子。"

　　"凡肿，根广一寸以下名疖，一寸以上名小痈，如豆粒大者名疱子。皆始作，急服五香连翘汤下之，数剂取瘥乃止。

　　凡痈，高而光大者，不大热，其肉正平无尖而紫者，不须攻之，但以竹叶黄芪汤申其气耳。肉正平为无脓也。痈卒痛，以八味黄芪散敷之，大痈七日，小痈五日。其自有坚强者，宁生破……疮熟也，须针之，针法要得著脓，胸背不过一寸。斟量不得脓，即与蚀肉膏散，著锐头，纳痈口中。"

　　"痈疽第二"，内有治疗方剂87首，禁法2首，灸法3首，可见孙思邈《备急千金要方》较系统地反映了自《黄帝内经》以后唐代初期以前治疗痈疽的成就。

　　唐·孙思邈《华佗神医秘传》成书时间为683年。《华佗神医秘传》卷一·论痈疮（病理）："夫痈疽疮肿之作者，皆五脏六腑蓄毒不流，非独因荣卫壅塞而发者也。其行也有处，其主也有归。假令发于喉舌者，心之毒；发于皮毛者，肺之毒；发于肌肉者，脾之毒；发于骨髓者，肾之毒；发于下者阴之毒；发于上者阳之毒；发于外者六腑之毒；发于内者五脏之毒。故内曰坏，外曰溃，上曰从，下曰逆。发于上者得之速，发于下者得之缓，感于六腑则易治，感于五脏则难瘳也。又近骨者多冷，近虚者多热。近骨者久不愈，则化成血蛊。近虚者久不愈，则传气成漏，成蛊则多痒少痛或先痒后痛，生漏则多痛少痒，或不痛不痒。内虚外实者，多痛少痒。血不止则多死，脓疾溃是多生。或吐逆无度，饮食不时，皆痈疽之使然。种候万端，要在明详耳。"

《华佗外科秘传》卷五："华佗治阳症痈疽神方：凡阳症痈疽，发生时必突起分余，其色红肿发光，疼痛呼号。若在五日之内，犹可内散。方用：金银花四两　蒲公英二两　生甘草二两　当归二两　天花粉五钱　水煎服　一剂即消，二剂全愈。若未服败毒之散，已在五日以外，致成脓溃，必用金刀，去其口边之腐肉，使内毒之气不藏。刀长凡三寸，宽约三分，两面之锋俱利，勘定患部，一刀直画，成十字形，以末药敷于膏药之上，贴上即能止痛。三日之内，败脓尽出，即消灭于无形矣。大约膏药一枚，需用末药二钱。其末药方为人参一两　龙脑一钱　乳香一钱去油　透明血竭五钱　三七末一两　儿茶一两　水飞过去砂用焙子一两　藤黄三钱　贝母三钱　轻粉一钱　各研成极细末，以无声为度。内用煎方：用当归一两　黄芪五钱　人参一钱　荆芥一钱　金银花二两　生甘草三钱　用水煎服　二剂已足。"

"华佗治阴症痈疽神方：阴症痈疽，多生于富贵膏粱之徒，急功好名之辈。其人因心肾不交，阴阳俱耗，又重以忧愁抑郁，拂怒呼喊其气不散，乃结成大毒。任生于何部，均属险症。初起时色必黑暗，痛不甚剧，疮口亦不突起，或现无数小疮口，以欺世人。且觉沉沉身重，宜急用附子三钱　人参三两　生黄芪三两　当归一两　金银花三两　白芥子二钱　治之。外用膏药加生肌末药（见前）五钱贴之，一日须两换。膏药方如下：金银花一斤　生地黄八两　当归三两　川芎二两　牛膝一两　丹皮一两　麦冬三两　生甘草一两　荆芥一两防风五钱　黄芪三两　茜草根五钱　人参五钱　玄参五钱　用麻油五斤，煎数沸。将药渣滤出，再熬，将珠，再入后药。广木香一两　黄丹二斤　炒飞过去砂　没药一两　乳香一两血竭一两　象皮（为末）五钱　麝香一钱　各为细末，入油中少煎，藏磁罐内候用。每一个约用两余。若系背疽，须用二两以上（将珠，熬膏药至滴水成珠为度）。"

"华佗治内外臁疮神方：臁疮有内外之异，因脏腑中蕴有湿毒，乃外发为疮。亦有因打扑抓磕，或遇毒虫恶犬咬破损伤，因而成疮者。治法首宜节欲慎房。内服人参二钱　白术三钱　茯苓　当归　生黄芪各三钱　生甘草　柴胡　半夏各一钱　金银花五钱　陈皮　升麻各五分　水煎服　连用四剂。外用龙骨二钱　乳香、没药各一钱　血竭　轻粉各五分　阿魏二分　研成细末，再以水飞净黄丹一两　生芝麻一合　捣末，香油三两，共入锅熬数沸，即加入各药粉末　临起锅时　再加入冰片　麝香各一分　搅匀，用甘草煮油纸两面，将药膏摊于其上。临用时先以葱二条将疮口洗净，再将内服药渣用水煎之，洗疮口一次，乃贴药膏于其上，数日可愈。"

［注］华佗治内外臁疮，是中国古代最早的论述臁疮疾患的人，《华佗神医秘传》介绍了内外治法及病因病机，并指出由湿毒，或打扑抓磕及毒虫恶犬咬破损伤致疮。全书22卷1103药方，外科107方，治疗痈疽70方。华佗和张仲景是同时代的人，张仲景"勤求古训，博采众方"，华佗也不例外，先秦时代所积累的经验，不止这些，可惜现在早已失传。从《华佗神医秘传》内容来看：

华佗的学术来源于《黄帝内经》，其所以可贵就贵在能把中医基础理论和临症实践经验结合起来，用《黄帝内经》的理论指导治疗实践。例如：论寒热"寒热往来，是为阴阳相胜。阳不足则先寒后热，阴不足则先热后寒。又上盛则发热，下盛则发寒，皮寒而燥者阳不足，皮寒而寒者阴不足……"论虚实"病有脏虚、脏实，腑虚、腑实，上虚下实，下虚上实，状各不同，宜探消息……"在治疗中医外科疮疡疾病，有所发明创造。

18. 唐·王焘《外台秘要》于752年编成此书。全书共40卷，并将其按疾病分为1104门，每门先引《诸病源候论》《备急千金要方》等名家医论、医方、灸法及各种外治法附录其后，第二十四卷，痈疽方14首，痈肿方25首，石痈方5首，痈疖方14首，附骨疽方8首，瘰疬16首，缓疽4首，发背方41首，痈疽发背杂疗方26首。还有第二十四、二十六至三十卷，以外科病证为主，分为192门。内有疾病的病因证治及急救方法，还有很多方剂至今在应用。

19. 宋·王怀隐《太平圣惠方》于992年刊行。该书100卷，分1690门，各科医方16 832首，是宋初一部大型官修医书。第六十一卷，第六十二卷，第六十三卷，第六十五卷，载治疗痈疽、肿毒疮诸方569首。该书序中说："凡诸论证，并该其中，品药功效，悉载其内。凡候疾之深浅，先辨虚实，次察表里，然后依方用药，则无不愈也。"

20. 宋·王怀隐《太平圣惠方》卷第六十一·痈疽论："痈疽有虚有实，虚则补之，实则泻之。有实热者易疗，虚寒邪热多者难愈。肿起坚硬，脓稠者为实。肿下软慢，脓稀者为虚。盖病者多为方法，而无次序，临时苍黄，何能辨于此疾浅深，是以毙也。"

"疗痈疽者，同夫暴蹶之疾，有足伤心，为患则然，而发有缓急，发于喉舌头面脑项间，肩背上，胸腹里，四肢大节，女子妒乳，此发为险，余发为缓。若生险处，朝觉而夕理，或可获痊。忽不遇良医，自复不明此喻，纵使常医疗之，得痊者幸矣。然痈疽所发有三等，肿高而软者，发于血脉；肿下而坚者，发于筋骨；肉皮色不变者，发于骨髓。浅疮者欲在厚处，深疮者欲在薄处。痈疽肿，大按乃痛者脓深，小按便痛者脓浅。按之处不复者无脓，必是水也，按之即复者有脓也。发肿都软者，血瘤也，非痈也。发肿日渐增长而不大热，时时牵痛者，气瘤也，谓气结为肿，久久而不消，后亦成痈。此是寒气所为也，留积经久，极阴生阳，寒化为热，所以溃也。此溃必多成瘘，宜早服内塞散以排之。诸瘰瘤差疣赘等，至年衰皆自内溃为痈，理之宜及年盛，可无后忧也。凡疗痈疽，已决泄出，去其脓，而烦疼尚未全退者，诊其脉洪滑粗散者难疗，微涩迟缓者易痊。诸紧数之脉，应当发热而又恶寒者，痈疽也。"

[注] 上条目，痈疽虚实证候辨证、发病部位有缓解之分，深浅之别，鉴别之理。

21. 宋·赵佶《圣济总录》全书200卷，收医方20 000余首，卷第一百二十八、一百二十九、一百三十、一百三十一，为痈疽门，痈疽疾病之前，先有论说，叙述该病的病因病机、治疗大法、痈疽统论、石痈、附骨痈、痈内虚、久痈等又各有分论，把诊察痈疽病的理论与处方用药紧密结合起来，与《太平圣惠方》不同的是，《太平圣惠方》诸病之前的论说多直接摘取自《诸病源候论》，而《圣济总录》诸病的论说多数由编纂者自行撰写。因此中医外科疮疡疾病等将理法方药融为一体，内容广泛"观论以求病，因方以命药"，充分反映了北宋150余年间医学发展与进步。

22. 宋·赵佶《圣济总录》卷第一百二十八·痈疽门·痈疽统论："论曰：周官疡医与疾医，分职而异治，凡有疡者，受其药焉。盖非专门之学，不足以深究博识故也。人之气血与天地同流，经络常数与昼夜同度，一或壅而不通，沮而不行，则血老不作汗，肉陈不脱垢，烝气不达。痈疽内热，甚于焚溺之患，治之不可缓。是以喜怒忧乐之不时，饮食居处之不节，芳草石药之发动，内使阴阳不平而蕴结，外使荣卫凝涩而腐化。轻者起于六腑，浮达而痛，外痛肤肉。然不陷肌肤于骨髓，骨髓不为燋枯，五藏不为伤损，其皮薄以泽是也。重者发于五脏，蕴蓄而为疽，内消骨髓，证有浅深，治有轻重。若疮发之初，汤液疏其内，针石疏其外，内外治之不同也。五藏内虚则平补，内实则疢利，补泻之法不同也。疮发于虚处则难差，发于实处，则易愈，则生有虚实之辨。富贵体逸，危殆者多，贫贱形苦，困笃者少，则其形有苦乐之辨。浅疮欲在厚处，攻之易平，深疮欲在薄处，达之易及，则肌肉皮肤有厚薄之辨。脉见洪滑粗散，其病难治，脉见微涩迟缓，其病易治，则脉之与病有应否之辨。凡痈之类，其气浮达，宜灸焫而不宜针烙。凡疽之类，其气深沉，宜针烙而不宜灸焫。此灸焫针烙之异也。"

"辨痈疽针烙不宜针烙法：夫痈疽者，头少肿处多出脓不快者，宜针烙。脓未盛已前，不可不以诸药贴熁救疗，以安病者之心。脓成即当弃药，从针烙也。既至脓成，即当决意，不可疑惧痛，顷刻之间，以至内溃。古今同毙斯疾，十有八九，深识之士，当断去就。夫患痈疽以成结肿，须有出处，疗之夭不针，无不差，未有不针不刺而差者，未有针刺及时而不差者。夫痈之极也，众热聚攻，膏膜为腐烂，肌肉为之败溃，内通贯藏府，若不针烙决溃，热毒无从而解，脓瘀无从而泄。或过时不针，即反攻于内，内既消败，欲望其生，岂可得乎？则针烙取差，实为良法。疑而不决，为必死之患。或隐讳此疾，或惧痛不针，此神夺其识，死期将至。痈则皮薄宜针，疽则皮厚宜烙。古法无烙，唯有针刺。烙即火也，亦谓之燔针劫刺，以其有劫病之功也。今用烙法多差，殊隐妙于钅皮针，法本用钅皮针。烙法当用火针，如似火箸，磨头令尖，如枣核团滑，用灯焰烧，须臾火作炬数，蘸油烧令赤，皆须近下面烙之，一烙不透，即再烙之令透。若其攻稍广，即须散烙数处，并令透，则气疏达，脓水易出，不假按抑。实者捻发为纤，虚者以纸为纤，涂引脓膏引纤之，兼以膏药贴之，常令开润，勿令急躁。若其人羸瘁，勿顿出脓，徐徐令出。痈疽广大，脓溃肌者，惧一时之痛，不肯四畔多下针烙，唯开三两处而已，欲望早愈，不亦难乎？常见有开肿者，不审浅深，所烙或当时无脓，经宿方溃；或下针不出，别处生头；或抑擦掀动，益加损疼，真气转伤。《经》云：病浅针深，则气血伏沉。若病深针浅，则毒气不泄，反为大痛也。如务求速差，肿内余脓及脓根未尽，便令疮合，后必再发。"

［注］此疗法属痈疽外治法之一，在偏远山区中医生仍在传承之中。

23. 宋·赵佶《圣济总录》第一百三十一·发背："论曰：发背者，热毒之气，发于背俞，为痈疽是也。此内本于五藏，外传诸府，故热气攻发，必生于府俞之间，得这乳石发动，及肥甘滋味之过，藏府壅热，经络为之不通，毒气凝滞，必因俞穴而出，是以服石之人，于居处衣食，嗜欲喜怒，尤宜节慎。一有过举，则毒气乘隙而发。初如芥粟，治之稍缓，则盈尺寸而难图。故始觉热搏于分肉，痛伤于经络，宜速治之。盖其脉不通，则肿毒增甚，《经》所谓荣气不从，逆于肉理，乃生痈肿是也。血败肉腐，为患不一，实则为痈，浮则为肿，深则为疽。然发于背者，两胛间初起甚微，或痒或痛，往往忽之，数日遂致不数。昔人治此，始则度其肿之正中而灸之，壮数逾百，使恶气外出。次以药疏利府藏，决其邪毒，则有可治之理。"

［注］此条目论述发背，病因病机，症候。后列外治发背中药方剂40余种，有的方剂至今仍在应用。

24. 宋·陈言《三因极一病证方论》卷之十四·痈疽叙论："发背痈疽者，该三因而有之。论云，痈疽瘰疬，不问虚实寒热，皆由气郁而成。经亦云，气宿于经络，与血俱涩而不行，壅结为痈疽，不言热之所作而后成痈者，此乃因喜、怒、忧、思有所郁而成也。又论云，身有热，被风冷搏之，血脉凝泣不行，热气壅结而成，亦有阴虚，阳气凑袭，寒化为热，热成则肉腐为脓者，此乃外因寒热风湿所伤而成也。又服丹石，及灸煿、酒面、温床、厚被所致，又尽力房室，精虚气节所致者，此乃因不内外所伤而成也，故知三因备矣。"

25. 宋·陈言《三因极一病证方论》卷三十四·痈疽论治："远志酒　治一切痈疽，发背，疔毒，恶候浸大，有死血，阴毒在中则不痛，傅之即痛；有忧怒等，气积而内攻，则痛不可忍；傅之即不痛。或蕴热在内，热逼人，手不可近，傅之即清凉；或气虚血冷，溃而不敛，傅之即敛。此本韩大夫宅用以救人，极验。若七情内郁，不问虚实寒热，治之必愈。"

"凡热盛脉数，即用漏芦，并单煮大黄汤，不甚热脉缓，只投五香连翘汤。"

"五香连翘汤　治一切恶核，瘰疬，痈疽，恶肿等病，青木香即舶上木香　沉香　熏木香即乳香　丁香　麝香　升麻　桑上寄生　独活　连翘　射干　木通各二两　大黄蒸，三两。上为剉散，每服四大钱，水二盏，煮一盏以上，去滓，取八分清汁，空腹，热服。半日以上未利，再服，以利下恶物为度。未生肉前服，不妨，以折去热毒之气，本方有竹沥、芒硝，恐泥者不能斟酌，故缺之，知者自当量入。"

［注］上药方每次用量62.5g，加水400mL，煮至200或150mL。

"漏芦汤：治痈疽，发背，丹疹，恶肉，时行热毒，发作赤肿，及眼赤生疮。

漏芦　白及　黄芩　麻黄去节　白薇　枳壳麸炒　升麻　芍药　甘草炙，各二两　大黄三两，蒸。上为剉散，每服四钱，水二盏，煎七分，空腹，热服，以快利为度。本方有芒硝，可去之，只加大黄作五两。

忍冬酒：治痈疽肿毒，甚效。

忍冬草取嫩苗一握，甘草八钱，炙剉。上同研，入酒一升半，砂瓶塞口煮，去滓，温服，仍以滓傅肿毒上。又木莲叶四十九片，揩去毛，研细，酒解，温服，功与忍冬草不相上下。又龙鳞薜荔一握，细研，以酒解汁，温服，亦能泻下恶物，去其根本。"

［注］一握大约75克。

26. 宋·陈言《三因极一病证方论》卷之十四·痈疽证治："槟连散：治痈疽疮肿，未溃，已溃，皆可傅。

槟榔　黄连各半两　穿山甲大者十片，烧存性。上为末，先点好茶，以翎毛刷过疮，仍以清茶调药傅疮上，如热甚，则以鸡子清调傅，脓已溃，则用长肌药，未快，则用替针圆。"

［注］替针圆是中药制成外用剂型，贴在疮头，即溃脓出。

27. 宋·陈言《三因极一病证方论》共180门，收载方剂1500余方，本书将中医历来的复杂病因分为内因（喜、怒、忧、思、悲、恐、惊）、外因（风、寒、暑、湿、燥、火）、不内外因（饮食饥饱、呼叫伤气、虎狼毒疮、金疮压溺及其他偶然性因素等）归类，称之三因。以其病因属性选择适当方剂，每一门都体现着"分别三因，归于一治"的思想，书中的方剂并不依方剂本身的功能特点，也不依据疾病的病位、病性分类，而是依各类病的不同病因分类，且又打破了《诸病源候论》中所述的病源、病理理论，只以内、外、不内外三因归类所属，这在中医学术上是一次创新，并由此发展了仲景的病因病理学理论，奠定了中医病因学说的基础。为后世针对病证的选方用药提供了重要的参考依据，使选方用药更有针对性，体现了："因脉而识病，因病而辨证，随证以施治，则能事毕矣。"该书卷之十四·痈疽证治，卷之十五疮疡证治，卷之十六斑疮证治均以理带方，以理归治，古方、新方并举，方论简要，条理清晰，使读者一目了然。

28. 宋·杨士瀛《仁斋直指方论》卷二十二至二十四论述外科病证治，卷二十五论述诸虫所伤，卷之二十二痈疽、乳痈、疔疮、漏疮等疮疡疾病。

痈疽方论："痈疽五发，发脑、发鬓、发眉、发颐、发背是也。人之一身，血气周流而无间，稍有壅聚不随所至而发见焉，又岂特五者而已哉？俗以癌、瘤、瘰附于痈疽之列，以是为，五岂知瘰与瘤、癌不过痈疽之一物，古书所载，仅有所谓瘰疽，则瘰亦同出而异名也。若癌、若瘤，前未之闻，合是以为五发，其可乎？痈者，壅也；疽也，沮也。血气壅阻，寒热不散，阴滞于阳则发痈，阳滞于阴则发疽，而所发无定处也。"

[注] 痈疽发无定处。

"其发暴盛，肿而光软，皮薄以泽，侵展广大者为痈，其患浮浅，不伤筋骨，此可治也。五脏蕴热，攻焮乎肌骨之内，其发停蓄，皮厚以坚，淡白焦枯者为疽，其患沉深，伤筋蚀骨，此不可治也。"

[注] 痈疽，可治者，或不可治者。

"若形状肿大，按而后痛者，其脓深；小按即痛者，其脓浅；按之软而即复者，有脓；按之强而不复者，无脓。疮浅者，欲在厚处；疮深者，欲在薄处。肿起坚硬脓稠；肿下软漫、脓稀者为虚。有实热者易疗，虚寒而邪热多者难瘳。"

[注] 辨别脓之有无、深浅。

"血得温则流行，气得温则和畅，服饵贴傅，药用和平。初觉则散肿内消，已溃则排脓敛毒，脉尽则去腐内塞，恶肉尽则生肌傅痂，则定则也。疮家脏腑生热，热蒸其血，血败则腐肉，肉腐则成脓，当脓血煨聚之时，所赖朝夕洗疮，以外舒其毒气；才觉有脓，即暖醋蘸熨而破之；才见败肉，即煮药荡射而去之。稍或稽延，不反掌而侵蚀筋骨。是必腐败尽真气得复，好肉得生耳！"

[注] 以上论述了痈疽治疗过程。

真人活命饮：治痈疽发背、发脑、发髭、发胁、疖毒、骑毒肿、肚痈、腿痈、附骨痈疽恶疮、恶漏疮、血块气块、面目手足浮肿，随病加减，并宜治之。

天花粉一钱　甘草节　乳香透明，各一钱　穿山甲三大片，蛤粉炒，去粉　赤芍药　白芷贝母各一钱　防风去芦，七分，没药、皂角刺各五分　当归尾酒洗　陈皮各一钱半　金银花三钱　或加大黄一钱　木鳖子去壳，八分　体虚加黄芪一钱　在背俞，皂角刺为君；在腹，白芷为君；在胸次，加瓜蒌二钱；在四肢，金银花为君；如疔疮，如紫河车草根三钱。无加亦可。上作一贴，用金华好酒一盏半煎至一盏，温服。煎时次用大瓦瓶，以纸密封口，勿令泄气。能饮酒，服药后再饮数盏，浩大不可忆度。

偈云：

真人活法世间稀，大恶痈疽总可医，

消毒只如汤泼雪，化脓渐使肉生肌。

阴功岂止万人活，神效何须刻日期，

留下仙方诚信授，存仁修制上天知。

此方治一切痈疽疔肿，不同阴阳、虚实、善恶，肿溃，大痛或不痛，先用此剂，大势以退，然后随余证调治，其功甚捷，诚仙方也。

[注] 真人活命饮治疗疮疡范围与功效。

29. 宋·杨士瀛《仁斋直指方论》卷二十二·疔疮方论："盖疔疮蓄毒，壅结于心，茯神、远志、益智、莲子、石菖蒲之类，佐以川芎、当归，皆舒豁心经之剂也清，毒自消散。

外所傅者，用销蚀恶肉辈，如胆矾、绿矾、铅霜、斑蝥等类，和而笔傅之。烂其肉而后剪，随傅随烂，次第剪平。却以生发、蛇皮、土蜂窠刺，各烧，留性，白及减半，并为细末，以平疮口，或销蚀恶肉辈傅之。”

[注]　疔疮治疗主张以内服药调平心气为主，清心散毒，外敷药蚀恶肉药物，后予局部疮口清理。

元·沙图穆苏《瑞竹堂经验方》卷十三·疮肿门："青露散，治背疽一切恶疮，围药不胤开，白及、白蔹、白薇、白芷、白鲜皮、朴硝、青黛、黄柏、大黄、天花粉、青露散即芙蓉叶，老龙皮即老松树皮。上件各等分为细末，用生姜自然汁调敷，如干时，再用姜汁润。内托千金散治脑背痈疽等恶疮，人参、当归、黄芪、芍药、川芎、防风、甘草、瓜蒌、白芷、官桂、桔梗、金银花各9.5g，上为㕮咀，每服须称药七八钱重，水二大盏，煎至七分，入半盏，去滓温服。如痛甚者，倍加当归、芍药，或加乳香6g，日进三服。两服之后，疮口内有黑血出者，或遍身汗出，皆之功效也。如病势猛恶，须称药一两，水一大碗煎服。未成脓自散，已成者不用针砭自透。此药累经功效。"

治疗臁疮："臁疮黄蜡膏：槐条、椿皮、桃条、楝条、柳条、荆芥。上件熬汤，不拘时荡洗，用无浆绢帛搵干，用生黄蜡于纸上，量疮大小摊膏药一十个，将十层都拴于疮上，三日一次洗疮，除去着疮蜡纸，膏药一个不用，不候一月，无问年深日近，必然痊可。累曾依方医治，得效验。"

[注]　元·沙图穆苏《瑞竹堂经验方》疮肿门，载方53首外治，内治以简便为主。有的方剂至今仍在应用。

30. 元·李仲南《永类钤方》方卷第七·痈疽第七："排脓止痛，芍药、当归、牡丹皮、黄芪是也。脓尽消肌，内塞白芷、瓜蒌、藁本、石斛是也。生肌长肉，敷痂血竭、白蔹是也。"

31. 元·朱震亨《丹溪心法》卷之四·痈疽八十五："痈疽只是热胜血。六阳经，六阴经，有多气少血者，有少气多血者，有多气多血者，不可一概论也。若夫要害处近虚怯薄处，前哲已曾论及。惟分经之言未闻，诸经惟少阳、厥阴经生痈疽，理宜预防，以其多气少血，肌肉难长，疮久未合，必成死症。遽用驱毒利药，以伐其阴分之血，祸不旋踵。阳滞于阴，脉浮洪弦数；阴滞于阳，脉沉细弱涩。阳滞以寒治之，阴滞以热治之……参之脉证，但见虚弱，便与滋补气血，可保终告。若用寻常驱热拔毒纾气之药，虚虚之祸，如指诸掌。内托之法，河间治肿焮于外，根盘不深，形证在表，其脉多浮，病在皮肉，非气盛则必侵于内，急须内托以救其里，宜复煎散，除湿散郁，使胃气和平。如或未已，再煎半料饮之。如大便秘及烦热，少服黄连汤。如微利及烦热已退，却与复煎散半两。如此，使荣卫俱行，邪气不能内伤也。"

32. 元·朱震亨《丹溪心法》卷之四·痈疽八十五："铁圈散，痈疽肿毒：乳香、没药（半两）、大黄、黄柏、黄连、南星、半夏、防风、皂角刺、木鳖子、瓜蒌、甘草节、草乌、阿胶。上为末，醋调成膏。砂石器内火熬黑色，鹅翎敷之。"

"围药，诸般痈疽，敷上消散。乳香、没药各6g，大黄、连翘、黄芩、黄连、黄柏、南星各15g、半夏、防风、羌活、瓜蒌、阿胶、皂角刺各15g。上研为细末，好醋煎黑色成膏。寒者热用，热者寒用。"

[注]　上方功效：清热解毒，消肿止痛。

33. 元·危亦林《世医得效方》卷第十九·疮肿科·总论："人之一身，血气周流则平。若冷热不调，喜怒不常，饮食不节，稍有壅聚，则随所发现。痈疖属表易治，疽、瘭、瘰、瘤发属脏腑，发于脑、背、颐上，最为难治。径一寸二寸为疖，三寸五寸肿圆赤为痈，八寸为疽、癌、瘤、瘰，名各不同，其色亦异，有图见之。凡初觉瞖聚结热，疼痛肿赤，痕瘢阔硬，或见或不见，治之如拯溺救焚，不可缓也。若按而后痛者，其脓深，小按即痛者，其脓浅。按之软而复者有脓，按之强而不复者无脓。焮赤肿高者为实，软慢冷肿者为虚，初作宜宣热拔毒，外以洗涤、角敷，以敛其痕瘢，是大要法也。已溃则排脓止痛，朝夕亦洗涤，以舒其毒气，脓尽则生肌敷痂。次第施治，不可怆惶失序，亦不可拘一，酌量轻重形证逆顺，寒则温之，热则清之，虚则补之，实则泄之。导以针石，灼以艾炷，破毒攻坚，以平为期。"

34. 元·危亦林《世医得效方》卷第十九·疮肿科·总论：痈、疖、疽、癌等，五善、七恶、五逆的论述如："五善证者：饮食如常，一善；实热而小便涩，二善；肌肉好恶分明，三善；用药如所科，四善；外无杂证，五善。七恶证者：渴而喘，大小便滑，一恶；内未溃，肉黑而陷，二恶；已溃，青腐筋骨黑，三恶；发背透膜，四恶；未溃，肉先溃，面青，五恶；发痰，六恶；发吐，七恶。所谓五善见三必瘥，七恶见四必危。外证形候不治者亦五：缺盆平满，背脊平满，掌心平满，脚心平满，脐头凸出。逆证者有五：大渴痛不止，一逆；声细色脱，二逆；服药呕吐，三逆；睛细白大，四逆；肩胛全身转不得，五逆。"

"难治者亦有六证：两脸红似坏染，心病深；得之久，全不肿起，亦不觉痛，乃脏腑受病深；病处硬如牛领之皮，又如石榴之状，用药三五日不软者，病深；病人无时喜笑，乃神气脱，病深；口小内阔，常出青白脓汁，不疼痛，内环，病深；病处贴膏药后，出鲜血黑血间杂血，痞深。又云：初发疽时，一粒如麻豆大，身体便发热，生疽处肉亦热，肿大而高，多生疼痛，破后肉色红紫，此为外发，虽大若盆碗，如用药有理，则全活必矣。初发疽时，不拘大小，身体无热，自觉倦怠，生疽处亦不热，数日之间，渐渐开大，不肿不高，不疼不痒，低陷而坏烂，破后肉紫色黑，此为内发，未作之先，脏腑已溃烂，则不治矣。"

35. 元·危亦林《世医得效方》卷第十九·五发："痈发，肿赤高起或长或大，此疾或在妇人乳旁上，为血宫积滞，气壅血涩而成也。内有脓血，其病易治，内有白脓，其病难治。"

"疽发，肿赤坚硬，此疾初发之时，毒气在皮，作热坚硬，百节疼痛，虚弱不已，昏沉不省人事。破后疽出血如蚕，多口出脓汁，七日之后，急用药。有鲜血难治。"

"癌发，内阔大色不变，此疾初发之时，不寒不热，肿处疼痛，紫黑色，不破，里面坏烂。二十以前者积热所生，四十以后者皆血气衰也。须早为治，十可全一二也。"

（1）治一切痈疽：不问发肩发背，作瞖疼痛，并宜服此，即便消散，其效如神。荆芥、薄荷、山蜈蚣、老公须、天花粉、菇荑、菇片、败荷心、川白芷、猪牙皂角切，（炒）、赤芍药以上各等分，淮乌大者一个（煨），红内消倍其数，甘草每十五文入一文，喜甜加用，上为末。每服二钱，薄荷、茶清调下。欲快利，用酒调若服经日未见效，恐是凉药涩血，可加当归、羌活。如热重黄酒调。乳痈，加萱草根研汁调。其余候，只用酒下。不饮门冬去心煎汤亦可，但较缓耳。

"凡有内消，先用此药退潮止渴解热，以升麻葛根汤表散，后服此。木通、瞿麦、荆芥、薄荷、白芷、天花粉、甘草、赤芍药、麦门冬去心、生干地黄、山栀子、车前子、连翘各等分。上锉散。每服二钱，灯心、生地黄煎。热潮，加淡竹叶煎温服。上膈食前，下膈空心。老人气虚者，宜加当归、羌活。"

（2）敷药：诸般疽发肿赤，痛不可忍，未成角散，已成角破，用至疮口合而止。

荆芥和根锉碎　赤芍药　大柏皮　土当归　山大黄　土白芷　天南星　赤小豆　商陆干即中榕根，锉片子，焙　白及　赤葜　白蔹　草乌　寒水石煨或炒，各等分。上为末。生地黄自然汁调角四畔，或苦蘵根汁，肿用商陆根研汁，未溃则满体涂上，或有尖起处，则留出疮口。

［注］调角：王本作"调敷"，可参。

（3）洗方：诸发已破未破皆洗。如成脓溃烂，最要洗净，去故肉，生新肉，洗后净干，再用角贴掺药，一日一次，名水师晶明。

大柏皮　泽兰　莽草　荆芥　赤芍药　山大黄　土白芷　土当归　独活各等分。上锉粗散。用水一斗，入葱白、大椒、橘叶同煎，熏洗。如已烂，入猪蹄下膝爪骨肉煎，可免干痛，净洗为度。

"内护：治痈发已成未成，服内消三五日不效，或年四十以上，气血衰弱，成者速溃，未成者速散，服至疮口合而止。内能固济，去旧生新。是名固垒元帅，又名加味十奇散。

当归酒浸，桂心不见火，人参、土芎、香白芷、防风去芦，桔梗、厚朴去粗皮，姜汁炒，甘草五文，乳香别研，没药另研。上前八味，各等分，同为末。每服二钱，酒调，日三服，病愈而止。不饮者，麦门冬去心煎汤，或木香汤。"

"治诸发已溃：去旧生新，老人气血虚弱，宜补之。此溃后服至愈而止，是名护壁都尉。

防风去芦、厚朴制同上、苦梗、白芷、黄芪炙，各半两，川芎、甘草、柳桂、当归各三钱，人参二钱。上为末。每服二钱，空心温盐酒调服，至疮口合后，更服为佳。不饮酒，木香汤。兼服降气汤尤妙。"

［注］元·危亦林《世医得效方》依按古方，参以家传，历时10年编撰成书，经太医院审阅后，于公元1345年刊行，该书按照元代太医院所分13科的顺序编排，卷十九为疮肿科，论述治疗疮疡疾病，纲目分明，内容丰富，涉及疮疡（痈疽、发、诸疮、膁疮、疔疮、漏疮等）治疗方剂达200余首，有很多内治、外治方剂组成，用现代药理学检验，具有较高的学术价值，并非多个清热解毒之品，大部分方剂有益气扶正之味。

36. 元·罗天益《卫生宝鉴》卷十三·疮肿门，疮总论："大凡疮疾有五善七恶之证，不可不察也……夫如是者岂凡医之所知哉？若五善病至，则妙无以加也；如七恶并臻，则恶之剧矣。"

汗之则疮已："丁巳岁，予从军回，住冬于曹州界，以事至州，有赵同知谓予曰：家舅牛经历，病头面赤肿，耳前后尤甚，疼痛不可忍，发热恶寒，牙关紧急，涕唾稠黏，饮食难下，不得安卧。一疡医于肿上砭刺四五百余针，肿赤不减，其痛益甚。不知所由然，愿请君一见。予遂往诊，视其脉浮紧，按之洪缓。此证乃寒覆皮毛，郁遏经络，热不得升，聚而赤肿……宜以苦温之剂，温经散寒则已。所谓寒致腠理，以苦发之，以辛散之，宜以托里温经汤。麻黄苦温，发之者也，故以为君；防风辛温，散之者也，升麻苦辛，葛根甘平，解肌出汗，专治阳明经中之邪，故以为臣；血瘤而不行者则痛，以香白芷、当归身辛温以和血散滞。温热则肿，苍术苦甘温，体轻浮，力雄壮，能泄肤腠间湿热。人参、甘草甘温，白芍药酸微寒，调中益气，使托其里，故以为佐。依方饵之，以薄衣覆其首，以厚被覆其身，卧于暖处，使经血温、腠理开、寒乃散、阳气伸，大汗出后，肿减八九分；再服去麻黄、防风，加连翘、鼠黏子，肿痛悉去。"

"知其要者，一言而终。不知其要，流弊无穷。洁古之学，可谓知其要者矣！"

"托里温经汤　治寒覆毛皮，郁遏经络，不得伸越，热伏荣中，聚而为赤肿，痛不可忍，恶寒发热，或相引肢体疼痛。

人参去芦，苍术各一钱，白芍药、甘草炙，各一钱半，白芷、当归身，麻黄去根节，各二钱，防风去芦，葛根各三钱，新升麻四钱。上㕮咀，每服一两重，水三盏。先煎麻黄令沸，去沫，再下余药同煎，至一盏，去渣，大温服讫。卧于暖处，以绵衣覆之，得汗而散。"

"凡治病必察其下"："有贾仓使父，年逾六旬，冬至后数日，疽发于背，五七日肿势约七寸许，不任其痛。疡医视之，曰脓已成，可开发矣。公惧不从，越三日，医曰：不开恐变证生矣。遂以燔针开之，脓泄痛减。以开迟之故，迨二日变证果生。觉重如负石，热如燔火，痛楚倍常，六脉沉数，按之有力，此膏粱积热之变也。邪气酷热，固宜以寒药治之，时月严凝复有用寒远寒之戒。乃思《内经》云：有假者反之。虽违其时，以从其证可也。与疡医议，急作清凉饮子加黄连，称一两五钱，作一服服之，利下两行，痛减七分。翌日复进前药，其证悉除，后月余平复……诸痛疮疡，皆属心火，言其常也；如疮盛形羸，邪高痛下，始热终寒，此反常也，固当察时下之宜而权治。故曰：经者常也，法者用也，医者意也，随所宜而治之，可收十全之功矣。"

［注］燔（ruò 若）：点燃，焚烧。

舍时从证："至元壬午五月二十八日，王伯禄年逾五旬有七，右臂膊肿盛，上至肩，下至手指，色变，皮肤凉，六脉沉细而微，此乃脉证俱寒。

予举疡医孙彦知视之，曰：此乃附骨痈，开发已迟，以燔针起之，脓清稀解。次日肘下再开之，加呃逆不绝。彦和与丁香柿蒂散两服，稍缓。次日，呃逆尤甚，自利，脐腹冷痛，腹满，饮食减少，时发昏愦。于左乳下黑尽处，灸二七壮，又处托里温中汤，用干姜、附子、木香、沉香、茴香、羌活等药，㕮咀一两半，欲与服。或者曰：诸痛痒疮，皆属心火，又当盛暑之时，用干姜附子可乎？予应之曰：理所当然，不得不然。《内经》曰：脉细皮寒，泻利前后，饮食不入，此谓五虚。况呃逆者，胃中虚寒故也。诸痛痒疮疡，皆属心火，是言其定理也。此证内外相反，须当舍时从证也，非大方辛热之剂急治之，则不能愈也。遂投之，诸证悉去，饮食倍进，疮势温，脓色正。彦和复用五香汤数服，后月余平复。"

"守常者众人之见，知变者知者之事，在常而不知变，细事因而取败者亦多矣，况医乎哉？守常知变，岂可同日而语乎哉？"

托里温中汤：治疮为寒变而内陷者，脓出清解，皮肤凉，心下痞满，肠鸣切痛，大便微溏，食则呕逆，气短促，呃逆不绝，不得安卧，时发昏愦。

沉香　丁香　益智仁　茴香　陈皮各一钱　木香一钱半　甘草炙，二钱　羌活　干姜炮，各三钱　黑附子炮，去皮脐，四钱。上㕮咀，作一服，水三盏，生姜五片，煎至一盏，去渣，温服，无时。忌一切冷物。

［注］元·罗天益《卫生宝鉴》卷十三疮肿门，记载罗氏长期从事临床的诊治经验和验案。该书论病皆于医经之旨，求因必穷其源，论理制方，随机应变，颇值得今人借鉴。

37. 元·齐德之《外科精义》卷上："论疮肿诊候入式法，论荣卫色脉参应这法，论持手诀消息法，论三部所主脏腑病证，论脉证名状二十六种所生病论，论三部脉所主证候，论三部脉所主杂病法诀。"

"大抵男子先诊左手，女子先诊右手；男子左脉大则顺，女子右脉大则顺。大凡诊脉，先以中指揣按掌后高骨，骨下为关；得其关位，然后齐下两左右二指。若臂长人，疏排其指；若臂短人，密排其指。三指停稳，先诊上指曰寸口，浮按消息之，中按消息之，重按消息之，上竟消息之，下竟消息之，推而外之消息之，推而内之消息之；然后先关后尺消息之，一类此。若诊得三部之中，浮沉、滑涩、迟疾不调，何病所主，外观形色，内察脉候，参详处治，以忠告之。不可轻言谈笑，乱说是非，左右瞻望，举止忽略，此医之庸下也。"

"常考于经，脉有三部，寸、关、尺也。从鱼际至高骨，却行一寸曰寸，从寸上一分曰鱼际，从寸至尺曰尺泽，寸后尺前为关。关前为阳，即寸口也；关后为阴，即尺脉也。阳出阴入，以关为界。寸主上焦，头、手、皮毛；关主中焦，腹及腰；尺主下焦，小腹及足。此三部所主大略也。又有左右两手三部，为之六脉也；又有人迎、气口、神门，所主又各不同。盖左手关前曰人迎，右手关前曰气口，两关之后一分即曰神门。故脉法赞曰：肝、心出左，肺、脾出右；肾为命门，俱出尺部；魂魄谷神，皆见寸口。所谓左手关前，心之部也，其经手少阴与手太阳为表里，小肠合为府；左手关上，肝之部也，其经足厥阴与足少阳为表里，胆合为府；左手关后，肾之部也，其经足少阴与足太阳为表里，膀胱合为府；右手关前，肺之部也，其经手太阴与手阳明为表里，大肠合为府；右手关上，脾之部也，其经足太阴与足阳明为表里，胃合为府；右手关后，命门之部也，其经手厥阴与手少阳为表里，三焦合为府。此谓六部所主脏腑十二经之义也。"

"浮数之脉，应发热，其不发热，而反恶寒者，疮疽之谓也。脉洪大者，痈疽之病进也。肺脉洪数，则生疮也。"

［注］齐德之将公元前 260 年左右秦汉之际至齐氏成书年代公元 1335 年跨度 1600 余年诸子百家关于中医脉理学理论融入中医外科脉诊，其内容来源《素问·脉要精微论》《素问·平人气象论》《素问、经脉别论》《难经》《伤寒论》《脉经》等。他的贡献体现脉证合参诊断治疗中医外科疾病、证型分类完整体系丰富内容，为之后 300 年明代时期《外科理例》《证治准绳》《外科正宗》《景岳全书》《医灯续焰》等有关中医外科疮疡、脉证合参提供了理论依据。

38. 元·齐德之《外科精义》卷上："论疮疽肿虚实法，辨疮肿浅深法，辨疮疽疖肿证候法，辨疮疽善恶法，追蚀疮，疽肿法，疗疮肿权变通类法，论五发疽、论痈疽、论附骨疽、论阴疮、论诸疮、论丁疮肿。"

治疗方法："砭镰法、贴熁法、溻渍疮肿法、针烙疮肿法、灸疗疮肿法、内消法、追蚀疮疽肿法、止痛法、托里法、用药增损法。"

卷下列外科常用方剂 145 个，其方多选自《备急千金要方》《外台秘要》《太平圣惠方》《圣济总录》等 30 余处方剂来源。还包括太医院疮科方剂，在辨治方面，注重整体与局部病证的关系、治疗则内外兼顾等。

［注］齐德之在"论疮疽肿虚实法"中，以局部症状辨疮肿虚实，以全身症状，查其阴阳虚实，"泻痢肠鸣，饮食不入，呕吐无时，手足并冷，脉弱皮寒，小便自利……悉脏腑之虚也；大便硬，小便涩，饮食如故，肠满膨胀……悉脏腑之实也"。其整体辨证观，对临床当有启发意义。齐氏认为"疮疽……证候危恶者，须辨虚实"。并将疮疡的虚实证候分为：疮疽之实与疮疽之虚，脏腑之实与脏腑之虚，上实下虚及真气之虚与邪气之实十类，并根据《内经》"血实则决之，气虚掣引之"原理，提出了"虚则补之，和其气托里也；实则泻之，疏利自导其气"的治疗原则。

在辨别疮疡阴阳虚实治疗上应"内消外敷，治法兼备"，须"因病制宜""因证施治"，变通用药，症见热毒内攻，即用寒凉克伐之剂，"治其外而不治其内，治其末而不治其本"的思想是不正确的。疮疡之本在于"中热郁结不通""风邪寒气所聚"，故在疮疡发展的不同时期，除应灵活运用不同的外治方法外，还应辅助相应的内治方案，内外结合，标本兼治，以期达到早期治愈的目的。

对疮疡疾病每一病证，根据不同的发病阶段，分型不同，以内治法、外治法治之，如疮肿早期，热毒内壅，气血郁滞，当解毒疏解，多用疏散、疏利内服之药，如漏芦汤、内消丸、化毒丸、五利大黄汤、五香连翘汤等，（前人方剂）归类施治，"荡涤邪气，疏通脏腑，令内消也"。配合外治法，"溻渍疮肿""宣通行表，发散邪气，使疮内消也。"

脓成之后，则用针烙、追蚀、托里，使脓出毒泄，同时兼用托里散内服，促进"新肉早生"。脓出疮收，则用托里补益之药，如内托里散、茯苓汤、当归托里散之类，配合收肌敛疮之外敷"以逐臭腐，排恶汁"，使良肉生。总之，齐氏对诸疮肿病的辨证施治，体现了内外兼用、整体辨治的思想。

39. 明·汪机《外科理例》卷之一："阴滞于阳为疽，阳滞于阴为痈，痈疽因阴阳相滞而生。盖气，阳也。血，阴也。血行脉内，气行脉外，相并周流。寒与湿搏之，则凝泣行迟为不及；热与火搏之，则沸腾行速为太过。气得邪而郁，则津液稠黏，为痰为饮，积久渗入脉中，血为之浊，此阴滞于阳也。血得邪而郁，隧道阻隔，或溢或结，积久渗出脉外，气为之乱，此阳滞于阴也。病皆由此，不特痈疽。阳滞于阴，谓阳盛而滞其阴，脉则浮洪弦数；阴滞于阳，谓阴弱而滞其阳，脉则沉弱细涩。阳滞以寒治之，阴滞以热治之。"

"辨痈与疽治法：治痈初发……表里散之，里者下之，火以灸之，药以敷之，脓未成者必消，已成者速溃。治疽初发，当以涓子法为主，填补脏腑令实，勿令下陷之邪延蔓，外以火灸，引邪透出，使有穴归而不乱攻，可转死为生，变凶为吉。今世不分痈疽，一概宣热拔毒，外以五香耗其气，内以大黄竭其血，终不自悟其药之非。惜哉。""疮疽分三治，治疮大要，须明托进而，疏通行荣卫三法。托里者，治其外之内也。疏通者，治其内之外也。行荣卫者，治其中也。内之外者，其脉沉实，发热烦躁，外无焮赤，痛深在内，邪气沉于里也，故先疏通以绝其源，如内疏黄连汤是也。外之内者，其脉浮数，焮肿在外，形证外显，恐邪气极则内行，或汗或先托里，以防入内，如荆防败毒散、内托复煎散是也。内外之中者，外无焮恶之气，内则脏腑宣通，知其在经，当和荣卫，如当归黄芪汤、东垣白芷升麻汤是也。用此三法，虽未痊差，必无变证，亦可使邪气峻减而易痊也。"

"外施贴药：凡施贴药，正是发表之意，经曰：发表不远热。大凡气得热则散，得冷则凝。"

[注] 明·汪机《外科理例》7卷，作者广辑刘河间、李东垣、朱震亨、薛己等疡科医论，结合临证心得，列医论154篇，选诸家方剂265首及个人治验列举，详述外科疮疡诸证。书中阐析发病原因、病机、治则之要，倡导"外科必本于内，知乎内以求乎外"，反对滥用刀针，主张外病内治。并以调补元气，先固根本为主，不轻用寒凉攻利之剂，而以消散为常法，不使化脓穿溃。疮疽诊断强调详审脉证，并列脉23种与疮疽有关。如论防风通圣散："此表里气血药也。治一切风毒，积热疮肿，脉候弦、洪、实、数、浮、紧。气血盛实者，不可缺此。"或舍脉从证，或舍证从脉。全书说理透彻，论治详明，对外科学术发展有一定的影响。

40. 明·王肯堂《证治准绳·疡医》共 6 卷，卷之一首列"痈疽之源、痈疽之别、脉法、经络、善恶、虚实、内消、内托、灸、针烙、砭镰、敷贴、淋洗、将护"，共 14 则，实为疡科总论；卷之二详论溃疡证治；卷之三、四简述痈疽外疡之不同部位（包括头、面、耳、口齿，并在《证治准绳》第七册七窍门上，论述目疾。第八册七窍门下也论耳、鼻、口、唇属疮疡之论述）；卷之五为诸肿以及较难治之皮肤科疾患；卷之六为损伤，包括金疮跌仆、破伤风、诸虫兽咬伤等。从卷之二起各证首列诊治法则，继而广辑众方，详叙证治并附王氏本人外科经验方。本书收录方剂共 1100 余首，其中有不少确具实效，如国老膏、神功散、换骨丹、没药丸、散肿溃坚汤等常用方，至今仍沿用于外科临床。

41. 明·朱橚《普济方》刊于公元 1406 年，第七册诸疮肿卷 272 至 315 卷为外科部分。内分疮肿、痈疽、瘰疬、瘿瘤、痔漏、折伤、膏药等门，并就各种病类，首叙医论 180 余之多。次列治法。第七册诸疮肿是明代中医外科疮疡医方大成书，所述疮疡病证有论有方，内容比较丰富。比王肯堂《证治准绳》早刊出 196 年，对后世中医外科疮疡疗法发展，有较好的参考价值。

42. 明·陈实功《外科正宗》全书共 4 卷。卷一总论外科疾病的病源、诊断与治疗；卷二至卷四分论外科各种常见疾病 100 多种，首论病因病理，次叙临床表现，继之详论治法，并附以典型病例。书中绘有插图 34 余帧，描述各种重要疮肿的部位和形状，最后又介绍了炼取诸药法。陈实功创用多种外科手术法与外科器械，如鼻息肉摘除术、气管缝合术等。还将部分五官疾病类属疮疡范畴归外科之例论述，但并非全部。清·徐大椿："此书所载诸方，大段已惧，又能细载病名，各附治法，条理清晰。所以，凡有学外科者，问余当读何书？则令其先阅此书。"

43. 明·薛己《外科发挥》卷一肿疡："谓疮疡未出脓者：肿高焮痛脉浮者，邪在表也，宜托也；肿硬痛深脉沉者，邪在内也，宜下之；外无焮肿，内则便利调和者，邪在经络也，当调荣卫；焮痛烦躁，或咽干作渴者，宜降火；焮痛发热，或拘急，或头痛者，邪在表也，宜散之；大痛或不痛者，邪气实也，隔蒜灸之，更用解毒；烦躁饮冷，焮痛脉数者，邪在上也，宜清之；恶寒而不溃者，气实兼寒邪也，宜宣而补之；焮痛发热，汗多大渴，便秘谵语者，结阳证也，宜下之；不作脓，或熟而不溃者，虚也，宜补之。"

"溃疡，谓疮疡已出脓者：脓熟不溃者，阳气虚也，宜补之；瘀肉不腐者，宜大补阳气，更以桑木灸之；脓清，或不敛者，气血俱虚，宜大补；脓后食少无睡，或发热者，虚也，宜补之；倦怠懒言，食少不睡者，虚也，宜补之；寒气袭于疮口，不敛或陷下不敛者，温补之；脉大无力，或涩微者，气血俱虚也，峻补之；出血或脓多，烦躁不眠者，乃亡阳也，急补之。"

[注] 薛己在卷一论述治疗痈疽病案 17 例，条分缕析，辨证精当，内服外治，所用方药均有效验。

44. 明·薛己《外科发挥》卷二："溃疡发热，附恶寒，脉浮或弱而热，或恶寒者，阳气虚也，宜补气；脉涩而热者，血虚也，宜补血。午前热者，补气为主；午后热者，补血为主。脉浮数，发热而痛者，邪在表也，宜散之；脉沉数，发热而痛者，邪在内也，宜下之。"

[注] 书中验案 14 例，根据症状用十全大补汤、人参败毒散、补中益气汤、人参黄芪汤、人参养荣汤、托里消毒散等 15 首方剂 1 证候 1 首。用甘温益中、补土培元之法为多。

45. 明·薛己《外科发挥》卷一·溃疡作痛："脓出而反痛者，虚也，宜补之；脉数虚而痛者，属虚火，宜滋阴；脉数实而痛者，邪气实也，宜泄之；脉实便秘而痛者，邪在内也，宜下之；脉涩而痛者，气血虚寒也，温补之。"

"定痛托里散治疮疡血虚疼痛之圣药也。"

"乳香定痛散治疮疡疼痛不可忍。"

"内补黄芪汤，治溃疡作痛，倦怠少食，无睡自汗，口干或发热，久不愈。"

"发背，焮痛，或不痛及麻木者，邪气盛也，隔蒜灸之，痛者灸至痛，痛者灸至不痛，毒随火而散。再不痛者，须明灸之。肿硬痛深脉实者，邪在内也，下之；肿高焮痛脉浮者，邪在表也，托之；焮痛烦躁，或咽干，火在上也，宜泻之；肿痛，或不作脓者，邪气凝结也，宜解之；肿痛饮冷，发热睡语者，火也，宜清之；不作脓，或不溃，及不敛者，阳气虚也，宜补之；瘀肉不腐或积毒不解者，阳气虚也，宜助阳气；脓多或清者，气血俱虚也，宜峻补之；脉浮大或涩，而肌肉迟生者，气血俱虚也，宜补之；右关脉弱，而肌肉迟生者，宜健脾胃。一男子患此痛甚，服消毒药愈炽。余为隔蒜灸之而止；与仙方活命饮，二剂顿退；更与托里药，溃之而愈。"

"附方：

隔蒜灸法　治一切疮毒大痛，或不痛，或麻木，如痛者灸至不痛，不痛者灸至痛，其毒随火而散。盖火以畅达拔引郁毒，此从治之法也，有回生之功。用大蒜去皮，切三文钱厚，安疮头上，用艾壮于蒜上灸之三壮，换蒜复灸，未成者即消，已成者亦杀其大势，不能为害。如疮大，用蒜捣烂摊患处，将艾铺上烧之，蒜败更换。如不痛，或不作脓，及不发起，或阴疮，尤宜多灸。灸而仍不痛，不作脓，不起发者，不治。此气血虚极也。"

"仙方活命饮　治一切疮疡，未作脓者内消，已成脓者即溃，又排脓止痛，消毒之圣药也。穿山甲用蛤粉炒黄色、甘草节、防风、没药、赤芍药、白芷、当归尾、乳香各一钱、天花粉、贝母各八分，金银花、陈皮各三钱，皂角刺炒黄，一钱。作一剂，用酒一碗，同入瓶内，纸糊瓶口，弗令泄气，慢火煎数沸，去渣。分病在上下，食前后服之。能饮酒者，再饮三二杯尤好。

偈曰：真人妙诀世间稀，一切痈疽总可医，消毒如同汤沃雪，化脓立见肉生肌。"

"箍药：治发背毒甚，胤走不住，此药围之而解。芙蓉叶、白芷、大黄、白及、山慈姑、寒水石煅、苍耳草，黄柏炒，各等分。各另为末，用水调搽四围中，如干以水润之。"

[注]　明·薛己《外科发挥》基本没有系统理论，只能从医案中归纳总结各病的诊疗规律，但他示范了各病诊疗主证用药方剂列举对中医师治疗疮疡疾病有引领鉴别作用。治疗方法的内容有隔蒜灸、豆豉饼灸、木香饼灸、香附饼灸、桑木灸法的主治疾病及应用方法，疗效显著，不留瘢痕。砭法也是作者推崇的治疗方法，现代应用较少，有挖掘价值，应该全部掌握，可以广泛应用于当代疮疡临床。但治疗时应用方剂以内服为主，外用方剂偏少，是本书不足之处。内服方仙方活命饮是宋·陈自明《妇人大全良方》由薛己《校注妇人良方大全》而载，至今仍在应用。

46. 明·张介宾《景岳全书》四十六卷·外科钤上："在脏在骨者多阴毒，阴毒其深也；在腑在肤者多阳毒，阳毒其浅也。""痈者，热壅其外，阳毒之气也。""疽者，结陷于内，阴毒之气也。""凡疮疡之患，所因虽多，其要惟内外二字；证候虽多，其要惟阴阳二字，知此四者，则尽之矣。"

47. 清·王维德《外科证治全生集》全书1卷，分为6部分。一为论证，总述痈疽辨证论治之要点及各部位论名；二为治法，按人体上、中、下三部论述外科病证之治疗；三为医方，记常用外科效方 75 首；四为杂证，记杂病验方 48 首；五为制药，述 203 种药物性能及炮制，以补古书之未备；六为医案 28 例。王维德明确提出痈疽应从"阴虚阳实"辨证施治，尤其是对阴疽证治的论述，自成一家。

"痈疽总论：痈疽二毒，由于心生，心主血而行气，气血凝滞而发毒。患盘逾径寸者，红肿称痈，痈发六腑；若其形止数分，乃言小疖。按之陷而不即高，顶虽温而不甚热者，脓尚未成；按之随指而起，顶已软而热甚者，脓已满足。无脓宜消散，有脓当攻托。醒消一品，立能消肿止痛，为疗痈之圣药。白陷称疽，疽发五脏，故疽根深，而痈毒浅。根红散漫者，气虚不能拘血紧附也；红活光润者，气血拘毒出外也。外红里黑者，毒滞于内也；紫暗不明者，气血不充，不能化毒成脓也。脓色浓厚者，气血旺也；脓色清淡者，气血衰也。未出脓前，痈有腠理火毒之滞，疽有腠理寒痰之凝。既出脓后，痈有热毒未尽宜托，宜有寒凝未解宜温。既患寒疽，酷暑仍宜温暖；如生热毒，严冬尤喜寒凉。然阴虚阳实之治迥别，古书未详，因立其旨备览焉诸疽白陷者，乃气血虚寒凝滞所致。"

［注］王氏认为在脏、在里属寒毒所致者，为疽，为阴虚；在腑、在表属热毒所致者，为痈，为阳实。

48. 清·许克昌、毕法《外科证治全书》卷一·痈疽证治统论："问曰：痈疽何为而发也，答曰：人之一身，气血而已，非气不生，非血不行。气血者，阴阳之属也。阴阳调和，百骸畅适，苟六淫外伤，七情内贼，饮食不节，起居不慎，以致脏腑乖变，经络滞隔，气血凝结，随其阴阳之所属，而攻发于肌肤筋脉之间，此痈疽之所以发也。曰：然则痈疽有别乎？曰：痈者，壅也，邪热壅聚，气血不宣；其为证也为阳，属六腑，高肿色红，焮热疼痛，而其发也必暴，故所患浮浅而易治。疽者，沮也，气血虚寒，阴邪沮逆；其为证也为阴，属五脏，漫肿色白，坚硬木痛，而其发也必缓，故所患深沉而难疗，此痈疽之所以别者然也。曰：然则其治之也当若何？曰：初起者，审其证而消之；成脓者，因其势而逐之；毒尽者，益其所不足而敛之，此治痈之大旨也。于是乎未出脓前，痈则宣其阳毒之滞，疽则解其阴寒之凝；已出脓后，痈则毒滞未尽宜托，疽有寒凝未解宜温。既患阴疽，虽在盛暑之时必用辛热之剂，以助阳气；如生阳痈，虽在严寒之时必用寒凉之剂，以泻火邪，不拘盛暑严寒，但当舍时而从证也。"

"然则疮疥之与痈疽同乎否；有不发为痈疽而发为疮疥者何也。曰：人之躯壳，计有五层，皮脉肉筋骨也：发于筋骨间者，疽是也；发于脉肉间者，痈是也；发于皮腠间者，疮疥之属是也。大抵营卫不足，湿热邪风，肥甘浊气，淫于肌肤留滞不散，而疮疥所由生。或痒或痛或脓或水，名类颇多，治法不一。热则凉之，湿则利之，虫则杀之，风则散之，燥则润之滋之。更宜戒沐浴，以避湿气，忌厚味以清营卫，而疮瘥矣。此所以较痈疽之证治，有大同而小异者焉。噫，人能慎养，气畅血盈，不使形体有衰，则痈疽疮疥从何而发？"

［注］痈疽与疮疥的区别及治疗法则。

49. 清·许克昌、毕法《外科证治全书》卷一·痈疽部位名记："头部证治计 10 证""面部证治计 16 证""眼部证治计 23 证"。卷二："鼻部证治，计 11 证""耳部证治，14 证""口部证治，计 8 证""唇部证治，计 8 证""齿部证治，计 16 证""舌部证治，计 9 证""喉部证治，计 15 证""误吞类，8 条"。卷三："颈部证治，计 5 证""胸部证治，计 4 证""乳部证治，计 5 证""腋胁肋三部证治，计 3 证""膊臂手三部证治，计 19 证""背部证治，计 1 证""腰部证治，计 3 证""腹部证治，计 4 证""前阴证治，计 22 证""后阴证治，计 6 证""股部证治，计 4 证""膝部证治，计 4 证""胫部证治，计 11 证""足部证治，计18证""外因杂伤证治"，37证等。卷一至三总论外科证治，并依次列述头、面、眼、耳、口、唇、齿、舌、喉、项、乳、腋、胁、肋、肩、膊、臂、手、背、腰、腹、二阴、股、膝、胫、足等人体各部外科疮疡范围病证。卷四叙述发无定处证、内景证治、外因杂伤等证治284种。卷五为治法，包括针、砭、灸、熨等外治法及药物内、外治法，附有若干方剂。对中毒急救亦有论述。因所列外科疾病证治较系统全面。

50. 清·吴谦《医宗金鉴》卷61为"外科心法要诀"，痈疽总论歌："痈疽原是火毒生，经络阻隔气血凝。外因六淫八风感，内因六欲共七情，饮食起居不内外，负挑跌仆损身形，膏粱之变营卫过，藜藿之亏气血穷。疽由筋骨阴分发，肉脉阳分发曰痈，疡起皮里肉之外，疮发皮肤疖通名。阳盛焮肿赤痛易，阴盛色黯陷不疼，半阴半阳不高肿，微痛微焮不甚红。五善为顺七恶逆，见三见四死生明。临证色脉须详察，取法温凉补汗攻。善治伤寒杂证易，能疗痈疽肿毒精。"

"痈疽阳证歌：阳证初起焮赤痛，根束盘清肿如弓，七日或疼时或止，二七疮内渐生脓。痛随脓减精神爽，腐脱生新气血充，嫩肉如珠颜色美，更兼鲜润若榴红。自然七恶全无犯，应当五善喜俱逢，须知此属纯阳证，医药调和自有功。"

"痈疽阴证歌：阴证初起如粟大，不红不肿疙瘩僵，木硬不痛不焮热，疮根平大黯无光。七朝之后不溃腐，陷软无脓结空仓，疮上生衣如脱甲，孔中结子似含芳。紫黑脓稀多臭秽，若见七恶定知亡，须知此属纯阴证，虽有岐黄命不长。"

"痈疽辨脓：凡看痈疽疮疡，形势未成者，即用内消之法；若形势已成，即用内托之法，当辨脓之有无浅深。以手按之坚硬者，无脓之象。按之不热者无脓，热者有脓。按之大软者，内脓已熟；半软半硬者，脓未全成。按之指起即复者，有脓；不复者无脓，其气血必穷而虚甚也。深按之而速起者，内是稀黄水；深按之而缓起者，内是坏污脓。按之实而痛甚者，内必是血；按之虚而不疼者，内必是气。轻按即痛者，其脓浅；重按方痛者，其脓深。薄皮剥起者，其脓必浅；皮色不变，不高阜者，其脓必稠。大抵痈疽疮疡，先宜出黄白稠脓，次宜出桃花脓，再次宜流淡红水。胖人宜于脓多，瘦人宜于脓少。若胖人脓少，是肉不腐；瘦人脓多，是肉败坏，皆非吉也。又凡气实者多稠黄脓，气虚者多稀白脓，半虚半实者多稠白脓。又有脓出如粉浆，如污水者，谓之败浆，不治之证也，命必难生。惟汗后脓秽者可愈，若脓已出，而身犹大热不休者，治亦无功。盖痈疽之得脓，如伤寒之得汗，汗出而反大热者，坏伤寒也；脓出而身犹大热者，坏痈疽也。"

"痈疽辨痒：痒属风，亦各有因。凡肿疡初起，皮肤作痒者，为风热相搏。溃后作痒者，轻由脓沤，甚由疮口冒风，故突起疙瘩，形如小米。抓破之后，津水者，是脾湿；津血者，是脾燥。若将敛作痒者，缘初肿时肌肉结滞，气血罕来，及至将敛，气血渐充，助养新肉，故痒也。然必痒若虫行，方称美疾。其他如疥癣作痒皆属风淫，勿视为一类也。"

[注]"外科心法要诀"共16卷，即《医宗金鉴》卷61~67。本书以祁坤《外科大成》为基础，加以整理补充编成。卷1论述十二经脉及外科痈疽证治总论。卷2例各类外科常用方剂。卷3~11分述头、面、项、背及全身各部外科病证。卷12~14为发无定处的外科、皮肤科疾病。卷15为杂证（跌仆、金疮及竹、木、虫兽所伤诸病）。卷16为小儿外科病证。内容较为丰富，分类颇为详细，治法切于实用，各病证候的方剂组成七言歌诀，并附有260余幅外科病形图。

51. 清·顾世澄《疡医大全》40卷，全书汇集《黄帝内经》《难经》等先贤各家学说，古今验方，并参以个人临证心得，按部位介绍外科病、皮肤病的证治方药。全书资源丰富，内容全面，为中医外科学专著。《疡医大全》卷之五："痈疽者，皆由气血不和，喜怒不时，饮食不节，寒暑不调，使五脏六腑之气，怫郁于内，以致阴阳乖错，气血凝滞而发也。亦有久服丹石燥热之药，热毒结深而发也。但此疾多生于膏粱富贵之人，以其平昔所食肥腻炙煿，安坐不劳，嗜欲无节，以致虚邪热毒内攻，煎熬气血而成也。经曰：诸痛痒疮，皆属心火者，盖心主血而行气，若气血凝滞，夹心火之热而主痈疽之类也。然所感有浅深，故所发有轻重大小之不同也。六腑积热，腾出于外，肌肉之间，其发暴甚，皮肿光软侵展广大者，痈也。五脏风毒，积热攻注于肌肉，其发猛恶，初生一头如痦瘟，白色焦枯，触之而痛应心者，疽也。热于皮肤之间，是以浮肿根小，不过二三寸者，疖也。夫痈生于六腑，若燎原之火，外溃肌肉；疽生于五脏，沉涩难疗，若陶室之燧，内溃骨髓。痈则易疗，惟难将息而迟瘥；疽则难疗而易痊复。诸疮之中，惟背疽疔疮，最为急证，其外莫如脑、肠痈、喉痈之类，亦其急者也。治痈疽之证，须要察其是实是虚，是冷是热，或重或轻，对证用药，无失先后次序。"

52. 清·徐惠铨《外科选要》由徐氏选辑外科诸家之精要，共约50家，再参入自己临床心得经验而成。卷一为概论，列痈疽论、古贤治法、辨阴阳、体质、五善七恶等，尤重脾胃的虚实，辑专论以测痈疽的传变转归。卷二将疡科主症，如寒热头痛、痛痒麻木、渴呕泻利、脱陷、发痉、出血、辨脓等的鉴别诊断，取各家之确论以阐述；又论述汗、下、消、托、补诸法则，及外治敷、围、洗、溃、针、灸、刀、砭等方法。卷三至卷六为外科诸科及治法，它包括耳鼻、口腔、头面、手足、胸腹、肛门、皮肤、内痈等共计340多种疾患。

《外科选要》卷一论阴阳："凡诊视痈疽，先审阴阳乃为纲领。故证有阴阳，脉有阴阳，药有阴阳。以证而言，则表为阳，里为阴；热为阳，寒为阴；上为阳，下为阴；气为阳，血为阴；动为阳，静为阴；高耸为阳，平塌为阴；焮肿为阳，灰白为阴；收束为阳，散漫为阴；疼痛为阳，麻木为阴；有脓为阳，无脓为阴；多言者为阳，无声者为阴；喜明者为阳，欲暗者为阴；阳微不能呼，阴微者不能吸；阳病者不能俯，阴病者不能仰。以脉而言，则浮大滑数之类皆阳也，沉微细涩之类皆阴也。以药而言，则升散者为阳，敛降者为阴；辛热者为阳，苦寒者为阴；行气分者为阳，行血分者为阴；性动而走者为阳，性静而守者为阴。此皆医中之大法。至于阴中复有阳，阳中复有阴，疑似之间须辨明确，此而不识，极易差讹，是又最为紧要，然总不离于前之数者。但两气相兼则此少彼多，其中便有变化，一皆以理测之，自有显然可见者。若阳有余而更施阳治，则阳愈炽而阴愈消；阳不足而更用阴方，则阴愈盛而阳斯灭矣。设能明彻阴阳，则医理虽玄，思过半矣。"

53. 清·高秉钧《疡科心得集》卷上·疡证总论："人有时而疾病……又不越乎内因外因二者。何谓内因？喜、怒、忧、思、悲、恐、惊，七情也，阴也。何谓外因？风、寒、暑、湿、燥、火六气也，阳也。发于阳者轻而易愈，发于阴者重而难瘥……而外科之证何独不然。有由脏者，有由腑者，有在皮肤肌骨者，无非血气壅滞、营卫稽留之所致。发于脏者，其色白，其形平塌，脓水清稀，或至臭败，神色痿惫，阴也；发于腑者，其色红而形高肿，脓水稠黏，神清气朗，阳也。此期大概也。细论之，发于脏者为内因，不问虚实寒热皆由气郁而成，如失营、舌疳、乳岩之类，治之得法，止可带疾终天而已。若发于腑即为外因，其源不一，有火热助心为疡，有寒邪伤心为疡，有燥邪劫心为疡，有湿邪壅滞为疡，此俱系天行时气，皆当以所胜治之。又有寒邪所客，血泣不通者，反寒热大作，烦躁酸疼而似热，热邪所胜，肉腐脓腥，甚至断筋出骨，以致声嘶色败而似寒。又有劳汗当风，营逆肉里，而寒热难辨者。又有不内外因者，膏粱之积，狐蛊之感，房劳之变，丹石之威，无不可作大疗、成大痈。即如误食毒物，跌压杖棒，汤火虫兽等伤，亦皆作痛作脓，总由营气不从之所致也。"

清·高秉钧《疡科心得集》卷上·疡科调治心法略义："凡治痈肿，先辨虚实阴阳，诸痛为实，诸痒为虚，诸痈为阳，诸疽为阴。又当辨其是疖、是痈、是疽、是发、是疔等证，然后施治，庶不致于差谬。如热发于皮肤之间，肿高根阔者为痈。五脏郁热，毒流骨髓，附骨而生，经日方觉，大如伏瓜为疽。酒色迷真，厚味适口，或心志不遂，郁不得伸，毒生于薄肉处，又或染禽兽之毒，或惹牛马之秽，初生黍米，不加谨护而误触犯之，轻者必重，重者必危，须用药以解其毒，不然立见其败矣……凡治痈疽、发背、疔疮、乳痈、一切无名肿毒，先须托里，勿使毒入附延骨髓；托里之后，宣热解毒，定痛排脓，是为急。切工夫……若疔毒虽有三十六种之别，其害则一，宜以败毒为主，而兼前证治法。至于痰核、瘿瘤、瘰疬、马刀之疾，俱由湿胜生痰，痰胜生火，火胜生风，风极而患作矣。皆成于内蕴七情，外感六欲，宜清痰降火之剂，宣热败毒之药既盛必用外消，始觉行以艾灸，切勿妄行勾割先医曰：诸经惟少阳、厥阴二经生痈疽，惟少阳阳明二经生瘰疬，盖由多气少血之故耳。凡诊外科之脉，脉浮紧，应当发热，其不发热，而反洒淅恶寒，若有痛处，必发痈疽。脉浮而数，身体无热，形默默，胸中微躁，不知痛之所在者，必发痈疽……未溃之先，按之有刀锋之健浮，既溃之后，按之略如锋之轻浮，此易收功也。若未溃之先，脉来迟缓，不疾不徐，既溃之后，脉来健实，或大与洪，难取效也。若一得痈疽，脉来前后虚弱，此危证也。凡刺痈肿，须认有脓无脓，用手按之，手起而即复者有脓，手起而不即复者无脓。此所谓引手。重按乃痛，脓之深也；轻按即痛，脓之浅也。按之不甚痛者，未成脓也。至于用刀手法，刀口勿嫌阔大，取脓易尽而已。凡用刀之时，深则深开，浅则浅开，慎勿忽略。如开鱼口、便毒、背疽、脐痈、腹痈、瘰疬，宜浅开之；若臂痈、胯疽，肉厚等处，宜深开之，使流出脓，以泄内毒，不可不知也。"

清·高秉钧《疡科心得集》卷下·辨诸疮总论："夫恶疮，诸痛痒疮，皆属于心；诸湿肿满，皆属于脾。心主血，脾主肉，血热而肉湿，湿热相合，浸淫不休，溃败肌肤，而诸疮生矣。然有辨焉。如疥癣隐疹之属，怫郁气血在皮肤腠理间者，可以表而散。《黄帝内经》有谓'汗之则疮已'是矣。若怫郁气血在肌肉之分，外达皮肤，作寒热而生脓者，或七情所招，或膏粱之变，皆宜解内热，不宜发汗，仲景所谓'疮家不可发汗，汗出则痉'者是矣。一疮而有宜汗不宜汗之戒，盖热有浅深表里故也。故疮在皮肤，则当因其轻而扬之，汗之浴之，外以杀虫润燥，皆解凝结涎沫之药敷之。疮之在肌肉，则当因其重而减之，泻经络之热，清凉气血，外以化脓生肌膏贴之。疮在头巅，则当射而取之，须酒制寒凉剂，更以风药升而上之，外以杀虫解热药敷之。明此三者，其于治疮，思过半矣。"

清·高秉钧《疡科心得集》卷下·辨臁疮血风疮："臁疮者：生于两臁。初起发肿，久而腐溃，或津淫瘙痒，破而脓水淋漓。乃风热湿毒相聚而成；或因饮食起居，亏损肝肾，阴火下流，外邪相搏而致。外臁属三阳经湿热，易治；内臁属三阴经湿兼血分虚热，难治。蒋示吉谓：色红者多热，肿者多湿，痒者多风，痛者属实，早宽而暮肿者，属气虚下陷。初起者，风热湿毒为多；日久者，下陷湿热为胜。初宜用独活、防己、黄柏、苍术、萆薢、牛膝、归尾、薏苡仁、牡丹皮、赤芍、金银花、黑栀、猪苓、泽泻等，又二妙丸、四妙丸之类。若脾虚湿热下注，则用补中益气，或八珍汤加萆薢、金银花之属。外用夹纸膏贴之。"

"血风疮：多生在两小腿里外臁，上至膝，下至踝骨，乃风热、湿热、血热交感而成。

初起瘙痒无度，破流脂水，日渐沿开，形同针眼。宜服四物汤加防己、萆薢、牡丹皮、薏苡仁、黄柏、牛膝、金银花等。外搽解毒雄黄散，或如意金黄散，俱可。如年久紫黑坚硬，气血不行者，用瓷锋砭去恶血，以解郁毒，然后敷药。"

[注]臁疮为生于小腿的慢性溃疡，多由湿热下注，或因外邪、外伤导致局部瘀血凝滞经络而成。初起痒痛红肿，破流脂水，甚则腐烂，日久皮肉灰暗，久不收口。血风疮指某些瘙痒性皮肤病，如丘疹性湿疹、皮肤瘙痒症等。遍体可生，以下肢小腿部为多见，因肝经血热、脾经湿热、肺经风热交感而成，初起形如粟米，瘙痒无度，破流脂水，浸淫成片，若生于小腿部则与臁疮相似，故高秉钧在此一并讨论。

《疡科心得集》成书于嘉庆十年（1805年），分上、中、下3卷，方汇1卷。首载疡科总论、"疡科调治心法略义"，申明外疡实从内出论；次以疡科常见病证为目，依人身上、中、下部位为序，采用两证或三证以序体例，分论各病病因、所属脏腑经络、证候特点及辨证用方，共列104论，列中医外科疮疡病证（包括眼、口、舌、咽喉等属疮疡范围病证）210种。以阴阳、寒热、虚实论述病机。方汇则按出现先后顺序集为260余首，其中包括高氏家传膏、丹、丸、散方58首，具有重要临床实用价值。

根据疮疡的发病特点，提出："在上部者，俱属风温风热，风性上行故也；在下部者，俱属湿火湿热，水性下趋故也；在中部者，多属气郁火郁，以气火之俱发于中位也。"从而确立了"按部求因"的辨证方法。指出：风温、风热客于上部者，选用牛蒡解肌汤辛凉轻散；湿火、湿热侵于下部者，选用萆薢化毒汤清化湿热；暑湿入络而成流注者，选用清暑化湿、和营通络法。另外对疔毒走黄之证，用牛黄丸、紫雪丹、至宝丹及犀角地黄汤等芳香开窍、凉血毒，实亦仿照温病热入心包的治例有关论述。

"局方紫雪丹：治外内烦热不解，发斑发黄，瘴毒疫毒热毒，及小儿惊痫，外疡疔毒走黄，神识昏迷。

黄金　寒水石　石膏　滑石　磁石　升麻　元参　甘草　犀角　羚羊角　沉香　丁香　朴硝　硝石　辰砂　木香　麝香。制法详见《医方集解》。"

"叶案至宝丹：犀角　朱砂　雄黄　琥珀　玳瑁　西牛黄　麝香　龙脑　金银箔　水安息香。为极细末，将安息香膏重汤煮，入诸药搜和，丸如弹子大，外用蜡护。临服剖开，用人参汤下。"

"景岳夺命丹：治疔疮、发背等证，或麻木，或呕吐，重者昏愦。此药服之，不起者即起，不痛者即痛，痛甚者即止，昏愦者即苏，呕吐者即解，未成即消，已成即溃，有夺命之功，乃恶证中之至宝也。

蟾酥酒化：轻粉　麝香　枯矾　铜绿　乳香　没药　寒水石煅　朱砂　蜗牛。上为末，用蜗牛或酒糊捣丸，绿豆大。每服二三丸，葱酒下。外用一丸入疮孔内，以膏盖之。"

"西黄化毒丹：治疔疽，火毒内陷，神识模糊，不省人事者。西黄一分，真珠三分，血珀五分，胆星三分，辰砂三分。共为细末，均作三服，灯心汤下。"

这些方法对我们现今治疗疔毒走黄之证，仍有指导与借鉴意义，古方中治疗外科疮疡疾病多用金石有毒之品，如轻粉、水银、雄黄、密陀僧之类，应用时宜倍加小心。

综上所述，从战国时期《周礼·天官·冢宰》："疡医掌肿疡、溃疡、金疡、折疡之祝药，劀杀之齐。凡疗疡、以五毒攻之，以五气养之，以五药疗之，以五味节之。"《黄帝内经》用"天人相应"的理论诠释人体与疾病的关系，形成易理辨证，说理依据，使中医理论体系形成，其病名治要，用阴阳五行学说解释人体生理、病理、诊断、治则，以及用

"天人相应"整体观念说明人体内外环境统一性。《伤寒论》《金匮要略》创立了理、法、方、药俱备的辨治体系，用六经辨证的方法，定表里，分寒热，辨虚实，"勤求古训，博采众方。"《伤寒论》合397法，113方，以补《黄帝内经》所未尽，其书遂为群方之祖。《诸病源候论》分67门，1739论外科疮疡259论，《备急千金要方》卷第二十二疗肿、痈疽、发背等23种外科疮疡疾病，至此疮疡有之专门。

《外台秘要》卷二十二、卷二十三、卷二十四、卷二十六至三十卷，以外科证，分192门叙述痈疽、发背、附骨疽、诸痔、金疮、恶疮等疾病的病因证治及急救方法，属疮疡疾病达70余种，选各家诸方1140余方，全书引用唐以前56种著名医家方论，6000余首医方。疮疡疾病治疗已形成独立学科。

宋·王怀隐《太平圣惠方》卷第六十至六十八卷论痈疽、痔、外伤等共157门，引《诸病源候论》122条、方剂治法1744首，凡诸论证，品药功效，悉载其内，凡候疾之深浅，先辨虚实，次察表里，然后依方用药。已提出鉴别五善七恶，并总结了内消、托里等内治方法。

宋·赵佶《圣济总录》卷125至149卷，论述中医外科疮疡疾病100余证候，分门统论。每门疾病之前，先有论说，叙述该病的病因病机、治疗大法。有些大病还先有"统论"，下属子病名又各有分论。这一体例的好处是可以"观论以求病，因方以命药"，把诊察疾病的理论与处方用药紧密结合起来。《圣济总录》诸病的论说多数由编纂者自行撰写。因此能更好地将理法方药融为一体，使其内容更贴近临床。外科疮疡疾病论述，得到长足的进步。

《卫济宝书》专论痈疽，载有很多医疗器械（如灸板、消息子、炼刀、竹刀、小钩等）的用法。

元代《外科精要发挥》《外科精义》《世医得效方》认为外科疮疡因阴阳不和、气血凝滞所致，指出治其外而不治其内，治其末而不治其本的方法是错误的。治疗疮疡应辨别阴阳虚实，采取内外结合的方法，是正确的。

明代《普济方》广搜博采明以前医籍和其他有关著作分类整理而成。原卷次为272~315卷，内分疮肿、痈疽等并就各种疮疡类首叙医论、次列治法，所引载外科疮疡疗法极为丰富，是明代医方之大成。

《外科发挥》《外科理例》记载了中医外科疮疡病的理论、经验，提出"治外必本诸内"的辨证整体观点。《证治准绳·疡医》内容丰富，痈疽之源、痈疽之别、脉法等14法论述中医外科疮疡、疾疡、痈、疽、发63种证治，疗疮论述20余证治方法，是中医外科疮疡较重要的参考书《外科启玄》《景岳全书·外科钤》《疡科选粹》等书，均各有特点地论述了中医外科疮疡疾病，《景岳全书》提出治疗疮疡以阴阳为主论点。《外科正宗》记载病名详细，各附证与治法，条理清晰，"列证最详，论治最精"。

清代《外科大成》《外科秘录》《疡医大全》《医宗金鉴·外科心法要诀》等均总结前贤经验加上自己临证体会在各自观点认识疮疡疾病，确切各证治的内容范围。《外科证治全生集》根据《景岳全书》外科钤上："凡疮疡之患，所因虽多，其要惟内外二字，证候虽多，其要惟阴阳二字，知比四者，则尽之矣。"创立了以阴阳为主的辨证论治法则，公开的家传秘方阳和汤、醒消丸、小金丹、犀黄丸等，至今仍在临床上使用。

《疡科心得集》立论以鉴别诊断为主，辨证立法明显受到温病学说的影响，应用犀角地黄汤、紫雪丹、至宝丹等治疗疗疮走黄，确立了"按部求因"的辨证方法，结合临床经验家中秘方 58 首，实为高氏治疗中医外科疮疡的心得总结"同病异治，异病同治"的规律。

综上所述中医外科疮疡学是中医学一个组成部分，是中华民族在长期生产生活实践中，在与疾病做斗争中逐步形成并不断丰富发展而成，《马王堆汉墓帛书·五十二病方》到清代《外科全生集》《外科证治全书》《外科大成》《外科心法要诀》《疡医大全》《疡科心得集》《外科选要》等。总结历代医家宝贵经验和学术精华，形成中医外科疮疡疾病论治的学科。从古代至清末，医家应用"天人相应"的哲学观点，阐明病因病机，用阴阳辨证论述疾病分类的证治，用自然界四气和五味将中药分为寒热温凉，论述药物属性的升降浮沉，用经络学说将药物对机体各部分的治疗作用进行归纳，使之系统化，形成归经理论，归经是以脏腑、经络理论为基础，是具体治病的依据，药效的所在，是从疗效观察中总结出来的。

从中医的多层次系统结构来看，中医用"万物以息相吹""天人合一""人天观"观点来解释人体，将这个宏观功能状态的超级巨系统进行分类，把它们之间的相互作用与变动用抽象的阴阳消长、五行生克制化、干支运气等动态平衡规律来描述和概括，采用四诊手段搜集"症状"，做数量上的"轻重较量"，又绳以"八纲"这个演绎推理方法以确定疾病的控制（施治）法则。

第三节　疖

疖中医称疖，分为有头疖（又称石疖）、无头疖（又称软疖）两种。

【中国古代中医论述】

1. 晋·刘涓子《刘涓子鬼遗方》卷四："热疖""石疖""疖子"。

2. 唐·孙思邈《备急千金要方》卷二十二·痈疽第二："凡肿根广一寸以下名疖，一寸以上名小痈。"

3. 唐·孙思邈《备急千金要方》卷二十二："内外散，治……诸疖。"

4. 隋·巢元方《诸病源候论》卷五十·小儿杂病诸候、疖候："肿结长一寸至二寸，名之为疖。亦如痈热痛，久则脓溃，捻脓血尽便瘥。亦是风热之气客于皮肤，血气壅结所成。凡痈疖捻脓血不尽，而疮口便合，其恶汁在里，虽瘥，终能更发，变成漏也。"

［注］指出疖的范围和出脓即愈的特点及疖病因病机。

5. 宋·赵佶《圣济总录》卷第一百三十二·疮肿门："面上生无名疮疖，因饮酒食炙煿物得之。"

［注］疮疖病因病机与因饮酒食炙煿物有关。

6. 金·张从正《儒门事亲》卷五·疮疖瘤肿："夫大人疮疖，小儿赤瘤，肿发之时，疼痛不止。《内经》曰：夫诸痛痒疮疡，皆生于心火。"

［注］疮疖瘤肿，多因火热炽盛、气血壅滞不行而致。

7. 明·汪机《外科理例》卷之一·疮名有三："疖者，初生突起，浮赤，无根脚，肿见于皮肤，止阔一二寸，有少疼痛，数日后微软，薄皮剥起，始出青水，后自破脓出，如不破，用簪针丸。"

［注］上条目指出了疖的特点。

8. 清·吴谦《医宗金鉴》外科心法要诀·卷六十三·蝼蛄疖："此证多生于小儿头上，俗名貉脑。未破如曲蟮拱头，破后形似蝼蛄串穴。"

发际疮："发际疮……此证生项后发际，形如黍至，顶白肉赤坚硬。痛如锥刺痒，如火燎，破津脓水，亦有浸淫发内者。此由内郁湿热，外兼受风相搏而成也……胖人项后发际，肉厚而多折纹，其发反刺疮内，因循日久，不瘥，又兼受风寒凝结，形如卧瓜，破烂津水，时破时敛，俗名谓之龟肉。经年不愈，说无伤害。"

清·吴谦《医宗金鉴》外科心法要诀，卷六十九·坐板疮："坐板疮……此证一名风疳，生于臀腿之间，形如黍豆，色红作痒，甚则焮痛，延及谷道，势如火燎，由暑令坐日晒几凳，或久坐阴湿之地，以致暑湿热毒凝滞肌肉而成。"

[注]《医宗金鉴》外科心法要诀，把疖发于项后发际部位者称发际疮，把发于臀部之疖，称坐板疮。

【病因病理】

外因，疖之发病，外因风热毒邪客于皮肤，气血壅结发为疖。若发生于夏季，酷热暴晒，汗泄不畅，暑湿热毒，蕴聚结于肌肤，气血壅滞，发为疖肿（称暑疖）。

内因，平素正气虚弱，阴虚湿邪与热毒兼挟，外兼风邪相搏而成。或因过度饮酒食炙煿之物，蕴热成毒，毒从内发，流连肌肤，气血壅滞，热腐成疖。

【现代医学研究】

疖是由化脓性细菌侵入单个毛囊及其所属皮脂腺的急性化脓性感染，常扩大到皮下组织，局限于毛囊或皮脂腺的感染分别称为毛囊炎和皮脂腺炎，二者常扩大而成疖。多个而散在的疖，或同时或先后反复发生在身体各处者，称为疖病。如发生在面部和鼻唇部的疖，发病急骤，病情较重，称为"疔疮"，容易"走黄"（引起颅内感染或脓毒败血症等），其致病菌多为金黄色葡萄球菌和白色葡萄球菌。

【临床症状】

四季均可发作，以夏秋季节为多，好发于毛囊、皮脂腺较多且经常受摩擦的部位。如头面、颈、背、臀部等。初起局部为稍呈圆形的小结节，突起，硬，红肿，疼痛，此后出现黄白脓头，灼热跳痛，有脓栓，溃破，排出黄白色脓液，肿痛渐消，疮口愈合。若多个散在的疖反复发作缠绵日久则称疖病。

【鉴别诊断】

应与颜面疔疮、痈、有头疽相鉴别。

【内服药疗法】

1. 热毒蕴结证：

[主证] 局部皮肤出现圆形小结节，红肿焮赤明显，坚硬灼痛，逐渐增大，中央突起，有黄白脓头，或无脓栓，舌质红，苔薄黄，脉数。

[方剂] 五味消毒饮。

[组成] 金银花18g，野菊花、蒲公英、紫花地丁、紫背天葵子各3.6g。

[制法] 用水400mL，煎至300mL，加无灰酒100mL，再煎二三沸，去滓。

[用法] 热服，盖被取汗。

[功效] 清热解毒，散结消肿。

[主治] 热毒内蕴，发于肌肤，局部红肿热痛，发热恶寒，舌红，脉数者。

[方剂来源] 清·吴谦《医宗金鉴》。

[方剂] 牛黄解毒丸。

[组成] 牛黄9g，甘草、金银花各30g，草河车15g。

[制法] 上为末，炼蜜为丸。

[用法] 根据年龄服用。

［功效］清热解毒。

［主治］胎毒疮疖，及一切疮疡。

［方剂来源］明·薛己《保婴撮要》。

2. 暑湿浸淫证：

［主证］多发于夏秋季节，易发于儿童及产妇头皮部、面部单个或多个散小疖相连，肿痛，溃后脓出不畅，疮口不敛，反复发作，缠绵难愈，此愈彼起，甚者伴发热头痛，舌质红，舌苔薄黄，脉滑数。

［方剂］解暑汤。

［组成］连翘、金银花、赤芍、天花粉、滑石（飞）车前子（炒、研）、甘草、泽泻。

［制法］加淡竹叶10片，水煎，去滓。

［用法］温服。

［功效］清暑利湿。

［主治］疖毒，暑疖，湿热怫郁，先见红晕，次发肿痛。

［方剂来源］清·许克昌、毕法《外科证治全书》。

3. 气阴两虚证：

［主证］疖发多处，疖肿溃破，脓液出后周边红肿难退，疮口愈合后，此愈彼起，伴有面色黄白，神疲乏力，身体虚弱，纳少便溏，舌质淡红，舌苔薄黄，脉细数。

［方剂］八仙散毒汤。

［组成］当归、熟地各15g，甘草6g，黄芪30g，白芍6g，天花粉9g，金银花30g，生地6g。

［制法］用水500mL，煎取400mL，去滓。

［用法］半饥时服。

［功效］益气养血，清热解毒。

［主治］一切恶疮……见有气阴两虚症状者。

［方剂来源］清·陈士铎《洞天奥旨》。

【外治方药】

1. 木槿散：

［组成］木槿花（阴干）。

［制法］上为末。

［用法］敷疮口。

［功效］清热凉血，解毒消肿。

［主治］疖肿毒。

［方剂来源］宋·魏岘《魏氏家藏方》。

2. 五宝散：

［组成］滑石30g，白占3g，甘草9g，轻粉6g，冰片0.9g。

［制法］上为细末。

［用法］麻油调敷，干掺亦可。

［功效］清热收涩，祛腐生肌。

［主治］暑疖，溃烂流水者。

［方剂来源］清·沈志裕《疡科遗编》。

3. 水调膏：

[组成] 黄皮、白蔹、甘草各等分。

[制法] 上为细末，用井水和少蜜调成膏。

[用法] 贴患处。

[功效] 清热解毒，消肿止痛。

[主治] 软疖及一切肿毒。

[方剂来源] 宋·王璆《是斋百一选方》。

4. 玉仁膏：

[组成] 当归 30g，白芷 15g，紫草 6g，甘草 36g。

[制法] 用真麻油 500g，将前药浸 5 日，煎至药枯，去滓，将油再熬至滴水成珠，下血竭细末 12g，搅匀，再下白蜡 60g 溶化，离火微冷，再下轻粉 12g，研细，搅和成膏。

[用法] 涂患处。

[功效] 活血解毒，消肿止痛。

[主治] 疮疖。

[方剂来源] 清·马培之《外科传薪集》。

5. 扫疥散：

[组成] 大黄、蛇床子、黄连、金毛狗脊、黄柏、苦参各 15g（同为极细末，入后药），硫黄、水银（茶末杀之）各 12g，雄黄、黄丹各 7.5g，轻粉 3g，大枫子（去壳）15g、木鳖子（去壳）15g（同前六味细末研匀）。

[制法] 用生猪脂调。

[用法] 洗浴后搽疮上。

[功效] 泻火解毒，祛风杀虫。

[主治] 遍身疮疥。

[方剂来源] 明·王肯堂《证治准绳·疡医》。

6. 红膏药：

[组成] 蓖麻子（去壳）1kg，老松香 500g，绛丹（即广丹、桃丹）15g，麝香 6g。

[制法] 先将蓖麻子研烂，加松香打和；再加麝香，再打；看老嫩，老者加蓖麻，嫩者加松香，放置瓷器中备用。用时隔水炖烊，摊成小膏。

[用法] 贴患处。

[功效] 拔毒消肿，排脓祛腐。

[主治] 痈疽疖肿。

[方剂来源] 清·马培之《外科传薪集》。

7. 春和膏：

[组成] 白芷、当归、木香、川附子、穿山甲、木通、防风、荆芥、番木鳖、白芥子、僵蚕、青皮、核桃各 60g，川乌、草乌各 30g，生半夏 90g，生大黄、南星各 90g，青葱 120g，蒲公英 90g。

[制法] 上切碎，用麻油 6kg 浸 3 日，煎枯去滓，黄丹收膏，熔入松香 15g，候冷，再加丁香 120g，肉桂 60g，琥珀 30g，麝香 9g，为末，和匀收贮。用时摊于布或纸上。

[用法] 贴患处。

[功效] 温阳解毒，化痰散结。

［主治］阴寒痰毒，乳疬。

［方剂来源］清·巢崇山《千金珍秘方选》。

8．贴散膏：

［组成］升麻、甘遂、白芷、贯众、苦参、昆布、羌活、全蝎、蜂房、商陆、海藻、白及、赤芍、瞿麦、竹箬、白蔹、大蓟、蛇蜕、天花粉、苍术、防风、荆芥、姜黄、细辛、泽兰、香附、远志、官桂、延胡索、紫河车、角针、防己、川椒、归尾、紫草、僵蚕各 9g，斑蝥 20 只，川乌、草乌各 9g，三棱 9g，莪术、蓖麻子、金星草、蒲公英、地丁草、牛蒡子、夏枯草、巴豆肉、野菊花、苍耳子、血见愁、桑寄生、草大戟、白鲜皮、威灵仙、五灵脂、王不留行各 9g，水仙根 21g，野蔷薇根 21g，皂荚 2 块，忍冬藤 21g，芙蓉花 20 朵，木鳖子 30g，童子发、透骨草、生姜各 9g。

［制法］上用大麻油 7.5kg，浸 7 日，下锅内，熬至药滓枯，滤去滓，再熬至滴水成珠，然后投下炒黄丹 3kg 收膏，摊于纸上。

［用法］贴患处。

［功效］清热解毒，消肿散结。

［主治］热毒疮疖。

［方剂来源］清·马培之《青囊秘传》。

9．独珍膏：

［组成］五倍子不拘多少（瓦上焙干）。

［制法］上为细末，入数点麻油，以冷水调。

［用法］涂患处。

［功效］解毒敛疮。

［主治］疖及诸疮疡。

［方剂来源］宋·朱佐《类编朱氏集验医方》。

10．葫芦化毒丹：

［组成］大黄、黄柏、远志各等分。

［制法］上为末，用猪胆汁和成锭，雄黄为衣，阴干。

［用法］用时以米醋磨如墨，以鹅翎蘸药，频涂患处。

［功效］清热解毒，消肿散结。

［主治］一切肿毒热疖。

［方剂来源］清·祁坤《外科大成》。

11．黄香饼：

［组成］黄柏 30g，乳香 9g。

［制法］上各为末，共研，槐花煎水调作饼子。

［用法］贴患处。

［功效］清热解毒，燥湿杀虫。

［主治］卷毛疮，又名发际疮。生头上及项后发际，顶白肉赤，状似葡萄，痛如锥刺，痒如火燎，破流脓水。

［方剂来源］清·许克昌、毕法《外科证治全书》。

12．千捶膏：

［组成］嫩松香 120g，巴豆仁 5 粒，蓖麻仁 21g，杏仁（去皮）、乳香（去油）、没药

（去油）、铜绿各 3g。

　　[制法] 共入石臼内，捣 2000 余下，即成膏，收起，浸清水中。

　　[用法] 随疮大小，用手捻成薄片，贴疮上，以绢盖之。

　　[功效] 消肿拔毒。

　　[主治] 小儿鳝拱头，臁疮久不收口。

　　[方剂来源] 清·顾世澄《疡医大全》。

13. 黄香饼：

　　[组成] 黄柏 30g，郁金 15g，乳香 7.5g。

　　[制法] 上为末，用槐花水调作饼。

　　[用法] 贴疮口上。

　　[功效] 清热解毒，活血止痛。

　　[主治] 卷毛疮。在头中，初生如葡萄，痛不止。

　　[方剂来源] 宋·赵佶《圣济总录》。

14. 黄芪膏：

　　[组成] 绵黄芪、吴白芷、槐角、防风、当归各 15g，杏仁 60g。

　　[制法] 上药用麻油 120g，木炭火慢慢熬，候药焦，滤出去滓，入黄蜡 60g 熬成稀膏。

　　[用法] 每次取少许，涂搽面部。

　　[功效] 消风祛湿，润肤敛疮。

　　[主治] 头面生疮。

　　[方剂来源] 南宋·张锐《鸡峰普济方》。

【外治疗法】

1. 初期：用葫芦化毒丹、帖散膏、玉仁膏外敷（详见本章节）。

2. 成脓期：用红膏药外敷（详见本章节）。

3. 溃后：葫芦化毒丹、千捶膏、黄芪膏等外敷（详见本章节）。

【挑治疗法】

用三棱针点刺或挑治大椎穴部位，出血 1~3 滴为度。

【手术疗法】

肿块变软成脓，或脓出不畅者，可行切开排脓，宜引流充分，切口要依皮纹走行。

　　[注] 疖为中医外科常见的化脓病之一，一般治疗均有满意的疗效，但反复发作、缠绵不愈者称为疖病。现代医学仅用抗生素和切开引流术，部分患者疗效不佳，因为缠绵难愈，此愈彼起，如果长期应用抗生素，可使致病菌产生耐药性，还可发生肝肾损害、二重感染等副作用，中医辨证治疗，尚能取得满意疗效。此类中药方剂内服与外治并用，扶正驱邪兼顾，有抗菌、提高机体免疫功能等作用。一般的疖称为热疖，无全身症状用外治法，如用葫芦化毒丹、玉仁膏、红膏药外敷即可痊愈，并无毒副作用。若热象明显，可配合内服药"五味消毒饮"等。暑疖又称为痱毒，暑为阳邪，故发病部位以头面居多，"暑必夹湿"，治疗时应在清热解毒方剂之中加利水渗湿、泄热之品以助疗效，故本章节"解暑汤"用的车前子、泽泻以利湿驱邪。清代许克昌、毕法《外科证治全书》解暑汤方中为何不用藿香、佩兰等芳香化湿之品，今人应以细味。湿热疖因其部位不同，命名有异，生于颈后发际者，称发际疮《疡科会粹》卷四"……此名发际疮"（颈部多发性毛囊炎），生于头部，日久不愈，头皮窜空者，称蝼蛄疖，俗称鳝拱头（头皮穿凿性脓肿），生于臀部者，称坐板疮，湿

热疖的治疗总的法则是清热解毒，健脾利湿。

【护理与预防】

1. 注意皮肤清洁，避免用刺激性过强的皂类，勤洗澡、勤理发、勤修指甲、勤换衣服。
2. 盛夏酷暑，少食炙煿之物，辛辣之品。
3. 疮口切忌挤压（捏）以免毒邪内陷。
4. 有消渴病者，应积极治疗原发病。

【现代研究】

处方 1：凌霄根茎叶。

用法：凌霄的根茎叶的水提液外用。

疗效：治疗 70 例，显效率为 84.3%，有效率为 98.6%。

[方剂来源] 林才生. 当代唯象中医外科经方荟萃 [M]. 沈阳：辽宁大学出版社，1992：15.

处方 2：黄芩 15g，黄连 12g，金银花、野菊花各 30g，水蛭 5g，紫花地丁 30g，元参 20g。

用法：每日 1 剂，水煎服。

疗效：治疗 24 例，均治愈。

[方剂来源] 林才生. 当代中医学临床效方应用 [M]. 沈阳：辽宁大学出版社，1996：59.

处方 3：人参茎叶及杂根适量。

用法：秋季采挖人参时，将其茎叶及杂根洗净适量煎煮 1~2 次。去渣合并滤液，再用文火煎成较稠之浸膏，装入宽口瓶中。高压灭菌 30min，密封备用。用时将浸膏涂于消毒好的厚纸上贴敷患处，隔日 1 次。

疗效：治疗颈、背、面部疖病 60 例，经 2~3 次贴敷治愈者 48 例，4 次治愈者 5 例，症状减轻者 5 例，未见效 2 例。

[方剂来源] 林才生. 中医临床专验良方 3300 首 [M]. 北京：中国中医药出版社，1998：191.

处方 4：鲜牛蒡子叶 150g，芒硝 50g。

用法：牛蒡子叶洗净捣烂，芒硝研极细末，两药混合，调匀成糊状。洗净擦干患处皮肤，以药敷疮面 0.5cm 厚，用布固定。每日换药 2~3 次，直至红肿热痛消失为止。

疗效：治疗 25 例，均痊愈或好转。

[方剂来源] 林才生. 中医临床专验良方 3300 首 [M]. 北京：中国中医药出版社，1998：191.

处方 5：藤黄 10g，马钱子、龙脑各 6g，新鲜猪胆汁 100g。

用法：马钱子用砂拌炒软、去毛，研成粉末，然后将藤黄、龙脑分别研成粉末，将上药掺在猪胆汁中，备用。用时以棉签或小毛刷蘸药汁涂在疖上，涂药范围要比红肿的范围大 0.5cm，每日涂 2~3 次。涂后需保留 24h 以上，保留时间短，效果较差。重复涂药时，前次药液不要洗掉。

疗效：治疗 108 例（多发性疖肿 61 例，单发 39 例，外伤合并感染 8 例），均在涂药后 2~4 天痊愈。

[方剂来源] 林才生. 中医临床专验良方 3300 首 [M]. 北京：中国中医药出版社，

1998：191.

处方6：鲤鱼1条（100~150g），绿豆100g。

用法：将鲤鱼去内脏后与绿豆同煮至熟透，喝汤吃肉，连服3~5天。

疗效：治疗顽固性疮疖20例，痊愈18例，无效2例。

［方剂来源］林才生. 中医临床专验良方3300首［M］. 北京：中国中医药出版社，1998：191.

处方7：僵蚕（研粉）10g。

用法：每日1剂，水煎分2次服，亦可作胶囊服用。疖肿消失后需继续服药1周以巩固疗效。

疗效：治疗多发性疖肿35例，全部治愈。

［方剂来源］林才生. 中医临床专验良方3300首［M］. 北京：中国中医药出版社，1998：191.

处方8：牛顿草根（鲜）60g，活黑鱼1条，300~400g。先将牛顿草根洗净水煎去渣，煎至300mL左右（约1饭碗）；黑鱼洗净，不去鳞及内脏，趁牛顿草根药汤滚开时把活黑鱼放入闷死，炖熟服汤及黑鱼肉。

用法：每日1剂，5剂后，每2天服1剂，以固疗效。

疗效：治疗46例，痊愈33例，显效12例，好转1例。

［方剂来源］林才生. 当代唯象中医外科经方荟萃. ［M］. 辽宁：辽宁大学出版社，1992：176-177.

第四节　面部疔

面部疔属于中医"疔"的范围。古代无"疔"字，丁通疔。疔泛指外科证较重之多种疮疡。其疮形虽小，但根脚坚硬且深，有如钉丁之状，性险急，反应剧烈，毒邪容易走散蔓延，具有很大的危险，其大多以部位或穴位命名，生于额部者称"额疔"，生于印堂部称"眉心疔"，生于眉部称"眉疔"，生于人中穴位处者称"人中疔"等。如治疗失时或处理不当，易火毒入营血，内攻脏腑（发生全身感染之危象）即所称之"走黄"。现代医学认为，面部疔（疖）是指面部毛囊及其所属皮脂腺的急性化脓性感染，感染甚者，可扩散到颅内，引起危证。故单独提出加以叙述。

【中国古代中医论述】

1. 晋·刘涓子《刘涓子鬼遗方》卷五："治疗肿，生芎膏方。"

2. 隋·巢元方《诸病源候论》卷三十一·丁疮病诸候："丁疮者，风邪毒气于肌肉所生也。凡有十种：一者疮头乌而强凹；二者疮头白而肿实；三者疮头如豆垽色；四者疮似葩红色；五者疮头内有黑脉；六者疮头赤红而浮虚；七者疮头葩而黄；八者疮头如金薄；九者疮头如茱萸；十者疮头如石榴子。亦有初如风轸气，搔破青黄汁出，里有赤黑脉而小肿；亦有全不令人知，忽以衣物触及摸著则痛，若故取便不知处；亦有肉突起如鱼眼之状，赤黑惨痛彻骨。久结皆变至烂成疮，疮下深孔如大，针穿之状。

初作时突起如丁盖，故谓之丁疮。令人恶寒，四肢强痛，兼切切然牵疼，一二日疮便变焦黑色，肿大光起，根聊强全不得近，酸痛，皆其候也。在手足头面骨节间者最急，其余处则可也。毒入腹则烦闷，恍惚不佳，或如醉，患此者三二日便死。"

［注］（1）垽（yìn印）：渣滓。

（2）葩（pā 趴）："花"，又作华丽解。

（3）金薄：即金箔。

（4）茱萸：植物名，指吴茱萸，果实扁球形，紫红色。

（5）忉忉（dao 刀）：忧虑的形容词。

3. 唐·孙思邈《备急千金要方》卷第二十二·疔肿："凡疗疔肿，皆刺中心至痛，又刺四边十余下令血出，去血敷药，药气得入针孔中佳。若不达疮里，疗不得力。又其肿好著口中颊边舌上，看之赤黑如珠子，磣痛应心得也，是秋冬寒毒久结皮中，变作此疾。不即疗之，日夜根长，流入诸脉数道，如箭入身捉人不得动摇。若不慎口味房室，死不旋踵。经五六日不瘥，眼中见火光，心神昏，口干，心烦，即死也。"

4. 隋·巢元方《诸病源候论》卷三十一·丁疮肿候："丁疮肿，谓此疮热气乘之，与寒毒相搏而成肿。"

5. 唐·孙思邈《备急千金要方》卷第二十二·疔肿："麻子疗：其状肉上起头，大如黍米，色稍黑，四边微赤多痒。""火疗：其状如汤火烧灼，疮头黑鹰，四边有疱浆，又如赤粟米，忌火炙烁。"

6. 唐·孙思邈《华佗神医秘传》卷五·华佗治五疗神方："疗疮之生，膏粱人居其半，皆因营卫过度，火毒外发所致。名称虽有多种，地位亦无一定。其实可赅之为心、肺、肝、脾、肾五种；即色赤者为心疗，色白者为肺疗，色青紫者为肝疗，色黄者为脾疗，色黑者为肾疗也。初起时可用紫花地丁一两，甘菊花一两，水煎服，六剂全愈。外用丝瓜叶十片捣极烂，取汁调明矾，雄黄末各二钱，以鸟羽敷疗上，随干随润，数日即消。或以白菊花叶，连根捣汁一杯，沸酒冲服。毒甚者须多服。渣敷患处，留头不敷。覆被令出汗。其毒自散。无时，可用甘白菊花四两代之，少则不效。"

华佗治疗疮不破神方："以蝉蜕、僵蚕等分为末，醋调敷四围，候根出，拔去。再涂，即愈。"

华佗治疗疮走黄神方："其原因为食豚肉所致，患此者多不治。宜以芭蕉根捣汁服之即解。"

7. 隋·巢元方《诸病源候论》卷三十一·犯丁疮候："犯丁疮，谓丁疮欲瘥，更犯触之，若大嗔及食猪、鱼、麻子，并狐臭人气熏之，皆能触犯之，则更剧，乃甚于初。更令热焮肿，先寒后热，四肢沉重，头痛心惊，呕逆烦闷，则不可治。"

8. 宋·王怀隐《太平圣惠方》卷第六十四·治丁疮诸方："夫丁疮者，由风邪毒气于肌肉所生也。凡有十种，一者疮头乌强凹，二者疮头白而肿实，三者疮头如豆垄色，四者疮头似葩红色，五者疮头有黑脉，六者疮头赤红而浮虚，七者疮头葩而黄，八者疮头如金薄，九者疮头如茱萸，十者疮头如似石榴子。亦有初如风胗气，搔破青黄汁出，里有赤黑脉而小肿。亦有全不知者，忽以衣物触着及摸着则痛，若故取，则便不知处。亦有肉突起如鱼眼之状，赤黑磣痛彻骨，久结皆变，至烂成疮，疮下深孔，如火针穿之状。初作时，突如丁盖，故为之丁疮。令人恶寒，四肢强痛，一二日疮便变焦黑色，肿大光起，根硬强，全不得近，酸痛，皆其候也。在手足头面骨节间者最急，其余处则可也。毒入腹则烦闷，恍恍似醉，如此者三二日便死。《养生方》云：人汗入食内，食之作丁疮也。"

"治恶肿丁疮及杂疮方：皂荚一两，去黑皮，涂酥炙令焦黄，去子，麝香一分，细研。上件药捣细罗为散，入麝香和匀，以人粪少许和如泥，涂封五日后开之，根自出矣。"

"治丁肿毒气方：蛇皮灰二合，露蜂房灰二合。上件药捣细罗为散，每服一钱，以温酒空腹调服，晚再服之。"

治丁疮方："附子去皮脐，生用，巴豆去皮，胡粉以上各一两。上件药捣细罗为末，用乌麻油调和稠膏，先以钹针于疮边出血，即以药封之，其四面亦以药盖，勿令泄气，从早至午，其根自出。"

9. 宋·赵佶《圣济总录》卷第一百三十六：丁肿："……其发于手足、头面、骨节间，为气血所会，尤宜速治，不然毒气入腹烦闷恍惚如醉人，则无法所施矣。"

"治一切丁肿，苍耳膏方：苍耳根茎叶不拘多少，上一味烧灰研细，以醋沜淀如糊，涂敷，干即再涂，以差为度。"

10. 宋·杨士瀛《仁斋直指方论》卷之二十二·疗疮："疗疮含蓄毒气，突出两寸，痛痒异常，一二日间害人甚速，是尤在痈疽之上也。《内经》以白疗发于右鼻，赤疗发于舌根，黄疗发于口唇，黑疗发于耳前，青疗发于目下，盖取五色之应五脏，各有所属部位而已，然或肩或腰或足，发无定处，在手足头面骨节间最急，其余尚庶几焉。"

"治疗疮：土蜂房一窠，全，蛇蜕一条，全，上作一处细瓦器中，以黄泥封固，火煅存性，研为细空心，调酒服一钱，少顷，腹中大痛，痛止，其疮已化为黄水，仍服五圣散。

五圣散：大黄、生姜、金银药、甘草各一两，瓜蒌一个，皂角针二两，上㕮咀。每服一两，用二盏，煎至一盏，温服。"

11. 元·齐德之《外科精义》卷上："夫丁疮者，以其疮形如丁盖之状者是也……其候本园甘肥过度，不慎房酒，以致邪毒蓄结，遂生丁疮……人汗入食肉，食之则生丁疮，不可慎也。"

12. 明·汪机《外科理例》卷之四·疗疮："……亦有误食死牛马而生，不可不慎。"

13. 明·汪机《外科理例》卷之四·疗疮："一夫人面生疗肿㷤痛甚，数日不溃，脉症俱实，治以荆防败毒散加芩，连稍愈。彼以为缓，乃服托里散一剂，势盛痛极，始悟。再用凉膈散二剂，痛减肿溃，又与连翘消毒散十余剂而愈（此凭脉症也）。"

14. 明·陈实功《外科正宗》卷二·疗疮论治："且如毒气发于心经者生为火焰疗。其患多生唇口、手掌、指节间，其发初生一点红黄小疱，抓动痒痛非常，左右肢体麻木；重则寒热交作，头晕眼花，心烦发躁，言语昏愦，此等出于心经之病也。毒气发于脾经者生为黄鼓疗。其发初生黄疱，光亮明润，四边红色缠绕。其患初生口角、腮颧、眼胞上下及太阳正面之处，发之便作麻痒，绷急硬强；重则恶心呕吐，肢体木痛，寒热交作，烦渴干哕，此等出于脾经之病也。毒气发于肺经者生为白刃疗。其发初生白疱，顶硬根突，破流脂水，痒痛骤然，易腐易陷；重则腮损咽焦，毛耸肌热，咳吐脓痰，鼻㷤气急，此等出于肺经之病也。毒气发于肾经者生为黑靥疗。其患多生耳窍、胸腹、腰肾偏僻软肉之间，其发初生黑斑紫疱，毒串皮肤，渐攻肌肉，顽硬如疗，痛彻骨髓；重则手足青紫，惊悸沉困，软陷孔深，目睛透露，此等出于肾经之病也。"

15. 明·陈实功《外科正宗》卷二·疗疮治验："一监生右颧下生疗，三日形如鱼目。询问起居，但今麻痒不常，此即肺经受毒之症也。用针刺入四五分，其硬如骨有声，随用蟾酥条，插至三日，犹不腐化，此坚顽结聚之病也。此药力不及其事，换用三品一条枪，插至七日外用糊纸封盖，至十一日脱出疗根一块，约有指许，以长肉玉红膏渐搽渐长。先服托里消毒散加金银花二钱、白芷五分，脱后用八珍汤加天花粉、麦门冬、黄芪、陈皮各一钱，调理月余，候疮生肉已平，用珍珠散掺上结皮而愈。"

16. 清·高秉钧《疡科心得集》卷上·辨龙泉疗、虎须疗、颧骨疗论："夫面部之上，人中之中为龙泉，人中之旁为虎须，面中高骨为颧骨，俱系阳明络脉经行之地。此三处生疔，俱有轻有重，医者但分轻重治之，不必分彼此之异也。其轻者，多因风热而结，初起迹如蚊咬，而根盘已经坚肿，恶寒身热，次日头破如一粒椒。外用围药敷之，顶用白雪丹，以万应膏盖之；间日揭开，顶如僵腐状，以升膏盖之；再间一日揭膏，其坚腐自落，脓随而出。药用羚羊角、紫花地丁、金银花、牡丹皮、知母、连翘、黄连、山栀等类；如火盛热甚，即用犀角地黄汤，或黄连解毒汤；若不透，即以制蚕、角刺透之；脓泄肿消，总以七日为期，后即脓尽收口。其重者，或因于七情内伤，或因于膏粱厚味，醇酒炙煿，五脏蕴热，邪毒结聚而发。"

17. 清·顾世澄《疡医大全》卷十四·唇疔门主论："有唇上生疔者，或口角旁，或上下唇，不论大小，大约皆脾胃火毒也。"

18. 清·吴谦《医宗金鉴》外科心法要诀·卷六十五·鼻疔："鼻疔……由肺经火毒凝结而成。"

【病因病理】

因外感火毒，内蕴毒热而发。或因过食膏粱厚味，醇酒辛辣炙煿，损其脾胃，运化失常，脏腑蕴热蓄毒，外受火毒，或昆虫叮咬染毒，蓄毒与火毒相搏，结聚于上，发为面疔。若火毒炽盛，内攻脏腑，即可引起"疔毒走黄"，出现热入于营血证候。

现代医学认为，致病菌大多数为金黄色葡萄球菌。因面部有丰富的淋巴管和血管网，与颅内血管相通，故有引起颅内感染的危险。

【临床症状】

发病于颜面部位，初起皮表可见一粟米样疮头，或痒或麻，继之周围红肿，逐渐扩大，顶突根深坚硬，肿痛日甚，重者可伴有恶寒发热，尿赤，便干，舌质红，苔黄，脉数或滑数。

［注］一般7~10日间，顶根软溃脓，脓栓（疔根）随脓之脱落，脓尽，肿势消退，渐趋痊愈。若因多种因素处理不当，疔头色黑无脓，或周围皮肤暗红，肿势扩散，头面、眼部（较突出）、耳、项红肿，伴有高热、寒战、头痛、神昏、舌苔黄燥、舌质红绛、脉洪数，为之"走黄"之象。

《外科正宗》疔疮论："夫疔疮者，乃外科迅速之病也。有朝发夕死，随发随死，有三日、五日而不死，一月、半月而终死。"

【鉴别诊断】

本病应与疖、有头疽、疫疔相鉴别。

1. 疖：颜面部疖，突起根浅，肿势范围小而局限，一般无全身症状。

2. 有头疽：初起有粟粒样脓头，病情发展，脓头逐渐增多，破溃呈蜂窝状，红肿范围大，多发于项背肌肉丰厚处。

3. 疫疔：初起皮肤患处有一小片红斑丘疹，不痒不痛，其后迅即周围肿胀，中央呈暗色或黑坏死，坏死周围有成群灰绿色小水疱，疮形如脐凹。

［注］疫疔又名鱼脐丁、鱼脐疮、脉骨疔。

隋·巢元方《诸病源候论》卷三十一："疮头黑深，破之黄水出，四畔浮浆起，狭长似鱼脐，故谓之鱼脐丁疮。"明·王肯堂《证治准绳·疡医》卷二："若因开割瘴疫牛马猪羊之毒，或食其肉，致发疔毒，或在手足，或在头面，或在胸腹，或在胁肋，或在背脊……或起紫疱，或起堆核肿痛，发热烦闷，头疼身疼骨节烦疼。"与今之皮肤炭疽证同，故今人称为疫疔，系因感染疫死畜毒所致。好发于头面、颈项及手臂等暴露部位。初起症见皮肤出小疹，形如蚊迹蚤斑，迅即发为水疱，继则出血坏死，干燥结黑痂呈凹陷，形如脐状，周围肿胀蔓延，身发寒热。

【内服药疗法】

1. 热毒蕴结证：

［主证］患处皮表焮红，肿高突，根脚收束，肿处顶点有粟粒状脓头，疼痛日甚，重者可伴有恶寒发热，全身不适，口渴，便干，尿赤，舌质红，苔黄，脉数。

［方剂］五味消毒饮。

［组成］金银花18g，野菊花、蒲公英、紫花地丁、紫背天葵子各3.6g。

［制法］用水400mL，煎至300mL，加无灰酒100mL，再煎二三沸，去滓。

［用法］热服。盖被取汗。

［功效］清热解毒，散结消肿。

［主治］疔疮、痈肿，局部红肿热痛，发热恶寒，舌红。

［方剂来源］清·吴谦《医宗金鉴》。

［方剂］连翘黄芪汤。

［组成］金银花、黄芪、当归、连翘、甘草各6g，蜈蚣1条（去头、足，酒炙）。

［制法］加生姜，水煎，去滓。

［用法］温服。

［功效］清热托毒，散结止痛。

［主治］疔疮，如钉入肉，痛不可忍。

［方剂来源］明·王肯堂《证治准绳·疡医》。

［方剂］追疔夺命汤。

［组成］蝉蜕1.2g，青皮2.1g，泽兰叶1.5g，防风2.4g，黄连3g，细辛2.4g，何首乌、羌活、僵蚕、藕节各3g，紫河车（即金线重楼）2.1g。

［制法］上药加生姜、葱白、水煎，去滓，临服加酒300mL。

［用法］临卧时温服，衣覆取汗。

［功效］清热解毒，散风消肿。

［主治］疔疮。

［加减］大便秘结，加大黄3g。

［方剂来源］明·陈文治《疡科选粹》。

2. 火毒炽盛证：

［主证］疔疮形平塌，皮肤紫暗，根基肿势扩大，疼痛异常，伴有高热，头痛，烦渴，呕逆，舌质红，舌苔黄腻，脉洪数。

［方剂］黄连解毒汤。

［组成］黄连、黄芩、黄柏、山栀、连翘、甘草、牛蒡子各等分。

［制法］用水300mL，加灯心20根，煎至240mL，去滓。

［用法］温服，不拘时候。

［功效］清热解毒，泻火凉血。

［主治］疔毒入心，烦躁恍惚。

［方剂来源］明·陈实功《外科正宗》。

［方剂］五味消毒化疗饮。

［组成］金银花9g，蒲公英、紫花地丁各7.5g，野菊花9g，天葵子6g，皂刺4.5g（为引）。

［制法］兑酒，水煎，去滓。

［用法］热服，取汗。

［功效］清热消毒，化疗止痛。

［主治］疔疮。

［方剂来源］清·佚名《青囊全集》。

［方剂］追风消毒饮。

［组成］防风、金银花各4.5g，草节1.5g，桔梗3g，射干4.5g，苦参6g，蚤休30g，羚羊角6g，犀角3g，虎骨（狗骨代）4.5g，羌活3g，白芷7.5g，黄芩4.5g。

［制法］野黄菊为引，水煎，去滓。

［用法］温服。

［功效］清热解毒，凉血泻火。

［主治］疔疮，发狂大热者。

［方剂来源］清·佚名《青囊全集》。

［方剂］消毒散。

［组成］丁香、乳香各3g，蝉壳、贯仲、紫花地丁各15g。

［制法］上为细末。

［用法］每次6~9g，温酒调服。

［功效］清热解毒，护心安神。

［主治］疔疮毒气入腹，昏闷不食。

［方剂来源］金·张元素《洁古家珍》。

［方剂］复生汤。

［组成］牛蒡子、牡蛎、皂刺、金银花、栀子、天花粉、木通、地骨皮、乳香、没药、僵蚕、川黄连各等分。

［制法］用磨刀锈水200mL，黄酒200mL，水煎去滓。

［用法］温服。大便行一二次即苏，出汗生，无汗危。

［功效］清热解毒，消肿散结。

［主治］疔毒内攻，面肿欲死者。

［加减］便闭，加朴硝3g。

［方剂来源］清·孟文瑞《春脚集》。

【外治方药】

1. 黑云膏：

［组成］苍耳草（茎、叶、子俱用，烧灰）。

［制法］用腊月猪肝同药研烂成膏，用厚皮纸摊。

［用法］贴疮上，其根自出。

［功效］解毒消肿。

［主治］疔疮。

［方剂来源］宋·窦汉卿《疮疡经验全书》。

2. 阳铁箍散：

［组成］细辛、川乌、草乌、官桂各 250g，白芥子、川椒各 120g，降香末 1L，陈小粉（炒黑，研）50kg，生半夏、生南星各 120g。

［制法］用葱头汁调。

［用法］敷疔疮四周。

［功效］温经祛寒，化痰散结。

［主治］疔毒阴证。

［方剂来源］清·高秉钧《疡科心得集》。

3. 金箍散：

［组成］菊花汁调郁金、白及、白蔹、大黄各 120g，黄柏 60g，轻粉 15g，白芷 120g，绿豆粉 60g。

［制法］上为散。

［用法］水调，涂敷患处。

［功效］清热解毒，消肿束疔。

［主治］疔疮。

［方剂来源］清·顾靖远《顾氏医径》。

4. 清凉消毒散：

［组成］白及、乳香、雄黄、天花粉、麝香、乌药、山慈姑、黄柏各等分。

［制法］上为细末。

［用法］鸡子清和蜜水调敷。

［功效］清热解毒消散。

［主治］面发毒及疔疮，口红赤热甚。

［方剂来源］清·吴谦《医宗金鉴》。

5. 朱峰散：

［组成］墙丁（即墙上细螺蛳，又名石壁峰）9g，大贝、银朱、朱砂各 4.5g。

［制法］上为末，和匀。

［功效］拔疔脚。

［主治］疔疮。

［方剂来源］清·马培之《青囊秘传》。

6. 取疔膏：

［组成］乳香 1 粒，麝香米大 1 粒，黄连（研末）、连翘（研末）各 2g，桃仁 2 个（去皮）。

［制法］上药同蛤蟆肝、肠、肺三味入乳钵内捣烂如泥，摊于白皮纸上。

［用法］摊贴患处。三四日连疔揭去。

［功效］清热解毒，拔毒取疔。

［主治］疔疮。

［方剂来源］清·赵学敏《串雅内编》。

7. 五龙散：

［组成］生南星 30g，生半夏、全当归、生大黄各 15g，陈小粉 620g（炒黑）。

［制法］共为细末。

　　［用法］火盛以芙蓉汁调；寒重用姜汁调。涂患处。

　　［功效］活血解毒，消肿止痛。

　　［主治］痈疽、疔毒、瘰疬初起。

　　［方剂来源］清·马培之《外科传薪集》。

　　8. 走马回疔丹：

　　［组成］蟾酥（酒化）、硇砂、轻粉、白丁香各 3g，金顶砒 1.5g，蜈蚣 1 条（炙），雄黄、朱砂各 6g，乳香 1.8g，麝香 1.5g。

　　［制法］上为细末。

　　［用法］糊成麦粒大，插疮内；初起针破，用此 1 粒插入孔内，膏盖之。次后退出脓血疔根。

　　［功效］攻毒去腐，消肿止痛。

　　［主治］疔疮初起。

　　［方剂来源］清·蒋示吉《医宗说约》。

　　9. 白玉膏药：

　　［组成］白及、白蔹、白芷。

　　［制法］以上 3 味，加鲫鱼 1 条，麻油 500g，先熬去滓，再入轻粉、白占各 30g，铅粉 300g 收膏。

　　［用法］外敷。

　　［功效］祛腐生肌。

　　［主治］疔毒疮久不收口。

　　［方剂来源］清·马培之《青囊秘传》。

　　10. 回疮锭子：

　　［组成］草乌头 30g，蟾酥 21g，巴豆 2g（去皮），麝香 0.2g。

　　［制法］上为细末，面糊和，撚作锭子。

　　［用法］如有恶疮，透而不痛无血者，用针深刺到痛处有血，用此锭子纴之，上用膏贴之，疔疮四畔纴之。其疮三二日自然拔出。

　　［功效］拔毒提脓。

　　［主治］疔疮。

　　［方剂来源］元·齐德之《外科精义》。

　　11. 拔疔方：

　　［组成］蓖麻子 1 粒（去油），乳香 0.3g（去油）。

　　［制法］上研末，软饭或枣肉为小饼。

　　［用法］放疔上，将膏药贴之，一二时即愈。

　　［功效］拔疔。

　　［主治］疔疮。

　　［方剂来源］清·罗世瑶《行军方便便方》。

　　12. 消疔散：

　　［组成］细辛、牙皂、硼砂、好茶叶各等分。

　　［制法］上为末。

　　［用法］用泉水调敷。未成可消，已成毒不走散。

［功效］消肿止痛。

［主治］疔毒及恶疮肿痛初起者。

［方剂来源］清·梅启照《梅氏验方新编》。

【外治疗法】

1. 初期：用消疔散、拔疔方、外敷，详见本章节，或用金黄散外敷。

2. 中期：用五龙散、清凉消毒散，取疔膏外贴，详见本章节。

3. 后期：用白玉膏药外敷详见本章节。

【手术疗法】

如脓已成，可切开排脓（低位小切口引流），若有小溃口，可用小镊子取出脓栓，夹住后一边轻轻摇晃，一边稍用力外拔，以免拔断残留。

【西药疗法】

可选用抗生素，使用应及时，必要时应静脉点滴，量要足够大。其他治疗可参阅"全身性化脓性感染"。

［注］疔疮的范围很广，名称很多，白疔，发于右鼻；黑疔，发于耳门；青疔，发于目下；生于眉心的为眉心疔，又称印堂疔、眉心疽；生于两眉棱的为眉棱疔；生于眼胞的眼胞疔；生于太阳眼边者，名钉脑疔；生于颧部的为颧疔等，至于生于鼻颏口唇等部疔在其相关章节讨论。

【护理与预防】

1. 发生于面部疔疮者，切忌挤压碰撞，以防"走黄"。

2. 全身症状明显，宜卧床休息。

3. 面部疔疮，禁忌用灸法。

4. 忌辛辣，荤腥食物，饮食清淡为宜。

第五节　手足部化脓性感染

手足部急性化脓性感染是手部皮下、甲下、腱鞘、掌间隙及足底发生急性化脓性感染的统称。手足部急性化脓性感染形虽小却根深，病势凶猛，可烂至筋骨，易扩散而走黄，如清·祁坤《外科大成》"走马看疔，势不容缓也"。因病位和形态不同，故病名有别，中医称手足部"疔疮""疮疽"。如甲沟炎中医称："甲疔""蛇眼疔""沿爪疔"。化脓性指头炎："蛇头疔""鱼肚疔""蛇腹疔"。化脓性腱鞘炎中医称："泥鳅疔""蛇肚疔""泥鳅痈"。急性手掌筋膜间隙感染中医称："掌心疔""托盘疔"。鱼际间隙感染中医称："鱼际疔"。指蹼脓肿中医称："虎口疔""手丫疔"。足底化脓性感染中医称："涌泉疔""足底疔"。还有"代指""蛇背疔""螺疔""蛀节疔""合谷疽""涌泉疽"等诸多之称。因治疗无明显差异，合并论述。

【中国古代中医论述】

（一）蛇眼疔（甲沟炎）

1. 唐·孙思邈《华佗神医秘传》卷五·华佗外科秘传："华佗治蛇眼疔神方：生于指甲两旁。"

2. 唐·孙思邈《备急千金要方》卷第二十二·疔肿："八日蛇眼疔，其状疮头黑，皮上浮，生形如小豆，形似蛇眼，大体硬。"

3. 明·王肯堂《证治准绳·疡医》卷之三："代指者，先肿热痛，色不黯，缘爪甲边结脓，剧者，爪皆脱落，但得一物，冷药汁渍渍之，佳。爪者筋之余，筋赖血养，血热甚，注于指端，故指肿热结聚成脓，甚则爪甲脱落。"

4. 清·高秉钧《疡科心得集》辨蛇头疔眼疔水蛇头论："蛇眼疔，生于手指甲旁尖角间，形如豆粒，色紫，半含半露，硬如铁钉，亦火毒所发。"

［注］蛇眼疔，清以前的文献叫"代指"。

（二）蛇头疔（又称螺疔，化脓性指头炎）

1. 唐·孙思邈《华神医秘传》卷五·华佗外科秘传："华佗治蛇头疔神方，生于手指尖，肿若蛇头，痛楚连心，寒热交作。初起时急用：雄黄、朴硝等分研末，以豚胆汁少许加香油调涂，或内服蟾酥丸汗之……"

2. 明·王肯堂《证治准绳·疡医》卷之二："天蛇头，手中指头结毒焮赤肿痛，或不拘何指，名天蛇头，若有脓，裂开有口唇，如蛇头状，是以名焉。属手厥阴心包络积热所致。血服活命饮……消毒饮……选用。虽黑色、顽麻、溃烂、脱指者，亦不死。"

3. 明·陈实功《外科正宗》卷四·天蛇毒："天蛇毒，一名蛇头疔也。乃心火旺动攻注而成，其患指大肿若蛇头，赤肿焮痛，疼及连心，甚者寒热交作，肿痛延上……以雄黄散涂之，内服蟾酥丸发汗解毒，轻者渐消，肿者溃脓，甚则腐烂。破后肿仍不消者，以蟾酥条插入孔内，膏盖自效。腐烂者，玉红膏搽之，虚而不敛者兼服补剂。"

4. 清·顾世澄《疡医大全》卷之十九："天蛇毒……"引"窦汉卿曰：此证如脓未熟，不可刀开针拨，不然则胬肉起发难医。"引"胡公弼曰：天蛇头患久有出骨者。"引"朱震亨曰：蛇头疔在手指顶，坚硬有头，十指同，自筋骨发出，根深毒重。初起小疱，色紫疼痛，坚硬如疔者是。"

（三）蛇肚疔（手指中节的急性化脓性感染）

1. 唐·孙思邈《华佗神医秘传》卷二十二："华佗治蛇腹疔神方：又名鱼肚疽，生于指中节前面，肿如鱼肚。"

2. 清·高秉钧《疡科心得集》辨代指蛀节疔鳅肚疔论："鳅肚疔者，一名蛇腹疔。生手指中节里面，形如鱼肚，故又名鱼肚毒。"

3. 清·许克昌、毕法《外科证治全书》卷三·膊臂手三部证治："蛇腹疔生于指中节前面，肿如鱼肚，色赤疼痛。泥鳅痈一指通肿色紫，形如泥鳅，焮热痛连肘臂。"

4. 清·顾世澄《疡医大全》卷之十九·鳅肚疔："李东垣曰：泥鳅疽生于在手指，一指通肿，色紫形如泥鳅，焮热痛连肘臂，由火毒凝结而成。又曰：蛇腹疔生于十指中节里面，形如鱼肚，色赤疼痛，乃火毒凝结而成。"

（四）托盘疔（又名掌心毒，手掌心的急性化脓性感染）

1. 明·王肯堂《证治准绳·疡医》卷之三·手心毒："手心结毒，焮赤肿痛，俗名病穿掌，又名穿窟天蛇，又名贫子盂，若偏于掌边者，名穿边天蛇，又名埂天蛇。此手厥阴心胞络积热所致。"

2. 清·邹岳《外科真诠》手部·掌心毒："掌心毒生于手掌心，赤肿疼痛，属心包经劳宫穴积热而成……若未老白头，木痛而痒者，名托盘疔。"

（五）足底疔（足底部的急性化脓性感染）

1. 明·王肯堂《证治准绳·疡医》卷之四·足心痈："足心发毒肿痛，亦名涌泉疽，俗名病穿板，又名穿窟尺蛇，属少阴肾经虚损所致。"

2. 清·许克昌、毕法《外科证治全书》卷三·足部证治："涌泉疽（一名足心发，俗名病穿板，又名穿窟天蛇）生足底涌泉穴，乃肾经虚损之证，当别红白，按阳痈阴疽则例治法。"

3. 清·高秉钧《疡科心得集》卷中·辨涌泉疽底疔论："涌泉疽肾经穴位，在足心。生于足心，又名井泉疽，俗名病穿板，又名穿窟天蛇。属少阴肾经虚损，湿热下注而成……足底生疔，初起如小疮或小疱，根脚坚硬，四周掀肿，或疼痛，或麻木，令人憎寒，头痛发热或呕吐恶心，烦躁闷乱，此由肥甘过度，不慎房酒，以致火毒蕴结而成。经曰：膏粱之变，足生大疔。此之谓也。"

4. 清·吴谦《医宗金鉴》外科心法要诀·足部·"涌泉疽：此证生在足心涌泉穴……属足少阴，由肾经虚损，兼湿热下注而成，若十四日内即溃，脓浅为疖……二十一日内不溃脓者为疽。"

【病因病理】

蛇眼疔多由外伤染毒、毒邪阻于皮肉之间所致；蛇头疔多因指端外伤染毒，导致经络阻隔，气血凝滞，火毒攻注而成，甚者脓毒积聚，浸淫筋骨，易损筋坏骨；蛇肚疔多由脏火毒内蕴，凝聚筋脉，经络阻塞，火毒凝结而成；托盘疔多因手少阴心经，手厥阴心包经火毒积热所致或因外伤染毒，结聚不散，化热腐肉而致；足底疔"少阴肾经虚损兼湿热下注而成"，或肥甘过度不慎房酒，以致火毒蕴结而致。

现代医学认为，手足部疔疮是发生在手足部的急性化脓性感染，多由擦伤、刺伤、切伤、挤压、撕裂、逆剥（倒刺）等外来伤害等因素引起，其致病菌多为金黄色葡萄球菌。由于手部解剖的特点，决定手部感染的特殊性。治疗应当引起足够的重视，如处理不当易影响手部功能。

【临床症状】

手足部外伤史，初起时局部麻痒而痛，继则刺痛，掀热肿胀，发展剧烈跳痛，活动受限，患在手部可引起肘部或腋部脊核；患在中软处而应指者，为脓已成。症状甚者恶寒发热、头痛、全身不适等。患在手掌、足心者、脓毒内蓄，肿势可延及手足背部位，甚或手臂及小腿。虽已化脓不易向外透出，久之亦有损伤筋骨之征，如蛇肚疔最易损伤筋骨，若溃后脓水不尽多是损骨之象，须取出死骨后方愈。如患部中软而应指者，为内已成脓。破溃或切开后脓出黄稠，逐渐肿退痛止，渐愈。若病情发展较重者，伴有明显全身症状，恶寒发热、口渴咽干、食少纳呆、睡眠不安、苔薄黄腻、脉弦滑数等。

【鉴别诊断】

手足部化脓性感染应与指关节结核（蚰蜒蛀）、急性化脓性骨髓炎（附骨疽）相鉴别。

【内服药疗法】

1. 火毒蕴结证：

[主证]相当手足疔疮的初期，局部多无头，麻木作痒，继则红肿，疮形红活，发于指腹部者，掀红肿胀可不明显，伴有全身发热、口渴咽干、周身不适等症，舌质红，舌苔薄黄，脉弦数或数。

[方剂]化疔内消散。

[组成]皂角针、金银花、知母、贝母、天花粉、穿山甲、白及、乳香、赤芍、半夏、甘草、柴河车各3g。

[制法]水、酒各200mL，煎至200mL，去滓。

[用法]量病上下，食前后服之。

［功效］清热解毒，活血消肿。

［主治］疔疮初起。

［方剂来源］明·陈实功《外科正宗》。

［注］上方剂量是 1 次量。

［方剂］五圣散。

［组成］大黄、生姜各 30g，瓜蒌 1 个，皂角针 60g，甘草、金银花各 30g。

［制法］上㕮咀。用好酒 200mL，同煎至 160mL，去滓。

［用法］温服。不拘时候。

［功效］清热解毒，消肿散结。

［主治］痈疽疔疮初起，恶寒头痛者。

［方剂来源］元·沙图穆苏《瑞竹堂经验方》。

［方剂］全趾饮。

［组成］怀牛膝、鲜石斛各 9g，金银花 30g，元参、甘菊花、当归各 15g，茯苓 9g，生甘草 6g。

［制法］水煎，去滓。

［用法］温服。

［功效］清热解毒，活血止痛。

［主治］足趾疔毒。

［方剂来源］清·张正《外科医镜》。

2. 脓毒蕴结证：

［主证］相当于手足疔疮成脓期，患处红肿增大，热痛显著，疼痛剧烈，或剧烈跳痛，患处中软应指，功能受限，可伴有恶寒发热，食少纳呆，大便干，小便黄等全身症状，舌质红，苔黄腻或黄燥，脉弦滑数。

［方剂］神效得元通气散。

［组成］当归 90g，甘草 30g，生地黄 15g，黄芪、白芍、天花粉各 30g，熟地黄 15g，金银花 60g。

［制法］上为粗末。每次 15g，用水 225mL，煎至 150mL，去滓。

［用法］随症上下，食前后温服。初觉发时，连进三服。

［功效］扶正托里，清热解毒。

［主治］一切恶疮痈疽，疔疮肿痛。

［方剂来源］元·杨清叟《仙传外科集验方》。

［方剂］藤黄饮子。

［组成］大黄 120g，甘草、茯苓、牡蛎（生用）各 30g，人参、川芎、栀子、赤芍药、金银花各 15g，木香、白芷各 180g，当归 210g。

［制法］上㕮咀。每次 24g，用水 300mL，煎至 150mL，去滓。

［用法］温服。

［功效］清热解毒，活血消肿。

［主治］一切疔肿，恶疮痈疽，疼痛。

［方剂来源］明·李恒《袖珍方》。

［注］上方剂 1 次 24g，每日 3 次。

［方剂］透脓散。

［组成］黄芪 12g，穿山甲（炒为末）3g，川芎 9g，当归 6g，皂角针 4.5g。

［制法］用水 300mL，煎至 150mL，去滓。

［用法］温服；或入酒 30mL 亦好。

［功效］托毒溃脓。

［主治］痈疽诸毒，内脓已成，不穿破者。

［方剂来源］明·陈实功《外科正宗》。

【外治方药】

1. 类圣散：

［组成］川乌、草乌、苍术、细辛、白芷、薄荷、防风、甘草各 15g。

［制法］上为细末。

［用法］蛋清调涂患处，留顶。

［功效］温阳散寒，消肿止痛。

［主治］疔疮恶毒肿痛。

［方剂来源］明·龚廷贤《寿世保元》。

2. 赤灵丹：

［组成］血竭 3g，月石 30g。

［制法］上为末。

［用法］敷患处。

［功效］清热解毒，去腐生肌。

［主治］疔毒，腐肉不去。

［方剂来源］清·马培之《外科传薪集》。

3. 菊叶膏：

［组成］血余、木鳖、金银花各 60g，红花 15g，生大黄 90g，当归 30g，羌活、防风各 15g，黄柏、黄芩各 30g，独活 120g，甘草 90g，赤芍药 60g，皂角刺 90g，鲜菊叶 120g。

［制法］用香油 2.5kg，将上药浸 3 日，煎枯滤清，黄丹收膏，再加五灵脂末 9g，滴乳香末 9g，搅匀。

［用法］敷患处。

［功效］清热解毒，消肿排脓。

［主治］疔疮热毒。

［方剂来源］清·巢崇山《千金珍秘方选》。

4. 拔疔丹：

［组成］巴豆霜、乳香（去油）、没药（去油）、真蟾酥（酒化开，乳成膏）、明雄各 6g，樟冰、露蜂房（阴阳瓦焙存性）、朱砂各 3g，轻粉，当门子各 1.5g。

［制法］上药各为极细末，和匀，以蟾酥膏和杵为丸，如药珠大，晒干，瓷瓶密贮。

［用法］疔疮肿毒初起磨敷；已成已溃，用一粒放疮上脓血即拔出；如遇阴疽、对口大症，可用十数粒铺疮上。

［主治］一切疔疮；无名肿毒补起，已成已溃；阴疽，对口。

［方剂来源］清·顾世澄《疡医大全》。

5. 九一丹：

［组成］石膏（煅）27g，黄灵药 3g。

［制法］共研极细。

［用法］撒于患处。

［功效］清热拔毒，排脓生肌。

［主治］疔疮溃后，脓腐未尽者。

［方剂来源］清·吴谦《医宗金鉴》。

6. 离宫锭子：

［组成］血竭 9g，朱砂 6g，胆矾 9g，京墨 30g，蟾酥 9g，麝香 4.5g。

［制法］上为末，凉水调成锭。

［用法］凉水磨浓，涂患处。

［功效］化坚祛毒，消肿止痛。

［主治］疔毒恶疮，初起坚硬，皮肉不变，漫肿无头，疼痛难忍。

［方剂来源］清·吴谦《医宗金鉴》。

7. 生肌玉红膏：

［组成］白芷 15g，甘草 36g，归身 60g，瓜儿血竭、轻粉各 12g，白蜡 60g，紫草 6g，麻油 500g。

［制法］先用白芷、归身、甘草、紫草四味入油内浸 3 日，大勺内慢火熬至微枯色，用细绢滤清，将油复入勺内煎滚，下整血竭使化尽，次下白蜡，微火化开。先用茶盅四枚，预顿水中，将膏分作四处，倾入盅内，候片时，下研极细轻粉，每盅内投 3g，搅匀，候一昼夜取起。

［用法］先用甘草煎汤，甚者用猪蹄 1 只，先水煎至软，去蹄及浮油，温洗患处，软绢挹净，挑膏于掌中，捺化，搽新腐肉上，外以太乙膏盖之。大疮，早、晚洗换 2 次，兼服大补脾胃暖药。

［功效］活血解毒，祛腐生肌。

［主治］痈疽发背等疮，溃烂流脓，以及疔疮疔根脱出需长肉收口者。

［方剂来源］明·陈实功《外科正宗》。

［注］上方当归补血，活血，生肌止痛；甘草《神农本草经》"长肌肉，倍气力，金疮肿，解毒"；白芷散结止痛，排脓生肌；血竭和血散瘀，敛疮定痛，均为主药。辅以紫草凉血解毒；轻粉攻毒去腐；白蜡、麻油生肌长肉。诸药合用，能使热清毒解，腐脱新生，促进疮口愈合。

8. 生肌地粟粉：

［组成］荸荠 30g（去皮，磨粉），真象牙屑、川贝、云苓各 15g。

［制法］上为末，和匀，再研极细。

［用法］掺膏药上，贴患处。

［功效］生肌长肉。

［主治］一切外患溃后，余肉已尽，新肌未生。

［方剂来源］清·爱虚老人《古方汇精》。

【外治疗法】

1. 初起红肿明显外涂玉仁膏，水调膏，清热解毒，消肿止痛（详见疖章节）。

2. 中期（脓毒蕴结）红肿增大，热痛剧烈，用菊叶膏敷患处以清热解毒，消肿排脓，或用拔疔丹 1 粒放疮上脓即拔出（详见本章节）。

3. 后期（溃烂流脓）外用生肌玉红膏、九一丹、赤灵丹、生肌地粟粉，贴敷患处，以祛腐生肌或排脓生肌收口（详见本章节）。

【手术疗法】

1. 成脓后，须即刻切开排脓，用白玉膏药外敷患处或用水调膏贴患处。

2. 脓成尽可能循经直切，在指端的两侧面切开。但脓未成时，不可切开，否则可导致皮裂肉腐，疼痛倍增。

3. 脓性指头炎切口：取患指侧面纵向切口，切口不可超过末节和中节交界处，以免伤及腱鞘；脓腔较大者，用刀横贯指端指至对侧，做对口引流；如远端有死骨片存在，应扩创取出死骨。

4. 掌中间隙感染：可从第 3、4 两指或第 4、5 指间切开指蹼，切口不应超过手掌远侧横纹，以免损伤动脉的掌浅弓。切开皮肤和皮下组织，分离到脓腔，放出脓液，置流条。

5. 鱼际间隙感染：切口可在大鱼际肿胀最严重和波动最明显处，亦可在拇指、食指间指蹼（"虎口"）处做切口，或在第 2 掌骨桡侧背面（手背）做纵切口。

6. 因嵌甲而致反复发作的甲沟炎，已有脓液者，在甲沟处纵行切开引流，感染已累及指甲周围，可在两侧甲沟做纵向切口，将甲上皮片翻起，置引流条，甲下积脓需拔除指甲，应避免损伤甲床。

【西药疗法】

酌情应用抗生素口服、肌注或静脉滴注。

【护理与预防】

1. 加强劳动保护，避免手部损伤，发生损伤后应及时处理，预防感染。

2. 成脓后，不得自行挤压。

3. 切开后伤口相对固定，要利于引流，忌持重物或剧烈活动。

4. 忌食辛辣，荤腥食品。

第六节　急性淋巴管炎

急性淋巴管炎是指淋巴管的急性化脓感染，大多继发于其他急性化脓性感染，蔓延至邻近淋巴管引起，偶有因轻度皮肤损伤而致，中医称"红丝疔""腘病""红丝疮""血箭疔""赤疔""红演疔""血丝疔"等。

【中国古代中医论述】

1. 晋·葛洪《肘后备急方》卷五："皮肉卒肿起，狭长赤痛名腘。"

2. 隋·巢元方《诸病源候论》卷三十三·腘病候："腘病者，由劳役肢体，热盛自取风冷，而为凉湿所折，入于肌肉筋脉，结聚所成也。其状，赤脉起如编绳，急痛壮热，其发于腨者，喜从鼠髁起至踝。赤如编绳，故谓腘病也。发于臂者，喜从腋下起至手也。可即治取消，其溃去脓则筋挛也。其著脚，若置不治，不消复不溃，其热歇气不散，变作瘘。脉缓涩相搏，肿腘而成脓也。"

3. 唐·孙思邈《华佗神医秘传》卷五·华佗治红丝疔神方："属心疔类，其形缕缕如丝线，周身缠绕，如在手足上，则入心即死。宜用松针刺去其血，忌食热物。或以白菊花根叶加雄黄钱许，蜓蚰二条，共捣极烂，从疔头敷至丝尽处为止。以绢条裹紧，越宿即消。又此疗生于足者延至脐，生于手者延至心，生于唇面者延至喉，亦皆死。急用针或磁锋，刺破其红丝尽处，使出血，以浮萍嚼涂刺处，用白矾捣末，包裹于捣烂葱白中（约三钱）吞下，再饮葱酒一二杯，覆被静卧，汗出即愈。"

4. 唐·孙思邈《备急千金要方》卷第二十二："凡䐴病，喜发四肢，其状赤脉起如编绳，急痛壮热。其发于脚，喜从䐴起至踝，亦如编绳，故云䐴病也。发于臂，喜著腋下。皆由久劳热气盛，为湿凉所折，气结筋中成此病也。若不即治，其久溃脓，亦令人筋挛缩也。若不消溃，其热气不散，多作蹲病，漏芦汤主之。泻后，锋针数针去恶血气，针泻其根，核上敷小豆末，取消为度。又用治丹法治之，亦用治痈三味甘草散敷之。若溃，敷膏散如痈法。"

［注］（1）发于臂，"臂"作"肾"，据《诸病源候论》卷三十三·䐴病候改。

（2）蹲病，本书考异："蹲即肤字，与胕同，谓浮肿也。足肿之症故从足作蹲耳。"《诸病源候论》卷三十三·䐴病候"䐴病"二字作"尰"一字。《广韵·肿韵》："尰，足肿病。"

5. 明·窦汉卿《疮疡经验全书》："夫红丝者，心肠积毒，气血相凝，灌于经络之间，发于皮肤之上，红丝贯穿，如一红线，或痛或痒，皆由风热相乘而生，如箭之速，若行至心间即死，急当头以磁锋刺破，挤出毒血，其红丝之中再刺之，方绝其根，急用当归连翘解毒之剂治之，须戒酒数日。"

6. 明·陈实功《外科正宗》卷二·疔疮论："……红丝疔起于手掌节间，初起形似小疮，渐发红丝上攻手膊……"

7. 明·陈文治《疡科选粹》卷三·红丝疮："凡手足间有黄泡，其中忽紫黑色，即有红丝一条，自上而生，若至心腹，则使人昏乱不救。"

8. 清·陈士铎《洞天奥旨》疔疮："红丝疔，其形缕缕如丝线，周身缠扰，如手足上，则入心即死，宜松针刺去血，忌食热物，此心疔也。"

9. 清·吴谦《医宗金鉴》外科心法要诀·疔疮："惟红丝疔于初起时，急用磁针于红丝尽处砭断出血，寻至初起疮上挑破，即用蟾酥条插入，万应膏盖之，随服黄连解毒汤。"

【病因病理】

内有火毒之邪凝聚，外有手足部生疔疮或痈疽及皮肤破损等阳证疮疡，感染毒邪，导致火毒流窜、循经向上而致。

现代医学认为，急性淋巴管炎致病菌多为金黄色葡萄球菌和溶血性链球菌，细菌自原发感染病灶的淋巴间隙大量进入淋巴管，引起淋巴管及其周围的急性炎症。

【临床症状】

发病部位，易发手臂前侧及足背小腿内侧，四肢远端多有感染病灶（疮疡），发病快，患处病灶显现红丝一条或多条，或细或粗，按之较硬，压痛明显。并迅速向躯干方向延伸。上肢可达肘、腋；下肢止于腘窝或胯间，长短不一，部位深者，其色暗红，或不呈现"红丝"，远端肢体肿胀和压痛，可触及腋、腹股沟部肿大淋巴结。多伴有全身发热、恶寒、周身不适、纳减、苔黄、脉数，甚者可合并有走黄。现代医学检查，血白细胞计数增高。

【鉴别诊断】

红丝疔应与恶脉（血栓性浅静脉炎）相鉴别。

【内服药疗法】

1. 毒火入络证：

［主证］初起者，局部红肿，热痛，继而则见有红丝起于伤肿处向上走窜，疼痛，压痛，逐渐蔓延。可伴有恶寒发热，小便黄，便干，舌红，苔薄黄，脉数。

［方剂］夺命汤。

［组成］金银花、草河车、赤芍、细辛、蝉蜕、黄连、僵蚕、防风、泽兰、羌活、独活、青皮、甘草各等分。

［制法］水煎，去滓。

［用法］温服。

［功效］清热疏风，活血解毒。

［主治］红丝疔。

［方剂来源］清·王维德《外科全生集》。

2. 火毒入营证：

［主证］患肢红丝粗肿明显，迅速向近端蔓延；胀痛加剧，或皮色不变而有条索肿块和压痛（病位较深），伴寒战、发热、倦怠、头痛、口渴、舌红、苔黄、脉数。

［方剂］神效护心散。

［组成］僵蚕、穿山甲、大黄、牙皂（去皮、弦）、木鳖（炒焦，去毛）各等分。

［制法］上为末。

［用法］每次 3g，热酒送服。

［功效］泻火攻毒，散结消肿。

［主治］疔毒攻心，并一切肿毒。

［方剂来源］清·景日昣《嵩崖尊生全书》。

［方剂］消毒饮子。

［组成］白茯苓、生地黄、连翘（去心）、牛蒡子（炒，研）、红花、生甘草、犀角（镑）、木通、赤芍药各 30g。

［制法］加灯心 20 根，水煎，去滓。

［用法］温服。

［功效］清热解毒，消肿散结。

［主治］疔毒大症。

［方剂来源］清·吴谦《医宗金鉴》。

【外治方药】

1. 浮萍酒：

［组成］浮萍不拘多少。

［制法］捣烂，用好酒适量煎滚，冲浮萍内半小时许。

［用法］通口服。随嚼浮萍草敷疔上。

［主治］红丝疔。

［方剂来源］清·顾世澄《疡医大全》。

2. 菊花酒：

［组成］白菊花适量（连根、茎、叶）。

［制法］捣烂，入少量水绞取汁。

［用法］冲入适量热酒温服，渣外敷患处。

［功效］消肿止痛。

［主治］疔毒恶疮。

［方剂来源］清·李文炳《仙拈集》。

3. 立马回疔丹：

［组成］蟾酥（酒化）、硇砂、轻粉、白丁香各3g，蜈蚣1条（炙），雄黄、朱砂各6g，乳香1.8g，麝香0.1g，金顶砒1.5g（用铅500g，小罐内炭火煨化，投白砒60g于化烊铅上炼，烟尽为度，取出冷定打开，金顶砒结在铅面上，取下听用）。

［制法］上为细末，糊成麦子大。

［用法］凡遇疔疮，针破，用此1粒插入孔内，膏盖之，迫出脓血疔根为效。

［功效］提毒破结，消肿止痛。

［主治］疔疮。

［禁忌］忌猪肉荤腥食物。

［方剂来源］明·陈实功《外科正宗》。

【外治疗法】

"用针于红丝尽处挑断出血，寻至初起疮上挑破，俱用蟾酥条插入，膏盖，内服汗药散之自愈。"

［方剂来源］明·陈实功《外科正宗》卷二·疔疮论。

［注］治疗红丝疔，必须同时治疗原发病灶。"凡治此症，贵在于早。"

【护理与预防】

1. 多饮水，禁食辛辣鱼腥等发物。

2. 尽早治疗原发病灶。

第七节　气性坏疽

气性坏疽是一种发于皮肉之间、易于腐烂、病势凶险的急性化脓性疾病，现称梭状芽孢杆菌性肌坏死。中医称本病为"烂疔""红茧疔""烂皮疔""破肉疔""卸肉疔""瘟毒"。

【中国古代中医论述】

1. 唐·孙思邈《备急千金要方》卷第二十二·疔肿第一："烂疔，其状色稍黑，有白斑，疮中溃有脓水流出，疮形大小如匙面，忌沸热食烂臭物。"

2. 隋·巢元方《诸病源候论》卷三十一·丁疮候："亦有肉突起如鱼眼之状，赤黑惨痛彻骨。久结皆变至烂成疮，疮下深孔如火针穿之状……令人恶寒，四支强痛……一二日疮便变焦黑色，肿大光起，根㮣强全不得近，酸痛，皆其候也。在手足头面骨节间者最急，其余处则可也。毒入腹则烦闷，恍惚不佳，或如醉，如此者三二日便死。"

3. 宋·赵佶《圣济总录》卷第一百三十六·丁肿："丁肿者，由风邪毒气，入于肌肉所生也……亦有肉突起如鱼眼之状，赤黑磣痛彻骨，久结皆变至烂疮，疮下深孔如大针穿之状……令人恶寒，四支强痛，兼切切然牵疼，一二日疮便焦黑，肿大光起，根鞕不可近，犯之则酸痛。其发于手足、头面、骨节间，为气血所会，尤宜速治，不然毒气入腹，烦闷恍惚如醉人，则治法无所施矣。"

4. 宋·杨士瀛《仁斋直指方论》卷之三十二·疔疮方论："疔疮含蓄毒气……痛痒异常，一二日间害人甚速，是尤在痈疽之上也。或白而肿实，或赤而浮虚，其状不一，大抵疮头黑硬如钉，四畔带赤如火，盘根突起，随变焦黑，未几肿大而光，转为湿烂，深孔透肌，如大针穿之状，外证心惊头痛，拘急恶寒，四肢痛强，或寒热交作……若毒入腹心，则烦闷呕逆，恍惚痴眠，其毙可立待也。此疾虽自风毒而来，其诸触犯，不可不信……水疗之忌饮水渡河。恶眼咸食，烂帛刀镰，色色见忌。"

5. 明·王肯堂《证治准绳·疡医》卷之二："烂疔溃也出脓水，大如匙面，色稍黑，有白斑，忌沸汤，热食，烂物。"

6. 清·邹岳《外科真诠》卷上·疔疮："又有水疔，四周红赤，中间一点漆黑，坚硬如石，痛不可忍，破后惟流血水。"

【病因病理】

本病之发生，多由外伤破损接触潮湿泥土、脏物、毒气等，创口较深且毒邪深染方可致发，加之温热火毒内蕴，外受风瘟毒邪，内外相搏，则病势燎原，风毒泛滥则蔓延迅速；温毒浸淫则肌肤肿胀；火毒盛则腐肉蚀筋，溃烂恶臭，毒聚凝滞，则肌肉死硬，经络壅阻则疼痛异常。若风毒、温毒、火毒侵入血分，则可引起"疔毒走黄"。

现代医学认为，本病是由梭状芽孢杆菌经伤口进入受伤组织，在厌氧环境中生长繁殖，产生α毒素和溶血素等外毒素、胶原酶、透明质酸酶和溶纤维酶等，使肌肉等组织分解，液化，造成组织肿胀、缺血、坏死、病变扩散、病情恶化，甚至危及生命。

【临床症状】

1. 发病前多有手足创伤和接触泥土、脏物史、潜伏期一般为1~3日。

2. 初期：初起患肢沉重，如包扎过紧感，继则出现"胀裂样"疼痛，疮口周围皮肤高度肿胀，紧张光亮，按之凹陷，不能即起，水肿迅速蔓延成片，皮肤颜色暗红状丹毒。

3. 坏死期：发病1~2日后，肿胀疼痛剧烈，皮肤呈灰白色，或棕黄，或如紫铜色，许多大小不等的水疱。疮口远端皮肤温下降，疮口中心皮肉大部分腐烂，疮面略带凹陷，形如匙面，轻按边缘可有捻发音。溃后有浅棕色湿浊的稀薄脓液自创口流血，混杂气泡，有恶臭气味。

4. 腐脱期：腐肉与正常皮肉分界明显，继后腐肉大片脱落，疮口日见扩大，但多能渐渐收口而愈，初起时伴有高热（40~41℃）、寒战、头痛、烦躁、呕恶、大量汗出，极度疲乏，甚者神昏谵语，面色苍白，四肢厥冷等毒邪走散，正不胜邪，内攻脏腑，合并走黄之证呈现。

现代医学检查：X线检查伤口肌群间有气体。血常规检查：血白细胞总数及中性粒细胞比例可增高。血红细胞及细胞蛋白含量低于正常30%~40%。局部分泌物涂片和细菌培养有大量革兰染色阳性杆菌；厌氧培养可见梭状芽孢杆菌；病理活检可见肌肉纤维大量坏死，结构紊乱，大量芽孢杆菌存在和少量白细胞浸润。

【鉴别诊断】

烂疔应与下肢丹毒、痈相鉴别。

1. 下肢丹毒：局部皮色鲜红，边缘清楚，刺破后流出黄水，肉色鲜红，无坏死现象。

2. 痈：红肿以中心最明显，溃后脓出黄稠，全身症状较轻，无肌肉腐烂现象，疮色嫩红，四周较淡。

【内服药疗法】

1. 火毒结聚证：

［主证］患处肿胀剧烈、疼痛，色紫红或黑紫，紧张光亮，按之凹陷，良久不起，水肿迅速蔓延成片，皮肤颜色暗红。伴有高热恶寒或寒战，恶心或呕吐，烦渴纳少，小便短赤，舌质红，苔黄，脉弦数。

［方剂］追疔汤。

［组成］羌活、独活、青皮、防风、黄连、赤芍、细辛、甘草节、蝉蜕、僵蚕、独脚莲各 1.5g。泽兰吉、金银花、金线重楼各 3g。

［制法］加生姜 10 片，水、酒各半煎，去滓。

［用法］先用泽兰叶、金银花、金线重楼各 3g，加生姜擂水或擂酒，热服；再热服前药，衣覆取汗。

［功效］清热解毒，祛风消肿。

［主治］疔疮。

［加减］有脓，加何首乌、白芷；取利，加青木香、大黄；在脚，加木瓜；痛减后，加大黄 6g 以去余毒。

［方剂来源］明·李梴《医学入门》。

［方剂］五黄汤。

［组成］黄芪 30g（生用），黄连、黄芩、黄柏、大黄各 7.5g。

［制法］上㕮咀。每次 6g，用水 150mL，蜜 30g，煎 120mL。

［用法］不拘时候温服。

［功效］清热泻火，托里排毒。

［主治］发热；及疔黄肿毒、丹瘤。

［方剂来源］元·曾世荣《活幼心书》。

2. 湿热火毒蕴结证：

［主证］皮肤出现水疱或血疱，胀痛甚剧，疮口内皮肉部腐烂，疮面凹陷，按之有捻发音，重按有浅棕色混浊的稀薄脓液流出，臭秽混有气泡。伴有寒战高热，头痛，胸闷呕恶，纳差等，舌质红，苔黄腻，脉滑数。

［方剂］银花解毒汤。

［组成］金银花 30g，紫花地丁 20g，犀角（磨服）1.5g，赤苓 12g，连翘 10g，牡丹皮 10g，川黄连 9g，夏枯草 15g。

［制法］水煎，去滓。

［用法］分 2 次温服。

［功效］清热化湿，凉血解毒。

［主治］痈疽疔毒。

［方剂来源］清·高秉钧《疡科心得集》。

3. 毒入营血证：

［主证］疮处肿痛，毒势及腐烂继续蔓延不止，高热（40~41℃）、寒战、头痛、烦躁不安，呕吐、神识不清或神昏谵语，舌质红绛，苔黄糙，脉洪滑数。

［方剂］仙方救命汤。

［组成］大黄、栀子、牡蛎、金银花、木通、连翘、生牛蒡子、乳香、没药、皂角刺、瓜蒌仁、大黄、地骨皮各等分。

［制法］每服 25g，壮者加朴硝、水、酒各半煎服。

［用法］温服。

［功效］清热解毒，活血透脓。

［主治］疔疮走黄。

［加减］便秘者，加朴硝。

［方剂来源］明·申斗垣《外科启玄》。

【外治方药】

1. 五宝丹：

［组成］灵磁石36g，飞朱砂18g，上雄精9g，梅片、元寸香各0.9g。

［制法］上为细末。

［用法］掺患处。

［功效］解毒祛腐，生肌定痛。

［主治］诸疮及疔毒腐烂。

［方剂来源］宋·严用和《严氏济生方》。

2. 解毒散：

［组成］寒水石60g，龙骨15g，黄连、黄柏各30g，轻粉3g。

［制法］上为细末，和鸡子清调。

［用法］涂疮上。

［功效］清热解毒，退赤收晕。

［主治］疔疮，热疮有赤晕者。

［方剂来源］清·马培之《外科传薪集》。

3. 如意金黄散：

［组成］天花粉、黄柏、大黄、白芷、厚朴、陈皮、甘草、苍术、南星。

［制法］研细为末。

［用法］大蓝根叶汁调敷或加蜜亦可。

［功效］清热解毒，消肿止痛。

［主治］诸般疔毒。

［方剂来源］清·高秉钧《疡科心得集》。

4. 生肌散：

［组成］寒水石6g，黄丹1.5g，龙骨21g，轻粉3g。

［制法］上为细末。

［用法］掺患处，上贴以乳香膏。

［功效］清热解毒，祛腐生肌。

［主治］疔疮，脓水欲尽者。

［方剂来源］宋·严用和《严氏济生方》。

5. 乳香定痛散：

［组成］乳香、没药各15g，滑石30g，冰片3g。

［制法］上为细末。

［用法］搽患处。

［功效］收湿敛疮，痛即止。

［主治］伤损及一切疮疡，溃烂疼痛。

［方剂来源］明·薛铠《保婴撮要》。

6. 乳没生肌散：

［组成］红升、血竭、生乳香、生没药、麝香、冰片各等分。

［制法］上为细末。

［用法］掺患处。

［功效］排脓生肌。

［主治］脓疡溃后，肌肉不生。

［方剂来源］清·爱虚老人《古方汇精》。

【外治疗法】

1. 初起红肿疼痛用"解毒散"外敷患处，1日1次。肿胀疼痛甚者，"乳香定痛散"外敷患处（详见本章节）。

2. 中期，腐肉与正常皮肉分界明显时，用白玉膏药外敷患处（详见面部疖章节），或用金箍散，水调，涂敷患处（详见面部疖章节）。

3. 腐肉脱落，周围肿势渐退，肉色鲜润，红活者，掺用"乳没生肌散"（详见本章节）。

【手术疗法】

1. 如果疮呈一片黑色，匙形疮面，肿势局限，按之有微波动感和捻发音时，内已有积脓，此时应做多个纵向切口引流术，术后外敷药物同外治疗法。

2. 诊断明确应立即施行手术，在不用止血带的条件下，进行多处纵深切开，直到颜色正常、弹性和能流出新鲜血的肌肉为止，并切除一切坏死或濒于坏死和已经变色的组织和肌肉群，彻底清除疮口内异物，敞开伤口，充分引流，用双氧水冲洗创口，湿敷，经常更换敷料，并应用抗生素等。

【护理与预防】

1. 患者宜进行隔离，换药用具应彻底灭菌。

2. 加强护理，本病具有传染性，用过敷料应该焚烧。

3. 创伤后，宜及时进行彻底清创，创口敞开，不予缝合，包扎不宜过紧。

4. 加强劳动保护，避免外伤及伤口污染。

第八节　皮肤炭疽

炭疽是由炭疽杆菌所引起的急性特异性感染。常见于接触牛、马、羊等家畜，人类的感染是由于接触病畜及其皮毛所致。中医称为"紫葡萄疔""紫燕疔""鱼脐疔""疫疔"。

【中国古代中医论述】

1. 隋·巢元方《诸病源候论》第三十一·鱼脐丁疮候："此疮头黑，深破之，黄水出，四畔浮浆起。狭长似鱼脐，故谓鱼脐丁疮。"

2. 明·李梴《医学入门》："……或因感死畜蛇虫毒气而发者，其死尤速。"

3. 明·王肯堂《证治准绳·疡医》卷之二："若因剥割疫死牛马猪羊，瞀闷身冷，遍体俱紫泡，此疔毒也……若因开割瘴死牛马猪羊之毒，或食其肉，致发疔毒，或在手足，或在头面，或在胸腹，或在胁肋，或在背脊，或在阴胯，或起紫泡，或起堆核肿痛，创人发热烦闷，头疼身痛，骨节烦疼，先用天马夺命丹，次用四神丸、解毒消瘴散。"

4. 元·危亦林《世医得效方》卷第十九·疔疮："治鱼脐疔疮：丝瓜叶即虞刺叶，连须葱、韭菜。上同入石钵内，捣烂如泥，以酒和服。渣贴腋下，如病在左手贴左腋下，右手贴右腋。在左足贴左胯，右足贴右胯。如在中，则贴心脐。并用布帛包住，候肉下红丝处皆白，则可为安。"

5. 明·陈实功《外科正宗》卷二·疔疮论治："紫燕疔，其患多生手足、腰胁、筋骨之间，初生便作紫疱，次日破流血水，三日后串筋烂骨，疼痛苦楚；重则眼红目昧，指甲纯青，舌强神昏，睡语惊惕。"

6. 明·陈实功《外科正宗》卷二·疔疮看法："疮形似鱼脐，顶凹灰白，软慢相兼，脉细身冷者多逆。"

7. 清·顾世澄《疡医大全》卷三十四·疔疮门主论："鱼脐疔，如鱼之肚脐，多生胳膊肚，小腿肚上。"

8. 清·陈士铎《洞天奥旨》卷九·鱼脐疮："鱼脐疮生于肘肚，乃手少阴心经也，此处属少海、灵道之穴。生于小腿肚者，乃足太阳膀胱经也，此处属承山、飞扬之穴。上下二处之疮，其疼痛皆甚。初起一二日，先用灸法，最易解散。心经多气少血，膀胱经多血少气。少血者，宜补血以消毒；少气者，宜补气以消毒。然气血双补，而佐之消毒之药，更佐以引经之品，何疮之不速愈乎？俗名鱼脐疔，治法正同耳。

化鱼汤：巫彭真君传。治鱼脐疮疔，不论肘腿俱效。金银花一两，当归五钱，生甘草二钱，青黛二钱，地榆二钱，白矾一钱，生黄芪五钱，水煎服。"

【病因病理】

本病发生与感染毒有关，如《证治准绳·疡医》卷之二："疔疮者……因开割瘴死牛马猪羊之毒。"毒邪入络，气血运行不畅，以致气血凝滞，毒邪蕴结而成。现代医学认为，本病多由革兰阳性炭疽杆菌感染引起。

【临床症状】

1. 有与病畜及其皮毛接触史，潜伏期为1~3日，多发于面、颈、手、足等显露部位。

2. 初起局部发痒，出现小红斑丘疹。继成无痛性丘疹，形如蚊迹蚤斑，伴有轻微发热。第二日顶部逐渐出现水疱，内含淡黄色液体，周围肿胀焮热，进而水疱较暗红或暗紫色血性脓液，而后坏死成溃疡，结黑色干痂，并在坏死组织的周围，再发成群绿色小水疱，疮形如脐凹，同时局部肿势散漫剧增，软绵无根，相应部位有脊核肿大。1~2周后，中央坏死（腐肉）与正常皮肉开始分离，或流出少量脓液，肿势消退，坏死脱落。3~4周方愈合，此为顺症。若疮口肿势继续发展，并迅速形成片状坏死，壮热神昏，痰鸣喘急，身冷脉细者，为合并走黄。现代医学检查：血液培养或疱液涂片培养可发现革兰阳性炭疽杆菌。

【鉴别诊断】

疫疔应与颜面部疔疮、丹毒相鉴别。

1. 颜面部疔疮：疮形如粟高突，红肿热痛，坚硬根深，无水疱及鱼脐征象。

2. 丹毒：皮色鲜红，边缘清楚，范围较大，色如涂丹，焮热疼痛，疮形无脐凹之征。

【内服药疗法】

1. 疫毒蕴结证：

［主证］局部起紫疱，不痛，破溃形成发黑坏死，疮面中心凹陷，形如鱼脐，疮周肿胀，绕以绿色水疱，伴有发热、口干、疼痛、乏力、便干、尿赤，附近部位有脊核肿大疼痛，甚者壮热神昏等，舌质红，舌苔黄，脉弦数。

［方剂］内托连翘散。

［组成］连翘30g，甘草45g，大黄21g，薄荷21g，黄芩15g，朴硝60g，白芷、赤芍、生地各30g，山栀21g。

［制法］上为粗末。每次 30g，用水 300mL，加灯心 3g，竹叶 10g，煎至 210mL，去滓。

［用法］温服。大病只三四服。如服后心烦呕吐，用甘草粉 15g，绿豆粉 30g，分二次用酸齑水调服。如疮黄，用针刺其上，再服本方，自然消散。

［功效］清热解毒，凉血消肿。

［主治］诸般疔疮，皮色不变，不疼痛，按摇不动，身发寒热。

［加减］气喘，加人参少许。

［方剂来源］明·朱橚《普济方》。

［注］明·王肯堂《证治准绳·疡医》卷之二。用此方治"水疔""鱼脐疔""紫燕疔""火疔"，诸般疔疮及疮黄。

2. 气血两亏，余毒未尽证：

［主证］疮口中央腐肉与正常肉分离，或流出少量脓水，腐肉渐脱落，疮面色红，肿胀渐退，舌淡红，舌苔薄黄，脉细数。

［方剂］托里散。

［组成］瓜蒌（大者，杵）1 个，当归（酒拌）、黄芪（盐水炒）、白芍药、甘草各 45g，熟地、天花粉、金银花、皂角刺（炒）各 30g。

［制法］上为散，每次 150g，以无灰酒 750mL，入瓷器内，厚纸封口，再用油纸重封，置汤锅内，盖煮，至药香。

［用法］分次温服，直至疮愈。

［功效］益气养血，解毒消肿。

［主治］气血两虚，热毒内蕴，致患疮疡，红肿焮痛，体弱神疲者。

［方剂来源］明·张景岳《景岳全书》。

【外治方药】

1. 洗疮药：

［组成］贯众、川芎、茵陈、地骨皮、荆芥、独活、防风、萹蓄、甘草各 10g，当归 15g。

［制法］㕮咀。加水 600mL，煎三沸，去滓。

［用法］洗患处。

［功效］杀虫解毒，消肿止痛。

［主治］恶疮。

［方剂来源］明·王肯堂《证治准绳》。

2. 生肌散：

［组成］寒水石 6g，黄丹 1.5g，龙骨 21g，轻粉 3g。

［制法］上为细末。

［用法］掺患处。上贴以乳香膏。

［功效］清热解毒，祛腐生肌。

［主治］痈疽、疔疮、脓水欲尽者。

［方剂来源］宋·严用和《严氏济生方》。

3. 败毒散：

［组成］黄柏、黄连各 30g，川乌 6g。

［制法］上为细末。

［用法］用冷水调成膏，摊在肿处，频以水润之。其肿自消。

［功效］泻火解毒，消肿止痛。

［主治］疔疮。

［方剂来源］明·洪基《摄生众妙方》。

4. 水沉膏：

［组成］白及末 1.5g。

［制法］水盏内沉下，澄去水，却于皮纸上摊开。

［用法］贴疮上。

［功效］消肿生肌。

［主治］疔疮。

［方剂来源］元·危亦林《世医得效方》。

5. 五毒锭子：

［组成］朱砂、雄黄各 24g，麝香、蟾酥各 3g。

［制法］用黄酒泡酥，合做锭子。

［用法］磨敷伤患处。

［功效］解毒消肿。

［主治］疔疮初起。

［方剂来源］清·孙伟《良朋汇集经验神方》。

6. 五宝丹：

［组成］灵磁石 36g，飞朱砂 18g，上雄精 9g，梅片、麝香各 0.9g。

［制法］上为细末。

［用法］掺患处。

［功效］解毒祛腐，生肌定痛。

［主治］诸疮及疔毒腐烂。

［方剂来源］清·马培之《外科传薪集》。

【外治疗法】

1. 初期：用败毒散、五毒锭子外敷患处，有解毒消肿之功（详见本章节）。

2. 中期：用回疮锭子贴之，疔疮四畔纡子（详见面部疖章节）。

3. 后期：用白玉膏药外敷生肌长肉（详见面部疖章节）或用生肌散外涂（详见本章节）。

【护理与预防】

1. 隔离患者，疫疔患者接触过的皮毛要进行严格消毒。

2. 疫疔患者所用敷料均应烧毁，所用器械必须严格消毒。

3. 对牧民、屠宰牲畜人员、兽医、畜制品加工厂工作人员等用减毒活疫苗进行预防接种。

第九节　痈

痈为金黄色葡萄球菌所致的多个相邻的毛囊和皮腺或汗腺的急性化脓性感染，属于中医"外痈"范围。中医"痈"有"内痈""外痈"之分。内痈生脏腑，虽同属"痈"证的范畴，在辨证施治上和"外痈"有异同之别。本节只叙述"外痈"。

【中国古代中医论述】

1. 《马王堆汉墓帛书·五十二病方》脉经："壅（痈）穜（肿）有腏（脓），则称其小大而□□之。"

2. 《灵枢·痈疽》："夫血脉荣卫，周流不休，上应星宿，下应经数。寒邪客于经脉之中则血泣，血泣则不通，不通则卫气归之，不得复反，故痈肿。寒气化为热，热胜则腐肉，肉腐则为脓。""何谓疽？岐伯曰：热气淳盛，下陷肌肤，筋髓枯，内连五脏，血气竭，当其痈下，筋骨良肉皆无余，故命曰疽。疽者，上之皮夭以坚，状如牛领之皮。""痈者，其皮上薄以泽，此其候也。"

3. 《灵枢·痈疽》："……营卫稽留于经脉之中，则血泣而不行，不行则卫气从之而不通，壅遏而不得行，故热。大热不止，热胜则肉腐，肉腐则为脓。然不能陷，骨髓不为焦枯，五藏不为伤，故命曰痈……痈者，其皮上薄以泽，此其候也。"

4. 《灵枢·脉度》："五脏不和，则七窍不通；六腑不和，则留为痈。"

5. 汉·张仲景《金匮要略》疮痈肠痈浸淫病脉证并治第十八："诸浮数脉，应当发热，而反洒淅恶寒，若有痛处，当发其痈。师曰：诸痈肿欲知有脓无脓，以手掩肿上，热者为有脓，不热者为无脓。"

6. 唐·孙思邈《备急千金要方》卷二十二·痈疽第二："脉滑而数，滑则为实，数则为热，滑即为荣，数即为卫，荣卫相逢，即结为痈。热之所过，即为痈脓，身体有痛处，时时苦有疮。"

7. 唐·孙思邈《备急千金要方》卷二十二痈疽第二："凡肿，根广一寸以下名疖，一寸以上名小痈，如豆粒大者名疱子，皆始作。""凡痈高而光大者，不大热，其肉正平无尖而紫者，不须攻之，但以竹叶黄芪汤申其气耳。肉正平，为无脓也。痈卒痛，以八味黄芪散敷之，大痈七日，小痈五日。""候手按之，随手即起者，疮热也，须针之。""外皮薄为痈，外皮厚为疽。"

8. 隋·巢元方《诸病源候论》卷三十二·痈疽诸候上·痈候："痈者，由六腑不和所生也。六腑主表，气行经络而浮。若喜怒不测，饮食不节，阴阳不调，则六腑不和。荣卫虚者，腠理则开，寒客于经络之间，经络为寒所折，则荣卫稽留于脉。荣者血也，卫者气也。荣血得寒则涩而不行，卫气从之，与寒相搏，亦壅遏不通。气者阳也，阳气蕴积，则生于热，寒热不散，故聚积成痈。腑气浮行主表，故痈浮浅皮薄以泽。久则热胜于寒，热气蕴积，伤肉而败肌，故血肉腐坏，化而为脓。其患在表浮浅，则骨髓不焦枯，腑脏不伤败，故可治而愈也。"

9. 隋·巢元方《诸病源候论》卷三十二·痈溃后候："此由寒气客于肌肉，折于血气，结聚乃成痈。凡痈破溃之后，有逆有顺。其眼白睛青黑而眼小者，一逆也。内药而呕，二逆也。伤痈渴甚者，三逆也。膊项中不便者，四逆也。音嘶色脱者，五逆也。除此者，并为顺也。此五种皆死候。

凡发痈疽，则热流入内，五脏燋燥者，渴而引饮，兼多取冷，则肠胃受冷而变下利。利则肠胃俱虚，而冷搏于胃，气逆则变呕。逆气不通，遇冷折之，则变哕也。"

10. 晋·龚庆宣《刘涓子治痈疽神仙遗论》痈疽有三："痈……高肿光泽疼痛，只在皮肤之上，热急胀满，或痒或疼，别无恶候。"

11. 宋·赵佶《圣济总录》第一百二十八·痈疽门"轻者起于六府，浮达而为痈，外溃肤肉，《经》所谓荣卫稽留于经脉之中，血脉不行，已生壅遏不通，热盛则肉腐为脓。然不陷肌肤于骨髓，骨髓不为焦枯，五腑不为伤损，其皮薄以泽是也。重者发于五脏，蕴蓄而为疽。内消骨髓《经》所谓热毒炽盛，下陷肌肤，骨髓焦枯，五脏涸竭，当其病下，良肉无余，其皮夭以坚，如牛领然是也……凡痈之类，其气浮达，宜灸焫而不宜针烙。凡疽之类，其气深沉，宜针烙而不宜焫，此灸焫针烙之异也。"

12. 宋·王怀隐《太平圣惠方》卷第六十一痈疽论："然痈疽所发有三等，肿高而软者，发于血脉；肿下而坚者，发于筋骨；肉皮色不变者，发于骨髓。浅疮者欲在厚处，深疮者欲在薄处。痈疽肿，大按乃痛者脓深，小按便痛者脓浅。按之处不复者无脓，必是水也，按之即复者有脓也。"

13. 金·刘完素《河间六书保命集》卷下·疮疡论第二十六："治疮之大要，须明托里、疏通、行荣卫三法。托里者，治其外之内；疏通者，治其内之外；行荣卫者，治其中也。"

14. 元·齐德之《外科精义》辨痈疽疖肿证候法："六腑积热腾出于外，肌肉之间，其发暴甚，肿皮光软，侵展广大者，痈也。"

15. 明·李梴《医学入门》卷六·痈疽总论："痈者，壅也，为阳，属六腑，毒腾于外，其发暴，而所患浮浅，不伤筋骨。"

16. 明·申斗垣《外科启玄》卷四·总论："然形大而浮者，痈也……初起有头，一如痞癗，白色焦枯，触之痛应心者，疽也。"

17. 明·汪机《外科理例》疮名有三曰疖曰痈曰疽十九："痈者，初生红肿突起，阔三四寸，发热恶寒，烦渴或不热，抽掣疼痛，四五日后按之微软。"

18. 明·陈实功《外科正宗》痈疽门："痈疽原委论第一……痈者壅也，为阳，属六腑毒腾于外，其发暴而所患浮浅。因病原禀于阳分中，盖阳气轻清浮而高起，故易肿、易脓、易腐、易敛，诚为不伤筋骨易治之症也。疽者沮也，为阴，属五脏毒攻于内，其发缓而所患深沉，因其病原禀于阴分中。盖阴血重浊，性质多沉，故为伤筋蚀骨难治之症也。"

19. 明·张景岳《景岳全书》外科钤·论证三："痈者，热壅于外，阳毒之气也，其肿高，其色赤，其痛甚，其皮薄而泽，其脓易化，其口易敛，其来速者，其愈亦速。"

20. 明·薛己《外科发挥》卷一："一男子患痈，肿硬疼痛，发热烦躁，饮冷，脉沉实，大便秘，乃邪在脏也。用内流黄连汤疏通之，以绝其源，先投一剂，便行一次，势退一二；再进一剂，诸证悉退；乃用黄连消毒散，四剂而消。"

21. 明·薛己《外科发挥》卷一："丹溪云：痈疽因积毒在脏腑，当先助胃壮气，使根本坚固；次以行经活血药佐之，参以经络时令，使毒气外发，施治之早，可以内消。此内托之意也。又云：肿疡内外皆壅，宜以托里表散为主，如欲用大黄，宁无孟浪之非？溃疡内外皆虚，宜以外接为主。如欲用香散，未免虚虚之失。大抵痈肿之证，不可专泥于火为患。经云：营气不从，逆于肉理，乃生痈肿。又云：形伤痛，气伤肿，六淫七情，皆能致之。况禀有虚实，及老弱不同，岂可概用寒凉之药？设若毒始聚，脓未作，势不盛，庶可消。尤当推其病因，别其虚实。若概用寒凉药，必致误事。如脓将成，邪盛气实，用消毒之剂，先杀其毒，虽作脓不为大苦，溃亦不甚。若就用托里，必益其势。如脓将成不成及不溃，方用托里。脓成势盛者针之，脓一出，诸证悉退矣。"

附方：

内托复煎散：治疮疡肿焮在外，其脉多浮。邪气胜，必侵内，宜用此药托之。

地骨皮，黄芩炒，茯苓、白芍药炒，人参、黄芪盐水拌炒，白术炒，桂皮、甘草炙，防己酒拌，当归酒拌各一钱，防风二钱。上㕮咀，先以苍术一升，水五升煎。去术，入药，再煎至二升，终日饮之。苍术渣外再煎服。

托里消毒散：治疮疽已攻发不消者，宜服此药，未成即消，已成即溃，腐肉易去，新肉易生。如有疮口，宜贴膏药。敛即不用，切不可用生肌之药。

人参、黄芪盐水拌炒，当归酒拌，川芎、芍药炒，白术炒，茯苓各一钱，白芷、金银花各七分，甘草五分，作一剂，用水二钟，煎至八分，疮在上下，食前后服之。

内疏黄连汤一名黄连内疏汤：治疮疡肿硬，发热作呕，大便秘涩，烦躁饮冷，呕哕心烦，脉沉实。此邪在脏也，急服以内除之，使邪不得犯经络。

黄连、山栀、当归酒拌，芍药、木香、槟榔、黄芩、薄荷、桔梗、甘草各一钱，连翘、大黄炒各二钱。作一剂，水二钟，煎八分，食前服。

22. 清·许克昌、毕法《外科证治全书》卷一·痈疽证治统论："问曰：痈疽何为而发也。答曰：人之一身，气血而已，非气不生，非血不行。气血者，阴阳之属也，阴阳调和。百骸畅适，苟六淫外伤，七情内贼，饮食不节，起居不慎，以致脏腑乖变，经络滞隔，气血凝结，随其阴阳之所属，而攻发于肌肤筋脉之间，此痈疽之所以发也。曰：然则痈疽有别乎？曰：痈者，壅也，邪热壅聚，气血不宣；其为证也为阳，属六腑，高肿色红，焮热疼痛，而其发也必暴，故所患浮浅而易治。疽者，沮也，气血虚寒，阴邪沮逆；其为证也为阴，属五脏，浸肿色白，坚硬木痛，而其发也必缓，故所患深沉而难疗，此痈疽之所以别者然也。曰：然则其治之也当若何？曰：初起者，审其证而消之；成脓者，因其势而逐之；毒尽者，益其所不足而敛之，此治痈之大旨也。于是乎未出脓前，痈则宣其阳毒之滞，疽则解其阴寒之凝；已出脓后，痈则毒滞未尽宜托，疽有寒凝未解宜温……盖色红焮痛者，实热壅聚也；色白阴痛者，虚寒沮逆也；憎寒发热者，表邪未解也；口渴便秘者，里邪未通也；红活高肿者，气血拘毒于外也；白塌漫肿者，气血冰结于内也；根红散漫者，气虚不能摄血紧附也；不痛坚硬者，血凝不能不附气流行也；外红星黑者，毒滞不化也；紫黑不明者，胃气大伤而肌肉死败也；按之陷而不即高，顶虽温而不甚热者，脓尚未成也；按之随指而起，顶已软而热甚者，脓已灌足也；脓色浓厚者，气血强旺也；肤色清淡者，气血衰弱也。诸如此类，审其外，悉其内，按其委，溯其源，此所谓望而知之者也。"

23. 清·吴谦《医宗金鉴》卷六十一·外科心法要诀·痈疽总论："痈疽原是火毒生也。痈疽皆因荣卫不足，气血凝结，经络阻隔而生。故曰经络阻隔气血凝也。其因有三：外因、内因、不内外因也。

外因者……风……热暑……长夏之湿，秋之燥，冬之寒也……过盛，则为淫邪。凡此淫为病，皆为外因。若人感受，内生重病，外生痈肿。

内因者：起于耳听淫声，眼观邪色，鼻闻过臭，舌贪滋味，心思过度，意念妄生，损人神气，凡此六欲为病，皆属内因。

又有喜过伤心，怒过伤肝，思过伤脾，悲过伤肺，恐过伤肾，忧久则气结，卒惊则气缩。凡此七情为病，亦属内因。故曰内因六欲共七情也。

不内外因者：由于饮食不节，起居不慎。过饮醇酒，则生火，消灼阴液；过饮茶水，则生湿停饮；过食五辛，则损气血；伤饥失饱，则伤脾胃，凡此皆饮食之致病也。昼日过劳，挑轻负重，跌仆抓坠等类，损其身形；夜不静息，强力入房，劳伤精气，凡此皆起居之致病也。其起于膏粱厚味者，多令人荣卫不从，火毒内结；起于藜藿薄食者，多令人胃气不充，气血亏少，凡此亦属不内外因也。

　　人之身体，计有五层：皮、脉、肉、筋、骨也。发于筋骨间者，名疽，属阴；发于肉脉之间者，名痈，属阳；发于皮里肉外者，名曰疡毒；只发于皮肤之上者，名曰疮疖。

　　痈疽阳盛者，初起焮肿，色赤疼痛，则易溃易敛，顺而易治，以其为阳证也。阴盛者，初起色黯不红，塌陷不肿，木硬不疼，则难溃难敛，逆而难治，以其为阴证也。半阴半阳者：漫肿不高，微痛不甚，微焮不热，色不甚红，此证属险。若能随证施治，不失其宜，则转险为顺，否则逆矣。五善者，五善之证也，诸疮见之为顺，则易治。七恶者，七恶之证也，诸疮见之为逆，则难治。凡患痈疽者，五善为顺，七恶为逆。见三善者则必生；见四恶者，则必死也。医者于临证之时，须详察色脉，宜温者温之，宜凉者凉之，宜补者补之，宜汗者汗之，宜攻者攻之，庶有济也。然外证痈疽，犹如内证伤寒，善治伤寒，则杂病无不易治；能疗痈疽，则诸疮无不精妙。盖以能辨表里、阴阳、虚实、寒热也。”

　　［注］㨑（shǎn）：疾动貌。

　　24. 清·吴谦《医宗金鉴》卷六十一·痈疽阳证："凡痈疽初起，焮热赤痛根束者，晕不散也；盘清者，不漫肿也；肿如弓者，高肿也。此皆属阳之证。故溃脓脱腐，生新收口，俱见易也。"

　　25. 清·吴谦《医宗金鉴》卷六十一·痈疽阴证："凡痈疽初起，如粟米大之疙瘩，不红不肿，不焮热，木硬不痛，疮根散漫，色黯无光者，此皆属阴之证，故不溃腐，空仓无脓，生衣如甲叶不脱，孔中结子，如花含子，紫黑脓清臭秽，俱见难愈也。"

　　26. 清·吴谦《医宗金鉴》卷六十二·痈疽半阴半阳："凡痈疽，似阳不甚焮热肿痛，似阴不甚木硬平陷，此属半阴半阳之险证。若渐生善证则生，渐生恶证则死也。"

　　27. 清·吴谦《医宗金鉴》卷六十一·痈疽七恶歌："一恶神昏愦，心烦舌燥干，疮色多紫黑，言语自呢喃。二恶身筋强，目睛正视难，疮头流血水，惊悸是伤肝。三恶形消瘦，疮形陷又坚，脓清多臭秽，不食脾败难。四恶皮肤槁，痰多韵不圆，端生鼻煽动，肺绝必归泉。五恶时引饮，咽喉若燎烟，肾亡容惨黑，囊缩死之原。六恶身浮肿，肠鸣呕饫繁，大肠多滑泄，脏腑败之端。七恶疮倒陷，如剥鳝一般，时时流污水，四肢厥逆寒。"

　　"痈疽逆证：痈疽初起，形如黍米，不知疼痛，漫肿不热，顶见平塌，未溃白头，按之坚硬，舌干烦躁，此等逆证，决不化脓。肉肿疮不肿而陷，其色如猪肝之紫者，是毒邪已深也。若更见遗尿直视，神露神短，撮空循衣，唇吻青，面若涂脂，皮肤枯槁，唇白腹胀，种种恶候，断无生理。已溃后，内坚皮烂，腐后心烦，脓水清稀，新肉不生，臭秽难近，头低项软，形容憔悴，阳病指甲青色，阴病两颧红赤，以至眼眶迷漫黑气浓等证，无论毒之肿溃，但逢此数者，皆为凶证难治也。"

【病因病理】

　　1. 外因：多由外感六淫之邪毒，或外来伤害、感染毒气等引起。六淫之邪壅聚于人体肌表，则营卫不和，气血凝滞而成痈肿。

　　2. 内因：过食膏粱厚味，脾胃机能失调，积滞化湿，生浊郁结化热，热毒内积，游于六腑，则肌肉上之脉不和，其毒从虚处受之，结聚为痈矣。

　　清·许克昌、毕法《外科证治全书》卷一·痈疽证治统论："苟六淫外伤，七情内贼，饮食不节，起居不慎，以脏腑乖变，经络滞隔，气血凝结，随其阴阳之所属，而致发于肌肤筋脉之间，此痈疽之所以发也。"

　　痈发无定处，随处可生，因发病部位不同，有各种不同的命名。

　　清·高秉钧《疡科心得集》例言："盖以疡科之证，在上部者，俱属风温、风热、风性上行故也；在下部者，俱属湿火、湿热，水性下趋故也；在中部者，多属气郁、火郁，以气火之俱发于中也。"

现代医学认为，痈的致病菌主要是金黄色葡萄球菌引起多个相邻毛囊和皮脂腺的急性化脓性感染。

［注］中国古代中医典籍中对痈有各种不同的命名。如：生于头部的称顶门痈，生于下颏部的称颏痈，生于胸部的称幽痈，生于腰部的称腰痈，生于上腹部的称中脘痈，生于下腹部的称腹皮痈、少腹痈，生于上肢的肩痈（又名肩风毒）、臑痈（又名藕包毒），发于耳根后的耳根痈（又名耳根毒），颈后的鱼尾毒，颈部的颈痈，腋下的腋痈，肘部的肘痈，胯腹部的胯腹痈（左名上马痈，右名下马痈），腘部的委中痈等。痈的成因除热毒之外，按发病部位的不同，常有各种不同的兼证。

【临床症状】

1. 红肿期：初起局部肿胀，光软无头，迅速结块，患处表皮焮红，灼热痛剧，与周围界限欠清，可伴有恶寒、发热、头痛、恶心等症。少数者皮色不变，到酿脓时患处渐转红色，日后逐渐扩大，变成高肿发硬。此时苔白或白腻，脉浮数。

2. 成脓期：病起后 7 天左右，局部红、肿、焮热，根底坚硬扩大范围，肿势逐渐高突，表皮有脓头，剧烈跳痛，中心坏死，恶寒高热，口干口渴，头痛，尿黄，便秘，舌苔黄厚或腻，脉滑数。此时在 10 天以上为化脓之际。若痈发于深部，或特别部位之痈，全身反应剧烈，有寒战、高热、高肿，如锁喉痈甚至窒息。

3. 溃后期：溃后出脓，脓液多数呈稠厚，黄白色，发热已退或仅有低热，腐肉脓汁渐净，肉芽新鲜，舌苔薄白，脉弦稍数。若有夹杂赤紫色白块，为外伤血瘀之兆，若脓水稀薄，疮面新肉不生，胃纳不佳，体乏倦怠，为气血耗，体质虚弱所致。

【鉴别诊断】

痈应与疖、丹毒、有头疽相鉴别。

1. 疖（无头疖）：范围多在 3cm 左右，2~3 日化脓，脓出即愈。

2. 丹毒：局部红赤如涂丹，边界清楚，一般不化脓，病位在浅表。

3. 有头疽：初起就有脓头，形如粟米，色白，脓头渐多，有如蜂窝之状，根深高肿，色暗红，易向周围扩展腐烂，病程长为特征。

【内服药疗法】

1. 火毒凝结证：

［主证］初起，痈可发生体表的任何部位，患处皮肉之间突然肿胀，光软无头，迅速结块，表皮焮红，少数病例皮色不变，脓成时转为先红，后暗红色，逐渐扩大形成高肿，灼热疼痛，根基坚硬，顶部有粟粒样脓头；轻者无全身症状，经治疗后，肿退痛减，渐消散，重者可伴有恶寒、发热、头痛、口渴、舌红、苔黄或黄腻、脉洪数。

［方剂］卫生汤。

［组成］白芷、连翘、天花粉各 2.5g，荆芥、甘草节、牛蒡子各 3g，防风、乳香、没药各 1.5g，金银花 6g，贝母、归尾各 4.5g。

［制法］水煎，去滓。

［功效］疏风解毒，活血消痈。

［主治］痈疡。

［加减］大便秘结，热势极盛者，加酒炒大黄 6~9g。

［方剂来源］清·程国彭《医学心悟》。

［方剂］立消汤。

［组成］蒲公英30g，金银花120g，当归60g，玄参30g。

［制法］水煎，去滓。

［用法］空腹时服。

［功效］清热解毒，活血消肿。

［主治］痈疽发背，或生头项，或生手、足、臂、腿、腰、脐之间，前阴。

［方剂来源］清·陈士铎《洞天奥旨》。

［方剂］清营解毒汤。

［组成］鲜生地、金银花、牡丹皮、赤芍、山栀、紫花地丁、甘草节、连翘。

［制法］水煎，去滓。

［用法］温服。

［功效］清营解毒。

［主治］血热肿痛、痈疽之未成脓者。

［方剂来源］清·高秉钧《疡科心得集》。

2. 热毒蕴积证：

［主证］局部红肿高突，灼热，根底坚硬，剧烈跳痛，按之有波动感；皮表有脓头，舌质红，舌苔黄或黄腻，脉数。

［注］此证根据隋·巢元方《诸病源候论》卷三十二·痈疽诸候上·痈候："热气蕴积，伤肉而败，故血肉腐败，化而为脓。"《灵枢·痈疽》："大热不止，热胜则肉腐，肉腐则为脓。"此证为热毒蕴积。"热气"现代理解应为热毒，或有散在粟粒样脓头，此证易向深部及周围扩散，脓头也相继增多，溃烂之后，状如蜂窝（此称有头疽）。

［方剂］托里散。

［组成］大黄、牡蛎、瓜蒌根、皂角刺、朴硝、连翘各9g，当归、金银花各30g，赤芍、黄芩各6g。

［制法］上为末，每次15g，水、酒各半煎者，去滓。

［用法］温服。

［功效］泻火解毒、消肿溃脓。

［主治］恶疮发背，痈疽便毒始发，脉洪弦实数，肿甚欲作脓者。

［方剂来源］明·徐彦纯《玉机微义》。

［方剂］托里消毒饮。

［组成］黄芪（盐水炒）、天花粉各6g，防风、当归（酒洗）、川芎、白芷、桔梗（炒），厚朴（姜制），穿山甲（炒），皂角刺（炒）各3g，金银花、陈皮各9g。

［制法］用水、酒各300mL，煎至280mL，去滓。二帖后，只用水煎。

［用法］疮在上，食后服；疮在下，空心服。

［功效］益气补血，消肿溃脓。

［主治］痈疽六七日不清者，疮未成即消，已成即溃。

［方剂来源］明·龚廷贤《万病回春》。

［方剂］托里消毒散。

［组成］人参、川芎、白芍、黄芪、当归、白术、茯苓、金银花各3g，白芷、甘草、皂

角刺、桔梗各 1.5g。

　　[制法] 以水 400mL，煎至 320mL，去滓。

　　[用法] 食远温服。

　　[功效] 消肿溃脓，去腐生肌。

　　[主治] 痈疽已成，不得内消者。

　　[禁忌] 忌用内消泄气，寒凉等药。

　　[加减] 脾弱者，去白芷，倍人参。

　　[方剂来源] 明·陈实功《外科正宗》。

　　[注] 上方是一次用量。

　　3. 阴虚火盛证：

　　[主证] 局部肿热平塌 3~5 天后肿处中心略高，疮色紫暗，基底红肿范围扩大，疼痛剧烈，10 天后腐肉难脱，疮顶部脓血稀少或脓液先稠后稀，伴有壮热口渴、周身不适、便结、尿黄、舌质红、苔黄或黄燥，脉细数或弦数。

　　[注] 本证型多见于老年伴有消渴病史者，有者，用药后肿渐消，疮色灰暗不泽，疮口内仍有脓液流出，为气虚毒滞证型。

　　[方剂] 清营解毒汤。

　　[组成] 生地、金银花、牡丹皮、赤芍、山栀、紫花地丁、甘草、连翘。

　　[制法] 水煎，去滓。

　　[用法] 温服。

　　[功效] 清营解毒。

　　[主治] 血热肿痛，痈疽之未成脓者。

　　[方剂来源] 清·高秉钧《疡科心得集》。

　　[方剂] 竹叶黄芪汤。

　　[组成] 淡竹叶、芍药、麦门冬、制半夏、川芎、黄芪（炒）、人参、甘草、石膏、生地黄、黄芩。

　　[制法] 上锉之剂，水煎去滓。

　　[用法] 温服，每日 3 次。

　　[功效] 益气养阴，清热解毒。

　　[主治] 痈疽。

　　[方剂来源] 宋·赵佶《圣济总录》。

　　[注] 生地黄用量应在 30g 左右。

　　4. 气虚毒滞证：

　　[主证] 疮面日久肿胀不消，腐肉不化，疮口脓水清稀，疮色灰暗不泽或破溃后脓出不尽，收口迟缓，疮面新肉不生，饮食少思，身倦乏力，神疲，舌淡，苔白腻，脉细或细数。

　　[方剂] 托里益中汤。

　　[组成] 人参、白术、陈皮、半夏、茯苓、炮姜各 3g，木香、炙甘草各 1.5g。

　　[制法] 加生姜、大枣，水煎，去滓。

　　[用法] 温中托毒。

　　[主治] 疮疡中气虚弱，饮食少思，或疮不消散，或溃而不敛。

　　[方剂来源] 明·薛己《外科枢要》。

　　[方剂] 五圣汤。

　　[组成] 金银花 250g，玄参 90g，黄芪 120g，麦冬 90g，人参 60g。

　　[制法] 水煎，去滓。

　　[用法] 温服。

　　[功效] 益气养阴，清热解毒。

　　[方剂来源] 清·陈士铎《辨证录》。

　　[方剂] 六味汤。

　　[组成] 生地黄、生黄芪、生甘草、白芷（炒）、当归（炒）、穿山甲（炒）各 9g。

　　[制法] 善饮者，用黄酒 400mL，煎至 200mL；不善饮者，酒、水各 200mL，煎至 200mL，去滓。

　　[用法] 温服。

　　[功效] 扶正托毒，消肿排脓。

　　[主治] 痈疽、发背、疔疮，及一切无名肿毒。

　　[加减] 患在头面，加川芎 15g；患在手足，加桂枝 15g；患在中部，加杜仲 15g；患在下部，加牛膝 15g。

　　[方剂来源] 清·爱虚老人《古方汇精》。

　　[方剂] 生肤散。

　　[组成] 麦冬 30g，熟地 60g，山茱萸 30g，人参 15g，肉桂 3g，当归、忍冬藤各 30g，白术 15g。

　　[制法] 水煎，去滓。

　　[用法] 温服。

　　[功效] 补阴养血，解毒生肌。

　　[主治] 背痈将愈，疮口不收者。

　　[方剂来源] 清·陈士铎《辨证录》。

　　[注] 清·陈士铎《辨证录》治疗痈疽方剂，用量较大，应按当代具体辨证用量为宜。

【外治方药】

　　1. 升麻薄：

　　[组成] 升麻、大黄各 30g，白蔹 45g，黄芪 30g，黄芩 45g，白及 7.5g（干者），牡蛎 15g（粉），龙骨 30g，甘草 15g（炙），川芎 30g。

　　[制法] 上为末。以猪胆汁调，涂布上。

　　[用法] 敷患处，燥则换药。

　　[功效] 清热解毒，敛疮生肌。

　　[主治] 痈疽。

　　[方剂来源] 晋·刘涓子《刘涓子鬼遗方》。

　　2. 生肌膏：

　　[组成] 熏陆香、松脂各 30g，黄丹 60g，羊肾脂 30g，生地黄汁 140mL，麻油 120g，故绯帛 16cm。

　　[制法] 上药先以油煎绯绵帛消耗尽，下熏陆香、松脂、羊肾脂，煎三两沸，去火；下地黄汁，煎汁令尽，去火；下黄丹，搅令相入，又煎一两沸，下蜡，候色黑，软硬得所，膏成，摊于帛上。

　　[用法] 贴患处，一日换 2 次。

　　[功效] 排脓生肌，凉血止血。

　　[主治] 痈疽发背已溃，脓血不止。

　　[方剂来源] 宋·王怀隐《太平圣惠方》。

　　3. 白玉膏：

　　[组成] 杏仁 21 粒（去皮、尖，别研），川椒 49 粒（去目，出汗，为末），清油 30g，酒蜡 15g。

　　[制法] 文武火熬，用柳枝打成紫黑色，绵滤过，再熬，滴水成珠，收净器内。看疮大小，用纸摊。

　　[用法] 贴患处。候晕收，更促小疮头聚，用槟连散敷。

　　[功效] 收缩痈疽，令不蔓延。

　　[主治] 痈疽疮疡。

　　[方剂来源] 宋·陈言《三因极一病证方论》

　　4. 压热神白膏：

　　[组成] 大黄、白蔹、黄柏（生用）、南星、赤小豆、黑蛤粉各 30g。

　　[制法] 上为末。

　　[用法] 用芭蕉汁调涂，如干仍以汁润之。

　　[功效] 清热解毒，消肿止痛。

　　[主治] 痈疽。

　　[方剂来源] 宋·陈自明《外科精要》。

　　5. 地黄膏：

　　[组成] 生地黄汁 66mL，松脂 60g，熏陆香 30g，羊肾脂 45g，牛酥 45g，蜡 30g。

　　[制法] 于地黄汁中煎松脂及熏陆香，令消尽，即纳入羊脂、牛酥、蜡，慢火煎令稠，膏成，涂软帛上。

　　[用法] 贴疮上，每日换一二次。

　　[功效] 活血定痛，排脓生肌。

　　[主治] 痈疽发背，溃后疼痛不止。

　　[方剂来源] 宋·王怀隐《太平圣惠方》。

　　6. 生肌散：

　　[组成] 寒水石 6g，黄丹 1.5g，龙骨 21g，轻粉 3g。

　　[制法] 上为细末。

　　[用法] 掺患处。上贴以乳香膏。

　　[功效] 清热解毒，祛腐生肌。

　　[主治] 痈疽、疔疮、脓水欲尽者。

　　[方剂来源] 宋·严用和《严氏济生方》。

　　7. 生肌散：

　　[组成] 白矾 30g（烧令汁尽），黄连末 7.5g，轻粉 3g。

　　[制法] 上为细末。

　　[用法] 掺疮口上。候生肉满，脓水尽，疮口干即止。

　　[功效] 清热收湿，生肌收口。

［主治］痈疽已溃，腐肉尽而不收口者。

［方剂来源］宋·赵佶《圣济总录》。

8. 生肌散：

［组成］白龙骨（煅）、白蔹、乳香、没药。

［制法］上为极细末。

［用法］掺患处。

［功效］生肌收口。

［主治］痈疽溃后，疮口不敛。

［方剂来源］明·张洁《仁术便览》。

9. 生肌玉红膏：

［组成］白芷 15g，甘草 36g，当归身 60g，瓜儿血竭、轻粉各 12g，白蜡 60g，紫草 6g，麻油 500g。

［制法］先用白芷、当归、甘草、紫草四味入油，油内浸 3 日，大勺内慢火熬至微枯色，用细绢滤清，将油复入勺内煎滚，下整血竭使化尽，次下白蜡，微火化开。先用茶盅四杯，预顿水中，将膏分作四处，倾入盅内，候片时，下研极细轻粉，每盅内投和 3g，搅匀，候一昼夜取起。

［用法］先用甘草煎汤，甚者用猪蹄 1 只，先水煎至软，去蹄及浮油，温洗患处，软绢挹净，挑膏于掌中，捺化，搽新腐肉上，外以太乙膏盖之。大疮，早、晚洗换 2 次，兼服大补脾胃暖药。

［功效］活血解毒，祛腐生肌。

［主治］痈疽发背等疮，溃烂流脓。

［方剂来源］明·陈实功《外科正宗》。

10. 白蜡膏：

［组成］生地、当归各 30g。

［制法］用麻油 30g，煎药枯黑，滤去滓，加白蜡或黄蜡 30g 溶化，候冷搅匀，即成膏。或加乳香、没药、龙骨、血竭、儿茶、轻粉尤妙。

［用法］涂患处。

［功效］去腐生肌，凉血止痛。

［主治］痈疽，发背，汤火伤。

［方剂来源］明·李梴《医学入门》。

11. 白芷洗方：

［组成］白芷 30g，新桑白皮 22.5g，贝母 15g，汉椒 9g，紫苏 2 茎。

［制法］上锉碎。分 2 次，入连根葱，去滓。

［用法］以葱蘸汤，洗患处。溃烂者，猪蹄煎汤洗，或水胶煎汤洗亦好。

［功效］清热除湿。

［主治］痈疡溃烂。

［方剂来源］明·朱橚《普济方》。

12. 一胜膏：

［组成］白芷、紫荆皮。

［制法］上为细末。

［用法］酒调外敷。

［功效］消肿解毒。

［主治］初生痈肿。

［方剂来源］元·杨清叟《仙传外科集验方》。

13．一笔消：

［组成］胆矾、月石、月黄、铜绿、血竭、草乌、京墨各 30g，麝香 6g，蟾酥 15g。

［制法］上为细末，用蜡化蟾酥，和捣如锭。

［用法］磨敷患处。

［主治］痈疽肿疡。

［方剂来源］清·谢元庆《良方集腋》。

14．六真膏：

［组成］乳香、没药、血竭、三七、儿茶各 9g，樟冰 90g。

［制法］用猪脂 360g，碗盛，水煮化，入药和匀，摊于纸或布上。

［用法］贴患处。

［功效］活血化瘀，止痛生肌。

［主治］痈疽。

［方剂来源］清·祁坤《外科大成》。

15．十面埋伏散：

［组成］麝香 3g，蜈蚣 10 条，炙穿山甲片 15g，乳香、没药（去油）、蝉蜕各 18g，银朱 12g，僵蚕 18g（炒去丝），全蝎 15g（漂淡），带子蜂房 18g（焙燥）。

［制法］上为细末。

［用法］敷患处。

［功效］消肿散结，活血止痛。

［主治］一切痈毒。

［方剂来源］清·凌奂《外科方外奇方》。

16．三黄散：

［组成］生地、蒲黄、牛黄、冰片。

［制法］上为极细末。

［用法］用芭蕉根汁或扁柏叶汁和蜜调敷。如肿硬不消，因气凝血滞，或痰块结而不散，则兼阴证矣，宜用姜汁、葱汁调敷。

［功效］清热解毒，凉血消肿。

［主治］头痈、面痈，小儿丹毒。

［方剂来源］清·顾世澄《疡医大全》。

17．瓜消拔毒丹：

［组成］西瓜消 30g，雄黄、石膏（煅）各 18g，地榆（炒）、蓬砂 15g，藜芦（炒）、乌梅肉（炒炭）各 15g，僵蚕（炒）6g，冰片、牛黄各 3g。

［制法］上为末，瓷瓶收贮。

［用法］外疡初破，毒未化者，四围以围药围之，将此药用麻油调涂疮孔，外以提脓化毒膏贴之，早、晚一换。

［功效］清热解毒，化腐排脓。

［主治］痈疡初破。

［方剂来源］清·王士雄《鸡鸣录》。

18. 十宝膏：

［组成］生姜、蒜头、槐树枝各 500g，葱白 240g，花椒 60g，柳枝、桑枝各 500g，桃枝 250g。

［制法］麻油熬，黄丹收膏。

［用法］贴患处。

［功效］消肿定痛，溃脓生肌。

［主治］痈疽发背。

［方剂来源］清·吴尚先《理瀹骈文》。

19. 八珍锭：

［组成］朱砂、雄黄、没药、乳香各 15g，真番卤 2.4g（煅令烟尽），人言 3g（煅过），枯矾 6g，巴豆 30 粒（去油）。

［制法］上为细末，外用膏药贴之。

［用法］放入疮孔内，外用膏药贴之。

［功效］提脓拔毒，去腐生新。

［主治］发背、痈疽、恶疮、粉瘤、鼠漏、无名疔毒等疮。

［方剂来源］清·孙伟《良朋汇集》。

20. 八仙丹：

［组成］蜈蚣 5 条，全蝎（漂）5 只，阿魏 9g，僵蚕（炒）、穿山甲（炒）、血余炭、儿茶、乳香（去油）、没药（去油）、血竭、轻粉各 6g，冰片、麝香各 1g。

［制法］各研极细末，和匀。

［用法］每用少数掺疮面上，外以膏药贴敷。

［功效］拔毒止痛，祛腐生肌。

［主治］痈疮已溃者。

［加减］浮肉不去，加巴豆霜 3g。

［方剂来源］清·凌奂《外科方外奇方》。

21. 八将擒王散：

［组成］天龙 4 条，全蝎 7 只，穿山甲片 6g，儿茶、蝉蜕各 3g（去砂），雄精 4.5g，冰片 1g，麝香 0.6g。

［制法］上为末，用麻黄煎浓汁，收药阴干，再研贮瓶，勿泄气。

［用法］未溃者，用少许掺膏上贴之；如已溃之，以此掺之。

［功效］消肿生肌。

［主治］痈疽未溃或已溃者。

［方剂来源］清·沈志裕《疡科遗编》。

22. 水澄膏：

［组成］大黄、黄柏、郁金、白及、天南星、朴硝、黄蜀葵花各 30g。

［制法］上为细末。每用药末 6g，以新水 200mL，搅匀取沉底者，去浮水，摊于纸上。

［用法］贴患处。如极燥，津唾润之。

［功效］泻火解毒，消肿止痛。

［主治］痈疽热毒肿痛。

［禁忌］皮肤白色者勿用。

［方剂来源］明·朱橚《普济方》。

23. 寸金散：

［组成］天花粉90g，赤芍、白芷、姜黄、白及、芙蓉叶各30g。

［制法］上为细末。用姜汁3份，凉茶7份，调匀。

［用法］未破敷头，已破敷四旁，留顶。

［功效］清热解毒，活血消肿。

［主治］痈疽肿毒。

［方剂来源］清·顾世澄《疡医大全》。

24. 立消散：

［组成］雄黄6.6g，穿山甲9g，生大黄（锦纹者良）、芙蓉叶、五倍子（炒）各15g。

［制法］共研极细末，滴醋调匀。

［用法］敷患处，中留一孔透气。如干又搽。

［功效］解毒消肿，敛疮止痛。

［主治］痈疽。

［方剂来源］清·顾世澄《疡医大全》。

【外治疗法】

1. 初起，局部红肿，灼热疼痛，外用，压热神白膏，三黄散，水澄外贴，外敷，可清热解毒，消肿止痛（详见本章节）。

2. 中期（热毒蕴积）患处红肿增大，根底坚硬，肿势高突，表皮有脓头，剧烈跳痛，外用十面埋伏散、瓜消拔毒丹、寸金散、八珍锭等，可清热解毒，活血消肿，提脓拔毒，去腐生新。

3. 后期（溃后）若溃后脓出不尽，腐肉难脱，或腐肉高突，或脓水稀薄，疮面新肉不生，宜用八仙丹，可拔毒止痛，祛腐生肌。十宝膏外敷可消肿定痛，溃脓生肌，或用立消散、生肌散等解毒消肿、敛疮止痛方剂外用（详见本章节）。

［注］上述方剂外用治疗痈证选定的是中国古代中医医家常用方法，基本符合现代药理应用的临床标准。

【手术疗法】

成脓：宜切开排脓，切口宜有利于脓出，清除坏死组织，应避免超过炎症范围的切开，保护局部防御机能，外用升麻薄敷患处或用明·张洁《仁术便览》生肌散及生肌玉红膏收功。

【西药疗法】

1. 必要时配合应用抗生素或根据脓液的培养结果，可选用足量有效的敏感抗生素。

2. 如有糖尿病患者应给予适当量的胰岛素。轻者可口服降血糖药物，积极控制糖尿病利于整体治疗。

3. 化脓者切开后用雷夫奴尔纱布条引流，口服抗生素或肌注或静滴抗生素。

【护理与预防】

1. 注意个人卫生，保持皮肤清洁。

2. 患处不得捏挤、按搓。

3. 外敷药物应大于患处范围，未溃前贴，敷药宜厚，溃后宜薄，用箍围药时，保持药物湿润，中央留孔透气。

4. 忌食辛辣、鱼腥发物。

5. 糖尿病患者，需积极治疗糖尿病。

第十节　脐窝炎

脐窝炎是生于脐部的急性化脓性疾病，相当于现代医学的脐部感染，多继发于脐部先天性畸形，如卵黄管残留、脐尿管异常等。本病属于中医"脐痈"。

【中国古代中医论述】

1. 宋·窦汉卿《疮疡经验全书》脐痈："若不速治，即内溃，脐内出脓，四周坚硬出血水者难治。"

2. 明·王肯堂《证治准绳·疡医》卷之四·脐痈："或问，当脐生痈何如？曰：此即脐痈也，由心经积热流于大小肠二经所致……按：脐为神阙穴，禁针之所。早消散之，免使见脓为上。"

3. 清·祁坤《外科大成》脐痈："脐痈生于脐，大如瓜，突瘤，属任脉与胃经。"

4. 清·高秉钧《疡科心得集》辨腹痈脐漏论："小儿脐中撒尿"。

5. 清·许克昌、毕法《外科证治全书》卷一·痈疽部位名记："于脐为脐痈，为脐中出水，为腹皮痈。"

6. 清·许克昌、毕法《外科证治全书》卷三·腹部证治："脐（人生胞蒂之处），手少阴心筋，足太阴脾筋结脐，足阳明胃筋脉挟脐。"

"脐中不痛不肿甚痒，时流黄水，或浸淫成片，此肠胃积湿，宜服芩连平胃散，外撒三妙散即愈。"

"芩连平胃散：黄连、陈皮各9g，苍术30g（炒），生甘草9g，茯苓30g，厚朴9g。上共研细末，每服9g，白滚汤调下。"（脐中出水，不肿不痛，其无热可知。用此方去黄连加防风9~15g 为妙）。

"三妙散：槟榔、苍术（生）黄柏各等分，上研细末，干搓脐上。"

【病因病理】

多由饮食不节，情志伤于内，房劳过度等引起心脾湿热火毒流入小肠，结于脐中，气血不畅，血凝毒滞而成，或先天不足，脐部感受邪毒而致。若脐部湿疮，为肠胃积湿，外感风热毒邪引发。现代医学认为，脐部的化脓性感染与一般痈证相同，若发病前脐孔中有尿液漏出，或溃后脐中有粪便排出，开口处可见黏膜，形成瘘管，可与小肠相通。前者为脐尿管闭合不全，后者为卵黄管残留症。

【临床症状】

初起，脐部微痛微肿，皮色或白或红，脐窝渐渐肿大外突，根盘较大，触痛明显，可伴有发热。成脓时可伴有发热恶寒、头身疼痛等。脓出时脓水稠厚无臭味者易敛，可自行收口，往往经年复发，溃后脓出时臭秽难闻，或挟有粪块物质，脐口深部有较硬索条硬结，易成为脐漏，久不收口。

现代医学检查：B超、X线造影、CT、MRI 等检查有助于判定脐窝炎与周围组织的关系，确定治疗方法。

【鉴别诊断】

本病与脐风（脐周围湿疹）、脐旁疖肿相鉴别。

1. 脐风（脐周围湿疹）：脐中不肿痛，脐周边皮色潮红湿润或丘疹，或湿烂流滋瘙痒。

2. 脐旁疖肿：疼肿、红肿、高突、中央有脓，易脓易溃，溃后愈合，发病不在脐中心。

【内服药疗法】

1. 热毒证：

［主证］脐窝红肿热痛，触之疼痛甚，继而高肿；伴有恶寒发热，溃后脓出黄稠，口苦，口渴，纳减，舌质红，舌苔薄黄，脉弦数。

［方剂］仙方活命饮。

［组成］滴乳香（研）、防风、白芷、贝母、赤芍药、当归尾、明没药（研）、皂角刺（炒）、天花粉、甘草节、穿山甲（炮）各3g，陈皮、金银花各9g。

［制法］上为粗末。无灰酒十茶盅，煎三大盅，去滓，取液约300mL。

［用法］1次服100mL，每日3次。

［功效］清热解毒，活血化瘀，排脓消肿。

［主治］"治一切疮疡，未成脓者内消，已成脓者即溃，又止痛，消毒之药也。"

［方剂来源］明·王肯堂《证治准绳》。

［注］明·王肯堂《证治准绳》卷之四·脐痈："脐痈……由心经积热流于大小肠二经所致。宜何首散、活命饮加升麻。"

2. 湿热证：

［主证］溃后脓出不畅，疮口不收，或脓出臭秽，或挟有粪汁、尿液，脐孔下方有块状硬结，疮口不鲜，舌淡红，舌苔黄，脉细数。

［方剂］托里消毒汤。

［组成］人参、川芎、白芍、黄芪、当归、白术、茯苓各3g，白芷1.5g，金银花3g，皂角刺、甘草、桔梗各1.5g。

［制法］以水400mL，煎至320mL，去滓。

［用法］食远温服。

［功效］消肿溃脓，去腐生肌。

［主治］痈疽已成，不得内消者。

［禁忌］忌用内消泄气，寒凉等药。

［加减］脾弱者，去白芷，倍人参。

［方剂来源］清·高秉钧《疡科心得集》。

［注］清·高秉钧《疡科心得集》辨腹痈脐痈脐漏论："脐痈……则用黄连解毒汤合五苓散治之，或导赤散加当归尾、赤芍、金银花亦可。"

【外治方药】

1. 乳没生肌散：

［组成］红升、血竭、生乳香、生没药、麝香、冰片各等分。

［制法］上为细末。

［用法］掺患处。

［功效］排脓生肌。

［主治］脓疡溃后，肌肉不生。

［方剂来源］清·爱虚老人《古方汇精》。

2. 乳香定痛散：

［组成］乳香、没药各 15g，滑石 30g，冰片 3g。

［制法］上为末。

［用法］搽患处，痛即止。

［功效］收湿敛疮。

［主治］伤损及一切疮疡，溃烂疼痛。

［方剂来源］明·薛铠《保婴撮要》。

3. 八宝丹：

［组成］乳香、没药（各去油）、血竭、轻粉各 6g，儿茶、龙骨、铅粉各 3g，冰片 1.5g。

［制法］共为极细末。

［用法］掺患处。

［功效］生肌收口。

［主治］一切疮痈溃后腐肉已尽，新肉迟生。

［方剂来源］清·叶桂《种福堂公选良方》。

4. 三妙散：

［组成］槟榔、苍术（生）、黄柏各等分。

［制法］上药共研细末。

［用法］干搓脐上。

［功效］清热解毒，除湿敛疮。

［主治］脐痈，脐中流黄水。

［方剂来源］清·许克昌、毕法《外科证治全书》。

5. 寸金散：

［组成］天花粉 90g，赤芍、白芷、姜黄、白及、芙蓉叶各 30g。

［制法］上为细末，用姜汁 3 份，凉茶 7 份，调匀。

［用法］未破敷头，已破敷四旁，留顶。

［功效］清热解毒，活血消肿。

［主治］痈疽肿毒。

［方剂来源］清·顾世澄《疡医大全》。

6. 生肌散：

［组成］白龙骨（煅）、白蔹、乳香、没药各等分。

［制法］上各药为极细末。

［用法］掺患处。

［功效］生肌收口。

［主治］痈疽溃后，疮口不敛。

［方剂来源］明·张洁《仁术便览》。

【外治疗法】

1. 初起用寸金散外敷，或乳香定痛散搽患处痛即止（详见本章节）。

2. 溃后用八宝丹掺患处，若流黄水用三妙散干搓脐上，或疮口不敛用生肌散、乳没生肌散湿掺患处（详见本章节）。

【手术疗法】

1. 成脓者：切开引流。

2. 成瘘者：可采取瘘管切除术及脐修补术。

【其他疗法】

1. 瘘管形成后，可用清·顾世澄《医宗金鉴》红升丹方药、白降丹药线腐蚀，使瘘管脱出。

2. 感染严重者，可选用抗生素。

【护理与预防】

1. 保持脐部清洁，脐窝有异感时忌用手抠挖或抓弄。

2. 脐痈忌挤压。

3. 忌食辛辣、荤腥食品。

4. 积极治疗脐部先天性疾病。

第十一节　急性蜂窝织炎

急性蜂窝织炎是溶血性链球菌，其次是金黄色葡萄球菌，常因皮肤擦伤或软组织创伤后引起的皮下或深部疏松结缔组织中的急性弥漫性化脓性炎症。细菌可从皮肤破损处侵入，也可由局部的化脓性病灶向四周扩散而致，部分由淋巴管或血行感染所致。本病属于中医"痈"的范围，其大者称"发"。其病势比痈更加迅猛，如发背疡面在背部大可盈尺，病变范围更大。

发背为有头疽生于脊背者，见《刘涓子鬼遗方》卷三。脏腑俞穴皆在背部，故本病多因脏腑气血不调，或火毒内郁，或阴虚火盛凝滞经脉，使气血壅滞不通而发。又因发病部位不同而有上发背、中发背、下发背；后世又有上搭手、中搭手、下搭手之分；因形态不同而有莲子发、蜂窝发之称。

宋·东轩居士《卫济宝书》："疽初起如麻豆子大，痒痛抓破如小疮，后渐结瘢痕作瘰，以次皮破窍穴渐如蜂房。"

【中国古代中医论述】

1. 《五十二病方》睢病："睢（疽）疽·治白蔹（蔹），黄蓍（耆），芍乐（药），桂、畺（姜）、椒、朱（茱）臾（萸），凡七物。骨睢（疽）倍白蔹（蔹）［肉］睢（疽）［倍］黄蓍（耆），肾睢（疽）倍芍药，其余各一。"

［注］疽，《说文解字》："痈也。"

《灵枢·痈疽》："病之生时，有喜怒不测，饮食不节，阴气不足，阳气有余，营气不行，乃发为痈疽，阴阳不通，两热相搏，乃化为脓。"

"热气淳盛，下陷肌肤，筋髓枯，内连五脏，血气竭，当其痈下，筋骨良肉皆无余，故命曰疽。疽者，上之皮夭以坚，状如牛领之皮；痈者，其皮上薄以泽，此其候也。"

2. 隋·杨上善《黄帝内经太素》卷二十三·九针之三·痈疽逆顺刺："邪客于皮肤之中，寒温二气不和，内外两热相击，腐肉故生于脓。"

［注］此说，痈疽的发病多与外感邪热有关。

3. 明·张景岳《类经》十八卷·八十六痈疽："痈浅疽深，毒有微甚，故肉连五脏，外败筋骨良肉者，是谓之疽。"

4. 明·张景岳《类经》十八卷·八十九·五逆："喜怒不测，则气有所逆；饮食不节，则脏有所伤；阴气不足，故营有不行，阳气有余，故热从而聚，皆足以致痈疽也。"

5. 元·齐德之《外科精义》卷上·论脉证之名状二十六种所主病证："浮脉之诊，浮于指下，按之不足，举之有余。再再寻之，状如太过。瞥瞥然见于皮毛间。其主表证，或为风，或为虚。浮而大散者，心也，浮而短涩者肺也；浮而数者，热也。浮数之脉，应发热，其不发热，而反恶寒者，疮疽之谓也。"

洪脉之诊，似浮而大，按举之，则泛泛然满三部，其状如水之洪流，波之涌起。其主血实积热。"疮肿论"曰：脉洪大者，疮疽之病进也。如疮疽结脓未成者，宜下之，脓溃之后，脉见洪大则难治，若自利者，不可救治也。

滑脉之诊，实大相兼，往来流利如珠，按之则累累然滑也。其主或为热，或为虚，此阳脉也。疮疽之病，脓未溃者，宜内消也；脓溃之后，宜托里也。所谓始为热而为虚也。

数脉之诊，按之则呼吸之间，动及六至，其状似滑而数也。若浮而数，则表热也，沉而数，则里热也。又曰：诸数为热。仲景曰：脉数不时见，则生恶疮也。又曰：肺脉洪数，则生疮也。诊诸疮洪数者，里欲有脓结也。

散脉之诊，似浮而散，按之则散而欲去，举之则大而无力。其主气实而血虚，有表无里，疮肿脓溃之后，而烦痛尚未痊退者，诊其脉，洪滑粗散难治也，以其正气虚而邪气实也。又曰：肢体沉重，肺脉大则毙，谓浮散者也。

芤脉之诊，似浮而软，按之中央空，两边实。其主血虚，或为失血疮肿之病。诊得芤脉，脓溃后易治，以其脉病相应也。

长脉之诊，按之则洪大而长，出于本位。其主阳气有余也。伤寒得之，欲汗出自解也；长而缓者，胃脉也，百病皆愈，谓之长则气治也。

牢脉之诊，按之则实大而弦，且沉且浮，而有牢坚之意。若瘰疬结肿诊得牢脉者，不可内消也。

实脉之诊，按举有力而类结曰实。经曰：邪气胜则实，久病则虚，人得此最忌。疮疽之人得此，宜急下之，以其邪气与脏腑俱实故也。

弦脉之诊，按之则紧而弦，其似紧者为弦。如按弦而不移，紧如内绳而转动，以此为异。春脉浮弦而平，不时见则为饮为痛，主寒主虚。"疮疽论"曰：弦洪相搏，外紧内热，欲发疮疽也。

紧脉之诊，似弦而紧，按之如切绳而转动。其主切痛积癖也；疮肿得之，气血沉涩也，亦主痛也。

细脉之诊，按之则萦萦如蜘蛛之丝而欲绝，举之如无而似有。细而微，其主亡阳衰也。疮肿之病，脉来细而沉，时直者，里虚而欲变证也。

微脉之诊，按之则软小而极微，其主虚也。真气复者生，邪气胜者危。疮肿之病，溃后脉微而匀举，自差也。

迟脉之诊，按举来迟，呼吸定息，方得三至，其状似缓而稍迟。痼疾得之则善，新疾得之，则正气虚惫。疮肿得之，溃后自痊。

缓脉之诊，按举似迟，而稍驶于迟。仲景曰：阳脉浮大而濡，阴脉浮大而涩，阴阳同等谓之缓。脉见长缓，百疾自瘳。凡诸疮肿溃后，其脉涩迟缓者，皆易愈。以其脉候相应，是有谓气也。

沉脉之诊，举之不足，按之方见如烂棉，其主邪气在脏也。水气得之则逆，此阴脉也；

疮肿得之，邪气深也。

伏脉之诊，比沉而伏，举之则无，按之至骨，方得与沉相类，而邪气益深矣。

虚脉之诊，按之不足，迟大而软，轻举指下，豁然而空。经曰：脉虚则血虚。血虚生寒，阳气不足也。疮肿脉虚，宜托里和气养血也。

促脉之诊，按之则去数来，时一止而复来。仲景曰：阳盛则促，主热蓄于里也，下之则和；疮肿脉促，亦急下之。

动脉之诊，见于关上，无头尾，如豆大，厥厥然而动摇者是也。《脉经》曰：阴阳相搏，故谓之动。动于阳，则阳气虚而发厥，则阴气虚而发热。是阳生于尺而动于寸，阴生于寸而动于尺，不可不辨也。

［注］上言脉证20种均与痈疽辨证及中医外科涉及化脓性感染疾病辨证施治的脉象的依据，不可不辨也。

6. 元·齐德之《外科精义》卷上·论疮疽虚实法："夫疮疽脓溃，肿毒浸展，证候危急者，须辨虚实……分而言之，则肿起坚硬脓稠者，疮疽之实也；肿下软漫脓稀者，疮疽之虚也；泻痢肠鸣，饮食不入，呕吐无时，手足并冷，脉弱皮寒，小便自利，或小便时难，大便滑利，声音不出，精神不爽者，悉脏腑之虚也；大便硬，小便涩，饮食如故，肠满膨胀，胸膈痞闷，肢节疼痛，口苦咽干，烦躁多渴，身热脉大，精神昏塞者，悉脏腑之实也。凡诸疮疽脓水清稀，疮口不合，聚肿不赤，肌寒肉冷，自汗色脱者，气血之虚也；肿起色赤，寒热疼痛，皮肤壮热，脓水稠黏，头目昏重者，气血之实也……诸痛为实，痒为虚也……诊其脉洪大而数者实也；微细而软者虚也。"

7. 元·齐德之《外科精义》卷上·辨疮肿浅深法："夫疮候多端，欲辨浅深……简而论之，则疮疽概举有三种：高而软者，发于血脉；肿下而坚者，发于筋骨；肉皮色不相辨者，发于骨髓。又曰：凡疗疮疽，以手按摇，疮肿根牢而大者，深也，根小而浮者，浅也。又验其人初生疮之时，便觉壮热恶寒，拘急头痛，精神不宁，烦躁饮冷者，其患疮疽必深也；若人虽患疮疽，起居平和，饮食如故，其疾浮浅也。"

8. 元·齐德之《外科精义》卷上·辨法："凡疮疽肿大，按之乃痛者，脓深也；小按之便痛者，脓浅也；按之不甚痛者，未成脓也。若按之即复者，有脓也；不复者，无脓也。非脓，必是水也。"

9. 元·齐德之《外科精义》卷上·辨疮疽疖肿证候法："六腑积热，腾出于外，肌肉之间，其发暴甚，肿皮光软，侵展广大者，痈也；五脏风积热攻，燉于肌骨，风毒猛暴，初生一头如痞瘤白焦枯，触之应心者，疽。夫痈疽发于六腑，若燎原之火，外溃肤肉。疽生五脏，沉涩难疗，若陶室之燧，内消骨髓。痈则易疗，惟难将息而迟瘥；疽则难疗，易得痊复……凡疮疽生于外，皆由热毒蕴于内。

盖皮肤微高起而肌厚，或痛或痒，移走无常者，谓之肿。有因风而得之者，有因风热相搏而得之者。肿硬色白，因热而得之者；肿燉色赤，因风热相搏而得之者，久久而不消。热胜于风，若不即治，血不流通，与气乘之以成脓也。又曰：风多则痒，热多则痛，此为验也。"

10. 明·陈实功《外科正宗》卷之一·痈疽门："……七情六欲皆随应而入之，即人之后，百病发焉……发于外者，成痈疽、发背、对口、疔疮，此皆言其大略也。故成痈者，壅也，为阳，属六腑毒腾于外，其发暴而所患浮浅，因病原禀于阳分中。盖阳气轻清，浮而高起，故易肿、易脓、易腐、易敛，诚为不伤筋骨易治之症也。疽者，沮也，为阴，属五脏毒攻于内，其发缓而所患深沉，因病原禀于阴分中。盖阴血重浊，性质多沉，故为伤筋蚀骨难治之症也。凡年壮气血胜毒则顺，年老毒胜气血则险……

盖情欲之动作，无所不好，无所不为。故喜伤心，怒伤肝，忧伤肺，思伤脾，悲伤于魂魄，恐伤肾，惊伤胆。此等七情，皆耗人一身元气之萌蘖也。"

"六淫者，风、寒、暑、湿、燥、火是也。风为四时不正、浩荡肃杀之气，发而最能中人；寒乃节候不调、疾风暴雨、冰雪严寒所伤，或口贪生冷之物；暑因亢阳酷日、烁火流金、湿热熏蒸而中；湿从坐卧久阴卑湿之地，或身骤临风雨潮气所侵；燥为阴虚内热，消烁津液，不能滋润脏腑，以致皮肤枯槁、便干为燥；火生于心绪烦扰、醇酒膏粱、房欲不闲所动。此六淫者，皆从外而入之，体实之人遇而不中者有，体弱之人感而随发者多。又有感之不发，邪气客于脏腑、经络、关节之内，积袭日久，或待内伤，或因外感，邪气触而发之。既发之后，当参寒热温凉、邪正胜负而治。"

11. 明·陈实功《外科正宗》卷之一·痈疽门："蜂窝、莲子二发，多生于背，与心相近，脊中平，轻者形长高肿，或偏半背；重者形斜平塌，两胁俱伤，孔似蜂窠，突如莲子。疮形虽畏，常能多险多生；老弱不堪，反取常安常稳。大规只怕不纯阳，治法何妨疮势恶，护心护膜。"

12. 清·王维德《外科证治全集》痈疽总论："痈疽二毒，由于心生，心主血而行气，气血凝而发毒，患盘逾径寸者，红肿称痈……按之陷而不即高，顶虽温而不甚热者，脓尚未成；按之随指而起，顶已软而热甚者，脓已满足。无脓宜消散，有脓当攻托……未出脓前，痈有腠理火毒之滞……出脓后，痈有热毒未尽宜托。""白陷称疽，疽发五脏，故疽根深，而痈毒浅。根红散漫者，气虚不能拘血紧者，毒滞于内也；紫暗大明者，气血不充，不能化毒成脓也。脓色浓厚者，气血旺也；脓色清淡者，气血衰也，未出脓前……疽有腠理寒痰之凝。既出脓后……疽有寒凝未解宜温。既患寒疽，酷暑仍宜温暖；如生热毒，严冬尤喜寒凉。然阴虚阳实之治迥别，古书未详，因立其旨备览焉。"

［注］上论述以阴阳二字分别痈疽，有独到的见识。

13. 清·王维德《外科证治全集》发背治法："发背，乃痈疽中大患。缘其患位，对心对肺对脐耳。偏曰搭手，因手可搭而名。红肿痛甚者，应称背痈。治法已列治痈法内。如患色白肿痛者，当以流注法治；如平塌不痛者，当以阴疽法治，此皆阴发背也。如误敷凉药，误贴凉膏，定毒攻内腑不救。"

14. 清·许克昌、毕法《外科证治全书》痈疽证治统论："痈疽何为而发也，苟六淫外伤，七情内贼，饮食不节，起居不慎，以致脏腑乖变，经络滞隔，气血凝结，随其阴阳之所属，而攻发于肌肤筋脉之间，此痈疽之所以发也。曰：然则痈疽有别乎？曰：痈者，壅也，邪热壅聚，气血不宣；其为证也为阳，属六腑，高肿色红，焮热疼痛，而其发也必暴，故所患浮浅而易治。疽者，沮也，气血虚寒，阴邪沮逆；其为证也为阴，属五脏，浸肿色白，坚硬木痛，而其发也必缓，故所患深沉而难疗，此痈疽之所以别者然也。曰：然则其治之也当若何？曰：初起者，审其证而消之；成脓者，因其势而逐之；毒尽者，益其所不足而敛之，此治痈之大旨也……盖色红焮痛者，实热壅聚也。色白阴痛者，虚寒沮逆也；憎寒发热者，表邪未解也；口渴便秘者，里邪未通也；红活高肿者，气血拘毒于外也；白塌漫肿者，气血冰结于内也；根红散漫者，气虚不能摄血紧附也；不痛坚硬者，血凝不能附气流行也；外红里黑者，毒滞不化也；紫暗不明者，胃气大伤而肌肉死败也；按之陷而不即高，顶虽温而不甚热者，脓尚未成也；按之随指而起，顶已软而热甚者，脓已灌足也；脓色浓厚者，气血强旺也；脓色清淡者，气血衰弱也。诸如此类，审其外，悉其内，按其委，溯其源，此所谓望而知之者也。"

15. 清·陈士铎《辨证录》外科卷之十三·背痈门："发背之兆……外大如豆，内大如拳；外大如拳，内大如盘。言其外小而内实大也。然而痈疽等毒，必须辨其阴阳。先有阴而变阳者，有先阳而变阴者；有前后俱阳者，有前后俱阴者。阳症虽重而实轻，阴症虽轻而实重；先阴而变阳者生，先阳而变阴者死。病症既殊，将何以辨之？阳症之形，必高突而肿起；阴症之形，必低平而陷下。阳症之色纯红，阴症之色带黑。阳症之初起必痛，阴症之初起必痒。阳症之溃烂，必多其脓；阴症之溃烂，必多其血。阳症之收口，身必轻爽；阴症之收口，身必沉重。至于变阴变阳，亦以此消息断断不差也。倘见红肿而高突，乃阳症之痈也。乘其肉肿初发，毒犹未化，急以散毒之药治之，可随手愈也。发背而至横决者，皆因循失治，以致破败而不可救，阳变阴者多矣。救痈如救火，宜一时扑灭，切勿见为阳症无妨，而轻缓治之也。方用急消汤：

忍冬藤二两，茜草三钱，紫花地丁一两，甘菊花三钱，贝母二钱，黄柏一钱，天花粉三钱，桔梗三钱，生甘草三钱，水煎服。一剂轻，二剂又轻，三剂全消，不必四剂也。"

【病因病理】

本病多由外感风温，湿热之毒邪凝聚皮肉之间而成。或情志内伤，气郁化火，或恣食膏粱厚味，导致脾胃运化失常，肾水亏损，水火不济，阴虚则火邪炽盛。以上三者均可导致脏腑蕴毒，循经流窜皮肉经络循行不畅之处，凝聚肌腠致气血凝滞，经络阻隔而成。

现代医学认为，致病菌为溶血性链球菌，其次为金黄色葡萄球菌引起急性化脓性感染所致。

【临床症状】

1. 表浅的急性蜂窝织炎，局部红肿热痛，中心部位最明显，边缘不清楚，发病迅速向周围扩大，易成脓，溃后脓去，容易收敛。

2. 深在的急性蜂窝织炎，初期局部红肿多不明显，常只有深部压痛后肿胀明显，皮肤发红光亮有坚硬感，逐渐疼痛加剧，周界不清，溃后脓出黄稠，肿胀难消。常伴有恶寒发热、食纳不佳等。若发于颈后的叫脑疽，对口疽，生在背部的叫背疽，又分为上发背、中发背、下发背，又叫莲发、蜂窝发、对心发等。因背部之发多因火毒极盛而致。

背部皮肉坚厚，由于热盛肉腐的溃烂范围较大，如掌大或如盘大，有的大可盈尺，常出现多个脓头，疮头渐渐腐烂，形如蜂窝，可损及内膜，初溃时全身并见高热烦渴，甚则神昏谵语，舌苔黄燥，脉象洪数。后期局部出现脓液稀薄，腐肉不脱，新肉不生，疮色暗晦；全身出现自汗，盗汗，潮热，食欲不振，心烦不寐，精神倦怠，舌淡红，脉细无力。

【鉴别诊断】

痈类较多，因发病部位不同，临床表现各异，应与不同类症相区别。

【内服药疗法】

1. 火毒蕴结证：

［主证］患处突然出现肿胀不适，很快出现结块，表皮光软无头，焮红，灼热疼痛，范围迅速扩大，肿胀坚硬，很快化脓，可伴有恶寒发热，食欲不振，头身疼痛，舌红苔黄，脉弦滑或弦数。

［方剂］急消汤。

［组成］忍冬藤60g，茜草9g，紫花地丁30g，甘菊花9g，川贝母6g，黄柏3g，天花

粉、桔梗、生甘草各9g。

　　[制法]　水煎去滓。

　　[用法]　1日1剂。

　　[功效]　泻火解毒，活血祛瘀。

　　[主治]　痈疽红肿疼痛，外小内实大也。

　　[方剂来源]　清·陈士铎《辨证录》。

　　[注]　茜草：《本草纲目》记载其通经脉，治骨节风痛，活血行血。

　　[方剂]　活命饮。

　　[组成]　甘草节、赤芍、白芷、天花粉、贝母、乳香各3g，防风2.1g，当归尾、皂角刺、陈皮各4.5g，金银花9g，没药、大黄各1.5g，穿山甲3片。

　　[制法]　用好酒瓦罐煎，密封罐口，勿令泄气，煎熟，去滓。

　　[用法]　随疮上下饮之，服后再饮酒适量，侧卧而睡。

　　[功效]　清热解毒，活血消肿。

　　[主治]　痈毒疮疡。

　　[方剂来源]　明·李梴《医学入门》。

　　2. 肝脾火郁证：

　　[主证]　痈发于肝脾经脉循行之部位，局部肿胀，皮色焮红，灼热疼痛明显，痛引肩背，牵及两肋及腹股沟处，溃后脓液黄稠，常伴有发热恶寒，口苦咽干，食欲减退，大便秘结，小便黄赤，舌质红，苔黄燥，脉弦数。

　　[方剂]　柴胡清肝汤。

　　[组成]　川芎、当归、白芍、生地黄、柴胡、黄芩、山栀、防风、牛蒡子、连翘、甘草节各3g。

　　[制法]　水煎，去滓。

　　[用法]　温服。

　　[功效]　疏风活血，散结消肿。

　　[主治]　鬓疽、胁疽，初起未成者。

　　[方剂来源]　明·陈实功《外科正宗》。

　　[方剂]　加味三星汤。

　　[组成]　金银花60g，蒲公英30g，生甘草9g，玄参3g。

　　[制法]　用水300mL，煎取200mL，去滓。

　　[用法]　食前服。

　　[功效]　清热解毒。

　　[主治]　痈疽阳症。

　　[方剂来源]　清·陈士铎《洞天奥旨》。

　　[方剂]　柴胡清肝散。

　　[组成]　柴胡15g，黄芩45g（炒），人参3g，生地15g，当归、赤芍各30g，连翘90g，甘草15g，山栀45g（炒）。

　　[制法]　上为散，每次15g，水煎，去滓。

　　[用法]　微温服。

　　[功效]　清肝凉血。

［主治］肝火伤营，脉弦数者。

［方剂来源］清·徐大春《医略六书》。

［注］本方剂主治脉弦数症，与本症相似。

3. 湿热下注证：

［主证］多见臀部、腘窝处、下肢、足背等处，初起患处僵硬麻木疼痛，皮肤发红或焮红光亮，肿胀明显，逐渐疼痛加剧，周界不清，溃后脓液黄稠，痛彻筋骨，水肿难消，可伴有发热恶寒，身体倦怠，食欲减退，苔黄或黄腻，脉滑数。

［方剂］加味肾着汤。

［组成］炮姜、茯苓各36g，炙甘草、白术各21g，炮附子6g，肉桂7.5g，泽泻、杜仲、牛膝、防风各6g，当归10g，金银花30g。

［制法］水煎，去滓。

［用法］温服。

［功效］温肾祛寒，健脾利湿，消肿止痛。

［主治］腰疽，平漫而不焮赤。

［方剂来源］清·汪绂《医林纂要》。

［注］皮肤焮红光亮者，炮姜5g，炮附子、肉桂各3g。

清·陈士铎《洞天奥旨》卷七·腰痈："腰痈者，发于较肋下近腰带脉，乃玉枢、维道之穴也，足属足少阳之经，初长时，疼痛呼号，似乎阳症，然而腰乃至阴之发，未可作阳症治之。此症本生于过忍其精、欲泄不泄，以酿成大毒，似乎纯阴之症也。但火发毒成。则阴中有阳矣，未可以纯阴法治之，法宜阴阳并治为佳。倘不补阴而单治火毒，则肾气愈伤，而火毒难化。即补阴而不补阳，则阴无阳不生，火毒且深藏于肾宫，而不得外泄矣。惟合补阴阳，庶免偏胜之虞，而有解纷之妙也。"

［方剂］两治汤。

［组成］白术、杜仲、当归各30g，金银花90g，防己3g，豨莶草9g。

［制法］水煎，去滓。

［用法］1日1剂，温服。

［功效］清热解毒，利湿排脓，通络止痛。

［主治］腰眼生疽，疼痛呼号，毋论阳症、阴症，俱神效。

［方剂来源］清·陈士铎《洞天奥旨》。

［方剂］加味解毒汤。

［组成］黄芪（盐水拌炒）、黄连（炒）、黄芩（炒）、黄柏（炒）、连翘、当归（酒拌）各2.1g，甘草（炙）、白芍药、栀子仁（炒）各3g。

［制法］用水300mL，煎取240mL。

［用法］温服。

［功效］清热解毒，活血止痛。

［主治］痈疽大痛不止。

［方剂来源］明·陶华《痈疽验方》。

4. 阴虚毒盛证：

［主证］患处疮形单塌，根盘散漫，疮面紫滞，不易化脓，脓腐难脱，溃后脓液稀少或带血水，化脓处周边肿硬，并且疼痛剧烈，可伴有壮热，食欲减退，口干，大便秘结，小便

短赤，舌质红，苔黄，脉数或细数。

　　［方剂］滋阴内托散。

　　［组成］当归、川芎、白芍、熟地、黄芪各 4.5g，皂角刺、泽泻、穿山甲各 1.5g。

　　［制法］用水 400mL，煎至 320mL，去滓。

　　［用法］食前服。

　　［功效］养血滋阴，托里排脓。

　　［主治］……痈已成，肿痛发热。

　　［方剂来源］明·陈实功《外科正宗》。

　　［方剂］全生散。

　　［组成］生黄芪 12g，当归、金银花各 30g，茯苓 12g，薏苡仁、牛膝各 15g，地榆 3g，白术、萆薢各 9g，天南星 3g，生地黄 15g。

　　［制法］加水 750mL，煎出 200mL。

　　［用法］空腹服之。

　　［功效］滋阴生津，清热托毒。

　　［主治］各种痈疽症，无论已溃、未溃俱效。

　　［方剂来源］清·陈士铎《洞天奥旨》。

　　［方剂］小保安汤。

　　［组成］当归、茯苓、川芎、黄芪、麦门冬、陈皮、桔梗、人参、白术各 3g，半夏、甘草、藿香各 1.5g。

　　［制法］加生姜 3 片，大枣 2 枚，用水 400mL，煎至 320mL，去滓。

　　［用法］食远服。

　　［功效］益气养血，扶正托毒。

　　［主治］脑疽，已溃流脓。

　　［方剂来源］明·陈实功《外科正宗》。

【外治方药】

1. 胜冰散：

　　［组成］茵陈（焙）、防风（焙）各 15g，滑石 30g（别研细），当归（焙）、地龙（研）、乳香（别研）各 15g，螺青 30g（研），马牙硝 15g（研），各取末。

　　［制法］上药都拌匀，用新汲水调，不可令稀。

　　［用法］涂肿处，时时涂之，勿使至干。

　　［功效］清热解毒，活血消肿。

　　［主治］肿毒发背，一切痈疽，四边赤肿益增。

　　［方剂来源］宋·洪遵《洪氏集验方》。

2. 珍珠散：

　　［组成］珍珠、五膏（炒）、赤石脂、轻粉各 3g，白龙骨 9g，冰片 0.6g，狗胎骨 1.5g。

　　［制法］上为细末。

　　［用法］掺患处。

　　［功效］生肌收口。

　　［主治］痈疡。

　　［方剂来源］清·祁坤《外科大成》。

3. 万灵膏：

［组成］木香、乳香、没药、血竭各6g，蟾酥15g，紫石英、雄黄各6g，犀角3g，冰片1.5g，麝香3g。

［制法］上为细末，糯米粥和匀，捣制成条，每条1.5g。

［用法］用水摩擦患处。

［功效］活血解毒，消肿止痛。

［主治］痈疽、疔疮、蛇咬伤。

［方剂来源］宋·窦汉卿《疮疡经验全书》。

4. 生肌定痛散：

［组成］生石膏30g（为末，用甘草汤飞5~7次），硼砂15g，辰砂9g，冰片0.6g。

［制法］共为细末。

［用法］撒患处。

［功效］清热解毒，定痛生肌。

［主治］痈疽溃烂，红热肿痛，腐肉未尽。

［方剂来源］清·祁坤《外科大成》。

5. 平安散：

［组成］牛黄0.6g，火硝、月石、雄黄、朱砂各9g，麝香、冰片各0.6g。

［制法］上为细末。

［用法］臀疽，掺于膏药内贴患处；毒蛇、疯狗咬伤，点目内眦。

［功效］清热解毒，消肿敛疮。

［主治］臀疽初起，红肿顶破；毒蛇、疯狗咬伤。

［方剂来源］清·马培之《青囊秘传》。

6. 水杨膏：

［组成］水杨皮（锉）、槐皮（锉）各60g，黄丹150g，麒麟竭30g（末），密陀僧45g（细研），白松脂、蜡、白蔹（锉）各30g，降真香45g，油1000g。

［制法］先将油于铛内，微火煎水杨皮、槐皮，后下白蔹、麒麟竭、白松脂、降真香，再煎；候水杨皮黄黑色，以绵滤去滓，再入铛内重煎，即入密陀僧，并黄丹、蜡等，用柳木篦搅，勿令住手，候色变黑，旋滴于冷处，看硬软得所；膏成，盛于瓷器中，将膏摊于软帛上。

［用法］贴在患处，每日换2次。

［功效］生肌敛疮。

［主治］一切痈疽发背。

［方剂来源］宋·王怀隐《太平圣惠方》。

7. 生肌凤雏膏：

［组成］轻粉末3g，乳香末、血竭末、龙骨末各1.5g。

［制法］用鸡蛋10余枚，煮熟，去白用黄，铜勺内熬油约9g，倾入盏内，加上4味药末和匀。

［用法］每日早、午、晚用鸡翎蘸涂疮口内，以膏盖贴。

［功效］生肌长肉。

［主治］痈疽、痔疮溃后，腐肉已脱，新肌未生。

［方剂来源］明·陈实功《外科正宗》。

8. 十将丹：

［组成］腰黄（飞）12g，蝎尾（炙）10只，蜈蚣（炙）10条，蝉蜕6g（去翅、足），冰片1.2g，麝香0.9g，五倍子（瓦上炙）24g，炙穿甲片9g，半夏、南星各12g。

［制法］上为极细末。

［用法］掺膏药内，贴患处。

［功效］解毒消肿。

［主治］痈疽大毒未溃者。

［方剂来源］宋·钱乙《药奁启秘》。

9. 仙方隔纸膏：

［组成］黄连、何首乌（去皮）、草乌（去皮）、当归尾、白芷各15g，川乌（去皮）0.75g，黄丹（夏用）60g，乳香、没药、血竭各15g。

［制法］前6味，总为㕮咀，用清油150g，同药一处入于铫子内，以文武火熬，待药黑色，用布滤去滓，仍将药油入铫内，下黄丹，用桃柳枝一把，不住手搅之，又黑色，即将血竭、乳香、没药细末入内，搅匀略煎，滴在水中，成珠不散，却用瓦碗盛之，沉在冷水中，浸一昼夜出火毒。

［用法］贴患处。

［功效］清热解毒，活血消痈。

［主治］发背、痈疽，诸般恶毒疮疖。

［方剂来源］明·赵宣直《秘传外科方》。

10. 八将丹：

［组成］西黄1g，冰片1g，蝉蜕（烘）7枚，大蜈蚣（炙）7条，麝香1g，穿山甲（炙）7片，全蝎（炙）7只，五倍子（焙）9g。

［制法］上为细末。

［用法］用少许掺于疮顶上，以膏盖之。

［功效］消肿散结，提毒去腐。

［主治］一切疽毒不起，疔毒不透，腐肉不脱。

［方剂来源］清·高秉钧《疡科心得集》。

11. 三黄散：

［组成］生大黄、姜黄各6g，生蒲黄1.5g，冰片0.15g，麝香0.06g。

［制法］上为细末。用白蜜调，加葱、姜汁10～15mL，或芭蕉根汁、扁柏叶汁和蜜调俱可。

［用法］敷患处。

［功效］清热解毒，活血消肿。

［主治］颈痈，面痈。

［方剂来源］清·沈金鳌《杂病源流犀烛》。

12. 一笔消：

［组成］大黄60g，雄黄、藤黄各30g，蟾酥15g，木香3g，乳香、没药、白矾各9g。

［制法］上为细末，用蜗牛捣烂为丸。

［用法］用水醋磨，敷患处。

［主治］痈疽、发背、疔疮、对口、搭手、无名肿毒。

［方剂来源］清·凌奂《饲鹤亭集方》。

13．止痛排脓生肌神秘方：

［组成］生地黄汁 300mL，防风 22.5g（去芦头），羊肾脂 60g，麻油 300mL，乳香 30g，黄蜡 60g，乱发、当归各 15g，甘草 22.5g，白蔹 15g。

［制法］上为细末，以醋拌湿；先以油煎乱发消尽，下地黄汁，煎如鱼眼沸，候地黄汁尽，绵滤去滓，却于火上下蜡、香、脂，熟搅匀，煎令稠，盛于瓷盒内。取适量，涂于故帛上。

［用法］贴患处，一日换二次。

［功效］止痛排脓，养血生肌。

［主治］一切痈疽发背，已溃后日夜疼痛不可忍，脓不能出。

［方剂来源］宋·王怀隐《太平圣惠方》。

14．五枝膏：

［组成］香油 500g，桃枝、柳枝、橘枝、梅枝、桑枝各适量，蓖麻子 67 粒（去壳）。

［制法］上各药浸油中，同煎赤色，捞上五枝，用帛滤净，下乳香 3g，次下没药 9g，逐旋下黄丹 250g，次下沥青，不住手搅之，膏成为度。

［用法］贴患处。

［功效］消肿拔毒。

［主治］一切痈疽发背，疼痛不可忍。

［方剂来源］明·朱橚《普济方》。

15．五毒丹：

［组成］丹砂、雄黄、矾石、磁石、石胆各等分。

［制法］放入阳城罐内，盐泥固济，升炼取飞霜用。

［用法］敷患处。

［功效］解毒消肿，祛腐生肌。

［主治］痈疽。

［方剂来源］清·赵学敏《串雅内编》。

［注］方中丹砂、雄黄、胆矾、矾石均有解毒之功，而胆矾又能祛腐，矾石又能生肌，更用磁石能消肿毒。五药合用，共成解毒消肿、祛腐生肌之功。

16．千捶膏：

［组成］嫩松香 120g，巴豆仁 5 粒，蓖麻仁 21g，杏仁（去皮）、乳香（去油）、没药（去油）、铜绿各 3g。

［制法］共入石臼内，捣 2000 余下，即成膏，取起，浸清水中。

［用法］随疮大小，用手捻成薄片，贴疮上，以绢盖之。

［功效］消肿拔毒。

［主治］痈疽疔毒初起，瘰疬，小儿鳝拱头，臁疮久不收口。

［方剂来源］清·顾世澄《疡医大全》。

17．八将擒王散：

［组成］天龙 4 条，全蝎 7 个，穿山甲片 6g，儿茶、蝉蜕各 3g（去砂），雄精 4.5g，冰片 1g，麝香 0.6g。

［制法］上为末，用麻黄煎浓汁，收药阴干，再研贮瓶，勿泄气。

［用法］未溃者，用少许掺膏上贴之；如已溃之，以此掺之。

［功效］消肿生肌。

［主治］痈疽未溃或已溃者。

［方剂来源］清·沈志裕《疡科遗编》。

【外治疗法】

1. 初期：痈局部红肿热痛用万灵膏、三黄散、一笔消、千捶膏、仙方隔纸膏外涂贴患处以清热解毒，活血通络，消肿止痛（详见本章节）。

2. 中期：患处皮肤红肿光亮，周界不清，疼痛加剧，或顶部溃烂，用八将擒王散、五枝膏、十将丹涂贴以止痛排脓，如红肿顶破溃用平安散，清热解毒，消肿敛疮（详见本章节）。

3. 收口期：疮口有腐肉难脱，或腐肉高突或疼痛者用五毒丹、止痛排脓生肌神秘方、生肌定痛散外用涂、贴、撒。若溃后新肉生长缓慢用水扬膏、生肌凤雏膏、珍珠散外用以生肌收口（详见本章节）。

【手术疗法】

成脓后必须手术者，切开时，切口够大、够深，消灭死腔，以利充分引流。

【护理与预防】

1. 疮口皮肤保持清洁，患处不得捏挤。

2. 外敷药宜贴患处周围，比患处范围要大，未溃前敷药宜厚，溃后宜薄，内撒粉剂时宜均匀；用箍药时，保持湿润，宜中央留孔透气。

3. 忌食辛辣之品，饮食宜清淡。

4. 有消渴病患者，应积极施治。

第十二节　腹股沟浅部急性化脓性淋巴结炎

腹股沟浅部急性化脓性淋巴结炎，多有下肢、阴部皮肤破损或足癣、湿疹史。致病菌从破损的皮肤侵入感染引起腹股沟淋巴结炎。中医称本病为"跨马痈""股阴疽"。

【中国古代中医论述】

1. 唐·孙思邈《备急千金要方》卷第二十二·痈疽第二："脉滑而数，滑则为实，数则为热，滑即为荣，数即为卫，荣卫相逢，即结为痈，热之所过即为痈脓。"

2. 隋·巢元方《诸病源候论》卷三十三·痈疽病诸候上："荣者血也，卫者气也。荣血得寒则涩而不行，卫生从之，与寒相搏，亦壅遏不通。气者阴也，阳气蕴积，则生于热寒热不散，故聚积成痈。"

3. 明·王肯堂《证治准绳》卷之四·股部、股阴疽："或问：大股之内、阴囊之侧，生毒何如？曰：在左为上马痈；在右名下马痈……俱属足太阳经湿热、七情不和、忧愤所致……按足三阳之脉，在外皆曰髀，足三阴之脉，在内皆曰股，今曰：大股之内，阴囊之侧，则属三阴经而厥阴为多明矣，乃以为足太阳，不亦谬乎？"

"一人年二十余，股内患毒日久，欲求内消，诊脉滑数，知脓已成，因气血虚不溃，刺之脓出作痛，用八珍汤稍可，但脓水清稀，用十全大补汤三十余剂而痊。"

4. 清·许克昌、毕法《外科证治全书》卷三·前阴证治："跨马痈生肾囊之旁，大腿根里夹缝中，肿如鹅卵，陨坠壅重，赤色焮痛。初宜服仙方活命饮消之，溃后，用托毒散、犀黄丸愈之。"

5. 清·徐惠铿《外科选要》卷四·股阳疽股阴疽·骑马痈、涌泉疽："《心法》曰：股阴疽，一名赤施发，生于股内合缝下近阴囊之侧，因偏在厥阴经，故名股阴也。"

6. 清·吴谦《医宗金鉴》卷六十九·跨马痈："此证一名骗马坠，生于肾囊之旁，大腿根里侧，股缝夹空中，由肝、肾湿火结滞而成。初如豆粒，渐渐肿如鹅卵，陨坠壅重，色红焮痛，暴起高肿，速溃稠脓者顺；若漫肿平塌，微热微红，溃出稀脓者险，多成串皮漏证。"

【病因病理】

外感寒湿毒邪，或湿热下注，或皮肤破损染毒，壅而不通，阻于脉络，营卫不和，则生于热，寒热不散，故聚积成痈。

现代医学认为，致病菌从破损的皮肤侵入蔓延到所属区域，引起腹股沟淋巴结炎，致病菌常为金黄色葡萄球菌。

【临床表现】

初起腹股沟部不适有结块渐渐增大，形如鸡卵，皮肤色不变，肿胀发热，疼痛明显，患侧步行时疼痛加重，伴有怕冷发热，若肿块增大，皮色转红，持续跳痛，并有恶寒发热，口渴，大便干结，舌质红，舌苔黄腻，脉滑数，已化脓之象。

【内服药疗法】

1. 湿热蕴结证：

[主证] 胯腹部夹缝中肿如鹅卵，陨坠壅重，赤色焮痛，下肢屈难伸，伴有恶寒发热，口干纳少，舌质红，舌苔黄腻，脉滑数。

[方剂] 活命饮。

[组成] 甘草节、赤芍、白芷、天花粉、贝母、乳香各 3g，防风 2.1g，当归尾、皂角刺、陈皮各 4.5g，金银花 9g，没药 15g，大黄 1.5g，穿山甲 3 片。

[制法] 用酒煎，去滓。

[用法] 食远服，服后再饮酒适量，侧卧而睡。

[功效] 清热解毒，排脓止痛。

[主治] 痈毒疮疡。

[禁忌] 酸物、铁器、已溃者忌服。

[方剂来源] 明·李梴《医学入门》。

[方剂] 五神汤。

[组成] 茯苓、车前子各 30g，金银花 90g，牛膝 15g，紫花地丁 30g。

[制法] 水煎，去滓。

[用法] 分 2 次温服。

[功效] 清热利湿，解毒消肿。

[主治] 痈肿。

[方剂来源] 清·陈士铎《辨证录》。

2. 气虚毒壅证：

[主证] 疮形漫肿，根盘散大，疮色不泽，化脓迟缓，溃后脓液清稀，闷肿胀痛，患侧活动受限，易成空壳，伴有全身畏寒高热或身不扬，面色苍白，身倦无力，舌质淡红，舌苔微黄，脉细数。

［方剂］托里排毒汤。

［组成］生黄芪 6g，人参、炙白术、当归、炒白芍、金银花、连翘、茯苓、陈皮、贝母各 3g，白芷、桔梗各 4.5g，桂心、甘草各 1.5g。

［制法］加生姜 1 片，用水 600mL，煎至 200mL，去滓。

［用法］食远温服。

［功效］扶正托里，解毒排脓。

［主治］痈疽初溃，脓出不畅。

［方剂来源］清·梅启照《梅氏验方新编》。

【外治方药】

1. 金黄散：

［组成］白芷、白及、白蔹各等分。

［制法］上为细末。

［用法］用新汲水调敷。

［功效］消肿解毒。

［主治］痈毒。

［方剂来源］明·楼英《医学纲目》。

2. 八厘金：

［组成］番木鳖（水浸，去皮，麻油炸枯）15g，蟾酥 9g，僵蚕 3g，乳香 6g，胆矾 3g，川蜈蚣 9g，穿山甲片 3g，没药 6g，血竭 3g，朱砂 9g，蝉蜕 3g，全蝎 9g，麝香 1.5g，牙皂 15g（去弦，炙），川乌、雄黄各 3g。

［制法］上为细末，端阳修合，水泛为丸，如莱菔子大。

［用法］每次 0.24g，陈酒送服。小儿减半。

［功效］解毒消肿。

［主治］痈疽、发背、疔肿未成黄。

［方剂来源］清·鲁照《串雅补》。

3. 八将擒王散：

［组成］天龙 4 条，全蝎 7 只，穿山甲片 6g，儿茶、蝉蜕各 3g（去砂），雄精 4.5g，冰片 1g，麝香 0.6g。

［制法］上为末，用麻黄煎脓汁，收药阴干，再研贮瓶，勿泄气。

［用法］未溃者，用少许掺膏上贴之；如已溃之，以此掺之。

［功效］消肿生肌。

［主治］痈疽未溃或已溃者。

［方剂来源］清·沈志裕《疡科遗编》。

4. 乳香拔毒散：

［组成］黄柏、黄芩各 60g，地骨皮、乳香（另研）各 30g，没药（另研）9g。

［制法］上为末，井水调作膏子，摊在纸花上。

［用法］贴于患处。

［功效］清热解毒，活血止痛。

［主治］痈肿疮疖。

［方剂来源］明·朱橚《普济方》。

5. 乳香定痛散：

[组成] 乳香、没药各 15g，滑石 30g，冰片 3g。

[制法] 上为细末。

[用法] 用酒调外敷患处。

[功效] 收湿敛疮。

[主治] 一切疮疡，溃烂疼痛，及一切损伤。

[方剂来源] 明·薛铠《保婴撮要》。

6. 青宝丹：

[组成] 大黄 500g，姜黄 250g，黄柏 250g，白芷 180g，青黛、白及各 120g，天花粉 60g，陈皮 120g，甘草 60g。

[制法] 上为细末。

[用法] 每次用 10~30g，用野菊花捣汁，或淡茶叶泡汤候冷，或加蜜水，或甜菜汁，或丝瓜叶汁，或甘露根汁，或鲜美芙蓉叶汁，或夏枯草泡汤，皆可调敷，随症选用。

[功效] 箍毒托脓。

[主治] 一切热毒红肿者。

[方剂来源] 明·傅山《青囊秘传》。

【外治疗法】

1. 初起可用乳香拔毒散、金黄散外敷（详见本章节）。

2. 成脓肿痛用青宝丹箍毒托脓，用八将擒王散消肿生肌（详见本章节）。

3. 脓净后可敷生肌玉红膏收口。

【手术疗法】

参照痈的手术疗法内容。

【护理与预防】

1. 疮口周围皮肤保持清洁，禁挤压撞、过早切开等。

2. 忌辛辣、肥甘鱼腥等发物。

第十三节 急性网状淋巴管炎

急性网状淋巴管炎是皮肤突然发红，色如涂丹的一种急性感染性疾病。中医称"丹毒""抱头火丹""流火""游火""腿游风""赤游丹"。因发病部位不同，名称各异。发于头面部者称"抱头火丹"；发于躯干者称"内发丹毒"，发于小腿、足部者称"腿游风""流火"，新生儿多生于臀称"赤游丹毒""游火"。

【中国古代中医论述】

1.《素问·至真要大论》："少阳司天，客胜则丹胗外发，及为丹熛。"

[注] "丹熛"：病名，丹毒之类。

2. 隋·巢元方《诸病源候论》卷三十一·丹毒病诸候："丹者，人身体忽然焮赤，如丹涂之状，故谓之丹。或发手足，或发腹上，如手掌大，皆风热恶毒所为。重者，亦有疽之类，不急治，则痛不可堪，久乃坏烂。"

3. 隋·巢元方《诸病源候论》卷四十九："丹候……风热毒气，客于腠理，热毒搏于血气，蒸发于外，其皮上热而赤，如丹之涂，故谓之丹也。若久瘥，即肌肉烂伤。""赤丹候……此谓丹之纯赤色者，则是热毒搏血气所为。"

4. 唐·孙思邈《备急千金要方》卷第二十二·丹毒第四："论曰，丹毒一名天火，肉中忽有赤如丹涂之色……治之皆用长麻膏也。升麻膏方：升麻、白薇、漏芦、连翘、芒硝、黄芩各60g，蛇衔、枳实各90g，栀子4枚，蒴藋120g。上十味微捣之，水三升浸半日，以猪膏5升，煎令水气尽，去滓。膏成敷，诸丹皆用之，日三，及热疮肿。"

5. 宋·赵佶《圣济总录》卷第一百八十三·小儿诸丹："风热发丹……其发无定处……流走经络，散发肌表，如涂丹之赤。"

6. 宋·王怀隐·《太平圣惠方》卷第六十四·治一切丹毒诸方："夫一切丹毒者，为人身体忽然变赤如丹之状，故谓之丹毒也。或发手足，或发腹上，如掌大。皆风热恶毒所为。重者亦有疽之类也。若不急治，则痛不可忍，久乃坏烂，出脓血数升。若发于节间，便令人四肢毒肿，入于肠则煞人。小儿得之，最为急也。"

7. 明·陈实功《外科正宗》卷之四·火丹："火丹者，心火妄动，三焦风热乘之。故发于肌肤之表……干者色红，形如云片，上起风粟，作痒发热，此属心肝二经之火，治以凉心泻肝，化斑解毒汤是也。"

8. 明·王肯堂《证治准绳》卷之五·丹毒："发丹色状不一，痒痛亦异，大概皆因血热，肌虚风邪所搏而发，然色赤者多，以赤故谓之丹。宜消风散……金花散……"

9. 清·王维德《外科证全生集》赤游治法："初生幼孩，因胎中受毒，腿上患红肿成片身热名曰赤游。"

10. 清·许克昌、毕法《外科证治全书》卷四·小儿赤游丹："由胎中受毒，多先患于腿，红肿成片，游走遍身必死……服药……荆防败毒散，四物消风散，补中益气汤。"

11. 清·高秉钧《疡科心得集》辨小儿赤游丹："赤游丹者，乃心火内郁，三焦风热乘之，故发于肌肤之表，风胜则树木皆摇，故令游走殊速，名之丹者，以应心火色赤也。"

12. 清·高秉钧《疡科心得集》辨大头瘟抱头火丹毒论："抱头火丹毒者，亦中于天行热毒而发，较大头瘟证为稍轻。初起身发寒热，口渴舌干，脉洪数，头面焮有晕。治以犀角地黄汤……"

[注] 高秉钧：将丹毒分为上半身、下半身论述："夫身半以上天之气也，身半以下地之气也，此邪热客于心肺之间。"

13. 清·顾世澄《疡医大全》卷之二十五·流火门主论："凡腿上或头面红赤肿热，流散无定，以碱水扫上，旋起白霜者，此流火也。流火两脚红肿发亮，其热如火者是。骆潜庵曰：腿脚红肿名火延丹。"

14. 清·徐慧钰《外科选要》卷六："凡一切丹毒，必先内服解毒，方可外敷，盖毒易入难出。肌肉受伤，其害轻，脏腑受伤，其害速。"

【病因病理】

本病是血热肌虚，火毒侵袭，火毒与血热在肌虚之处相搏结，蕴阻肌肤，不得外泄而发。宋·赵佶《圣济总录》卷第一百三十八·诸丹毒："热毒之气暴发于皮肤间，不得外泄，则蓄热为丹毒。"或肌肤破损染毒，因皮肤损伤、虫咬、脚癣糜烂等风热毒邪乘虚而入所致。但因所发部位，经络循行之间，其风热火毒侵袭部位有差异。如发于头面者，为风热火毒，来势凶猛。清·高秉钧《疡科心得集》辨大头瘟抱头火丹毒论："其候发于鼻面、耳项、咽喉、赤肿无头或结核有根，初起状如伤寒，令人憎寒发热，头痛，肢体甚痛，恍惚不宁……五、七日乃能杀人。"若发于腰胯者，为肝经火旺，脾经湿热相壅而成；发于下肢腿足者，为湿热下注，化为火毒；发于小儿者，是胎毒胎火所致。

现代医学认为，丹毒是指溶血性链球菌从皮肤黏膜的伤口处侵犯皮内网状淋巴管的急性炎症。

【临床症状】

本病发病部位多数发于下肢，小腿为最多见，头面次之，新生儿丹毒常为游走性。全身症状常先有恶寒、发热、头痛，随之出现患处疼痛，纳差，便秘尿赤，苔薄黄或黄腻，脉数或滑数。局部先起小片红斑，很快形成大片鲜红色如同涂丹，稍高出皮面，境界清楚，压之退色，放手又显红色，表面紧张光亮，红肿区触之灼热，有触痛，严重者红肿处可有紫癜、瘀斑，可有水疱，很少化脓，偶尔可见结毒化脓，皮肤坏死腐烂。常可见患处附近臖核肿痛，病程在红斑向四周迅速扩散的同时，中央皮损渐由鲜红转为棕黄色，经5~7天后，脱屑向愈。若见头面、四肢流向胸腹者多为逆候，若见壮热烦躁、神昏谵语、恶心呕吐，为毒火内攻，毒盛也。新生儿丹毒，游走不定，多有皮肤坏死，可有高热烦躁、呕吐等严重的全身症状为逆候。发于在头面部丹毒，先发于鼻额，后肿于目，两眼睑肿胀如桃，不能视；如由于耳部破损引起，先肿于耳之上下前后，次肿头角。发于腿胫部者，先肿于小腿，亦可延及大腿。

实验室检查：白细胞总数及中性白细胞比例升高，可出现核左移和中毒颗粒。

【鉴别诊断】

本病可与痈、发、面游风毒相鉴别。

【内服药疗法】

1. 风热毒蕴证：

［主证］多发于头面部，皮肤红肿如云片，灼热，肿胀疼痛，甚则发生火疱，眼胞肿难睁，重者咽喉梗塞，开口困难，不能进食，可伴有恶寒发热、头痛或壮热气急，口干唇燥，舌质红，舌苔薄黄或黄，脉浮数。

［方剂］普济消毒饮子。

［组成］酒黄连、酒黄芩各15g，人参9g，陈皮、桔梗、元参、柴胡、甘草各6g，牛蒡子、马勃、板蓝根、连翘各3g，升麻、僵蚕各1.5g。

［制法］共为末。

［用法］取一半，白汤调和，时时呷之。

［功效］疏风清热，消肿解毒。

［主治］清·沈金鳌《杂病源流犀烛》卷二十："初觉憎寒或发热……次传头面肿甚，目不能开，上喘，咽喉不利，舌干口燥……此邪热于心肺之间，上攻头面，而为肿甚，遂制一方，名曰普济消毒饮子，服之皆愈。"

［方剂来源］清·沈金鳌《杂病源流犀烛》。

2. 肝脾湿火证：

［主证］多发于胸腹腰胯部，皮肤焮赤肿胀，灼热疼痛或红肿蔓延，伴纳少，口干口苦，舌质红，舌苔黄腻，脉弦滑数。

［方剂］龙胆泻肝汤。

［组成］龙胆草、当归尾各6g，金银花、天花粉、连翘、黄芩各4.5g，牡丹皮、防风、木通、知母、甘草各3g。

［制法］水煎，去滓。

［用法］分2次，温服。

［功效］泻汗利湿，清热解毒。

［主治］湿热下注、皮肤焮赤肿胀等症。

［方剂来源］清·王洪绪《外科全生集》。

［方剂］化斑解毒汤。

［组成］玄参、知母、石膏、人中黄、黄连、升麻、连翘、牛蒡子各等分，甘草1.5g。

［制法］用水400mL，加淡竹叶20片，煎至320mL，去滓。

［用法］温服，不拘时候。

［功效］清火解毒，行瘀散肿。

［主治］丹毒。

［方剂来源］明·陈实功《外科正宗》。

［注］明·李时珍《本草纲目》升麻："消斑疹，行瘀血。"

3. 湿热毒蕴证：

［主证］发于下肢，局部红赤肿胀，灼热疼痛，或有水疱，紫斑，重者患处化脓或坏死，腐烂，伴有食少纳呆，舌质红，舌苔黄腻，脉滑数。

［方剂］清热泻湿汤。

［组成］盐酒炒黄柏、苍术各3g，紫苏叶、赤芍、木瓜、泽泻、木通、防己、槟榔、枳壳、香附、羌活、甘草各2.1g，黄连3g，大黄2.1g。

［制法］水煎，去滓。

［用法］温服。

［功效］利湿清热，活血解毒。

［主治］下肢红赤胀痛。

［方剂来源］清·沈金鳌《杂病源流犀烛》。

［方剂］清热渗湿汤。

［组成］黄连、茯苓、泽泻各3g，黄柏（盐水炒）、苍术、白术各4.5g，甘草1.5g。

［制法］水煎，去滓。

［用法］温服。

［功效］清热渗湿。

［主治］湿热肿、疼痛。

［方剂来源］明·孙一奎《赤水玄珠》。

［方剂］化毒除湿汤。

［组成］当归尾、泽兰、牡丹皮、赤芍、金银花、枳壳、通草。

［制法］水煎，去滓。

［用法］温服。

［功效］清热解毒，活血祛瘀，行水消肿。

［主治］湿热下注。

［方剂来源］清·高秉钧《疡科心得集》。

4. 胎火蕴毒证：

［主证］发生于新生儿，常由脐围臀腿红斑可迅速向外扩散，皮肤红肿，灼热，重者可游走全身，伴有壮热烦躁，甚则神昏谵语。

［方剂］化丹汤。

［组成］川独活、射干、麻黄（不去根、节）、青木香、甘草、黄芩、薄桂（去粗皮）、石膏末各 15g。

［制法］上药㕮咀。每服 6g，水 150mL，煎至 100mL。

［用法］不拘时温服。

［功效］宣肺散风，清热化痰。

［主治］小儿风热郁于肌表，发为丹毒。

［方剂来源］元·曹世荣《活幼心书》。

［方剂］紫雪散。

［组成］升麻、寒水石、石膏、犀角、羚羊角各 30g，元参 60g，沉香、木香各 15g，甘草 24g。

［制法］用水 1.25L，同煎至 250mL，滤清，再煎滚，投提净朴硝 108g，微火慢煎，水气将尽欲凝结之时，倾入碗内，下朱砂、冰片各 6g，金箔 100 张，各预研细和匀，碗炖，水内候冷，凝成雪。

［用法］大人每次 3g，小儿 0.6g，10 岁者 1.5g，徐徐咽之即效。病重者加 3g 亦可，或用淡竹叶、灯心汤化服。

［功效］清热解毒。

［主治］丹毒失治，毒气入里，壮热烦躁甚至则神昏谵语及腹胀坚硬，声音嘶哑，吮乳难下。

［方剂来源］明·陈实功《外科正宗》。

【外治方药】

1. 如意金黄散：

［组成］天花粉（上白）5kg，黄柏（色重者）、大黄、姜黄、白芷各 2.5kg，紫厚朴、陈皮、甘草、苍术、天南星各 1kg。

［制法］上㕮咀，晒极干燥，用大驴磨连磨 3 次，方用密绢罗筛出，瓷器收贮，勿令泄气。

［用法］凡遇红赤肿痛，发热未成脓者，及夏月火令时，俱用茶汤同蜜调敷；如微热微肿，及大疮已成，欲作脓者，俱用葱汤同蜜调敷；如漫肿无头、皮色不变、湿痰流毒、附骨痈疽、鹤膝风，俱用葱酒煎调；如风热恶毒所生疾患，必皮肤亢热，红色光亮，形状游走不定，俱用蜜水调敷；如天疱疮、火丹、赤游丹、黄水、漆疮、恶血攻注等症，俱用大兰根叶捣汁调敷，加蜜亦可；汤泼火烧，皮肤破烂，麻油调敷。

［功效］清热解毒，消肿定痛。

［主治］火丹、赤游丹，外科一切痈疡属阳证者，及跌打损伤，虫蛇咬伤。

［禁忌］皮色不红者忌敷，并忌入口。

［方剂来源］明·陈实功《外科正宗》。

［注］本方又名金黄散（《嵩崖尊生全书》卷十二）、神效金黄散（《良朋汇集》卷五）、金黄如意散（《奇方类编》卷下）。

2. 柏叶散：

［组成］鲜柏叶（用侧柏一握）、大黄、青黛、黄柏各 15g，轻粉 6g。

［制法］共为细末。

［用法］将柏叶捣烂，和入银花汤一盏，绞汁调涂。

　　［功效］凉血解毒消丹。

　　［主治］丹毒。

　　［方剂来源］清·徐惪锉《外科选要》。

　　3. 紫荆散：

　　［组成］紫荆皮、赤小豆、荆芥、地榆各3g。

　　［制法］上为细末。

　　［用法］以鸡子清调涂。

　　［功效］清热解毒。

　　［主治］丹毒，从头上前向脑后红肿。

　　［方剂来源］清·陈士铎《洞天奥旨》。

　　4. 紫金锭：

　　［组成］大黄30g，降香屑15g，山慈姑9g，红芽大戟（去芦根）、南星、生半夏各15g，雄黄9g，麝香0.9g，乳香（去油）、没药（去油）各9g。

　　［制法］上为极细末，以面糊打为锭子。

　　［用法］用鲜菊叶汁磨敷。

　　［功效］清热解毒，活血消肿。

　　［主治］一切风火肿毒。

　　［方剂来源］清·高秉钧《疡心得集》。

　　【外治疗法】

　　1. 红肿初起者，如意黄金散、柏叶散、紫荆散外敷（详见本章节）。

　　2. 蒲公英、马齿苋、柳树鲜各等分捣烂外敷。

　　3. 用三黄散敷患处，有活血消肿之功（详见急性蜂窝织炎章节）。

　　4. 砭镰法：患处消毒后用三棱针浅刺皮肤放血，也可在委中穴针刺放血，泄其热毒（血红者轻，紫色重）。此法只适用下肢丹毒，头面部禁用。砭毕用柏叶散调敷（详见：清·徐惪锉《外科选要》）。

　　【护理与预防】

　　1. 忌食鱼腥发物，辛辣食品，床边隔离。

　　2. 外敷清热解毒，活血消肿散剂。对皮肤黏膜破损者，应及时治疗。

　　3. 对反复发作患者应多加防护，采用多种疗法给予彻底有效治疗。

第十四节　颈部淋巴结结核

　　颈部淋巴结结核是发生于颈部由结核杆菌引起的慢性化脓性疾病。中医称瘰疬（小者称瘰，大者称疬），俗称"疬子颈"或"老鼠疮"，累及胸胁者称"马刀侠瘿"。

　　【中国古代中医论述】

　　1.《灵枢·寒热》："寒热瘰疬在于颈腋者皆何气使生？此皆鼠瘘寒热之毒气也，留于脉而不去者也。"

　　2. 隋·巢元方《诸病源候论》卷三十四·瘰疬瘘候："此由风邪毒气，客于肌肉，随虚处而停结为瘰疬，或如梅、李、枣核等大小，两三相连在皮间，而时发寒热是也。久则变脓，溃成瘘也。"

　　3. 唐·孙思邈《备急千金要方》卷第二十三·瘰疬："凡项边腋下先作瘰疬者，欲作漏也，宜禁五辛酒面及诸热食。凡漏有似石痈，累累然作瘰子，有核在两颈及腋下，不痛不热，治者皆练石散敷其外，内服五香连翘汤下之。已溃者治如痈法。诸漏结核未破者，火针使著核结中，无不瘥者。"

4. 宋·赵佶《圣济总录》卷第一百二十七·瘰疬门："论曰：瘰疬诸病，皆由风热毒气蕴积藏府，搏于肝经所致。盖肝主筋，毒气攻于筋脉，故随肌肉虚处停结而为瘰疬。多生颈腋间，其状结核，累累相连，或如梅李，故谓之瘰疬。"

5. 宋·赵佶《圣济总录》卷第一百二十七·诸瘘："瘰疬瘘，则瘰疬诸证，论之为详，其名其证，虽则不同，然皆由饮食居处不慎，忧思恚怒，或冲冒寒暑，或劳伤血气，邪毒蕴结，留滞血脉，久而不去，故为瘘也。"

6. 金·李东垣《兰室秘藏》卷下·疮疡门："瘰疬绕颈，或至颊车，此皆由足阳明胃经中来，若疮深远，隐曲肉底，是少阴肾经中来，乃戊脾传于癸肾，是夫传要，俱作块子坚硬，大小不等。"

7. 金·李东垣《兰室秘藏》卷下·疮疡门："瘰疬，马刀挟瘿，从耳下或耳后下颈至肩上，或入缺盆中，乃手足少阳之经分，其瘰疬在颏下，或至颊车，乃足阳明之经分。受心脾之邪而作也。"

8. 元·齐德之《外科精义》卷上·论瘰疬治法："夫瘰疬之病，其名甚多。《巢氏病源》载之三十六种，《千金》、《圣惠》所论瘰疬九漏总论，说有风毒、热毒、气毒之异，瘰疬、结核、寒热之殊，其本皆由恚怒气逆，忧思过甚，风热邪气，内搏于肝，盖怒伤肝，肝主筋，故令筋蓄结而肿。其候多生于颈腋之间，结聚成核。初如豆粒，后若梅李核，累累相连，大小无定。初觉憎寒壮热，咽项强痛，肿结不消……可服内消丸或皂角丸之类……若肿结深硬，荏苒月日，不能内消者，久必成脓。若肿高而稍软，其人面色萎黄，皮肤壮热上蒸，脓已成也，可以针决核中，令其溃散，则易愈也。"

9. 明·王肯堂《证治准绳·疡医》卷之三："瘰疬马刀结核连续者，为瘰疬。形长如蛤者，为马刀。一云，瘰疬者结核是也，或在耳后耳前，或在耳下连及顺颔，或在颈下连缺盆，皆谓之瘰疬。或在胸及胸之侧，或在两肋，皆谓之马刀。手足少阳主之。

《集验》云：夫瘰疬疮者，有风毒、热毒、气毒之异，瘰疬、结核、寒热之殊。其证皆由忿怒、气逆、忧思过甚，风热邪气内搏于肝经。盖怒伤肝，肝主筋，故令筋缩结蓄而肿也。其候多生于颈项、胸腋之间，结聚成核，初如豆粒，后若梅李，累累相连，大小无定。初觉憎寒壮热，咽项强痛，肿结不消者，便当服散肿溃坚汤，或五香连翘、漏芦汤之类散之……又有马刀疮，亦生于项腋之间，有类瘰疬。但初起其状如马刀，赤色如火烧烙极痛，此疮甚猛，宜急治之，不然多成危殆也，临证辨之……

戴复庵云：瘰疬之病，皆血气壅结，根在脏腑，多结于颈项之间，累累大小，无定发作，寒热、脓血、溃烂……薛新甫云：瘰疬之病，属三焦肝胆二经，怒火、风热、血燥，或肝肾二经精血亏损，虚火内动，或恚怒、气逆、忧思过甚，风热邪气内搏于肝。盖怒伤肝，肝主筋，肝受病，则筋累累然如贯珠也。其候多生于耳前后、项腋间，结聚成核，初觉憎寒恶热，咽项强痛。若寒热焮痛者，此肝火风热而气病也。"

10. 明·芮经·经梦德《杏苑生春》卷八·瘰疬："夫瘰疬，皆由恚怒气逆，忧思过甚，风热邪气内搏于肝。盖怒伤肝，肝主筋，故令筋蓄结而肿。其症多生于颈腋之间，结聚成核，初如豆粒，后若梅核，或在耳后，连及颐颔，至缺盆，在锁字骨陷中，皆为瘰疬手少阳三焦经主之。或在胸及胸侧，皆为马刀疮，足少阳胆经主之。二经多气少血。

瘰疬者，指其累累相连，历历三五枚，久久不消，渐渐长大，按之则动而微痛，不憎寒壮热，惟午后微有热，或夜间口干，饮食少思，四肢倦怠，是以坚而不能溃，溃而不能合。有风毒者得之于风，热毒者得之于热，气毒者得之于气。乃风热邪气蕴结乃成，皆由气血不足，往往变为劳者。"

11．明·陈实功《外科正宗》瘰疬论第十九："夫瘰疬者，有风毒、热毒、气毒之异，又有瘰疬、筋疬、痰疬之殊。风毒者，外受风寒搏于经络……热毒者，天时亢热，暑中三阳，或内食膏粱厚味，酿结成患……气毒者，四时杀厉之肝，盖肝主筋，故令筋缩，结蓄成核……痰疬者，饮食冷热不调，饥饱喜怒不常，多致脾气不能传运，遂成痰结。初起如梅如李……久则微红，后必溃破，易于收敛。凡观此症，别其风毒者散其风、除其湿，如防风解毒汤之类是也。热毒者，清其脾，泻其热，连翘消毒饮之类是也。气毒者，调其血，和其气，藿香正气散之类是也。瘰疬者，散其坚，和其血，散肿溃坚汤之类是也。筋疬者，清其肝，解其郁，柴胡清肝汤之类是也。痰疬者，豁其痰，行其气，芩连二陈汤之类是也。又有……志不得发，思不得遂，积想在心，过作精力，此劳中所得者，往往有之，最为难治。"

12．明·芮经·纪梦德《杏苑生春》卷八·瘰疬："有疮结硬如石，或在耳下，或至缺盆中，动之无根，名曰马刀。或肩上，或于胁下，皆手足少阳经中。及瘰疬在颏，或至颊车，坚而不溃，或足阳明经中所出，或二症疮破脓流，并以散肿溃坚汤治之。"

散肿溃坚汤：黄芩酒炒一半，八钱，草龙胆酒洗，炒四次。桔梗、瓜蒌根酒洗，黄柏酒炒，知母、昆布各五钱，柴胡一钱，甘草炙，三棱酒洗，桔梗、连翘各三钱，干葛、白芍药、当归须、黄连酒炒，各二钱，海藻炒，升麻各五钱。上件㕮咀，每贴一两，煎去渣，食后热服……另攒半料，作细末，炼蜜为丸，如绿豆大，每服百余丸。用此药汁留一口送下。

13．清·王维德《外科证治全生集》上部治法·瘰疬治法："凡瘰疬内有溃烂，间有成脓未溃者，亦有未成脓者，须服犀黄丸。止其已溃之痛，松其成脓未溃之张，消其未成脓之核。已成脓者，用咬头膏穿之。口服温补、祛痰通腠、活血壮气之剂，外贴阳和解凝膏而愈。其瘰疬延烂至肩胸胁下，不堪之极者，须用洞天救苦丹三服，犀黄丸六服，服有规法载前。服完，九日后，皮色变白，孔内红活，接服大枣丸。肌肉渐长，用生肌散日敷收功。"

14．清·许克昌、毕法《外科证治全书》卷三·瘰疬："小者为瘰，大者为疬，生于项间。初起一小核在皮里膜外，不觉疼痛，皮色不异。渐大如桃李，旁增不一。诸书辨其名类云：形软遇怒即肿盛者，名气疬；坚鞭筋缩者，名筋疬；形如蛤蜊坚鞭作痛作肿者，名马刀瘰疬；一包而生数十枚者，名莲子疬；绕项而生者，名蛇盘疬；其形大小不一连接数枚者，名子母疬；如黄豆结荚一般者，名锁项疬；形小多痒者，名风疬；生项间延至胸腋者，名瓜藤疬；一枚上堆累三、五枚盘迭成攒者，名重台瘰疬；生如鼠形名鼠疬，又名鼠疮，累累如串，俗名老鼠串。要皆属肝肾虚损，气结痰凝而成。"

15．清·高秉钧《疡科心得集》卷上·辨瘰疬瘿瘤论："瘰疬之病，属三焦肝胆等经风热血燥，或肝肾二经精血亏损，虚火内动。人或患怒忧思，气逆于肝胆二经，二经多气少血，故怒伤肝则木火动而血燥，肾阴虚则水不生木而血燥，血燥则筋病，肝主筋也，故累累然结若贯珠。其候多生于耳前后，连及颈项，下至缺盆及胸胁之侧。其初起如豆粒，渐如梅李核，或一粒，或三五粒，按之则动而微痛，不甚热，久之则日以益甚，或颈项强痛，或午后微热，或夜间口干，饮食少思，四肢倦怠，或坚而不溃，或溃而不合，皆由气血不足，故往往为痨瘵。《外台秘要》云：肝肾虚热则生病。《病机》云：瘰疬不系膏粱丹毒火热之变，总由虚劳气郁所致，止宜以益气养营之药调而治之，其疮自消，盖不待汗之下之而已也。若不详脉证虚实之异，而概用追蚀攻下及行气散血之药，则必犯经禁病禁，以致血气愈损，必反为败证矣……又有方用夏枯草、忍冬花、蒲公英各四五钱，同煎汤，朝夕代茶饮之，十余日渐消。然此药但可治标，若欲除根，必须灸肩髃、曲池二穴，以疏通经络。"

16. 清·徐惠铨《外科选要》卷四·瘰疬："瘰疬者，先贤名曰九漏，是由其人阴虚火盛，冲击关津管束之处，而又过食煿炙，风痰热毒相搏而结顽核，郁滞不散，久则内溃，而为瘰疬。治宜养阴和肝，理脾舒郁，化痰清利，切勿徒事克伐，以损真元……瘰疬形名各异，受病虽不外痰湿风热，气毒结聚而成，然未有不兼恚怒、食郁、幽滞、谋虑不遂而成者也。"

又方："夏枯草，乃生血补虚消毒之圣药，或煎汤饮，或浸酒饮。疬上单用枯草煎浓膏涂之。"

【病因病理】

外受风毒、热毒、气毒搏于经络循经于薄弱之处，或由于情志不畅，肝气郁结，脾失健运，痰热内生，内外之邪毒结于颈项而结顽核。或过食膏粱厚味伤脾损胃，脏腑蕴毒，火毒上攻结于颈项等处而发病；或由于肺肾阴虚，阴虚火旺，痰火互搏循经上升；连及颐颔结为瘰疬，或肝郁化火，下烁肾阴，肝肾二经精血亏损，虚火内动，热盛肉腐成脓或脓水淋漓，耗伤气血，伤口不愈。现代接种疫苗：1周岁内的儿童可因接种卡介苗所引起。

【临床症状】

病位多在颈项、耳前、耳后的一侧或两侧，也可延及颌下，锁骨上凹等处。

1. 初期：初起多个或数个淋巴结肿大，呈球形或椭圆形，光滑，推之能动，质中等硬度，大小不等累累成串，皮色不变，不热不痛。

2. 中期：病情发展，淋巴结增大，可有融合成团块，有的与皮肤粘连，团块继续增大，推之不动，肤色渐红，渐感疼痛，久之肤色较暗红，按之微热，中央变软，为内脓已成。

3. 后期：破溃后脓水清稀，夹有败絮样脓液，疮口潜行性空腔，疮口周边紫暗色，肿胀高于正常皮肤；往往此愈彼溃，形成窦道。若脓水转稠，疮口肉色鲜红者，为即将收口。坚肿不移并粘连一起时，可伴有低热、倦怠、食欲不振、口苦咽干等症，若后期有日久不愈者可伴有肺肾阴虚、肝肾阴亏、气血两虚证。本病预后一般良好，有因体虚而复发"切勿徒事克伐"。

现代医学检查：红细胞沉降率增快，结核菌试验呈强阳性，病理活检等有助诊断。

【鉴别诊断】

1. 颈痈：生于颈之两侧，但发病快，结块形如鸡卵，漫肿坚硬，焮热疼痛，伴有寒热交作，治疗后易消、易溃、易敛。

2. 淋巴结炎（臖核）：一般单个在下颌下，颏下，颈部结核如豆，发病迅速，压之疼痛明显，很少化脓，本病常由邻近组织、器官的炎症诱发，随着原发炎症病灶改善，臖核相对缩小，个别臖核可停留在原来大小。

3. 颈部淋巴结转移癌（失荣）：常由口腔、鼻、咽喉、甲状腺癌的转移最为常见，初起结核形如栗子，顶突根收，按之质硬，呈进行性发展，溃破后，疮面如石榴样或菜花样，血水浸淫。常伴有人体消瘦，贫血，如树木失之荣华，故名"失荣"。

【内服药疗法】

1. 气郁痰结：

［主证］起病缓慢，颈部淋巴结大如豆粒或状如串珠，皮色不变，推之能动，无压痛。或见融合粘连成块，按之坚实，不热微脓感，可有精神抑郁、胸胁胀痛、疲乏、低热等症，舌淡，苔白或微黄，脉弦细数。

［方剂］地陈消核汤。

［组成］陈皮、半夏、茯苓、防风、白芷、贝母、天麻、夏枯草、山慈姑、连翘、海藻、枳实、黄芩、桔梗、前胡。

［制法］水煎，去滓。

［用法］温服。

［功效］化痰行气，软坚散结。

［主治］痰气二核，瘰疬初起者。

［方剂来源］肯·龚居中《外科百效全书》。

［方剂］开郁汤。

［组成］白芍（盐水炒）、昆布、桔梗、白芷、夏枯草、天花粉、连翘、金银花、香附各3g。

［制法］上药用水400mL，煎至200mL，去滓。

［用法］温服。

［功效］行气开郁，清热化痰。

［主治］瘰疬。

［方剂来源］清·孙伟《良朋汇集》。

［方剂］五香散。

［组成］沉香30g，木香30g，熏陆香30g，麝香7.5g（细研），丁香22.5g，羚羊角屑22.5g，连翘30g，子芩22.5g，川升麻30g，麦门冬30g（去心），赤芍药22.5g，玄参22.5g，当归22.5g，犀角屑22.5g，甘草22.5g，地骨皮22.5g，川大黄30g（锉碎，微炒），黄芪30g（锉）。

［制法］上为散，入麝香研令匀。每次9g，以水300mL，加芦根16.5cm，生姜3.7g，煎至180mL，去滓。

［用法］温服，不拘时候。

［功效］理气散结，清热解毒。

［主治］项生瘰疬结核。

［方剂来源］宋·王怀隐《太平圣惠方》。

2. 风痰热毒证：

［主证］颈部一侧或双侧颌下的淋巴结肿大互相融合成块，坚而不溃，推之不动，有疼痛感，皮色微红，可有寒热交作，舌苔薄黄，脉浮数。

［方剂］防风丸。

［组成］防风、连翘、桑根白皮（炙，锉）、牡丹皮、白头翁、黄柏（微炙）、豉（炒令黄）、独活、秦艽各30g，海藻（洗去咸，焙）90g。

［制法］上为细末，炼蜜为丸，如麻子大。

　　［用法］每次 3 丸，米饮送服，早晨、晚上各 1 次。

　　［功效］祛风清热，软坚散结。

　　［主治］小儿瘰疬结核，寒热。

　　［方剂来源］宋·赵佶《圣济总录》。

　　［方剂］防风羌活汤。

　　［组成］防风、羌活、连翘、升麻、夏枯草、牛蒡子、川芎、黄芩（酒浸）、甘草、昆布（洗）、海藻（洗）、僵蚕、薄荷。

　　［制法］水煎，去滓。

　　［用法］温服。

　　［功效］疏风清热，化痰散结。

　　［主治］瘰疬发热者。

　　［加减］虚者，加人参、当归；实者，加黄连、大黄。

　　［方剂来源］明·王肯堂《证治准绳·疡医》。

　　［方剂］玄参丸。

　　［组成］玄参、汉防己、羌活各 15g，川大黄 30g（锉碎，微炒），木香、栀子仁、赤芍药各 15g，连翘 0.3g，川升麻、牛蒡子各 15g（微炒）。

　　［制法］上为末，炼蜜为丸，如绿豆大。

　　［用法］每次 5 丸，以粥饮送服，1 日 3 次。

　　［功效］疏风清热，解毒散结。

　　［主治］小儿连项生恶核，烦热不止。

　　［方剂来源］宋·王怀隐《太平圣惠方》。

　　［方剂］消肿汤。

　　［组成］夏枯草 9g，山慈姑（去皮、毛）、煅牡蛎、昆布各 6g，生甘草 3g，桔梗 6g，元参、天花粉各 9g，白芥子 6g。

　　［制法］水煎，去滓。

　　［用法］温服。

　　［功效］清热化痰，骤然红肿。

　　［主治］无名病，散结消肿。

　　［方剂来源］清·梁希曾《疬科全书》。

　　3. 肝肾阴虚火旺证：

　　［主证］瘰疬进行中，核块逐渐增大，与皮肤粘连，皮肤由红转暗色，午后潮热、盗汗、口苦咽干，或胸胁胀痛，体怠，舌红，少苔，脉弦细数。

　　［方剂］清肝化痰丸。

　　［组成］生地、牡丹皮、海藻、贝母、柴胡、昆布、海带、夏枯草、僵蚕、当归、连翘、栀子。

　　［制法］水煎，去滓。

　　［用法］温服。

　　［功效］清肝泻火，化痰软坚。

　　［主治］瘰疬。

　　［方剂来源］清·赵濂《医门补要》。

［方剂］滋荣散坚汤。

［组成］川芎、当归、白芍、熟地、陈皮、茯苓、桔梗、白术、香附各3g，甘草、海粉、贝母、人参、昆布各1.5g，升麻、红花各0.9g。

［制法］用水400mL，加生姜3片，大枣2枚，煎至320mL。

［用法］食远服。

［功效］补气养血，理气散坚。

［主治］瘰疬。

［加减］身热，加柴胡、黄芩；自汗、盗汗去升麻，倍人参、黄芪；饮食无味，加藿香、砂仁；食而不化，加山楂、麦芽；胸膈痞闷，加泽泻、木香；咳嗽痰气不清，加杏仁、麦冬；口干作渴，加知母、五味子；睡卧不定，加黄柏、远志、酸枣仁；惊悸健忘，加茯神、石菖蒲；有汗恶寒，加薄荷、半夏；无汗恶寒，加苍术、藿香；女人经事不调，加延胡索、牡丹皮；腹胀不宽，加厚朴、大腹皮。

［方剂来源］明·陈实功《外科正宗》。

［方剂］连翘消毒饮。

［组成］连翘、陈皮、桔梗、玄参、黄芩、赤芍、当归、山栀子、葛根、射干、天花粉、红花各3g，甘草1.5g，大黄6g（初起便燥者加之）。

［制法］用水400mL，煎至320mL，去滓。

［用法］分2次，食后服。

［功效］清热解毒，凉血消肿。

［主治］瘰疬，腮项成核，累累如弹如拳，坚硬如石。痛彻五内，二便涩滞，周身拘急。

［加减］有痰加竹茹3g。

［方剂来源］明·陈实功《外科正宗》。

［方剂］漏芦汤。

［组成］漏芦（洗，焙）、海藻（洗，焙）各15g，连翘30g，沉香（锉）15g，山栀子仁7.5g，玄参、丹参各30g。

［制法］上为粗末。每次10g，用水230mL，煎至180mL，去滓。

［用法］温服。

［功效］理气和血。软坚散结。

［主治］瘰疬久不愈，将欲破者。

［方剂来源］宋·赵佶《圣济总录》。

［注］上三方中用栀子、连翘、玄参、生地清热解毒，养阴凉血。连翘《神农本草经》："主寒热、鼠瘘瘰疬、痈肿恶疮、瘿瘤、结热。"方剂中未提到滋阴二字，以清肝泻火、清热解毒、凉血消肿、软坚散结、理气和血法则，治肝肾阴虚火旺证候，与现代方剂选择有异同之别。

4. 气血两虚证：

［主证］瘰疬破溃，脓汁清稀，夹杂败絮样物，肉芽苍白，不易收口，体弱，倦怠，面色无华，胃纳不香，或有头昏失眠，舌质淡，苔薄白，脉细。

［方剂］黄白僵蚕散。

［组成］人参9g，黄芪15g，当归9g，厚朴3g，桔梗4.5g，白芷、僵蚕各3g。

［制法］水煎，去滓。

［用法］温服。

［功效］益气养血，托里生肌。

［主治］瘰疬已破，久不收口。

［方剂来源］清·陈士铎《洞天奥旨》。

［方剂］香贝养荣汤。

［组成］土炒白术6g，人参、茯苓、陈皮、熟地黄、川芎、当归、贝母（去心）、香附（酒炒）、白芍（酒炒）各3g，桔梗、甘草各1.5g。

［制法］加生姜3片，大枣2枚，用水300mL，煎至240mL，去滓。

［用法］食远温服。

［功效］益气养荣，化痰解郁。

［主治］肝经郁结，气血凝滞，致患石疽，生于颈项两旁，形如桃李，皮色如常，坚硬如石，痛而不热，初小渐大，难消难溃，既溃难敛，属气虚者。

［加减］胸膈痞闷，加枳壳、木香；饮食不甘，加厚朴、苍术；寒热往来，加柴胡、地骨皮；脓溃作渴，倍人参、当归、白术，加黄芪；脓多或清，倍当归、川芎；胁下痛或痞，加青皮、木香；肌肉生迟，加白蔹、肉桂；痰多，加半夏、橘红；口干，加麦门冬、五味子；发热，加柴胡、黄芩；渴不止，加知母、赤小豆；溃后反痛，加熟附子、沉香；脓不止，倍人参、当归，加黄芪；虚烦不眠，倍人参、熟地，加远志、酸枣仁。

［方剂来源］清·吴谦《医宗金鉴》。

【外治方药】

1. 玄参膏：

［组成］玄参、紫葛（锉）、黄柏、川大黄、木香、卷柏、川芒硝、紫檀香各30g。

［制法］上为末，以鸡子白调和，稀稠得用。

［用法］涂于肿上。

［功效］泻火解毒，消肿散结。

［主治］小儿瘰疬，连耳肿痛。

［方剂来源］宋·王怀隐《太平圣惠方》。

2. 白蔹散：

［组成］白蔹、甘草、玄参、木香、赤芍药、川大黄各15g。

［制法］上为散。以醋调为膏。

［用法］贴于患上，干即易之。

［功效］清热解毒，散结消肿。

［主治］瘰疬生于颈腋，结肿寒热。

［方剂来源］宋·王怀隐《太平圣惠方》。

3. 生肌散：

［组成］颗盐7.5g，黄丹15g，黄柏7.5g（锉），白矾7.5g（以上3味以瓷瓶盛，大火烧令通赤，研细），白蔹7.5g，腻粉7.5g。

［制法］上为细末，都研令匀。

［用法］先用温盐浆水洗疮令净，拭干，将药掺患处，1日2次。

［功效］解毒排脓，生肌敛疮。

［主治］小儿瘰疬成疮，有脓水。

［方剂来源］宋·王怀隐《太平圣惠方》。

4. 大蒜膏：

［组成］大蒜3枚（捣烂），麝香（研）0.7g。

［制法］上药和匀为膏，敷于帛上。

［用法］贴患处，1日换2次。

［功效］解毒散结。

［主治］瘰疬结聚不散，坚硬如石。

［方剂来源］宋·赵佶《圣济总录》。

5. 妙应膏：

［组成］桃枝、柳枝、槐枝各150g，当归30g，木鳖子15g（去壳），黄丹300g，乳香、没药各15g（另研）。

［制法］先将香油1.5kg，慢火熬，次下桃、柳、槐枝、木鳖子、当归，候焦，滤去渣，再熬油滚，下黄丹，候滴水成珠为度，待冷入乳香、没药，以槐条搅匀，用瓷罐收贮。

［用法］涂于患处。

［功效］清热解毒，化瘀消肿。

［主治］瘰疬及各种恶疮肿毒。

［方剂来源］明·方广《丹溪心法附余》。

6. 回燕膏：

［组成］穿山甲、全蝎、白芷、黄连、黄柏、黄芩、当归各60g，生地、赤芍各30g，官桂、海藻各120g，番木鳖30g。

［制法］上药以麻油620g，共熬枯黑，去滓，下飞丹300g，黄蜡21g，白蜡10g，粉心60g，收成膏药，投入水浸，加后药：乳香、没药、阿魏、轻粉各18g，麝香6g，血竭120g，燕窝泥30g，雄黄、朱砂各6g，雄鼠屎45g，上为极细末，筛过。将膏药取起溶化，离火下上药搅匀。摊于纸上。

［用法］依疬大小贴之。3日即消。

［功效］活血解毒，软坚散结。

［主治］瘰疬痰核。

［方剂来源］明·高濂《遵生八笺》。

7. 生肌散：

［组成］白石脂7.5g，生白矾9g（烧），黄丹3g（研），龙骨6g（煅），轻粉1.5g（研），麝香0.6g（研）。

［制法］上为末。

［用法］干掺在疮口上，1日2次。

［功效］生肌敛疮。

［主治］瘰疬已溃，久不收口。

［方剂来源］明·朱橚《普济方》。

8. 无比膏：

［组成］香油560g，黄连、黄柏、当归、木鳖子、白及、白蔹、何首乌、赤芍药、桃仁、川芎、生地黄、熟地黄、南星、半夏各9g，巴豆14枚，防风、草乌、白芷、白芍药

各 9g。

[制法] 上将香油煎至黑色，去滓；次入黄丹 1.5g，又入黄蜡 60g，乳香、没药、韶粉各 15g，煎至熟。

[用法] 外敷患处。

[功效] 清热解毒，活血消肿。

[主治] 痈疽，瘰疬，发背恶疮。

[方剂来源] 明·朱橚《普济方》。

9. 化核膏：

[组成] 壁虎 14 条，蜘蛛 28 个，蜗牛 36 枚，麻油 2kg，鲜何首乌藤叶、鲜甘菊根、鲜薄荷、鲜牛蒡草、鲜苍耳草各 250g，连翘、玄参、苦参、白蔹、白芥子、僵蚕、水红花子、大黄、荆芥、防风各 120g，制木鳖油 250g，炒黄丹适量，丁香油 6g，麝香 6g，苏合油 30g。

[制法] 用麻油先煎枯前 3 味，捞去不用；再入何首乌藤叶至苍耳草等 5 味，武火熬至草枯，去滓；俟油冷，再以连翘至防风等 10 味，浸一夜，熬至黑枯，滤油去滓；加木鳖油、铅丹，慢入慢搅，文火再熬至成珠；再入丁香油、麝香、苏合油，搅匀，退火气，摊成膏。

[用法] 贴患处。

[主治] 瘰疬，结核。

[方剂来源] 清·王维德《外科全生集》。

10. 白及锭：

[组成] 生南星、生半夏各 90g，海藻、昆布各 30g，冰片、麝香各 6g，红花、牡蛎各 60g，青盐 18g（共生研末）。

[制法] 白及 500g，切片，熬膏，和药为锭。

[用法] 用水磨涂患处。

[功效] 化痰软坚，散结消瘰。

[主治] 瘰疬。

[方剂来源] 清·吴尚先《理瀹骈文》。

11. 疬串膏：

[组成] 雄猪胆 7 枚（不可用瘟猪胆及母猪胆）。

[制法] 倾入铜勺内，微火熬成膏，出火毒。

[用法] 涂疮口内，用布盖之。

[功效] 清热解毒。

[主治] 疬串，不论新久溃烂。

[方剂来源] 清·项天瑞《同寿录》。

12. 蛇蜕膏：

[组成] 蜜蜂 21 只，蛇蜕 2.5g，蜈蚣（端午前收者佳）2 条。

[制法] 用香油 120g 煎前 3 药，用文火煤枯，去滓，入淀粉 60g，用如箸粗桑枝 7 条急搅，候冷，出火气七昼夜，纸摊。

[用法] 贴患处。

[功效] 攻毒散结，透脓拔毒。

[主治] 瘰疬溃后。

［方剂来源］清·吴谦《医宗金鉴》。

13. 紫檀散：

［组成］紫檀香、木香、川朴硝（研）、卷柏各30g，赤芍药、川大黄各15g。

［制法］上为细末。

［用法］每用少许，以鸡子白调，稀稠得所，涂患处。

［功效］活血散结。

［主治］小儿项边生核子不消。

［方剂来源］南宋·佚名《小儿卫生总微论》。

14. 夏枯草膏：

［组成］夏枯草750g，当归、白芍（酒炒）、黑参、乌药、浙贝母（去心）、僵蚕（炒）各15g，昆布、桔梗、陈皮、川芎、甘草各9g，香附（酒炒）30g，红花6g。

［制法］上药共入砂锅内，水煎浓汤，布滤去滓，将汤复入砂锅内，慢火熬浓，如炼蜜240g，再熬成膏，瓷罐收贮。

［用法］每用10~20mL，滚水冲服；亦可用薄纸摊贴。

［功效］化硬消坚。

［主治］瘰疬坚硬。

［方剂来源］清·吴谦《医宗金鉴》。

【外治疗法】

1. 无红肿时外敷化核膏、白及锭、回燕膏、夏枯草膏、大蒜膏，化痰软坚，散结消瘰（详见本章节）。

2. 红肿时外用无比膏、妙应膏、白蔹散，清热解毒，化瘀消肿（详见本章节）。

3. 溃后玄参膏、蛇蜕膏贴患处，攻毒散结，透脓拔毒（详见本章节）。

4. 溃后久不收口时用生肌散外敷（详见本章节）。

【针灸疗法】

（1）颈部瘰疬：臂臑、手三里、大迎。

（2）项部瘰疬：翳风、天井、足临泣，毫针刺，用泻法。

（3）灸瘰疬法，"取肩尖、肘尖、骨缝交接处各一穴，即手阳明经肩髃、曲池二穴也。各灸七壮，在左灸左，在右灸右，左右俱病者，俱灸之。余常用之，甚效。"

［来源］清·徐惠铨《外科选要》。

【火针疗法】

瘰疬局部消毒麻醉后，用直径1mm以下钢丝针在酒精灯火烧红，先用手捏起瘰疬之核心部位（捏住呈固状态）将针迅速刺入瘰疬核中心部位（防止串透），留针1分钟，每个瘰疬刺2~3针，小者刺针，核内或出血或痰样物流出，候尽用"白蔹散之，次日针孔必渐作脓。"用宋·王怀隐《太平圣惠方》生肌散掺患处1日2次，解毒排脓，生肌敛疮。深部瘰疬不宜施此术。

明·王肯堂《外科正宗》卷二·火针法："（火针之法独称雄，破核消痰立大功。灯草桐油相协力，当头一点破凡笼）。治瘰疬、痰核，生于项间，初起坚硬，或如梅李，结聚不散，宜用此法针之，插药易消，用缝衣大针二条，将竹箸头劈开，以针双夹缝内，相离一分许，用线扎定。先将桐油一盏，用灯草六七根油内排匀点着，将针烧红，用手指将核捏起，用针当顶刺入四五分，核大者再针数孔亦妙。核内或痰或血，随即流出，候尽以膏盖之。次日针孔必渐作脓，轻者用黄线药插之；核坚硬者，用冰蛳散糊打成条、晒干，插核针孔内，外以糊纸二重封固。次日，其核发肿作痛不妨，乃药气攻入于内，又至七日外，自然核外裂开大缝，再至七日，其核自落，葱汤洗净，孔大换用玉红膏搽入，外以膏盖，内服益气养荣汤或十全大补汤加香附，兼戒劳动、气恼、房事、发物、煎炒、海腥等件。"

[注] 王肯堂介绍的火针应装把手，以防针刺时烫手。火针治疗颈部瘰疬的疗法，现在偏远地区中医师还在应用。

【挑治疗法】

在肩胛部位中下方，脊柱两旁寻找结核点（结核点皮肤色红，压之褪色，其点略高隆皮肤，重压有酸痛感），消毒后，手持三棱针快速而准确挑割，深度以出血为度，针眼盖无菌敷料。

【手术疗法】

1. 单个较硬不粘连的淋巴结，可行局部切除。

2. 脓肿较大坏死组织较多，穿刺排脓不畅者可行切开，刮除坏死组织，消灭死腔，冲洗后行全层一期缝合。创口大者可置放引流。

【抗结核疗法】

常用药物为异烟肼、链霉素、利福平等。

【护理与预防】

1. 注意休息，保持心情舒畅，避免房劳过度。

2. 若有肺结核活动病灶，应予隔离，以免传染。

3. 应加强营养，多食含维生素类食物。

4. 忌食辛辣、鱼腥发物。

第十五节　腋部淋巴结结核

腋部淋巴结结核是由结核杆菌引起的淋巴结慢性炎症，聚积日久形成化脓性疾病。中医称"腋部瘰疬""腋疽""米疽""疚疽"。

【中国古代中医论述】

1. 《灵枢·痈疽》八十一："发于腋下赤坚者，名曰米疽，治之以砭石，欲细而长，疏砭之，涂以豕膏，六日已，勿裹之。其痈坚而不溃者，为马刀挟瘿，以急治之。"

2. 隋·巢元方《诸病源候论》卷三十二·疽候："发于腋下，赤靬者，名曰米疽也；靬而不溃者，为马刀。"

[注] 马刀，病名，"属瘰疬之病"。

3. 《灵枢·寒热》："黄帝问于岐伯曰：寒热瘰疬，在于颈腋者，皆何气使生？岐伯曰：此皆鼠瘘寒热之毒气也，留于脉而不去者也。"

4. 《灵枢·邪客》："肝有郁，其气流于两腋。"

5. 宋·王怀隐《太平圣惠方》卷第六十六："夫瘰疬结核肿硬者，由脏腑壅滞，风热毒气攻于肝，搏于筋脉，结聚成核也。则令憎寒壮热，项强头痛，四肢不安，心神烦闷。其状多生于项腋之间，或如梅李，或似珠颗相连。其浮于皮肤之中，未着肌肉，可以药内消之。若肿硬坚盛不可消之，则以药外化为脓及血，令其溃散即易愈也。"

"治瘰疬久不差，流注胁腋，冲破皮肉，脓血不绝，斑猫圆方。"

6. 宋·赵佶《圣济总录》一百二十六卷·瘰疬门·风毒气毒热毒瘰疬："论曰：瘰疬

之候，大概有三：一曰风毒，得之于风。二曰气毒，得之于气。三曰热毒，得之于热。盖风热气蕴蓄，经脉否涩，皆能结于头项胸腋，成瘰疬鞭核，状如连珠，肿溃生疮，不疗则变久瘰疬之证，令人寒热羸瘦。"

"治……腋下热毒气毒，结成瘰疬，斑猫散方。"

"治风毒久不解，搏于筋脉，因成瘰疬结核，生颈腋下，秦艽汤方：秦艽去苗土，连翘，青橘皮去白，焙，槟榔煨，各半两，犀角镑，三分。上五味粗捣筛，每服三钱匕，水一盏，入木通少许，同煎至七分，去滓，温服。

治风毒、气毒、热毒，瘰疬不破者，大黄散方：大黄湿纸裹，煨微焦色，甘草炮，白僵蚕去土，焙干，各一两，槟榔煨，一分。上四味捣罗为散，每服二钱匕，用蜜熟水调下，日可三五服，取下恶物如鱼脑即愈。"

7. 元·齐德之《外科精义》卷上，论瘰疬治法："其本皆由恚怒气逆，忧思过甚，风热邪气，内搏于肝。盖怒伤肝，肝主筋，故令筋蓄结而肿，其候多生于颈腋之间，结聚成核。"

8. 明·王肯堂《证治准绳·疡医》卷之三："马刀腋下生……夏枯草汤治瘰疬、马刀，不问已溃未溃，或日久成漏，用夏枯草六两，水二钟，煎至七分，去粗，食远服。"

9. 清·许克昌、毕法《外科证治全书》卷三："腋痈腋疽（在腋窝居中），俱按阳痈阴疽则例治法。"

10. 清·高秉钧《疡科心得集》卷上："辨夹痈米疽论，其有赤色坚肿者，名曰米疽，初起之时，其形如核，即寒热时作，亦由肝脾：经忧思恚怒，气凝血滞，并风温外袭而发。"

11. 清·徐惎铉《外科选要》卷四："腋疽，一名米疽，又名疚疽，发于胳肢窝正中，初起之时，其形如核，由肝脾二经忧思恚怒，气凝血滞而成。"

【病因病理】

风热气毒内搏于肝，其气流于两腋或忧思恚怒，肝脾二经受损，气滞痰凝或气凝血滞而成。

【临床表现】

初起腋窝中结块，形如梅李，皮色不变，质坚，推之可动，按之疼痛，渐肿胀增大，1~3 个月皮色赤肿，疼痛加重（化脓期），发热，溃后脓水稀薄，夹有败絮样物质，疮形凹陷，四周肿坚硬不消，皮色呈暗褐，疮口呈空壳，易致窜穴成漏，但不穿破内膜。

【鉴别诊断】

本病与渊疽，猫抓病相鉴别。

1. 渊疽：为生于腋部 10cm 肋间的疽证，相当于现代医学的胸壁、胸骨结核。初起局部位白色，漫肿隐痛，溃后脓水不尽，久不收口，易致成漏，可伤及内膜及肋骨等。

2. 猫抓病：常见的部位为腋窝、颈前、腹股沟，股部位淋巴结肿大，部分肿大的淋巴结可化脓，有的形成溃疡，多为慢性炎症，与猫等宠物咬伤、舔等直接传染给人，受伤后数日至 2 周，在受伤皮肤部位出现稍微隆起的紫红色丘疹，可伴有脓性分泌物，持续 1~3 周，之后出现淋巴结肿大，多为一侧，用巴尔通体作为抗原，IgG 抗体升高达 1∶64 定为阳性。

【内服药疗法】

1. 气滞痰凝证：

[主证] 腋窝中不适结块形如梅李，质坚硬，皮色不变，推之可动，渐渐肿胀增大，按

之疼痛，可伴有胸胁不舒，纳减，舌质红，舌苔黄，脉弦滑。

　　［方剂］开郁清痰丸。

　　［组成］制半夏、陈皮、香附（醋浸）、川芎、苍术、白芷、白术、羌活、当归、桔梗、黄芩、玄参、黄连、石膏、连翘、贝母、枳壳、螵蛸（酒制）、海浮石、青黛、昆布（酒制）、甘草、天花粉各等分。

　　［制法］上为末，炼蜜为丸，如梧桐子大。

　　［用法］每次 50~60 丸，空心用姜汤或茴香汤送服。

　　［功效］理气开郁，清热化痰。

　　［主治］瘰疬。

　　［方剂来源］明·龚居中《外科活人定本》。

　　［方剂］开郁散。

　　［组成］白芍 15g，当归 6g，白芥子 9g，柴胡 3g，炙甘草 2.4g，全蝎 3 只，白术 9g，茯苓 9g，郁金 6g，香附、天葵草各 9g。

　　［制法］水煎，去滓。

　　［用法］分 2 次温服。

　　［功效］疏肝解郁，化痰散结。

　　［主治］瘰疬。

　　［方剂来源］清·陈士铎《洞天奥旨》。

　　［方剂］五香流气饮。

　　［组成］金银花 60g，僵蚕、连翘、羌活、独活、瓜蒌仁、小茴香各 45g，藿香 15g，丁香 3g，木香、沉香、甘草各 3g。

　　［制法］上分为 10 剂，水煎，去滓。

　　［用法］温服，白开水送服。

　　［功效］清热解毒，行气散结。

　　［主治］结核，痰核，阴毒，流毒。

　　［方剂来源］清·祁坤《外科大成》。

　　2. 湿热蕴阻证：

　　［主证］腋窝中结核（瘰疬）肿大，推之不动，皮色赤肿，溃后脓水稀薄，夹有败絮样物质，基底四周肿硬不消，疼痛，疮面色泽紫暗，可伴有腹胀纳减，舌苔白腻或黄，脉滑数。

　　［方剂］木通汤。

　　［组成］木通、车前、猪苓、泽泻、连翘、天花粉、金银花、瓜蒌子各等分。

　　［制法］上药每次 24g，以水 400mL，加竹叶、灯心，水煎。

　　［用法］温服。

　　［功效］清热解毒，化痰散结。

　　［主治］瘰疬。

　　［方剂来源］明·申斗垣《外科启玄》。

　　［方剂］化毒除湿汤。

　　［组成］当归、泽兰、薏苡仁、牡丹皮、赤芍、金银花、枳壳、川通草。

　　［制法］上药水煎，去滓。

［用法］温服。

［功效］化毒除湿，消肿散结。

［主治］痈疽湿热蕴阻，或湿热下注。

［方剂来源］清·高秉钧《疡科心得集》。

［方剂］内消散。

［组成］金银花、知母、贝母、天花粉、白及、半夏、穿山甲、皂角刺、乳香各3g。

［制法］用水、酒各500mL，煎至400mL。

［用法］病在上，食后服；病在下，食前服。药滓捣烂，另加秋芙蓉叶末30g，白蜜50mL调，敷疮上。

［功效］清热化痰，透脓消肿。

［主治］痰热蕴毒，阻滞经络，致患痈疽发背，对口疔疮，无名肿毒，一切恶疮。

［注］方中用金银花、知母清气分热毒，贝母、天花粉、白及、半夏化肌腠结痰，穿山甲、皂角刺透肿排脓，乳香活血止痛。合而用之，有清热散瘀、消肿排脓之效。

［方剂来源］明·陈实功《外科正宗》。

3. 气虚毒滞证：

［主证］瘰疬溃后，脓水稀，夹有败絮样物质，疮形凹陷，根脚散漫（腋窝中心）四周皮色灰暗不泽，闷肿胀疡，脓液不畅（稀少）或形成空腔，伴有形体瘦，潮热，精神不振，纳差，乏力，面色少华，舌质淡红，或红，舌苔微黄，脉数无力。

［方剂］化坚汤。

［组成］升麻3g，葛根1.5g，漏芦、牡丹皮、当归、生地、熟地各9g，连翘、黄芪各3g，芍药、桂枝各9g，柴胡24g，黍粘子、羌活各3g，防风、独活各1.5g，昆布、三棱、广术、人参、黄连、陈皮各3g。

［制法］水煎，去滓。

［用法］分2次温服。

［功效］益气养血，泻火散结。

［主治］瘰疬。

［加减］腹胀，加厚朴；气不顺，加木香；便秘，加大黄。

［方剂来源］元·朱震亨《脉因证治》。

［方剂］旱莲子丸。

［组成］旱莲子、连翘子、威灵仙、何首乌、蔓荆子、三棱（醋浸，湿纸裹煨）、赤芍药各30g，木香60g，大皂角3挺（刮去皮，酥炙，无酥用羊脂炙）。

［制法］上为末，面糊为丸，如梧桐子大。

［用法］每次30~50丸，食后用茶清送服，1日3次。

［功效］养血活血，化痰散结。

［主治］瘰疬。

［方剂来源］宋·陈言《三因极一病证方论》。

【外治方药】

1. 香附饼：

［组成］香附。

［制法］上为细末，用酒调和，量疮大小作饼。若风寒湿毒，宜用姜汁作饼。

［用法］覆患处，以热熨斗熨之。

［功效］行气消肿。

［主治］瘰疬流注肿块。

［方剂来源］明·薛己《外科发挥》。

2. 贴疮蜂房散：

［组成］露蜂房（蜜涂，文火炙令青色）15g，羊屎49枚（烧白色），皂荚1挺（烧烟尽）。

［制法］上为末。

［用法］洗干疮口，用此药贴之，后可服血竭散。

［功效］散结消肿。

［主治］瘰疬。

［方剂来源］宋·赵佶《圣济总录》。

3. 白果叶散：

［组成］珍珠、银粉各6g，雄黄3g，白果叶（去梗，瓦上微火焙干，研末）9g。

［制法］各药分别为末。

［用法］先将珍珠、雄黄末，同虾蟆心、肝10副捣烂，围住病疮四边；再将白果叶末、银粉、好醋调搽病疮中心，不过2次即消。破烂者，用醋浸白果汁一昼夜，贴破病上。

［功效］化痰散结。

［主治］瘰疬。

［方剂来源］清·顾世澄《疡医大全》。

4. 太乙膏：

［组成］脑子3g（研），轻粉、乳香各6g（研），麝香9g（研），没药12g（研），黄丹150g。

［制法］用清油500g，先下黄丹熬，用柳枝搅，又用憨儿葱7枝，先下1枝熬焦，再下1枝，葱尽为度，下火不住手搅，观冷热得所，入脑子等药搅匀，瓷器盛之。用时旋摊。

［用法］贴患处。

［功效］消肿止痛，祛腐生肌。

［主治］疬子疮。

［方剂来源］元·罗天益《卫生宝鉴》。

5. 有腐生肌散：

［组成］生石膏（甘草汤泡，飞五次）30g，月石15g，辰砂9g，冰片0.6g。

［制法］上为末（极细）。

［用法］掺患处。

［功效］祛腐生肌。

［主治］疮疡。

［方剂来源］清·张景颜《外科集腋》。

6. 珠珀膏：

［组成］真西珀（研）30g，上桂心（研）、辰砂（水飞，净）各15g，香白芷（生，研）、防风（生，晒干，研，取净末）、当归（生，晒脆，研净末）各30g，广木香（生，晒）、丁香各15g（二味同研，丁香之油掺入木香则易研易碎，俱生用），木通（生，晒脆，

研净末，此味质最坚，须加重分量，研细，筛取极细者，如数用，防风亦如此）、木鳖子各30g（去毛，切厚片，熬黑，去渣，用油）、嫩松香（清水煮四五次，晒干，筛细）15g，纬丹330g（水飞四五次，晒干或焙干用，如至冬至，只可用300g，多则太老）。

［制法］前9味，各为极细末，调和一处，贮瓶听用。以芝麻油16kg，入铜锅内，先下番木鳖一味，用炭火熬黑，用绵滤渣净尽，再熬，不必过老，候其滴水将欲成珠之际，即下纬丹、松香二味，徐徐挑下，随下随搅，不得停手。下完后略熬片刻，即离火，待锅内火气少杀，将前9味细末，一人徐徐而下，一人随下随搅，必须搅和，旁用扇扇，看其膏将凝厚之象，即倾入冷水内，捞起捏成饼子。用以凝膏之冷水，须贮瓦器，勿用木器。摊膏时用小瓦钵一个，以药饼入内，隔水炖烊，切不可经火，用桑皮纸摊。

［用法］贴患处。

［功效］调气和血，化痰消核。

［主治］颈项瘰疬，及腋下初结小核，渐加连珠不消，不溃或溃而经久不愈，或成漏症。

［方剂来源］清·张惟善《良方合璧》。

7. 生肌散：

［组成］乳香（去油）、没药（去油）、血竭各3g，象皮少许，儿茶3g，珍珠1.5g，冰片0.6g，龙骨1.5g。

［制法］上为细末，瓷罐收贮，黄蜡塞口。

［用法］掺患处。

［功效］活血祛腐，生肌止痛。

［主治］破伤。

［方剂来源］清·孙伟《良朋汇集》。

8. 生肌散：

［组成］白龙骨（煅）、白蔹、乳香、没药。

［制法］上为极细末。

［用法］掺患处。

［功效］生肌收口。

［主治］痈疽溃后，疮口不敛。

［方剂来源］明·张浩《仁术便览》。

9. 生肌干脓散：

［组成］黄连、贝母、降真香（烧存性）、白及、海螵蛸、五倍子（炒黑）、芸香各15g，轻粉1.5g。

［制法］上为末。

［用法］先洗净患处，次掺此末，外贴膏药。

［功效］清热解毒，化腐生肌。

［主治］瘰疬、马刀已溃，脓汁不干者。

［方剂来源］明·陈文治《疡科选粹》。

【外治疗法】

1. 初期结核如梅李压痛者，用珠柏膏贴敷，蜂房散贴患处，调气和血，化痰消核（详见本章节）。

2. 溃后根脚散漫，疮形凹陷，脓液不畅用太乙膏、有腐生肌散外贴患处，消肿止痛，祛腐生肌（详见本章节）。

3. 溃后形成空壳，疮口不愈合先应用清·孙伟《良朋汇集》的生肌散，后用明·张浩《仁术便览》中的生肌散，敛疮口效（详见本章节）。

【护理与预防】

1. 忌食辛辣之品及鱼腥发物。

2. 腋下外涂药宜平卧，利于药物发挥疗效。

3. 劳逸结合，保持心情舒畅。

第十六节　腹股沟淋巴结结核

腹股沟淋巴结结核是发生在腹股沟部的慢性化脓性疾病。中医称"股阴疽""赤施"。

【中国古代中医论述】

1. 《灵枢·痈疽》："发于股阴，名曰赤施……在两股之内。"

2. 明·王肯堂《证治准绳·疡医》卷之四·股阴疽："《刘涓子鬼遗方》云：阴疽发……及阴股，始发腰强，数饮不能多，七日发坚肿胀，恶痛，心烦躁，死不治。"

3. 清·祁坤《外科大成》卷二·股阴疽："生股内阴囊之侧，形长微赤痛甚。"

4. 清·高秉钧《疡科心得集》卷中："起时腰痛足软，腿膝酸楚，渐渐腿股肿胀，又名股阴疽。"

5. 清·许克昌、毕法《外科证治全书》卷一·痈疽证治名记："股内合缝下近囊侧为股阴疽。"

6. 清·吴谦《医宗金鉴》外科心法要诀·股部·股阴疽："此证一名赤施，发生于股内合逢下近阴囊之侧，因偏在厥阴经，故名大腹也。坚硬漫肿木痛，由七情不和，忧思愤郁，凝结而成。因在阴经，起长，溃脓，俱属迟缓，溃后尤见缠绵。"

【病因病理】

七情不和，情志内伤，忧思愤郁，肝脾两亏，在肝郁结，在脾痰凝，因此结块痰凝。或肿硬色白，因热而得之，肿块转暗红为风热相搏而得之，结块久久而不消，热胜于风，若不即治，血不流通，痰凝难解，瘀久化热与气乘之以成脓也。

【临床表现】

股内一侧或两侧，有结块一枚或数枚不等，皮色不变，推之能动，按之坚硬，不热不痛，后结块渐渐增大，皮肤（核）相连，多块互相融合成团，推之不动，始有疼痛，皮色由红转暗红，按之有波动感，此时股内结块，根底肿大，脓已成。溃后脓水清稀或流出豆渣样或米汤样稀脓液，全身有潮热、失眠、盗汗等，或面色不泽、精神倦怠、头晕、乏力等，此时疮口久不愈合，为气血两虚之症。

【鉴别诊断】

1. 臀核：发生之前足腿部亦有外疡史或损伤史，多为单个，起发迅速，并有压痛，很少化脓。

2. 横痃：发于疳疮之后（在生殖初疮发生1~4周后）腹股沟淋巴结肿大。病灶多在大腿缝上胯腹部开始为单个散在，疼痛及触痛阳性，也可为双侧，且不一定破溃。

【内服药疗法】

1. 气郁痰凝证：

［主证］腹股沟部有一至数个如杏核大的结块，呈长形排列，质地坚硬，推之能动，不热不痛，按压有酸楚感，皮肤颜色不变。劳累后患处有酸胀感，平时乏力，胸胁不舒，舌苔白腻，脉弦滑。

［方剂］夏枯草汤。

［组成］夏枯草6g，当归9g，白术、茯苓、桔梗、陈皮、生地、柴胡、甘草、贝母、香附、白芍各3g，白芷、红花各0.9g。

［制法］上药先用水600mL，煎夏枯草至400mL，滤清，同余药煎至320mL，将药滓同前夏枯草滓再共煎至200mL，去滓。

［用法］头煎，食后服；二煎，临卧时入酒20mL和服。

［功效］调气活血，软坚消瘰。

［主治］瘰疬马刀，不论已溃未溃。

［方剂来源］明·陈实功《外科正宗》。

［方剂］昆布散。

［组成］昆布、香附、夏枯草、川贝、玄参、牡蛎、半夏、白芥子、忍冬、甘草各等分。

［制法］上为细末。

［用法］每次10g，用沸汤调服。

［功效］理气化痰，软坚散结。

［主治］马刀。胀硬，形如长蛤、坚核者。

［方剂来源］清·顾靖远《顾氏医镜》。

2. 阴虚火旺证：

［主证］股阴疽中期，腹股沟肿块逐渐增大，互相粘连融合成较大的肿块根基散漫较大，推之不动，自觉疼痛，劳动、行走疼痛加重，患侧下肢酸楚无力，患处皮肤颜色呈暗红，无光泽，按之微热，或有波动感，可自行破溃，流出豆渣样或米汤脓液，不易愈合，可形成窦道，可伴有低热、盗汗、乏力等，舌红、苔少、脉弦细数。

［方剂］散结丸。

［组成］橘红（盐水拌）、赤茯苓、大黄（酒煮）、连翘各30g，黄芩（酒炒）、山栀（炒）各24g，半夏曲、桔梗、瓜蒌仁、牡蛎（煅，童便淬）、玄参、天花粉、僵蚕各21g，甘草节12g。

［制法］上为末，水为丸，如萝卜子大。

［用法］每次6g，临卧用白汤送服。

［功效］清热化痰，软坚散结。

［主治］结核久不消。

［方剂来源］明·孙志宏《简明医彀》。

［方剂］软硬皂子丸。

［组成］皂子50g（去粗皮、黄心），玄参、连翘各30g。

［制法］上用水750mL，煮干，拣皂子软者，另放；硬者研末，蜜为丸，如弹子大。

［用法］软皂子，每次2～3粒，食后细嚼，津液送下；丸剂，每夜含化1丸。半月即效，未破者破，已破者令核易落。不问远年近日，肿硬疼痛皆宜。如体虚硬甚者，皂子用硇砂醋煮令酥，瘰少少服，瘰多多服。

［功效］清热化痰，散结消瘰。

［主治］瘰疬。

［方剂来源］明·李梴《医学入门》。

［注］上两方剂均用"玄参"，《本草纲目》："滋阴降火……通小便血滞。"

［方剂］神龟散。

［组成］大龟2个（一雌一雄），远志60g，麦门冬90g，山萸肉120g，肉桂30g，白术（炒）150g，苍术60g，熟地、玄参各300g，茯神120g，何首乌300g，桑葚子、紫花地丁各120g，夏枯草150g。

［制法］上为细末，将大龟饭上蒸熟，火焙为粉，炼蜜为丸。

［用法］每次9g，早、晚饭后由白开水送服。

［功效］补肾养心，解毒散结。

［主治］瘰疬年久不愈。

［方剂来源］清·陈士铎《洞天奥旨》。

［注］本方剂也可用于气血两亏、久治不愈的股阴疽，具有滋阴养血、清热解毒、软坚散结、正复邪除之功效。

【外治方药】

1. 阿魏软坚散：

［组成］阿魏9g，蜗牛（炙）9g，象贝母9g，月石4.5g，桃仁3g，僵蚕10条，南星9g，腰黄10.5g，冰片0.9g。

［制法］上为末。每次3g，放入大膏药中。

［用法］贴患处。

［功效］活血化痰，软坚散结。

［主治］瘰疬痰块。

［方剂来源］清·马培之《青囊秘传》。

2. 乳香拔毒散：

［组成］黄柏、黄芩各60g，地骨皮30g，乳香（另研）、没药（另研）各9g。

［制法］上为末。井水调成膏子，摊在纸花上。

［用法］贴于患处。

［功效］清热解毒，活血止痛。

［主治］痈疽肿毒。

［方剂来源］明·朱橚《普济方》。

3. 回燕膏：

［组成］穿山甲（锉片）、五灵脂（研，滤去滓）各15g，男子头发120g（皂角水洗净）。

［制法］上药用香油620g，慢火煎至发溶尽，穿山甲已黑，滤去渣，称油实重若干，以折半为准，将淘洗净炒过黄丹，炒过官粉，共合油之半，徐徐以柳枝搅油而下，候丹粉已发，下枯白矾末60g，再下煮洗过松香末120g，再下煮洗过黄蜡120g，又下朝北燕窝土，研细末60g，候药成酱腌色，离火稍冷，下轻粉、乳香、麝香各15g，即倾入水，拔洗去火毒，摊于纸上。

［用法］敷患处。

［功效］消肿散结。

［主治］瘰疬已溃。

［方剂来源］明·王肯堂《证治准绳》。

4. 神应膏：

［组成］白及、白蔹、当归、肉桂各 7.5g，附子 1 枚（半两者，去皮、脐），乳香 15g，槐枝、柳枝（各取东南向者，长 23cm，锉细）各 2 条，铅丹 90g，巴豆 22.5g（去皮，研），清油 180g。

［制法］上锉细，于石器内先下白及等 8 味，用油煎令焦黑，滤其滓，入铅丹、巴豆末，慢火熬药成膏，入水如珠为度，瓷器内收贮。

［用法］每次用少许，量核大小涂贴。

［功效］祛腐生肌。

［主治］瘰疬已溃，脓水不绝；一切恶疮。

［方剂来源］宋·赵佶《圣济总录》。

5. 瘰疬膏：

［组成］真香油 120g，象皮、黄蜡各 9g，官粉 45g，乳香、没药各 9g，孩儿茶 30g，龙骨 4.5g，血竭 3g。

［制法］前两药熬热，去滓，入黄蜡、官粉，离火凉温，再入乳香、没药等药搅匀，瓷器收贮。

［用法］任意点之。

［功效］化腐生肌。

［主治］瘰疬溃烂，久不愈者。

［方剂来源］明·龚廷贤《万病回春》。

6. 生肌散：

［组成］龙骨、血竭、红粉霜、乳香、没药、海螵蛸、赤石脂各 0.3g，煅石膏 0.6g。

［制法］上为细末。

［用法］敷患处。

［功效］祛腐生肌。

［主治］下疳；一切痈疽肿毒，疮疡溃久不易收口。

［加减］去腐肉，每生肌散 30g，配入白粉霜 0.9～1.5g；治下疳等，每 30g 配入 0.3～0.6g。

［方剂来源］清·叶桂《种福堂公选良方》。

【其他疗法】

参照腋部淋巴结结核及颈部淋巴结结核的内容。

【护理与预防】

1. 红肿疼痛，忌剧烈运动，劳逸结合。

2. 溃后脓液不止，不易愈合，应加强营养，忌食一切辛辣之品及海鲜发物。

第十七节　骨与关节结核

骨与关节结核是结核杆菌由原发病灶通过血液循环到达骨和关节附近较远的间隙，继发骨关节慢性化脓性疾病。因其成脓后，脓液脓汁稀薄如痰，故名流痰，又称"骨痨""穿骨流注""龟背痰""肾俞痰""环跳痰""附骨痰""鹤膝痰""穿拐痰"，由于发病部位和形态不同，流痰有多种名称。

【中国古代中医论述】

1. 《素问·痿论》："肾气热，则腰脊不举，骨枯而髓减，发为骨痿。"

2. 隋·巢元方《诸病源候论》卷三十四·骨疽痿候："骨疽痿者，或寒热之气搏经脉所成……初肿后乃破，破而还合，边旁更生，如是或六七度，中有脓血，至日西痛发，如有针刺。"

3. 清·高秉钧《疡科心得集》卷中·辨附骨疽附骨痰肾俞虚痰论："附骨痰者，亦生于大腿之侧骨上，为纯阴无阳之证。小儿三岁五岁时，先天不足，三阴亏损，又或因有所伤，致使气不得升，血不得行，凝滞经络，隐隐彻痛，遂发此疡。初起或三日一寒热，或五日一寒热，形容瘦损，腿足难以屈伸，有时疼痛，有时不痛，骨酸漫肿，朝轻暮重，久则渐渐微软，似乎有脓，及刺破后，脓水清稀，或有豆腐花块随之而出，肿仍不消，元气日衰，身体缩小，而显鸡胸鳖背之象，唇舌干焦，二便枯秘，或脾败便泄，饮食少纳，渐成童痨而毙。又大人亦有之，男则系房劳不禁，色欲过度，肾水干涸而生；女则由真阴不足，经枯血闭而发。起时腰痛足软，腿膝酸楚，渐渐腿股肿胀，又名股阴疽；久则成脓，或腰间肾俞穴，肿硬色白，即名肾俞虚痰。二证溃后，皆不能收功。"

4. 清·高秉钧《疡科心得集》辨外踝疽内踝疽疮·穿拐痰："外踝疽，即脚拐毒，俗名穿拐毒，属足三阳经脉络也。由湿热下注、血凝气滞而成。初起外踝焮肿，疼痛彻骨，举动艰难，寒热往来……若其皮色不变，漫肿无头者，此名穿拐痰，由三阴亏损，寒湿注聚所致；幼儿因先后天不足而发。初起宜温通，溃后宜补托。第此证属虚，每难速效。"

5. 清·赵濂《医门补要》卷中："腰痛日久成龟背痰，脾肾两亏，加之劳力过度，损伤筋骨，使腰胯隐痛，恶寒发热，食少形瘦，背脊骨凸肿如梅。初不在意，渐至背伛颈缩，盖肾衰则骨萎，脾损则肉削，但龟背疾已成，愈者寡，从保得命，遂为废人。"

6. 清·余景和《外证医案汇编》卷三："流痰者……人之精液，灌溉肌肉、经络、筋骨之间，如天地之水，无微不及，遇隙即入，遇壑即归，一有壅滞，阻而不行，经脉涩而不通……蓄则凝结成痰，气渐阻，血渐瘀，流痰成矣……若正气盛，阳气宣通，随阻随散；正气虚，经脉涩滞，随注随壅，屡发屡止，或溃或愈，虽云外证，俱从内生。"

7. 清·吴谦《医宗金鉴》卷七十·外科心法要诀："鹤膝风……此证一名游膝风，一名鼓捶风……因循日久，膝肿粗大，上下股胫枯细。由足三阴经虚，风寒、湿邪乘虚而入，为是病也。膝内隐痛寒胜也，筋急而挛风胜也，筋缓无力湿胜也，初肿如绵，皮色不变，亦无焮热，疼痛日增……若日久不消，势欲溃者……溃后时出白浆，浮皮虽腐，肿痛仍前……此证系外证中之败证也，收功甚难。"

8. 清·赵濂《医门补要》卷上："龟背痰……先天早为不足……背中脊骨痿突，初发如梅，渐高似李，甚则伛偻……"卷中·龟背痰治法："龟背痰，起于小儿筋骨脆弱，加以先天不足，或病失调，或跌伤碰损，大人肾虚腰痛，每成此症。"

9. 清·徐慧铿《外科选要》卷六："《心法》曰：流注初发，漫肿无头，皮色不变，凝结日久，微热渐痛，透红一点，方是脓熟，即宜用针开破。若湿痰化成者，脓色黏白；若瘀血化成者，脓色金黄黏水；若风湿化成者，脓色白稀如豆汁；若汗后余邪化成者，脓色或黄或黑，稀脓臭秽。以上四症，发于肉厚处可愈，发在骨节及骨空处难瘥。若淫欲受寒化成者，脓色稀白而腥，其水中有猪脂水油之状，此为败浆脓也。诸书虽有治法，终成败症。"

冯楚瞻曰："按脏腑津液受病，为随气升降，理之常也。若在皮里膜外，及四肢关节曲折之地，而脏腑之痰何能流注其所，此即本处津液遇冷遇热即凝结成痰而为病，断非别部之津液受病成痰，舍其本位而移于他部者，况气本无形，故能无微不达，而液随气运，亦可借气周流。若至津液受病成痰则变为有形而凝滞，焉能随气流通于至微至密之所耶！"

［注］流痰在中国古代医籍中大多混在阴疽（无头疽）、流注、骨疽、瘰病中论述，是骨关节慢性破坏性疾病兼有脓肿者。

10. 清·余景和《外证医案汇编》卷三·外部·流痰："流痰肿坚且硬，日渐长大，皮色不变，起有二月有余。此系本原不足，风火挟痰，互结而成，始之最难消散。"

［注］此条余景和提出"风火挟痰"证，方剂"最难消散"。

【病因病理】

本病多由于先天不足，或久病肝肾亏损，筋骨失养，骨髓不充，后天失调，脾胃虚弱，风寒湿之邪乘虚而入，流注于筋骨关节，痰浊内生，凝聚而成。或跌仆损伤、气血不和而诱发。

【临床症状】

1. 本病以儿童和青年为多见（大部分患者有肺结核或结核病接触史），以脊椎为最多见，其次为下肢、膝、环跳、踝、再次为上肢肩，肘、腕、指等骨关节间。一般多为单发，脓肿形成时，依据原发部位，亦可走窜至颈、胸、胁、腰、腹、腿等处。

病情发展缓慢，化脓亦迟。溃后不易收敛，病程常数月经年，因其病在筋骨关节深处，每易损伤筋骨，若久治不愈，易成残废。

2. 早期：症状不明显，仅感病变关节处略有隐隐酸痛，皮肤不红，不热，可伴有低热，颧红，盗汗。

3. 中期：日积月累，原发或发病部位渐渐肿起，饱满，疼痛，继则活动不利，动则疼痛加剧，肌肉痉挛或萎缩，身热朝轻暮重，（寒化热象）进入酿脓阶段。如脓已成熟，患处可见透红一点，按之应指，中有软陷，重按应指。

4. 破溃期：经数月后，病变骨或关节附近出现寒性脓肿。溃后疮内流稀脓，或夹有饭絮样物质（干酪样坏死），久则疮口凹陷，周围皮色紫暗，形成漏管，不易收口，可出现消瘦、贫血等。

5. 若病变在四肢，患处肌肉日渐萎缩明显；病变在颈椎，头前倾，颈短缩，活动受限，病为胸椎、脊柱后凸畸形，渐至背伛、背驼，显现鸡胸龟背之象，亦龟背流痰之称，病变腰椎，腰背挺直如板，髀腿强直不遂，其痛似折，继后腰椎冷脓可出现腰部肾俞穴，亦有肾俞虚痰（又名肾俞流痰）之称，脓肿亦可在腹部两侧，髂凹、腰三角、腹股沟及大腿处。

病变髋关节、腿足难伸，两臀部肌肉不对称，患肢先长后短，稍跛行，病变为膝踝部，其关节肿大如梭形，上下肌肉萎缩，患关节屈伸不得，寒性脓肿出现在关节围边之处。

病变指关节部肿大如蝉腹，患关节屈曲难伸，脓肿在关节处。

现代医学检查：（1）血沉明显增快，结核菌试验虽强阳性，脓肿形成后穿刺可抽出干酪样坏死组织。

（2）X线检查：骨与关节结核早期显示骨质疏松，脱钙，或有部分破坏，关节面模糊，随后可出现死骨，死骨吸收后，可见骨空洞形成。后期关节间隙狭窄或消失。

（3）因不同病变部位，严重者可有病理性骨折、关节脱位、半脱位或畸形，脊椎结核多并发他处结核病，以肺结核占大多数，并发症是截瘫。

（4）CT检查可辨椎体、椎间盘、腰肌和椎管内及髋关节内的病变程度与范围有微观影像可辨，协助诊断。

【鉴别诊断】

本病应与类风湿关节炎、化脓性骨髓炎或化脓性关节炎、骨肿瘤、强直性脊柱炎相鉴别。

1. 类风湿关节炎：病变部位先以手、足小关节为主，后继肘、腕、膝、踝关节等。病变关节变形、灼热、疼痛剧烈、病变关节常左右对称，不化脓，血清类风湿因子试验常为阳性。

2. 化脓性骨髓炎或化脓性关节炎：起病急剧，有高热、疼痛、急性中毒症状明显，可根据细菌学和病理学检查相鉴别。

3. 骨肿瘤：一般不侵及关节，其肿块坚硬如石，高低不平，推之不移，紧贴于骨，皮色渐变紫褐，后期掣痛难忍，终不化脓，穿刺活检或手术切取部分病变组织作病理切片，以明确诊断。

4. 强直性脊柱炎：是一种进展缓慢的潜行疾病，其病变是关节周围组织的钙化和骨化，不化脓。

【内服药疗法】

1. 阳虚痰凝证：

[主证] 患处隐痛酸楚，或有漫肿，或病变关节疼痛，活动受限，动则痛甚，外观皮色不变，倦怠乏力，面色无华，舌质淡，苔薄白，脉沉细。

[方剂] 阳和汤。

[组成] 熟地30g，肉桂（去皮，研粉）3g，麻黄1.5g，鹿角胶9g，白芥子6g，姜炭1.5g，生甘草3g。

[制法] 水煎，去滓。

[用法] 温服。

[功效] 温阳补血，散寒通滞。

[主治] 阴疽，阳虚寒凝，漫肿无头，酸痛无热，皮色不变，口中不渴，舌苔淡白，脉沉细。

[禁忌] 阴虚有热及破损日久与半阴半阳之证忌用。

[方剂来源] 清·王维德《外科全生集》。

[注] 方中重用熟地大补阴血为君；鹿角胶生精补髓，养血助阳，强壮筋骨为臣；姜炭、肉桂破阴和阳，温经通脉；麻黄、白芥子通阳散滞而消痰结，合用能使血气宣通，且又使熟地、鹿角胶补而不腻，均为佐药；甘草生用，解脓毒而调者药为使。配合成方。

2. 寒痰化热证：

[主证] 患处渐渐漫肿，皮色转微红，按之应指，疼痛加重，脓肿形成，关节活动障碍，舌质红，舌苔薄黄，脉弦细数。

[方剂] 消毒托里散。

[组成] 人参、黄芪（炒）、当归（酒洗）、川芎、芍药（炒）、白术（炒）、陈皮、茯苓各3g，金银花、连翘、白芷各2.1g，甘草1.5g。

[制法] 上为散，每次9~15g，水煎，去滓。

[用法] 温服。

[功效] 益气养血，托里解毒。

［主治］痈疽气血不足，肿痛俱慢，色不甚赤者。

［方剂来源］明·张三锡《医学六要》。

3. 阴虚火旺证：

［主证］患处疼痛，漫肿或形成脓肿，或有溃破，皮色微红，伴午后潮热，骨热盗汗，夜间尤甚，颧红，失眠，口燥咽干，舌红少苔，脉细数。

［方剂］清骨散。

［组成］银柴胡 4.5g，胡黄连、秦艽、鳖甲（醋炙），地骨皮、青蒿、知母各 3g，甘草 1.5g。

［制法］用水 400mL，煎至 320mL，去滓。

［用法］食远服。

［功效］清虚热，退骨蒸。

［主治］骨蒸劳热，唇红颊赤，形瘦盗汗，舌红少苔，脉象细数。

［加减］血虚甚，加当归、芍药、生地；嗽多加阿胶、麦门冬、五味子。

［方剂来源］明·王肯堂《证治准绳·类方》。

4. 正虚邪滞证：

［主证］患处关节部漫肿日久，疼痛，皮色微红，中有软陷，重按应指，伴有形体消瘦，患处周边肌肉不丰，无光润，面色无华，失眠盗汗，舌红，苔薄白，脉细。

［方剂］内托散。

［组成］黄芪、人参、当归、白术、茯苓、金银花、生甘草、官桂、瓜蒌仁、白芷各等分。

［制法］上为末，每次 30g，水煎，入好酒 75mL。

［用法］温服。

［功效］扶正托毒。

［主治］痈疽已成，气血虚弱，不得内消者。

［加减］痛甚，加乳香、没药，倍当归、川芎。

［方剂来源］清·李文炳《仙拈集》。

5. 气血亏虚证：

［主证］患处溃后，脓水清稀，夹有败絮，淋漓不尽。久则疮口凹陷，周围皮色紫暗，形成窦道经久不愈。若病变在四肢关节者，则肌肉萎缩；病变在颈椎、胸椎、腰椎者，则四肢强直不遂，或瘫痪不用。伴有形体消瘦，神疲乏力，自汗盗汗，舌质淡红，少苔，脉细数。

［方剂］托里茯苓汤。

［组成］防风、桔梗、芍药、五味子、川芎、甘草、麦门冬（去心）、肉桂、熟地黄各 30g，当归、黄芪、茯苓各 45g。

［制法］上为末。每次 15g，用水 225mL，煎至 150mL，去滓。

［用法］温服。

［功效］补气养血，温中托里。

［主治］痈疽溃后，脓出内虚。

［方剂来源］元·齐德之《外科精义》。

［方剂］托里当归汤。

［组成］当归、黄芪、人参、熟地、川芎、芍药、甘草（炙）、柴胡各等分。

［制法］上为粗末。每次 15g，用水 150mL 煎至 105mL，去滓。

［用法］食前温服。

［功效］益气补血，托里散邪。

［主治］痈疽，瘰疬，流注，气血俱虚。

［方剂来源］宋·陈自明《外科精要》。

【外治方药】

1. 阳和解凝膏：

［组成］鲜大力子根叶梗 1.5kg，活白凤仙梗 120g（上二味，入香油 5kg 煎枯去渣，次日入下药）。川附、桂枝、大黄、当归、肉桂、官桂、草乌、川乌、地龙、僵蚕、赤芍药、白芷、白蔹、白及各 60g，川芎 120g，续断、防风、荆齐、五灵脂、木香、香橼、陈皮各 30g。

［制法］上药入油内煎枯，滤去渣，隔宿油冷，每油 500g，加炒透黄丹 210g 搅和，文火慢熬，熬至滴水成珠，不粘指为度，即以湿粗纸罨火，以油锅移放冷灶上。用乳香、没药（末）各 60g，苏合香油 120g，麝香 30g，入膏搅和。

［用法］半月后摊贴。疟疾贴背心。

［功效］温经和阳，驱风散寒，调气活血，化痰通络。

［主治］寒湿凝滞所致阴疽、流注、瘰疬、痰核、冻疮等阴性疮疡，已溃或未溃，以及筋骨酸痛。

［方剂来源］清·王维德《外科全生集》。

［注］本方治寒湿凝滞、气血不通之证，功能散寒湿，行气血，使阳和阴散，故名阳和解凝膏。方用荆芥、防风、桂枝、肉桂、附子、川乌、草乌、白芷等驱风散寒，温经和阳，使阳气冲和，阴凝得散，则肿痛可消；木香、陈皮、香橼调气行滞，川芎、当归、赤芍、地龙、续断、大黄、五灵脂活血祛瘀，使气行血畅则肿消痛止，不致溃烂；以苏合香油、僵蚕、麝香祛痰通络，拔毒防腐，兼能截疟；乳香、没药、白及、白蔹既可行血散结，又可定痛生肌，肌生而肉不腐，则使疮面愈合；又以牛蒡子、凤仙、黄丹拔毒止痛。诸药合用，不仅使寒湿得散，痰去络通，气血调畅，又能拔毒防腐，定痛生肌。

2. 升麻薄：

［组成］升麻、大黄各 30g，白蔹 45g，黄芪 30g，黄芩 45g，白及 7.5g（干者），牡蛎 15g（粉），龙骨 30g，甘草 15g（炙），芎䓖 30g。

［制法］上为末。以猪胆汁调，涂布上。

［用法］敷患处，燥则换药。

［功效］清热解毒，敛疮生肌。

［主治］痈疽。

［方剂来源］晋·刘涓子《刘涓子鬼遗方》。

3. 龙虎膏：

［组成］陈小粉 500g，土木鳖（连壳整炒）60g，川乌、草乌、干姜、白及、花椒各 15g。

［制法］上为细末。

［用法］凡疮未成者，漫头敷；已成者，中留一孔；已溃烂者，敷以四周，俱以醋调炖

温敷上，外用绵纸贴，干则温醋鸡毛扫上。

［功效］消肿散结，通络止痛。

［主治］一切无名痈疽大毒。

［方剂来源］清·顾世澄《疡医大全》。

4. 生肌散：

［组成］石膏、轻粉、赤石脂各30g，黄丹6g（飞），龙骨、血竭、乳香、潮脑各9g。

［制法］上为细末。

［用法］先用甘草、当归、白芷各3g，煎汤洗患处，用此药干掺，软油纸盖贴，二日一洗一换。

［功效］解毒定痛，祛腐生肌。

［主治］多骨疽，腐骨脱出，肌肉生迟，不能收敛。

［方剂来源］明·陈实功《外科正宗》。

【外治疗法】

1. 初起：阳和解凝膏外敷（详本章节）或寸金散、六真膏外敷（详见化脓性髋关节炎章节）。

2. 提脓祛腐：八珍锭、一笔消外敷，提脓拔毒，去腐生新（详见化脓性髋关节炎章节）或生麻薄敷患处，清热解毒，敛疮生肌（详见本章节）。

3. 生肌：生肌散外用（详见本章节）。

【灸法】

病变初起及脓肿形成均可用清·徐惠铨《外科选要》卷六：香附饼、木香饼，火龙膏治之。

1. "香附饼：治风寒流注袭于经络，结成肿痛。香附，为末，酒和，量疮大小做饼，覆患处，热熨斗熨药饼上。未成者自消，已成者自溃。风寒湿毒，宜姜汁作饼熨之。"

2. "木香饼：治一切气滞结肿成核，或痛，或酸，闪肭风寒所致。生地黄捣膏、广木香减半，研末。和匀，量患处大小作饼，置肿上，以热熨斗熨之，坚硬木痛者，间日熨之自效。"

3. "火龙膏：治风寒暑湿毒袭经络，筋挛骨痛；或肢节烦痛，湿痰流注作痛，不能行步。鹤膝风、历节风疼痛，其效尤速。生姜半斤，取汁，牛皮胶二两，入锅内化开，入乳香、没药末各五钱，麝香一钱，调匀，待温摊贴患处。"

4. "万应黑虎膏：多年小粉八两，炒黑，五倍子四两，炒黄，白芷二两，干姜四两，白及五两，南星四两，昆布二两，白芥子二两，肉桂三两，乌药二两。上为细末，用生姜自然汁一碗，好醋一碗，葱半斤捣烂，和蜜三两，再捣取汁半碗，三味和匀，火上熬热，调敷患处上留一小洞，时用热余汁润之。"

【手术疗法】

1. 患处内脓成熟，皮肤上有透红一点，或按之有明显应指者，应及时切开；中国古代常以火针烙法，排脓。开口大小以排脓通畅为度。

2. 现代医学认为，根据不同病情，采用病灶清除或关节融合术，可缩短疗程，提高疗效，彻底治疗原发病灶。

【其他疗法】

现代医学抗结核疗法：（1）用链霉素、异烟肼、利福平、乙胺丁醇等。

（2）脓肿穿刺：寒性脓肿形成后，常规穿刺抽脓冲净脓液后再注入链霉素等抗结核药。

（3）固定疗法：可根据不同的病变部位分别选用牵引、夹板、石膏以及制支架等外固器具，可以缓解肌肉痉挛，防止或纠正畸形。

【护理与预防】

1. 保持心情舒畅，促进患者情绪稳定。

2. 加强营养，给予富含蛋白质和维生素的食物。忌辛辣、鱼腥之品。

3. 脊柱结核并发瘫痪者，应注意帮助翻身，擦浴，预防压疮。

第十八节　化脓性骨髓炎

化脓性骨髓炎是化脓性细菌所引起的骨组织（骨髓、骨、骨膜）的化脓性炎症。初起无头，多发于四肢长骨及关节，局部肿胀，附筋着骨，推之不移，局部剧痛，患肢活动受限，溃后脓水淋漓，疮口敛，可形成窦道。中医称"附骨疽"，根据患病部位不同又称"咬骨疽""多骨疽""股胫疽""骨痈""贴骨痈""朽骨疽"等多种名称，名称繁多，证治大体相同，一般都称之"附骨疽"。"附骨疽"属"无头疽"的一种。

【中国古代中医论述】

1. 隋·巢元方《诸病源候论》第三十三卷·附骨疽候："附骨疽者，由当风取凉，风[1]入骨解，风与热相搏复遇冷湿；或秋夏露卧，为冷所折，风热伏结壅遏，附骨成疽。喜著大节解间。丈夫及产妇女人，喜著鼠髏髂头胻膝间，婴孩嫩儿，亦著髆肘背脊也。其大人老人著急者，则先觉痛不得转动，挼[2]之应骨痛，经日便觉皮肉生急[3]，洪洪如肥状则是也。"

［校勘］[1] 取凉，风：原无，从《千金方》卷二十二第六补。

[2] 挼：《千金方》作"按"。

[3] 生急：《千金方》作"渐急"，《医心方》卷十五第五作"微急"。

［注］（1）著（zhuó 着）：附着。

（2）鼠髏（pú 仆）：即鼠蹊部（腹股沟部）。

（3）胻（bì）：大腿。

（4）著急：即染着此病，发作急者。

（5）挼（ruó 弱）：搓揉的意思。

（6）洪洪如肥状：局部漫肿无头，如肥胖之状。"洪洪"，形容肿状。

［注］上文引南京中医学院《诸病源候论校释》（第 2 版）. 北京：人民卫生出版社，2013。

2. 唐·孙思邈《备急千金要方》卷第二十三："凡附骨疽者，以其无破，《外台》作故。附骨成脓，故名附骨疽。"

3. 《灵枢·刺节真邪》："虚邪之入于身也深，寒与热相搏，久留而内著，寒胜其热，则骨疼肉枯；热胜其寒，则烂肉腐肌为脓，内伤骨，为骨蚀。"

4. 唐·王焘《外台秘要》第二十四卷·附骨疽："又凡人身体患热，当风取凉，风入骨解中，风热相传，便成附骨疽。"

"又风骨疽者，久疮不瘥，瘥而复发，骨从孔中出，名为骨疽。"

5. 宋·王怀隐《太平圣惠方》卷第六十二·治附骨疽诸方："夫附骨疽者，由当露卧，风入骨解，与热气相搅，复遇冷湿。或秋夏露卧，为冷所折，风热伏结壅遏，附骨成疽。"

"治附骨疽，连翘汤方：连翘、射干、升麻、防己、黄芩（去黑心），大黄（剉，炒），甘草（炙），芍药、杏仁（汤浸去皮尖，双仁）各一两，茈胡（去苗）二两。上十味粗捣筛，每服五钱匕，水一盏半，煎至七分，入芒硝一钱匕，去滓，空心，温服。"

[注]茈胡，茈字，有柴、紫二音。茈胡之茈，音柴。茈胡生山中，嫩则可茹，老则采而为柴，故苗有芸蒿、山菜、茹草之名，而根名柴胡也。

6. 宋·杨士瀛《仁斋直指方论》卷之二十二痈疽方论："五脏蕴热，攻燉乎肌骨之内，其发停蓄，皮厚以坚，淡白焦枯者为疽，其患沉深，伤筋蚀骨。""肿下而坚者，发于筋骨；肉皮色不变者，发于骨髓。近骨者多冷；近虚者多热，近骨久不愈……近虚久不愈。则傅气成漏。"

7. 元·齐德之《外科精义》卷上·论附骨论："夫附骨疽者，以其毒气深沉，附著于骨也。此疾与贼风相类而不同，人不能辨治之误矣。盖附骨疽者，由秋夏露卧，为冷折之，风热伏结，附骨成疽。贼风之候，由风邪之气搏于骨节，故其痛深彻骨髓，遇寒则痛甚。附骨疽痛而不能转，初按之应骨，皮肉微急，洪洪如肥状者是也。其贼风，皮骨不甚热，而索索恶寒，时复汗出，常欲热熨痛处，即得少宽。其附骨疽，初时但痛无时，乍寒乍热，而无汗者，经久不消，极阴生阳，寒化为热而溃也。贼风不治，久而变为弯曲偏枯，所以不同也。认是贼风，则服引越脾治风之剂，即得差矣。认是附骨疽，急宜服漏芦汤，或五香连翘散疏下之，次月内消升麻汤，及漏溃膏贴之类，纵不能消，亦得浮浅。及有缓疽、石疽、与附骨疽亦相类矣。异者，盖缓疽、石疽皆寒气所作，深伏于骨髓之间，有肿与皮肉相似。若疼而坚硬如石，故谓之石疽；缓疽其热缓慢，积日不溃，久乃亦紫黯色，皮肉俱烂，故名曰缓疽。此二者其治，初觉便宜补虚托里温热之剂，以取消矣；其次调治，临疾制宜，故不复俱载矣。"

8. 明·陈实功《外科正宗》卷三·附骨疽第二十七："夫附骨疽者，乃阴寒入骨之病也。""……初起则寒热交作，稍似风邪；随后臀腿筋骨作痛，不热不红，疼至彻骨，甚者屈伸不能转侧。日久阴变为阳，寒化为热，热甚而腐肉为脓，此疽已成也。"

9. 明·陈实功《外科正宗》卷三·附骨疽第二十七·附骨疽治法："初起发热恶寒，身体拘急，腿脚肿疼，脉浮紧者散之。已成腿脚肿痛，皮色不变，上下通肿者，散寒、温经络。寒热作肿，色白光亮，按之如泥不起者，宜健脾渗湿。身体无热恶寒，脉迟而涩，腿肿不热者，养血、温经络。暑中三阴，脉洪而数，腿脚焮肿，口干便燥者，宜下之。已溃脓水清稀，饮食减少，形体消瘦者，补中健脾胃。溃后肿痛不减，脓水不止，虚热不退者，温中、养气血。愈后筋骨牵引，屈伸不便者，宜滋养气血、通利关节。"

10. 明·陈实功《外科正宗》卷三·附肌疽第二十七·附骨疽看法："初起身微寒热，饮食如常，结肿微红，疼不附骨者顺。已成举动自便，结肿成囊，疼痛有时，脓易成者为吉。已溃脓稠，肿消痛减，身体轻便，醒苏睡稳，不热者吉。溃后元气易复，饮食易进，内肉易实，脓水易干者吉。初起身发寒热，漫肿色白，肢体牵强，疼痛附骨者险。已成举动不便，通腿漫肿，不热不红，不作脓者为险。已溃脓水清稀，气秽腥臭，肿痛不消，形体日削者死。溃后脾胃虚弱，饮食无味，口渴不止，唇白皮枯者死。"

11. 明·汪机《外科理例》卷之五："一人腿根近环跳穴痛彻骨，外皮如故，脉数带滑。此附骨疽脓将成，用托里药六剂，肿起作痛，脉滑数，脓已成，针之出碗许，更加补剂月余而瘳。"

12. 明·王肯堂《证治准绳》卷之四·附骨疽："久得厚味及醉后涉水，或履冰霜雪，寒入髀枢，积痰瘀血相搏而成疽，初时暂痛无时，乍寒乍热而无汗，久则痛深，入骨而不移处，按之痛不止者是也。初觉即隔蒜灸之，以多为上。宜胜金丹、乌金散汗之，壮实者，一粒金丹下之，或八阵散。久则极阴生阳，寒化为热，肉腐而成脓，脓成则宜烙，十全大补汤加牛膝、木瓜补之。有久溃毒结，留连展转，经岁不已，腐出朽骨者，骨虽出而不愈，有终身之咎。视其白脓清稀者，碎骨初脱，肉深难取。脓白而稠者，碎骨将出，肉浅可取。大抵久腐出骨，不论强弱老幼，必须补益，使气血和畅，正气渐复，邪气渐退，自然收敛，十全大补汤、人参养荣汤，在所当用。未成脓者，以冲和膏贴之。盖有独活能动荡气血也，已溃者，宜服何首乌散，此药能调和阴阳也。"

13. 明·芮经《杏苑生春》卷八·附骨疽："夫附骨疽者，以其毒气深沉，附著于骨也……盖附骨疽者，由秋夏露卧，为冷折之，风热伏结，附骨成疽……痛而不能转，初按之应骨，皮肉微急，洪洪如肥状者阳也……初时但痛无时，乍寒乍热而无汗者，经久不消，极阴生阳，寒化为热而溃也……急宜服漏芦汤，或五香连翘散疏下之，次用内消升麻汤，及溻溃膏贴之类。"

"［治］附骨疽，其肉色不变，痛不可忍，宜先以消毒流气饮主之。

［方］消毒流气饮

黄芪一钱，当归、川芎、白芷、人参、防风、桔梗、乌药、槟榔、白芍药、枳壳、厚朴、官桂、木香、紫苏、甘草（生）各四分上㕮咀，用酒一钟、水一钟同煎熟，食远热服。忌一切发物。"

［治］附骨疽，坚硬漫肿，不辨肉色，行步作痛，按之尤痛，以黄芪柴胡汤主之。

［方］黄芪柴胡汤

黄芪一钱五分，当归须一钱二分，柴胡、鼠粘子、连翘各一钱，肉桂、升麻、甘草（炙）、黄柏各五分。上㕮咀，用酒一分，水二分，煎八分，空心热服。

［治］附骨疽痛甚，乍寒乍热，以漏芦汤治之。

［方］漏芦汤

漏芦、白蔹、黄芩、麻黄、枳实、升麻、白芍药、甘草节、朴硝各一钱、大黄二钱，气虚减半。上㕮咀，水煎八分，空心热服。

14. 明·陈实功《外科正宗》卷四·穿踝疽第四十七："穿踝疽，乃足三阴湿热下流停滞而成。初起内踝肿痛，疼彻骨底，举动艰辛，甚则串及外踝通肿……此症若不早治，因循致成废疾也有矣。"

15. 清·吴谦《医宗金鉴》外科心法要诀·股部·附骨疽、咬骨疽："附骨大腿外侧生，在腿里侧咬骨名。体虚寒湿乘虚入，寒热往来不焮红。痛甚彻骨难屈转，寒湿化热肿胖形。"

16. 清·高秉钧《疡科心得集》辨附骨疽附骨痰肾俞虚痰论："附骨疽者，俗呼为贴骨痈，生大腿外侧骨上，此阴寒之证也。凡人环跳穴处，无故酸痛，久而不愈者，便是此证之兆……谓之附骨者，以其毒气深沉，附着于骨也。"

【病因病理】

多由体虚，或外感风、寒、湿邪，或因病后余邪毒蕴，或因跌打损伤筋骨，毒邪深沉，附着于骨，气血凝滞，经络阻塞，瘀血化热，热盛肉腐，或蕴蒸骨骼而致。

现代医学认为，急性化脓性骨髓炎是由化脓性细菌所引起的整个骨组织（骨髓、骨、骨膜）的化脓性炎症，临床上分为急性和慢性两种。常见致病菌多为金黄色葡萄球菌、溶血性链球菌。因全身抵抗力低，又因为身体有感染源，如疖、痈、皮肤伤口通过血液循环传播至骨内而致，称急性化脓性骨髓炎，也可因局部伤口直接感染或邻近软组织直接蔓延至骨骼而成，慢性骨髓炎是因急性化脓性骨髓炎治疗不当或处理不及时所致，急性炎症消退后，如有死骨、窦道或死腔形成，即为慢性骨髓炎。

【临床症状】

1. 此病多见青少年及 10 岁以下儿童易患，好发于股骨、胫骨、肱骨，以下肢为多见。

2. 发病前有疖、痈等感染病史或外伤史。

3. 发病急，突然寒战，高热，头痛，头晕，甚至神昏谵语，则并发内陷。

4. 患肢局部剧痛，肿胀，1~2 日皮肤微红灼热，深部压痛明显，患肢活动受限，动则痛甚。

5. 患病 20 日后患处焮红胖肿，伴有全身高热不退，局部变软（脓肿穿破骨膜）溃后脓出黄稠，疼痛减轻。

6. 慢性骨髓炎，患肢有长期不愈窦道，或有小死骨自窦道排出史。患肢相对粗大，可扪及轮廓不规则的病骨。

7. 实验室检查，急性期白细胞总数及中性粒细胞比例均明显增加，血液细菌培养，或患处穿刺液体细菌培养呈阳性。

8. 多在 30 日左右有死骨存在，CT 检查较 X 线摄片提早发现病灶及软组织的变化，用 B 超等有助于早期诊断深部脓肿的形成，明确炎症位置。

【鉴别诊断】

应与骨与关节结核（流痰）相鉴别。

流痰多发于骨关节间，长期低热，起病缓慢，全身症状均不明显，化脓迟缓，半年至 1 年以上，溃后脓水清稀，夹有败絮样物。

【内服药疗法】

1. 风寒湿邪证：

[主证] 初起恶寒发热，或无寒热，患处酸痛，微有胖肿及骨胀，皮肤颜色如常，有的疼痛剧烈，患肢不能转动，2~3 日后疼痛加重，胖肿及骨胀显现，皮色微红，舌苔由白腻转黄腻，脉由紧数转滑数。

[方剂] 双解复生散。

[组成] 荆芥、防风、川芎、白芍、黄芪、麻黄、甘草各 1.5g，薄荷、山栀子、当归、连翘、滑石、金银花、羌活、人参、白术各 2.4g，大黄、芒硝各 6g。

[制法] 用水 400mL，表证甚者，加生姜 3 片，葱头 2 茎，煎至 200mL，去滓；里证甚者，加生蜜 3 匙和匀。

[用法] 温服。

[功效] 发表攻里。

[主治] 痈疽发背，诸般肿毒。

[方剂来源] 明·陈实功《外科正宗》。

[方剂] 穿山甲散。

[组成] 露蜂房 30g，蛇蜕、头发（烧存性）、穿山甲各 7.5g。

[制法] 上为细末。

［用法］每次 6~9g，加乳香末 1.5g，温酒调服。

［功效］托里排脓，内消止痛。

［主治］痈疽漫肿，皮色不变；附骨疽。

［方剂来源］清·祁坤《外科大成》。

［方剂］黄芪柴胡汤。

［组成］黄芪 4.5g，当归 3.6g，柴胡、鼠粘子、连翘各 3g，肉桂、升麻、甘草（炙）、黄柏各 1.5g。

［制法］上㕮咀，用酒 100mL，水 200mL，煎至 100mL。

［用法］空心热服。

［功效］益气活血，通阳消肿。

［主治］附骨疽。坚硬漫肿，不辨肉色，行步作痛，按之尤痛。

［方剂来源］明·芮经《杏苑生春》。

2. 热毒炽盛证：

［主证］患病 1~2 周后，患胖肿，红赤，疼痛剧烈，灼热且有波动感，可伴高热持续不退，甚则神昏谵语，舌质红，舌苔黄腻，脉洪数。

［方剂］漏芦汤。

［组成］漏芦、升麻、连翘、麻黄（去根节）各 30g，大黄、防己、木香、白蔹、沉香各 22g。

［制法］上为粗末。每次 15g，用水 230mL，加竹叶 7 片，煎至 150mL，搅匀，去滓。

［用法］空心温服。取利二三行，未利再服。

［功效］清热解毒，消肿排脓。

［主治］附骨疽。

［方剂来源］宋·赵佶《圣济总录》。

［方剂］黄芪柴胡汤。

［组成］黄芪、柴胡各 3g，羌活 1.5g，连翘 3.6g，肉桂、土瓜根、黄柏（酒洗）、生地各 0.9g，当归尾 22.5g。

［制法］用酒、水各半煎，去滓。

［用法］热服。

［功效］升阳托里，温经透脓。

［主治］大腿近膝股内附骨疽，不辨肉色，温肿木硬，痛势甚大。

［方剂来源］明·陈文治《疡科选粹》。

3. 脓毒蚀骨证：

［主证］溃脓后 30 天左右，脓出不尽，周边皮色紫暗，疮口凹陷，稀脓淋漓，久则形成窦道（探针检查可触及粗糙死骨），可伴有神疲、乏力、纳少、舌淡、舌苔薄白、脉细。

［方剂］骨碎补丸。

［组成］骨碎补、补骨脂、熟地黄、川当归、续断、石楠叶、黄芪、石斛、牛膝、杜肿、萆薢各 60g，附子（炮）30g，白芍药、川芎、菟丝子、沙参、羌活、防风、独活、天麻各 45g。

［制法］上为末，炼蜜为丸，如梧桐子。

［用法］每次 30 丸，空心用盐汤送服。

［功效］补肾阳，益气血，祛风湿。

［主治］久漏疮，败坏肌肉，侵损骨髓，以致痿痹。

［方剂来源］明·王肯堂《证治准绳·疡医》。

［方剂］七圣汤。

［组成］人参、生黄芪、当归各30g，金银花60g，白术30g，生甘草9g，肉桂3g。

［制法］水煎，去滓。

［用法］温服。

［功效］补气养血，清热解毒。

［主治］各处痈毒，低陷不能收口者。

［方剂来源］清·陈士铎《辨证录》。

【外治方药】

1. 楸叶涂敷方：

［组成］楸叶（阴干）30g，猪胆汁15g。

［制法］上药相和，捣烂。

［用法］涂于疮上。

［功效］清热解毒消肿。

［主治］附骨疽。

［方剂来源］宋·赵佶《圣济总录》。

2. 黑金膏：

［组成］桂心、芎䓖各7.5g，当归30g，木鳖子（去壳）、乌贼鱼骨、漏芦、白及、川乌头（生，去皮、脐）、鸡舌香、木香、白檀香、丁香各7.5g，松脂60g，乱发30g，黄丹180g，清麻油500mL。

［制法］上为细散，入松脂、乱发麻油内，煎令发尽，绵滤去滓，澄清，拭铛令净，以慢火熬药，入黄丹，用柳木篦不住手搅，令黑色，一时下诸药末，搅令匀，看软硬得所，于不津器内收。

［用法］每用看肿处大小，于火畔煨，摊故帛上，厚贴，一日换二次。

［功效］疏风解毒，理气活血。

［主治］附骨疽。

［方剂来源］宋·王怀隐《太平圣惠方》。

3. 穿骨散：

［组成］白芥子不拘多少。

［制法］上为末。

［用法］用白酒酿调敷患处。

［功效］消肿散结。

［主治］贴骨疽。皮色不异，肿硬作痛。

［方剂来源］清·爱虚老人《古方汇精》。

4. 皂荚膏：

［组成］皂荚10挺（细研），吴茱萸60g（为末），杏仁30g（汤浸，去皮，炙，研如泥），水银30g（以李、枣瓤同研，令星尽）。

［制法］用醋600mL煎皂荚，取300mL，滤去滓，下吴茱萸、杏仁，以文火熬成膏，次

下水银和匀，涂于故帛上。

［用法］贴于患处。

［功效］攻毒散结，消肿止痛。

［主治］附有疽，肿痛。

［方剂来源］宋·王怀隐《太平圣惠方》。

5. 胆矾散：

［组成］胆矾30g（火煅白色），龙骨（五色者）、白石脂各15g，黄丹6g（火飞），蛇蜕1条（全者，烧灰，别研），麝香1.5g（别研）。

［制法］上药除蛇蜕、麝香末外，余为细末，同蛇蜕、麝香末和匀。

［用法］先用葱椒汤洗净患处，揩干；次用药少许，干掺疮口。如疮口小，用纸捻子点药纴入疮口内，1日3次。

［功效］拔毒消瘘，敛疮生肌。

［主治］附骨疽疮，焮肿疼痛，溃后脓水不绝，久不生肌。

［方剂来源］宋·杨倓《杨氏家藏方》。

【外治疗法】

1. 初期患处胖肿，疼痛，活动受限，应用皂荚膏有效攻毒散结，消肿止痛（详见本章），或用五枝膏消肿拔毒止痛（详见急性蜂窝织炎章节）。

2. 溃后用胆矾散，于疮口内，1日3次，有拔毒消瘘、敛疮生肌功效（详见本章节），或用五毒丹祛腐生肌（详见急性蜂窝织炎章节）。脓尽已用生肌玉红膏搽新肉上（详见手足部化脓性感染章节）。

3. 窦道形成：用八珍锭制成锭或线条亦可，放入疮孔内，外用十宝膏贴患处，提脓拔毒，去腐生新（详见痈章节）。若触及死骨松动者，可用镊子钳出。如无死骨疮口转红，脓液转为黏稠液体时，应用生肌玉红膏活血解毒，祛腐生肌，后用明·张洁《仁术便览》生肌散以促愈合（详见痈章节）。

【手术疗法】

1. 成脓后及早宜切开引流，切口要够大，利于引流畅通，或用火针烙法排脓。这是古代时常用的排脓法。

2. 可根据病情选用局部减压和切开引流。若髓腔脓液较多应行骨"开窗"引流术。还有碟形手术，带蒂肌瓣填充骨腔术、病骨截除术、骨腔植骨术、截肢术等。

【护理与预防】

1. 积极治疗原发病及各种感染。

2. 急性期卧床休息，患肢抬高并用夹板制动也可用石膏托固定避免活动，防止骨折和毒邪扩散。

3. 加强营养，患病后忌辛辣、鱼腥发物。

第十九节　化脓性踝关节炎

化脓性踝关节炎是一种发生于踝部的急性化脓性疾病。中医称"足踝疽""鞋带疽""穿踝疽""走缓"等。

【中国古代中医论述】

1.《灵枢·痈疽》："发于内踝，名曰走缓，其状痈也，色不变，数石其输，而止其寒热，不死。"

2. 隋·巢元方《诸病源候论》卷三十二·疽候："发于踝，名曰走缓。色不变，数灸而止其寒热，不死。"

3. 明·申斗垣《外科启玄》："脚拐毒又名鞋带疽，乃膀胱经寒湿注于皮肤，伤于筋骨，平常不觉，久则疽发于两踝是也。"

4. 明·陈实功《外科正宗》卷四："穿踝疽，乃足三阴湿热下流停滞而成。初起内踝肿痛，疼彻骨底，举动艰辛，甚则患及外踝通肿。有头者属阳，易破，无头者属阴，难溃。此二者，初起必寒热交作，宜荆防败毒散加牛膝散之，日久脓成胀痛者针之。腐而不敛孔大者，玉红膏培之；形体虚弱者补之。此症若不早治，因循致成废疾也有关。"

5. 明·王肯堂《证治准绳·疡医》卷之四："内踝疽《灵枢》云：发于内踝，名曰走缓。其状痈色不变，数石其输而止其寒热，不死。或问：足内生疽，何如？曰：此名鞋带痈，由寒湿滞于足阳明，与足厥阴肝经，血涩气阻所致。初宜隔蒜灸之，服流气饮加牛膝、木瓜、防己。壮实者，一粒金丹下之；老弱者，十全大补汤、内托黄芪柴胡汤主之。"

"外踝疽或问：足外踝生疽何如？曰：此名脚拐毒。属少阳胆经、足太阳膀胱经，湿热下注，宜服内托羌活汤、黄连消毒散、内托复煎散选用；胜金丹、乌金散、紫金丹，皆可用。"

6. 清·吴谦《医宗金鉴》外科心法要诀·卷七十一："内踝疽、外踝疽，此二证生两足踝近腕之处，在内踝者名走缓，又名鞋带疽；在外踝者名脚拐毒。盖内踝骨属三阴经脉络也，外踝骨属三阳经脉络也。俱由湿寒下注，血涩气阻而成，其坚硬漫肿，皮色不变，时时隐痛，难于行立者，初服疮科流气饮加牛膝、木瓜、防己，以宣通之，外用蒜片灸法以消之。发三阴经者服内托黄芪汤；发三阳经者服内托羌活汤。若虚弱将欲作脓，跳痛无时者，俱服十全大补汤，外敷乌龙膏。其肿溃法，俱按痈疽肿疡、溃疡门。"

"穿踝疽：此证由脾经湿寒下注、血涩气阻而成。先从里踝骨发起，串及外踝，致令里外通肿，以有头为阳，易破；若惟闷肿无头为阴，难溃。其证初起寒热往来，有红晕兼有热也，宜服荆防败毒散；皮色不变者，服万灵丹。其余肿溃治法，俱同内、外二踝疽。若溃出清水，或投方不应，缠绵日久者，必成废疾，难治。"

7. 清·高秉钧《疡科心得集》卷中·辨外踝疽内踝疽论："外踝疽，即脚拐毒，俗名穿拐毒。属足三阳经脉络也。由湿热下注、血凝气滞而成。初起外踝焮肿，疼痛彻骨，举动艰难，寒热往来。如有红晕者，宜服荆防败毒散加牛膝，脓熟针之，后兼用托补法。若其皮色不变而漫肿无头者，此名穿拐痰，由三阴亏损，寒湿注聚阻络所致；幼儿因先后天不足而发。初起宜温通，溃后宜补托。此证属虚，每难速效。

内踝疽，生两足内踝近腕之处，足三阴经脉络也。有由湿热下注而成者，亦有由寒湿凝聚而成者。证形同前，治法亦可通用。其有肿甚，串及外踝，后俱穿溃腐烂如臁疮，四围紫黑，时流毒水，或淌臭脓，名曰驴眼毒，俗名夹棍疮也。由脾经湿毒流滞而成；亦有磕伤，或毒蚊虼蚤咬伤而起者，最难收功。掺以珍珠散，贴以白玉膏，内服萆薢化毒汤，或五苓、四妙等。"

8. 清·徐惠銈《外科选要》卷五·外踝疽："《心法》曰：外踝疽，属三阳经脉络也。由湿寒下注，血涩气阻而成，其坚硬漫肿，皮色不变，时时隐痛，难于行走，宜服内托羌活汤，若虚弱将欲作脓，跳痛无时者，俱服十全大补汤。"

"又曰：内踝疽，生两足内踝近腕之处，属三阴经脉络也。由湿寒下注，血涩气阻而成。其坚硬漫肿，皮色不变，时时隐痛，难于行走，初宜疡科流气饮，加牛膝、木瓜、防己宣通之外，以蒜灸消散；已成服内托黄芪汤。若虚弱者，将欲作脓跳痛者，十全大补汤，外敷乌龙膏。"

"《心法》曰：穿踝疽，乃脾经寒湿下注，血涩气阻而成，先从内踝骨发起，串及外踝，至里外通肿不红，以有头为阳，易破易治。若只闷肿无头为阴，难溃难愈。如初起寒热往来，有红晕，兼有热也，宜荆防败毒散。皮色不变者，宜万灵丹，其余悉同痈疽治法。"

"又曰：穿踝疽、内踝疽、外踝疽，若溃出清水，或投不应，缠绵日久者，必成废疾难治。"

【病因病理】

本病多由体虚，正不胜邪，或疔疮等疮后，余毒未清，湿热内盛，其毒循经入里，留于关节，血凝气滞而成；或由跌打扭伤，关节处受损，复感毒邪，以致血涩气阻、经络阻塞、久瘀化热为患。

现代医学认为，病原菌以金黄色葡萄球菌为主。早期感染初始关节滑膜充血、水肿、白细胞浸润。关节腔内有浆液性渗出液，关节软骨破坏，若及时对症治疗，浆液性可完全吸收，关节功能恢复正常。若不及时及治疗不恰当，滑膜炎症继续加重，渗出液增多，有大量脓细胞、化脓菌和纤维蛋白渗出物。随着滑膜炎症的加重，关节内纤维蛋白的沉积常附关节软骨表面，妨碍滑液内营养物质进入软骨和软骨内代谢产物的释放。使关节失去滑润的关节面，关节炎症加重脓性渗出，滑膜破坏，炎症侵犯关节囊，关节内脓液增多使关节腔内压力升高，破坏韧带和关节囊，引起穿孔，穿破皮肤形成窦道。治疗后关节活动可有较严重的障碍。

【临床症状】

发病前有疔疮等病史或踝关节损伤史。初起踝关节内侧或外侧活动时疼痛，逐渐患处焮热肿胀，疼痛剧烈，可伴有恶寒高热，30 天左右，溃后出脓液色黄稠，不易收口，日久从内踝穿至外踝，或从外踝穿至内踝，疮口增大，四周溃腐色紫暗，如臁疮，愈后每因关节破坏而影响运动功能。成脓期苔黄腻，脉数。

现代医学认为，X 线片检查：早期：关节内渗液，关节间间隙增宽，关节邻近的骨疏松。中期：关节软骨破坏，关节间隙变窄，软骨下的骨破坏。后期：关节间隙消失，可形成纤维性或骨性强直等。

【鉴别诊断】

足踝疽应与踝关节流痰相鉴别。踝关节流痰（踝关节结核）早期关节略有酸胀、疼痛，伴有低热、颧红、盗汗、纳呆，病变关节逐渐膨隆，漫肿疼痛，皮色不变，活动不利，动则疼痛加剧，日久肌肉痉挛或萎缩，数月后病变关节附近出现寒性脓肿，溃后脓水清稀，夹有败絮状物。

【内服药疗法】

1. 邪毒侵袭证：

［主证］初起踝关节内侧或外侧活动时疼痛，患处肿胀、压痛，因畏惧疼痛而拒动，动则痛甚，可伴有恶寒发热，舌质红，舌苔薄黄，脉浮数。

［方剂］荆防败毒散。

［组成］柴胡、甘草、人参、桔梗、川芎、茯苓、枳壳、前胡、羌活、独活、荆芥穗、防风各 1.2g。

［制法］上为散，每次 15g，用水 150mL，煎至 105mL，去滓。

［用法］温服。

［功效］疏风解表，败毒消肿。

［主治］痈疽疮疡初起，发热，脉浮数，及水肿邪在表者。

［方剂来源］明·虞抟《医学正传》。

2. 湿热下注证：

［主证］踝关节活动疼痛甚，患部焮热肿胀，皮色微红，疼痛彻骨，持续性发热，踝关节活动受限，全身疲乏无力，纳呆食少，舌淡红，舌苔黄腻，脉数或滑数。

［方剂］银花解毒汤。

［组成］金银花 30g，紫花地丁 20g，犀角（磨服）1.5g，赤苓 12g，连翘、牡丹皮各 10g，川连 3g，夏枯草 15g。

［制法］水煎，去滓。

［用法］分 2 次温服。

［功效］清血化湿，凉血解毒。

［主治］风火湿热所致的痈疽疔毒。

［方剂来源］清·高秉钧《疡科心得集》。

3. 气血两虚证：

［主证］溃后出脓黄稠，疮口久不愈合，久之从内踝穿至外踝，或从外踝穿至内踝踝关节处四围肿胀色紫暗，溃腐处如臁疮肉色不泽，动则疼痛，内有损骨，外有窦道，脓水稀薄，难以行走。可伴有面色苍白，气短懒言，舌质淡，舌苔薄白，脉细无力。此证候属穿踝疽。

［方剂］内补散。

［组成］当归、桂心各 60g，人参、川芎、厚朴、防风、甘草、白芷、桔梗各 30g。

［制法］上为细散。

［用法］每次 3g，以酒调服，日三夜二。未愈更服勿绝。

［功效］益气养血，排脓生肉。

［主治］痈疽发背已溃。

［方剂来源］唐·孙思邈《备急千金要方》。

［方剂］内托黄芪丸。

［组成］黄芪 240g，当归 90g（洗焙），肉桂（去粗皮）、木香、乳香（别研）、沉香各 30g。

［制法］上为细末，用绿豆粉 120g，生姜自然作糊，为丸如梧桐子大。

［用法］每次 50 丸，温热水送服，不拘时候。

［功效］补气活血，温经托里。

［主治］疮疡……气血两虚，邪滞经络，白脓赤汁，淋漓不止。

［方剂来源］宋·杨倓《杨氏家藏方》。

【外治方药】

1. 珍珠散：

［组成］珍珠、石膏（炒）、赤石脂、轻粉各 3g，白龙骨 9g，冰片 0.6g，狗胎骨 1.5g。

［制法］上为细末。

［用法］掺患处。

［功效］生肌收口。

［主治］痈疡。

［方剂来源］清·祁坤《外科大成》。

2. 珍珠散：

［组成］炉甘石（制如绛雪膏法，净）250g，珍珠（煅，净）3g，琥珀（净末）2.1g，龙骨（煅，水飞，净）、赤石脂（煅，水飞，净）各1.2g，钟乳石（甘草汤煮24h，水飞净）1.8g，朱砂（水飞，净）1.5g，麒麟竭0.6g，象皮（焙干为末）1.5g。

［制法］上为极细粉，每药3g，入冰片0.6g，研匀和调。

［用法］敷患处。

［功效］祛腐生肌。

［主治］疮疡溃烂不肯长肉者。

［方剂来源］清·张璐《张氏医通》。

3. 白玉膏：

［组成］铅粉30g，轻粉9g，白蜡、黄蜡各4.5g，潮脑0.9g（冰脑更妙）。

［制法］猪脂调，摊于油纸上。

［用法］贴患处。

［功效］祛腐生肌。

［主治］臁疮及脚腿上一切疮。

［加减］加红粉霜，更易收口。

［方剂来源］明·方隅《医林绳墨大全》。

4. 八宝丹：

［组成］珍珠（布包，入豆腐内煮一伏时，研细）3g，牛黄1.5g，象皮（切片）、琥珀（灯心同乳）、龙骨（煅）、轻粉各4.5g，冰片1g，炉甘石（银罐内煅红，研细）9g。

［制法］上为极细末，瓷瓶密贮。

［用法］每用少许，掺患处。

［功效］生肌长肉，收口。

［主治］疽痈，不能收口。

［方剂来源］清·顾世澄《疡医大全》。

5. 金黄散：

［组成］白芷、白及、白蔹各等分。

［制法］上为细末。

［用法］用新汲水调敷。

［功效］消肿解毒。

［主治］痈毒。

［方剂来源］明·楼英《医学纲目》。

6. 一笔消：

［组成］大黄60g，雄黄、藤黄各30g，蟾酥15g，木香3g，乳香、没药、白矾各9g。

［制法］上为细末，用蜗牛捣烂为丸。

［用法］用水醋磨，敷患处。

［主治］痈疽、发背、疔疮、对口、搭手、无名肿毒。

［方剂来源］清·凌奂《饲鹤亭集方》。

【外治疗法】

1. 初起踝关节疼痛，肿胀，恶寒发热，动则加剧，用一笔消、金黄散外敷处，消肿解毒，化瘀止痛。

2. 踝关节活动疼痛甚，皮肤焮热肿胀，皮色微红，疼痛彻骨，踝关节活动受限，外用寸金散、万灵膏外敷患处，活血解毒，消肿止痛（详见环跳疽章节）。

3. 溃后疮口不愈合用珍珠散、白玉膏贴患处，祛腐生肌或八宝丹掺患处生肌长肉（详见本章节）。

【其他治疗】

参照附骨疽内容。

【护理与预防】

1. 患肢制动，将患肢固定于功能位，可缓解肌肉痉挛，减轻疼痛，防止畸形。

2. 外敷药物不中断，用清热解毒、消肿止痛的中药制剂，可以保护软骨面，防止进行性退化，有助于关节软骨再生，并且可有效地防止踝关节内挛缩，关节功能障碍及畸形。

3. 忌食辛辣、鱼腥发物。

第二十节　化脓性髋关节炎

化脓性髋关节炎是指发生于髋关节的急性化脓性疾病，常见致病菌为金黄色葡萄球菌。中医称"环跳疽""贴骨疽""缩脚疽"。

【中国古代中医论述】

1.《灵枢·刺节真邪》："以手按之坚，有所结，深中骨，气因于骨，骨与气并，日以益大，则为骨疽，有所结，中于肉，宗气归之，邪留而不去，有热则化为脓。"

2.《灵枢·痈疽》："发于股胫，名曰股胫疽，其状不甚变，痈脓搏骨，不急治，三十日死矣。"

［注］（1）胫：应为阳字，明·王肯堂《证治准绳》："《灵枢》云：发于股阳，名曰股阳疽。"

（2）痈脓搏骨：指脓着于骨。

3. 明·王肯堂《证治准绳·疡医》卷之四："骨疽……久得厚味及醉后涉水，或履冰霜霜雪，寒入髀区，积痰瘀血相搏而成疽，初时暂痛无时，乍寒乍热而无汗，久则痛深，入骨而不移处，按之痛不止者是也。"

4. 明·王肯堂《证治准绳·疡医》卷之四："一妇四十余，近环跳生疽，尺脉沉紧，腿不能伸。经曰：脾移寒于肝，痈肿筋挛。盖脾主肉，肝主筋，肉温则筋舒，肉冷则筋急，遂与乳香定痛丸少愈，更以助胃壮气血药二十余剂而消。"

5. 清·许克昌、毕法《外科证治全书》卷三·股部证治："贴骨疽（一名环跳疽，一名缩脚疽）生胯骨白环穴，皮色不异，肿硬作痛，甚者腰难屈伸，宜用白芥子捣粉，白酒酿调涂，或以大戟、甘遂二末，白蜜调敷。内服阳和汤，每日一剂，四五日可消，消后酌服子龙丸小金丹以杜患根，大忌开刀，开刀则定成缩脚疽。"

6. 清·王维德《外科证治全生集》下部治法·贴骨疽治法："贴骨疽患在环跳穴，又名缩脚疽，皮色不异，肿硬作痛者是……大忌开刀，开则定成缩脚损疾。"

7. 清·徐惠銈《外科选要》卷四·环跳疽无名肿毒："《心法》曰：环跳疽，生胯骨节间之环跳穴，所以腰难屈伸，漫肿隐痛，此症皆由风湿寒邪凝结而成，属足少阳胆经。"

8. 清·祁坤《外科大成》卷二："环跳疽，生环跳穴，漫肿隐痛，尺脉沉紧，腿不能伸。"

9. 清·吴谦《医宗金鉴》外科心法要诀："股阳疽生于股外侧，胯尖之后，其毒内搏骨节，脓深至骨，故漫肿不变色也。环跳疽生胯骨节之间环跳穴，所以腰难屈伸，漫肿隐痛也。此两证皆由风、湿、寒凝结而成，属足少阳胆经。"

【病因病理】

由风湿寒邪凝结骨节，或因病后体弱余邪湿热内盛，或因跌打损伤筋骨，毒邪深至筋骨，积痰瘀血相搏而成疽。

现代医学认为，化脓性细菌经血源性传播致髋关节处而感染，常见致病菌为金黄色葡萄球菌，多因关节开放性损伤或关节手术或关节穿刺继发感染，或附骨疽脓毒流注关节而发生，或环跳穴周围偶见针刺，或注射药物后而继发感染而有之。

【临床病状】

初起恶寒、高热，髋关节处（环跳穴部位）筋骨隐痛，活动受限，皮色不变；继则疼痛加剧，关节活动受限，臀部外突，大腿略同外翻，并逐渐局部明显红、肿、热、压痛反映剧烈（此时关节积液），关节屈曲挛缩，漫肿范围扩大，上至腰胯下至大腿，全身症状显现，壮热持续，头痛，纳呆，便秘，舌苔黄腻，脉滑数或洪数，或按有波动感者为已成脓，溃后脓出，先脓黄稠，后转稀薄，淋漓不尽，多不易愈合，以致发生病理性半脱位或脱位，可使关节畸形、僵硬、不能活动等。

现代医学检查：血常规检查，白细胞计数增加。患处高肿位置穿刺可抽出脓液。X线片：示软组织密度增加，早期见关节积液，关节间隙增宽，以后关节间隙变窄，后期严重者有骨组织病变、关节间隙消失等。

【鉴别诊断】

本病应与臀部流注、髂窝流注、环跳流痰相鉴别。

1. 臀部流注（臀部多发性脓肿）：病在肌肉内，为多发性，易破溃、易脓出、易收敛，愈后不损伤筋骨。

2. 髂窝流注（髂窝深部脓肿）：发于髂窝肌肉深处，大腿即向内收缩，略向内收，不能伸直，妨碍行走。但膝关节仍能伸屈，若用手将患肢拉直，则可引起剧烈疼痛，痛牵腰部，腹部前突，脊柱呈弓状，愈后大多无残废。

3. 环跳流痰（骨与关节结核）：大部分患者有肺结核或结核病接触史，早期全身症状不明显，伴有低热、颧红、盗汗、纳呆，化脓出现在患病后半年至1年左右，溃后有败絮样物质流出。

【内服药疗法】

1. 积痰瘀血证（初期）：

［主证］髋部筋骨隐痛，皮色不变，活动受限，继则疼痛加剧，不得屈伸，伸时疼痛剧烈，臀部外突，大腿向外翻，伴有恶寒，发热，头身疼痛，疲乏无力，舌苔黄腻，脉滑数。

［方剂］化毒为水内托散。

［组成］金银花、知母、贝母、天花粉、白及、半夏、穿山甲、皂角刺、乳香各3g。

［制法］用水、酒各500mL，煎至400mL。

［用法］病在上，食后服；病在下，食前服。药滓捣烂，另加秋芙蓉叶末 30g，白蜜 50mL 调，敷疮上。

［功效］清热化痰，透脓消肿。

［主治］痈疽，无名肿毒，一切恶疮。

［方剂来源］清·（日本）丹波元《观聚方要补》。

［注］积痰瘀血证根据明·王肯堂《证治准绳·疡医》卷之四为据。

2. 毒热内蕴证（成脓期）：

［主证］患处皮肤焮热红肿，跳痛剧烈，关节不得屈伸，漫肿上延腰胯，下及大腿，壮热持续，口渴，咽干，大便秘结，甚则寒战，神昏谵语或按之有波动感者，为内已成脓（化脓期为病后 1~3 个月），舌质红，舌苔黄燥，脉洪数。

［方剂］五圣汤。

［组成］金银花 250g，玄参 90g，黄芪 120g，麦冬 90g，人参 60g。

［制法］水煎，去滓。

［用法］温服。

［功效］益气养阴，清热解毒。

［主治］痈疽。

［方剂来源］清·陈士铎《辨证录》。

［注］本方应用其理参阅原著明了。

［方剂］加味解毒汤。

［组成］黄芪（盐水拌炒）、黄连（炒）、黄芩（炒）、黄柏（炒）、连翘、当归（酒拌）各 2.1g，甘草（炙）、白芍药、栀子仁（炒）各 3g。

［制法］用水 300mL，煎取 240mL。

［用法］温服。

［功效］清热解毒，活血止痛。

［主治］痈疽大痛不止。

［方剂来源］明·陶华《痈疽验方》。

［方剂］加味三星汤。

［组成］金银花 60g，蒲公英 30g，生甘草 9g，玄参 3g。

［制法］用水 300mL，煎取 210mL，去滓。

［用法］食前服。

［功效］清热解毒。

［主治］阳疽。

［方剂来源］清·陈士铎《洞天奥旨》。

3. 气血两虚证（溃后期）：

［主证］疽毒溃破，先出脓色黄稠，后渐稀薄，疮口久不愈合，内有损骨，形成窦道，若久不治愈，可使关节畸形、僵硬、不能活动，或造成脱位等，可伴有面色苍白，气短懒言，舌质淡，舌苔薄白，脉细无力。

［方剂］七圣汤。

［组成］人参、生黄芪、当归各 30g，金银花 60g，白术 30g，生甘草 9g，肉桂 3g。

［制法］水煎，去滓。

［用法］温服。

［功效］补气养血，清热解毒。

［主治］各处痈毒，低陷不能收口者。

［方剂来源］清·陈士铎《辨证录》。

［方剂］白鲜皮汤。

［组成］白鲜皮、桑根白皮（锉）、玄参、漏芦、升麻各 30g，犀角屑 15g，败酱草 22.5g。

［制法］上为粗末。每次 15g，以水 225mL，煎至 150mL，入芒硝 0.5g，滤去滓。

［用法］空心温服，晚再服。

［功效］清热凉血，解毒消肿。

［主治］痈疽延久，脓水不尽。

［方剂来源］宋·赵佶《圣济总录》。

［方剂］托里定痛散。

［组成］当归身、熟地、乳香、没药、川芎、白芍、肉桂各 3g，粟壳（泡，去筋膜，蜜炒）6g。

［制法］上为散。以水 400mL，煎至 320mL，去滓。

［用法］病在下，食前服；病在上，食后服。

［功效］养血止痛。

［主治］痈疽溃后，血虚疼痛，不可忍者。

［方剂来源］明·陈实功《外科正宗》。

［方剂］托里茯苓汤。

［组成］防风、桔梗、芍药、五味子、川芎、甘草、麦门冬（去心）、桂枝、熟地黄各 30g，当归、黄芪、茯苓各 45g。

［制法］上为末。每次 15g，用水 225mL，煎至 150mL，去滓。

［用法］温服。

［功效］补气养血，温中托里。

［主治］痈疽溃后，脓出内虚。

［方剂来源］元·齐德之《外科精义》。

［注］环跳疽在治疗上可选多种方剂，以解决不同症候的出现，方剂的功效就是症候的治则。古代医家对方剂的定型与法则是经过长时间的临床观察和经验的总结，并非随意而设。

【外治方药】

1. 八宝丹：

［组成］珍珠（布包，入豆腐内煮一伏时，研细）3g，牛黄 1.5g，象皮（切片）、琥珀（灯心同乳）、龙骨（煅）、轻粉各 4.5g，冰片 1g，炉甘石（银罐内煅红，研细）9g。

［制法］上为极细末，瓷瓶密贮。

［用法］每用少许，掺患处。

［功效］生肌长肉，收口。

［主治］痈疽，不能收口。

［方剂来源］清·顾世澄《疡医大全》。

2. 八将丹：

[组成] 西黄 1g，冰片 1g，蝉蜕（烘）7 枚，大蜈蚣（炙）7 条，麝香 1g，穿山甲（炙）7 片，全蝎（炙）7 只，五倍子（焙）9g。

[制法] 上为细末。

[用法] 用少许掺于疮顶上，以膏盖之。

[功效] 消肿散结，提毒去腐。

[主治] 一切疽毒不起，疔毒不透，腐肉不脱。

[方剂来源] 清·高秉钧《疡科心得集》。

3. 八珍锭：

[组成] 朱砂、雄黄、没药、乳香各 15g，真番卤 2.4g（煅令烟尽），人言 3g（煅过），枯矾 6g，巴豆 30 粒（去油）。

[制法] 上为细末，粳米饭为丸，如荞麦大小，制成锭或线条亦可。

[用法] 放入疮孔内，外用膏药贴之。

[功效] 提脓拔毒，去腐生新。

[主治] 痈疽、发背、恶疮、粉瘤、鼠漏、无名疔毒等疮。

[方剂来源] 清·孙伟《良朋汇集》。

4. 六真膏：

[组成] 乳香、没药、血竭、三七、儿茶各 9g，樟冰 90g。

[制法] 用猪脂 360g，碗盛，水煮化，入药和匀，摊于纸或布上。

[用法] 贴患处。

[功效] 活血化瘀，止痛生肌。

[主治] 痈疽。

[方剂来源] 清·祁坤《外科大成》。

5. 一笔消：

[组成] 大黄 60g，藤黄 30g，明矾、蟾酥各 15g，麝香、乳香、没药各 6g。

[制法] 上药为末，用蜗牛捣烂，与药拌匀作锭。

[用法] 取醋磨锭，新笔蘸药圈围留顶，干再圈，至肿消为上。

[功效] 散瘀消肿，解毒止痛。

[主治] 痈疽，疮疖，疔毒，发背。

[方剂来源] 清·王维德《外科全生集》。

6. 寸金散：

[组成] 天花粉 90g，赤芍、白芷、姜黄、白及、芙蓉叶各 30g。

[制法] 上为细末。用姜汁 3 份，凉茶 7 份，调匀。

[用法] 未破敷头，已破敷四旁，留顶。

[功效] 清热解毒，活血消肿。

[主治] 痈疽肿毒。

[方剂来源] 清·顾世澄《疡医大全》。

7. 万灵膏：

[组成] 木香、乳香、没药、血竭各 6g，蟾酥 15g，紫石英、雄黄各 6g，犀角 3g，冰片 1.5g，麝香 3g。

[制法]　上为细末，糯米粥和匀，捣制成条，每条1.5g。

[用法]　用水磨搽患处。

[功效]　活血解毒，消肿止痛。

[主治]　痈疽，疔疮，蛇咬。

[方剂来源]　宋·窦汉卿《疮疡经验全书》。

8．长肉膏：

[组成]　人参、黄芪、当归、夜合树皮、玄参各30g，血余90g。细药：血竭、龙骨、赤石脂、白蜡各15g。

[制法]　上用麻油500g，煎，飞丹收膏。

[用法]　每次用细药适量掺于患处外贴上膏。

[功效]　益气养血，生肌长肉。

[主治]　痈疽、疮疡、瘰疬等。

[方剂来源]　明·张介宾《景岳全书》。

【外治疗法】

1．无皮肤焮热时，外用寸金散敷肿处，清热解毒，活血消肿（详见本章节）。

2．微红漫肿，疼痛加剧时，用一笔消、万灵膏外敷患处，活血解毒，消肿止痛（详见本章节）。

3．溃后疮口紫陷外用八将丹、八珍锭提脓拔毒，去腐生新（详见本章节）。

4．溃后疮口久不愈合，脓水清稀，外贴八宝丹、长肉膏。益气养血，生肌长肉（详见本章节）。

【放血疗法】

取委中穴，消毒后，放血1~2滴为度。

【手术疗法】

1．成脓后宜切开引流，或用火针烙法排脓。

2．疮口小而深，内有死骨不能排出者，须行手术清疮摘除死骨。

【护理与预防】

1．初期宜夹板固定，以减少疼痛，防止发生畸形。

2．疮口保持清洁，及时换药。

3．忌辛辣、鱼腥发物。

第二十一节　急性脓肿

急性脓肿主要是由金黄色葡萄球菌侵入人体肌层深部组织而形成的一种局限性急性化脓性疾病。本病在炎症过程中患处组织坏死被溶解液化后成为脓液，四周因炎性肉芽组织形成完整腔壁，脓液被积聚于脓腔之内，脓肿形成。深部脓肿多发者，易形成脓毒血症等危重症候。中医称：流注、湿痰流注、瘀血流注、暑湿流注、湿毒流注、缩脚流注、髂窝流注、锁脚流注、锁脚马痕、关节流注、冷流注等。

【中国古代中医论述】

1．《素问·五常政大论》"……其政谧，其令流注，其动漂泄沃涌。"

2．隋·巢元方《诸病源候论》卷三十一·流肿候："流肿，凡有两候，有热有冷。冷肿者，其痛隐隐然，沉沉著臂髆，在背上则肿起，凭凭然而急痛。若手按及针灸之即肿起是也。热肿者，四肢热如火灸之状，移无常处，或如手，或如盘，著背腹是。剧则背热如火，遍身熠熠然，五心烦热，唇口干燥，如注之状。此皆风邪搏血气所生，以其移无常处，故谓流肿。"

3. 明·张介宾《景岳全书》卷之四十七·外科钤下·流注："立斋曰：流注之证，多因郁结，或暴怒，或脾气虚，湿气逆于肉理，或腠理不密，寒邪客于经络，或湿痰，或闪扑，或产后瘀血流注关节，或伤寒余邪未尽为患，皆因真气不足，邪得乘之，故气凝血聚为患也。然此证或生于四肢关节，或生于胸腹腰臀，或结块，或漫肿，或痛或不痛，悉宜用葱熨法及益气养营汤固其元气，则未成者自消，已成者自溃，或全愈也。若不补气血及节饮食，慎起居，戒七情，而专用寒凉克伐者，俱不治。

又治法曰：常治此证，凡暴怒所致，胸膈不利者，调气为主。抑郁所致而不痛者，宜调经脉，补气血。肿硬作痛者，行气和血。溃而不敛者，补气血为主。伤寒余邪未尽者，和而解之。脾气虚，湿热凝滞滞肉理者，健脾除湿为主。闪跌伤血凝滞为患者，和血气，调经络。寒邪所袭，筋挛骨痛，或遍身痛，宜温经络，养血气，若久而不敛，疮口无阳者，宜豆豉饼或附子饼灸之，以去散寒邪，接补阳气，或外用琥珀膏贴之。若内有脓管，或生瘀肉而不敛者，用针头散腐之自愈，锭子尤效。"

4. 明·汪机《外科理例》卷之三·流注："暴怒所致，胸膈不利者，调气为主。抑郁所致而不痛者，宜调经脉，补气血。肿硬作痛者，行气和血。溃而不敛者，益气血为主。伤寒余邪未尽者，和而解之。脾气虚，湿热凝滞肉理而然，健脾除湿为主。闪胁瘀血凝滞为患者，和气血，调经络。寒邪所袭，筋挛骨痛，或遍身痛，宜温经络，养血气。

大抵流注之证，多因郁结，或暴怒，或脾虚湿气逆于肉理；或腠理不密，寒邪客于经络；或闪仆，或产后瘀血流注关节；或伤寒，余邪未尽为患。皆因真气不足，邪得乘之。常治郁者开之，怒者平之，闪仆及产后瘀血者散之，脾虚及腠理不密者，除而补之，伤寒余邪者，调而解之。大要以固元气为主，佐以见症之药。如久而疮口寒者，更用豆豉饼或附子饼灸之；有脓管或瘀肉者，用针头散腐及锭子尤效。若不补血气，及不慎饮食起居七情，俱不治。"

5. 明·赵宜真《仙传外科集验方》服药通变方第二："流注起于伤寒，伤寒表未尽，余毒流于四肢经络，涩瘀所滞，而后为流注也。"

6. 明·王肯堂《证治准绳·疡医》卷之四·湿毒流注："湿毒流注，暴风疾雨，寒湿暑气侵入腠理而成。"

7. 明·陈实功《外科正宗》卷三·流注论："夫流注者，流者行也，乃气血之壮，自无停息之机；注者住也，因气血之衰，是有凝滞之患。故行者由其自然，住者由其瘀壅。其形漫肿无头，皮色不变，所发毋论穴道，随处可生。凡得此者，多生于体虚之人，勤劳之辈，不慎调燮，夏秋露卧，纵意取凉，热体当风，图身快爽，或中风邪，发散未尽，或欲后阴虚，外寒所侵。又或恼怒伤肝，郁结伤脾，荣气不从，逆于肉里，又或跌打损伤，瘀血凝滞，或产后恶露未尽，流缩经络。此等种种，皆成斯疾也。既成之后，当分表里、寒热、虚实、邪正、新久而治之。初因风寒相中，表症发散未尽者，人参败毒散散之。房欲之后，体虚寒气外侵者，五积散加附子温之。劳伤郁怒，思虑伤脾而成者，归脾汤加香附、青皮散之。跌仆伤损，瘀血凝滞而成者，复元活血汤逐之。产后恶露未尽，流注经络而成，木香流气饮导之。此皆初起将成之法，一服至三四服皆可。外俱用琥珀膏敷贴，其中亦有可消者十中五六。如服前药不得内消者，法当大养气血，培助脾胃，温暖经络，通行关节，木香流气饮、十全大补汤俱加熟附子、香附培助根本。此则未成者自消，已成者自溃，已溃者自敛，而终无残破漏不敛之症。且如有脓，宜急开之。患者又当慎起居，戒七情，远寒就温，俱可保全。若误用寒凉克伐、内消等药，终至不救者多矣。"

8. 明·陈实功《外科正宗》卷三·流注看法："初起漫肿，皮色光亮，微热微疼，筋骨不欠强者为顺。已成身体微热，饮食有味，疼痛有时，肿生红色者顺。已溃脓稠而黄，肿消痛止，身体轻便，起坐如常者顺。溃后内肉易生，脓水易止，精神易复，脓口易合者顺。初起身体发热，脉细而数，皮色微肿，痛彻筋骨者险。已成饮食少思，口干作渴，身体疼痛，四肢沉重者险。已溃脓水清稀，肿仍不消，虚热不退，疼痛不减者逆。溃后脓秽不止，肌肤瘦削，饮食不餐，发热皮粗者死。"

9. 明·薛己《外科发挥》卷五·流注："暴怒所致，胸膈不利者，调气为主。抑郁所致而不痛者，宜调经脉补气血。肿硬作痛者，行气和血。溃而不敛者，益气血为主。伤寒余邪未尽者，和而解之。脾气虚，湿热凝滞肉理而然，健脾除湿为主。闪肭瘀血凝滞为患者，和血气，调经络。寒邪所袭，筋挛骨痛，或遍身痛，宜温经络，养血气。"

10. 清·高秉钧《疡科心得集》辨流注腿痈阴阳虚实异证同治论："夫流注腿痈，主虽殊而治则一，要在辨其阴阳，明其虚实而已。若因于风寒客热，或暑湿交蒸，内不得入于脏腑，外不能越于皮毛，行于营卫之间，阻于肌肉之内，或发于周身数处而为流注，有生于四肢关节者，有生于胸腹腰臀者，或发于腿上而为腿痈，此属实邪阳证。初起憎寒壮热，或微恶寒发热，遍身骨节疼痛，其肿处渐渐加大，斯时宜以发散透解，或亦可以消散；如身热无汗，即能成脓。大抵阳证流注出脓，即似伤寒之出汗。其色虽白，不可认作阴证虚证。流注腿痈，大率皆色白。或亦有根盘白而顶微红者，此必脓已成，流注腿痈成功，即顶色白而脉见滑数，按之软熟，其脓已成，即欲开之，以泄其邪；邪泄后方得热退身凉，而元气自然来复，脾胃亦醒，饮食有如，数日间气血充盈，即能收口矣。其有体虚之人，元气不足，或因郁结伤脾，暴怒伤肝，气凝血滞，或湿气逆于肉腠，或寒邪入于筋络，或湿痰阻于经隧，或瘀血注于关节，又或病后余邪发散未尽，种种病由，皆因真气不能运行，使邪气壅滞而为患也。其发为流注也，或结块，或漫肿，或一或三或五或七流注总是仄数，此犹未穿，彼又肿起，外候则恶寒发热，饮食减少，脉来细弱。此必培其脾胃，祛其寒湿，调其营血，脾胃健则血自生而气自运行，岂可不固其本根，妄用寒凉克伐之剂，而蹈虚虚之戒哉。其发为腿痈也，则漫肿无头，皮色不变，乍寒乍热，时痛时酸，筋屈不伸，不能转动。苟非大补气血，温经通络，何以能使之消散，更何以使之速起速溃，易敛易愈也。此虚证属阴之治法，异证同揆，惟贵学者审察而明辨之耳。"

11. 清·高秉钧《疡科心得集》辨流注腿痈阴阳虚实异证同治论："阳证流注腿痈，必欲辨明风寒暑热，客于何部经络，总以发表和营，如正旺邪实，宜万消化坚丸攻透，方能无脓即消，有脓即溃，屡用屡验，切勿以药味峻猛而避之。如溃脓后，急欲调和脾胃；若久不敛口者，方可补托；如阴寒着骨而发，足不能伸舒，或身不能转动，必须用阳和汤温经通络，溃后调治与前同。"

12. 清·吴谦《医宗金鉴》外科心法要诀·流注："初起湿痰所中者，木香流气饮导之；产后瘀血所中者，通经导滞汤通活之；跌仆伤损瘀血所中者，宜散瘀葛根汤逐之；风湿所中者，万灵丹、五积散加附子温散之；汗后余邪发肿者，人参败毒散散之；房欲后外寒侵袭者，初宜服五积散加附子，次服附子八物汤温之；又有室女、孀妇，郁怒伤肝，思虑伤脾而成者，宜服归脾汤加香附、青皮散之。此皆流注初起将成之法，一服至三四服皆可。外俱用乌龙膏或冲和膏敷贴。皮肉不热者，雷火神针针之，轻者即消，重者其势必溃；将溃时俱宜服托里透脓汤；已溃俱服人参养荣汤；久溃脓水清稀，饮食减少，不能生肌收敛者，俱宜服调中大成汤；久溃脓水清稀，精神怯少，渐成漏证者，俱宜服先天大造丸。溃后其余治法，俱按痈疽溃疡门参考。"

13. 清·吴谦《医宗金鉴》外科心法要诀·流注："盖人之气血，每日周身流行，自无停息，或因湿痰，或因瘀血，或因风湿，或因伤寒汗后余毒……致令气血不行，故名流注。"

【病因病理】

机体正气虚弱，感受邪毒随血走窜，窜入营血，流注全身各处，随处肌腠虚弱之间，壅滞不散，经络阻隔，气血凝结，久而化热，肉腐成脓。或患有疮疡病证，或跌打损伤，或产后瘀露停滞，或因痰湿，或因暑湿，正虚染邪，客于营卫，随阻随生，气血凝滞导致流注形成。

皮肤浅表的急性脓肿属疖的范围，多因暑毒湿热蕴结所致。

现代医学认为，急性脓肿主要是金黄色葡萄球菌侵入体肌表或肌层深部组织引起局部化脓性病灶的细菌栓子或脱落的感染血栓间歇地进入血液循环，并在全身其他组织或器官形成转移性脓肿，甚者中医称余毒流注，此病在全身化脓性感染章节讨论。

【临床症状】

流注易发人体低位血流缓慢之处，常见部位：腰部、髂窝部、臀部、大腿后部等处。头面、前后二阴、腕、踝等远侧较少见，其余任何部位均可发生。发病前常有疖、疔痈，外伤及其他感染性疾病史。初起，四肢近端或躯干部有一处或数处肌肉疼痛、漫肿、微热皮色不变。2~3天后，肿胀焮热疼痛，继则可触肿块有明显压痛，全身中毒症状明显。可伴有寒战高热、头痛头涨、周身关节疼痛、食欲不振等。继则肿块增大，疼痛加剧，肿块中央皮肤微红而热，肿势渐缩，按之有波动感，身热不退，口渴欲饮，为脓已成，溃后脓出，呈黄稠或白黏状，瘀血流注则挟有血块，痛减热退，食欲增加，脓尽疮口愈合为顺证。若成脓缓慢，溃后脓水不净，寒热持续不退，身体消瘦，面色无华，为逆证。若浅表脓肿初起略高于体表，局部红肿，热痛，常伴有发热，畏寒，病情甚者，疼痛剧烈，局部隆起包块，变软，波动试验阳性，可一处发病，亦可多处发病。

【鉴别诊断】

早期行 X 线检查可见肿胀的软组织团块状阴影成脓后 B 超检查患处有液性暗区或抽出脓汁，即可明确诊断。

【内服药疗法】

1. 寒湿痰凝证：

［主证］局部初起漫肿，隐隐胀痛，皮色不变，继而肿胀范围增大，疼痛加剧，深部触及肿块，重按痛甚，动则剧伴有恶寒发热，头痛头胀，周身不适，食欲不振，舌质淡红，苔薄白或白腻，脉浮紧或迟紧。

［方剂］疮科流气饮。

［组成］当归、甘草、紫苏、人参、白芍、官桂、黄芪、防风、枳壳、乌药、桔梗、厚朴各 2.1g，槟榔、木香、川芎、白芷各 1.5g。

［制法］水 240mL，煎至 150mL，去滓。

［用法］食远温服。

[功效] 疏邪败毒，祛痰散结。

[主治] 治流注……寒湿毒于经络，结成肿块者。

[方剂来源] 明·陈实功《外科正宗》。

2. 气滞血瘀证：

[主证] 因跌打损伤，或肌肤破损，或产后恶露未尽，局部一处或数处肌肉疼痛，漫肿而皮色不变，继患处其肿渐红，疼痛加剧，肿处压明显，或拒按或发热恶寒，身痛可伴有胸胁不舒，舌苔薄腻或舌上伴有瘀点瘀斑，脉濡涩。

[方剂] 调和荣卫汤。

[组成] 川芎、当归、陈皮、独活各 3g，赤芍、白芷、乌药、大茴香、黄芪各 2.4g，炙甘草、红花各 1.5g。

[制法] 用水 400mL，煎至 320mL，去滓。

[用法] 入酒适量，量病上下服。

[功效] 行气和血，消肿散结。

[主治] 流注初起，气血凝聚，结肿不散者。

[方剂来源] 明·陈实功《外科正宗》。

[方剂] 败毒流气饮。

[组成] 羌活、独活、青木香、赤芍药、当归、紫苏、陈皮、香附、白芷、三棱、蓬莪术、枳壳、川芎、桔梗、柴胡、半夏（姜制）、赤茯苓、甘草。

[制法] 加生姜 3 片，生地黄 10g，水煎，去滓。

[用法] 温服。

[功效] 疏邪败毒，行气活血。

[主治] 流注初发，堆核硬痛，不可忍者。

[加减] 热，加大黄、黄芩；虚，加人参、黄芪。

[方剂来源] 明·王肯堂《证治准绳·疡医》。

[方剂] 散血葛根汤。

[组成] 干葛、半夏、川芎、防风、羌活、升麻、桔梗各 2.4g，白芷、甘草、细辛、苏叶、香附、红花各 1.8g。

[制法] 水 240mL，葱三根，姜三片，煎至 150mL，去滓。

[用法] 不拘时服。

[功效] 行气活血，化痰散结。

[主治] 跌仆伤损，瘀血凝滞，结成流注，身发寒热者。

[方剂来源] 明·陈实功《外科正宗》。

3. 毒邪流注证：

[主证] 本证型发病前常有疮疡病史，或有外伤分娩史。发病一般皮肤不发红，肿势不明显，逐渐患处漫肿或坚肿，疼痛或有形寒身热，随即痛增，肿势增大，后肿势渐收，按之微有波动；常伴有身热不解、肢体胀痛、食欲不振、苔黄腻、脉滑数等症。

[注] 脉滑而数，滑则为实，数则为热。滑则为荣，数则为卫，荣卫相逢，则结为痈，热之所过，则为痈脓。

[方剂] 托里消毒汤。

[组成] 人参、川芎、白芍、黄芪、当归、白术、茯苓、金银花各 3g，白芷、甘草、皂

角针、桔梗各 1.5g。

　　[制法] 以水 400mL，煎至 320mL，去滓。

　　[用法] 食远温服。

　　[功效] 消肿溃脓，不得内消。

　　[主治] 脓成不得内消者。

　　[禁忌] 忌用内消泄气，寒凉等药。

　　[加减] 脾弱者，去白芷，倍人参。

　　[方剂来源] 清·高秉钧《疡科心得集》。

　　[方剂] 神授卫生汤。

　　[组成] 羌活 2.4g，防风、白芷、穿山甲（土炒，研），沉香、红花、连翘、石决明（煅）各 1.8g，金银花、皂角刺、当归、甘草节、天花粉各 3g，乳香 1.5g，大黄（酒拌炒）6g（脉虚便利者不用）。

　　[制法] 用水 400mL，煎至 320mL，去滓。

　　[用法] 病在上部，先服药，随后饮酒适量；病在下部，先饮酒适量，随后服药，以行药势。

　　[功效] 除邪清热，解毒消肿。

　　[主治] 恶毒疔疮，湿痰流注，及一切疮症已成半成者。

　　[方剂来源] 明·陈实功《外科正宗》。

　　4. 正虚毒恋证：

　　[主证] 局部漫肿疼痛，一处未退，他处又起；溃后，新肉难生，隐隐作痛，伴神疲体瘦，热退不尽，纳差，舌质红，舌苔薄黄，脉虚数。

　　[方剂] 芎归养荣汤。

　　[组成] 当归 6g，人参、白术、黄芪、川芎、白芍、熟地各 3g，五味子、麦冬、远志、甘草、茯苓各 1.5g，牡丹皮、砂仁各 1g。

　　[制法] 水 400mL，姜 3 片，枣 2 枚，煎出 320mL，去滓。

　　[用法] 食远温服。

　　[功效] 补气养血。

　　[主治] ……流注，及一切不足之症，不作脓，或不溃，或已溃不敛，或身体发热恶寒，肌肉消瘦，饮食少思，睡卧不宁，盗汗自汗，惊悸恍惚。

　　[方剂来源] 明·陈实功《外科正宗》。

　　[注] 本方可加皂角刺 3g，消肿解毒。

　　[方剂] 调中大成汤。

　　[组成] 白术、茯苓、当归身、白芍、陈皮、山药、牡丹皮、黄芪各 3g，人参 6g，藿香、砂仁、远志、甘草各 1.5g，附子、肉桂各 2.4g。

　　[制法] 用水 400mL，加煨姜 2 片，大枣 2 枚，煎至 320mL，去滓。

　　[用法] 食远服。

　　[功效] 益气养血，助阳托毒。

　　[主治] 流注溃后，脓水清稀。

　　[方剂来源] 明·陈实功《外科正宗》。

　　[方剂] 黄芪六一汤。

［组成］黄芪18g（半生、半蜜水炒），甘草4.5g（半生、半炙），人参3g。

［制法］用水300mL，煎至240mL，去滓。

［用法］食远服。

［功效］益气生津，补虚托里。

［主治］流注溃后，脓水出多，口干作渴，烦躁不宁。

［方剂来源］明·陈实功《外科正宗》。

【外治方药】

1. 姜肿膏：

［组成］生姜5kg，雄猪胆100具，葱2.5kg，乳香、没药各300g。

［制法］先将葱、姜打烂，同猪胆搅和，再将乳香、没药研细一并搅匀置钵内，烈日中晒之，俟晒月余则稀稠得宜而成膏。

［用法］贴患处。

［功效］消肿散结。

［主治］流注初起，漫肿无头，不红不痛者。

［方剂来源］清·沈志裕《疡科遗编》。

2. 琥珀膏：

［组成］锦纹大黄。

［制法］上为末，捣大蒜调匀。

［用法］敷患处。即痛一二小时无妨，至次日去药，发斑或起泡，挑破流水，用月白珍珠散掺之即干，或用西圣膏贴之，以消余肿。

［功效］化瘀，祛痰，消肿。

［主治］流注及瘀血顽痰，结成肿块。

［方剂来源］清·祁坤《外科大成》。

3. 解毒雄黄散：

［组成］雄黄120g，硫黄240g。

［制法］上为细末。

［用法］柏油调搽，纸盖之，三日一换。

［功效］杀虫止痒，祛风除湿。

［主治］流注腿脚。

［方剂来源］明·陈实功《外科正宗》。

4. 疮药槟榔散：

［组成］槟榔、海桐皮、藜芦、石菖蒲各30g，菵茹60g，百部30g，鸡肠草60g，剪草、贯众各30g，蛇床子60g，山栀子、芮草各30g。

［制法］上㕮咀。同一处微火炒至焦黄色为度，为细末，用香油调，入雄黄、白胶香更妙。

［用法］搽疮上。

［功效］清热解毒，散结消肿。

［主治］热毒蕴结，气血凝滞，致患疮疡。

［方剂来源］明·朱橚《普济方》。

5. 琥珀膏：

［组成］大黄60g，郁金、南星、白芷各30g。

［制法］上为细末，用大蒜头去壳捣烂，入上药再捣，调入酒1~2匙，调匀。

［用法］遍敷肿处，纸盖。有热痛，亦有不痛者，俱待药干便效；次日有起疱，亦有不起疱者，如有疱起，挑去疱中黄水，膏贴之。

［功效］活血解毒，化痰消肿。

［主治］气血凝滞结成之流毒，皮色不变，漫肿无头，无论身体上下，年月新久，但未成脓者。

［方剂来源］明·陈实功《外科正宗》。

6. 乳香定痛散：

［组成］乳香、没药各15g，滑石30g，冰片3g。

［制法］上为细末。

［用法］搽患处，痛即止。

［功效］收湿敛疮。

［主治］伤损及一切疮疡，溃烂疼痛。

［方剂来源］明·薛铠《保婴撮要》。

7. 乳没生肌散：

［组成］红升、血竭、生乳香、生没药、麝香、冰片各等分。

［制法］上为细末。

［用法］掺患处。

［功效］排脓生肌。

［主治］脓疡溃后，肌肉不生。

［方剂来源］清·爱虚老人《古方汇精》。

【外治疗法】

1. 初期：琥珀膏、姜肿膏外贴，外敷患处（详见本章节）。

2. 成脓期：疮药槟榔散外搽（详见本章节），八珍锭外敷（详见化脓性髋关节炎章节）。

3. 溃脓期：用乳没生肌散掺患处，排脓生肌（详见本章节）。

【手术疗法】

患处内脓已成以刀针排脓，外用乳没生肌散。

【现代疗法】

病情严重者，可选用有效抗生素治疗。

【护理与预防】

1. 应卧床休息以防流注再发他处，以新鲜瓜果汁代茶饮，加强营养。

2. 忌食辛辣腥发食物。

第二十二节　全身化脓性感染

化脓性细菌侵入人体血液循环，在人体内生长繁殖或产生毒素，引起严重的全身感染或中毒反应，称之为全身性感染。由化脓所致者，称为全身化脓性感染，为继发性，常由继发于疔疮，有头疽及其他严重的外伤感染之后形成。一般分为败血症、脓血症和毒血症3种类型。败血症由病原菌侵入血液循环，长期存在并迅速生长繁殖所造成的全身感染。脓血症，由于局部化脓性病灶的细菌栓子或脱落的感染血栓间歇地进入血液循环，并在全身各组织或器官形成脓肿。毒血症由细菌毒素或严重损伤，感染坏死组织的病理分解物，进入血液循环作用于各器官，引起全身中毒症状。败血症实际上已包括毒血症在内，因为病原菌在血液中生长繁殖的同时，可产生大量毒素在其中。败血症与脓血症也可并列存在，形成脓毒败血症。在临床上外呈混合型，不能截然分开，属急危重症。全身化脓性感染属于中医"疔疮走黄""疽毒内陷""余毒流注""火毒内攻"。

【中国古代中医论述】

1. 宋·陈自明《外科精要》卷中·痈疽分表里证论第二十三："脑气浮行于表，故痈肿浮高为易治；脏血沉寒主里，故疽肿内陷为难治。"

2. 明·陈实功《外科正宗》卷二·疔疮论："凡见是疮，便加艾灸，殊不知头乃诸阳之首，亢阳热极所致，其形虽小，其恶甚大，再加艾灸，火益其势，逼毒内攻，反为倒陷走黄之症作矣。"

3. 宋·窦汉卿《疮疡经验全书》卷四·疔毒："疔疮初生时红软温和，忽然顶陷黑，谓之'黄走'此证危矣。"（黄走，即走黄。）

4. 明·陈实功《外科正宗》卷二·疔疮治验："一年少妇颧下生疔，疙瘩作痒，予欲针之，彼家不信，辞后自灸。次日，四边渐肿，疮渐软陷，又三日，头面大肿，复请治之。予观原疮灸上巴结黑靥，干陷无脓，此毒气内陷，外肉已死，又面目浮肿光亮，发热形状不堪，此正气衰而邪气实也。虽治亦不效，后必终死。彼家方悔自误之说，后延半月，果然归寝。"

5. 明·陈实功《外科正宗》卷二："疔毒复生汤，治疔毒走黄，头面发肿，毒气内攻，烦闷欲死者。牡蛎、山栀、金银花、木通、连翘、牛蒡子、乳香、没药、角刺、天花粉、大黄、地骨皮（各八分）。水、酒各一茶盅，煎一半，食远服。不能饮者水煎，临服入酒一杯和服亦效。脉实便秘者加朴硝。"

6. 清·王维德《外科证治全生集》走黄治法："疔毒发肿神昏，谓之走黄。如在将昏之际，急取回疔散二钱，白汤送服。少刻大痛，痛则许救。毒化黄水，痛止命活。"

7. 清·王维德《外科证治全生集》丸散类："回疔散治一切疔走黄。有子土蜂窠一两，蛇蜕一条不经地上者佳，泥裹煅存性，研细末。白汤送下二钱。（马培之批）曰：回疔散参攻毒外出。"

8. 清·许克昌、毕法《外科证治全书》卷一·阴疽症治则例："阴疽之形，皆阔大平塌，根盘坚硬，皮色不异，或痛或不痛。乃外科最险之证，倘误服寒凉，其色变如隔宿猪肝，毒攻内脏，神昏即死。"

9. 清·高秉钧《疡科心得集》辨龙泉疔虎须疔颧骨疔论："其重者……根盘漫肿不透，面目浮肿，或坚肿焮红，恶寒身烙热，恶心呕吐，肢体拘急；三四日后，或口噤如痉，神识模糊，此以火毒陷入心包，即名走黄疔，十有九死之证。"

10. 清·高秉钧《疡科心得集》辨脑疽对口论："初起形色俱不正，寒热不加重，身虽发热，面白形寒，疡不高肿，根盘平塌，散漫不收，过候不透，脓稀不腐，正气内亏，不能使毒外泄，而显陷里之象。"

11. 清·高秉钧《疡科心得集》辨脑疽对口论："三陷变局，谓火陷、干陷、虚陷也。火陷者，气不能引血外腐成脓，火毒反陷入营，渐致昏迷，发痉发厥；干陷得，脓腐未透，营卫已伤，根盘紫滞，头顶干枯，渐致神识不爽，有内闭外脱之象；虚陷者，脓腐虽脱，新肉不生，状如镜面，光白板亮，脾气不复，恶谷日减，形神俱削，渐有腹痛，便泄，寒热，宛似损怯变象，皆不治之证也。"

"以上论中，自阴证起，及三陷变局，不录方药者，以其变化多端，各宜随证治之。"

清·吴谦《医宗金鉴》卷六十一·外科心法要诀·痈疽七恶歌："三恶形消瘦，疮形陷又坚，脓清多臭秽，不食脾败难。"

【病因病理】

走黄与内陷是各种阳证疮疡疾病因多种因素导致的并发症。由疔疮疾病引起的并发症称之走黄；由疽毒或其他疮疡所并发的症状称之内陷。

走黄证属正盛邪实；内陷证属正虚毒盛。走黄与内陷是危险的证候，需及时救治，走黄以凉血清热解毒为主，内陷以三陷分证论治，大体以扶正祛邪，除邪之际尚需补托的治则为本。

1. 走黄：因生疔疮，火毒炽盛，或治之不当及失治或疔疮未成而过早切开，或因挤压碰撞，或误施灸法，或过食辛热，鱼、肉、酒等发物，火毒炽盛。毒邪走散入营血，耗伤营阴，内攻脏腑而发病，虽毒邪炽盛，但正气不虚。

2. 内陷：大多患疔疮以外的疽毒疮疡疾病，其正气内虚，火毒炽盛，或治疗失时或不当，导致正不胜邪：或毒不外泄，反陷入里，客于营血，内攻脏腑。

（1）火陷证：由阴液不足，火毒鸱张，正不胜邪，毒邪内陷入营血而致。

（2）干陷证：因气血两伤，正不胜邪，不能酿化为脓，托毒外出，营卫受伤，毒蕴愈盛，根盘紫滞，头顶干枯，渐至神识不爽，有内闭外脱之象。

（3）虚陷证：因毒邪虽退，脾气不复，恶谷日减，气虚血亏，肾阳虚衰，阴阳两竭，余邪走窜内陷入营而成。

3. 火毒内攻：因阴液不足，火毒炽盛，失于治疗。未能及时控制毒势，走散入营，内攻脏腑引起。

4. 余毒流注：多由病后余毒不尽、毒邪走散所致的多发性深部脓肿，其因正气不足，毒邪乘虚走窜，或因毒邪炽盛，或因疔疖毒邪走散而致。

现代医学认为，走黄由于致病菌繁殖快，超过了身体的抗病能力，或局部感染病灶处理不当，致病菌可集于某一部位组织中形成感染，严重者可导致感染性休克，甚至死亡。

内陷症是指致病菌侵入血液循环，持续存在，当因多种因素引起身体抵抗力下降时，病原菌在血中过分生长繁殖，同时也可产生大量毒素，均可导致毒血症、败血症的产生。

【临床症状】

多有疔疮病史，如痈疖疮，胆道、肠道外伤，妊产史或其他感染。但以颜面部疔疮、烂疔、疫疔、疽毒疮疡者为多见。

1. 局部症状：在原发患处疮顶忽然陷黑，无脓，皮色暗红，肿势软漫，边界不清，迅速向周围扩散。

2. 全身症状：突发全身中毒症状，寒战，高热（多数患者体温在39℃以上），头痛烦躁，胸闷气急，恶心呕吐，四肢无力，口渴喜饮，舌质红绛，舌苔黄燥，脉洪数，或弦滑数，或伴便秘，腹胀，或腹泻；或伴有肢体拘急，骨节肌肉疼痛，或并发附骨疽、流注等；或伴有出血点，或瘀斑，肝脾肿大，甚则黄疸，病情严重者可伴有表情淡漠，烦躁不安；或咳嗽气喘，咳出血痰，大汗出，甚至神昏谵语等精神症状。舌质红绛，苔黄腻或黄糙，脉细数，或洪数等。

3. 火陷证：疮顶不高，根盘散漫，颜色紫滞或疮口干枯无脓，灼热剧痛，伴有壮热不退，口渴、口干，便秘溲赤，或烦躁不安，神昏谵语，或胸胁引痛，舌质红绛，苔黄腻或黄糙，脉洪数或弦数。

4. 干陷证：患者气血双亏，不能托毒外泄，局部疮口脓腐不溃，疮色晦暗，肿势平塌，散漫不收，疮顶腐烂，脓少而薄，或头顶干枯，疼痛或微痛，伴有全身发热，恶寒，神疲纳差，自汗胁痛，四肢痿软无力，甚者神昏谵语，气息粗促，舌质淡红，苔黄腻，脉虚数，或体温不高，肢冷，大便溏薄，小便频数，苔灰腻，舌质淡，脉沉细。

5. 虚陷证：局部患处肿消退，疮口腐肉已尽，脓水稀薄，新肉不生，状如镜面，光白板亮，不知疼痛，伴有虚热不退，形神俱削，纳食日减，渐有腹痛便泄，自汗肢冷，气息低促，舌质淡红，苔薄白，或无苔脉沉细，或虚大无力。甚者可陷入昏迷厥脱。若舌光如镜，口舌生糜，舌质红绛，脉象细数等为阴伤胃伤之象。此证正虚毒滞，正气不能引血成脓，毒必内攻，阴阳两竭，易成危证。

现代医学检查：血常规检查、白细胞总数及中性粒细胞比例明显增高，血液或脓液细菌培养、药物过敏试验常呈阳性，尿液检查出现蛋白、红细胞、白细胞、管型或酮体，根据病情可做肾功能、电解质、X线、B超等检查，可示肝肾功能受损情况，肝脾是否肿大及其他部位是否出现转移性脓肿等，可明确诊断。

【鉴别诊断】

该病是外科急、危、重症，其病势急骤险恶，发病迅速，均有明显原发病灶，突发高热、寒战等全身中毒性症状。多危及生命，此证是疔疮、疽毒最严重的并发症，一般容易诊断。

【内服药疗法】

一、走黄

1. 毒入营血证：

［主证］疔疮原发病灶处突然疮顶陷黑无脓，肿势散漫，迅速向周围扩散，边界不清，皮色转暗红；全身有寒战，壮热持续不退，夜晚加重，头痛烦躁不宁，或神识昏蒙，神昏谵语，咳嗽气喘，咳痰带血，胁肋胀闷或疼痛，或痉厥抽搐，皮肤发斑，舌质红绛，舌苔黄燥，脉洪数或弦数。若阴液损伤严重，舌质红绛，苔少而脉细数。

［方剂］救命仙方汤。

［组成］牡蛎、山栀子、金银花、木通、连翘、牛蒡子、乳香、没药、皂角刺、瓜蒌仁、大黄、地骨皮各2.4g。

［制法］用水、酒煎，去滓。

［用法］温服。

［功效］清热解毒，活血透脓。

［主治］疔疮走黄。

［加减］便秘者，加朴硝。

［方剂来源］明·申斗垣《外科启玄》。

［方剂］黄连解毒汤。

［组成］黄连9g，黄柏、黄芩各6g，栀子14枚。

［制法］用水1L，煎取400mL，去滓。

［用法］分 2 次服。

［功效］清热解毒，泻三焦火。

［主治］一切实热火毒，三焦热盛，大热烦渴，口燥咽干，谵语不眠；热病吐血、衄血；热甚发斑，身热下利，湿热黄疸；以及外科痈疽疔毒；小便黄赤，舌红苔黄，脉数有力。

［方剂来源］晋·葛洪《肘后备急方》。

［注］"方中黄芩泻肺火于上焦，黄连泻脾火于中焦，黄柏泻肾火于下焦，栀子通泻三焦之火从膀胱而出。四味均为大苦大寒之品，同用则可泻亢盛之火，救欲绝之阴。"

清·程国彭《医学心悟》卷二指出此方又名三黄汤。

［方剂］黄连解毒汤。

［组成］黄连、黄芩、黄柏、山栀子、连翘、甘草、牛蒡子各等分。

［制法］用水 300mL，加灯心 20 根，煎至 240mL，去滓。

［用法］温服，不拘时候。

［功效］清热解毒，泻火凉血。

［主治］疔毒入心，内热口干，烦躁恍惚。

［方剂来源］明·陈实功《外科正宗》。

［方剂］清营解毒汤。

［组成］羚羊角 9g，生地 15g，冬桑叶 9g，薄荷 6g，牡丹皮、白芍各 9g，桔梗 6g，连翘、金银花、元参、竹叶、防风各 9g。

［制法］用水 300mL，煎至 150mL，去滓。

［用法］温服。

［功效］清营凉血，解毒化斑。

［主治］邪毒入营，壮热不退。

［方剂来源］清·庆云阁《医学摘粹》。

［注］清营解毒汤可用于舌质红绛，苔少而脉细数者。

2. 火热伤阴证：

［主证］身热烦躁，神志恍惚，口唇干燥，呼吸气喘，大汗淋漓，渴喜冷饮，便秘，溲赤，舌质红而燥，苔黄而焦，脉细数无力。

［方剂］清瘟败毒饮。

［组成］生石膏 24g，生地 15g，乌犀角 6g，川黄连 4.5g，生栀子 9g，桔梗 6g，黄芩、知母各 9g，赤芍 6g，玄参、连翘、竹叶各 9g，甘草 6g，牡丹皮 9g。

［制法］上药以生石膏先煎，煮沸 10min 后，再入其他药同煎，去滓，犀角磨汁和服，或研末，或先煎兑入。

［用法］发热，烦躁谵妄，身热肢冷，舌刺唇焦，上呕下泄，六脉沉细而数，乌犀角、生地、生石膏、川黄连用加倍（原文所示）。

［功效］清热解毒，凉血救阴。

［主治］气分的热邪未解，而营血分热，邪已盛或血分热毒又炽，一切火热之证。

［方剂来源］清·余师愚《疫疹一得》。

3. 热厥亡阳证：

［主证］虚热日久，恶谷日减，形神俱削，面色苍白，汗出如油，四肢厥冷，舌质淡

红，苔少或薄白，脉细数或脉细微如绝。

[方剂] 拯阳汤。

[主证] 黄芪（蜜炙）30g，白术 9g，附子 6~9g，干姜（炒黄）4.5g，甘草（炙）3g，熟地 30g，当归身 9g。

[制法] 水煎，去滓。

[用法] 温服。

[功效] 补气摄血，回阳固脱。

[主治] 血脱之盛者，气亦随之，因而昏愦者。

[禁忌] 切忌凉药。

[加减] 如泄泻，去当归，加乌梅 2 枚；此方加参更妙。

[方剂来源] 清·罗国纲《罗氏会约医镜》。

[注] 拯阳汤："方中黄芪大补元气，益气救脱；白术、甘草以助其功效；附子、干姜相伍回阳救逆；上药相配，则能瞬息化气于乌有之乡，顷刻生阳于命门之内，寓有'血脱者当先益气'之旨；熟地、当归滋阴养血，可使阳有所附，气有所归，互根互生，配合成方，可收益气回阳，救脱醒神之妙。"

二、内陷

1. 火陷证：

[主证] 多见于疽证一至二候的毒盛期。局部疮顶，根盘散漫，疮色紫滞，疮口干枯无脓，疼痛伴有便秘溲赤，出现烦躁不安，神昏谵语，或胸胁引痛，舌质红绛，舌苔黄腻或黄糙，脉洪数或弦数。

[方剂] 芦根散。

[组成] 芦根（锉）、连翘、玄参、射干、川升麻、栀子仁、赤芍药、羚羊角屑各 30g，寒水石 60g，甘草 22.5g（生，锉），生干地黄 60g。

[制法] 上为散。每次 12g，用水 220mL，煎至 120mL，去滓。

[用法] 温服，不拘时候。

[功效] 清热解毒，滋阴护心，消肿散结。

[主治] 一切痈、疽、疖壮热证。

[方剂来源] 宋·王怀隐《太平圣惠方》。

[方剂] 麦冬散。

[组成] 黄芪、黄芩、麦冬各 30g，升麻、赤茯苓、赤芍药、玄参、当归、甘草、知母、天花粉各 30g，生地 90g。

[制法] 上为粗散。每次 24~27g，水煎，去滓。

[用法] 每日 3~6 次，温服。

[功效] 益气滋阴，清热生津。

[主治] 痈疽体热，烦渴不止。

[加减] 热甚，加淡竹叶、灯心。

[方剂来源] 宋·窦汉卿《疮疡经验全书》。

[方剂] 清神散。

[组成] 甘草节 15g，真绿豆粉 30g，大朱砂 9g，梅花片 1.5g，牛黄 0.9g。

[制法] 上为细末。

［用法］每次 3g，淡竹叶，灯心汤调服。

［功效］清热解毒，消肿散结。

［主治］疽、疔疮、发背等，烦躁闷乱，睡则谵言，呕吐不食。

［方剂来源］明·陈实功《外科正宗》。

2. 干陷证：

［主证］多于疽证二至三候，局部脓腐不透，疮顶中心腐烂于表，脓少而薄，疮色晦暗，肿平塌，散漫不收，疮口疼痛或闷痛。全身发热，恶寒，神疲纳差，自汗，胸闷胁痛，甚者神昏谵语，气息粗促，舌质淡红，舌苔黄腻，脉虚数。或肢冷，体温不高，渐至神识不爽，大便溏泻，小便频数，舌质淡，苔灰腻，脉沉细等。

［方剂］护心托里散。

［组成］人参、黄芪、当归、川芎、甘草、白芍药、乳香、木香、乌药、官桂、防风、枳壳、桔梗、厚朴各等分。

［制法］上㕮咀。加生姜，水煎，去滓。

［用法］分 2 次温服。

［功效］补气活血，托里护心。

［主治］痈疽。

［方剂来源］明·朱崇正《仁斋直指附遗方论》。

［方剂］回阳三建汤。

［组成］附子、人参、黄芪、当归、川芎、茯苓、枸杞子、陈皮、山萸肉各 3g，木香、甘草、紫草、厚朴、苍术、红花、独活各 1.5g。

［制法］用水 500mL，加煨姜 3 片，皂角树根上白皮 6g，煎至 400mL，去滓，入酒 200mL。

［用法］随病上下，食前后服之。用绵帛暖疮上，切不得大开疮孔走泄元气为要。

［功效］回阳消阴，扶正托里。

［主治］阴疽发背……十日外脉细身凉，肢体倦怠，皮如鳖甲，色似土珠，粟顶生孔流血，根脚平散，软陷无脓，又皮不作腐，手足身凉者。

［方剂来源］明·陈实功《外科正宗》。

［方剂］内托安神散。

［组成］人参、茯神、黄芪、白术、玄参、麦门冬、陈皮各 3g，远志、酸枣仁、甘草、石菖蒲、五味子各 1.5g。

［制法］用水 400mL，煎至 320mL，去滓。

［用法］入朱砂末 0.9g，和匀，空腹时服。

［功效］补气养阴，宁志安神。

［主治］疔疮……睡卧惊悸，心志不宁；或毒未尽，内陷心窍。

［方剂来源］明·陈实功《外科正宗》。

［方剂］托里消毒散。

［组成］黄芪（盐水炒）、龙粉各 6g，防风、当归（酒洗）、川芎、白芷、桔梗（炒）、厚朴（姜制）、穿山甲（炒）、皂角刺（炒）各 3g，金银花、陈皮各 9g。

［制法］用水、酒各 300mL，煎至 280mL，去滓。二帖后，只用水煎。

［用法］疮在上，食后服；疮在下，空心服。

［功效］益气补血，消肿溃脓。

［主治］痈疽六七日不消者。

［方剂来源］明·龚信《古今医鉴》。

3. 虚陷证：

［主证］多见于疽证四候。肿势已退，疮口腐肉亦脱，脓水稀薄，新肉不生，状如镜面，光白板亮，可伴有虚热不退，形神具削，不知疼痛，脾气不复，纳食日减，渐有腹痛便泄，寒热（自汗肢冷），气息低促，苔薄白或无苔，舌质淡红，脉沉细，或虚大无力。其或陷入昏迷厥脱。若见舌光如镜、口舌生疮、舌质红绛、脉细数等，为阴伤败胃之象。清·高秉钧："宛似损怯变象，皆不治之证。"

"对疽发背，必以候数为期，七日成形，二候成脓，三候脱腐，四候生肌……自阴证起，及三陷变局……以其变化多端各宜随证治之。"

［方剂］转阳化毒汤。

［组成］人参、生黄芪各 15g，远志 9g，金银花 30g，生甘草 9g，肉桂 3g（寒甚倍用），黄明胶 15g（炒成珠）。

［制法］水煎，去滓。

［用法］温服。

［功效］温补托里，解毒排脓（腐肉亦脱、脓水稀薄、新肉不生者）。

［主治］一切痈疽毒已溃。

［方剂来源］清·高思敬《外科医镜》。

［方剂］托里温中汤。

［组成］白术、茯苓、木香、丁香各 1.5g，半夏、陈皮、羌活、益智仁、干姜（炮）、人参、白豆蔻、甘草各 3g，附子 6g，生姜 3 片，大枣 1 枚。

［制法］用水 400mL，煎至 320mL，去滓。

［用法］温服，不拘时候。

［功效］温中托毒（正气已虚，肾阳亦衰，脾气不复者）。

［主治］痈疽。

［方剂来源］明·陈实功《外科正宗》。

［方剂］参芪内托散。

［组成］人参 3g（虚甚者倍用），黄芪（酒炒）9g，当归 6g，川芎（酒炒）1.5g，炙甘草 4.5g，陈皮 1.5g，金银花 15g，牡丹皮 3g，远志（去心，甘草水泡，炒）4.5g。

［制法］上为粗末。每次 15g，加大枣 5 枚，水煎，去滓。

［用法］温服。

［功效］扶正托毒。

［主治］痈疽未溃或已溃。

［方剂来源］清·程国彭《医学心悟》。

［方剂］消疽散。

［组成］生地、连翘各 9g，忍冬藤 30g，白芷 9g，夏枯草 30g，地榆、天花粉各 9g，生甘草 6g，当归 30g。

［制法］水煎，去滓。

［用法］温服。未溃，2 剂则消；已溃，4 剂全愈。

［功效］清热解毒，凉血消疽。

［主治］恶疽（口舌生疮、脉细数等，阴伤余毒未清者）。

［方剂来源］清·陈士铎《辨证录》。

［方剂］托里温中汤。

［组成］沉香、丁香、益智仁、茴香、陈皮各3g，木香4.5g，甘草（炙）6g，羌活、干姜（炮）各9g，黑附子（炮，去皮、脐）12g，生姜5片。

［制法］上咬咀。作一服。用水450mL，煎至150mL，去滓。

［用法］温服。

［功效］温中散寒，行气消满。

［主治］疮为寒变而内陷，脓出清稀，皮肤凉，心下痞满，肠鸣切痛。

［方剂来源］元·罗天益《卫生宝鉴》。

［方剂］西黄化毒丹。

［组成］西黄0.3g，真珠1g，血珀1.5g，胆南星、辰砂各1g。

［制法］上为细末。

［用法］均作三服。灯心汤送下。

［功效］清热解毒，镇心安神。

［主治］疗疽火毒内陷，神识模糊，不省人事者。

［方剂来源］清·高秉钧《疡科心得集》。

［方剂］白鲜皮汤。

［组成］白鲜皮、桑根白皮（锉）、玄参、漏芦、升麻各30g，犀角屑15g，败酱草22.5g。

［制法］上为粗末。每次15g，以水225mL，煎至150mL，入芒硝0.5g，滤去滓。

［用法］空心温服，晚再服。

［功效］清热凉血，解毒消肿。

［主治］痈疽延久，脓水不尽。

［加减］稍觉疮痛止，即去芒硝。

［方剂来源］宋·赵佶《圣济总录》。

［注］方剂中犀角可用水牛角代替，用量加倍。

【外治方药】

1. 立马回疗丹：

［组成］金脚信、蟾酥、血竭、朱砂各1.5g，轻粉、龙脑、麝香各0.1g，没药1.5g。

［制法］上为细末，用生草乌头汁拌和为锭，如麦子长大。

［用法］用时把疮顶刺破，将药一锭放疮口内。

［功效］化毒消肿。

［主治］疗疮走黄。

［方剂来源］元·沙图穆苏《瑞竹堂经验方》。

2. 围药：

［组成］乳香、没药各6g，大黄、连翘、黄芩、黄连、黄柏、南星、半夏、防风、羌活、瓜蒌、阿胶、皂角刺各15g。

［制法］上为细末，好醋煎黑色成膏。

［用法］敷患处四周。

［功效］清热解毒，消肿止痛。

［主治］诸般痈疽。

［方剂来源］元·朱震亨《丹溪心法》。

3. 金黄散：

［组成］白芷、白及、白蔹各等分。

［制法］上为细末。

［用法］用新汲水调敷。

［功效］消肿解毒。

［主治］痈毒。

［方剂来源］明·楼英《医学纲目》。

4. 神膏：

［组成］乳香、没药、血竭、儿茶、三七各6g，冰片3g，麝香0.6g。

［制法］上为末，加豚脂250g，蜂蜡30g，化和为膏；或作散剂。

［用法］膏剂，用时稍湿，贴痈疽破烂处；散剂，外掺。

［功效］去腐生新。

［主治］痈疽溃烂，或施割以后久不收口者。

［加减］打伤，倍三七；有热，加黄连3g；腐脓，加轻粉3g，欲速收口，加珍珠粉30g。

［方剂来源］唐·孙思邈《华佗神医秘传》。

5. 灵应膏：

［组成］象皮（切片）、穿山甲各18g，男子发36g，牛蒡草90g，血竭、儿茶各6g，白胶香24g（即芸香，去油，研末）。

［制法］上药用麻油1kg，将象皮、穿山甲、男发、牛蒡草煎枯，滤去渣，将油称准，凡药油500g，入炒飞黄丹250g，搅匀，熬至滴水取丸不粘指为度，离火，再入血竭、儿茶、芸香等末搅匀，倾水中去火性，临用重汤炖。

［用法］贴患处。

［功效］生肌长肉。

［主治］痈疽发背及一切溃烂等疮。

［方剂来源］清·高思敬《外科医镜》。

6. 没药膏：

［组成］乳香（别研）、没药（别研）、血竭（别研）各3g，木鳖子（洗、焙、细锉）、当归（洗、焙、细锉）、杏仁（去皮、尖）各15g，油头发60g，黄丹180g，麻油500g。

［制法］先将麻油于石器中炼令熟，除乳香、没药、血竭、黄丹外，其余药入油内，慢火煎熬令黄焦发碎，油可耗去三四成，绵滤去渣，再熬热，下黄丹，以柳木篦子十数条，更互不住手搅，候黑色，滴于水中成珠子，硬软得所，下研者药三味搅匀，瓷盒内盛，置阴地上以盆覆，出火毒，临时摊于纸上。

［用法］贴疮，一日一换。

［功效］拔毒生肌，活血止痛。

［主治］痈疽恶疮，延久不愈。

［方剂来源］宋·杨倓《杨氏家藏方》。

7. 极效膏：

［组成］川乌、草乌、元参、大黄、生地、杏仁、当归、赤芍、金银花、白芷各33g。

［制法］用麻油620g浸药，慢火熬，加桃枝、柳枝、槐枝、桑枝、榆枝各33cm，熬枯去滓，复煎至滴水成珠为度。再加银朱30g，铜绿24g，水粉120g，入油搅匀熬黑再加黄蜡、白蜡各30g，化匀，再加松香收膏，老嫩得宜，入水扯拔出火毒，摊于布上。

［用法］贴患处。

［功效］泻火解毒，消肿止痛。

［主治］痈疽。

［方剂来源］清·顾世澄《疡医大全》。

8. 合口收功散：

［组成］血竭3g，乳香、没药、轻粉、龙骨各4.5g，赤石脂6g，朱砂、海螵蛸各1.5g。

［制法］上为细末。

［用法］撒于疮口上。

［功效］生肌敛疮。

［主治］痈疽、发背等溃后疮口不合，不生肌肉。

［方剂来源］明·龚廷贤《寿世保元》。

【外治疗法】

1. 初期：热毒炽盛，疮处红肿热痛，未酿脓或成脓部位表浅，均用金黄散、围药敷患处，清热解毒，消肿止痛（详见本章节）。

2. 成脓或脓肿深大，全身中毒症状明显者，手术切开，开放引流，外用神膏，外掺或用膏剂外贴破烂处（详见本章节）。或用立马回疔丹，用时把疮顶刺破，将药一锭放疮内，化脓消肿（详见本章节）。

3. 疮疽三陷变局以其变化多端，其危险不过三候矣。可用清·顾世澄《疡医大全》极效膏贴患处，泻火解毒，消肿止痛，三候内用之均宜（详见本章节）。

4. 痈疽新肉不生用合口收功散撒于疮口上，生肌敛疮（详见本章节）。

【现代疗法】

全身化脓性感染常继发于严重损伤的感染和各种化脓性感染，如大面积严重损伤后的感染和各科化脓性感染，如大面积烧伤、疖、痈、弥漫性腹膜炎、胆道感染和尿路感染、开放性骨折并感染等。全身化脓性感染包括败血症、脓血症等。败血症是指致病菌侵入血液循环，持续存在，迅速繁殖，产生大量毒素引起严重的全身症状。脓血症是指局部化脓性病灶的细菌栓子或脱落的感染血栓间歇地进入血液循环，并在身体各处的组织或器官内再发生新的转移性脓肿。此外尚有菌血症、毒血症，但实际上，败血症、脓血症、菌血症、毒血症多为混合型不能截然分开，临床上败血症与脓血症常同时存在，称之为脓毒败血症。

1. 临床体征：患者起病急骤，发展快，病情重；全身症状明显，体征高热，体温升高可达40~41℃，伴有呼吸急促，脉搏加快，并有头痛、头晕、关节疼痛、食欲不振、恶心、呕吐、腹胀、大汗、贫血，甚者神志淡漠、烦躁、谵妄或昏迷；肝、脾肿大，继续发展时可出现肝、肾功能损伤，出现黄疸、蛋白尿、管型尿等；皮下瘀血或出血。

（1）血常规检查提示白细胞$20×10^9$~$30×10^9$/L以上，中性粒细胞增多，核左移，细胞内出现中毒颗粒；若患者抵抗力减弱时，白细胞计数可降低。病情发展，可出现感染性休克。

（2）血液细菌培养常有细菌生长，在使用抗生素之前采血，在寒战高热时采血，多次培养能提高细菌培养的阳性率。败血症者高热前常有剧烈寒战，由于致病菌持续存在于血液中，体温每日波动不大，呈稽留热型。血培养常阳性，但由于抗生素的应用，有时可为阴性，一般不出现转移脓肿。

（3）全身性化脓感染根据致病菌常分两类：革兰阳性细菌和革兰阴性杆菌。革兰阳性细菌［金黄色葡萄球菌（外毒素）］与痈、急性蜂窝织炎、骨与关节化脓症、大面积烧伤感染等有关。革兰阴性杆菌［大肠埃希菌、绿脓杆菌、变形杆菌（内毒素）］与胆道、泌尿道、肠道感染、大面积烧伤感染有关。上述致病菌对人的身体造成危害，形成症状就是本章节讨论的中医疗疮走黄与内陷。

（4）革兰阳性菌败血症：一般无寒战，热呈稽留或弛张热，面色潮红，四肢温暖，常有皮疹，可出现转移性脓肿，及并发心肌炎或较晚出现暖休克。

（5）革兰阴性菌败血症：寒战，热呈间歇热，严重时体温不升或低于正常，白细胞计数增加不明显或反减少，休克发生早，持续时间长，四肢湿凉，有发绀、冷休克表现，一般无转移性脓肿。

（6）真菌性败血症：突然出现寒战，高热，一般迅速恶化，出现神经症状和休克。白细胞 25×10^9/L 以上。

（7）脓血症：患者为阵发性寒战及高热，间歇期体温正常或低于正常，呈弛张热。病程多数是亚急性或慢性。自第 2 周起腰背部及四肢皮下或深部软组织内，可不断发生转移性脓肿，如脓肿转移至各器官，可出现相应症状。在寒战、高热时血培养常呈阳性。

2. 治疗：治疗的关键是局部治疗结合抗生素的应用。

（1）手术疗法：局部治疗应及早处理原发感染病灶，要判别脓肿或感染病灶的部位采取不同治疗方法，例如脓肿。尽早做切开引流术；急性腹膜炎、急性梗阻性化脓性胆管炎和绞窄性肠梗阻等急诊手术探查，行病源切除术，切除伤口内已坏死和濒于坏死腐败的组织，以解除病源，剔除异物，敞开死腔和伤口，以利引流，以及拔除留置体内的导管。

（2）配合抗生素应用处方常见如下：

革兰阳性细菌感染：

头孢唑林（先锋 V 号）　2.0g
注射用水　20mL ｜静脉推注　每 8h1 次×7d

庆大霉素　24 万 U
5% 葡萄糖盐水　500mL ｜静脉推注　每日 1 次×7d

革兰阴性细菌感染：

哌拉西林　2.0g
生理盐水　100mL ｜静脉推注　每 8h1 次×7d

庆大霉素　24 万 U
5% 葡萄糖盐水　500mL ｜静脉推注　每日 1 次×7d

厌氧菌感染：

0.2% 甲硝唑　250mL　静脉滴注　每日 2 次×7d

或替硝唑　0.4g　静脉滴注　每日 2 次×7d

［注］抗生素的应用：根据药敏选择有效抗生素；用量要大，时间要长，多采用联合选

用有效抗生素。抗生素的使用应在临床症状好转，体温下降，局部病源控制1~2周后停药。

（3）其他疗法：患者卧床休息，补充水分、蛋白、维生素类物质，纠正电解质与酸碱平衡；少量多次输新鲜血浆、白蛋白，纠正贫血及低蛋白血症；高热不退者，可选用药物或物理方法降温，亦可用静脉滴注清开灵注射或经肛门灌注清热泄毒之药物；病情严重者，可用冬眠灵、非那根各50mg和杜冷丁100mg加入5%葡萄糖溶液中作静脉滴注，体温维持在36℃，同时严密观察血压、脉搏、呼吸和肺部情况。对有心血管疾病肺功能不全者慎用；必要时可应用激素。

[注] 本病一旦发生，每可危及生命，故应采用中西医结合之法积极救治。

【护理与预防】

1. 凡生疗、疖，严禁捏挤、碰伤、过早切开等。
2. 对原发感染病变要给予积极有效治疗。
3. 卧床休息，给以营养丰富和易于消化食品。
4. 忌辛辣、荤腥食物。

第二十三节　破伤风

破伤风是由于皮肤肌肉破伤，破伤风杆菌侵入人体伤口内繁殖并分泌毒素（邪毒）所引起的特异性感染，而引起的一种以全身性肌肉痉挛和强直为特征的急性疾病。中医称"伤痉""金疮痉"。

【中国古代中医论述】

1. 晋·刘涓子《刘涓子鬼遗方》卷之二："治金疮弓弩所中，闷绝无所识（注：呼吸困难、神志不清），琥珀散方，琥珀随多少，捣筛，以童子小便服之，乃热，不过三服便差。"

"治金疮弓弩所中，筋急屈伸不得（注：肌强直），败弩散方：干地黄十分，干枣三枚，杜仲二分，当归四分，附子四分，炮，故败弩筋烧灰，取五分，上七味，合捣筛，理令匀，温酒服方寸七，日三服，夜一，增一至三。"

2. 隋·巢元方《诸病源候论》卷三十六·金疮中风痉候："夫金疮痉者，此由血脉虚竭，饮食未复，未满月日，荣卫伤穿，风气得入，五脏受寒则痉。其状口急背直，摇头马鸣，腰为反折，须臾大发。气急如绝，汗出如雨。不及时救者皆死。"

3. 宋·王怀隐《太平圣惠方》卷第二十一·破伤风："夫刀箭所伤……或新有损伤……毒牙风邪从外所中……致身体强直，口噤不开，筋脉拘挛，四肢颤掉，骨髓疼痛，面目喎斜……此皆损伤之处，中于风邪，故名破伤风也。"

"治一切破伤急风，口噤，四肢抽掣，宜服朱砂散方：朱砂一两，细研，麝香半两，细研，雄黄一两，细研，天南星一两，炮裂，白附子一两，炮裂，母丁香一两，藿香一两，白花蛇二两，酒浸，去皮骨，炙令微黄，桂心一两，防风一两，去芦头，蝉壳一两，芎藭一两，蔓荆子一两，天麻一两，白僵蚕一两，微炒，麻黄一两，去根节，川乌头一两，炮裂，去皮脐。上件药捣细罗为散，入研了药令匀，每服不计时候以温酒调下一钱。"

"治破伤风身体拘急，手足搐掣，牙关急强，宜服羌活散方：羌活一两，乌蛇肉二两，酒浸，去皮骨，炙令微黄，天麻一两，防风一两，去芦头，白附子一两，炮裂藁本一两，麻黄一两，去根节，白芷一两，白僵蚕一两，微炒，天南星一两，炮裂，芎藭一两，细辛一两，附子一两，炮裂，去皮脐，桂心一两，当归一两，剉，微炒，桑螵蛸半两，微炒，干蝎一两，微炒，晚蚕蛾半两。上件药捣细罗为散，每服不计时候以温酒调下一钱。"

4. 宋·赵佶《圣济总录》卷第一百三十九·金疮中风水及痉："论曰：金疮中风水者，以封裹不密所致也。中风之候，其疮卒无计。中水之候，则出青黄汁，而又疼痛发作，肌肉肿鞭，将为痉状，可急治之。凡痉状口急背直，摇头马鸣，腰为反折，须臾又发，气息如绝，汗出如雨。治不可缓，缓则不救。"

5. 元·危亦林《世医得效方》卷第十八·破伤风：

"玉真散：治风自诸疮口入，为破伤风。强项，牙关紧，欲死者。防风去叉，天南星汤泡，各等分。上为末。每服三钱，童子小便一大盏煎，热服。"

"香胶散：治破伤风，口噤强直。鱼胶浇，十分，留性麝香少许。上研匀。每服二钱，酒调，不饮米饮下。一方，苏木煎酒下。"

"急风散：治久新诸疮，破伤中风，项强背直，腰反折，口噤不语，手足抽掣，眼目上视，喉中锯声。及取箭头。

麝香研，一字，丹砂一两，生黑豆一分，同草乌为末，草乌三两，半生用，半烧存性，米醋同淬。上为末，和匀。破伤风以酒一壶，调半钱服，神效。如出箭头，先用酒一盏，调服半钱，却以药贴箭疮上。"

6. 元·朱震亨《丹溪治法心要》卷六·破伤风："破伤风多死，非全蝎不开，用十个末之，酒下，日三次。""防风、全蝎之类，皆是要药。"

7. 明·虞抟《医学正传》卷六·破伤风："若夫破伤风证，因事击破皮肉，往往视为寻常，殊不知风邪乘虚而客袭之，渐而变为恶候。又诸疮久不合口，风邪亦能内袭，或用汤淋洗，或用艾灸，其汤火之毒气，亦与破伤风无异。其为证也，皆能传播经络，烧烁真气，是以寒热间作，甚则口噤目斜，身体强直，如角弓反张之状，死在旦夕，诚可哀悯。"

8. 明·薛己《正体类要》上卷·破伤风表症："有一患者，仲夏误伤手，腰背反张，牙关紧急，脉浮而散，此表症也，遂用羌活、防风汤一剂即解，此症若秋冬腠理致密之时，须用麻黄之类以发汗，此用暴伤，气血不损之治法也。"

9. 明·薛己《正体类要》上卷·破伤风里症："有一患者，杖处略破而患此，脉洪大而实，此里症也。用大芎黄汤一剂，大便微行一次，恶退。若投表药必死，宜急分表里虚实而治之，庶无误矣。"

10. 明·王肯堂《证治准绳·疡医》卷之六·损伤篇·破伤风："河间云：风证善行数变，入藏甚速，死生在反掌之间，宜急分表里虚实而治之。邪在表里，则筋脉拘急，时或寒热，筋惕搐搦，脉浮弦，用羌活防风汤散之；在半表半里，则头微汗，身无汗，用羌活汤和之；传入里者，舌强口噤，项背反张，筋惕搐搦，痰涎壅盛，胸腹满闷，便溺闭赤，时或汗出，脉洪数而弦，以大芎黄汤导之，既下而汗仍出，表虚也，以白术防风汤补之，不时灌以粥饮为善。"

"羌活防风汤……治破伤风……邪初在表者……防风汤：治破伤风，表证未传入里……蜈蚣散。羌活汤，治破伤风，在半里半表……地榆防风散治风在半表里，头微汗，身无汗，不可发汗……大芎黄汤治风在里，宜疏导……白术防风汤治表药过多，自汗者……白术汤治破伤风，汗不止，筋挛搐搦……谦甫朱砂丸：治破伤风，目瞪口噤不语，手足搐搦，项筋强直，不能转侧，目不识人。"

左龙丸：治直视在里者……江鳔丸：治破伤风，传入里证，惊而发搐，藏府秘涩。

养血当归地黄散：当归、地黄、芍药、川芎、藁本、防风、白芷各一两，细辛五钱。上依前，煎服。

广利方：治破伤风，发热。

瓜蒌子九钱，滑石三钱半，南星、苍术、赤芍药、陈皮、炒蘖、黄连、黄芩、白芷、甘草各五分。上姜水煎服。

上二方，用竹沥、瓜蒌实辈，治破伤风，热痰脉洪者。前方用南星、半夏、草乌、川乌辈，则治破伤风，寒痰肌无力者。

白丸子：治一切风痰壅盛，手足顽麻，或牙关紧急、口眼㖞斜、半身不遂等证。

半夏七两，南星二两，川乌去皮脐，五钱，各生用。上为末，用生姜汁调糊丸，桐子大。每服一二十丸，姜汤下。

《本事》玉真散：治破伤风，及打仆伤损，项强口噤欲死。南星有防风制，其毒不麻人。天南星汤泡，七次，防风等分。上为末。先以热童子小便，洗净疮口，拭干掺之，良久浑身作痒，疮口出赤水是效；又以温酒，调下一钱。如牙关紧急，腰背反张，用药二钱，童子小便调服。至死心头微温者，急灌之，亦可救。累试累效。

治打仆伤损，肿痛伤风者：天南星、半夏、地龙各等分，上为末。用生姜、薄荷汁，调搽患处。

急风散：治新旧诸疮，破伤中风，项强背直，腰反折，口噤不语，手足抽掣，眼目上视，喉中锯声，并皆治之。

麝香另研，五分。朱砂一两，生黑豆二钱半，草乌三两半，烧存性。上为细末，研匀。破伤风以酒调一钱，不拘时服。如出箭头，先用酒调一钱，就将此药贴箭疮上。

如圣散：治破伤风，止血定痛。苍术六两，川乌炮去皮，两头尖炮，各四两。草乌炮去皮，防风细辛各二两半，白术、川芎、白芷各一两半，蝎梢微炒，雄黄各半两。上为细末。每服一钱，不拘时酒调下。如损骨折，乳香五钱。

一字散：治破伤风。金头蜈蚣一条，去头足，炙，草乌、天麻各半两，全蝎一钱，香白芷三钱。上为细末。每服半钱，如发热茶清调下；发寒温酒调下，不拘时服。

[注] 明·王肯堂总结明以前治疗破伤风临床经验，收载方剂18首，分表、里、寒、热、虚、实之不同，当临机应变，不可执方。总之病证渐传入里不同的发病阶段，症状不同，施治各异，临证细察，因病制宜的思想。

11. 明·陈实功《外科正宗》卷四·杂疮毒门·破伤风："破伤风，因皮肉损破，复被外风袭入经络，渐传入里，其患寒热交作，口噤咬牙，角弓反张，口吐涎沫；入阴则身凉自汗，伤处反为平陷如故，其毒内收矣。当用万灵丹发汗，令风邪反出，次以玉真散患上贴之，得脓为效。如汗后前症不退，伤处不高，渐醒渐昏，时发时止，口噤不开，语声不出者，终为死候。"

"玉真散：治破伤风牙关紧急，角弓反张，甚则咬牙缩舌。南星、防风、白芷、天麻、羌活、白附子（各等分），上为末，每服二钱，热酒一盏调服，更敷伤处。若牙关紧急、腰背反张者，每服三钱，用热童便调服，虽内有瘀血亦愈。至于昏死心腹尚温者，连进二服，亦可保全。若治疯犬咬伤，更用漱口水洗净，搽伤处亦效。"

[注] 王肯堂"玉真散"治疗破伤风，后世医家一直在应用。

12. 明·汪机《外科理例》附方·一百二十三："玉真散又名定风散：治破伤风，重者牙关紧急，腰背反张，并蛇犬所伤。

天南星、防风各等分。为末，每服二钱，温酒调下，更搽患处。若牙关紧急，腰背反张者，每服三钱，童便调服，虽内有瘀血亦愈。至于昏死，心腹尚温者，连进二服，亦可保全。若治风犬咬，用漱口水洗净搽之，神效。"

[注] 汪机《外科理例》为明代最早应用"玉真散"治破伤风，但用量与王肯堂所载"玉真散"用量有异。

13. 明·薛己《外科发挥》卷八·伤损脉法："《病机》云：破伤风者，有因卒暴伤损风袭之间，传播经络，致使寒热更作，身体反张，口噤不开，甚者邪气入脏。有因诸疮不瘥，荣卫俱虚，肌肉不生，疮眼不合，邪亦能外入于疮，为破伤风之候。"

14. 明·龚居中《外科百效全书》卷之六·破伤风："破伤风症，乃因事击破皮肉，往往视为寻常，不知风邪乘虚而客袭之，渐而变为恶候……甚则口噤目邪，身体强直，如角弓反张之，死在旦夕。"

15. 明·龚廷贤《万病回春》卷之八·破伤风："破伤风症，河间云：风者，善行数变，入脏甚速，死生在反掌之间，宜分表里虚实而用之。破伤风，邪在表里，则筋脉拘急，时或寒热，筋惕搐搦，脉浮弦也，宜散之……破伤风，邪在半表半里者，则头微汗，身无汗也，宜和之……破伤风，邪传入里者，舌强口噤，项背反张，筋惕搐搦，痰涎壅盛，胸腹满闷，便溺闭赤，时或出血，脉洪数而弦也，宜导之。"

龚廷贤曰："邪初在表里，羌活防风汤，邪在半表半里羌活汤，邪传入里大芎黄汤。"

（1）"羌活防风汤：羌活、防风、甘草、川芎、藁本、当归、白芍各一钱，地榆、细辛各五分。上锉一剂，水煎食服。"

（2）"羌活汤：羌活、菊花、麻黄、川芎、石膏、防风、前胡、黄芩、细辛、甘草、枳壳、白茯苓、荆芥子各五分，薄荷、白芷各二分半，上锉一剂，水煎服。"

（3）"大芎黄汤：川芎、羌活、黄芩、大黄各三钱，上锉一剂，水煎温服，脏腑通和为度。"

（4）"治破伤风：甘草、甘遂各等分，研成末，将蜂蜜并隔年老葱头共捣一块，将疮甲揭起，微将麝香先撒于上，然后搭药在上，点香至四寸，浑身汗出即愈。"

（5）"破伤风外治之法：治跌打破头面及刀伤破手足大口血流不止：沥青即松香不拘多少，碾为细末，将伤破疮口用手捏凑一处，以用药末厚敷上，将净布扎住。不怕风、不惧水，旬日即瘥。"

16. 清·程国彭《医学心悟》第六卷·破伤风："破伤风……天麻散主之。天麻散：天麻、生南星（泡去脐）防风各一两，荆芥三两。上为细末，每用五钱，连须葱白，煎汤调下。"

17. 清·沈金鳌《杂病源流犀烛》卷三十·金疮杖伤夹伤源流："被刀刃所伤……中风角弓反张……甚至痉强欲死。宜干葛末，竹沥调水送下，每服三钱，多服取效。"

[注] 沈金鳌提出用葛根、竹沥治疗破伤风，为后世医家所应用。

18. 清·吴谦《医宗金鉴》卷七十五·杂证部·破伤风："皮肉损破外伤风，视觉牙关紧不松，甚则角弓反张状，吐涎抽搐不时宁。四因动静惊溃审，陷缩神昏不语凶。在表宜汗里宜下，半表半里以和平。"

[注] "此证由破伤皮肉，风邪袭入经络，初起先发寒热，牙关噤急，甚则身如角弓反张之状，口吐涎沫，四肢抽搐，无有宁时，不省人事，伤口锈涩。然伤风有四：因动受、静受、惊受、疮溃后受，皆可伤风。动而受者，怒则气上，其人跳跃，皮肉触破，虽被风伤，

风入在表，因气血鼓旺，不致深入，属轻。静受者，起作和平之时，气不充鼓，偶被破伤，风邪易于入里，属重。惊受者，惊则气陷，偶被伤破，风邪随手直陷入里，多致不救属逆。若风邪传入阴经者，则身凉自汗，伤处反觉平塌陷缩，甚则神昏不语，噤口舌短，其证贵乎早治，当分风邪在表、在里，或半表半里，以施汗、下、和三法。如邪在表里，寒热拘急，口噤咬牙，宜服千里奔散，或雄鼠散汗之；次以蜈蚣星风散频服，追尽臭汗。如邪在里者，则惊而抽搐，脏腑秘涩，宜江鳔丸下之。如邪在半表半里无汗者，宜羌麻汤主之。若头汗多出，而身无汗者，不可发汗，宜榆丁散和之；若自汗不止，二便秘赤者，宜大芎黄汤主之。又有发表太过，脏腑虽和，自汗不止者，宜防风当归散服之。发表之后，表热不止者，宜小芎黄汤服之。攻里之后，里热不止，宜栀石汤服之。若伤时血出过多，不可再汗，宜当归地黄汤主之。至于生疮溃后受风者，因生疮，溃而未合，失于调护，风邪乘虚侵入疮口，先从疮围起粟作痒，重则牙紧，项软，下视，不宜发汗，误汗令人成痉，当以参归养荣汤加僵蚕主之，先固根本，风邪自定。若手足战掉不已者，宜朱砂指甲散主之；若痰盛抽搐身凉者，宜黑花蛇散主之。外治之法，遇初破之时，一二日间，当用灸法，令汗出其风邪方解。若日数已多，即禁用灸法，宜羊尾油煮微熟，绢包乘热熨破处，数换，拔尽风邪，未尽者，次日再熨，兼用漱口水洗之，日敷玉真散，至破口不锈生脓时，换贴生肌玉红膏，缓缓收敛。"

　　清代·吴谦《医宗金鉴》卷七十五·杂证部·破伤风中全面总结了破伤风的临床表现，并论述了各种主证论治主方，对破伤风的病因、症状、治则等，做了发展性概论，总结了不少清代以前治疗破伤风的宝贵经验。如"玉真散"治疗破伤风，明代·陈实功用量每次二钱，吴谦用三钱，一直沿用至今。

【病因病理】

　　本病成因发病必须具备创伤后或因感染病灶失于调治，或伤口流血过多，营卫空虚，风毒之邪乘虚而入，由表入里，邪袭入经络，内侵脏腑引起发展。或溃疡外治不当，失于调理邪毒内犯，或溃疡失治，热郁闭于里，不得外透，内外之邪更作而发痉。或风邪入里传肝，燥耗肝血，则肝血不能滋养筋脉，《素问·至真要大论》所说："诸风掉眩，皆属于肝。""诸暴强直，皆属于风。"其因破伤的发病因素中，肝血不调（正虚）是感风邪易发的一个因素，就是说，同样感受同一性质的风邪，一些人会发生破伤风，一些人则不患破伤风，差别于各人机体肝血的虚实，禀赋有别。如《素问·阴阳应象大论》云："风胜则动。"如四肢抽搐、颈项强直、角弓反张等症状。此属外风引动内风之征象以致脏腑功能失和，筋脉拘急不止，甚至造成呼吸、循环衰竭的严重后果。

　　现代医学认为，破伤风是由侵入伤口的破伤风杆菌所产生外毒素引起。破伤风多发在损伤后如战伤、意外创伤、农业劳动伤，不论伤口大小深浅及其他各种创伤、锈钉、木刺和污秽的擦伤特别易发于带有泥土、碎屑的伤口；也可见于烧伤、冻伤、虫、蛇咬伤及新生儿脐带残端、产后产道感染和不洁的人工流产、结肠手术所造成的伤口所致。

　　破伤风的症状和体征是由于破伤风杆菌的外毒素引起的。外毒素有两种：首先是痉挛毒素，毒力很强，$130\mu g$ 的纯毒素就足以致命，对神经有特别亲和力，是引起肌肉紧张、痉挛的直接原因。其次是溶血毒素，可引起局部组织坏死和心肌损害。

　　当毒素接触到运动神经末梢时，与其神经节苷脂结合最终进入大脑；若创伤发生于头颈部，则可直接通过运动神经进入脑神经核；若毒素量过大，部分毒素经血液循环作用于肌肉组织并同运动神经末梢接触而发生作用，形成复合物，复合物与神经节苷脂结合并被引导入神经细胞，最终使神经突触不能释放甘氨酸、γ-羟丁酸等抑制性介质，导致脊髓运动神经元和脑干的广泛失抑制，临床上出现肌痉挛、肌强直等征象。

但是伤口内有破伤风杆菌，并不一定引起发病，发病与否除了看毒素量和人体的免疫状态，还要看伤口的情况。伤口内有异物、组织坏死，有死腔底深而口小，引流不畅，毒素在局部厌氧环境产生繁殖向周围组织扩散易引起发病。

【临床症状】

（一）潜伏期

潜伏期时间，长短不一，一般为 6~14 日，亦有短至 24h 即发病，或长达数月、数年才发病。新生儿破伤风一般在断脐后 7 日发病，俗称"七日风""四六风"。潜伏期越短，预后越恶劣，在损伤后 2~3 天内发病者，死亡率接近 100%。

（二）前驱期

前驱期有乏力、打呵欠、头晕、头痛、兴奋和烦躁不安等非常特征性症状，但最常见的特征性症状是下颌紧张、张口不便、吞咽困难、咬肌和颈项部、腹背部肌肉紧张或酸痛或行动不灵等。

（三）发作期

1. 肌肉强直性痉挛：一般出现于最初症状后 24~72h 发生反射性肌肉痉挛，间歇的时间越短，预后越为恶劣。肌肉痉挛是由于外周的传入刺激突然增强，使肌肉强直和收缩。一般先从头面开始，进而扩展到躯干和四肢。

最初开始累及咬肌，以后累及顺序是脸面、颈项、背、腹、四肢，最后是膈肌、肋间肌。随着疾病的进展，轻微的刺激也能引起强烈的持续性痉挛。咽喉肌和呼吸肌的强直性收缩可造成呼吸困难。

发病的症状顺序先咀嚼肌酸痛、紧张，继而出现强直性痉挛，以致张口困难、面肌痉挛，呈苦笑面容，患者蹙眉、口角喎斜。项背肌肉痉挛导致颈项强直，头向后仰，痉挛波及全身肌肉后，则呈角弓反张状态。膀胱痉挛则排尿困难，甚至尿潴留；喉肌、呼吸肌或肋间肌痉挛，则呼吸困难，引起缺氧和中枢神经系统不可逆性损害导致窒息。

2. 阵发性抽搐：在持续紧张收缩的基础上，任何轻微刺激，如声、光、风、振动、饮水等，均可诱发和加重抽搐的发作。发作可持续数秒或数分钟不等，间歇期长短不一。

患者面色发绀，呼吸急促，表情十分痛苦，口吐白沫，牙齿有摩擦声，流涎，发热，大汗淋漓，大便秘结，小便短赤或尿闭，舌红或干绛，苔黄浊，脉弦数等风从火化、阳明的症状，但患者神志始终清楚，常伴有低热，汗出心跳加快，感觉无异常，但表情十分痛苦。

（四）并发症

1. 窒息：由于咽喉肌或呼吸肌持续性痉挛引起通气不足和肺不张或黏痰堵塞，有时尚可出现呼吸窒息。

2. 肺部感染：喉头痉挛，呼吸道不畅，支气管分泌物郁积等是导致肺部感染（肺炎）的原因。

3. 损伤：突然剧烈的肌肉痉挛可引起肌肉撕裂、出血、骨折、脱位和舌咬伤等。

4. 心血管疾病：如高血压、心搏加速、心律不齐等，时间过长可形成心力衰竭。

（五）疾病转归

痉挛发作通常在 3 天内达到高峰，在 5~7 天保持稳定，10 天以后痉挛发作次数逐渐减少，程度减轻，间歇期延长，同时全身肌肉的持续收缩也逐渐减轻和缓解，在 1~2 周后消失。病程一般为 3~4 周，重型的可在 6 周以上（凡年龄在 50 岁以上的患者均属重型破伤风）。

现代辅助检查：脓液培养可有破伤风杆菌生长。

【鉴别诊断】

破伤风需与低钙性搐搦、狂犬病、士的宁中毒和吩噻嗪，甲氧氯普胺（灭吐灵）引起的张力障碍性反应相鉴别。

1. 低钙性搐搦：主要影响上肢，血清钙较低，钙剂注射能缓解手足搐搦。

2. 狂犬病：有被疯狗、猫等病兽咬伤人体体表史，潜伏期较长，早期有流涎、吞咽困难和吞咽肌痉挛症状为主，产生"恐水症"，但很少出现牙关紧闭，脑脊液中淋巴细胞增高。

3. 士的宁中毒和吩噻嗪、甲氧氯普胺（灭吐灵）引起的张力障碍：其症状与破伤风很相像，称为假性破伤风，在痉挛间歇期肌肉松弛，在停药后 24~48h 症状消失，而破伤风的痉挛和肌紧张较持续。

［注］番木鳖和马钱子都含有士的宁，一次误服士的宁 0.03~0.1g 就可引起急性中毒。

【内服药疗法】

1. 风毒在表证：

［主证］外伤后，四肢乏力，屈伸不利，手足发麻，轻度吞咽困难和牙关紧闭，全身肌肉痉挛，或只限于破伤部位肌肉痉挛，抽搐较轻，间歇期长，舌质淡，舌苔薄白，或舌苔白腻，脉数或弦数。

［方剂］玉真散。

［组成］南星、防风、白芷、天麻、羌活、白附子各等分。

［制法］上为细末。

［用法］每次 6g，用热酒适量调服，更敷患处。若牙关紧急，腰背反张者，每次 9g，用热童便调用，虽内有瘀血亦愈；至于昏死，心腹尚温者，连进二服，亦可保全；若治疯犬咬伤，先将疮口洗净，搽伤处。

［功效］祛风解痉止痛。

［主治］破伤风，牙关紧急，角弓反张，甚则咬牙缩舌；疯犬咬伤。

［方剂来源］明·陈实功《外科正宗》。

［方剂］退风散。

［组成］防风 3g，荆芥 1.5g，薄荷 2g，僵蚕（炒）1.5g，天麻（酒洗）、白芷、麻黄、茯苓、当归身各 3g，甘草（炙）1.5g。

［制法］加生姜 7 片，水煎，去滓。

［用法］温服。

［功效］熄风止疮。

［主治］破伤风，不省人事，角弓反张。

［方剂来源］明·龚信《古今医鉴》。

［方剂］羌活汤。

［组成］羌活、独活、防风、地榆各 30g。

［制法］上咬咀。每次 15g，用水 225mL，煎至 150mL，去滓。

［用法］温服。

［功效］祛风解痉。

［主治］破伤风。

［加减］有热，加黄芩；有涎，加半夏。

［方剂来源］金·刘完素《素问病机气宜保命集》。

［方剂］羌活散。

［组成］羌活 30g，乌蛇肉 60g（酒浸，去皮、骨，炙微黄），天麻、防风、白附子（炮裂）、藁本、麻黄（去根、节）、白芷、白僵蚕（微炒）、天南星（炮裂）、芎䓖、细辛、附子（炮裂，去皮、脐）、桂心、当归（锉，微炒）各 30g，桑螵蛸 15g（微炒），干蝎 30g（微炒），晚蚕蛾 15g。

［制法］上为细散。

［用法］每次 3g，温酒调服，不拘时候。

［功效］祛风止痉。

［主治］破伤风。身体拘急，手足搐搦，牙关急强。

［方剂来源］宋·王怀隐《太平圣惠方》。

［方剂］干蝎丸。

［组成］干蝎（酒炒）、天麻各 15g，蟾酥 6g（汤浸化如稀糊）。

［制法］上三味，将二味捣罗为末，用蟾酥糊丸，如绿豆大。

［用法］每次 1~2 丸，豆淋酒送服。甚者加三丸至五丸。

［功效］熄风止痉。

［主治］破伤风。

［方剂来源］宋·赵佶《圣济总录》。

［方剂］天麻丸。

［组成］天麻、川乌（生，去皮）各 9g，草乌（生）、雄黄各 3g。

［制法］上为末，酒糊为丸，如梧桐子大。

［用法］每次 10 丸，温酒送服，不拘时候。

［功效］祛风止痉。

［主治］破伤风。

［方剂来源］元·罗天益《卫生宝鉴》。

［方剂］灵砂丹。

［组成］威灵仙、黑牵牛、何首乌、苍术、香附子各 18g，川乌头（去皮）、朱砂、没药、乳香各 9g，陈皂角 12g（炙黄，去皮）。

［制法］上为细末，皂角打破用酒 1.5L，春、夏浸 3 日，秋、冬浸 7 日，取汁打面糊为丸，如梧桐子大。

［用法］每次 5 丸，煎鳔酒送服。

［功效］祛风通络。

［主治］破伤风。

［方剂来源］金·刘完素《宣明论方》。

［方剂］朱砂散。

［组成］朱砂 30g（细研），麝香 15g（细研），雄黄（细研）、天南星（炮裂）、白附子

（炮裂）、母丁香、藿香各 30g，白花蛇 60g（酒浸，去皮、骨，炙令微黄），桂心、防风、蝉蜕、芎䓖、蔓荆子、天麻、白僵蚕（微炒）、麻黄（去根、节），川乌头（炮裂，去皮、脐）各 30g。

　　［制法］上为细散，入研药令匀。

　　［用法］每次 3g，以温酒调服，不拘时候。

　　［功效］祛风止痉。

　　［主治］破伤风，口噤，四月抽掣。

　　［方剂来源］宋·王怀隐《太平圣惠方》。

　　［方剂］一字散。

　　［组成］金头蜈蚣 1 枚（去头、足，炙），天麻、草乌头（去芦）各 15g，全蝎 10 只，香白芷少许。

　　［制法］上为细末。

　　［用法］每次 0.15g，发热，茶清调服；发寒，温酒或半夏、茯苓煎汤调下。

　　［功效］熄风止痉。

　　［主治］破伤风。

　　［方剂来源］明·李恒《袖珍方》。

　　［方剂］立效散。

　　［组成］雄黄、香白芷各等分。

　　［制法］上锉。黄酒浓煎。

　　［用法］温服。如牙关紧急者，灌之。

　　［功效］祛风解毒。

　　［主治］破伤风。

　　［方剂来源］明·龚廷贤《鲁府禁方》。

　　［方剂］黑花蛇散。

　　［组成］麻黄 30g（炙），黑花蛇 18g（乌蛇，酒浸），天麻、白附子、干姜、川芎、制附子、草乌各 15g（泡，去皮），蝎梢 10.5g。

　　［制法］上为细末。

　　［用法］每次 3g，用热黄酒调服，1 日 2 次。

　　［功效］祛风止痉。

　　［主治］破伤风，抽搐。

　　［方剂来源］清·吴谦《医宗金鉴》。

　　2. 风毒入里证：

　　［主证］全身肌肉痉挛，手足抽搐，牙关紧闭，角弓反张，高热，大汗淋漓，面色青紫，呼吸急促，痰涎壅盛，或伴有胸腹满闷，腹壁板硬，大便秘结，小便短赤或不通；舌质红，或红绛，舌苔黄，或黄糙，脉弦数。

　　［方剂］羌活汤。

　　［组成］羌活、菊花、麻黄、川芎、石膏、防风、前胡、黄芩、细辛、甘草、枳壳、白茯苓、蔓荆子各 30g，薄荷 15g，吴白芷 15g。

　　［制法］上㕮咀。每次 15g，用水 220mL，加生姜 5 片，同煎至 150mL，去滓。

　　［用法］稍热服，每日 2 次，不拘时候。

　［功效］祛风清热。

　［主治］破伤风。

　［方剂来源］金·刘完素《素问病机气宜保命集》。

　［方剂］雄黄散。

　［组成］雄黄 22.5g，牛黄（细研）、麝香（细研）各 7.5g，白附子 22.5g（炮裂），蚱
蜋 15g（微炒），天麻 60g，白僵蚕 15g（微炒），天南星 22.5g（醋煮十沸，炙干），白花蛇
肉 30g（酒浸，微炒）。

　［制法］上为细散，入研上药令匀。

　［用法］每次 3g，用温酒调服，不拘时候。

　［功效］熄风开窍。

　［主治］破伤风。

　［方剂来源］宋·王怀隐《太平圣惠方》。

　［方剂］镇风散。

　［组成］鳔胶（切段，微焙）、杭粉（焙黄）、皂矾（炒红色）各 30g，朱砂（另
研）9g。

　［制法］上为细末。

　［用法］每次 6g，无灰热酒调服；如发时昏倒，不省人事者，每次 9g。外灸伤处七壮，
知疼者乃为吉兆。

　［功效］化痰熄风，镇惊开窍。

　［主治］破伤风，事在危急者。

　［方剂来源］明·陈实功《外科正宗》。

　［方剂］白僵蚕丸。

　［组成］白僵蚕（炒）、麝香（研）、乌蛇（酒浸，去皮、骨，炙）、牛黄（研）、干蝎
（酒炒）、木香、龙骨（去土，研）、蝉蜕（炒，去土）、杜仲（去粗皮，炙）、天麻、原蚕
蛾（炒）、雄黄（研）各 15g。

　［制法］上为末，与别研四味和匀，炼蜜为丸，如绿豆大。

　［用法］每次 2g，温酒送服；甚者 3 丸，豆淋酒送服。

　［功效］祛风化痰。

　［主治］破伤中风。

　［方剂来源］明·朱橚《普济方》。

　［方剂］雄黄散。

　［组成］天南星 9g，半夏、天麻各 15g，雄黄 7.5g。

　［制法］上为细末。

　［用法］每次 3g，温酒调服。

　［功效］熄风止痉。

　［主治］破伤风。

　［加减］如有涎，于此药中加大黄。

　［方剂来源］金·刘完素《素问病机气宜保命集》。

　［方剂］芎黄汤。

　［组成］川芎 30g，黄芩 18g，甘草 6g。

［制法］上咬咀。每次 15~21g，用水 225mL，同煎至 160mL，去滓。

［用法］温服，不拘时候。三服即止。

［功效］祛风清热。

［主治］破伤风，脏腑秘，小便赤，自汗不止，因服热药，汗出不止者。

［方剂来源］金·刘完素《素问病机气宜保命集》。

［方剂］榆丁散。

［组成］防风、地榆、紫花地丁、马齿苋各 15g。

［制法］上为细末。

［用法］每次 9g，温米汤调服。

［功效］清热解毒，凉血祛风。

［主治］破伤风。头汗多出而身无汗，不可发汗者。

［方剂来源］清·吴谦《医宗金鉴》。

［方剂］大芎黄汤。

［组成］川芎 60g，羌活、黄芩、大黄各 30g。

［制法］上咬咀。每次 15~22g，用水 225mL，同煎至 160mL，去滓。

［用法］温服。

［功效］祛风活血，清热通便。

［主治］破伤风，大便秘，小便赤，自汗不止者。

［按］原书用本方治上症，先服芎黄汤 2~3 剂，再用此方。

［方剂来源］金·刘完素《素问病机气宜保命集》。

［方剂］走马散。

［组成］天麻、天南星（炮）、半夏（汤洗七遍，与生姜 15g 同捣，焙干）、白附子（炮）、附子（炮裂，去皮、脐）各 15g，丹砂（研）、雄黄（研）、牛黄（研）、麝香（研）、犀角（镑）7.5g，腻粉（研）22.5g。

［制法］上为末。入五味研者和匀。

［用法］每次 0.5g，豆淋酒调服。汗出愈；未汗再服 0.25g，良久服热生姜稀饭。小儿每次 0.05g，荆芥汤或热水调下；或用新炊饼为丸，如麻粒大，每次 3~5 丸，吐逆用生姜汤送服；出汗用生姜酒送服。热粥饮投之。

［功效］熄风止痉，化痰开窍。

［主治］破伤风，牙关紧急，口面㖞斜。

［方剂来源］宋·赵佶《圣济总录》。

［注］腻粉即轻粉，为水银、明矾、食盐等，用升华法制成的汞化合物，燥烈有毒，内服宜慎。

3. 阴虚邪留证：

［主证］疾病后期，抽搐停止。头晕、心悸、口渴，面色萎黄，时而汗出，牙关不适，偶有痉挛或屈伸不利，或肌肤有蚁行感，舌质红，脉细弱无力。

［方剂］阿胶散。

［组成］阿胶（捣碎，炒令黄燥）、白附子各 22.5g（炮裂），桂心、羌活各 22.5g，当归、天麻各 30g。

［制法］上为细散。

［用法］每次6g，以温酒调服，不拘时候。以出汗为效。

［功效］养血祛风，通络止痉。

［主治］破伤风。

［方剂来源］宋·王怀隐《太平圣惠方》。

［方剂］防风当归散。

［组成］防风、当归、川芎、生地各6.5g。

［制法］上吹咀，用水400mL，煎至200mL，去滓。

［用法］食前温服。

［功效］养血祛风，疏通经络。

［主治］破伤风。

［方剂来源］清·吴谦《医宗金鉴》。

［方剂］参归养荣汤。

［组成］人参、当归、川芎、白芍、熟地、白术、白茯苓、陈皮各3g，甘草（炙）1.5g，生姜3片，红枣肉2枚。

［制法］水煎，去滓。

［用法］温服。

［功效］补气血，调脾胃，疏通经络。

［主治］破伤风。

［方剂来源］清·吴谦《医宗金鉴》。

【外治方药】

1. 至真散：

［组成］天南星（炮）、防风各等分。

［制法］上为末。

［用法］破伤风，将药敷贴疮口，以温酒调服3g；如牙关紧急，垂死而心头微温者，以童便调服6g。

［功效］祛风解痉。

［主治］破伤风，头痛，角弓反张。

［方剂来源］唐·蔺道人《仙授理伤续断秘方》。

2. 蠲痉汤：

［组成］羌活、独活、防风、地榆各3g，杏仁7枚（去皮捣碎，蒸令熟，研成膏）。

［制法］上药前4味，用水150mL，煎至105mL，去滓。

［用法］入杏仁和匀服之，兼以搽疮上。

［功效］祛风解痉。

［主治］破伤风，发痉抽搐。

［方剂来源］明·王肯堂《证治准绳·类方》。

3. 开牙散：

［组成］乌梅肉、冰片、麝香。

［制法］上药将乌梅嚼烂，冰片、麝香细研。

［用法］合涂牙上。

［功效］通关开窍。

［主治］破伤风后牙关紧闭，药不得入。

［方剂来源］清·钱秀昌《伤科补要》。

4. 麝香散：

［组成］麝香（研）、干蝎各0.3g。

［制法］上为末。

［用法］敷疮口。

［功效］祛风消肿。

［主治］破伤风。

［方剂来源］宋·赵佶《圣济总录》。

5. 白散子：

［组成］牡蛎90g（煅，研），寒水石45g（煅，研），天南星（炮）、白僵蚕（炒，去丝嘴）、龙骨各0.3g。

［制法］上为细末。

［用法］掺疮上。

［功效］止疼痛，生肌肉，灭瘢痕。

［主治］破伤风。

［禁忌］通风将息，勿令着水。

［方剂来源］宋·杨倓《杨氏家藏方》。

6. 雄朱散：

［组成］雄黄、朱砂、川乌、草乌、天麻、半夏、天南星。

［制法］上为末。

［用法］掺疮口。后进玉真散。

［功效］化痰熄风。

［主治］破伤风。

［方剂来源］清·何镇《何氏济生论》。

7. 白僵蚕散：

［组成］白僵蚕（直者）不拘多少。

［制法］上药生为末。

［用法］每次用生姜自然汁调，以鸡翎于疮口扫之，勿令干，斯须肿塌皮皱为效；仍服1.5g，用生姜汁调下。

［功效］祛风化痰。

［主治］破伤风，身肿，牙关不开。

［方剂来源］宋·赵佶《圣济总录》。

【外治疗法】

对于破伤风患者，凡是污染的伤口应行彻底清创，清除毒素来源，切除全部坏死，不能切除者，必须切开排脓，将创口开放暴露，不可缝合，伤口可用《儒门事亲》三黄丸，大黄100g，黄芩100g，黄柏100g，研细末，加1000mL 60度高粱白酒浸泡5天，用洁净白布过滤去滓取液装玻璃瓶封盖备用，取液冲洗伤口1日2~3次，解毒生肌，或用《外科正宗》玉真散：南星、防风、白芷、天麻、羌活、白附子各30g（原方各等分）。上研细，过60目筛加入1000mL高粱白酒浸泡5天，洁净白布过滤，去滓取药液，装玻璃瓶封盖备用，用此药液之前先将疮口洗净，搽伤处，祛风解痉止痛。

［主治］破伤风，牙关紧急，角弓反张，甚则咬牙缩舌；疯犬咬伤。外治跌打损伤，金疮出血。

［注］：本方由《理伤续断方》至真散发展而来，是临床治疗破伤风的常用方剂。方中白附子、天南星祛风化痰，解痉止痛为君；羌活、防风、白芷疏散经络中之风邪为臣；天麻熄风解痉为佐；以酒为使，有通经络、行气血之功。

现代应用3%过氧化氢或1∶5000高锰酸钾溶液彻底冲洗伤口。待脓尽新生，则用生肌散（《良朋汇集》方）。

［组成］乳香（去油）、没药（去油）、儿茶、血竭各3g，象皮少许，珍珠1.5g，冰片0.6g，龙骨1.5g。

［制法］上为细末，瓷罐收贮，黄蜡塞口。

［用法］掺患处。

［功效］活血祛腐，生肌止痛。

［主治］破伤风。

【针灸疗法】

1. 牙关紧闭者，取穴：颊车、下关、内庭、合谷穴。

2. 四肢抽搐者，取穴：合谷、曲池、内关透外关，后溪、太冲、申脉、阴陵泉。

3. 角弓反张者，取穴：风池、风府、大椎、长强，昆仑、承山穴。

以上穴位均用粗针，一律以泻法，留针15~30min。

【现代疗法】

伤前未注射过破伤风抗毒素（TAT）者，伤后尽早注射TAT，是目前最常用的被动免疫制剂。

1. 被动免疫：

（1）TAT1500U肌注。破伤风抗毒素可有血清过敏反应，用前皮试，过敏者采用脱敏法注射。脱敏法注射是将1mL抗毒素用等渗盐水稀释10倍，分为1mL、2mL、3mL、4mL，每半小时依次皮下注射1次。

（2）伤口污染严重者或受伤已超过12h，TAT剂可用3000U。

（3）清创不彻底或创伤严重的患者，使用破伤风抗毒素（TAT）的时间可适当延长，以后每日再用1万~2万单位TAT作肌内注射或静脉滴注。静脉滴注时加入5%葡萄糖液500mL缓慢静滴，每日1次，以不超过6日为宜。

（4）新生儿破伤风可用2万单位TAT由静脉滴注，也可做脐周注射。

2. 控制并解除肌肉痉挛：

（1）病情较轻者，可用地西泮控制和解除痉挛；病情较重者，可用氯丙嗪（冬眠灵）50mg加入5%葡萄糖250mL中静滴。

（2）抽搐严重者，可用硫喷妥钠和氢化可的松，但使用硫喷妥钠时要警惕发生喉头痉挛，用于已做气管切开的患者比较安全。气管切开及控制呼吸的条件下，可使用肌松弛剂，如溴己氨胆碱（氨酰胆碱）4mg静脉推注。

（3）保持呼吸道通畅，对抽搐频率快而又不易用药物控制的破伤风患者早期应紧急行气管切开术，以排除气管内分泌物，维持良好的通气功能，预防或减少肺部并发症，气管切开后，应经常注意吸去分泌物，清洁导管，吸入雾化气体和定期滴入抗生素溶液。

3. 控制感染：

（1）青霉素 160U，生理盐水 100mL，静脉滴注每 4h1 次。

（2）0.2%甲硝唑 250mL，静脉滴注，每 12h1 次。

［注］抗生素对破伤风杆菌的作用尚无定论，但目前治疗破伤风的首选药物仍是青霉素。青霉素可以杀死生殖型的破伤风杆菌，减少毒素的产生，而且还可以抑制其他需氧菌感染。

4. 维持平衡失调，重症患者应给予高碳水化合物、高蛋白、高热量、高营养饮食，大量维生素 B 和维生素 C，以及足够的水分和电解质，并注意纠正酸碱平衡失调，必要时输血或血浆。

【护理与预防】

1. 预防注射破伤风类毒素，可使人获得自动免疫。"基础注射"共需皮下注射 3 次，第一次 0.5mL，后两次每隔 3~6 周各注射 1mL。第二年再注射 1mL，作为"强化注射"。以后每隔 5 年重复"强化注射"1mL，能有效地预防破伤风。

2. 患者隔离，保持环境安静，避免声、光、风等外界刺激。

3. 严格遵守接触隔离消毒原则，换药器械严格消毒，所用敷料应焚毁。

4. 所用伤口都应进行清创，切除一切坏死及无活力的组织，清除异物，对可疑感染的伤口，须通畅引流，不缝合，用 3%过氧化氢溶液或高锰酸钾溶液冲洗伤口。

5. 保持大小便通畅。

第二十四节　毒蛇咬伤

毒蛇咬伤是指人体被毒蛇咬伤，其毒液经伤口进入体内，而引起的一种急性全身中毒性疾病。毒蛇咬伤具有发病急，演变快，局部肿胀迅速蔓延，在短期出现一系列全身中毒症状，若不及时救治，常危及患者生命。中医称"毒蛇咬""蛇咬伤""蛇咬疮"。

【中国古代中医论述】

1. 晋·葛洪《肘后备急方》卷七："蛇绿色，喜绿树及竹上，大者不过四五尺，皆呼为青条蛇，人中立死。"

"蛇螫人，九窍皆出血方：取虻虫，初食牛马血腹满者二七枚，烧服之。"

"蛇入人口中不出方：艾灸蛇尾即出，若无火，以刀周匝蛇尾，截令皮断，用将皮倒脱即出。""一切蛇毒，急灸疮三五壮，则众毒不能行。""烧刀子头令赤，以白矾置刀上看成汁，便热滴咬处，立差。""捣鬼针草傅上，即定。""以合口椒并叶捣傅之，无不止。""以独头蒜，酸草捣绞傅所咬处。""暖酒淋洗疮上日三易。""取黑豆叶剉杵傅之，日三易，良。""以麝茵涂肿上，血出乃差。"

2. 隋·巢元方《诸病源候论》卷三十六·蛇毒病诸候："凡中蛇不应言蛇，皆言虫，及云地索，勿正言其名也。恶蛇之类甚多，而毒有瘥剧。时四月、五月，中青蛙三角、苍虺、白颈大蝎。六月、七月，中竹狩、艾蝮、黑甲赤目、黄口反钩、白蛙三角。此皆蛇毒之猛者，中人不即治，多死。又有赤连、黄颔之类，复有六七种，而方不尽记其名。

水中黑色者，名公蛎，山中一种亦相似，不常闻螫人。又有钩蛇，尾如钩，能倒牵人兽入水，没而食之。又南方有呦蛇，人忽伤之不死，终身伺觅其主不置，虽百人众中，亦直来取之，惟远去出百里乃免耳。又有柂蛇，长七、八尺，如船柂状，毒人必死。即削取船柂，煮汁渍之便瘥。但蛇例虽多，今皆以青条矫尾、白颈艾蝮，其毒尤剧。大者中人，若不即治，一日间举体洪肿，皮肉坼烂。中者，尚可得二、三日也。

凡被蛇螫，第一禁，第二药。无此二者，有全剂，雄黄、麝香可预办。故山居者，宜令知禁法也。又恶蛇螫者，人即头解散，言此蛇名黑帝，其疮冷如冻凌，此大毒恶，不治一日即死；若头不散，此蛇名赤帝，其毒小轻，疮上冷，不治，故得七日死。

凡蛇疮未愈，禁热食，热食便发，治之依初被螫法也。"

［注］（1）禁：在此是指古代的禁咒法。后宋·明医籍中多次论及"禁"。明·朱橚《普济方》卷三百七·蛇伤："凡蛇螫，第一禁，第二药，无出此二者，有全剂雄黄，麝香预辨，今凡俗知禁者少，寻按师术，已致困毙，唯宜勤事诸药，或经行草路，何由皆斋方书。故山居者。宜令知禁法也。"

（2）冻凌：疮冷如冻冰。凌，积冰。

蝮蛇螫候："凡蝮中人，不治一日死。若不早治之，纵不死者，多残断人手足。蝮蛇形乃长，头褊口尖，颈斑，身亦艾斑，色青黑。人犯之，颈腹帖著地者是也。江东诸山甚多，其毒最烈，草行不可不慎。"

3. 唐·王焘《外台秘要》第四十卷·蛇啮人方："麝香、雄黄、半夏、巴豆。上四味，等分，为末，敷之。"

4. 宋·王怀隐《太平圣惠》卷第五十七·治蛇螫诸方……入山辟众蛇·方："雄黄、麝香、干姜等分捣末。上件药都细研，以袋盛带之""上取独颗蒜，薄切，安螫处，以艾炷安在其上，炙令热彻即愈。"男左女右，蛇螫毒即涂疮良。治蝮蛇螫诸方："生虾蟆一枚，烂捣傅疮上。"

5. 明·汪机《外科理例》卷七·诸虫伤一百四十四："治蛇入七窍，急以艾灸蛇尾。又法以刀破蛇尾少许，入花椒七粒，蛇自出。即用雄黄、朱砂末煎入人参汤调灌之，内毒即解。山居人被蛇伤，急用溺洗患处，拭干，以艾灸之，大效。又方大头独蒜切片置患处，以艾于蒜上灸之，每三壮换蒜，效。"

6. 明·朱橚《普济方》卷三百七·蛇伤："夫蛇火虫也。热气炎极，为毒至甚……

大黄汤，治毒蛇伤。牛膝、大青草、下马草、胡麻黄、铁扫草、将军草、槐花头、淡竹叶、小青各等分，右同捣汁。用酒煮调服。粗傅疮口。将针破伤处，用葱盐汤洗净，方可傅。如无将军草，雄黄少许。"

"雄灵散治毒蛇咬伤，昏闷欲死者。五灵脂一两真者酒洗去砂石干用，雄黄半两明净者研。右为细末。每服二钱。酒调灌之。就以药末调涂伤处疮口。良久再一服。神验。昔有人被毒蛇所伤。良久已昏困。有老僧以酒调药灌之二钱。顷刻遂苏。及以药津涂咬处。良久复灌二钱即愈。凡有中其毒者。用之无不效验。一方无雄黄。"

"苍耳散治蛇螫人，窍出血。白矾二两研大麻黄五两到，苍耳茎叶五两到。右用水一斗。煮至六升，去渣，下白矾末，温浸之。"

［注］明·朱橚《普济方》卷三百七·蛇伤，治疗蛇伤方剂达 171 首。

7. 明·王肯堂《证治准绳·疡医》卷之六·诸虫兽螫伤："治一切蛇虫伤，贝母末，酒调服效。又方，用酥和盐，敷之。又方，用益母草捣烂，厚罨伤处。又方，用鹅粪傅之。又方，萹豆法，捣烂散。又方。用独蒜、酸浆草，捣，傅伤处。又方，用酒，暖洗疮上，日三次。又方，紫苏叶，油浸涂伤处。

治毒蛇并射工、沙虱等伤。眼黑、口噤、手脚强直，毒攻腹内成块，逡巡不救。用苍耳嫩叶一握，研取汁，温酒和灌之，将滓厚罨所伤处。

……治毒蛇、射工、沙虱等物伤着人。眼黑、口噤、手足强直，毒气入腹。用白矾、甘草等分，为细末。每服二钱，冷水调下。

治诸蛇、虫伤毒。用青黛、雄黄等分，新汲水，调服二钱。又方，用苍耳嫩叶一握，捣汁温酒和饮，滓厚敷伤处。口噤、身强者，灌之。

治蛇、犬蛟，即破伤风。用荔枝草一握约三两，以好酒二碗，煎至一碗服，即睡，出汗。汗不止，以温白粥补之。

治恶蛇，风犬伤。用雄黄、荜茇、细辛等分，入麝少许，为末。每服二钱，好酒调下。

……治毒蛇咬……以头绳扎定伤处两头；次用白芷末半两，白水调服。顷刻，咬处黄水出尽，肿消。又方，用白矾、雄黄、黄蜡等分，丸如指头大。遇有着伤，灯上烧开，滴伤处；或以竹筒按上，滴入，则毒不散。

……路行，卒被蛇咬。当急扯裹脚带，扎缚伤处上下寸许，使毒气不能恹伤肌体，又急用白矾，安刀头火上溶汁沸，滴于伤处，待冷，以长篦子速挑去靥，则毒血随出，黯肿尚未退更滴之，以退为度。村居山僻及途中夜行，卒被蛇伤咬，难求白矾处，速作艾炷灸五壮，以唾调盐涂之。如黯肿尚未消释，当更灸更搽，毒涎自然流出，且不透里伤人。

……治一切毒蛇咬。用透明雄黄，研细末，以醇酒浓调，厚搽伤处，水流出如涎，痛肿即消。一方，以萵苣汁和雄黄末作饼子，候干为末，每用少许，贴疮口立效。

治毒蛇所伤：细辛、香白芷各五钱，雄黄二钱。上为末，加麝香少许。每服二钱，温酒调服效……治一切蛇咬。用香白芷嚼碎，敷患处；又用温酒调服效。水蓼捣汁饮，滓敷伤处。樱桃叶绞汁服，滓敷伤处。

防毒气攻心。又方，金线重楼以水磨少许，敷咬处；又为细末，酒服之。又方，用柏树叶、鱼腥草、地松节、皱面草、草决明，共一处研细，敷伤处极佳。地榆生绞汁饮；及浓煎渍之，半日愈……治诸般蛇咬，此传之于擒蛇者。药味不全亦可。

大青、小青、青木香、乌桕叶、火炊草、山蕨薇、过山龙、地蜈蚣、天门冬、白芍药、香薷。上细末。用白术香研细，生白酒调服；查罨咬处，累效。

……蛇咬，忌食酸物、梅子，犯之大痛。

蛇入人口并七孔中者，割母猪尾头，沥血着口中，并孔口上，即出。

……治因热取凉睡，有蛇入口中，挽不出者，用刀破蛇尾，内生椒二三粒，裹着即出。

治卒为蛇绕不解，以热汤淋之，无汤，令人尿之。"

8. 明·陈实功《外科正宗》卷四·恶虫叮咬第一百二十七："蛇毒伤人，用雄黄末、兰叶捣汁，调敷肿上；内用半枝莲捣烂取汁二两，热酒四两和汁服之，盖汗为效，仍用渣敷伤处亦妙……七寸蛇，青色扁形，尖尾短足。红口者毒轻，青口者毒重，以舌螫入。其毒最恶。初螫时用雄黄末一钱、生矾二钱杓内溶化，将箸头点药伤处，冷则易之，连点七次遂愈。毒气入里者，解毒紫金丹酒磨服一钱，盖汗即愈。迟延毒走肿痛者，麻油焰薰之亦瘥。"

9. 清·祁坤《外科大成》卷四·虫兽伤："蛇咬伤，即饮好醋一二碗，使气不随血走，以绳扎伤处两头。再次用白芷末五钱，水调服。少时咬处出黄水，水尽则肿消口合而愈。"

10. 清·许克昌、毕法《外科证治全书》卷四·蛇咬伤："凡被蛇伤，即以针刺伤处出血，以绳扎伤处两头，庶不致毒气内攻，流布经络。用五灵脂、雄黄等分研末，酒服二钱，外亦以敷，中留一孔令泄毒气。或取三七捣烂罨之，毒亦消散，神效。如毒气入腹肿昏愦者，则急用香白芷一两为末，麦冬煎汤调灌之，顷刻伤处出毒水，毒尽肿消。仍用白芷末敷之而愈。"

"蛇伤久溃不愈，毒气延蔓者，先以净水洗净，用白芷末、胆矾、麝香少许研匀掺之，良久恶水涌出，其痛即止。日以敷之，一月愈。

蛇咬牙折肉中疼甚，勿令人知，用荇菜复其上，以物包之，所折牙自出。

蛇入七孔耳、鼻等处，割母猪尾血，滴入即出。内用雄黄、朱砂共末，煎人参汤调灌之，或食蒜、饮酒，内毒即解。

蛇缠人足，令人尿之即解，如缠腹即以热汤淋之亦解。

山居人被伤，仓卒无药者，急以溺洗伤处，以艾灸数壮最良，或捣蒜封之亦妙。

蛇伤，或在足上或在头面或在身腹之间，足肿如斗，面肿如盘，腹肿如箕，三日不救则毒气攻心而死。盖蛇乃阴物，藏于土中。初出洞时，其口尚未饮水，毒犹未解，故伤人最毒，治宜解毒为主。用祛毒散。

祛毒散：白芷一两，生甘草二两，夏枯草二两，蒲公英一两，紫花地丁一两，白矾三钱，水煎服，一剂肿消，二剂毒尽从大小便出，三剂痊愈。"

11. 清·吴谦《医宗金鉴》卷七十六·外科法要诀·蛇咬伤："凡被蛇咬伤者，即时饮好醋一二碗，使气不随血走，以绳扎伤处两头，若昏困，宜用五灵脂五钱、雄黄二钱五分，共为末，酒调二钱灌之，少时咬处出黄水，水尽则肿消，以雄黄末掺之，口合而愈。"

12. 清·陈士铎《洞天奥旨》卷十三·蛇咬疮："蛇咬疮最毒，不止虺蛇也。或在足上，或在头面，或在身腹之间，疼痛异常。重者必至足肿如斗，面肿如盘，腹肿如箕，五日不救，毒气内攻于心，而人死矣。盖蛇乃阴毒，阴毒以阳药解之，其毒益炽，必须用阴分之药，顺其性而解之为妙。外治之法最神者，取半边莲草擦之，顷刻即安，随用祛毒散饮之，三剂即全愈。外治之方，如蜈蚣散亦神，皆可用也。若蛇误入人孔窍之内，即以针刺其尾，则自出，不过二三针也。北直田野间一妇人小遗，蛇入阴户，竟不知用针刺尾之法，卒至暴亡，可悯也。余故特志之，以传世云。

祛毒散：岐天师方。内治蛇咬疮毒。白芷一两，生甘草五钱，夏枯草二两，蒲公英一两，紫花地丁一两，白矾三钱。水煎服，三剂全愈。

蜈蚣散：伯高太师传。外治蛇咬。白芷一两，取白色者，雄黄五钱，蜈蚣三条，樟脑三钱。各为极细末，以香油调搽肿处，随干随扫，蛇毒尽出而愈。"

［注］陈士铎《洞天奥旨》祛毒散早于许克昌、毕法《外科证治全书》祛毒散90余年。前者生甘草五钱，后者生甘草二两，用量差异很大。本方剂是现代医治毒蛇咬伤的常用药。

【病因病理】

毒蛇咬伤人体致伤，毒蛇的毒液通过毒牙注入体内，侵入经络，传入营血，内攻脏腑从而引起局部的反应和全身的中毒症状。《普济方》卷三百七·蛇伤："夫蛇火虫也，热气炎极，为毒至甚。"《洞天奥旨》卷十三·蛇咬疮："盖蛇乃阴毒，其毒益炽。""毒气内攻于心，而人死矣。"古代医家将毒蛇咬伤，毒液入体所产生的症状归为"阴毒""火毒""热气炎极"（溶血、出血、溃烂、坏死等病理特性），火毒益炽（火毒炽盛），伤阴为之"阴毒"，阴伤而热毒更甚，极极生风，风火相煽，则邪毒鸱张，则有高热神昏、谵语、抽搐等症状。若邪毒内陷厥阴，毒入心包，可发生毒蒙心包的闭证；或邪热耗伤心阳的脱证；若火热之邪先伤肾阴后损肾阳，则出现阳虚厥脱之证。总之火毒之邪，具有发病急、变化快、病势凶险之证。

[注]（1）"风毒"：古医书中，毒蛇咬伤所引起临床症状未提及"风毒"二字，通常风毒侵于皮肤之间的一类病证。《素问·风论》："风气藏于皮肤之间，内不得通，外不得泄，风者，善行而数变……行诸脉俞，散于分肉之间，与卫气相干，其道不利，故使肌肉，愤膜而有疡；卫气有所凝而不行，故其肉有不仁也。"故本证具有骤发多变、出没无常等"风"的特性；又具有红肿痛痒，或浸淫流水，缠绵难愈等属于"毒"的特点。毒蛇咬后毒入体内，发病急，变化快，类似"风"变化时产生"毒"。

（2）阴毒病名：感受疫毒所致的一种病患《金匮要略》百合狐惑阴阳毒病脉证治："阴毒之为病，面目青，身痛如被杖，咽喉痛。"其症类似后世所称之温疫，温毒发癍，以其面目青，身痛，故称"阴毒"。陈士铎《洞天奥旨》："盖蛇乃阴毒，其毒益炽。"这是蛇咬伤后病因病理的传变过程。

（3）热毒：病邪名称。"热毒"即时毒，一名温毒。《重订广温热论·论湿热兼症疗法》："其六兼毒，病名温毒。"一名"热毒"，重称"时毒"，通称"肘毒"。"热毒"又称"火毒"。火热郁积所成，易导致疔疮痈肿之类的邪气。《素问·五常政大论》："太阳在泉，热毒不生。"《外科精义》卷上·论时毒："夫时毒，为四时邪毒之气，而感之于人也。"《圣济总录》卷第一十三·热毒风："论曰：热毒风之状，头面肿热，心神烦躁，眼目昏暗，痰黏口干，皮肤壮热，肢节疼痛也。"毒蛇咬伤后引出其"毒""热""火"挟"痰""风"等。"毒"深传而中脏腑化热，热盛化火，火盛炼津成痰，或火盛生风，这是"毒"演变的病理，主要伤及卫、气、营、血及三焦所属脏腑功能失调和实质性损害，甚者危及生命。

【临床症状】

有毒蛇咬伤史：被毒蛇咬伤后，患部一般有较粗大而深的毒牙痕，而无毒蛇咬伤的牙痕，则小而排列整齐。咬伤部位多在足部、小腿或手部，偶可咬伤头面部。被咬伤部位疼痛，或局部麻木，伤肢肿胀，2~3天后最为严重。咬伤处有2个（或4个）大而深牙痕，其周围可出现血疱、水疱、瘀斑。可有发热、头昏、嗜睡、复视。严重者出现视觉、听觉障碍，神情淡漠或神志昏蒙，声音嘶哑，吞咽困难，流涎，瞳孔散大，或皮下及内脏出血。

现代中医辨证分型：

1. 风毒证型：神经毒的毒蛇咬伤后，局部不红不肿，无渗液，微痛，甚至麻木，潜伏时间较长。一般多在咬伤后1~6h出现症状，轻者有头晕、出汗、胸闷、四肢无力，轻者过48h症状好转，就能很快痊愈。严重者出现瞳孔散大、视物模糊、语言不清、流涎、牙关紧闭、吞咽困难、昏迷、呼吸减弱或停止，脉象迟弱或不整，血压下降，最后呼吸麻痹而死亡。

2. 火毒证型：血循毒的毒蛇咬伤后，伤口剧痛，肿胀，并向上发展至皮下出血，形成瘀斑，皮肤发紫，发黑，起水疱，伤口坏死形成溃疡，有寒战发热，全身肌肉酸痛，或内脏出血（尿血、血红蛋白尿、便血、衄血和吐血），继而可以出现贫血、黄疸等。严重者可出现休克、循环衰竭。

3. 风火毒证型：混合毒的毒蛇咬伤后，立即产生疼痛，逐渐加重，有麻木感，伤口周围皮肤迅速红肿，可扩展至整个肢体，常有水疱；严重者，伤口迅速变黑坏死形成溃疡。轻者仅有头晕、头痛、眼花、寒战发热、四肢无力、全身肌肉酸痛；重者，恶心呕吐、眼睑下垂、复视、短气、嗜睡、吞咽困难、张口不利、咽痛、项强，甚或心悸，呼吸困难，烦躁不安，昏迷。

3 种蛇毒进入体内均可攻入营血，出现发热、烦躁不安、惊厥、抽搐或神昏谵语等内陷证。

【内服药疗法】

1. 风毒证（神经毒）：

［主证］蛇咬伤后局部不红、不肿、不出血，微痛，感觉麻木，四肢无力，头晕，汗出，胸闷，严重者眼睑下垂，四肢麻痹，张口困难，言语不清，流涎，惊厥抽搐，神志模糊，呼吸急促，甚至昏迷等，舌质淡红，舌苔薄白，脉迟弱。

［方剂］明矾甘草散。

［组成］明矾、甘草各 30g。

［制法］上药研细为末。

［用法］每次用 6g，冷水调下。

［功效］解毒消痰祛风。

［主治］一切毒蛇咬伤，重者毒气入腹，眼黑口噤，手足强直。

［方剂来源］清·罗国纲《罗氏会约医镜》。

［注］本方剂无名，根据药物组成，名称"明矾甘草散"，罗氏曰："此方平易，不伤元气，大有神效，不可以易而忽之也。"

［方剂］祛风散。

［组成］防风、川芎、白芷、黄芩、细辛、甘草、羌活、薄荷、当归。

［制法］水煎，去滓。

［用法］温服。

［功效］活血祛风。

［主治］真气虚弱，客邪侵袭风府，传于筋骨，天柱骨倒，项软下垂无力。

［方剂来源］明·朱惠明《痘疹传心录》。

［方剂］玳瑁郁金汤。

［组成］生玳瑁 3g（研碎），生山栀 9g，细木通 3g，淡竹沥 50mL（冲），广郁金（生打）、青连翘（带心）、粉丹皮各 6g，生姜汁 2 滴（冲），鲜石菖蒲汁 10mL（冲），紫金片 0.9g（开水烊冲）。

［制法］先用野菰根 60g，鲜卷心竹叶 40 支，灯心 2 小帚（1.5～1.8g），用水 1.8L，煎成 1.2L，去滓，分作 2 次代水煎药，去滓。

［用法］分 2 次温服。

［功效］开窍透络，涤痰清火。

［主治］热陷包络，蒸液为痰，弥漫心孔……神志昏蒙，咯痰不爽。

［方剂来源］清·俞根初《重订通俗伤寒论》。

2. 热毒证（血循毒）：

［主治］毒蛇咬伤后发病急，伤口疼痛剧烈，出血或流血不止，患肢肿胀明显并向上发展，皮肤有血疱、瘀斑、发黑，以致组织坏死，溃烂，全身肌肉疼痛，伴有发热，恶寒，烦躁口渴，胸闷心悸，或五官、内脏出血，斑疹隐隐，少尿或无尿或尿血，舌质红，舌苔黄，脉细数或结代。严重中毒时可出现休克。

［方剂］祛毒散。

［组成］白芷 30g，生甘草 15g，夏枯草 60g，蒲公英、紫花地丁各 30g，白矾 9g。

［制法］水煎，去滓。

［用法］温服。

［功效］泻火解毒，凉血活血。

［主治］蛇咬伤（热毒证）。

［方剂来源］清·陈士铎《洞天奥旨》。

［方剂］犀角汤。

［组成］犀角（镑）、白鲜皮、黄芩（去黑心）、玄参、钩藤各45g，葛根60g，石膏（碎）90g。

［制法］上7味，粗捣筛，每服9g，水125mL，煎至80mL，去滓，入竹沥少许，煎一、三沸。

［用法］食后服。

［功效］泻火解毒。

［主治］热毒。

［方剂来源］宋·赵佶《圣济总录》。

［注］本方剂中犀角可用水牛角代替用量加倍。

［方剂］犀地清络饮。

［组成］犀角20g（煎汁），牡丹皮6g，连翘（带心）4～5g，淡竹沥、鲜生地各24g，生赤芍45g，桃仁9粒（去皮），生姜汁2滴（同冲），鲜石菖蒲汁10mL，鲜茅根30g，灯心1.5g。

［制法］用鲜茅根30g，灯心11.5g，煎汤代水煎药，去滓。

［用法］将诸汁冲入，温服。

［功效］泄热解毒，凉血止血。

［主治］热毒，热陷包络，神昏谵语。

［方剂来源］清·俞根初《重订通俗伤寒论》。

［注］方中犀角、生地、牡丹皮、赤芍（即犀角地黄汤）清热凉血散瘀，为君药；配带心连翘清心透络，桃仁活血化瘀，为臣药；但络瘀者必有痰涎，故以姜汁、竹沥、石菖蒲汁等辛润涤痰，而石菖蒲更有开心窍之功，为佐药；更用茅根清热凉血养阴，灯心清心降火，为使药。诸药相配，共奏解毒、通络化瘀泄热之效。

3. 风火毒证（混合证）：

［主证］毒蛇咬伤后局部红肿疼痛逐渐加重，伴有麻木，或有水疱，血疱，瘀斑；严重者，伤口迅速变黑坏死溃烂，伴头痛或头晕，畏寒发热，四肢无力，恶心呕吐，大便秘结，小便短赤，心悸气短，烦躁不安，甚或谵语、昏迷，舌质红，舌苔黄相兼，后期舌苔黄，脉弦数。

［方剂］圣灵解毒丸。

［组成］犀黄3g，珍珠、滴乳石各15g，琥珀、川黄连各30g，雄黄120g，金银花、木通、龙胆草、滑石、杏仁各180g，甘草、僵蚕、穿山甲片各90g。

［制法］上为末，土茯苓10kg煎胶，面粉180g为丸，如梧桐子大。

［用法］每次6g，开水送服。

［功效］清热解毒。

［主治］肿毒，日久内陷。

［方剂来源］清·凌奂《饲鹤亭集方》。

［方剂］黄连解毒汤。

［组成］黄连、黄芩各9g，黄柏6g，栀子9g。

［制法］用水300mL，煎至240mL，去滓。

［用法］温服。

［功效］清热解毒。

［主治］通治三焦之热，内外证加减随宜。

［方剂来源］清·唐宗海《血证论》。

［加减］加半枝莲（来源《外科正宗》）于祛风追痰丸方中：防风、天麻、全蝎各10g，天南星4g（明矾水、皂角水各浸一半，经一宿），半夏7g（牙皂水，皂角水各浸一半，经一宿），僵蚕、木香各10g，枯矾1g。具有祛风逐痰之功效。祛风追痰丸来源于《幼科金针》。

黄连解毒汤合祛风追痰丸加减列下：

黄连、黄芩各9g，黄柏6g，栀子9g，半枝莲10g，枯矾1g，天麻、全蝎各10g，天南星4g，半夏7g，僵蚕、木香各10g。方剂合参功效：清热解毒，祛风逐痰。适用于烦躁不安、谵语、昏迷者。

［方剂］解毒承气汤。

［组成］僵蚕（酒炒）9g，蝉蜕（全）10个，黄连、黄芩、黄柏、栀子各3g，枳实7.5g（麸炒），厚朴9g（姜汁炒），大黄6g（酒洗），芒硝9g（另入）。

［制法］水煎，去滓。

［用法］温服。

［功效］清热败毒，荡涤毒结。

［主治］三焦大热，痞满燥实，谵语……厥逆等。

［方剂来源］清·杨璇《寒温条辨》。

［方剂］蛇咬解毒丸：

［组成］白矾、雄黄、三七、白芷、川贝、五灵脂各30g，甘草、青木香、朱砂各15g，麝香3g。

［制法］上为细末，饭糊为丸，如梧桐子大，朱砂为衣。

［用法］每次10~20丸，内服。

［功效］解蛇毒。

［主治］蛇咬伤。

［方剂来源］清·马培之《青囊秘传》。

［注］中国古代有"治蛇不泄，蛇毒内结""二便不通，蛇毒内攻"之说，是指治疗蛇伤应重视大便和利小便，若大便秘结，应用生大黄、玄明粉；小便不利加鲜白茅根、泽泻；吞咽困难加板蓝根、玄参、射干；呕吐者，加姜半夏、姜竹茹；烦躁、昏迷应用清营汤或加服安宫牛黄丸化服。中国古代医籍中记载治疗毒蛇咬伤的内服方剂不多，不过十几首，中华人民共和国成立后治疗毒蛇咬伤专著相继出版，有丰富的治疗毒蛇咬伤临床治疗内容，不一一介绍。总之毒蛇咬后辨证施治以风、火、阴毒在人体传变规律与温病相似，若用温病学说中的理论，解释"风""火""阴毒"进行论治解毒驱邪，保护人体卫、气、营血与三焦及所脏腑功能都能找到理论依据。外用药自然明了。

【外治方药】

1. 雄黄散：

［组成］雄黄。

［制法］上为末。

［用法］敷疮上。

［功效］解毒消肿。

［主治］蛇咬伤。

［方剂来源］宋·赵佶《圣济总录》。

2. 二虫膏：

［组成］地龙5条，蜈蚣1条（端午日收，赤足者）。

［制法］上药相和捣烂。

［用法］敷患处。

［主治］蛇咬，毒气攻心，神迷胸闷。

［方剂来源］宋·赵佶《圣济总录》。

3. 解毒膏：

［组成］川升麻30g，白蔹60g，漏芦、连翘、川芒硝各30g，蛇衔草75g，黄芩45g，栀子仁30枚，蒴藋根60g。

［制法］上药锉碎。以酒拌半月，用猪脂750g，煎药令黑色，即膏成，绵滤去滓，以瓷器盛，摊于软帛上。

［用法］贴患处，1日换2次。

［功效］清热解毒，消肿止痛。

［主治］一切毒肿疼痛。

［方剂来源］宋·王怀隐《太平圣惠方》。

4. 蛇咬丹：

［组成］野菊花7.5g，麝香6g，香白芷3g，雄黄6g。

［制法］上为末。用好醋调。

［用法］搽患处。

［功效］解蛇毒。

［主治］毒蛇伤。

［方剂来源］明·朱橚《普济方》。

5. 水银膏：

［组成］干姜、水银、猪脂（腊月者）各等分。

［制法］上以干姜为末，与水银、猪脂揉令相得为丸。

［用法］将药丸放碗中烧，以竹筒笼上，熏所肿处，未熏先破两处，然后熏即愈。

［主治］恶蛇咬伤，已红肿烂者。

［方剂来源］明·朱橚《普济方》。

6. 半夏散：

［组成］麝香、雄黄、半夏、巴豆各等分。

［制法］上为末。

［用法］敷患处。

［功效］解毒消肿。

［主治］蛇咬。

［方剂来源］明·朱橚《普济方》。

7. 白芷散：

［组成］雄黄、香白芷末。

［制法］上为末。

［用法］先用麻油浸绳扎定疮处，后将上药掺伤口，再以新汲水或热酒调药末服之。

［功效］解蛇毒。

［主治］毒蛇咬伤。

［方剂来源］明·朱橚《普济方》。

8. 五神丹：

［组成］柏树叶、鱼腥草、皱面草、草决明、地松节各等分。

［制法］上为细末。

［用法］敷患处。

［主治］蛇咬伤。

［方剂来源］明·陈文治《疡科选粹》。

9. 逐毒丹：

［组成］贝母9g。

［制法］上为末。

［用法］酒调敷伤处，然后尽醉一次，毒自伤处流出，流尽仍以余末敷上。

［功效］托里护心，收敛解毒。

［主治］蛇虫咬伤。

［方剂来源］明·陈文治《疡科选粹》。

10. 葱白甘草汤：

［组成］葱白60g，粉甘草15g。

［制法］用水900mL，煎至600mL，去滓。

［用法］待温，洗患处，洗净伤处瘀腐脓血后，再用玉红膏搽之，黑膏盖之。

［功效］消肿止痛。

［主治］毒虫咬伤后，焮肿疼痛，脓血淋漓，臭秽腐烂。

［方剂来源］明·陈实功《外科正宗》。

11. 五毒锭子：

［组成］朱砂、雄黄各24g，麝香、蟾酥各3g。

［制法］用黄酒泡酥，合做锭子。

［用法］磨敷伤患处。

［功效］解毒消肿。

［主治］恶毒蛇蝎所伤，红肿初起。

［方剂来源］清·孙伟《良朋汇集》。

12. 解毒丹：

［组成］野三七30g，胆矾3g，麝香0.9g，白芷、五灵脂、雄黄各15g，雄鼠粪9g，千金霜6g，小茴香3g，枯白矾6g，川贝母30g。

　　［制法］上为细末。

　　［用法］掺患处。

　　［功效］清热解毒，收湿敛疮。

　　［主治］蛇伤后溃烂。

　　［方剂来源］清·马培之《外科传薪集》。

【内外合治】

　　1. 被毒蛇咬后，局部不红不肿，无渗液，微痛，麻木者为神经毒的毒蛇咬伤，常见的蛇种为金环蛇、银环蛇和海蛇等。《外科证治全书》蛇咬伤："凡被蛇伤，即以针刺伤处出血，以绳扎伤处两头，庶不致毒气内攻，流布经络。用五灵脂、雄黄等分研末，酒服 6g，外亦以敷之，中留一孔令泄毒气。或取三七捣烂罨之，毒亦消散，神效。如毒气入腹肿昏愦者，则急用香白芷 30g，为末，麦门冬煎汤调灌之，顷刻伤处出毒水，毒尽肿消。仍用白芷末敷之而愈。"

　　［注］咬伤后 1~3h 出现全身中毒症状，病情急骤进展，较难控制。若见吞咽困难，言语不清，呼吸困难，发绀，全身瘫痪及昏迷，应及时抢救，否则可迅速死亡。抢救脱险后一般不留后遗症。古代用蛇咬解毒丸内服，因内含雄黄、白矾、白芷、川贝母解各种蛇毒，现代可用抗蛇毒血清静脉滴注及云南蛇药等救治。

　　2. 被毒蛇咬伤后数分钟即有伤口疼痛剧烈，出血，肿胀显著，并逐渐加重向外蔓延，为血循毒类的蛇咬伤，常见的蛇种为尖吻蝮蛇、竹叶青、蝰蛇等。

　　《普济方》蛇伤："大黄汤治毒蛇伤。牛膝、大青草、下马草、胡麻草、铁扫草、将军草、槐花头、淡竹叶、小青各等分，上同捣汁。用酒煮调服，粗傅疮口。将针破伤处，用葱盐汤洗净，方可傅。如无将军草，雄黄少许。"

　　严重者烦躁不安，呼吸困难，伤肢直至全身的皮下有散在性出血性紫癜，可有牙龈、鼻、眼出血及吐血、咯血、便血和尿血等，出现昏迷。

　　《普济方》蛇伤："雄灵散治毒蛇咬伤，昏闷欲死者。五灵脂 30g，真者酒洗去砂石干用，雄黄 15g，明净者研。上为细末。每服 6g，酒调灌之。

　　苍耳散治蛇螫人，窍出血。白矾 60g，研大麻黄 150g 剉，苍耳茎叶 150g 剉。上用水一斗。煮至 600mL 去渣，下白矾末，温浸之。"咬伤处可用五毒锭子外敷，解毒消肿。

　　3. 被毒蛇咬伤后，咬伤处红肿疼痛，伴有麻木血疱、水疱或坏死溃烂。由于蛇毒中同时含有神经毒和血循毒，故中毒有神经系统和血液系统、循环系统的损害。常见的蛇种为蝮蛇、眼镜蛇和眼镜王蛇等，但眼镜蛇毒素以神经毒为主，蝮蛇毒素以血循毒为主，其临床表现各有侧重。

　　红肿疼痛用蛇咬丹搽患处，以解蛇毒，有血疱、水疱或坏死溃烂用解毒丹掺患处，清热解毒，收湿敛疮（详见本章节）。严重者眼睑下垂，视物模糊，心悸气短，烦躁不安，谵妄，昏迷。用蛇咬解毒丸内服以解蛇毒。外用半夏散、解毒膏外敷患处，严重者用二虫膏敷患处，驱毒护心（详见本章节）。

【外治疗法】

　　1. 古代常用治疗毒蛇咬伤外敷药：白矾、雄黄、白芷各 15g，麝香 0.03g，半边莲 20g 等。

　　（1）白矾功效：清热解毒而清疮。《医学入门》白矾："兼治蛇蝎……伤。"《本草纲目》："治虎犬蛇蝎虫伤。""治蛇虫伤螫，取其解毒也。"

白矾配黄蜡《医方集解》称："蜡矾丸"，治一切疮痈恶毒（先服此丸护膜托里，使毒不攻心），或为毒虫蛇犬所伤。《医林纂要》："生用解毒，煅用生肌去水。"

（2）雄黄功效：外用治毒蛇咬伤、祛风解毒，《世医得效方》："雄黄、醋。治蛇……毒虫咬伤等。"《日华子本草》："治……一切蛇虫犬兽咬伤。"

（3）白芷功效：外用疮疡肿痛，未溃者能消散，已溃者能排脓，有消肿排脓止痛之功。《本草纲目》："治……蛇伤、刀箭金疮。"

（4）半边莲功效：外用清热解毒。《本草纲目》："治蛇虺伤，捣汁饮，以滓围涂之。"

（5）麝香功效：外用，能行血分之滞，具有活血散结、消肿止痛之效。常与解毒、活血药配伍。《本草纲目》："麝香走窜，能通诸窍之不利，开经络之壅遏，若诸风、诸气、诸血、诸痛，惊痫癥瘕诸病，经络壅闭，孔窍不利者，安得不用为引导以开之通之耶！非不可用也，但不可过耳。"

上药加黄连解毒汤（黄连、黄芩、黄柏各20g，栀子10g），大黄20g，诸药研细加50度酒，1000mL装玻璃瓶浸泡5日，滤出药滓取液装玻璃瓶密封备用。用法：4~6层纱布浸药液外敷患处，每日3次。功效：解毒消肿止痛。适用于各类蛇咬初期，其他治法参内外合治条文。

2. 现代外用药疗法：

（1）季德胜蛇药片研末醋调外搽抹疮周。

（2）半枝莲、半边莲、七叶一枝花、蒲公英、野菊花、马齿苋等鲜草药研碎捣烂外敷伤口周围处。

（3）局部肿胀较甚者，可于常规消毒下，针刺减压，硫酸镁湿敷。

（4）若疮口有水疱、血疱者，可先用消毒注射器吸出渗液，然后用雷夫奴尔液湿敷。条件具备可用黄连、黄芩各30g，黄柏、大黄各20g，栀子10g，枯矾3g，煎出液500mL，洁白布过滤取液去滓，用4层医用纱布浸药液湿敷，临床观察优于消毒液之辈。

【其他疗法】

1. 早期结扎：被毒蛇咬伤后，立即在伤口部位上方超过一个关节处用绳子、布带进行绑扎，以减少蛇毒的吸收与扩散。结扎物品可就地取材，结扎的松紧度以阻断淋巴液和静脉血回流为宜，并每隔15~20min松开1次，1~2min，以免患肢因缺血而坏死。结扎的解除应在局部进行有效扩创排毒和服用有效蛇药后，或注射抗蛇毒血清后30min。如咬伤时间超过12h，则不必结扎。

2. 扩创排毒：常规消毒后，在两个牙痕之间做纵向或"十"字切口，一般不宜过深（深达皮下即可），如有毒牙遗留应取出，伤处用1:5000高锰酸钾溶液或双氧水反复多次冲洗，使蛇毒在伤口被破坏，促进局部排毒，以减轻中毒。无条件情况下，可就近利用井水、河水冲洗或将患肢放入溪流或水池中漂洗，以便将伤口及皮肤上黏附着的毒液洗去。但应注意凡尖吻蝮蛇、蝰蛇及蝮蛇咬伤后，若伤口流血不止，且有全身出血现象，则不宜扩创，以免发生出血性休克。

3. 烧灼及火罐拔毒：在野外被毒蛇咬伤后，可即用火柴头5~7个放在伤口上点燃烧灼1~2次，以破坏蛇毒。若有条件以明矾3g，雄黄15g，研细粉等塞入伤口内，数分钟后冲掉以阻止毒邪内传。但烧灼后应用解毒丹掺患处以清热解毒，收湿敛疮。咬伤部位可用拔火罐的方法，以吸去伤口的血性分泌物，达到减轻局部肿胀和去除蛇毒的目的。若能在伤后0.5~3h内用此法，疗效佳。

4. 急救用药：一次服用食醋 100mL。或半边莲、白辣蓼草各 100~200g，捣汁，加冷开水 50mL 顿服。或白菊花 25g、金银花 25g、生甘草 10g，煎汁内服。或用各种蛇药，抗蛇毒血清，若遇上有血清过敏反应者，即肌肉注射扑尔敏或肾上腺素。并发感染时及时选用对症的抗生素，伤口有泥土等污染时按常规给予破伤风抗毒血清 1500U 肌肉注射，注意做皮试。

若肺功能衰竭、循环衰竭和急性肾衰竭，可用呋塞米、甘露醇等以加速蛇毒的排泄，一旦发生器官功能衰竭，采用中西医结合疗法救治。

【护理与预防】

1. 普及毒蛇咬伤防治知识，掌握毒蛇咬伤后的自救方法。
2. 毒蛇咬伤后注意伤口变化，伤口内有断牙者，应及时取出。
3. 忌辛辣炙煿之物，多饮用半枝莲、半边莲泡水代茶饮（每日用量各 10g）。

第二十五节　烧伤

烧伤是指沸水、滚油、蒸汽、烈火（现代包括电、化学物质或放射线等各种因素）作用于机体而引起的一种急性损伤性疾患。在中国古代以火烧、烫伤者居多，因此中医称为汤泼火伤、火烧疮、汤火疮、火疮等。

【中国古代中医论述】

1.《五十二病方》：闌（爛）者方，以人泥涂之，以犬毛若羊毛封之。不已，復以。"

[注]《左传·定公三年》注："火伤曰爛。"

2. 晋·刘涓子《刘涓子鬼遗方》卷五："火烧人肉坏死，宜用麻子膏外敷。"

3. 晋·刘涓子《刘涓子鬼遗方》卷五："治灸疮，甘草膏方：甘草一两，当归一两，胡粉半两，羊脂一两半，猪脂三两，上五味，咬咀，以猪羊脂，并诸药，微火煎成膏，绞去滓，候凝，傅之。"

4. 隋·巢元方《诸病源候论》卷三十五·灸疮急肿痛候："夫灸疮，脓溃已后，更煝肿急痛者，此中风冷故也。"

[注] 此论述灸疮，继发感染，破溃之后，更加红肿剧痛。

5. 隋·巢元方《诸病源候论》卷三十五·灸疮久不瘥候："夫灸之法，中病则止，病已则疮瘥。若病未除，或中风冷，故久不瘥也。"

[注] 运用灸法，不可太过，如果太过又感受冷风，灸疮也就长期不愈。灸疮，也叫灸创、灸伤，是在艾灸过程中，皮肤上形成的水肿或水疱，水疱进而产生的无菌性化脓现象是正常治疗疾病过程，但化脓感染后长期不愈合称之为灸疮，其因烧伤而致，属于烧伤之列，与汤火伤的程度有关。

6. 隋·巢元方《诸病源候论》卷三十五·汤火疮候："凡被汤火烧者，初慎勿以冷物及井下泥、尿泥及蜜淋拓之。其热气得冷即郤，深搏至骨，烂人筋也。所以人中汤火后，喜挛缩者，良由此也。"

7. 唐·孙思邈《备急千金要方》卷二十五·火疮："凡火烧损，慎勿以冷水洗之。火疮得冷，热气更深转入骨，坏入筋骨难瘥。初被火烧，急向火更炙，虽大痛强忍之，一食久则不痛，神验。治火烧闷绝不识人，以新尿冷饮之，及冷水和蜜饮之，口噤绞开与之，然后治之方：栀子四十枚，白蔹、黄芩各五两。

上三味咬咀，以水五升、油一升合煎，令水气歇，去滓冷之，以淋疮，令溜去火热毒，则肌得宽也。作二日，任意用膏敷，汤散治之。"

（1）"治火疮败坏方：柏白皮、生地黄、蛇衔、黄芩、栀子仁、苦竹叶各一份，上六味咬咀，以羊髓半升煎之，三上三下，去滓，涂疮上，瘥止。"

（2）"治火烂疮膏方：柏白皮四两，竹叶、甘草各二两。上三味咬咀，以猪脂一斤半煎，三上三下，去滓，冷以敷之。《集验方》用生地黄四两。"

8. 唐·王焘《外台秘要》第二十九卷·灸疮："《肘后》论曰：其灸疮洪肿，发作疼痛，病人加甚灸者，疾本不痊，增其火毒，日夜楚痛。遇其凡愚，取次乱灸，此皆因火毒伤脏，即死矣。今用方疗之。

柏白皮三两，当归一两，薤白一握。上三味，切，以猪脂一升，煎三上三下，以薤白黄，绞去滓，以涂疮上。亦疗风水中疮、火疮。出第三卷中。"

"又疗灸疮，薤白膏，生肌肉止痛方。薤白、当归各二两，白芷一两，羊髓一斤。上四味，咬咀，以羊髓煎，白芷色黄药成，去滓，以敷疮上，日二。《肘后》《千金》、文促同。出第八卷中。"

9. 唐·王焘《外台秘要》卷第二十九·火灼烂坏方："刘涓子疗火烧，人肉烂坏，麻子膏方。

麻子一合，柏白皮、山栀子碎、白芷、甘草各一两，柳白皮一两。上六味，咬咀，以猪脂一升煎三上三下，去滓，以涂疮上，日三。出第五卷中。

《集验》疗火烂疮，膏方。柏白皮、生地黄研，各四两，苦竹叶、甘草各四两。上四味，切，以猪脂一斤煎三上三下，药成滤去滓，以摩疮上，日再摩……又方柏白皮、生地黄、黄芩、蛇衔、栀子、苦竹叶各一两。上六味，切，以羊髓半升煎之，三上三下，去滓，涂疮上，瘥。"

10. 唐·王焘《外台秘要》卷第二十九·汤煎膏火所烧方："《集验》被汤火热膏所烧，不问大小，栀子膏方。

栀子三十枚，白蔹、黄芩各五两。上三味，切，以水五升、麻油一升煎，令水气竭，去滓，冷之，以淋疮，令溜去火热毒，肌乃得完也。作二日，任用膏涂汤散治之。"

11. 宋·王怀隐《太平圣惠方》卷第六十八·治灸疮急肿痛诸："夫灸疮脓溃已后，更焮肿急痛者，此中风冷故也。

治灸疮急肿疼痛，抽火毒，吮脓膏方：黄芪半两，白及一分，白芷一分，白薇一分，当归一分，赤芍药一分，防风一分，去芦头，甘草一分，细辛一分，嫩桑枝一分，垂柳枝细剉，二合。乳香一分，细研，清麻油一斤。上件药除乳香余并细剉，于铛内用油浸一宿，以慢火煎柳枝色黄黑，绵滤去滓澄清，拭铛令净，慢火熬药油，入黄丹以柳木篦不住手搅，令黄丹色稍黑，取少许滴于水内，捻看得所，入乳香又搅令匀，倾于不津器内盛，每用看灸疮大小，以纸上匀摊贴之，每日两度换，仍煎葱汤，用软帛蘸揾熨洗之。"

12. 宋·王怀隐《太平圣惠方》第六十八卷·治灸疮久不差诸方："夫灸之法，中病则止，病已则疮差。若病势未除，或中风冷，故久不差也。治灸疮久不差，宜用止痛生肌，解火毒方。

治灸疮久不差，且疼痛，生肌膏方：防风一分，去芦头，白蔹一分，赤芍药一分，当归一分，芎䓖一分，桑根白皮一分，杏仁一分，汤浸，去皮尖、双人。甘草一两，垂柳枝剉，三合。乱发一两，洗令净。黄丹五两，木香一分，丁香一分，麻油一斤，清者。上件药除香二味捣罗为末，余并细剉，以油浸一宿，慢火熬令柳枝色黄黑，绵滤去滓澄清，拭铛令净，慢火熬药油，入黄丹用柳木篦不住手搅，令黄丹色稍黑，取少许滴于水内捻看得所，入香末又搅令匀，倾于不津器中盛，每用看灸疮大小，以纸上匀摊贴之，每日三两度换，仍煎柳枝汤洗，勿令伤风。""又方：白蜜一两，炼过乌贼鱼骨一分，末上件药相加，涂于疮上。"

13. 宋·赵佶《圣济总录》卷第一百三十四·汤火伤："论曰：水火之气，当因其势而利导之。汤火误伤，毒热方炽，通导而泄其气可也。苟救目前痛楚，遽以冷物淋揖，则热毒畏寒而内搏，致有烂骨伤筋之患，非热气本然也。汤火之伤，本非气血所生病，故治不及于汤液，特在乎涂傅膏浴，专治其外而已。"

（1）"治汤泼火烧疮方：上捣柏叶末，以脂和，涂疮上，干即易。"

（2）"治火烧疮方：大黄末：上一味以冷水调涂之。"

（3）"治汤火所伤，清凉膏方：生山芋：上一味不拘多少，去皮烂研成膏，涂在疮上，疼痛立止，不成瘢痕。"

（4）"治汤火烧疮，蛤蜊散方：蛤蜊壳不拘多少：上一味炙焦黄色，捣罗为散，以生油调如膏傅之。"

（5）"治汤汤火烧疮，苦参散方：苦参不拘多少：上一味捣罗为散，新水调如膏，涂之。"

（6）"治汤火所伤，热毒疮疖，神瑱散方：赤石脂：上一味研为散，生油调涂之。"

（7）治火烧疮止痛令无瘢痕方：上以酽醋倾净地上，磨取醋泥傅之。昔有人抱孩子拥护，不觉落火上，遽以醋泥傅之，至晓不痛，亦无瘢痕。

14. 元·危亦林《世医得效方》卷第十九·烫火疮：

敷方：刘寄奴不以多少，为末，先以糯米浆鸡羽扫伤处，然后掺药，并不痛，亦无痕。大凡汤者，急以醋调茶、盐末涂之，护肉不坏，然后用别药敷之，至妙。

又方：黄连、黄柏、轻粉各等分，朴硝少许。上为末，入清油用合子合住，饭上蒸，调涂，立愈。

汤泼火烧：细研山栀子，浓调鸡子清，鹅毛轻拂上，立冷愈。

又方：侧柏叶烧灰存性，为末，鸡子清调敷，如干再上。

黄柏散：治汤火伤。鸡子壳、黄柏树皮、朴硝、大黄、寒水石上等分，为末，白水调涂，极效。

至圣膏：上用鸡子黄，于银石器内熬自然油，调好粉敷之。

近效方：山枇杷柴取皮，焙干为末，生蜜、鸡子清调敷。

四黄散：治汤发火烧，热疮疼痛。大黄、黄连、黄柏、黄芩、白及各等分：上为末，水调成膏，以鸡翎时刷。

掺药：治向火多，生火斑疮，有汁。黄柏皮、薄荷叶为末，掺之即安。

15. 明·薛己《正体类要》上卷·烫火所伤治验："若发热作渴，小便赤涩，其脉洪数而实者，用四物、茯苓、木通、生甘草、炒黄连。脉虽洪数而虚者，用八珍，若患处不溃而色黯者，四君、芎、归、黄之类。若肉死已溃而不生肌者，用四君、黄、当归、炮姜。若愈后而恶寒，阳气未复也，急用十全大补，切不可用寒凉，反伤脾胃……被汤伤，溃烂发热，作渴饮水，脉洪数有力，此火毒为患。用此生地、当归、芩、连、木通、葛根、甘草，十余剂诸症渐退。却用参、白术、芎、归、炙甘草、芍药、白芷、木瓜、新肉将完……汤伤……大溃，两日不敛，脉洪大无力，口干发热，日晡益甚，此阴血虚火，毒乘之而为患耳。用四物汤加柴胡、丹皮、热退身凉。更用逍遥散加陈皮以阴血，壮脾胃，腐肉去而新肉生。"

16. 明·李梴《医学入门》卷之五·遍身部·汤火疮："汤泡火烧疮，初时宜强忍痛……使热不能出，烂入筋骨。后用寒水石七两，黄柏、黄连、黄芩、山栀、大黄、赤石脂各一两，甚者加冰片少许为末，酒调或鸭子清调敷，或陈玉丹亦好。"

17. 明·王肯堂《证治准绳·疡医》卷四·汤火疮："保生救苦散治火烧热油所损或至肌肉亦脱……用生寒水石不计多少为极细末调涂之或干上，然不如油调其痛立止，并不作脓，无分毫厘苦楚，日近完复，永无破伤风证。

水霜散：治火烧，皮烂大痛。寒水石生、牡蛎烧、朴硝、青黛、轻粉各等分，上为细末，新水或小油调涂，立止。治汤火所伤，赤烂热痛。赤石脂、寒水石、大黄各等分，上为末。以新汲水调涂伤处。治火烧。"

18. 明·陈实功《外科正宗》卷四·汤泼火烧第六十一："汤泼火烧，此患原无内证，皆从外来也。有汤火热极，逼毒内攻；又有外伤寒凉，极毒入里，外皮损烂者，以清凉膏、粟壳膏涂之；毒气入里，烦躁口干，二便秘涩者，四顺清凉饮下之；疱破珍珠散搽之自愈。"

19. 明·汪机《外科理例》卷六·火疮："一人火疮，骤用凉药敷贴，更加腹胀不食，予以人参败毒散。加木通、山栀，外用柏叶炒为末，麻油调搽，渐愈……火毒入内，多致不救。"

20. 清·陈士铎《洞天奥旨》卷十二·火烧疮："火烧疮，遍身烧如黑色者难救，或烧轻而不至身黑者，犹或疗也。然而皮焦肉卷，疼痛难熬，有百计千方用之而不验者，又火毒内攻，而治之不得法也。故救火烧之症，必须内外同治，则火毒易解也。

救焚汤：外治火烧如神。黄葵花一两，晒干为末，大黄一两，滑石一两，刘寄奴三钱，井中苔五钱，晒干，为末，丝瓜叶二十片，晒干，为末。以蜜调敷，不痛且易生合，又不烂也，神效。平日修合，临时恐不能成。"

"汤烫疮：汤烫疮，乃百沸汤、滚热油与滚粥等物，忽然猝伤，因而遭害。遂至一时皮漏肉烂成疮也。此等之疮，正所谓意外之变，非气血内损也。轻则害在皮肤，重则害在肌肉，尤甚者害在脏腑。害在脏腑者，多至杀人。然内治得法，亦可救也。内用托药，则火毒不愁内攻，外以蚌津散汁数扫之，即应验如响。如焮赤溃烂，用归蜡膏拔毒止痛，尤易生肌。

祛火外消汤：外治汤烫、油烧等症神验。地榆五钱，白及三钱，柏叶三钱，炒栀子二钱，白芍五钱，当归五钱，生甘草一钱，水煎服二剂。伤轻者，药减半。

二黄散：大黄炒，黄柏炒，各为细末，以鸡子清调之，搽上最妙。《卫生宝鉴》用苦参末，香油调敷，亦效。"

21. 清·吴谦《医宗金鉴》外科心法要诀·卷七十五·汤火伤："汤烫火烧皮烂疼，疱起挑破使毒轻，烦躁作呕防毒陷，便秘神昏气喘凶。"

［注］：此证为好肉暴伤，汤烫火烧，皮肤疼痛，外起燎疱。即将疱挑破，放出毒水，使毒轻也。其证虽属外因，然形势必分轻重，轻者施治应手而愈；生者防火毒热气攻里……火毒攻里者，宜四顺清凉饮服之，务令二便通利，则毒热必解……外花炮火药烘燎者，治法同前。"

22. 清·鲍相璈《验方新编》新增卷之十九·汤火伤："凡人手足遍身烧烂者，防其火毒攻心，急饮人尿数碗，或童便更妙，再饮生萝卜汁一二碗，以护其心，使火毒不致内攻，切忌用冷水浇浸，即用生地榆晒干，研为末，香油调敷，破烂者干掺之，极效。是以今之冶坊，常以地榆浸油缸内以备不虞，可见为汤火之圣药。

人被火烧，皮肉焦烂，有虫出如蛆者，用杏仁研末，敷，即愈。

凡遭回禄烟熏致死者，用萝卜捣汁，灌之。如无萝卜时，即萝卜菜叶亦可，捣汁灌之，立苏。

又，用生大黄、白蔹等分，研末，用真桐油或麻油调敷，神效。

又，汤泡火烧方：用瓦楞子即蚶子壳煅存性，研末，加冰片少许研匀，湿则干掺，干则用麻油调敷。

又方：用线香一两，青黛三钱，共为细末，肿痛者香油调搽，湿烂干掺之。

又方：用乳香、黄柏、没药、大黄共研细末，麻油烧酒调搽。

又方：生大黄一味研细末，以水调敷。"

"又汤大伤方：侧柏叶捣取汁、鸡蛋清、麻油三味调匀，搽患处，即愈。

又方：用经霜桑叶研末，以香油调涂，或以高粱烧酒涂抹，均极止痛。"

23. 清·鲍相璈《验方新编》新增卷之十九·火毒攻心方："黄连、天花粉、元参各二钱，陈皮、桔梗、山栀各一钱半，淡竹叶二十片，水煎服。若遍身溃烂者，仍吃童便或萝卜汁一二碗。如有人中黄，温水调服，更妙。外用蚌壳煅灰，研细末，用鸡子清调敷。

又，汤火伤救命散：黄柏、黄芩、黄连、大黄、南薄荷各一两，水飞滑石三两，共研细末，香油、猪油调搽，奇效。"

【病因病理】

烧伤古代常见原因由火焰、铁、铜、金、银器具加热后热力超过人体承受的温度，热油、沸水、蒸气皆可致人体体表"皮塌肉烂"，或"皮焦肉卷"而成疮（皮肉腐烂）。

轻者伤及皮肤，不损伤脏腑；重者损及肌肉，热毒之邪内侵伤及脏腑，易化毒攻心，引起全身阴阳、气血、津液及脏腑功能平衡失调，出现变证和内陷。现代烧伤还包括化学烧伤（强酸、强碱、电力烧伤、触电、闪电伤）、放射能烧伤（深度 X 线、原子能射线等）。

烧伤后在整个临床过程中显现出不同的演变反应期。

1. 火毒伤津（渗出期）：烧伤损伤皮肤、卫气受损、营阴外渗而为水疱或渗出，则皮肉溃烂，若烧伤严重（面积过大）水疱液量与渗出液量过多，（伤后 6~48h 达高峰），全身出现反应性水肿，伤部充血，气血凝滞，经络阻塞，疼痛或烧灼感加之，热伤津，阴伤阳脱而致脱证。

2. 火毒内陷（感染期）：大部分火烧伤后 4~7 天，创面组织坏死、自然屏障丧失、机体免疫防御系统被破坏等，细菌极易在创面繁殖而引起严重感染。此时期，中医称火毒炽盛，热盛伤阴，导致正不胜邪而正气内虚，疮毒内陷，内攻脏腑，即出现火毒内袭之变证和陷证。毒邪传入或陷入何脏，何脏即出现陷证或变证，常多脏同病，临床表现为高热、烦躁不安、谵妄等中毒症状（低血容量性休克症状）可并发为急性肾功能衰竭，肺部并发症等，故病象复杂，此阶段"汤火热极，逼毒内攻"（《外科正宗》）。"汤烫伤……重则害在肌肉，尤甚者害在脏腑。害在脏腑者，多至杀人"（《洞天奥旨》）。

3. 气血两虚（修复期）：烧伤后期，热毒渐退，但由于阴液已耗，气分已伤，脾胃虚弱，此期存在创面感染、焦痂脱落的过程，若创面生新缓慢则为肌肤失养。临床上可表现为面色萎黄、纳呆食少、腹胀便溏、口干少津等为生化乏源。

［注］烧伤后人体处于正邪交争，气血凝滞，营卫及脏腑平衡失调及渗出、腐烂、邪毒、虚等的变化，并不是截然分开，而是互相重叠，互相影响，伴随着烧伤的始终。

现代医学认为，烧伤的病理变化可分局部和全身病变与反应。

1. 局部烧伤的病理改变：一般取决于热源温度、受热时间和病变机体条件等有关。浅度烧伤时，可使皮肤毛细血管扩张、充血，液体的渗出量有限，出现局部轻度红肿。烧伤稍重时，皮肤毛细血管壁损伤而通透性明显增高，血浆渗出增多，除了渗入组织间隙，渗液尚积于表皮与真皮之间而形成水疱。同时，表皮细胞变质，以至坏死。但随着血浆渗出停止和坏死组织脱落，通过自身代偿不到影响全身有效循环血容量，皮肤可借残存的上皮细胞再生而修复。此间有剧痛和感觉过敏，皮温升高。烧伤严重时（深度）能直接引起蛋白质凝固、组织脱水，甚或炭化，皮肤形成焦痂，就不能再生。对于皮下组织、肌肉等，烧伤后的改变也相类似。

2. 烧伤全身反应：中度以上的烧伤可出现全身性反应，烧伤范围愈广泛和愈深，全身反应也愈严重。烧伤后早期主要是由于渗出血容量减少所引起的一系列变化。

由于毛细血管通透性增加，使血管内血浆样液体从创面渗出或进入组织间隙；面积越大，渗出液越多，血浆样液体从血管内丢失，使血液浓缩，导致血液瘀滞，血容量减少，心排血量减少和周围循环阻力增加，失液大量增加使循环系统变化，可发生低血容量性休克。

烧伤后钠离子从创面渗出丢失，并从细胞外液进入受损的细胞内，醛固酮分泌的增加仍不能纠正钠离子的丢失，故伤员多患低钠血症。在烧伤后期或并发严重感染和败血症时，也可出现高钠血症。

烧伤早期可出现高钾血症，是由于大量钾离子从细胞内逸出以及从烧伤组织和红细胞内释出所致，多为暂时性。

水电解质平衡和循环的变化，烧伤后由皮肤组织释放出的毒素或细菌等进入血液所致的全身反应，如不及时控制，容易发生全身炎症反应综合征，多器官功能障碍综合征。

【临床症状】

明确热源或其他原因引起烧伤，烧伤部位红肿、疼痛、温度升高、水疱、创面渗出，皮肤呈苍白、蜡黄、焦痂、皮肤组织炭化等，或伴有皮肉腐烂，分泌物增多，高热寒战，汗多口渴，甚者伴有躁动不安、汗多气促、谵语、惊厥、抽搐、尿闭等，或伴有面色苍白、口唇淡紫、肢冷汗出、心悸尿少等。

现代医学对烧伤面积的估计决定于烧伤面积和深度、部位、轻重程度，同时要注意并发症的发生、处理和治疗。

1. 中国九分法和手掌法：

（1）九分法：将人体各部分别定为若干个 9% 的面积，上肢各占 9%，躯干会阴占 $3×9\%=27\%$，下肢臀部占 $5×9\%+1\%=46\%$。儿童头颈部占全身体表面积 9%+（12-年龄）%，双下肢臀部占 46%-（12-年龄）%，其他部位同成人。

（2）手掌法：无论年龄大小或性别，一律以伤员五指并拢时手掌（第一腕横纹至指端）的面积，占全身体表面积的 1% 计算，常用于小面积或散在的烧伤估算。如医务人员与伤者的手掌大小相仿，可用医务人员的手掌来估计。

2. 烧伤深度的鉴别：普遍采用三度四分法，即Ⅰ度、Ⅱ度（浅Ⅱ度、深Ⅱ度）和Ⅲ度烧伤。Ⅰ度和浅Ⅱ度为浅度烧伤，深Ⅱ度和Ⅲ度为深度烧伤。

（1）Ⅰ度烧伤：仅伤及表皮。局部红肿，有疼痛和烧灼感，皮温稍增高，表面干燥，3~5 日可好转痊愈。脱屑而无瘢痕，短期内可有色素沉着。

（2）Ⅱ度烧伤：又称水疱性烧伤，分浅、深Ⅱ度。

A. 浅Ⅱ度烧伤：仅伤及真皮浅层，一部分生发层健在。渗出多，水疱较饱满，破裂后创面渗液明显，创底均红，潮湿，肿胀，有剧痛和感觉过敏，皮温增高。1~2周愈合，愈后不留瘢痕，可有色素沉着。

B. 深Ⅱ度烧伤：伤及皮肤的真皮乳头层以下，有皮肤附件残留（网状层），深浅不尽一致，有水疱，基底红白相间或苍白，潮湿，痛觉迟钝（如不发生感染）3~4周愈合可有瘢痕。

（3）Ⅲ度烧伤：为全层皮肤烧伤，又称焦痂性烧伤，深度达皮下全层，甚至伤及皮下组织、肌肉或骨骼。疮面无水疱，痛觉消失，局部温度低，皮层坚硬如皮革样，蜡白、焦黄或炭化，干燥，有水肿。2~4周焦痂脱落，形成肉芽创面，形成瘢痕，可有瘢痕挛缩。

（4）烧伤严重程度分类：

A. 轻度烧伤：总面积在10%（儿童5%）以下的Ⅱ度烧伤。

B. 中度烧伤：总面积在11%~30%（儿童6%~15%）之间的Ⅱ度烧伤，或Ⅲ度烧伤面积在10%（儿童5%）以下。

C. 重度烧伤：总面积在31%~50%的Ⅱ度，或总面积在10%~20%之间的Ⅲ度烧伤：（小儿总面积16%~25%或Ⅲ度烧伤面积6%~10%）；或Ⅱ度、Ⅲ度烧伤面积，虽然面积达不到上述百分比，但有下列情况者：全身情况差，或已有休克；伴其他严重的创伤或化学中毒；严重的呼吸道灼伤；头面部和会阴部烧伤。

（5）特重烧伤：烧伤总面积50%以上，或Ⅲ度烧伤在20%（儿童总面积25%以上）或（Ⅲ度烧伤面积在10%以上）。

【内服药疗法】

1. 火毒伤津证：

［主证］烧伤后发热，口渴喜饮，焦虑，烦躁，唇红而干，大便秘结，小便短赤，舌质红少津，舌苔黄糙，脉洪大弦数或弦细而数。

［方剂］救焚汤。

［组成］当归15g，牡丹皮9g，生地15g，甘草、苦参各6g，生萝卜1大个（捣汁），槐花9g，黄连3g。

［制法］水煎，去滓。

［用法］分2次温服。

［功效］滋阴凉血，泻火解毒。

［主治］火伤疮。

［方剂来源］清·陈士铎《洞天奥旨》。

［方剂］济阴汤。

［组成］连翘、山栀（炒），黄芩、黄连各3g，芍药4.5g，金银花9g，甘草3g，牡丹皮4g。

［制法］水煎，去滓。

［用法］温服。

［功效］清热解毒，护阴消肿。

［主治］阳症疮疡，发热，红肿疼痛。

［加减］大便秘结者，酌加大黄。

［方剂来源］明·薛己《外科枢要》。

2. 火毒内陷证：

[主证] 烧伤后创面灼痛，皮肉腐烂，分泌物增多，局部水肿，壮热烦渴，口干唇燥，躁动不安，便秘尿赤，舌质红绛而干，舌苔黄或黄糙，脉弦数等。若火毒攻心，可见烦躁不宁，神昏谵语，循衣摸床；若火毒传肺，可见气粗喘息，鼻翼煽动，咳嗽痰中带血；若火毒传脾，可见腹胀便秘，或有便溏黏臭，恶心呕吐，不思饮食；火毒灼胃，可见口干唇焦，呕恶灼渴，呕血便血；火毒传肝，可见痉挛抽搐，头摇目窜，或黄疸；火毒传肾，可见尿多或尿少无尿，或血尿。

[方剂] 清凉解毒汤。

[组成] 生黄芪、金银花、当归、甘草、生地各 15g，白芷 6g，连翘 4.5g，蝉蜕（去足）3g。

[制法] 水煎，去滓。

[用法] 温服。

[功效] 解毒托里。

[主治] 汤火伤，毒火入里。

[方剂来源] 清·翁藻《医钞类编》。

[方剂] 逐火丹。

[组成] 大黄 15g，当归 120g，荆芥 9g（炒黑），生甘草 15g，黄芩、防风各 9g，黄芪、茯苓各 90g。

[制法] 水煎，去滓。

[用法] 温服。

[功效] 泻火托毒。

[主治] 汤火伤，遍身溃烂。

[方剂来源] 清·陈士铎《石室秘录》。

[方剂] 玄妙饮。

[组成] 黄连、玄参、天花粉各 6g，陈皮、桔梗、山栀各 4.5g，淡竹叶 6g。

[制法] 水煎，去滓。

[用法] 分 2 次服。

[功效] 清营护阴。

[主治] 汤火所伤，火毒攻心。

[方剂来源] 清·孙文胤《丹台玉案》。

[注] 烧伤严重者可出现全身性反应，称为"火毒攻心"，临床表现可能因血浆丢失，血容量下降，引起休克，或出现急性肾功能不全，或呼吸道阻塞（因黏膜充血、水肿而引起），但最为常见的是创面感染。

本方以黄连、栀子清热抗菌，预防并发感染。玄参、天花粉清热养阴，以防休克之出现。桔梗祛痰，使呼吸道保持畅通，以防气管阻塞的形成。

兼证：

（1）火毒传心：烦躁不安，神昏谵语。

[方剂] 清宫汤。

[组成] 元参心 9g，莲子心 1.5g，竹叶卷心 6g，连翘心 6g，犀角尖 6g（磨冲），连心麦冬 9g。

　　［制法］水煎，去滓。

　　［用法］温服。

　　［功效］清心解毒，养阴生津。

　　［主治］邪陷心包，神昏谵语者。

　　［加减］热痰盛，加竹沥、梨汁各 50mL；咯痰不爽，加瓜蒌皮 4.5g；热毒盛，加金汁、人中黄；渐欲神昏，加金银花 9g，荷叶 6g，石菖蒲 3g。

　　［方剂来源］清·吴鞠通《温病条辨》。

　　（2）火毒传肺：呼吸气粗，鼻翼煽动，咳嗽痰鸣，痰中带血。

　　［方剂］清肺汤。

　　［组成］白茯苓、陈皮、当归、生地黄、芍药、天门冬（去心）、麦门冬（去心）、黄芩、山栀、紫菀、阿胶（蛤粉炒）、桑白皮各等分，甘草减半，乌梅 1 枚。

　　［制法］上锉 1 剂，加大枣 2 枚，水煎，去滓。

　　［用法］分 2 次温服。

　　［功效］滋阴清热，润肺化痰，养血止血。

　　［主治］肺阴不足，痰热内蕴，咳嗽痰中带血。

　　［加减］喘急，加苏子，去天门冬。

　　［方剂来源］明·龚廷贤《万病回春》。

　　（3）火毒传肝：痉挛抽搐，双目上视，可见黄疸。

　　［方剂］羚角钩藤汤。

　　［组成］羚羊角 4.5g，桑叶 6g，川贝 12g，鲜生地 15g，钩藤、菊花、白芍各 9g，生甘草 3g，鲜竹茹 15g，茯神 9g。

　　［制法］水煎，去滓。

　　［用法］分 2 次服。

　　［功效］清热增液，平肝熄风。

　　［主治］双目上视，痉挛抽搐，舌质绛而干，舌焦起刺，脉弦数。神昏者加安宫牛黄丸含服。黄疸者加茵陈蒿汤《伤寒论》。

　　［方剂来源］清·俞根初《重订通俗伤寒论》。

　　（4）火毒传脾：腹胀便结，或便溏黏臭，恶心呕吐，不思饮食。

　　［方剂］枳实导滞丸。

　　［组成］大黄 3g，枳实 15g，黄芩、黄连各 9g，神曲 15g，白术、茯苓各 9g，泽泻 6g。

　　［制法］上为细末，汤浸蒸饼为丸，如梧桐子大。

　　［用法］每次 50~70 丸，食远用温开水送服。

　　［功效］消积导滞，清热化湿。

　　［主治］湿热积滞内阻，胸满腹痛，消化不良，大便泄泻，或下痢脓血，里急后重。

　　［方剂来源］金·李杲《内外伤辨》。

　　［注］方中君以大黄攻积泄热，使积热从大便而下；臣以枳实行气消积，而除脘腹之胀满；佐以黄连、黄芩清热燥湿，又能厚肠止痢；以茯苓、泽泻利水渗湿，且可止泻；用白术健脾燥湿，使攻积而不伤正；神曲消食化滞，使食消而脾胃和。诸药相伍，使积去滞消，湿化热清，则诸证自解。

　　［方剂］枳朴大黄汤。

［组成］陈枳实、厚朴、广皮、甘草、大黄。

［制法］水煎，去滓。

［用法］温服。

［功效］导滞通便。

［主治］腹胀便秘，食积腹胀。

［方剂来源］明·秦景明《症因脉治》。

（5）火毒传肾：浮肿、尿少、尿闭、尿血者。

［方剂］五淋汤。

［组成］生地、天冬门、麦门冬、知母、黄柏、甘草梢、牛膝、车前、茯苓。

［制法］水煎，去滓。

［用法］分2次温服。

［功效］滋阴泻火，利尿通淋。

［主治］淋证。

［加减］气淋，加沉香、郁金；血淋，加茅根、藕汁；膏淋，加川草薢、川石斛；砂淋，加滑石末调服；因房劳伤肾者，加枸杞子、肉苁蓉；因思虑劳心者，加柏子仁、丹参；因劳倦伤脾者，加人参。

［方剂来源］清·顾靖远《顾松园医镜》。

3. 阴伤阳脱证：

［主证］表情淡漠，嗜睡，神倦蜷卧，呼吸气微，面色苍白，呼吸气微，肢冷汗出。体温不升反低，心悸，尿少，全身或局部水肿，创面大量液体渗出，舌质淡，舌苔少，脉虚大无力等。

［方剂］加味生脉散。

［组成］人参、麦门冬、五味子、阿胶、白术、陈皮。

［制法］上为散，每次15g，水煎，去滓。

［用法］温服。

［功效］益气养阴。

［主治］气阴两虚，短气。

［方剂来源］清·沈金鳌《杂病源流犀烛》。

［方剂］四逆汤。

［组成］甘草6g（炙），干姜6~9g，附子9~12g（生用，去皮，破八瓣）。

［制法］以水600mL，先煎附子1h，再入余药，同煎取240mL，去滓。

［用法］温服。

［功效］回阳救逆。

［主治］伤寒少阴病，四肢厥逆，恶寒蜷卧，呕吐腹痛，下利清谷，神衰欲寐，舌苔白滑，脉微欲绝；太阳病误汗亡阳，脉沉迟微细者。现亦用于心肌梗死，心力衰竭，急性胃肠炎吐泻失水，烧伤后创面大量液体渗出，以及急性病大汗出而见虚脱者。

［方剂来源］汉·张仲景《伤寒论》。

［注］张仲景"四逆汤"是回阳救逆的代表方剂。方中附子辛甘大热，走而不守，能温肾壮阳以祛寒救逆，并能通行十二经，振奋一身之阳，生用则逐阴回阳之功更捷，是为君药；干姜辛温，守而不走，能温中散寒以壮脾阳，与附子相配，可增强回阳之功，是为臣

药；甘草甘缓，和中缓解，温养阳气，并能缓和姜、附燥热之性，是为佐药。三药合用，功专效宏，可以速奏回阳救逆之效。

张仲景"四逆汤"，现代研究认为有升压强心、抗休克作用（《中成药研究》1983；2：26）。以麻醉家兔的低血压状态为模型，观察四逆汤及其各单味成分所具有的效应。结果：单味附子虽有一定的强心升压效应，但其作用不如四逆汤，且可致异位性心律失常；单味甘草不能增加心脏收缩幅度，但有升压效应；单味干姜未能显示任何有意义的生理效应。由三药合方的四逆汤，其强心升压效果优于各单味药物组，且能减慢窦性心律，避免单味附子所产生的异位心律失常，提示该复方组方的合理性，也体现了中医"附子无干姜不热，得甘草则性缓"之说的科学性。

烧伤重证在临床上应遵循"急则治其标，缓则治其本"的原则，但"标"与"本"是两个相对的概念，也是一个可以转化的关系，在某些情况下，"标""本"缓解很重要，此证当先治标，回阳救逆，先应用"四逆汤"（上午），后应用"加味生脉散"（下午）治"本"，标本兼治，相得益彰。

4. 气血两虚证：

[主证] 烧伤后期（经治疗），火毒渐退，低热或不发热，精神乏力，气短懒言，形体消瘦，面色无华，食欲不香，自汗或盗汗；创面肉色淡红，愈合迟缓。舌质淡嫩，舌苔薄白或薄黄，脉细弱或虚数。

[方剂] 加减十全大补汤。

[组成] 人参、白术、当归、生地、黄芪各 6g，茯苓、川芎各 2.4g，甘草 1.5g，远志 3g，金银花 9g。

[制法] 水煎，去滓。

[用法] 温服。

[功效] 益气活血，清热解毒。

[主治] 脓已成而体虚日甚者。

[方剂来源] 清·陈笏庵《胎产秘书》。

[方剂] 加味养荣汤。

[组成] 人参、白术（炒）各 9g，白芍 6g，黄芪 15g，桂心 3g，当归 9g，甘草 3g，熟地 30g，茯苓 6g，五味子 2.1g，远志 3g，金银花 30g，生姜 3 片，大枣 5 枚。

[制法] 水煎，去滓。

[用法] 温服。

[功效] 补气养血，排毒生肌。

[主治] 溃疡，脾胃亏损，气血俱虚，体倦乏力，肌瘦面黄，食谷不香，疮不收口。

[方剂来源] 清·陈士铎《洞天奥旨》。

[方剂] 祛火外消汤。

[组成] 地榆、白及、柏叶（炒）各 9g，栀子 6g，白芍、当归各 15g，生甘草 3g。

[制法] 水煎，去滓。

[用法] 温服 2 剂。伤轻者减半。

[功效] 清热解毒，养血生肌。

[主治] 汤烫、油烧。

[方剂来源] 清·陈士铎《洞天奥旨》。

［注］烧伤是一种常见病，其病来势猛，耗气甚，伤阴速，转变快，特别是严重烧伤患者，很快出现全身症状。在用现代医学方法强救和外治的同时，内服中药汤剂对提高患者对烧伤损伤的抵抗能力和恢复能力有重要的作用。

上述诸方中以养阴为主重用生地、玄参、麦门冬，在辨证治疗可加玉竹、石斛，因玉竹养阴兼有强心作用；石斛养阴兼有利尿之功，古医方中生地清热凉血，养阴生津，烧伤后热甚伤阴劫液而致肠燥便秘，应用功效明显，与麦门冬、玄参同用，即"增液汤"，清·陈士铎《石室秘录》："内治得法，可挽救邪害脏腑。"方剂用金银花、连翘、黄芩、黄连在于清热解毒和预防全身感染，因此，清热解毒药的应用是不可缺少的，其用量视病情而定，一般不宜过大，避免反而因药伤阴，但在出现感染的情况下则应较大量的应用，不拘于本方所示之药味。甘草解毒亦不可少，服至 3~5 剂后，甘草用量可减至 3g。昏迷不能吞咽的患者可用鼻饲法给药。

【外治方药】

1. 清凉膏：

［组成］栀子仁、黄连各 7.5g，生地黄 60g，葱白 10 枚（掰），白芷 7.5g，黄蜡 15g，清麻油 120g。

［制法］上锉细，于油铛中煎，以地黄焦黑为度，绵滤去滓，澄清，却于铛中入蜡，慢火熬，候蜡消，倾于瓷盆内。

［用法］用时以鸡翎温少许涂抹患处，愈为度。

［功效］清热定痛，消肿生肌。

［主治］汤火伤。

［方剂来源］宋·王怀隐《太平圣惠方》。

2. 止痛散：

［组成］桃胶、松脂、黄柏各 15g。

［制法］上为细末，用梨汁、生蜜调匀。

［用法］外涂患处。

［功效］清热解毒，止痛生肌。

［主治］火烧疮。

［方剂来源］宋·王怀隐《太平圣惠方》。

3. 止痛生肌散：

［组成］石膏 7.5g（煅），牡蛎 15g（煅），滑石 7.5g。

［制法］上为末。

［用法］掺患处，外以软绵帛覆盖，扎好。

［功效］清热收湿，生肌止痛。

［主治］灸疮久不愈。

［方剂来源］宋·王怀隐《太平圣惠方》。

4. 白膏：

［组成］白松脂、白蔹、白及、淀粉各 15g，乳香 0.3g，清油 54g，黄蜡 30g。

［制法］上为末，先以油入瓷锅内，用慢火熬令香，下蜡令消，次下诸药末，不住手搅，熬成膏，以瓷盒盛，候冷。

［用法］涂患处，一日三四次。

［功效］清热火毒，生肌敛疮。

［主治］小儿烫伤。

［方剂来源］宋·王怀隐《太平圣惠方》。

5. 蛤蜊散：

［组成］蛤蜊壳灰（火烧）。

［制法］上为末。

［用法］油调涂患处。

［功效］清热收湿。

［主治］汤火伤。

［方剂来源］宋·唐慎微《证类本草》。

6. 麻子膏：

［组成］大麻子27g，柏木白皮、香白芷、甘草、生地黄各30g。

［制法］上为粗末，以猪脂240g同药熬至色黄，以绵滤去滓，盛瓷器中成膏。

［用法］每用少许，涂疮上。

［功效］清热解毒，消肿敛疮。

［主治］烫火疮。

［方剂来源］南宋·佚名《小儿卫生总微论》。

7. 元痕散：

［组成］腊茶不拘多少。

［制法］上为细末。

［用法］用煮酒沉淀物调敷。如无酒沉淀物，用好酒亦得。

［功效］除热解毒。

［主治］汤火伤。

［方剂来源］宋·杨倓《杨氏家藏方》。

8. 薤白膏：

［组成］薤白（细切）30g，生地黄（拍碎）90g，栀子仁、杏仁（去皮，尖）各30g，胡粉90g，白芷30g，酥60g，羊脂（炼成者）600mL。

［制法］上药除酥、脂外，锉细。先以酥、脂微火煎烊，下诸药，候白芷色赤，以绵滤去滓，瓷器盛，下粉搅匀，涂于帛上。

［用法］贴患处，1日2~3次。

［功效］润肤敛疮。

［主治］灸疮久不愈。

［方剂来源］宋·赵佶《圣济总录》。

9. 立应膏：

［组成］生柏叶（焙干）60g，糯米（焙干）90g。

［制法］上为细末，冷水调如糊。

［用法］涂肿处。频换即愈。

［功效］清热生肌。

［主治］汤火所伤，皮肉已破烂者。

［方剂来源］宋·赵佶《圣济总录》。

10. 鸡黄膏：

［组成］鸡子2枚（取黄），腻粉少许。

［制法］先将鸡子黄炒取油，入腻粉少许搅匀。

［用法］用鸡毛蘸涂疮上。

［功效］解毒祛腐，生肌敛疮。

［主治］烧伤烫伤。

［方剂来源］宋·赵佶《圣济总录》。

11. 神效当归膏：

［组成］黄蜡、当归各30g，麻油120g。

［制法］上件先将油煎令当归焦黑，去滓，次入蜡，急搅之，放冷，入瓷盒内。

［用法］每使时，以故帛子涂贴之。

［功效］生肌肉，拔热毒，止疼痛。

［主治］治火伤初起、熛浆热毒浸展，焮赤疼痛，毒气壅盛，腐化成脓敛疮口。

［方剂来源］宋·太医局《太平惠民和剂局方》。

12. 冰霜散：

［组成］寒水石（生）、牡蛎（烧）、朴硝、青黛各30g，轻粉3g。

［制法］上为细末。新水或油调。

［用法］涂患处。

［功效］清热解毒，去腐生肌。

［主治］烧伤或漆疮，热毒炽盛者。

［方剂来源］朱·朱震亨《活法机要》。

13. 黄柏散：

［组成］鸡子壳、黄柏树皮、朴硝、大黄、寒水石各等分。

［制法］上为末。白水调如膏。

［用法］涂患处。

［功效］清热泻火，收敛止痛。

［主治］汤火伤。

［方剂来源］元·危亦林《世医得效方》。

14. 白龙膏：

［组成］轻粉15g（另研），白薇、白芷、白蔹、黄芪、商陆根、柳白皮、桑白皮各30g，乳香60g（另研）、定粉（另研）、黄蜡各240g，杏子油500g（如无，用脂麻油）。

［制法］上药除另研药及黄蜡、杏子油外，余并锉，油内揉浸3日，于木炭火上煎，令白芷黄色，滤去滓，于油中下黄蜡、乳香后，溶开出火，再滤，候微冷，下轻粉、定粉急搅，至冷，瓷盒内收贮。每日摊于绢帛上。

［用法］贴患处。

［功效］消肿解毒，止痛生肌。

［主治］头面五发，恶疮及烧汤冻破溃烂，通气脉如神，至可无瘢痕。

［方剂来源］元·齐德之《外科精义》。

［注］本方为蜂蜡（即黄蜡）植物油混溶软膏基质，软化点与凡士林接近，皮肤对药物的吸收较凡士林为优。方中最后加入轻粉（一氧化汞）和定粉（碱式碳酸铅），成品呈乳白

色，故称白龙膏。

15. 解毒行血膏：

[组成] 当归、刘寄奴、头发（洗净）、生地黄各 30g。

[制法] 上用芝麻油 180g，钢锅内煎至发溶药黑，滤去滓，入白矾 24g，不住手搅候药稍温，下生寒水石、煨大黄、嫩黄柏、生白矾各 30g，轻粉 6g，俱为极细末，搅至药冷，埋土内出火收贮。

[用法] 涂患处。

[功效] 解毒行血。

[主治] 汤火所伤，肌肉既烂，血液不行。

[方剂来源] 明·陈文治《疡科选粹》。

16. 白膏药：

[组成] 腊月猪油 120g，嫩柳条 40cm，黄蜡 60g，樟脑 9g，轻粉 4.5g，乳香、没药各 3g。

[制法] 将腊月猪油放砂锅内熬，加嫩柳条，油内熬焦为度，去柳枝，随加黄蜡熔开，下火，入樟脑，烟尽为度，后加轻粉、乳香、没药。

[用法] 敷患处。

[功效] 止疼消肿，祛腐生肌。

[主治] 烫火伤，打伤生疮。

[方剂来源] 明·张洁《仁术便览》。

17. 黑白散：

[组成] 百草霜 9g，轻粉 4.5g。

[制法] 上为末。

[用法] 狗油调，搽患处。

[功效] 化腐生肌。

[主治] 汤烫火烧，烂去肌肉见骨者。

[方剂来源] 明·皇甫中《明医指掌》。

18. 紫草润肌膏：

[组成] 紫草 3g，当归 1.5g。

[制法] 用麻油 120g 熬药枯，滤清去滓，将油再熬，加黄蜡 15g 溶化，倾入碗内，顿冷听用。

[用法] 涂敷患处。

[功效] 凉血解毒。

[主治] 火烫发疱，腐烂。

[方剂来源] 明·秦昌遇《幼科金针》。

19. 汤火止痛散：

[组成] 大黄末（微炒）、当归末各等分。

[制法] 上为末。用麻油调。

[用法] 搽患处；干掺亦可。

[功效] 止痛生肌。

[主治] 汤火伤。

［方剂来源］明·张介宾《景岳全书》。

20. 黑龙散：

［组成］山木炭、黄连、大黄各等分。

［制法］上为末。

［用法］用生桐油调敷患处。

［功效］清热解毒。

［主治］汤火伤。

［方剂来源］明·孙文胤《丹台玉案》。

21. 凝露散：

［组成］白及 30g，黄连、黄柏、黄芩、大黄各 60g。

［制法］上为末。

［用法］香油调匀，鹅毛蘸药频搽；有渗出液，干掺。

［功效］清热解毒。

［主治］汤泡火烧伤。

［方剂来源］明·孙志宏《简明医彀》。

22. 清凉膏：

［组成］白石灰 540g，麻油 270mL。

［制法］将白石灰用水 50mL 和匀，静置一时许，将上清液倾入碗内，加麻油和匀，以竹筋搅百转，自成稠膏。

［用法］搽患处。

［功效］清热消肿，润肤止痛。

［主治］汤火疮，皮肤潮红或起燎泡出水，疼痛难忍。

［方剂来源］明·陈实功《外科正宗》。

23. 地榆散：

［组成］生地榆（晒干）。

［制法］上为末。

［用法］香油调敷，破烂者干搽。伤重者，再用生萝卜捣汁 300mL 灌下，良久愈。

［主治］汤火伤。

［方剂来源］清·云川道人《绛囊撮要》。

24. 救命散：

［组成］黄柏、川黄连、黄芩、黄芪、薄荷各 3g，滑石（飞）90g。

［制法］上为细末，用香油或猪油调。

［用法］搽患处。

［功效］清热泻火，解毒止痛。

［主治］汤泼火烧。

［方剂来源］清·祝补斋《卫生鸿宝》。

25. 六仙散：

［组成］黄葵花（晒干为末）、大黄、滑石各 30g，刘寄奴 9g，井中苔 15g，丝瓜叶 20 片（晒干，为末）。

［制法］上为散。

　　［用法］以蜜调敷。

　　［功效］清热凉血，收湿止痛。

　　［主治］火烧伤。

　　［方剂来源］清·陈士铎《洞天奥旨》。

　　26. 伏龙散：

　　［组成］伏龙肝（即灶心红土，炭火烧红，水飞，晒干）。

　　［制法］上为末。

　　［用法］人乳调敷。

　　［功效］消肿敛疮。

　　［主治］烫火疮。

　　［方剂来源］清·李文炳《仙拈集》。

　　27. 清凉膏：

　　［组成］鸡子清200mL，香油100mL。

　　［制法］以箸打千百下。

　　［用法］涂患处。

　　［功效］清热定痛。

　　［主治］汤泼、火烧，痛不可忍者。

　　［方剂来源］清·祁坤《外科大成》。

　　28. 二黄散：

　　［组成］大黄（炒）、黄柏（火煅）。

　　［制法］上药各为细末，以鸡子清调匀。

　　［用法］搽患处。

　　［功效］泻火解毒。

　　［主治］烫伤。

　　［方剂来源］清·陈士铎《洞天奥旨》。

【外治疗法】

　　1. 轻度烧伤可用二黄散、麻子膏、清凉膏外涂患处，清热定痛，消肿生肌（详见本章节）。

　　2. 局部浅Ⅱ度烧伤可用凝露散、汤火止痛散、白膏外涂患处，清解火毒，止痛消肿，祛腐生肌，敛疮（详见本章节）。

　　3. 深Ⅱ度烧伤可用神效当归膏、黑龙散、地榆散、救命散外搽患处，清热泻火，解毒，止痛生肌（详见本章节）。

　　4. Ⅲ度烧伤可用白龙膏，消肿止痛，止痛生肌，凝露散外搽清热解毒。烧伤腐烂后用紫草润肌膏涂搽患处，凉血解毒（详见本章节）。

　　［注］上述外治疗法所提到方剂基本符合现代药典外用药所规定的范畴之内。若需应用由药剂师在正规制剂室并按正规外用药程序制剂，读者应加注意。因为烧伤救治中最突出问题是感染，若感染未能控制，会接连发生内脏并发症。中医治疗：小面积轻度烧伤，可单用外治法；若大面积重度烧伤必须内外同时进行施治。外治在于正确处理烧伤创面，预防和控制感染（清热解毒，止痛消肿，去腐生肌）。内治原则以清热解毒，益气养阴，防止毒火入里，内陷心包。必要时中西医结合抢救治疗。

【针灸疗法】

烧伤后出现兼证，如尿闭、昏厥、虚脱等症状，可以配合针灸治疗。

1. 尿闭：取水分、中极、关元、肾俞、膀胱俞、三阴交、阴陵泉、太溪、水道等。

2. 昏厥：取水沟、百会、劳宫、中冲、中脘、内关、足三里、合谷穴等。

3. 虚脱：宜用灸法，取百合、关元、足三里、中脘、气海穴等。

【现代疗法】

烧伤救治与处理包括：①烧伤性休克的防治。②早期处理。③暴露疗法、半暴露疗法。④包扎疗法。⑤削痂疗法。⑥切痂手术。⑦自然脱痂处理。⑧创面用药。⑨植皮手术。⑩及时正确处理创面。⑪全身支持疗法。⑫合理使用抗生素。详见吴肇汉、秦新裕、丁强《实用外科学》（4版）. 北京：人民卫生出版社，2017；85-87.

【护理与预防】

1. 烧伤后观察患者情绪、神志、寒热、饮食、大小便、脉搏。

2. 头颈面及会阴特殊部位烧伤，不得用刺激性药物，保护好眼睛，会阴部防止大小便污染等。

3. 多食蔬菜、水果、禽蛋、瘦肉及富含营养的食物。忌食辛辣、鱼腥发物。

4. 日常生活中提高防止烧伤安全意识，防患于未然。

第二十六节　冻伤

冻伤是人体在寒冷环境下，遭受寒邪侵袭而引起的局部或全身性的损伤。中医称"冻疮""冻烂疮""冻风""冻裂"等名称。

全身冻伤为"冻死"，相当于现代医学的"冻僵"。冻疮常在暴露于冰点以下的低温所起的局部损伤，常见的手、足、耳、鼻等部位，轻者局部肿胀麻木、痛痒，色红；重者局部青紫或破烂成疮，在东北严寒地区野外作业暴露部位冻伤，冻层较深者溃烂后，腐肉去则新肉生。

【中国古代中医论述】

1. 隋·巢元方《诸病源候论》卷二十三·冻死候："人有在于途路，逢凄风苦雨，繁霜大雪，衣服沾濡，冷气入脏，致令阴气闭于内，阳气绝于外，荣卫结涩，不复流通，故致噤绝而死。若早得救疗，血温气通则生。又云，冻死一日犹可治，过此则不可。"

2. 唐·孙思邈《备急千金要方》卷二十二："治冻指瘃欲堕方……"

[注] 冻指瘃（zhú 竹）：手足冻疮。指，指手指、足趾。瘃，指冻疮。

3. 唐·孙思邈《备急千金要方》卷二十五·卒死第一："治冬月落水，冻四肢直，口噤，尚有微气者方：以大器中熬灰使暖，盛以囊，薄其心上，冷即易，心暖气通，目得转，口乃开。可温尿粥稍稍吞之，即活。若不先温其心，便持火炙身，冷气与火争即死。"

"治冻烂疮方：猪后悬蹄以夜半时烧之，研细筛，以猪脂和敷。亦治小儿。"

4. 宋·王怀隐《太平圣惠方》卷第五十六·治冻死诸方："夫人有在于途，路逢寒风苦雨，繁霜大雪，衣服霑濡，冷气入脏，致令阳气绝于外，荣卫结涩，不复流通，故噤绝而死。若早得救疗，血温气通则生。又云：冻死一日犹可活，过此则不可活也。"

"治冻死方：上以大器中多熬灰，使暖囊盛，以抟其心，冷即更易。心暖气通，目则得转，口乃亦干，可与温酒，服粥清，稍稍咽之活。若不先温其心，便将火炙其身，冷气与火相搏急，即不活也。"

5. 宋·赵佶《圣济总录》卷第一百三十四·疮肿门·冻烂肿疮："论曰：经络气血得热则淖泽，得寒则凝涩，冬时严寒，气血凝聚不流，则皮肉不温，瘃冻燉赤，痛肿而成疮，轻则溃烂，重则损坏肢节也。"

"治大人小儿冻手皲裂成疮，白蔹散方：白蔹末三分，白及末半两，油麻二合，生捣右三味，用蒸莱菔一个烂研，与药拌匀，以酒调成膏，先以童子小便洗疮涂之。"

治冻面冻耳，并诸冻疮久不差，年年发歇，先痒后痛，然后肿破黄水及血出不止，雄脑膏方：雄雄脑一枚，捣烂，黄蜡与脑等分，清油比蜡减半。上三味同于慢火上熬成膏，去滓，以瓷器收，如面油逐旋涂摩。

治冻疮，手足指欲堕，及耳欲落，柏叶膏方：柏叶炙干为末，四两，杏仁去皮，研，四十粒，头发一拳大，盐研，半两，乳香研，一分，黄蜡一两，油一升。上七味先煎油沸，次下五味药，以发销尽为度，次下黄蜡搅匀，瓷器中收，先以热小便洗疮，以绵裹干后，以药涂，即以软帛包裹，勿令寒气侵入，每日一洗一换。如疮渐差，即三四日一换。"

6. 明·王肯堂《证治准绳·疡医》卷五·冻疮："一女年数，岁严寒，上京，两足受冻不仁，用汤泡溃。至春十指（趾）俱烂，牵连未落，予用托里之剂助其阳气，自溃脱，得保其生。此因寒邪过绝，运气不至，又加热汤泡溃，故死而不痛也。余尝见人之严寒而出冻伤，其耳不知痛痒，若以手触之，其耳即落。当以暖处良久，或热手熨之无恙，若以火烘汤泡，其耳即死。至春必溃，脱落矣。北方寒气损人若此，可不察之。"

7. 明·申斗垣《外科启玄》卷九·冻疮："受其寒冷，致令耳、手、足初痛次肿，破出脓血，遇暖则发热，亦有元气弱之人，不奈其冷者有之。"

8. 明·陈实功《外科正宗》卷四·冻风第七十八："冻风者，肌肉寒极，气血不行，谓肌死患也。初起紫斑，久则变黑，腐烂作脓者，以碧玉膏主之，生肌敛口。"

9. 清·祁坤《外科大成》卷四·冻疮："冻疮者，由寒极气凝，血滞肌死而成也。甚则手足耳鼻受冷，至不知痛痒者，宜置温处，以绵厚裹之，或用热手熨之，切忌火烘汤泡，犯之则肉死，至春月必落。宜服内托之药，以助阴气，则腐肉自溃，良肉自生，外用莹珠等膏生肌敛口。如骨脱筋连者，急剪去筋，否则浸淫好肉难医。"

10. 清·陈士铎《洞天奥旨》卷十二·冻疮："冻疮，犯寒风冷气而生者也。贫贱人多生于手足，富贵人多犯于耳面，先肿后痛，痛久则破而成疮，北地严寒，尤多此症，更有冷极而得者，手足十指，尚有堕落者。"

11. 清·吴谦《医宗金鉴》卷七十五·冻伤："此证由触犯严寒之气，伤及皮肉著冻，以致气血凝结，肌肉硬肿，僵木不知痛痒……若暴冻即著热，或进暖屋，或用火烘汤泡，必致肉死损形，轻则溃烂，重则骨脱筋连。"

【病因病理】

冻伤是人体遭受低温（寒邪）侵袭所致。其因素由低温（寒冷）、潮湿、衣着不足御寒，帽、鞋、袜过于狭小，长时间不活动（影响局部或全身气血循行，因不可改变的环境中而产生）或在寒冷区域作业因某些不可抗拒因素存在过度疲劳、饥饿和营养不良导致气血衰弱易促进冻伤发生，总之温度愈低（寒冷）风速愈大，愈易冻伤，导致局部皮肉受伤，气血运行不畅，气血凝滞而成冻伤。若全身性冻伤，阴寒之邪搏结凝滞于血脉，"冷气入脏，致令阴气闭于内，阳气绝于外，荣卫结涩，不复流通，故致噤绝而死。"

【临床症状】

冻伤多见于北方严寒地区，主要受冻部位易于手背、足跟、耳部、面颊和鼻尖等身体末梢的暴露处，轻者皮肤苍白、寒冷、麻木，继而肿胀，皮色红转为暗红，局部结块，暖热时自觉灼痛，瘙痒，胀痛。重者呈现大小不等之水疱、血疱、疼痛，感觉微痒，如无染毒则逐渐干瘪，组成紫黑痂皮，脱落而愈。

严重冻伤者，麻木冷痛，青紫漫肿，疼痛剧烈或局部感觉丧失，进而青紫漫肿，有大水疱或血疱，破裂后创面紫红色，出现糜烂或溃疡、流水、流脓，溃烂成疮，收口缓慢，1~2个月或至天暖方愈，愈后有轻微瘢痕存在。甚至皮肤变黑，肉腐骨脱。

全身性冻伤，初起时寒战，体温逐渐降低，并出现头晕欲睡，四肢无力，感觉迟钝。进而神志不清，呼吸变浅，脉象细弱。逐渐陷入僵硬和假死状态，如不及时救治，易致死亡。

现代医学根据冻伤程度与深浅，可将其分为Ⅲ度：

1. Ⅰ度（红斑性冻疮）：局部皮肤受冻后由白变成红色或稍紫，出现红肿，自觉疼痛或作痒。冻伤消退后，可有脱皮，在5~10天开始，不留瘢痕。

2. Ⅱ度（水疱性冻疮）：局部皮肤受冻后皮色紫红，或有瘀斑，有水疱形成，水疱比较浅表，水疱多分布到肢体的外周部分（指或趾端），包括手背和足背，水疱大小不一，水疱液澄清，或呈血性，水疱周围组织红肿，疼痛较剧烈。损伤达真皮浅层，若无感染，水疱液吸收后，形成痂皮，痂皮脱落后，露出粉红色柔嫩的表皮，愈后无瘢痕。

3. Ⅲ度（坏死性冻疮）：局部皮肤受冻伤后有坏死，初以Ⅱ度冻伤继而皮肤变黑或紫黑，感觉消失，轻者累及全层皮肤及皮下组织。在伤后5~7天出现水疱，水疱液常呈血性，或无水疱，病变部位呈紫红色，周围水肿，有明显疼痛。重者损伤累及肌肉全层坏死，成干性坏疽，并用剧烈疼痛，痂皮脱落露出肉芽组织，不易愈合。如伴有感染，可形成湿性坏疽。愈合后留有瘢痕和功能障碍等后遗症。

4. Ⅳ度（血栓形成与血管闭塞）：全身冻伤后皮肤呈紫蓝色或青灰色，触之冰冷，触觉和痛觉消失，冻伤区与健康组织交界处可出现水疱，2周后出现坏死分界线。一般为干性坏疽，如伴发感染或静脉血栓形成则为湿性坏疽。甚者肢端坏死脱落成为残废。

【内服药疗法】

1. 寒凝血瘀证：

［主证］局部麻木冷痛，肤色青紫或暗红，肿胀结块发痒，或有水疱，舌质淡，舌苔白，脉沉或沉细。

［方剂］人参养营汤。

［组成］黄芪、人参、白术、熟地、当归、白芍、茯苓、玉桂、五味子、陈皮、甘草、煨姜、大枣。

［制法］水煎，去滓。

［用法］温服。

［功效］温经散寒，养血通脉。

［主治］冻疮，"犯寒风冷气"而致。

［方剂来源］清·邹岳《外科真诠》。

［注］玉桂即肉桂，可温经散寒。

2. 瘀滞化热证：

［主证］冻伤后患处暗红微肿，夜间痒甚，疼痛喜冷，发热口干，或患红肿灼热，溃烂

腐臭，脓水淋漓，或肢体末端局部筋骨暴露，舌质红，舌苔黄，脉数。

　　［方剂］托里解毒汤。

　　［组成］川芎、当归、黄芩、白芷、连翘、天花粉、金银花、甘草各2g、青皮1.5g，皂角刺5g。

　　［制法］水煎，去滓。

　　［用法］温服。

　　［功效］清热解毒，活血消肿。

　　［主治］疮毒。

　　［方剂来源］明·万全《万氏女科》。

　　［方剂］败毒散。

　　［组成］当归尾15g，白芷、防风各30g，大黄15g，羌活、甘草、蜂房、连翘、金银花各30g，生穿山甲60g。

　　［制法］上为细末。

　　［用法］每次9g，重甚用12g，用好酒调服。

　　［功效］清热解毒，活化止痛，生肌敛疮。

　　［主治］疮肿毒。

　　［加减］肿毒痛甚，加乳香、没药、血竭、皂角刺各3g。

　　［方剂来源］明·张时彻《摄生众妙方》。

　　3. 气血两虚证：

　　［主证］冻伤后患部溃烂，疮口不敛，伴有面色苍白或萎黄，少气懒言，四肢倦怠，或头晕目眩，四肢厥逆，舌质淡，舌苔白，脉细弱或虚大无力。

　　［方剂］八珍汤。

　　［组成］人参、生地、茯苓、当归、白术、川芎、白芍、炙甘草。

　　［制法］水煎，去滓。

　　［用法］温服。

　　［功效］益气养血，祛瘀通脉。

　　［主治］疡科气血俱伤、脓水清稀、久不收敛等。

　　［方剂来源］清·高秉钧《疡科心得集》。

　　［注］清·陈士铎《洞天奥旨》："冻疮……倘气虚者，必须补气；血虚者，必须补血。"

　　4. 寒盛阳衰证：

　　［主证］冻伤重证后，四肢厥逆，恶寒倦卧，极度疲乏，昏昏欲睡，面色苍白，呼吸微弱。舌质淡紫，舌苔白，脉沉微细。

　　［方剂］人参丸。

　　［组成］人参30g，麦门冬45g（去心，焙），黄芪（锉）、甘草（炙微赤，锉）、石菖蒲、防风（去叉头）、远志（去心）、附子（炮裂，去皮、脐）、白茯苓、五味子、桂心各30g。

　　［制法］上为末，炼蜜为丸，如梧桐子大。

　　［用法］每次20丸，以粥饮送服，不拘时候。

　　［功效］益气回阳，温通血脉，补虚宁心。

［主治］寒盛阳衰，虚劳脉极。

［方剂来源］宋·王怀隐《太平圣惠方》。

［方剂］回阳救急汤。

［组成］附子9g（熟），干姜4.5g，肉桂3g，人参6g，白术（炒）、茯苓各9g，陈皮6g，甘草4.5g（炙），五味子3g，半夏9g（制），生姜6g，麝香0.6g。

［制法］水300mL煎之，去滓。

［用法］临服入麝香0.03g调服。中病以手足温和即止，不得多服。

［功效］回阳固脱，益气通脉。

［主治］寒邪直中三阴，恶寒蜷卧，四肢厥冷，身寒战慄……或手足指甲唇青，或口吐涎沫，脉来沉迟无力，甚至无脉者。

［方剂来源］明·陶华《伤寒六书》。

［注］寒中三阴，阴盛阳微，以恶寒蹉卧、四肢厥冷、吐泻无脉为主症。治宜大辛大热、回阳救逆，益气生脉。故方用四逆、六君加五味、肉桂、麝香而成，四逆汤（附子、干姜、甘草）回阳救逆；六君子汤（陈皮、半夏、人参、白术、茯苓、甘草）益气和中；再加肉桂助四逆益阳消阴，五味子协人参益气生脉，麝香芳香走窜，助参、附、姜、桂等大辛大热之品回阳复脉，故本方被《通俗伤寒论》誉为"回阳固脱，益气生脉"之第一良方。

【外治方药】

1. 黄柏散：

［组成］黄柏（炙）、白蔹各15g。

［制法］上为细散，以生油调。

［用法］先用汤洗疮，后涂药。

［功效］解毒生肌、止痛。

［主治］小儿冻耳成疮，或痒，或痛。

［方剂来源］宋·王怀隐《太平圣惠方》。

2. 白蔹散：

［组成］白蔹末22.5g，白及末15g，生油麻9g。

［制法］上为末，更用蒸萝卜1个，共烂研，以酒调似稀膏。

［用法］先以童便洗患处，后用药涂之。

［功效］消肿生肌。

［主治］冻疮。

［方剂来源］宋·王怀隐《太平圣惠方》。

3. 羊肉汤：

［组成］羊肉、葱（并细切）各250g。

［制法］以水3L，煎取1.8L，去滓。

［用法］温洗，每日二三次。

［功效］温经散寒。

［主治］寒冻肿痒。

［方剂来源］宋·赵佶《圣济总录》。

4. 松叶汤：

［组成］松叶500g。

　［制法］烂捣，以水 5L，煮至 3L。

　［用法］和滓温洗。

　［功效］祛风、止痛、解毒、活血、止痒。

　［主治］寒冻手足破裂。

　［方剂来源］宋·赵佶《圣济总录》。

5. 雉脑膏：

　［组成］雄雉脑 1 枚（捣烂），黄蜡与羊脑等分，清油比蜡减半。

　［制法］上药同于慢火上熬成膏，去滓，以瓷器收。

　［功效］润肌护肤。

　［主治］冻面、冻耳，并诸冻疮久不愈，年年发歇，先痒后痛，然后肿破溃烂。

　［方剂来源］宋·赵佶《圣济总录》。

6. 黄柏膏：

　［组成］黄柏（末）、白蔹（末）各 30g，白及（末）15g，生芝麻 100g（杵烂取汁）。

　［制法］上药同研令匀，以蒸萝卜 1 枚，好酒 150mL，一处杵烂为膏。

　［用法］每次少许，先用童便洗患处，后涂药。

　［功效］敛疮。

　［主治］冻疮。

　［方剂来源］南宗·佚名《小儿卫生总微论》。

7. 丹脂散：

　［组成］黄丹。

　［制法］上为末。

　［用法］用猪脂调敷。

　［功效］解毒生肌。

　［主治］足上冻烂生疮。

　［方剂来源］元·危亦林《世医得效方》。

8. 生附散：

　［组成］生附子。

　［制法］上为末。

　［用法］面水调贴患处。

　［功效］温经助阳。

　［主治］脚部冻烂成疮。

　［方剂来源］元·孙允贤《医方大成》。

9. 羊脑煎：

　［组成］柏白皮、榆白皮、桑白皮、杏仁（去皮、尖）各 30g，甘草 30g，羊脑髓 250g。

　［制法］上锉细，以羊脑髓煎令黄，滤去滓，瓷器盛。

　［用法］以鹅翎蘸药涂患处。

　［主治］冻耳成疮。

　［方剂来源］明·徐春甫《古今医统大全》。

10. 六香膏：

　［组成］白檀香、沉来香、丁香、零陵香、甘松香、八角香各 30g。

　　［制法］上为粗末，入 2L 蜜中浸之，封口，经七日或十日，取出于火上微温，下筛去滓，乃入山柰子细末 15g，小脑末 9g，冬瓜仁细末 210g 或 300g，搅匀，再下疏筛，贮器中。

　　［用法］调涂患处。

　　［主治］冬寒冻伤，皲瘃。

　　［方剂来源］明·许浚《东医宝鉴》杂病·卷九。

　　11. 碧玉膏：

　　［组成］轻粉、杭粉各 30g，白占 15g，乳香、没药各 9g，章冰 6g。

　　［制法］用公猪净熟油 150g，同白占熬化倾入碗内，入上药和匀，水内顿一时取起（备用）。

　　［用法］临用抿脚挑膏手心捻化，摊油纸上，用葱汤洗净疮（处），对患贴之。

　　［功效］化瘀止痛，生肌敛口。

　　［主治］治冻风皮肉损烂，脓水淋漓，疼痛不止。

　　［方剂来源］明·陈实功《外科正宗》。

　　12. 独生膏：

　　［组成］独蒜。

　　［制法］六月捣膏，日中晒热。

　　［用法］于遇冬所发处搽之，1 日 3 次。

　　［功效］活血通络，预防冻疮。

　　［主治］冻疮，每逢冬寒则发。

　　［禁忌］忌下汤水。

　　［方剂来源］明·陈实功《外科正宗》。

【外治疗法】

　　1. Ⅱ度冻伤治疗，冻伤部位可用白蔹散、黄柏散、黄柏膏等外涂患处（详见本章节）。

　　2. 较大水疱的Ⅱ度冻伤，浅表糜烂感染者，可用羊脑煎、黄柏膏外涂患处（详见本章节）。

　　3. 冻伤溃烂严重疼痛剧烈者可用白龙膏外涂包扎，消肿解毒，止痛生肌（详见烧伤章节）。或用碧玉膏外贴，化瘀止痛，生肌长肉（详见本章节）。

　　4. 有坏死组织者及时清除等。

【其他疗法】

　　1. 对较严重的全身冻伤，应迅速使之脱离寒冷环境（路途中应给予紧急处理，及时脱去冰冻潮湿的衣着鞋袜，进行保温衣着及复温），必要时应施行人工呼吸和抗休克治疗。

　　对冻僵的患者要及时复温，可将患者浸放在 38~42℃温水中 20min（若浸泡时间过久会增加组织代谢，反而不利于恢复），一般指（趾）甲床出现潮红，待伤员神志清醒后 10min 左右，移出擦干并继续保温。患者已进入温暖环境，并可以饮少量酒，以助周围血管扩张。早期复温过程中，严禁用雪搓、用火拷、冷水浴等。

　　2. 全身性冻伤的治疗：复温后要防止休克和维护呼吸功能。防止休克主要是补液，应用血管活性药、除颤、纠正酸碱失衡和电解质失衡等，要考虑到脑水肿和肾功能不全，并需选用利尿剂。要保持呼吸道通畅，必要时给予氧和呼吸兴奋剂，防治肺部感染等。全身性冻伤常合并局部冻伤，应加强创面处理，防止破伤染毒。

　　手术治疗：局部冻伤严重者，待其坏死组织边界清楚时予以切除；若肢体远端呈现湿性或干性坏疽，与健康组织分界线已形成者，待其分界线清楚固定后可行截肢术。

【护理与预防】

1. 经常在寒冷环境中工作的人员，应注意防寒保暖，穿适当御寒衣服，衣服鞋袜宜宽畅干燥。野外静止时间不宜过长，适当运动，增进血液循环，使气血流通。

2. 受冻后，不宜立即着热，以防溃烂成疮。

3. 进入严寒环境作业以前不宜饮酒过多，因为饮酒后常不注意防寒，易形成冻疮。

第二十七节　臁疮

臁疮是发生于小腿胫骨嵴及两旁（臁部内外侧）的慢性皮肤溃疡，因溃疡经久难以愈合或愈后每因损伤而诱发的慢性溃疡性疾患。现代医学称小腿慢性溃疡。中医称"裙边风""裤口毒""裤口疮""袴口疮"，俗称"老烂脚""老烂腿"。

【中国古代中医论述】

1. 唐·孙思邈《华佗神医秘传》卷五·华佗治内外臁疮神方："臁疮有内外之异，因脏腑中蕴有湿毒，乃外发为疮。亦有因打扑抓磕，或遇毒虫恶犬咬破损伤，因而成疮者。治法首宜节欲慎房。内服人参二钱、白术、茯苓、当归、生黄芪各三钱，生甘草、柴胡、半夏各一钱，金银花五钱，陈皮、升麻各五分，水煎服，连用四剂。外用龙骨二钱，乳香、没药各一钱，血竭、轻粉各五分，阿魏二分，研成细末，再以水飞净黄丹一两，生芝麻一合，捣末，香油三两，共入锅熬数沸，即加入各药粉末，临起锅时，再加入冰片、麝香各一分，搅匀，用甘草煮油纸两面，将药膏摊于其上。临用时先以葱二条将疮口洗净，再将内服药渣用水煎之，洗疮口一次，乃贴药膏于其上，数日可愈。"

2. 宋·赵佶《圣济总录》卷第一百三十三·下注疮："论曰：足三阴之脉，脾、肾、肝之三经也，并起于足大指、小指之内，循足跗内踝前廉，膝胫中。若风湿毒气乘之，则荣卫凝涩，稽留不行，气脉下注于脚膝胫间，故令皮肤肿鞕，结核成疮，脓水不绝，绵历岁年，愈而复发，以毒气自上而下，如水之注，故名下注疮。

治里外臁疮，近年不差者，槟榔散方：槟榔剉，半两，干猪粪半两，烧存性，龙骨一分，腻粉一钱匕。上四味捣罗三味，入腻粉研匀，先以盐汤洗疮，熟绢裹干，以生油调药如膏，贴疮，三日一易，三五易定差。忌无鳞鱼、酢热面。凡胫内外疮，世谓之里外臁疮，最难得药，此方神妙。"

治毒气下注，脚膝肿赤作疮，枳壳丸方：枳壳去瓤，麸炒，三两，生干地黄焙，防风去叉，五加皮剉，各二两，羌活去芦头，一两，黄芪剉，三两。上六味捣罗为末，炼蜜和丸如梧桐子大，每服二十丸，加至三十丸，早晚食前温酒下。

3. 元·朱震亨《丹溪心法》卷之四·臁疮："乳香、没药、水银、当归（各半两），川芎、贝母、黄丹（二钱半），真麻油（五两）。上咬咀，除黄丹、水银外，先将余药用香油熬黑色，去粗，下黄丹、水银，又煎黑色，用柳桃枝搅成膏，油纸摊贴。

又方：龙骨（生用），血竭，赤石脂（共一两），头发（如指大），黄蜡（一两），白胶香，香油（不拘多少）。上件，先以香油煎头发三五沸，去发，入黄蜡、白胶香，却入龙骨、血竭、赤石脂，搅匀安在水盘内。候冷取起，以瓷器盛之。每遇一疮，捻作薄片，贴疮口，以竹箸贴在外。三日后翻过再贴，仍服活血药。""用砂糖水煎冬青叶三五沸，捞起，石压平，将叶贴疮上，日换二次。"

4. 元·危亦林《世医得效方》卷第十九：臁疮："牛黄金虎丹：治足面生疮，下连大指，上延外踝臁骨，每发兼旬，昏暮痒甚，爬搔出血如泉，痛楚不可忍。夜分渐已，明日复然。每服一丸，新汲水下。胳膊有所下即愈。

天雄炮，去皮脐，一两，白矾枯过，天南星汤洗，天竺黄研，腻粉研，各二两一钱，牛黄研，二钱，雄黄研飞，十二两半，生龙脑四钱，金箔六十五片为衣。上为末，炼蜜搜和，每一两半作十丸，金箔为衣。

应效三圣散：花蕊石散方见产科保产类，复元通气散方见前，追风独活散方见风科通治类。上各一贴合和，酒调，空心服。

又方：治疮生于脚胻，名下疮疮，俗谓之裤口疮，或因物打扑而成者。其疮口狭，皮内极阔，皮薄如竹膜，极痒痛，终日黄水流，延蔓而生，甚者数年不愈。又易于染过他人。患此者须忌房室则易愈。内外臁疮皆治之。韭菜地上地龙粪，干为末，入轻粉，清油调敷。白犬血亦可。

又方：治脚肚上生疮，初则如粟渐大，爪搔不已，成片包脚相交，黄水出，痒不可忍，久成痼疾，尤难愈。百药煎研细，津唾调，逐运涂敷，自外而入。先以贯众煎汤淋洗，后用药。

又方：石榴皮煎取浓汁，稍冷拂疮上，冷如冰雪，即成痂。

黄柏皮炙，蛇床子研，各二钱，雄黄研，硫黄研，生者，黄丹火飞，海螵蛸各一钱，白胶香、黄连、杏仁、轻粉、清油胶香与油先溶。上为末，同入清油中草药调，敷疮上立效。

单方：治臁疮成旧，累月不干。上等好砂糖，先用盐汤淋洗，后绵帛拭干，以津唾涂，却以此敷上，三日愈。神效。"

5. 元·杨清叟撰。明·赵宜真集《仙传外科秘方》卷之九："外臁疮，此证久年不愈者，多是肾水虚败下流，又有脾溃溢，可服苦参丸补肾水，用解毒生肌定痛散，后用隔纸膏药。"

"苦参丸：苦参四两，防风一两，荆芥一两，白芷一两，川乌一两（生，去皮），赤芍一两，何首乌一两，川芎一两，独活一两，栀子一两，牙皂一两，蔓荆子一两，茯苓一两，山药一两，蒺藜一两，草乌（炒）三钱，黄芪一两，羌活一两，白附子一两（此四味名四生散，止用草乌三钱）。上为细末，水煮，面糊为丸，如梧桐子大。每服三五十丸，日进二三服，空心南酒吞下。如不饮酒者，以好茶代之吞服，即补肾水。"

秘传隔纸膏：治年月深，久臁疮不愈者。老松香、樟脑、谷丹（炒）、水龙骨（即旧舡，石灰）、轻粉。不愈加白芷、川芎、螵蛸。上总为细末，溶化松香，加少许清油和之，以油纸随疮大小糊袋盛药夹之，用水洗疮，缚在疮上二日，定四日一换。若单用白芷、川芎、螵蛸三味煎为洗之亦效。

[注] 舡（chuán）：同"船"。

6. 明·申斗垣《外科启玄》卷七："里臁疮，此疮在里臁骨上，是足厥阴肝经，多血少气，如生于蠡沟，中都二穴上下，皆因湿热，或因打扑抓磕，虫犬破伤，日久不愈，亦由沾阴致令黑肉瘀血腐败，流水不止。外臁疮，此疮在外臁骨上，是足阳明胃经，多气少血，或上下臁两穴，乃湿毒之所生也，年月深远……令疮黑腐臭，如骨不腐可治。"

7. 明·陈实功《外科正宗》卷四·臁疮："臁疮者，风热湿毒相聚而成，有新久之别，内外之殊。新者只用三香膏、乳香法纸贴之自愈；稍久紫黑者，以解毒紫金膏搽扎渐可。又年久顽臁，皮肉乌黑下陷，臭秽不堪者，用蜈蚣钱法去风毒、化瘀腐，方可得愈。外臁多服四生丸，内臁多服肾气丸妙。"

［注］三香膏，乳香法纸贴，四生丸、肾气丸详见《外科正宗》卷四·臁疮门。解毒紫金膏详见卷三·结毒论。

8. 明·王肯堂《证治准绳·疡医》卷之四·臁疮："《鬼遗》云：两曲瞅，膀肚下内外两踝前，有廉刃两边，为里外廉。上结痈肿，此处近骨难瘥。宜用收毒散外贴四畔，中心即用活血肉药贴，无害……足内外臁生疮，连年不已……此由湿热下注，瘀血凝滞于经络，以致肌肉紫黑，痒痛不时，女人名为裙风裤口疮，即臁疮也，最难克效。盖以裙扇地，风湿盛故也，宜服独活寄生汤、防风通圣散加牛膝、木瓜、防己，外用隔纸膏，或制女贞叶贴之。〔薛〕臁疮生于两臁，初起赤肿，久而腐溃，或浸淫搔痒，破而脓水淋漓。盖因饮食起居，亏损肝肾，或因阴火下流，外邪相搏而致。"

"治臁疮方：鼠粪、苦参、桃枝、杉树刺、柳枝、松枝、麸酱、鸡子壳、皂角、雀粪、芍药、木绵子、芝麻、桑枝、蛇壳、锅底煤、杜当归须各四钱，松明不拘多少。上为细末。先将松明捶碎，和诸药于瓦铫中，掘一地坑，将药铫安坑中，四围用火熬熔，取出再研，令匀，傅疮自然痊可。忌一切发气、热物。"

隔纸膏：治内、外臁疮。当归、白芷、黄连、五倍子、雄黄、没药、血竭、海螵、白及、白蔹、黄柏、厚朴以上各半两，黄丹六钱，乳香研，二钱半，轻粉一钱。上为细末，研匀。用清油调成膏，和油纸贴药敷疮上，绵帛缚定。有脓水解开，刮去不洁，再贴药，如此数次即愈。须先用烧盐汤洗净，片帛拭干，待片时，水气干，然后贴药。

"治臁疮下注：白石脂、龙骨各半两，白矾一两，枯，五倍子二两，烧存性，黄丹三钱，飞，雄黄少许。上为细末。先将葱盐汤，洗疮见赤肉。然后将前药敷疮上，用药如法。厚者却用帛子包缚著，不要动，直候干，自脱去疮皮。"

"治臁疮：黄丹、轻粉、白及、樟脑、败船灰各等分。上研细末，以桐油调成膏，摊在油纸袋内。先煎温葱汤洗净，以帛拭干，将药置疮上，扎住。用了一面，翻转如前洗贴。一方，无轻粉，若用粪船灰亦妙。"

"治臁疮方：白及、白蔹、黄柏、黄丹另研，各等分。上为极细末。入轻粉少许，研匀，以炼蜜和成剂，捏作饼贴疮上，深者填满，以帛片包扎，一日一换，后来疮渐干，或有裂处，只须干掺，以瘥为度。"

9. 明·龚居中《外科活人定本》卷之二·外臁疮："此疮生于两足臁骨外侧，亦因湿热浸肉而生，或撞抓破皮而生。治法俱同内臁，只正臁骨生者尤毒。"

10. 明·龚居中《外科活人定本》卷之二·内臁疮："此疮生于两足臁骨内侧，由湿热浸骨而生，或跌撞破皮浸烂而成。"

11. 清·顾世澄《疡医大全》卷二十五·臁疮门："周文采曰，夫臁疮者，皆由肾脏虚寒，风邪毒气外攻三里之旁，灌于阴交之侧，风热邪气流注，两脚生疮，肿烂疼痛，臭秽，步履艰难，此疮生于臁骨为重，以其骨上肉少皮薄，故难得愈也。"

12. 清·吴谦《医宗金鉴》外科心法要诀·卷七十一·臁疮："臁疮当分内外臁，外臁易治内难瘥，外属三阳湿热结，内属三阴虚热缠，法宜搜风除湿热，外贴三香夹纸饯。"

13. 清·徐惠铦《外科选要》卷五·臁疮："《心法》曰：外臁，属足三阳经湿热结聚而成，早治易于见效；内臁，属足三阴经湿兼血分虚热而成，且臁骨皮肉浇薄，难得见效，极其缠绵。

蒋示吉曰：臁疮，红者多热，肿者多湿，痒者多风，痛者属实，早宽而暮肿者，属气虚下陷。初起者，风热湿毒为多；日久者，下陷湿热为胜。"

【病因病理】

本病多由先天禀赋不足，脾胃素虚，生化不足，足三阴之脉，脾、肾、肝之三经，循足跗内前廉，膝胫中，若久站久立，担负重物，或外受伤害涉冷水时久，风寒湿毒气乘之，则荣卫凝涩，稽留不行，气脉下注脚膝胫间，致发恶脉（静脉曲张），青筋盘曲迂回（血脉回流受阻）足厥阴肝经，多血少气，日久血气瘀滞，蠡沟、中都二穴上下导致气滞血瘀，郁久化热，湿热下注，或因打仆抓磕虫咬破伤，日久不愈，亦由瘀血腐败，流水不止而成疮。外臁疮，此疮在外臁骨上，是足阳明胃经，多气少血，受邪所侵，肌肤逐失所养，复因湿热下注，湿毒之乃生，蕴结不散，聚久成疮，脓水不绝，绵历岁年，愈而复发。令疮黑腐臭久治不愈。

本病的发生是在局部，因络脉瘀阻，湿热下注；发病诱因是邪毒外侵（染毒）、搔抓等外伤而致。影响局部气血的运行，络脉失畅，致瘀血稽留于络脉中，复因湿热下注多与肝、肾、脾、胃密切相关。患部在内侧，属足三阴经，在外侧属足三阳经。

现代医学认为，本病主要是因为下肢静脉曲张，血液回流受阻，局部营养障碍，加上搔抓、外伤因素而致溃破且不易愈合。

【临床症状】

本病好发于小腿部下1/3处。踝骨上端，内外侧，内侧多于外侧，患肢多有小腿青筋暴露（下肢静脉曲张）。

初期局部多有先痒后痛，或痛痒相兼，患处皮肤焮红漫肿，继则破溃，疮面扩大，脓水或滋水淋漓，形成溃疡，疮面肉色鲜红或腐暗，溃疡多为单个，少数为多个。甚者相互融合成片，疮面迅速扩展，形成大面积溃疡，疮面肉色鲜红，或上复秽腐，脓水臭秽，边缘或厚或薄，周围皮肤红赤或红紫，有不同程度的灼热痛。溃疡日久不愈疮口凹陷，边缘形如缸口，疮面肉色灰白或暗红或灰黄流溢灰黑，或灰黄或带绿色的脓水，味臭秽，疮口周围的皮肤成片地呈紫暗或灰黑，僵硬不和，或因毒水浸淫而并发湿疹。局部微热或不热，很少有疼痛感觉，个别患者因多种因素影响疮面越腐越深，甚至腐肉脱尽，显露臁骨。偶有极少数的溃疡，缠绵不愈，疮面较深，出现骨膜反应，甚至骨质破坏或疮口菜花状，则可能癌变。

现代医学检查：X线片可排除溃疡损骨；局部组织病理学活检可排除溃疡癌变。

【鉴别诊断】

本病可与动脉疾病性溃疡、结核性溃疡相鉴别。

1. 动脉疾病性溃疡：患者有高血压和动脉硬化、糖尿病史、溃疡易发于肢端，呈干性坏死，患处皮肤温度低，疼痛明显，动脉搏动减弱或消失，常可引起筋骨坏死，无静脉曲张。

2. 结核性溃疡：多有其他部位结核病史，皮损初为红褐色丘疹，中央有坏死，溃疡较深，边缘呈锯齿状，有败絮样脓，周围皮肤色紫，长期难愈。愈合后可显凹陷性色素瘢痕。

【内服药疗法】

1. 湿热瘀阻证：

[主证] 臁疮初期外臁部位先痒后痛，焮红肿漫肿，破溃后脓水淋漓进而腐烂，形成溃疡，或伴有湿疮，疮周围红肿灼热，伴有小腿青筋显露。或疮面迅速扩展，疮面肉色鲜红，上复秽腐脓水臭秽，疮面边缘薄或厚，周围皮肤红赤或红紫，痒痛兼作。甚者恶寒发热，口干、口苦、大便干结，小便黄赤，舌质红，舌苔黄腻，脉滑数。

［方剂］萆薢渗湿汤。

［组成］萆薢、薏苡仁、黄柏、赤苓、牡丹皮、泽泻、滑石、通草。

［制法］水煎，去滓。

［用法］温服。

［功效］清热利痰。

［主治］湿热下注，致生臁疮。

［方剂来源］清·高秉钧《疡科心得集》。

［方剂］苦参散。

［组成］苦参、白花蛇（酒浸，去皮骨炙）、白芷、蒺藜子（炒，去角）各30g。

［制法］上四味捣罗为散。

［用法］每次服3~6g，温酒调服。

［功效］清热燥湿，祛风解毒，消肿排脓，生肌。

［主治］臁疮（湿热下注）。

［方剂来源］宋·赵佶《圣济总录》。

［注］蒺通蔾。

2. 瘀血阻滞证：

［主证］溃疡日久，腐肉不尽，起白色厚边，疮面，凹陷，疮面肉色淡白或紫暗不鲜，不流脓水，新肌不生或难生，四周皮肤色紫褐，板滞木硬，小腿肿胀沉重，青筋处有硬块，舌质暗红或有瘀斑，舌苔白或白腻，脉沉细或沉涩。

［方剂］神授卫生汤。

［组成］羌活2.4g，防风、白芷、穿山甲（土炒研）、沉香、红花、石决明（煅）各1.8g，金银花、皂角刺、当归尾、甘草节、天花粉各3g，乳香1.5g，大黄（酒拌炒）6g。

［制法］加水400mL，煎至200mL，去滓。

［用法］先饮酒一杯（黄酒）随后服药以行药势。

［功效］宣热散风，行瘀活血，解毒消肿，疏通脏腑。

［主治］外科一切疮症。

［方剂来源］明·陈实功《外科正宗》。

［方剂］神效解毒散。

［组成］金银花30g，甘草节15g，黄芪18g，皂角刺（炒）、当归各9g，乳香、没药各6g。

［制法］上为散。

［用法］每次6g，酒煎或温酒调服。

［功效］益气补血，解毒通络，生肌。

［主治］疮疡……已溃……毒不解者。

［方剂来源］明·薛铠《保婴撮要》。

3. 脾气虚陷证：

［主证］臁疮日久不愈，溃疡处肉色灰白，脓水灰薄或绿色污秽，或脂水稀薄淋漓（见于大面积溃疡周边皮肤红肿色暗红者），足胫水肿，伴有面色㿠白，大便溏薄，舌质淡，舌苔白，脉细。

［方剂］补中益气加味散。

　　[组成] 人参6g，白术、茯苓各9g，生甘草3g，当归、生黄芪各9g，金银花15g，陈皮1.5g，柴胡3g，升麻1.5g，半夏3g。

　　[制法] 上药水煎，去滓。

　　[用法] 温服，同时外用葱2条，煎水将疮口洗净之后，再用水煎药渣，煎好洗疮口一次，日用隔纸膏贴一个，日日如此。

　　[功效] 补中益气，养血生肌。

　　[主治] 内外臁疮。

　　[方剂来源] 清·陈士铎《洞天奥旨》。

　　[注] 臁疮发病在局部，风、湿、热、毒为其本，单纯内服药论治难取速效。应内服药与外用药综合运用施治方能疗效显著，外用药具有清热解毒、活血化瘀、消肿逐秽、生肌长肉的功效。全身症状不明显时可单用外治疗法。

【外治方药】

1. 臁疮膏：

　　[组成] 羌活、独活、当归、黄丹、龙骨各60g，轻粉9g。

　　[制法] 上为末，香油调，用厚油纸摊药在内。

　　[用法] 贴疮上。

　　[功效] 祛湿敛疮。

　　[主治] 臁疮。

　　[方剂来源] 明·朱橚《普济方》。

2. 臁疮膏：

　　[组成] 古石灰、枯矾各6g，乳香、没药、血竭各4.5g。

　　[制法] 上为细末。用桐油一半，香油一半，先入槐花30g煎黑，去滓，入松香9g煎沸，又去滓，入黄蜡15g熬成膏，滴水不散为度，将药末于内再熬黑色，滴水成珠即成，用油单纸摊膏。

　　[用法] 先用葱白、防风煎水洗净疮面，将膏贴患处。

　　[功效] 生肌敛疮。

　　[主治] 臁疮。

　　[方剂来源] 明·龚廷贤《万病回春》。

3. 臁疮膏：

　　[组成] 白蜡30g，松香30g，铜绿1.5g（为末），猪油60g，乳香3g，轻粉（为末）3g。

　　[制法] 先将猪油熬，去滓，入松香、乳香为膏，用油纸略大于疮以针扎数百孔，后摊膏药。

　　[用法] 其疮先用葱1株煎汤洗净脓血，将纸背贴在口上。一日一换。

　　[功效] 生肌敛疮。

　　[主治] 臁疮。

　　[方剂来源] 清·陈士铎《洞天奥旨》。

4. 夹纸膏：

　　[组成] 乳香9g，血竭7.5g，没药12g，郁金15g，麝香4.5g，牡蛎15g，黄连、黄柏各60g，大黄、黄丹各30g，轻粉7.5g。

［制法］上为细末，清油调匀，摊油纸上。

［用法］贴患处，每一个贴 3 日。每日以冷水洗 3 次，膏药亦翻转 3 次，两层夹纸，以线缝四边，针刺眼透药气。其药末同和一处收，要用旋调。

［功效］清热燥湿，化瘀生肌。

［主治］臁疮久不愈。

［方剂来源］明·方广《丹溪心法附余》。

5. 夹纸膏：

［组成］黄丹（炒）、轻粉、儿茶、没药、雄黄、血竭、五倍子（炒）、银朱、枯矾各等分。

［制法］上为末。量疮大小，煎油纸两张，夹药于内，纸周围用面糊粘住，纸上用针刺孔。

［用法］先将疮口用葱、椒煎汤洗净拭干，然后贴上，以帛缚之。三日一洗，再换新药贴之。

［功效］祛腐生肌。

［主治］臁疮溃腐。

［方剂来源］清·吴谦《医宗金鉴》。

6. 夹纸膏：

［组成］紫草、当归、细生地、黄柏、白芷、苍术各 30g，松香、白蜡、黄蜡、飞丹、密陀僧、血竭各 60g，轻粉 9g，樟脑 30g，铜绿 15g，炉甘石 30g，明矾 15g。

［制法］上药用麻油 500g，入前七味煎枯去滓，入二蜡熔化，再将后药研为极细末和匀，摊纸上，以针刺孔。

［用法］贴患处。如干，加公猪油。

［功效］清热燥湿，祛腐生肌。

［主治］年久、新起臁疮。

［方剂来源］清·张景颜《外科集腋》。

7. 夹纸膏：

［组成］冰片 0.6g，麝香 0.3g，铜绿 1.5g，水银 0.6g。

［制法］上药共研至不见水银为度，用黄占 15g，雄猪板油 30g，共熬匀，入药捣和成膏，摊于纸上，多刺针孔。

［用法］贴患处。

［功效］祛腐生肌。

［主治］臁疮。

［方剂来源］清·凌奂《外科方外奇方》。

8. 隔纸膏：

［组成］蕲艾末、飞丹、韶粉。

［制法］上以生桐油调匀，摊纸上。

［用法］先以葱、椒米泔水洗过，将膏贴患处。

［功效］祛腐生肌。

［主治］臁疮。

［方剂来源］明·张时彻《摄生众妙方》。

9. 隔纸膏：

[组成] 黄芪末 15g，轻粉、乳香、没药各 3g，血竭 1.5g，银朱 3g，铜绿 0.6g。

[制法] 上为细末，真香油调成膏，摊油纸上，再用油单纸一层，以布针刺孔数个掩膏药上。

[用法] 贴患处，一日一换。

[功效] 益气托毒，祛腐生肌。

[主治] 臁疮。

[方剂来源] 明·徐春甫《古今医统大全》。

10. 隔纸膏：

[组成] 乳香、没药、无名异、血竭、轻粉、百草霜各 1.5g，万年灰、龙脑各少许。

[制法] 上为细末，和匀，用菜油调匀如膏。以油单纸，依患处大小做袋一个，入药于中，捏匀。

[用法] 缚患处。

[功效] 活血止痛，祛腐生肌。

[主治] 臁疮。

[方剂来源] 明·芮经《杏苑生春》。

11. 隔纸膏：

[组成] 净猪油（熬化）30g，黄占 1.5g，白占 15g，轻粉 6g，黄柏 6g（胆炙），珍珠 4.5g，官粉 9g，赤石脂 3g（煅）。

[制法] 上为细末，先将前三味熔化，再下细末，为隔纸膏。

[用法] 先以韭菜煎汤洗净患处，然后将膏贴之。

[功效] 清热化湿，祛腐生肌。

[主治] 臭烂臁疮。

[方剂来源] 明·高濂《遵生八笺》。

12. 二味隔纸膏：

[组成] 石膏（煅）、枯矾各等分。

[制法] 上为细末，用桐油调成膏，做隔纸膏。

[用法] 贴患处。

[功效] 燥湿生肌。

[主治] 臁疮，湿毒疮。

[方剂来源] 明·张介宾《景岳全书》。

13. 锡灰膏：

[组成] 锡灰（筛取细者）7.5g，轻粉 4.5g，葱白 1 根。

[制法] 上药同生犍猪油去皮、膜捣膏。

[用法] 上药搽疮上，外以纸封之，3 日痊愈。

[功效] 祛风止痒。

[主治] 臁疮，痒极不可忍。

[方剂来源] 清·顾世澄《疡医大全》。

14. 桃花隔纸膏：

[组成] 上好透明松香（水煮，随换水，煮数十次，以色白味不涩苦为度）。

［制法］上为细末，入上飞丹 4/10，再研匀。用猪板油去膜打碎，同药捣匀，摊油纸上。做隔纸膏，上针刺多孔。

［用法］先将苦茶洗患处净，拭干贴上，以绢帛紧包扎，一日一换。虽 20 年臁疮，不消十纸。

［功效］除湿解毒，生肌敛疮。

［主治］臁疮。

［方剂来源］明·王绍隆《医灯续焰》。

15. 蜡矾纸：

［组成］川椒 49 粒，麻油 60g。

［制法］上药入麻油，用慢火煎枯黑去渣，入槐枝 162cm，煎枯黑，去渣，入黄蜡 30g，枯矾 3g，轻粉 6g 熔化，却用绵纸贴十二叠，看疮大小，剪成方块，以纸捻钉住，浸入油药内浸透，勿使焦黄，取起。

［用法］用槐枝、葱、椒煎汤洗拭患处，取前纸齐沓贴上，外另用油纸绯绢紧缚，每周时取下近疮纸一重。候纸取尽，则疮痊愈。

［功效］解毒燥湿，祛腐生肌。

［主治］臁疮脓多者。

［方剂来源］明·李梴《医学入门》。

16. 白玉膏：

［组成］炉甘石 30g（火煅），白占 15g，象牙末 9g，轻粉 15g（将草纸转注火上烧）。

［制法］雄猪板油 21g，捶千余下，和同一处，将罐盛之。临用以油纸摊。

［用法］贴在患处。

［功效］生肌敛疮。

［主治］臁疮。

［方剂来源］明·陈文治《疡科选粹》。

17. 白玉膏：

［组成］乳香、没药各 15g，轻粉 12g，密陀僧 60g，象皮 15g，铅粉 6g，黄蜡 60g，白蜡 15g。

［制法］以上除蜡，俱为极细末；先用真桐油 500g，放锅内火上滚透，去沫清，先入密陀僧末，搅匀，取起，入二蜡熔尽，搅匀，待油稍温，方入细药，搅 300 余遍，以大绵纸摊上，阴干。

［用法］随疮大小圆长剪贴。初贴时，疮中毒水流出，膏药变黑，方换新者贴之。

［功效］祛腐生肌。

［主治］久远臁疮。

［方剂来源］清·蒋示吉《医宗说约》。

18. 白玉膏：

［组成］铅粉 30g，轻粉 9g，白蜡、黄蜡各 4.5g，潮脑 0.9g（冰脑更妙）。

［制法］猪脂调，摊于油纸上。

［用法］贴患处。

［功效］祛腐生肌。

［主治］臁疮及脚腿上一切疮。

［加减］加红粉霜，更易收口。

［方剂来源］明·方谷《医林绳墨大全》。

19. 白玉膏：

［组成］樟脑120g。

［制法］腊月腊日，用鲜猪肥肉板油不下水，不入盐，入锅内熬，去滓，用瓷器收贮，每油500g，入白蜡250g，化匀，又下樟脑120g，搅匀，瓷器收藏，勿令出气，用时摊纸上。

［用法］先用花椒、葱白、甘草煎烧猪蹄浓汤，洗去恶肉，将膏贴患处。

［主治］臁疮、湿毒不收敛，烫火伤。

［方剂来源］明·陈文治《疡科选粹》。

20. 白油膏：

［组成］真桐油90g，防风、白芷各4.5g。

［制法］放油内泡一夜，入铁器内，慢火熬枯，去药沥净滓，将油再熬，俟欲开时，用鸡蛋一个去壳，放油内炸至深黄色，去蛋不用，再将油用火慢熬，俟油色极明，能照见人须眉，入白蜡1.8g，黄蜡1.2g，熔化，赶紧用竹纸十余张，乘热浸入油内，一张放一张起，令透火气，须张张隔开，日前吹透，若放一处，虽数日火气难退，贴上毒气内逼，难以收功。

［用法］视疮大小裁纸贴之，顷刻脓粘满纸，弃去再换，一日数十余次。数日脓尽，肉满生肌，脓尽后不贴亦可生肌。脓多者黄蜡1.8g，白蜡1.5g，不得稍为增减。

［功效］祛风胜湿，生肌收口。

［主治］臁疮数十年不愈。

［方剂来源］清·万潜斋《寿世新编》。

21. 白花膏：

［组成］香油500g，青槐枝100cm，黄蜡、定粉各45g，净乳香、儿茶、没药、白花蛇各9g，潮脑30g，麝香3g。

［制法］青槐枝入油熬枯，去枝，至滴水不散，入黄蜡、定粉，离火，温时再下净乳香、儿茶、没药、白花蛇、潮脑、麝香，同油搅匀成膏。浸水内一宿，摊于纸上。

［用法］贴患处。

［功效］疏风止痒，祛腐生肌。

［主治］臁疮。

［方剂来源］清·王维德《外科全生集》。

22. 红玉膏：

［组成］麻油、柏油各75g，贯仲9g，象皮（切片）1.5g，血余一大团，朱砂1.5g，儿茶1.5g，轻粉、没药（去油）、川椒、樟脑各1.5g，乳香（去油）10g，血竭4.5g（朱砂以下共为末）。

［制法］上药前五味同煎至发枯，去发，再煎至滴水成珠，下炒飞黄丹15g，再下朱砂等药末，搅匀，离火候半冷，下黄蜡7.5g、杭粉45g，如法熬成膏。

［用法］摊纸上。贴患处，一日一换。

［功效］清热解毒，祛腐生肌。

［主治］湿烂臁疮，足上恶疮，诸般疮毒，臭气难闻。

［方剂来源］清·年希尧《集验良方》。

23.红玉膏:

［组成］黄丹（水飞）15g，轻粉、乳香（炙，去油）、没药（炙，去油）、白蜡各3g，黄蜡6g，猪板油（夏9g，春、秋12g，冬15g）。

［制法］先熬猪板油，去滓；次将二蜡熔化，离火即下诸药末，搅匀即成。

［用法］随疮口大小，用绵纸作隔纸膏，刺细孔贴上，以帕缚之，三日一换。

［功效］解毒祛腐，生肌敛疮。

［主治］湿毒臁疮。

［方剂来源］明·万表《万氏家抄济世良方》。

24.红润膏:

［组成］冰片2.1g，轻粉3g，乳香、没药各2.7g，雄黄0.6g，阿魏3g，龙骨1.5g（煅），孩儿茶（烘去油）3g，黄占45g，白占15g，香油150mL，烛油4.5g，珍珠1.5g（煅过，入水去火毒），水粉90g（飞过，瓦上微炒，焙干，不可使黄），血竭3g。

［制法］先将油、蜡二味煎至滴水不散，次下各药搅匀，略往火方下冰片。

［用法］搽患处。

［功效］解毒消肿，祛腐生肌。

［主治］臁疮。

［方剂来源］明·万表《万氏家抄济世良方》。

25.黄白膏:

［组成］黄蜡21g，铜绿0.3g，轻粉、白石膏1.8g。

［制法］上药用麻油7.5g，与蜡熬化，入铜绿等三味，油纸摊膏。

［用法］先一日以豆腐作片子，甘草水煮，候温，封疮口，以布系定，次早将豆腐换膏。

［功效］祛腐排脓，生肌敛疮。

［主治］臁疮。

［方剂来源］明·陈文治《疡科选粹》。

26.黄丹膏:

［组成］黄丹（淘洗7次，净取）75g，黄连15g，川芎15g，海螵蛸9g，轻粉、潮脑、水龙骨各少许。

［制法］上为极细末，以生桐油调为膏，夹纸做成，着肉面针刺数十孔。

［用法］每一日用二贴，第二第三日用一贴，第四第五日用一贴，第六第七日以后三日换一贴。尚存如钱大一处，不能收口，以松香120g，葱头一把，共捣烂，置于碗中，以滚白水冲下，良久去水，取药，捻成饼，贴疮上；尚有针细一孔，流水不完，取葱头、蒜头内第二层白皮贴，三四日即好。

［功效］祛腐生肌，收湿敛疮。

［主治］臁疮。

［方剂来源］明·陈文治《疡科选粹》。

27.黄蜡膏:

［组成］香油30g，胎发2g，白胶香、黄蜡各30g，生龙骨、赤石脂、血竭末各30g。

［制法］先用香油将胎发熬化，入白胶香、黄蜡熔化，再入龙骨、赤石脂、血竭搅匀，

候冷瓷器收贮。

[用法] 临用时捏作薄片，贴疮上，外以箬叶、绵帛缚之，3日后翻过盖之。

[功效] 收口生肌。

[主治] 臁疮。

[方剂来源] 明·李梴《医学入门》。

28. 二蜡膏：

[组成] 黄蜡、白蜡各270g，百草霜15g，铜绿60g。

[制法] 用香油360g，慢火熬油墨，滴水成珠为度。先下二蜡熔尽，次下铜绿、百草霜，不住手搅匀，离火再搅，候凝方止，作隔纸膏。

[用法] 二面轮贴。3日内服黄芪丸。

[功效] 祛腐生肌。

[主治] 臁疮。

[方剂来源] 明·陈文治《疡科选粹》。

29. 三香膏：

[组成] 乳香、松香、轻粉各等分。

[制法] 上为细末，香油调糊。用夹纸，一面以针密刺细孔，将药夹纸内。

[用法] 先以葱汤洗净，将有孔一面对疮贴之，3日一换。

[功效] 活血燥湿，祛腐生肌。

[主治] 臁疮初起，多疼少痒，紫黑者。

[禁忌] 忌房事，及忌食煎炒等物。

[方剂来源] 明·陈实功《外科正宗》。

30. 万金膏：

[组成] 黄连、粉霜各9g，轻粉、铅粉各6g，樟脑、银珠各1.5g，冰片0.9g。

[制法] 上为细末，将猪脂熔化，入药末在内，候冷，加入冰片，和匀，摊布或纸上。

[用法] 贴患处。

[功效] 清热化湿，祛腐生肌。

[主治] 臁疮久不收口。

[方剂来源] 明·孙文胤《丹台玉案》。

31. 三益膏：

[组成] 银朱、蓖麻子肉。

[制法] 上药杵如泥，作夹纸膏贴。

[用法] 去黑肉令尽，随煮猪头肉汤洗之；次用青布17cm，入生猪板油30g，白蜡末9g，卷条燃着，接其油搽之。

[功效] 祛腐生新。

[主治] 臁疮。

[方剂来源] 清·祁坤《外科大成》。

32. 去烂丹：

[组成] 龙骨24g，炉甘石、乳香、没药各12g，煨石膏、滑石各15g，白矾、铜青各9g，白占30g。

[制法] 上为末。

［用法］用猪油捣和，涂贴患处，外用油纸盖贴，捆缚。

［功效］去腐生肌。

［主治］男妇烂腿，经年不愈。

［方剂来源］清·沈志裕《疡科遗编》。

33. 龙骨膏：

［组成］龙骨、乳香、没药、密陀僧各6g，海螵蛸4.5g，肥皂子（烧存性）5个。

［制法］上为末。用双重绵纸，以针撞乱孔，清油调药夹内。

［用法］缚贴疮上，隔日一翻，两面贴之。

［功效］调气活血，生肌敛疮。

［主治］臁疮。

［方剂来源］明·李梴《医学入门》。

34. 独圣膏：

［组成］炉甘石（煅）。

［制法］上研细末，以猪骨髓油调匀。

［用法］先以防风、荆芥、金银花、甘草汤洗净疮口，后敷上膏。

［功效］敛疮生肌。

［主治］臁疮。

［方剂来源］清·李文炳《仙拈集》。

35. 红粉霜：

［组成］水银、火硝（晒干）、明矾（煅枯为末）各30g。

［制法］上药共研匀。用小铁锅一口，烧去油净，将药安入中间，上盖圆瓷碗一个，覆密碗弦，上用纸捻一条，水微湿，圈围封固，纸捻上再用筛尽香炉灰周围盖密，约有半碗高，再以香匙按紧。锅下架炭火，先文后武，开三炷线香为度，取起冷定，掀开盖碗，将碗内药刮下即成。倘烧火时有些微烟气出，急将香匙按紧香灰，碗底须常以水刷之。

［用法］用少许，掺于应贴膏药上，略烘热贴之，次日即收口。

［功效］拔毒提脓，上敛生肌。

［主治］臁疮，一切疮疡不愈者。

［方剂来源］明·方谷《医林绳墨大全》。

36. 当归膏：

［组成］新发、当归各60g，生地30g，生甘草15g。

［制法］用麻油熬，黄丹收膏，入黄蜡、白蜡和匀，摊于纸上。

［用法］贴患处。

［功效］活血生肌，清热解毒。

［主治］臁疮，诸般烂疮。

［方剂来源］清·吴尚先《理瀹骈文》。

37. 赤玉膏：

［组成］血竭、黄丹、血余（煅灰）、寒水石（煅过）各30g，珍珠4.5g，黄蜡180g，猪脂30g。

［制法］上为极细末。先以黄蜡、猪脂熔化，再入前末搅匀，摊于纸上。

［用法］贴疮上。

［功效］清热解毒，生肌敛疮。

［主治］内外臁疮。

［方剂来源］明·孙文胤《丹台玉案》。

38．枯矾散：

［组成］黄柏、枯矾。

［制法］上为末，和匀。

［用法］干搽疮上。

［功效］清热燥湿，解毒敛疮。

［主治］臁疮。

［方剂来源］明·朱橚《普济方》。

39．吉祥油：

［组成］雄黄9g，明矾45g，花椒6g，松香30g，猪板油250g，江青布100cm。

［制法］上药与油，将布卷包，用火夹夹住，麻骨火烧，下以碗盛油。

［用法］搽之。

［功效］祛湿解毒。

［主治］湿毒臁疮，常流黄水，结痂而淫痒。

［方剂来源］清·马培之《青囊秘传》。

40．敛疮丹：

［组成］马屁勃30g，轻粉3g，三七根末9g。

［制法］上为细末。

［用法］先用葱、盐汤洗净患处，拭干，外敷药末。

［功效］生肌敛疮。

［主治］臁疮不敛。

［方剂来源］清·陈士铎《洞天奥旨》。

41．象皮膏：

［组成］象皮15g，赤石脂、龙骨（煅）各150g，黄占60g，铅粉15g，白蜡45g，乳香9g（去油），没药9g（去油）。

［制法］上为细末，先将腊月猪油（雄猪者）240g，熬油去滓，再熬老，入黄白蜡化完，冷定，再入末药搅匀。

［用法］临用时隔水炖化，贴患处。

［功效］生肌收口。

［主治］臁疮。

［方剂来源］清·年希尧《集验良方》。

42．绛硼膏：

［组成］香油250g，荆芥、防风、川椒各30g，槐枝60g，杏仁15g（浸7日），硼砂15g，乳香、没药、儿茶各6g，黄丹3g，血竭6g。

［制法］先将前六味药煎枯，去滓，入黄蜡30g，熔化离火，再入余药，搅匀收用。

［用法］敷患处。

［功效］散寒祛湿，生肌敛疮。

［主治］寒湿顽臁，延久不愈。

［方剂来源］清·祁坤《外科大成》。

43．樟脑膏：

［组成］樟脑 15~18g，猪油、葱白各适量。

［制法］共捣烂。

［用法］厚敷疮上，油纸裹好，扎紧，一日一换。

［功效］除湿敛疮。

［主治］臁疮。

［方剂来源］清·李文炳《经验广集》。

44．法制冬青叶：

［组成］冬青叶不拘多少（洗净）。

［制法］上药同黄米煮二三沸，取叶。

［用法］待冷贴患处，用帛束定，一日二次换贴。

［功效］解毒敛疮。

［主治］臁疮不愈。

［方剂来源］明·芮经《杏苑生春》。

45．蜜香散：

［组成］黄连、密陀僧、槟榔、木香各等分。

［制法］上为细末。

［用法］每用少许，掺疮口。如脓干，以津唾调敷。

［功效］解毒生肌。

［主治］臁上生疮，浸溃不止，疮口不敛，肌肉不生。

［方剂来源］宋·杨倓《杨氏家藏方》。

46．蜈蚣饯：

［组成］独活、白芷、甘草、蜈蚣各 3g。

［制法］用桐油 60g，将药煎滚。

［用法］将臁疮洗净，用白面水调作圈，围在疮之四边，毋令泄气走油，将脚放平，以茶匙挑油，乘热渐渐加满，待油温渐渐取去，腐肉风毒自然脱下。再用解毒紫金膏搽上，纸盖绢扎，三日一换。

［功效］解毒排脓，消肿止痛。

［主治］臁疮多年，黑腐臭烂作疼，诸药不效者。

［禁忌］愈后忌食发物、煎炒物一年。

［方剂来源］明·陈实功《外科正宗》。

47．粉麝散：

［组成］生乌龟 1 只，轻粉、麝香。

［制法］乌龟，去肉取壳，用酸醋 300g 炙，醋尽为度，仍煅令白烟尽，存性，用碗盖地上，出火毒，为末，入轻粉、麝香拌匀。

［用法］先以葱水洗患处，拭干，将药掺上。

［功效］辟秽祛腐，生肌敛疮。

［主治］外臁疮臭烂，数十年不愈者。

［方剂来源］元·危亦林《世医得效方》。

48. 黄白散：

[组成] 黄柏、轻粉。

[制法] 上为末，用猪胆汁调。

[用法] 涂患处；湿则干掺。

[功效] 清热燥湿，杀虫祛腐。

[主治] 臁疮湿毒及遍身热疮。

[方剂来源] 明·龚信《古今医鉴》。

49. 下疳散：

[组成] 蛤粉、腊茶、苦参、密陀僧、青黛各等分。

[制法] 上为末。

[用法] 用水洗净患处，腊猪油调敷。

[功效] 清热解毒，祛湿生肌。

[主治] 臁疮。

[方剂来源] 明·楼英《医学纲目》。

50. 独圣散：

[组成] 水龙骨（炒干）。

[制法] 上为末。

[用法] 麻油调敷。

[功效] 敛疮生肌。

[主治] 臁疮，妇人裙边疮。

[方剂来源] 清·凌奂《外科方外奇方》。

[注] 应用外治方剂，不宜过用腐蚀药。

【外治疗法】

1. 初期红肿热痛，溃破渗液较多者可选用明·方广夹纸膏，贴患处，清热燥湿，化瘀生肌（详见本章节）。

2. 瘀血阻滞明显者可用当归膏，明·芮经隔纸膏外敷患处，活血止痛，祛腐生肌（详见本章节）。

3. 患臁疮久不收口，疮口凹陷，疮面腐肉不脱，时流污水，疮边起缸口者，可用绛硼膏敷患处，散寒祛湿，生肌敛疮，或蜜香散掺疮口，解毒生肌（详见本章节）。

4. 凡臁疮患处红肿、痛、痒，可用清·王维德白花膏贴患处，祛风止痛，祛腐生肌（详见本章节）。

[注] 臁疮的治法很多，一般外治为主：①要注意调畅疮周（护场）的气血运行。②无论剂型如何，外敷药中要慎用或不用铅、汞之物，防止有副作用。③外治时，必要应配内治之法，缩短愈合时间。④外治方剂中应用枯矾时，用量应是配方中5∶1，多了枯肉。

【护理与预防】

1. 注意保护患肢，避免外伤。

2. 适当患肢抬高，有利于血液流畅，加速疮口愈合。

3. 用黄连解毒汤煎水外洗，适用各型臁疮。

第二十八节　褥疮

因久病长期卧床，而致身体某部位长期受压或不慎摩擦，皮肤破溃形成较难治愈的溃疡。本病好发于昏迷，半身不遂或下肢瘫痪等长期卧床的患者，多发于身体凸起的部位，如尾骶、足跟、坐骨结节等为其好发部位。中医称为"席疮"。

【中国古代中医论述】

1. 清·顾世澄《疡医大全》卷三十五·席疮："席疮乃久病着床之人。挨擦磨破而成，上而背脊，下而尾闾，当用马勃软衬，庶不致损而又损，昼夜呻吟也，病人但见席疮，死之徵也。""心法曰：席疮乃大病后，久而生眠疮也，乃皮肉先死不治。"

2. 清·邹岳《外科真诠》卷下："席疮，乃久病着床之人，挨擦磨破而成，上而背脊，下而尾闾。当用软衬，外以参归鹿茸膏贴之。"

［注］尾闾：指尾骨。

【病因病理】

多由久病之后，气血亏虚，气不运血，肌肤失养，加之长期卧床，受压部位，气滞血瘀，复因摩擦，破损染毒而发。

【临床症状】

久病卧床不起，脊背、骶部坐骨结节、踝部、足跟等骨突部位受压日久，局部皮肤潮红，或暗红，紫红，继而出现破溃糜烂，形成溃疡，四周皮肤肿势平塌散漫，疮面中心腐肉逐渐脱落，增大变深，可深达骨面，经久不愈（尾骶较多见），或溃烂后腐肉难脱，脓汁稀少，疼痛或不痛，或有孔穴腐肉与正常皮肉分离，流少量脓液，味恶臭，久难愈合。

【内服药疗法】

1. 气虚血瘀证：

［主证］常见本病初起，局部受压部位红肿紫暗，或黑褐，或破损，伴有神疲体倦、不思饮食等，舌质淡或淡紫，舌苔白或薄白，脉弦细。

［方剂］身痛逐瘀汤。

［组成］秦艽 3g，川芎 6g，桃仁、红花各 9g，甘草 6g，羌活 3g，没药 6g，当归 9g，五灵脂 6g（炒），香附 3g，牛膝 9g，地龙 5g。

［制法］水煎，去滓。

［用法］分 2 次温服。

［功效］行气活血，通络止痛。

［主治］风湿外客，血瘀络阻，肩、臂、腰、腿疼痛，或周身疼痛，经久不愈者。

［加减］若有湿热，加苍术、黄柏；若气虚，加黄芪 30~60g。

［方剂来源］清·王清任《医林改错》。

［方剂］托里散。

［组成］瓜蒌（大者，杵）1 个，当归（酒拌）、黄芪（盐水炒）、白芍药、甘草各 45g，熟地、天花粉、金银花、皂刺（炒）各 30g。

［制法］上为散，每次 150g，以无灰酒 750mL，入瓷器内，厚纸封口，再用油纸重封，置汤锅内，盖煮至药香。

［用法］分次温服，直至疮愈。

［功效］益气养血，解毒消肿。

［主治］气血两虚，热毒内蕴，致患疮疡，红肿焮痛，体弱神疲者。

［方剂来源］明·张介宾《景岳全书》。

［注］本方剂可用于血瘀破溃者，可加桃仁、红花、牛膝。

2. 蕴毒腐溃证：

［主证］褥疮皮肤溃烂未能及时治疗，发展成皮下坏死，形成腐肉。疮面脓汁较多或稠厚，味臭难化，重者溃烂可深及筋骨，疮周漫肿，可伴有发热或低热，口苦咽干，形神萎靡，纳差，便秘溲赤，舌质红，舌苔黄或黄腻，脉细数。

［方剂］人参固肌汤。

［组成］黄芪、人参、甘草、当归、白术、茯苓、酸枣仁、忍冬、连翘。

［制法］水煎，去滓。

［用法］温服。

［功效］益气固表，清热解毒。

［主治］……疮表虚，热毒未清，斑烂不能收靥。

［方剂来源］清·张璐《张氏医通》。

［方剂］救命丹：

［组成］穿山甲5g，甘草6g，乳香3g，天花粉6g，赤芍9g，皂角刺1.5g，贝母6g，没药1.5g，当归30g，陈皮3g，金银花30g，防风2.1g，白芷、白矾各3g，生地9g。

［制法］酒水各半数碗，煎300mL，去滓，取药液。

［用法］疮在下食前服1次，150mL，每日2次。

［功效］解毒化瘀，托腐排脓。

［主治］各种疮疡。

［方剂来源］清·陈士铎《洞天奥旨》。

［注］若大便秘结去白矾。患处在腿膝加牛膝6g，防己1.5g，黄柏3g，归尾9g，如肿硬，加连翘6g，土鳖仁1.5g，如虚弱不溃不起，加人参9g，甘草3g。

3. 气血两虚证：

［主证］疮面平塌呈一孔穴，甚者筋骨裸露，或脓腐不尽，疮周肉色淡，或干涸，肌肉经久不生，疮口日久难敛，伴有面色苍白，神疲乏力，食少纳差，舌质淡，舌苔薄白，脉沉细无力。

［方剂］加味四物汤。

［组成］当归身3g，熟地黄9g，白芍药、川芎各2.25g，五味子9枚，麦门冬3g，人参1.5g，黄柏3g，黄连1.5g，知母0.9g，杜仲2.25g，牛膝0.9g，苍术3g。

［制法］上细切，作一服。用水300mL，煎取150mL，去滓。

［用法］空心温服。

［功效］补气益血，清热化湿，敛疮生肌。

［主治］气血两虚，湿热侵入筋骨。

［加减］足不软者，去牛膝。

［方剂来源］明·虞抟《医学正传》。

4. 五参散：

［组成］人参、玄参、丹参、沙参、苦参各60g，白花蛇3g。

［制法］上为末。

［用法］每次 6g，空心、临卧以酒送服。

［功效］益气养阴，搜风祛湿。

［主治］肢体瘫痪引起；席疮，恶疮。

［方剂来源］明·李梴《医学入门》。

【外治方药】

1. 二黄散：

［组成］大黄（锉）、黄连（去须）、山栀子仁、连翘、白及、青黛。

［制法］上为散。

［用法］有脓干掺；无脓水调敷。

［功效］泻火解毒。

［主治］一切恶疮。

［方剂来源］宋·赵佶《圣济总录》。

［注］二黄散各等分，研细粉过 80 目筛，取药 180g 加入 55 度高粱白酒 1000mL，浸泡 3~5 天，用洁白布过滤取液装玻璃瓶备用，若脓水多，加入冰片、枯矾、杠柳少许，无脓者加入地锦草。外用时浸四层洁净医用纱布，外敷患处，1 日上药 1 次。

注：中国中医外科疮疡研究所用此方加味治疗各型褥疮 507 例，临床观察，治愈达 90% 以上，并获科技成果奖。

2. 长肌膏：

［组成］白烛油 120g，黄蜡、香油各 24g，大风子（去壳，切细）15g，黄连 9g，番木鳖肉（切细）6g，黄柏、枯矾、轻粉各 9g，密陀僧 1.5g（各研细）。

［制法］上将前七味煎滤，入后三味拌匀候凝，看疮口大小做薄饼，用簪穿十几个小孔。

［用法］贴疮上，每日换一次，先用盐茶汤洗疮，洗去再贴，以好为度。

［功效］清热燥湿，祛腐。

［主治］年久诸般烂疮，褥疮。

［方剂来源］明·王肯堂《证治准绳·疡医》。

3. 珍珠散：

［组成］炉甘石（制如绛雪膏法，净）250g，珍珠（煅，净）3g，琥珀（净末）2.1g，龙骨（煅，水飞，净）1.2g，赤石脂（煅，水飞，净）1.2g，钟乳石（甘草汤煮 24h，水飞净）1.8g，朱砂（水飞，净）1.5g，麒麟竭 0.6g，象皮（焙干为末）1.5g。

［制法］上为极细粉，每药 3g，入冰片 0.6g，研匀和调。

［用法］敷患处。

［功效］祛腐生肌。

［主治］褥疮，疮疡溃烂不肯长肉者。

［方剂来源］清·张璐《张氏医通》。

4. 生肌红玉丹：

［组成］黄丹（炒）、白龙骨（煅）各 6g，石膏（煅）9g。

［制法］上为末。

［用法］掺患处。

［功效］生肌收口。

［主治］疮口不收。

［方剂来源］清·吴世昌《奇方类编》。

5. 生肌桃花散：

［组成］轻粉、血竭、密陀僧、干胭脂各3g。

［制法］上为细末。

［用法］每用少许，撒膏药内，敷贴患处。

［功效］祛腐生肌，活血止痛。

［主治］疮疡溃后，久不收口。

［方剂来源］明·王肯堂《证治准绳·疡医》。

［注］方中轻粉祛腐生肌，密陀僧收敛生肌，血竭活血止痛，干胭脂活血解毒敛疮。诸药同用，可使血行流畅，腐祛新生，则疮口自敛。

6. 腐尽生肌散：

［组成］儿茶、乳香、没药、血竭各9g，旱三七各9g，冰片3g，麝香0.6g。

［制法］上为末。

［用法］撒于患处。

［功效］去腐生肌。

［主治］一切痈疽等诸毒，破烂不敛者。

［加减］有水，加龙骨（煅）3g；欲速收口，加珍珠30g，蟹黄（用蟹蒸熟取黄，晒干听用）6g，或用猪脂油（去渣）250g，加黄蜡30g，熔化倾碗内，稍温，加前七味调成膏，摊贴之。

［方剂来源］清·吴谦《医宗金鉴》。

7. 槟连散：

［组成］槟榔、黄连各15g，穿山甲（大者，烧存性）10片。

［制法］上为末。

［用法］先用茶汤以翎毛洗过疮，仍以茶清调药敷疮上；如热甚，则以鸡子清调敷；脓已溃，则用长肌药。

［功效］清热解毒，消肿散结。

［主治］……疮肿未溃或已溃者。

［方剂来源］宋·陈言《三因极一病证方论》。

【外治疗法】

1. 初起：局部潮红，表皮未溃时可用槟连散敷疮，清热解毒，消肿散结，或用二黄散水调外敷患处，泻火解毒消肿（详见本章节）。

2. 溃腐：溃疡已成并局部渗出者，可用腐尽生肌散（膏）摊贴患处，去腐生肌，若久不收口，用生肌桃花散，调药膏敷患处，祛腐生肌，活血止痛，或用生肌红玉丹（调槐花蜜为膏），外敷患处生肌收口（详见本章节）。

【护理与预防】

1. 褥疮为久病及瘫痪卧床不能自行翻身者而引起，预防是协助变换体位，每1~2h翻身一次，保持局部皮肤干燥，卧具应清洁，平整，干燥。

2. 患者消瘦，骨突明显者，可于臀部、肢体及其他骨骼隆突易受压迫的部位加用气圈或棉垫，减缓受压。

3. 若褥疮已形成溃疡，则应及时治疗，尽量应用中药清热解毒，祛腐生肌之辈制成液状浸医用纱布外敷，应用散剂及龙胆紫涂撒，虽有促进伤口干燥愈合，但干燥后下层腐烂化脓继续，并影响透气，不能煨脓长肉应慎用。

4. 褥疮溃腐用李东垣三黄丸：大黄、黄连、黄芩煎药取液外敷上撒少许枯矾、冰片，效果满意。

第七章 甲状腺疾病

第一节 单纯性甲状腺肿

单纯性甲状腺肿又名地方性甲状腺肿，是指甲状腺肿而无甲状腺功能亢进的病象，包括弥漫性甲状腺肿（甲状腺均匀增大，摸不到结节），其发生于颈前部，呈弥漫性肿大，边缘不清，皮色如常，按之柔软而无痛，可随喜怒变化而消长。中医称"气瘿"，俗称"大脖子"。

【中国古代中医论述】

1. 隋·巢元方《诸病源候论》卷三十一·瘿瘤等诸候瘿候："养生方云：诸山水黑土中出泉流者，不可久居，常食令人作瘿病，动气增患。"

2. 隋·巢元方《诸病源候论》卷三十一·气瘿候："气瘿之状，颈下皮宽，内结突起，腮腮然亦渐长大，气结所成也。"

3. 唐·孙思邈《备急千金要方》卷第二十四·瘿瘤第七："治……气瘿……五瘿丸方。"

4. 唐·孙思邈《备急千金要方》卷第三十·瘿瘤："天府、臑会、气舍，主瘤瘿气。"

5. 唐·王焘《外台秘要》第二十三卷·气瘿方一十首："《广济》疗气瘿气，胸膈满塞，咽喉项颈渐粗，昆布凡方。昆布二两，洗去咸汁，通草一两，羊靥二具。炙；海蛤一两，研；马尾海藻一两，洗去咸汁。上五味，蜜丸如弹子，细细含咽汁。忌生菜、热面、炙肉、蒜、笋。"

"深师苏子膏，疗气瘿方。腊月猪脂一升，苏子、桂心、大黄、当归、干姜、橘皮、蜀椒汗，各三分。上八味，切，以水六升，煮取二升，去滓，内猪脂，消尽服瘥。忌生葱。"

"《必效》主气瘿方。白头翁半两，昆布十分，洗，海藻七分，洗，通草七分，玄参、连翘各八分，桂心三分，白蔹六分。上八味，捣筛，蜜丸如梧子五丸，若冷用酒服。禁蒜、面、猪肉、鱼肉、生葱。"

"《古今录验》疗瘿有在咽喉初起，游气去来，阴阳气相抟，遂停住喉中前不去，肿起如斛罗，诸疗不瘥，小麦汤方。小麦三升，昆布二两，洗去咸，厚朴炙，一两，橘皮、附子炮，海藻洗，各二两，生姜五两，半夏洗，五两，白前三两，杏仁一百枚，去尖皮。上十味，切，以水一斗，煮取三升半。分五服，相去一炊顷。忌猪肉、饧、羊肉、冷水。"

6. 宋·赵佶《圣济总录》卷第一百二十五·气瘿："论曰：瘿之初结，胸膈满闷，气筑咽喉，噎塞不通，颈项渐粗，囊结不解，若此之类，皆瘿初结之证也。"

"治气瘿初作，白前汤方：白前，昆布洗去咸，炙干，厚朴去粗皮，生姜汁炙，陈橘皮汤浸去白，切，炒，附子炮裂，去皮脐，海藻洗去咸，炙干，半夏汤洗七遍，杏人汤浸去皮尖、双人，炒，甘草炙，到，各一两，小麦醋浸一宿，暴干，三合。上十味到如麻豆，每服三钱匕，水一盏半，生姜一枣大拍碎，煎至八分，去滓，食后温服，日三。"

"治气瘿初作，海藻散方：海藻洗去咸，炙干，龙胆、海蛤研、木通到，昆布洗去咸，炙干，礜石煅，研，松萝各半两，小麦面一两，半夏汤洗七遍，半两。上九味捣罗为散，每服一钱匕，温酒调下，日三，不拘时。"

"治气瘿初结，昆布散方：昆布洗去咸，炙干，海藻洗去咸，炙干，各三两，松萝一两，海蛤、木通剉、白蔹、桂皮粗皮，各二两，上七味捣罗为散，每服二钱匕，温酒调下，日三，不拘时。"

7. 宋·陈言《三因极一病证方论》卷之十五·瘿瘤证治："随忧愁消长者，名气瘿。"

8. 明·朱橚《普济方》卷二百九十四·瘿瘤门·气瘿："夫瘿之初结者，由人忧虑，志气常逆，蕴蓄之所成也。又饮沙石流水，毒气不散之所致也，皆是肺脾壅滞，胸膈痞涩，不得宣通，邪气搏颈，故令渐渐结聚成瘿。宜早疗之，便当消散也。"

9. 明·王肯堂《证治准绳·疡医》卷之五·瘿瘤："随忧愁消长者，名曰气瘿。五瘿皆不可妄决破，则脓血崩溃，多致夭枉。"

"若劳伤肺气，腠理不密，外邪所搏而壅肿者，其自皮肤肿起，按之浮软，名曰气瘤。"

"藻药散：治气瘿。海藻酒洗，一两，黄药子二两，万州者。佳。上为末，置掌中，以后时时舐，以津咽下。先须断厚味，戒酒色。按：《本草》黄药子，主诸恶肿，疮瘘。《斗门方》以浸酒，疗项下瘿气。《医学纲目》及丹溪，误作黄柏，盖蘗、药字相近，又误檗为连，则其失愈远矣。"

"二海丸：治气瘿。海藻、昆布各酒洗，晒干。上等分为末，炼蜜丸杏核大。稍稍咽汁，又用海藻洗净，切碎，油醋熟，作常菜食之。"

"消瘿散：治瘿气。海藻酒洗，海带酒洗，昆布酒洗，海马酒炙，海红蛤，石燕煅，海螵蛸各一两。上为末。清茶下，兼服含化丸，兼灸，相济以收全功。"

"含化丸：治瘿气。海藻、海蛤煅、海带、昆布、瓦楞子煅、文蛤即花蛤，背有斑，诃子去核，五灵脂各一两，猪靥十四具，焙干，另研。上为末，炼蜜丸。临卧含化，时时咽下。兼灸法，以助丸功。"

"通气丸：治瘿气。海藻、海带、昆布、夏枯草、木通各一两，诃子、薄荷各五钱，杏仁少许。上为末，炼蜜丸如芡实大。每用一丸，嚼化。兼灸，以泄瘿气方效。"

10. 清·许克昌、毕法《外科证治全书》卷四·瘿瘤："大者为瘿……瘿多生于肩项两颐……要皆七情六欲，脏腑受伤，经膜乖变，气凝阻逆所致……瘿证内用开结散，内府神效方。"

"内府神效方：海藻（洗），昆布（洗），海带，海粉（飞），海螵蛸、海螺（顶上摇者用长螺，不摇者用海螺），上各等分，研细末，蜜丸龙眼大。每卧时嚼化一丸如神。"

11. 清·吴谦《医宗金鉴》外科心法要诀·卷七十二，发无定处·瘿瘤："肺主气、劳伤元气，腠理不密，外寒搏之，致生气瘿。"

12. 清·徐慕铨《外科选要》卷四·瘿瘤："瘿则喜怒所生。"

【病因病理】

1. 水土因素：隋·巢元方《诸病源候论》卷三十一·瘿候："诸山水黑土中出泉流者，不可久居，常食令人作瘿病，动气增患。"

［注］凡是山水黑土中流出泉水的地方，不能久居住，常喝这种水，会使人发生瘿病，并使人动气，加重病势。由此可见常饮食当地之水有关若因情志不畅会加重病情。当代研究确认因为这种山区之水缺碘而致。

2. 神志不畅，肝气郁结：隋·巢元方《诸病源候论》卷三十一·瘿候："瘿者，由忧恚气结所生。"因肝经循喉，脾经挟咽。情志不畅，忧郁恚怒则肝郁气滞，气滞则脾失健运而不能运化水湿，以致痰湿内停。痰气互凝，循经上行，结于喉结之处，而致本病。"

宋·赵佶《圣济总录》卷第一百二十五·瘿瘤门·诸瘿统论："此疾，妇人多有之，缘忧恚有甚于男子也。"女性者患此病多于男性，因其情绪易于波动而致。

3. 肾气亏虚：清·吴谦《医宗金鉴》外科心法要诀·卷七十二，发无定处瘿瘤："劳伤元气，腠理不密，外寒搏之，致生气瘿。"劳伤元气，正气不足外邪乘虚侵入，或因妇人经期、胎前产后、绝经期（也属正气不足），亦能形成气瘿。

现代医学认为，引起甲状腺单纯性肿大是由于缺碘造成甲状腺素原料（碘）的缺乏。饮水和食物中碘含量不足，垂体前叶促甲状腺素分泌增强，促使甲状腺肿大，大多数为结节性肿大，多见于山区、高原等地。或因身体对甲状腺素的需要量激增，如青春期、妊娠、哺前期和绝经期的女性。缺碘是引起甲状腺肿的重要原因，但并非唯一因素，高碘亦可引起甲状腺肿，生长发育期、怀孕、哺乳、感染、创伤、寒冷、精神刺激时，机体甲状腺激素需要量增多，而机体内相对碘不足，亦可诱发甲状腺肿。

此病女性居多，尤其是散发性甲状腺肿，呈弥漫性，质地软，晚期可出现结节。或甲状腺素生物合成中的某一环节发生障碍，在非流行地区的甲状腺肿多属此类。而地方性甲状腺肿，大小不一，可分Ⅰ～Ⅴ度，早期除甲状腺肿大外，一般无其他症状，晚期囊肿内出血，而腺体急骤肿大，成人在多结节腺肿基础上可发生甲亢，在严重流行区，小儿可伴呆小病。缺碘地区，甲状腺结节肿大常伴甲减。

单纯性甲状腺肿的病理变化为滤泡的高度扩张，充满大量的液体，而滤泡壁细胞变为扁平，表现为甲状腺功能衰竭的现象。弥漫性肿大者，扩张的滤泡平均地散见于腺体的各部，结节性肿大者，扩张的滤泡集成一个或数个大小不等的结节，结节周围有不甚完整的纤维包膜，由于血循环不良，其结节内常发生退行变性，引起囊肿的形成，可并发囊内出血，局部纤维化、钙化等。

又如致甲状腺肿的物质，如萝卜中的硫脲类物质、黄豆含抑制甲状腺激素合成的物质，以及磺胺类、秋水仙碱、保泰松、对氨基水杨酸、硫脲嘧啶等药物，还有微量元素钙、镁、锌等都与甲状腺肿有关系。另外，遗传性酶缺乏可影响甲状腺激素的合成，亦可引起甲状腺肿。

单纯性甲状腺肿是由于缺碘所致甲状腺肿物质或相关酶缺陷等原因所引起的代偿性甲状腺肿大，然而患者促甲状腺激素（TSH）大多正常。

【临床症状】

本病多见于偏远山区或碘缺乏区域，可发生于任何年龄，好发于青春期，女性多于男性，以20～30岁成人最多。检查可见颈部一侧或两侧有不同程度弥漫性肿大，皮色如常，逐渐增大，边缘不清，无疼痛感，质地柔软，随吞咽动作上下移动。有者，肿大呈下垂，则局部感觉沉重，有时能随喜怒而消长。如果甲状腺肿过大向四周发展，可压迫邻近器官而产生症状，如压迫气管，可出现气管偏移、弯曲和气道狭窄等而影响呼吸，剧烈运动时感到呼吸困难；如压迫食管可引起吞咽困难；如压迫喉返神经会出现嘶哑；胸廓上口或胸骨后的巨大甲状腺，可压迫颈部大静脉，影响血液回流，使头面部青紫色、水肿。现代医学用彩超、CT、甲状腺功能等检查，可明确诊断单纯性甲状腺肿。

【鉴别诊断】

本病应当与下列疾病相鉴别。

1. 甲状腺肿瘤：甲状腺不肿大，甲状腺部位有单个或多个光滑结节，呈球状，表面光滑，边界清楚。

2. 亚急性甲状腺炎：甲状腺常有不对称肿大，表面光滑、质硬、疼痛。甲状腺摄[131]I

量明显降低。

3. 慢性淋巴细胞性甲状腺炎：临床与单纯性甲状腺肿无明显异样，依靠物理检查诊断有一定困难。临床甲状腺弥漫性肿大，质地较硬，甲状腺自身抗体滴度较高。

【内服药疗法】

1. 肝郁气滞证：

[主证] 颈前弥漫性肿大，边缘不清，皮也如常。质地柔软，按之不痛，肿块随吞咽上下移动，可有素日情志不畅，郁闷不舒，或女子月经不调，有时肿块随喜怒而消长，舌质淡红，舌苔薄白或薄黄，脉弦或弦细。

[方剂] 四海舒郁丸。

[组成] 青木香15g，陈皮、海蛤粉各9g，海带、海藻、昆布、海螵蛸各60g（俱用滚水泡去盐）。

[制法] 上为细末，炼蜜为丸，如梧桐子大。

[用法] 每次9g，1日3次，用酒或水送服。另用数丸化开，敷气颈上。愈后用黄药子120g，生酒1.5L，煮3h，窖7日去火毒，早、晚服适量。

[功效] 行气解郁，化痰散结。

[主治] 因七情抑郁不畅，肝脾气郁不舒，致成气颈，结喉之间，气结如胞，随喜怒消长，甚则饮食嗌碍。

[方剂来源] 清·吴谦《疡医大全》。

[方剂] 海带丸。

[组成] 海带、贝母、青皮、陈皮各等分。

[制法] 上为末，炼蜜为丸，如弹子大。

[用法] 每次噙化1丸。

[功效] 化痰行气，散结消瘿。

[主治] 瘿气久不消。

[方剂来源] 元·罗天益《卫生宝鉴》。

2. 脾虚痰凝证：

[主证] 颈前弥漫性肿大或结节性肿大，按之肿硬，纳少，食后腹胀，体消瘦无力，四肢倦怠，大便溏，小便清，舌淡，苔白，脉滑。

[方剂] 消痰汤。

[组成] 白茯苓15g，海藻、半夏、贝母、白芥子、天南星、人参、桔梗各9g，昆布、生甘草各3g，附子0.2g。

[制法] 水煎，去滓。

[用法] 温服。

[功效] 益气健脾，化痰消瘿。

[主治] 瘿瘤。

[方剂来源] 清·顾世澄《疡医大全》。

3. 正虚邪盛证：

[主证] 颈部弥漫性肿大加重，颈部明显增粗，柔软无痛，伴神疲乏力，动则短气，呼吸不利，喉部紧缩感，声音嘶哑，伴有胸闷胁胀或痛等，舌红，苔白，脉沉弦。

[方剂] 活血散瘿汤。

［组成］白芍、当归、陈皮、川芎、半夏、熟地、人参、茯苓、牡丹皮各 3g，红花、昆布、木香、甘草节各 1.5g，青皮、肉桂各 1g。

［制法］用水 400mL，煎取 320mL，去滓。

［用法］服后饮酒适量。

［功效］益气补血，化痰消瘿。

［主治］瘿瘤已成，日久渐大，无痛无痒。

［方剂来源］明·陈实功《外科正宗》。

［方剂］诃黎勒丸。

［组成］诃黎勒（煨，去核）、槟榔（锉）、海藻（洗去咸，焙）各 30g，枳壳（去瓤，麸炒）、白茯苓（去黑皮）、干姜（炮）、龙胆、肉桂各 22.5g，昆布（洗去咸，焙）30g。

［制法］上为末，炼蜜为丸，如酸枣大。

［用法］每次 1 丸，含化，不拘时候。

［功效］行气化痰，散结消瘿。

［主治］瘿气噎塞。

［方剂来源］宋·赵佶《圣济总录》。

【外治方药】

1. 消瘤二反膏：

［组成］甘草、大戟、芫花、甘遂。

［制法］用甘草煎浓膏；大戟、芫花、甘遂为末，以醋调。

［用法］先用笔蘸甘草膏涂瘤四围，又另用笔蘸大戟、芫花、甘遂药涂其中，不得近甘草处。次日则缩小些，又以甘草膏涂四围，自然渐渐缩小而消矣。

［主治］瘿瘤，瘰疬，结核。

［方剂来源］清·祁坤《外科大成》。

2. 绿云膏：

［组成］蓖麻子（去壳）60g，松香 120g，海藻（炙研）15g，昆布（炙研），南星（研），半夏（研），杏仁各 15g，糠青（研）30g。

［制法］上捣成膏。

［用法］敷患处。

［功效］化痰散结。

［方剂来源］明·傅山《青囊秘传》。

3. 冲和膏：

［组成］赤芍 1.8kg，白芷、防风各 30g，独活 90g，龙脑 9g，石菖蒲 45g。

［制法］上药各取净末，以瓷瓶收贮，不可泄气。临用时姜汁，卤醋调。

［用法］敷患处，一日一换。

［功效］祛风清热，解毒散结。

［主治］外症初起，坚肿色淡。

［方剂来源］清·爱虚老人《古方汇精》。

【外治疗法】

1. 颈前弥漫性肿大，柔软无痛用冲和膏、绿云膏外敷患处。

2. 颈前弥漫性肿大范围扩大，颈部增粗用消瘤二反膏外涂。

【针灸疗法】

取穴气瘿、合谷，于气瘿穴左右各 2 针，使针尖自腺体左右缘分别斜向肿块中心。

【手术疗法】

1. 有甲状腺恶变者。

2. 甲状腺伴甲亢者。

【护理与预防】

1. 对流行区域应用含碘食盐。

2. 青春期甲状腺肿加强食用含碘食物。

3. 保持心情舒畅，勿郁怒动气。

第二节　甲状腺腺瘤

甲状腺腺瘤是甲状腺良性肿瘤，临床上多以甲状腺单发结节的形式而出现，多发于 40 岁以下的中青年人，女多于男。中医称"肉瘿""痰核""瘿瘤"。

【中国古代中医论述】

1. 隋·巢元方《诸病源候论》卷三十一·瘿候："有三种瘿，有血瘿，可破之。有息肉瘿，可割之。有气瘿，可具针之。"

［注］息肉瘿即肉瘿。

2. 宋·陈言《三因极一病证方论》卷之十五·瘿瘤证治："夫血气凝滞，结瘿瘤者，虽与痈疽不同，所因一也。瘿多着于肩项，瘤则随气凝结。此等皆年数深远，浸大浸长。坚硬不可移者，名曰石瘿，皮色不变，即名肉瘿。"

3. 宋·严用和《严氏济生方》卷之六·瘿瘤论治："论曰：夫瘿瘤者，多由喜怒不节，忧思过度，而成斯疾焉。大抵人之气血，循环一身常，常欲无滞留之患。调摄失宜，气凝血滞为瘿为瘤。瘿者，多结于颈项之间……五瘿者，石瘿、肉瘿、筋瘿、血瘿、气瘿是也……五瘿不可决破，破则脓血崩溃，多则夭枉……破积散，治石瘿、气瘿、血瘿、肉瘿等证。海藻、龙胆草、海蛤、通草、昆布（洗），矾石（枯），松萝各三分，麦曲四分，半夏二分（汤泡七次），贝母（去心）二分。上为细末，酒服方寸匕，日三。忌甘草、鲫鱼、猪肉、五辛、菜诸杂等物。"

4. 元·朱震亨《丹溪心法》卷之四·瘿气："瘿气先须断厚味。"

5. 明·陈实功《外科正宗》卷二·瘿瘤论第二十三："夫人生瘿瘤之症，非阴阳正气结肿，乃五脏瘀血，浊气、痰滞而成……皮色不变曰肉瘿。"

6. 明·陈实功《外科正宗》卷二："海藻玉壶汤，治瘿瘤初起，或肿或硬，或赤不赤，但未破者服。海藻、贝母、陈皮、昆布、青皮、川芎、当归、半夏、连翘、甘草节、独活各一钱，海带五分。水二盅，煎八分，量病上下，食前后服之，凡服此门药饵，先断厚味大荤，次宜绝欲虚心者为妙。"

7. 明·王肯堂《证治准绳·疡医》卷之五·瘿瘤："皮色不变动得，名曰肉瘿……海藻酒方，治颈下，卒结核渐大，欲成瘿瘤。上用海藻，洗去咸一斤，酒二升，渍一宿，取一二合饮之。酒尽，将海藻暴干，捣末。酒调一钱匕，日三，即瘥。如浸，用绢袋盛了浸，春夏二日，秋冬三日。"

8. 清·沈金鳌《杂病源流犀烛》卷二十六·颈项病源流："瘿瘤者，气血凝滞，年数深远，渐长渐大之证……瘿多着颈项及肩。惟有所劳欲，邪乘经气之虚而住留……皮色不变曰肉瘿，宜人参化瘿丹。"

"人参化瘿丹：海带、海藻、海蛤、昆布（四味俱焙）、泽泻（炒）、连翘各一两，猪靥、羊靥各十枚（切片，焙），人参八钱。蜜丸，含化。一说猪羊靥，即猪羊外肾，乃囊中之卵，存参。"

9. 清·吴谦《医宗金鉴》外科心法要诀·卷七十二瘿瘤："脾主肌肉，郁结伤脾，肌肉浅薄，土气不行，逆于肉里，致生肉瘿。"

10. 清·吴谦《医宗金鉴》外科心法要诀·卷七二瘿瘤："海藻玉壶汤：海藻洗，陈皮、贝母去心，连翘去心，昆布、半夏制，青皮、独活、川芎、当归、甘草节各一钱，海带洗五分。水二盅，煎八分，量病上下，食前后服之。"

［方歌］海藻玉壶汤石瘿，陈贝连翘昆半青，独活芎归甘海带，化硬消坚最有灵。

【病因病理】

此病多因忧思郁怒，肝失条达，脾失健运，痰温内蕴，循经络上行，留注凝结于颈部乃成肉瘿。现代医学将甲状腺腺瘤分为滤泡性腺瘤和乳头状腺瘤。

【临床症状】

颈前一侧或双侧有单个或多个圆形或椭圆形肿块，质地坚韧，表面光滑，边界清楚，无压痛，可随吞咽动作上下移动，肿块外观皮色不变，一般无症状，进展缓慢。

当乳头状囊性腺瘤因囊壁血管破裂，囊内出血，肿块可在短时间内迅速增大，变硬，且有胀痛等不适症状，若肿块巨大（囊内大出血时）可出现压迫气管、咽喉和血管相应症状。

现代医学检查：B超提示甲状腺瘤体大小及形态，甲状腺扫描可显示甲状腺及肿块轮廓，腺瘤显示温结节，囊腺瘤则显示冷结节，用细针穿刺细胞学检查等，可明确诊断。

【鉴别诊断】

本病应与甲状舌骨囊肿、甲状腺癌（石瘿）相鉴别。

1. 甲状舌骨囊肿：肿块位于颈部正中舌骨附近，呈单个圆形或椭圆形肿块，多在甲状软骨上方比甲状腺瘤位置稍高，有囊性感，一般不随吞咽动作而上下移动，但伸舌时肿块内缩。本病以青少年多见。

2. 甲状腺癌（石瘿）：本病早期为单发结节，表面不光滑，肿块按之坚硬如石，不能随吞咽动作上下移动；常伴有淋巴结肿大者，应先疑有甲状腺癌的可能；甲状腺扫描为冷结节，穿刺抽吸细胞学检查可诊断。

【内服药疗法】

1. 肝郁痰凝证：

［主证］颈前肿块，质地柔软，光滑无痛，随吞咽动作上下移动，皮色如常，可伴有胸闷不舒，性情急躁或呼吸不畅或吞咽不利，舌质淡，苔薄微腻，脉弦细或弦。

［方剂］海藻玉壶汤。

［组成］海藻、贝母、陈皮、昆布、青皮、川芎、当归、半夏、连翘、甘草节、独活各3g，海带1.5g。

［制法］用水400mL，煎至320mL，去滓。

［用法］病在上，食后服，病在下，食前服。

［功效］化痰软坚，散结消瘿。

［主治］瘿瘤初起，或肿或硬。

［方剂来源］明·陈实功《外科正宗》。

　　[注] 海藻玉壶汤：方中海藻、昆布、海带化痰软坚，为治瘿瘤主药；青皮、陈皮疏肝理气；当归、川芎、独活活血以通经脉，配合理气药可使气血和调，促进瘿病的肿块消散；贝母、连翘散结消肿；甘草调和诸药。该方共奏化痰软坚、散结消瘿功效。

　　[方剂] 昆布散。

　　[组成] 防风、荆芥、黄连（酒炒）、昆布、海藻、海粉、羌活、升麻、连翘、青皮、胆星、贝母、牛蒡子（炒）、夏枯草、沉香、附子、川芎、黄芩（酒炒）。

　　[制法] 加薄荷，水煎，去滓。

　　[用法] 温服。

　　[功效] 祛风火郁滞，散痰气壅结。

　　[主治] 瘿瘤。

　　[方剂来源] 明·王肯堂《证治准绳》。

　　2. 痰凝血瘀证：

　　[主证] 颈前肿块，质地坚韧，随吞咽动做上下移动，皮色不变，舌苔薄，舌质暗红，有瘀斑，脉细涩。

　　[方剂] 海藻丸。

　　[组成] 海藻（洗、晒）30g，海蛤（煅）、松萝各23g，当归、川芎、官桂、白芷、细辛、藿香、白蔹、明矾（煅）、昆布（洗、晒）各15g。

　　[制法] 上为细末，炼蜜为丸，如弹子大。

　　[用法] 每次1丸，含化咽下。

　　[功效] 化痰软坚，活血消瘿。

　　[主治] 瘿瘤。

　　[方剂来源] 宋·杨士瀛《仁斋直指方论》。

【外治方药】

阳和解凝膏。

　　[组成] 鲜大力子根叶梗1.5kg，活白凤仙梗120g（上二味，入香油5kg煎枯去渣，次日入下药），川附子、桂枝、大黄、当归、肉桂、官桂、草乌、川乌、地龙、僵蚕、赤芍药、白芷、白蔹、白及各60g，川芎120g，续断、防风、荆芥、五灵脂、木香、香橼、陈皮各30g。

　　[制法] 上药入油内煎枯，滤去渣，隔宿油冷，每油500g，加炒透黄丹210g搅和，文火慢熬，熬至滴水成珠，不粘指为度，即以湿粗纸罨火，以油锅移放冷灶上。用乳香、没药（末）各60g，苏合油120g，麝香30g，入膏搅和。

　　[用法] 半月后摊贴。疟疾贴背心。

　　[功效] 温经和阳，驱风散寒，调气活血，化痰通络。

　　[主治] 寒湿凝滞所致阴疽、流注、瘰疬、痰核……冻疮等阴性疮疡，已溃或未溃。

　　[方剂来源] 清·王维德《外科证治全生集》。

　　[注] 本方所治之证，为寒湿凝滞、气血不通所致，治当散寒湿，行气血，使阳和阴散，故名阳和解凝膏。

【外治疗法】

1. 初期用冲和膏、消瘤二反膏外敷患处（详见单纯性甲状腺肿章节）。

2. 后期甲状腺部位肿块突然增大，变硬，且有胀痛和压痛者用阳和解凝膏，外敷患处。

其方用荆芥、防风、桂枝、肉桂、附子、川乌、草乌、白芷等驱风散寒，温经和阳，俾阳气冲和，阴凝得散，则肿痛可消；木香、陈皮、香橼调气行滞，川芎、当归、赤芍、地龙、续断、大黄、五灵脂活血祛瘀，使气行血畅则肿消痛止；以苏合油、僵蚕、麝香祛痰通络，用乳香、没药、白及、白蔹行血散结，又以牛蒡子、凤仙、黄丹拔毒止痛。诸药合用，不仅使寒湿得散，痰去络通，气血调畅，邪去正安（详见本章节）。

【针灸疗法】

取穴定喘，隔日针刺 1 次。

【手术疗法】

应用中药治疗 3 个月左右，肿块无明显缩小，活动度变差，质地变硬，或肿块增长（多为囊内出血，一般能自行缓解），如果有恶变倾向者或伴有甲状腺功能亢进，均宜考虑手术治疗，一般主张患侧甲状腺大部切除（次全切除）术，防止日后再发、再次手术困难等。

【护理与预防】

1. 保持心情舒畅。

2. 经常食用海带、紫菜等海产品。

第三节　甲状腺癌

甲状腺癌为颈部恶性肿瘤，中医称"石瘿"。

【中国古代中医论述】

1. 唐·孙思邈《备急千金要方》卷第二十四·瘿瘤第七："治石瘿……等方。"

2. 唐·王焘《外台秘要》第二十三卷·瘿病："凡水瘿、气瘿可瘥，石瘿不可治。"

"疗石瘿……方。海藻洗，龙胆草、海蛤研，通草、昆布洗，礜石烧，菘萝各三分，小麦麹四分，熬，半夏洗，二分。上九味，作散，酒服方寸匕，日三。禁食鱼、猪肉、五辛、生菜、羊肉、饧。"

3. 宋·陈言《三因极一病证方论》卷之十五·瘿瘤证治："瘿多着于肩项……坚硬不可移者，名曰石瘿。"

4. 宋·赵佶《圣济总录》卷第一百二十五·瘿瘤门·五瘿："论曰：石瘿……石与泥则因山水饮食而得之。忧、劳、气则本于七情，情之所至，气则随之，或上而不下，或结而不散是也。"

5. 明·陈实功《外科正宗》卷二·瘿瘤论第二十三："坚硬不可移曰瘿。"

6. 明·陈实功《外科正宗》卷二·瘿瘤论·瘿瘤看法："初起肉色不变，寒热渐生，根脚散漫，时或阴痛者险。已成坚硬如石，举动牵强，咳嗽生痰，皮寒食少者逆。"

7. 清·沈金鳌《杂病源流犀烛》卷二十六·颈项病源流："坚硬不可移曰石瘿，宜破结散。破结散：神曲四钱，海藻、昆布、龙胆草、蛤粉、通草、贝母、枯矾、松萝茶各三钱，半夏二钱。蜜丸，葱白汤下三十丸，或酒下末二钱亦可，此即海藻散坚丸也。有人生瘿大如茄子，潮热形瘦，百治不效，得此方去松萝代真桑寄生一倍，服三五日……"

8. 清·吴谦《医宗金鉴》外科心法要诀·瘿瘤："肾主骨，恣欲伤肾，肾火郁遏，骨无荣养，致生石瘿……石瘿海藻玉壶汤主之。"

【病因病理】

此病多由正气不足，或水土不和，或情志内伤，肝脾气逆、气郁、湿痰，导致气结痰凝或瘀血凝滞而成，亦可因肉瘿日久转化而来，或"恣欲伤肾，肾火郁遏致生石瘿"。

现代医学认为，本病的发生与饮食缺碘或含碘过高、遗传等有关。

【临床症状】

有甲状腺肿大病史，或多年存在的单个肉瘿或近期无意发现颈前肿块，增大，质地坚硬如石，表面不光滑，吞咽时上下移动性减少或固定不动，颈部有淋巴结肿大，癌肿较大，或晚期可伴有疼痛，并波及耳后、枕部和肩部，伴有声音嘶哑、呼吸困难、吞咽困难，晚期可发生扁骨（如颅骨、椎骨、盆骨）和肺部疾病，而出现骨痛、胸痛、咳嗽、咳血、头痛、复视、瞳孔不等大等症状。

现代医学检查：甲状腺癌同位素扫描，多显示为凉结节或冷结节；可用彩超、CT 检查，以查囊肿性状及瘤体生长状况，必要时可行甲状腺穿刺活检。现代医学认为，本病已确诊应尽早手术。

【鉴别诊断】

本病应当与下列疾病相鉴别。

1. 甲状腺腺癌：颈部肿块，质地坚韧，表面光滑，界限清楚，能随吞咽动作上下移动，生长缓慢。

2. 慢性淋巴结甲状腺炎：颈部有弥散性肿大，质硬，表面较平，无结节，甚者虽也可压迫气管、食管，引起轻度呼吸困难或吞咽困难，但一般不压迫喉返神经或颈交感神经节，抗甲状腺抗体滴度较高。

甲状腺癌（石瘿）：颈部肿块突然增大，坚硬如石，高低不平，不能随吞咽动作而上下移动。

【内服药疗法】

1. 气郁痰凝证：

［主证］颈前肿块坚硬如石，无痛，生长较快，表面不光滑，肤色不变，可伴有性情急躁或郁闷不舒，口苦咽干，舌质淡，苔薄白，脉弦滑。

［方剂］海藻玉壶汤。

［组成］海藻、贝母、陈皮、昆布、青皮、川芎、当归、半夏、连翘、甘草节、独活各 3g，海带 1.5g。

［制法］用水 400mL，煎至 320mL，去滓。

［用法］病在上，食后服。

［功效］化痰软坚，散结消瘿。

［主治］瘿瘤初起，或肿或硬。

［方剂来源］明·陈实功《外科正宗》。

2. 痰毒凝聚证：

［主证］颈前肿块增长快，坚硬如石，表面凹凸不平，与周围组织粘连，活动度差或固定不动，时而有肿痛或疼痛，可伴局部皮肤青筋显露，声音嘶哑，颈两侧瘰疬显现，神疲乏力，舌质红，舌苔薄黄，脉弦数。

［方剂］消核汤。

［组成］金银花、天花粉、山药各 4.5g，蒲公英、夏枯草、海石粉、苍术、前胡各 3g。

［制法］用水 400mL，煎至 320mL，去滓。

［用法］食远服。

［功效］清热解毒，化痰消核。

［主治］痰核。

［方剂来源］清·祁坤《外科大成》。

［方剂］化瘿丹。

［组成］海带、海藻、海蛤、昆布（以上四味皆焙）、泽泻（炒）、连翘各等分，猪靥、羊靥各10枚。

［制法］上为细末，炼蜜为丸，如鸡头子大。

［用法］每次一二丸，临卧嚼化。

［功效］清热化痰，散结消瘿。

［主治］瘿瘤。

［方剂来源］金·张从正《儒门事亲》。

3. 气血两虚证。

［主证］颈前肿块渐增大，坚硬如石，推之不移，颈侧臀核肿大，形体消瘦，神疲乏力，纳呆食少，呼吸困难，吞咽障碍，或自汗盗汗，舌质淡，苔白，脉细弱或细数。

［方剂］活血散瘿汤。

［组成］白芍、当归、陈皮、川芎、半夏、熟地、人参、茯苓、牡丹皮各3g，红花、昆布、木香、甘草节各1.5g，青皮、肉桂各1g。

［制法］用水400mL，煎取320mL，去滓。

［用法］量病上下饮服。服后饮酒适量。

［功效］益气补血，化痰消瘿。

［主治］瘿瘤已成，日久渐大。

［方剂来源］明·陈实功《外科正宗》。

［方剂］消痰汤。

［组成］白茯苓15g，海藻、半夏、贝母、白芥子、天南星、人参、桔梗各9g，昆布、生甘草各3g，附子0.2g。

［制法］水煎，去滓。

［用法］温服。

［功效］化痰消瘿。

［主治］瘿瘤。

［方剂来源］清·顾世澄《疡医大全》。

【外治方药】

1. 焦瘤膏：

［组成］桑炭灰、枣木灰、黄荆灰、桐壳灰、荞麦灰（炒）各75g。

［制法］以沸汤淋汁1.25L，澄清，入斑蝥40个，穿山甲5片，乳香、冰片不拘多少，煎取500mL，以瓷器盛，临用入新石灰调成膏。

［用法］敷瘤上，干则以清水润之。

［功效］化瘀消瘤。

［主治］一切瘿瘤。

按：本方在原书中无方名，据《仙拈集》补。

［方剂来源］明·孙一奎《赤水玄珠》。

2. 消痞神膏：

［组成］密陀僧180g，阿魏15g，羌活、水红花子各30g，穿山甲9g，香油500g。

［制法］制成膏剂，膏成时下麝香3g，摊于布上。

［用法］贴患处。

［功效］消痞。

［主治］积年恶痞。

［方剂来源］清·云川道人《绛囊撮要》。

3. 紫金锭：

［组成］大黄30g，降香屑15g，山慈姑9g，红芽大戟（去芦根）、南星、生半夏各15g，雄黄9g，麝香0.9g，乳香（去油）、没药（去油）各9g。

［制法］上为极细末，以面糊打为锭子。

［用法］用鲜菊叶汁磨敷。

［功效］清热解毒，活血消肿。

［主治］一切风火肿毒。

［方剂来源］清·高秉钧《疡科心得集》。

4. 紫金锭：

［组成］蟾酥2.4g，牛黄1.5g，轻粉1.2g，雄黄3g，麝香0.9g，丁香3g，广木香2.4g，京墨3g，巴豆1.8g（去油），冰片0.9g，珍珠（煅）1.5g（豆腐煮，研），朱砂1.5g。

［制法］上为细末，以黄连30g，熬膏为锭。

［用法］水磨敷。

［功效］清热消肿。

［主治］一切肿毒。

［方剂来源］清·年希尧《集验良方》。

【外治疗法】

1. 肿块明显或疼痛可用焦瘤膏外敷（详见本章节）。

2. 肿块疼痛有灼热或颈侧臀核肿大可用消痞神膏、紫金锭外敷（详见本章节）。

【手术疗法】

1. 甲状腺癌（石瘿）一经诊断，手术疗法是首选治疗措施，宜尽早彻底切除原发癌和转移病灶，术后进行综合治疗效果更佳。

2. 肿瘤局限一侧腺叶，施行一侧腺叶和峡部切除。

3. 甲状腺癌双叶者，施行甲状腺全切，术中应保留后包膜，以防低血钙。

4. 滤泡状腺癌有转移者，应切除全部甲状腺，清扫淋巴结。

5. 未分化癌不主张手术，对已侵犯甲状腺以外组织的肿瘤或有远处转移者，则不宜手术，以放疗、化疗为主要治疗方法，中药内外兼治，可望取得疗效满意。

【护理与预防】

1. 甲状腺腺瘤者应定期复查防有恶变发生。

2. 减少或避免颈部放射治疗，可以预防本病发生。

3. 保持心情舒畅，增强体质，提高抗病能力。

第八章　良性肿瘤

第一节　纤维瘤

纤维瘤由纤维结缔组织构成，有软、硬两种。软者又称为皮赘，有蒂，大小不等，质柔软无弹性，好发部位于面、颈及胸背部；硬者，有包膜的由增生纤维组织构成的硬性结节，大小不定，小至米粒，大至鸡蛋或更大，圆形、质硬、光滑、边界清楚、无粘连、活动度大、无压痛，一般生长缓慢。本病中医称"气瘤"。

【中国古代中医论述】

1. 宋·赵佶《圣济总录》卷第一百二十五·瘤："论曰：瘤之为义，留滞而不去也。"

2. 宋·赵佶《圣济总录》卷第一百二十五·瘤："治气瘤，龙胆丸方：龙胆去芦头，炙，一两，昆布洗去咸，炙，海藻洗去咸，炙，各二两，马刀研，海蛤研，香草各半两，大黄炒，剉，一分。上七味捣罗为末，炼蜜丸如梧桐子大，绵裹一丸，朝暮含咽之。"

"治气瘤，白头翁丸方：白头翁、玄参、连翘微炒，海藻洗去咸，炙，各一两，桂去粗皮、白蔹、木通剉，各三分，昆布洗去咸，炙，一分。上八味捣罗为末，炼蜜丸如梧桐子大，每服十五丸，食后米饮下，日三，加至三十丸，酒服亦得。"

"治气瘤或瘿，连翘丸方：连翘微炒，二两，酸石榴皮焙，干姜炮，各三分，枳壳麸炒，去瓤，一两。上四味捣罗为末，更入百草霜一两，麝香少许，各细研，醋面糊为丸如小豆大，每日空心，用胡椒米饮汤下三十丸至五十丸。"

［注］《圣济总录》是北宋政和至宣和年间（1111—1125），医官奉宋徽宗赵佶之敕令编纂的一部大型医书。《圣济总录》最终编成，约在宣和年间（1119—1125）甫及刻成。南宋著名医学家陈言《三因极一病证方论》于淳熙元年（1174）撰成。比《圣济总录》成书晚了50年。气瘤首见有病名，有方剂治则应为《圣济总录》，并非《三因极一病证方论》。

3. 明·薛己《外科枢要》卷三·论赘瘤："若劳伤肺气，腠理不密，外邪所搏而壅肿者，其自皮肤肿起，按之浮软，名曰气瘤，用补中益气之类。"

4. 明·王肯堂《证治准绳·疡医》卷之五·瘿瘤："六瘤者，随气凝结皮肤之中，忽然肿起，状如梅李，皮肤而光，渐如杯卵……发肿日渐增大，而不大热时时牵痛者气瘤。""若劳伤肺气，腠理不密，外邪所搏而壅肿者，其自皮肤肿起，按之浮软，名曰气瘤。"

5. 明·陈实功《外科正宗》卷之二·瘿瘤论第二十三："肺主气，劳伤元气，腠理不密，外寒搏而为肿，曰气瘤……气瘤者，软而不坚，皮色如故，或消或长，无热无寒治当清肺气，调经脉，理劳伤，和荣卫，通气散坚丸是也。"

"通气散坚丸：陈皮、半夏、茯苓、甘草、石菖蒲、枳实炒、人参、胆南星、天花粉、桔梗、川芎、当归、贝母、香附、海藻、黄芩酒炒各等分。上为末，荷叶煎汤，跌丸安豆大，每服一钱，食远、灯心二十根，姜三片泡汤送下。"

［注］丸安"为丸安"，则作"丸寒"为丸寒，按寒豆为豌豆、蚕豆之异名。

6. 明·龚居中《外科活人定本》卷之三·瘿瘤："瘤者，阴也，色白而漫肿，亦无痒痛，人所不觉……肺主气，劳伤元气，腠理不密，外寒搏而为肿，曰气瘤……气瘤者软而不坚，皮色如故，或消或长，无寒无热，宜清肺气，调经脉，理劳伤，和荣卫，用通气散坚丸治之。"

7. 清·邹岳《外科真诠》卷下·瘿瘤，"瘤者随气留住，故有是名也。多外因六邪、营卫气血凝郁，内因七情，忧恚怒气，温痰瘀滞，山岚水气而成。皆不痛痒……瘤症属阴，白色而漫肿，皮嫩而光亮，头小而根大……气瘤亦色不变，软如绵，但其随喜怒而消长，治宜清肺和营。"

8. 清·陈士铎《洞天奥旨》卷十一·气瘤："瘤何名之曰气？盖有时小，有时大，乃随气之消长也。断宜内散，不宜外治。既随气消长，亦可随气治之。其症不痛不红，皮色与瘤处同也，其赘则软而不硬，气旺则小，气衰反大，气舒则宽，气郁则急。故治法必须补其正气，开其郁气，则气瘤自散矣。古人有用枳壳扣其外，以艾火在外灸之，似亦近理，然终非妙法也。不若纯用补气之味，而佐之开郁散滞之品，即不全消，亦必不添增其火也。

沉香化气丸……治气瘤。

沉香一两，木香二两，白芍四两，白术八两，人参二两，黄芪八两，枳壳一两，槟榔一两，茯苓四两，香附二两，附子五钱，天花粉四两，各为细末，蜜丸。每日服三钱。一料全消。"

9. 清·徐惠锉《外科选要》卷四·瘿瘤："《百效全书》曰：……疗如脂瘤、气瘤体气充实者，如海藻散坚丸[1]，东垣散肿溃坚汤[2]，多服亦可消散。如虚弱者，又宜斟酌，不可纯用化痰行气破坚之药。"

[注] [1] 海藻散坚丸：《证治准绳·疡医》方。由海藻、昆布、龙胆草、小麦组成。

[2] 散肿溃坚汤：《兰室秘藏》方。由黄连、黄芩、龙胆草、黄柏、知母、天花粉、连翘、葛根、莪术、当归、白芍、三棱、昆布、升麻、桔梗、甘草组成。

【病因病理】

根据古代医者论述气瘤发生多与肺气及外邪所搏而壅积皮表有关。肺主气，合皮毛，因劳倦过度，劳伤肺气，卫气失固，腠理不密，外受寒邪所搏，营卫不和，痰气结聚而发为此病；或因长期忧思不解，肺气郁滞，卫气不行，气结于腠理之间，积久成形而生气瘤。

现代医学认为，病因尚不明确，其组织学结构来源于纤维组织，主要是由成纤维细胞和幼稚或成熟的胶原纤维所组成。

【临床症状】

纤维瘤有软硬两种，软者，多发于躯干或头面部，瘤的数目，少的只有几个，多者几十个或更多，大小不等，小者如米粒，再大如豆，或如鸡卵，甚至更大如拳状而下垂，质地柔软，高出皮肤，表面光滑，压之扁，放手后能弹起，皮色不变。另有一种质硬，先发病时有色素斑，或青色，或褐色和赘瘤在同一部位，也可在不同部位同时发生，一般无任何症状，当瘤体侵犯压迫神经干时则有疼痛，当患者激动、急怒之时，周身肌肉紧张，故瘤体显得膨大，气缓之后瘤体显得缩小。当代神经纤维瘤与此相似。

【鉴别诊断】

本病应与纤维肉瘤、脂肪瘤相鉴别。

1. 纤维肉瘤：是常见的软组织肉瘤，好发于真皮深部，质较坚硬，呈单发性结节，如未向上侵犯表皮，表皮颜色可正常，瘤节可以移动，如果侵犯周围组织而固定不再移动，可形成溃疡，切除后易复发，是一种低度恶性肿瘤。

2. 脂肪瘤：位于皮下，形态圆，扁圆或分叶状，质软，有假性波动感，多发或单发，与周围组织无粘连。

【内服药疗法】

1. 气滞痰凝证：

[主证] 瘤体少，或多发，大多突出体表，大小不等，质地柔软，表面光滑，生长缓慢，用于压之凹陷，抬手能弹起，可伴有胸胁不舒，急躁易怒，或咽有异物感，四肢乏力，舌质淡红，舌苔薄白，脉弦。

[方剂] 通气散坚丸。

[组成] 陈皮、半夏、茯苓、甘草、石菖蒲、枳实（炒）、人参、胆南星、天花粉、桔梗、川芎、当归、贝母、香附、海藻、黄芩（酒炒）各等分。

[制法] 上为末，荷叶煎汤泛为丸，如豌豆大。

[用法] 每次3g，食远用灯心20根，生姜3片，泡汤送服。

[功效] 行气化痰，软坚散结。

[主治] 忧郁伤肺，致气浊不清，聚结为瘤，色白不赤，软而不坚，随喜怒消长者；劳伤元气，腠理不密，外寒搏之，致生气瘿、气瘤。

[方剂来源] 明·陈实功《外科正宗》。

2. 肺郁痰凝证：

[主证] 瘤体大小不一，突出于皮肤，压之变扁，随抬手而起，可伴有形体虚弱，气短倦怠，舌质淡，舌苔白，脉滑或细。

[方剂] 沉香化气丸。

[组成] 沉香30g，木香60g，白芍120g，白术240g，人参60g，黄芪240g，枳壳、槟榔各30g，茯苓120g，香附60g，附子15g，天花粉120g。

[制法] 上药各研细末，炼蜜为丸。

[用法] 1日15g，口服。

[功效] 健脾益气，化痰散结。

[主治] 气瘤。

[方剂来源] 清·陈士铎《洞天奥旨》。

【外治方药】

1. 治瘤方：

[组成] 水银、硼砂各3g，儿茶、血竭各9g，麝香、冰片各0.9g。

[制法] 各为细末。

[用法] 将药掺于瘤之根处。

[功效] 消瘤。

[主治] 瘤。

[方剂来源] 清·邹存淦《外治寿世方》。

2. 杜瘤方：

[组成] 白砒、硇砂、黄丹、轻粉、雄黄、乳香、没药、硼砂（各3g），斑蝥（二十个），田螺（大者，去壳，三枚，晒干切片）。

[制法] 上药研极细。

[用法] 糯米粥调安，捏作小棋子样，曝干先灸瘤顶三炷，以药饼贴之，上用黄柏末水调，盖敷药饼；候十日外，其瘤自然枯落，次用敛口药。

[功效] 消瘤。

［主治］治瘤初起成形未破者以及根蒂小而不散者。

［方剂来源］明·陈实功《外科正宗》。

［注］用枯瘤方后用下方，秘传敛瘤膏。

3. 秘传敛瘤膏：

［组成］血蝎、轻粉、龙骨、海螵蛸、象皮、乳香（各3g），鸡蛋（十五枚，煮熟用黄熬油一小钟）。

［制法］以上各等细末，共再研，和入鸡蛋油内搅匀（备用）。

［用法］每日早晚甘草汤洗净患上，鸡翎蘸涂，膏药盖贴。

［功效］生肌完口。

［主治］治瘰瘤枯药落后，用此搽贴，自然生肌完口。

［方剂来源］明·陈实功《外科正宗》。

4. 天南星膏：

［组成］生天南星1枚（洗，切，如无生者，用干者）。

［制法］上为末，滴醋研细如膏。

［用法］先将小针刺病处，令气透，将膏摊纸上，如瘤大小贴之，觉痒即易，1日3~5次。

［功效］消肿散结。

［主治］头面及皮肤生瘤，大者如拳，小者如粟，或软或硬，不疼不痒。

［禁忌］不可辄用针灸。

［方剂来源］宋·赵佶《圣济总录》。

【外治疗法】

1. 瘤体适于外敷药，应用天南星膏外敷，一般3~5天瘤体枯萎渐自行脱落（详见本章节）。

［注］用醋酸度不低于6度。生天南星有毒，外敷能散结，消肿止痛，并有抗肿瘤作用，孕妇慎用。

2. 瘤有蒂柄的，可用丝线做双套结扎治疗。

【手术疗法】

瘤体大者可行手术治疗，应彻底清理以免复发。

第二节　脂肪瘤

脂肪瘤是由分化良好的脂肪组织增生所形成的良性肿瘤，是体表良性肿瘤之一。中医称"肉瘤"。

【中国古代中医论述】

1.《灵枢·刺节真邪》："有所结，中于肉，宗气归之，邪留而不去，有热则化而为脓，无热则为肉疽。"

［注］肉疽："无脓而谓之肉疽，此亦似指肉瘤而言。"来源于丹波元珍《灵枢识》卷六。

2. 唐·孙思邈《备急千金要方》卷第二十四·瘿瘤第七："凡肉瘤勿治，治则杀人，慎之。《肘后方》云：不得针灸。陷肿散，治二三十年瘿瘤及骨瘤、脂瘤、石瘤、肉瘤、脓瘤、血瘤。"

3. 宋·陈言《三因极一病证方论》卷之十五·瘿瘤证治："皮色不变，即名肉瘤。"

4. 明·申斗垣《外科启玄》卷八·肉瘤赘："凡肉瘤初生，如栗如桃，久则如馒头大，其根皆阔大，不疼不痒，不红不溃，不软不硬，不冷不热，日渐增加。"

5. 明·薛己《外科枢要》卷三·论瘤赘："若郁结伤脾，肌肉消薄，外邪所搏而为肿者，其自肌肉肿起，按之实软，名曰肉瘤。"

6. 明·陈实功《外科正宗》卷二："脾主肌肉，郁结伤脾，肌肉消薄，土气不行，逆于肉里而为肿曰肉瘤……肉瘤者，软若绵，硬似馒，皮色不变，不紧不宽，终年只似覆肝然。治当理脾宽中，疏通戊土，开郁行痰，调理饮食，加味归脾丸是也。"

7. 明·陈实功《外科正宗》卷二："顺气归脾丸（顺气归脾汤贝母，乌附芪陈术茯神，枣仁远志人参等，木香甘草合欢灵）。

治思虑伤脾，致脾气郁结乃生肉瘤，软如绵，肿似馒，脾气虚弱，日久渐大，或微疼或不疼者服。

陈皮、贝母、香附、乌药、当归、白术、茯神、黄芪、酸枣仁、远志、人参（各一两），木香、甘草（炙，各三钱）。上为末，合欢树根皮四两煎汤煮老米糊，丸如桐子大，每服六十丸，食远白滚汤送下。"

8. 明·龚居中《外科活人定本》卷之三·瘿瘤："十全流气饮治……肉瘤，皮色不变，日久渐大者。陈皮、赤茯苓、乌药、川芎、当归、白芍各一钱，香附八分，青皮六分，甘草五分，木香三分，姜三片，枣二枚，水二钟，煎八分，食远服。"

9. 清·陈士铎《洞天奥旨》卷十一·肉瘤赘："肉瘤，乃于皮上生一瘤，宛如肉也。初生如桃如栗，渐渐加大如拳，其根皆阔大，非若血瘤之根细小也。不疼不痒，不红不溃，不软不硬，不冷不热，其形可丑，而病则不苦也。"

【病因病理】

明·陈实功《外科正宗》卷二："脾主肌肉，郁结伤脾，肌肉消薄，土气不行，逆于肉里而为肿。""思虑伤脾，致脾气郁结乃生肉瘤。"因此脾失健运，痰湿内生，久致痰气郁结而成形，发为肉瘤。

【临床症状】

本病好发于颈部、背部、肩胛部、臀部，也可生于身体其他部位。多数为单发性，少数为多发性，位于皮下，肿块大小不等，呈圆形或扁圆形，典型的用手紧捏肿物，表面可出现分叶状。肿块边界清楚，与周围组织无粘连，活动度不大，基底广阔，皮色不变，质地软，有假性波动感，一般无疼痛，发展缓慢。肿块增大周围神经受压时有轻度疼痛或疼痛。

【鉴别诊断】

本病应与纤维瘤、担肩瘤相鉴别。

1. 纤维瘤：是皮下纤维组织增生所致，质硬，圆形，边界清楚，无粘连，活动度大。

2. 担肩瘤：是发生在颈后，肩胛部皮肤内的软性肿块，相当于现代医学的脂肪垫，是长期挑抬压迫刺激引起的脂肪增生，主要区别是肿块边缘不清楚，局部皮肤常增厚。

【内服药疗法】

1. 气滞痰凝证：

［主证］发于身体各部，单发，或多发性皮内肿块，大小不一，呈扁圆形或圆形，或出现分叶状，边界清楚，表皮色不变，质地柔软，触之不疼痛，有假性波动感，肿块生长缓慢；可伴有胸胁不舒，烦躁易怒，舌质淡红，舌苔薄白，脉弦。

［方剂］十全流气饮。

［组成］陈皮、赤苓、乌药、川芎、当归、白芍各 3g，香附 2.4g，青皮 1.8g，甘草 1.5g，木香 0.9g。

［制法］加生姜 3 片，大枣 2 枚，用水 400mL，煎至 320mL，去滓。

［用法］食远服。

［功效］疏肝理脾。

［主治］忧郁伤肝，思虑伤脾，致脾气不行，逆于肉里，乃生气瘿肉瘤，皮色不变，日久渐大者。

［方剂来源］明·陈实功《外科正宗》。

2. 气虚痰凝证：

［主证］肿块日久，渐增大，肿似馒，皮色不变，质软如绵，或微疼，可伴有情志抑郁，脘腹胀满，食少倦怠，便溏，舌质淡，苔白腻。

［方剂］顺气归脾丸。

［组成］陈皮、贝母、香附、乌药、当归、白术、茯神、黄芪、酸枣仁、远志、人参各 30g，木香、甘草（炙）各 9g。

［制法］上药研末。用合欢树根皮 120g 煎汤，煮老米糊为丸，如梧桐子大。

［用法］每次 60 丸，空腹时用开水送服。

［功效］健脾理气，化痰消肿。

［主治］思虑伤脾，脾气郁结，致患肉瘤，软如绵，肿似馒，脾气虚弱，日久渐大，或微疼或不疼。

［方剂来源］明·陈实功《外科正宗》。

【外治方药】

1. 枯瘤方

［组成］硇砂、粉霜、雄黄各 6g，轻粉、没药、乳香各 3g，土黄 9g，麝香少许。

［制法］上为细末。

［用法］以津调涂瘤顶，以湿纸盖之，外以小黄膏贴之。

［功效］枯瘤。

［主治］瘤。

按：土黄，《杂病源流犀烛》云：土黄乃造作所成。方用信石 60g、木鳖仁 6g、去油巴豆 15g、硇砂 6g，各研为末，和匀，以石脑酒和成一块，油纸包裹，埋于地坑四十九日，取出，劈作小块，瓷器装，听用。

［方剂来源］金·张从正《儒门事亲》。

［注］枯瘤方又名一井散《杂病源流犀烛》。

2. 枯瘤膏：

［组成］草乌 120g，川乌 60g，干桑耳、桑朽木各 45g，矿石灰、桑柴灰、荞麦秸灰各 250mL。

［制法］上将草乌、川乌、桑耳、桑朽木共烧成灰，和矿石灰、桑柴灰、荞麦秸灰一处，装入酒漏内，以棕塞其漏窍，用水煎滚淋汁，慢火熬浓。以 2.5L 取 250mL 为度，以厚实瓷器收贮，密封固。

［用法］入矿石灰调匀为糊，点瘤顶上，以湿纸数重贴药上。如若未干，不须贴。若留

久药干，以唾调涂，直待十分黑腐，以刀剪刮取之。腐肉未尽，又点又刮。如怕煎刮者，用井金散点之，腐烂渐自去，不用针刀，后以膏药点之，以去尽腐肉为度。

［功效］蚀瘤枯痔。

［主治］六瘤、瘰疬、痔漏。

［方剂来源］明·王肯堂《证治准绳·疡医》卷之五。

3. 三反膏：

［组成］大戟、甘遂、芫花、甘草。

［制法］上以大戟、甘遂、芫花研末，甘草煎汤。

［用法］用甘草汤涂在瘤外圈 3 次后，另用醋调大戟、芫花、甘遂末涂瘤中，勿近甘草。次日缩小。

［功效］逐痰散结。

［主治］瘤。

［方剂来源］清·吴尚先《理瀹骈文》。

【外治疗法】

1. 局部可敷三反膏、枯瘤方（详见本章节）。

2. 局部瘤大者用天南星膏外敷（详见气瘤章节）。

【手术疗法】

1. 较大脂肪瘤宜行手术切除。

2. 多发性脂肪瘤，明确诊断，不必逐一切除。

【护理与预防】

1. 保持心情愉快，避免过劳，生活有规律。

2. 限制过食肥甘厚味。

3. 手术后要按时换药，应服用抗生素。

第三节　血管瘤

血管瘤是由血管组织构成的一种良性肿瘤，好发于头面、颈部，其次为四肢、躯干或深部组织及器官内，生长缓慢，现代医学按其组织学结构分为：①毛细血管瘤。②海绵状血管瘤。③蔓状血管瘤。中医称为"血瘤"。

【中国古代中医论述】

1. 唐·孙思邈《备急千金要方》卷第二十四："陷肿散治……血瘤。"

2. 唐·王焘《外台秘要》第二十三卷："《肘后》云：皮肉中忽肿起，初如梅李，渐长大，又不痒不痛，又不坚强，按之柔软，此血瘤也。不疗乃至如盘，大则不可复消，而非杀人病尔，亦慎不可破。"

3. 宋·陈言《三因极一病证方论》卷之十五："瘤则有六：骨瘤、脂瘤、肉瘤、脓瘤、血瘤、石瘤。"

4. 宋·杨士瀛《仁斋直指方论》卷之二十二·瘿瘤："一曰骨瘤，二曰脂瘤，三曰肉瘤，四曰脓瘤，五曰血瘤，六曰石瘤，瘤之种有六者此也……瘿瘤二者，虽无痛痒，最不可决破，决破则脓血崩溃，渗漏无已，必至杀人。"

5. 明·王肯堂《证治准绳·疡医》卷之五："瘿瘤……瘤则随气凝结……若劳役火动，阴血沸腾，外邪所搏而为肿者，其自肌肉肿起，久而有赤缕，或皮俱赤，名曰血瘤。"

6. 明·王肯堂《证治准绳·疡医》卷之五："诸瘿瘤、疣赘等，至年衰皆自内溃，治于壮年，可无后忧。按之推移得动者，可用取法去之。如推之不动者，不可取也。瘤无大小，不量可否而妄取之，必妨人命。俗云：瘤者留也，不可轻去，不为无理。治法，先以铁罐膏，点瘤顶上令肉黑腐，不痛，方可以刀剪去黑腐，又以药涂，令肉腐溃，又可剪之，又涂又剪，瘤根去尽为度。若怕针刀者，却以井金散涂之，令肉黑极，十分糜烂，方可用刀剪之、刮之。若稍有些肉不黑尽，恐肉未死；肉未死血亦未死，血未死则不可剪刮，恐血来多，致有昏晕之失。其肉十分黑极，十分糜烂，推得动者，此肌肉死也，肌死则血死；其血死乃可剪刮无妨，虽血瘤、肉瘤取之亦无妨也。小瘤取之即愈，大瘤取之有半载肌肉麻痹也，宜服养气血药，久之自愈。"

7. 明·汪机《外科理例》卷一·辨瘤二十一："若发肿都软不痛者，血瘤……治于壮年，可无后忧。"

8. 明·陈实功《外科正宗》卷二·瘿瘤论第二十三："心主血，暴急太甚，火旺逼血沸腾，复被外邪所抟而肿曰血瘤……血瘤者，微紫微红，软硬间杂，皮肤隐隐，缠若红丝，擦破血流，禁之不住。治当养血凉血，抑火滋阴，安敛心神，调和血脉，芩连二母丸是也……芩连二母丸（芩连二母丸芍药，熟地当归羚羊角，蒲黄生地与骨皮，甘草柏叶同丸服），治心火妄动，逼血沸腾，外受寒凉，结为血瘤。其患微紫微红，软硬间杂，皮肤隐隐，缠如红丝，皮破血流，禁之不住者宜服。

黄连、黄芩、知母、贝母、川芎、当归、白芍、生地、熟地、蒲黄、羚羊角、地骨皮（各等分），甘草（减半）。上为末，侧柏叶煎汤，打寒食面为丸如桐子大，每服七十丸，灯心汤送下，或作煎剂服之亦效。"

9. 明·薛己《外科枢要》卷·论赘瘤："若怒动肝火，阴火沸腾，外邪相搏而为肿者，其自肌肉肿起，久而有赤缕，或皮俱赤，名曰血瘤，用四物茯苓远志之类。"

10. 清·邹岳《外科真诠》卷下·瘿瘤："血瘤皮肤缠隐，红丝软硬间杂，治宜凉血抑火。"

11. 清·邹岳《外科真诠》卷下·瘿瘤："血瘤初起，用银锈散擦之，即便堕落。

银锈散，水银一钱，上片三分，轻粉一钱，儿茶三钱，黄柏二钱，潮脑一钱，镜锈一钱，贝母一钱，共研细末（外擦患处）。"

12. 清·陈士铎《洞天奥旨》卷十一·血瘤赘："血瘤而赘生于皮外者，乃脏腑之血瘀，而又有湿气入于血中，故生于外也。初生之时，亦有细于发者，久之而大矣，小者如胆，大者如茄，以利刀割断，即用银烙匙烧红，一烙即止血，且不溃，不再生也。否则复出血瘤。"

13. 清·吴谦《医宗金鉴》卷七十二·发无定处上·瘿瘤："微紫微红，软硬间杂，皮肤中隐隐若红纠缠，时时牵痛，误有触破，而流血不止者，名血瘤。"

14. 清·顾世澄《疡医大全》卷之十八·瘿瘤门主论："血瘤，微紫微红，软硬间杂，皮肤隐隐，缠若丝缕色红，擦破血流，禁之不住，此乃心主血，暴急太甚，火旺逼血沸腾，复被外邪所搏而成也。治当养血凉血，抑火滋阴，安敛心神，调和血脉为主。"

【病因病理】

心主心，暴急太甚，火旺逼血沸腾，复被外邪所搏而成，或先天肾中伏火，或由肝经怒火，逼血入络，脉络扩张，血行失常，外受寒邪侵袭，相互凝结而肿，"缠若丝缕色红""复出血瘤"。

【临床症状】

血瘤好发于面部、颈部、胸部和四肢。症见局部瘤体皮色红，高出皮肤，患处有热感，压之退色，或局部肿胀，可见青筋盘曲，肤色紫蓝，肢体增粗，可有畏寒疼痛。

现代医学分为三型：毛细血管瘤、海绵状血管瘤、蔓状血管瘤。

1. 毛细血管瘤：分为草莓状血管瘤、葡萄酒色斑。

（1）草莓状血管瘤：好发于婴幼儿头面、颈部或成人的胸背部，大多数在1岁以内长到最大限度，5~7岁时可完全或不完全消退。表现为单发或多发，色鲜红或暗红，高出皮面，柔软而呈分叶状的肿瘤，边界清楚，压之不易退色。

（2）葡萄酒色斑：又称鲜红斑痣，出生时可见色斑为淡红色或暗红色，斑疹或斑片边缘不规则，压之部分或完全退色，随年龄增长斑色变深，亦可高出皮肤，或斑上生节状损害。色斑面积随身体部位生长而相应增大，终生存在。

2. 海绵状血管瘤：常发头部、颈部，也可发生其他部位及内脏，单发或多个大小不等而不规则的真皮内和皮下结节，瘤体呈紫红色或暗红色，柔软如海绵，指压可变小，有波动感，无搏动和杂音。

3. 蔓状血管瘤：病变多发于头部、颈部及四肢，病变主要范围可局限，多在海绵状血管瘤的基础上发生，因血管窦与小动脉相连而成。瘤体外观常见蚯蚓状蜿蜒迂曲的血管，有压缩性和膨胀性，紫红色，扪之可有搏动和震颤，听诊可有连续性收缩期加强的杂音，瘤体表面温度稍高。瘤体加压有回缩，抬手即刻复原。

【内服药疗法】

血热瘀滞证：

[主证] 局部瘤体皮色红，高出皮肤，患处有热感，舌质红，舌苔薄黄，脉细数。

[方剂] 芩连二母丸。

[组成] 黄连、黄芩、知母、贝母、川芎、当归、白芍、生地、熟地、蒲黄、羚羊角、地骨皮各等分，甘草减半。

[制法] 上为末，侧柏叶煎汤，打寒食面为丸，如梧桐子大。

[用法] 每次70丸，灯心汤送服。

[功效] 清心降火，化瘀止血。

[主治] 心火妄动，逼血沸腾，外感寒凉，结为血瘤，患处微紫微红，软硬间杂，皮肤隐隐，缠如红丝，皮破则血流禁之不住。

[方剂来源] 明·陈实功《外科正宗》。

【外治方药】

1. 银锈散：

[组成] 水银3g，冰片0.9g，轻粉3g，儿茶9g，黄柏6g，潮脑、镜锈、贝母各3g。

[制法] 上药研细末。

[用法] 搽患处。

[功效] 消瘤。

[主治] 血瘤。

[方剂来源] 清·邹岳《外科真诠》。

2. 枯瘤散：

[组成] 灰苋菜（即藜藿，晒干，烧灰）、荞麦（烧灰）各125mg，风化石灰250mg。

[制法] 三味和一处, 淋汁750mL, 慢火熬成霜, 取下。配后药: 番木鳖3个 (捣去油), 巴豆60粒 (捣去油), 胡椒19粒 (擦去粗皮), 明雄3g, 人言3g。上为末, 入前药和匀, 以瓷瓶收贮, 不可见风。

[用法] 以滴醋调匀, 用新羊毛笔蘸药, 点瘤当头。瘤有碗大, 则点药如龙眼核大; 若茶杯大, 则点药如豆大。干则频频点之, 其瘤干枯自落。如血瘤破, 以发灰掺之; 粉瘤破, 以白麻皮烧灰掺之, 外以膏护好。

[功效] 枯瘤。

[主治] 血瘤, 粉瘤。

[方剂来源] 清·叶桂《种福堂公选良方》。

3. 黄芩散:

[组成] 黄芩、黄柏、黄连、郁金各15g。

[制法] 上为散, 入寒食面15g, 水调。

[用法] 贴患处。

[功效] 清热泻火, 凉血止血。

[主治] 诸瘤血出。

[方剂来源] 宋·赵佶《圣济总录》。

【外治疗法】

1. 血管瘤局部出血外贴黄芩散 (详见本章节)。

2. 可用三反膏外涂血瘤处, 一般3~5次, 瘤自然焦缩 (详见脂肪瘤章节)。

【烙铁疗法】

瘤体较小者可用烙铁烧红烙之, 有止血不溃、除瘤作用, 面部慎用。

清·陈士铎《洞天奥旨》卷十一·血瘤赘:“用银烙匙烧红, 一烙止血, 且不溃, 不再生也。”

【手术疗法】

1. 对于局限性的血管瘤及蔓状血管瘤适合手术者给予切除, 头面部应考虑美容因素。

2. 对较大或无法确定范围的血管瘤, 不可贸然手术, 应检查其根源, 以免发生出血不止及其他意外。

【护理与预防】

1. 表浅血瘤因血管外露, 应注意防止意外划破, 造成出血或感染。

2. 治疗期间忌食辛辣及油腻食品。

第四节　皮脂腺囊肿

皮脂腺囊肿又称粉瘤或粉刺, 是由于皮脂腺管口闭塞或狭窄所引起的皮脂分泌聚积而形成的囊性肿物。中医称“肿瘤”, 俗称粉瘤。

【中国古代中医论述】

1. 唐·孙思邈《备急千金要方》卷第二十四·瘿瘤:“陷肿散治……脂瘤……”

2. 唐·孙思邈《华佗神医秘传》卷五·华佗治粉瘤神方:“粉瘤初生时宜即治, 否则日渐加大, 受累不堪, 先用艾灸十数壮, 再以醋磨雄黄涂纸上, 剪如螺靥大贴灸处, 外更贴以膏药, 一二日一换, 必挤尽其中粉浆, 敷以生肌散自愈。”

3. 宋·陈言《三因极一病证方论》:“瘤则有六: 骨瘤、脂瘤、肉瘤、脓瘤、血瘤, 亦不可决溃，肉瘤尤不可治，治则杀人，唯脂瘤，破而去其脂粉，则愈。"

4. 明·申斗垣《外科启玄》卷八："凡粉瘤大而必软，久久渐大，似乎有脓非脓，乃是粉浆于内，若不治之，日久大甚，亦被其累。"

5. 明·陈实功《外科正宗》卷二·瘿瘤论："又种粉瘤，红粉色，多生耳项前后，亦有生于下体者，全是痰气凝结而成。"

6. 明·王肯堂《证治准绳·疡医》卷之五："《本事》治面生赘瘤方，用艾丸灸十壮，即用醋磨硫黄涂纸上，剪如螺蛳掩子大，贴所灸处；更用膏药重贴，二日一换，候痒，挤出脓如绿豆粉，即愈。硫黄，罗谦甫作雄黄。"

7. 明·龚居中《外科活人定本》卷之三："又一种粉瘤，红粉色，多生耳项前后，亦有生于下体者，全是痰气凝结而成。宜披针破去脂粉，以三品一条枪插入数次，以清内膜自愈。"

8. 明·张介宾《景岳全书》卷之四十七·外科钤下·瘤赘："盖此以腠理津沫，偶有所滞，聚而不散，则渐以成瘤，是主料粉刺之属，但有浅深耳。深者在皮里，则渐大成瘤也。"

9. 清·邹岳《外科真诠》卷下·瘿瘤："粉瘤色如红粉，大而必软，治宜开痏炎行气，如千金指迷丸……粉瘤可破，多生耳项前后，亦有生于下体者，全系痰气凝结而成，宜用披针破去脂粉，以白降丹捻子插入两次，将内膜化尽，徐用生肌散贴之，自愈。"

10. 清·邹岳《外科真诠》卷下·瘿瘤："若先辨不真，不知何瘤，先用针于瘤头上，针一分深，用手捻之。若是白浆，便是粉瘤。"

11. 清·许克昌、毕法《外科证治全书》卷四·瘿瘤："瘤证唯粉瘤最多……乃腠理津沫，偶有所滞，聚而不散则渐成此瘤也。治宜针破挤出脂粉，用生南星、大黄等分为末，以白玉簪花根捣汁调敷之。然有愈而复发者乃内有肛囊，化净膏帖，生肌自愈。"

【病因病理】

明·张介宾《景岳全书》外科钤·瘤赘："盖此以腠理津沫，偶有所滞，聚而不散，则渐以成瘤。"或由于湿痰凝滞于皮肤之间，郁结不散，日久聚而成瘤。

【临床症状】

本病好发于在头面部、背部和臀部等处。肿物位于皮肤表层内，为一个或多个柔软或坚实的球形肿物，小如豆粒，大如柑橘、鸡蛋，界限明显，埋藏在皮肤或皮下组织，与皮肤粘连，但与深部组织不粘连，可以推动，在肿物中心皮肤上有一略黑色如针头大开口，用力挤压之，有白色粉渣样物质溢出，略带臭味。肿物生长缓慢，可常年存在，一般无自觉症状，若湿热蕴结，邪毒甚者（继发感染），有红、肿、热、痛或形成脓肿（化脓）、破溃（或切开），脓中夹有粉渣样物质，内有包囊（包囊），若不予彻底去除，可以复发。

【鉴别诊断】

本病与有头疽相鉴别。

有头疽：初起时在硬结的肿块上有一粟粒状脓头，根基逐渐扩大，破溃后形成蜂窝状，脓中无粉渣物质，发病前病变部位不存在长期结块的现象。

【内服药疗法】

1. 痰凝气结证：

［主证］病程久之，患处有肿物位于皮肤或皮下，与皮肤粘连，基底可以移动，皮色不变，不痛不痒，舌苔薄白，舌质淡，脉弦滑。

[方剂] 消瘿五海饮。

[组成] 海带、海藻、海昆布、海蛤、海螵蛸各 105g，木香、三棱、莪术、桔梗、细辛、香附各 60g，猪琰子 7 个 (陈壁土炒，去油，焙干)。

[制法] 制为末。

[用法] 每次 2.5g，食远用米汤送服。

[功效] 化痰行气，散结消瘤。

[主治] 脂瘤，气瘤。

[方剂来源] 明·龚信《古今医鉴》。

[方剂] 清瘤神应散。

[组成] 山慈姑、海石、昆布、贝母各等分。

[制法] 上为末。

[用法] 每次 6g，白滚水调服。

[功效] 化痰消瘤。

[主治] 瘿瘤。

[方剂来源] 清·祁坤《外科大成》。

2. 湿热蕴结证：

[主证] 患处肿物疼痛，周围皮肤红肿，按之压痛，或溃破，分泌物有臭味，舌质红，舌苔薄黄，脉细数。

[方剂] 内消散。

[组成] 金银花、知母、贝母、天花粉、白及、半夏、穿山甲、皂角刺、乳香各 3g。

[制法] 用水、酒各 500mL，煎至 400mL。

[用法] 病在上，食后服，病在下，食前服，药滓捣烂，另加秋芙蓉末 30g，白蜜 50mL 调，敷疮上。

[功效] 清热化痰 (湿)，透脓消肿止痛。

[主治] 痰热蕴毒，阻滞经络，致患无名肿毒、一切恶疮、痈疽发背等。

[方剂来源] 明·陈实功《外科正宗》。

[方剂] 清上消郁汤。

[组成] 昆布洗，辛明粉、陈皮、半夏姜制、黄连、海藻、苍术、川芎、香附、青黛、白芥子。

[制法] 加薄荷，水煎，去滓。

[用法] 温服。

[功效] 治痰火，气血郁结，作核成瘤。

[主治] 瘤，脉弦滑。

[方剂来源] 明·王肯堂《证治准绳·疡医》。

[方剂] 解下除湿汤。

[组成] 海藻洗，黄柏、三棱、香附、青皮、栀子炒，连翘、槟榔、木通。

[制法] 加薄荷，水煎，去滓。

[用法] 温服。

[功效] 治湿热郁结，血气凝滞，作核成瘤在下部者。

[主治] 瘤。

［方剂来源］明·王肯堂《证治准绳·疡医》。

［注］清·邹岳《外科真诠》卷下·瘿瘤："粉瘤色如红粉，大而必软，治宜开痰行气，如千金指迷丸。"千金指迷丸：半夏120g，茯苓、枳壳各60g，风化硝9g。

［制法］研末糊丸，梧子大。

［用法］每服3~5g。

［功效］开痰行气。

［主治］粉瘤。

［方剂来源］明·王肯堂《证治准绳·疡医》。

［注］风化硝为玄明粉。

［小结］从唐代孙思邈至清代末年历代医家治疗粉瘤的内服方剂均以化痰行气、消肿散结为主，并非以清热解毒为主施药，可见古代医圣，凡病皆有标本之异，而粉瘤亦宜知之，苟不知标本，轻妄施（清热解毒之辈）药，不中病情，往往生变，是标本不可辨也。二者之中，本重于标，知本而标无难治也。

明·龚居中《外科活人定本》卷之三·瘿瘤："粉瘤……全是痰气凝结而成。"

【外治方药】

1. 三品一条枪：

［组成］明矾90g，白砒45g，雄黄7.2g，乳香3.6g。

［制法］砒、矾二味为末（研细），入小罐内，加炭火煅红，青烟尽，旋起白烟，约上下红彻住火，取罐倾地上一宿，取出净末30g，加后二味研极细（现代认为过120目筛），面糊调搓成如线，阴干。

［用法］凡遇粉瘤等，用药针挑破，将线插入，早晚插两次。如孔大者，多插几条，俟其开裂，出诸恶物，其瘤自消。

［功效］祛腐化囊。

［主治］粉瘤、砂瘤、瘰疬及痔漏、痈疽诸症。

［方剂来源］明·龚居中《外科活人定本》。

［注］"其瘤自消，服十全大补汤自愈，痈痔法用。"

2. 神膏：

［组成］乳香、没药、血竭、儿茶、三七各6g，冰片3g，麝香0.6g。

［制法］上为末，加豚脂250g，蜂蜡30g，化和为膏；或作散剂。

［用法］膏剂，用时稍湿，贴破烂处；散剂，外掺。

［功效］去腐生新。

［主治］溃烂，或施割以后久不收口者。

［加减］打伤倍三七，有热加黄连；腐脓，加轻粉，欲速收口，加珍珠粉30g。

［方剂来源］唐·孙思邈《华佗神医秘传》。

【外治疗法】

1. 瘤体小者可用枯瘤膏外敷枯瘤（详见肉瘤章节）。

2. 化脓已成或溃破后清除囊内脓液，腔内插入三品一条枪药线，每日2次，令其囊壁全脱（详见本章节）。

3. 囊脱后外掺神膏去腐生新，即可治愈（详见本章节）。

［注］神膏内含药物成分符合当代外用药标准，疮疡疾病溃烂者均可应用。

【手术疗法】

1．单个较大的脂瘤可手术切除，如感染者，应先控感染，再施行"十"字形切开术。

2．如有感染化脓时，可行手术切开排脓，腔内纳入有腐蚀性药物，如红升丹、五五丹等。

【护理与预防】

1．肿块初起时，不要挤压以防感染。

2．局部疼痛时忌食辛辣性食物。

第九章　恶性肿瘤

第一节　恶性肿瘤颈部淋巴结转移

恶性肿瘤颈部淋巴结转移皆可由周身癌瘤经淋巴或血行转移至颈部淋巴结。转移部位在颈上 1/3 者，多来自头部鼻咽、口腔等；在颈中 1/3 者，多来自喉、咽、甲状腺等；在颈下 1/3 者，多来自甲状腺及胸部；在锁骨上区者，靠内侧多来自肺，靠外侧多来自消化道。一般表现为实性、质硬、圆形，直径 2cm 或更大，固定或部分固定，常为单个、单侧。长大可溃破，肉色腐烂不鲜，胬高突，难于收口，终成败症。中医称"失荣""脱营""失精"。

本病发展至后期症见面容憔悴，形体消瘦，状如树木之枝失去活力，枝枯皮焦，改名"失荣"。

【中国古代中医论述】

1. 《素问·疏五过论》："凡未诊病者，必问尝贵后贱，虽不中邪，病从内生，名曰脱营。尝富后贫，名曰失精。五气留连，病有所并。医工诊之，不在藏腑，不变躯形，诊之而疑，不知病名，身体日减，气虚无精，病深无气，洒洒然时惊，病深者，以其外耗于卫，内夺于荣。"

2. 明·陈实功《外科正宗》卷四·失荣症第一百三十四："失荣者，先得后失，始富终贫，亦有虽居富贵，其心或因六欲不遂，损伤中气，郁火相凝，隧痰失道停结而成。其患多生肩之以上，初起微肿，皮色不变，日久渐大，坚硬如石，推之不移，按之不动。半载一年，方生阴痛，气血渐衰，形容瘦削，破烂紫斑，渗流血水。或肿泛如莲，秽气熏蒸，昼夜不歇，平生疙瘩，愈久愈大，越溃越坚，犯此俱为不治。予立二方，曾治数人，虽不获痊愈，而不夭札速死者，诚缓命药也。"

和荣散坚丸（和荣散坚归地参，茯陈术附贝南星，丹酸远柏并龙齿，芦荟朱砂与角沉）：治失荣症坚硬如石，不热不红，渐肿渐大者服。

归身、熟地、茯神、香附、人参、白术、橘红（各二两），贝母、南星、酸枣仁、远志、柏子仁、牡丹皮（各一两），龙齿（一对，煅。无龙齿，鹿角尖二两煅，代之），芦荟、角沉（各八钱），朱砂（六钱，为衣）上为细末，炼蜜丸桐子大，每服八十丸，食后用合欢树根皮煎汤送下。患者若改往从新，淡薄甘命，其中有得愈者，十中一二，否则难脱然也。

飞龙阿魏化坚膏：治失荣症及瘿瘤、乳岩、瘰疬、结毒，初起坚硬如石，皮色不红，日久渐大，或疼不疼，但未破者，俱有此贴。

用蟾酥丸药一料，加金头蜈蚣五条炙黄去头足研末，同入熬就，乾坤一气膏二十四两化开搅和，重汤内炖化。红缎摊贴，半月一换，轻者渐消，重者亦可停止，常贴保后无虞矣。

3. 明·张介宾《景岳全书》卷之四七圣集·外科钤下："耳下结核，从溃而疮口翻张如茵，掀连头痛，或胸胁作胀，或内热寒热，或用清热消毒之药，年余未瘥。"

4. 清·王维德《外科证治全生集》论证·阴疽论名："阴毒之证，皆皮色不异，然有肿与不肿者，有痛与不痛者，有坚硬难移，有柔软如绵者，不可不为之辨……不痛而坚，形大如拳者……恶核失荣也……此等症候，尽属阴虚，无论平塌大小，毒发五脏，皆曰阴疽。如其初起疼痛者易消，重按不痛而坚者，毒根深固，消之不易。部位论名：……失荣独在项间。"

5. 清·吴谦《医宗金鉴》卷六十四·项部·失荣证："失荣证，生于耳之前后及肩项。其证初起，状如痰核，推之不动，坚硬如石，皮色如常，日渐长大。由忧思、恚怒、气郁、血逆与火凝结而成。日久难愈，形气渐衰，肌肉削瘦，愈溃愈硬，色现紫斑，腐烂浸淫，渗流血水，疮口开大，胬肉高突，形似翻花瘤证。古今虽有治法，终属败证。但不可弃而不治，初宜服和荣散坚丸，外贴阿魏化坚膏，然亦不过苟延岁月而已。"

6. 清·吴谦《医宗金鉴》卷六十四·项部·失荣证："和荣散坚丸：治失荣，调和荣血，散坚开郁。川芎、白芍酒炒、当归、茯苓、熟地、陈皮、桔梗、香附、白术土炒，各一钱，人参、甘草炙、海粉、昆布、贝母去心，各五钱，升麻、红花各三钱，夏枯草熬汤，再加红蜜四两，再熬成膏，一斤。共研细末，夏枯草膏合丸，如梧桐子大。每服三钱，食远白滚水送下。

身热，加黄芩、柴胡。自汗、盗汗，去升麻，倍人参，加黄芪。饮食无味，加藿香、砂仁。饮食不化，加山楂、麦芽。胸膈痞闷，加泽泻、木香。咳嗽痰气不清，加杏仁、麦冬。口干作渴，加知母、五味子。睡眠不宁，加黄柏、远志、酸枣仁。惊悸健忘，加茯神、石菖蒲。有汗恶寒，加薄荷、半夏。无汗恶寒，加苍术、藿香。妇人经事不调，加延胡索、丹皮。腹胀不宽，加厚朴、大腹皮。"

［方歌］和荣散坚丸消郁，开结益虚理肝脾，八珍贝桔陈香附，昆海升红枯草宜。

"阿魏化坚膏：用蟾酥丸药末一料，金头蜈蚣五条，炙黄去头足，共研匀；将太乙膏二十四两，重汤炖化，离火入前药末，搅冷为度。每月时以重汤炖化，用红绢摊贴，半月一换。轻者渐消，重者亦可少解，常贴可保不致翻花。"

［方歌］"阿魏化坚消结聚，蟾酥丸料研末细，蜈蚣炙黄太乙膏，炖化搅匀功速极。"

［注］太乙膏、蟾酥丸见本章节外治方药。

7. 清·高秉钧《疡科心得集》卷中·辨失营马刀生死不同论："夫失营马刀，一为不可治，一为可治，为患处部位相同而形又相似，故并而论之。失营者，由肝阳久郁，恼怒不发，营亏络枯，经道阻滞，如树木之失于荣华，枝枯皮焦故名也。生于耳前后及项间，初起形如栗子，顶突根收，如虚痰疬瘤之状，按之石硬无情，推之不肯移动，如钉着肌肉者是也。不寒热，不觉痛，渐渐加大；后遂隐隐疼痛，痛着肌骨，渐渐溃破，但流血水无脓，渐渐口大内腐，形似湖石，凹进凸出，斯时痛甚彻心，胸闷烦躁，是精神不收，气不摄纳也；随有疮头放血如喷壶状，逾时而止，体怯者即时而毙，如气强血能来复者，亦可复安，若再放血，则不能久矣。亦有放三四次而毙者，余曾见过，此证为四绝之一，难以治疗。若犯之者，宜戒七情，适心志；更以养血气、解郁结之药，常常服之，庶可绵延岁月，否则促之命期已。其应用之方，如加味逍遥散、归脾汤、益气养营汤、补中益气汤、和营散坚丸等，酌而用之可也。"

8. 清·邹岳《外科真诠》卷上·失营证："失营症生于耳下，初起状如痰核，推之不动，坚硬如石，皮色不变，日渐长大，由忧郁思虑恚怒，气郁血逆与火凝结而成。初起宜服益气养营汤，令其气血调和，或可全生，不可用刀针及敷溃烂之药。若病久已经溃烂，色现紫斑，渗流血水，胬肉高突，顽硬不化，形似翻花瘤症，虽有治法，不过苟延岁月而已。石疽、失营二症，俱生一处。但石疽来势暴急，稍知痛痒，失营来势缓慢，不知痛痒之为别耳。"

9. 清·许克昌、毕法《外科证治全书》卷三·失荣："生于肩之上，耳之前后。初起肿核皮色如常，日渐长大，坚鞭如石，推之不移，按之不痛，半载一年方作阴痛，由忧思悲怒、痰气凝结而成。初宜服紫元丹消之，每隔两日进一服，所隔之两日，以阳和汤、犀黄丸早晚轮服，外敷抑阴散。如溃，贴阳和解凝膏，内亦以阳和汤、犀黄丸轮服，日日不间，可冀收功。若经久溃，气血衰弱，形体瘦削，破烂紫斑，渗流血水，或肿泛如莲，秽气熏人，愈久愈大，越溃越坚者，俱属败证不治。"

10. 清·余景和《外证医案汇编》卷一·失荣证："元墓董，失荣已溃，愈烂愈坚，不时渗漏血水，脉形皆现虚象，是谓败症。但不可弃而不治，古人立和营散坚丸，最为洽妥，舍此别无他法矣。人参、熟地、当归、桔梗、升麻、茯苓、白芍、陈皮、昆布、红花、白术、川芎、川贝、海粉、甘草、香附为末，夏枯草膏泛丸。"

11. 清·余景和《外证医案汇编》卷一·失荣证："失荣皆属少阳忧思郁结者多，外感风邪者少，内损症也。失荣者尝贵后贱，尝富后贫，处先顺后逆之境，失其尊荣，郁结而成，故名失荣也。鄙见是否，明家教正。《内经》曰：尝贵后贱，虽不中邪，病从内生，名曰脱荣。贵时尊荣，贱时屈辱，心怀眷慕，志结忧惺，病从内生。血脉虚减，名曰脱营。尝富后贫，名曰失精。五气留连，病有所并，富而从欲，贫夺丰财，内结忧煎，外悲过物。然则心从想慕，神随往计，营卫之道闭以迟留，气血不行，积并为病。《内经》虽概言之，人处先顺后逆之境。经曰：思则气结。忧愁者气闭而不行，失荣等症成矣。方书所谓郁则达之，如木郁则达之也。达者通畅流利之义，不独木也，诸郁皆欲达也。其起之始，不在脏腑，不变形躯，正气尚旺，气郁则理之，血郁则行之，肿则散之，坚则消之，久则身体日减，气虚无精，顾正消坚散肿，其病日深。外耗于卫，内夺于营，滋水淋漓，坚硬不化。温通气血，补托软坚。此三者，皆郁则达之义也。不但失荣一症，凡郁症治法，俱在其中矣。若治不顾本，犯经禁病禁，气血愈损，必为败症。"

【病因病理】

颈部属足少阳胆经循行之处，肝与胆相表里，病发与肝胆相关联，若忧思郁怒，气郁不舒，血行不畅，久则身体日减，邪毒走窜日深，外耗于卫，内夺于营，营卫之道闭以迟留于项部而发，或病在五脏，痰、气、火、毒循经上聚于颈，积并为病。

现代医学认为，颈部淋巴结丰富，周身癌瘤皆可经淋巴或血行转移至颈部淋巴结。

【临床症状】

颈部两侧或锁骨上凹结块，坚硬如石，皮色如常，不痛不痒，按之不痛，推之不移，长大后可溃破，色现紫斑、渗流血水、胬肉高突，其气味臭秽，溃后坚肿不消，愈烂愈坚，疮口渐大，凹凸不平，形如菜花，疼痛较剧，或溃烂处出血如喷射状，日夜烦躁不安，形体消瘦，食欲不佳，终至脉形皆现虚象，是为败症。

现代辅助检查：应选择甲胎蛋白（AFP）、癌胚抗原（CEA）、血清铁蛋白（FER）、血清r-谷氨酰转肽酶（r-GT）、唾液酸（SA）、疱疹（EB）病毒等化验检查。还可做B超、胸片、造影、CT、同位素扫描等检查。如肿物应及早做活检，以明确诊断。

【鉴别诊断】

本病应与瘰疬相鉴别。

瘰疬：在颈部的一侧或双侧，初期常有多个肿核，可活动，进一步发展到液化形成脓肿，继之破溃，出脓液，夹败絮状物，收口慢，同时多伴有肺痨，有低热盗汗、乏力消瘦等肺结核之症状。

【内服药疗法】

1. 肝郁痰结证：

[主证] 颈部结块，触之明显渐大，结块坚硬，皮色如常，不痛不痒，推之不移，伴有忧思恚怒，胸胁胀闷不舒，体虚乏力，舌苔白或瘀点，脉弦或弦滑。

[方剂] 开郁散。

[组成] 白芍15g，当归6g，白芥子9g，柴胡3g，炙甘草2.4g，全蝎3只，白术、茯苓各9g，郁金6g，香附、天葵草各9g。

[制法] 水煎，去滓。

[用法] 分2次温服。

[功效] 疏肝解郁，化痰散结。

[主治] 肝气郁结，至结块。

[方剂来源] 清·陈士铎《洞天奥旨》。

[方剂] 紫元丹。

[组成] 当归、儿活、红花、羌活、秦艽、穿山甲焙、川断、僵蚕生，牛膝、延胡索、川郁金、香附、苍术、杜仲、川乌姜汁制、草乌姜汁制、麻黄去根节炒，制乳香、制没药、全蝎各30g，骨碎补120g去毛炒，蜈蚣10条炙，蟾酥15克酒化拌药，共为细末，番木鳖450g，麻黄、绿豆煎水浸透，去皮心入麻油内煎老黄色取起，拌土炒筛，去油另为末。

[制法] 上将制过木鳖末同前药末各半对和，水法跌为丸。

[用法] 每次2.4g，身弱者1.5~1.8g。临卧热陈酒送下，出汗避风，如冒风发麻，姜汤、热酒可解。服法每隔一两日再服。

[功效] 疏肝解郁，化痰散结。

[主治] 失荣等。

[禁忌] 凡红肿痈毒及孕妇忌此。

[方剂来源] 清·许克昌、毕法《外科证治全书》。

[注] 番木鳖别名马钱子，味苦，性寒；大毒。内服0.3~0.9g，作丸散服。服用过量，可引起肢体颤动、惊厥、呼吸困难，甚至昏迷等中毒症状，故当代严格控制用量，注意炮制，孕妇忌服。本方剂内含番木鳖、蟾酥，应用的1次服剂量均是现代所制安全量范围之内的上限，可见清代许克昌应用药物时严格准确。今须知治多种癌肿，有一定疗效，但用量多少，尚在试用中。

2. 痰毒凝结证：

[主证] 颈项部肿核如栗，坚硬如石，推之不移，按之不动，不痛不痒，皮色如常，日久见大。面色少华，倦怠疲乏，少食，善疑多虑，可伴多梦或失眠，舌苔白腻，脉沉细。

[方剂] 和营散坚丸。

[组成] 川芎、白芍（酒炒）、当归、茯苓、熟地、陈皮、桔梗、香附、白术（土炒）各3g，人参、甘草（炙），海粉、昆布、贝母（去心）各15g，升麻、红花各9g，夏枯草500g（熬汤，加蜜120g，再熬成膏）。

[制法] 上药前16味，共研成末，夏枯草膏合丸，如梧桐子大。

[用法] 每次9g，饭后隔一段时间用开水送下。

[功效] 调和气血，开郁软坚。

[主治] 失荣证。多生于耳前后或肩项，初起状如痰核，推之不动，坚硬如石，皮色如

常，日渐变大。

［方剂来源］清·吴谦《医宗金鉴》。

［方剂］和荣散坚丸。

［组成］当归身、熟地、茯神、香附、人参、白术、橘红各60g，贝母、南星、酸枣仁、远志、柏子仁、牡丹皮各30g，龙齿1对（煅。如无龙齿，鹿角尖60g煅代之），芦荟、角沉各25g，朱砂18g（为衣）。

［制法］上为细末，炼蜜为丸，如梧桐子大。

［用法］每次80~90丸，食后用合欢树根皮煎汤送服。

［功效］养血和荣，化痰软坚。

［主治］失荣症。多生肩上，坚硬如石，不热不红，渐肿渐大者。

［方剂来源］明·陈实功《外科正宗》。

［注］失荣症伴有多梦或失眠，心绪不稳可服明·陈实功"和荣散坚丸"，内含酸枣仁、远志、柏子仁、茯神、龙齿，安神尤显。

3. 气血两亏证：

［主证］溃后腐烂，坚硬不消，越溃越坚，色沉紫斑，疮口渐大，凹凸不平，形如菜花，秽气熏人，疼痛较剧，渗流血水，或疮出血如喷射状，日夜烦躁不安，形体消瘦，纳食不佳。舌苔白滑或黄腻，脉沉细或弦数。

［方剂］益气养营汤。

［组成］人参、茯苓、陈皮、贝母、香附、当归、川芎、黄芪、熟地、白芍、甘草、桔梗各3g，白术6g，柴胡1.8g，干姜6g，大枣（去核）10g。

［制法］水煎，去滓。

［用法］温服。

［功效］益气养营，解郁散坚。

［主治］怀抱抑郁，气血损伤，四肢颈项等处患肿，不问软硬，赤白肿痛或日晡发热，或溃而不敛。

［方剂来源］明·张介宾《景岳全书》。

【外治方药】

1. 阿魏软坚散：

［组成］阿魏、蜗牛（炙）、象贝母各9g，月石4.5g，桃仁3g，僵蚕10条，南星9g，腰黄10.5g，冰片0.9g。

［制法］上为末。每次3g，放入大膏药中。

［用法］贴患处。

［功效］活血化瘀，软坚散结。

［方剂来源］明·傅山《青囊秘传》。

2. 蟾酥锭：

［组成］蟾酥6g（火酒化），金脚蜈蚣1条，胆矾、乳香各3g，雄黄6g，麝香、没药、铜青各3g，冰片1.5g，寒水石6g，血竭3g，大蜗牛21个。

［制法］共制末，蜗牛捣作锭，或用辰砂、金箔为衣。

［用法］每用米醋磨搽患部。

［功效］解毒消肿。

［主治］阴症疮疡。

［方剂来源］清·凌奂《外科方外奇方》。

3. 蟾酥丸：

［组成］蟾酥 6g（酒化），轻粉 1.5g，枯矾、寒水石（煅）、铜绿、乳香、没药、胆矾、麝香各 3g，雄黄 6g，蜗牛 21 个，朱砂 9g。

［制法］上药各为末称准，先将蜗牛研烂，再同蟾酥和研稠黏，方入各药，共捣极匀为丸，如绿豆大，再加金头蜈蚣五条，炙黄去头足，与蟾酥丸共研匀；将太乙膏 720g，重汤炖化，离火入前药末，搅冷为度。

［用法］以重汤炖化，用红绢摊贴，轻者渐消，重者亦可少解，常贴可保不致翻花。

［功效］清热解毒，消肿定痛。

［主治］失荣。

［方剂来源］清·吴谦《医宗金鉴》。

［注］太乙膏《医宗金鉴》卷六十二·膏药类方，称加味太乙膏组成："白芷、当归、赤芍、元参各 60g，柳枝、槐枝各 100 寸（约 3.3m），肉桂 60g，没药 9g，大黄、木鳖各 60g，轻粉研不见星 12g，生地 60g，阿魏 9g，黄丹水飞 1200g，乳香 15g，血余 30g，上将白芷、当归、赤芍、元参、肉桂、大黄、木鳖、生地八味，并槐、柳枝，用真麻油足称 5 斤（2500g），将药浸入油内，春五夏三，秋七冬十，入大锅内，慢火熬至药枯，浮起为度；住火片时，用布袋滤净药渣，将油称准，用细旧绢将油又滤入锅内，要清净为佳，将血余投上，慢火熬至血余浮起，以柳枝挑看，似膏溶化之象，方算熬熟，净油 500g，将飞过黄丹 195g，徐徐投入，火加大些。夏秋亢热。每油 500g，加丹 15g，不住手搅，候锅内先发青烟，后至白烟叠叠旋起，气味香馥者，其膏已成，即便住火。将膏滴入水中，试软硬得中，如老加热油，如稀加炒丹，每各少许，渐渐加火，务要冬夏老嫩得所为佳。候烟尽掇下锅来，方下阿魏，切成薄片，散于膏上化尽；次下乳、没、轻粉搅匀，倾入水中，以柳棍搂成一块，再换冷水浸片时，乘温每膏半斤，扯拔百转成块，又换冷水浸。随用时每取一块，铜杓内复化，随便摊贴，至妙。"

［用法］俱贴患处。

［功效］消肿止痛，祛腐生肌。

［主治］一切恶疮，诸般毒。

［方歌］太乙膏治诸般毒，一切疮伤俱贴之。白芷当归赤芍药，元参桂没柳槐枝，大黄木鳖轻生地，阿魏黄丹乳血余。

4. 太乙膏：

［组成］当归、生地、白芍、玄参、大黄各 60g，甘草 120g。

［制法］用麻油 1kg，入砂锅内，煎药至枯黑，去滓，加黄丹 90g，再煎至滴水成珠为度。

［用法］外贴。

［功效］凉血活血，泻火解毒。

［主治］疮毒。

［禁忌］制药忌用铁器。

［方剂来源］清·罗国纲《罗氏会约医镜》。

【外治疗法】

1. 初起宜阿魏软坚散外贴患处，以活血化痰，软坚散结（详见本章节）。

2. 溃后用太乙膏外贴，凉血，泻火解毒，疼痛者宜蟾酥锭用米醋溶解成膏状外搽患部，解毒软坚止痛（详见本章节）。

3. 疮面出血宜用清·罗国纲"太乙膏外贴，内含大黄有止血之效"。（详见本章节）

【护理与预防】

1. 保持心情舒畅，解除思想顾虑，树立战胜疾病信心。

2. 不宜过食辛辣，肥甘之物。

3. 溃后病势扩展形如菜花，时渗血水，应随时观察，防止出血，出血者应及时敷止血药物。

第二节　唇癌

唇癌初起唇部起肿核，逐渐长大，继而破溃翻花流出污秽血水，疼痛，蔓延扩大至邻近组织为主要表现。中医学称"茧唇""茧唇风""沈唇""唇菌""唇岩"等。

[注] 白皮皱裂，状如蚕茧，故称为"茧唇"，又因唇部肿起翻突如菌状称之"唇菌"，又因口唇肿块如岩，称之"唇岩"。

【中国古代中医论述】

1.《灵枢·师传》："脾者，主为卫，使之迎粮，视唇舌好恶，以知吉凶。"

2. 隋·巢元方《诸病源候论》卷三十·紧唇候："脾与胃合，胃为足阳明，其经脉起鼻，环于唇，其支脉入络于脾。脾胃有热，气发于唇，则唇生疮。而重被风邪寒湿之气搏于疮，则微肿湿烂，或冷或热，乍瘥乍发，积月累年，谓之紧唇，亦名沈唇。"

3. 唐·王焘《外台秘要》第二十二卷·沈唇疮烂方："矾石烧末，和胡粉敷之。"

4. 宋·赵佶《圣济总录》第一百一十八·紧唇："论曰紧唇之候，其本与唇疮同，疮未及差，热积在胃，复为风湿所搏，故令口唇发肿，疮紧而痛，湿溃出黄水，久而不愈，谓之紧唇。《脉经》论足阳明之脉所生病，则曰唇紧者，盖阳明胃之脉挟口环唇，风热所客，则为紧唇之病。方书谓紧唇，亦为沈唇。"

5. 宋·王怀隐《太平圣惠方》卷第三十六·治紧唇疮诸方："脾胃有热，气发于唇，则唇生疮而肿世，被风邪寒湿之气搏于疮，则微肿湿烂，或冷或热，乍差乍发，积月累年，谓之紧唇，亦名沈唇也。"

"治紧唇疮，疼痛不可忍，胡粉膏方：胡粉三分，黄连三分，去须，甘草一分，炙微赤，剉，麝香一钱，细研。药捣罗为末，用腊月猪脂调令得所，每以少许涂于疮上。"

6. 宋·窦汉卿《疮疡经验全书》卷二·茧唇："唇茧者，此证生于嘴唇，其形似蚕茧故名之。经云，脾气开于口，又云脾之荣在唇，但燥则干，热则裂，风则瞤，寒则揭。若肿起白皮皱裂如蚕茧，故名曰唇茧也。始起一小瘤，如豆大，或再生之，渐渐肿大，合二为一，约有寸厚，或翻花如杨梅，如疙瘩，如灵芝，如菌，形状不一。皆由六气七情相感而成；或心思过，忧虑过深，则心火焦炽，传授脾经；或食酽酒厚味，积热伤脾，而肾水枯竭以致之。须审其病证之因，惟补肾水，生脾血，则燥自润，火自除，风自息，肿自消矣。此亦异证，所生者少，人亦难晓，若久不愈者，急用金银烙铁在艾火内烧红烫之，内服归脾养荣汤，庶易愈矣，若外用追蚀恶毒线结之法，反为所伤，慎哉慎哉！若妇人患此，阴血衰少故也，宜用四物逍遥散治之。"

7. 元·危亦林《世医得效方》卷第十七·唇病："白灰散：治口紧唇小，不能开合，饮食不得，不急治则死。此亦奇病，以此方治之得放，名曰紧唇，又名沈唇。用白布作灯炷如指大，安斧刃上。燃炷令刀上汗出，拭取敷唇上，曰二三度，故青布灰以酒服，亦可和猪脂涂敷。又以蛇皮揩拭，为灰敷之，又以蚱蟟烧灰末，猪脂调敷。又烧乱发、蜂房、六畜毛烧灰，用脂调敷。苋实条，亦名马齿苋，煮汁洗紧唇。"

8. 明·王肯堂《证治准绳·杂病》第八册·唇："唇肿起白皮皱裂如蚕茧，名曰茧唇。有唇肿重出如茧者……反为翻花败证矣。肾虚唇茧，时出血水，内热口干吐痰，体瘦，宜济阴地黄丸，肝经怒火，风热传脾，唇肿裂或患茧唇，宜柴胡清肝散。"

9. 明·薛己《口齿类要》茧唇一："若唇肿起白皮皱裂如蚕茧，名曰茧唇。有唇肿重出如茧者；有本细末大，如茧如瘤者。或因七情动火伤血；或因心火传授脾经；或因厚味积热伤脾。大要审本症察兼症，补脾气，生脾血，则燥自润，火自除，风自息，肿自消。若患者忽略，治者不察，妄用清热消毒之药，或用药线结去，反为翻花败症矣。"

10. 明·薛己《口齿类要》治验："一妇人怀抱久郁，患茧唇，杂用消食降火，虚证悉具，盗汗如雨，此气血虚而有热也。用当归六黄汤，内黄芩、黄连、黄柏俱炒黑，二剂而盗汗顿止。乃腹发脾汤、八珍散兼服，元气渐复。更以逍遥散、归脾汤，间服百余剂而唇亦瘥。"

11. 明·陈实功《外科正宗》卷四·茧唇第六十三："茧唇乃阳明胃经症也。因食煎炒，过餐炙煿，又兼思虑暴急，痰随火行，留注于唇，初结似豆，渐大若蚕茧，突肿坚硬，甚则作痛，饮食妨碍，或破血流久则变为消渴、消中难治之症。初起及已成无内症者，用麻子大艾炷灸三壮，贴蟾酥饼膏盖，日久渐消。内症作渴者，早服加减八味丸，午服清凉甘露饮，以滋化源。日久流血不止，形体瘦弱，虚热痰生，面色黧黑，腮颧红现，口干渴甚者，俱为不治之症也。"

12. 明·陈实功《外科正宗》卷四·茧唇第六十三："清凉甘露饮：治茧唇膏粱所酿，暴怒所结，遂成斯疾。高突坚硬，或损破流血，或虚热生痰，或渴症久作并治。

犀角、银柴胡、茵陈、石斛、枳壳、麦门冬、甘草、生地、黄芩、知母、枇杷叶（各一钱）。水二盅，淡竹叶、灯心各二十件，煎八分，食后服。"

13. 清·张璐《张氏医通》卷八·七窍门下·唇："唇属足太阴阳明脾胃，又属手少阴太阴。心脉挟口，统属冲任二脉。上唇挟口，属足阳明。下唇挟口，属手阳明。唇燥则干，热则裂，风则瞤，寒则揭若唇肿起白皮，皱裂如蚕茧者，名曰茧唇。有唇肿如茧如瘤者，或因七情火动伤血，或因心火传脾，或因厚味积热伤脾，大要审本证，兼察证，清胃气，生脾津，或兼滋肾，则燥自润，火自降风自息，肿自消。若患者忽略，治者不察，妄用清热解毒之药，或用药线结去，反为翻花败证矣。"

14. 清·许克昌、毕法《外科证治全书》卷二·茧唇："唇上起白皮小疱，渐肿渐大如蚕茧，或唇下肿如黑枣，燥裂痒痛，皆七情火动伤血。治宜补脾气、生脾血，则燥自润、火自平、肿自消；补中益气汤加栀仁、芍药、丹皮最妙，或归脾汤亦妙。外用紫归油频润之，如日久失治。误服清火之药，多致翻花不治。"

15. 清·邹岳《外科真诠》卷上·茧唇："茧唇生于唇上，初起如豆粒，渐长若蚕茧，坚硬疼痛，妨碍饮食。"

16. 清·余景和《外证医案汇编》卷二·唇疡："膏粱厚味，热遏阳明，发为茧唇。不治，则成中消之证，后难挽矣。麦冬、银柴胡、甘草、石斛、黄芩、茵陈、知母、生地、枳壳、犀角、枇杷叶。梦生草堂亦取此方，此即清凉甘露饮全方也。

荆溪蒯，阳旺阴虚，膀胱寒水泛溢，脾湿与胃热互郁，郁久化热，热气熏蒸，满口糜烂，延及咽喉，兼以泄泻口臭。姑拟加味连理汤合导赤散治之。人参、白术、干姜、生地、茯苓、黄连、炙甘草、木通、竹叶。

加味连理汤和导赤汤，虽成方，用之极难，脾胃寒热并治之法也。脾为太阴湿土，喜温喜燥。胃为阳明燥土，喜润喜凉。最妙一味黄连，苦降泄热，可以引导赤下行而清胃热，苦以化燥，除湿而坚下。借理中辛甘升阳助脾，泄泻可止，湿热尽则口糜可除。仲景之半夏泻心、附子泻心、黄连汤、生姜泻心等之脱化也。其中攻补兼施，寒凉并用，为医者能于此法中讲求其理而推广之。"

17. 清·高秉钧《疡科心得集》卷上·辨唇疔茧唇舌唇疳论："茧唇亦生于嘴唇。经云：唇本脾之外候。又云：脾之荣在唇。故燥则干，热则裂，风则瞤，寒则揭。若肿起白皮皱裂如蚕茧状，故名茧唇也。或因思虑暴急，心火焦炽，传授脾经；或因醇酒厚味，积热伤脾，而肾水枯竭。须审其证之因，惟补肾水、生脾血，则燥自润，火自除，风自息，肿自消矣。归脾养荣汤主之；作渴者，早服加减八味丸，午服清凉甘露饮，以滋化源；若妇人患此，阴血衰少故也，四物逍遥散主之。"

18. 清·徐憙铨《外科选要》卷三·茧唇："窦汉卿曰：此证生于嘴唇，经云脾气通于口，又云唇本脾之外候，又云脾之荣在唇，故燥则干，热则裂，风则瞤，寒则揭。若肿起白皮，皱裂如蚕茧，故命名曰茧唇也。始起一小瘤如豆大，或再生之渐渐肿大，合而为一，约有寸厚，或翻花如杨梅，如疙瘩，如灵芝，如菌，形状不一，皆由六气七情相感而成。或心思太过，忧虑过深，则心火焦炽，传受脾经，或食醇酒厚味，积热伤脾，而肾水枯竭以致之。须审其病证之因，惟补肾水，生脾血，则燥自润，火自除，风自息，肿自消矣！此亦异症，所生者少，人亦难晓。若久不愈，急用金银烙铁，在艾火内烧红烫之，内服归脾、养荣汤，庶易愈也。若外用追蚀恶毒线结之法，反为所伤，慎哉！慎哉！若妇人患此，阴血衰少故也，宜四物、逍遥散主之。"

19. 清·吴谦《医宗金鉴》卷六十五·唇部·茧唇："茧唇脾胃积火成，初如豆粒渐茧形，痛硬溃若翻花逆，久变三消定主凶。"

[注] 此证由脾、胃积火结聚而成。初起如豆粒，渐长若蚕茧，坚硬疼痛，妨碍饮食。初起及已成无内证者，用蟾酥饼贴之，密陀僧膏盖之，日久渐消。或口渴者，宜服清凉甘露饮。若面赤、口唇燥裂、便秘者，此属气实，宜服凉膈散；若日轻夜重，五心烦热，两颧现红，脉虚数无力者，宜服加减八味丸，以滋水养阴；若溃后如翻花，时津血水者属逆。失于调治，久则变为上消、中消、下消之证，属凶。

"清凉甘露饮：麦冬去心、知母、黄芩、石斛、枳壳麸炒、枇杷叶去毛蜜炙、银柴胡、犀角镑、生地、茵陈蒿、甘草生，各一钱。灯心五十寸，淡竹叶一钱，水二盅，煎八分，食远服。"

【病因病理】

多由思虑过度，七情内伤，肝郁气滞，日久成痰，痰湿凝滞，气血瘀阻，火毒内蕴或过食炙煿食物，伤及脾胃，加之心火内炽，火热灼津成痰，蕴结于唇部，或素体虚弱，毒邪乘虚而入，邪毒滞留唇部而发肿核。

现代医学认为，长期慢性局部刺激（吸雪茄及烟斗者）或强烈的紫外线照射等为致病因素。但该病发生的原因是复杂的，不是单一因素造成的。

【临床症状】

病变多发生于下唇，尤其是下唇中外 1/3 间唇红缘部黏膜。初起唇部出现硬结，逐渐长大，形如茧壳（结痂肿块）痂块脱落，露出肿物表面溃烂，凹凸不平，或如杨梅，或如菜花状肿块，易出血，血痂脱落后又生新痂，疼痛，影响饮食，后可向深部肌肉浸润，并向周围皮肤及黏膜扩散，可发展到整个唇部，甚至牙槽骨、颌骨、颈部淋巴结肿大。现代医学做组织病理检查确诊。

【鉴别诊断】

本病须与慢性唇炎、杨梅唇疳、慢性盘状红斑狼疮相鉴别。

1. 慢性唇炎：唇部有轻度脱屑脱皮，可见细小的纵裂沟，糜烂、渗出、结痂，病损广泛，弥散，反复发生，病程迁延日久，基底软无浸润硬结存在。

2. 杨梅唇疳：接触"杨梅疮"（梅毒）传染唇部发生唇疳，同时也累及其他部位，唇部开始高起的结节性圆形病损，中心有溃疡或形成痂皮，颌下有瘰核，但无疼痛（现代医学在病损表面或渗出液中可分离出梅毒螺旋体，具有高度传染性）。继而发展患处充血发红的小斑片，糜烂面上有灰白色渗出物。"疳疮"指发生口唇、手指、乳房等生殖器以外的部位。

3. 慢性盘状红斑狼疮：多发生于下唇，病损下唇色红增厚，中央微凹的萎缩性斑，充血易糜烂，周围放射状白色条纹，病损可向周围皮肤蔓延，口腔内两颊黏膜不对称发病，可有疼痛，刺激明显，伴有手足暴露部位皮损（现代医学检验：血常规、血沉、γ 球蛋白、类风湿因子、抗核抗体等均可呈异常。病理检查可见角质栓塞，棘细胞层萎缩，基底细胞液化等）。

【内服药疗法】

1. 脾胃积热证：

［主证］唇部肿块突起坚硬，燥裂脱皮，灼痛，口渴，口臭，便秘尿赤，舌质红，舌苔黄，脉滑数。

［方剂］凉膈散。

［组成］连翘 3g，大黄 9g，芒硝、甘草各 3g，山栀、黄芩各 4.5g，薄荷、竹叶各 3g。

［制法］水煎，去滓。

［用法］1 日 1 剂，温服，便通即止。

［功效］通腑泄热，解毒散结。

［主治］中焦燥实、烦躁口渴、目赤头眩、口疮唇裂、便秘等。

［加减］上方加足阳明、足太阴脾经引经药葛根、升麻，后服神授卫生汤。

［方剂来源］清·鲍相璈《验方新编》。

［方剂］神授卫生汤。

［组成］羌活、金银花、天花粉、当归尾、皂角刺、甘草节各 3g，石决明（煅）、穿山甲（炙），沉香、乳香、红花、白芷、连翘、防风各 1.8g，大黄（酒拌炒）6g（气虚便利者不用大黄）。

［制法］上药研细末，用水 400mL，煎至 320mL，去滓。

［用法］病在上部，先饮酒一杯后服药。

［功效］宣热散瘀，行瘀活血，消肿解毒，疏通脏腑。

［主治］一切丹瘤恶毒，焮肿赤痛。

［方剂来源］ 清·鲍相璈《验方新编》。

［加味］ 加半枝莲、夏枯草解毒散结。

2. 肝郁传脾证：

［主证］ 唇部肿硬如豆，或大如蚕茧，实肿坚硬，白色皱纹，疼痛，口苦，口干，郁闷，乏力，纳差，舌苔薄白，舌质红，脉细或弦涩。

［方剂］ 柴胡清肝散。

［组成］ 柴胡、黄芩（炒）各 3g，黄连（炒），山栀（炒）各 2.1g，当归 3g，川芎 1.8g，生地黄、牡丹皮各 3g，升麻 2.4g，甘草 0.9g（加党参 3g，白术 3g，茯苓 2g，甘草 1.8g，半夏 3g，山慈姑 3g，白花蛇舌草 6g）。

［用法］ 温服。

［功效］ 泻肝清胆，化痰祛瘀。

［主治］ 结核不消唇肿裂（茧唇）。

［方剂来源］ 明·王纶《明医杂著》。

［注］ 明·王肯堂《证治准绳·杂病》第八册·唇：“肝经怒火，风热传脾，唇肿裂，或患茧唇，宜柴胡清肝散。”

3. 阴虚火旺证：

［主证］ 口唇瘤破溃状如菜花，色紫暗，疼痛如火燎，腐烂臭秽，时伴流血水，并见两颧发红，五心烦热，口干，咽燥，形体瘦弱，舌质红，舌苔少，脉虚数无力。

［方剂］ 清凉甘露饮。

［组成］ 犀角、银柴胡、茵陈、石斛、枳壳、麦门冬、甘草、生地、黄芩、知母、枇杷叶各 3g，淡竹叶 2g，灯心草 3g。

［制法］ 上药研细末，水 400mL，煎至 320mL，去滓。

［用法］ 食后服。

［功效］ 清热养阴。

［主治］ 茧唇，唇部高突坚硬或损破充血。

［方剂来源］ 明·陈实功《外科正宗》。

［加味］ 加重楼、山慈姑增解毒散结之效。若痛加三七粉、露蜂房、蜈蚣、全蝎、延胡索等活血通络止痛。

【外治方药】

1. 石硫黄膏方：

［组成］ 石硫黄（研）、白矾（烧）、朱砂（研）、麝香、黄柏（研末）、水银各 0.3g。

［制法］ 上 6 味，和水银研于瓷体中，以水银尽，用腊月猪脂和如泥（备用）。

［用法］ 先拭净（患处）涂之，日三五次，以瘥为度。

［功效］ 攻毒化腐，消坚散结。

［主治］ 沈唇。

［方剂来源］ 唐·王焘《外台秘要》。

［注］ 本方剂水银有毒。

2. 胡粉膏：

［组成］ 胡粉、黄连（去须）各 0.9g，甘草（炙微赤，锉）、麝香（细研）各 3g。

［制法］ 上药捣罗为末（研细粉状），用腊月猪调令得所。

　　[用法] 每以少许涂于疮上。

　　[功效] 通络散瘀，消肿止痛。

　　[主治] 沈唇。

　　[方剂来源] 宋·王怀隐《太平圣惠方》。

　　3. 治紧唇方：

　　[组成] 皂荚（50g）。

　　[制法] 研细末。

　　[用法] 皂荚以水调成膏状涂患处。

　　[功效] 消肿散结。

　　[主治] 沈唇。

　　[方剂来源] 明·董宿《奇效良方》。

　　4. 生肌散

　　[组成] 龙骨、血竭、红粉霜、乳香、没药、海螵蛸、赤石脂各0.3g，煅石膏0.6g。

　　[制法] 上为细末。

　　[用法] 敷患处。

　　[功效] 祛腐生肌。

　　[主治] 下疳；一切痈疽肿毒，疮疡溃久不易收口。

　　[方剂来源] 清·叶天士《种福堂公选良方》。

　　5. 紫归油

　　[组成] 紫草、当归各等分。

　　[制法] 上药入麻油（香油）熬，去渣出火气备用。

　　[用法] 以棉蘸油频频涂唇部。

　　[功效] 解毒消肿，散瘀润燥。

　　[主治] 茧唇。

　　[方剂来源] 清·许克昌、毕法《外科证治全书》。

【外治疗法】

　　1. 用马齿苋捣烂取汁涂洗患处（每日4~6次）。

　　[方剂来源] 清·顾世澄《疡医大全》。

　　2. 口唇燥裂者用紫归油外涂（详见本章节）。

　　3. "茧唇……贴蟾酥饼……日久见消。""蟾酥饼"。

　　[组成] 蟾酥（6g，酒化），轻粉（1.5g），枯矾、寒水石（煅），铜绿、乳香、没药、胆矾、麝香（各3g），雄黄（6g），蜗牛（21个），朱砂（9g）。

　　[制法] 以上各（研）为末，于端午日午时，在净室中先将蜗牛研烂，再同蟾酥和研稠黏，方入各药共捣极匀丸如绿豆大。

　　[方剂来源] 明·陈实功《外科正宗》（应用时将药加少许酒溶化制成膏状外贴茧唇）。

　　[注] 本方剂勿入口内。

【烙法】

　　清·顾世澄《疡医大全》卷之十四·菌唇："不拘金银打成烙铁，每用艾火燃烧通红，乘热烫患上（病损处），再燃再烫，一日止可五六次……烫毕用药搽之……烙后敷药方：苋菜（阴干，烧灰9g），鸡内金、铜青、儿茶、枯矾各6g，轻粉、雄黄各3g，麝香0.6g。为细末（细粉），麻油调搽，明日再用甘草汤洗净，再烙如前，以平为度。后用生肌散。"

【手术疗法】

茧唇患者已确诊，多采用手术治疗，较小者可以做楔状切除，较大者可做全层切除，局部瓣修复，并可选择性一侧或双侧舌骨上淋巴清扫术，若转移，则需做一侧颈淋巴结清扫术。

【护理与预防】

1. 保持心情舒畅，生活有节律。
2. 做好劳动保护，长期在户外强日光下作业，应在唇部涂抹唇膏以保护唇部。
3. 禁忌吸烟。
4. 少食辛辣刺激及过烫食物。
5. 唇部有白斑、红斑等癌前病变及慢性溃疡应及早治疗，防止他变。

第三节　舌癌

舌癌为口腔恶性肿瘤，在口腔癌中发病为第一位，多发于中老年人。中医称"舌菌""舌岩""舌疳"。

【中国古代中医论述】

1. 宋·陈言《三因极一病证方论》卷三十六·舌病证候："舌者，心之官，主尝五味，以荣养于身，资于脾，以分布津液于五脏，故心之本脉，系于舌根，脾之络脉，系于舌旁，肝脉，循阴器，络于舌本，凡此三经，或为风寒湿所中，使人舌卷缩而不能言，或忧怒思恐所郁，则舌肿满而不得息。心热，则破裂生疮；肝壅，则出血如涌；脾闭，则白胎如雪，诸证虽异，治之各有方。

升麻柴胡汤：治心脾虚热上攻，舌上生疮，舌本强，颊两边肿痛。

柴胡、升麻、芍药、栀子仁、木通各一两，黄芩、大青叶、杏仁去皮尖，各三分，石膏煅，二两。上为剉散，每服四大钱，水一盏，姜五片，煎七分，去滓，食后服。"

2. 宋·陈自明《外科精要》卷中论疽疾变证，咽喉口舌生疮甚者生红黑菌。

3. 宋·赵佶《圣济总录》卷第一百一十八·口齿门·"论曰：口舌生疮者，心脾经蕴热所致也。盖口属脾，舌属心。心者火，脾者土，心火积热，传之脾土，二藏俱蓄热毒，不得发散，攻冲上焦，故令口舌之间，生疮肿痛。"

4. 宋·杨士瀛《仁斋直指方论》卷之二十一·唇舌："心热则破裂生疮。"

5. 明·芮经·纪梦德《杏苑生春》卷六·口舌："口者脾之际，舌者心之窍，所贵乎安静，一有劳动，心火上炎，加之膏粱积温成热，由是口舌赤裂，疮疾生焉。膀胱移热于小肠，膈肠不便，上为口糜，口糜不已，饮食难入。若失调治，诚为危症也。可不慎之。"

6. 清·沈金鳌《杂病源流犀烛》卷二十三·口齿唇舌病源流："一为舌生芒刺，皆由热结之故，或因心劳火盛，而生疮菌。""《得效》曰：舌本烂，热不止者逆。"

7. 清·李用粹《证治汇补》卷之四·附舌病："心脉系舌根，脾络系舌旁，肝脉络舌本，肾液出舌端。虽分布五脏，而心、脾实主之。故二脏不和，变生诸症。"

"舌属火，其性炎上，治舌之法，当降火滋阴为要。"

8. 清·余景和《外证医案汇编》卷二·舌疡："虎邱王：舌菌之形，头大蒂小，突如莲子，状若鸡冠，舌不能伸缩，或裂出血，仍然坚硬，有妨饮食，难治之证也。因心绪烦扰则生火，思虑伤脾则生郁，郁极火盛，则怒芽逆发矣。"

9.　清·余景和《外证医案汇编》卷二·舌疡："获塘陶：舌本属心，舌边属脾，二经郁热，则舌本作肿，发为舌菌，最难调治。"

10.　清·余景和《外证医案汇编》卷二·舌疡："夫舌者心之苗，脾之本也，心脾肾三经之脉俱走其间，此三经为病最多。手少阴心之别脉，名曰通里，循经入于心，系舌本，心气通于舌，心和则能知五味矣。脾气通于口，脾和则能知五谷矣。心与脾虽分二窍，实合为一窍也。足太阴脾脉上膈挟咽，连舌本，散舌下，为病有舌本强，舌本痛。足少阴肾之脉贯肾，系舌本。足少阴肾之脉上系于舌，络于横骨，终于会厌。足少阴为病有口热舌干，咽痛……总不能离乎心、脾、肾三经，心经之热，以苦寒折之；肾阴虚火，以咸寒降之；脾经湿痰之渗湿化痰；营分血热之清营凉血。在上焦者，用药轻清；在下焦者，用药柔腻。"

11.　清·邹岳《外科真诠》卷上·舌部·舌岩："舌岩，舌根腐烂如岩，乃思虑伤脾，心火上炎所致，或因杨梅结毒而来，其症最恶，难以调治。盖舌本属心，五脏皆络，今腐烂如岩，内络已伤，五脏受损，虽有治法，不过苟延岁月而已。思虑伤脾所致者，内服加味归脾汤……并用八宝珍珠散搽之。"

"加味归脾汤：黄芪、党参、白术、当归、茯神、酸枣仁、远志、木香、炙甘草、福元、牡丹皮、栀炭。"

"八宝珍珠散：牛黄五分，珍珠一钱，琥珀二钱，儿茶五分，明雄一钱，月石三分，朱砂一钱，上片二分。研细末，吹。"

12.　清·林珮琴《类证治裁》卷之六·齿舌症论治："舌菌，生舌上，如菌状，色红紫，多因气郁所致。"

"李氏云：凡痈疽之疾，初服头药失序，或不曾服内托散，又无药宣得内毒，致令热毒冲心经，咽喉口舌生疮，甚至生红黑菌，变证甚速，难于医疗，合预备琥珀犀角膏治之。"

13.　清·许克昌、毕法《外科证治全书》卷二·舌菌："其证生舌上，初如豆，次如菌，头大蒂小，亦有如鸡冠样者，妨碍饮食言语。诸书云：是心、脾郁火实热。亦有不尽然者，如色赤疼痛，口渴烦躁，或舌紫肿胀，时流臭涎，或因怒气上冲，忽崩裂血出不止，此可作郁火治。用瓷锋刺破菌头，擦北庭丹，以蒲黄末盖之，内服九味败毒汤加犀角汁少许，连服数剂，自然缩愈……多缘心境不佳，元气亏损，若误服寒凉，则致烂开，透舌穿腮，汤水漏出……总因偏执清火败毒故耳。初起治法，以补中益气汤加桂枝、白芍，或归脾汤。溃烂者用犀黄丸、十全大补汤轮服，多获全愈。故辨证不可不明。"

14.　清·吴谦《医宗金鉴》卷六十六·外科心法要诀·舌部·舌疳："此证由心、脾毒火所致，其证最恶，初如豆，次如菌，头大蒂小，又名舌菌。疼痛红烂无皮，朝轻暮重……若失于调治，以致嫩肿，突如泛莲，或有状如鸡冠，舌体短缩，不能伸舒，妨碍饮食言语，时津臭涎。再因怒气上冲，忽然崩裂，血出不止，久久延及项颔，肿如结核，坚硬臖痛，皮色如常，顶软一点，色暗木红，破后时津臭水；腐如烂棉，其证虽破，坚硬肿痛，仍前不退，此为绵溃，甚至透舌穿腮，汤水漏出……因舌不能转动，送送硬食，故每食不能充足，致令胃中空虚，而怯证悉添，日渐衰败……自古治法虽多，然此证百无不一生，纵施药饵，不过苟延岁月而已。"

15.　清·高秉钧《疡科心得集》卷上·辨舌疳牙岩舌疔论："舌疳者，由心脾毒火所致。盖舌本属心，舌边属脾，因心绪烦扰则生火，思虑伤脾则气郁，郁甚而成斯疾，其证最恶。初如豆，后如菌，头大蒂小，又名舌菌。疼痛红烂无皮，朝轻暮重，急用北庭丹点之，自然缩小而愈。若失于调治，以致嫩肿，突如泛莲，或状如鸡冠，舌本短缩，不能伸舒言语，时漏臭涎，再因怒气上冲，忽然崩裂，血出不止，久久烂延牙龈，即名牙岩。甚则颔肿结核，坚硬时痛，皮色如常，顶突一点，色黯不红，破后时流臭水，腐如莫绵，其证虽破，坚硬仍前不退，此为绵溃，甚至透舌穿腮，汤水漏出，是以又名翻花岩也。因后难转掉，饮食妨碍，故每食不能充足，致令胃中空虚，而怯证悉添，日渐衰惫。"

[注] 舌疳、牙岩、翻花岩实为一病，即今之舌癌的三个不同阶段，为外科四大绝证之一。初起之时为舌疳，其症如豆如菌，疼痛红烂，宜急治之；若失于施治，则渐至长大，状如莲花，或如鸡冠，舌本短缩难言，时流臭涎，乃至出血不止，烂及牙龈，即名牙岩；若至颔肿结核，坚硬疼痛，顶软色暗，破流臭水，甚至透舌穿腮，则名翻花岩。多由思虑气郁、心脾毒火所致。日久饮食难进，胃中空虚，身体衰惫。

【病因病理】

清·徐惠铦《外科选要》卷三·舌疳·连珠疳："《心法》曰：舌疳者，由心脾毒火所致……盖舌本属心，舌边属脾，因心绪烦扰则生火，思虑伤脾则气郁，郁甚而成斯疾。"或气血瘀滞，火毒痰瘀互结而发生岩肿。

现代医学认为，舌岩与物理因素、化学因素、神经精神因素、内分泌因素等有关。

（1）物理因素：如热、损伤以及长期慢性刺激等。

（2）化学因素：如煤焦油、烟油等。

（3）神经精神因素，有严重的精神创伤史。

（4）内分泌因素、内分泌功能紊乱可引起癌症的发生。

癌症的发生与发展原因复杂，与多种因素共同作用有关。

【临床症状】

舌菌多发生于舌之两侧边缘，初起舌痛楚，肿如豆粒，按之坚硬，逐渐增大，继而发展为菌状，或如菜花、头大蒂小，继后形成溃疡，渐向深部和周围扩大，其边缘隆起，状如泛莲，触之易于出血，甚则穿腮透舌。颈、颌部出现结块，坚硬疼痛（晚期蔓延口底及颌骨），终至舌不能活动，不能饮食，体质日渐衰弱而成败症。

【现代医学检查】

取组织做病理检查以确诊。

【鉴别诊断】

本病应与舌部结核性溃疡、复发性口腔溃疡、舌部白斑相鉴别。

1. 结核性溃疡：溃疡外形不规则（溃疡中稍凹陷），表面光滑，色灰黄污浊，边缘不硬，疼痛显著，触之剧烈，可有其他结核病史。

2. 复发性口腔溃疡：溃疡表浅，基底及周围组织柔软，多发，复发，有自愈性。

3. 舌部白斑：舌部有白色斑块，对刺激性食物比较敏感，无皲裂、溃疡或基底变硬症状。若呈上述症状及表面增厚显著时，已证明有癌前期改变的损伤，必要时做活组织检查。

【内服药疗法】

1. 心脾火郁证：

[主证] 初起肿如豆而坚硬，常在舌边或有糜烂、溃疡、腐臭疼痛，伴有心烦失眠，口渴尿黄，舌质红，舌苔黄，脉弦数。

[方剂] 导赤甘露饮。

[组成] 犀角尖、木通、生地、知母、石斛、银柴胡、茵陈、甘草、黄芩、麦冬、枇杷叶、淡竹叶。

　　[制法] 水煎，去滓。

　　[用法] 温服。

　　[功效] 清火解毒，利湿痰。

　　[主治] 舌菌。

　　[方剂来源] 清·余景和《外证医案汇编》。

　　[方剂] 升麻柴胡汤。

　　[组成] 柴胡、升麻、芍药、栀子仁、木通各 30g，黄芩、大青叶、杏仁（去皮尖）各 0.9g，石膏（煅）60g。

　　[制法] 上为锉散，每服 12g，水 125mL，加姜 5 片，煎至 75mL，去滓。

　　[用法] 食后服。

　　[功效] 舒肝解郁，清热解毒。

　　[主治] 心脾虚热上攻，舌上生疮。

　　[方剂来源] 宋·陈言《三因极一病证方论》。

　　2. 火毒炽盛证：

　　[主证] 舌体岩肿渐增大，糜烂、溃疡、味臭，边缘不整，凸起坚硬，伴有发热口渴，便秘，尿黄，舌苔黄腻，脉滑数。

　　[方剂] 九味败毒汤。

　　[组成] 黄连、荆芥、黄芩、连翘、牛蒡子、薄荷叶、木通、山栀各 3g，甘草 1.2g，灯心 6g。

　　[制法] 水煎去渣。

　　[用法] 温服。

　　[功效] 清泻火毒。

　　[主治] 舌菌。

　　[方剂来源] 清·许克昌、毕法《外科证治全书》。

　　[注] 溃烂者用犀黄丸（加服）（《外科证治全书》）。

　　3. 阴虚火旺证：

　　[主证] 舌体溃烂，边缘隆起，易出血，舌活动受限，剧痛，午后潮热，舌质红，苔无，脉细数。

　　[方剂] 升麻汤。

　　[组成] 升麻、小蓟、生地、炒黑侧柏叶、艾叶、寒水石、荷叶、茜草。

　　[制法] 水煎去渣。

　　[用法] 温服。

　　[功效] 降火滋阴，凉血止血。

　　[主治] 心火上炎，舌出血，腐烂。

　　[方剂来源] 清·余景和《外证医案汇编》。

　　[方剂] 犀角地黄汤。

　　[组成] 犀角、生地、白芍、牡丹皮、柴胡、黄芩。

　　[制法] 水煎去渣。

　　[用法] 温服。

　　[功效] 清热解毒，滋阴降火。

［主治］舌疳。

［方剂来源］清·高秉钧《疡科心得集》。

［注］当代可用水牛角代犀角用量加倍或二倍。

［方剂］犀角消毒饮。

［组成］牛蒡子（炒），荆芥、生甘草、黄芩、犀角（镑）各3g，防风1.5g，灯心9g。

［制法］用水500mL，煎至400mL，去滓。

［用法］温服。

［功效］疏风清热，凉血解毒。

［主治］舌上生苔。

［方剂来源］清·吴世昌《奇方类编》。

4. 气血两虚证：

［主证］舌体溃烂，剧痛难忍，饮食难下，甚则透舌穿腮，体质消瘦，面色无华，舌淡红，脉沉细无力。

［方剂］加味归脾汤。

［组成］黄芪、党参、白术、当归、茯神、酸枣仁、远志、木香、牡丹皮、栀子炭。

［制法］水煎去滓。

［用法］温服。

［功效］补血养血，扶正祛邪。

［主治］舌岩。

［方剂来源］清·邹岳《外科真诠》。

【外治方药】

1. 八宝珍珠散

［组成］牛黄1.5g，珍珠3g，琥珀6g，儿茶1.5g，雄黄3g，月石0.9g，朱砂3g，冰片0.6g。

［制法］研细末（细粉）。

［用法］吹患处。

［功效］祛腐生肌，解毒消肿，止痛。

［主治］舌岩。

［方剂来源］清·邹岳《外科真诠》。

2. 清溪秘传北庭丹：

［组成］番硇砂、人中白各1.5g，瓦上青苔、瓦松、溏鸡矢各3g。

［制法］用倾银罐子2个，将药装在罐内，将口对严，外用盐泥封固，以炭火煅红，待三炷香为度；候冷开罐，将药取出，入麝香、冰片各1分，共研细末。

［用法］用磁针刺破舌菌，用丹少许点上，再以蒲黄盖之。

［功效］解毒祛腐，消肿止痛。

［主治］舌菌。

［方剂来源］清·吴谦《医宗金鉴》。

3. 水澄膏：

［组成］朱砂水飞6g，白及、白蔹、五倍子、郁金各30g，雄黄、乳香各15g。

［制法］上为细末（细粉），米醋调浓。

［用法］以厚纸摊贴患处。

［功效］解毒消肿，生肌止痛。

［主治］舌疳，颌下肿核溃后。

［方剂来源］清·吴谦《医宗金鉴》。

4. 水澄膏：

［组成］大黄、黄柏、郁金、白及、天南星、朴硝、黄蜀葵花各30g。

［制法］上为细末。每用药末6g，以新水200mL，搅匀取沉底者，去浮水，摊于纸上。

［用法］贴患处，如极燥，津唾润之。

［功效］泻火解毒，消肿止痛。

［主治］热毒肿痛。

［方剂来源］明·朱橚《普济方》。

【外治疗法】

1. 早期舌部生一硬节，形如豆，逐渐形成肿块，后则长大如菌，头大蒂小，渐有疼痛，可用《普济方》水澄膏外贴舌部，泻火解毒，消肿止痛，或以清溪秘传北庭丹外点患处，以蒲黄粉盖之，以解毒祛腐，消肿止痛（详见本章节）。

2. 舌部糜烂色红无皮，疼痛朝轻暮重，岩肿渐大，充满口腔，妨碍饮食，疼痛剧烈，言语不便，唾液臭秽，甚者血络崩裂，出血不止或日久可透舌穿腮，可用《医宗金鉴》水澄膏外贴患处，解毒消肿，生肌止痛。或用八宝珍珠散外吹患处，祛腐生肌，解毒消肿（详见本章节）。

【手术疗法】

早期宜手术切除，病变肿块在1.5cm以下者最为适宜。不能进行手术者，应采取保守治疗，用中医药辨证施治，有时会有意想不到的效果，本病的首选治法为手术治疗。

【护理与预防】

1. 患者忌烟、酒及腥、辛辣刺激之品。

2. 保持心情舒畅，保持口腔卫生。

3. 应及早治疗口腔白斑、慢性溃疡等病。

4. 应去除口腔内残根及不良修复体。

第四节　乳腺癌

乳腺癌是女性中常见的恶性肿瘤，大多发生在40~60岁绝经期前后的女性。临床以乳房肿块，质地坚硬如石，肿处皮核相连，推之不移，先腐后溃，溃烂则凸如泛莲或菜花为特点。中医称"乳岩"。

【中国古代中医论述】

1. 隋·巢元方《诸病源候论》卷四十·石痈候："有下于乳者，其经虚，为风寒，气客之，则血涩结……但结核如石。"

2. 唐·孙思邈《华佗神医秘传》卷六："华佗治乳岩神方……如已溃烂，宜用蜂房、雄鼠矢、川楝子各等分，瓦煅存性，为末搽之。"

3. 宋·王怀隐《太平圣惠方》卷第七十一·治妇人乳痈肿硬如诸方："夫妇人乳痈肿硬如石者，是足阳明之脉，有下于乳者，其经虚，为风寒气客之，则血涩结成……结核肿硬也。"

4. 元·宋丹溪《丹溪心法》卷之四·痈疽八十五："忧怒郁闷，昕夕积累，脾气消阻，肝气横逆，遂成隐核，如大棋子，不痛不痒，数十年后，方为疮陷，名曰妳岩。以其疮形嵌凹似岩穴也，不可治矣。若于始生之际，便能消释病根，使心清神安，然后施之治法，亦有可安之理。"

5. 明·王肯堂《证治准绳·疡医》卷之三·乳痈："若郁怒伤肝脾而结核，不痒不痛者，名曰乳岩，最难治疗。"

6. 明·王肯堂《证治准绳·疡医》卷之三·乳岩："左乳侧疮口大如碗，恶肉紫黯，嶙峋嵌深，宛如岩穴之状，臭不可近，予问何从得此……好以手捋乳头，遂时时有汁出，或曰是真液也，不可泄，因覆之膏药，汁止而乳房有核……一书吏颇知医，谓汁欲出而为膏药所沮，又不得归经，故滞为核，闻妇人血上为乳汁，今汁亦血类也。"

"……夫男子患乳岩者少矣，其起又甚微眇，而三为盲医所误。"

7. 明·陈实功《外科正宗》卷三·乳痈论第二十六（附：乳岩）："又忧郁伤肝，思虑伤脾，积想在心，所愿不得志者，致经络痞涩，聚结成核，不痛不痒，渐渐而大，始生疼痛，痛则无解，日后肿如堆栗，或似复碗，紫色气秽，渐渐烂，深者如岩穴，凸者若泛莲，疼痛连心，出血则臭，其时五脏俱衰，四大不救，名曰乳岩。凡犯此者，百人百必死。如此症知觉若早，只可清肝解郁汤或益气养荣汤，患者再加清心静养，无挂无碍，服药调理只可苟延岁月。"

8. 明·王肯堂《证治准绳·疡医》卷之三·乳痈治验："一妇人左乳结核，三年方生肿痛，诊之脉紧数而有力，此阳有余而阴不足也。况结肿如石，皮肉紫色不泽，此乳岩症也。辞不治。又一妇左乳结肿，或小或大，或软或硬，俱不为痛，已半年余，方发肿如覆碗，坚硬木痛，近乳头垒垒遍生疙瘩，时痛时痒，诊之脉弦而数，肿皮惨黑不泽，此气血已死，辞不可治。又一妇已溃肿如泛莲，流血不禁，辞后果俱死。"

9. 明·薛己《外科发挥》卷八·乳痈附乳岩："一妇人久郁，右乳内结三核，年余不消，朝寒暮热，饮食不甘，此乳岩也，乃七情所伤肝经，血气枯槁之症，宜补气血，解郁结药治之。"

"又一妇人……乳内结一核……三年后大如覆碗，坚硬如石，出水不溃，亦殁。大抵郁闷则脾气阻，肝气逆，遂成隐核，不痛不痒，人多忽之，最难治疗。若一有此，宜戒七情、远厚味、解郁结，更以养血气之药治之，庶可保全，否则不治。亦有二三载，或五六载，方溃。陷下者，皆曰乳岩，盖其形岩凸，似岩穴也。最毒，慎之！可保十中一二也。"

10. 明·张介宾《景岳全书》外科钤·乳痈·乳岩："肿痛势甚，热毒有余者，宜以连翘钦煎先治之，甚妙……乳岩属肝脾二脏郁怒，气血亏损，故初起小核结于乳内，肉色如故，其人内热夜热，五心发热，肢体倦瘦，月经不调，用加味逍遥散、加味归脾汤、神效栝蒌散，多自消散。若积久渐大，巉岩色赤出水，内溃深洞为难疗，但用前归脾汤等药可延岁月。若误用攻伐，危殆迫矣。"

11. 清·顾世澄《疡医大全》卷二十·乳岩门主论："冯鲁瞻曰：妇人有忧怒抑郁，朝夕累积，脾气消阻，肝气横逆，气血亏损，筋失荣养，郁滞于痰，结成隐核，不赤不痛，积之渐发，数年渐大，内溃深烂，名曰乳岩。以其疮形似岩穴也，慎不可治。此乃七情所伤，肝经血气枯槁之证，治法嫩痛寒热初起，即发表散邪，疏肝之中兼以补养气之药，如益气养荣汤、加味逍遥散之类，以风药从其性，气药行其滞，参、芪、归、芍补气血，乌药、木通疏积利壅，柴、防、苏叶表散，白芷腐肉通荣卫，肉桂行血和脉，轻者多服自愈，重者尚可苟延。若以清凉行气破血，是速其亡也。"

"窦汉卿曰：女子已嫁，未嫁俱生此候，乃阴极阳衰，虚阳与血相积，无阳积，安能散。故此血渗入心经而成此疾也。若未破可疗，已破即难治。"

12. 清·吴谦《医宗金鉴》外科心法要诀·乳岩："乳岩初结核隐疼，肝脾两损气郁凝，核无红热身寒热，速灸养血免患攻。耽延续发如堆栗，坚硬岩形引腋胸，顶透紫光先腐烂，时流污水日增疼。溃后翻花怒出血，即成败证药不灵。"

[注] 此证由肝脾两伤、气郁凝结而成。自乳中结核起，初如枣栗，渐如棋子，无红无热，有时隐痛。速宜外用灸法，内服养血之剂，以免内攻。若年深日久，即潮热恶寒，始觉大痛，牵引胸腋，肿如覆碗坚硬，形如堆栗，高凸如岩，顶透紫色光亮，肉含血丝，先腐后溃，污水时津，有时涌冒臭血，腐烂深如岩壑，翻花突如泛莲，疼痛连心。若复因急怒，暴流鲜血，根肿愈坚，期时五脏俱衰，即成败证，百无一救；若患者果能清心涤虑，静养调理，庶可施治。初宜服神效瓜蒌散，次宜清肝解郁汤，补贴季芝鲫鱼膏，其核或可望消。若反复不应者，疮势已成，不可过用克伐峻剂，致损胃气，即用香贝养荣汤。或心烦不寐者，宜服归脾汤；潮热恶寒者，宜服逍遥散，稀可苟延岁月。

13. 清·余景和《外证医案汇编》卷三·乳岩："浏河冯，左乳结核，积久方痛，肝郁成岩。宜襟怀宽解，庶可带病延年。姑拟益气养荣汤，以观机宜。人参、茯苓、陈皮、川贝、当归、川芎、黄芪、熟地、白芍、桔梗、白术、甘草、制香附。"

14. 清·邹岳《外科真诠》上卷·乳岩："乳岩初起，内结小核如棋子，积久渐大崩溃，有巉岩之势，即成败症，百无一救。得此症者，于肿核初起时，果能清心涤虑，静养调理，内服和乳汤、归脾汤等药，虽不能愈，亦可延生。若妄行攻伐，是速其危也。此症即俗名石榴翻花发。"

15. 清·许克昌、毕法《外科证治全书》卷三·乳岩："乳岩者，于乳房结成隐核，大如棋子，不痛不痒，肉色不变，多由忧郁患难惊恐，日夕积累，肝气横逆，脾气消沮而然。积二三年后，方成疮陷，以其形嵌坳似岩穴之状，故名岩，至此则不可救矣。须于初起时用犀黄丸，每服三钱，酒送下……或用阳和汤加土贝母五钱，煎服数剂……如误服寒剂，误贴膏药，定致日渐肿大，内作一抽之痛，已觉迟治。再若皮色变紫，难以挽回，勉以阳和汤日服，或犀黄丸日服，或二药早晚兼服，服至自溃而痛，则外用大蟾六只，每日早晚取蟾破腹连杂，将蟾身刺数十孔，贴于患口，连贴三日，内服千金托毒散，三日后，接服犀黄丸，十全大补汤，可救十中二三。如溃后不痛而痒极者，无一毫挽回，大忌开刀，开刀则翻花，万无一活，男女皆然。"

[注] 许克昌用大蟾外贴患处（癌变处）确有一定疗效。

16. 清·徐熹铨《外科选要》卷五·乳岩："胡公弼曰：乳岩，乃性情每多疑忌，或不得志于翁姑，或不得于夫子，失于调理，忿怒所酿，忧郁所积，厚味酿成，以致厥阴之气不行，阳明之血腾沸，孔窍不通，结成坚核，形如棋子，或五七年不发，有十余年不发者。或因岁运流行，或因大怒触动，一发起烂，开如翻花石榴。凡三十岁内血气旺者，可治；四十以外，气血衰败者，难治。"

17. 清·陈士铎《洞天奥旨》卷七·乳痈："无故双乳坚硬如石，数月不溃，时常疼痛，名曰乳岩。"

18. 清·王维德《外科证治全生集》中部治法·乳岩治法："初起乳中生一小块，不痛不痒，证与瘰疬、恶核相若，是阴寒结痰，此因哀哭忧愁、患难惊恐所致。"

19. 清·高秉钧《疡科心得集》卷中·辨乳癖乳痰乳岩论："乳疡之不可治者，则有乳岩，夫乳岩之起也，由于忧郁思虑，积想在心，所愿不遂，肝脾气逆，以致经络痞塞，结聚成核。初如豆大，渐若棋子，不红不肿，不疼不痒，或半年一年，或两载三载，渐长渐大，始生疼痛，痛则无解，日后肿如堆栗，或如覆碗，紫色气秽，渐渐溃烂，深者如岩穴，凸者如泛莲，疼痛连心，出血则臭，并无脓水，其时五脏俱衰，遂成四大不救。凡犯此者，百人百死。如能清心静养，无罣无碍，不必勉治，尚可苟延。当以加味逍遥散、归脾汤或益气养营汤主之。此证溃烂体虚，亦有疮口放血如注，即时毙命者，与失营证同。"

［注］"乳岩"病名出于《丹溪心法》，又有"乳石痈"，出于《诸病源候论》，"石榴翻花发"出于《外科真诠》。

元·朱震亨认为是"不可治"之证，宋·窦汉卿《疮疡经验全书》认为"未破可疗，已破难治"。明·陈实功《外科正宗》指出："凡犯此者，百人必百死……清心静养，无罣无碍，服药调理，只可苟延岁月。"清·许克昌、毕法《外科证治全书》指出："每日早晚取蟾破腹连杂，将蟾身刺数十孔贴于患口，连贴三日，内服千金托毒散等。"此病病因复杂，证型多样，但无论何种证型，已溃未溃，均可试用一下许克昌取蟾外贴于患口的方法。作者试用过，有一定疗效，本方剂有毒，严禁久用，以防中毒。

［注］罣：挂的异体字。

【病因病理】

乳岩多由外感六淫邪毒，肝脾郁结，冲任失调，脏腑功能失调等导致气滞血瘀，痰凝，邪毒积聚乳络，互结于乳房而发病。

1. 邪毒内侵：因体质虚弱，外感六淫邪毒，乘虚侵入，邪毒蕴结，形成乳络阻塞气血瘀滞，痰瘀互结而成岩症。

2. 肝脾郁结：多因七情所伤，忧郁思虑，积想在心，所愿不遂，肝脾气逆，气机不畅，气郁则血瘀，肝郁犯脾，脾失健运，痰湿内生，痰瘀互结于乳房而发病。

3. 冲任失调：宋·窦汉卿曰："女子已嫁、未嫁俱生此候，乃阴极阳衰，虚阳与血相积，无阳积，安能散，故此血渗入心经而成此病也。"《素问·上古天真论》："七七任脉虚，太冲脉衰少，天癸竭……女不过尽七七，而天地之精气皆竭矣。""冲为血海，任主胞宫。"女子到49岁左右的时候，冲任两脉开始衰退，月经就逐渐停止。如果冲任失调，气血运行失常，气滞血瘀（引起脏腑及乳腺的生理功能紊乱），日久聚痰酿毒，结于乳房而生岩。或因肝脾气逆，亦可导致冲任失调引起诸证。

现代医学认为，乳腺癌患者大都发生在40~60岁，绝经期前后妇女，与中医"七七任脉虚，太冲脉衰少，天癸竭"或"肝脾两损气郁凝"有关系。

本病确切的病因不明，可能与遗传、内分泌紊乱、病毒感染、免疫因素、雌激素中雌酮与雌二醇及放射、照射等有一定关系。

【临床症状】

本病多发生于40~70岁女性，绝经前后妇女发病率相对较高。

初期乳房内有无痛肿块，形状多数为不规则的圆球形或椭圆形或不规则的形状，质地坚硬，表面不光滑，与周围组织分界不清。肿块逐渐生长，部分患者可有乳头单侧或双侧，分泌无色、乳白色、棕色或血性液体，量可多可少，或不同程度疼痛。肿块增大与周围组织粘连，皮核相亲，表面皮肤出现局部凹陷，皮肤增厚水肿（因淋巴液滞留），表面呈橘皮样改变。晚期肿块乳头内陷或抬高，或偏向一侧，可发现双侧乳头不在同一水平线上，继而将溃，溃烂出血，疮面边缘不变，有的中央凹陷很深，形如岩贝。有的高突，状如菜花，溃物奇臭难闻，患侧上肢肿胀。可伴有食欲不振、消瘦、乏力、气血两亏等症。

[注] 现代医学：乳腺癌类型还有炎性癌、湿疹样癌。

1. 炎性癌：起病急，乳房迅速增大，患处皮肤肿胀，色红或紫红，肿块不明显，继而出现腋窝、锁骨上淋巴结肿大，尤以青年妇女，或妊娠或哺乳期发病为高。转移甚广，本病恶性度高，预后不良。

2. 湿疹样癌：初起一侧乳头和乳晕瘙痒，皮肤发红，粗糙，增厚，糜烂后有浆液渗出，感到奇痒或微痒不适，有时有黄褐色的鳞屑痂皮形成病变，逐渐蔓延到乳晕以外范围，其色渐紫，变硬，内出现块状物，与周围组织分辨清楚，乳头凹陷，溃烂后易出血，乳头蚀落，疮面凹陷，边缘坚硬，乳房内已有明确肿块时其治疗方法及其预后与一般乳腺癌相似。

还有隐性乳腺病、乳腺恶性淋巴瘤、乳腺间叶组织肉瘤的诊断应注意，不一一介绍。乳腺癌临床分期的确定是根据临床表现为主要依据，目前一般参照乳腺癌 TNM 国际分期标准分类。

辅助检查：①钼靶 X 线摄片。②B 超检查。③CT 扫描。④MRI。⑤病理学检查等可作为确诊的依据。

【鉴别诊断】

乳岩应与乳痨、乳漏相鉴别。

1. 乳痨（乳腺结核）：初期乳内有一个或数个肿块，无痛或触痛，边界不清，与皮肤粘连，肿块化脓时变软，溃破后排出絮状物，易形成瘘管，经久不愈。

2. 乳漏（浆细胞性乳腺炎）：初期乳晕部有结节肿块，可与皮肤粘连，乳头回缩，有粉刺样或油脂样分泌物。炎症发作时局部红肿热痛，化脓，可有轻度发热，同侧腋窝淋巴结肿大。溃后流出来有粉刺样或油脂样脓液，创口久不愈合，或短时假性愈合，留一硬结，数周或数月后又感染化脓破溃，反复发作，但不会浸润至胸肌等组织。

【内服药疗法】

1. 肝郁痰凝证：

【主证】 乳房肿块，质硬，表面不光滑，边界不清，如豆大，渐若棋子，皮色不变，情志抑郁，或性情急躁，胸闷不舒，或伴有经前乳房作胀；或小腹胀闷不适，舌质淡，舌苔薄白或舌苔黄，脉弦。

[方剂] 逍遥散加味。

[组成] 柴胡 6g，白芍 15g，当归 9g，陈皮 15g，甘草 3g，白术、茯神各 9g，人参、川芎各 3g，瓜蒌、半夏各 9g。

[制法] 水煎，去滓。

[用法] 温服。

[功效] 疏肝解郁，化痰散结。

[主治] 乳内忽大如桃，复又不痛，色亦不赤，形渐瘦损，乳房痰之郁结。

[方剂来源] 清·陈士铎《辨证录》。

2. 冲任失调证：

[主证] 乳内肿块，质硬无痛，皮色不变，同样伴有月经不调，量少色暗，经前乳房胀痛，或婚后未育，提早经绝，或"七七"天癸竭，乳房肿块渐增大，神倦乏力，少气懒言，腰膝酸软，舌质红，苔薄白，脉弦细。

　　[方剂]　清肝解郁汤。

　　[组成]　陈皮、白芍、川芎、当归、生地、半夏、香附各 2.4g，青皮、远志、茯神、贝母、苏叶、桔梗各 1.8g，甘草、山栀子、木通各 1.2g。

　　[制法]　水二盅（400mL），姜 3 片，煎至 8 分（320mL），去滓。

　　[用法]　食远服。

　　[功效]　清肝养血，解郁化痰。

　　[主治]　一切忧郁气滞，乳结肿硬，不痛不痒，久渐作痛，或胸膈不利，肢体倦怠，面色萎黄，饮食减少。

　　[方剂来源]　明·陈实功《外科正宗》。

　　3. 正虚毒炽证：

　　[主证]　乳房肿块增大，坚硬如石，推之不移，表面不平，疼痛剧烈或不痛，乳头内陷或溃烂，溃后流血水，腐脓奇臭，久不收口，周围皮肤暗红或紫暗，精神萎靡，面色晦暗或苍白，纳少，心悸失眠，舌质紫或有瘀斑，舌苔黄，脉弱无力。

　　[方剂]　化岩汤。

　　[组成]　人参 30g，白术 60g，黄芪、当归、忍冬藤各 30g，茜草根、白芥子各 6g，茯苓 9g。

　　[制法]　水煎，去滓。

　　[用法]　分 2 次温服。

　　[功效]　补气养血，化瘀通络。

　　[主治]　乳岩溃烂，状似蜂窝，肉向外生，终年不愈者。

　　[方剂来源]　清·陈士铎《辨证录》。

　　[方剂]　化岩汤。

　　[组成]　黄芪 30g，当归 15g，白术 9g，人参 3g，茯苓、防风各 1.5g，白芥子 2.4g，红花 0.9g，金银花 15g。

　　[制法]　水煎，去滓。

　　[用法]　分 2 次温服。

　　[功效]　补气养血，化瘀解毒。

　　[主治]　乳岩。

　　[方剂来源]　清·汪绂《医林纂要》。

　　[方剂]　千金内托汤。

　　[组成]　党参（或用人参）、黄芪、防风、官桂、川厚朴、白芷、川芎、桔梗、当归、生甘草。

　　[制法]　水煎，去滓。

　　[用法]　温服。

　　[功效]　益气养血，托毒排脓。

　　[主治]　乳岩已溃，一切溃烂红痈。

　　[宜忌]　阴证忌服。

　　[方剂来源]　清·王维德《外科全生集》。

　　[方剂]　升麻托里汤。

　　[组成]　黄柏 0.6g，肉桂 0.9g，鼠粘子 1.5g，黄芪、炙甘草、当归各 3g，连翘、升麻、

葛根各 4.5g。

　　[制法] 上㕮咀，都作一服。用水 300mL，酒 75mL，煎至 150mL，去滓。

　　[用法] 食后稍热服。

　　[功效] 补气养血，托里解毒。

　　[主治] 妇人两乳间出黑头疮，致疮顶陷下，作黑眼子。

　　[方剂来源] 金·李东垣《兰室秘藏》。

　　[方剂] 犀黄丸。

　　[组成] 犀黄 0.9g，麝香 4.5g，乳香、没药（各去油，研极细末）各 30g，黄米饭 30g。

　　[制法] 上捣烂为丸，忌火烘，晒干。

　　[用法] 每次 9g，陈酒送服，患生上部临卧服，下部空心服。

　　[功效] 清热解毒，活血止痛。

　　[主治] 乳岩、横痃、瘰疬、痰核、流注、肺痈、小肠痈。

　　[方剂来源] 清·王维德《外科证治全生集》。

　　[注] 犀黄丸方中犀黄清热解毒，化痰散结；麝香辛窜温通，外科痈疽肿毒用之，能活血化瘀，消肿止痛；乳香、没药活血散瘀，止痛消肿。诸药合用，清热解毒以消痰火，活血化瘀以消肿止痛。更以黄米饭为丸调养胃气，故本方有攻邪而不伤正之妙。

　　[方剂] 消乳岩丸。

　　[组成] 夏枯草、蒲公英各 120g，金银花、漏芦各 60g，山慈姑、雄鼠粪、川贝母（去心）、连翘、金橘叶、白芷、甘菊花、没药（去油）、瓜蒌仁、乳香（去油），茜草根、甘草、广陈皮、紫花地丁各 45g。

　　[制法] 上为细末，炼蜜为丸。每次 6~9g，早、晚食后送服。

　　[功效] 清热散结，化瘀消岩。

　　[主治] 乳岩。

　　[方剂来源] 清·顾世澄《疡医大全》。

　　[方剂] 阳和化癌汤。

　　[组成] 鹿角胶 15g，土贝母 9g，白芥子 6g，甘草 3g，上摇桂 3g，炮姜炭 1.5g，麻黄 9g，胡桃肉 3 个。

　　[制法] 用酒、水煎，去滓。

　　[用法] 温服。

　　[主治] 妇人乳癌，未破溃者。

　　[方剂来源] 清·高思敬《外科医镜》。

　　[方剂] 青皮散。

　　[组成] 青皮 6g，甘草 3g。

　　[制法] 上为末。用人参煎汤，入生姜汁调。

　　[用法] 细细呷之，一日夜五六次。至消乃已。年少妇人，只用白汤调服。

　　[功效] 疏肝行气。

　　[主治] 乳癌初起，如鳖棋子，不痛不痒。

　　[方剂来源] 明·武之望《济阴纲目》。

　　[方剂] 黄芪托里散。

　　[组成] 黄芪、甘草、当归身、升麻、葛根、漏芦、连翘、防风、瓜蒌仁、鼠黏子、皂

角刺、白芷、川芎、肉桂、炒黄柏各 3g。

［制法］用水 250mL，入酒 250mL 煎，取 250mL，去滓。

［用法］温服。

［功效］益气补血，解毒排脓。

［主治］乳岩溃烂。

［方剂来源］明·陈文治《疡科选粹》。

［方剂］通乳消肿汤。

［组成］泽兰叶 15g，青皮（炒）、贝母（去心）各 4.5g，白芷 1.5g，当归 4.5g，甲珠 0.9g，蒲公英 9g，乳香（去油）、没药（去油）各 3g，瓜蒌 4.5g，生甘草 3g，地肤子 4.5g（炒）。

［制法］水煎。

［用法］温服。服之汗出自愈。

［功效］清热解毒，祛瘀散结。

［主治］乳岩。

［方剂来源］清·张朝震《揣摩有得集》。

［方剂］银花汤。

［组成］金银花、黄芪（生）各 15g，当归 24g，甘草 6g，枸橘叶（即臭橘叶）50g。

［制法］水、酒各半煎，去滓。

［用法］分 2 次温服。未成者治，已成者溃，已溃者收。

［功效］清热解毒，疏肝活血。

［主治］乳岩积久，渐大如巉岩，色赤出水，内溃深洞。

［方剂来源］清·叶桂《竹林女科》。

【外治方药】

1. 消块神丹：

［组成］蚯蚓粪 30g，炒水银 3g，冰片 1.5g，硼砂 0.3g，黄柏 15g（炒），儿茶 9g，麝香 1.5g。

［制法］上为细末，研至不见水银为度，用醋调成膏。

［用法］敷患处。

［主治］一切有块者。

［方剂来源］清·陈士铎《石室秘录》。

2. 大黄揭毒散：

［组成］大黄 45g，白及 30g，朴硝 60g。

［制法］上为末。

［用法］井水调搽，干则润之。

［功效］清热消肿。

［主治］热壅肿毒。

［方剂来源］明·张介宾《景岳全书》。

3. 铁箍散：

［组成］白及、白芷、白蔹、青黛、五倍子各等分。

［制法］上为末。用醋 250mL，熬至 180mL，调药末。

[用法] 以笔蘸药，从未肿处圈起，至患处之当中，空一小孔，俟干再圈，连圈数次，肿即消。或肉腐已成，亦只出脓一点，就此即不致溃烂难收。

[功效] 清热束毒，消肿敛疮。

[主治] 一切恶疮初起。

[方剂来源] 清·周茂五《易简方便医书》。

4. 铁箍散：

[组成] 草乌、知母、天花粉、半夏、天南星、五倍子（炒）、芙蓉叶各等分。

[制法] 上为末。

[用法] 蜜、醋炖热，调敷患处四周，中留一孔透气。

[功效] 清热束毒，消肿止痛。

[主治] 诸般肿毒。

[方剂来源] 清·顾世澄《疡医大全》。

5. 乳岩神方：

[组成] 蜂房、雄鼠矢、川楝子各等分。

[制法] 将上药用瓦煅存性，装瓶备用。

[用法] 清洁岩溃烂处以药末搽之。

[功效] 行气通瘀，解毒消岩。

[主治] 乳岩已溃烂。

[方剂来源] 唐·孙思邈《华佗神医秘传》。

6. 蟾外贴方：

[组成] 活大蟾 6 只。

[制法] 每日早晚各取一只大蟾破腹连杂（内脏暴露），将蟾身刺数十孔。

[用法] 每日早晚各取 1 只，贴于患口，连贴 3 日。

[功效] 清热解毒，消肿止痛。

[主治] 乳岩。

[方剂来源] 清·许克昌、毕法《外科证治全书》。

【外治疗法】

1. 乳岩初期选用清·周茂五《易简方便医书》铁箍散外涂以清热束毒（详见本章节）。

2. 乳岩皮肤暗红或紫暗，可选用消块神丹，疼痛者可选用清·顾世澄《疡医大全》。铁箍散外敷，消肿止痛（详见本章节）。

3. 乳岩溃烂者选用大蟾外贴，共用 3 天。内服千金托毒散，3 天后接服犀黄丸、十全大补汤（详见本章节）。

【手术疗法】

乳岩的治疗，目前仍以手术、放疗、化疗主要治疗手段，可根据肿瘤病理分类、分化程度、瘤体部位、浸润范围和腋淋巴结转移情况，合理选择术式。

【放射治疗】

可选用钴 60 或区域加速器进行照射，根据病情选择术前、术后，也可用于肿瘤复发的治疗。

【化学治疗】

常用化疗药物：环磷酰胺、氟尿嘧啶、氨甲蝶呤、阿霉素及丝裂霉素，多主张联合用药。

【内分泌治疗】

常用药有：己烯雌酚、氯美酚、苯甲啶、三苯氧胺等，晚期或复发的患者，有淋巴结转移者可根据病情选用。

【护理与预防】

1. 适龄妇女定期做乳腺检查，早发现早治疗。
2. 应学会做乳腺的自我检查。
3. 乳内肿块忌针刺和强力按摩。
4. 忌恼怒忧郁，保持健康心理。

第五节　肛管直肠癌

肛管直肠癌是临床上常见的恶性肿瘤之一，发生在肛门周围和肛管处称肛管癌，发生在直肠和直肠乙状结肠连接处的癌称直肠癌，发病率较高，临床以大便下血，时流臭水，色暗不鲜，里急后重，腹部或肛部肿痛为主症。中晚期肿块逐渐增大，中心溃烂，大便次数增多，里急后重，排便不尽感，粪便内有血、脓、黏液、奇臭难闻，预后不良。中医称"锁肛痔""脏痈疽"。

【中国古代中医论述】

1. 宋·杨士瀛《仁斋直指方论》卷二十二·癌："癌者上高下深，岩穴之状，颗颗累赘……毒根深藏，穿孔透里……外症令人昏迷，治法急用蓖麻子等药外敷，以多出其毒水。"

2. 明·陈实功《外科正宗》卷三·痔疮论："积毒深者，其形异而顽恶……气血日有所伤，形容渐有所刺，若不早治，终至伤人。"

3. 清·祁坤《外科大成》卷二·下部分后·论痔漏："脏痈痔，肛门肿如馒头，两边合紧，外坚而内溃，脓水常流，此终身之疾，治之无益。"

"锁肛痔，肛门内外如竹节锁紧，形如海蜇，里急后重，便粪细而带扁，时流臭水，此无治法。"

【病因病理】

本病多因外感六淫，脏腑气血失调，致大肠部经脉阻塞，滞结成积。或恣食肥甘厚味，过食辛辣，饮酒过度，损伤脾胃，湿浊内生，蕴久化热，湿热邪毒下注大肠而致。或忧思郁结，七情内伤，致气机不畅，脾失健运，大肠功能失常，气血瘀滞，久郁成结，聚于肛门发为本病。或虫积、肠道慢性炎症及湿症等诱发本病。

现代医学认为，本病发病因素可能与免疫功能失常、慢性炎症、病毒感染、息肉恶变、致癌物质及遗传因素等。

【临床症状】

便意频繁，多数为腹泻，便次增多，便前有肛门下坠感，便急后重，排便不净，便中有黏液和血，血色暗红。初期量少，后期量多，并有特殊臭味。晚期常伴有肛门会阴部疼痛。少数患者因肿块增大引起大便变形，变细，排便困难，发病日久，常伴有消瘦、贫血、腹胀、食欲不振等症状。局部用指诊，肛管或直肠内触及肿块，肿块形状不规则，边缘不整齐，表面高突不平，当直肠肿物增大时形成溃疡，呈火山口状，肛管癌在肛门部可看到突起包块或溃疡，质硬，指套上有血迹。

【鉴别诊断】

肛管癌性溃疡应与肛瘘、湿疣等鉴别，直肠癌早期排便次数增多或大便带血，伴有黏液便，病情发展，大便次数逐渐增多，并有里急后重和排便不尽感，粪便内有暗红色血液、脓液及黏液，并有特殊臭味。本病应与痢疾、肠炎、内痔等相鉴别。病理活检是确定诊断比较可靠的方法。

［注］肛管直肠癌确定诊断后，宜尽早行癌根治手术。但无论手术与否，都应进行综合治疗，如中医辨证施治，化学药物及放射治疗等。

【内服药疗法】

1. 湿热蕴结证：

［主证］腹痛偶作，肛门坠胀，排便异常，便中挟脓带血，黏滞恶臭，血色暗红，或伴有里急后重，或发热寒战，食欲不振，肛管癌常发生肛门疼痛，指诊直肠肛管部可触及肿物，质硬，表面不光滑，指套上染有脓血及黏液，舌质红，舌苔黄腻，脉滑数。

［方剂］槐角地黄丸。

［组成］熟地 50g，干山药、山茱萸各 25g，牡丹皮、白茯苓、泽泻各 18g，槐花、黄柏、杜仲、白芷各 30g，独活 25g，黄芪 45g，白附子 36g。

［制法］上为末，炼蜜为丸，如梧桐子大。

［用法］每次 50 丸，空心用米饮调服。

［功效］清热除湿，养阴益气。

［主治］湿热下注，致患痔疮，胃阴不足，脾气亦虚。

［方剂来源］明·陈文治《疡科选粹》。

［方剂］地榆散。

［组成］地榆、黄芪、枳壳、槟榔、川芎、黄芩、赤芍药、槐花、羌活各 15g，白蔹、露蜂房（炒焦）、甘草（炙）各 7.5g。

［制法］上锉，每次 9g，水煎，去滓。

［用法］温服。

［功效］清肠解毒，凉血止血，消肿止痛。

［主治］痔生疮肿痛。

［方剂来源］宋·杨士瀛《仁斋直指方论》。

2. 气滞血瘀证：

［主证］肛门直肠坠痛，便时带血，白色紫暗，排便不畅，里急后重，肛门直肠肿物触之，坚硬，压痛明显，或少腹胀痛，舌质暗，有瘀斑，舌苔黄，脉弦滑。

［方剂］逐瘀汤。

［组成］川芎、白芷、赤芍药、干地黄、枳壳、阿胶、茯苓、五灵脂、蓬莪术、茯神、木通、生甘草各 3g，桃仁（去皮尖，炒）4.5g，生大黄 4.5g。

［制法］上锉，作二服，每服用水 300mL，加生姜 3 片，蜜 3 匙（约 30mL），煎至 210mL，去滓。

［用法］食前温服，以利为度。

［功效］活血祛瘀，软坚散结，通便利湿。

［主治］通利大小肠，取下恶物，凡痔疮、痔漏热证，有瘀血作痛，赤痢，服之见效。

［方剂来源］明·董宿《奇效良方》。

［注］本证根据宋·杨士瀛《仁斋直指方论》逐瘀汤证及明·董宿《奇效良方》所载逐瘀汤证，本方剂治主证为痔，气滞血瘀证而相似，董宿言"逐瘀汤""通利大小肠，取下恶物，凡疮、痔漏热证用之，有瘀血作痛"，本证因此而设定，清·祁坤《外科大成》："脏痈痔，肛门肿如馒头，两边合紧，外坚而内溃，脓水常流。""锁肛痔：肛门内外如竹节锁紧，形如海蜇，里急后重，便粪细而带扁，时流臭水。"宋·杨士瀛《仁斋直指方论》逐瘀汤，痔疮、瘀血作赤痢，痛不可忍，据此设立气滞血瘀证用逐瘀汤。

3. 气血两虚证：

［主证］气短乏力，面色苍白，肛门下坠，便溏或粪形变细，舌质淡，脉沉细。

［方剂］八珍散。

［组成］当归、川芎、熟地、白芍药、人参、甘草（炙）、茯苓（去皮）、白术各30g。

［制法］上为细末，每次10g，用水150mL，加生姜5片，大枣1枚，煎至100mL，去滓。

［用法］不拘时候，通口服。

［功效］补血养血。

［主治］气血双亏。

［方剂来源］元·萨廉斋《瑞竹堂经验方》。

［方剂］八仙解毒汤。

［组成］当归、熟地各15g，甘草6g，黄芪30g，白芍6g，天花粉9g，金银花30g，生地6g。

［制法］用水500mL，煎取400mL，去滓。

［用法］半饥时服。

［功效］益气养血，清热解毒。

［主治］一切恶疮，见有气血两虚症状者。

［方剂来源］清·陈士铎《洞天奥旨》。

【外治方药】

1. 蜂房白芷苦参汤：

［组成］露蜂房、白芷、苦参各30g。

［制法］上药煎汤，去滓。

［用法］洗肛门处。

［功效］攻毒消肿止痛。

［主治］疮孔有恶秽之物。

［方剂来源］明·芮经《杏苑生春》。

［注］原方无名，根据药物组成拟蜂房白芷苦参汤。

2. 洗药：

［组成］桃条、柳条、槐条、萱草根、桑条、艾叶、荆芥、苍耳根、茄根各90g。

［制法］上㕮咀，水2500mL，煎30沸（约30min），去滓。

［用法］温洗肛门患处，次贴后药。香白芷、轻粉各6g，黄丹9g，五倍子5个，灰火煨，麝香0.3g。上药研细研匀，疮干葱白汁调搽，湿则干沾之。

［功效］解毒宽肠，消肿祛痔。

［主治］诸痔久不愈者。

［方剂来源］明·董宿《奇效良方》。

3. 海浮散：

［组成］乳香、没药各等分。

［制法］上为细末。

［用法］掺患处。

［功效］活血去腐，止痛生肌。

［主治］疮有恶肉不去。

［方剂来源］宋·窦汉卿《疮疡经验全书》。

［注］肛管癌在肛门部可看到突起包块时可用，包块缩小后停用，本方有止痛作用。

4. 浴毒汤：

［组成］何首乌 300g，干艾叶 150g。

［制法］上药为末，每次用何首乌 30g，干艾叶 15g，水 500mL，同煎至 250mL，去滓。

［用法］稍热洗肛门患处，冷却再暖。

［功效］消肿散毒。

［主治］诸疮疼痛，坚硬不消及破后脓水不绝，恶肉不退，好肉不生。

［方剂来源］元·许国桢《御药院方》。

【外治疗法】

1. 敷药法：肛门直肠坠痛不止，局部出血，溃疡者，可用能冰膏外敷，解毒消肿止痛（详见直肠息肉章节）。突出肿物可用五圣丹末点肿物处，每月 3 次，3 次至肿物脱平，停药（详见直肠息肉章节）。后用浴毒汤外敷消肿解毒，若有恶秽之物用蜂房白芷苦参汤外敷，有除恶秽之功（详见本章节），适用于肛管癌。

2. 灌肠法：用无花果叶 90g，煮水去滓，2 层白布过滤，保留灌肠日 2 次，亦可用马齿苋 90g，煮水去滓，2 层白布过滤，保留灌肠日次。亦可用槐花 15g，莲房 15g，荆芥 15g，五倍子 15g，地榆 15g，白矾 0.6g 上为末，1 次用 30g，水 500mL，煎沸。取液层白布过滤取液，保留灌肠，每日 1 次。

［方剂来源］《东医宝鉴》《奇效良方》，适用直肠癌。

【针灸疗法】

1. 针刺：承山、长强穴。痔痛：委中、承扶、攒竹、会阴、商丘穴。

2. 灸法：平立量脊，与脐平处椎上，灸七壮。或年深，更于椎骨两旁各一寸，灸七壮。来源于《东医宝鉴》。

【手术疗法】

1. 对于早期癌肿局限于肠壁内，切除病变肠段及附近淋巴结，可以达到根治的目的。

2. 对癌肿已穿透肠壁或转病灶无粘连固定者，可行广泛的手术切除，可在手术前后配合放、化疗等综合治疗。

3. 对癌肿浸润广泛，不能行根治手术时，可做永久性人造肛门和捷径手术，并运用中医辨证施治及化学药物配合应用。

4. 直肠癌多种手术方法及腹腔镜直肠切除术内容详见以下文献：吴肇汉，秦新裕，丁强. 实用外科学（4 版）. 北京：人民卫生出版社，2017：509-571。

【护理与预防】

1. 早期发现，早期治疗，有疑似征象，以期明确诊断。

2. 培养良好的饮食习惯，忌过食辛辣、生冷之物。

3. 禁用峻下泻剂。

第六节　阴茎癌

阴茎癌是阴茎部的恶性肿瘤，主要发生于 40～60 岁，男性在约 70 岁时发病率达到最高。比较公认的阴茎癌危险因素有不良卫生习惯、包皮垢、包茎和包皮过长。另外许多阴茎病变可能与阴茎癌发病相关，如阴茎白斑、阴茎裂伤、尿道狭窄和阴茎炎症，或包括多个性伴侣、生殖疣，或其他性传播性疾病，包括部分与感染人类乳头瘤病毒（HPV）有关。本病好发于阴茎冠状沟及外尿道口边缘，以阴茎头部表面有丘疹、结节、疣状坚硬物等，溃后如翻花为主要表现的恶性肿瘤。中医称本病为"肾岩""翻花下疳"。

【中国古代中医论述】

1. 清·高秉钧《疡科心得集》卷下·辨肾岩翻花绝证论："夫肾岩翻花者，俗名翻花下疳。此非由交合不洁，触染淫秽而生。由其人肝肾素亏，或又郁虑忧思，相火内灼，水不涵木，肝经血燥，而络脉空虚，久之损者愈损，阴精消涸，火邪郁结，遂遗疾于肝肾部分。初起马口之内，生肉一粒，如坚肉之状，坚硬而痒，即有脂水。延至一二年，或五六载时，觉疼痛应心，玉茎渐渐肿胀，其马口之竖肉处，翻花若榴子样，此肾岩已成也。渐至龟头破烂，凸出凹进，痛楚难胜，甚或鲜血流注，斯时必脾胃衰弱，饮食不思，即亦无味，形神困惫；或血流至两三次，则玉茎尽为烂去；如精液不能灌输，即溘然而毙矣。此证初觉时，须用大补阴丸，或知柏八味，兼用八珍、十全大补之属。其病者再能怡养保摄，可以冀其久延岁月。若至成功后，百无一生，必非药力之所能为矣。此与舌疳、失营、乳岩为四大绝证，犹内科中有痨、膈、臌、膈，不可不知。"

2. 清·邹岳《外科真诠》卷上·肾岩翻花："肾岩翻花，玉茎崩溃，巉岩不堪，脓血淋漓，形如翻花。多因过服清凉，外擦丹药所致。宜内服六味地黄汤加人参、当归、白芍，外用珍珠散。年少气盛者可保全生。若年迈气衰之人，得此不治。"

3. 清·许克昌、毕法《外科证治全书》卷三·前阴证治："毒结龟头生疳，往往有腐烂连龟身烂落者，世人多以外敷药治之，虽外药不可少，然不先治其内，遽用外药以止遏，不啻如石压卵也。"

【病因病理】

"由其人肝肾素亏，或又郁虑忧思，相火内灼，水不涵木，肝经血燥，而络脉空虚，久之损者愈损，阴精消涸，火邪郁结"，于阴茎所致。日久胬肉翻花，突出如蕈，大小不同，或如蛇头长短不一。或"郁虑忧思……脾胃衰弱。"痰湿内生，致湿热，痰浊交结，凝聚于阴茎，"则玉茎尽为烂去"。

【临床症状】

初起在包皮内面、冠状沟、龟头部、外尿道口边缘等处，见有丘疹、结节、坚肉如疣等病变，阴茎包皮不能上翻的患者，发现较晚，可有硬节或肿物，包皮口有脓性分泌物，后逐渐增大，皮肤黏膜溃烂，有滋水或血水渗出，有烧灼或疼痛感觉。一年后症状加剧，包皮出现红肿，阴茎部溃烂，如翻花石榴，有恶臭分泌物，疼痛加剧，晚期阴茎渐肿，继则龟头破烂，渗液流津，气味异臭，甚者烂通尿道，有的在溃烂处突然出血如注，阴茎坏死而脱落。此时耻骨下方形成溃疡面，患者痛苦不堪。阴茎癌可经淋巴结转移至腹股沟，肿物坚硬如石，大腿处漫肿胀大，皮色褐红。身体消瘦，饮食不思，形神困顿，脾胃衰败之象，危及生命。可疑病变需做活组织检查。阴茎癌以外观的形态不同，可分两类：乳头状阴茎癌和浸润性阴茎癌。

（1）乳头状阴茎癌：阴茎有一个或几个小结，向表面突出，状如菜花，质坚硬，继则有坏死或溃疡，渗液流津，气味异臭，向外生长，极少数向阴茎深部组织发展。

（2）浸润性阴茎癌：多由湿疹、白斑样病变发展而来，表面色灰白，结节状，质较硬，生长较快，形成溃疡，向阴茎深部发展，甚至累及整个阴茎。

【鉴别诊断】

本病应与阴茎硬结症、阴茎结核、阴茎乳头状瘤相鉴别。

1. 阴茎硬结症：阴茎背侧有条索或斑，勃起时疼痛，弯曲，平时无异常感觉。

2. 阴茎结核：发生于阴茎头、系带或尿道外口，初起有结节，后成溃疡，边缘较硬，基底为肉芽组织或干酪坏死组织，长期不易愈合，活检或直接涂片及结核菌培养可确定。

3. 阴茎乳头状瘤：发生于包皮、龟头及冠状沟处，瘤体后外突出，色红质软，可做活组织检查以确诊。

【内服药疗法】

1. 气郁痰浊证：

［主证］龟头、冠状沟、包皮、外尿道口边缘有丘疹、结节或湿疹、红斑、溃疡，或有痒痛，或不痛，舌白腻或微黄腻，脉弦滑或弦数。

［方剂］散肿溃坚汤。

［组成］黄芩24g（酒洗，炒一半，生用一半），草龙胆（酒洗，各炒四遍）、瓜蒌根（锉碎，酒洗）、黄柏（酒制）、酒知母、桔梗、昆布各15g，柴胡12g，炙甘草、京三棱（酒洗）、广茂（酒洗，炒）、连翘各9g，葛根、白芍药、当归梢、黄连各6g，升麻1.8g。

［制法］上㕮咀。每次18g，用水400mL，先浸多半日，煎至150mL，去滓。另攒半料作细末，炼蜜为丸，如绿豆大。

［用法］汤剂，食后热服。于卧处伸足在高处，头低垂，每含一口，做10次咽，服毕依常安卧。丸剂，每服100余丸，用此药汤留一口送下。

［功效］泻火解毒，消坚散肿。

［主治］马刀疮。结硬如石……坚而不溃。

［方剂来源］金·李东垣《兰室秘藏》。

［注］取之本方剂治"结硬如石……坚而不溃。"

2. 肝经湿毒证：

［主证］阴茎部溃烂，翻花如石榴状，有血渗出或脓性分泌物，味臭难闻，小便黄，舌质红，苔黄腻，脉弦数。

［方剂］龙胆泻肝汤。

［组成］龙胆草、连翘、生地黄、泽泻各3g，车前子、木通、归尾、山栀、甘草、黄连、黄芩各1.5g。

［制法］用水400mL，煎至320mL，去滓。

［用法］食前温服，1日2次。

［功效］清肝利湿。

［主治］肝经湿热，阴茎患疮，或发便毒、悬痈，小便赤涩，或溃烂日久不愈；阴囊肿痛，红热甚者。

［加减］便秘，加大黄 6g。

［方剂来源］明·陈实功《外科正宗》。

3. 气血俱虚证：

［主证］阴茎头溃烂、坏死、脱落，呈菜花状，触之易出血，渗液流津，气味异臭或两侧腹股沟淋巴结肿大，坚硬如石，皮色褐红，伴消瘦，饮食不思，形神困顿，舌质淡红，脉细无力。

［方剂］十全大补汤。

［组成］人参、生地、黄芪、肉桂、白术、当归、白芍、茯苓、川芎、炙甘草。

［制法］水煎，去滓。

［用法］温服。

［功效］益气补血，调和阴阳。

［主治］治痈疡气血虚弱，患久不愈或溃疡脓清……食少体倦。

［方剂来源］清·高秉钧《疡科心得集》。

【外治方药】

1. 十全阴疮散：

［组成］川芎、当归、白芍、地榆、甘草各等分。

［制法］用水 1L，煎至 400mL，去滓。

［用法］熏患处，日三次，夜一次，先熏后洗。

［功效］养血和血，清热解毒。

［主治］……热毒下注，阴中生疮，或痛或痒……脓汁淋漓，阴蚀几尽者。

［方剂来源］清·傅山《傅青主女科》。

2. 生势丹：

［组成］炒黄柏 90g，儿茶 30g，冰片 0.9g，生甘草 30g，大黄 9g，乳香、没药各 3g，麝香 0.9g，丹砂 3g。

［制法］各为极细末，和匀掺之。

［用法］掺患处，逢湿即掺。

［功效］清热解毒，生肌长肉。

［主治］龟身烂落。

［方剂来源］清·许克昌、毕法《外科证治全书》。

3. 完疮散：

［组成］滑石 30g（飞），赤石脂 15g（飞），甘草 15g。

［制法］上药为细末。

［用法］干掺患处，或用麻油调敷。

［功效］生肌敛疮。

［主治］湿烂诸疮。

［方剂来源］清·许克昌、毕法《外科证治全书》。

4. 神效膏：

［组成］木通、炙甘草、当归（炙，锉）、白芷、防风、细辛、栀子仁、黄连、黄芩（去心）各 7.5g，垂柳枝（锉）60g，铅丹 180g，蜡 15g，清油 500g。

［制法］上除丹、蜡、油外，锉碎，先用油浸药一宿，于火上煎，候白芷赤黑色，绞去

滓，下丹、蜡再煎，不住手搅，候变黑色，滴水成珠，软硬得所，瓷器盛贮，摊于布或纸上。

［用法］贴患处，1 日 2 次。

［功效］清热解毒，散结止痛。

［主治］热毒气结，肿痛坚硬。

［方剂来源］宋·赵佶《圣济总录》。

5. 五宝丹：

［组成］灵磁石 36g，飞朱砂 18g，上雄精 9g，梅片、元寸香各 0.9g。

［制法］上为细末。

［用法］掺患处。

［功效］解毒祛腐，生肌定痛。

［主治］诸疮腐烂。

［方剂来源］清·马培之《外科传薪集》。

【外治疗法】

1. 初起，溃烂者宜化腐消坚，宜用神效膏贴患处 1 日 2 次（详见本章节）。

2. 溃烂宜腐蚀岩肿，宜用五宝丹，解毒祛腐，掺患处，待其坏死组织自行液化生肌（详见本章节）。

3. 溃烂如菜花状，有血样渗出物，味臭难闻，或阴茎溃烂，坏死，肿痛宜用完疮散干掺患处，生肌敛疮，或十全阴疳散，先熏后洗或生势丹掺患处，清热解毒，生肌长肉（详见本章节）。

【手术疗法】

阴茎癌，无淋巴结转移，可行阴茎部分切除术，若已侵犯全部阴茎，应行阴茎全切和尿道会阴部移植术；若淋巴结转移者，行双侧淋巴结清除术。

【其他疗法】

其他疗法有化疗、放疗。

【护理与预防】

1. 凡有包茎或包皮过长者，应行包皮环切术。

2. 如有包皮过长者应经常翻转包皮，予以洗涤，清洁局部。

3. 及时治疗阴茎白斑病、阴茎乳头状瘤、尖锐湿疣等，对防止阴茎癌的发生具有重要意义。

4. 对可疑癌变者，应及时行活检，以便早期确诊，早期治疗。

第十章　乳腺疾病

第一节　急性乳腺炎

急性乳腺炎是乳头裂伤或因乳汁潴留后，由细菌侵入继发感染而引起乳腺组织的急性化脓性炎症。中医称"乳痈"。明·龚廷贤《寿世保元》卷七·乳病："有儿者，名曰外吹。""有孕者名曰内吹。"

[注]"内吹"指发于妊娠期的"乳痈"，"外吹"指发于哺乳期的"乳痈"，故"乳痈"有"内吹"，"外吹"之分。

【中国古代中医论述】

1. 晋·葛洪《肘后备急方》卷五·治痈疽妬乳诸毒肿方第三十六："凡乳汁不得泄，内结，名曰妬乳，乃急于痈。"

2. 隋·巢元方《诸病源候论》卷四十·乳肿候："足阳明之经，胃之脉也，其直者，从缺盆下于乳，因劳动则足，腠理虚，受风邪，入于荣卫，荣卫痞涩，血气不流，热结于乳，故令乳肿。其结肿不散，则成痈。"

3. 隋·巢元方《诸病源候论》卷四十·妬乳候："此由新产后，儿未能饮之，及饮不泄；或断儿乳，捻其乳汁不尽，皆令乳汁蓄积，与血气相搏，即壮热大渴引饮，牢强掣痛，手不得近是也。初觉便以手助捻去其汁，并令旁人助嗍引之，不尔成疮有脓。其热势盛，则成痈。"

4. 隋·巢元方《诸病源候论》卷四十·乳痈候："肿结皮薄以泽，是痈也，是阳明之经脉，有从缺盆下于乳者。劳伤血气，其脉虚，腠理虚，寒客于经络，寒搏于血，则血涩不通，其血又归之，气积不散，故结聚成痈。痈气不宣，与血相搏，则生热，热盛乘于血，血化成脓；亦有因乳汁蓄积，与血相搏，蕴积生热，结聚而成乳痈者。

年四十已还，治之多愈；年五十已上，慎，不当治之多死，不治自当终年。又，怀娠发乳，痈肿及体结痈，此无害也。盖怀胎之痈，病起阳明，阴阳胃之脉也，主肌肉，不伤脏，故无害。诊其右手关上脉，沉，则为阴，虚者，则病乳痈。乳痈久不瘥，因变为瘘。"

[注]《诸病源候论》论述，乳肿、妬乳、乳痈，其实是急性乳腺炎的不同类型和不同阶段。又说明妬乳，为妇人哺乳期间发生的乳痈。

5. 唐·孙思邈《华佗神医秘传》卷五·华佗外科秘传："华佗治乳吹神方：凡妊妇未产，而乳房肿痛，曰乳吹。治用：砂仁五分，研，冬葵子八分，研，蒲公英五钱，瓜蒌仁三钱，水煎服，外用生南星为末，温水调敷。"

"华佗治妬乳神方：妇人产后，宜勤挤乳，否则令乳汁蓄积，或产后不自饮儿，及失儿，无儿饮乳，皆成妬乳。治用：连翘、升麻、杏仁（去皮尖）、射干、防己、黄芩、大黄、芒硝、柴胡各三两，芍药、甘草（炙）（六）各四两，右以水九升，煮取三升，分服。外用槲皮，水煎汤洗患部。"

"华佗治乳痈神方：本症初起时发寒热，先痛后肿。方用贝母三钱，天花粉一钱，蒲公英一两，当归一两，生甘草二钱，穿山甲一片为末水煎服。"

6. 宋·王怀隐《太平圣惠方》卷第七十一·治妇人乳痈诸方："治妇人乳汁不下，内结成肿，名为乳毒，乃急于痈也，宜服此方，川大黄一两，锉碎，微炒，黄连三两，去须，牛蒡子一两。上件药捣粗罗为散，每服三钱，以水一中盏，煎至六分，去滓，不计时候温服。"

"治妇人乳痈，身体壮热，疼痛不可忍，方：上取蒲公英草并根捣绞取汁半合，酒和服之。"

"治妇人乳痈不消，方：嫩皂荚刺二两，黄色者，微炒，上捣细罗为散，以温酒调下二钱，立差。"

"治妇人乳痈，汁不出，积蓄内结，因成脓肿，一名妒乳，方：露蜂房一分，微炙。右以水二大盏，煮取一盏，去滓，细细服之，当日令尽。"

7. 宋·赵佶《圣济总录》卷第一百二十八·痈疽门·乳痈："论曰：足阳明之脉，自缺盆下于乳。又冲脉者，起于气冲，并足阳明之经，夹脐上行，至胸中而散。盖妇人以冲任为本，若失于将理，冲任不和，阳明经热，或为风邪所客，则气壅不散，结聚乳间，或鞕或肿，疼痛有核，皮肤焮赤，寒热往来，谓之乳痈。然风多则肿鞕色白，热多则肿焮色赤。若不即治，血不流通，气为留滞，与乳内津液相搏，腐化为脓。然此病产后多有者，以冲任之经，上为乳汁，下为月水，新产之人，乳脉正行，若不自乳儿，传而为热，则乳脉壅滞，气不疏通，蓄结成脓，疼痛不可忍，世谓之吹奶。速宜下其乳汁，导其壅塞，散其风热，则病可愈。"

8. 宋·赵佶《圣济总录》卷第一百六十六·产后门·产后妒乳："论曰：气血流行，则上为乳汁，下为月水，上下通达，不失常度，是为平人。宜通而塞则为痛，热气复乘之则为肿。向之流行者壅遏矣。倘失调治，则结硬成核，身体壮热，甚则憎风，遂为乳闭，世传气结乳痈，亦妒乳者此也。"

9. 元·齐德之《外科精义》卷下："白丁香散：治妇人吹奶，初觉身热头痛寒热，及胸乳肿硬，是其候也。服之能令下其乳汁，通其血脉，立能自消矣。白丁香直者上，为细末，每服二钱，酒调服，肿硬立消，甚者不过三服。"

10. 元·齐德之《外科精义》卷下："皂蛤散：治妇人因露风，邪气外客于乳内，始为吹奶，积久不消，以为奶痈。此药导其汁，散其风邪，汗出，其病自然痊愈矣。

皂角不蛀者，烧存性，真蛤粉已上各等分，上为细末，每服二钱，温酒调下，不拘时候。"

11. 元·朱震亨《丹溪心法》卷之四·痈疽八十五·乳痈："乳房阳明所经，乳头厥阴所属。乳子之母，不知调养，怒忿所逆，郁闷所遏，厚味所酿，以致厥阴之气不行，故窍不得通而汁不得出，阳明之血沸腾，故热盛而化脓。亦有所乳之子，膈有滞痰，口气焮热，含乳而睡，热气所吹，遂生结核，于初起时，便须忍痛，揉令稍软，吮令汁透，自可消散，失此不治，必成痈疖。治法：疏厥阴之滞，以青皮；清阳明之热，细研石膏；行污浊之血，以生甘草之节；消肿导毒，以瓜蒌子，或加没药、青橘叶、皂角刺、金银花、当归。或汤或散，或加减，随意消息，然须以少酒佐之。若加以艾火两三壮于肿处，其效尤捷。不可辄用针刀，必至危困。"

12. 元·齐德之《外科精义》卷上·论痈疽："痈者，其肿皮薄以泽此其候也……发无定处，而有常名。夫郁滞之本，始于喜怒忧乐，不时饮食，居处不节……寒暑燥湿之不调，使阴阳之不平而蕴结，外使荣卫凝涩而腐溃。"

13. 明·薛己《外科发挥》卷八·乳痈："一妇人因怒，左乳内肿痛发热，表散太过，致热益甚。以益气养荣汤数剂，热止脓成，欲针之。彼不从，遂肿胀大热，发渴，始针之，脓大泄，仍以前汤，月余始愈。大抵乳房属阳明胃经，乳头属厥阴肝经，若忿怒伤肝，或厚味积热，以致气不行，窍不通，乳不出，则结而为肿为痛。阳明之血热甚，则肉腐为脓。若脓一成，即针之，以免遍溃诸囊之患。亦有所乳之子，膈有滞痰，口气燃热，含乳而睡熟，热气所吹，遂成肿痛。于初起时须吮咂通，或忍痛揉散，失治必成痈患。宜青皮以疏厥阴之滞，石膏以清阳明之热，甘草节以行污浊之血，瓜蒌子以消肿解毒，或加没药、橘叶、皂角针、金银花、当归；更宜随症，加减而服，少酒佐之；更隔蒜灸之，其效尤捷。若有脓即针之，否则通溃，难于收敛。"

"夫乳之为物，各有囊囊，若一有脓，即针之，否则遍溃诸囊矣。"

［注］薛己主张乳痈有脓应及时切开。"夫乳汁乃气血所化，在上为乳，在下为经，冲任脉盛，脾胃之气壮，则乳汁多而浓，衰则少而淡，所乳之子，亦弱而多病，此自然之理。"

［注］此段论述了乳汁的来源。

14. 明·汪机《外科理例》卷四·乳痈："暴怒或儿口气吹痛肿者，疏肝行气；肿燃痛甚者，清肝消毒；燃痛发寒热者，发散表邪；未成脓者，疏肝行气；不作脓或不溃，托里为主；溃败不敛，或脓清者，大补气血。"

［注］汪机此言为治乳痈六条法则。

15. 明·汪机《外科理例》卷四·乳痈："乳头厥阴所经，乳房阳明所属。厥阴者肝也，乃女子致命之地，宗筋之所，且各有囊囊，其始燃肿虽盛受患止于一二囊，若脓成不刺，攻溃诸囊矣……所以必针而后愈。"

"一妇乳痈，寒热头痛，与荆防败毒散一剂，更与蒲公英一握入酒二三盏，再捣，取酒热服，渣热罨患处而消。此因头痛发热，乃表证也，故用表散。

蒲公英俗呼孛孛丁，夏秋间开黄花似菊，散热毒，消肿核，散滞气，解金石毒圣药。乳硬多因乳母不知调养所致。或愤怒所逆，郁闷所遏，厚味所酿，以致厥阴之气不行，故窍闭而汁不通；阳明之血沸腾，故热甚而化脓。或因乳子膈有滞痰，口气燃热所吹而成结核，初便忍痛揉软，吮令汁透可散，否则结成矣。治以青皮疏厥阴之滞，石膏清阳明之热，生甘草节行污浊之血，瓜蒌子导毒消肿，或加没药、青橘叶、皂角刺、金银花、当归，或汤或散，佐以少酒，若加艾火两三壮于痛处，尤妙。粗工便用针刀，必惹崛病。

机按：前条用针，以已成脓言。此条禁针，以未成脓言。未成脓而针则伤良肉，反增疮劳。已成脓不针，则脓蚀良肉，延溃无休。其意各有在也。"

［注］汪机论述用针与禁针实例。

16. 明·陈实功《外科正宗》卷三·乳痈："乳子之母，不能调养，以致胃汁浊而壅滞为脓。又有忧郁伤肝，肝气滞而结肿……厚味饮食，暴怒肝火，妄动结肿。"

"初起发热恶寒，头眩体倦，六脉浮数，邪在表，宜散之。发热无寒，恶心呕吐，口干作渴，胸膈不利者，宜清之……已成燃肿发热，疼痛有时，已欲作脓者，宜托里消毒……又脾胃虚弱，更兼补托。溃而不敛，脓水清稀……大补气血。"

"怀孕之妇乳疾曰内吹，因胎气旺而上冲，致阳明乳房作肿……迟则迁延日久，将产出脓，乳汁亦从乳窍流出，其口难完。"

"一妇人暴怒，左乳结肿疼痛，自服仙方活命饮，二服疼痛稍止，结肿不消；仍服清凉败毒之剂，肿痛反作，形体日弱。予诊之脉浮数而无力，此属真气虚而邪气实也，非补不可，以益气养荣汤四五服，其肿始高，寒热亦退；又十余服而脓溃，兼以十全大补汤，两月而痊。此非纯补之功，其疾岂能得愈矣。"

17. 明·王肯堂《证治准绳·疡医》卷之三："乳痈……初起时，便须忍痛揉令稍软，吮令汁透，自可消散，失此不治，必痈节。治法疏厥阴之滞……清阳明之热……行污浊之血……上加以艾火两三壮于肿处，其效尤捷。"

"消毒散：治吹乳、乳痈，并便毒。如憎寒壮热，或头痛者，宜先服人参败毒散一二服，方可服此药。如无前证，即服此药二三剂，或肿不消，宜服托里药。

青皮去白、金银花、天花粉、柴胡、僵蚕（炒）、贝母、当归（酒拌）、白芷各二钱。用水二钟，煎至一钟，食远服。如便毒加煨大黄一钱，空心服。

《本草》蒲公英草，味甘平无毒。主妇人乳痈肿，水煮汁饮之，及封之。立消。

〔丹〕蒲公英，在田间、路侧有之。三四月开黄花似菊。味甘，解毒散滞，意其可入阳明、太阴经。洗净细研，以忍冬藤，浓煎汤，入少酒佐之。随手便欲睡，睡觉便已失之矣。"

18. 清·王维德《外科证治全生集》乳痈治法："妇人被儿鼻风吹入乳孔，以致闭结，名曰妒乳。内生一块，红肿作痛者，大而言痈，小而言疖。以紫河车草、浙贝各三钱为末，黄糖拌陈酒服，醉盖取汗。或用炒白芷、乳香、没药各制净，浙贝、归身等分为末，每服五钱酒送。专治乳痈乳疖，一服全消。如溃，以醒消丸，酒送一服，以止其痛，外贴洞天膏自愈。如患色白者，应以流注法治。倘溃烂不堪者，以洞天救苦丹，按法与服。七日后，接以大枣丸，日服收功。"

〔注〕乳痈病名出于《肘后备急方》，又名妒乳、乳毒、乳疽、吹奶、乳痈、奶发、乳根痈、乳疯、乳结等，指乳房肿胀结块化脓成痈的病证。

19. 清·高秉钧《疡科心得集》卷中·辨乳痈乳疽论："夫乳痈之生也，有因乳儿之时，偶尔贪睡，儿以口气吹之，使乳内之气闭塞不通，以致作痛，此即外吹证。因循失治而成者；有因所乳之子，膈有滞痰，口气焮热，贪食而睡，热气吹入乳房，凝滞不散，乳汁不通，以致结核化脓而成者；亦有忧郁暴怒伤肝，肝气结滞而成者；又有肝胃湿热凝聚，或风邪客热壅滞而成者。始时疼痛坚硬，乳汁不出，渐至皮肤焮肿，寒热往来，则痈成而内脓作矣。凡初起当发表散邪，疏肝清胃，速下乳汁，导其壅塞，则自当消散；若不散成脓，宜用托里；若溃后肌肉不生，脓水清稀，宜补脾胃；若脓出反痛，恶寒发热，宜调营卫；若晡热焮肿作痛，宜补阴血；若食少作呕，宜补胃气，切戒清凉解毒，反伤脾胃也。况乳本血化，不能漏泄，遂结实肿，乳性清寒，又加凉药，则肿硬者难溃脓，溃脓者难收口矣。其药初起如牛蒡子散、桔叶汤、逍遥散之类。溃后则宜益气养营汤。又若半夏、贝母、瓜蒌消胃中壅痰，青皮疏厥阴之滞，蒲公英、木通、穿山甲解热毒，利关窍，当归、甘草补正和邪，一些清痰疏肝、和血解毒之品，随宜用之可也。"

20. 清·徐惪铦《外科选要》卷五·乳痈："妇人之乳，男子之肾，皆性命之根也。人之气血，周行无间，寅时始于手太阴肺经，出于云门穴，穴在乳上；丑时归于足厥阴肝经，入于期门穴，穴在乳下。出于上，入于下，肺领气，肝藏血，乳正居于其间也，其足阳明之脉，自缺盆下于乳。又冲脉者，起于气街，并足阳明来脐上行，至胸中而散。故乳房属足阳明胃经，乳头属足厥阴肝经。妇人不知调养，有伤冲任，且忿怒所逆，郁闷所遏，厚味所酿，以致厥阴之气不行，阳明之血热甚，或为风邪所客，则气壅不散，结聚乳间，或硬或肿，疼痛有核，乳汁不出，名曰妒乳。渐至皮肤焮肿，寒热往来，谓之乳痈。风多则硬肿色白，热多则焮肿色赤，不治则血凝气为壅滞，而与乳内津液相搏，腐化为脓。治之之法，凡初起寒热焮痛，即发表散邪，疏肝清胃，速下乳汁，导其壅塞则病可愈。若不散，则最易成脓，宜用托里。若溃后肌肉不生，脓水清稀，宜补脾胃。若脓出反痛，恶寒发热，宜调营卫。若晡热焮肿作痛，宜补阴血。若食少作呕，宜补胃气，切戒清凉解毒，反伤脾胃也。"

21. 清·徐惠铨《外科选要》卷五·乳痈："胡公弼曰：妇人乳有十二穰。治生乳痈，只患一穰，脓血出尽，又患一穰，逐穰轮流，伤至七穰，即传次乳，次乳患遍，则危而不救者多矣。初起每早服元寿丹，可保余穰不受传毒。

又曰：男子乳头属肝，乳房属肾。女子乳头属肝，乳房属胃。

又曰：不乳儿妇人患乳，名曰害干奶子。

汪省之曰：如怀孕八九个月，患内吹乳，虽脓出腐脱肌生，必待分娩而后，始能收口。

申斗垣曰：胎气旺而上冲，致阳明乳房作肿，名曰内吹，又名里吹奶。

冯楚瞻曰：乳痈者，俗呼曰吹乳。吹者，风也，风热结泊于乳房之间，血脉凝泣，焮痛胀溃，稠脓涌出，此属胆胃热毒，气血壅滞，又名乳痈，为易治。用青皮疏厥阴之滞，石膏清阳明之势，甘草节解毒而行污浊之血，荆防散风而兼助药达表，瓜蒌、没药、青橘叶、皂刺、金银花、土贝母、当归及酒佐之，无非疏肝和血解毒而已。加艾隔蒜灸二三十壮，于痛处最效，切忌刀针，伤筋溃脉，为害不小。

陈自明曰：怀孕患乳，曰内吹，乃胎气旺而上冲，致阳明乳房作肿，宜石膏散清之，亦可消散。迟则迁延日久，将产出脓，乳汁亦从脓窍流出，其口难完。

《心法》曰：内吹者，怀胎六七月，胸满气上，乳房结肿疼痛。若色红者，因热盛也；如色不红者，既因气郁，且兼胎旺也。外吹者，乳母肝胃气浊，更兼儿吮乳睡熟，鼻孔凉气袭入乳房，与热乳凝结肿痛，令人寒热烦躁口渴。又有内未怀胎，外无哺乳，而生肿痛者，系皮肉为患，未伤乳房，此肝胃湿热凝结也。"

【病因病理】

1. 感受外邪或婴儿吸奶口气所吹，邪毒由乳络进入乳房，"气逆乳凝，遂致结肿"。

2. 乳头破损，乳头畸形，影响充分哺乳，或婴儿吸吮不便，乳汁不能被吸尽致乳郁积或因积乳受压碰伤致其壅塞，诸因乳汁郁和，郁久化热，热腐为脓。

3. 肝郁胃热，情志不畅，肝气不舒，"肝气滞而结肿"或产后饮食不节，而致胃热壅盛，循经上行，"结聚乳间，或鞕或肿"而致。总之乳汁淤积，是发生乳痈的主要因素。

现代医学认为，乳痈是在乳汁淤积基础上，细菌入侵引起的急性化脓性感染。主要致病菌为金黄色葡萄球菌。

【临床症状】

本病初起乳房内有大小不等的肿块，排乳不畅，肿块压痛明显，皮肤不红或微红，继而发展则出现乳房红肿热痛，外观肿大，内肿块增大、硬胀、体温上升，如治疗不及时病变逐渐加重，肿块拒按，跳痛剧烈，全身高热，恶寒，烦躁不安（5~7天成脓），肿块变软，形成脓腔，表浅者触之有波动感，肿块部位皮肤色暗褐色。位置较深者，则波动感不明显，易发生乳疽，此时乳房肿胀大增，病变部位皮肤呈紫红色，暗而不泽，往往需穿刺吸出脓汁方可确诊。脓肿日久破溃后伴有神疲、身倦乏之、纳减食少等症状。

血常规检查：可见白细胞总数及嗜中性粒细胞数上升、脓培养可确定致病菌、B超检查有助于确定脓肿的位置、数目、形状等。

【鉴别诊断】

本病可与浆细胞性乳腺炎、炎性乳腺癌、乳腺结核相鉴别。

1. 浆细胞性乳腺炎：病变多在乳头或乳晕以下有结块，边界不清，肿块逐渐增大形成脓肿，局部呈现红肿疼痛症状，一般经乳头排泄脓液，重者可引起整个乳内陷，同侧腋部淋巴结可肿大，随着病情发展患处中央高突，变软，有波动，经切开排脓或自溃，伤口较难愈合，或愈合不久又出现红肿，化脓。如此反复，最终在乳晕部形成慢性瘘管。

2. 炎性乳腺癌：患处皮肤红肿、温度增高、水肿等改变乳房内肿块生长迅速，同侧腋下淋巴结肿大，必要时可行穿刺细胞学检查确诊。

3. 乳腺结核：好发于 20~40 岁的已婚妇女，可有低热、盗汗等结核病的中毒病象。初起乳房内有结节状肿块，触痛不明显，与周围组织分界不清，逐渐与皮肤粘连，肿块可缓慢增大，逐渐软化，形成寒性脓肿，腋窝淋巴结肿大，脓肿破溃后可有干酪样物和稀薄脓液排出，伤口经久不愈，多形成慢性窦道。脓液涂片抗酸染色找结核杆菌及活体组织检查有助于诊断。

【内服药疗法】

1. 外邪侵袭证：

［主证］乳房肿胀疼痛，皮肤微红或不红，肿块或有无，乳汁分泌不畅，可伴有发热，恶寒，头痛，舌尖红，苔薄黄，脉浮数。

［方剂］荆防牛蒡汤。

［组成］荆芥、防风、牛蒡子（炒，研）、金银花、陈皮、天花粉、黄芩、蒲公英、连翘（去心）、皂刺各 3g，柴胡、香附子、甘草（生）各 1.5g。

［制法］用水 400mL，煎至 320mL，去滓。

［用法］食远服。

［功效］清热解毒，散结消痈。

［主治］外吹乳初起。乳房肿痛。

［方剂来源］清·吴谦《医宗金鉴》。

［方剂］金贝煎。

［组成］金银花、贝母（去心）、蒲公英、夏枯草各 9g，红藤 21~24g，连翘 15~30g。

［制法］用酒 500mL，煎至 250mL，去滓。

［用法］温服。服后暖卧片时.

［功效］清热解毒，消肿散结。

［主治］吹乳。

［加减］如火盛烦渴乳肿者，加天花粉 6~9g。

［方剂来源］清·叶桂《竹林女科》。

［方剂］通气散。

［组成］陈皮、青皮各 18g，瓜蒌、穿山甲珠各 12g，金银花、连翘、炙甘草、生甘草各 3g。

［制法］上为末。

［用法］每次 9g，酒调服。

［功效］清热解毒，行气散结。

［主治］乳痈初起。

［方剂来源］元·孙允贤《医学集成》。

［方剂］救乳化毒汤。

［组成］金银花 15g，蒲公英 15g，当归 30g。

［制法］水煎，去滓。

［用法］温服。

［功效］清热解毒，活血消肿。

［主治］乳痈、乳吹初起。

［方剂来源］清·陈士铎《洞天奥旨》。

2. 肝郁气滞证：

［主证］乳房胀痛，内有结块，乳汁排出不畅，边界不清，压痛明显，皮色微红或不红，胸胁胀闷不舒，急躁易怒，口苦纳少，身热乏力，舌淡红，苔薄黄，脉弦数。

［方剂］芎归疏肝汤。

［组成］川芎 6g，当归 12g，制香附 6g，炒青皮 3g，王不留行、延胡索各 9g，蒲公英、鹿角霜各 6g，麦芽 9g（炒），柴胡 6g，漏芦 3g，夏枯草 6g，路路通 4 个，枇杷叶 5 片（去毛）。

［制法］水煎，去滓。

［用法］少酒少许冲服。

［功效］行气疏肝，化瘀消肿。

［主治］乳痈，乳岩。

［禁忌］胎前忌服。

［方剂来源］清·王清源《医方简义》。

［方剂］升葛汤。

［组成］升麻、葛根各 4.5g，羌活、防风、黄柏、南星、穿山甲（炒）、半夏各 2.4g，鹿角灰、大黄各 6g。

［制法］用黄酒 400mL，葱头 3 个，煎至 320mL，去滓。

［用法］食远服。

［功效］疏肝清热，消肿散结。

［主治］乳吹，乳毒，乳痈，乳疽。

［加减］热甚，加山慈姑；郁，加土贝母；已成，加皂角刺。

［方剂来源］清·祁坤《外科大成》。

［方剂］连翘橘叶汤。

［组成］川芎、连翘、皂角刺、金银花、橘叶、青皮、桃仁、甘草节、柴胡各 3g。

［制法］水煎，去滓。

［用法］温服。

［功效］清肝通络，解毒活血。

［主治］吹乳初起，肿焮痛甚。

［方剂来源］清·沈金鳌《杂病源流犀烛》。

［方剂］泽兰煎。

［组成］泽兰 30g，青皮 9g，白及 15g，橘叶 30 片。

［制法］水煎，去滓。

［用法］加酒适量冲服。

［功效］疏肝活血，解毒消肿。

［主治］乳痈初起。

［方剂来源］清·李文炳《仙拈集》。

3. 胃热壅盛证：

［主证］乳房肿块逐渐增大，疼痛加剧，并有持续性跳痛，患处皮色鲜红，水肿，可见全身高热，口干喜饮，舌质红，舌苔黄，脉弦滑。

［方剂］托里解毒汤。

［组成］川芎、当归、黄芩、白芷、连翘、天花粉、金银花、甘草节各 3g，青皮 1.5g，皂刺 7 个。

［制法］水煎，去滓。

［用法］温服。

［功效］清热解毒，活血消肿。

［主治］乳痈。

［方剂来源］明·万全《万氏女科》。

［方剂］橘叶汤。

［组成］橘叶、蒲公英、象贝母、夏枯草、青皮、当归、赤芍、天花粉、香附、黄芩。

［制法］水煎，去滓。

［用法］温服。

［功效］清热解毒，消肿散结。

［主治］乳痈，焮红漫肿，或渐成脓者。

［方剂来源］清·高秉钧《疡科心得集》。

［方剂］升麻汤。

［组成］升麻、白蔹各 45g，大黄（生）15g，黄芩（去黑心）30g，芒硝（研）15g，桂（去粗皮）30g，人参、黄芪（锉）各 22.5g。

［制法］上为细末。每次 15g，用水 150mL，煎至 105mL，去滓。

［用法］温服，不拘时候。

［功效］清热解毒，扶正消痈。

［主治］产后乳房肿痛，或有结块，肉腐血败致成乳痈。

［方剂来源］宋·赵佶《圣济总录》。

［方剂］定痛消毒饮。

［组成］蒲公英、紫花地丁各 3.6g，当归（乳房用身，乳顶用尾）、白芍（醋炒）、赤芍、天花粉、浙贝母（去心，研）各 3g，皂角刺 1.5~2.1g，柴胡梢 2.4~3g（乳顶肿结用之，若乳房易白芷），牡丹皮、陈皮各 2.4g，乳香、没药各 1.5g，甘草 0.9g。

［制法］用水 600mL，加红枣 2 枚（去核），灯心 15cm，煎至 500mL，去滓。

［用法］临服加无灰酒 25mL 入药，煎数滚，顿服。并不时用槐、艾煎水洗。

［功效］清热解毒，理气活血，定痛散结。

［主治］乳痈，势欲破而疼痛难忍。

［方剂来源］清·阎纯玺《胎产心法》。

4. 气血虚亏证：

［主证］破溃脓出后，热退身凉，肿痛渐消，或溃而不敛，脓水清稀，或有低热，神疲乏力，面色少华，舌淡，苔白，脉细无力。

［方剂］加减十全大补汤。

［组成］人参、白术、当归、生地、黄芪各 6g，茯苓、川芎各 2.4g，甘草 1.5g，远志

3g，金银花 9g。

　　[制法] 水煎，去滓。

　　[用法] 温服。

　　[功效] 益气活血，清热解毒。

　　[主治] 产后乳痈，脓已出而体虚日甚者。

　　[方剂来源] 清·陈笏庵《胎产秘书》。

　　附：内吹乳痈

　　明·陈实功《外科正宗》卷三·乳痈论："怀孕之妇乳疾曰内吹，因胎气旺而上冲，致阳明乳房作肿，宜石膏散清之，亦可消散，迟则迁延日久。内吹乳痈多见妊娠中后期，初起乳房部结块，皮色不变，逐渐红肿热痛加重，化脓而溃，脓肿深部者，病程较长。"

　　[方剂] 神效化痈散。

　　[组成] 当归 6g，炒白芍 3g，炒青皮 2.4g，柴胡 3g，茯苓、夏枯草各 9g，鹿角霜 3g，菊花 6g，青橘叶 10 片。

　　[制法] 水煎，去滓。

　　[用法] 温服。

　　[功效] 清热解毒，消肿散结。

　　[主治] 妊妇乳痈。

　　[方剂来源] 清·王清源《医方简义》。

　　【外治方药】

　　1. 丹参膏：

　　[组成] 丹参、芍药各 40g，白芷 20g。

　　[制法] 苦酒渍一夜，猪脂 160g，微火煎三上下，膏成。

　　[用法] 敷患处。

　　[功效] 活血消痈。

　　[主治] 乳痈，红肿热痛，及乳核结硬不消散者。

　　[方剂来源] 晋·刘涓子《刘涓子鬼遗方》。

　　2. 托外膏：

　　[组成] 黄芪（锉）45g，白芷、大黄（锉，炒）各 30g，当归（切，炒）、续断各 9g，薤白（切）54g，松脂 60g（别研），猪脂 150g，生地黄汁 1L，蜡 45g。

　　[制法] 上将前五味为细末，入地黄汁慢火煎渐稠，次入猪脂、松脂、薤末、蜡等，再煎成膏，以新布滤过，新瓷器盛，候冷，摊帛上。

　　[用法] 看大小贴之，逐日一易。

　　[功效] 托里解毒，消肿排脓。

　　[主治] 产后乳痈肿痛，脓不消散。

　　[方剂来源] 宋·赵佶《圣济总录》。

　　3. 黄连散：

　　[组成] 黄连、大黄（锉，炒）、鼠粪各 7.5g。

　　[制法] 上为散，以黍米粥清调和。

　　[用法] 看痈大小，敷乳四边，其痛即止。

　　[功效] 清热解毒，消肿止痛。

［主治］乳痈。

［方剂来源］宋·赵佶《圣济总录》。

4. 花叶散：

［组成］黄蜀葵 15 朵（去蒂），桑叶 25 片。

［制法］上药阴干为末，入乳香 0.15g，研匀。

［用法］每用少许，疮干，用麻油调涂；疮湿，干掺。

［功效］清热解毒，消痈退肿。

［主治］妇人乳痈，无论痛与不痛，多年不愈者。

［方剂来源］明·朱橚《普济方》。

5. 地丁膏：

［组成］黄花地丁（即蒲公英）、紫花地丁各 240g。

［制法］洗净，用水熬汁去滓，又熬成膏，摊纸上。

［用法］贴患处。

［主治］乳吹并一切毒。

［方剂来源］清·陶承熹《惠直堂经验方》。

6. 南星半夏散：

［组成］南星、半夏、皂荚（去皮弦子，炒黄）、五倍子（去虫，炒黄）各等分。

［制法］上为极细末。

［用法］米醋调敷。一宿立效。

［功效］散结消痈。

［主治］乳痈。

［方剂来源］清·陈修园《医学从众录》。

7. 半夏丸：

［组成］生半夏 1 个。

［制法］上为末，葱白 1.7cm，捣和为丸。

［用法］绵裹塞鼻，左乳病塞右鼻，右乳病塞左鼻。一夜即愈。

［功效］化痰消肿。

［主治］乳痈初起。

［方剂来源］清·李文炳《仙拈集》。

8. 万应膏：

［组成］黄柏、芍药、白芷、黄芪、木鳖仁、杏仁、当归、白及、生地黄、官桂、玄参（去皮、锉碎）、没药、乳香各 15g（研），白蔹、黄蜡各 30g，黄芩、大黄各 60g，黄丹 500g，脂麻油 1.25kg。

［制法］上药入油内浸一宿，绝早入砂锅慢火熬，用生柳条搅至申时，以焦褐色出火，去粗滓，又以重绵滤过，入丹再熬，旋滴水中成珠子不散者，出火毒绝烟，入乳香、没药、黄蜡搅匀，用瓷器收贮，于土内埋七日，取出摊用。

［用法］疮疡初生，肿焮甚者，据肿痕大小，摊膏贴之，煎葱白水热淋两炊时，良久再淋，肿消为度。

［功效］清热解毒，活血消肿。

［主治］疮疡初生，红肿疼痛，用疮久不能愈者。

［方剂来源］元·齐德之《外科精义》。

【外治疗法】

1. 乳痈初期红肿热痛者用黄连散，敷乳四边其痛即止，或用地丁膏、万应膏贴患处，清热解毒，活血消肿（详见本章节）。

2. 乳痈肿块增大，疼痛明显，皮色变微红者，用南星半夏散外敷红肿患处（详见本章节）。

3. 乳痈局部焮热，疼痛剧烈并有持续性跳痛用托外膏贴患处，托里解毒，消肿排脓（详见本章节）。

4. 溃后期：溃破出脓后，脓流不畅，肿势不消，疼痛不减，此时可能出现传囊现象。可用八仙丹、九一丹药捻插入疮口引流，外敷金黄膏，肿痛减轻后改用红油膏，待疮口脓尽，用立消散生肌散掺于疮口，外敷白玉膏（详见本章节）。

【手术疗法】

1. 乳痈脓成后，可行切开引流术，小而浅者用火针引流术放脓，过早切开或脓成后久不切开都易引起变证，延长病程。

2. 手术切开引流，应注意选取引流切口，切口选择应以有利于排脓为原则，一般以乳头为中心，呈放射状切开，避免损伤乳管而导致乳瘘。若深部脓肿或乳腺后脓肿，可取乳房下皱褶处弧形切口引流。若有多个脓腔，应充分打开脓腔间的间隔，充分引流。必要时做多个切口或对口引流。

火针引流选择最佳引流位置刺入脓腔，稍加转动，即针拔出，脓出后，可插入药捻引流。此即洞式小切口疗法。

【针灸疗法】

1. 针法：取膻中、大陵、委中、少泽、俞府、乳根、天池肩井穴，针用泻法。

2. 灸法：乳痈初期，用隔蒜灸，将独头蒜切成约 1cm 的厚片，放在乳房红肿部位上，放上艾炷，燃 5 壮后换蒜再灸。

【推拿疗法】

适用于早期乳痈，排乳不畅，局部触痛之时，成脓后不宜用此法。具体方法如下：

1. 点穴法：用拇指或中指按压膻中、期门、章门、肩井、合谷，每穴半分钟，患者自觉酸、胀、麻为度。

2. 捻揉法：早期乳痈，局部触痛，乳汁不通畅，可在乳房局部涂润滑剂，如凡士林等。医者一手托乳房，一手五指靠拢，在乳头和乳晕部使用轻柔的捻法，以激发泌乳反射使乳汁外溢。或由四周向乳头方向轻轻按摩滑动，为 15 次左右，可连做 3~5 次，患者有疼痛感，加大用力，会把乳汁大量排出，标志乳络渐通。

【穴位放血法】

此法适用于乳痈初期，乳房有肿块，乳汁排放不畅者。

患者手臂前伸，医者一手托持患者前臂，另一手从腋下起勒，过肘，至小指外侧少泽穴，两臂分别勒 20~30 次后，再用三棱针刺少泽穴出血，3~5 滴即止，用消毒棉球拭净按压 3min。

【塞鼻疗法】

中药塞鼻治疗早期乳痈有一定疗效。古人用葱白与生半夏捣烂为丸，以锦裹之，塞入鼻中。治疗越早，效果越好；左乳痈塞右鼻，右乳痈塞左鼻；塞药后患者会有辛辣和热感

（详见本章节，半夏丸）。

【现代疗法】

现代医学认为，本病多由金黄色葡萄球菌感染引起，可首选青霉素类。如果有条件尽量做药敏试验，以选择有效抗生素。脓成后切开引流。

【护理与预防】

1. 产后注意乳头护理，保持乳头清洁，防止乳头皲裂，防止挤压。定时哺乳及时排空宿乳，防止乳汁淤积。

2. 饮食宜清淡，勿使过食厚味及辛辣生冷之物。

3. 保持精神愉快。

第二节　浆细胞性乳腺炎

浆细胞性乳腺炎也称粉刺性乳腺炎，后称为乳腺导管扩张症。该病不是由细菌感染引起，而是由于乳晕下导管有阻塞所致，此又称闭塞性乳腺炎，后引起导管扩张，管壁上皮萎缩，管内积聚的类脂物质及上皮细胞碎屑外溢至导管周围，大量浆细胞浸润，即形成所谓的浆细胞性乳腺炎。若有致病菌继发感染，最终形成脓肿，自溃破（或经切开），脓腐排出可以愈合，因乳管与外界相通，其病灶仍在，可反复发作，致使乳形成多个窦道，迁延数月及致数年。中医称"乳漏"。

【中国古代中医论述】

1. 隋·巢元方《诸病源候论》卷四十·发乳瘘候："此谓因发痈疮，而脓汁未尽，其疮暴瘥，则恶汁内食，后更发，则成瘘者也。"

2. 宋·王怀隐《太平圣惠方》卷第六十六·治久瘘诸方："未久瘘者，是诸瘘连滞经久不差，或暂差后复发，或移易三两处，更相应通，故为久瘘也。"

3. 明·申斗垣《外科启玄》卷五·乳痈："破而脓水淋漓，日久不愈，名曰乳漏。"

4. 清·祁坤《外科大成》卷二·乳发乳漏："脓出未尽者，慎勿生肌……久久不收口，时流水者，为漏。外用药线祛腐生肌，内当大补。"

5. 清·吴谦《医宗金鉴》卷六十六·乳漏："若久不收口，外寒侵袭，失于调养，时流清水者，即成乳漏。外用红升丹作捻，以去腐生肌；再兼用豆饼灸法，缓缓灸之以怯寒；内当大补气血。节劳烦，慎起居，忌发物，渐可生肌敛口而愈。"

6. 清·邹岳《外科真诠》卷上·乳漏："乳房烂孔，时流清水，久而不愈，甚则乳汁从孔流出。多因先患乳痈，耽延失治所致；亦有乳痈脓未透时，医者用针刺伤囊隔所致者。宜内服托里散，外用八宝珍珠散盖膏，方可生肌收口而愈。"

7. 清·余景和《外证医案汇编》卷三："崇明蒋，乳漏经年，脓水不绝，缠囊溃络，脉形细涩。系产后血虚。理宜补托，漏可愈矣。洋参、石斛、丹参、川芎、茺蔚子、黄芪、归身、白芍、川贝。"

【病因病理】

乳头属肝，乳房属胃，由于肝气郁滞，肝郁脾逆，流泄失职，浊痰内蕴乳穰，积聚成块，复感外毒，导致局部经络阻塞，气血瘀滞，郁久化热，热盛内腐为脓，日久伤及乳穰，正虚邪滞乳瘘形成。

现代医学认为，由于乳晕下导管有阻塞，引起导管扩张，导管内分泌较多的皮脂类物质于导管内，刺激管壁有炎症反应和纤维组织增生，导管壁变厚，出现硬结，收缩变短，致乳管出口处内陷。病灶继续发展，管壁出现坏死，破裂，脂类物质进入导管周围组织，引起大量浆细胞浸润，若有致病菌侵入，可形成脓肿，病灶可向皮肤表面溃破，可反复发作，最终形成乳晕部瘘管。

【临床症状】

本病可发生在任何年龄，年轻女性为多见，初起时乳房疼痛，有结节样肿块，质硬韧，可与皮肤粘连，多有乳头内缩，有粉刺样或淡黄色样分泌物，乳房出现红肿热痛时，部分患者有皮肤水肿和橘皮样变，可伴有轻度发热，同侧腋窝可有淋巴结肿大，肿块变软，溃后流出夹有粉刺样或油脂样液体。创口久不愈合，或短时假性愈合，留一硬结，数周后又感染化脓破溃，形成窦道，反复发作后可形成多个窦道，且长期不愈。

【鉴别诊断】

本病应与炎性乳腺癌相鉴别，炎性乳腺癌多发于妇女妊娠期和哺乳期，患乳呈迅速广泛浸润的韧性肿胀，伴有皮肤红肿，局部温度升高，颜色为紫红色或暗红色，整个乳房均匀性水肿，肿块边界不清，腋下淋巴常有肿大，皮肤活检可见到皮下淋巴管内有癌栓，此类肿瘤生长迅速，发展快，恶性度高，预后差。

【内服药疗法】

1. 肝气郁滞证：

［主证］乳晕部结块，质硬韧与皮肤粘连，有疼痛或微痛，可伴有胸闷不舒，情志不畅，苔白，舌质红，脉弦。

［方剂］连翘饮子。

［组成］青皮、瓜蒌仁、桃仁、橘叶、川芎、连翘、甘草节、皂角针各等分。

［制法］上为粗末。每次 20~25g，水煎，去滓。

［用法］食后细细呷之。

［功效］疏肝散结，行气消肿。

［主治］乳内结核，乳痈，瘰疬。

［加减］已破者，加人参、黄芪、当归；未破者，加柴胡。

［方剂来源］明·徐彦纯撰，刘宗厚续增《玉机微义》。

［方剂］牛蒡汤。

［组成］陈皮、牛蒡子、山栀、忍冬、甘草、瓜蒌仁、黄芩、天花粉、连翘、皂角针各3g，柴胡、青皮各 1.5g。

［制法］水、酒各半煎，去滓。

［用法］分 2 次温服。

［功效］清热解毒，化痰散结，消肿止痛。

［主治］乳肿痛。

［方剂来源］清·景日昣《嵩崖尊生全书》。

2. 邪毒壅盛之证：

［主证］乳晕部红肿热痛，皮肤水肿或乳头内缩，有粉刺样或浅黄色样分泌物，可伴有轻度发热，腋部脊核肿大，肿块波动明显，口干苔白，脉弦数。

［方剂］青橘连翘饮。

［组成］青皮、瓜蒌、橘叶、连翘、桃仁、皂角刺、柴胡、甘草。

［制法］水煎，去滓。

［用法］入酒少许，温服。

［功效］行气散结，消肿溃脓。

［主治］乳痈。

［方剂来源］清·冯兆张《冯氏锦囊》。

［方剂］清肝解郁汤。

［组成］人参3g，柴胡2.4g，白术4.5g，牡丹皮24g，茯苓3g，陈皮2.4g，甘草1.5g，当归4.5g，贝母3g，川芎2.4g，山栀（炒）、芍药（炒）、熟地黄各3g。

［制法］水煎，去滓。

［用法］温服。

［功效］疏肝解郁，健脾化痰。

［主治］肝经血虚风热，或肝经郁火伤血，乳内结核，或肿溃不愈。"凡肝胆经血气不利之证皆宜用此药。"

［方剂来源］明·薛己《外科枢要》。

［方剂］和乳汤。

［组成］贝母、天花粉各9g，当归、蒲公英各30g，生甘草6g，穿山甲一片（土炒，为末）。

［制法］水煎，去滓。

［用法］温服。

［主治］乳痈。

［方剂来源］清·陈士铎《辨证录》。

3. 正虚毒恋证：

［主证］乳晕部有结块，红肿疼痛，成脓溃破后，脓液夹有粉刺样或油脂脓液，创口久不愈合，或短时假性愈合，数周后又感染化脓破溃，"脓水不绝，缠囊溃络"。形成反复发作的乳晕部瘘管。检查时，以圆头探针，自乳晕部瘘口探入，由乳头孔探出。并可见疮口肉芽不鲜，有浸淫水肿，可伴有乏力，纳差，面色无华，舌质淡红，舌苔薄白，脉沉细。

［方剂］八仙解毒汤。

［组成］当归、熟地各15g，甘草6g，黄芪30g，白芍6g，天花粉9g，金银花30g，生地6g。

［制法］用水500mL，煎取400mL，去滓。

［用法］半饥时服。

［功效］益气养血，清热解毒。

［主治］一切恶疮，见有气血两虚症状者。

［方剂来源］清·陈士铎《洞天奥旨》。

［方剂］十全大补银花汤。

［组成］人参、白术、熟地、黄芪、当归、金银花各9g，茯苓、川芎各2.4g，甘草1.5g。

［制法］水煎，去滓。

［用法］温服。

［功效］补气养血，清热解毒。

［主治］产后乳生痈，脓出后虚弱甚者。

［方剂来源］清·佚名《女科秘要》。

［方剂］托里茯苓汤。

［组成］防风、桔梗、芍药、五味子、川芎、甘草、麦门冬（去心）、桂枝、熟地黄各30g，当归、黄芪、茯苓各45g。

［制法］上为末，每次15g，用水225mL，煎至150mL，去滓。

［用法］温服。

［功效］补气养血，温中托里。

［主治］痈疽溃后，脓出内虚。

［方剂来源］元·齐德之《外科精义》。

【外治方药】

1. 立消散：

［组成］雄黄6.6g，穿山甲9g，生大黄（锦纹者良）、芙蓉叶、五倍子（炒）各15g。

［制法］共研极细末，滴醋调匀。

［用法］敷患处，中间留一孔透气，如干又搽。

［功效］解毒消肿，敛疮止痛。

［主治］痈疽。

［方剂来源］清·顾世澄《疡医大全》。

2. 生肌地粟粉：

［组成］荸荠30g（去皮，磨粉），真象牙屑、川贝、云苓各15g。

［制法］上为末，和匀，再研极细。

［用法］掺膏药上，贴患处。

［功效］生肌长肉。

［主治］一切外患溃后，余肉已尽，新肌未生。

［方剂来源］清·爱虚老人《古方汇精》。

3. 内消散：

［组成］川大黄、黄芩、黄连（去须）黄柏、地龙（炒令黄）、乳香各30g。

［制法］上为细散，用生地黄汁调匀。

［用法］调涂于肿毒上。

［功效］清热解毒，活血消肿。

［主治］妇人乳痈初起。

［方剂来源］宋·王怀隐《太平圣惠方》。

4. 丹砂膏：

［组成］丹砂22.5g（细研），川大黄30g，雄黄22.5g（细研），苦参、黄连各30g（去须），莽草22.5g，蒴藋30g，矾石（细研）、雌黄（细研）各22.5g。

［制法］上药锉细，入腊月猪脂330g，以慢火煎大黄等黄焦，绞去滓，下丹砂、雄黄、矾石、雌黄末更煎，搅令匀，入瓷盒中盛。

［用法］旋取贴患处。

［功效］清热解毒，消瘘敛疮。

［主治］诸瘘疮。

［方剂来源］宋·王怀隐《太平圣惠方》。

5. 生地黄膏：

[组成] 露蜂房（炙黄）、五倍子、木香各9g，滴乳香6g，轻粉0.3g。

[制法] 上为细末。用生地黄一握，捣细和为膏，摊生绢上。

[用法] 贴患处。

[功效] 解毒祛腐，生肌收口。

[主治] 漏疮。

[方剂来源] 宋·杨士瀛《仁斋直指方论》。

6. 生肉膏：

[组成] 楝白皮、鼠肉各60g，薤白90g，当归120g，生地黄150g，腊月猪脂1.8kg。

[制法] 煎膏。

[用法] 敷疮孔上。

[功效] 生肌补瘘。

[主治] 瘘疮。

[方剂来源] 唐·王焘《外台秘要》。

7. 白银锭子：

[组成] 白芷90g，白矾30g。

[制法] 上为细末，铁勺熔成饼，再入炭火，煅令烟烬取出，去火毒，为末，用面糊和为锭子成条。

[用法] 插入漏内，直透里痛处为止。每日上三次，至七日为止，至九日疮结痂而愈。

[功效] 燥湿去腐，消肿止痛。

[主治] 漏疮。

[方剂来源] 明·龚廷贤《万病回春》。

【外治疗法】

1. 乳漏初期，乳晕部有肿块，疼痛，可用清·顾世澄《疡医大全》铁箍散外敷，中留一孔透气消肿止痛（详见乳腺癌章节）。或用内消散外涂于乳晕肿块上，以清热解毒活血消肿止痛（详见本章节）。

2. 中期乳晕部红肿热痛，用大黄揭毒散外搽有清热消肿止痛作用（详见乳腺癌章节）。或用万应膏贴患处清热解毒，活血消肿（详见乳腺炎章节）。

3. 后期成脓溃破后久不愈合，形成反复发作的乳晕部瘘，用立消散敷患处，生地黄膏贴患处，解毒祛腐生肌收口。或用丹砂膏贴患处清热解毒，消瘘敛疮，若漏已形成脓水不断，疮口内芽不鲜用白银锭子插入漏内，直透里痛处为止，燥湿去腐，消肿止痛，外贴生地黄膏生肌长肉（上四方详见本章节）。

【手术疗法】

急性炎症消退后如仍有肿块，可以手术切除，切除肉眼所见的病灶，否则会再发，对瘘管形成者也需手术，应切除所有瘘管及其病变组织。

【外治与手术相结合方法】

当代中医工作者常以脓肿期，常规局麻后，沿乳晕旁弧形切开排脓内填疮疡液纱布条，旧换药1次。脓水减少至创面愈合。瘘管期：患部常规消毒，局麻后，切开全长瘘管，如有分支和空腔应一并切开。去除变性坏死组织，修剪切口两侧边缘，使其略成蝶状（切开后的乳头部瘘管，轻轻刮除坏死组织，无须修剪切口边缘，然后缝合切开的乳头），术后用疮疡液填塞创面包扎。术后48h首次换药，后再换药1次，脓水减少，腐肉液化，新肉生长，至创面愈合。鞍山市第四医院外科1994年至今仍用此法治疗乳漏效果满意。注意事项：术后外部也用4~6层医用纱布浸药液敷乳房部，上覆盖干医用纱布四层固定，1日换药1次，有快速解毒消肿之功效。还有术后以黄油纱布蘸七三丹少许填塞创面，每日1次，3天后用生肌玉红膏油纱布条，九一丹换药，每日1次。脓水减少，腐肉脱落新肉生长时改用生肌玉红膏油纱布条蘸，生肌散换药，每日1次，至创面愈合。

[注] 疮疡液原名乾坤消毒液（纯中药制剂）。

功效：对金黄色葡萄球菌、大肠埃希菌、炭疽杆菌、绿脓杆菌、包皮垢杆菌、淋病双球菌及其抗力相当的致病性微生物有消毒杀菌作用。本药液具有解毒祛腐，消肿止痛，活血化瘀，生肌长肉之功效。主治：体表肌肤因各种原因引起感染化脓性疾病，如疮、疖、痈、褥疮、术后刀口不愈合及脐部感染、乳房瘘、肛门手术后形成窦道、肿瘤放疗后皮肤溃烂、龟头炎、阴部溃疡等（详见林才生主编的《当代中医学临床效方应用》一书）。

[注] 本病发生多数导致乳漏形成，并非失治，与乳痈、乳发、乳痨等失治或开口不当，损伤乳络，或气血不足形成瘘管是有区别的。

乳痈、乳发、乳痨等病证后期乳瘘形成应按本病证形成瘘管因素去治疗，不应统论，治疗方案大有区别。

【护理与预防】

1. 保持乳房清洁。
2. 乳漏发生后要正确治疗，应内治与外治相结合。确有用中药内外并治治愈病例。
3. 忌恼怒忧郁。
4. 患病后忌食辛辣之品。

第三节 乳房部蜂窝织炎

乳房部蜂窝织炎主要是溶血性链球菌及葡萄球菌引起的皮下或深部疏松结缔组织中的急性弥漫性化脓性炎症。溶血性链球菌引起者，脓液稀薄、血性、病变扩散比较迅速；而葡萄球菌引起者则脓液稠厚，比较容易局限成脓肿，其临床特点，乳房皮肤焮红漫肿，发展快，面积范围大，疼痛剧烈，患处皮肉迅速腐烂，病变范围较乳痈大，其大者称"发"病情较重，可热毒内攻，其病因病机与痈相似，小范围称痈，比痈大称为"发"，本症称"乳发"，又称"发乳"，此外"湿火乳痈""脱壳乳痈""孔脱"等均属本病范围。

【中国古代中医论述】

1. 晋·刘涓子《刘涓子鬼遗方》卷三："治……发乳……虚热大渴，生地黄汤方：生地黄十两，竹叶四升，黄芩、黄芪、甘草炙、茯苓、麦门冬去心，已上各三两，升麻、前胡、知母、芍药各二两，瓜蒌四两，人参一两，上十五味，先以水一斗五升，煮竹叶，取一斗，去叶，内诸药，煮取三升六合，分为四服，日三夜一。"

2. 隋·巢元方《诸病源候论》卷四十·发乳溃后候："凡发乳溃后，出脓血多，则腑脏虚燥，则渴而引饮，饮入肠胃，肠胃虚，则度下利也。"

3. 隋·巢元方《诸病源候论》卷四十·发乳余核不消候："此谓发乳之后，余热未尽，而有冷气乘之，故余核不消，复遇热，蕴积为脓。亦有淋沥不瘥，而变为瘘也。"

4. 明·龚居中《外科活人定本》卷一乳发："此症生于两乳之上，乃厥阴、阳明所司也……由二经风热壅盛，气血凝盛，遂成此毒……初起时亦用艾灸，则可矣。"

5. 清·祁坤《外科大成》卷·乳发·乳漏："发为乳房焮赤俱肿，势大如痈，未成形者消之，已成形者托之，内有肿者针之，以免遍溃诸囊为害，防损囊隔，致难收敛。"

6. 清·吴谦《医宗金鉴》卷六十六·外科心法要诀·乳发乳漏："乳发如痈胃火成，男女皆生赤肿疼，溃久不敛方成漏，只为脓清肌不生。"

［注］此证发于乳房，焮赤肿痛，其势更大如痈，皮肉尽腐，由胃腑湿火相凝而成。治法急按乳痈：未成形者消之，已成形者托之，腐脱迟者黄灵药撒之，以免遍溃乳房，至伤囊隔，难以收敛。若久不收口，外寒侵袭，失于调养，时流清水者，即成乳漏。外用红升丹作捻，以去腐生肌；再兼用豆豉饼灸法，缓缓灸之以怯寒；内当大补气血。节劳烦，慎起居，忌发物，渐可生肌敛口而愈。

7. 清·邹岳《外科真诠》卷上·乳发、乳痈、乳疽："乳肿最大者名曰乳发，肿而差小者名曰乳痈，初发之时即有疮头，名曰乳疽。乳房属胃，乳头属肝，此处患病，总由肝气郁结，胃热壅滞而成。"

8. 清·高秉钧《疡科心得集》辨乳痈乳疽论："又有湿火挟肝阳逆络，或时疫，或伏邪聚结而成者，起时乳头肿硬，乳房焮红漫肿，恶寒身热，毛孔深陷，二三日后，皮即湿烂，隔宿焦黑已腐，再数日后，身热退而黑腐尽脱，其生新肉如榴子象。掺以珍珠散，以白玉膏盖之；内服疏肝清热之剂以收功，此湿火乳痈也。"

［注］上段对湿火乳痈（即乳发）在病因、症状方面做了详细说明。

【病因病理】

多因火毒外侵，或产后体虚，或过食膏粱厚味，或七情不畅，肝气郁结，脾胃运化失常，湿热毒火内生，与外毒聚积蕴结乳房，致使乳房经络阻塞，热盛肉腐而为病。

现代医学认为，本病多由溶血性链球菌或葡萄球菌侵入皮下，筋膜或深部疏松组织引起的急性弥漫性化脓性感染。

【临床症状】

乳发病势凶猛，变化较快，初起乳房即焮红漫肿，疼痛较重，毛孔深陷，患侧腋窝脊核肿痛，发热恶寒，继而肿势迅速向乳房四周扩大（时间为2~3天）可延及胸腋，皮肤开始湿烂，继而发黑或中软不溃，疼痛剧烈，壮热口渴，头痛不适，溃后脓液稀薄臭秽；后期腐脱，新肉生长，月余可愈。若出现变证收口较慢，可转成乳漏，如毒邪扩散，可出现陷证。

现代医学检查：患者血液白细胞及中性粒细胞明显升高，B超检查有助于确定脓肿的位置。

【鉴别诊断】

本病应与乳痈、乳疽相鉴别。清·邹岳《外科真诠》卷上·乳发、乳痈、乳疽："乳肿最大者名曰乳发，肿而差小者名曰乳痈，初发之时即有疮头，名曰乳疽。"

【内服药疗法】

1. 风邪湿热证：

［主证］初期乳房皮肤焮红漫肿，疼痛剧烈，肿势扩大迅速，毛孔深陷，患侧腋窝脊核肿痛，全身症状形寒壮热，骨节酸楚，头痛乏力，大便秘结，舌质红，舌苔黄腻，脉弦数。

［方剂］神授卫生汤。

［组成］羌活2.4g，防风、白芷、穿山甲（土炒，研）、沉香、红花、连翘、石决明（煅）各1.8g，金银花、皂角刺、归尾、甘草节、天花粉各3g，乳香1.5g，大黄（酒拌炒）6g（脉虚便利者不用）。

［制法］用水 400mL，煎至 320mL，去滓。

［用法］病在上部，先服药，随后饮酒适量，以行药势。

［功效］疏风清热，解毒消肿。

［主治］一切疮症已成半成者。

［方剂来源］明·陈实功《外科正宗》。

［方剂］连翘消毒饮。

［组成］连翘、川芎、当归、赤芍药、牛蒡子、薄荷、黄芩、天花粉、甘草、枳壳、桔梗各 3g，升麻 1.5g。

［制法］用水 400mL，煎至 320mL，去滓。

［用法］分 2 次，食后服。

［功效］疏风泄热，活血消肿。

［主治］余肿不消，疼痛不退者。

［加减］便燥者，加酒炒大黄。

［方剂来源］明·陈实功《外科正宗》。

［方剂］败毒流气散。

［组成］紫苏、桔梗、枳壳、防风、柴胡、延胡索、连翘、川芎、羌活、升麻、白芷、当归、皂角刺、黄芪、甘草、金银花各等分。

［制法］研末。

［用法］水煎去滓，取液温服。

［功效］疏风败毒，行气活血，除湿消肿。

［主治］乳发。

［方剂来源］明·龚居中《外科活人定本》。

［方剂］瓜蒌汤。

［组成］瓜蒌、生栀子、大力子、连翘、柴胡、黄芩、陈皮、青皮、天花粉、金银花、甘草、皂角刺、甜酒。

［制法］水煎，去滓。

［用法］分 2 次，温服。

［功效］清热解毒，消肿散结。

［主治］乳痈初起。

［方剂来源］元·孙允贤《医学集成》。

2. 毒热炽盛证：

［主证］乳房病变部皮肤湿烂，继而发黑坏死，溃腐，或中软不溃，周围皮肤红肿转为暗红，疼痛加重，壮热口渴，溲赤便秘，舌质红，舌苔黄腻，脉弦数或弦滑。

［方剂］托里散。

［组成］大黄、牡蛎、瓜蒌根、皂角刺、朴硝、连翘各 9g，当归、金银花各 30g，赤芍、黄芩各 6g。

［制法］上为粗末，每次 15g，水酒各半煎煮去滓。

［用法］温服。

［功效］泻火解毒，消肿溃脓。

［主治］恶疮发……脉弦数。

［方剂来源］明·徐彦纯、刘宗厚《玉机微义》。

［注］方中大黄、朴硝泻火通便，使热毒从下而泄；金银花、连翘、瓜蒌根清热解毒，消肿散结；黄芩清肺热，解毒而燥湿。当归、赤芍以调荣血；牡蛎软坚化痰；皂角刺消肿溃痈。诸药相伍泻火解毒，消肿溃脓。

3. 正虚邪恋证：

［主证］脓肿已溃，创面腐渐脱，热退肿消，新肉生长渐以痊愈；若创面腐肉渐脱，脓水稀薄色灰，新肉不生，收口缓慢，面色无华，饮食少思，舌质淡，舌苔薄白，脉细。

［方剂］托里和中汤。

［组成］人参、白术、陈皮、半夏、茯苓、炮姜各3g，木香、炙甘草各1.5g。

［制法］加生姜、大枣，水煎，去滓。

［用法］温服。

［功效］温中托毒。

［主治］疮疡中气虚弱，饮食少思或疮不消散或溃而不敛。

［方剂来源］明·李梴《医学入门》。

【外治方药】

1. 万应膏：

［组成］黄柏、芍药、白芷、黄芪、木鳖仁、杏仁、当归、白及、生地黄、官桂、玄参（去皮，锉碎），没药、乳香各15g（研），白蔹、黄蜡各30g，黄芩、大黄各60g，黄丹500g，脂麻油1.25kg。

［制法］上药入油内浸一宿，绝早入砂锅慢火熬，用生柳条搅至申时，以焦褐色出火，去粗滓，又以重绵滤过，入锅再熬，旋滴水中成珠子不散者，出火毒绝烟，入乳香、没药、黄蜡搅匀，用瓷器收贮，于土内埋七日，取出摊用。

［用法］疮疡初生，肿焮甚者，据肿痕大小，摊膏贴之，煎葱白水热淋两炊时，良久再淋，肿消为度。

［功效］清热解毒，活血消肿。

［主治］疮疡初生，红肿疼痛，及疮久不能愈者。

［方剂来源］元·齐德之《外科精义》。

2. 金箍散：

［组成］黄柏500g，川白及2kg，芙蓉叶、紫花地丁各500g，天花粉、白蔹各250g。

［制法］上为极细末。

［用法］随疮疖痈疽发背，每用葱一把捣碎，加蜂蜜少许，再捣取汁调匀，搽患处四周，空中出毒；将干再用余汁润之，以助药力。如葱汁不便，夏月用蜜水，冬月用蜜汤。

［功效］清热解毒，敛疮消肿。

［主治］疮疖痈疽发背。

［方剂来源］宋·窦汉卿《疮疡经验全书》。

3. 五龙膏：

［组成］五龙草（即乌蔹莓），金银花、豨莶草、车前草（连根叶）、陈小粉各等分。

［制法］上俱有鲜草叶，一处捣烂，再加三年陈小粉并飞盐末0.6~1g，共捣为稠糊。

［用法］敷疮上，中留一顶，用膏贴盖。

［功效］清热解毒，消肿止痛。

［主治］痈疽肿毒未溃者。

［方剂来源］清·吴谦《医宗金鉴》。

4. 消毒膏：

［组成］天南星。

［制法］上为末，生姜自然汁调。

［用法］涂患处。

［功效］消肿止痛。

［主治］妇人乳赤肿，欲作痈者。

［方剂来源］宋·魏岘《魏氏家藏方》。

【外治疗法】

本病发病声迅速，来势凶险，病变范围较大，证情变化快，但难以明确疾病所处的阶段。只能按初期未成脓时外用药方剂，成脓溃后，按生肌收口外用药方剂，成脓期宜切开排脓，参照"乳痈"证治。转成乳漏可参照"乳漏"证治。

1. 初期乳房皮肤焮红漫肿，疼痛剧烈时立即用内消散外敷患处（详见乳漏章节），或用水澄膏外贴患处（详见痈章节），或用金箍散搽患处红肿之处（详见本章节）。

2. 溃破后用瓜消拔毒丹外涂疮口周围清热解毒，化腐排脓，后顶部用六真主膏活血化瘀，止痛生肌（详见痈章节）。

3. 转成乳漏用白银锭子，插入漏内，燥湿去腐，消肿止痛（详见乳漏章节），后用生肌散，清热收湿，生肌收口（详见痈章节）。

【现代疗法】

西药治疗及早正确使用，足量抗生素，如怀疑或不能排除厌氧菌感染时，应予甲硝唑，可做细菌培养和药物敏感实验对选择用药大有益处。

【护理与预防】

1. 保持乳头清洁，及时治疗乳房部感染性疾病。

2. 保持心情舒畅。

3. 忌过食辛辣炙煿，肥甘厚腻之品。

第四节 乳腺囊性增生病

乳腺囊性增生病俗称小叶增生，亦称乳腺结构不良症、纤维性囊肿病等。本病并非炎症，亦不是肿瘤，是指乳腺组成组织的增生，在乳腺结构、数量及组织形态上出现一定程度异常的病理改变。中医称为"乳癖"。

【中国古代中医论述】

1. 隋·巢元方《诸病源候论》卷四十·乳结核候："足阳明之经脉，有从缺盆下于乳者，其经虚，风冷乘之，冷折于血，则结肿。"

2. 宋·赵佶《圣济总录》卷第一百六十六·产后门："乳结核者，以气血虚弱，风邪搏之，乳脉凝滞，故结而为核。"

3. 清·邹岳《外科真诠》卷上·乳癖："乳癖乳房结核坚硬，始如钱大，渐大如桃、如卵，皮色如常，遇寒作痛，总由形寒饮冷，加以气郁痰饮，流入胃络，积聚不散所致。年少气盛，患一二载者，内服和乳汤（蒲公英、金银花、当归、川芎、青皮、香附、浙贝、穿山甲珠、桔梗、甘草）加附子七分，煨姜1片，即可消散，若老年气衰，患经数载者不治，宜节饮食，息恼怒，庶免乳岩之变。"

4. 清·顾世澄《疡医大全》卷之二十·乳痞："陈远公曰：有左乳内忽大如桃，又不疼，色亦不赤……以为痰气郁结也。谁知肝气不舒乎？夫乳属阳明，乳肿宜责阳明矣，而余独谓之肝，不起世人之疑乎？夫阳明胃土，最畏肝木，肝气亦不舒矣……治法不必治胃，但治肝而肿自消矣。"

5. 清·顾世澄《疡医大全》卷之二十·乳痞："陈实功曰：乳癖乃乳中结核，形如丸卵，或坠重作痛，或不痛，皮色不变，其核随喜怒消长，多由思虑伤脾、怒恼伤肝郁结而成也。"

6. 清·顾世澄《疡大全》卷之二十·乳痞："窦汉卿……又曰：乳癖，乃五六十岁老人多生此疾，不成脓水可用凉药敷服。"

冯鲁瞻曰："奶栗即乳栗，又名乳癖。"

申斗垣曰："如妇人年近五十以外，气血衰败，当时郁闷，乳中结核。"

7. 清·祁坤《外科大成》卷二·乳中结核，"如梅如李，虽患日浅，亦乳岩之渐也。由肝脾虚者，用四君子汤加芎、归、升麻、柴胡。由郁结伤脾者，用归脾汤，轻者，蒌贝散。"

8. 清·高秉钧《疡科心得集》卷中·辨乳癖乳痰乳岩论："乳中结核，形如丸卵，不疼痛，不发寒热，皮色不变，其核随喜怒为消长，此名乳癖。"

[注] 乳癖病名，首见汉代，华佗《中藏经》而后明清各外科专著，记载渐详，清·顾世澄《疡医大全》引陈实功言："乳癖乃乳中结核，形如丸卵，或坠重作痛或不痛，皮色不变，其核随喜怒消长为最详。"这与现代乳腺增生病的论述是一致的。若他文描述"乳中结核，形如丸卵，不发寒热，皮色不变"与现代"乳腺纤维腺瘤"的临床特点相似，应以此鉴别。

【病因病理】

本病多由于情志内伤、肝郁气滞、乳络经脉阻塞不通，不通则痛，故乳房疼痛；或脾失健运，气郁痰凝，积聚乳房而肿块；或急躁恼怒；或忧思伤脾，郁怒伤肝，以致气血运行失衡，冲任失调导致气血瘀滞可形成肿块，常伴有月经不调。

现代医学认为，本病与卵巢功能失调有关，月经周期内乳腺同样有周期性的变化，当体内激素比例失去平衡，雌激素水平升高与黄体素比例失调，使乳腺增生后复旧不全，引起乳腺组织增生。

【临床症状】

乳癖多见于20~50岁的女性。患者一侧或两侧乳房内散在单发或多发肿块，突出表现是乳房疼痛，可累及肩部、上肢或胸背部，尤与月经关系密切，经前3~4天疼痛明显，肿块亦随之增大，经后疼痛减轻或消失。但无论怎么变化，乳癖肿块是长期存在的。检查：肿块形态各异，可呈片块、结节、弥漫、混合等型，大小不等，质韧，有时有触痛，结节与周围乳腺组织的界限不清，活动度好（不与皮肤或胸肌粘连），病灶位于乳房外上方较多，也可影响到整个乳房。少数患者挤压时可有少量乳头溢液，常为无色或淡黄色液体。部分患者伴有口苦、两胁胀痛、胸闷、胃脘胀闷不舒、月经紊乱、夜寐不安、失眠多梦等症状。

现代医学检查：乳房钼靶X线片、超声波检查等有助于诊断和鉴别诊断。对于肿块较硬或较大者，可穿刺抽吸涂片或肿块切除组织病理学检查，可确定诊断。

【鉴别诊断】

乳癖应与乳岩、乳核、乳痨疾病相鉴别。

1. 乳岩（乳腺癌）：乳房突然发现肿块逐渐增大，肿块位外上象居多，可孤立存在，按压不痛，肿块质地坚硬，表面高低不平，边缘不规整，常与皮肤粘连，活动度差，患侧淋巴结肿大，后期肿块溃破呈花样，皮肤呈橘皮状。

2. 乳核（乳腺纤维腺瘤）：多见于20~25岁女性，乳房肿块形如丸卵，表面光滑，质地坚实边界清楚，推之活动，病程进展缓慢。

3. 乳痨（乳房结核）：多发于20~40岁已婚体弱妇女，病程进展缓慢，乳房肿块一个或数个。肿块如梅李，一般不疼，边界不明显，质软硬不一，皮肉相连。溃破后形成瘘管，经久不愈。

【内服药疗法】

1. 肝郁痰凝证：

［主证］乳房内结块，经前胀痛，经后减轻，伴有情志郁闷，心烦急躁，胸胁胀满，乳房肿块形状不一，可活动，边界不清，乳房胀痛与肿块随情志波动消长，失眠多梦，口苦咽干，舌质淡，舌苔薄白，脉弦滑。

［方剂］逍遥散（解郁消癖汤）。

［组成］甘草15g，白茯苓、白芍药、白术、柴胡各30g，瓜蒌、半夏、人参各15g，夏枯草30g。

［制法］上为粗末，每次10g，用水260mL，煎至150mL，去滓。

［用法］热，不拘时候。

［功效］舒肝解郁，化痰散结。

［主治］乳癖。

［方剂来源］清·高秉钧《疡科心得集》。

［注］清·高秉钧《疡科心得集》辨乳癖、乳痰、乳岩论：“逍遥散去姜、薄加瓜蒌、半夏、人参主之。”治疗乳癖。清·顾世澄《疡医大全》卷之二十·乳痞门主论：“宜调经开郁治之，多用夏枯草。”根据上述在高秉钧逍遥散去姜、薄加瓜蒌、半夏、人参的基础上再加夏枯草，清·高秉钧《疡科心得集》成书于嘉庆十年（1805）至今已有213年，本方剂应称“解郁消癖汤”。

［方剂］化圣通滞汤。

［组成］金银花、蒲公英各30g，天花粉、白芥子各15g，附子3g，白芍9g，通草9g，木通3g，炒栀子、茯苓各9g。

［制法］水煎，去滓。

［用法］温服，1日2次。

［功效］清热解毒，消痰通络。

［主治］乳癖。

［方剂来源］清·顾世澄《疡医大全》。

［注］清·陈士铎《石室秘录》中用此方治“男子乳房忽然壅肿，扪之痛甚，经久不消者”，但用量有异同。

［方剂］清肝解郁汤。

［组成］陈皮、白芍、川芎、当归、生地、半夏、香附各2.4g，青皮、远志、茯神、贝

母、苏叶、桔梗各 1.8g，甘草、山栀、木通各 1.2g。

[制法] 用水 400mL，加生姜 3 片，煎至 320mL，去滓。

[用法] 食远服。

[功效] 清肝养血，解郁化痰。

[主治] 乳房肿硬，不痛不痒，久渐作痛。

[方剂来源] 明·陈实功《外科正宗》。

2. 冲任失调证：

[主证] 乳房肿块疼痛，经前期肿块增大，疼痛明显，经后缓减，常伴有经期紊乱，腰膝酸软乏力，神疲倦怠，面色少华，心烦易怒，失眠多梦，舌淡红，苔白，脉沉细。

[方剂] 和乳汤。

[组成] 蒲公英 15g，金银花 9g，当归 3g，川芎、青皮、香附各 2.1g，浙贝母、桔梗各 3g，甘草 1.5g，穿山甲、附子各 2.1g，煨姜 1.5g。

[制法] 水煎，去滓。

[用法] 温服。

[功效] 温经化痰，化瘀散结。

[方剂来源] 清·邹岳《外科真诠》。

【外治方药】

1. 围药：

[组成] 白及 30g。

[制法] 研为细末，水调匀。

[用法] 敷患处四周。候天，再以水润。2~3 次愈。

[功效] 散结消癖。

[主治] 乳癖。

[方剂来源] 明·缪希雍《先醒斋医学广笔记》。

2. 消块神丹：

[组成] 蚯蚓粪 30g，炒水银 3g，冰片 1.5g，硼砂 0.3g，黄柏 15g（炒），儿茶 9g，麝香 1.5g。

[制法] 上为细末，研至不见水银为度，用醋调成膏。

[用法] 敷患处。

[功效] 解毒散结。

[主治] 一切有肿块者。

[方剂来源] 清·陈士铎《石室秘录》。

[注] 水银有毒，慎用。

3. 楸叶膏：

[组成] 楸叶 500g（立秋日采，切），马齿苋（新者，切）250g。

[制法] 上药洗净控干，沙盆内烂研，取自然汁，重绢滤过，慢火熬成膏，瓷器收之。

[用法] 凡有热肿，先以浆水洗患处，次以甘草水洗，然后摊药于薄纸或绢上，随肿大小贴之，日再换。

[功效] 清热解毒，消肿止痛。

[主治] 肿块疼痛。

［方剂来源］宋·赵佶《圣济总录》。

4. 阳和解凝膏：

［组成］鲜大力子根叶梗 1.5kg，活白凤仙梗 120g（上二味，入香油 5kg 煎枯去渣，次日入下药）。川附子、桂枝、大黄、当归、肉桂、官桂、草乌、川乌、地龙、僵蚕、赤芍药、白芷、白蔹、白及各 60g，川芎 120g，续断、防风、荆芥、五灵脂、木香、香橼、陈皮各 30g。

［制法］上药入油内煎枯，滤去渣，隔宿油冷，每油 500g，加炒透黄丹 210g，搅和，文火慢熬，熬至滴水成珠，不粘指为度，即以湿粗纸罨火，以油锅移放冷灶上。用乳香、没药（末）各 60g，苏合油 120g，麝香 30g，入膏搅和。

［用法］半月后摊贴。疟疾贴背心。

［功效］温经和阳，驱风散寒，调气活血，化痰通络。

［主治］寒湿凝滞所致阴疽、流注、瘰疬、痰核、冻疮等阴性疮疡，已溃或未溃，以及筋骨酸痛，寒疟。

［方剂来源］清·王洪绪《外科全生集》。

【外治疗法】

1. 乳房肿块疼痛用围药、楸叶膏贴敷（详见本章节）。

2. 乳房肿块疼痛明显用阳和解凝膏外贴患处，调气活血，化痰通络（详见本章节）。

［注］若对外敷药过敏者应忌用。

【针灸疗法】

针刺乳根、膻中、三阴交、肝俞、肾俞、太冲等穴。

【手术疗法】

对服药治疗后肿块不消或增大，肿块硬或不均匀，疼痛明显，疑有恶性病变者，可考虑手术切除肿块进行病理检查。

【护理与预防】

1. 保持心情舒畅，忌恼怒忧郁。

2. 积极预防，治疗妇科疾病和内分泌系统疾病。

3. 乳房防止挤压与外伤。

第五节 乳房结核

乳房结核是指乳房部由结核杆菌感染所引起的慢性炎症，其特点发病缓慢，病程较长，溃后脓汁清稀，夹杂败絮，长期流脓，易形成窦道或溃疡，迁延不愈。中医称"乳痰""乳痨"。

【中国古代中医论述】

1. 隋·巢元方《诸病源候论》卷四十·乳结核候："足阳明之经脉，有从缺盆，下于乳者，其经虚，风冷乘之，冷折于血，则结肿，夫肿，热则变败血为脓，冷则核不消。又重疲劳，动气而生热，亦焮烊。"

［注］焮烊：焮肿灼热。烊，同炀。

2. 宋·王怀隐《太平圣惠方》卷第七十一·治妇人乳结核诸方："夫足阳明之经脉……其经虚风冷乘之，冷折于血，则生结核也。夫肿热则变败为脓，冷则核不消。"

3. 明·王肯堂《证治准绳·疡医》卷之三："清肝解郁汤：治肝经血虚风热，或肝经郁火伤血，乳内结核，或为肿溃不愈，凡肝胆经血气不和之症，皆宜用此药。

人参去芦，茯苓，贝母去心，山栀炒，熟地黄，芍药各一钱，炒白术、当归各一钱五分，柴胡、川芎、陈皮各八分，甘草五分，牡丹皮上水煎服。"

4. 明·汪机《外科理例》卷四·乳痈一百零七："一妇乳内肿一块如鸡子大，劳则作痛，久而不消，服托里药不应。此乳劳症也，肝经血少所致。"

5. 明·薛己《外科发挥》卷八·乳痈·"神效瓜蒌散：治乳痈乳劳，已成化脓为水，未成即消。治乳之方甚多，独此方神效，瘰疬疮毒尤效。

瓜蒌大者二个，捣甘草，当归各五钱，没药另研，乳香各一钱，另研。作二剂，用酒三碗，煎至二碗，分三次饮，更以渣罨患处，一切痈疽肿毒并效。如数剂不消不痛。宜以补气血之剂，兼服之。"

6. 清·祁坤《外科大成》卷二·乳劳："乳房结核，初如梅子，数月不疗，渐大如鸡子，串延胸胁破流稀脓白汁而内实相通，外见阴虚等症。初起宜隔蒜灸之，绀珠膏贴之，蒌贝散消之（瓜蒌、贝母、南星、连翘、甘草）；已成者用瓜蒌散调之，兼八珍汤加姜、炒香附、夏枯草、蒲公英补之；已成者必见阴虚等症，兼用六味地黄丸料，以培其本。"

7. 清·高秉钧《疡科心得集》卷中·辨乳癖乳痰乳岩论："乳之为疡有不同。有乳中结核，形如丸卵，不疼痛，不发寒热，皮色不变，其核随喜怒为消长，此名乳癖……又乳中结核，始不作痛，继遂隐隐疼痛，或身发寒热，渐渐成脓溃破者，此名乳痰……乳疡之不可治者，则有乳岩……初如豆大，渐若棋子，不红不肿，不疼不痒……渐长渐大……后肿如堆栗，或如覆碗，紫色气秽，渐渐溃烂，深者如岩穴，凸者如泛莲。"

［注］上述对乳癖、乳痰、乳岩三者的症状区别做了鉴别性的论述。

8. 清·高秉钧《疡科心得集》卷中·辨乳癖乳痰乳岩论："乳痰……由肝经气滞，或由于胃经痰气郁蒸所致。用药疏肝之中，必加贝母、半夏、瓜蒌等以治痰，则未脓可消，至已溃必兼补气血，方易收口。"

9. 清·吴谦《医宗金鉴》卷六十六·外科心法要诀·乳劳："乳劳初核渐肿坚，根形散漫大如盘，未溃先腐霉斑点，败脓津久劳证添。"

［注］"此证即由乳中结核而成。或消散不应，或失于调治，耽延数月，渐大如盘如碗，坚硬疼痛，根形散漫，串延胸肋腋下，其色或紫，或黑，未溃先腐，外皮霉点，烂斑数处，渐渐通破，轻津白汁，重流臭水，即败浆脓也。日久溃深伤膜，内病渐添，午后烦热、干嗽、颧红、形瘦、食少、阴虚等证俱见，变成疮劳。初结肿时气实者宜服蒌贝散，及神效栝蒌散；气虚者逍遥散，及归脾汤合而用之。阴虚之证已见，宜服六味地黄汤，以培其本。外治法按痈疽溃疡门。唏此疮成劳至易，获效甚难。"

10. 清·吴谦《医宗金鉴》卷六十六·外科心法要诀·乳劳："蒌贝散：瓜蒌、贝母去心，研，南星、甘草生、连翘去心各一钱。

水二盅，煎八分，澄渣，加酒二分，食远服，一加青皮、升麻。

［方歌］蒌贝散乳结核，渐大失调至乳劳，初肿气实须服此，南星甘草共连翘。"
"神效瓜蒌散：

大瓜蒌去皮，焙为末，一个，当归、甘草生，各五钱，没药、乳香各二钱。共研细末，每用五钱，醇酒三盅，慢火熬至一盅，去渣，食后服之。

［方歌］神效瓜蒌没乳香，甘草当归研末良，乳劳初肿酒煎服，消坚和血是神方。"

［注］吴谦"神效瓜蒌散"与明·薛己"神效瓜蒌散"用量有异同。

11. 清·沈金鳌《杂病源流犀烛》卷二十七·胸膈脊背乳液源流："缪肿淳曰：乳之有病，或痛或肿，皆由肝经血虚，风热相搏，或郁火伤血，甚而乳内结核，且至肿溃不愈，此非清肝解郁汤不能治。"

"清肝解郁汤〔又〕人参、茯苓、贝母、熟地各一钱，柴胡、陈皮、川芎、牡丹皮、白芍各八分，白术、山栀、当归各钱半，炙甘草五分。"

此方治肝经血虚风热，或郁火伤血，乳内结核，或为肿溃不愈。

【病因病理】

多因体质虚弱，肺肾阴亏，阴虚则火旺，炼液成痰，痰火凝结成核；或素有气血虚亏，复因外内伤，邪毒乘虚内侵致痰浊凝滞所致。或抑郁伤肝，肝气不舒，脾失健运，失于运化，积湿成痰，痰凝络脉，致气血阻滞而成，日久破溃，阴阳失于平衡，而出现阴虚火旺之证。溃后易成漏，长期不愈，导致气血不足。

现代医学认为，乳痨是由结核杆菌感染所致。但原发者极少见，其原发病灶多为肺结核或肠系膜淋巴结结核；或由邻近结核病灶（肋骨、胸骨、胸膜、腋窝、锁骨上淋巴结结核等）直接蔓延或经淋巴结逆行转移而发病。

【临床症状】

发病前多有结核病史或其他部位活动性结核病。乳房内无痛性肿块，大多发生于一侧，形如梅李，硬而不坚，推之可移，肤色如常，不痛或微痛，迁延日久，结块渐大，软硬不一，并与皮肤粘连，边界不清，也可延及胸胁腋下，局部水肿，肤色微红或紫暗，肿块可增生浸润，造成乳房变形和乳头内陷。或有低热，胸闷不舒，微痛，肿块逐渐软化形成寒性脓肿，可自行穿破皮肤，脓液稀薄，并挟有败絮状物。日久不敛而成乳漏，伴有低热、盗汗、食欲减退、形体消瘦、舌质红而少苔、脉细数等症。

现代医学检查：可有血沉明显增快，脓液涂片可找到结核杆菌，脓培养有结核杆菌生长。胸部 X 线片等以寻找原发病灶有助于明确诊断。

【鉴别诊断】

本病应与乳岩、乳疽相鉴别。

1. 乳岩（乳腺癌）：乳房肿块初期无疼痛，逐渐增大，肿块坚硬，表面高低不平，局部可呈橘皮样变，乳头回缩，乳头溢液或糜烂。同侧淋巴结肿大。病理检查可有助于明确诊断。

2. 乳疽（乳房后位脓肿）：乳房肿块初起皮色不变，以后肿物增大，化脓缓慢，化脓阶段时疼痛剧烈，伴有高热口渴、溃后流出黄色脓液。

【内服药疗法】

1. 气滞痰凝证：

[主证] 多见于早期乳房肿块，形如梅李，质硬不坚，推之可动，不痛，以后逐渐增大，与皮肤粘连，不痛或微痛，或有心情不畅、胸闷胁胀、食少纳差等，舌质淡红，苔薄白，脉弦。

[方剂] 清肝解郁汤。

[组成] 人参 3g，柴胡 2.4g，白术 4.5g，牡丹皮 2.4g，茯苓 3g，陈皮 2.4g，甘草 1.5g，当归 4.5g，贝母 3g，川芎 2.4g，山栀（炒）、芍药（炒）、熟地黄各 3g。

[制法] 水煎，去滓。

[用法] 温服。

[功效] 疏肝解郁，健脾化痰。

［主治］乳内结核，或肿溃不愈。

［方剂来源］明·薛己《外科枢要》。

［方剂］橘皮散。

［组成］青皮、甘草节、石膏、瓜蒌子、当归头各 1.5g，皂角刺（去皮，略炒去汁）4.5g，没药、蒲公英各 1.5g。

［制法］加青橘叶 1 握，酒煮，去滓。

［用法］食后或临卧服。

［功效］理气活血，散结消核。

［主治］妇人乳内有核。

［方剂来源］明·陈文治《疡科选粹》。

2. 痰瘀蕴热证：

［主证］乳房肿块逐渐增大轻痛，变软，皮色微红或暗红，肿块与皮肤相连，未破溃，症状长时间存在，伴有轻度发热或潮热，颧红消瘦，舌苔薄黄或黄，脉数或细数。

［方剂］消肿通气汤。

［组成］石膏 4.5g，青皮、当归、皂角刺各 3g，白芷、天花粉各 1.8g，金银花、甘草节各 1.5g，瓜蒌仁 2.1g，橘叶 30 片，连翘 2.4g，没药、升麻各 1.2g。

［制法］上㕮咀。用水、酒各半煎，去滓。

［用法］食远温服。

［功效］清热解毒，消肿散结。

［主治］妇人乳硬，其中生核如棋子。

［方剂来源］明·芮经《杏苑生春》。

［方剂］蓬术汤。

［组成］蓬术 2.1g（醋煮），甘草节 0.9g，远志肉（甘草制）、人参、金银花、贝母（去心，研）、香附（醋炒）、白芍药（酒炒）、当归身各 3g。

［制法］水煎，去滓。

［用法］分 2 次温服。

［功效］行气散结，活血消肿。

［主治］乳核。

［方剂来源］清·怀远《医彻》。

［方剂］疏肝流气饮。

［组成］柴胡、薄荷、郁金、当归、牡丹皮、黄芩、白芍、山栀、夏枯草。

［制法］水煎，去滓。

［用法］温服。

［功效］疏肝解郁，泻火散结。

［主治］乳痰。

［方剂来源］清·高秉钧《疡科心得集》。

3. 正虚毒恋证：

［主证］乳房中肿块变软，按之应指，皮色微红，逐渐破溃，流脓清稀，夹有败絮样物，疮口肉芽组织苍白水肿，日久不敛，伴有神疲乏力，面色苍白，饮食不佳，舌质淡，苔薄，脉细弱无力。

［方剂］托里益中汤。

［组成］人参、白术、陈皮、半夏、茯苓、炮姜各3g，木香、炙甘草各1.5g。

［制法］加生姜、大枣，水煎，去滓。

［用法］温服。

［功效］温中托毒。

［主治］疮疡中气虚弱，饮食少思或溃而不敛。

［方剂来源］明·薛己《外科枢要》。

［方剂］八仙解毒汤。

［组成］当归、熟地各15g，甘草6g，黄芪30g，白芍6g，天花粉9g，金银花30g，生地6g。

［制法］用水500mL，煎取400mL，去滓。

［用法］半饥时服。

［功效］益气养血，清热解毒。

［主治］一切恶疮……见有气血两虚症状者。

［方剂来源］明·张时彻《摄生众妙方》。

［方剂］神功饮。

［组成］忍冬藤、蒲公英、金银花、甘草节各6g，瓜蒌1个（连壳）。

［制法］上药生用，水煎，去滓。

［用法］温服。

［功效］清热解毒，消肿散结。

［主治］妇人乳内结核，初起如钱，不疼不痒，数年后红肿破溃，形如岩穴，无脓，但流清水。

［方剂来源］明·孙文胤《丹台玉案》。

【外治方药】

1. 水膏：

［组成］黄柏60g（锉），露蜂房15g（微炙），糯米54g，赤小豆27g，盐30g。

［制法］上为细散，捣生地黄取汁，调散令稀稠适当。

［用法］涂敷患处，干即换之。

［功效］清热解毒，消肿止痛。

［主治］妇人乳生结核，坚硬或肿，疼痛。

［方剂来源］宋·王怀隐《太平圣惠方》。

2. 白龙膏：

［组成］白及30g，五倍子（炒）、白蔹各15g。

［制法］上为末，醋调成膏。

［用法］敷患处。

［功效］生肌敛疮。

［主治］各样疮肿症。

［方剂来源］明·高濂《遵生八笺》。

3. 消核膏：

［组成］制甘遂60g，红芽大戟60g，白芥子25g，麻黄12g，生南星、姜半夏、僵蚕、

藤黄、朴硝各48g。

[制法] 用真麻油500g，先投甘遂、南星、半夏，熬枯捞出；次下僵蚕；三下大戟、麻黄；四下白芥子；五下藤黄，逐次熬枯，先后捞出，六下朴硝，熬至不爆。用绢将油滤净，再下锅熬滚，徐徐投入炒透东丹，随熬随搅。下丹之多少，以膏之老嫩为度，夏宜稍老，冬宜稍嫩。膏成，趁热倾入水盆中，扯拔数十次，以去火毒，摊于布或纸上，宜厚勿薄。

[用法] 贴患处。

[功效] 化痰消核。

[主治] 乳核及各种结核。

[方剂来源] 清·徐大椿《徐评外科正宗》。

4. 解毒紫金膏药：

[组成] 防风、荆介、连翘、赤芍、归尾、红花、黄芩、黄柏、僵蚕、蝉蜕、白芷、甘草、大黄、金银花、川乌、草乌、独活、苍术、细辛、秦艽、川椒、骨碎补、首乌、蛇床子、木鳖子、大枫子、蜈蚣各15g。

[制法] 用猪油、桐油各250g，将前药浸油内，用文武火煎至药枯黑，去渣再煎，加黄丹300g滴为度，待温下乳香、没药末各15g，瓷器收贮。

[用法] 贴患处。

[功效] 消痈解毒，散结止痛。

[主治] 诸般恶疮、瘰疬、痰核、痈疽发背。

[方剂来源] 清·李文炳《经验广集》。

5. 乳没生肌散：

[组成] 红升、血竭、生乳香、生没药、麝香、冰片各等分。

[制法] 上为细末。

[用法] 掺患处。

[功效] 排脓生肌。

[主治] 脓疡溃后，肌肉不生。

[方剂来源] 清·爱虚老人《古方汇精》。

【外治疗法】

1. 乳痨初期：乳房肿块，肤色不红不热，用消痰膏贴患处化痰消核（详见本章节）。

2. 乳痨中期：乳房肿块逐渐增大，皮色微红，微痛，压痛，无形成波动感，外涂敷水膏，解毒紫金膏清热解毒，散结止痛（详见本章节）。

3. 乳痨后期：溃后脓水清稀，夹有败絮样物，腐肉不脱，肉芽苍白水肿，久不收口者用乳没生肌散掺患处，排脓生肌，疮口肉芽新鲜干净时用白龙膏敷患处，生肌敛疮（详见本章节）。

【针灸疗法】

灸百劳穴（第5颈椎旁开1寸）、膈俞、肝俞，先针后灸。

【手术疗法】

用药物治疗效果不明显者，乳痨未溃破之前，乳内肿块孤立活动或粘连成块者，均可选用手术完整切除肿块；较小的寒性脓疡也可一并切除；需要时连同病侧腋窝淋巴结一并切除。根据不同的临床表现，可采取不同手术方式。

【抗结核疗法】

常用的有异烟肼、利福平、乙胺丁醇等。

【护理与预防】

1. 注意休息，保证睡眠。
2. 加强营养，忌食鱼腥发物，辛辣之品。
3. 如有原发病灶，积极治疗。
4. 坚持治疗，不随意停药。

第十一章　周围血管疾病

第一节　血栓性浅静脉炎

血栓性浅静脉炎是浅表静脉的一种急性非化脓性炎症，并伴有继发性血管内血栓形成的静脉疾病。根据发病部位不同，分为四肢血栓性浅静脉炎、胸腹壁血栓性浅静脉炎。临床特点：浅静脉处发红、肿胀、灼热，局部疼痛，沿受累静脉走行可扪及伴有压痛的条索状物，急性期过后，条索状物变硬，局部皮肤色素沉着，四肢部位易发，少数患者呈游走性发作，此伏彼起地在全身各处发病，可持续数月至数年。中医称"恶脉""赤脉""腨病""青蛇毒""黄鳅痈"。

【中国古代中医论述】

1. 晋·葛洪《肘后备急方》卷五·治痈疽妒乳诸毒肿方："恶脉病，身中忽有赤络脉起如蚓状，此由春冬恶风入络脉之中，其血瘀所作。"

2. 隋·巢元方《诸病源候论》卷三十一·恶脉候："恶脉者，身里忽有赤络，脉起茏苁，聚如死蚯蚓状，看如似有水在脉中。长短皆逐其络脉所生是也。由春冬受恶风，入络脉中，其血瘀结所生。"

［注］茏苁（lóng zōng）：山峰高耸貌。此处指脉络（静脉）突起。

3. 唐·孙思邈《备急千金要方》卷二十二·瘭疽第六："赤脉病，身上忽有赤脉络起，陇耸如死蚯蚓之状，看之如有水在脉中，长短皆逐脉所处。此由春冬受恶风入络脉中，其血肉瘀所作也。宜五香连翘汤及竹沥等治之，刺去其血，仍敷丹参膏，亦用白鸡屎涂之良。"

4. 唐·孙思邈《备急千金要方》卷二十二·瘭疽第六："凡腨病，喜发四肢，其状赤脉起如编绳，急痛壮热。其发于脚，喜从腨起至踝，亦如编绳，故云腨病也。发于臂，喜著腋下。皆由久劳热气盛，为湿凉所折，气结筋中成此病也。"

［注］此似四肢血栓性浅静脉炎。

5. 宋·赵佶《圣济总录》卷第一百三十八·疮肿门·恶脉："论曰：恶脉之病，其状赤络忽起，茏苁而聚，若死蚯蚓之状，又若水在脉中，长短随络脉所生。得之春冬恶风，入于络脉而不散，则血脉瘀结而成是疾。久不治，则结脉变为瘘病。"

"治恶脉毒肿，升麻汤方：升麻一两，乌梅肉二两，此栀子仁二十枚。上三味粗捣筛，每服五钱匕，水二盏，煎至一盏，去滓，空心，温服，日晚再服，余滓热揾患上。"

6. 清·邹岳《外科真诠》卷上·胫部·黄鳅痈："黄鳅痈生于小腿肚里侧，疼痛硬肿，长有数寸，形如泥鳅，其色微红，由肝胆二经湿热凝结而成。初起外用阳燧锭，放头尾上各灸二壮，徐用乌龙膏敷之，内服五香流气饮。亦有生大腿外侧连臀处，治法如上。

五香流气饮：藿香、丁香、沉香、木香、小茴香、金银花、甲珠、茯苓、牛膝、车前仁、甘草。"

7. 清·邹岳《外科真诠》卷上·胫部·青蛇毒："青蛇毒生于小腿肚之下，形长二三寸，结肿紫块僵硬，头大尾小，憎寒壮热，大痛不食，由肾经素虚，膀胱湿热下注而成。蛇头向下者，毒轻而浅。蛇头向上者，毒深而恶。急用针刺蛇头，点人龙散，上盖五虎追毒丹盖膏，内服荆防败毒散加菊花根三钱。溃后宜内服六味地黄汤加怀牛膝、车前治之。"

8. 清·吴谦《医宗金鉴》外科心法要诀·胫部·青蛇毒："青蛇毒生腿肚下，形长三寸紫块僵，肾与膀胱湿热结，急针蛇头血出良。"

[注]"此证又名青蛇便，生于小腿肚之下，形长二三寸，结肿、紫块、僵硬，憎寒壮热，大痛不食，由肾经素虚，膀胱湿热下注而成。蛇头向下者，毒轻而浅，急刺蛇头一半寸，出紫黑血，随针孔搽拔疔散；外敷离宫锭，内服仙方活命饮，加黄柏、牛膝、木瓜。亦有蛇头向上者，毒深而恶急，刺蛇头一二寸，出紫黑血，针孔用白降丹细条插入五六分，外贴巴膏，余肿敷太乙紫金锭，内服麦灵丹，俟毒减退，次服仙方活命饮调和之。若毒入腹，呕吐腹胀，神昏脉躁，俱为逆证。"

9. 清·吴谦《医宗金鉴》外科心法要诀·胫部·黄鳅痈："黄鳅痈生腿肚旁，疼痛硬肿若鳅长，肝脾湿热微红色，顺出稠脓逆败浆。"

[注]"此证生在小腿肚里侧，疼痛硬肿，长有数寸，形如泥鳅，其色微红，由肝、脾二经湿热凝结而成。应期溃破出稠脓者为顺；若出污水败浆者属逆。初服五香流气饮，其次内、外治法，俱按痈疽肿疡、溃疡门。"

"五香流气饮：金银花二两，小茴香、僵蚕炒，羌活、独活、连翘去心，瓜蒌仁各一两五钱，藿香五钱，丁香二钱，木香、沉香、甘草各一钱。分为十剂，水煎，随病上下服。

[方歌]五香流气治黄鳅，流注结核也能瘳，丁木茴沉僵藿草，银花羌独翘瓜蒌。"

10. 清·徐愳铽《外科选要》卷五·黄鳅痈："《心法》曰：黄鳅痈，生于小腿肚里侧，疼痛硬肿，长有数寸，形如泥鳅，其色微红，由肝脾二经湿热凝结而成。破出稠脓者吉，溃出污水者危。治同痈疽门法。"

11. 清·祁坤《外科大成》卷二·胫部·黄鳅痈："生小腿肚内侧，长三四寸，一名胫隐疽，微红微肿，坚硬如石，痛甚，由脾经湿热，或肝经积愤所致。初宜五香流气饮，加下部引经药。"

12. 清·祁坤《外科大成》卷二·胫部·青蛇毒："生足肚之下，亦长二三寸，寒热不食，由足少阴、足太阳湿热下注。"

【病因病理】

恶脉多由湿热蕴结，复感寒湿之邪，寒热相搏，湿聚痰生，浊瘀脉络，或脾虚失远，痰浊瘀阻，或外伤血脉，瘀血阻络，故赤脉起，郁久化热，或湿热下注，故红肿疼痛，或情志不畅，肝郁气滞，气滞则血瘀，久瘀不散，脉道瘀阻而发本病。

现代医学认为，促使静脉血栓形成的主要因素有以下方面：

（1）浅静脉壁尤其是内膜的损害，包括静脉注射、激惹性药物、化疗药物、机械性损伤（如静脉穿刺等）、牵拉闪挫、骨折等。

（2）血液凝固性升高因服某些药物，如避孕药、皮质激素等。

（3）高血脂药：血黏度升高，如有外伤、输液等诱因部分患者易患此病。这三种因素又互相影响和互相促进。血栓由血小板、白细胞和纤维组成，与静脉壁多紧密连接，血栓不易脱落，游走性血栓性浅静脉炎可能由血栓闭塞性脉管炎、内脏肿瘤等病而诱发，其病理变化为静脉内膜受损害，可有血栓形成，管腔闭塞，管壁及管周可有结缔组织增生，炎症细胞浸润，有时可见多核巨细胞。

【临床症状】

浅层的静脉呈炎症表现，表面红、肿、热痛，有索条状物，有明显疼痛或压痛，急性期过后，索条状物变硬，局部皮肤色素沉着或少数者有低热。

1. 四肢血栓性浅静脉炎：局部静脉疼痛及肿胀，沿静脉走向可触及一条硬索条状物，压痛明显，一周后红肿，疼痛渐消退，但留有硬索条状物及色素沉着，急性期可有轻度发热。好发部位，上肢易于头静脉、贵要静脉，下肢易于大、小隐静脉及其分支。

2. 胸腹壁血栓性静脉炎：胸壁或腹壁的一侧出现条索状肿物，也可由胸壁伸延及腹壁，发生于腹中央部，有轻度疼痛，牵动后明显加重，受累浅静脉微红，压痛，质硬，扪及条索状物于皮下可与皮肤粘连，绷紧皮肤后可见一皮肤凹陷性浅沟。常易受累静脉为胸壁上静脉、腹壁上静脉、侧胸静脉。

3. 游走性血栓性静脉炎：多发于四肢一个区域，骤然出现条状、网状、索状物，疼痛、压痛、局部红肿，1~3 周可自行消退，间隔一段时间后，其他部位静脉又出现病变，具有游走、间歇、反复发作的特点，可伴有低热、全身不适等。

【鉴别诊断】

本病应与丹毒、红丝疔相鉴别。

1. 丹毒：局部有鲜红色水肿斑片，高出皮肤表面，边界清楚，局部红肿灼热明显，近端有脓核肿痛，初期多有高热、恶寒等全身症状。

2. 红丝疔（急性淋巴管炎）：四肢内侧由远端起出现一条红线，并迅速向近心端发展，上肢手部起可至肘部、腋部。下肢从足、胫至腘部或腹股沟部，并有脓核肿痛，全身伴有发热恶寒，周身不适，食纳减，恶心或呕吐，甚者可合并有走黄危证。

【内服药疗法】

1. 脉络湿热证：

[主证] 症见病处沿浅静脉走向或形成静脉曲张团，出现疼痛、肿胀、色红、灼热，可触有条索状物，有压痛，可伴有全身不适、发热、舌质红、苔薄黄或黄腻，脉弦或滑数。

[方剂] 五香流气饮。

[组成] 金银花 60g，小茴香 45g，僵蚕炒 45g，羌活 45g，独活 45g，连翘 45g，瓜蒌仁 45g，藿香 15g，丁香 6g，木香 3g，沉香 3g，甘草 3g。

[制法] （上药）分为 10 剂。

[用法] 水煎服。

[功效] 清热除湿，通络消肿。

[主治] 黄鳅痈。

[方剂来源] 清·吴谦《医宗金鉴》。

2. 气滞血瘀证：

[主证] 胸腹壁皮下有条索状物，或质硬，胀痛刺痛，或痛窜胸胁，患处压痛明显，可伴有胸胁胀满，易于烦躁，舌质红，苔薄白，脉弦。

[方剂] 五香连翘汤。

[组成] 木香、沉香、鸡舌香各 28g，麝香 7g，熏陆香 14g，射干、紫葛、升麻、独活、桑寄生、甘草（炙）、连翘各 28g，大黄 42g，淡竹沥 60mL。

[制法] 用水 900mL，煎至 450mL，纳竹沥，再煎取 300mL，去滓。

[用法] 分 3 次温服。

[功效] 理气活血，泻火解毒。

[主治] 恶脉。

[方剂来源] 晋·葛洪《肘后备急方》。

[注] 本方应用时应参考现代临床用药剂量。

【外治方药】

1. 升麻汤：

［组成］升麻 3g，黄芩 9g，栀子 20 枚，漏芦 6g，蒴藋根 15g，芒硝 6g。

［制法］上切。用水 1L，煮取 700mL，候冷。

［用法］涂肿处。常令湿润即消。

［功效］泻火解毒。

［主治］肿毒。

［方剂来源］唐·王焘《外台秘要》。

2. 解毒膏：

［组成］川升麻 30g，白蔹 60g，漏芦 30g，连翘 30g，芒硝 30g，蛇衔草 75g，黄芩 45g，栀子仁 30 枚，蒴藋根 60g。

［制法］上药锉碎。以酒拌半月，用猪脂 750g，煎药令黑色，即膏成，绵滤去滓，以瓷器盛，摊于软帛上。

［用法］贴患处，1 日换 2 次。

［功效］清热解毒，消肿止痛。

［主治］一切肿毒疼痛。

［方剂来源］宋·王怀隐《太平圣惠方》。

3. 石灰散：

［组成］陈石灰 60g（炒粉红色），大黄、五倍子各 30g。

［制法］上为末。

［用法］醋调涂。

［功效］清热解毒，消肿止痛。

［主治］一切肿毒。

［方剂来源］清·李文炳《仙拈集》。

【外治疗法】

1. 浅表脉络灼热疼痛，触有条索状物，压痛者用解毒膏、升麻汤外敷，可消肿止痛、泻火解毒（详见本章节）。

2. 受累脉络为条索或硬结状肿物，有胀痛、刺痛、穿痛可用铁箍散外敷，活血化瘀，清热束毒，散结消肿（详见筋瘤章节）。

【护理与预防】

1. 发生血栓性浅静脉炎后，宜适当休息，减少活动，抬高患肢。

2. 平时要防止寒冻、潮湿及外伤。

3. 患病时忌辛辣肥腻之品。

第二节　单纯性下肢静脉曲张

下肢静脉曲张是指下肢大隐或小隐静脉系统处于过伸态，以蜿蜒、迂曲，尤以小腿内侧至踝部为明显的主要病变的一类疾病。其症状为下肢酸胀不适，同时伴有肢体沉重乏力，久站或午后感觉加重，病变时间较长者，在小腿尤其是踝可出现色素沉着，皮肤和皮下组织硬结，后可出现湿疹和难愈性溃疡，患处上部可见曲张突出的静脉团。中医称"筋瘤"。

【中国古代中医论述】

1. 《灵枢·刺节真邪》："有所疾前筋，筋屈不得伸，邪气居其间而不反，发为筋瘤。"

2. 明·薛己《外科枢要》卷三·论赘瘤："其自筋肿起，按之如筋。"

3. 明·王肯堂《证治准绳·疡医》卷之五·瘿瘤："若怒动肝火，血涸而筋挛者，其自筋肿起，按之如筋，久而或有血缕，名曰筋瘤，用六味地黄丸，四物山栀、木瓜之类。"

4. 明·陈实功《外科正宗》卷二·瘿瘤："筋瘤者，坚而色紫，垒垒青筋，盘曲甚者，结若蚯蚓。治当清肝解郁，养血舒筋，清肝芦荟丸是也。""清肝芦荟丸治恼怒伤肝，致肝气郁结为瘤，其坚硬色紫，垒垒青筋，结若蚯蚓……服之。川芎、当归、白芍（各二两），生地（酒浸，捣膏，二两），青皮、芦荟、昆布、海粉、甘草节、牙皂、黄连（各五钱），上为末，神曲糊为丸，如梧桐子大，每服八十丸，白滚汤量病上下，食前服之。"

5. 明·申斗垣《外科启玄》卷八·筋瘤赘："或利刀去之，如治血瘤亦妙，内服补养之剂，外以太乙帖。"

6. 清·高秉钧《疡科心得集》卷上·辨瘰疬瘿瘤论："若怒动肝火，血涸而筋挛者，自筋肿起，按之如筋，久而或有赤缕，名曰筋瘤……若属肝火血燥，须生血凉血，用四物、二地、丹皮、酒炒黑胆草、山栀。"

7. 清·陈士铎《洞天奥旨》卷十一·筋瘤、骨瘤、石瘤："筋瘤者，乃筋结成于体上也。初起之时，必然细小，按之乃筋也，筋蓄则屈，屈久成瘤而渐大矣。然虽渐大，亦不甚大也，固是筋瘤。亦无大害，竟可以不治置之。若至大时，妄用刀针，往往伤筋，反至死亡，故筋瘤忌割也。必要割去，亦宜于初生之日，以芫花煮细扣线系之。日久自落，因线系而筋不能长大。或可用利刀割断，辄用止血生肌之药敷之，可庆安全，倘初生根大，难用线系，万不可轻试利刀割断也。"

【病因病理】

本病病因多由先天禀赋不耐或经久负重，或妇女多产，筋脉薄弱，外来损伤，寒湿侵犯，导致患处经脉血瘀，阻滞经脉循行，筋脉扩张充盈，日久屈曲交错而成。又因瘀久化生湿热，流注下肢筋脉，致皮肤色素沉着，复因搔抓、虫咬等诱发，则溃而成疮，日久难愈。

【临床症状】

患肢瘤筋肿胀，青筋垒垒，结如蚯蚓状，皮肤呈青蓝色，日久皮肤萎缩，颜色褐黑，伴发湿疹和臁疮，患者以中年人为多见，久站立或行走较久后，下肢沉重、发胀、麻木，甚者隐痛，疲劳感，部分患者患肢小腿下段、足踝部或足背部肿胀，并可有压陷痕。但也有很多患者无自觉症状。

【鉴别诊断】

本病应与血瘤相鉴别，血瘤无筋，瘤管径较粗的静脉曲张形成迂曲状如蚯蚓。

【内服药疗法】

1. 气血瘀滞证：

[主证] 患肢小腿沉重，久立久坐或久行走劳累或遇寒湿酸痛或胀痛，患肢青筋垒垒，如蚯蚓集结，盘曲成团，表面呈青蓝色，或局部结硬，条状索带，为湿热蕴阻之候。甚则踝部、足背出现凹陷性水肿，可伴烦躁易怒或神志抑郁，叹息脘闷，舌质淡，苔薄白，脉弦细。

[方剂] 清肝芦荟丸。

[组成] 川芎、当归、白芍各60g，生地（酒浸，捣膏）60g，青皮、芦荟、昆布、海

粉、甘草节、牙皂、黄连各 15g。

[制法] 上为末，神曲糊为丸，如梧桐子大。

[用法] 每次 80 丸，食前后用白滚汤送服。

[功效] 清肝养血，软坚散结。

[主治] 恼怒伤肝，致肝气郁结为瘤，坚硬色紫，垒垒青筋，结若蚯蚓。

[方剂来源] 明·陈实功《外科正宗》。

2. 湿热瘀阻证：属并发症，在另章节中讨论。

【外治方药】

1. 三香膏：

[组成] 乳香、松香、轻粉各等分。

[制法] 上为细末，香油调糊。用夹纸，一面以针密刺细孔，将药夹纸内。

[用法] 先以葱汤洗净，将有孔一面对疮贴之，三日一换。

[功效] 活血燥湿。

[主治] 臁疮初起，皮肤紫者（未破者）。

[方剂来源] 明·陈实功《外科正宗》。

2. 立消神效膏：

[组成] 大黄、五倍子、白蔹、半枝莲、黄柏、甘草、姜黄、紫金皮、南星、白芥子、官桂、白芷、草乌、苍术、巴豆肉、蓖麻肉各 30g，蜈蚣 30 条（炙），土狗（炙）30 枚，麻油 1.75kg，白凤仙梗汁、大蒜汁、葱汁、姜汁、韭菜汁各 300mL，商陆 180g，苍耳头 60g，蛇蜕 15g，驴蹄甲 1 个，山羊角 2 只，虾蟆干 1 只，黄牛角鳃、猪蹄甲、香木鳖、山甲、苏木、归尾、芫花、大戟各 30g，大鲫鱼 250g（一条）。

[制法] 上药煎枯去滓，再煎至滴水成珠，待冷，下银朱 360g，乳香、没药、轻粉、芸香末各 15g，麝香 9g，搅匀，摊于纸上。

[用法] 贴患处。

[功效] 散毒消肿。

[主治] 阴阳肿毒。

[方剂来源] 清·张景颜《外科集腋》。

【外治疗法】

1. 筋瘤局部青筋暴露，突出皮肤，包块肿硬，疼痛筋挛，可用立消神效膏外敷，有散毒消肿止痛作用，但筋瘤仍存在。

2. 青筋粗大隆起或盘曲如蚯蚓状，肢体沉重或伴有疼痛者用《医学入门》铁箍散，活血化瘀通络，清热解毒，散结消肿。

[组成] 乳香、没药、大黄、黄柏、黄连、南星、半夏、防风、羌活、皂刺、木鳖子、瓜蒌根、甘草节、草乌各等分。

[制法] 上为末，醋调成膏，砂锅内火熬黑色。

[用法] 敷患处，寒者热用，热者寒用。

[注] 外用药目的在于消除或缓解局部症状，所谓消瘤意义不大，因有曲张的静脉是存在的。

【手术疗法】

如深静脉有阻塞存在，禁手术。排除年老体弱和手术耐受力很差者，均可考虑手术治疗。术式选择大隐静脉高位结扎剥脱术。

【护理与预防】

1. 经久站立的工作人员应经常活动下肢，使气血运行舒畅，可防止和减少静脉曲张的发生。

2. 症状明显不能手术者，可用弹力绷带绑腿或穿戴弹力护腿，均可增加血液循环回流，以减轻症状。

第三节　血栓闭塞性脉管炎

血栓闭塞性脉管炎是一种有别于动脉硬化节段分布的血管炎症，病变主要累及四肢中、小动静脉，尤其是下肢，其病理主要是炎症细胞浸润性血栓形成，受累部位因血运及营养障碍，导致肢端缺血，坏死，趾（指）节脱落。中医称"脱疽""脱痈""脱骨疽""脱骨疔""十指零落"。

【中国古代中医论述】

1. 《灵枢·痈疽》："发手足指，名脱痈，其状赤黑，死不治；不赤黑，不死。不衰，急折之，不则死矣。"

2. 晋·刘涓子《刘涓子鬼遗方》卷四："发于足指名曰脱疽，其状赤黑，死不治，不赤黑不死，治之不衰，急斩之，不则死矣。"

［注］龚庆宣是对《灵枢》的论述重复一遍，但更换病名"脱痈"改"脱疽"。

3. 晋·葛洪《肘后备急方》卷五·治痈疽妒乳诸毒肿方："若发疽于十指端及色赤黑，甚难疗，宜按大方，非单方所及。"

4. 唐·孙思邈《华佗神医秘传》卷五·华佗治脱骨疽神方："此症发生于手指或足趾之端，先痒而后痛，甲现黑色，久则溃败，节节脱落。宜用极大生甘草，研成细末，麻油调敷极厚，逐日更换，十日而愈。内服药用：金银花三两，玄参三两，当归二两，甘草一两，水煎服，连服十剂当愈。"

［注］此方是最早治疗脱疽的主要方剂，至今仍有效。

5. 明·薛己《外科发挥》卷四："脱疽谓疔生于足趾，或足溃而自脱，故名脱疽。"

6. 明·薛己《外科发挥》卷四："一男子足指患之，大痛，色赤而肿，令隔蒜灸至痛止。以人参败毒散去桔梗，加金银花、白芷、大黄而溃，更以仙方活命饮而瘥。此证形势虽小，其恶甚大，须隔蒜灸之……此证因膏粱厚味，酒面炙煿，积毒所致；或不慎房劳，肾水枯竭；或服丹石补药，致有先渴而后患者，有先患而后渴者，皆肾水涸，不能制火故也。初发而色黑者，不治。赤者水未涸，尚可。若失解其毒，以致肉死色黑者，急斩去之，缓则黑延上，是必死。此患不问肿溃，惟隔蒜灸有效。亦有色赤作痛而自溃者，元气未脱易治。夫至阴之下，血气难到，毒易腐肉，药力又不易达；况所用皆攻痛之药，未免先于肠胃，又不能攻敌其毒，不若隔蒜灸，并割去，最为良法。故孙真人云：在指则截，在内则割。此即意也。"

7. 明·汪机《外科理例》卷之六·脱疽："丁生手足指，或足溃而自脱，故名脱疽。有发于手指者，名蛀节。丁重者腐去本节，轻者筋挛。

焮痛者，除湿攻毒，更隔蒜灸至不痛。焮痛或不痛者，隔蒜灸，更用解毒药。若色黑急割去，速服补剂，庶可救。黑延上者不治。色赤焮痛者，托里消毒更兼灸。作渴者，滋阴降火。色黑者不治。

　　一人足指患此，燃痛色赤发热，隔蒜灸之，更以人参败毒散去桔梗，加金银花、白芷、大黄二剂，痛止，又十宣散去桔梗、官桂，加天花粉、金银花，数剂而平（此凭症也）。

　　一人年逾四十，左足大指赤肿燃痛。此脾经积毒下注而然，名曰脱疽。喜色赤而肿，以人参败毒散去人参、桔梗，加金银花、白芷、大黄二剂，更以瓜蒌、金银花、甘草节四剂顿退，再以十宣散去桔梗、桂，加金银花、防己，数剂愈。"

　　8. 明·王肯堂《证治准绳·疡医》卷之四·脱疽："《鬼遗》云：肿敦疽，发两足指，五日不穴死，四日可刺，其色发黑痈者，不堪，未过节者，可治。足指生疗，重者溃而自脱，故曰脱疽。或曰：惟足大指患之为脱疽；其余足指患之，曰敦疽易治。惟脱疽难治。初发结毒，燃赤肿痛者，以五神散及以紫河车、金线钓葫芦、金鸡舌、金脑香，捣烂敷，及以汁涂敷。又以万病解毒丸，磨醋暖涂之。未成燃痛者，除湿攻毒，更以隔蒜灸之至不痛，用十二经消毒散加引经药。若肿势盛，未得紧急者，宜作蛇伤治之；及作瘴气治之效……大痛者，宜隔蒜灸，更用解毒，以消毒万全汤，临证加减。"

　　"附方：

　　五神散：搽一切瘴毒、蛇伤、蝎螫，大效。金线钓葫芦、紫河车各二钱，续随子去壳、雄黄各一钱，麝香少许。上末。醋调涂患处，蛇伤以刀割去损肉，以末干搽，或以唾调搽，或加骑蛇狮子根叶，同前捣用，亦妙。

　　洗瘴方：水苦荬、槐枝叶、柳枝叶、嫩柏叶、小青叶、连义大青叶，上煎水，浸洗。"

　　9. 明·王肯堂《证治准绳·疡医》卷之四·脱疽："一膏粱之人，先作渴足热，后足大指赤痛，六脉洪数而无力，左尺为甚，予谓：此足三阴虚，当滋化源为主。因服除湿败毒等药，元气湛益虚，色黯延足。予乃朝用补中益气汤，夕用补阴八珍汤，各三十余剂，及桑枝灸。溃而脓清，作渴不止，遂朝以前汤送加减八味丸，夕用十全大补汤三十余剂而痊。是时同患此证，服败毒之药者，俱不救。"

　　10. 明·王肯堂《证治准绳·疡医》卷之四·脱疽："〔薛〕脱疽，因醇酒、炙煿、膏粱、伤脾，或房劳损肾，故有先渴而后患者，有先患而后渴者。若色赤作痛，自溃者可治，色黑不溃者不治。色赤作痛者，元气虚而湿毒壅盛也，先用隔蒜灸、活命饮、托里散，再用十全大补汤，加减八味丸。"

　　11. 明·陈实功《外科正宗》卷二·脱疽第十八："夫脱疽者，外腐而内坏也……凡患此者，多生于手足，故手足乃五脏枝干，疮之初生，形如粟米，头便一点黄泡，其皮犹如煮熟红枣，黑气侵漫，相传五指，传遍上至脚面，其疼如汤泼火燃，其形则骨枯筋练，其秽异香难解，其命仙方难活。故谓血死心败，筋死肝败，肉死脾败，皮死肺败，骨死肾败。此五败者，虽有灵丹竟丧命而已。是生此疾者，死生付于度外。孙真人曰：在肉则割，在指则切，即此病也。"

　　12. 明·陈实功《外科正宗》卷二·脱疽第十八："夫脱疽者……治之得早，乘其未及延散时，用头发十余根缠患者本节尽处，绕扎十余转，渐渐紧之，毋得毒气攻延良肉。随用蟾酥饼，放原起粟米头上，加艾灸至肉枯疮死为度。次日本指尽黑，方用利刃寻至本节缝中，将患指徐顺取下，血流不住，用金刀如圣散止之，余肿以妙贴散敷之。次日倘有黑气未尽，单用蟾酥锭研末掺之，膏盖，黑气自退。患上生脓，照常法用玉红膏等药生肉护骨完口，此为吉兆；内服滋肾水、养气血、健脾安神之剂。若内无变症，外无混杂，此十中可保其三四矣。"

　　13. 清·陈士铎《洞天奥旨》卷十·手足疮附脱疽："有一种黑过节者，生在手足之指上，名曰脱疽，言必须去其指也。此症多得之膏粱之客，而又用丹石房术之药，或啗嚼舌下，或纳脐中，或涂阴户，或擦阳器，淫火猖狂，烁干骨髓，日积月累，乃发为此疽。夫脚乃四余之末，宜毒之所不至，谁知毒所不到之处，而毒聚不散，出于指甲之间，其毒更凶，较寻常之处尤甚十倍也。然则治之半，必以割其指为上乎？而亦不尽然也。人身气血，周流于上下，则毒气断不聚结于一处，火毒聚于一处者，亦乘气血之亏也。脱疽之生，正四余之末气血不能周到也，非虚而何？大补气血，益之泻毒之品，往往奏功如响，何必割指始能存活乎？诸方既无痛楚之伤，而又获生全之妙，愿人信心用之耳。"

"顾步汤岐天师传。治脱疽，脚趾头忽先发痒，已而作痛，趾甲现黑，第二三日连脚俱青黑者，黑至脚上，过胫即死，急服此方可救。

牛膝一两，金钗石斛一两，金银花三两，人参三钱，黄芪一两，当归一两，水数碗，煎服，一剂而黑色解，二剂而疼痛止，三剂全愈。若已溃烂，多服数剂亦可救。"

14. 清·许克昌、毕法《外科证治全书》卷三·脱疽："脱疽生手指节中，无名指最多。不红不热，肿如蟮腹疼痛，乃少阴痰气凝滞，书云：亟前去其指，可保其命，迟则肿延手足背，求无术矣。殊不知此易治也，大人用阳和汤，小孩用小金丹，最重者用犀黄丸，皆可消之。"

15. 清·许克昌、毕法《外科证治全书》卷三·足部证治·痈疽·敦痈："先足趾，初起色白，麻痛或不痛者名脱疽，初起色赤，肿痛如汤泼火燎者名敦痈。脱疽以手部脱疽法治之，敦痈以胫部毒热流注法治之。"

16. 清·邹岳《外科真诠》卷上·脱疽："脱疽生足指上，手指生者，间或有之。盖手足十指，乃脏腑支干。未发疽之先，烦躁发热，颇类消渴，日久始发此症。初生如粟，黄疱一点，皮色紫暗，犹如煮熟红枣，黑气侵漫腐烂，延开五指，相传甚则攻于脚面，痛如烫泼火燃，腥臭之气，异香难解。多由膏粱、药酒及房术、丹石、热药，以致阳精煽惑，淫火猖狂，蕴蓄于脏腑，消烁阴液而成。斯时血死心败，皮死肺败，筋死肝败，肉死脾败，骨死肾败。见此五败，虽遇灵丹，亦难获效。古法必以割去其指为上，而亦不尽然也。人身气血周流于上下，则毒气断不结聚于一处，火毒聚于一处者，亦乘气血之亏也。脱疽之生，止四余之末，气血不能周到，非虚而何？大补气血，益之泻毒之品，白可奏功如响，但宜治之早耳。初起内服顾步汤，外用大粟米煮饭，拌芙蓉叶、菊花叶各五钱贴之。不痛者，宜先用阳燧锭灸之，日后调理，补中益气汤、六味地黄汤随宜酌用。按书诸论脱疽，卑生于足大指，别指生者名敦疽。此非确论，然脱疽生于属阴经之指者多，屡经如此。"

"顾步汤：黄芪一两，人参三钱，金钗一两，当归一两，金银花三两，牛膝一两，菊花五钱，甘草三钱，蒲公英五钱，紫花地丁一两。口渴者加天花粉三钱。"

17. 清·高秉钧《疡科心得集》卷中·辨脚发背脱疽论："脱疽者……初起如粟，黄疱一点，皮色紫暗，如煮熟红枣，黑气蔓延，腐烂渐开，五指相染，甚至脚面疼如汤泼火燃，秽臭难闻，遂成五败之证（血死心败，皮死肺败，筋死肝败，肉死脾败，骨死肾败），而不可救。

孙真人云：在肉则割，在指则截。毒之重者，古人原有割截之法，然每为病家之所忌，未可轻言；况证之首尾，吉凶变验难定，岂可不顾前虑后，而妄施之乎？至于用药之法，若色赤肿痛者，元气虚而湿热壅甚也，即用活命饮、托里散之属，以解其毒；仍速用补剂，如十全大补汤、加减八味丸，则毒气不致上侵，元气不致亏损，庶可保生；如作渴者，宜滋阴降火；若色黑，不疼痛，不溃脓者，则不可救。

诸方书论脱疽，单生于足大指；而别指生者，则名敦疽。谓敦疽易治，脱疽难治，以脱疽之指属阴经也。学者宜详审之。"（足大指属足太阴）

【病因病理】

脱疽多由先天禀赋不足，正气衰弱，寒湿之邪侵袭，再由于情志太过，思虑伤脾，郁怒伤肝，脾失运化，精微不得输布四肢；肝郁化火，烁伤阴血，不能养筋荣爪；房劳过度则伤肾，肾气不足，不能荣养骨骼，或肾阳不足，不能温煦四末，气血不通肢体失养。阴虚火旺则内热蕴毒，热盛肉腐；肾主骨，故病之晚期骨损而脱。或饮食失节，过食膏粱厚味，醇酒炙煿，脾胃损伤，运化失常，生湿，湿聚痰生留滞筋脉，郁久化热，化湿积毒而成。

现代医学认为，血栓闭塞性脉管炎的发病原因至今不甚明了，一般认为与寒冷、吸烟、感染、激素、外伤、遗传、自身免疫功能异常等多种综合因素有关。其病理变化为：由于多种因素，使周围血管持久处于痉挛状态，影响管壁营养障碍，导致中小动脉及伴行静脉和浅静脉、血管壁的节段性非化脓性炎症，内膜增厚，伴腔内血栓形成，以致血管闭塞，而引起肢体缺血，末端坏死而脱落。

【临床症状】

患肢发凉怕冷，对寒冷十分敏感，且随着病情的发展而加重。继后患肢发凉、麻木、皮色苍白、出汗减少或无汗，行走时患足及小腿常出现酸胀及疲劳感或酸痛、胀痛、抽痛而被迫停顿休息，5min左右症状很快消失，如继续行走可再出现上述症状（间歇性跛行）。疼痛仍不止，这种疼痛非常剧烈，经久不息，入夜尤甚，患者常两手抱足而坐，彻夜难眠，患肢腘动脉、肱动脉远端以下动脉搏动减弱或消失，肤色紫红或紫暗，导致趾（指）或足部发生干性坏疽，感染时呈湿性，患处肿如红枣，腐溃难愈。

现代医学检查：超声多普勒、微循环、血流图、血液流变学、血管造影可提供诊断。

【鉴别诊断】

本病应与动脉硬化闭塞症、糖尿病性坏疽、多发性大动脉炎相鉴别。

1. 动脉硬化闭塞证：常双下肢同时发病，病变为大中动脉分叉处粥样斑块形成。早期可有凉、麻、痛感及沉重、酸胀感、间歇性跛行，后期出现坏疽或溃疡范围大，发展快，可伴有全身动脉硬化症状，常患有高血压、冠心病、脑血栓。

2. 糖尿病性坏疽：继发于糖尿病患者伴有动脉硬化，表现为肢体凉冷、麻木、疼痛、间歇性跛行，突发或继发某些感染灶引起下肢坏疽，坏疽呈湿性，发展较快，可蔓延至足部及小腿或更高位置，化验检查：血糖、尿糖阳性。

3. 多发性大动脉炎：好发于青年妇女，病变为大动脉起始处炎症导致大动脉缩窄，主动脉型上肢发凉、无力、麻胀；下肢可有跛行、寒冷、无力感。头臂型，可有视物不清、头晕、耳鸣等；肾动脉型，有高血压、蛋白尿及关节疼痛等症状，血沉增快，桡动脉搏动减弱或消失（上肢血压降低或测不出）。此病主要为同时累及多处大动脉，但很少发生坏疽。

【内服药疗法】

1. 寒湿阻络证：

［主证］患肢末端发凉、麻木、疼痛，遇冷症状加重，得温则舒；步履不利；常伴间歇性跛行，多行疼痛加剧，休息则痛缓解，肢端跌阳脉搏动减弱或消失，皮肤苍白，触之冰凉，舌质淡红，舌苔薄白或白腻，脉沉细。

［方剂］寻痛丸。

［组成］五灵脂、草乌（炮）、杏仁各30g，沉香、木香各15g，麝香3g。

［制法］上为末，酒糊为丸，如梧桐子大。

［用法］每次 20 丸，温黄酒送服。

［功效］温经散寒，行气活血。

［主治］一切肿毒疼痛。

［加减］肿毒，去杏仁、沉香，加桃仁、乳香、没药各等分，烧酒送服。

［方剂来源］清·祁坤《外科大成》。

［注］按祁坤的加减治疗脱疽方为五灵脂，草乌、木香、麝香、桃仁、乳香、没药。此方温经散寒、活血通络（止痛）作用优于阳和汤，脱疽治疗要点"止痛"。

［方剂］阳和汤。

［组成］熟地 30g，肉桂（去皮，研粉）3g，麻黄 1.5g，鹿角胶 9g，白芥子 6g，姜炭 1.5g，生甘草 3g。

［制法］水煎，去滓。

［用法］温服。

［功效］温阳补血，散寒通滞。

［主治］阴疽。阳虚寒凝……酸痛无热，皮色不变，口中不渴，舌有淡白，脉沉细。

［禁忌］阴虚有热及破溃日久与半阴半阳之证忌用。

［方剂来源］清·王维德《外科证治全生集》。

［注］清·王维德《外科证治全生集》治法："毒痰凝结……非麻黄不能开其腠理，非肉桂、炮姜不能解其凝结。此三味，酷暑不可缺一也。腠理一开，凝结一解，气血能行，行则凝结之毒消矣。"

2．血脉瘀阻证：

［主证］患肢发凉、麻木、酸胀疼痛加重，入夜尤甚，肤色由苍白转为青紫或暗红，或有瘀斑，下垂时更甚，疼痛持续加重，日夜抱膝而坐，彻夜不得入眠，伴有皮肤干燥、汗毛脱落、肌肉萎缩、爪甲不荣。伴有静脉炎，跌阳脉搏消失或微细，舌苔薄白，舌质暗红或有瘀斑，脉弦或涩。

［方剂］血府逐瘀汤。

［组成］当归、生地各 9g，桃仁 12g，红花 9g，枳壳、赤芍各 6g，柴胡、甘草各 3g，桔梗、川芎各 4.5g，牛膝 10g。

［制法］水煎，去滓。

［用法］分 2 次温服。

［功效］活血祛瘀，行气止痛。

［主治］舌质暗红，边有瘀斑或斑点，脉涩或弦紧，以及脱疽。

［方剂来源］清·王清任《医林改错》。

3．热毒伤阴证：

［主证］患肢趾（指）多干性坏疽，干枯焦黑，边缘以上肤色紫暗色肿胀，灼热疼痛，遇热痛甚，遇冷痛缓，或溃破腐烂，脓水稀薄，气味多恶臭，疼痛剧烈，昼轻夜重，可伴有口渴，发热，烦躁不安，大便秘结，小便短赤，舌质红，苔黄燥或黄厚腻，脉弦细数或细数。

［方剂］顾步汤。

［组成］牛膝、金钗石斛、黄芪、当归各 30g，人参 9g，金银花 90g。

［制法］水煎，去滓。

［用法］温服。一剂而黑色解，二剂而疼痛止，三剂全愈。若已溃烂，多服数剂，无不愈者。

［功效］补气养血，泻火解毒。

［主治］脚疽。因气血大亏，不能遍行经络，火毒恶邪固结于骨节之际，以致脚趾头忽先发痒，已而作痛，趾甲现黑色，第二日脚趾俱黑，第三日连足而俱黑，黑至脚上胫骨即死。

［方剂来源］清·陈士铎《辨证录》。

［注］本方大剂量用金银花解毒泻火为君；黄芪补气托毒为臣；人参、当归、石斛益气养血，滋阴润燥为佐；牛膝活血通络，以引药下行为使。诸药配伍，具有补气养血、泻火解毒之功。

4. 气血两虚证：

［主证］患足疮面久不愈合，肉芽淡红不鲜，或肉芽暗红，或肉芽灰白，脓少清稀，患肢肌肉萎缩，皮肤干燥，爪甲不荣，身体消瘦虚弱，面色苍白，神疲乏力，舌质淡，苔薄白，脉沉细无力。

［方剂］人参养荣汤。

［组成］白芍4.5g，人参、陈皮、黄芪、桂心、当归、白术、甘草各3g，熟地黄、五味子、茯苓各2.4g，远志1.5g，姜3片，枣2枚。

［制法］上药加水二茶盅（225mL），煎八分（160mL）去滓。

［用法］食远服。

［功效］益气养血，活血通络。

［主治］"脱疽""气血不足"（疮面生长缓慢），"不能收敛。"

［方剂来源］明·陈实功《外科正宗》。

［注］明·陈实功《外科正宗》卷二·脱疽应用方："人参养荣汤"。

［方剂］顾步汤。

［组成］黄芪15g，当归（酒洗）12g，黄柏（盐酒炒）、知母（酒炒）各6g，熟地黄9g，肉桂3g，干姜3g，牛膝、虎胫骨（酥炙）各9g，金银花6g。

［制法］酒煎，去滓。

［用法］温服。

［功效］大补气血，滋阴壮阳，解毒祛湿。

［主治］脾肾两亏，湿热下注，致患足疽，起于足大趾，初痒终痛，趾甲黑，渐而肉黑，上于足跗。

［方剂来源］明·王玺《医林纂要》。

［方剂］驱毒保脱汤。

［组成］当归30g，煅羊胫骨9g，桂心、生甘草各3g，黑炮姜、麻黄、明乳香、净没药各1.5g。

［制法］水煎，去滓。

［用法］温服。外用活蟾蜍皮敷足趾。

［功效］活血和阳。

［主治］脱疽。节节脱落，延至足背脚跟，白腐黑烂，痛不可忍者。

［方剂来源］清·俞根初《重订通俗伤寒论》。

【外治方药】

1. 五枝膏：

[组成] 香油 500g，桃枝、柳枝、橘枝、梅枝、桑枝各适量，蓖麻子 67 粒（去壳）。

[制法] 上各药浸油中，同煎赤色，捞上五枝，用帛滤净，下乳香 3g，次下没药 9g，逐旋下黄丹 250g，次下沥青，不住手搅之，膏成为度。

[用法] 贴患处。

[功效] 消肿拔毒。

[主治] 一切痈疽发背，疼痛不可忍。

[方剂来源] 明·朱橚《普济方》。

2. 八宝膏：

[组成] 杜牛膝、马鞭草、血见愁、剪刀草、豨莶草、灯笼草、醋浆草、螺面草、苍耳草各 1 把。

[制法] 上于端午日采，阴干，香油 500g，黄丹 180g，后入乳香、没药、松香各 15g，依法熬膏。

[用法] 贴于患处。

[功效] 清热解毒，活血消肿。

[主治] 诸般恶疮，肿毒，伤折疼痛。

[方剂来源] 明·朱橚《普济方》。

3. 解毒生肌定痛散：

[组成] 黄连 30g，黄柏、苦参各 120g，木贼、防风各 30g，羌活、独活各 30g。

[制法] 上㕮咀，大瓦瓶盛水，入前药煎汤，以炉甘石 5kg，用炭火煅通红，钳在药内，不问片大小，皆要令酥内青色方好，如石不酥，再将前药滓煎汤，以不淬酥方佳，欲将瓦盖在地上，一昼夜收去火毒，候干，研极细末。磁石 5kg，用石膏 10kg，别研极细拌匀，和后药用。赤石脂（煅）、谷丹（炒，此二味同煎研和）、南木香、血竭、降真香、乳香、没药、白芷、黄连、黄柏、白蔹各等分，龙骨（煅）、朱砂、何首乌。有虫加轻粉、苦参、百药煎、雄黄，水不干加螵蛸，去皮。上为细末，与前药拌和用之。

[用法] 敷患部中间。

[功效] 清热解毒，消肿生肌。

[主治] 诸般恶疮肿毒，痈疽发背，臁疮。

[方剂来源] 宋·佚名《急救仙方》。

4. 五生膏：

[组成] 附子、吴茱萸、蛇床子、当归、桂心各 30g。

[制法] 上为细散，每次 10mL，以生姜汁调膏，摊于蜡纸上。

[用法] 贴于痛处。

[功效] 温经通络，活血止痛。

[主治] 腰脚痛甚，起坐不得。

[方剂来源] 唐·王怀隐《太平圣惠方》。

【外治疗法】

1. 患肢发凉、麻木、酸胀较重，间歇性疼痛，皮色苍白或苍黄，或青紫外用五枝膏贴患处，温经散寒，活血通络（详见本章节）。

2. 患肢持续性疼痛，夜间加重，间歇跛行较重，皮肤可呈青紫色或紫褐斑用五生膏贴于痛处，温经通络，活血止痛（详见本章节）。

3. 后期呈干性坏死，若溃破腐烂，创口只流紫黑血水，或伴有稀薄脓液，创面肉色不鲜，气味恶臭，疼痛剧烈，彻夜不安眠，用解毒生肌定痛散外敷痛中间。清热解毒，消肿生肌。若干性坏疽，近端血运改善后可用八宝膏贴患处，清热解毒，活血消肿，坏死组织与近端产生明显分界，最后在分界处可剪除坏死部分，再用生肌散收口。

【针灸疗法】

取环跳、三阴交、足三里、阳陵泉、太冲、合谷、曲池等穴。手法：强刺激，留针20min，有一定止痛作用。

【其他疗法】

可用丹参注射液、当归注射液、毛冬青根注射液，根据病情分别选用。

【手术疗法】

1. 蚕食疗法：用于腐肉组织难以脱落者，血液循环改善后，坏疽停止发展、坏死组织与近端产生明显分界的基础上，应分期分批逐步清除腐肉，无明显疼痛为度，先除远端，后除近端，先除坏死的软组织，后除腐骨。

2. 截趾（肢）手术：缺血性溃疡及趾（指）端坏疽久不愈合者；或死骨暴露长久不能自行脱落，药物治疗效果不明显，夜间严重疼痛，或已有足或小腿坏死者，可低位截趾（指）术，或不同平面的截肢术。

3. 其他手术：腰交感神经节切除术、动脉血栓内膜剥除术、动脉旁路转流术、大网膜移植手术等。手术种类详见吴肇汉、秦新裕、丁强主编的《实用外科学》，人民卫生出版社2017，957。

【护理与预防】

1. 寒冷季节注意肢体保暖，全身不宜受凉。

2. 患足不可用过热的液体烫洗，以免加重病情。

3. 足部霉菌感染易诱发本病，应积极治疗。

4. 调理还必须树立战胜疾病的信心。

5. 禁止吸烟。

6. 忌炙煿、膏粱厚味。

第十二章　男性泌尿生殖系统疾病

第一节　泌尿系结石

　　泌尿系结石又称尿石症，是肾结石、输尿管结石、膀胱结石、尿道结石的总称，是常见的泌尿外科疾病。临床多见于青壮年，不但影响工作和学习，严重的甚至可危及生命。本病属中医"砂淋""石淋""血淋"范畴。

　　【中国古代中医论述】

　　1.《素问·六元正纪大论》："阳明司天之政……小便黄赤，甚则淋。"

　　2. 汉·张仲景《金匮要略·五脏风寒积聚病脉证并治》："热在下焦者则尿，亦令淋秘不通。"

　　[注] 淋秘不通：指小便淋沥或癃闭不通。

　　3. 汉·张仲景《金匮要略·消渴小便不利淋病脉证并治》："淋之为病，小便如粟状，小腹弦急，痛引脐中。"

　　[注]"小便如粟"，亦即小便中混有似砂石之滓结，是肾虚膀胱热的石淋病。

　　4. 汉·华佗《中藏经》论诸淋及小便不利第四十四："砂淋者，脐膜中隐痛，小便难，其痛不可忍，须臾从小便中如砂石之类，有大者如皂角子，或赤或白（一作黄），色泽不定，此由肾气弱……虚伤真气，邪热渐强，结聚而成砂；又如以水煮盐，火大水少，盐渐成石之类……虚热日甚，热结而成此，非一时而作也，盖远久乃……八淋之中，唯以最危，其脉盛大而实者可治，虚小而涩者不可治。"

　　5. 汉·华佗《中藏经》论诸淋及小便不利第四十四："诸淋与小便不利者，皆由五脏不通，六腑不和，三焦痞涩……状候变异，名亦不同，则有冷、热、气、劳、膏、砂、虚实之八种耳。"

　　[注] 华佗是最早提出淋证临床分类的医家。

　　6. 隋·巢元方《诸病源候论》卷十四·淋病诸候："诸淋候：诸淋者，由肾虚而膀胱热故也。膀胱与肾为表里俱主水。水入小肠，下于胞，行于阴为溲便也。肾气通于阴，阴津液下流之道也。若饮食不节，喜怒不时，虚实不调，而脏腑不和，致肾虚而膀胱热也。膀胱津液之府，热则津液内溢，而流于睾，水道不通，水不上不下，停积于胞。肾虚则小便数，膀胱热则水下涩，数而且涩，则淋沥不宣，故谓之为淋。其状，小便出少起数，小腹弦急，痛引于齐。

　　又有石淋、劳淋、血淋、气淋、膏淋。诸淋形证，各随各说于后章，而以一方治之者，故谓之诸淋也。

　　石淋候：石淋者，淋而出石也。肾主水，水结则化为石，故肾客沙石。肾虚为热所乘，热则成淋。其病之状，小便则茎里痛，尿不能卒出，痛引少腹，膀胱里急，沙石从小便道出，甚者塞痛令闷绝。

　　血淋候：血淋者，是热淋之甚者则尿血，谓之血淋。心主血，血之行身，通遍经络，循环脏腑。其劳甚者，则散失其常经，溢渗入胞，而成血淋也。"

　　[注]（1）睾（zé）：通"泽"，聚水的洼地叫睾。

　　（2）淋沥不宣：即小便点滴淋沥不畅。

（3）起数（shuò朔）：即尿频。

（4）齐：通"脐"。

7. 唐·孙思邈《备急千金要方》卷第二十一·淋闭第二："论曰：热结中焦则为坚，热结下焦则为溺血，令人淋闭不通。此多是虚损之人，服大散，下焦客热所为，亦有自然下焦热者，但自少，可善候之。"

"凡气淋之为病，溺难涩，常有余沥。石淋之为病，茎中痛，溺不得卒出，治之如气淋也。膏淋之为病，尿似膏自出，治之如气淋也。劳淋之为病，劳倦即发，痛引气冲下，治与气淋同。热淋之为病，热即发，甚则尿血，余如气淋方。

治下焦结热，小便赤黄不利，数起出少，茎痛或血出，温病后余热及霍乱后当风取热，过度饮酒，房劳，及行步冒热，冷饮逐热，热结下焦及散石热动，关格小腹坚，胞胀如斗，诸有此淋，皆悉治之立验，地肤子汤方。

地肤子三两、知母、黄芩、猪苓、瞿麦、枳实一作松实，升麻、通草、葵子、海藻各二两。上十味㕮咀，以水一斗煮取三升，分三服。大小便皆闭者，加大黄三两。"

唐·孙思邈《备急千金要方》卷第三·淋渴第七："气淋、血淋、石淋、石韦汤方，石韦二两、榆皮五两、黄芩二两、大枣三十枚、通草二两、甘草二两、葵子二升、白术、生姜各三两，上九味㕮咀，以水八升煮，取二升半，分三服。"

[注]（1）气淋：由肾虚膀胱热，气滞而致，症见膀胱小腹皆满、尿涩常有余沥等。

（2）石淋：因湿热蕴结下焦，使尿中杂质凝结而致，症见小便涩痛、尿出砂石等。

（3）膏淋：因肾虚不固，或湿热蕴蒸下焦而致，症见小便混浊如米泔，或如膏脂之物、尿出不畅等。

（4）劳淋：因劳伤肾气，生热而致，症见尿频而不利、尿留茎内、引小腹痛、劳倦即发等。

（5）热淋：因湿热蕴藏结下焦而致，症见小便赤涩、频数、热痛，并可伴有寒热、腰痛、小腹拘急胀痛、烦渴等，甚则尿血。

（6）数起出少：谓小便频数而量少。

（7）关格，症见大小便俱不通。《诸病源候论》卷十四·关格大小便不通候："关格者，大小便不通也。大便不通，谓之内关；小便不通，谓之外格；二便俱不通，为关格也。"

8. 唐·孙思邈《华佗神医秘传》卷四·华佗治石淋神方："石淋者，淋而出石也。其症小便则茎里痛，溺不能卒出，痛引小腹膀胱，里急，砂石从小便导出。甚者塞痛，令闷绝。治用：柏子仁、芥子、滑石各等分，捣为末，以米汁饮服方寸匕，三服当效。"

9. 唐·王焘《外台秘要》第二十七卷·石淋方一十六首："滑石散，疗石淋，茎中疼痛沥沥，昼夜百余行，内出石及血方。滑石二十分，石韦（去毛）、当归、通草、地胆（去足，熬）、钟乳（研），各二分，车前子三分，瞿麦、蛇床子二分，细辛、蜂房炙，各一分。上十一味，为散……方寸匕，日三。"

[注] 方寸匕约9g。

10. 宋·赵佶《圣济总录》卷第九十八·石淋："论曰：石淋者，淋病而有沙石，从小便道出也。盖由肾气虚损，则饮液停骤，不得宣通，膀胱客热，则水道涩痛，胞内壅积，故令结成沙石，随小便而下。其大者留碍水道之间，痛引少腹，令人闷绝。"

"治石淋疼痛，淋沥昼夜不利，石韦散方：石韦去毛，当归切，焙，木通剉，地胆去足翅，炒，钟乳粉、车前子、瞿麦穗、蛇床子炒，细辛去苗叶，露蜂房炙，各半两。上一十味捣罗为散，煎冬葵子汤调三钱匕，食前服。"

"治砂石淋涩，疼痛不可忍，海金沙散方：海金沙、滑石碎、石膏碎、木通剉、甘草炙，剉、井泉石。上六味等分，捣研为散，煎灯心汤调下二钱匕，不拘时候。"

11. 宋·王怀隐《太平圣惠方》卷第五十八：诸淋论，"夫诸淋者，由肾虚而膀胱热故也。膀胱与肾为表里，俱主水，水入小肠，下于胞，行于阴为小便也。肾气通于阴，津液下流之道也。若饮食不节，喜怒无恒，虚实不调，则腑脏不和，致肾虚而膀胱热也。膀胱津液之腑，热则液内溢，而水道不通，水不上不下，停积于胞。肾虚则小便数，膀胱热则水下少，数而且涩，致淋伤不宣，故谓之为淋。其状小便出少，起效，小腹弦急，痛引于脐。又有石淋、劳淋、血淋、气淋、膏淋诸形证，各随其证，说于后章。"

"治石淋诸方：夫石淋者，淋而出石也。肾主水，水结则化为石。故肾容砂石，肾虚为热所乘，热则成淋。其病之状，小便则茎里痛，尿不能卒出，痛引小腹，膀胱里急，砂石从小便道出，甚者塞痛，令人闷绝也。

治石淋及血淋，下砂石兼碎血片，小腹结痛闷绝，王不留行散方：王不留行一两，甘遂三分，煨令微黄，石韦一两，去毛，葵子一两半，木通二两半，剉，车前子二两，滑石一两，蒲黄一两，赤芍药一两半，当归一两半，微炒，桂心一两。上件药捣筛为散，每服三钱，以水一中盏，煎至六分，去滓，不计时候温服，以利为度。

治石淋涩痛，木通散方：木通三两，剉，葵根一握，剉，葳蕤二两，大青一两，桔梗二两，去芦头，栀子仁半两，白茅根一握，剉。上件药捣粗罗为散，每服三钱，以水一中盏，煎至六分，去滓，不计时候温服，以利为度。

治石淋，小便涩，下如砂石者，宜服此方：桑根白皮一两半，陈橘皮一两，汤浸，去白瓤，焙，葱白二七寸，川芒硝三分。上件药都剉，以水二大盏，煎取一盏三分，去滓，食前分温三服。宜吃葱葵羹，及煮冬瓜等物食之。

治石淋水道涩痛，频下砂石，宜服神效琥珀散方：琥珀半两，磁石半两，烧酒淬七遍，细研，水飞过，桂心半两，滑石半两，葵子半两，川大黄半两，剉碎，微炒，腻粉半两，木通半两，剉，木香半两。上件药捣细罗为散，每于食前以葱白灯心汤调下二钱。"

[注] 王怀隐治石淋药方18首，不一一介绍。宋·王怀隐《太平圣惠方》成书于992年，主要是唐代到宋初的医药文献。《圣济总录》成书于1111—1125年，主体内容为北宋百余年间涌现的医方与各科医学成就，这两部巨著各领风骚，互相辉映，堪称北宋医书之双璧。治疗淋证方剂有异同之别。

12. 宋·严用和《严氏济生方》卷之四·淋闭论治："此由饮酒房劳，或动役冒热，或饮冷逐热，或散石发动，热结下焦，遂成淋闭。亦有温病后余热不散，霍乱后当风取凉，亦令人淋闭。淋闭之为病，种凡有五，气、石、血、膏、劳是也。气淋为病，小便涩，常有余沥；石淋为病，茎中痛，溺卒不得出；膏淋为病，尿似膏出；劳淋为病，劳倦即发，痛引气冲；血淋为病，热即发，甚则尿血。"

"地肤子汤：治下焦结热，小便赤黄不利，数起出少，茎痛或血赤。地肤子一两，知母、黄芩、猪苓去皮、瞿麦去茎、叶、枳实麸炒、升麻、通草、葵子、海藻洗各半两。上㕮咀，每服四钱，水一盏半、生姜五片煎至七分，去滓、温服，不拘时候。忌甘草。"

"小蓟饮子：治下焦结热血淋。生地黄洗，四两，小蓟根、滑石、通草、蒲黄炒、淡竹叶、藕节、当归去芦，酒浸、山栀子仁、甘草炙各半两。上㕮咀，每服四钱，水一盏半煎至八分，去滓，温服、空心、食前。"

13. 宋·陈言《三因极一病证方论》卷之十二·淋闭叙论："淋古谓之癃，名称不同也。癃者，罢也；淋者，滴也；今名虽俗，于义为得。古方皆云，心肾气郁，致小肠膀胱不利，复有冷淋、湿淋、热淋等，属外所因；即言心肾气郁，与夫惊忧恐思，即内所因；况饮啖冷热，房室劳逸，及乘急忍溺，多致此病，岂非不内外因。三因备用，五淋通贯，虽证状不一，皆可类推，所谓得其要者，一言而终也。"

14. 宋·陈言《三因极一病证方论》卷之十二·淋证治："诸淋大率有五：曰冷，曰热，曰膏，曰血，曰石，五种不同，皆以气为本，多因淫情交错，内外兼并，清浊相干，阴阳不顺，结在下焦，遂为淋闭。"

"石韦散：治热淋，多因肾气不足，膀胱有热，水道不通，淋沥不宣，出少起数，脐腹急痛，蓄作有时，劳倦即发，或尿如豆汁，或便出沙石。木通、石韦去毛各二两，甘草、当归、王不留行各一两，滑石、白术、瞿麦、芍药、葵子各三两。上为细末，每服二钱，煎小麦汤调下，食前，日三。兼治大病余热不解，后为淋者。"

"石燕圆：治石淋，多因忧服，气注下焦，结所食咸气而成，令人小便磣痛不可忍，出沙石而后小便通。石燕子烧令通赤，水中淬一两次捣研，水飞焙干，滑石、石韦子去毛，瞿麦穗各一两。上为末，糊为丸如梧子大，煎瞿麦灯心汤下十丸，食前服，日二三。甚，即以石韦去毛、瞿麦、木通各四钱，陈皮、茯苓各三钱，为末，每服三钱，以水一盏，煎七分，去滓，服。"

15. 元·危亦林《世医得效方》卷第八·沙石淋："苦杖散，治沙石淋诸淋。每溺时，器中剥削有声，痛楚不堪。上以杜牛膝净洗碎之，凡一合，用水五盏，煎耗其四，而留其一，去滓以麝香、乳香少许，研，调服之。单酒浓煎亦效……猪苓汤治五淋……五淋散治肾气不足，膀胱有热，水道不通，淋沥不出，或如豆汁，或如砂石，或冷淋如膏，或热沸便血，并皆治之。

赤茯苓一两，赤芍药、山栀子仁各三两半，当归、甘草各一两，上锉散，每服三钱，水一盏半煎，空心服。"

16. 明·王肯堂《证治准绳·杂病》第六册·淋胞痹："淋之为病……大纲有二，曰湿、曰热。谓太阴作初气，病中热胀，脾受积湿之气，小便黄赤，甚则淋。少阳作二气，风火郁于上而热，其病淋。盖五脏六腑十二经脉气皆相通移，是故足太阳主表，上行则统诸阳之气，下行则入膀胱。又肺者，通调水道，下输膀胱。脾胃消化水谷，或在表、在上、在中，凡有热则水液皆热，转输下之，然后膀胱得之而热矣。且小肠是心之府，主热者也。其水必自小肠渗入膀胱，胞中诸热应于心者，其小肠必热，胞受其热，经缩胞移热于膀胱者，则癃溺血是也。由此而言，初起之热邪不一，其因皆得传于膀胱而成淋。若不先治其所起之本，止从末流胞中之热治，未为善也。予尝思之，淋病必由热甚生湿，湿生则水液浑，凝结而为淋。不独此也，更有人服金石药者，入房太甚，则精流入胞中，及饮食痰积渗入者，则皆成淋。"

17. 明·王肯堂《证治准绳·杂病》第六册·淋胞痹："砂石淋，乃是膀胱蓄热而成，正如汤瓶久在火中，底结白碱而不能去，理宜清彻积热，使水道通则沙石出而可愈。宜神效琥珀散、如圣散、石燕丸、独圣散。石首鱼脑骨十个，火煅，滑石二钱，琥珀三分，俱为细末。每服一钱，空心煎木通汤调下。鳖甲九肋者一个，酥炙令脆，为细末。每服一匙，酒煎服，当下沙石。雄鹊烧灰，淋取汁饮之，石即下。石淋，小便时沙石下流，塞其水道，痛不可忍，经及时日，水道不通其气上攻，头痛面肿，重则四肢八节俱肿。其石大者如梅核，坚硬如有棱角，其石小者，唯碎石相结，通下即碎。宜服此取石方，用冬葵子、滑石、射干、知母，以上各一分，通草三分，为细末。每服二钱半，水一盏半，苦竹叶十片同煎，取一盏，去滓，食前热服。又大府热头痛，若体气壮健，先进后方药两三盏，然后进取石方。用麻黄去节、羌活、射干、荆芥穗、紫菀、防风、知母、蔓荆子、牵牛各一分，半夏二铢，为细末。每服二钱，水一盏，煎九分，去滓，食后热服。石淋，导水用蝼蛄七枚，以盐一两，同于新瓦上铺盖焙干，研为细末。每服一钱匕，温酒调服。"

18. 明·张介宾《景岳全书》卷之二十九·淋浊："淋之为病，小便痛涩滴沥，欲去不去，欲止不止者是也，是亦便浊之类，而实浊之甚者。但浊出于暂，而久而不已，则为淋证。其证则或有流如膏液者，或出如砂石而痛不可当者，或有如筋条者，或时为溺血、血条者，此淋之与浊淋有不同……石淋，茎中痛，溺如砂石，不得卒出。"

19. 明·张介宾《景岳全书》卷之二十九·淋浊："淋证当分在气在血而治之，以渴与不渴为辨。如渴而小便不利，热在上焦气分，肺金主之。宜用淡渗之药，如茯苓、泽泻、琥珀、灯心、通草、车前、瞿麦、萹蓄之类，而清肺金之气，泻其火，以滋水之上源也。不渴而小便不利者，热在下焦血分，肾与膀胱主之。宜用气味俱阴之药，如知母、黄柏、滋肾丸是也。除其热，泄其闭塞，以滋膀胱肾水之下元也……茎道涩痛如淋，用加减八味丸料加车前、牛膝。"

［注］上段张介宾引用金·李东垣《兰室秘藏》下卷·小便淋闭门有关条目作综合论述："凡热者宜清，涩者宜利，下陷者宜升提，虚者宜补。阳气不固者宜温补命门。"以此为治疗原则。

20. 清·李用粹《证治汇补》卷之八·下窍门·淋病章："滴沥涩痛谓之淋，急满不通谓之闭。五淋之别，虽有气、砂、血、膏、劳之异，然皆肾虚而膀胱生热也。

由膏粱厚味，郁遏成疾，脾土受害，不能化精微，别清浊，使肺金无助，而水道不清，渐成淋病。或用心过度，房欲无节，以致水火不交，心肾气郁，遂使阴阳乖格，清浊相干，蓄于下焦膀胱，而水道涩焉。

淋虽五，总属于热……初为热淋，重为血淋，久则煎熬水液，或凝块如血，或稠浊如膏，或火烁而成砂石……淋有虚实，不可不辨。如气淋脐下妨闷，诚为气滞，法当疏利，若气虚不运者，又宜补中；血淋腹硬茎痛，知为死血，法当去瘀，然血虚血冷者，又当补肾。惟膏淋有精溺混浊之异，非滋阴不效；劳淋有脾肾困败之状，非养正不除。

治淋之法，在渴与不渴。热在气分，渴而小便不利者，肺中伏热，火不能降，宜气薄淡渗之药，清金泻火以滋水之上源；热在血分，不渴而小便不利，肾膀胱无阴而阳气不化，宜气味俱阴之药，除热泻秘，以滋水之下源。

凡小肠有气，小便胀；小肠有血，小便涩；小肠有热，小便痛。禁用补气之剂，盖气得补而愈胀，血得补而愈涩，热得补而愈盛。水实不行，加之谷道不通，未有见其能生也。"

21. 清·李用粹《证治汇补》卷之八·下窍门·淋病章："气淋涩滞，余沥不断；血淋溺血，遇热则发；石淋茎痛，溺有砂石，又名砂淋；膏淋稠浊，凝如膏糊，又名肉淋；劳淋遇劳即发，痛引气冲，又名虚淋。"

"选方：

（1）五淋散；治淋因膀胱热结。茵陈、淡竹叶各一钱，木通、滑石、甘草各一钱半，山栀、赤芍、赤苓各二钱。

（2）瞿麦汤：治心经蕴热，小便淋痛。瞿麦七钱半，冬瓜子、茅根各五钱，黄芩六钱，木通二钱半，滑石二两，研，冬葵子二两，竹叶一把为末，分三剂水煎。入滑石末，调匀服。

（3）草豆饮：治砂石淋。黑大豆一百粒，生甘草水煎，入滑石末，一钱服。

（4）石韦散：石韦、冬葵子、瞿麦、滑石、车前。"

22. 清·林珮琴《类证治裁》卷之七·淋浊论治："石淋系膀胱蓄热，溺则茎中急痛，频下沙石，如汤瓶久受煎熬，底结白碱也。宜清其积热，涤去砂石，水道自利。神效琥珀散、如圣散。石淋初起，宜石膏、滑石、琥珀、木通，或加味葵子散。盖重则为石，轻则为沙。二神散……血淋热甚搏血，失其常道，以心主血，与小肠为表里，血渗胞中，与溲俱下，须辨血瘀、血虚、血热、血冷。如小腹坚，茎痛，脉沉弦而数者，为血瘀。鸡苏散，或四物汤加牛膝、牡丹皮、木通。脉虚弱者为血虚，六味丸加侧柏叶、车前子、白芍、八珍汤，送益元散。如血色鲜红，脉数有力，心与小肠实热也。大分清饮加生地、黄芩、龙胆草。如血色黯淡，面枯白，尺脉沉迟者，肾与膀胱虚冷。肾气汤。血淋小肠热甚者，牛膝、山栀、生地、犀角、藕节、车前子。血虚热者，生地三两，黄芩、阿胶各五钱，柏叶少许。血淋茎中痛，淡秋石宜之，或服薏苡根汁，或日用黄茧丝煮汤服。

〔石淋〕神圣琥珀散：琥珀、桂心、滑石、大黄、腻粉、磁石、木通、木香、冬葵子，灯心汤下。

〔石淋〕如圣散：马蔺花、白茅根、甜葶苈、车前子、麦冬、檀香、连翘各等分，渴加黄芩。

〔石淋〕加味葵子散：葵子三两，茯苓、滑石各一两，芒硝半两，生甘草、肉桂各二钱半，为散。服方寸匕。

〔砂淋〕二神散：海金沙七钱五分，滑石五钱，为末，每二钱，入蜜少许，以木通、麦冬、车前子煎汤下。

〔血淋〕鸡苏散：鸡苏、木通各二两，生地、滑石各三两，每服五钱，竹叶煎服。

〔血淋〕四物汤：地、芍、归、芎。

〔溺血〕琥珀散：琥珀末二钱，车前根叶、灯心、薄荷，等分为末。

〔血淋〕柿蒂汤：黄柏、黄连、生地、牡丹皮、白芍、侧柏叶、木通、茯苓、泽泻。"

23. 清·何梦瑶《医碥》卷三·杂症·淋："砂淋，尿为热所煎熬成砂石……八正散神效……八正散，瞿麦、萹蓄、车前子、滑石、甘草（炙）、山栀子仁、木通、大黄（面裹煨，去面切焙）各一斤，为末，每服二钱，水一盏，入灯心，煎七分，去滓，食后临卧温服。

加味八正散即上方加石韦、木香、冬葵子、沉香……（或）冬葵子、滑石、瞿麦、琥珀、土牛膝、车前、泽泻、山栀、地肤叶汁。必断盐乃效。一则淡食能渗利，一则无盐不作石也。"

［注］方剂见卷七。

【病因病理】

淋证的发病因素有内、外因之分，其病理变化为湿热，蕴结下焦，肾与膀胱气化不利。其病位在膀胱与肾，当湿热等邪蕴结膀胱，或久病脏腑功能失调，均可引肾与膀胱气化不利，而致淋证。若湿热久蕴，熬尿成石，遂致石淋。汉·华佗《中藏经》："砂淋者，此由肾气弱……虚伤真气，邪热渐强，结聚而成砂，又如以水煮盐，火大水少，盐渐成石之类。盖肾者，水也，咸归于肾，成积于肾，水留于下，虚热日甚，煎结而生，又非一时之作也。"

隋·巢元方《诸病源候论》："肾主水，水结则化为石，故肾客砂石，肾虚为热所乘，热则成淋。"清·李用粹《证治汇补》："由膏粱厚味，郁遏成疾，脾土受害，不能化精微，别清浊，使肺金无助，而水道不清，渐成淋病。或用心过度，房欲无节，以致水火不交，心肾气郁，遂使阴阳乖格，清浊相干，蓄于下焦膀胱，而水道涩焉。"

总之，历代医家对"砂淋""石淋"的发病认为主要由于肾虚和下焦积热或因过食肥甘辛辣盐制品而滋生湿热，则湿热蕴结下焦，煎熬日久而结成砂石。湿热与结石阻滞气机，气滞血瘀，则见疼痛，血尿，排尿障碍，湿热蕴结膀胱，则见小便淋沥涩痛，其病在肾或在膀胱或在溺窍。淋证虽有六淋之分，各种淋证有着一定的联系，表现在转归上，有虚实之间的转化。如石淋可由实证较虚时，由于砂石未去，则正虚邪实之证。如热淋可转为血淋，热淋，可诱发石淋，在石淋的基础上，可再发生热淋、血淋。若病久不愈，或反复发作，不仅可转为劳淋，甚则转变成水肿、癃闭、关格等证。

现代医学认为，尿石症的病因与发病机制尚未完全阐明，一般认为尿中形成结石的晶体盐类呈超饱和状态（草酸盐、尿酸盐、磷酸盐等）或尿中抑制晶体形成的物质减少（焦磷酸盐、黏蛋白及黏多糖多肽、尿素等），以及成核基质的存在是形成结石的三个主要因素。

1. 尿路结石的成分与性质：尿路结石由尿液中所含晶体和胶体组成。形成期先有一个核心，其核心大小不等，其基质（黏蛋白和黏多糖）由尿中草酸钙、磷酸、尿酸等晶体组成。另外，细胞碎屑、细菌、小血块、管型及各种异物等均可能成为结石形成的核心，这种核心形成尿中的各种晶体成分和胶体基质以核心为基点逐渐沉积增大从而形成结石。结石中含钙、磷、镁、铵、草酸、尿酸和胱氨酸等。其物理化学性质有：

（1）草酸钙结石或草酸钙与磷酸钙混合结石：其状呈桑葚状或呈星状突起，表面光滑，褐色，质地硬，不易碎。化学成分为一水或二水草酸钙。

（2）磷酸钙与磷酸镁铵混合结石：结石表面呈灰白色，其形状多呈鹿角形，生长速度快，质地较松软，易碎。在碱性尿中形成，并常伴有尿路感染。

（3）尿酸石：此结石常和其他结石混合存在，多为黄色，质硬，表面光滑或粗糙，在酸性尿中形成。血尿酸增高。

（4）胱氨酸石：此石表面光滑，质坚，如黄色蜡样物质，常在无感染酸性尿中形成，主要成分为胱氨酸。

（5）其他结石：有黄嘌呤结石与磺胺石，均在酸性尿中形成。草酸钙结石或草酸钙与磷酸钙混合结石，磷酸钙与磷酸镁铵混合结石，在 X 线片可显示，尿酸石、胱氨酸石，X 线片不能显示结石。

2. 全身性因素：

（1）环境因素：气候水源和饮食习惯与尿路结石发病有密切关系。如地处炎热环境出汗多，尿液易浓缩；食物和饮水内含有过多晶体成分，如草酸盐、尿酸盐等，都是结石形成的危险因素。水质软硬对尿石症的发病也有影响，如水中的钙可以与食物中草酸结合减少其吸收，硬水中镁等也可起一定的成石抑制作用。

（2）饮食结构：因动物蛋白质、维生素 A 摄入不足而易形成膀胱结石。饮食中动物蛋白精制糖摄入过多，蔬菜及纤维素摄入减少可促成上尿路结石。一般来说，饮食质量越高的人群，越易形成尿路结石。

（3）药物因素：长期服用乙酰唑胺、氨硫脲、索密痛片偶可形成结石；磺胺类药物易在酸性尿中析出结晶引起尿结石；维生素 D 摄入过多可引起上尿路结石；长期大量摄入维生素 C 会使尿中草酸含量明显增加而引起草酸钙结石。

（4）代谢紊乱：代谢紊乱性疾病，可导致高钙血症或高钙尿症，可使尿酸钙增加，甲状旁腺功能亢进使骨钙大量溶出，并促进胃肠道对钙的吸收，导致血钙升高，血磷降低，可使尿酸钙增加，容易形成结石。有的患者肠道吸收钙超过正常人，形成特发性高钙尿症，尿钙升高，亦容易形成结石。高钙尿症大约占肾结石的 50%。

枸橼酸可以抑制和减慢肾结石的形成，故低枸橼酸尿症容易形成结石。酸中毒是低枸橼酸尿的主要原因，由此原因所致的肾结石占该类结石的 20%~60%。

嘌呤代谢紊乱的痛风患者，血中尿酸增高，尿中排泄尿酸增加，故尿中基质增多，盐类析出，容易沉积形成尿酸结石。该类患者的尿 pH 总是低的（pH<5.5）。

3. 尿液因素：

（1）尿中形成结石物质排出过多：如钙、草酸、尿酸排出量增加。骨折或瘫痪患者，因长期卧床引起骨质脱钙，导致尿钙增加；同时又由于尿流不畅或尿潴留并发感染，均容易形成尿结石。

（2）尿 pH 改变：尿液过酸易产生尿酸结石、胱氨酸结石；磷酸镁铵及磷酸钙结石易在碱性尿中形成。

（3）尿中抑制晶体形成的物质减少：枸橼酸、焦磷酸盐、酸性黏多糖、镁减少易产生结石。

正常尿液中含有形成结石的无机盐，即草酸盐、尿酸盐和磷酸盐等晶体，也含有晶体聚合抑制物质（焦磷酸盐、尿素和镁等），它们的共同作用使尿液维持过饱和状态，并阻止尿中晶体的析出。尿液中的晶体过多或晶体聚合抑制物减少，还包括尿液 pH 等多种因素的综合作用导致结石发生。

4. 局部因素：

（1）尿路感染：脓球、坏死组织、菌落可成为结石核心，有的细菌（葡萄球菌、链球菌、变形杆菌）将尿素分解为氨，使尿 pH 升高，尿液变为碱性，有利于磷酸盐、碳酸盐沉积，通常在肾盏或肾盂内易形成磷酸钙和碳酸钙结石。

（2）尿路异物：尿中结晶易附于异物形成结石。

5. 病理因素：泌尿系统结石的病理损害主要有以下几个方面：梗阻、直接损伤、感染和恶性变。

（1）梗阻：结石在尿路各个部位均能造成梗阻，进而导致结石上端尿路积水，多数是不全梗阻，有的结石虽大，但尿液仍可通过结石旁的缝隙排出；但也有小结石可引起严重梗阻，严重者可致患侧肾功能丧失，双侧尿路梗阻则出现尿闭、肾功能不全。

（2）直接损伤：结石表面粗糙，结石停留易导致尿路上皮损伤引起出血、感染、长期慢性刺激可发生癌变，如肾盂或膀胱形结石偶可伴发鳞状上皮癌。

（3）感染：凡能引起梗阻的结石，多可导致尿路感染。结石、梗阻和感染三者互为因果，结石导致梗阻，梗阻引发感染，感染使结石增大。重者可导致肾积脓和肾周炎症。

【临床症状】

1. 上尿路结石（肾脏结石和输尿管结石）：肾绞痛，疼痛剧烈，呈阵发性，伴恶心呕吐，并可沿输尿管行径放射至同侧睾丸或大腿内侧，有时可伴有腰钝痛，可有肉眼所见血尿。

　　[注] 阵发性发作,多见于肾盂内小结,腰腹部钝痛;疼痛可呈间歇性发作,多见于肾盂、肾盏内较大结石,若不伴感染,直到肾无功能时亦有明显症状。放射状疼痛由腰腹部至同侧睾丸或阴唇和大腿内侧,提示肾盂输尿管连接输尿管段结石,若伴有膀胱刺激症状,阴茎头部有放射痛,结石位于输尿管、膀胱段或开口处。如果输尿管完全梗阻或孤立肾上尿路结石,完全梗阻时可致无尿。尿上路结石,常停留在 3 个生理狭窄处:①肾盂输尿管连结处。②输尿管越过髂血管处。③输尿管膀胱连接处。肾结石多位于肾盏肾盂内,输尿管结石绝大多数来自肾脏。结石多为草酸钙结石。

　　2. 下尿路结石（膀胱结石和尿道结石）:

　　(1) 膀胱结石:排尿突然中断,并有疼痛感,可放射至远端尿道和阴茎头部,伴有排尿困难和膀胱刺激症状,变换体位可缓解症状（可继续排尿）。若结石位于膀胱憩室内可无上述症状（无排尿梗阻）而易继发尿路感染。继发结石常伴有前列腺增生,加重排尿困难。

　　(2) 尿道结石:临床表现为突发尿线变细,排尿费力,尿流中断,呈点滴状。急性期症状加重出现尿潴留伴会阴部剧痛,放射至阴茎头部。

【实验室检查】

　　1. 尿常规:可发现镜下有血尿,伴有感染时有脓细胞及细菌。pH 呈强碱性时为感染性结石;呈强酸性为尿酸性结石;pH 正常为草酸钙结石。

　　2. 尿培养:可有细菌生长。

　　3. 血液检查:合并感染时血白细胞总数增高。

【X 线检查】

X 线平片可显示结石大小、个数、形态、位置。

【B 超检查】

可显示结石个数、大小、有无肾积水及前列腺肥大,准确率较高。

【膀胱镜检查】

可直接见到结石,发现病因,观察膀胱黏膜情况（炎症）及有无肿瘤等。

【鉴别诊断】

本病应与胆囊炎、急性阑尾炎、卵巢囊肿蒂扭转相鉴别。

　　1. 胆囊炎:以右上腹部疼痛,向右肩、背部放射疼痛,右上腹有压痛、肌紧张,或可触及肿大的胆囊,并有白细胞增高。疼痛不向下腹及会阴部放射。

　　2. 急性阑尾炎:以右下腹痛为主症,疼痛多为持续性钝痛,麦氏点有压痛,甚至反跳痛及肌紧张,疼痛不会向阴部放射。

　　3. 卵巢囊肿蒂扭转:突发左或右下腹剧烈绞痛,一侧下腹部有压痛、反跳痛,但疼痛一般不放射至会阴部,B 超检查可发现扭转肿胀的卵巢。

【内服药疗法】

　　1. 气滞证:

　　[主证] 腰部隐痛,或腰部绞痛,牵引小腹,伴血尿,小便滴沥不爽,或排尿时小便突然中断,疼痛剧烈,上连腰腹,砂石排出后疼痛即缓解,舌质暗红或有瘀斑或质正常,舌苔白腻,脉弦紧。

　　[方剂] 石韦瞿麦散。

　　[组成] 瞿麦、石韦、车前子、滑石、葵子各 15g。

　　[制法] 上为细末,每次 6g,用水 150mL,同煎至 100mL,去滓。

［用法］食前空心服。

［功效］利水通淋。

［主治］五淋。

［方剂来源］宋·张锐《鸡峰普济方》。

［方剂］疗淋散。

［组成］石韦（洗）、琥珀各 30g，滑石 45g，当归、芍药、黄芩、冬葵子、瞿麦各 30g，乱发 3 团（如鸡子大，烧灰），茯苓 45g。

［制法］上为散。

［用法］每次 3g，用水调服，1 日 2 次。

［功效］清热利水，化瘀通淋。

［主治］诸淋。

［方剂来源］宋·王怀稳《太平圣惠方》

［注］乱发烧灰即血余炭，用量应 30g。血余炭："消瘀血，关格不通，利水道。"

2. 湿热证：

［主证］发热，腰痛，小腹胀满疼痛，尿频，尿痛，小便混浊，或伴血尿、脓尿，或排出砂石；或淋沥不畅，舌红，舌苔黄腻，脉滑数或弦滑。

［方剂］八正散。

［组成］车前子、瞿麦、萹蓄、滑石、山栀子仁、甘草（炙）、木通、大黄（面裹煨，去面，切，焙）各 500g。

［制法］上为散。每次 6g，用水 150mL，加灯心 3g，煎至 100mL，去滓。

［用法］食后、临卧温服。

［功效］清热泻火，利水通淋。

［主治］热淋、石淋，尿频涩痛。

［禁忌］孕妇忌服。

［方剂来源］宋·太医局《太平惠民和剂局方》。

［方剂］十味导赤汤。

［组成］生地、山栀子、木通、瞿麦、滑石、淡竹叶、茵陈蒿、黄芩、生甘草、猪苓。

［制法］水煎，去滓。

［用法］温服。

［功效］清热泻火，利水通淋。

［主治］热淋，小便淋沥涩痛。

［方剂来源］清·吴谦《医宗金鉴》。

［方剂］七正散。

［组成］车前子、木通、滑石、山栀、瞿麦、萹蓄、甘草。

［制法］上为散。每次 10g，加灯心 3g，水煎，去滓。

［用法］温服。

［功效］清心利尿。

［主治］小便赤涩，淋闭不通；血淋。

［方剂来源］清·汪汝麟《证因方论集要》。

［方剂］金沙五淋散。

　　[组成] 海金沙、肉桂、甘草（炙）各 6g，赤茯苓、猪苓、白术、芍药各 9g，泽泻 15g，滑石 21g，石韦 3g。

　　[制法] 上为细末。每次 9g，用水 150mL，加灯心 30 茎，煎至 100mL，去滓。

　　[用法] 空心服。

　　[功效] 利湿通淋。

　　[主治] 五淋涩痛。

　　[方剂来源] 明·徐春甫《古今医统大全》。

　　[注] 古代医方中用海金沙治疗五淋方剂为数不少，《本草纲目》："治……血淋、石淋茎痛，解热毒气。"

　　3. 脾虚证：

　　[主证] 若石淋证病久砂石不去，小便淋沥，茎中痛不可忍，或小腹疼痛持续，恶心呕吐，小便浑赤，可伴有面色少华，精神委顿，少气乏力，舌淡，脉细弱。

　　[方剂] 参苓琥珀汤。

　　[组成] 人参 1.5g，茯苓 1.2g，川楝子（去核，锉，炒）3g，琥珀 1g，生甘草 3g，玄胡索 2.1g，泽泻、柴胡、当归梢各 1g。

　　[制法] 上㕮咀，都做一服。用长流水 450mL，煎至 150mL，去滓。

　　[用法] 空心、食前温服。

　　[功效] 补脾渗湿，通淋止痛。

　　[主治] 小便淋沥，茎中痛不可忍。

　　[方剂来源] 元·罗天益《卫生宝鉴》。

　　4. 肾阴虚证：

　　[主证] 小便黄赤，茎中灼热疼痛，伴腰膝酸软，头晕目眩，耳鸣，面色憔悴，心烦咽燥，舌质红，舌苔少津，脉细数。

　　[方剂] 化石汤。

　　[组成] 熟地 60g，茯苓 30g，薏苡仁 15g，山茱萸 30g，泽泻、麦冬各 15g，玄参 30g。

　　[制法] 水煎，去滓。

　　[用法] 分 2 次温服。

　　[功效] 补肾滋阴，利水化石。

　　[主治] 砂石淋，无力排出，疼痛欲死。

　　[方剂来源] 清·陈士铎《辨证录》。

　　[方剂] 五淋汤。

　　[组成] 生地、天冬、麦冬、知母、黄柏、甘草梢、牛膝、车前、茯苓。

　　[制法] 水煎，去滓。

　　[用法] 分 2 次温服。

　　[功效] 滋阴泻火，利尿通淋。

　　[主治] 淋证。

　　[加减] 气淋，加沉香、郁金；血淋，加茅根、藕汁；膏淋，加川草薢、川石斛；砂淋，加滑石末调服。因房劳伤肾者，加枸杞子、肉苁蓉；因思虑劳心者，加柏子仁、丹参；因劳倦伤脾者，加人参。

　　[方剂来源] 清·顾靖远《顾松园医镜》。

　　[方剂] 滋阴降火汤。

　　[组成] 当归、黄柏（盐水炒）各 4.5g，知母、牛膝、生地各 3g，白芍 3.6g，甘草梢、木通各 2.4g。

　　[制法] 水煎，去滓。

　　[用法] 食前服。

　　[功效] 滋阴降火，利湿通淋。

　　[主治] 淋病。

　　[方剂来源] 明·孙一奎《赤水玄珠》。

　　5. 肾阳虚证：

　　[主证] 结石日久，腰部隐痛，腿膝酸软无力，小便赤涩，溺痛不堪，淋沥不已，或尿频，夜尿多，伴有全身怯冷，或下肢冷感，神疲乏力，舌质淡，舌苔白，脉沉细弱。

　　[方剂] 木香泽泻汤。

　　[组成] 木香、芍药、青皮、泽泻各 1.5g，木通、槟榔、橘皮、大茴香、当归各 2.1g，甘草 1g，桂少许。

　　[制法] 上㕮咀。加生姜 3 片，水 400mL，煎至 200mL，去滓。

　　[用法] 空腹温服。

　　[功效] 温肾行气，利湿通淋。

　　[主治] 小便淋沥作痛，身冷。

　　[方剂来源] 明·芮经《杏苑生春》。

　　[方剂] 生附散。

　　[组成] 附子（去皮、脐，生用）、滑石各 15g，瞿麦、木通各 0.9g，半夏（汤洗七次）1g。

　　[制法] 上为末，每次 6g，用水 300mL，加生姜 7 片，灯心 20 茎，蜜半匙，煎至 210mL，去滓。

　　[用法] 空心服。

　　[功效] 温阳散寒，利水通淋。

　　[主治] 冷淋。小便秘涩，数起不通，窍中疼痛。

　　[方剂来源] 宋·陈言《三因极一病证方论》。

　　【外治方药】

　　1. 治热淋不通方：

　　[组成] 田螺 15 枚。

　　[制法] 田螺水养，待螺吐出泥，澄去清水，以泥入腻粉 15g 调膏状。

　　[用法] 上药涂于脐上。

　　[功效] 通窍利水。

　　[主治] 石淋不通。

　　[方剂来源] 清·李用粹《证治汇补》。

　　[注] 若将螺放之，如杀害之，则不效。

　　2. 热淋痛甚，或不通方：

　　[组成] 猪胆 1 具，麝香 0.3g。

　　[制法] 取猪胆汁 1g，麝香 0.3g，调成细栓状。

［用法］用线兜住，于内良久，取出即通。

［功效］通窍、利尿、止痛。

［主治］淋证不通。

［方剂来源］清·李用粹《证治汇补》。

3. 通淋膏：

［组成］玄参、麦冬、当归、赤芍、知母、黄柏、生地、黄连、黄芩、栀子、瞿麦、萹蓄、赤苓、猪苓、木通、泽泻、车前、甘草、木香、郁金、草薢、乱发各30g。

［制法］上用麻油熬，黄丹收，如滑石250g搅匀，摊于布或纸上。

［用法］贴脐下。

［功效］泻火通淋，凉血止血。

［主治］淋症尿血。

［方剂来源］清·吴尚先《理瀹骈文》。

【外治疗法】

石淋：淋沥不畅、尿痛有血尿者用通淋膏贴脐下，泻火通淋，凉血止血（详见本章节）。

【针刺疗法】

针刺肾俞、膀胱俞、三阴交、关元、水道，疼痛重者加足三里、京门等穴。

【现代疗法】

治疗泌尿系结石内容详见吴肇汉、秦新裕、丁强编写的《实用外科学》（第4版）泌尿系统结石章节，人民卫生出版社，2017：1805—1876。

【护理与预防】

1. 饮开水，不喝生水，保持尿量，防止尿浓缩。

2. 忌食辛辣甘味"由膏粱厚味，郁遏成疾"。饮酒过多可增加尿酸水平，酒后易引起尿的浓缩，故应少饮。

3. 尿路结石应适量食用冬瓜、冬葵、西瓜、阳桃、赤小豆，详见林才生编写的《食疗宝典》（第2版），辽海出版社，2007：515.

4. 肾结石：食用冬瓜、黄瓜、苜蓿、葵花子、赤小豆，对防治肾结石有好处，详见林才生编写的《食疗宝典》（第2版），辽海出版社，2007：515。

5. 及时治疗尿路感染并解除尿路梗阻因素。

第二节　前列腺炎

前列腺炎是指前列腺受到致病菌感染或因某些非感染性因素刺激而出现的一种以会阴痛、小腹坠胀，尿频、尿急、尿痛、排尿不适为主要表现的泌尿系常见疾病。临床上分急性与慢性。急性前列腺炎属中医之"热淋""血淋"；慢性前列腺炎属中医之"精浊""劳淋""白浊"。

【中国古代中医论述】

1.《素问·玉机真藏论》："少腹冤热而痛，出白。"

2.《素问·痿论》："……及为白淫。"

3. 隋·巢元方《诸病源候论》卷四·虚劳小便白浊候："劳伤于肾，肾气虚冷故也。肾主水而开窍在阴，阴为溲便之道，胞冷肾损，故小便白而浊也。"

4. 隋·巢元方《诸病源候论》卷四十九·热淋候："热淋者，三焦有热气，传于肾与膀胱，而热气流入胞，而成淋也。"

5. 隋·巢元方《诸病源候论》卷四十九·血淋候："血淋者，是热之甚盛者，则尿血，谓之血淋，心主血，血之行身，通遍经络，循环脏腑。其热甚者，血即散失其常经，溢渗入胞，而成血淋矣。"

6. 隋·巢元方《诸病源候论》卷四·虚劳尿精候："虚劳尿精者，肾气衰弱故也。肾藏精，其气通于阴。劳伤肾虚，不能藏于精，故因小便而精液出也。"

7. 唐·孙思邈《华佗神医秘传》卷四·华佗治热淋神方："热淋者，三焦有热气，搏于肾，流入于胞而成淋也。治用：滑石二两，瓜蒌三两，石韦（去毛）二分。上为散，以大麦粥清，服方寸匕，日三。"

8. 唐·孙思邈《华佗神医秘传》卷四·华佗治血淋神方："血淋者热在下焦，令人淋闷不通，热盛则搏于血脉，血得热而流溢，入于胞中，与溲便俱下，故为血淋也。治用：白茅根、芍药、木通、车前子各三两，滑石、黄芩各一两五钱，乱发烧灰，冬葵子微炒各五钱，上八味捣筛，每服三钱，水煎温服，日三。"

9. 唐·孙思邈《华佗神医秘传》卷四·华佗治劳淋神方："劳淋者，谓劳伤肾气而生，热成淋也。其状尿留茎内，数起不出，引少腹痛，小便不利，劳倦即发，故云劳淋。方用：滑石三分、王不留行、冬葵子、车前子、桂心、甘遂、通草各二分，石韦去毛四分。上为散，以麻子粥和服方寸匕，日三服，尿清差。"

10. 宋·赵佶《圣济录》卷第九十八·热淋："论曰：三焦者，水谷之道路也。三焦壅盛，移热于膀胱，流传胞内，热气并结，故水道不利而成淋也。其状溲便赤涩，或如血汁，故谓之热淋。

治热淋，小便赤涩疼痛，滑石散方：滑石研，二两，栝楼根剉，三两，石韦炙，去毛，各半两。上三味捣罗为散，每服二钱匕，煎小麦汤调下，不拘时候。"

11. 宋·赵佶《圣济录》卷第九十八·血淋："论曰：心主血气，通小肠与膀胱，俱行水道。下焦受热，则气不宣通，故溲便癃闭而成淋也。热甚则搏于血脉，血得热则流行入于胞中，与溲便俱下，故为血淋也。

治血淋，小便出血，热结涩痛，羚羊角饮方：羚羊角屑、栀子仁、冬葵子炒，各一两，青葙子、红蓝花炒，麦门冬去心，焙，大青、大黄剉，炒，各半两。上八味粗捣筛，每服三钱匕，水一盏，煎至七分，去滓，温服，不拘时候。

治血淋，热结，不得通利，瞿麦汤方：瞿麦穗、生干地黄焙，各三两，郁金二两，车前叶切，焙，三两，滑石碎，五两，芒硝一两。上六味粗捣筛，每服三钱匕，水一盏，煎至七分，去滓，温服，不拘时候，日三服。

治血淋，热涩疼痛，黄芩汤方：黄芩去黑心、甘草炙，剉，阿胶炙令燥，各二两，柏叶焙，生干地黄焙，各三两。上五味粗捣筛，每服三钱匕，水一盏，煎至七分，去滓，温服，不拘时候，日三服。"

12. 宋·赵佶《圣济总录》卷第九十八·劳淋："论曰：人因劳伤肾经，肾虚膀胱有热，气不传化，小便淋沥，水道涩痛，劳倦即发，故谓之劳淋。少腹引痛者，是其候也。"

"治劳淋，水道不利，腰脚无力，虚烦，人参饮方：人参、熟干地黄切，焙，五味子、郁李仁汤浸去皮尖，研、栀子仁、瞿麦穗、木通剉，木香各半两，榆皮三分，槟榔三枚。上一十味粗捣筛，每服三钱匕，水一盏，煎至七分，去滓，温服，不拘时。"

"治肾虚劳，膀胱结淋涩，地黄丸方：生干地黄切，焙，黄芪剉，各一两半，防风去叉，远志去心，栝楼子，茯神去木，黄芩去黑心，鹿茸酥炙，去毛，各一两，人参一两一分，石韦去毛，当归切，焙，各半两，赤芍药、甘草炙，蒲黄、戎盐研，各三分，车前子、滑石各二两。上一十七味为细末，炼蜜丸如梧桐子大，每服二十丸，食前温酒或盐汤下。"

"治肾劳虚损，溲便不利，淋沥不已，菟丝子丸方：菟丝子酒浸，别捣，人参、黄芪剉，滑石、芍药、木通剉，车前子各一两，黄芩去黑心三分，冬葵子一合，炒。上九味为细末，炼蜜丸如梧桐子大，每服二十丸，食前温酒盐汤任下，日二夜一。"

"治劳淋，小便涩滞，少腹引痛，木通汤方：木通剉，石韦去毛，王不留行、滑石、白术、瞿麦穗、鸡苏、冬葵子、赤茯苓去黑皮，木香、当归切，焙，赤芍药各一两。上一十二味粗捣筛，每服三钱匕，水一盏，煎至七分，食前去滓，温服。"

13. 元·朱震亨《丹溪心法》卷之三·赤白浊："浊主湿热，有痰，有虚，赤属血，白属气……赤者，乃是湿伤血也……中焦不清浊气流入膀胱，下注白浊。白浊即湿痰也。"

14. 明·王肯堂《证治准绳·杂病》第六册："淋之为病，尝观《诸病源候论》谓由肾虚而膀胱热也。膀胱与肾为表里，俱主水，水入小肠与胞，行于阴为溲便也。若饮食不节，喜怒不时，虚实不调，脏腑不和，致肾虚而膀胱热，肾虚则小便数，膀胱热则水下涩，数而且涩，则淋沥不宣，故谓之淋。其状小腹弦急，痛引于脐，小便出少气数，及分石淋、劳淋、血淋、气淋、膏淋、冷淋。其石淋者，有如砂石。劳淋者，劳倦即发。血淋者，心主血，气通小肠，热甚则搏于血脉，血得热则流行，入胞中与溲俱下……若热极成淋，服药不效者，宜减桂五苓散，加木通、滑石、灯心、瞿麦各少许，仍研麦门冬草、连根车前草、白龙草各自然汁，和蜜水调下。"

15. 清·陈士铎《辨证录》卷之八·淋证门："人有感湿气而成淋者，其症下身重，溺管不痛，所流者清水而非白浊，人以为气虚成淋，谁知是湿重成淋乎。五淋之中，惟此淋最轻，然而最难愈，以湿不止在膀胱之经也。夫湿从下受宜感于足。今足不肿而变为淋，是湿不入于皮肤，而入于经络，且由经络而入于脏腑矣。然后脏腑之湿，而经络之湿宜乎尽散，何淋症最难愈耶？盖湿之能入于脏腑者，乘虚而入也。泻湿必损脏腑之气，气损则不能行水，湿何能泻耶？湿既难泻，淋何能即愈哉？故治湿必须利气，而利气始能去淋也。方用禹治汤：

白术一两，茯苓一两，薏苡仁一两，车前子三钱，水煎服。此方利水而不耗气，分水而不生火，胜于五苓散实多。盖五苓散有猪苓、泽泻，未免过于疏决，肉桂大热，未免过于熏蒸，不若此方不热不寒，能补能利之为妙也。大约服此汤至十剂，凡有湿症无不尽消，不止淋病之速愈也。"

16. 清·陈士铎《辨证录》卷之八·淋证门："人有春夏之间，或遭风雨之侵肤，或遇暑气之逼体，上热下湿，交蒸郁闷，遂至成淋，绝无惊惧，忍精之过，人以为湿热之故也，谁知是虚而感湿热乎。夫肾虚者，肾中之火虚也，肾寒则火不足以卫身，外邪得以直入于肾。幸肾中之水，足以外护，不至于深入，乃客于肾之外廓。肾与膀胱为表里，肾之外即膀胱也。湿热外邪，遂入于膀胱之中，代肾火之气，以行其气化之令。然膀胱得肾气而能化，得邪气何能化哉？故热不化水湿，且助火不为溺而为淋矣。治法急宜逐膀胱之湿热，以清其化源，然而膀胱之湿热去，而肾气仍弱，何能通其气于膀胱？淋症即愈，吾恐有变病之生矣，故于利湿利热之中，更须益肾中之也。方用通肾祛邪散：

白术一两，茯苓五钱，瞿麦一钱，薏苡仁五钱，萹蓄一钱，肉桂三分，车前子三钱，水煎服。此方分解湿热，又不损肾中之气，故肾气反通转，能分解夫湿热也。淋症去而肾受益，何至变生不测哉。"

17. 清·李用粹《证治汇补》卷之八·下窍门·便浊章："水液混浊，皆属于热，《内经》故赤白浊，皆因湿热浊气，渗入膀胱而为病《入门》其因有二：肥人多湿热，瘦人多肾虚，丹溪肾虚者，因思想过度，嗜欲无节，肾水虚少，膀胱火盛，小便去涩，所以成浊。""湿热者，因脾胃湿热，中焦不清，下流膀胱，故便溲浑浊……又有思虑劳心者，房欲伤肾者，脾虚下陷者，脾移热于肾者，下元虚冷者，湿痰流注者，有属虚者，有因伏暑者……浊分气血，血虚而热甚者，则为赤浊，心与小肠主之；气虚热微者，则为白浊，肺与大肠主之……浊分虚实。大约窍端结盖者，为多火；不结盖者，为兼湿。小水赤涩而痛，或浊带赤色者，为小肠湿热；小水不涩不痛，而所下色白，或渗利转甚者，为脾气下陷；茎中痛痒，而发寒热，或有结痛者，为毒邪所侵。

浊分精弱要知浊出精窍，淋出溺道。由败精瘀腐者，十常六七；由湿热流注，与脾虚而下陷者，十中二三。"

18. 清·李用粹《证治汇补》卷之八·下窍门·便浊章·治法："赤者当清心泻火，白者当滋阴补肾，使水火既济，阴阳和，精气自固。若属湿痰者，宜燥中宫之湿；属虚滑者，宜提下陷之气。甚有色欲太过，阳虚生寒者，当壮火锁阳。此虽仅见，亦宜审也……

不可纯用寒凉伤血，不可纯用热药助火。盖寒则坚凝，热则流通，均非当理，但宜清上固下……其必佐以甘淡者，以甘能化气，淡能利窍。若用涩剂，则邪无从出，反增胀闷。

阴虚火动，主以地黄汤去山茱萸，加萆薢；心虚火动，主以清心莲子饮；湿痰下注，主以苍白二陈汤；湿热不清，主以四苓散；中气下陷，主以补中益气汤；下元虚冷，主以八味地黄汤。若暑月冒热便浊者，辰砂六一散。"

19. 清·李用粹《证治汇补》卷之八·下窍门·附精浊症："精浊者，因败精流于溺窍，滞而难出，故注中如刀割火灼，而溺自清。惟窍端时有秽物，如疮脓目眵，淋漓不断，与便溺绝不相混，此心肾二经火起精溢，故败精流出，而为白浊。虚滑者，血不及变，而为赤浊，宜滋阴药中加牛膝、冬葵子、萆薢，去散败精，然后分治。挟寒者，脉迟无力，溺色清白；挟热者，口渴便黄，脉滑数有力。寒者，萆薢分清饮；热者，清心莲子饮。"

选方：地黄加减汤：治阴虚火动便浊。即地黄汤加知母、黄柏、麦冬。

清心莲子饮：治心虚便浊有热。茯苓、黄芪、石莲子各七钱半，地骨皮、麦冬、人参各一钱半，远志、石菖蒲各一钱，车前子、黄芩、炙甘草各一钱。水煎，加辰砂调服。

苍白二陈汤：治湿痰下注便浊。苍术、白术、半夏、茯苓、陈皮各八分，甘草四分。

一方：加升、柴各三分。

加味四苓散：治湿热不清便浊。茯苓、白术、猪苓、泽泻各等分。水煎，加山栀、麦冬、木通、黄芩。

加减八味丸：治下元虚冷便浊。即桂附八味丸去茯苓、泽泻，加菟丝子、五味子。

萆薢分清饮：萆薢、石菖蒲、益智仁、乌药各等分，每服四钱，水煎，入盐一捻服。

珍珠粉丸：治阴虚火旺而白浊。真蛤粉四两，黄柏四两。水丸，酒下。

小菟丝丸：治虚劳遗浊。石莲子、山药各二两，茯苓一两，菟丝子五两为末，山药糊丸。盐酒下。

20. 清·何梦瑶《医碥》卷四·杂症、赤白浊："有精浊，有便浊。精浊出自精窍，与便浊之出于溺窍者大异。其出不因小便，窍端时常牵丝带腻，如脓如眵，频拭频出，茎中或痒或痛，甚如刀刮火炙，大抵初起火盛则清，日久火微则痒。而小便自清，不相混也。多由房事时精已离位，或强忍不泄，或被阻中止，离位之精化成败浊，流出窍端，故如脓如胯，其气臭腐。又不泄则肾火郁而不散，败精挟郁火以出，故茎肿窍涩而痛也，日久败精尽出则止矣。而不止者，虽火势已衰，但病久滑脱，已败之精与未败之精相引而出，故源源不绝也。若火势不衰或反盛者，则并其未败之精亦鼓之使出，甚者精已枯竭，并其未及化精之血亦出，故有赤浊也。其后火势亦衰，证转虚寒者有矣。旧分赤浊为热，白浊为寒，非也。若寡欲之人患此，多因湿热流注精房，精为所逼，不得静藏所致，与湿热遗精同理。热者，清心莲子饮。寒者，萆薢分清饮。虚劳者滋其阴。胃弱者参、术加升麻、柴胡。湿热流注，二陈见痰加白术、升、柴。感暑热者，四苓见伤湿加香薷、麦冬、人参、石莲肉。白浊初起势甚，败精结塞窍道，涩痛异常，五苓、见伤湿妙香散合清心莲子饮。白浊清火为主，补次之。赤浊补为主，清火次之。清心健脾，滋肾固脱，缺一不可，清浊饮主之。”

21. 清·吴谦《医宗金鉴》卷五十四·淋证门：“热淋者：膀胱蓄热而成也。小便不通，淋漓涩痛，以十味导赤汤主之。若少腹胀满，引脐作痛，大便秘结者，以八正散主之。

十味导赤汤：生地、山栀子、木通、瞿麦、滑石、淡竹叶、茵陈蒿、黄芩、甘草生、猪苓。水煎服。”

“血淋者：盖因心热伤于血分，热气传入于胞，日久则尿血同出，遂成血淋。茎中不时作痛，须以小蓟饮子治之；若茎中痛甚者，五淋散主之。

小蓟饮子：通草、滑石、淡竹叶、当归、小蓟、栀子炒、甘草生、生地、蒲黄、藕节水煎，空心服。

五淋散：当归、赤芍、苦葶苈、黄芩炒，木通、栀子、车前子、淡竹叶、滑石、葵子、甘草生、赤茯苓。引用葱白，水煎服。”

【病因病理】

外感湿热火毒，或饮食不节，过食肥甘醇酒，脾胃湿热过盛；或七情六郁，化热生火；或肾虚膀胱有热内积，湿热火毒之邪循经下注溺二窍，则发为本病。

若外感寒湿之邪，寒凝肝脉；或情志不遂，肝气郁结，气滞络阻，少腹，腰骶睾丸、精室受邪发为本病。

若肾气虚弱或淫欲不节、房室过度；或久病体虚，膀胱气化不利、湿热、邪毒，滞而难出，瘀久蕴毒，溺窍受损，热盛则肉腐、肉脓而为脓肿诸证生成。本病为肾虚为本，湿热为标，湿、浊、瘀是脏腑气机不畅而致。

【临床症状】

急性前列腺炎：由尿道途径引起者，先有尿频、尿急、尿痛及终末血尿，尿滴沥，排尿困难，甚者偶有急性尿潴留。全身症状可出现高热、寒战，偶有全身酸痛、食欲下降、头晕、便秘、神疲乏力等。患者自感下腰痛，会阴部、直肠内显著疼痛，大便时加重，可放射至腰骶部、阴茎或大腿部。若全身和局部症状持续加重会阴，肛门疼痛加剧，可能形成前列腺脓肿（指诊确认），脓肿可自后尿道、直肠或会阴部穿出，破溃后流出稀薄臭气脓液（此称悬痈）。引起急性前列腺炎，如疔肿、扁桃体炎、牙齿感染、感冒等。或因过度饮酒、性欲过度、会阴部损伤等均能诱发本病。

慢性前列腺炎：多有急性前列腺炎病史，亦可起病即为慢性。常因受寒、劳累、过度饮酒、性欲过度、会阴损伤等诱发症状加重，常尿急、尿频、尿痛、夜尿次数增多，常可感觉尿道内有灼热、刺痒或不适感，或尿不尽感，甚者排尿困难。晨起时尿道口有少量稀薄乳白色黏液，排尿终末或大便时尿道排出白色分泌物（精浊）。患者可有腰骶、少腹、会阴、阴囊、睾丸、直肠、肛门及大腿内侧等部位隐痛、胀痛、抽痛，每个患者疼痛不尽相同。可伴有阳痿、早泄、遗精，有时射精后灼热疼痛，可伴血精或致不育。可伴有头晕耳鸣、失眠多梦、神疲乏力。前列腺触诊：腺体大小多正常或稍大，两侧叶不对称，表面软硬不均或缩小变硬，可有轻度压痛。

现代医学检查：血常规检查提示白细胞总数及中性白细胞均升高；正常前列腺液的 pH 为 6.7，呈弱酸性。慢性前列腺炎时 pH 明显升高；尿常规检查提示尿液中有少量白细胞及微量蛋白。

尿三杯试验：将一次排出的尿液分成 3 份，最初 10~15mL 尿为第一杯，中间为第二杯，最后 10mL 为第三杯。离心，取各自沉淀做显微镜检查。前列腺炎患者第一杯尿有碎屑和脓尿，第二杯较清晰，第三杯混浊，其中细菌和白细胞增多。可说明感染来自前列腺。如有尿道分泌物时，应做分泌物的涂片检查和细菌培养。有助于明确诊断。

【鉴别诊断】

本病应与急性尿道炎、急性膀胱炎等相鉴别。

1. 急性尿道炎：尿道口瘙痒、红、肿、疼痛，排尿时有灼痛感或有脓性分泌物。无会阴疼痛，前列腺不肿大，无压痛。

2. 急性膀胱炎：尿频、尿急、尿痛、小腹胀痛，甚至血尿、肉眼脓尿，可伴恶寒发热、头身疼痛等症。尿液镜检可见大量红细胞、白细胞和脓细胞，尿培养可有细菌生长。

致病菌主要是大肠埃希菌。但无会阴疼痛，前列腺不肿大，无压痛。

【内服药疗法】

1. 湿热蕴结证：

［主证］尿频、尿急、尿痛、茎中灼热刺痒，小便黄赤或精浊，会阴、腰骶、肛门、直肠、小腹坠胀疼痛（患者症状不尽相同），甚者尿血，排尿困难，大便干燥，重者伴有恶寒发热、全身疼痛，纳差，口干，口苦，舌质红，舌苔黄腻，脉滑数或弦数。

［方剂］十味导赤汤。

［组成］生地、山栀子、木通、瞿麦、滑石、淡竹叶、茵陈蒿、黄芩、生甘草、猪苓。

［制法］水煎，去滓。

［用法］温服。

［功效］清热解毒，利尿通淋。

［主治］热淋，小便淋沥，涩痛。

［方剂来源］清·吴谦《医宗金鉴》。

［方剂］八正散。

［组成］车前子、瞿麦、萹蓄、滑石、山栀子仁、甘草（炙）、木通、大黄（面裹煨，去面，切，焙）各 500g。

［制法］上为散。每次 6g，用水 150mL，加灯心 3g，煎至 100mL，去滓。

［用法］食后、临卧温服。

［功效］清热泻火，利水通淋。

［主治］湿热下注，致患热淋……尿频涩痛，淋漓不畅，甚或淋闭不通，小腹胀满，口燥咽干，舌红苔黄，脉数者。

［方剂来源］宋·太医局《太平惠民和剂局方》。

2. 热毒壅盛证：

[主证] 尿急、尿频涩痛，小便赤黄，终末血尿，脓尿，甚者排尿困难或尿闭。可伴有寒战，高热，大便干燥，舌质红，舌苔黄腻，脉数或弦数。现代医学检查：直肠指诊前列腺增大，触之变软，有波动感。

[方剂] 透脓散。

[组成] 黄芪12g，穿山甲（炒为末）3g，川芎9g，当归6g，皂角刺4.5g。

[制法] 用水300mL，煎至15mL，去滓。

[用法] 温服；或入酒300mL亦好。

[功效] 托毒溃脓。

[主治] 痈疽诸毒，内脓已成，不穿破者。

[方剂来源] 明·陈实功《外科正宗》。

[注] 前列腺炎脓肿形成后称悬痈，应与上颚悬痈相区别。

[方剂] 八仙丹。

[组成] 大黄6g，金银花120g，当归尾30g，玄参60g，柴胡、炒栀子、黄柏、贝母各9g。

[制法] 水煎，去滓。

[用法] 温服，1日2次。

[功效] 清热解毒，疏肝泻火。

[主治] 痈未溃者。

[方剂来源] 清·陈士铎《洞天奥旨》。

[注] 高热不退者宜此方用金银花120g，玄参30g，当归30g。

3. 肾阴不足证：

[主证] 小便涩滞不畅，尿后余沥久候，尿黄赤，或有精浊，或有血清，可伴有失眠多梦，遗精或伴有五心烦热，口燥舌干，或伴有腰膝酸软，耳鸣头晕，舌质红，舌苔少，脉沉或细数。

[方剂] 滋阴降火汤。

[组成] 当归、黄柏（盐水炒）各4.5g，知母、牛膝、生地各3g，白芍3.6g，甘草梢、木通各2.4g。

[制法] 水煎，去滓。

[用法] 食前服。

[功效] 滋阴降火，利湿通淋。

[主治] 淋证。

[方剂来源] 明·孙一奎《赤水玄珠》。

[方剂] 增味导赤散。

[组成] 生干地黄、木通、黄芩、生甘草、车前子、山栀仁、川芎、赤芍、白芍各等分。

[制法] 上为末，每次9g，入竹叶10片，生姜3片，水煎，去滓。

[用法] 温服。

[功效] 滋阴降火，凉血通淋。

[主治] 血淋、尿血……小便赤涩。

［方剂来源］宋·杨士瀛《仁斋直指方论》。

［方剂］滋阴降火汤。

［组成］当归、生地、白芍、白术各 3g，麦门冬、甘草各 1.5g，知母、黄柏、远志、陈皮、川芎各 1.5g。

［制法］加生姜，水煎，去滓。

［用法］温服。

［功效］滋阴降火，健脾和中。

［主治］手足心热，小便短赤，四肢倦怠……脉虚弱。

［方剂来源］明·李梴《医学入门》。

4. 肾阳不足证：

［主证］小便频数而清，入夜尤甚，滴沥不尽，阳事不举，劳则精浊溢出。可伴有腰骶酸痛，少腹拘急，手足不温，精神萎靡，倦怠乏力，舌质淡，舌苔薄，脉沉细无力（多见于久病体弱者）。

［方剂］右归饮。

［组成］熟地 9g，或加至 30～60g，山药（炒）6g，山茱萸 3g，枸杞子 6g，甘草（炙）3～6g，杜仲（姜制）6g，肉桂 3～6g，制附子 3～9g。

［制法］用水 400mL，煎取 280mL，去滓。

［用法］空腹温服。

［功效］温肾填精。

［主治］肾阳不足，气怯神疲，腰膝酸痛，手足不温，小便频多，阳痿遗精，舌淡苔薄，脉象沉细。

［加减］小腹多痛者，加吴茱萸 1.5～2.1g；如淋滞不止，加补骨脂 3g；腰膝软痛者加当归 6～9g。

［方剂来源］明·张介宾《景岳全书》。

【外治方药】

1. 红煅膏：

［组成］川椒 90g，韭菜子、蛇床子、附子、肉桂各 30g，独头蒜 500g。

［制法］真香油 1kg 浸药熬，黄丹收膏。再用倭硫黄 18g，母丁香 15g，麝香 3g，独头蒜捣烂为丸，如豆大，朱砂为衣；或用硫黄、丁香、胡椒、杏仁、麝香、枣肉为丸；或用胡椒、硫黄、黄蜡为丸。

［用法］每次 1 丸，纳脐眼上，外贴本膏。

［功效］温肾壮阳。

［主治］白浊，遗精，妇女子宫虚冷，赤白带下。

［方剂来源］清·吴尚先《理瀹骈文》。

2. 通淋膏：

［组成］玄参、麦冬、当归、赤芍、知母、黄柏、生地、黄连、黄芩、栀子、瞿麦、萹蓄、赤苓、猪苓、木通、泽泻、车前、甘草、木香、郁金、萆薢、乱发各 30g。

［制法］上用麻油熬，黄丹收，加滑石 250g 搅匀，摊于布或纸上。

［用法］贴脐下。

［功效］泻火通淋，凉血止血。

［主治］淋证尿血。

［方剂来源］清·吴尚先《理瀹骈文》。

3. 滋阴壮水膏：

［组成］元参120g，生地、天冬各90g，丹参、熟地、山萸肉、黄柏、知母、麦冬、当归、白芍、牡丹皮、地骨皮各60g，党参、白术、生黄芪、川芎、柴胡、连翘、桑白皮、杜仲（炒断丝）、熟牛膝、薄荷、川郁金、羌活、防风、香附、蒲黄、秦艽、枳壳、杏仁、贝母、青皮、橘皮、半夏、胆南星、黑荆穗、桔梗、天花粉、远志肉（炒）、女贞子、柏子仁、熟酸枣仁、紫菀、菟丝饼、钗石斛、怀山药、续断、巴戟天、黑山栀、茜草、红花、黄芩、黄连、泽泻、车前子、木通、生甘遂、红芽大戟、生大黄、五味子（炒）、五倍子、金樱子、炒延胡索、炒灵脂、生甘草、木鳖仁、蓖麻仁、炮山甲、羚羊角、镑犀角、生龙骨、生牡蛎、吴茱萸各30g，飞滑石120g，生姜、干姜（炒）各30g，葱白、韭白、大蒜头各60g，槐枝、柳枝、桑枝、枸杞根、冬青枝各250g，凤仙草、旱莲草、益母草各1株，冬霜叶、白菊花、侧柏叶各120g，石菖蒲、小茴香、川椒各30g，发团60g，铅粉（炒）500g，生石膏120g，青黛、轻粉各30g，灵磁石（醋煅）60g，官桂、砂仁、木香各30g，牛膝120g（酒蒸化），朱砂15g，生龟板500g（腹黑者佳，黄色及汤板不可用，用小磨麻油1.5kg，浸熬去渣听用，或加黄丹收亦可）。

［制法］上药元参至发团诸药，共用油12kg，分熬去滓，合龟板油并熬丹收，再加铅粉后（含铅粉）诸药，收膏备用。

［用法］上贴心背，中贴脐眼，下贴丹田。

［功效］滋阴降火，扶正祛邪。

［主治］男子阴虚火旺……心烦口干，眼花耳鸣……盗汗梦遗，腰痛……少腹热痛及一切阴虚有炎症。

［方剂来源］清·吴尚先《理瀹骈文》。

【外治疗法】

1. 因湿热、热毒引起，热淋、血淋悬痈可用通淋膏贴脐下，泻火通淋，凉血止痛（详见本章节）。

2. 肾阴不足者可用滋阴壮水膏贴心背，中贴脐眼，下贴丹田，滋阴降火，扶正祛邪（详见本章节）。

3. 肾阳不足或精浊，劳淋者可用红煅膏1丸，纳脐眼上，外贴本膏药，温肾壮阳（详见本章节）。

【手术疗法】

脓肿形成，应在会阴部做手术切口引流，脓尽后用珍珠散收口（详见急性蜂窝织炎）。

【护理与预防】

1. 患病早期嘱患者多饮水，进流质饮食。疼痛剧烈时可给服镇痛药。

2. 注意卫生，克服不良的性习惯，保持有规律的性生活。

3. 急性期忌酒及辛辣厚味，保持大便通畅。

4. 保持愉悦心情，失眠、阳痿者应做必要的解释，去其疑虑。

第三节　前列腺增生

前列腺增生又称良性前列腺增生，俗称前列腺肥大，是老年男性的常见疾病。本症的主要症状表现为尿频、排尿困难、急性尿潴留或尿失禁等。中医称“癃闭”“遗溺”。

【中国古代中医论述】

1.《素问·宣明五气》：“膀胱不利为癃，不约为遗溺。”

2.《灵枢·本输》：“三焦者……实则癃闭，虚则遗溺，遗溺则补之，癃闭则泻之。”

3. 隋·巢元方《诸病源候论》卷四·虚劳小便余沥候：“肾主水。劳伤之人，肾气虚弱，不能藏水，胞内虚冷，故小便后，水液不止而有余沥。尺脉缓累者，小便余沥也。”

4. 唐·孙思邈《华佗神医秘传》卷四·华佗治小便频数神方：“本症之原因为膀胱与肾俱虚，有容热乘之所致。”

5. 隋·巢元方《诸病源候论》卷四·虚劳小便难候：“膀胱津液之腑，二经共为表里。水行于小肠，入于胞而为溲便，今胞内有客热，热则水液涩，故小便难。”

6. 隋·巢元方《诸病源候论》卷十四·小便数候：“小便数者，膀胱与肾俱虚，而有客热乘之故也。肾与膀胱为表里，俱主水，肾气下通于阴，此二经既虚，致受于客热，虚则不能制水，故令数。小便热则水行涩，涩则小便不快，故令数起也。”

7. 隋·巢元方《诸病源候论》卷十四·小便不通候：“小便不通，由膀胱与肾俱有热故也。肾主水，膀胱为津液之府，此二经为表里，而水行于小肠，入胞者为小便。肾与膀胱既热，热入于胞，热气太盛，故结涩令小便不通，小腹胀满气急。甚者，水气上逆，令心急腹满，乃至于死。诊其脉，紧而滑直者，不得小便也。”

8. 宋·王怀隐《太平圣惠方》卷第五十八·治小便难诸方：“夫小便难者，此是肾与膀胱热故也。此二经为表里，俱主水，水行于小肠，入脬为小便。热气在于脏腑，水气则涩，其热势微，但小便难也。诊其尺脉浮，小便难；尺脉濡，小便难；尺脉缓，小便难，有余沥也。”

9. 宋·赵佶《圣济总录》卷第九十二·虚劳小便难：“论曰：肾气化则二阴通，肾气虚则气不传化。虚劳之人，肾气不足，气既不化，则膀胱不利，而水道不宣，故小便难也。

治虚劳肾热，小便难，色如栀子汁，榆白皮汤方：榆白皮三两，剉，滑石二两，黄芩去黑心，瞿麦穗，木通剉，各一两，石韦拭去毛，三分，冬葵子一合，车前草三两。上八味粗捣筛，每服五钱匕，用水一盏半，煎至八分，去滓，不拘时候温服。”

10. 元·朱震亨《丹溪心法》卷之三·小便不通四十：“小便不通……有热、有湿、有气结于下……惟夫心肾不济，阴阳不调，故内外关格而水道涩，传送失度而水道滑，热则不通，冷则不禁。其热盛者，小便闭而绝无；其热微者，小便难而仅有。肾与膀胱俱虚，客热乘之，故不能制水。水挟热而行涩，为是以数起而溺有余沥……治膀胱不利为癃。癃者，小便闭即不通。八正散加木香以取效。”

11. 明·王肯堂《证治准绳·杂病》第六册·闭癃遗尿：“遗尿者，溺出不自知也。闭癃者，溺闭不通而淋沥滴点也。唯肝与督脉、三焦、膀胱主之。肝脉、督脉主之者。经云：肝足厥阴之脉，过阴器，所生病者，遗溺闭癃……闭癃，合而言之，一病也。分而言之，有暴久之殊。盖闭者暴病，为溺闭点滴不出，俗名小便不通是也。癃者久病，为溺癃淋沥点滴而出，一日数十次或百次。”

12. 明·王肯堂《证治准绳·杂病》第六册·小便不通：“小便不利有三，不可概而论。若津液偏渗于肠胃，大便泄泻而小便涩少，一也，宜分利而已。若热搏于焦津液，则热湿而不行，二也，必渗泄则愈。若脾胃气涩，不能通调水道，下输膀胱而化者，三也，可顺气，令施化而出也。东垣大法，小便不通，皆邪热为病，分在气在血而治之。以渴与不渴而辨之。如渴而不利者，热在上焦肺分故也。夫小便者，是足太阳膀胱经所主也。肺合生水，若肺热不能生水，是绝其水之源……可以补肺之不足，淡味渗泄之药是也。茯苓、泽泻、琥珀、灯心、通草、车前子、木通、瞿麦、萹蓄之类，以清肺之气，泄其火，滋水之上源也。如不渴而小便不通者，热在下焦血分，故不渴而小便不通也。热闭于下焦者，肾也、膀胱也，乃阴中之阴，阴受热邪，闭塞其流。

须用感地之水运而生大苦之味，感天之寒气而生大寒之药，此气味俱阴，乃阴中之阴也。大寒之气，人感之生膀胱。寒水之运，人感之生肾。此药能补肾与膀胱。受阳中之阳热火之邪，而闭其下焦，使小便不通也。夫用大苦寒之药，治法当寒因热用。

如热在上焦，以栀子、黄芩。热在中焦，以黄连、芍药。热在下焦，以黄柏。热在气分，渴而小便闭，清肺散、猪苓汤、五苓散、茯苓琥珀汤、红秫散。热在血分，不渴而小便闭，滋肾丸、黄连丸、导气除燥汤。"

13. 清·张璐《张氏医通》卷七·小便不通闭癃："闭癃者，尿闭不通，淋沥点滴也，惟肝与督脉三焦膀胱主之……盖闭者，暴病，为尿点滴不出，俗名小便不通是也。"

14. 清·张路《张氏医通》卷七·小便不通·闭癃："小便不通……若肺热不能生水，是绝其寒水生化之源，宜清肺而滋化源，故当从肺分助其秋令，宜茯苓、泽泻、车前子、木通之类淡味渗泄之药，水自生焉。如不渴而小便不通者，热在下焦血分，肾与膀胱受热，闭塞其流，须知、柏之类苦寒气味俱阴之药以除其热，稍兼肉桂辛温散结之阳药以泄其闭，若服淡渗之味，则阳无以化，而阴愈闭塞不通矣。气分热，渴而小便闭，或黄或涩者，黄芩清肺饮。血分热，小便闭而不渴者，滋肾丸；不应，并中焦亦有热也，加莲、柏、甘草，等分煎服。阴虚而热入，渴而小便不通，或涩痛淋沥者，切禁五苓燥剂，宜导赤散。津液偏渗于大肠，大便泄泻，小便涩少，或水停心下，不能下输膀胱者，五苓散渗泄之。若六腑客热转于下焦而不通者，用益元散以清之。若气迫闭塞，升降不通者，二陈汤去半夏，加木通、滑石、柴胡、升麻以提之。汗出过多，小便赤涩，此五内枯燥，慎勿用利水之剂，生脉散加黄芪、当归。若右寸独数大，小便点滴而下者，此金燥不能生水，气化不及州都，生脉散去五味子，易大剂紫菀，可一服而愈。小便不通，腹下痛闷难忍如覆碗者为实，亦分在气在血。气壅于下者，四磨、六磨选用；血污于下者，代抵当丸。有火虚者，非与温补之剂则水不能行，如金匮肾气丸；元气下陷而水道不通者，补中益气汤加木通、车前，升清以降浊也。小便不利，审是气虚，独参汤少加广皮如神。凡小便不通，用独蒜涂脐法。以独蒜一枚，栀子三枚，盐少许，捣烂，摊纸贴脐，良久即通，未通，涂阴囊上立效，或用食盐半斤，炒热布包熨之。天行热病，小便不通，用蚯蚓泥升许，以水浸澄清，渴即与饮，不应，用地龙数枚，同芦根，捣汁饮之。"

15. 清·李用粹《证治汇补》卷之八·癃闭章："有热结下焦壅塞胞内，而气道涩滞者；有肺中伏热，不能生水，而气化不施者；有脾经湿热，清气郁滞，而浊气不降者；有痰涎阻结，气道不通者。有久病多汗，津液枯耗者；有肝经忿怒，气闭不通者。有脾虚气弱，通调失宜者。

脉紧而滑直者，不得小便也。又尺脉或浮，或涩，或缓，皆小便难，溺有余沥也。右寸关滑实者，痰滞上焦；细微者，中气不运。左尺脉洪数者，热结下焦；虚浮者，肾气不足。治法：一身之气关于肺，肺清则气行，肺浊则气壅。故小便不通，由肺气不能宣布者居多，宜清金降气为主，并参他症治之。若肺燥不能生水，当滋肾涤热。夫滋肾涤热，名为正治；清金润燥，名为隔二之治；燥脾健胃，名为隔三之治。又有水液只渗大肠，因而燥竭者，分利而已。有气滞不通，水道因而闭塞者，顺气为急。实热者，非咸寒则阳无以化；虚寒者，非温补则阴无以生。痰闭者，吐提可法；瘀血者，疏导兼行。脾虚气陷者，升提中气；下焦阳虚者，温补命门。用药：肺气受热，清肺饮；膀胱热结，八正散。气滞于内者，利气散。阴虚者，地黄汤；阳虚者，八味丸。脾虚不运者，补中益气汤；气虚不化者，六君子汤。血瘀者，牛膝汤；痰闭者，导痰汤，先服后吐。又有因小便不通，过服寒凉渗利诸剂，致气闭于下，寒郁于中，阴霾痞隔，不能气化而不通者，用干姜、升麻，煎服而愈。于此可悟夫天地升降之道，阴阳消长之理，故志之。"

[注] 李用粹治疗癃闭其九法方剂列出，至今对治前列腺增生有一定启发与指导意义。

16. 清·沈金鳌《杂病源流犀烛》卷七·小便闭癃源流："小便不利，仲景曰：阴虚，则小便难。丹溪曰：小便涩者，血因火烁，下焦无血，气不得降，而渗泄之令不行也，宜补阴降火。《入门》曰：小便难者，出不快也。经曰：阳入阴分，则膀胱热而小便难。《直指》曰：肾虚，小便数而沥，如欲渗之状宜温补。《纲目》曰：小便数而不利者有三：若大便泄泻，而津液涩少，一也，宜利而已。热搏下焦，津液不能行者，二也，必渗泻乃愈。若脾胃气涩，不能通调水道，下输膀胱而化者，三也，可咽气令施化而出，如茯苓琥珀散，用泽泻、滑石、赤苓、白术、猪苓、琥珀、肉桂、炙草者是也，不得混治。"

[注] 沈金鳌综合前医家，列出小便不利辨证分证条目。

17. 清·林珮琴《类证治裁》卷之七·闭癃遗溺："闭者，小便不通。癃者，小便不利……闭为暴病，癃为久病；闭则点滴难通，癃为淋沥不爽……附方 [气分] 黄芩清肺饮。[血分] 滋肾丸。[淋痛] 导赤散。[化气] 五苓散。[湿热] 益元散。[痰气] 二陈汤。[肺燥] 生脉散。[肾虚] 肾气丸。[瘀闭] 代抵当汤。[夹寒] 家韭子丸。[夹热] 白薇散。[滑脱] 秘元丹。[火衰] 右归饮。[心脾] 归脾丸。[肝肾] 五君子煎。[精虚] 固精丸。[虚冷] 螵蛸丸。[老人] 大菟丝子丸。[湿热] 萆薢分清饮。[昼频] 缩泉丸。[涩痛] 龙胆泻肝汤。[余沥] 茯菟丸。[湿热] 肾沥汤。[肾亏] 地黄饮子。"

[注] 林珮琴治疗闭癃的证治并非是前列腺增生症一病所属，也包括现代医学各种原因引起的尿潴留及无尿症，如神经性尿闭、膀胱括约肌痉挛、尿道结石、尿路肿瘤、尿道损伤、尿道狭窄等病所出现的尿潴留以及肾功能不全引起的少尿、无尿症。对上述疾病，可参照闭癃所属内容辨证论治。

【病因病理】

癃闭基本病理变化为三焦气化不利，其病位主要在膀胱与肾。

《素问·灵兰秘典论》说："膀胱者，州都之官，津液藏焉，气化则能出矣。"明确指出膀胱的生理功能为贮藏尿液，排尿则依靠其气化功能。故《素问·宣明五气论》又说："膀胱不利为癃。"阐明了膀胱气化失调是癃闭的基本病机。小便的通畅，有赖于三焦气化功能正常，而三焦气化依靠肺的通调、脾的转输、肾的气化、肝的疏泄，故肺、脾、肾、肝功能失调，亦可致癃闭。肾主水，与膀胱相表里，共司小便排泄，依赖肾的气化。此外膀胱的气化，亦受肾气所主，肾与膀胱气化正常，小便藏泄有序。若肾阳不足，命门火衰气化不及州都，则膀胱气化无权、小便排出困难亦可发生癃闭。此外，肺位于上焦，为水之上源；脾居中焦，主水液之升降；肝主疏泄，协调三焦气机之通畅。

如肺热壅盛，气不布津，通调失职，或热伤肺津，肾失滋源；又如湿热阻滞下注膀胱或中焦脾虚气陷，升降失度，失于运化与统摄；或肝气郁结，疏泄不及，则水道不利，痰浊、砂石、瘀血阻塞尿路，均可导致膀胱气化失常，癃而难出。或感受外邪、七情所伤、思虑过度、劳倦、久病失养、房劳、老年体弱、会阴损伤等引起三焦水之不畅而致本病。

由此可见，癃闭其病理有虚实之分，湿热下注（膀胱结热），肺热气壅，肝郁气滞，尿路阻塞，以致膀胱气化不利者为实证。中气不足，肾元亏虚，导致膀胱气化失司者为虚证。

现代医学认为，前列腺增生，确切病因尚不完全清楚。公认的重要因素，前列腺增生症主要是增生的腺体压迫膀胱颈后和后尿道所致。受压膀胱颈，刺激膀胱颈部的感受器，引起膀胱刺激征，导致静脉回流障碍，膀胱颈部充血水肿，感受器阈值降低，易受刺激；增生腺体向内压迫后尿道，导致尿道受压变形、狭窄、延长，尿道阻力增加，引起膀胱内压升高，并出现相关排尿梗阻症状。梗阻过程中症状加剧，残余尿增多，继而出现肾积水可加重尿路感染的发生和缓解时间延长，可继发泌尿系结石。若感染、结石、梗阻同时存在，三者互为因果，病情发展快，可出现严重症状，充溢性尿失禁，甚至发生肾功能损害。前列腺增生原因与性激素平衡失调及其他内分泌器官的激素失调有关。若在雄激素的长期作用下，前列腺体积逐渐增大。前列腺组织中的 5α-还原酶能使血清中的睾酮转化为双氢睾酮，后者特异性地与前列腺细胞上的雄激素受体结合，刺激细胞增大、增多，从而形成前列腺增生症。

前列腺增生发病有多种因素，其中雄激素、生长因子、上皮和间质细胞的增殖以及细胞凋亡的平衡性失调等，是导致本病的主要原因。

【临床症状】

前列腺增生多见于 50 岁以上男性。起病缓慢，以进行性加重的尿频、排尿困难为主要症状。初起，排尿等待一段时间方能排出，排一部分后略停顿再排，排尿终了后仍有尿液滴出，以后梗阻加重、排尿无力、尿线变细、尿的射程缩短；尿频和夜尿次数增加，排尿时不能将尿排尽，有剩余尿感，剩余尿愈多，表示梗阻愈重，因剩余尿过多时，膀胱收缩能力逐渐减弱，导致尿潴留。由于气候变化、劳累、饮酒、憋尿、使用解痉药等诱因，前列腺和膀胱颈部局部充血水肿，压迫尿道引起急性尿潴留。或由于膀胱颈部受压充血水肿合并尿路感染，或有结石刺激，可出现尿频、尿急、尿痛及血尿现象。长期慢性尿潴留可引起严重积水，出现神疲乏力，食欲不振，面色无华，消瘦贫血，头晕口渴，血压升高，或嗜睡和意识迟钝等肾功能不全症状。

直肠指诊：前列腺增大，表面光滑，中等硬度而具有弹性，中央沟变浅或消失。如发现硬结，应做针吸细胞学或取活体组织检查。

实验室检查：包括血、尿常规、尿培养、肾功能等检查，通过检查可了解是否有血尿、蛋白尿、脓尿及尿糖，可以判断有无继发感染、结石及糖尿病或肾功能损害程度。

特殊检查：残余尿测定时判断前列腺增大情况。B 型超声检查：观察前列腺形态、结构，测定体积大小及重量。

膀胱镜检查：可直接观察膀胱颈部情况，了解前列腺增生形态，并能观察膀胱内部有无憩室、结石、肿瘤及有无并发感染等。

【鉴别诊断】

前列腺增生应与前列腺癌、神经源性膀胱功能障碍、膀胱颈硬化相鉴别。

1. 前列腺癌：发病年龄、排尿困难等症状可与前列腺增生相似，并可同时存在，但前列腺癌多数病程较短，进展快，前列腺有不规则结节状，质地坚硬，腺体固定，和周围界限不清，酸性磷酸酶和 PSA 可升高。

2. 神经源性膀胱功能障碍：临床表现与前列腺增生引起排尿困难及梗阻症状相似，多因广泛盆腔手术及神经系统病变引起。直肠指诊前列腺不大，肛门括约肌松弛，收缩能力减弱或消失。尿流动力学检查可协助诊断。

3. 膀胱颈硬化：直肠指诊时前列腺不大。膀胱尿道镜检可见膀胱颈隆起、硬化，黏膜苍白，析光强，尿道内口变形。

【内服药疗法】

1. 湿热下注证：

[主证] 小便频数、排尿不畅、尿道灼热疼痛或涩痛，甚或小便点滴不通，大便干燥，口苦口黏，或伴有发热，少腹胀满，舌质红，舌苔黄腻，脉数或滑数。

[方剂] 八正散。

[组成] 车前子、瞿麦、萹蓄、滑石、山栀子仁、甘草（炙）、木通、大黄（面裹煨，去面，切，焙）各500g。

[制法] 上为散。每次6g，用水150mL，加灯心3g，煎至100mL，去滓。

[用法] 食后、临卧温服。

[功效] 清热泻火，利水通淋。

[主治] 湿热下注……尿频涩痛，淋漓不畅，甚或淋闭不通，小腹胀满，口燥咽干，舌红苔黄，脉数者。

[方剂来源] 宋·太医局《太平惠民和剂局方》。

2. 肺热壅盛证：

[主证] 小便不畅或点滴不通，咽干，烦渴欲饮，呼吸急促或有咳嗽，舌质红，舌苔薄黄，脉数。

[方剂] 清肺饮。

[组成] 茯苓、黄芩、桑皮、麦冬、车前子、山栀、木通各等分。

[制法] 水煎去滓，取液。

[用法] 温服。

[功效] 清泄肺热，通利水道。

[主治] 肺热口渴，小便不通。

[方剂来源] 清·李用粹《证治汇补》。

3. 肝郁气滞证：

[主证] 小便不通或通而不爽或点滴而下，伴有情志抑郁，急躁易怒，口苦咽干，胁腹胀痛，会阴胀痛，舌质红，舌苔薄黄，脉弦。

[方剂] 沉香散。

[组成] 沉香（不焙）7.5g，石韦（去毛）、滑石、王不留行、当归（炒）各15g，葵子（炒）、白芍药各22.5g，甘草（1料），橘皮各7.5g。

[制法] 上为细末。

[用法] 每服6g，食前煎大麦汤或米饮调服。

[功效] 行气解郁，利尿通淋。

[主治] 气郁所致的气淋，小腹胀满，小便不通。

[方剂来源] 宋·陈言《三因极一病证方论》。

4. 浊瘀阻塞证：

[主证] 小便点滴而下，或尿如细线，或阻塞不通，小腹胀满疼痛，舌质紫暗或有瘀点，脉弦或涩。

［方剂］牛膝汤。

［组成］牛膝、归尾、黄芩、琥珀末少许。

［制法］水煎，去滓。

［用法］温服。

［功效］祛瘀利尿。

［主治］瘀血内阻，小便不通。

［方剂来源］清·李用粹《证治汇补》。

5. 中气不足证：

［主证］小便滴沥不畅，时欲小便而不得出，少腹坠胀或气坠肛脱，神疲乏力，食欲不振，气短而语声低微，舌质淡，舌苔薄白，脉细。

［方剂］加味四君子汤。

［组成］人参、白术、白茯苓、炙甘草、麦冬、车前子各3g，桂心1.5g。

［制法］加生姜3片，水煎，去滓。

［用法］食前服。

［功效］益气利尿。

［主治］小便不通，或虽通而短少。

［方剂来源］明·万全《万氏女科》。

［方剂］补中益气汤。

［组成］黄芪4.5g，人参、甘草各3g，白术、陈皮、当归各1.5g，升麻、柴胡各0.9g，姜、枣各适量。

［制法］上咬咀，都做一服，用水300mL，煎至150mL，去滓。

［用法］早饭后温服。

［功效］补中益气，升阳举陷。

［主治］脾虚气弱，膀胱气化无力。

［加味］五味子、山药。

［方剂来源］清·林珮琴《类证治裁》。

6. 肾阴不足证：

［主证］小便频数不爽，淋漓不尽，或时欲小便而不得尿，五心烦热，失眠多梦，腰膝酸软，舌质红，舌苔苔少，脉细数。

［方剂］滋阴化气汤。

［组成］黄连（炒）、黄柏、甘草（炙）、知母各30g。

［制法］上药研细末，调匀1次4g，加水260mL，煎至125mL，去渣。

［用法］食前，温服。

［功效］滋阴化气，通利小便（利尿）。

［主治］小便不利。

"论曰：问此如何得利？答曰：无阳者阴无以生，无阴者阳无以化。又云：膀胱者津液之府，气化则能出焉。因服热药过度，乃亡阴也。二药助阴，使气得化，故小便得以通也。或以滋肾丸服之，其效更速。"

［方剂来源］元·罗天益《卫生宝鉴》。

元·罗天益《卫生定鉴》：

"滋肾丸：治下焦阴虚，脚膝软而无力，阴汗阴痿，足热不能履地，不渴而小便闭。

肉桂二钱，知母二两，酒洗，焙干，黄柏二两，酒洗焙。

《内经》曰：热者寒之。又云：肾恶燥，急食辛以润之。黄柏之苦辛寒，泻热补水润燥为君；知母苦寒，以泻肾火为佐；肉桂辛热，寒因热用也。上为末，熟水丸如鸡头实大，每服一百丸加至二百丸，百沸汤送下，空心服之。"

[注] 寒因热用：反治法之一，出自《素问·至真要大论》，指寒凉药治热证，反佐以热而发挥作用。

[方剂] 地黄汤 1。

[组成] 熟地、山药、牡丹皮、泽泻、茯苓、麦冬、牛膝、车前子。

[制法] 水煎，去滓。

[用法] 温服。

[功效] 滋补肾阴，利尿通闭。

[主治] 治阴虚小便不通。

[方剂来源] 清·李用粹《证治汇补》。

[方剂] 地黄汤 2。

[组成] 熟干地黄（切，焙）、人参、石韦（去毛）各 30g，滑石 22.5g，王不留行、冬葵子（炒）、车前子、甘遂（炒）、木通各 15g。

[制法] 上为粗末。每次 9g，用水 150mL，煎至 105mL，去滓。

[用法] 温服，不拘时候。

[功效] 益气养阴，利水通淋。

[主治] 小便结涩不通。

[方剂来源] 宋·赵佶《圣济总录》。

7. 肾阳虚衰证：

[主证] 排尿无力、小便点滴不爽或小便不通，或小便失禁，面色苍白，神疲怯弱，畏寒肢冷，腰酸乏力，舌质淡，舌苔白，脉沉细弱。

[方剂] 济生肾气丸。

[组成] 附子（炮）60g，白茯苓（去皮）、泽泻、山茱萸（取肉）、山药（炒）、车前子（酒蒸）、牡丹皮（去木）各 30g，官桂（不见火）、川牛膝（去芦、酒浸）、熟地黄各 15g。

[制法] 上为末，炼蜜为丸，如梧桐子大。

[用法] 每次服 70 丸，空腹，用米汤送服。

[功效] 温补肾阳，通窍利尿。

[主治] 肾虚小便不利。

[方剂来源] 宋·严用和《严氏济生方》。

[方剂] 八味丸。

[组成] 熟地 240g，山萸肉、山药各 120g，牡丹皮、泽泻、茯苓各 90g，肉桂、附子各 30g。

[制法] 上为末，炼蜜为丸，如梧桐子大。

[用法] 每次服 50~70 丸，口服。

[功效] 温补肾阳，行气利尿。

[主治] 肾阳虚癃闭。

［方剂来源］清·李用粹《证治汇补》。

［注］明·吴昆《医方考》卷之四·小便不禁门："八味丸……肾间水火俱虚，小便不调者，此方主之。"李用粹八味丸与此相同。

【外治方药】

1. 地龙膏：

［组成］白颈地龙、小茴香。

［制法］上药杵汁。

［用法］倾于脐内。

［功效］温中利水。

［主治］老人小便不通。

［方剂来源］宋·陈直《养老奉亲书》。

2. 滋肾膏：

［组成］生地、熟地、山药、山萸肉各 120g，牡丹皮、泽泻、白茯苓、锁阳、龟板各 90g，牛膝、枸杞子、党参、麦冬各 60g，天冬、知母、黄柏（盐水炒）、五味子、官桂各 30g。

［制法］麻油熬黄，入丹收膏。

［用法］贴心口、丹田。

［功效］平补阴阳。

［主治］老年水火俱亏，肾气虚乏，下元冷惫，腰痛脚软，夜卧多尿，面黑口干，耳焦枯者。

［方剂来源］清·吴尚先《理瀹骈文》。

3. 涂脐膏：

［组成］地龙、猪苓（去皮）、针砂，以上各 30g。

［制法］上为细末，擂葱涎调成膏。

［用法］敷脐中，约一寸高阔，绢帛束之，二日一换。

［功效］通窍利尿。

［主治］小便绝少。

［方剂来源］宋·严用和《严氏济生方》。

【外治疗法】

1. 小便不通或排尿不畅宜用地龙膏倾于脐中，有利尿作用（详见本章节）。

2. 肾气不足或夜尿多者，宜用滋肾膏贴心口、丹田，平补阴阳。

【针灸疗法】

针刺膀胱俞、阴陵泉、肾俞、关元、气海、中极、三阴交，或灸气海。

经服药、外敷、针灸等治疗无效时可置入导尿管进行导尿。

【手术疗法】

经非手术疗法无效者，应考虑手术治疗，切除前列腺增生部分。

【护理与预防】

1. 勿长时间憋尿，避免长时间压迫会阴部。

2. 勿过食辛辣刺激食物。

3. 多食含纤维性食物，保持大便通畅。

4. 置导尿管患者，应定期更换尿管，冲洗膀胱，防止感染。

第四节 睾丸炎与附睾炎

睾丸炎是睾丸遭受感染引起的炎性疾病，分为特异性感染（淋球菌、结核杆菌、梅毒螺旋体所致）和非特异性感染，本节仅讨论非特异性感染。临床上可分为急性非特异性睾丸炎与腮腺炎性睾丸炎两种。附睾炎是发生于附睾的非特异性感染，有急慢之分。急性附睾炎和睾丸炎症通常互相影响，难以分开，临床上常合称或单称一种，如急性睾丸炎，或急性附睾炎。睾丸炎、附睾炎中医称"子痈""卵子痈""肾子痈""子痈"，急性腮腺炎性睾丸炎中医称"卵子瘟"，有30%左右急性流行性腮腺炎患者可并发睾丸炎。

【中国古代中医论述】

1. 唐·孙思邈《华佗神医秘传》卷四·华佗治子痈神方："子痈者谓肾子作痛，溃烂成脓，不急治愈，有妨生命，方用：川楝、秦艽、陈皮、赤芍、甘草、防风、泽泻各一钱五分，枸橘一枚，水煎服，一剂即愈。"

2. 宋·严用和《严氏济生方》卷四："卵核肿胀，偏有大小，或坚硬如石，或引脐腹绞痛，甚则肤囊肿胀，或成疮毒，轻则时出黄水，甚则成痈溃烂。"

3. 清·王维德《外科证治全生集》下部治法·子痈治法："如肾子做痛，而不上升者，外观红色子痈也。"

4. 清·祁坤《外科大成》下部前·囊痈·附卵子："忽然囊红发热阴子一大一小，状若伤寒，其发迅速者，卵子瘟也。"

5. 清·顾世澄《疡医大全》卷之二十四·疝气偏坠门主论："睾丸所络之筋非尽由厥阴，而太阴阳明之筋亦入络也。故患左丸者痛多肿少，患右丸者痛少肿多也。又有身体发热，耳后忽生痄腮，红肿胀痛，腮肿将退，而睾丸忽胀，一丸极大，一丸极小，似乎偏坠而实非，盖耳旁乃少阳胆经之分，与肝经相为表里，少阳感受风热而遗发于肝经也。"

［注］顾世澄对病毒引起的急性睾丸炎做了较详细的叙述。

6. 清·余景和《外证医案汇编》卷三·子痈："疝本肝肾为病，又挟湿热注热，以致睾丸肿痒。"

［注］余景和提到"疝"，顾世澄也论述了子痈，余景和在囊痈论述中提到"湿邪下坠为疝，治当分消。"

【病因病理】

本病多由于情志不舒，肝气郁结，湿热内蕴肝经，外感湿热火毒或嗜醇酒厚味，过食辛辣炙煿之物，损伤脾胃湿热内生，下注厥阴之络，血壅气滞而为肿为痛；若湿热蕴结不散，化火生毒，火毒深蕴，气血壅滞，日久化热腐肉成脓。或外感寒湿，客于肾子，湿盛则为肿，寒甚则为痛，寒湿凝滞郁久化热，则可腐肉成脓。或房事不节与不洁，或跌仆损伤等也可以引起。现代医学认为，本病多继发于尿道、前列腺或精囊感染，偶由血运或淋巴感染，致病菌为大肠埃希菌、葡萄球菌、变形杆菌、粪链球菌和绿脓杆菌等。慢性常由于急性期治疗不彻底所致，也可由于尿道、前列腺或精囊慢性病灶而引起。附睾小管因长期炎症刺激发生纤维化，若累及双侧，且管腔闭塞造成不育。

【临床症状】

本病发病急、阴囊内胀痛和坠胀感，不久出现肿胀至剧烈疼痛，可向患侧腹股沟及下腹部反射，阴囊皮肤红肿，睾丸肿大，质地坚硬，触痛，若脓肿形成可自行穿破，溃后流出黄稠脓液，可伴有高热、恶寒、头痛、口渴等全身症状。

1. 急性非特异性睾丸炎：多发于单侧。睾丸肿痛，由轻微不适到剧烈疼痛不等，向患侧腹股沟放射，阴囊皮肤发红、肿胀，伴寒战、高热、头痛、恶心呕吐等。

2. 慢性非特异性睾丸炎：多由急性迁延而来，也可无急性期。因长期轻度感染而形成。其症状一般无特异症状，有时自觉局部不适，隐痛，睾丸呈均匀轻度增大，发硬与皮肤不粘连，有轻度触痛，输精管正常或稍发硬。

3. 腮腺炎性睾丸炎：常在腮腺炎后 4~7 天发病，由单侧累及双侧，睾丸肿痛，向患侧腹股沟放射，阴囊皮肤发红，肿胀，无尿路症状。一般不伴有鞘膜积液时，透光试验阳性。血清免疫荧光抗体检查可检测血清中腮腺炎病毒抗体。

4. 急性附睾炎：起病急，阴囊疼痛，肿大，有坠胀感，皮肤红肿，附睾肿大变硬，压痛明显，附睾、睾丸融成一硬块，疼痛，沿精索放射至腹股沟，甚者至腰部，疼痛剧烈，患者极度痛苦，可有寒战、高热等全身症状，若脓肿形成，可有波动感，可自行穿破，脓溃则有瘘管，愈合慢。

（1）血常规：急性期白细胞总数增高，中性粒细胞百分比增高。

（2）尿常规：急性期可见白细胞和脓细胞，慢性期合并前列腺炎时可见红细胞。细菌感染的尿液及鞘膜液培养多为阳性。

5. 慢性附睾炎：有急性附睾炎病史，或慢性前列腺炎、精囊炎病史，阴囊轻度坠胀不适，或疼痛，可放射至下腹部及同侧大腿内侧，休息后好转。触诊患侧附睾增厚、增大，精索及输精管增粗或正常。与睾丸界限清楚，前列腺变硬或有纤维化结节。

【鉴别诊断】

本病可与疝气、子痰相鉴别。

1. 右侧子痈应与腹股沟斜疝嵌顿鉴别，患者有疝气病史，常在剧烈运动或排便后，疝块突然突出或增大，不能回纳腹腔，疝块紧张发硬，睾丸无触痛，时有阵发性腹痛、呕吐等。

2. 子痰：肾子肿硬（附睾触及结节，有轻微疼痛，输精管增粗且多有串珠样结节，局部不红不热，病久则形成脓肿，溃破后形成窦道，有稀薄的豆渣样分泌物）。

【内服药疗法】

1. 湿热蕴结证：

［主证］阴囊部突然肿痛，并迅速肿大，疼痛加剧，牵及会阴、小腹，查阴囊皮肤红肿增大，触之附睾肿硬，痛甚者拒按，可伴有恶寒发热，口干口苦，小便黄，舌红，苔黄腻，脉滑数或弦数。

［方剂］龙胆泻肝汤。

［组成］龙胆草、连翘、生地、泽泻各 3g，车前子、木通、当归、山栀、甘草、黄连、黄芩各 1.5g。

［制法］用法 400mL，煎至 320mL，去滓。

［用法］温服，1 日 2 次。

［功效］清肝利湿，解毒消肿。

［主治］肝经湿热……阴囊肿痛，红热甚者。

［加减］便秘，加大黄 6g。

［方剂来源］明·陈实功《外科正宗》。

2. 火毒壅盛证：

[主证] 阴囊肿胀质硬，剧痛，或有跳痛，若有脓已成则按之中软，指下有波动感，伴有高热不退，口渴，小便黄少，舌质红，舌苔黄腻，脉数或洪数。

[方剂] 千金消毒散。

[组成] 连翘、黄连、赤芍各3g，金银花、归尾各30g，皂角刺、牡蛎、天花粉、大黄、芒硝各9g。

[制法] 上锉1剂。酒、水各半煎，去滓。

[用法] 分2次温服。

[功效] 清热泻火，解毒消肿。

[主治] 一切恶疮……肿毒……脉洪数，肿甚欲作脓者。

[方剂来源] 明·龚廷贤《万病回春》。

[方剂] 龙胆泻肝汤。

[组成] 龙胆草、当归尾各6g，金银花、天花粉、连翘、黄芩各4.5g，牡丹皮、防风、木通、知母、甘草各3g。

[制法] 水煎，去滓。

[用法] 分2次温服。

[功效] 泻肝利湿，清热解毒。

[主治] 肝胆湿热下注，小便赤涩，囊痈。

[方剂来源] 清·王洪绪《外科证治全生集》。

[方剂] 仙方活命饮。

[组成] 穿山甲蛤粉炒、白芷、陈皮、当归、制没药、防风、金银花、皂角刺、天花粉、甘草节、贝母去心、赤芍。

[制法] 上用酒225mL，煎数沸，至75mL，去滓。

[用法] 温服。

[功效] 泻火解毒，活血透脓。

[主治] 治一切阳毒，未成脓者内消，已成脓者即溃，止痛消毒之圣药也。

[方剂来源] 清·王洪绪《外科证治全生集》。

3. 气滞痰凝证：

[主证] 起病缓慢或急性期后附睾硬结不消，精索粗肿，轻微触痛或坠胀；牵引少腹不适，舌质红，舌苔白，脉滑或弦。

[方剂] 橘核丸。

[组成] 橘核炒，海藻洗，昆布洗，海带洗，川楝子取肉，炒，桃仁麸炒，各30g，厚朴去皮，姜汁制，炒，木通，枳实麸炒，延胡索炒，去皮，桂心不见火，木香不见火，各15g。

[制法] 上为细末，酒糊为丸，如桐子大。每服70丸，空心，温酒、盐汤任下。

[功效] 软坚散结，化瘀止痛。

[主治] 卵核肿胀，偏有大小，或坚硬如石，或引脐腹绞痛，痛则肤囊肿胀，或成疮毒，轻则时出黄水，甚则成痈溃烂。

[方剂来源] 宋·严用和《严氏济生方》。

【外治方药】

1. 七圣散：

［组成］黄芩30g，大黄3g，白滑石120g（另研）。

［制法］上为细末。

［用法］用冷水调，扫肿处。如药干，再扫，疼痛即止。

［功效］清热解毒，消肿止痛。

［主治］热毒赤肿，疼痛不可忍者。

［方剂来源］宋·杨倓《杨氏家藏方》。

2. 春雪膏：

［组成］白胶香（拣净为末，筛过）30g，蓖麻子仁（红壳者佳，捣极烂）49粒。

［制法］上药拌匀，入瓷碗内，上盖一小碗，用面糊封口，重汤煮1.5小时，收贮。

［用法］贴患处。

［功效］消肿止痛，呼脓收口。

［主治］一切肿毒、疬串，无论已破未破。

［方剂来源］清·陶永喜、王承勋《惠直堂经验方》。

3. 春和膏：

［组成］白芷、当归、木香、川附子、穿山甲、木通、防风、荆芥、香木鳖、白芥子、僵蚕、青皮、核桃各60g，川乌、草乌各30g，生半夏、生大黄、南星各90g，青葱120g，蒲公英90g。

［制法］上切碎，用麻油6kg，浸3日，煎枯去滓，黄丹收膏，熔入松香15g，候冷，再加丁香120g，肉桂60g，琥珀30g，麝香9g，为末，和匀收贮。用时摊于布或纸上。

［用法］贴患处。

［功效］温阳解毒，化痰散结。

［主治］阴寒痰毒。

［方剂来源］清·巢崇山《千金珍秘方选》。

4. 封口药：

［组成］牡蛎（煅存性）、赤石脂（生，研）、国丹各等分。

［制法］上为细末，香油调。

［用法］涂疮口。待消肿散血合口，再加血竭干掺之。

［功效］止血消肿，敛疮生肌。

［主治］肉皮损伤破裂者。

［方剂来源］明·徐春甫《古今医统大全》。

5. 神异膏：

［组成］归尾、川芎各15g，赤芍6g，生地12g，防风、羌活、白芷、元参、黄芪各15g，官桂9g，桃仁、杏仁、木鳖子各49个，何首乌9g，牛子15g，穿山甲12g，蜂房9g，蛇蜕、大黄、黄柏各6g，乱发（男者，如鸡子大）一团，槐、柳皮（长3.3cm）49节。

［制法］上用麻油1.62kg，将药入锅内浸，春五、夏三、秋七、冬十日，用桑柴文武火煎油成黑色，穿山甲浮起黑色为度，滤去滓，再熬至滴水成珠，陆续下黄丹420g，用柳条不住手搅，软硬得所，下乳香、没药各9g，风蝎6g，降真香9g，待冷定，下麝香末6g，水浸二三日去毒，摊于布或纸上。

　　［用法］贴患处，中毒每日换 1 次，毒甚每日换二三次。

　　［功效］活血解毒，消肿止痛。

　　［主治］诸般毒疮，不论已成未成，或已溃未溃。

　　［方剂来源］明·龚廷贤《寿世保元》。

【外治疗法】

　　1. 急性期肾子疼痛明显，阴囊红肿者宜用七圣散外扫痛肿，清热解毒，消肿止痛（详见本章节）。

　　2. 急性期脓未成者，或脓已成者用春雪膏，神异膏外敷活血解毒，消肿止痛，呼脓收口（详见本章节）。

　　3. 溃后用生肌散或封口药外敷，敛疮生肌（详见本章节）。生肌散见皮肤炭疽章节。

　　4. 慢性者用春和膏，温经解毒，化痰散结（详见本章节）。

【其他疗法】

　　用足量抗生素以控制感染，高热伴中毒症状明显应加用激素治疗，腮腺炎性睾丸炎抗生素治疗无效，以对症治疗为主。

　　附睾疼痛剧烈的患者，可用 0.5% 利多卡因做患侧精索封闭。

【手术疗法】

　　脓肿形成时，应及时切开引流，以减少睾丸受伤或因血循环受压而坏死的可能。

【护理与预防】

　　1. 急性期应卧床休息，用阴囊托或丁字带托起阴囊，局部冷敷对疼痛有一定效果。

　　2. 多饮水，宜食清淡食物，忌辛辣厚味。

第五节　鞘膜积液

　　鞘膜积液或称鞘膜积水，是指睾丸或精索的鞘膜囊内有过多的水液积存所引起的阴囊肿大，肿块较大者，则有阴囊下坠感，过大时影响行动等。中医称"水疝""癫疝"。

【中国古代中医论述】

　　1.《灵枢·刺节真邪》："故饮食不节，喜怒不时，津液内溢，乃下留于睾，血道不通，日大不休，俛仰不便，趋翔不能，此病荣然有水，不上不下。"

　　2. 唐·孙思邈《华佗神医秘传》卷四·华佗治诸疝神方："诸疝名状不一，其痛在心腹者凡七：曰厥疝，曰症疝，曰寒疝，曰气疝，曰盘疝，曰腑疝，曰狼疝。痛在睾丸者亦七，曰寒疝、曰水疝、曰筋疝、曰血疝、曰气疝、曰狐疝、曰癫疝。下方悉主之：蜀椒四分，桔梗、芍药、干姜、厚朴（炙），细辛、附子（炮）各二分，乌头（炮）一分，右末之，蜜和丸如大豆，服三丸，加至七八丸，日三。"

　　3. 唐·孙思邈《华佗神医秘传》卷四·华佗治诸癫疝神方："本症发生时，阴囊肿缒，如升如斗，不痒不痛。得之地气卑湿所生，故江淮之间，湫溏之处，多感此疾。治用：香附二钱为末，海藻一钱煎酒，空心调下，并食海藻。"

　　4. 隋·巢元方《诸病源候论》卷四·虚劳阴肿候："此由风热客于肾经，肾经流于阴器，肾虚不能宣散，故肿也。"

　　5. 隋·巢元方《诸病源候论》卷四·虚劳阴疝肿缩候："疝者，气痛也，众筋会于阴器，邪客于厥阴，少阴之经，与冷气相搏，则阴痛肿而挛缩。"

　　6. 金·张从正《儒门事亲》卷二·疝本经宜通勿塞状十九："七疝者何？寒疝、水疝、筋疝、血疝、气疝、狐疝、癫疝，是调七疝……阴道不兴，阴囊肿坠，大于升斗，余先以导水百余丸，少顷，以猪肾散投之。"

"水疝，其状肾囊肿痛，阴汗时出，或囊肿而状如水晶，或囊痒而燥出黄水，或少腹中按之作水声。得于饮水醉酒，使内过劳，汗出而遇风寒湿之气，聚于囊中，故水多。"

"癫疝，其状阴囊肿缒，如升如斗，不痒不痛者是也。得之地气卑湿所生，故江淮之间，湫塘之处，多感此疾。宜以祛湿之药下之。"

7. 明·陈实功《外科正宗》卷三·囊痈论第三十三："又一种水疝，皮色光亮，无热无红，肿痛有时，内有聚水，宜用针从便处引去水气则安。"

8. 明·程玠《松崖医径》后集·疝气："疝气者，《内经》曰：肝脉大急沉，皆为疝。又曰：三阳急为瘕，三阴急为疝。《难经》曰：任脉之为病，其内苦结，男子为七疝。夫所谓七疝者，寒、水、筋、血、气、狐、癫七者是也。医者宜分别七证而治之。

秘传马蔺花丸：治七疝癫气，及妇人阴癫坠下、小儿偏坠等证，无有不效者。马蔺花醋炒、川楝子、橘核、海藻、海带、昆布三味俱盐酒洗，桃仁去皮尖，各一两，厚朴姜制、木通、枳实麸炒、延胡索、肉桂、木香、槟榔各半两，脉沉细，手足逆冷者，加川乌头一个炮，半两。上为细末，酒糊丸如梧桐子大，每服五七十丸，或酒，或姜盐汤，任意送下。

凡治七疝，须先灸大敦穴。一名大顺，在足大拇指离指甲如韭叶大，灸三壮，乃足厥阴井也。"

9. 清·罗国纲《罗氏会约医镜》卷十卷："湿气便盛，浊液凝聚……流于厥阴……至于湿则肿坠，虚者亦肿坠……治癫疝，阴囊肿大不一……荔枝散。阴疝肿坠：木鳖子仁醋磨，调芙蓉叶末敷之。"

10. 清·张璐《张氏医通》卷七·疝："癫疝，睾囊肿大，如斗如栲栳甚者与身齐等，而不作痛，中藏秽液甚多，此湿邪也，最为难治；但觉微痛者可治，桂苓丸加苍术、厚朴、黄柏、川乌。

水疝：肾囊肿痛，阴汗如流，囊如水晶，小腹内按之作声，得之饮酒使内，更感风寒，湿留囊中所致，五苓散换苍术，加楝实、柏皮。"

[注] 栲栳：用柳条编成的容器，形状像斗，也叫笆斗。

11. 清·陈复正《幼幼集成》卷之四·疝气证治："小儿湿地上坐，或有蚯蚓吹其卵，肿大而垂者，以盐汤浸洗之，盖盐能杀蚯蚓毒也。或以苍术煎汤，加盐少许洗之效。"

12. 清·高秉钧《疡科心得集》辨囊痈悬痈论："又有一种水疝，肿痛而皮色光亮，无热无红，内有聚水，宜用针针之，引去水气则安，内服五苓等利湿之药。"

[注] 高秉钧提出用五苓散等利湿之药，治法、方剂无特定规格，凡清除厥阴之湿气方剂可辨证应用。

13. 清·姚俊《经验良方全集》卷二·疝气："治癫疝偏坠，气胀不能动者，丹皮、防风等分为末，酒服二钱。"

【病因病理】

水疝与肝、脾、肾三脏相关，肝经循少腹，络阴器肝失疏泄，感受寒湿之邪，生湿积聚阴囊，或脾失健运，水湿内生，流注阴囊日久"中藏秽液甚多"或先天肾气不足，肾虚气化不利，水湿内停聚集下注阴囊而成本病，或感受风寒湿邪，或汗出遇寒，寒湿之邪客于肝肾二经，凝滞郁结；停聚于阴囊；或素有湿热，下注于肝经，蕴结阴囊，郁久化热而成本病，或阴囊部外伤、手术等，损伤络脉，瘀血停滞络阻，水湿不行，聚于阴囊或睾鞘。总之，水疝以水湿为患。发于青年人者，饮食不慎导致脾胃虚弱，脾失健运，水湿内停，发于老年人者，多因命门火衰，寒湿停聚；发于婴幼儿者，多因先天不足，"形气未充"，或外伤而致瘀血阻塞肾络及水道。

现代医学认为，正常情况下，睾丸鞘膜囊仅有极少量的浆液，当睾丸鞘膜囊内积聚的液体超过正常量而形成囊肿者，或鞘膜闭合反常，有积液时称为鞘膜积液。鞘膜积液又可分为睾丸鞘膜积液、先天性鞘膜积液、婴儿型鞘膜积液、精索鞘膜积液。其原因是鞘膜的分泌增多或吸收障碍。本病分为急性和慢性两类，急性鞘膜积液多继发于急性睾丸炎、附睾炎、精索炎、腮腺炎、精索静脉手术、腹股沟疝修补术、阴囊手术以及局部创伤等。慢性鞘膜积液常见于原发性，病因不清楚，可能与慢性炎症和创伤有关。慢性鞘膜积液也可继发于慢性睾丸、附睾炎，精索炎，血吸虫病、血丝虫病，结核病、梅毒、肿瘤等。其病理，鞘膜分泌过多或吸收减少，形成睾丸鞘膜积液，如慢性鞘膜积液，积液过多，张力加大影响睾丸血液运行及温度，可引起睾丸萎缩。积液成分依急、慢性积液而不同。原发性鞘膜积液为淡黄色清亮液体，继发性鞘膜积液可见混浊、血性或铁锈色液体。

【临床症状】

阴囊积液多发生单侧，阴囊内或腹股沟区有一囊性肿块（积液）并逐渐增大，一般无自觉症状，如肿物较大时常感到阴囊下坠感，有时发胀或影响正常行动，直立时牵引精索可有钝痛或牵拉感。巨大睾丸鞘膜积液时，阴茎缩入包皮，影响排尿及行动，具有以下特点：

1. 精索鞘膜积液呈长方形或长圆形或棱形，位于睾丸上方至腹股沟内环区，酷似两个睾丸，牵拉睾丸可随之活动。

2. 睾丸鞘膜积液多呈圆形，不易扪及睾丸，表面光滑有波动感，与阴囊皮肤不粘连。

3. 婴儿型鞘膜积液肿块呈梨形，在腹股沟逐渐变细；先天性交通性鞘膜和积液在卧位时按压肿块，其可逐渐缩小或完全消失，站立后患侧又可出现。

4. 一般鞘膜积液不因体位不同而有所改变。体检时，阴囊透光试验阳性，穿刺可抽出液体。若怀疑睾丸、附睾丸或有疝者，禁忌穿刺；急性感染性鞘膜积液也不宜穿刺。

5. 超声波检查：可确定睾丸、附睾丸有无病变，是囊性还是实性。

【鉴别诊断】

本病应与腹股沟疝、精液囊肿相鉴别。

1. 腹股沟疝：咳嗽时有冲击感，但无波动，透光试验阴性，叩诊为鼓音，可听到肠鸣音，易还纳入腹腔，可触及睾丸。

2. 精液囊肿：阴囊内囊性肿物，常位于睾丸后上方，附睾头部上相连，体积较小，圆形光滑有弹性，穿刺囊肿液呈乳白色，镜检时有死精子。

【内服药疗法】

1. 脾肾虚寒证：

[主证] 阴囊肿大，日久不消，不红不热，不痛，有坠胀不适感，可伴有腰膝酸冷，神疲乏力，溲清便溏，舌质淡，苔薄白或白腻，脉沉细无力。

[方剂] 水疝汤。

[组成] 白茯苓、萆薢、泽泻、石斛、车前子各6g。

[制法] 水煎，去滓。

[用法] 临卧及五更（3~5min）各服1剂。

[功效] 利水渗湿。

［主治］水疝。

［方剂来源］清·何梦瑶《医碥》。

［方剂］茴香五苓散。

［组成］猪苓、茯苓、白术（炒）各 22g，泽泻 36g，肉桂 15g，小茴香 5g，川楝子 15g。

［制法］上药研细。

［用法］加水 125mL 煎至 75mL，口服。

［功效］温肾健脾，化气行水。

［主治］水疝。

［方剂来源］清·何梦瑶《医碥》。

2. 寒湿凝聚证：

［主证］阴囊肿大，不红不热，不痛或隐痛，阴囊湿汗出，坠胀感明显，牵及少腹，阴囊发凉，舌质淡，舌苔白或薄腻，脉沉或弦。

［方剂］五苓散加味。

［组成］白术（土炒）、泽泻、猪苓、肉桂、小茴香、赤茯苓，将白术换苍术加川楝子、黄柏皮。

［制法］上药水煎，取液。

［用法］温服。

［功效］温经散寒，行气利水。

［主治］水疝。

［方剂来源］清·张璐《张氏医通》。

3. 湿热下注证：

［主证］发病较快，阴囊肿大，皮色潮红而热，局部肿痛，伴有身体发热，小便短赤，舌红，舌苔黄或黄腻，脉弦数或滑数。

［方剂］五苓散。

［组成］猪苓、泽泻、白术、赤茯苓、官桂、木通、山茵陈、天花粉、瞿麦、灯心、车前子各等分。

［制法］水煎，去滓。

［用法］温服。

［功效］清热利湿。

［主治］水疝。

［方剂来源］明·朱橚《普济方》。

【外治方药】

1. 五叶汤：

［组成］枇杷叶、野苏叶、椒叶、苍耳叶、葡萄叶。

［制法］水煎，去滓。

［用法］熏洗患处。

［功效］疝气肿痛。

［方剂来源］明·徐春甫《古今医统大全》。

2. 牛蒡膏：

[组成] 生牛蒡汁 700mL（煎令如膏），赤小豆末 15g，肉桂末 7.5g。

[制法] 上药相合如膏。

[用法] 涂肿处。

[功效] 清热解毒，消肿止痛。

[主治] 小儿生殖器卒肿胀、疼痛。

[方剂来源] 宋·王怀隐《太平圣惠方》。

3. 冲和膏：

[组成] 赤芍 1.8kg，白芷、防风各 30g，独活 90g，龙脑 9g，石菖蒲 45g。

[制法] 上药各取净末，以瓷瓶收贮，不可泄气。临用时姜汁、卤醋调。

[用法] 敷患处，1 日 1 换。

[功效] 祛风清热，解毒散结。

[主治] 外症初起，坚肿色淡。

[方剂来源] 清·爱虚老人《古方汇精》。

4. 苍术汤：

[组成] 苍术 60g，盐 3g。

[制法] 上药加水 225mL，煎至 120mL，去滓取液。

[用法] 洗阴囊。

[功效] 祛湿消肿。

[主治] 阴囊肿大。

[方剂来源] 清·陈复正《幼幼集成》。

[注] 原文"以苍术煎汤，加盐少许洗之效"方名以苍术称之。

【外治疗法】

1. 初起阴囊肿胀用冲和膏外敷患处，1 日 1 次。解毒消肿，或服苍术汤外洗患处，祛湿消肿。

2. 水疝属湿热者用五叶汤熏洗患处或用牛蒡膏涂肿处，清热解毒，消肿止痛。

【手术疗法】

适用于各种类型，若合并疝或是肿瘤等手术治疗，疗效肯定。

【穿刺疗法】

适用于较小而壁薄的鞘膜积液。清·高秉钧《疡科心得集》："用针针之，引去水气则安。"

【护理与预防】

1. 勿食辛辣刺激性食物，保持大便通畅。

2. 积极治疗原发病。

3. 阴囊肿甚，宜用阴囊托带兜起。

第六节 阴囊蜂窝织炎

阴囊蜂窝织炎是发生于阴囊部的急性化脓性疾病。主要病因是金黄色葡萄球菌和溶血性链球菌，也可由厌氧或腐败性细菌所引起的皮下组织炎症。临床以阴囊红、肿、热、痛，甚至化脓为特征。中医称"囊痈""肾囊痈"。

【中国古代中医论述】

1. 唐·孙思邈《华佗神医秘传》卷四·华佗治囊痈神方："本症由肝肾阴虚、湿热下注所致，虽与疝气相类，惟痈则阴囊红肿，内热口干，小便赤温，疝则小腹痛，牵引肾子，少热多寒，好饮热汤，此其异耳。初起时即宜用：川芎、当归、白芍、生地、柴胡、龙胆草、栀子、天花粉、黄芩各一钱，泽泻、木通、甘草各五分，用水二碗，煎取一碗，食前服之。"

2. 明·汪机《外科理例》卷之三·囊痈："囊痈，湿热下注也。有作脓者，此浊气顺下，将流入渗道，因阴道或亏，水道不利而然，脓尽自安，不药可也。"

3. 明·汪机《外科理例》卷之三·囊痈："肿痛未作脓者，疏肝导湿，肿硬发热，清肝降火，脓清不敛者，大补气血，已溃者，滋阴托里，脓成胀痛者，急针之，更饮消毒之剂。"

4. 明·汪机《外科理例》卷之三·囊痈："一人年逾五十，阴囊肿痛，得热愈盛，服蟠葱散不应，肝脉数。此囊肿也，乃肝经湿热所致。脓已成，急针之，进龙胆泻肝汤，脉症悉退，更服托里滋阴药，外敷杉木炭、紫苏末，月余而愈（此因脉处治）。

一人年逾六十，阴囊溃痛不可忍，睾丸露出，服龙胆泻肝汤，煎麸炭、紫苏末不应。予意此湿气炽盛，先饮槐花酒一碗，次服前汤，少愈，更服托里加滋阴药而平。设以前药不应，加之峻剂，未有不损中气以致败也（此因处治不效，而知为湿盛况）。"

5. 明·陈实功《外科正宗》囊痈论第三十三："夫囊痈者，乃阴虚湿热注于囊，结而为肿。至溃后睾丸悬挂者，犹不伤人，以其毒从外发，治当补阴、清利湿热，取效者十有八九。近时人误用疝家热药，多致热甚为脓，虑难收敛。初宜龙胆泻肝汤，稍久滋阴内托散，外敷如意金黄散，俱可内消。又一种水疝，皮色光亮，无热无红，肿痛有时，内有聚水，宜用针从便处引去水气则安。如肿痛日久，内脓已成胀痛者，可即针之，内服十全大补汤加山茱萸、牡丹皮、泽泻治之，间以六味地黄丸服之亦愈。"

囊痈看法："初起不红微肿，肾子引痛，不作寒热，起坐自便者轻。已成红肿发热，形色光亮，疼痛有时，饮食有味者顺。已溃脓稠，肿消痛止，新肉渐生，不痛作痒、收敛者吉。溃后腐烂，囊皮脱落，甚者睾丸突出，能食不痛者可。初起坚硬紫色，日夜痛甚，小便不利，大便秘泄者重。已成坚而不溃，头腐无脓，疼痛无时，常流血水者重。溃后脓口开张，肿痛不减，睡卧不宁者重。"

囊痈治法："初起寒热交作，肾子肿痛，疼连小腹者，宜发散寒邪。已成红肿发热，口干燥痛，小水不利，大便秘者利之。已溃疼痛不减，脓水清稀，朝寒暮热者，宜滋阴内托。溃后不能收敛，日晡发热，饮食减少者，宜养血健脾。溃后睾丸悬挂不能收敛者，当外用生肌，内加补托。"

6. 明·薛己《外科发挥》卷七："囊痈……一男子燥肿痛甚，小便涩，发热脉数，以龙胆泻肝汤，倍用车前子、泽泻、木通、茯苓，四剂势去半；仍以前汤止加黄柏、金银花，四剂又减二三，便利如常；惟一处不消，此欲成脓也，再用前汤加金银花、白芷、皂角刺六剂；微肿痛，脉滑数，乃脓已成，令针之，肿痛悉退；投之滋阴托里药，及紫苏末敷之而愈。

一男子病势已甚，脉洪大可畏，用前汤二剂，肿少退；以仙方活命饮，二剂痛少止。诊其脉滑数，乃脓已成，须针之，否则阴囊皆溃。彼疑余言，遂用他医，果大溃，睾丸即阴子也挂悬，复求治。诊之脉将静，以八珍汤加黄芪、黄柏、知母、山栀，更敷紫苏末，数日而愈。此证势虽可畏，多得保全，患者勿惧。"

[注] 薛己治疗囊痈的原则，颇有临床价值。

7. 明·王肯堂《证治准绳·疡医》卷之四·囊痈："囊痈属肝肾二经，阴虚湿热下注。若小便涩滞者，先分利以泄其毒；继补阴以令其自消。若湿热退而仍肿痛，宜补阴托里以速其脓。脓焮而便秘者，热毒壅闭也，先用托里消毒散，后用针以泄之，脓去即解。若脓去而肿痛不减者，热毒未解也，先用托里消毒散，后用针以泄之，脓去即解。若脓去而肿痛不减者，热毒未解也，用清肝养荣汤。口干而小便数者，肾经虚热也，六味丸。内热晡热者，肝经血虚也，四物加参术。体倦食少者，脾气虚热也，补中益气汤。脓水清稀者，气血俱虚也，十全大补汤。此证虽大溃而睾丸悬露，治得其法，旬日肉渐生而愈。若专攻其疮，阴道益虚，则肿者不能溃，溃者不能敛，少壮者多成痼疾，老弱者多致不起。亦有患痔漏久而串及于囊者，当兼治其痔，切忌寒药克伐，亏损胃气。"

"加味泻肝汤：治肝经湿热不利，阴囊肿痛。或溃烂皮脱，睾丸悬挂，或便毒及下疳肿痛，或溃烂并皆治之。龙胆草酒拌，炒，当归尾，车前子炒，泽泻、生地黄、芍药炒，黄连炒、黄柏酒拌，炒，知母酒拌，炒，防风各一钱，甘草梢五分作一剂。水二钟，煎八分，食前服。外敷乌金散。"

"加味小柴胡汤：治囊痈腐烂，或饮食少思，日晡发热。柴胡、人参、黄芩炒、川芎、白术炒，黄芪盐水浸，炒，当归酒洗，黄柏酒拌，炒，知母酒拌，炒，甘草各一钱，半夏五分。作一剂。水二钟，煎八分，食前服。痛甚加黄连。小便不利，加木通。"

"乌金散，麸炭、紫苏叶各等分，上为末，香油调搽。"

8. 明·龚居中《外科百效全书》卷之三·囊痈："囊痈肾风之症，属肝肾经，都缘阴虚湿热……若脓焮而便闭者，热毒所积也，以方括内托里消毒散。或又不消者，热毒未解也，宜清肝益荣汤。脓已成者，用脑疽内活命饮。"

9. 明·龚居中《外科百效全书》卷之三："肾囊初起红肿，小便涩滞者，用八正散主之。八正散：车前、瞿麦、萹蓄、滑石、山栀仁、大黄、木通、甘草。

如阴囊肿胀，二便不利者，用白芷二两，白术、桑白皮炒、木通各五钱，为末，每姜汤下五钱，小儿服五分。"

"肾囊生疮……或痒后流水作痛，治宜用川椒、蛇床子、荆芥、槐柳条、茄根煎水熏洗，洗后用朴硝搽之。阴囊两旁生疮，湿痒甚者，用牡蛎、黄丹各一两，枯矾二两，为末搽。"

10. 清·祁坤《外科大成》卷二·囊痈："夫囊痈者阴囊红热肿痛也，由肝肾阴虚、湿热下注所致。治以补阴为主，清热渗湿之药佐之……囊痈与疝气相类，但痈则阴囊红肿热痛，内热口干，小便赤涩。若疝则小腹痛牵引肾子，少热多寒，好饮热汤为异耳。若水疝，虽肿而光，虽痛有时，不红不热，按之软而即起为异耳……忽然囊红发热，阴子一大一小，状若伤热寒，其发迅速者，卵子瘟也……因患痔漏久而串及于囊者，肾囊漏也。"

[注] 祁坤指出囊痈需与疝、卵子瘟、肾囊漏相鉴别。

11. 清·吴谦《医宗金鉴》卷六十九·肾囊痈："此证生于肾囊，红肿，焮热疼痛，身发寒热，口干饮冷，由肝、肾湿热下注肾囊而成。初起宜服荆防败毒散汗之，外用葱、盐熬汤烫之；寒热已退，宜服清肝渗湿汤消解之；不应者，脓势将成也，急服滋阴内托散；若气怯食少者，宜服托里透脓汤，外用二味拔毒散圈敷肿根。脓胀痛者，用卧针针之，出稠脓者顺，出腥水者险，宜服托里排脓汤，外用琥珀膏贴之；俟肿消、脓少、痛减时，用生肌散、生肌玉红膏以生肌敛口。此痈本于肝、肾发出，以滋阴培补气血为要。生肌敛口时，朝服六味地黄汤，暮服人参养荣汤，滋补之甚效。此证若失治，溃深露睾丸者险，然不可弃而不治，宜杉木灰托之，苏子叶包之，患者仰卧，静以养之，或可取效。"

12. 清·许克昌、毕法《外科证治全书》卷三·囊痈："阴囊红肿，焮热疼痛，乃肝脾湿热下注，龙胆泻肝汤加泽泻主之，如溃，则按后囊脱治法。"

"龙胆泻肝汤：治肝经湿热，小便赤涩，或囊痈、下疳、便毒、杨梅，凡肝经有余之症宜服之。龙胆草、归尾、防风、知母、木通、牡丹皮、甘草各二钱，连翘、黄芩、金银花、天花粉、赤芍各一钱五分。上水煎去渣温服，或对陈酒五杯服。"

13. 清·高秉钧《疡科心得集》卷中·辨囊痈悬痈论："囊痈者，阴囊痈肿。乃足厥阴肝经所主，由肝肾二经阴亏湿热下注而成。初起肿痛，小便赤涩，当用龙胆泻肝汤清利解毒，或芩、连、黄柏、山栀、苡仁、木通、甘草、当归之类。若脓已成而小便不利者，是热毒壅闭也，先用托里消毒散，后用针以泄之；若脓已出而肿痛不减者，是热毒未解也，用清肝益营汤。此证由阴道亏、湿热不利所致，故除湿滋阴药不可缺。若溃后脓清或多，或敛迟者，须用十全大补汤加山萸、牡丹皮、泽泻以补益之；如虚而不补，少壮多成痼疾，老弱者多致不起，又有脱囊，起时寒热交作，囊红睾肿，皮肤湿裂，隔日即黑，间日腐秽，不数日间其囊尽脱，睾丸外悬，势若险重，其实不妨。皆由湿热下流所致。掺以珍珠散，以白玉膏盖之，内服四苓或萆薢汤。又有一种水疝，肿痛而皮色光亮，无热无红，内有聚水，宜用针针之，引去水气则安，内服五苓等利湿之药。"

14. 清·沈金鳌《杂病源流犀烛》卷二十八·前阴后阴病源流："囊痈但以湿热入肝施治，而佐以补阴，虽溃脱，可愈。盖此证之生，属厥阴肝经，不但湿热下注，亦由阴虚所致也，故法宜消毒为主，兼用补剂，若专攻其疮，致阴道愈虚，必生他患，此囊痈所以为治，大概然也。若其详悉为治，又有可得举者。初起时，但觉赤肿胀痛，小便涩滞，寒热作渴，当即清肝火分，消湿热宜以黑龙汤吞滋肾丸。如因入房太甚，或淫邪不轨，囊肿如斗，小腹胀急，小便结涩，寒热大作，口渴痰壅，则危同反掌，治之急宜肾气丸料煎吞滋肾丸。渗利湿热，肿痛仍在者，宜补阴托里，以速其脓而针之。若至便秘，乃热毒壅滞也宜托里消毒饮。或不减，是热毒未解也宜清肝益荣汤。若脓已成，急托脓解毒宜仙方活命饮。或溃后皮脱，并睾丸悬挂，甚至脱出，其玉茎半腐，亦无害，惟宜大补气血，大补脾胃宜托里散加黄芪、补骨脂、五味子、菟丝子，或四物汤加参、术，吞肾气丸，外仍涂药宜白蜡膏，自然平复，切不可专用寒凉攻伐，及渗利损阴，乃促之死矣。如皮脱者，以鲜荷叶包之，其皮自生。"

15. 清·余景和《外证医案汇编》卷三·囊痈："肾为水之脏，膀胱为水之腑，茎为泄水之路，精之道也。脾为湿土，脾虚湿积，水蓄不能泄。肝主疏泄，茎为筋之宗，热壅不能泄。肾为胃之关门，浊阴闭而不能泄。所以茎头、溺管、肾囊之症，先以利湿为先。譬如脾脏湿热者，五苓散等取术以健脾泄之。肝脏湿热，龙胆泻肝汤等苦而泄之。肾经之湿，以通关滋肾知、柏、地黄等，兼养阴而泄之。所以下疳囊痈，湿热病也。先通水道，使壅塞之湿热、腐精、败血涤而清之，不致为患。"

16. 清·邹岳《外科真诠》卷上·肾囊痈·脱囊："肾囊痈，生于阴囊之上，属肝肾二经阴虚湿热下注所致。初起肿痛，小便赤涩，宜内服清肝渗湿汤，外用炒伏龙肝末熨之，自可消散。倘脓势将成，急服滋阴内托散，外敷乌龙膏。溃后仍服滋阴内托散去皂刺，外用浮海散盖膏，或用八宝珍珠散更佳。此症溃后出稠脓者顺，出腥水者险，溃深露睾丸者尤险。

若能补养气血，善为调理，睾丸悬露，亦不为害……有坐卧湿地，久着汗湿衣裤，寒湿流入膀胱，亦生此症，初起阴囊红肿疼痛者是也，宜用五苓散治之……以致沉寒不散，湿热不清，睾丸冷胀，阴囊肿大，用双补分消丸治之。"

17. 清·徐慧铿《外科选要》卷五·囊痈·肾囊风：（外用方）"绣毬风方老杉木一段，烧存性，研细，用熟鸡蛋黄炒枯取油，调搽。

又方：苦参、蛇床子各二两，吴茱萸一两。水四大碗，煎一半，放温洗之，带湿扑上后药；寒水石、硫黄各等分，研细，掺上，绢帛包紧。"

【病因病理】

本病多由肝肾湿热，或内伤脾胃湿蕴热生，循经下注阴肾囊或房室不节，劳倦过度，真阴耗伤，湿热之邪乘虚而入，而外感寒湿，经络阻隔，化热蕴积阴囊，或外伤染毒，化热生火等，诸邪循经客于阴囊蕴结毒滞而生痈。

【临床症状】

本病初起发病迅速，阴囊呈弥漫性肿，但睾丸肿大，肤色暗红，中央明显，焮热疼痛，阴囊皮肤紧张光亮，自觉阴囊坠重，疼痛加剧，伴有寒战、高热口干饮冷，小便赤涩，双侧腹股沟淋巴结肿痛。若身热不退，肿痛更甚，此时脓成欲溃，继则出现波动及破溃，溃肿痛渐消，脓出黄稠者顺，若流出脓水稀薄，肿痛不减，疮口愈合较慢。

【鉴别诊断】

本病应与子痈、脱囊相鉴别。

1. 子痈：附睾或睾丸部位肿硬疼痛拒按，痛带引少腹，阴囊皮色微红或不红，发病特点先有附睾、睾丸肿痛，后有阴囊症状。

2. 脱囊：脱囊发病部位在阴囊，起病急骤，突然出现阴囊红肿剧痛，并迅速扩大加剧，可在1~2日内蔓及大片阴囊，并出现潮湿，继而变为紫黑色或坏死，阴囊皮肤脱，甚至睾丸裸露，预后较差。

【内服药疗法】

1. 湿热下注证：

[主证] 初起阴囊红肿，焮热疼痛，甚者则肿大如瓢，皮紧光亮，坠胀沉重，股缝有臀核，伴有恶寒发热，口干饮冷，小便赤涩，苔薄黄腻，脉滑数。

[方剂] 龙胆泻肝汤。

[组成] 龙胆草、归尾、防风、知母、木通、牡丹皮、甘草各6g，连翘、黄芩、金银花、天花粉、赤芍各4.5g。

[制法] 上药加水300mL，煎至125mL去渣，取液。

[用法] 温服，或兑陈酒一杯服。

[功效] 清肝利湿，解毒消肿。

[主治] 肝经湿热，小便赤涩，囊痈。

[方剂来源] 清·许克昌、毕法《外科证治全书》。

2. 邪毒蕴结证：

[主证] 本病酿脓期，高热持续不退，阴囊红肿不消，疼痛加剧，有如鸡啄，按之痛甚，中软应指，热盛则肉腐，肉腐成脓，舌质红，舌苔黄腻，脉滑数或弦数。

[方剂] 滋阴内托散。

[组成] 当归、川芎、白芍、熟地、黄芪各4.5g，皂角刺、泽泻、穿山甲各1.5g。

［制法］用水 400mL，煎至 320mL，去滓。

［用法］食前服。

［功效］散结消肿，托里排脓。

［主治］囊痈已成，肿痛发热。

［方剂来源］明·陈实功《外科正宗》。

3. 气血两虚证：

［本证］本病溃出脓水减少，疮面肉芽淡红，生长缓慢，迟迟不愈，伴有体倦乏力，食少纳呆，舌淡，脉细。

［方剂］救腐汤。

［组成］人参、当归各30g，黄芪60g，白术30g，茯苓15g，黄柏9g，薏苡仁15g，泽泻9g，白芍30g，葛根、炒黑栀子各9g。

［制法］水煎，去滓。

［用法］温服。

［功效］补气补血，祛湿长肉。

［主治］囊痈腐烂。

［方剂来源］清·陈士铎《辨证录》。

［方剂］十全大补汤。

［组成］人参、生地、黄芪、肉桂、白术、当归、白芍、茯苓、川芎、炙甘草。

［制法］水煎，去滓。

［用法］温服。

［功效］益气补血，生肌敛疮。

［主治］痈疡气血虚弱，患久不愈，或溃疡脓清，食少体倦。

［方剂来源］清·高秉钧《疡科心得集》。

【外治方药】

1. 珍珠散：

［组成］珍珠、石膏（炒）、赤石脂、轻粉各3g，白龙骨9g，冰片0.6g，狗胎骨1.5g。

［制法］上为细末。

［用法］掺患处。

［功效］生肌收口。

［主治］痈疡。

［方剂来源］清·祁坤《外科大成》。

2. 白玉膏：

［组成］樟脑120g。

［制法］腊月腊日，用鲜猪肥肉板油不下水，不入盐，入锅内熬，去滓，用瓷器收贮，每油500g，入白蜡250g，化匀，又下樟脑120g，搅匀，瓷器收藏，勿令出气，用时摊纸上。

［用法］先用花椒、葱白、甘草煎烧猪蹄浓汤，洗去恶肉，将膏贴患处。

［主治］诸般肿毒、恶疮、臁疮、湿毒不收敛。

［方剂来源］明·陈文治《疡科选粹》。

3. 乌金散：

［组成］麸炭、紫苏叶各等分。

［制法］上为末。

［用法］香油调搽。

［主治］肝经湿热不利，阴囊肿痛，或溃烂皮脱，睾丸悬挂；或便毒、下疳肿痛溃烂。

［方剂来源］明·薛己《外科经验方》。

4. 长肉膏：

［组成］人参、黄芪、当归、夜合树皮、玄参各30g，血余90g，老鼠1只。

细药：血竭、龙骨、赤石脂、白蜡各15g。

［制法］上用麻油500g，煎，飞丹收膏。

［用法］每次用细药适量掺于患处外贴上膏。

［功效］益气养血，生肌长肉。

［主治］痈疽、疮疡、瘰疬等因气血虚弱，久不收口者。

［方剂来源］明·张介宾《景岳全书》。

【外治疗法】

1. 初期用神异膏贴患处活血解毒，消肿止痛（详见睾丸炎与附睾炎章节），或用水调膏外贴患处清热解毒，消肿止痛（详见疖章节）。

2. 溃后脓水淋漓，周围肿硬不消用乌金散搽患处，或用白玉膏贴患处，提脓祛腐（详见本章节）。

3. 溃后脓水已尽，疮口自觉痒者用珍珠散掺患处，生肌收口，或用长肉膏，先用细药适量掺于患处，外贴上膏，益气养血，生肌长肉（详见本章节）。

【手术疗法】

脓已成时应及时切开排脓，手术时不要损及内膜及睾丸，切除坏死组织。

【护理与预防】

1. 宜清淡，忌辛辣之品。

2. 外涂药膏应薄，尽量不包扎。

3. 行走时以阴囊托悬吊阴囊。

4. 保持会阴部清洁。

第七节　特发性阴囊坏疽

特发性阴囊坏疽又称阴囊感染性坏疽性筋膜炎，本病由细菌感染引起阴囊皮下组织血管栓塞，造成皮肤坏死的一种急性病变。中医称"脱囊"。

【中国古代中医论述】

1. 明·汪机《外科理例》卷之三·囊痈："一人年逾六十，阴囊溃痛不可忍，睾丸露出，服龙胆泻肝汤，敷麸炭、紫苏末不应。予意此湿气炽盛，先饮槐花酒一碗，次服前汤，少愈，更服托里加滋阴药而平。"

2. 明·薛己《外科发挥》卷七·囊痈："一男子病势已甚，脉洪大可畏，用前汤二剂，肿少退；以仙方活命饮，二剂痛少止。诊其脉滑数，乃脓已成，须针之，否则阴囊皆溃。彼疑余言，遂用他医，果大溃，睾丸即阴子也挂悬，复求治。诊之脉将静，以八珍汤加黄芪、黄柏、知母、山栀，更敷紫苏末，数日而愈。此证势虽可畏，多得保全，患者勿惧。"

3. 明·陈实功《外科正宗》卷之三·囊痈论："溃后腐烂，囊皮脱落，甚者睾丸突出。"

4. 明·王肯堂《证治准绳·疡医》卷之四·囊痈："儒者，陈时用……翌日阴囊肿胀焮痛，遣人求治……夜来阴囊悉腐，玉茎下面贴囊者亦腐……腐肉尽脱，睾丸悬挂，用大补气血，并涂当归膏，囊茎全复而愈。"

5. 明·龚居中《外科活人定本》卷之一："囊发即外肾痈也，此症生于阴囊之上，乃足厥阴之所司也。其疾亦酷，由心热下流，阴道多虚，湿热相聚，致生斯毒。若不速治，肾囊裂，丸外悬。可用青荷叶包上，或无，以紫苏叶洗净毛包亦妙。内须败毒流气、清心流气饮，外则敷搽可安。"

6. 清·吴谦《医宗金鉴》卷六十九·肾囊痈："肾囊红肿发为痈，寒热口干焮痛疼，肝肾湿热流注此，失治溃深露睾凶。"

"此证若失治，溃深露睾丸者险，然不可弃而不治，宜杉木灰托之，苏子叶包之，患者仰卧，静以养之，或可取效。"

7. 明·申斗垣《外科启玄》卷之四·肾阴发："此疮发于肾囊。一名悬痈，又名囊痈。乃冲任脉，所会之处。发者言大也，比痈更大也。况胞乃空囊之处。气血凝聚，能作肿大也。亦有胞腐了止存睾丸亦不死，亦有俱腐落而不死者也。"

8. 清·高秉钧《疡科心得集》卷中·辨囊痈悬痈论："又有脱囊，起时寒热交作，囊红睾肿，皮肤湿裂，隔日即黑，疳是日腐秽，不数日间其囊尽脱，睾丸外悬，势若险重，其实不妨。皆由湿热下流所致。"

9. 清·许克昌、毕法《外科证治全书》卷三："囊脱：阴囊生毒破烂，肾子落出，莫气难闻。外用紫苏煎汤日洗，更取紫苏连根叶为末日敷，以青荷叶裹之。内服黄连五分，黄芩、归尾、连翘、木通各一钱五分，甘草一钱，煎服。俟其烂孔收小，肌色红白，服归芍地黄汤，敷生肌药收功。肾子烂出，老杉木烧灰存性，苏叶末，各等分研细末敷上，仍以苏叶包之。"

10. 清·赵濂《医门补要》卷上·囊痈自烂卵落可治："湿盛热炽者，每下注肾囊，失于疗治则易肿易溃，常有烂穿囊皮脱去一卵者，或落下两子者，无容惊畏，只内进清热利湿方，外掺两元散方见（青囊集），贴以膏药，一二月可全功。"

11. 清·邹岳《外科真诠》卷上·肾囊痈·脱囊："阴囊溃烂，睾丸脱露，名曰脱囊。用杉木炭、紫苏叶为末，香油调，将青荷叶包好。令其仰卧养息，内服六味地黄汤加人参、当归、白芍治之，多可保全。"

［注］综上所述囊脱、阴囊毒、囊发都是脱囊的同义词。

【病因病理】

《疡科心得集》辨囊痈·悬痈论："脱囊……皆由湿热下流所致。"若"皮肤湿裂"或阴囊擦伤，抓伤，遂感受湿热火毒之邪亦可引起本病。或体虚湿热循经下注蕴结阴囊，气滞血瘀，瘀久化热，热盛肉腐，"阴囊溃烂睾丸脱露，名曰脱囊"。

现代医学认为，本病因厌氧链球菌、厌氧杆菌、溶血性链球菌所致。

【临床症状】

本病发病急骤，突发阴囊皮肤红肿灼热，继而阴囊剧痛，随之肿胀坚硬，焮红发亮并迅速增大，触之有捻发音。1~2日后皮肤紧张湿裂，并迅速变为紫黑色，继则发生坏死、溃烂，溃烂处流出污臭血水，或稀薄秽浊脓液，最后腐肉大片脱落，重者可累及双侧阴囊皮肤脱尽，睾丸外露，个别可蔓延到阴茎、尿道、耻骨、腹部，但不损伤睾丸。

全身症状有恶寒发热、恶心呕吐、小溲赤涩、大便干结、舌苔黄腻或厚腻、脉洪数或弦数，甚者神昏谵语等。创面细胞培养有溶血性链球菌、金黄色葡萄球菌、大肠埃希菌等。

【鉴别诊断】

本病应与囊痈、绣球风相鉴别。

1. 囊痈：阴囊皮肤红肿热痛，但不如坏疽急骤，成脓期需 7 天左右，脓液黄稠。

2. 绣球风：阴囊皮肤潮红、起疹、湿润或有渗液，瘙痒剧烈，灼痛为主要症状，阴囊皮肤无明显肿胀，终不溃脓流黄脓。

【内服药疗法】

1. 湿热下注证：

［主证］阴囊突发红肿，迅速肿大，剧痛，灼热焮红光亮，伴高热，恶心呕吐，口渴不欲饮，舌质红，舌苔黄腻，脉滑数或弦数。

［方剂］加减龙胆泻肝汤。

［组成］龙胆草酒拌炒黄 3g，泽泻 3g，车前子炒、木通、生地黄酒拌、当归尾酒拌、山栀炒、黄芩、甘草各 1.5g。如湿甚加黄连 9g，便秘加大黄 9g。

［制法］上药加水 250mL，煎至 125mL。

［用法］食前服。

［功效］清热利湿，解毒消肿。

［主治］肝经湿热，阴囊肿痛。

［方剂来源］明·薛己《外科发挥》。

［方剂］清心流气饮。

［组成］白术、猪苓、泽泻、青皮、麦冬、防风、柴胡、羌活、香附、甘草、茯苓、川芎、赤芍、紫苏各等分。

［制法］水煎，去滓。

［用法］空心温服。

［功效］利湿解毒，消肿止痛。

［主治］囊发。

［方剂来源］明·龚居中《外科活人定本》。

2. 火毒炽盛证：

［主证］阴囊皮肤腐烂，紫黑坏死，溃破后流脓样血水或稀薄秽浊脓液，气味腥臭，囊皮脱落，睾丸外露，痛胀不舒，活动疼痛甚，伴有高热，心绪烦，寐少，恶心呕吐，大便干结，小便短赤，甚者神昏谵语，舌红或红绛，舌苔黄厚即干或起芒刺，脉洪数。

［方剂］逐邪至神丹。

［组成］金银花 120g，蒲公英 60g，人参 30g，当归 60g，生甘草 30g，大黄 15g，天花粉 6g。

［制法］水煎，去滓，取液。

［用法］温服。

［功效］复元化毒。

［主治］阴囊破溃流脓。

［方剂来源］清·陈士铎《辨证录》。

［方剂］黄连解毒汤。

［组成］黄连 9g，黄柏、黄芩各 6g，栀子 9g。

［制法］用水 1L，煎取 400mL，去滓。

［用法］分 2 次服。

［功效］清热解毒，泻三焦火。

［主治］一切实火毒，三焦热盛，大热烦渴，口燥咽干，谵语不眠，热甚，外科痈疽疔毒，小便黄赤，舌红，舌苔黄，脉数有力。

［方剂来源］晋·葛洪《肘后备急方》。

［方剂］加减龙胆泻肝汤加味。

［组成］龙胆草、泽泻、车前子各 6g，木通 3g，生地黄、当归尾、黄柏、金银花各 6g，山栀炒、黄芩、甘草各 1.5g。

［制法］水煎，去滓。

［用法］温服。

［功效］泻火祛湿，凉血解毒。

［主治］阴囊腐肉脱落，睾丸外露，伴高热烦渴，脉洪数。

［方剂来源］明·薛己《外科发挥》。

［注］本病火毒炽盛证，选择薛己"加减龙胆泻肝汤""加味"二字，是根据薛己原方两次治疗中加味汇合一起成方，称"加味"，保持原用药处方。

3. 气阴两虚证：

［主证］阴囊腐肉大部已脱，腐烂停止。疮面肉色淡红，有少量稀薄脓液，或疮面淡白无华，光亮如镜，伴有神疲乏力，面色苍白，纳呆便秘，身微热，余毒未尽，舌红而干，舌苔薄或少苔，脉细数。

［方剂］加味八珍汤。

［组成］当归酒拌、川芎、白芍、熟地黄酒拌、人参、白术、茯苓各 3g，甘草炒 1.5g，黄芪 3g，黄柏、知母、山栀各 6g。

［制法］水煎，去滓。

［用法］温服。

［功效］益气养阴，清热余毒。

［主治］脱囊，气阴两虚。

［方剂来源］明·薛己《外科发挥》。

［注］原文八珍汤加味（原方药照录）。

【外治方药】

1. 解毒膏：

［组成］川升麻 30g，白蔹 60g，漏芦、连翘、川芒硝各 30g，蛇衔草 75g，黄芩 45g，栀子仁 30 枚，蒴藋根 60g。

［制法］上药锉碎。以酒拌半月，用猪脂 750g，煎药令黑色，即膏成，绵滤去滓，以瓷器盛，摊于软帛上。

［用法］贴患处，1 日换 2 次。

［功效］清热解毒，消肿止痛。

［主治］一切毒肿疼痛。

［方剂来源］宋·王怀隐《太平圣惠方》。

2. 碧油膏：

［组成］桃枝、柳枝、桑皮、槐枝、乳香（另研）、血竭各 15g（研），黄丹（净）四两。

［制法］用麻油 300g，煎焦去渣，入丹再煎成膏，入乳香、血竭。

［用法］灸后用此膏敷患处。

［功效］止痛排脓，去腐生肌。

［主治］痈疡。

［方剂来源］宋·陈自明《外科精要》。

［注］本方剂可用 60°白酒 300g，调膏外敷。

3. 黄连生肌散：

［组成］黄连 9g，密陀僧 15g，干胭脂、绿豆粉各 6g，雄黄、轻粉各 3g。

［制法］上为细末。

［用法］掺患处。

［功效］清热解毒，祛腐生肌。

［主治］痈疽破溃。

［方剂来源］清·汪绂《医林纂要》。

4. 红玉膏：

［组成］黄蜡、白蜡、乳香、没药各 15g，樟冰、血竭、轻粉、象皮各 12g，儿茶 6g，熟猪油 120g。

［制法］将二蜡熔化去滓，余药研末加入，搅匀即成。

［用法］先以葱白汤洗净患处，拭干后敷药，以纸盖之。勿令见风。

［功效］祛腐生肌。

［主治］破伤溃烂，久不收口。

［方剂来源］清·梅启照《梅氏验方新编》。

［注］本方剂可用 60°白酒 120g 润成膏外敷阴囊，利于换药清洗。

【外治疗法】

1. 初期阴囊皮肤红肿，疼痛，无坏死者外贴解毒膏，清热解毒，消肿止痛。

2. 中期溃破，腐肉不脱者用碧油膏敷患处止痛排脓，祛腐生肌。

3. 后期溃后新肉生长缓慢用黄连生肌散，掺患处，清热解毒，祛腐生肌。

4. 腐尽新肉渐生者用红玉膏敷患处以纱布盖之，勿令见风，生肌长肉。

【手术疗法】

阴囊肿甚，无论有无阴囊皮肤坏死，一旦确诊宜及早做广泛多处切开阴囊皮肤引流，敞开伤口用 1∶5000 高锰酸钾溶液或用 3% 双氧水外洗和湿敷。

【现代疗法】

脱囊病势发展快，症状加重，应及早使用抗生素治疗。

【护理与预防】

1. 卧床休息，并用阴囊托将阴囊抬高。

2. 患病期间忌食辛辣、肥腻之品，宜清淡。

3. 保持阴部卫生，勿久坐湿地，避免阴囊外伤。

第八节　龟头包皮炎

龟头炎是指龟头黏膜的炎症，而包皮炎指包皮及其黏膜的炎症，二者同时存在，则统称龟头包皮炎。根据病理过程不同临床表现以下几种：①急性浅表性龟头炎。②环状溃烂性龟头炎。③糜烂性龟头包皮炎。④念珠菌性龟头炎。⑤阿米巴性龟头炎。⑥滴虫性龟头炎。⑦外伤性龟头炎。凡外生殖器生疮中医统称为"疳疮"，又名"妒精疮""袖口疳""耻疮"。

【中国古代中医论述】

1. 唐·孙思邈《备急千金要方》卷第二十四："患如精疮者，以妒精方治之。夫妒精疮者，男子在阴头节下……阴茎坚肿，为疮水出，此皆肾热虚损，强取风阴，湿伤脾胃故也。"

2. 唐·王焘《外台秘要》第二十六卷："又凡妒精疮……并似疳疮作白方。"

3. 元·危亦林《世医得效方》卷第十九："津调散，治妒精疮，脓汁淋漓臭烂。黄连、款冬花各等分。上为末，以地骨皮、蛇床子煎汤，用软帛浥干，津调药涂之。最忌不得用生汤洗。诸疮皆然。"

4. 明·芮经《杏苑生春》卷八·阴疮："妒精疮……由壮年精气盈满，久旷房室，阴上生疮，赤肿作白，妨闷痒痛者是也……大豆甘草汤：甘草三两、丹参、黄芩、白蔹各等分。上㕮咀，每用五钱，水一升，煎十沸，帛蘸频溻之。加陈荷叶、花椒煎汤，洗净患处，以孩儿茶散时时敷上。孩儿茶散：黄连二钱，孩儿茶一钱，炉甘石五钱，火煅红，黄连煎滚汤淬七次，轻粉五分……上各研细和匀，时常用甘草汤洗净，干敷，神效。"

5. 明·申斗垣《外科启玄》卷之八："妒精疳，妒者乃嫉妒之妒也。因交合不洁之妇或而不洗，畜其败精于玉茎妒而为疮故名之。"

6. 明·王肯堂《证治准绳·疡医》卷之四·阴疮："……治男子耻疮，或痛在茎之窍，或痛在茎之标，皆手足太阳不利，热毒下传入于足厥阴……七宝槟榔散，治下元玉茎上或阴头上有疳疮，渐至蚀透，久不愈者。槟榔、雄黄、轻粉、密陀僧、黄连、黄柏、朴硝。上为细末，和匀。先以葱白浆水洗净，软帛浥干。如疮湿干掺；如干，小油调涂……麝香散，治妒精疮，痒而湿者。麝香、黄矾、青矾各等分。上为细末，小便后，用少许敷之。"

7. 明·武之望《济阴纲目》卷之二·治阴户生疮："治妇人阴疮与男子妒精疮大同小异方。黄丹、枯白矾、萹蓄、藁本各一两，荆芥、蛇床子研极细，白蛇床一条，烧灰，硫黄各半两。上为细末，另以荆芥，蛇床子煎汤温洗，软帛渗干，清浊调涂。如疮湿，干末掺之。"

8. 清·祁坤《外科大成》卷二·疳疮："疳疮妒精疮也。一名耻疮……又茎上生疮，皮肿胀包裹者，名袖口疳。"

9. 清·陈士铎《洞天奥旨》卷十二·妒精疳："妒精疳，乃生于玉茎，亦躁疳、袖手疳之类也。人生最妒，而精亦妒。精妒症有二种：一妒不洁之精，妒太洁之精也。不洁之精必有毒气，太洁之精必有火气，故玉茎不交败精之阴户，断不生疳。阴户蓄精，尚未流出，一旦重接，鲜不生疮矣。此等之疳，其症尚轻，外用五根汤洗之。"

10. 清·邹岳《外科真诠》卷上·疳疮："疳疮又名妒精疮，生于前阴，经云：前阴者，宗筋之所主……又云：肾开窍于二阴。是疮生于此，属肝、督、肾三经也。其名异而形殊：生于马口之下者，名下疳。生茎之上者，名蛀疳。茎上生疮，外皮肿胀包裹者，名袖口疳。疳久而遍溃者，名蜡烛疳。"

【病因病理】

阴茎包皮过长，局部不洁，肝经湿热下注，蕴毒，或感受湿热毒邪，或性交不洁，染毒内袭，或肝肾阴亏，宗筋失养，久病不愈，耗损阴精，或宗筋失于濡养；湿热虫毒蕴结不散，日久化火为毒而致本病。

现代医学认为，本病可由各种不同的原因引起，局部物理因素如创伤、摩擦、包皮垢、尿或碱物质的刺激，包皮过长，滴虫、白色念珠菌、阿米巴感染或清洁剂等刺激，或性病病原体在龟头感染等。

【临床症状】

初起阴茎皮肤发红、肿胀、阴茎头痒、烧灼和热感。包皮内面充血或糜烂，有浅小溃疡、周边有乳白脓性分泌物、恶臭，常伴有腹股沟淋巴结肿大。严重者包皮水肿不能上翻，可有排尿困难和尿痛。

现代医学分类及临床表现：

1. 急性浅表性龟头炎：局部水肿、红斑、糜烂、渗液和出血，继发感染后形成溃疡面，上面有脓性分泌物，患部疼痛，摩擦后更为明显，行动不便，局部炎症显著者，可出现疲劳、乏力、低热、腹股沟淋巴结肿大等。

2. 环状溃烂性龟头炎：龟头及包皮发生红斑，呈环状或多环状红斑，逐渐扩大，以后可有渗液形成浅表溃疡面，包皮过长或包皮垢过多，常继发感染而使症状加重，易失去环状特征。

3. 糜烂性龟头包皮炎：阴茎头和包皮内侧发红，瘙痒，病情发展患处呈现多个圆形的小浅表溃疡或剥脱形成不规则糜烂面，渗液恶臭。若包皮肿胀明显，不能上翻，有瘙痒或剧烈疼痛，患处常可找到梭形杆菌或奋森螺旋体。

4. 念珠菌性龟头炎：龟头表面及包皮内为红斑，表面光滑，伴有细小不规则丘疹、小脓疱和白色干酪样斑块，缓慢向四周扩大，分界一般清楚。若急性发作期龟头黏膜红斑呈水肿性，有时糜烂、渗液。过敏型：性交后数小时可发生阴茎刺痒和灼痛，龟头和包皮出现弥漫性红斑。本型分原发型、继发性。原发型，常伴有相应的邻近组织器官病变；继发性，继发于糖尿病、慢性消耗性疾病或长期抗生素，激素治疗之后患者配偶可有念珠菌性阴道炎等。

5. 阿米巴性龟头炎：在患有龟头炎基础上又感染阿米巴原虫所引起，表现为龟头浸润性糜烂、溃疡、组织坏死。分泌物直接涂片找到阿米巴原虫即可确诊。

6. 滴虫性龟头炎：多与滴虫感染的女性性交史，为轻度暂时性糜烂性龟头炎，可伴有或不伴有尿道炎，早期龟头部出现丘疹和红斑，逐渐扩大，境界清楚，红斑上有针头至粟米大的小水疱，以后水疱扩大，互相融合，并形成轻度糜烂面。在分泌物中可查到滴虫。

7. 外伤性龟头炎：多因阴茎外伤，或性交外伤引起，或因疖疮引起轻重不一的龟头炎。

【鉴别诊断】

本病应与淋病性龟头炎及软下疳、接触性皮炎相鉴别。

1. 淋病性龟头炎及软下疳：患处分泌物或组织液分别查到淋病双球菌或软下疳链杆菌。

2. 接触性皮炎：常因应用避孕套或避孕膏后，停用或药后易于治愈。

【内服药疗法】

1. 肝经湿热证：

［主证］患处红肿、瘙痒、灼痛，或有糜烂，或有水疱，口苦咽干，小便短赤，舌质红，舌苔黄腻，脉弦滑。

［方剂］化淫消毒汤。

［组成］白芍30g，当归15g，炒栀子、苍术各9g，生甘草3g，金银花30g，青黛、生地各9g，土茯苓15g。

［制法］水煎，去滓。

［用法］温服。

［功效］清利湿热，消毒止痛。

［主治］袖手疳。

［方剂来源］清·陈士铎《洞天奥旨》。

2. 湿热毒蕴证：

［主证］龟头化脓溃烂、疼痛肿胀加剧，甚则溃烂面扩大，伴低热，乏力，腹股沟淋巴结肿大，胃纳不香，舌质红，舌苔黄腻，脉滑数。

［方剂］清肝渗湿汤。

［组成］川芎、当归、白芍、生地、山栀、黄连、连翘、龙胆草各3g，银柴胡、泽泻、木通各1.8g，滑石6g，芦荟1.5g，甘草0.9g，防风2.4g。

［制法］用水400mL，加淡竹叶、灯心各20件，煎至320mL，去滓。

［用法］食前温服。

［功效］清肝利湿。

［主治］阴疮。

［方剂来源］明·陈实功《外科正宗》。

［方剂］暗治饮。

［组成］黄柏9g，茯苓15g，蒲公英9g，柴胡3g，白芍15g，生甘草、龙胆草各3g，豨莶草6g。

［制法］水煎，去滓。

［用法］温服，服数剂。

［功效］清热解毒，利湿。

［主治］龟头生疳疮。

［方剂来源］清·陈士铎《洞天奥旨》。

3. 肝肾阴亏证：

［主证］局部暗红，溃烂少脓，疼痛减轻，久不愈合，或反复发作，龟头干裂，萎缩或硬化，可伴有腰膝酸软，疲乏无力，手足心热或遗精盗汗，口干作渴，舌质红，舌苔少，脉细数或细。

［方剂］滋阴八味丸。

［组成］熟地黄240g，山茱萸（去核，炙）、山药各120g，牡丹皮、白茯苓、泽泻各90g，黄柏（盐炒）、知母（盐炒）各60g。

［制法］上共为末，炼蜜为丸，如梧桐子大。

［用法］每次30丸，1日2次，白开水送服。

［功效］　滋阴降火。

［主治］　肝肾阴亏，下焦湿热，舌红少苔，脉细数。

［方剂来源］　明·张介宾《景岳全书》。

［注］　张介宾《景岳全书》卷五十一："滋阴八味丸，此方变丸为汤，即名滋阴八味煎。"本方剂原名"六味地黄丸加黄柏、知母，方出《医方考》卷五、《医宗金鉴》卷二十七称知柏地黄丸。"

【外治方药】

1. 蛇蜕散：

［组成］　蛇蜕 1 条（烧存性），枯矾、黄丹、萹蓄、藁本各 6g，硫黄、荆芥穗、蛇床子各 4g。

［制法］　上为细末，香油调。

［用法］　先以荆芥、蛇床子汤熏洗患处，浥干后敷药。患处湿则干掺。

［功效］　消风解毒，燥湿止痒。

［主治］　阴疮痒痛。

［方剂来源］　清·罗国纲《罗氏会约医镜》。

2. 津调散：

［组成］　黄连、款冬花各等分。

［制法］　上为末。

［用法］　先以地骨皮、蛇床子煎汤洗患处，用软帛浥干，再以津调散敷之。

［主治］　妒精疮，脓汁淋漓，臭烂者。

［禁忌］　忌用生汤洗。

［方剂来源］　宋·陈言《三因极一病证方论》。

3. 麝香散：

［组成］　麝香、黄矾、青矾各等分。

［制法］　上为细末。

［用法］　小便后，少许敷之。

［功效］　解毒杀虫，敛疮祛湿。

［主治］　妒精疮。

［方剂来源］　明·王肯堂《证治准绳·疡医》。

4. 洗毒汤：

［组成］　苦参、防风、甘草、露蜂房各等分。

［制法］　上为末，煎取浓汁，去滓。

［用法］　洗患处。

［功效］　祛风化湿，攻毒杀虫。

［主治］　阴蚀疮。

［方剂来源］　明·朱橚《普济方》。

［注］　元·齐德之《外科精义》上卷·论阴疮："夫阴疮者，大概有三等：一者湿阴疮；二者妒精疮；三者阴蚀疮，又曰下疳疮。"

【外治疗法】

1. 局部红肿糜烂、渗液或有溃疡面，局部瘙痒、疼痛者用蛇蜕散，先以荆芥、蛇床子各等分，煎汤熏洗患处，浥干后敷药，患处湿则干掺（详见本章节）。

2. 局部红肿、灼痛、糜烂、渗流黄水淋漓、臭烂者用津调散、洗毒汤外洗患处（详见本章节）。

3. 局部溃烂久不愈合者用麝香散外敷患处，解毒杀虫，敛疮（详见本章节）。

【手术疗法】

因包皮不能上翻，一般治疗无效，必须在阴茎的背侧将包皮切开，然后根据症状选用上方治疗。

【护理与预防】

1. 注意个人卫生，清洁外阴，防止污垢积聚留存。

2. 包皮过长或包茎者，宜早期行包皮环切术。

3. 忌食辛辣油腻食物。

4. 忌使用刺激性或腐蚀性药物，外涂患处，以免药物过敏。

第九节　男性性功能障碍

男性性功能障碍是指成年男子阴茎痿软，或举而不坚，不能插入阴道进行性交。目前国际男科学界称为勃起功能障碍（erectile dysfunction，ED），其定义为：勃起功能障碍是指持续不能达到或维持充分的勃起以获得满意的性生活。中医称之"阳痿""阴痿""筋痿""阴器不用"。

【中国古代中医论述】

1. 《灵枢·邪气脏腑病形》："肾脉……大甚为阴痿。"

2. 《灵枢·经筋》："经筋之病，寒则筋急，热则筋弛纵不收，阴痿不用。"

3. 《素问·痿论》："思想无穷，所愿不得，意淫于外，入房太甚，宗筋弛纵，发为筋痿……筋痿者，生于肝使内也。"

4. 《素问·五常政大论》："胸中不利，阴痿，气大衰而不起不用。"

5. 隋·巢元方《诸病源候论》虚劳阴痿候："肾开窍于阴，若劳伤于肾，肾虚不能荣于阴器，故痿弱也。"

6. 隋·巢元方《诸病源候论》虚劳阴冷候："阴阳俱虚弱也。肾主精髓，开窍于阴。今阴虚阳弱，血气不能相荣，故使阴冷也。久不已，则阴痿弱。"

7. 唐·孙思邈《华佗神医秘传》卷四·华佗治阴痿神方："熟地一两，白术五钱，山茱萸四钱，人参、枸杞子各三钱，肉桂、茯神各二两，远志、巴戟天、肉苁蓉、杜仲各一钱，水煎服，一剂起，二剂强，三剂妙。"

8. 唐·孙思邈《备急千金要方》卷第十九·腰痛第七："肾气丸：治虚劳，肾气不足，腰痛阴寒，小便数，囊冷湿，尿有余沥，精自出，阴痿不起，忽忽悲喜方。

干地黄八分，苁蓉六分，麦门冬、远志、防风、干姜、牛膝、地骨皮、萎蕤、薯预、石斛、细辛、甘草、附子、桂心、茯苓、山茱萸各四分，钟乳粉十分，羖羊肾一具。上十九味末之，蜜丸。以酒服如梧子十五丸，日三，稍加至三十丸。"

"赤石脂丸：主五功七伤，每事不如意，男子诸疾方。赤石脂、山茱萸各七分，防风、远志、栝楼根、牛膝、杜仲、薯蓣各四分，蛇床仁六分，柏子仁、续断、天雄、菖蒲各五分，石韦二分，肉苁蓉二分。上十五味末之，蜜枣膏和，丸如梧子。空腹服五丸，日三，十日知。久服不老，加菟丝子四分佳。"

"治五劳七伤六极，脏腑虚弱，食饮不下，颜色黧黯，八风所伤，干地黄补虚益气，能食，资颜色，长阳方。干地黄七分，蛇床子六分，远志十分，茯苓七分，苁蓉十分，五味子四分，麦门冬五分，杜仲十分，阿胶八分，桂心五分，天雄七分，枣肉八分，甘草十分。上十三味末之，蜜丸如梧子。酒下二十丸，日再，加至三十丸，常服尤佳。"

"治五脏虚劳损伤、阴痹……茎中痛，小便余沥……阳气绝，阳脉伤。

苁蓉补虚益气方：苁蓉、薯预各五分，远志四分，蛇床子、菟丝子各六分，五味子、山茱萸各七分，天雄八分，巴戟天十分。上九味末之，蜜丸如梧子。酒服二十丸，日二服，加至二十五丸。"

9. 唐·王焘《外台秘要》第十七卷·虚劳阳痿方："……痿弱……诊其脉，瞥瞥如羹上肥者，阳气微；连连如蜘蛛丝者，阴气衰。阴阳衰微，而风邪入于肾经，故阴不起，或引少腹痛也。《养生》云：水银不得令近阴，令消缩。

《广济》疗阴痿不起，滴沥精清，钟乳酒方。

钟乳三两，研，绢袋盛，附子二两，炮。甘草二两，炙。当归二两，石斛二两，前胡二两，薯蓣三两，五味子三两，人参二两，生姜屑二两，牡蛎二两，熬，桂心一两，菟丝子五合，枳实二两，干地黄五两。上十五味，切，以绢袋盛，清酒二斗渍之，春夏三日，秋冬七日。量性饮之效。忌海藻、菘菜、猪肉、冷水、生葱、芜荑、生冷、黏食等。"

"远志丸，疗男子痿弱方。续断二两，薯蓣二两，远志二两，去心，蛇床子二两，肉苁蓉二两。上五味，捣筛，以雀卵和，丸如小豆。以酒下七丸，至十丸。百日知之，神良。"

"雄蛾散，疗五劳七伤，阴痿，十年阳不起……雄蛾十二分，熬。石斛三分，巴戟天二分，天雄二分，炮。五味子二分，蛇床子二分，薯蓣二分，菟丝子二分，牛膝二分，远志二分去心，苁蓉五分。上十一味，捣筛为散。以酒服方寸匕，亦可丸服，日三。忌猪肉、冷水。"

10. 宋·王怀隐《太平圣惠方》卷第三十·治虚劳阴痿诸方："夫虚劳阴痿者，缘肾气通于阴，若劳伤于肾，肾虚不能荣于阴气，故痿弱也。诊其脉濇濇如羹上肥，阳气微，连连如蜘蛛丝，阴气衰。脉微而弱者，是风邪入于肾经，故阴不起，或引腹痛也。"

治虚劳阳气不足，阴气痿弱，囊下湿痒，小便余沥，宜服天雄散方：天雄一两，炮裂，去皮筋，五味子半两，薯蓣三分，熟干地黄三分，巴戟天一两，续断三分，蛇床子一两，远志三分，去心，桂心三分。上件药捣细罗为散，每服食前以温酒调下二钱。忌生冷、油腻。

治虚劳羸损，阴痿，精气乏弱，宜服肉苁蓉散方：肉苁蓉一两，酒浸一宿，刮去皱皮，炙，石斛三分，去根，剉，枸杞子一两，远志半两，去心，续断三分，原蚕蛾三分，微炒，菟丝子二两，酒浸三日，曝干，别研为末。天雄一两，炮裂，去皮脐，熟干地黄一两。上件药捣细罗为散，每服食前以温酒调下二钱。

治虚劳阳气不足，阴痿，小便滑数，宜服鹿茸散方：鹿茸一两半，去毛，涂酥炙微黄，肉苁蓉一两，酒浸一宿，刮去皱皮，炙干，钟乳粉一两，蛇床子三分，远志三分，去心，续断一两，薯蓣三分，桑螵蛸一两，微炒，熟干地黄一两。上件药捣细罗为散，每服食前以温酒调下二钱。

治虚劳阴痿，四肢乏力，宜服蛇床子散方：蛇床子半两，菟丝子一两，酒浸三日，曝干，别研为末。远志半两，去心，肉苁蓉一两，酒浸一宿，刮去皱皮，炙干。五味子半两，防风半两，去芦头，巴戟三分，杜仲一两，去粗皮，炙微黄，剉，熟干地黄一两。上件药捣细罗为散，每服食前以温酒调下二钱。

治虚劳阴痿，脏腑乏弱，面无颜色，肢体俱瘁，宜服熟干地黄圆方：熟干地黄一两，蛇床子半两，薯蓣半两，牡蛎粉三分，天雄三分，炮裂，去皮脐，远志半两，去心桂心半两，枸杞子三分，鹿药半两，五味子半两，黄芪一两，剉，人参三分，去芦头，杜仲一两，去粗皮，炙微黄，剉，鹿茸一两，去毛，涂酥炙微黄，车前子三分，覆盆子三分，磁石一两，烧通赤，醋淬七遍，捣细研，水飞过，雄蚕蛾半两，微炒，菟丝子一两半，酒浸三日，曝干，别研为末，雄鸡肝一两，微炙，肉苁蓉一两，酒浸一宿，刮去皱皮，炙干，石斛一两，去根，剉，阳起石一两半，酒煮一日，细研，水飞过，白茯苓三分。上件药捣罗为末，炼蜜和捣五七百杵，圆如小豆大，每服食前以温酒下二十圆。

治虚劳羸弱，阳气不足，阴痿，小便数，宜服天雄圆方："天雄二两，炮裂，去皮脐，覆盆子一两，鹿茸一两，去毛，涂酥炙微黄，巴戟一两，菟丝子一两，酒浸三日，曝干，别捣为末，五味子一两，肉苁蓉二两，酒浸一宿，刮去皱皮，炙干，牛膝一两半，去苗，桂心一两，石龙芮一两，石南一两，熟干地黄二两。上件药捣罗为末，炼蜜和捣五七百杵，圆如梧桐子大，每服食前以温酒下三十圆。"

[注] 天雄：乌头之独生者（乌头不生出附子的块根）称为天雄。其性味功用与乌、附基本相同，天雄温补力而独能称雄也。附子、乌头、天雄，皆反半夏。应用时应先煎60min以上以减其毒性。凡阳虚者均可应用。

11. 宋·陈言《三因极一病证方论》卷之十三·虚损之证治："十补圆：治真气虚损，下焦伤竭……盗汗、遗泄、白浊、大便自利、小便滑数。或三消渴疾，饮食倍常，肌肉消瘦，阳事不举。

附子炮去皮脐，干姜炮，桂心、菟丝子酒浸软，别研厚朴去皮炒，姜制，巴戟去心，远志去心，姜汁浸炒，破故纸炒，赤石脂煅，各一两，川椒炒出汗，去子并合口者，二两。上为末，酒糊丸如梧子大，温酒、盐汤，任下。"

12. 明·王肯堂《证治准绳·杂病》第六册·阴痿："阴痿，皆耗散过度，伤于肝筋所致。经云：足厥阴之经，其病伤于内，则不起是也。肾脉大甚为阴痿。运气阴痿，皆属湿土制肾。经云：太阴司天，湿气下临，肾气上从，阴痿，气衰而不举是也。仲景八味丸治阳事多痿不振。今依前方，夏减桂、附一半，春秋三停减一，疾去精足，全减桂、附，只依六味地黄丸。此法可治伤于内者。阴痿弱，两丸冷，阴汗如水，小便后有余滴臊气，尻臀并前阴冷，恶寒而喜热，膝亦冷。此肝经湿热。宜固真汤、柴胡胜湿汤。此法可治湿气制肾者。肾脉大，右尺尤甚，此相火盛而反痿。宜滋肾丸，或封髓丹。"

13. 明·张介宾《景岳全书》卷之三十二·阳痿："凡男子阳痿不起，多由命门火衰，精气虚冷，或以七情劳倦，损伤生阳之气，多致此证。亦有湿热炽盛，以致宗筋弛缓，而为痿弱者，譬以暑热之极，则诸绵萎，经云壮火食气，亦此谓也。然有火无火，脉证可别，但火衰者十居七八，而火盛者仅有之耳。

——凡思虑、焦劳、忧郁太过者，多致阳痿。盖阴阳总宗筋之会，会于气街，而阳明为之长。此宗筋为精血之孔道，而精血实宗筋之化源，若以忧思太过，抑损心脾，则病及阳明冲脉，而水谷气血之海，必有所亏，气血亏而阳道斯不振矣。经曰：二阳之病发心脾，有不得隐曲，及女子不月者，即此之谓。

——凡惊恐不释者，亦致阳痿。经曰：恐伤肾，即此谓也。故凡遇大惊卒恐，能令人遗失小便，即伤肾之验。又或于阳旺之时，忽有惊恐，则阳道立痿，亦其验也。"

14. 明·张介宾《景岳全书》卷之三十二·阳痿·论治："命门火衰，精气虚寒而阳痿者，宜右归丸、赞育丹、石刻安肾丸之类主之……因血气薄弱者，宜左归丸。""思虑惊恐，以致脾肾亏损而阳道痿者……宜左归丸、全鹿丸之类主之。其有忧思恐惧太过者，每多损抑阳气，若不益火，终无生意，宜七福饮加桂附枸杞之类主之。""肝肾湿热，以致宗筋弛纵者，亦为阳痿，治宜清火以坚肾，然必有火证火脉，内外相符者，方是其证。宜滋阴八味丸，或丹溪大补阴丸、虎潜丸之类主之。火之甚者，如滋肾丸、大补丸之类俱可用。"

"简易方：治阳事不起，用蛇床子、五味子、菟丝子等分为末，蜜丸，梧子大，每服三五十丸，温酒下，日三服。"

15. 清·陈士铎《辨证录》卷之九·阴痿门："阴痿不举……君火先衰，不能自主，相火即怂恿于其旁，而心中无刚强之意，包络亦何能自振乎。故治阴痿之病，必须上补心而下补肾，心肾两旺，后补命门之相火，始能起痿。方用起阴汤：

人参五钱，白术一两，巴戟天一两，黄芪五钱，北五味子一钱，熟地一两，肉桂一钱，远志一钱，柏子仁一钱，山茱萸三钱，水煎服。连服四剂而阳举矣，再服四剂而阳旺矣，再服四剂。"

"人有年少之时因事体未遂，抑郁忧闷，遂至阳痿不振，举而不刚，人以为命门火衰，谁知是心火之闭塞乎。夫肾为作强之官，技巧出焉，藏精与志者也。志意不遂，则阳气不舒。阳气者，即肾中深究真火也。肾中真火，原奉令于心，心火动而肾火应之，心火抑郁而不开，则肾火虽旺而不能应，有似于弱而实非弱也。治法不可助命门之火，如助命门之火，则火旺于下，而郁勃之气不能宣，必有阳旺阴消之祸，变生痈疽而不可救，宜宣通其心中之抑郁，使志意舒泄，阳气开而阴痿立起也。方用宣志汤：

茯苓五钱，菖蒲一钱，甘草一钱，白术三钱，生枣仁五钱，远志一钱，柴胡一钱，当归三钱，人参一钱，山药五钱，巴戟天三钱，水煎服。二剂而心志舒矣，再服二剂而阳事举矣，不必多剂也。"

16. 清·何梦瑶《医碥》卷四·阴痿："阳动而举，阴静则痿，虽无欲亦然，观小儿子夜峻作可知。况有心者乎？然而不举者，则气不从心也，其故有六：一则天禀使然，而不可强者也。一则有所恐惧而气馁也。一则神摇火飞，气上不下也，此皆无病之人也。一则湿热太盛，下注宗筋，弛纵不收也。一则耗散过度，命门火虚也。一则肾水虚衰，热盛，壮火食气也。薛立斋所谓如木得露则森立，遇酷暑则痿瘁也。盖水火和平则举，有水无火、有火无水及水火淫盛为湿热者，亦不举也。参痿门自明。此有病之人也。火虚者，附桂八味丸。水虚者，知柏八味丸。并见虚损湿热，固真汤、柴胡胜湿汤。其证多有阴汗臊臭，两股热者。或反冷，阴头两丸如冰者，不可误认为寒。盖湿热在脏腑，热亲上而湿下流，故证如此也。火上炎不下交者降之，恐惧者镇之。"

17. 清·沈金鳌《杂病源流犀烛》前阴后阴病源流："阴痿，凡人色欲过度，精髓耗败，伤于肾元，遂致阴痿不起宜五精丸。又有精出非法，或强忍房事，有伤宗筋，亦致阴痿不起宜上丹、还少丹。又有阴湿伤阳，阳气不能伸举，亦致阴痿不起宜九仙灵应散。又有失志之人，抑郁伤肝，肝木不能疏达，亦致阴痿不起宜达郁汤加石菖蒲、远志、枸杞子、菟丝子……［脉法］《纲目》曰：肾脉大甚为阴痿。"

18. 清·罗国纲《罗氏会约医镜》卷十一·论阳痿："是证多由肾经亏损，命门火衰，精气虚冷者，十居七八。此外又有忧思太过，抑损心脾，则病及阳明，水谷气血之海有所亏伤而致者。《经》曰二阳之病，发于心脾即此之谓。又有大惊卒恐，能令人遗尿，即伤肾之验。《经》曰：恐惧伤精，骨酸痿厥，精时自下也。又有肝肾湿热，以致宗筋弛纵者，亦为阳痿。治宜清火以坚骨，然必有火证，火脉、内外相等者，方是其证……八味地黄丸治肾经虚损而阳痿者……若阴虚甚，多加熟地。阳虚甚，多知桂附。胃虚者，多加山药。胃虚寒，去丹皮。先天不足，加鹿茸。气虚甚，参汤送服。夏天参麦饮送服。气虚下陷，补中汤送服。虚火甚，淡盐汤送服。心脾不足，归脾汤送服。

如是，则五脏平和，精血日长，输归于肾，而阳自旺矣。"（治肾虚火衰阳痿）

19. 清·罗国纲《罗氏会约医镜》卷十一·论阳痿："仙传班龙丸：治火不甚衰，止因气血薄弱而阳痿者。鹿角胶、鹿角霜、菟丝子酒蒸，晒干。熟地各八两，柏子仁去油，六两。白茯苓、补骨脂炒，各四两。上将胶加酒溶化糊丸，淡盐汤，空心下七八钱。"（治气血虚弱阳痿）

"归脾汤：治思虑惊恐而阳痿者。必须培补心脾，使胃气渐充，则冲任始振，而元阳可复也。人参、黄芪蜜炙，白术、当归、茯神各钱半，枣仁炒研，一钱。远志七分，甘草炙，陈皮各八分，元肉三枚，莲肉七粒引。如无气滞，不用木香。"（治心脾亏损阳痿）

"加味七福饮：治忧思恐惧太过者。损抑阳气，必须益火，乃有生意。人参随便，熟地、当归各二三钱，白术、枸杞子各钱半，甘草炙、肉桂、附子、枣皮各一钱，酸枣仁二钱，远志六分。空心温服。如梦遗虚滑，加牡蛎、莲须、龙骨之属。"（治前证之甚者）

"滋阴八味丸：治阴虚火盛，下焦湿热，以致宗筋弛纵者。山药四两，丹皮三两，白茯苓三两，枣皮四两，泽泻二两，黄柏、知母各盐水炒，二三两。熟地八两，捣膏。加炼蜜为丸，盐汤下。"（治阴虚火盛阳痿）

"简易方：治肾虚阳痿。蛇床子、五味子、菟丝子等分为末，蜜丸，每日三服，酒下五十丸。"（治肾虚阳痿）

"若肝因湿热为患者，有龙胆泻肝汤，清肝火，导湿热。若因燥热为患者，用六味丸，滋肾水、养肝血而自安。至于固本丸、坎离丸，俱属沉寒，非肠胃有大热者不宜用。"

20. 清·林珮琴《类证治裁》卷之七·阳痿论治："男子二八而精通，八八而精绝。阳密则固，精旺则强，伤于内侧不起。故阳之痿，多由色欲竭精，或思虑劳神，或恐惧伤肾，或先天禀弱，或后天食少。亦有湿热下注，宗筋弛纵，而致阳痿者。盖前阴为肝脉督脉之所经，经云：足厥阴之脉，入毛际，过阴器，抵少腹。又督脉起少腹以下骨中央，入系女子廷孔，循阴器。男子循茎下至篡。又为宗筋之所会。景岳云：阴阳总宗筋之会，会于气街，而阳明为之长。此宗筋为气血之孔道，而阳明实气血之化源，阳明衰则宗筋不振。故见症多肝肾主病云，伤色欲者须辨水衰火衰。水衰真阴亏乏，归肾丸、还少丹、地黄汤。火衰精气虚寒，右归丸、八味丸，甚者加人参、鹿茸，或加肉苁蓉、枸杞子。若火衰不甚，斫丧太过，补骨脂丸。伤思虑者，心脾郁结，阳事不举，归脾汤、炒香散。郁伤少阳，生气日索，加味逍遥散。伤恐惧者，胆虚精却，大补元煎加枣仁、鹿角胶。先天精弱者，房后神疲，固阴煎、秘元煎。胃虚食少者，水谷不充，精髓失旺，脾肾双补丸、七福饮、玉母桃。其湿热伤及肝肾，致宗筋弛纵，为阳痿者，如筋角近火则软，得寒则坚，宜滋阴八味丸，或龙胆泻肝肠。经谓：肾欲坚，急食苦以坚之也。然必脉症果系湿热，方用苦坚淡渗。若肝肾虚热，仍宜养肝滋肾，地黄汤加龟板、元参、天麦冬、五味子。又有心肾失交，梦泄致痿，远志丸加熟地、枣仁、白芍。劳伤筋骨，阳道痿弱，无此山药丸、大造固真丹。肾虚无子，精冷精滑，七宝美髯丹。通治阳事不起，如赞化血余丹、鹿茸地黄丸、三子丸、青娥丸等。此治法大概也。若夫元阳既伤，真精必损，必兼血肉温润之品缓调之，如斑龙丸、聚精丸、二至百补丸之类。纯用刚热燥涩之剂，恐有偏胜之害，其审而裁之可耳。"

[注] 林珮琴治阳痿，胆虚精却，用大补元煎加酸枣仁、鹿角胶是自己的临床心得。加

味其功效可填精，充分揭示了作者丰富的临床经验，用药精当，理法方药通融一体，其他症治如此。

【病因病理】

阳痿病位在宗筋，病变脏腑主要在于肝、肾、心、脾，涉及足厥阴肝经、足少阴肾经、足太阴脾经、足阳明胃经、手少阴心经。清·张璐《张氏医通》卷七·前阴诸疾："前阴所过之脉有二，一曰肝脉，二曰督脉。经云：足厥阴之液，入毛中，过阴器，抵少腹，是肝脉之所过也。又云：督脉者，起于少腹以下骨中央，女子入系廷孔，循阴器，男子循茎下至篡，与女子等，是督脉之所过也。"

［注］（1）二阳：张景岳："二阳，阳明也，为胃与大肠二经。然大肠小肠皆属于胃，故此节所言，则独重在胃耳。"

（2）隐曲：指前阴隐处。

《素问·阴阳别论》："二阳之病发心脾，有不得隐曲，女子不月。"

《素问·痿论》："思想无穷，所愿不得，意淫于外，入房太甚，宗筋弛纵，发为筋痿，及为白淫……阳明。虚则宗筋纵。"《灵枢·邪气脏腑病形》："肾脉……大甚为阴痿。"《灵枢·经筋》"足厥阴之筋……上循阴股，结于阴器……阴股转筋，阴器不用，伤于内则不起，伤于寒则阴缩，伤于热则纵挺不收。"《素问·五常政大论》："气大衰而不起不用。"《素问·生气通天论》："湿热不攘，大筋软短，小筋弛长，软短为拘，弛长为痿。"《素问·阴阳应象大论》："北方生寒……在志为恐，恐伤肾，思胜恐。"《素问·宣明五气》："精气……并于肾则恐。"

隋·巢元方《诸病源候论》虚劳阴痿候："劳伤于肾，肾虚不能荣于阴器，故痿弱也。"

明·张介宾《景岳全书》阳痿："亦有湿热炽盛，以至宗筋弛纵。""凡思虑焦劳，忧郁不过者，多致阳痿。""凡惊恐不释者，亦致阳痿。"

清·沈金鳌《杂病源流犀烛》前阴后阴源流："有失志之人，抑郁伤肝，肝木不能疏达，亦致阴痿不起。"

根据古代医家论述，本病因命门火衰，精气虚冷而致阳事不举。或久病劳伤、损及脾胃、气血生死之源不足，致宗筋失养而成阳痿。清·林珮琴《类证治裁》："阳之痿多由色欲竭精，或思虑劳神，或恐惧伤肾，或先天禀弱，或后天食少……而致阳痿者。"或肝经温热炽盛，以致宗筋弛缓，或思虑忧郁有过肝气郁结，抑损心脾，必有所亏，气血亏而阳道不振。《素问·阴阳别论》："二阳之病发心脾，有不得隐曲……"或惊恐不释，损抑阳气"恐伤肾，肾气不足，宗筋不能作强，则阳事不举。"明·张介宾《景岳全书》："凡思虑焦劳，忧郁不过者，多致阳痿。""凡惊恐不释者，亦致阳痿。"

清·沈金鳌《杂病源流犀烛》："有失志之人，抑郁伤肝，肝木不能疏达，亦致阴痿不起。"或过食醇酒厚味致足太阴、阳明二经运化失常，聚湿生热，温热下注，引起厥阴、督脉所属区域，经络阻滞，气血不荣，终致阳痿。宋·陈言《三因极一病证方论》："三消渴疾，饮食倍常，肌肉消瘦，阳事不举。"阳痿之证多虚实相兼。如肝气郁结、湿热下注属实证。如命门火衰，心脾两虚，惊恐伤肾，脾肾两虚，属虚证。因虚致实，有脾虚痰湿证，肾虚夹痰夹瘀证，阴虚火旺证。如气滞血瘀证因外伤导致局部气血瘀阻，或伤及经脉，致脉络不畅，导致宗筋失于充养，渐致阳痿。总之虚证多于实证，从古医书中的方剂应用可看出滋阴、益阴、益火、通补、填精、摄肾、益脾肾、补阳等治法。

现代医学认为，本病与心理性因素、器质性因素有关。器质性阳痿主要分为血管性、内分泌性、神经源性、药源性、外伤性等。

【临床症状】

成年男子性交时，阴茎不举，或举而不坚，不能进行正常性生活。可伴有夜寐不安、心情抑郁、胆怯多疑、神疲乏力、腰膝酸软、畏寒肢冷。或小便不畅、淋沥不尽，或有消渴，或有房劳过度，或惊悸，或郁证，或外伤等病史。

【鉴别诊断】

本病应与早泄、阳缩疾病相鉴别。

1. 早泄：阴茎能勃起，性交的时间极短，即行排精，甚者阴茎刚接触女性阴道即射精，因而阴茎痿软不能继续正常进行性交。而阳痿阴茎根本不能勃起，不能插入阴道进行性交。

2. 阳缩：又名阴缩，指以阴茎、睾丸和阴囊突然内缩为主要症状的疾病。阳缩多因寒邪或湿热之邪侵犯而引发，也可能因为阴亏火旺诱发，与足厥阴经、督脉和肝肾两脏关系密切。以阴茎内缩抽疼，伴有少腹拘急、疼痛剧烈、畏寒肢冷为特征。阳痿不出现阴茎内缩、少腹疼痛等症。

【内服药疗法】

1. 命门火衰证：

[主证] 阳事不举或举而不坚，精薄清冷，头晕耳鸣，面色㿠白，精神萎靡，腰膝酸软，畏寒肢冷（多见于房事不节或年老体虚者），舌质淡，舌苔白，脉沉细。

[方剂] 天雄散。

[组成] 天雄、五味子、远志各30g，肉苁蓉75g，蛇床子、菟丝子各180g。

[制法] 上为细散。

[用法] 每次1.5g，酒送服，1日3次。

[功效] 壮阳益精。

[主治] 阳痿不起。

[方剂来源] 唐·孙思邈《备急千金要方》。

[方剂] 雄鹅散。

[组成] 雄鹅75g（熬），石斛22.5g，巴戟天、天雄（炮）、五味子、蛇床子、薯蓣、菟丝子、牛膝、远志各15g（去心），肉苁蓉37.5g。

[制法] 上为散。

[用法] 每次3g，用酒送服。

[功效] 补肾壮阳。

[主治] 阳痿，年久不愈。

[方剂来源] 唐·王焘《外台秘要》。

[方剂] 强阳神丹。

[组成] 熟地500g，肉桂、覆盆子各90g，黄芪1kg，巴戟天180g，柏子仁（去油）、麦冬各90g，当归180g，白术240g。

[制法] 上为末，蜜为丸。

[用法] 每次30g，白滚汤送服。

[功效] 补肾壮阳，益气养血。

[主治] 阳倒不举。

[方剂来源] 清·陈士铎《石室秘录》。

［方剂］十精丸。

［组成］枸杞子、甘菊花、菟丝子（酒煮，捣成饼）各 60g，山茱萸、天门冬、白茯苓各 90g，官桂、怀熟地（用生者，酒蒸九次）120g，肉苁蓉（酒浸一宿）15g，汉椒（去目）各 30g。

［制法］上为末，炼蜜为丸，如梧桐子大。

［用法］每次 30 丸，空心用盐酒送服。

［功效］壮阳温精。

［主治］精寒阳痿。

［方剂来源］明·万表《万氏家抄方》。

［方剂］葫芦巴丸。

［组成］葫芦巴（微炒）、巴戟天（紫者，去心，炒）、肉苁蓉（酒浸，切，焙）各 60g，川楝子（去皮，醋浸一宿，焙）、肉桂、补骨脂（炒）、蛇床子（酒浸一宿，焙）、牛膝（酒浸一宿，切，焙）各 30g，蓬莪术（醋浸一宿，煨，锉）22.5g，附子（炮裂，去毛、脐）、茴香子（炒）各 45g。

［制法］上为末，炼蜜为丸，如小豆大。

［用法］常服 20 丸，空心用炒盐生姜汤或酒送服。

［功效］温肾助阳。

［主治］阳痿。

［方剂来源］宋·赵佶《圣济总录》。

［方剂］振阳汤。

［组成］鹿角霜 6g，肉苁蓉、怀牛膝、枸杞子各 9g，远志肉 1.8g，菟丝子 9g，茯神 6g，补骨脂（炒）、杜仲（炒）各 9g，豨莶草 6g，大枣 5 枚。

［制法］水煎，去滓。

［用法］温服。

［功效］温肾壮阳。

［主治］阳痿。

［加减］如禀赋不足者，加人参 6g；如色伤肾阳，相火不足，加肉桂 1.5g；如高年阳衰者，加黄芪 9g，木香 1.5g。

［方剂来源］清·虞仲论《医方简义》。

［方剂］温肾散。

［组成］熟干地黄 500g，肉苁蓉（酒浸）、麦门冬（去心）、牛膝（酒浸）、五味子、巴戟天（去心）、炙甘草各 250g，茯神（去木）、干姜（炮）各 150g，杜仲（姜汁浸，炒断丝）90g。

［制法］上为末。

［用法］每次 6g，空腹用温酒调服，1 日 2 次。

［功效］益肾温阳。

［主治］阳痿腰痛，身重缓弱，语音混浊。

［方剂来源］宋·陈言《三因极一病证方论》。

［方剂］仙茅酒。

［组成］仙茅（出四川，用米泔水浸去赤水尽，日晒）、淫羊藿（洗尽）、南五加皮

（酒洗净）各 120g。

　　［制法］上锉。同黄绢袋盛，悬入无灰酒一中坛内，21 日后服。

　　［用法］早、晚饮适量。

　　［功效］益肾壮阳。

　　［主治］阳痿不举。

　　［方剂来源］明·龚廷贤《万病回春》。

　　［方剂］肉苁蓉散。

　　［组成］肉苁蓉、麋茸、牛膝、石斛、远志、菟丝子各 30g，石龙芮 22.5g，雄蚕蛾 15g，五味子、蛇床子、天雄、巴戟天各 30g。

　　［制法］上为细末。

　　［用法］每次 6g，食前用温酒调服。

　　［功效］益肾壮阳。

　　［主治］阳痿。

　　［方剂来源］宋·张锐《鸡峰普济方》。

　　［方剂］乌银丸。

　　［组成］巨胜子（炒，别研）60g，牛膝（去芦头）、覆盆子、荜澄茄（去枝）、肉桂（去粗皮）、白茯苓（去皮）、白芷、甘菊花（拣净）、远志（去心苗）、熟干地黄（焙）、旋覆花、旱莲草（去枝）各 30g。

　　［制法］上除巨胜子外，同为细末，再与巨胜子拌匀，酒糊为丸，如梧桐子大。

　　［用法］每次 50~60 丸，食前温酒送服下。服至 7 日，觉阳气坚壮是验。

　　［功效］补精血，壮阳气，健腰膝，乌须发，益寿延年。

　　［主治］宗筋弛纵，阴茎不举。

　　［方剂来源］元·许国桢《御药院方》。

　　［方剂］延龄丹。

　　［组成］乌龙（即黑太骨也。自脑骨至尾一条，全用好醋浸一宿，煮醋干，再用酥炙，为末听用），鹿茸（酥炙）24g，巴戟天（酒浸）、沉香、石莲子（去壳、心）各 30g，远志肉（炒）、大茴香各 15g，石燕子（雌雄各 3 对，烧红投姜汁内 7 次），补骨脂（炒）15g（以上为末听用），何首乌（黑豆蒸九次）120g，熟地（酒洗）30g，蛇床子（炒）、芡实肉各 60g，归身（酒洗）、川芎各 30g，白芍（酒炒）60g，生地 30g（酒洗），天冬、麦冬、马蔺花、冬青子各 30g，楮实子（酒洗）30g，母丁香 20 个，枸杞子 120g，金樱子 500g（去瓤、核）。

　　［制法］上除药末外，用水 10L，煎取 1L，去滓，取起晾冷，和入药内；又用黄雀 49 个，好酒煮烂，摇匀，同药末、乌龙骨为丸，如梧桐子大。

　　［用法］每次 10g，开水送服。

　　［功效］补肾壮阳。

　　［主治］阳痿。

　　［方剂来源］清·年希尧《集验良方》。

　　［方剂］扶命生火丹。

　　［组成］人参 180g，巴戟天 500g，山茱萸 500g，熟地 1kg，附子 2 枚，肉桂 180g，黄芪 1kg，鹿茸 2 具，龙骨（煅，醋淬）30g，生酸枣仁 90g，白术 500g，北五味子 120g，肉苁蓉

240g，杜仲 180g。

　　[制法]　上药各为细末，炼蜜为丸。

　　[用法]　每次 15g，早、晚各一服。连服 3 个月。

　　[功效]　补肾助阳。

　　[主治]　阳痿。

　　[方剂来源]　清·陈士铎《辨证录》。

　　2. 心脾两虚证：

　　[主证]　阳事不举，神疲乏力，心悸，失眠多梦，面色无华，食少纳呆，舌质淡，舌苔薄白，脉细。

　　[方剂]　救相汤。

　　[组成]　人参、巴戟天各 30g，肉桂 9g，炒酸枣仁 15g，远志 6g，茯神、高良姜、附子各 3g，柏子仁 6g，黄芪 15g，当归 9g，菟丝子 6g。

　　[制法]　水煎，去滓。

　　[用法]　分 2 次温服。

　　[功效]　补气助阳，益肾宁心。

　　[主治]　阳事不举。

　　[方剂来源]　清·陈士铎《辨证录》。

　　[方剂]　膃肭补天丸。

　　[组成]　膃肭脐、人参、白茯苓（姜汁煮）、当归、川芎、枸杞子、小茴香各 45g，白术 75g，粉甘草（蜜炙）、木香、茯神各 30g，白芍、黄芪、熟地、杜仲、牛膝、补骨脂、川楝、远志各 60g，胡桃肉 90g，沉香 15g。

　　[制法]　上为末，用制膃肭脐酒煮糊为丸，如梧桐子大。

　　[用法]　每次 60 丸，空腹时用盐酒送服。

　　[功效]　益气养血，补阴助阳。

　　[主治]　阳痿。

　　[方剂来源]　明·李梴《医学入门》。

　　[注]　心脾两虚证，主因气血乏源，阴阳不足，宗筋失养，补益心脾，同时补阴助阳，精血自能恢复。上方白术用 75g，远志 60g，胡桃肉 90g。李氏用方精良、膃肭脐，可用鹿肾及外生殖器代替用量加倍。

　　3. 惊恐伤肾证：

　　[主证]　受惊恐后，阳事不举，胆怯多疑，夜多噩梦，心悸易惊，舌苔薄白，脉弦细。

　　[方剂]　远志丸。

　　[组成]　远志（去心，姜汁腌）、石菖蒲各 60g，茯神（去木）、白茯苓（去皮）、人参、龙齿各 30g。

　　[制法]　上为末，炼蜜为丸，如梧桐子大，辰砂为衣。

　　[用法]　每服 70 丸，食后，临卧用热汤送用。

　　[功效]　益气养心，镇惊安神。

　　[主治]　因事有惊（阳痿）。

　　[方剂来源]　清·林珮琴《类证治裁》。

　　[方剂]　七福饮。

［组成］人参 6g，熟地 9g，当归 6~9g，白术（炒）4.5g，炙甘草 3g，酸枣仁 6~9g，制远志 0.9~1.5g。

［制法］用水 400mL，煎取 280mL，去滓。

［用法］空腹时温服。

［功效］补气健脾，养血宁心。

［主治］气血俱虚，心神不安，心悸，失眠。

［注］明·张介宾《景岳全书》卷之三十二·阳痿·论治："凡因思虑惊恐，以致脾肾亏损而损阳道痿者，必须培心脾……宜七福饮，归脾汤之类主之……若不益火，终无生意，宜七福饮加桂附枸杞之类主之。"

［方剂来源］明·张介宾《景岳全书》。

［方剂］起阴汤。

［组成］人参 15g，白术、巴戟天各 30g，黄芪 15g，北五味子 3g，熟地 60g，肉桂、远志、柏子仁各 3g，山茱萸 9g。

［制法］水煎，去滓。

［用法］温服。

［功效］养心补肾。

［主治］阳痿不举。

［方剂来源］清·陈士铎《辨证录》。

［方剂］远志丸。

［组成］续断、薯蓣、远志（去心）、蛇床子、肉苁蓉各 60g。

［制法］上为细末，以雀卵为丸，如小豆大。

［用法］每次 7~10 丸，以酒送服。服 100 日见效。

［功效］温肾壮阳，益精安神。

［主治］阳痿。

［方剂来源］唐·王焘《外台秘要》。

4. 肝气郁结证：

［主证］阳事不举，情绪抑郁，或烦躁易怒，胁肋胀闷，胸脘不适，善太息，舌质红，舌苔薄或薄黄，脉弦。

［方剂］宣志汤。

［组成］茯苓 15g，石菖蒲、甘草各 3g，白术 9g，生酸枣仁 15g，远志、柴胡各 3g，当归 9g，人参 3g，山药 15g，巴戟天 9g。

［制法］水煎，去滓。

［用法］温服。

［功效］解郁通阳。

［主治］阳痿。阳事不举，或举而不坚。

［方剂来源］清·陈士铎《辨证录》。

［方剂］达郁汤。

［组成］升麻、柴胡、川芎、香附、桑皮、橘叶、白蒺藜。

［制法］水煎，去滓。

［用法］温服。

［功效］疏肝解郁。

［主治］木郁；及阴痿不起者。

［方剂来源］清·沈金鳌《杂病源流犀烛》。

5. 肝经湿热证：

［主证］阴茎痿软不举，或举而不坚，阴囊潮湿，臊臭，下肢酸困，心烦口苦，小便黄赤，舌质红，舌苔黄腻，脉滑数。

［方剂］龙胆泻肝汤。

［组成］柴胡梢、泽泻各3g，车前子、木通各1.5g，生地黄、当归梢、草龙胆各0.9g。

［制法］上锉，如麻豆大，都作一服。用水200mL，煎至150mL，去滓。

［用法］空心稍热服，并以美膳压之。

［功效］清利肝经湿热。

［主治］肝经湿热下注（阳痿），阴部湿痒，或阴囊肿痛溃烂，小便赤涩，遗精白浊。

［方剂来源］金·李东垣《兰室秘藏》。

［注］明·张介宾《景岳全书》"龙肝泻肝汤"治疗阳痿用方。

【外治方药】

1. 蛇床子散：

［组成］蛇床子、细辛、藁本、吴茱萸、川椒、枯矾、紫梢花各15g。

［制法］上为细末。每次15g，用水1L，煎至600mL。

［用法］临卧时稍热淋洗。

［功效］温肾壮阳。

［主治］阳痿。

［方剂来源］元·许国桢《御药院方》。

2. 桂香膏：

［组成］肉桂、牡蛎（烧）、蛇床子（炒）各15g，细辛、零陵香各4.5g，胡椒49粒，麝香（另研）3g。

［制法］上为细末。

［用法］临时每用1g，津唾调涂阴茎上。

［功效］温肾助阳。

［主治］阳痿。

［方剂来源］元·许国桢《御药院方》。

3. 九仙灵应散：

［组成］黑附子、蛇床子、紫梢花、远志、石菖蒲、海螵蛸、木鳖子、丁香各6g，朝脑4.5g。

［制法］上为末，每次15g，用水600mL，煎成300mL，去滓。

［用法］温洗阴囊及湿处，日洗2次。流水温洗，多洗更好。

［功效］壮阳收湿。

［主治］男子阴湿阳痿。

［方剂来源］明·龚廷贤《万病回春》。

4. 封脐固阳膏：

［组成］大附子（姜汁制，阴干）30g，蟾酥12g，麝香15g，硫黄4.8g。

［制法］上为末，用淫羊藿 60g，白酒 500mL，入羊藿熬，煎好时去藿不用，将酒熬成膏，和药末为 24 丸，瓷罐盛。

［用法］每次 1 丸，放脐中，膏药封之。

［功效］温肾壮阳。

［主治］阳痿。

［方剂来源］清·孙伟《良朋汇集》。

5. 暖脐膏：

［组成］川椒、韭子、肉桂、蛇床子、附子各 30g，独蒜 500g。

［制法］用香油 1kg 浸 10 日，加丹熬膏，摊于布或纸上。

［用法］贴脐部。

［功效］温肾壮阳。

［主治］阳痿精冷。

［方剂来源］清·恬素《集验良方》。

6. 固精益肾暖脐膏：

［组成］韭菜子、蛇床子、大附子、肉桂各 30g，川椒 90g，真麻油 1kg，抚丹（飞净者）360g，硫黄 30g，母丁香 3g，麝香 9g（各研），独蒜 1 枚（捣烂）。

［制法］将前五味用香油浸半月，入锅内熬至枯黑，滤去滓，入丹再熬至滴水成珠，捻软硬适中即成膏。

［用法］用时以大红缎摊如酒杯口大，将倭硫、丁、麝末用蒜捣烂为丸，如豌豆大，按于膏药内贴脐。

［功效］补肾壮阳，固精种子。

［主治］阳事痿弱，举而不坚，坚而不久，白浊遗精。

［方剂来源］明·洪基《摄生秘剖》。

【外治疗法】

1. 敷脐疗法：用暖膏贴脐部，温肾壮阳（详见本章节）。

2. 洗涂疗法：用蛇床子散热洗阴茎，或用九仙灵应散洗阴茎、阴囊处，前者温肾壮阳，后者壮阳收湿，适用肝经湿热证（详见本章节）。

【针灸疗法】

1. 肾虚证：取肾俞、太溪、期门、命门。

2. 脾虚证：取脾俞、足三里。

3. 肝郁证：取肝俞、期门、太冲。

4. 命门火衰证：取关元、三阴交。10 天为一疗程。

【护理与预防】

1. 节制性欲，切忌恣情纵欲，房事过频，以防精气虚损，命门火衰，导致阳痿。

2. 调饮食，不应过食肥甘醇酒，避免湿内生，壅阻经络，导致阳痿。

3. 对阳痿的原发病，如动脉硬化、甲状腺功能亢进、糖尿病等病症应积极治疗，此外，某些药可影响性功能而出现阳痿，如大剂量镇静剂、降压药、抗胆碱类药物等尽量避免长期服用。

4. 调畅情志，怡悦心情，防止精神紧张，参加适当体育锻炼和气功锻炼以增强体质是预防调护阳痿的重要环节。

第十三章　肛门直肠疾病

第一节　中国古代肛门直肠疾病概论

现代医学认为，痔是肛垫病理性肥大、移位以及肛周皮下血管丛血流瘀滞所形成的团块。传统认为痔是直肠下端黏膜下、肛管和肛缘皮肤下层的静脉丛瘀血、扩张和迂曲所形成的柔软静脉团。如果不伴有出血、疼痛或有脱垂等症状时，不能称为是病；只有当肛垫肥大伴有出血、疼痛、痔核从肛门内脱出肛门外时，才被认为是一种病。中医将痔称为"痔疮""痔核""痔疾"等。

【中国古代中医论述】

1.《五十二病方》牡痔："牡痔居窍旁，大者如枣，小者如枣核者方：以小角角之如孰（熟）二斗米顷，而张角，絜以小绳，剖以刀。其中有如兔实，若有坚血如拊末而出者，即已。"

"牡痔之居窍廉（廉），大如枣核，时养（痒）时痛者方：先剟（劙）之；弗能剟（劙），□龟𦜹（脑）与地胆虫相半，和，以傅之。燔小隋（椭）石，淬醯中，以熨。不已，有（又）复之，如此数。"

"巢塞直（腜）者，杀狗，取其脬，以穿籥，入直（腜）中，炊（吹）之，引出，徐以刀［剟（劙）］去其巢。冶黄黔（芩）而娄（屡）傅之。人州出不可入者，以膏膏出者，而到（倒）县（悬）其人，以寒水戋（溅）其心腹，入矣。"

［注］（1）居窍旁：窍，指肛门。居窍旁，指痔核生长在肛门旁边。

（2）小角角之：小角，指用牛羊角做成的小火罐。角之，即是用拔火罐的方法把痔核拔出来。

（3）絜以小绳：絜，约束也，此处有捆束扎住之意。此句连下文意为用小绳把痔核捆束扎住，然后用刀剖之。

（4）兔实：疑为菟丝子，《武威汉代医简》有兔系实，即菟丝子，可能与此同义。一疑为兔实，即兔子的膝盖骨。

（5）坚血如拊末：坚血，即瘀血，指失去生理活性的血块。拊，音掘，裂也。全句意为如果有瘀血块从痔核裂口而出者。

（6）窍廉（廉）：廉，侧边也。窍廉，即肛门的侧边。

（7）□龟𦜹（脑）与地胆虫：句首缺字据文意拟补为"以"字。龟脑，药名，疑为龟的头（包括脑）部。《神农本草经》载龟甲，有主"五痔阴蚀"的记述。地胆虫，即《神农本草经》中地胆。《名医别录》记有"蚀疮中恶肉"的功效。

（8）隋（椭）石：椭圆形的石块。古时以之燔热作温熨用的工具。此句是说，将椭圆形的石块燔烧后用醋淬，再行温熨。

（9）巢塞直（腜）者：腜，直肠。全句意指痔漏把肛门阻塞。

（10）穿籥：籥，本指笛，这里指竹管。穿籥，是把竹管穿入狗脬中。

（11）人州出：州，《广雅·释亲》：臀也，俗称屁股；《尔雅·释畜》注："州，窍。"即肛门。这里是指肛门，人州出，指人的肛门脱出。

（12）以膏膏出者：意为用油膏涂于脱出的肛肠上。

[按]《五十二病方》中记载了治疗内痔的精湛手术疗法。如"巢塞脏"，用狗尿脬引出痔巢进行手术的方法；"人州出不可入"用膏油涂后，倒悬其人，再以冷水溅心腹（冷水刺激）使其脱出的肛门缩入的方法，都是非常巧妙的，充分反映了当时在外科方面所取得的突出成就。

[来源] 周一谋、萧佐桃。《马王堆医书考注》。天津科学技术出版社，1988. 156，163.

《五十二病方》把痔分为"牡痔""牝痔""脉痔""血痔"四类，这四类是中医外科文献中最早论述痔分类及病名确立。

2.《素问·生气通天论》："因而饱食，筋脉不横解，肠澼为痔。"

3. 隋·巢元方《诸病源候论》卷三十四·诸痔候："诸痔者，谓牡痔、牝痔、脉痔、肠痔、血痔也。其形证各条如后章。又有酒痔，肛边生疮，亦有血出。又有气痔，大便难而血出，肛亦出外，良久不肯入。"

诸痔皆由伤风，房室不慎，醉饱合阴阳，致劳扰血气，而经脉流溢，渗漏肠间，冲发下部。有一方而治之者，名为诸痔，非为诸病共成一痔。痔久不瘥，变为瘘也。

[注] 牡牝（mǔ pìn）：兽类之属于雄性的叫"牡"，雌性的叫"牝"。

"牡痔候：肛边生鼠乳出在外者，时时出脓血者是也。"

"牝痔候：肛边肿生疮而出血者，牝痔也。"

"脉痔候：肛边生疮，痒而复痛出血者，脉痔也。"

"肠痔候：肛边肿核痛，发寒热而血出者，肠痔也。"

"血痔候：因便而清血随出者，血痔也。"

[注] 清血：即大便时出血。清，通圊。牡痔：类似肛瘘。牝痔：类似肛门周围脓肿。脉痔：类似肛裂。肠痔：类似肛门脓肿并伴有全身症状。血痔：为以出血为主的内痔。气痔：为内痔合并脱肛。酒痔：类似肛门周围脓肿，饮酒后发作。本文论述痔的名称，病变不同所形成痔病的原因，由感受风冷、饮食不节以及房室过度等。提示痔病延久，可以转变成瘘。

4. 唐·孙思邈《备急千金要方》卷第二十三·五痔第三："论曰：夫五痔者，一曰牡痔，二曰牝痔，三曰脉痔，四曰肠痔，五曰血痔。牡痔者，肛边如鼠乳，时时溃脓血出；牝痔者，肛肿痛生疮；脉痔者，肛边有疮痒痛；肠痔者，肛边核痛，发寒热；血痔者，大便清血，随大便污衣。又五痔有气痔，寒温劳湿即发，蛇蜕皮主之；牡痔，生肉如鼠乳在孔中，颇出见外，妨于更衣，鳖甲主之；牝痔《集验》作酒痔，从孔中起外肿，五六日自溃出脓血，猬皮主之；肠痔，更衣挺出，久乃缩，母猪左足悬蹄甲主之；脉痔，更衣出清血，蜂房主之。五药皆下筛等分，随其病倍其主药，为三分，且以井花水服半方寸匕，病甚者旦暮服之，亦可四五服。禁寒冷食猪肉生鱼菜房室，惟得食干白肉，病瘥之后百日乃通房内。又用药导下部，有疮纳药疮中，无疮纳孔中。又用野葛烧末，刀圭纳药中，服药五日知，二十日若三十日愈。痔痛通忌莼菜。"

[注] 孙思邈治疗痔方剂26首，灸法二首，其中"治五痔十年不瘥方：涂熊胆，取瘥止，神良，一切方皆不及此。"孙氏《备急千金要方》和《千金翼方》卷二十四·肠痔第七中又在七痔的基础上，增加了"燥湿痔""外痔"，分为九痔对痔的认识更加深入。

5. 唐·王焘《外台秘要》卷二十六·诸痔方二十八首："许仁则曰：此病有内痔，有外痔。内但便即有血，外有异；外痔下部有孔，每出血从孔中出。内痔每便即有血，下血甚者，下血击地成孔，出血过多，身体无复血色，有痛者，有不痛者……可宜……黄芪十味散服之方。

黄芪五两，苦参、玄参各六两，附子（炮）、大黄各三两，干姜二两，猬皮（炙），二两，黄连四两，槐子六合，猪悬蹄甲一具（炙）。上药捣筛为散，空服，以饮服方寸匕，日再服之，渐渐加至二七，忌猪肉、冷水。"

[注] 王焘《外台秘要》首次记载了按部位将痔分为内痔和外痔。

6. 宋·王怀隐《太平圣惠方》卷第六十·治五痔诸方："夫五痔者，谓牡痔、牝痔、脉痔、肠痔、血痔也。其形证各条如章。又有酒痔，肛边生疮，亦有血出。又有气痔，大便难而血出，肛亦出外，良久不入。诸痔皆由伤于风浊，饮食不节，醉饱过度，房室劳伤，损于血气，致经脉流溢，渗漏肠间，冲发下部。以一方而治之者，名为诸痔，非为诸痔共成一痔。痔久不瘥，变为瘘也。

治五痔下血不止，宜服艾叶散方：艾叶半两，炒令微黄，黄耆一两半，剉，白龙骨一两，地榆一两，剉，枳实一两，麸炒微黄，白芍药一两，熟干地黄一两。上件药捣粗罗为散，每服三钱，以水一中盏，煎至六分，去滓，每于食前温服。"

7. 宋·王怀隐《太平圣惠方》卷第六十·治痔肛边生鼠乳诸方（牡痔）："夫痔肛边生鼠乳者，由人脏腑风虚，内有积热，不得宣泄，流传于大肠之间，结聚所成也。此皆下元虚冷，肾脏劳伤，风邪毒热在内不散，蕴蓄日久，因兹生疾。亦由饮食不节，醉饱无恒，恣食鸡猪，久坐湿地，情欲耽着，久忍大便，使阴阳不和，关格壅塞，风热之气下冲肛肠，故令肠头生肉如鼠乳，或似樱桃，或如大豆，时时下血，往往出脓，亦曰牡痔也。

治痔肛边生鼠乳，及大肠疼痛，坐卧不得，皂荚圆方：皂荚十梃，不蛀肥长一尺者，汤浸，去皮，涂酥炙令黄焦，去子，黄芪剉，一两，枳壳一两，麸炒微黄，去瓤，麝香半两，细研入，当归一两，剉，微炒，桂心一两，槐耳一两，微炒，槐子一两，微炒，附子二两，炮裂，去皮脐，白矾二两半，烧灰，猬皮一两，炙令焦黄，乌蛇二两，酒浸，去皮骨，炙微黄，槟榔一两，鳖甲一两，涂醋炙令黄，去裙襕，川大黄一两，剉碎，微炒。上件药捣罗为末，炼蜜和捣五七百杵，圆如梧桐子大，每日空心及晚食前以温粥饮下三十圆。

治痔，肛边生鼠乳及成疮，痛楚至甚，穿山甲散方：穿山甲二两，炙令焦黄，麝香一分，细研。上件药捣细罗为散，入麝香同研令匀，每于食前煎黄芪汤调下二钱。

治痔，肛边生鼠乳，气壅疼痛，宜服鳖甲散方：鳖甲三两，涂醋炙令黄，去裙襕，槟榔二两。上件药捣细罗为散，每于食前以粥饮调下二钱。"

"又方；用蜘蛛丝缠系两鼠乳头，不觉自落。"

"又方：猪牙皂荚一两，去黑皮，炙微黄。上捣罗为末，以猪脂和圆如枣核大，上以赤飧裹一圆，内入谷道中，当下积滞恶血，有头者自消。"

8. 宋·王怀隐《太平圣惠方》卷第六十·治痔肛边生核寒热诸方（肠痔）："夫痔肛边生核寒热者，由大肠风虚，中焦积热，蕴蓄既久，不得宣通，下攻肛肠，结聚生核疼痛，下血肿硬，或有头不消，故令寒热，亦曰肠痔也。

治痔肛边生结核，发寒热，及疼痛不止，丹参散方：丹参三分，猬皮一两，炙令黄焦，蛇蜕皮一两，烧灰，当归三分，剉，微炒，露蜂房三分，微炒，木香三分，猪后悬蹄甲一两，炙令焦，鳖甲三分，涂醋炙令黄，去裙襕。上件药捣细罗为散，每于食前以黄耆汤调下二钱。

治痔，肛边生结核，肿硬疼痛，发散寒热，葫荽子散方：葫荽子一两，微炒，枳壳一两，麸炒微黄，去瓤，当归一两，剉，微炒，皂荚子仁一两，微炒，郁李人一两，汤浸，去皮，微炒，别研入。上件药捣细罗为散，每于食前以粥饮调下二钱。

治痔，肛边生结核，疼痛寒热，鳖甲散方：鳖甲一两，涂醋炙令黄，去裙襕，猬皮一两，炙令微黄，蛇蜕皮三分，烧灰，露蜂房三分，微炙，槟榔三分，麝香一分，细研。上件药捣细罗为散，每于食前以粥饮调下二钱。"

"治痔疾，肛边生结核，楚痛寒热不可忍，坐药方：当归一两，剉，微炒，杏仁三分，煮软去皮，别研如膏，白芷一两，桂心三分，芸苔子一两，微炒，上件药捣细罗为散，以醋面和作饼子，坐之五七度差。"

9. 宋·王怀隐《太平圣惠方》卷第六十·治痔生疮肿痛诸方（牝痔）："夫痔生疮肿痛者，由大肠久虚，为风热留滞，肠胃疮涩，津液不流，邪热之气上攻肺脏，下注肛肠，不能宣散，故成斯疾也。此皆恣食生冷，饮酒过度，酒食之毒停滞脏腑，传留肠间，故令下血，生疮肿痛，亦名牝痔疾也。

治痔疾生疮肿痛，下血不止，地榆散方：地榆剉，黄芪剉，枳壳麸炒微黄，去瓤，槟榔、当归剉，微炒，黄芩、赤芍药已上各一两，上件药捣筛为散，每服四钱，以水一中盏，煎至六分，去滓，每于食前温服。"

10. 宋·王怀隐《太平圣惠方》卷第六十·治痔肛边痒痛诸方（脉痔）："夫痔肛边痒痛者，由脏腑久积风热，不得宣通，毒热之气留滞于大肠，冲发于下部，故令肛边或痛或痒。或乃生疮，时时下血，亦曰脉痔也。"

"治痔疾下部肿结，痒痛不止，枳壳散方：枳壳二两，麸炒微黄，去瓤，槐子二两，微炒令香，防风一两，去芦头，羌活一两，黄芪一两，剉，白蒺藜一两，微炒，去刺，甘草半两，炙微赤，剉。上件药捣细罗为散，每于食前以粥饮调下二钱。

治痔疾，大肠久积风毒，下部痒痛不歇，似有虫咬，蛇床散方：蛇床子一两，萹蓄一两，黄芪一两，剉，苦参一两，剉，白桐叶一两，附子一两，炮裂，去皮脐。上件药捣细罗为散，食前粥饮调下二钱。

治痔疾肛边痒痛，发歇不止，露蜂房圆方：露蜂房一两，微炙，威灵仙一两，枳壳二两，麸炒微黄，皂荚一两，炙令黄焦，萹蓄一两，薏苡根一两，卷柏一两，微炙，桑花叶一两。上件药捣罗为末，炼蜜和圆如梧桐子大，每于食前以槐子汤下三十圆。

治痔疾，风毒攻注肛门，痒痛不止，宜用此方：枳壳一两，蛇床子一两，防风半两，去芦头，莽草半两，桑根白皮半两，苦参一两，藁本半两，独活半两，牛蒡根一两，甘草一两，楸叶三十片，柳枝剉，二合。上件药都细剉，以水一斗，煎取五升去滓，于避风处用软帛蘸汤，乘热熨痔上。"

11. 宋·王怀隐《太平圣惠方》卷第六十·治痔下血不止诸方（血痔）："夫痔下血不止者，由大肠风冷，肺脏积热，热毒留滞，乘于经络，血性得热则流散，复遇大肠虚寒，血乃妄行，故令因便而清血随出，亦曰血痔也。

治痔疾，大肠风冷，下部疼痛，血不止，宜服椿根散方：臭椿树根一两，剉，地榆一两，剉，黄芪一两，剉，伏龙肝一两，细研入，当归三分，剉，微炒。上件药捣细罗为散，每于食前以粥饮调下二钱。

治痔疾下血无度，或发或歇，没食子散方：没食子三枚，烧灰，椿根白皮二两，剉炒微黄，益母草三分，神曲二两，微炒，柏叶一两，桑耳一两。上件药捣细罗为散，每于食前以温粥饮调下一钱。"

"又方：葫荽子一两，微炒，黄芪二两，剉，槐花一两，微炒。上件药捣细罗为散，每于食前以粥饮调下二钱。"

12. 宋·王怀隐《太平圣惠方》卷第六十·治气痔诸方："夫气痔者，由脏腑夙有虚冷，或忧患劳伤，使阴阳不和，三焦气滞，风邪之气壅积肠间，致结涩不通，腹胁胀满，血随便下，或即脱肛，故曰气痔也。"

"治气痔脱肛，肠胃久冷，腹胁虚胀，不思饮食，桃人散方：桃仁一两，汤浸，去皮尖、双仁，麸炒微黄，陈橘皮一两，汤浸，去白瓤，焙，桂心一两，厚朴一两，去粗皮，涂生姜汁炙令香熟，肉豆蔻半两，去壳，木香半两，皂荚仁二两，炒令黄熟，白芍药半两。上件药捣细罗为散，每于食前以粥饮下二钱。

治气痔肛肠疼痛，当归散方：当归三分，剉，微炒，木香半两，桂心三分，枳壳三分，麸炒微黄，去瓤，附子半两，炮裂，去皮脐，干姜半两，炮裂，剉。上件药捣细罗为散，每于食前以粥饮调下一钱。"

"又方：地榆一两，剉，槟榔一两，上件药捣细罗为散，每于食前以粥饮调下一钱。"

13. 宋·王怀隐《太平圣惠方》卷第六十·治酒痔诸方："夫酒痔者，由人饮酒过度，伤于肠胃之所成也。夫酒性酷热而有大毒，酒毒渍于脏腑，使血脉充溢，积热不散，攻壅大肠，故令下血，肛边肿痛，复遇饮酒，便即发动，故名酒痔也。

治酒痔，下血如鸡肝，肛边生疮疼痛，因醉饱气壅即发，大黄散方：川大黄一两，剉碎，微炒，枳壳一两，麸炒微黄，去瓤，甘草半两，炙微赤，剉，生干地黄一两，桑根白皮一两，剉，黄芪一两，剉，羚羊角屑一两，赤小豆花一两，当归一两。上件药捣筛为散，每服四钱，以水一中盏，煎至六分，去滓，不计时候温服。"

14. 宋·王怀隐《太平圣惠方》卷第六十·治久痔诸方："夫久痔者，由脏腑久积风虚热毒，流注于大肠，乃成斯疾也。复遇下元冷惫，肾脏带伤，气血不调，三焦壅塞，热毒留滞而搏于血，入于大肠，故令下血，肛边肿痒。或生疮瘘，连滞经久，差而复发，故名久痔也。"

15. 宋·王怀隐《太平圣惠方》卷第六十·治痔瘘诸方："夫痔瘘者，由诸痔毒气结聚肛边，有疮或作鼠乳，或生结核，穿穴之后，疮口不合，时有脓血，肠头肿疼，经久不差，故名痔瘘也。"

[注]《太平圣惠方》治疗痔的方剂计146首，对痔列为专章讨论。

"治五痔诸方二十五道，治痔肛边生鼠乳诸方一十三道，治痔肛边生核寒热诸方一十道，治痔生疮肿痛诸方一十四道，治痔肛边痒痛诸方一十道，治痔下血不止诸方一十四道，治气痔诸方一十二道，治酒痔诸方九道，治久痔诸方一十三道，治痔瘘诸方二十五道。"

16. 宋·窦汉卿《疮疡经验全书》卷三·痔漏图说："点痔药：冰片、乳香、没药、熊胆。俱为末，用蜗牛一枚碎其底入前四末，放盏内化水以银簪滴汁痔上甚效，田螺代之亦可。""痔漏每日大便时发疼痛，如不疼非痔漏也。"

[注]《疮疡经验全书》卷三·痔漏图说，论述二十五痔分类法，每类用图标注形态，如莲子痔、气痔、勾肠痔、鸡心痔、通肠痔、漏痔等，并列举方剂制法等。

17. 宋·赵佶《圣济总录》卷第一百四十一·痔瘘门·痔瘘统论："诸痔皆由伤风，房室不慎，醉饱合阴阳，故劳扰血气而经脉流溢，渗漏肠间，冲发下部所致也。曰牡痔者，肛边生鼠乳，乳出在外，时出脓血是也。曰牝痔者，肛边肿，生疮而出血者是也。曰脉痔者，肛边生疮，痒而复痛出血是也。曰肠痔者，肛边肿核痛，发寒热而血出是也。曰血痔者，因便而清血随出是也。孙思邈有所谓气痔者，寒温劳湿即发，亦忧恚劳伤所致也。《集验方》有所谓酒痔者，乃牝痔别名也。痔证虽小异，大率皆饮食饱甚，情欲过度之所致也。饮食饱则肠胃伤，情欲过则气血耗，毒气乘虚流入下部，所以瘀积而为痔也。"

（1）"治五痔肿痛，下血不止，或荣卫滞涩，身体疼痛，大便风秘不通，能消丸方：威灵仙去苗土，十两，木香、防风去叉，各二两。上三味捣罗为末，炼蜜为丸如梧桐子大，每服五十丸，荆芥汤下，不计时候。"

（2）"傅贴诸痔，木香散方：木香、槟榔大者，剉，黄连各一分，莽草叶半两。上四味捣罗为散，每用五钱匕，水二碗，煎三二沸，熏法后，用温水调匀，以纸花子贴之。"

（3）"治莲花痔瘘，及鸡冠痔等，贴痔，四妙散方：白及、白敛、木鳖子、桑螵蛸各半两。上四味捣罗为散，汤磨乳香，调令稀稠得所，摊故帛上贴之，次日连皮拆下，更无瘢瘢甚妙。"

（4）"治痔疾，已用药淋渫了，贴痔，绿云汤方：卷柏、樗根白皮、贯众、朴消、地骨皮各一两。上五味粗捣筛，每用十五钱匕，葱二枝，水五升，煮至四升，去滓，乘热渫之。"

（5）"涂痔，二内散方：黄蘗一两，黄蜀葵花一分，白及二钱，生干地黄半两，青黛二块。上五味捣罗为散，先渫了，用朴消水调涂之。"

18.　宋·赵佶《圣济总录》卷第一百四十一痔瘘门·牡痔："论曰：《内经》谓饮食自倍，肠胃乃伤。因而饱食，筋脉横解，肠澼为痔。盖饱甚则肠胃满，肠胃满则筋脉横解，故澼而为痔。其状肛边生鼠乳，或痒或痛，脓血时下，谓之牡痔。"

（1）"治牡痔，肛边生肉如鼠乳，时出脓血，鳖甲丸方：鳖甲去裙襕，醋炙，生干地黄焙，黄连去须，连翘，猬皮炙焦，结断剉，附子炮裂，去皮脐，槐实炒，白矾熬令汁枯，各一两半，蛴螬炙，五枚，栝楼去皮，黄芪剉，干姜炮，各三分。上一十三味捣罗为末，炼蜜和丸如梧桐子大，每服二十丸，早晚食前米饮下，取差为度。"

（2）"治牡痔，肛边生鼠乳，疼痛寒热，猬皮丸方：猬皮炙焦，槐木耳炙，附子炮裂，去皮脐，当归剉，炒，赤芍药、桑根白皮剉，白矾灰，楮根白皮剉，各一两。上八味捣罗为末，炼蜜丸如梧桐子大，每服三十丸，食前粥饮下。"

（3）"治鼠乳牡痔便血，疼痛不可忍者，荆槐散方：荆芥穗，槐花炒，枳壳麸炒，去瓤，黄芪剉，各等分。上四味捣罗为末，每服二钱匕，米饮调下，不拘时。"

（4）"治牡痔，因醉饱筋脉横解，肠澼成痔，每下鲜血，槐子丸方：槐实微炒，三两，猬皮炙焦，当归切，焙，附子炮裂，去皮脐，连翘、干姜炮、续断、黄芪炙，剉，各二两。上八味捣罗为末，炼蜜和丸如梧桐子大，每服十五丸，空心米饮下，日晚再服，稍加至三十丸。"

（5）"治牡痔，熏洗，葱桃汤方：葱根、桃叶各一握。上二味切捣，以水三升，煎数沸，去滓入盆内，乘热熏洗，日三两度。"

（6）"治牡痔出脓血，疼痛不可忍，矾香膏方：白矾灰半两，木香炮，捣末，一分。上二味，用鸡子白调成膏，傅之。"

19.　宋·赵佶《圣济总录》卷一百四十一·痔瘘门·牝痔："论曰：牝痔者，由热居肺经，传注大肠。又大肠久虚，风热留滞，故令肛边生疮而出血也。此皆酒食过度，毒气攻注所为，故又谓之酒痔。"

（1）"治风气稽留下部，结成牝痔，生疮下血肿痛，槟榔散方：槟榔剉，炒，瞿麦穗、泽泻酒浸、防己、甜葶苈隔纸炒，各半两，藁本去苗土、滑石碎，各半两，木香、芫花醋浸、炒令焦黄，各一两，干漆炒令烟烬，半分，陈橘皮汤浸去白，炒，郁李仁各半两，与橘皮同炒，去皮。上一十二味捣罗为细散，每服二钱匕，温酒调下，不拘时候，日三。"

（2）"治牝痔下血，黄芪丸方：黄芪细剉、枳实去瓤，麸炒，各三两，乌蛇酒浸，炙，去皮骨、当归切，焙、赤石脂、猬皮炙焦，各二两。上六味捣罗为细末，炼蜜丸如梧桐子大，每服二十丸，空腹酒下，日二。"

（3）"治牝痔，肛边生疮，肿痛出血，乳香丸方：乳香研，芫青麸炒，鹤虱炒、大黄剉，炒、牡蛎煅，研取粉、枳壳去瓤，麸炒、荜澄茄各半两，白丁香研，一分。上八味捣罗为细末，用粟米粥和丸梧桐子大，每服十五丸。肠风下血，腊茶下。五痔，煎薤白汤下。血瘘，煎铁屑汤下，空腹服。"

（4）"治牝痔，及一切内外痔疮，疼痛不可忍者，栝楼麝香散方：栝楼新黄大者，一枚。上一味，以刀开下顶子，不去瓤，选不蚛皂荚子填满，却取开下顶子盖，别用纸筋泥固济，约三指厚，以炭火簇合烧令红，放一地坑内，出火毒一宿，取出入麝香末一钱，研令极细，入瓷盒盛，每服一钱匕，米饮调下，温酒亦得，服一剂，永除根本。"

（5）"治牝痔下血，肛边生疮，百宝丸方：枳实去瓤，麸炒，一两。上一味捣罗为细末，炼蜜和丸，分作二十五丸，与后散药同服。"

（6）"治牝痔，百宝散方：皂荚不蚛者，四梃，烧灰，去皂子不用，研为末，入麝香半钱同研，皂荚刺针生，杵为末。上二味，取皂荚末抄一钱匕，入皂荚刺针末半钱匕，以水一盏，同煎至七分，放温服。发痛时，嚼百宝丸一丸，以此散送一。"

（7）"治牝痔下血，日久不止，皂荚子散方：皂荚子仁一百枚，麸炒黄、槐蛾炙、牛角尖屑炒、露蜂房炒，各一两。上四味捣罗为细散，每服二钱匕，粥饮调下。"

（8）"治牝痔下血不止，疼痛，椿根散方：臭椿根剉、地榆剉、黄芪剉、伏龙肝研，各一两，当归切，焙，三分。上五味捣罗为细散，每服食前以粥饮调下二钱匕。"

20. 宋·赵佶《圣济总录》卷第一百四十四·痔瘘门·脉痔论曰："脉痔者，藏府蕴积风热不得宣通也。风热之气，乘虚流注下部，故肛边生疮，痒痛血出也。盖实为痛，虚为痒，今实热乘虚下攻肛肠，故痒且痛。又脉者，血之府，得热则妄行，故血乃出也。"

（1）"治脉痔生疮，下血痒痛，槐荚煎丸方：槐荚一斤，净洗，并子烂研，入水半升同研，捩取汁，白蜜二两，与槐荚汁同熬成膏，枳壳去瓤，麸炒，一两，黄芪剉、防风去叉，各半两，杏仁汤去皮尖、双人，麸炒，研入、皂荚子炮去皮，各三分。上七味，除前膏并杏仁外，捣罗为末，与杏仁和匀，以槐荚膏再和，杵二三百下，丸如梧桐子大，每服二十丸，清水饮下，早晨食前服。"

（2）"治脉痔下血，大肠肿痒，大圣散方：枳壳十四枚，胡桃十枚，荆芥穗、木贼炒，各一两，延胡索半两。上五叶，将枳壳、胡桃同入藏瓶内，用泥固济，烧存性，捣后三味为细末，再同研匀，每服二钱匕，米饮调下。"

（3）"治脉痔，下部痒痛生疮，血出，阿胶汤方：阿胶炒、艾叶、当归切，焙、青葙子各一两。上四味粗捣筛，每服五钱匕，水一盏半，煎至一盏，去滓，早晚食前温服。"

（4）"治脉痔痒痛，下血不止，樗根散方：樗根皮洗切、枳壳去瓤，麸炒，各三两，皂荚子取人，炒，二两。上三味捣罗为散，每服二钱匕，温米饮调下，早晨食前服。"

（5）"治脉痔，下部痒痛成疮，涂痔，槐白皮膏方：槐白皮五两，赤小豆五合，楝实、槐实各五十枚，当归切，焙，三两，白芷、甘草各二两，猪脂三斤。上八味剉细七味，先煎脂令沸，下诸药同煎，候白芷黄赤色，绵绞去滓，瓷盒盛，每用涂摩疮上，日三五次。"

（6）"治脉痔，生疮痒痛，下部如虫啮，熏痔汤方：苦桃皮、李根皮、萹蓄、苦参各一两。上四味剉碎，以水六升，煎至四升，去滓，乘热熏洗，日三五次。"

21. 宋·赵佶《圣济总录》卷第一百四十二·痔瘘门·血痔：论曰：血痔者，肺热流毒也。肺与大肠为表里，今肺蕴藏热，毒气流渗，入于大肠，血性得热则流散，故因便而肛肠重痛，清血随出也。

（1）"治血痔，猬皮散方：猬皮烧灰存性，黄芪剉，熟干地黄焙，续断，柏叶，地榆剉，白芷，黄连去须，各一分。上八味捣罗为散，每服二钱匕，食前温汤调下。"

（2）"治痔下血，地榆汤方：地榆、艾叶、枳壳去瓤，麸炒，黄芪剉，防风去叉，龙骨、桑耳各一两半。上七味粗捣筛，每服五钱匕，水二盏，入生地黄一分拍碎，同煎至八分，去滓，空心，温服，日晚再服。"

（3）"治诸痔下血，虚损甚者，黄芪汤方：黄芪剉，一两，当归切，焙，芎藭各一两半，龙骨半两，芍药，桂去粗皮，各二两，附子炮裂，去皮脐甘草炙，各一两。上八味剉如麻豆，每服五钱匕，水一盏半，入砂糖半分，煎至七分，去滓，空心，温服，日晚再服。"

（4）"治诸痔下血，蒲黄汤方：蒲黄、当归切，焙，白芷、白石脂、黄连去须，芎藭，生干地黄焙，甘草炙，各一两。上八味粗捣筛，每服五钱匕，水一盏半，煎至八分，去滓，空心，温服，日晚再服。"

（5）"治血痔，地榆散方：地榆剉。上一味捣罗为散，每服二钱匕，饭饮调下，日三服。"

（6）"治血痔便清血，熏痔方：猬皮细剉，雄黄、熟艾各半两。上三味略捣碎，先掘地作一坑内药，以炭火烧烟出，当上坐熏患处，以衣被围身，勿令烟出，烟烬即止，将息三日再熏，不过三五度差。"

（7）"治血痔，坐痔，橘皮散方：陈橘皮二斤，三五年者，细捣，炒令热。上一味，乘热用绢袋二枚盛橘皮，缚定，更互坐上，冷即易，取差为度。"

（8）"治血痔，淋洗，桃根汤方：桃根半斤。上一味细剉，用水一斗，煎至五升，去滓温洗，日三五度。"

22. 宋·赵佶《圣济总录》卷第一百四十二·痔瘘门·肠痔："论曰：肠痔者，以肠胃有风挟热，二者乘虚入于肠间，冲发下部，故令肛边生核，肿痛不消。病始作，令人寒热，时有血出也。"

（1）"治肠痔，生核肿痛，时下脓血，猬皮散方：猬皮炙焦，一枚，营实蔷薇根是也，枳壳去瓤，麸炒，黄芪剉，焙，槐豆炒，桑耳微炙，各一两，人参、地榆剉，炒，当归切，焙，乌贼鱼骨炙，去甲，各一两半。上一十味捣罗为散，空心煎木贼汤调下三钱匕，日晚再服，以差为度。"

（2）"治肠痔，肿痛生核，或发寒热。枳壳汤方：枳壳去瓤，麸炒，一两，黄芪剉，二两，芎藭、丹参、当归切，焙，槟榔剉，各一两半，芍药、黄芩去黑心，各一两一分。上八味粗捣筛，每服五钱匕，以水一盏半，煎至八分，去滓，空心食前温服。"

（3）"治肠痔，淋洗，二皮汤方：桃皮、李皮、萹蓄、苦参各一两。上四味剉碎，以水一斗，煮取五升，去滓熏洗，候冷即止，日再用。"

（4）"治肠痔生核肿痛，熏洗方：荆芥穗、黑狗脊、鲮鲤甲、枳壳去瓤，麸炒。上四味等分为粗末，每用一两，以水二升，煎数沸，去滓乘热熏，候通手淋洗。"

（5）"治肠痔，肿核疼痛不可忍，熨痔，枳壳散方：枳壳去瓤，麸炒，四两，诃黎勒皮二两。上二味捣罗为散，铫子内炒令热，以帛裹热熨，冷即再炒。"

23. 宋·赵佶《圣济总录》卷第一百四十二痔瘘门·气痔："论曰：气痔者，因便下血，或肛头肿凸，良久乃收，风也。此由邪毒气蕴积肠间，及恚怒不节，酒食过伤，令下部气涩壅结而成。"

（1）"治气痔，下部肿痛生疮，脱肛不收，猬皮丸方：猬皮烧灰，三两，续断、槐实微炒，黄芪切，焙，白矾熬，令汁尽，连翘各三分，生干地黄焙，当归切，焙，各一两半，干姜炮，附子炮裂，去皮脐，各半两。上一十味捣罗为末，炼蜜和丸梧桐子大，每服二十丸，陈米饮下，日三五服。

治肠风五痔下鲜血，多秘结疼痛，成气痔者，槐豆散方：槐豆炒，二两，皂荚子仁三分，炒，枳壳去瓤，麸炒，防风去叉，桑耳各一两。上五味捣罗为散，每服二钱匕，煎椿根汤调下，日三。"

（2）"治气痔，大便涩，威灵仙丸方：威灵仙去土，乳香研，枳壳去瓤，麸炒，各一两。上三味捣罗为末，以粟米饭和丸梧桐子大，每服十五丸，米饮下，日三。

治因气成痔瘘，卷柏散方：卷柏、枳壳去瓤，麸炒，猪牙皂荚各一两。上三味入一小藏瓶内，以盐泥固济，慢火烧透，去火和瓶于湿地上，用黄土罨一复时，取出药入麝香一钱，同研极细，每服二钱匕，温酒调下，不拘时候。"

（3）"治气痔脱肛不收，时复血出，久不差者，必效丸方：枳壳去瓤，麸炒，黄芪剉，各一两。上二味捣罗为末，以陈米饭和丸梧桐子大，空心食前米饮下三十丸。"

（4）"治气痔脱肛，熏熨方：枳壳去瓤，麸炒，防风去叉，各一两，白矾熬令汁枯，一分研。上三味除白矾外，捣为粗末，入白矾拌匀，水三碗，煎至二碗，乘热熏之，仍以软帛蘸汤熨之，通手即淋洗。"

24. 宋·赵佶《圣济总录》卷第一百四十三·痔瘘门·久痔："久痔者，以藏府夙有风冷，加之饥饱不常，将摄乖宜。或缘忧思恚怒，致阴阳不和，气血凝滞，故风毒乘虚时作时歇，攻注肛肠，痔孔有脓与血并下，肿痒疼闷，故谓之久痔。"

（1）"治五痔年深不差，乳香散方：乳香二钱，没药一钱，二味同研。上二味细研，用乌鸡子一枚，打开去黄，以清拌药，再入鸡子壳中，以纸封，饭甑中蒸熟，空心服尽一枚。如年深者，服十数枚全安。"

（2）"治久痔及肠风下血疼痛，诸药不差者，金针散方：皂荚刺赤红者，不拘多少，炙。上一味捣罗为散，每服三钱匕，水一盏，煎至七分，去滓，温服。一方：用破故纸打碎，纸上炒，与皂荚刺等分为散，每服三钱匕，温酒调下。"

（3）"治痔瘘久不差者，熏痔立效方：蛇蜕四两，细剪令碎，蝉蜕四两，细剪令碎，白矾生研，一两，皂荚二梃，为末。上四味拌匀，分为六贴，每用一贴，瓷碗内如烧香法，盛入桶内烧令烟，就上坐熏之，烟尽即止。"

（4）"治久痔不差熏痔方：臭椿皮暴干，二两，枳壳去瓤，三两，蛇蜕半两。上三味粗捣筛，用一小罐子盛，以厚纸一张，盖口系定，上剪一小眼子，文武火煨热，气从眼子内出，便骑罐子熏之，如熏得热痛，以灯盏内油涂，如此熏三五度，立效。"

25. 宋·赵佶《圣济总录》卷一百四十三·痔瘘门·痔瘘："论曰：五痔之疾，或出鼠乳，或发寒热，或生疮，或痒痛，或下血，其证不一，治之不早，劳伤过度，则毒气浸渍，肌肉穿穴，疮口不合，时有脓血，故成痔瘘。《内经》痔久不差变为瘘，是也。"

（1）"治五痔连年不差，渐成痔瘘，螺皮丸方：螺皮炙焦，龙骨各二两，黄芪细剉，当归剉，焙，枳壳去瓤，麸炒，干姜炮，各一两半，艾叶三分，附子炮裂，去皮脐，二两。上八味捣罗为细末，炼蜜和丸如梧桐子大，每服三十丸，食前煎黄芪汤下。"

（2）"治肠风痔瘘，肛边鼠乳，疼痛不可忍，威灵仙丸方：威灵仙净洗，焙干，二两，木香一两。上二味捣罗为细末，炼蜜和丸如梧桐子大，每服二十丸，加至三十丸，不拘时候，煎荆芥汤下。服药后，忌茶半日，恐冷即腹痛，男子妇人皆可服。"

（3）"治诸痔瘘疽疮，丹砂涂傅方：丹砂、麝香、蛇蜕烧灰，各一分。上三味同研令细，先以盐汤洗疮，拭干后涂傅，日三五度。"

（4）"治痔瘘有头，或如鼠乳，如圣膏方。芫花根不计多少。上一味洗净阴干，木臼内捣，入水少许绞取汁，于银石器内慢火煎成膏，将丝线就膏内度过，以线系痔头，初时微痛心躁，候落以纸捻子膏药内于窍内，永除根本。未落不得使水。"

（5）"治痔瘘出脓血，疼痛不可忍，白矾散方：白矾飞研，半两，木香炮，一分，为末。上二味研匀，每用少许，以鸡子白调涂痔瘘上。"

26．宋·陈言《三因极一病证方论》卷之十五·五痔证治："经云，肠澼为痔，如大泽中有小山突出为痔，入于九窍中，凡有小肉突出者，皆曰痔，不特于肛门边生，亦有鼻痔、眼痔、牙痔等。肛门中症状不一，方书分出五种，曰牡、曰牝、曰脉、曰肠、曰气。牡痔者，肛边肿痛，突出一枚，五六日后，溃出脓血，自愈；牝痔者，肛边发瘰数个，如鼠乳状；脉痔者，无头脉中迸小窍，注下清血；肠痔者，生在肠内，更衣时，非挼搦不入；气痔者，遇忧怒则发，肛门肿疼，气散则愈。治之之法，切勿用生砒，毒气入腹，反至奄忽，近见贵人遭此，痛不忍言，因书以戒后学。"

（1）"加味四君子汤：治五痔下血，面色萎黄，心松，耳鸣，脚弱，气乏，口淡，食不知味。人参、茯苓、白术、甘草炙、黄芪、白扁豆蒸，各等分。上为末，每服二钱匕，汤点服，此方人未之信，服者颇效，所谓看不上手面，自有奇功。"

（2）"贴药：蜀葵子半两，蝉蜕五个，槟榔一个，并为末。上用枣三枚，取肉，研细，搜和药末，如觉硬，滴少蜜，研成膏，量大小贴于病处。"

［注］陈言《三因极一病证方论》论述"肠痔者生在肠内""治之之法，切勿用生砒，毒气入腹，反至奄忽。"用"加味四君子汤治五痔下血。"

27．元·朱震亨《丹溪心法》卷之三·痔疮·附录："痔者，皆因脏腑本虚，外伤风湿，内蕴热毒，醉饱交接，多欲自戕，以故气血下坠，结聚肛门，宿滞不散，而冲突为痔也……治法总要，大抵以解热调血顺气先之，盖热则血伤，血伤则经滞，经滞则气不运行，气与血俱滞，乘虚而坠入大肠，此其所以为痔也。诸痔久不愈，必至穿穴为漏矣。"

28．元·朱震亨《丹溪心法》卷之三·附方·治诸痔疮：

（1）"槐角丸：治诸痔，及肠风下血脱肛。槐角（一两），防风、地榆、当归、枳壳、黄芩（各半两），上为末，糊丸如梧子大。空心米汤下二十丸。"

（2）"干葛汤：治酒痔。干葛、枳壳（炒），半夏、茯苓、生地、杏仁（各半两），黄芩、甘草（炙，各二钱半）上剉，每服三钱，黑豆一百粒，姜三片，白梅一个，煎服。"

（3）"橘皮汤：治气痔。橘皮、枳壳（炒），川芎、槐花（炒，各半两），槟榔、木香、桃仁（炒去皮）、紫苏茎叶，香附、甘草（炙，各二分半）。上剉，每服三钱，姜枣煎服。"

（4）"熏洗方：槐花、荆芥、枳壳、艾叶。上以水煎入白矾熏洗，又以五倍子如烧香法置桶中坐熏，妙。"

29. 元·朱震亨《丹溪心法》卷之三·脱肛："脱肛属气热、气虚、血虚、血热。气虚者，补气，参、芪、芎、归、升麻；血虚，四物汤；血热者，凉血，四物汤加炒柏；气热者，条芩六两，升麻一两，曲糊丸，外用五倍子为末，托而上之。一次未收，至五七次，待收乃止。又东北方壁土泡汤先熏后洗。"

附录："肺与大肠为表里，故肺脏蕴热，则肛门闭结；肺脏虚寒，则肛门脱出，又有妇人产育用力，小儿久痢，皆致此。治之必须温肺脏，补肠胃，久则自然收矣。"又方："五倍子为末，每用三钱，煎洗。"

30. 明·申斗垣《外科启玄》卷七·脏毒痔疮漏疮："痔疮多种形状不一，故列二十四症图于左当分轻重治之可也。""痔疮形图（图略），菱角痔、蜂窠痔、核桃痔、莲花痔、雌雄痔、栗子痔、穿肠痔、子母痔、鸡冠痔、悬珠痔、珊瑚痔、莲花结、钩肠痔、内痔、担肠痔、牛妳痔、垂珠痔、羊妳痔、鸡心痔、鼠妳痔、气痔、裹外痔、血痔、串腐痔。"

［注］申斗垣《外科启玄》脏毒痔疮漏疮中也将痔分24痔，图以象形描述痔形态及有里外痔（即混合痔）病名。清代《医宗金鉴》卷六十九"其名有二十四种"痔。清代《马氏痔科七十二种》对痔进行专科论述，正式提出"肛裂痔"的病名。

31. 明·陈实功《外科正宗》卷三·痔疮论第三十："夫痔者，乃素积湿热，过食炙煿，或因久坐而血脉不行，又因七情而过伤生冷，以及担轻负重，竭力远行，气血纵横，经络交错；又或酒色过度，肠胃受伤，以致浊气瘀血流注肛门，俱能发痔。此患不论老幼男妇皆然，盖有生于肛门之内，又突于肛外之旁。治分内外，各自提防。大者若莲花、蜂窠、翻花、鸡冠、菱角、珊瑚等状；小者如樱珠、鼠尾、牛奶、鸡心、核桃、蚬肉之形。故积毒深者，其形异而顽恶；毒浅者，其形正而平常。久则崩溃成漏，新则坠重刺疼，甚者粪从孔出，血从窍流，气血日有所伤，形容渐有所削，若不早治，终至伤人。因常治法多用针刀、砒、硇、线坠等法，患者受之苦楚，闻此因循都不医治。予疗此症，药味数品，从火锻炼，性即纯和，百试百验，此方法由来异矣。凡疗内痔者，先用通利药涤脏腑，然后用唤痔散涂入肛门，片时内痔自然泛出，即用葱汤洗净，搽枯痔散，早、午、晚每日三次，次次温汤洗净搽药，轻者七日，重者十一日，其痔自然枯黑干硬。停止枯药，其时痔边裂缝流脓，换用起痔汤日洗一次，待痔落之垢，换搽生肌散或凤雏膏等药生肌敛口，虚者兼服补药，其口半月自可完矣。外痔者，用消毒散煎洗，随用枯痔散照内痔搽法用之，首尾至终无异，完口百日入房乃吉。又至于穿肠久漏者，此则另有二方，亦具于后，以致深患者服之，又不用针刀、挂线，效如拾芥耳。"

32. 明·陈实功《外科正宗》卷三·痔疮看法："初起形如牛奶，不肿不红，无焮无痛，行走不觉者轻。已成肿痛，有时遇劳而发，或软或硬，头出黄水者轻。久如鸡冠、蜂窠、莲花、翻花等状，流脓出血不止者重。久漏窍通臀腿，脓水淋漓，疼痛不已，粪从孔出者逆。"

33. 明·陈实功《外科正宗》卷三·痔疮治法："初起及已成渐渐大而便涩作痛者，宜润燥及滋阴。肛门下坠，大便去血，时或疼痛坚硬者，宜清火渗湿。紫色疼痛，大便虚秘兼作痒者，凉血祛风，疏利湿热。肿痛坚硬，后重坠刺，便去难者，外宜熏洗，内当宣利。内痔去血，登厕脱肛而难上收者，当健脾，升举中气。便前便后下血，面色萎黄，心忪耳鸣者，宜养血健脾。诸痔欲断其根，必须枯药，当完其窍，必杜房劳乃愈。"

34. 明·陈实功《外科正宗》卷三·痔疮主方：

（1）"洗痔枳壳汤：治痔疮肿痛，肛门下坠，毋论新久，洗之肿自消。枳壳（二两），癞虾蟆草（一名荔枝草，四季常有，面青背白，麻绞垒垒者是，二两）。河水三瓢，同上二味煎数滚，先熏后洗，良久汤留再热熏洗，甚者三次即消。洗净当搽后药。"

（2）"五倍子散：治诸痔举发坚硬，疼痛难忍，或脏毒肛门泛出，肿硬不收亦效。五倍子大者，敲一小孔，用阴干癞虾蟆草揉碎，填塞五倍子内，用纸塞孔，湿纸包煨，片时许取出待冷。去纸碾为细末，每有一钱加轻粉三分、冰片五厘，共研极细，待前汤洗后，用此干搽痔上。即睡勿动，其肿痛即除。凡外痔用二方搽洗，亦可除根，永不再发，极效！极效！"

（3）"唤痔散：凡医内痔不得出，用此药填入肛门，其痔即出。草乌（生用，一钱），刺猬皮（一钱，烧存性），枯矾（五钱），食盐（炒，三钱），麝香（五分），冰片（二分）。上碾细末，先用温汤洗净肛门，随用津唾调药三钱，填入肛门，片时痔即当出，去药，上护痔膏。"

（4）"护痔膏：用唤痔散痔出之后，先用此药围护四边好肉。白及、石膏、黄连（各三钱），冰片、麝香（各二分）。共碾细末，鸡蛋清调成膏，护住四边好肉，方上枯痔散。"

（5）"枯痔散：凡痔疮泛出，即用此药涂之。年浅者五七日，年深者八九日，待痔干黑后，不用此药，每日用落痔汤洗之。白矾（二两），蟾酥（二钱），轻粉（四钱），砒霜（一两），天灵盖（四钱，用清泉水浸，以天灵盖煅红，水内浸煅七次）。共研极细末，入小新铁锅内，上用粗瓷碗密盖，盐泥封固，炭火煅至二炷京香，待冷取开，将药研末搽痔上，每日辰、午、申三时用温汤洗净，上药三次，上至七八日，其痔枯黑坚硬，住药裂缝，待其自落，换洗起痔汤。"

（6）"起痔汤，治诸痔上枯药之后，黑色坚硬裂缝，宜此良。黄连、黄柏、黄芩、大黄、防风、荆芥、栀子、槐角、苦参、甘草（各一两），朴硝（五钱）。以上药分作三次，用水煎洗，待痔落之后，换搽生肌散。"

（7）"生肌散：治痔上枯药之后，脱落、孔窍不收者，宜用此掺。乳香、没药（各一两），海螵蛸（水煮，五钱），黄丹（飞炒，四钱），赤石脂（煅，七钱），龙骨（煅，四钱），血竭（三钱），熊胆（四钱），轻粉（五钱），冰片（一钱），麝香（八分），珍珠（煅，二钱）。共研极细末，瓷罐收贮，早晚日搽二次，盖膏渐敛而平。"

（8）"洗痔肿痛方：鱼腥草、苦楝根、朴硝、马齿苋、瓦楞花（各一两），水二碗，煎七八碗，先熏后洗，诸痔肿痛可消。"

（9）"三品一条枪：上品锭子去十八种痔，中品锭子去五漏、翻花、瘿瘤、气核，下品锭子治瘰疬、疔疮、发背、脑疽等症。此为古之三品锭子，但药同而分两不同，治病故有分别。今注一条枪，本方三品以下之症，并皆用之，俱各相应，况又药品简易而不繁，是曰三品一条枪之说也。凡同志者随试而用之。

明矾（二两），白砒（一两五钱），雄黄（二钱四分），乳香（一钱二分）。砒、矾二味，共为细末，入小罐内，加炭火煅红，青烟已烬，旋起白烟，片时约上下红彻住火。取罐顿地上一宿，取出约有砒、矾净末一两，加前雄黄二钱四分，乳香一钱二分，共研极细，厚糊调稠，搓成如线条阴干。凡遇前症有孔者，纤入孔内，无孔者，先用针放孔窍，早晚插药二次，插至三日后，孔大者每插十余条，插至七日，患孔药条满足方住。以后所患四边自然裂开大缝，共至十四日前后，其疔核、瘰疬、痔漏诸管自然落下，随用汤洗，搽上玉红膏，虚者兼服健脾之药。"

（10）"煮线方：治诸痔及五瘿六瘤，凡蒂小而头面大者，宜用此线系其患根自效。芫花（五钱），壁钱（二钱）。用白色细扣线三钱，同上二味用水一碗盛贮小瓷罐内，慢火煮至汤干为度。取线阴干，凡遇前患，用线一根，患大者二根，双扣系于根蒂，两头留线，日渐紧之，其患自然紫黑，冰冷不热为度。轻者七日，重者十五日后必枯落，后用珍珠散收口至妙。"

35. 明·陈实功《外科正宗》卷三·痔疮主治方（内服方）。

(1) "防风秦艽汤：治痔疮不论新久，肛门便血，坠重作疼者并效。防风、秦艽、当归、川芎、生地、白芍、赤茯苓、连翘（各一钱），槟榔、甘草、栀子、地榆、枳壳、槐角、白芷、苍术（各六分）。水二盅，煎八分，食前服，便秘者加大黄二钱。"

(2) 提肛散："治气虚肛门下坠，及脱肛、便血、脾胃虚弱等症。川芎、归身、白术、人参、黄芪、陈皮、甘草（各一钱），升麻、柴胡、条芩、黄连、白芷（各五分）。水二盅，煎八分，食远服，渣再煎服。"

(3) "当归郁李汤：治痔大便结燥，大肠下坠出血，苦痛不能忍者。当归、郁李仁、泽泻、生地黄、大黄、枳实、苍术、秦艽（各一钱），麻子仁（研，一线一分），皂角（一钱）。水二盅，煎八分，空心服。"

(4) "三黄二地汤：治肠风诸痔，便血不止；及面色萎黄，四肢无力。生地黄、熟地（各一钱半），苍术、厚朴、陈皮、黄连、黄柏、黄芩、归身、白术、人参（各一钱），甘草、防风、泽泻、地榆（各六分），乌梅（二个）。水二盅，煎八分，食前服。"

[注]《医宗金鉴》称此方"生熟三黄汤"。

(5) "胡连追毒丸：治痔漏不拘远年近日，有漏通肠，污从孔出者。先用此丸追尽脓毒，服后丸药自然取效最稳。胡黄连（一两，切片，姜汁拌炒），刺猬皮（一两，炙，切片再炒黄为末），麝香（二分）。软饭为丸麻子大，每服一钱，食前酒下，服药后脓水反多，是药力到也，勿惧之。"

(6) "黄连闭管丸：胡黄连（净末，一两），穿山甲（麻油内煮黄色），石决明（煅），槐花（微炒，各末，五钱）。炼蜜丸如麻子大，每服一钱，空心清水汤送下，早晚日进二服，至重者四十日而愈。此方不用针刀、挂线，不受苦楚，诚起痼疾之良方也。如漏之四边有硬肉突起者，加蚕茧二十个，炒末和入药中，此及遍身诸漏皆效。"

[注] 陈实功"痔疮论"在理论上对痔做了进一步论述，并介绍了外治法"枯痔散""唤痔散"钉状入肛门及三品一条枪制作药线插入痔孔内等疗法，内用药方剂组成近似现代，同时还介绍了砒中毒的防治方法。痔疮治验列举实践体会，病证不同，施治各异，临证当细察。体现了临机应变、因病制宜的思想。

36. 明·龚居中《外科活人定本》卷之二·痔漏："此症生于肛门之下边，乃下焦所属也。酒色之人多有之。由火气下流，肠胃蓄热。形症杂行七种，主治则是一法。曰牝痔，牡痔，鸡肫痔，牛奶、莲花、通肠、番花诸痔。惟番花、通肠二痔难医，余者易治。诸痔初生，用艾隔蒜灸三四壮，去蒜贴肉灸一二壮，可不劳而成功也。治内痔之法，宜凉血解毒，升提其坠气可矣。治外痔法，宜用过天丝结断痔头，然后用药敷之，须服黄芩四物汤、猬皮丸、槐角丸、凉血地黄汤、解毒葛根汤可愈。若夫漏疾，或因附骨之疽，或因痔骨之开，而不肯生肌上肉，直至内溃脓血淋漓，宜蜡矾针以纳其穴，服汤丸以解毒凉血，乃贴万灵膏彻尽脓血，更上生肌散可矣。至若通肠、番花只消内，如上六方，皆可服之，自然取效。"

(1) "黄芩四物汤：条黄芩六钱，当归、生地、白芍、川芎各一钱，水一钟，煎六分，空心温服。"

（2）"猬皮丸：经霜槐角二个，猬皮三四个，用酒浸透。共为末，炼蜜丸，如梧桐子大，每服一百丸，加至五六十丸，或滚水，或温酒送下。"

（3）"槐角丸：槐角半斤，槐花半斤，槟榔四两，猬皮二个，酒浸透。黄芩三两共为末，炼蜜丸，如梧子大，每服一百丸，或白汤，或酒，空心送下。"

（4）"解毒葛根汤：干葛、升麻、栀子、黄柏、枳壳、槟榔、羌活、赤芍、槐花、地榆、甘草各等分，空心服。"

（5）"结痔法：用过天丝缠痔头六七转，俟其自断，后用敷药，即生肌散是也。"

（6）"蜡矾针：用黄蜡熔化，入枯矾少许于内，丸成小长条，纳入窍内，脓尽上生肌散敷之。"

（7）"洗痔方：用马齿苋煎水洗，又用百花菜煎汤洗亦可。"

37. 明·龚居中《外科活人定本》卷之二·痔漏：

（1）"化毒仙丹：治穿肠、痔漏二十四种恶痔等，杨梅，悉皆神效。草乌三钱，用姜汁煮过心，不见铁器，海蛏十二个，去油，俗名炒鸡母，用笔管盛，焙干，蟾酥五分，朱砂一钱，雄黄一钱，乳香一钱半，丁香二钱，没药一钱半。上为末，或为丸，牙皂土茯苓汤送下。每日用一分末药，早米打糊为丸。如痔漏、臁疮，米汤下。如毒疮及筋骨痛，去海蛏，加蜈蚣为妙。此方与众不同，专治痔漏，大有神功。如棉花疮，筋骨酸痛者，削草除根，神效无比。"

（2）"内消痔漏丸：川黄连酒炒，槐花末炒，冬青子焙干，各四两。三味为末，入猪大脏内，扎两头，煮烂捣如泥，后药再捣成剂。明雄黄一两，朴硝一两，白蜡一两，青黛五钱，上将白蜡熔化，青黛和匀，取起冷定，再碾为末，和前药捣匀。如硬加醋糊成丸，梧子大，空心酒送下百丸，神效。忌五辛、房事二个月，永不再发。"

（3）"穿痔漏药线方：芫花根一两，要生者为妙，金银花一两，血见愁一两，没药五钱，乳香五钱，煮黄丝线，穿过漏孔，三五日取效，如漏孔穿裆，不治。"

38. 明·龚居中《外科活人定本》卷一："太乙万灵膏：治一切外症，男妇小儿痈疽发背，七十二样疱疖，三十六种疔毒，并诸般无名肿毒，及痤核瘰疬，内损骨节，外感皮肉，手足麻木不仁，走注疼痛，俱贴之神效。凡痈肿诸毒始作，贴之肿消痛散，既溃贴之，脓干肉生，大有效验，不能尽述。

大蜂房一具，蜈蚣三四条，蝉蜕一两，僵蚕酒洗，女发、败龟板储久者五六个，槐角经霜的，槐花、大黄、何首乌、皂角、玄参、升麻、南星、大风子、栀子、白及、白蔹、羌活、青木香、川乌、草乌、黄柏、黄连、木鳖子、甘草已上各一两，防风五钱，青蒿一把，荆芥穗、细辛、白芷、赤芍、附子、天花粉、石菖蒲、黑牛、朴硝、桔梗、鼠粘子、皂刺、独活、黄芩、肉桂、蛇床子、连翘、漏芦、巴豆、昆布、雀细茶、花椒各五钱，斑蝥一百个，艾蒿一把，乌蛇蜕四条，蓖麻子一百粒，仙人掌一把，无则以脱莲花代，或以血见愁代，半边莲一把，无以旋沸草代，龙胆草、忍冬草、过山龙、地骨皮、蒲公英各二两，槐桃柳枝各一两，穿山甲三两。

以上六十五味皆切片，用清麻油五斤，百浸五日，夏秋三日，冬浸七日。大锅中熬药，以净烟为度。大皮纸滤过，再入锅中，文武火熬，用槐枝不住手搅。每斤油下黄丹十两，密陀僧一两五钱，滴水成珠，再入细药乳香、没药俱用箬叶盛，炭火上焙过、螵蛸、雄黄、朱砂、甘松、山柰、朝脑、儿茶、龙骨、赤石脂、龙泉粉、寒水石、鸡内金、银朱各一两，血竭、珍珠、琥珀、水银、轻粉、枯矾、猩红、百草霜、槟榔各五钱，牛黄、麝香各三钱，熊胆二钱，青鱼胆三四个，金银箔各五十。上用乳钵内，研极细末，入前膏内搅匀，瓷器收贮，埋土七日，取出任意贴，百疾如神。"

"生肌散：治一切痈发，无名肿毒，脓水将尽之时，敷之去腐生新，极效。鸡内金十余具，儿茶、螵蛸、雄黄、白及、赤白石脂火煨、乳香各一两，箸炙，龙骨火煨，五钱，没药三两，用箸叶火焙。龙泉粉蛤粉、朱砂、血竭各五钱，熊胆、麝香各一钱，珍珠一钱，牛黄二钱，金箔、银箔各四十张。以上研极细末，用花椒、细茶水洗净疮口，脓干敷药，一七后平复收口。"

[注] 龚居中《外科活人定本》卷之二·痔漏："若夫漏疾……服汤丸以解毒凉血，乃贴万灵膏彻尽脓，更上生肌散可矣。"龚居中，明代晚期太医院医官，精通医理，临床经验极为丰富。《外科活人定本》与陈实功《外科正宗》是同时代医学著作，但治疗痔疮、痔漏方法有异。龚居中另著有《外科百效全书》等。

39. 清·祁坤《外科大成》卷二·下部后·论痔漏："痔漏之证，虽疡医之事，而鄙谈之，然择祥而疗，岂仁者之用心乎，予阅内经，惟云，因饱食经脉横解，肠癖为痔。盖为饱食则伤脾土，脾土伤则不能荣养肺金，肺金失荣，则肝木无制，而生心火，侮肺金克脾土，于是克所胜而侮所不胜也。然饱食而成此症者，必有其因，其因惟何，盖因饱食之后，或暴怒，或努力，或枯坐，或酒色；妇人或产难；小儿或夜啼等因。致使气血纵横，经络交错，流注肛门而成痔矣。如其肿者湿也。痛者火也。痒者风也。闭结者燥也。惟宜随其胜者以抑之。乃其治也。"

40. 清·祁坤《外科大成》卷二·下部·二十四痔：

"脏痈痔：肛门肿如馒头，两边合紧，外坚而溃，脓水常流此终身之疾，治之无益。"

"锁肛痔：肛门内外如竹节锁紧；形如海蜇，里急后重，便粪细而带扁，时流臭水，此无治法。"

"番花痔：肛门四边番出如碗大，肉紫黑，痛流血水，服凉血解毒之药，药水洗之，药线扎之，根未尽者，万忆膏敷三四次，除根。内服犀角地黄丸一料，永不再发。"

"莲花痔：状如莲花，层层叠起，有细孔，痒痛出脓水。敷如圣散七八次，至痔紫黑色，住药，待七八日，其痔自落。敷粉霜一次，去根。服槐角地榆丸，以去内毒。"

"重叠痔：生骑缝中间，层层叠起，干燥无水，只痒而不肿痛，搽如圣散，日三四次，七日痔落，不须服药。"

"钩肠痔：肛门内外有痔，摺缝破烂，便如羊粪，粪后出血秽臭大痛者，服养生丹。外用熏洗，每夜塞龙麝丸一丸于谷道内，一月收功。"

"悬胆痔：生于脏内，悬于肛外，时流脓水，便痛出血，先枯去痔，不须收口，服血竭内消丸。"

"内外痔：肛门内外皆有，遇大便即出血疼痛。用熊胆冰片膏日搽三四次，用后方熏洗。"

"内痔：在肛门之里，大解则出血如箭，便毕用手按，良久方入。服番肛散；塞换痔散，即番出洗净，敷如圣散，五、七次，其痔紫黑色自落，换收口药收口。服收肛散即入，或番出时用药线扎之亦佳。服槐角苦参丸，或凉血地黄丸，前法治之，其大便有七八日难解，须少用饮食，先与患者说明，免惑。"

"血箭痔：与内痔同，但无痛痒为异耳。若大解则鲜血如箭，不问粪前粪后，宜灸承山穴。内服猬皮象龙丸。"

"气壮痔：肛门侧边有形无痔，遇劳苦气怒酒色则发，发则肿胀，形若核桃，坚硬如石，俟气消毒散。则平复如初，惟戒气怒，不须医治。"

"沿肛痔：周围皆有，痛痒出水，搽二仙丹一二次，化为黄水，用槐花、朴硝、煎汤洗之，服凉血解毒丸三四帖，或清金丸半劬则毒尽根除。"

"杨梅痔：亦周围皆有，形似杨梅，只痒不痛，干燥无脓，此梅毒将发之候也。先服如圣散一剂，次服托里解毒汤十余剂，外搽射粪丹三四次，自愈。"

"雌雄痔：亦两边相对，但一大一小肿痛出脓，头小根大为异耳，敷如圣六七次。俟痔落而再医漏，如无漏孔，就可收口，宜服苦参丸，清热解毒。"

"子母痔：两边相对，或大或小，时肿时疼，头大根小。敷二仙丹，内服槐角地榆丸收功。"

"菱角痔：状如菱角，左右皆有三四孔，一孔通肠流脓水，先宜去痔，次穿漏孔，年久者内有附管，用药丁去管，次穿漏收口，宜服蜡矾丸干脓收口，虚者服十全大补汤六十帖。"

"葡萄痔：左右如乳头堆起，只痒不痛，遇辛苦出水；或痔有孔出脓。宜先去痔，次穿漏孔。如不通肠，用药丁去管收口，服蜡矾收功。"

"核桃痔：肛外一边形如核桃，有孔肿痛流脓，先用药线扎去痔，次穿漏。服蜡矾丸收口。"

"石榴痔：生谷道前，形如石榴，破塌疼痛，有孔出脓，宜先去痔，次收口，宜服槐角苦参丸。"

"樱桃痔：宜先去痔，次穿孔，服琥珀丸收功。"

"牛奶痔：先用药线扎住，次点万忆膏一二次除根。"

"鸡冠痔：亦先扎去，敷粉霜一次，痔平即可收口。"

"鸡心痔、鼠尾痔：俱无痛痒，遇辛苦则发，不治无害。"

"上痔二十四种，形色虽殊，而治法则一，开载已悉，学者宜依次调理。"

[注] 清·祁坤《外科大成》下部后·论痔漏："痔漏主治方（计46方，包括内治外治方剂）略。"

41. 清·吴谦等《医宗金鉴》卷六十九·下部·痔疮："痔疮形名亦多般，不外风湿燥热源，肛门内外俱可发，溃久成漏最难痊。"

[注] "此证系肛门生疮，有生于肛门内者，有生于肛门外者。初起成瘤，不破者为痔，易治；破溃而出脓血，黄水浸淫，淋沥久不止者为漏，难痊。斯证名因形起，其名有二十四种，总不外乎醉饱入房，筋脉横解，精气脱泄，热毒乘虚下注；或忧思太过，蕴积热毒，愤郁之气，致生风、湿、燥、热、四气相合而成。如结肿胀闷成块者，湿盛也；结肿痛如火燎，二便闭者，大肠、小肠热盛也；结肿多痒者，风盛也；肛门围绕，折纹破裂，便结者，火燥也……有久患痔而后咳嗽者，取效甚难；久病咳嗽而后生痔者，多致不救。"（24 种痔图略）

42. 清·吴谦等《医宗金鉴》卷六十九·下部·痔疮："止痛如神汤：秦艽去苗，桃仁去皮，尖，研，皂角子烧存性，研，各一钱，苍术米泔水浸，炒，防风各七分，黄柏酒炒，五分，当归尾酒洗，泽泻各三分，槟榔一分，熟大黄一钱二分。"

"上除桃仁、皂角子、槟榔，用水二盅，将群药煎至一盅；再入桃仁、皂角子、槟榔，再煎至八分。空心热服，待少时以美膳压之，不犯胃也。忌生冷、五辛苦、火酒、硬物、大料、湿面之类。

如肿有脓，加白葵花（去蕊心）五朵，青皮五分，木香三分，则脓从大便出也。如大便秘甚，倍大黄加麻仁、枳实。如肿甚，倍黄柏、泽泻，加防己、猪苓、条芩。如痛甚，加羌活、郁李仁。如痒甚，倍防风，加黄芪、羌活、麻黄、藁本、甘草。如血下，倍黄柏，多加地榆、槐花、荆芥穗、白芷。如小便涩数不通者，加赤茯苓、车前子、灯心、萹蓄。"

[方歌] 止痛如神诸痔疮，风湿燥热总能防，归柏桃榔皂角子，苍术尤风泽大黄。

[注] 止痛如神诸痔疮初期。《医宗金鉴》有 24 种痔图形，未详论 24 种痔症候及治则，只论内外痔及血箭痔主证及治法余按外观所见及内候辨证治疗，所用方剂大多是 1665 年前各家诸方。《医宗金鉴》成书乾隆七年（1742 年），清代《马氏痔科七十二科》成书于 1873 年，与清·祁坤《外科大成》1665 年成书相差 208 年，正式提出"肛裂痔"的病名，清代《外科大成》对痔疮的病因、病机和辨证施治的论述较详细而系统。

总之，中国古代医家对痔的发病原因与脏腑阴阳气血失调有关《素问·生气通天论》中说："因而饱食筋脉横解，肠澼为痔。"从而奠定了认识痔疮的理论基础。又如《医宗金鉴》："肛门生疮……总不外乎醉饱入房，筋脉横解，精气脱泄，热毒乘虚下注，或忧思太过，蕴积热毒，愤郁之气，致生风、湿、燥、热、四气相合而成。"临床症状为出血、脱出、肿痛、分泌物等。痔的分类方法繁多，多以形状和证候命名，现代一般分为内痔、外痔、混合痔三类。中国古代医家将痔分为 24 种，多数是以局部形态和症状特点作为分类依据，有的加注解，有的有图示。《疮疡经验全书》论 25 痔分类，《外科启玄》将痔分为 24 种，各家分类并非是相同的名称，相同图形，而有异同。中国古代所述肛肠病主要包括有痔（内痔、外痔、混合痔）、钩肠痔（肛裂）、鸡冠痔又称珊瑚痔，相当于结缔组织外痔。气痔又称孤痔，相当于静脉曲张性外痔。葡萄痔相当于血栓性外痔。脏毒相当于肛隐窝炎。锁肛痔相当于肛门直肠癌。樱桃痔、息肉痔，相当于直肠息肉。肛痈相当于肛管直肠周围间隙发生急慢性感染而形成的脓肿、痔瘘、漏疮（肛瘘）、脱肛等。

【病因病机】

《医宗金鉴》："肛门生疮……热毒乘虚下注，或忧思太过，蕴积热毒，愤郁之气，致生风、湿、燥、热、四气相合而成。"《外科大成》论痔漏："肿者湿也。痛者火也，痒者风也。闭者燥也。"《外科真诠》脏毒："发于内者，兼阴虚湿热下注肛门。""痔漏、痔疮失活，日流脓水，久不收口所致。但痔轻而漏重，痔实而漏虚。"《医门补要》痔漏："气伤则湿聚，湿聚则生热，热性上炎。湿邪下注，渗入大肠而成漏，时流脓水。"肛痈辨："肛门四周红肿作痛，速宜凉血利湿药消之，若消不去，一处出脓者，为肛痈，每易成漏。"《外科选要》痔疮管漏："痔漏……皆由房劳饮酒过度，久嗜甘肥，不慎醉饱，以合阴阳，劳扰血脉，肠澼渗漏，冲注下部而成……痔漏之源，受病者，燥气也；为病者，湿热也……湿而生热，充于脏腑，溢于经络，坠乎谷道，左右冲突为痔，虽见症于大肠，实阴虚而火实所致，经所谓开窍于二阴，久则溃而成漏。"《外科证治全书》脱肛："脱肛属气虚……补中益气汤。"

[注] 肛门直肠疾病病因病机中国古代医家所述因素有风、湿、热、燥、气虚、血虚或因气血凝滞及瘀血凝聚等。具体内容：

1. 风。《证治要诀》卷八·肠风脏毒："血清而色鲜者为肠风。"

2. 湿。《丹溪心法》卷之三痔疮·附录："痔者，皆因脏腑本虚，外伤风湿。"《外科大成》卷二·下部后·论痔漏："……如其肿者湿也。"（湿：分内、外，内湿多由脾胃而生，外湿多因外感而生)。《医宗金鉴》痔疮："如结肿胀闷成块,湿盛也。"

3. 热。《丹溪心法》卷三·痔疮:"痔者,皆因脏腑本虚,外伤风湿,内蕴热毒。"热灼津液,肠枯便燥。热灼脉络。"阴络伤则血内溢而便血。"热与湿结,蕴结肛门直肠可化腐成脓而患脓肿。

4. 燥。《外科选要》卷四·脱肛·风痔:"阴明燥火亢极而热结便燥难出,因用力强挣,火性下迫肛门脱出者;有年血燥,或产后血虚液燥,结滞难下。"(肛门直肠疾病者多见于内燥。燥邪可使肠道失于濡润,大便干结,排便坚涩而难于转出,而必责努挣,而致肛门裂伤,或可擦破痔核而便血)。

5. 气虚。《疮疡经验全书》卷三·痔漏图:"又有妇人产育过多,力尽血枯,气虚下陷及小儿久痢,皆能使肛门突出。"《外科选要》卷四·脱肛、风痔:"脾肺久虚,气血亏损,则统运转输之机不利。全借勉力努送而出,久久气滞,则肛门因之脱下矣!其次有病久气虚气焰而自脱者。"(多种因素引起中气不足,气虚下陷,直肠脱垂不收,内痔脱出不纳)

6. 血虚。《丹溪心法》卷之三·脱肛,"脱肛属……血虚四物汤。"《外科正宗》卷三·痔疮治法:"便前便后下血,面色萎黄,心忪耳鸣者,宜养血健脾。"《外科选要》卷四·痔疮·管漏:"痔漏……腐溃脓血逗留日久,旁穿窍穴,即变为漏,必须补气血……方可以渐收成。"(气虚则血虚,血虚则气不足,表现在肛门直肠疾病上于疮面久不收口)

病因:①久站、久坐、久蹲厕,长久负重远行劳扰血脉。②受冷、受热,受潮湿,肛门部不清洁,易于蕴积毒邪久而始见。③饮酒过度,过食辛辣,久嗜甘肥。④便秘、腹泻等。

病机:①风热下冲:外感六淫,内伤七情,化热生风,风热冲注肛门。②湿热下注,多因饮食不节,辛辣炙煿厚味过多,损伤脾胃湿热内生,下注肛门。③中气下陷:老年、产后、体弱、气虚血少、中气不足、下陷肛门。以上3种原因导致"浊气瘀血流注肛门""气血纵横,经络交错""俱能发痔""不论老幼男妇皆然,盖有生于肛门之内,又突于肛外之傍。"

临床主要表现:便血、肿痛、脱垂、流脓、便秘、分泌物。

1. 便血:多见于肛裂、内痔、直肠息肉、直肠癌等。

2. 肿痛:多见于外痔肿痛、内痔嵌顿、肛周脓肿等。

3. 脱垂:多见于内痔脱出、直肠脱垂、直肠息肉脱出等。

4. 流脓:多见于肛瘘、肛门周围脓肿等。

5. 便秘:口臭身热,腹满胀痛者为燥热内结,身疲乏力,舌淡脉细者便秘多为血虚液燥。

6. 分泌物:多见于内痔脱出、直肠脱垂、肛瘘等。

【内服药疗法】

1. 风热证:

[主证] 便血鲜红,量多,滴血,射血或带血,舌质红,舌苔薄黄,脉浮数。

[论治] 清肠疏风,凉血止血。

[方剂] 止射丹(《青囊秘诀》)。

[组成] 黄芩、槐花、荆芥各9g,瓦松1条,生地、当归各30g。

[制法] 水煎。

[用法] 温服。

[功效] 清肠疏风,凉血止血。

[主治] 痔疮出血。

[方剂] 槐角地榆丸（《外科大成》）。

[组成] 槐角 120g（炒黄），地榆（炒黑）、地黄（炒焦）、黄芩（炒）、荆芥（炒）各 60g，枳壳 45g，归尾 30g。

[制法] 上为末，炼蜜为丸，如梧桐子大。

[用法] 每次 9g，空心用白滚汤送服，1 日 2 次。

[功效] 疏风清肠，凉血止血。

[主治] 痔漏肿痛出血。

[禁忌] 忌食前炒热物。

2. 肛门直肠湿热证：

[主证]（1）内痔：便血色鲜红，量较多，或肛内肿物外脱，可自行回缩，肛门灼热等。

（2）外痔：肛缘肿物隆起，灼热疼痛或有滋水。

（3）肛漏：肛周流脓液，脓质稠厚，肛门胀痛，局部灼热，有溃口，按之有索状物通向肛内。

（4）肛门湿疮：皮损潮红，肿胀糜烂，滋水浸淫，成片，结痂，伴有痛痒或大便秘结。

（5）悬珠痔：肛周潮湿，潮红，有灼热感，肥大的肛乳头充血。

上各证，舌质红，舌苔黄腻，脉滑数。

[注] 湿和热相结合的病邪致肛门直肠疾病。有内、外之别，可分别引致脾胃、肝胆及下焦大肠、膀胱及皮肤等的病证。相互关联，脏腑生成湿热之邪流注于下焦，兼有小便短赤、身重疲乏、胃纳不佳、阴痒、肿痛等称之"湿热下注"，均有舌质红、舌苔黄或黄腻，脉滑数。

[论治] 清热利湿，消肿止痛。

[方剂] 止痛如神汤（《外科真诠》）。

[组成] 秦艽、桃仁、皂角子各 3g，苍术、防风各 2.1g，黄柏 1.5g，泽泻、当归各 0.9g，槟榔 0.3g，酒大黄 3.6g。

[制法] 上除桃仁、皂角子、槟榔用水二钟（250mL），将群药煎至一钟（120mL 左右），再入桃仁、皂角子、槟榔同煎（二钟水可能指二碗水，够煎 30min 的水量），去滓取药液。

[用法] 空心热服，待少时以美膳压之，不犯胃也。

[功效] 清热利湿，消肿止痛。

[主治] 痔疮。

[加味] 如肿有脓，加白葵花五朵，青皮 15g，木香 0.9g，则脓从大便出。如大便闭甚，倍大黄（7g），加麻仁、枳实。如肿甚，倍黄柏（3g），泽泻（2g），加防己、猪苓。痛甚加羌活、郁李仁。痛甚，倍防风（4.2g），加黄芪、羌活、甘草。血下，倍黄柏（3g），多如地榆、槐花。小便短涩，加赤苓、车前子、萹蓄。

[禁忌] 忌生冷、五辛、火酒、硬物、大料、湿面之类。

3. 肛门直肠气滞血瘀证：

[主证]（1）内痔：肛内肿物脱出，甚或嵌顿，肛管紧缩，坠胀疼痛，甚则肛缘有血栓，水肿，触痛明显。

（2）外痔：肛缘肿物突起，排便时可增大，有胀痛或坠痛，有异物感，局部可触及硬结节。

（3）肛裂：肛门刺痛，便时及便后尤甚，肛门紧缩，裂口色紫暗。

（4）悬珠痔：排便后肛门部肿物脱出，表面色紫暗，肛门坠胀明显。

（5）息肉痔：肿物脱出肛门，能回纳，疼痛甚，表面紫暗。

（6）肛门狭窄：肛门坠胀，疼痛，排便时加重，排便不畅，伴有腹胀，肠鸣。

（7）锁肛痔：肛周肿物隆起，触之坚硬如石，坠痛不休，或大便带血，色紫暗，里急后重，排便困难。

上各证，舌质暗红或紫暗，舌苔白或黄，脉弦涩为常见证候。

［论治］行气化瘀，消肿止痛。

［方剂］一煎散《外科大成》。

［组成］当归尾、皂角刺、桃仁泥、穿山甲（炒）、甘草各6g，黄连4.5g，枳壳、槟榔、乌药、白芷、天花粉、赤芍药、生地黄各3g，红花1.5g，辛明粉、大黄各9g。

［制法］用水600mL，浸一宿，次日早煎一滚，除去滓。

［用法］空心服之，俟行三四次，以薄粥补之。

［功效］行气化瘀，消肿止痛。

［主治］肛门直肠气滞血瘀者。

［注］随证加减。

［方剂］橘皮汤（《仁斋直指方论》）。

［组成］橘皮、枳壳（炒）、川芎、槐花（炒）各15g，槟榔、木香、桃仁（炒，去皮）、紫苏茎叶、香附、炙甘草各7.5g。

［制法］上锉。每次9g，加生姜3片，大枣3枚，水煎去滓。

［用法］温服。

［功效］行气化瘀，润肠通便。

［主治］痔疮肿痛，大便难。

4. 脾虚气陷证：

［主证］

（1）内痔：肛门坠胀，肛内肿物外脱，需手法复位，便血色鲜红或淡红，多伴有贫血、头昏神疲、少气懒言、纳少便溏等。

（2）外痔：肛缘肿物隆起，肛门坠胀，似有便意，神疲乏力，纳少便溏。

（3）脏毒：肛门不适，似痛非痛，似胀非胀，便时加重，黏液有血丝，或手足心潮热、盗汗，口干便秘，舌质红，舌苔黄，脉数。

（4）肛脱：排便时肛内肿物脱出，轻重不一，色淡红，伴有肛门坠胀、便溏、大便带血、神疲乏力、食欲不振，甚则有头昏耳鸣、腰膝酸软。

上证脾虚气陷证，多见舌质淡，舌苔薄白，脉虚弱。

［论治］健脾益气，升提固脱。

［方剂］补中益气汤（《内外伤辨惑论》）。

［组成］黄芪3g，甘草（炙）1.5g，人参、升麻、柴胡、橘皮、当归身（酒洗）、白术各0.9g。

［制法］上㕮咀，都作一服。用水300mL，煎至150mL，去滓。

［用法］早饭后温服。

［功效］补中益气，升阳举陷。

［主治］脾胃气虚下陷，少气懒言，体倦肢软，食欲不振，不耐劳累，动则气，面色㿠白，大便稀溏，舌质淡，舌苔薄白，脉虚软。

［注］本方所治证，系由脾胃气虚，清阳下陷所致。可加味，若去掉升麻、柴胡则作用减弱且不持久。肛门直肠疾病治法还有脾不固证、肾虚不固证、脾肾两虚、气阴两虚证、血热肠燥证、热毒蕴结证、火毒炽盛证等不一一介绍，在有关章节中所现。

【外治疗法】

1. 熏洗法：将药物加水煮沸，先熏后洗的治疗方法。

2. 敷药法：将药物敷患处的治疗方法。

3. 塞药法：将药物制成栓剂或涂抹在纱条表面，纳入肛内的治疗方法。

4. 枯痔法：将枯痔钉插入痔核中心，或用枯痔敷于痔核表面，使痔组织发生干枯坏死脱落或硬化萎缩的治疗方法。

5. 结扎法：是治疗单发直肠息肉的常用方法。《太平圣惠方》：“用蜘蛛丝缠系痔鼠乳头，不觉自落。”《外科正宗》“煮线方（煮线方中用壁钱、芫花二味共相煎，白丝扣线将同煮，诸痔瘿瘤用此方）治诸痔及五瘿六瘤，凡蒂小而头面大者，宜用此线系其患根自效。”

6. 挂线疗法：肛瘘治法。《古今医统大全》：“……用芫根煮线，挂破大肠，药线日下，肠肌日长。”即用药线（或普通丝线）或橡筋挂开漏管的方法。其原理是利用扎线的张力，逐渐使局部气血阻断，使组织缓慢发生坏死，从而达到逐步切开瘘管的目的。《医门补要》痔漏挂线法：“用细铜针穿药线，右手持针插入漏管内，左手执粗骨针，要圆秃头，镟深长槽一条以便引针，插入肛门内，钩出针头与药线，打一拉箍结，逐渐抽紧，加纽扣系药线梢，坠之七日，管豁开，掺生肌药，一月收。如虚人，不可挂线，易成痨，不治。”

［注］熏洗、敷药、塞药、枯痔法等应用前述不一一介绍。综上所述古代医家治疗肛门直肠疾病的学术形成关于生理、病理、辨证治疗（内治法、外治法）有着丰富的内容，形成了一个完整的体系，对肛肠病学的发展有重大的影响。

第二节　内痔

内痔是以便后脱出，或便后肛门有物脱出、肛门肿痛为主症的一种肛肠疾病，中医称“血痔”“气痔”。

【中国古代中医论述】

1. 隋·巢元方《诸病源候论》卷三十四·诸痔候：“因便而清血，随出者，血痔也。”

2. 唐·孙思邈《备急千金要方》卷第二十三·五痔第三：“气痔，寒温劳湿即发，蛇蜕皮主之。”

3. 唐·王焘《外台秘要》卷二十六·诸痔方二十八首：“内痔每便即有血，下血甚者，下血击地成孔，出血过多，身体无复血色，有痛者，有不痛者。”

4. 宋·王怀隐《太平圣惠方》卷第六十·治五痔诸方：“气痔，大便难而血出，肛门亦出外，良久不入。”

5. 宋·王怀隐《太平圣惠方》卷第六十·治痔下血不止诸方：“夫痔下血不止者，由大肠风冷，肺脏积热，热毒留滞，乘于经络，血性得热则流散，复遇大肠虚寒，血乃妄行，故令因便而清血随出，亦曰血痔也。”

6. 宋·赵佶《圣济总录》卷第一百四十二痔瘘门·血痔："论曰：血痔者，肺热流毒也。肺与大肠为表里，今肺藏蕴热，毒气流渗，入于大肠，血性得热则流散，故因便而肛肠重痛，清血随出也。"

7. 宋·赵佶《圣济总录》卷第一百四十二痔瘘门·气痔："论曰：气痔者，因便下血或肛头肿凸，良久乃收，风也。此由邪毒气蕴积肠间，及恚怒不节，酒食过伤，令下部气涩壅结而成。"

8. 宋·陈言《三因极一病证方论》卷之十五·五痔证治："气痔者，遇忧怒则发，肛门肿疼，气散则愈。"

9. 宋·窦汉卿《疮疡经验全书》卷七："由大肠传道以成风热深而肾虚为冷气相攻……生酒辛辣等味或登厕脏毒为风邪所袭，六气七情所感……而成，肠风者血痔之渐也。速服凉血补剂少劳、戒怒远色、忌口斯能愈矣。"

10. 元·朱震亨《丹溪心法》卷之三·附录："肺与大肠为表里，故肺脏蕴热，则肛闭结；肺脏虚寒，则肛门脱出，又有妇人产育用力，小儿久痢，皆致此。"

11. 明·陈实功《外科正宗》卷三·痔疮论第三十："凡疗内痔者，先用通利药涤脏腑，然后用唤痔散涂入肛门，片时内痔自然泛出，即用葱汤洗净，搽枯痔散，早、午、晚每日三次，次次温汤洗净搽药，轻者七日，重者十一日。其痔自然枯黑干硬，停止枯药。其时痔边裂缝流脓，换用起痔汤日洗一次，待痔落之后，换搽生肌散或凤雏膏等药生肌收口，虚者煎服此药，其口半月自可完矣。"

12. 清·许克昌、毕法《外科证治全书》卷三·后阴证治，"痔疮：每大便注有血不止者为血痔……宜戒房劳，忌河豚、海腥、辛辣、椒酒等物。"

（1）"内痔用枯痔散，用时令患者登厕，翻出肛外侧卧，其痔尽出，勿使收入。亦有痔自翻出者，大如茶杯，形如一蕈，粪从菌心而出痛极，上面如盆，四边高，心陷下如菌根，粪后，用枸杞根捣烂煎汁热熏温洗，或甘草汤、葱椒汤俱可。洗净，以洞天膏摊如菜碗大，中剪一孔，以四边剪开通于孔，孔烘熔，加于菌根贴放屁眼，四边围护好肉，诚恐上药时，致药汁淋于好肉耳。每取药一二分入杯，津调，笔蘸拂菌之外面，四边各拂一次，菌之中心通连屁眼，大忌拂药。倘有流入，大痛难当。拂一两日，毒水流出，菌形渐缩而软，再拂一两日，渐硬而黑，菌边日有枯皮脱下。换药，以碗盛汤，用笔轻轻洗去旧药，再上新药，仍用护药如前法。三四日之后，黄水出将尽，可用药一钱内增朱砂一分，如前津调，日夜照拂，则菌缩小黑硬，再拂至菌根自落痊愈。内服槐花蕊。虚人先用八珍汤数剂，然后用上法治之。"

（2）"陈远公治痔方：茯苓一两，白芍一两，地榆三钱，薏苡仁一两，穿山甲一片土炒为末，水煎连服四剂，而肛门宽快，又四剂内外之痔尽消。再将前方加增十倍，修合为丸，每日早空心滚水服五钱，服一料即愈。此方利水去湿，不伤脾胃，服之立效。"

13. 清·罗国纲《罗氏会约医镜》卷十二·论痔漏："凡痔属肝、脾、肾三经之证，若肺与大肠二经风热、湿热，热退自愈……凡痔漏下血，服凉药不应者，必因中气虚，不能摄血，用补中升阳之药而愈。"

14. 清·罗国纲《罗氏会约医镜》卷十二·论痔漏："熏痔神方：用白芷、黄柏、夏枯草、紫花地丁各五钱，明矾、皂矾、甘草各一钱，煎水，先熏后洗，二次立愈。后用便桶刮垢焙干，每一钱加冰片二分，研末，摊纸上，按痔上，二次断根。"

【病因病理】

痔形成的原因与肝、脾、肾三经功能失调，六气七情所感；风、燥、湿、热下迫，瘀阻魄门，瘀血浊气，结滞不散，久则筋脉横解而发痔。

（1）六淫外侵：素体虚弱，风、湿、燥、热之邪外侵，久聚化热，伤脾，伤肺，肺与大肠相表里，灼伤津液，胃燥肠干，津枯便秘，浊气留滞，碍血伤络，结于肛门，发为本病。

（2）风伤肠络：风邪袭肺，肺脏积热，热毒留滞，乘于经络，血性得热则流散，复遇大肠虚寒，血乃妄行，故令因便而清血随出。

（3）饮食不节：嗜食辛甘厚味致脾胃生湿生热湿与热结，下注肛门，筋脉横解而为痔或热盛则迫血妄行，血下溢即便血。

（4）气滞血瘀：邪毒气蕴积肠间及恚怒不节、酒食过伤、气机不畅，令下部气涩壅结，则肛门内有块物脱出，坠胀疼痛而发本病。

（5）脏腑失调：郁怒伤肝，房劳伤肾，老年人多产妇，小儿久泻久痢，导致脏腑功能失常，浊气瘀血流注肛门，气血纵横，结核脱出不能回纳，引起本病。

【临床症状】

大便时肛门部出血，严重时呈滴血或射血状，中、晚期内痔，排便时痔核脱出肛外，轻者可自行复位，重者需用手复位，部分重症患者在咳嗽、喷嚏或行走，劳累后亦可发生痔脱垂。或因脱出的内痔有炎症形成水肿，被痉挛的肛门括约肌勒住于肛门外发生血栓、嵌顿或绞窄坏死，形成青紫色痔块。可伴有剧烈疼痛、坐卧不安、发热、大便秘结等症状，并可继发肛周痈肿。痔在脱出阶段直肠黏膜受到刺激，分泌黏液溢出，肛周皮肤受到刺激引起肛周瘙痒及并发湿疹或糜烂。内痔患者常有习惯性便秘，大便秘结，可助长痔疮发展。

现代将内痔依其病变程度不同常分为四期：

1. 第一期：痔核较小，便时带血，滴血，有时出血量很多，便后出血可自行停止，无痔脱出。

2. 第二期：痔核增大，常有便血；便血量较少，排便有痔脱出，排便后自行复位。

3. 第三期：排便时可有便血；排便时或久站及咳嗽、喷嚏、劳累、负重时有痔核脱出，需用手还纳。

4. 第四期：偶有便血；痔持续脱出，不易复位或复位后易脱出。常合并感染、糜烂和痔核嵌顿，此期多波及外痔静脉丛形成混合痔。

现代肛门镜检查：齿线上黏膜隆起或明显隆起，充血、糜烂，部分伴纤维化。血常规检查：红细胞、血红蛋白值如果下降，多为长期便血所致。

【鉴别诊断】

内痔位于齿线上方，由直肠上静脉丛曲张所形成。内痔应与肛裂、直肠息肉、直肠癌相鉴别。

1. 肛裂：便鲜血量较少，大便干燥时肛门疼痛。局部检查：肛管前或后正中位皮肤有溃疡或裂痕，因为肛管皮肤被干燥粪便或其他原因撕裂所致。

2. 直肠息肉：脱出息肉一般为单个，头圆而有长蒂，表面光滑，质较痔核稍硬，活动度大，可发生间断性便血，但多无射血、滴血现象。

3. 直肠癌：内痔与直肠癌均发生便血，但直肠癌粪便中混有脓血、黏液、腐臭的分泌物，黏液血便一日数次，里急后重，病情严重时大便变细，排便困难。直肠指检常可触及菜花状肿物或凸凹不平的溃疡，质硬，不能推动，触之易出血。

【内服药疗法】

1. 风伤肠络证：

［主证］大便带血，滴血或喷射状出血，血色鲜红，大便干结，肛门瘙痒，口干舌燥，舌质红，舌苔薄黄，脉浮数。

［方剂］露蜂房散。

［组成］露蜂房（微炒）、槐花（微炒）、黄芪（锉）各60g。

［制法］上为细末。

［用法］每次3g，食前用粥饮调服。

［功效］祛风凉血，消肿止痛。

［主治］痔疮，红肿疼痛。

［方剂来源］宋·王怀隐《太平圣惠方》。

［方剂］皂荚刺丸。

［组成］皂荚刺60g（烧令烟烬），臭樗皮（微炙）、防风、赤芍药、枳壳（麸炒微黄，去瓤）各30g。

［制法］上为末，用酽醋500mL熬其中一半药末，再下余药为丸，如小豆大。

［用法］每次20丸。食前煎防风汤送服。

［功效］祛风活血，燥湿止痒。

［主治］痔疾，肛边痒痛不止。

［方剂来源］宋·王怀隐《太平圣惠方》。

［方剂］止射丹。

［组成］黄芩、槐花、荆芥各9g，瓦松1条，生地、当归各30g。

［制法］水煎。或此方药量增加10倍，为细末，炼蜜为丸，如梧桐子大。

［用法］温服，连用四剂即止；为丸，则每次9g，1日2次。

［功效］清肠疏风，凉血止血。

［主治］痔疮出血。

［方剂来源］清·傅山《青囊秘诀》。

［方剂］三黄二地汤。

［组成］生地、熟地各4.5g，苍术、厚朴、陈皮、黄连、黄柏、黄芩、归身、白术、人参各3g，甘草、防风、泽泻、地榆各1.8g，乌梅2枚。

［制法］用水400mL，煎至320mL，去滓。

［用法］食前服。

［功效］清肠化湿，养血健脾。

［主治］肠风诸痔，便血不止。

［方剂来源］明·陈实功《外科正宗》。

［方剂］止痛如神汤。

［组成］秦艽（去苗）、桃仁（去皮、尖，研）、皂角子（烧存性，研）各3g，苍术（米泔水浸，炒）、防风各2g，黄柏（酒炒）1.5g，当归尾（酒洗）、泽泻各0.9g，槟榔0.3g，熟大黄3g。

［制法］除桃仁、皂角子、槟榔外，余药用水400mL，煎至200mL，再入桃仁、皂角

子、槟榔，再煎至 160mL，去滓。

[用法] 空腹时热服。待少时以美膳压之，不犯胃。

[功效] 清热燥湿，祛风消肿，润肠通便。

[主治] 痔核肿胀痛痒。

[禁忌] 忌生冷、五辛、烧酒、肝、肠、湿面。

[方剂来源] 明·申斗垣《外科启玄》。

[方剂] 清热内消散。

[组成] 生地、金银花、槐花、泽泻、胡黄连、地榆、苦参、川黄柏、牡丹皮。

[制法] 水煎，去滓。

[用法] 温服。

[功效] 清热消痔。

[主治] 痔疮初起。

[方剂来源] 清·赵濂《医门补要》。

[方剂] 槐角丸。

[组成] 槐角 90g（炒），防风、黄芩各 45g（炒），升麻 1g、枳壳 24g（炒），地榆 90g（炒），甘草 15g，当归 90g。

[制法] 上为末，醋糊为丸，如梧桐子大。

[用法] 每次 9g，用米饮送服。

[功效] 清热凉血，疏风宽肠。

[主治] 肠风痔血，脉浮数者。

[方剂来源] 清·徐大春《医略六书》。

[方剂] 槐花散。

[组成] 槐花（半炒半生）、山栀子（去皮，炒）各 30g。

[制法] 上为末。

[用法] 每次 6g，食前用新汲水调服。

[功效] 清肠止血。

[主治] 便血。

[方剂来源] 明·朱橚《普济方》。

2. 湿热下注证：

[主证] 便血色鲜红，量较多，便时痔脱出肛外，可自行回纳，肛门灼热坠胀，或有滋水，大便不爽，小便黄，舌质红，舌苔黄腻，脉滑数。

[方剂] 蒲黄汤。

[组成] 蒲黄、当归（焙，切）、白芷、生干地黄、白石脂、黄连、芎䓖、炙甘草各 30g。

[制法] 上为末。每次 15g，用水 300mL，煎至 240mL，去滓。

[用法] 空心温服，日晚再服。

[功效] 清热化湿，和血止血。

[主治] 诸痔下血。

[方剂来源] 唐·孙思邈《千金翼方》。

[方剂] 槐花地黄丸。

　　［组成］熟地黄 50g，干山药、山茱萸各 25g，牡丹皮、白茯苓、泽泻各 18g，槐花、黄柏、杜仲、白芷各 30g，独活 25g，黄芪 45g，白附子 6g。

　　［制法］上为末，炼蜜为丸，如梧桐子大。

　　［用法］每次 50 丸，空心用米饮调服。

　　［功效］养阴益气，清热除湿。

　　［主治］肾阴不足，脾气亦虚，湿热下注，致患痔疮。

　　［方剂来源］明·陈文治《疡科选粹》。

　　［方剂］槐花散。

　　［组成］苍术、厚朴、陈皮、当归、枳壳各 30g，槐花 60g，甘草、乌梅各 15g。

　　［制法］上咬咀。每次 15g，水煎，去滓。

　　［用法］空心温服。

　　［功效］燥湿行气，凉血止血。

　　［主治］湿阻气滞，肠络损伤，脘腹胀满，大便下血。

　　［方剂来源］元·朱震亨《丹溪心法》。

　　［方剂］槐花丸。

　　［组成］槐花 30g，蒲黄、地榆、卷柏各 15g，干姜 7.5g。

　　［制法］上为细末。每次 3g，用水 150mL，煎数沸。

　　［用法］温服，不拘时候。

　　［功效］凉血止血。

　　［主治］肠风下血。

　　［方剂来源］宋·张锐《鸡峰普济方》。

　　［方剂］槐花散。

　　［组成］槐花（炒）、柏叶（烂杵，焙）、荆芥穗、枳壳（麸炒黄）各等分。

　　［制法］上为细末。

　　［用法］每次 6g，空心、食前用清水饮调服。

　　［功效］清肠凉血，疏风行气。

　　［主治］肠风下血，血色鲜红，或粪中带血，以及痔疮出血。

　　［加减］肠风，加秦艽、防风。

　　［方剂来源］宋·许叔微《普济本事方》。

　　［注］本方所治之证，是由风邪热毒或湿热蕴结肠间，肠络损伤而血下溢所致。

　　［方剂］槐黄丸。

　　［组成］黄连（酒炒）、槐花（炒）各 120g。

　　［制法］上为末，用猪大肠头，长 33cm，入药在内，扎住，用韭菜 1.5kg，水同煮烂，去菜用肠药，捣烂为丸，如梧桐子大。如湿加些面丸。

　　［用法］每次 80 丸，空心用米汤调服。

　　［功效］清热燥，凉血止血。

　　［主治］肠风、肠毒、便血、痔漏。

　　［方剂来源］明·龚信《古今医鉴》。

　　3. 气滞血瘀证：

　　［主证］便时痔脱出肛外，水肿（内有血栓形成）或嵌顿而不能复位，外观紫暗、糜

烂、渗液、疼痛剧烈，触痛明显，肛管紧缩，排便困难，舌质暗红或有瘀斑，苔黄脉弦或涩。

[方剂] 橘皮汤。

[组成] 橘皮、枳壳（炒）、川芎、槐花（炒）各 15g，槟榔、木香、桃仁（炒，去皮）、紫苏茎叶、香附、炙甘草各 7.5g。

[制法] 上锉。每次 9g，加生姜 3 片，大枣 3 枚，水煎，去滓。

[用法] 温服。

[功效] 行气化瘀，润肠通便。

[主治] 痔疮肿痛，大便难。

[方剂来源] 宋·杨士瀛《仁斋直指方论》。

[方剂] 葫荽子散。

[组成] 葫荽子（微炒）、枳壳（麸炒微黄）、当归（锉，微炒）、皂荚子仁（微炒）、郁李仁（汤浸，去皮，微炒，别研）各 30g。

[制法] 上为细散。

[用法] 每次 6g，食前用粥饮调下。

[功效] 理气活血，润肠消痔。

[主治] 痔疮。肛边生结核，肿硬疼痛。

[方剂来源] 宋·王怀隐《太平圣惠方》。

[方剂] 止痛如神汤。

[组成] 秦艽（去苗）、桃仁（去皮、尖，研）、皂角子（烧存性，研）各 3g，苍术（米泔水浸，炒）、防风各 2g，黄柏（酒炒）1.5g，当归尾（酒洗）、泽泻各 0.9g，槟榔 0.3g，熟大黄 3g。

[制法] 除桃仁、皂角子、槟榔外，余药用水 400mL，煎至 200mL，再入桃仁、皂角子、槟榔，再煎至 160mL，去滓。

[用法] 空腹时热服，待少时以美膳压之，不犯胃。

[加减] "如肿有脓，加白葵花 5 朵，青皮 15g，木香 0.9g，则脓从大便出。如大便闭甚倍大黄（6g），加麻仁、枳实。如肿甚，倍黄柏（3g），泽泻（3g），加防己、猪苓、黄芩。痛甚加羌活、郁李仁。痒甚，倍防风（4g），加黄芪、羌活、甘草。血下，倍黄柏（3g），多加地榆、槐花。小便短涩，加赤苓、车前、萹蓄。"

[功效] 清热燥湿，清肿排脓，化瘀止痛，益气止血，润肠通便。

[主治] 痔核肿胀，痛痒。

[禁忌] 忌生冷、五辛、烧酒、硬物、大料、湿面之类。

[方剂来源] 清·邹岳《外科真诠》。

4. 脾虚气陷证：

[主证] 肛门坠胀，肛内痔脱出，不易复位，需手法复位，便血色鲜红或色淡量多，可出现贫血、面色少华、头晕神疲、少气懒言、纳少便溏（血量多伴有心悸健忘脉细者为血虚兼证），舌淡肿，边有齿印，舌苔薄白，脉弱或细弱。

[方剂] 艾叶散。

[组成] 白龙骨 30g，艾叶 15g（炒令微黄），黄芪 45g（锉），地榆（锉）、枳实（麸炒微黄）、白芍药、熟干地黄各 30g。

　　[制法]　上为粗散。每次 9g，用水 200mL，煎至 120mL，去滓。

　　[用法]　食前温服。

　　[功效]　补中益气，养血止血。

　　[主治]　痔疮下血不止。

　　[方剂来源]　宋·王怀隐《太平圣惠方》。

　　[方剂]　芎归丸。

　　[组成]　川芎、当归、黄芪、神曲（炒）、地榆、槐花（微炒）各 15g，阿胶（炒酥）、荆芥穗、木贼、头发（烧存性）各 7.5g。

　　[制法]　上为末，炼蜜为丸，如梧桐子大。

　　[用法]　每次 50 丸，食前用米饮送服。

　　[功效]　益气补血，凉血止血。

　　[主治]　痔疮下血不止。

　　[方剂来源]　宋·杨士瀛《仁斋直指方论》。

　　[方剂]　三神丸。

　　[组成]　枳壳（炒，去瓤）、皂角（烧存性）、五倍子各等分。

　　[制法]　上为细末，炼蜜为丸，如梧桐子大。

　　[用法]　每次 20~30 丸，食前温水送服。

　　[功效]　理气润肠，止血固脱。

　　[主治]　痔疾脱肛便血。

　　[方剂来源]　元·齐德之《外科精义》。

　　[方剂]　槐花地黄丸。

　　[组成]　熟地黄 50g，干山药、山茱萸各 25g，牡丹皮、白茯苓、泽泻各 18g，槐花、黄柏、杜仲、白芷各 30g，独活 25g，黄芪 45g，白附子 6g。

　　[制法]　上为末，炼蜜为丸，如梧桐子大。

　　[用法]　每次 50 丸，空心用米饮调服。

　　[功效]　养阴益气，清热除湿。

　　[主治]　痔疮。

　　[方剂来源]　明·陈文治《疡科选粹》。

　　[方剂]　断红丸。

　　[组成]　侧柏叶（微炒黄）、川续断（酒浸）、鹿茸（燎去毛，酒煮）、附子（炮，去皮、脐）、黄芪、阿胶（锉，蛤粉炒成珠）、当归（酒浸）各 30g，白矾（枯）15g。

　　[制法]　上为细末，醋煮米糊为丸，如梧桐子大。

　　[用法]　每次 70 丸，空心，食前用米饮送服。

　　[功效]　温阳化湿，补血止血。

　　[主治]　痔疾，下血不止，或所下太多，面色萎黄，日渐羸瘦。

　　[方剂来源]　宋·严用和《严氏济生方》。

　　[方剂]　猬皮散。

　　[组成]　猬皮（烧灰存性）、黄芪（锉）、熟干地黄（焙）、续断、柏叶、地榆（锉）、白芷、黄连各 7.5g。

　　[制法]　上为散。

［用法］每次 6g，食前用温汤调服。

［功效］益气活血，凉血止血。

［主治］血痔。

［方剂来源］宋·赵佶《圣济总录》。

［方剂］何首乌丸。

［组成］何首乌、威灵仙、枳壳（去瓤，麸炒）各等分。

［制法］上为末，浸蒸饼为丸，如梧桐子大。

［用法］每次 20 丸，温水送服，早、晚食前各 1 次。

［功效］养血消痔。

［主治］血痔。

［方剂来源］宋·赵佶《圣济总录》。

【外治方药】

1. 绿云汤：

［组成］卷柏、樗柏白皮、贯众、朴硝、地骨皮各 30g。

［制法］上为粗散。每次 45g，加葱 2 支，水 5L，煮至 4L，去滓。

［用法］外涂痔上。

［功效］清热化湿，凉血消肿。

［主治］痔疮。

［方剂来源］宋·赵佶《圣济总录》。

2. 蜗牛散：

［组成］蜗牛螺 1 个，冰片、脑子、麝香各少许。

［制法］同入瓦器内，顿逼半日，自化成水。

［用法］以少许点疮上。立愈。

［功效］清热解毒，散结消肿。

［主治］痔疮肿胀，作热如火。

［方剂来源］元·危亦林《世医得效方》。

3. 蜗牛膏：

［组成］蜗牛一只，麝香 0.9g。

［制法］上用小砂盒盛蜗牛，以麝香掺之。

［用法］次早取出，涂痔处。

［功效］消肿止痛。

［主治］痔疮。

［方剂来源］宋·严用和《严氏济生方》。

5. 熊胆散：

［组成］冰片 0.3g，熊胆 0.6g。

［制法］上为细末。

［用法］先将大田螺 1 个，用尖刀挑起螺靥，入药在内，放片时，待螺化出浆水，用鸡羽扫痔上。频频用之愈。

［功效］清热解毒。

［主治］痔疮坚硬作痛，脱肛肿泛不收。

［方剂来源］清·顾世澄《疡医大全》。

6. 二子散：

［组成］木鳖子、五倍子各等分。

［制法］上为细末。

［用法］调敷患处。

［功效］消肿散结。

［主治］痔疮，肛门热肿。

［方剂来源］明·陈文治《疡科选粹》。

7. 熊冰散：

［组成］熊胆、冰片、芦荟、雷丸各6g，银珠1.5g。

［制法］上为末。

［用法］以胡萝卜煨半熟，绵裹蘸药，入肛门内。

［功效］清热解毒，消肿止痛。

［主治］内痔。

［方剂来源］明·孙文胤《丹台玉案》。

8. 玉红散：

［组成］白矾60g，朱砂12g，硇砂60g（先烧硇砂在锅内，次将白矾末放上烧枯，烟烬为度）。

［制法］上为末。

［用法］用菜油调敷患处。

［功效］清热解毒，收湿敛疮。

［主治］痔疮。

［方剂来源］明·李恒《袖珍方》。

9. 五根熏洗方：

［组成］韭根、艾根、楮根、菖蒲根、枸杞根。

［制法］用水1.5L，煎至1.25L，去滓。

［用法］置坛内，先熏，候水温，再洗一次。

［功效］消痔止痛。

［主治］痔疮。

［方剂来源］明·方隅《医林绳墨大全》。

10. 一井金散：

［组成］露蜂房120g，密陀僧60g（火煅，别研）。

［制法］将露蜂房锉碎，安放一瓷罐子内，用黄泥固济，炭火煅令通红为度。放冷，取露蜂房研末，同密陀僧末和匀。

［用法］每用干掺疮口。如疮口小，以纸捻子点药，纴入疮口内。如结硬不消，用甘草汤调敷之，1日2次。

［功效］攻毒消肿，燥湿生肌。

［主治］痔疮毒气溃作脓水，久不止，或结硬赤肿，疼痛不可忍。

［方剂来源］宋·杨倓《杨氏家藏方》。

11. 无花汤：

　［组成］无花果叶。

　［制法］水煎，去滓。

　［用法］熏洗患处。

　［功效］止痛。

　［主治］痔疮。

　［方剂来源］清·陈士铎《洞天奥旨》。

12. 熏痔散：

　［组成］威灵仙90g。

　［制法］用水750mL，煎至七八沸，去滓。

　［用法］就盆上坐，令气熏之，候温，通手淋濯，冷即再暖。

　［功效］消肿止痛。

　［主治］痔疮。

　［方剂来源］元·齐德之《外科精义》。

13. 熊冰膏：

　［组成］熊胆0.8g，片脑0.15g（为末），白雄鸡胆3枚（取汁）。

　［制法］用蜗牛、田螺，井水同调匀，入罐内，勿令泄气。

　［用法］临卧先以药水洗净患处，然后以手指取药搽痔上。

　［功效］清热解毒，消痔止痛。

　［主治］久痔，脱肛肿痛。

　［方剂来源］明·李梴《医学入门》。

【外治疗法】

　1. 熏洗法：此法适用于各期内痔，用五根熏洗法、天花汤、熏痔散、药物加水煮沸，先熏后洗，消痔止痛。用绿云汤洗患处清热化湿，凉血消肿（详见本章节）。

　2. 外敷法：此法适用各期内痔，用槐皮膏外涂痔疮（见外痔章节）治谷道痒痛，清热化湿，消肿止痛。肛门痔疮热肿用二子散外涂，消肿散结。肛门痔脱出或嵌顿，水肿"痔如筋脉"用玉红散外涂清热解毒，收湿敛疮。若痔疮坚硬作痛，脱肛肿泛不收用熊胆散、、蜗牛膏，外涂痔处，清热解毒，消肿止痛（详见本章节）。

　3. 塞药法：适用于各期内痔及内痔出血，久痔脱肛，用熊冰膏，先洗净患处以手指取药塞入患处。清热解毒，消痔止痛。或用一井金散以纸捻子点药，纴入疮口内，攻毒消肿，燥湿生肌（详见本章节）。若痔疮流血不止可用《杏苑生春》止血完肤散。组成：当归、海螵蛸、龙骨、鳖甲、乳香、血竭各等分。上为细末（粉）外塞入出血处，止血生肌。

　4. 枯痔法：明·陈实功《外科正宗》卷三·痔疮论第三十："凡疗内痔者，先用通利药物涤脏腑，然后用唤痔散涂之肛门内，片时自然泛出，即用葱汤洗净，搽枯痔散，早午晚每日三次，俱用温汤洗净，然后搽药。轻者七日，重者十一日，其痔自然枯黑干硬，停止枯药。其时痔边裂缝流脓，换用起痔汤日洗一次，待痔落之后，换搽生肌散或凤雏膏等药生肌敛口，虚者煎服补药，其口半月自可完矣……三品一条枪，治十八种痔漏。凡用药线插入痔孔内，早晨二次，初时每次插药三条，四日后每次插药五六条，上至七八日，药力满足，痔变紫黑，方住插药。候痔四边裂缝流脓，至十四日期满痔落，用甘草汤洗净，换搽凤雏膏或玉红膏，俱可生肌收敛。虚弱者兼服养血健脾之药，最为稳当。大抵医人能取痔者，皆此方也。"

（1）"枯痔散：凡痔疮泛出，即用此药涂之。年浅者五七日，年深者八九日，待痔干黑后，不用此药，每日用落痔汤洗之。

白矾60g，蟾酥6g，轻粉12g，砒霜30g，天灵盖20g，用清泉水浸，以天灵盖煅红，水内浸煅7次。共研极细末，入小新铁锅内，上用粗瓷碗密盖，盐泥封固；炭火煅至两炷京香，待冷取开，将药研末搽痔上，每日辰、午、申三时用温汤洗净，上药三次，上至七八日，其痔枯黑坚硬，住药裂缝，待其自落，换洗起痔汤。"

（2）"起痔汤：治诸痔上枯药之后，黑色坚硬裂缝，宜此药洗：黄连、黄柏、黄芩、大黄、防风、荆芥、栀子、槐角、苦参、甘草各30g，朴硝15g。以上药分作3次，用水煎洗，待痔落之后，换搽生肌散。"

（3）"生肌散：治痔上枯药之后，脱落、孔窍不收者，宜用此掺。乳香、没药各30g，海螵蛸水煮，15g，黄丹（飞炒）12g，赤石脂（煅）21g，龙骨（煅）12g，血竭9g，熊胆12g，轻粉15g，冰片3g，麝香2.4g，珍珠（煅）6g。共研极细末，瓷罐收贮，早晚日搽2次，盖膏渐敛而平。"

（4）"洗痔肿痛方：鱼腥草、苦楝根、朴硝、马齿苋、瓦楞花各30g。水十碗，煎七八碗，先熏后洗，诸痔肿痛可消。"

（5）"护痔膏：用唤痔散痔出之后，先用此药围护四边好肉。白及、石膏、黄连各9g，冰片、麝香各0.6g。共碾细末，鸡蛋清调成膏，护住四边好肉，方上枯痔散。"

（6）"三品一条枪：上品锭子去十八种痔，中品锭子去五漏、翻花、瘿瘤、气核，下品锭子治瘰疬、疔疮、发背、脑疽等症。此为古之三品锭子，但药同而分两不同，治病故有分别。今注一条枪，本方三品以下之症，并皆用之，俱各相应，况又药品简易而不繁，是曰三品一条枪之说也。凡同志者随试而用之。

明矾60g，白砒45g，雄黄7.2g，乳香3.6g。砒、矾二味，共为细末，入小罐内，加炭火煅红，青烟已烬，旋起白烟，片时约上下红彻起火。取罐顿地上一宿，取出约有砒、矾净末30g，加前雄黄7.2g，乳香3.6g，共研极细，厚糊调稠，搓成如线条阴干。凡遇前症有孔者，纤入孔内，无孔者，先用针放孔窍，早晚插药二次，插至三日后，孔大者每插十余条，插至七日，患孔药条满足方住。以后所患四边自然裂开大缝，共至十四日前后，其疔核、瘰疬、痔漏诸管自然落下，随用汤洗，搽上玉红膏，虚者兼服健脾之药。"

［注］明·陈实功《外科正宗》应用的枯痔法比宋·魏岘《魏氏家藏方》卷七引《李防御五痔方》"独圣散""枯药散"，用"白矾四两，生砒二钱半，朱砂一钱"。明·朱橚《普济方》卷二九六"独圣散""治痔药"，用明矾四两，信二钱半，朱砂一钱，上各研为末，先将信安瓶内，次用白矾盖之，用火煅着烟尽，候冷为末，包下，临用旋入朱砂，以香油调敷，日三次第二日用温水洗去，再用药痔焦黑，渐加朱砂末，后用荆芥煎酒洗，盖朱砂能解信毒，故渐加也，用此药须用水澄膏，先护好肉……"水澄膏，郁金、白及各一两，右为末。水和蜜用篦子挑药，涂肛门四周，仍用纸贴，然后敷痔药"。总之枯痔方剂甚多，大多以砒矾为主药，佐以朱砂、乳香、没药、轻粉等药物，具有较强的腐蚀作用，能使痔核干枯、坏死、脱落而愈，用于痔面鲜红色或青紫色者疗效更佳，但枯痔散类药剂多以砒为主要成分，含有重金属成分，副作用较大，对患者健康易造成影响，涂药时容易伤及正常组织，故此现代已很少使用该方法。

5. 结扎疗法：宋·王怀隐《太平圣惠方》卷第六十治痔肛边生鼠乳诸方："用蜘蛛丝缠系鼠乳头，不觉自落。"

明·陈实功《外科正宗》卷三·痔疮论第三十：煮线方："凡蒂小而头面大者，宜用此线系其患根自效。芫花15g，壁钱6g，用白色细扣线9g，同上二味用水一碗盛贮小瓷罐内，慢火煮至汤干为度。取线阴干，凡遇前患，用线一根，患大者二根，双扣系于根蒂，两头留线，日渐紧之，其患自然紫黑，冰冷不热为度。轻者七日，重者十五日后必枯落，后用珍珠散收口至妙。"

[注] 古代医家利用线的结扎和药物使用，促使患部血行阻断，渐至赘物组织坏死（变黑）至脱落，再用药物创面组织之修复收口而愈。本方法痛苦小，方法简单，其疗效满意，现代已作为内痔的基本治疗方法。在古代的基础上，将结扎疗法分为单纯结扎法、贯穿结扎法。

6. 针灸法："痔痛攒竹主之""五痔，刺长强三分""下血不止及肠风脏毒灸命门"。

【护理与预防】

1. 保持大便通畅，每天按时登厕。
2. 多食蔬菜水果，少食辛辣食物。
3. 避免久坐久立，应适时变换体位。

第三节 外痔

外痔是以肛门异物感、肿痛为主要症状的一种肛门疾病。现代医学认为，外痔发生于肛管齿线以下，是痔外静脉丛扩大曲张或痔外静脉破裂或反复炎症感染纤维增生而致。外痔表面盖以皮肤，因而不易破碎出血，外痔其形状不规则，大小有异，有结缔组织外痔、静脉曲张性外痔、血栓性外痔、炎性外痔。结缔组织外痔类似中医鸡冠痔、蚬肉痔、重叠痔、菱角痔、珊瑚痔等；静脉曲张性外痔；类似中医鼠奶痔、莲子痔、鸡心痔、羊奶痔、牛奶痔；血栓性外痔类似葡萄痔。

【中国古代中医论述】

1. 宋·窦汉卿《疮疡经验全书》卷三·痔漏图说："珊瑚，形如珊瑚。莲子痔，状如连子。鸡心痔，其形如鸡心，菱角痔，形如菱角……槐角子汤、外痔并漏根蒂落下然后服此药，除腹内之毒，槐角子、枳壳、黄芪、黄连各15g，薄荷6g。上㕮咀作二服水二钟煎至八分空心服。"

"麝香膏、麝香各0.6g，乳香0.9g，血竭1.2g，各为末，上为一处以小红枣煮去皮核，肉和药作饼依痔大小，放痔上用膏药贴之，痔内血水、黄胶水流出此痔患之毒也。一二次即愈。"

2. 明·陈实功《外科正宗》卷三·痔疮论第三十："夫痔者，乃素积湿，过食炙煿，或因久坐而血脉不行，又因七情而过伤生冷，以及担轻负重，竭力远行，气血纵横，经络交错；又或酒色过度，肠胃受伤，以致浊气瘀血，流注肛门，俱能发痔……大者鸡冠、菱角、珊瑚等状；小者鼠尾、牛奶、鸡心、蚬肉之形。外痔者，用消毒散煎洗，随用枯痔散照内痔搽法用之……初起形如牛奶，不肿不红，无痒无痛，行走不觉者轻。已成肿痛，有时遇劳而发，或软或硬，头出黄水者轻。久如鸡冠、蜂窠、莲花等状流脓血不止者重。"

3. 明·龚居中《外科活人定本》卷之二·痔漏："治外痔法，宜用过天丝结断痔头，然后用药敷之，须服黄芩四物汤、猬皮丸、槐角丸、凉血地黄汤、解毒葛根汤可愈。"

4. 清·祁坤《外科大成》卷二·下部·二十四痔：

(1) "重叠痔：生骑缝中间，层层叠起，干燥无水，只痒而肿痛，搽如圣散，日三四次，七日痔落，不须服药。"

（2）"菱角痔：状如菱角，左右皆有三四孔，一孔通肠流脓水，先宜去痔，次穿漏孔，年久者内有附管，用药丁去管，次穿漏收口，宜服蜡矾丸干脓收口，虚者服十全大补汤六十帖。"

（3）"葡萄痔：左右如乳头堆起，只痒不痛，遇辛苦出水；或痔有孔出脓。宜先去痔，次穿漏孔。如不通肠，用丁取管收口，服蜡矾收功。"

（4）"牛奶痔：先用药线扎去，次点万忆膏一二次除根。"

（5）"鸡冠痔：亦先扎去，敷粉霜一次，痔平即可收口。"

（6）"鸡心痔、鼠尾痔：俱无痛痒，遇辛苦则发，不治无害。"

【病因病理】

外痔病因多因素积湿热，过食炙煿，又因酒色过度，肠胃受伤，湿热浊气流注肛门，或因久坐而血脉不行，或因担轻负重，气血纵横，经络交错，气滞血瘀，结积成块而致。或妇女产育过程伤及肛门脉络，或便秘努责肛门皮肤受损及血管破裂，血出久瘀。或肛门皮肤受损外邪侵入染毒等俱能发痔。俱因互结于肛门外痔形成，故其形各异。总之外痔发病与过食辛辣食物、饮酒便秘、妊娠、劳累、久坐、年老体弱、脾虚下陷、浊气邪毒外侵有关。现代医学认为，外痔由以下原因导致。

（1）静脉曲张性外痔：由于痔下静脉丛回流受阻，出现曲张所致。

（2）血栓外痔：肛门皮肤血管破裂、出血，形成血栓。

（3）结缔组织外痔：肛门部由于分泌物及炎症的长期刺激，引起结缔组织增生而形成。

（4）炎性外痔：由于肛门皱襞或其他外痔感染形成水肿、疼痛所致。

【临床症状】

1. 结缔组织外痔：肛门缘发生皮赘样肿块，形态不规则，行走时有异物感，排便后易擦不干净，常有少量粪便及分泌物积存，刺激肛门发痒不适。

2. 炎性外痔：肛门部灼痛、湿痒、表面水肿，便后其症状加重，痔压痛明显。

3. 血栓性外痔：肛门部突然起一肿块，皮色青紫，质较硬，触痛明显，行动受限。

4. 静脉曲张性外痔：排便时或久蹲，肛缘皮肤有柔软青紫色团块隆起，表面为皮肤，皮下有扩大曲张的静脉丛，团块按压时可消失或缩小，有时肛门关闭不严，黏液流出味臭。上四症综合以肛门坠胀感、异物感不适为主，伴有肛门部位潮湿、瘙痒；病情发展可有肿胀、疼痛，若急发作肛门边缘赘生皮瓣因刺激明显肿大，疼痛剧烈，甚至血栓形成，破损渗出，味臭等。大便秘结者可伴有肛裂。

【鉴别诊断】

本病可与肛门周围脓肿、肛门湿疣相鉴别。

1. 肛门周围脓肿：肛门周围肿块、色红、疼痛剧烈，3~5天后有波动感，可伴发热、自溃或切排引流后肿消退，疼痛减轻，体温下降，溃后难以自行收敛，应及时正确用药，否则易形成肛瘘。

2. 肛门湿疣：外痔与肛门湿疣均发生在肛周皮肤，皮肤表面淡红色或污秽色，柔软的表皮赘生物，大小不一，单个或群集分布，表面分叶或呈棘刺状湿润。基底较窄或有蒂，顶部为点状、菜花状、蕈状等不同形态。部分患者肛门部发痒是其特点。

【内服药疗法】

1. 气滞血瘀证：

［主证］肛缘肿物凸起，色暗紫，排便时可增大，有异物感，可有胀痛或坠痛，局部可触及皮下有硬结。若血热瘀结者，疼痛剧烈，伴有口渴便秘，舌质暗或紫，舌苔薄黄，脉弦涩。

［方剂］川大黄散。

［组成］川大黄 22.5g，赤芍药 15g，黄芪（锉）、黄芩、玄参各 30g，丹参 22.5g，枳壳 30g（麸炒微黄，去瓤）。

［制法］上为细散。

［用法］每次 6g，食前以温粥饮调服。

［功效］清肠凉血，行气化瘀。

［主治］肛门赤痛。

［方剂来源］宋·王怀隐《太平圣惠方》。

［方剂］地榆散。

［组成］地榆、黄芪、枳壳、槟榔、川芎、黄芩、赤芍药、槐花、羌活各 15g，白蔹、露蜂房（炒焦）、甘草（炙）各 7.5g。

［制法］上锉。每次 9g，新水煎，去滓。

［用法］温服。

［功效］清肠凉血，消肿止痛。

［主治］痔疮肿痛。

［方剂来源］宋·杨士瀛《仁斋直指方论》。

［注］地榆散，方中用川芎活血行气，祛风止痛，血中之气药，归肝胆心经；赤芍清热凉血，祛瘀止痛，枳壳、槟榔行气宽中，除胀，与黄芪相伍，有提肛功效。黄芩、露蜂房、羌活相伍，清热胜湿，泻火解毒，祛肠风，止痛，白蔹、地榆相伍，清热解毒，凉血止血，敛疮生肌，甘草和中。诸药共奏清肠凉血、泻火解毒、理气化瘀、敛疮生肌、消肿止痛功能。

2. 湿热下注证：

［主证］肛缘肿物隆起不缩小，坠胀明显，甚者灼热胀痛，表面潮红，便秘，舌质红，舌苔薄黄或黄腻，脉滑数。

［方剂］加味连壳丸。

［组成］黄连 30g，枳壳、厚朴各 15g，当归 12g，木香、黄柏各 9g，荆芥 6g，猬皮 1 个。

［制法］研细，制梧桐大（糊丸）。

［用法］每次 30 丸，温水服下。

［功效］清热解毒，祛湿消痔。

［主治］外痔湿热下注。

［方剂来源］清·沈金鳌《杂病源流犀烛》。

［方剂］清热内消散。

［组成］生地、金银花、槐花、泽泻、胡黄连、地榆、苦参、川黄柏、牡丹皮。

［制法］水煎，去滓。

［用法］温服。

［功效］清热祛湿，解毒消痔。

［主治］痔疮。

［方剂来源］清·赵濂《医门补要》。

［注］清·沈金鳌《杂病源流犀烛》卷二十八·前阴后阴病源流："仲景曰：大肠有热，必便血，小肠有热，必痔。"

"肠头成块者，湿也，肠头坠肿者，湿兼热也……作大痛者，火热也。痒者，风热也。大便秘者，燥热也……疮头向上硬者，热多。疮头向下软者，湿多……清热，故牡丹皮、山栀、黄芩、连翘所宜用也。又必逐湿故黄柏、防己、茯苓、泽泻所宜用也，又叫润燥，故麻仁、大黄……又必止痛，故乳香、没药、雄黄、黄连所宜用也。"

［方剂］地黄丸。

［组成］地黄（酒蒸熟）48g，槐角（炒）、黄柏（炒）、杜仲（炒）、白芷各30g，山药、山茱萸、独活各24g，泽泻、牡丹皮、茯苓各18g，黄芩45g，白附子6g。

［制法］上为末。炼蜜为丸，如梧桐子大。

［用法］每次50丸，空心用米汤送服。

［功效］滋阴凉血，清热祛湿。

［主治］五痔。

［方剂来源］元·朱震亨《丹溪心法》。

3. 脾虚气陷证：

［主证］肛门缘肿物隆起，肛门坠胀，便意频数，劳累或行走久时加重，伴有神疲乏力，纳少便溏，舌质淡，舌体胖大，舌苔薄白，脉沉细。

［方剂］补气清痢汤。

［组成］人参4.5g，炙黄芪9g或15g，甜白术9g（土炒黄），云苓、当归（酒炒）各6g，白芍（酒炒）、车前子各9g，枳壳、陈皮各4.5g，炙甘草1.5g。

［制法］用煨广木香3.6g，老姜6g，红枣5枚为引，水煎，去滓。

［用法］温服，连服3剂。

［功效］补气升阳，祛湿行滞。

［主治］气虚下陷……脱肛下坠，怕冷欲脱。

［方剂来源］清·王勋《慈航集》。

［方剂］补中益气汤。

［组成］黄芪3g，甘草（炙）1.5g，人参、升麻、柴胡、陈皮、当归身（酒洗），白术各0.9g。

［制法］上㕮咀，都作一服，用水300mL，煎至150mL，去滓。

［用法］早饭后温服。

［功效］补中益气，升阳举陷。

［主治］食欲不振，体倦，不耐劳累，舌质淡，舌薄白，气虚下陷，脱肛。

［方剂来源］金·李杲《内外伤辨》。

【外治方药】

1. 茄柯汤：

［组成］陈茄柯、陈槐花、冬瓜皮、枳壳等分。

［制法］上药煎汤。

［用法］熏洗，洗后以新水调熊胆少许抹患处。

［功效］消肿宽肠。

［主治］外痔。

［方剂来源］清·沈金鳌《杂病源流犀烛》。

2. 莲房枳壳汤：

［组成］干莲房、荆芥各 30g，枳壳、薄荷、朴硝各 15g。

［制法］上为粗末。用水 600mL，煎至 500mL，去滓。

［用法］乘热熏洗患处。

［主治］痔疮。

［方剂来源］明·陈志文《疡科选粹》。

3. 槐皮膏：

［组成］槐皮 150g，甘草、当归、白芷各 60g，陈豉、桃仁各 50 粒（去皮），赤小豆 54g。

［制法］上锉，用猪脂 500g 煎，候白芷黄膏成，去滓。

［用法］每日 3 次，涂患处。

［功效］清热化湿，消肿止痒。

［主治］痔疮。

［方剂来源］唐·王焘《外台秘要》。

4. 痔药膏子：

［组成］真桑灰不拘多少，草乌、大黄片各 6g，甘草 3g，净细石灰半匙头。

［制法］用真桑灰淋浓汁 500mL，熬至 250mL，却加草乌片、大黄片，再慢火熬至 130mL，加甘草熬数沸，下净细石灰，略煮三五沸；用绢一重，花纸二重，如绞漆状滤过，再熬成膏，候冷，用真胆矾 1.5g（研极细末）放入膏中，用瓦器盛贮封之。用前先将患处洗净，拭干。

［用法］临用加龙脑末，和匀敷之，每日 1 次，重者 5~7 次。

［功效］祛腐敛疮，消肿止痛。

［主治］外痔翻花脱出，黄水不止，肿痛。

［方剂来源］明·楼英《医学纲目》。

5. 二仙丹：

［组成］金脚砒 6g，白矾 30g。

［制法］上为细末，倾银罐中，煅烟烬为度。加蝎尾 7 个（瓦上焙），生草乌 3g，为末。

［用法］用唾津调敷患处。如此七次，痔发黑色，不须上药。过七日痔自脱，略用生肌散，二三日收口。

［主治］外痔。

［方剂来源］清·祁坤《外科大成》。

【外治疗法】

1. 熏洗法：用于各种原因引起的外痔，湿热肿块，疼痛者用茄柯汤熏洗患处，洗后用新水澗能胆少许抹痔疮处，清热凉血，消肿宽肠（详见本章节）。或用莲房枳壳汤乘热熏洗患处，对发炎则疼痛明显，表面水肿者疗效显著（详见本章节）。

2. 外敷法：可用各种原因导致的肛门部肿痛，外痔，肿痛痒者，可用槐皮膏涂患处，清热化湿，消肿止痒（详见本章节）。外痔翻花脱出，黄水不止，肿痛者可用痔药膏子加龙脑研细末和匀敷患处，祛腐敛疮，消肿止痛（详见本章节）。其他外治法详见内痔章节。

【护理与预防】

1. 保持大便通畅，注意局部卫生。

2. 忌过食辣食物及醇酒厚味。

3. 避免局部刺激，初期对症治疗常可治愈。

第四节　混合痔

混合痔是指内痔与外痔在同一方位的相互贯通融合，形成整体，括约肌间沟消失。本病是以肛门肿痛、便血、痔脱出为特点的肛肠疾病。中国古代称"内外痔""翻花痔"。

【中国古代中医论述】

1. 宋·赵佶《圣济总录》卷一百四十一痔瘘门·牝痔："治牝痔，及一切内外痔疮，疼痛不可忍者，栝楼麝香散方。"

2. 清·祁坤《外科大成》卷二·下部·二十四痔："翻花痔，肛门四边翻出如碗大，肉紫黑，痛流血水，服凉血解毒之药，药水洗之，药线扎之，根末尽者，万忆膏敷三四次，除根。内服犀角地黄丸一料。""内外痔，肛门内外皆有，遇大便即出血疼痛。用熊胆冰片膏日搽三四次，用后方熏洗。"

［注］翻花痔、内外痔，是混合痔不同时期的描述。

3. 清·罗国纲《罗氏会约医镜》卷十二·论痔漏："翻花痔，用荆芥、防风、朴硝各五钱，煎汤洗之。次用木鳖子仁、郁金研末，入冰片少许，水调敷之……凡鸡、鸭、鹅、牛胆，俱搽痔有效。"

4. 清·林珮琴《类证治裁》卷之七·痔漏论治："枯痔法，以鳔胶一味，炒研为末，日用一钱，砂糖调服，久自枯落。"

5. 清·徐恵铦《外科选要》卷四·痔疮管漏："立止痔疼，乌梅肉七枚，阴阳瓦焙干，再入冰片三分，研细末，先以瓦松皮硝汤洗过，再搽。"

6. 清·沈金鳌《杂病源流犀烛》卷二十八·前阴后阴病源流："如不拘内外痔，下血不止也宜川归丸，如患痔而痛甚便燥也，宜止痛丸……如翻花痔，肿溃不堪也宜荆芥汤、木鳖散。"

（1）"川归丸（下血）：川芎、当归、黄芪、神曲、地榆、槐花各五钱，阿胶、荆芥、发灰、木贼草各一钱蜜丸，米饮下。"

（2）"止痛丸（便秘）：羌活一两，大黄八钱，槟榔、木香、肉桂、川芎各五钱，郁李仁两瓣，蜜丸。"

7. 宋·赵佶《圣济总录》卷第一百四十二·痔瘘门："论日久痔者，以藏府夙有风冷，加饥饱不常，将摄乖宜，或缘忧思恚怒，致阴阳不和，气血凝滞，故风毒乘虚时作时歇，攻注肛肠，痔孔有脓与血间下，肿痒疼闷。"

【病因病理】

本病的病因病理与内痔、外痔相同，皆因内痔二期时，痔核增大，便血，排便时有痔脱出或外痔经久未治，病症随之逐渐加重而致。风热便血，湿热肛门有块物脱出，血瘀，坠胀疼痛，气虚，痔核脱出不能回纳诸多因素而成外痔症状表现不一。具体请参考内痔、外痔部分。

【临床症状】

便时肛门部出血色鲜红，量多或滴血或射血（风热），便秘时症状加重。若外痔部分发炎（湿热）时则可引起疼痛。若内痔部分脱出不能回纳，皮肤色紫，有瘀块，脱出嵌顿则产生剧痛（血瘀）。当混合痔发展严重，内痔部脱垂，肛管外翻，甚者，咳嗽劳累时均可发生脱垂症状复位困难（气虚）。痔脱垂时，分泌物常溢出肛外，易灼痛，湿痒，便后加重。病情甚者可伴有贫血纳差、神疲乏力等全身症状。

【鉴别诊断】

参照内痔、外痔的相关内容。

【内服药疗法】

1. 风热伤络证：

［主证］便血色鲜红，量多或滴血或射血，肛门缘发生皮赘样肿块，形态不规则或有分泌物积存，肛门发痒不适，舌质红，舌苔薄黄，脉弦数。

［方剂］槐花散。

［组成］当归、防风、枳壳（面炒），槐花、黄芩、地榆。

［制法］上为末。

［用法］每次6g，用米饮调服。

［功效］疏风散热，凉血止血。

［主治］肠风便血，或痔漏脱肛。

［方剂来源］清·董西园《医级》。

［方剂］百草丸。

［组成］百草霜12g，黄芩、栀子各30g，黄连、槐花、地榆各15g。

［制法］上为末，糊为丸，如梧桐子大。

［用法］每次9g，清汤送服。

［功效］凉血止血。

［主治］血箭痔。

［方剂来源］清·祁坤《外科大成》。

［注］痔下血均可选用本方剂。地榆可加倍用量，能凉血止血，解毒敛疮，可使渗出液减少疼痛痒减轻，加速愈合，外用效果明显。

2. 湿与热结证：

［主证］便血色暗，量少，肛门肿胀疼痛，坠胀便时痔脱出肛外可自行回纳，外痔形如鼠奶、鸡心、葡萄、鸡冠等状，或有滋水，可伴大便不爽，小便黄，舌质红，舌苔黄腻脉滑数。

［方剂］防风秦艽汤。

［组成］防风、秦艽、当归、川芎、生地、白芍、赤茯苓、连翘各3g，槟榔、甘草、栀子、地榆、枳壳、槐角、白芷、苍术各1.8g。

［制法］用水400mL，截至320mL，去滓。

［用法］食前服。

［功效］疏风清热，养血止血。

［主治］痔疮便血，肛门坠重作疼者。

［加减］便秘者，加大黄6g。

［方剂来源］明·陈实功《外科正宗》。

［方剂］杜痔丸。

［组成］地骨皮、生地各 90g，黄芩、牡丹皮各 45g，槐花、焦苍术各 30g，焦黄柏、甘草各 15g。

［制法］上为细末，白蜜为丸，如梧桐子大。

［用法］每次 15g，早、晚用白汤送服。

［功效］清热化湿，凉血止血。

［主治］痔疮。

［方剂来源］清·王洪绪《外科证治全生集》。

3. 气滞血瘀夹热证：

［主证］便时痔脱出肛门外，水肿或嵌顿，还纳困难，色紫暗，或糜烂，渗液，疼痛明显，开始翻花状，便难易出血，舌质暗红或有瘀斑，舌苔黄，脉弦数。

［方剂］止痛丸。

［组成］羌活 30g，大黄 24g，槟榔、木香、肉桂、川芎各 15g，郁李仁 45g。

［制法］上药研细末，炼蜜为丸，如梧桐子大。

［用法］每次 30~40 丸（9~12g）。

［功效］行气化瘀，润肠消痔。

［主治］内外痔。

［方剂来源］清·沈金鳌《杂病源流犀烛》。

［方剂］穿山甲散。

［组成］穿山甲（横取后段尾根尽处）30g，炙焦存性，鳖甲 15g，酒酥炙，麝香 1.5g，细研，防风草 10g。

［制法］上药除防风草外研细末。

［用法］每服 4.5g，用防风煎汤送服，留滓敷痔。

［功效］活血散结，消肿止痛。

［主治］内外痔，肛边生鼠乳，或成疮痛。

［方剂来源］元·李仲南《永类钤方》。

［注］清·何谏《生草药性备要》："防风草：洗痔疮，洗痔，去肿。"内服，胜湿，止痛。

［方剂］犀角地榆丸。

［组成］犀角、黄芩、黄连、地榆、枳壳、槐米、当归、防风各等分，生地黄、乌梅肉、木耳各加倍。

［制法］上为末，炼蜜为丸，如梧桐子大。

［用法］每次 9g，早空心用滚汤吞服。

［功效］清肠解毒，凉血止血。

［主治］痔下血，肿痛。

［方剂来源］清·顾世澄《疡医大全》。

［注］翻花痔发展甚时渗液、糜烂、疼痛下血时可用本方剂。

［方剂］枳壳汤。

［组成］枳壳（去瓢，麸炒）30g，黄芪（铧）60g，川芎、丹参、当归（切，焙）、槟

榔（锉）各45g，芍药、黄芩（去黑心）各30g。

　　[制法]　上八味粗捣筛，每服15g，以水230mL，煎至80mL，去滓。

　　[用法]　空心食前温服。

　　[功效]　活血散瘀，行气消肿。

　　[主治]　痔肿痛生核，或发寒热。

　　[方剂来源]　宋·赵佶《圣济总录》。

　　4. 气虚下陷证：

　　[主证]　当混合痔发展严重时，肛门下坠，内痔部分（痔核）脱重，肛管外翻，便血色淡，甚者咳嗽或劳累均可生脱垂症状，复位困难，肛门部潮湿不适，未及时治疗者可伴有气短懒言，面色㿠白，肢软无力，舌质淡，舌苔白，脉沉细。

　　[方剂]　举元煎。

　　[组成]　人参、炙黄芪各9~15g，炙甘草3~6g，升麻（炒用）1.5~2.1g，白术3~6g。

　　[制法]　上药用水300mL，煎取210~240mL。

　　[用法]　温服。

　　[功效]　补气摄血，升阳举陷。

　　[主治]　气虚下陷。

　　[加减]　兼阳气虚寒者，桂、附、干姜随宜佐用；如兼滑脱者，加乌梅2枚，或文蛤2.1~2.4g。

　　[方剂来源]　明·张介宾《景岳全书》。

　　[注]　方中人参、炙黄芪、白术、炙甘草相伍，补气摄血；升麻升阳举陷，与人参、炙黄芪配伍，具有升提、举元之作用。本方以补气为主，补中寓升，补气摄血，升阳举陷。

　　[方剂]　白矾丸。

　　[组成]　白矾（炭火烧令汁尽，候冷研为末）30g，黄芪（细锉）、枳实（去瓤，麸炒）各60g。

　　[制法]　上3味，先捣罗黄芪、枳实为细末，入矾末拌匀，炼蜜为丸，如梧桐子大。

　　[用法]　每次20丸，温酒送服，1日2次。加至30丸。

　　[功效]　益气升阳，宽肠止血。

　　[主治]　牝痔下血不止。

　　[方剂来源]　宋·赵佶《圣济总录》。

　　【外治方药】

　　1. 藜芦膏：

　　[组成]　藜芦（去芦头）、川大黄（锉碎）、黄连（微炒）各15g，川楝子（捣碎）、桃仁（汤浸，去皮、尖，双仁）各14枚，巴豆3枚（去皮、心，研碎）。

　　[制法]　以猪脂135g煎，去滓，放冷。

　　[用法]　涂痔上。

　　[功效]　清热燥湿，化瘀消痔。

　　[主治]　痔疾，肛边生鼠乳。

　　[方剂来源]　宋·王怀隐《太平圣惠方》。

　　2. 上马散：

　　[组成]　朴硝、薄荷、荆芥、枳壳、莲房各等分。

［制法］上咬咀。每次用 30g，水煎，去滓。

［用法］熏洗痔上。未效，再用。

［功效］清热疏风，消肿止痛。

［主治］痔疾初起，痛不可行坐者。

［方剂来源］明·朱橚《普济方》。

3. 花乳石散：

［组成］花乳石（煅研）、乳香（拣去石，研）、夜明砂（研）、胆矾（研）、地龙（去土，为细末）各 30g。

［制法］上为末。

［用法］每用时先以甘草汤洗拭干净，再用上药干敷疮面。

［功效］化瘀消痔。

［主治］痔疮。

［方剂来源］宋·赵佶《圣济总录》。

【外治疗法】

1. 痔脱出肛门外，糜烂、渗液、疼痛，形如翻花状，用藜芦膏外涂痔上，清热燥湿，化瘀消痔（详见本章节）。或用花乳石散干敷疮面，化瘀消痔（详见本章节）。

2. 痔脱出肛门外，肿胀疼痛用上马散熏洗痔上，清热疏风，消肿止痛（详见本章节）。

3. 非手术治疗：非手术治疗在消除症状方面疗效良好，不损伤肛垫，适用于一期、二期内痔，体征较轻者，有症状的痔 80% 以上可经非手术治疗消除症状，从而保持肛垫和肛管黏膜完整性。但有病理改变的肛垫在治疗上应采取个体化原则，根据病情选择使用多种疗法。

【手术疗法】

1. 外痔剥离内痔结扎术。

2. 分段外剥内扎术。

手术方法详见专科书籍，此不一一介绍。

【护理与预防】

有关内容与"内痔""外痔"章节相同。

第五节　肛隐窝炎

肛隐窝炎是指肛隐窝、肛门瓣发生急、慢性炎症性疾病，又称肛窦炎，是以肛门部不适、坠胀疼痛、潮湿、瘙痒为主症的一种肛门疾病。中医属"脏毒"范围。

本病是引起其他一些肛门疾病的重要诱因，如肛门直肠周围脓肿、肛瘘、肛乳头肥大，因此对本病的早期诊断、治疗具有重要临床意义。

【中国古代中医论述】

1. 宋·赵佶《圣济总录》卷第一百四十三·痔瘘门："治……脏毒……琥珀散方。""治肠风脏毒下血不止：枳壳、无纹炭各一两。上二味捣为细散，每服一钱匕，用荆芥米饮调下。"

2. 宋·严用和《严氏济生方》卷之六·肠风脏毒："论曰：夫肠风脏毒下血者，皆由饱食过度，房室劳损，坐卧当风，恣餐生冷，或啖炙煿，或饮酒过度，或营卫气虚，风邪冷气进袭脏腑，因势乘之，使血性流散，积热壅遏，血渗肠间，故大便下血。血清而色鲜者，肠风也；浊而色黯者，脏毒也。”

3．宋·陈言《三因极一病证方论》卷十五：“然肠风脏毒，自属滞下门，脏毒即是脏中积毒。”

4．元·朱震亨《丹溪心法》卷之三·肠风脏毒·附录：“肠胃不虚，邪气无从而入。人惟坐卧风湿，醉饱房劳，生冷停寒，酒面积热，以致荣血失道，渗入大肠，此肠风藏毒之所作也。挟热下血，清而色鲜，腹中有痛；挟冷下血，浊而色暗，腹内略痛。清则为肠风，浊则为脏毒。有先便而后血者，其来也远；有先血而后便者，其来也近。世俗粪前粪后之说，非也。治法大要，先当解散肠胃风邪。热则用败毒散，冷者与不换金正气散加川芎、当归，后随其冷热而治之。”

5．金·张从正《儒门事亲》卷四·脏毒下血十六：“夫脏毒下血，可用调胃承气汤加当归。泻讫，次用芍药柏皮丸、黄连解毒汤、五苓、益元各停，调下五、七钱服之。”

［注］张从正指出对脏毒的治疗原则是泄热解毒。

6．明·陈实功《外科正宗》卷三·脏毒论第二十九：“夫脏毒者，醇酒厚味，勤劳辛苦，蕴毒流注肛门结成肿块。其病有内外之别，虚实之殊。发于外者，多实多热，脉数有力，肛门突肿，大便秘结，肚腹不宽，小水不利，甚者肛门肉泛如箍，孔头紧闭，此为外发，属阳易治……发于内者，属阴虚湿热渗入肛门，内脏结肿，刺痛如锤，小便淋沥，大便虚秘，咳嗽生痰，脉数虚细，寒热往来，遇夜尤甚，此为内发，属阴难治。”

7．明·陈实功《外科正宗》卷三·脏毒论第二十九·脏毒主治方：

（1）“黄连除湿汤：治脏毒初起，湿热流注肛门，结肿疼痛，小水不利，大便秘结，身热口干，脉数有力，或里急后重。黄连、黄芩、川芎、当归、防风、苍术、厚朴、枳壳、连翘（各一钱），甘草（五分），大黄、朴硝（各二钱）。水二盅，煎八分，空心服。”

（2）“凉血地黄汤：治脏毒已成未成，或肿或不肿，肛门疼痛，大便坠重，或泄或秘……头晕眼花，腰膝无力者。川芎、当归、白芍、生地、白术、茯苓（各一钱），黄连、地榆、人参、山栀、天花粉、甘草（各五分）。”

（3）“珍珠散：治肛门肿泛如箍，红紫急胀，坚硬痛极。本方加冰片研极细，猪脊髓调涂患上，早晚日用二次。”

8．明·李梴《医学入门》卷五：“自内伤得者曰脏毒，积久乃来，所以色黯，多在粪后，自小肠血分来也。”

9．清·高秉钧《疡科心得集》卷中·辨肠风脏毒论：“夫大肠之下血也，一曰肠风，一曰脏毒。肠风者，邪气外入，随感随见，所以色清而鲜。脏毒者，蕴积毒久而始见，所以色浊而黯。《经》云：阴络伤，则血内溢而便血。人惟醉饱房劳，坐卧风湿，生冷停寒，酒面积热，使阴络受伤，肠胃虚损，外邪得以乘之，以致营血失道，渗入大肠而下，久则元气愈陷，湿热愈深，而变为脏毒矣。先便而后血者其来远，先血而后便者其来近。”

“至于脏毒者，因肠风日久，气血两虚，虚陷之气日甚，而大肠之湿热蕴积日深，手阳明大肠为积血之处，其势必随气下陷，从粪之前后而来，来虽不痛，而其色多黑黯成块，故有毒之名，而实无痔漏肠痈脓血疼痛之毒也。若其病久远，气血愈亏，则脾胃之元气谅必先亏，不能统运周身血脉，使之流行无碍，亦随陷于大肠，而成结阴便血之证。在下清气不举，便血而兼飧泄之病；在上浊气凝结，中满而兼喘嗽之恙。甚至肢体浮肿，胸腹胀闷而死。是证应分为三：轻曰肠风，甚则脏毒，重则结阴也。结阴者，阴气内陷，不得外行，渗入肠间，乃寒湿生灾而阴邪之胜也。”上述高氏论述了肠风脏毒与痔漏的区别。

10. 清·唐宗海《血证论》四卷："脏毒者，肛门肿硬，疼痛流血，与痔漏相似……脏毒久不愈者，必治肝胃。血者肝所司，肠者胃之关，胃若不输湿热于肠，从何而结为脏毒哉？肝之血分如无风火，则亦不迫结肛门矣。治胃宜清胃散加金银花、土茯苓、防己、黄柏、薏苡仁、车前子升清降浊，使阳明之湿热不再下注，则脏毒自愈。治肝者宜龙胆泻肝汤、逍遥散。"

［注］ 脏毒首见于宋·赵佶《圣济总录》，后世有不同的认识，宋·陈言《三因极一病证方论》指为脏中积毒所致。明·李梴《医学入门》指为内伤积久所致的粪后下血，清·唐宗海《血证论》指肛门肿硬类似痔漏的病证。清·高秉钧《疡科心得集》认为，邪气外入，随感随见，血色清而鲜者，为肠风；蕴积毒久而始见，血色浊而黯者，为脏毒。辨脱肛痔漏论中又曰："肛门内外四旁忽生红瘰，先痒后疼，后成为痔。若破而不愈（破而流血）则成漏矣。"由上可见症状清晰可鉴，病因明言其义。

【病因病理】

本病多因饮食不节，过食醇酒，辛辣厚味，生湿积热内聚，湿热盛，下注蕴结肛门；或气血失调，肠燥便秘，腹泻虫积，肛门受损裂伤复感毒邪而致；或劳顿，房事不节；或素体阴虚，久病体弱，易受外邪入侵。

【临床症状】

肛门部坠胀，偶有刺痛，排便时明显，一般疼痛数分钟即止。或排便时粪便带有少许黏液，有时可混有血丝，或少许脓血先行排出。若伴有乳头炎时肛门潮湿，可有瘙痒或刺痛。

【鉴别诊断】

本病可与肛裂、肛门湿疹相鉴别。

1. 肛裂：隐窝炎与肛裂在便时均发生肛门疼痛。但隐窝炎疼痛轻，多为坠胀隐痛，肛管部无裂口为特征。

2. 肛门湿疹：隐窝炎与肛门湿疹均有肛门潮湿不适，但隐窝炎皮损轻，无湿疹引起的丘疹状改变。

【内服药疗法】

1. 湿热下注证：

［主证］肛门坠痛，便时加重，黏液增多，大便次数增多，常有排便不尽之感，小便短赤，舌质红，舌苔黄，脉滑数。

［方剂］清胃散。

［组成］生地、当归、牡丹皮各 9g，黄连 6g，升麻、甘草各 3g，金银花、土茯苓、防己、黄柏各 9g，薏苡仁 15g，车前子 9g。

［制法］水煎，去滓。

［用法］分 2 次温服。

［功效］升清降浊，清热利湿。

［主治］脏毒。

［方剂来源］清·唐宗海《血证论》四卷："脏毒……湿热下注者……迫结肛门……宜清胃散加金银花、土茯苓、防己、黄柏、薏苡仁、车前子升清降浊，使阳明之湿热不再下注，则脏毒自愈。"上方由此而来。

2. 肛门热毒证：

［主证］感染期（复感邪毒，毒结肛门）肛门疼痛，伴灼热感，肛门有分泌物的，大便

干燥，小便黄，舌质红，舌苔黄，脉弦数。

　　［方剂］解毒汤。

　　［组成］大黄 3g，黄连、黄芩各 9g，黄连 6g，栀子炒 9g，赤芍 6g，枳壳、连翘各 3g，防风 9g，甘草 3g。

　　［制法］水煎，去滓。

　　［用法］分 2 次温服。

　　［功效］清热解毒。

　　［主治］脏毒（热毒火盛）。

　　［方剂来源］清·唐宗海《血证论》。

　　［方剂］消毒饮。

　　［组成］皂角刺、金银花、防风、当归、大黄、甘草节、瓜蒌仁各等分。

　　［制法］上㕮咀。水、酒各半，煎，去滓。

　　［用法］食前温服。仍频提顶中发，立效。

　　［功效］清热解毒，消肿散结。

　　［主治］便毒。

　　［方剂来源］元·朱震亨《丹溪心法》。

　　3. 阴虚内热证：

　　［主证］肛门不适，隐隐作痛，便时加重，肛门黏液流出，肛门潮湿，瘙痒，伴有盗汗，睡少多梦，口干，大便秘结，舌质红，舌苔黄或少苔，脉细数。

　　［方剂］凉血地黄汤。

　　［组成］川芎、当归、生地、白术、茯苓各 3g，黄连、地榆、人参、山栀、天花粉、甘草各 1.5g。

　　［制法］水 240mL，煎出 180mL，去滓。

　　［用法］饭前服。

　　［功效］滋阴清热，凉血止痛。

　　［主治］脏毒。

　　［方剂来源］明·陈实功《外科正宗》。

【外治方药】

　　1. 黄柏散：

　　［组成］黄柏皮、黄连、白矾（煅过）、白蛇皮（烧灰）各等分。

　　［制法］上为细末，入麝香、蜡、茶少许和匀津唾调。

　　［用法］抹患处，抓破水出者则干掺。

　　［功效］清热燥湿，收敛止痒。

　　［主治］痒而复痛，谷道生疮。

　　［方剂来源］宋·朱佐《类编朱氏集验医方》。

　　2. 蜜草散：

　　［组成］甘草、柏枝各 60g，莲蓬、五倍子、黄柏、大黄、黄连、黄芩各 30g。

　　［制法］上为细末，每次 15g，用水 3L，煎三、五沸，加朴硝 6g，候溶化。

　　［用法］乘热熏，通手淋洗。

　　［功效］清肠热，解毒。

［主治］肠胃风热毒气，结成痔疮，红肿热痛，化作脓血。

［方剂来源］宋·杨倓《杨氏家藏方》。

【外治疗法】

1. 脏毒初期，肛门坠痛，黏液增多，时而作痒，肛门部红肿不适者，用黄柏散抹患处，清热燥湿，收敛止痒（详见本章节）。

2. 肛门部红肿热痛时而作脓血者用蜜草散乘热敷，再用手淋洗，清肠热解毒（详见本章节）。

3. 肛门肿泛如箍，红紫急胀，坚硬痛者用珍珠散加冰片研极细，猪脊髓涂患处，青缸花1.5g，如无，用头刀靛花轻虚色翠者代之，终不及缸花为妙，珍珠3g，不论大小，以新白为上，入豆腐内煮数滚，研为极细无声方用，真轻粉30g。上3味，共研千转，细如飞面，方入罐收。凡下疳初起皮损，搽之即愈。腐烂疼痛者，甘草汤洗净。猪脊髓调搽：如诸疮不生皮者，用此干掺即可生皮。

［方剂来源］明·陈实功《外科正宗》。

【护理与预防】

1. 忌过食辛辣厚味及酒，宜多食蔬菜，保持便畅。

2. 便后保持局部清洁。

第六节　肛门直肠周围脓肿

肛门直肠周围软组织或其周围间隙发生急、慢性化脓性感染并形成的脓肿，称为肛门直肠周围脓肿，简称肛周脓肿。本病发病急速，疼痛剧烈，伴有恶寒发热，其特点，易肿，易脓，易溃，溃后难以自行收敛，多形成肛瘘。中医称"肛痈"。由于发生的部位不同，有不同的名称：①肛门皮下脓肿。②坐骨直肠间隙脓肿。③骨盆直肠间隙脓肿等。中国古代对本病也有不同的名称：脏毒、悬痈、坐马痈、跨马痈等。

【中国古代中医论述】

1. 唐·孙思邈《备急千金要方》卷第二十三痔漏："牝痔者，肛肿痛生疮。"

2. 宋·王怀隐《太平圣惠方》卷第六十·治痔生疮肿痛诸方。"夫痔生疮肿痛者，由大肠久虚，为风热留滞，肠胃痞涩，津液不流，邪热之气上攻肺脏，下注肛肠，不能宣散，故成斯疾也。此皆恣食生冷，饮酒过度，酒食之毒停滞脏腑，传留肠间，故令下血，生疮肿痛，亦名牝痔疾也。"

3. 宋·陈言《三因极一病证方论》卷之十五·辨肠风论："然肠风脏毒，自属滞下门。脏毒，即是脏中积毒。肠风，即是邪入脏，纯下清血，谓之风利。"

［注］陈言提出了对痔和脏毒的鉴别。

4. 宋·窦汉卿《疮疡经验全书》卷五·脏毒症图说："脏毒者，其大肠尽处是脏头，一曰肛门，又曰粪孔内是也。毒者，其势凶也。"

"皆喜怒不测，饮食不节，阴阳不调，脏腑不和，或房劳太过，或饮酕醄之酒，或食五辛炙煿等味，蓄毒在内，流积为痈，肛门肿痛，大便坚硬则株痛其旁，生小者如珍珠，大者如李核，煎寒作热，疼痛难安，势盛肿胀，翻凸虚浮，早治易愈，失治溃脓，孔烂陷内寸许者难生，血脓出而肿消，痛减者易生也。"

5. 宋·窦汉卿《疮疡经验全书》卷五·坐马痈图说："坐马痈，此毒痈受在肾经虚，毒气热毒伤于内，大肠之经，并聚成毒，而为漏疮，此乃毒症，先用宣毒汤，次用败毒流气饮。"

6. 明·申斗垣《外科启玄》卷之七·脏毒痔疮漏疮："谷道生疽曰脏毒，最痛。""初则内疏，次则内托。排脓溃后，慎房事，戒厚味气怒。若不谨守，恐生漏毒，亦有丧生者。黑者难治。"

7. 明·陈实功《外科正宗》卷三·脏毒："夫脏毒者，醇酒厚味，勤劳辛苦，蕴毒流注肛门，结成肿块。其病有内外之别，虚实之殊。发于外者，多实多热，脉数有力，肛门突肿，大便秘结，肚腹不宽，小水不利。甚者肛门肉泛如箍，孔头紧闭，此为外发……发于内者，属阴虚，湿热渗入肛门，内脏结肿，刺痛如锥，小便淋沥，大便虚秘，咳嗽生痰，脉数虚细，寒热往来，遇夜尤甚，此为内发。属阳易治；宜四顺清凉饮、内消沃雪汤通利大小二便，痛甚者，珍珠散、人中白散搽之，胀痛者针之。发于内者，属阴虚湿热渗入肛门，内脏结肿，刺痛如锤，小便淋沥，大便虚秘，咳嗽生痰，脉数虚细，寒热往来，遇夜尤甚，此为内发，属阴难治，宜四物汤加黄柏、知母、天花粉、甘草，兼以六味地黄丸调治，候内脏脓出则安。又有生平情性暴急，纵食膏粱，或兼补术，蕴毒结于脏腑，火热流注肛门，结而为肿。其患痛连小腹，肛门坠重，二便乖违，或泻或秘，肛门内蚀，串烂经络，污水流通大孔，无奈饮食不餐，作渴之甚，凡犯此未得见其有生。又有虚劳留久嗽，痰火结肿肛门如栗者，破必成漏，沥尽气血必亡。"

8. 明·陈实功《外科正宗》卷三·悬痈论："夫悬痈者，乃三阴亏损，湿热结聚而成。此穴在于谷道之前，阴器之后，又谓海底穴也。初生状如莲子，少痒多痛，日久渐如桃李，赤肿焮痛，欲溃为脓，破后轻则成漏，重则沥尽气血变为痨瘵不起者多矣。"

9. 明·陈实功《外科正宗》卷三·脏毒治法："初起寒热交作，大便坠痛，脉浮数者，宜用轻剂解散。已成内热口干，大便秘结，脉沉实而有力者，当下之。肛门肿痛，常欲便而下坠作痛者，导湿热兼泻邪火。肛门焮肿疼痛，小便涩滞，小腹急胀者，清肝、利小水。出脓腥臭，疼痛不减，身热者，养血、健脾胃，更兼渗湿。脓水清稀，脾胃虚弱，不能收敛者，滋肾气，急补脾胃。"

10. 明·李梴《医学入门》卷五："自内伤得者曰脏毒，积久乃来，所以色黯，多在粪后，自小肠血分来也。"

11. 清·赵濂《医门补要》卷中·肛痈辨："肛门四周作痛，速宜凉血利湿药消之，若消不去，一处出脓者，为肛痈，每易成漏。有数处溃开者，名盘肛痈，甚至大小便不通，须早顺下流势之处开门，免使溃大淌粪，不可收拾。如在大小便之介中处溃孔者，即海底漏，极难收口，总当培养本元，外插提脓药，往往获痊者不一而足。"

12. 清·余景和《外证医案汇编》卷四·肛痈："肛痈者，即脏毒之类也，始起则为肛痈，溃后即为痔漏。病名虽异，总不外乎醉饱入房，膏粱厚味，煿炙热毒，负重奔走，功碌不停，妇人生产努力。以上皆能气陷阻滞，湿热瘀毒下注，致生肛痈。今另立肛痈一条，何也？肛痈脏毒，来之速，痛之甚，若不速治，溃后即成痔漏瘤疾。倘有不慎，即此殒命者多矣。肛痈何由而生？肛者直肠也。肛门，即直肠之门户也。肠胃自贲门之下，一过幽门，气皆下降。饮食入胃，随之下趋，直灌小肠。小肠下口为之阑门屈曲之处，泌糟粕，化津液，即在斯矣。如能水谷分清，本无疾病。若厚味酒湿热毒，壅滞气机，阻塞膀胱。或负重疾奔，气陷血凝。小肠少运化之权，蓄积小肠，膀胱湿热壅阻不能从溺道而出，反趋于大肠之中，灌注肛中。魄门为五脏使，启闭有时，不比溺孔，可时时而泄也。湿热愈壅，气机愈滞，肛之门户更闭而不通矣。湿热久留，经云：气血壅阻，即生痈肿。热盛则肉腐为脓，肛痛生矣。若生于内而不早治，脓溃则肠穿，则成痔漏瘰疾。"

13. 清·王维德《外科证治全生集》下部治法·悬痈治法："患在肛门前、阴茎后两相交界之处，初起细粒，渐如莲子，数日如桃李样，俗呼偷粪老鼠。溃经走泄，即成漏生管，漏久成怯。如怯证人患此，乃催命鬼也。诸漏宜医，独此不可治，治则漏管愈大，致成海底漏不救。在于未成脓时用生甘草、熟军各三钱，酒煎空心服，一剂即愈。如成脓，以醒消丸愈之。倘患色白者，小金丹愈之。"

14. 清·许克昌、毕法《外科证治全书》卷三·后阴证治："（筋脉）后阴（即肛门），手太阴肺，手阳明大肠所主之地。尻（尾骶骨曰尻），足少阳胆经结尻。臀（尻旁大肉），足太阳膀胱脉贯臀，筋亦结臀。"

[注] 尻（kāo）：指屁股、脊骨末端。

鹳口疽、坐马痈（生尾尻高骨尖处），臀痈、臀疽（生臀肉厚处），上马痈、下马痈（生臀肉之上，分左右，左为上马，右为下马），俱按阳痈阴疽则例治法。

脏毒："脏毒者，醇酒厚味，勤劳辛苦，蕴毒流注肛门，结成肿块。其证有内外虚实之别，发于外者，肛门两旁突肿，形如桃李，大便秘结，小水短赤，甚者肛门重坠紧闭，下气不通，刺痛如锥，脉数有力，此属实热易治……发于内者，在肛门内结肿，刺痛如锥，大便虚秘，小便淋漓，或咳嗽生痰，或寒热往来，遇夜则尤甚，脉数无力，此属阴虚，湿热渗注难治。"

15. 清·祁坤《外科大成》卷二·下部后："鹳口疽，生于尻尾高骨尖处。一名锐疽。《灵枢》云：发于尻，初如鱼脬，久若鹳嘴。由督脉经湿痰流结所致。朝寒暮热。夜重日轻，溃出稀脓。初起者宜此和之（滋阴除湿汤），已成不得内消者。宜此托之（和气养荣汤）。气血虚弱，溃而不敛者。宜此补之（滋肾保元汤）……右症失治，久而成瘘者。宜服先天大造丸，兼服琥珀蜡矾丸，久之能收敛。上马痈：生于臀，近肛门之右。下马痈：生于臀，近肛门之左。悬痈：生于会阴穴，在阴囊之后，谷道之前，初生如松子，次大如莲子，数日始发红热肿痛，大如桃子。穿裆发：生穿骨穴，即阴器之底也。色赤焮肿，痛连阴子及腰背肛门。跨马痈：生交裆，积线之处。按右症，皆生于前阴之后，后阴之前，以其形异而名亦异也。属任脉别络，夹督脉冲脉之会由足三阴亏损，多兼志欲不遂之所致轻则成漏。"

16. 清·祁坤《外科大成》卷二·脏毒："脏毒者乃肛门肿痛也。而有内外虚实之殊，因厚味过劳而得者，则脉数而有力，肛门边突肿，形如李核，大便不利，小水赤，甚者内泛如箍，坚痛如锥，此为外发……因性急或兼补术，大热而成者，必痛连小腹，二便乘违串蚀肛门，大孔无禁，食减作渴，因虚劳久嗽而得者，必肛门结肿如粟，破而成漏。"

17. 清·唐宗海《血证论》四卷·便血："脏毒者，肛门肿硬，疼痛流血，与痔相似。"

18. 清·吴谦《医宗金鉴》卷六十九·外心法要诀·悬痈："此证一名骑马痈，生于篡间，系前阴之后，后阴之前屏翳穴，即会阴穴，系在脉经首穴也。初生如莲子，微痒多痛，日久焮肿，形如桃李。由三阴亏损，兼忧思气结，湿热壅滞而成。其色红作脓欲溃，若破后溃深，久则成漏。"

穿裆发："此证生于会阴穴之前，肾囊之后，由忧思、劳伤、湿郁凝结而成。初起如粟，渐生红亮焮痛，溃出稠脓者顺；若起如椒子，黑焦陷于皮肉之内，漫肿紫暗，并无焮热，痛连睾丸及腰背肛门者逆。此系皮囊空处，凡生毒患，宜速溃根浅；但遇根深迟溃，腐伤尿管，漏尿不能收敛者至险。内治按悬痈，外治按痈疽肿疡。"

坐马痈："此证生于尻尾骨略上，属督脉经，由湿热凝结而成。高肿溃速脓稠者顺；若漫肿溃迟出紫水者险。虚入患此，易于成漏。"

鹳口疽："此证一名锐疽，生于尻尾骨尖处。初肿形如鱼肫，色赤坚痛，溃破口若鹳嘴，属督脉经，由湿痰流结所致。朝寒暮热，夜重日轻，溃出稀脓为不足；或流稠脓鲜血为有余。少壮可愈，老弱难敛，易于成漏。"

跨马痈："此证一名骗马坠，生于肾囊之旁，大腿根里侧，股缝夹空中。由肝、肾湿火结滞而成。初如豆粒，渐渐肿如鹅卵，阴坠壅重，色红焮痛，暴起高肿，速遗稠脓者顺；漫肿平塌，微热微红，溃出稀脓者险，多成串皮漏证。"

[注] 古代医家根据本病的部位不同，有不同的命名，虽名称各异，但在病、证治方面大致相同，均溃后不易收口，而形成肛漏。由发病部位及深浅有异，浅者为痈，深者为疽，大者祁坤称"外发"。如生于肛门内外者，称为脏毒，同属肛门直肠周围脓肿的范畴。

【病因病理】

本病因外感湿热之邪，聚积于体内，流注肛门或肌肤破损，感受毒邪，聚结于肛门，湿热、火毒之邪壅遏气血、瘀血凝滞、滞久化热、热盛肉腐而发痈疽。或饮食无节，嗜食辛辣、肥甘醇酒之品，日久失运化，湿热内生，下注肛门，气血瘀阻，湿热火毒为患发为肛痈。或多由肺、脾、肾亏损湿热乘虚下注而成。或因房事不节，病后体虚，情志失调，负重远行，妊娠，虚劳咳嗽，便秘等并发肛痈。

【临床症状】

肛周局部红肿，焮红肿痛，触之肌肤灼热，初起肿块较硬，后中心发软，有波动感，常伴有发热、恶寒、头痛乏力、大便秘结、小便短赤、舌苔黄腻、脉弦滑或滑数（实证）。肿块破溃后有脓血溢出，破溃后经久不愈，形成肛瘘。

或患部皮肤暗红或不红，肿块平塌，疼痛，日久成脓，溃后脓，疮口凹陷而呈潜形性疮口难敛，经久不愈，形成肛瘘。伴有午后低热、心烦口干或夜间盗汗，肺气虚者有咳嗽，甚者咯血，如脾虚者，神疲纳差，大便溏薄等（虚证）。

肛门直肠周围脓肿现代临床分型：

1. 根据脓肿发生的部位深浅不同，临床表现各异。肛提肌以上脓肿为高位脓肿，肛提肌以下脓肿为低位脓肿。特点：肛提肌以上间隙的脓肿，位置深，腔隙大，全身感染症状重，局部症状轻，肛门周围多无明显症状。直肠指诊，直肠壁外有压痛、隆起或质韧肿物，甚者有波动感。肛提肌以下间隙的脓肿，部位浅，局部红肿痛明显，全身症状轻。

2. 肛提肌以上脓肿（高位脓肿）：

（1）骨盆直肠间隙脓肿：在骨盆直肠间隙内形成的脓肿。

（2）直肠黏膜下脓肿：在直肠黏膜下形成的脓肿。

（3）直肠后间隙脓肿：在直肠后间隙内形成的脓肿。

（4）高位马蹄形脓肿：两侧骨盆间隙脓肿与直肠后间隙相通。

3. 肛提肌以下脓肿（低位脓肿）：

（1）坐骨直肠间隙脓肿：在坐骨直肠间隙内形成的脓肿。

（2）肛周皮下脓肿：在肛周皮下形成的脓肿。

（3）肛管后间隙脓肿：在肛管后间隙内形成的脓肿。

（4）低位马蹄形脓肿：一侧坐骨直肠窝脓肿，脓液经过肛门后间隙，蔓延到对侧坐骨直肠窝内。

4. 脓肿致病菌：

（1）急性化脓性脓肿：多为葡萄球菌、大肠埃希菌等感染引起。

（2）慢性化脓性脓肿：多为结核杆菌感染引起的。

5．其他：不同名称脓肿临床表现详见专科书籍。

【鉴别诊断】

本病可与肛周皮肤疖肿、化脓性汗腺炎相鉴别。

1．肛周皮肤疖肿：肛周皮肤疖肿，初起较小，如豆粒大。顶尖有脓栓，位置较浅，根脚收束，而肛周脓肿病灶范围大，位置较深，根部呈漫肿大，与肛门较近。

2．化脓性汗腺炎：局部红肿、疼痛、发热，但肿块中央有堵塞的粗大毛孔形成的小黑点，甚者广泛发炎，多个汗腺流脓水，但皮下深层组织较少侵犯，病灶根浅。

【内服药疗法】

1．火毒蕴结证：

［主证］肛门周围突发肿痛，持续加重，肛周局部红肿块，触痛明显，质硬，表面焮热，伴有恶寒、发热、便秘、溲赤，舌质红，舌苔薄黄，脉数。

［方剂］一煎散。

［组成］当归尾、皂角刺、桃仁泥、穿山甲（炒）、甘草各6g，黄连4.5g，枳壳、槟榔、乌药、白芷、天花粉、赤芍药、生地黄各3g，红花1.5g，玄明粉、大黄各9g。

［制法］用水600mL，浸一宿，次早煎一滚，去滓。

［用法］空心服之。俟行三四次，以薄粥补之。

［功效］泻火解毒，活血消肿。

［主治］脏毒初起肿痛。

［方剂来源］清·祁坤《外科大成》。

［方剂］荆防败毒散。

［组成］荆芥、防风、羌活、独活、前胡、柴胡、桔梗、川芎、枳壳（炒）、茯苓各5g，人参、甘草各2.5g。

［制法］姜3片，水225mL，煎至150mL。

［用法］食远服。

［功效］疏风解表，败毒消肿。

［主治］上马痈、下马痈。

［方剂来源］清·吴谦《医宗金鉴》卷六十九："上马痈、下马痈……初服荆防败毒散以退寒热。"

［方剂］内消沃雪汤。

［组成］当归身、白芍药、黄芪、甘草节、金银花、天花粉、连翘、射干、香白芷、穿山甲、皂角刺、贝母、乳香（研），没药（研），木香、青皮、广陈皮各1.5g，大黄4.5g。

［制法］用水、酒各250mL，煎取250mL，去滓。

［用法］病在上，食后服；病在下，食前服。

［功效］清热解毒，行气活血，消肿止痛。

［主治］肛门脏毒，初起尚未成脓，坚硬疼痛不可忍者。

［方剂来源］明·龚信《古今医鉴》。

2．热毒炽盛证：

［主证］肛门局部红肿痛数日，痛如鸡啄，坐卧不宁，肛周红肿甚，肿块表面灼热，按

之有波动感，伴有恶寒发热，口干，便秘，小便困难。舌质红，舌苔黄，脉弦滑。

[方剂] 托里消毒散。

[组成] 人参、川芎、白芍、黄芪、当归、白术、茯苓、金银花各 3g，白芷、甘草、皂角针、桔梗各 1.5g，加穿山甲 1.5g。

[制法] 以水 400mL，煎至 32mL，去滓。

[用法] 食远温服。

[功效] 消肿溃脓，去腐生肌。

[主治] 肛痈（悬痈、涌泉疽、穿裆发、跨马痈）。

[方剂来源] 清·祁坤《外科大成》。

[注] 祁坤《外科大成》："肿痛……（脓）已成不得内消者，托里消毒加穿山甲。"

[方剂] 内托黄芪散。

[组成] 川芎、当归、陈皮、白术、黄芪、白芍、穿山甲、皂角刺各 3g，槟榔 0.9g。

[制法] 用水 400mL，煎取 300mL。

[用法] 空腹时服。

[功效] 托里溃脓。

[主治] 脏毒已成，红色光亮，已欲作脓者。

[方剂来源] 明·陈实功《外科正宗》。

[注] 方中黄芪、白术补气托毒；川芎、当归、白芍活血和血；陈皮、槟榔行气消滞；穿山甲、皂角刺消肿溃脓。诸药合用，共成托里溃脓之功。

3. 阴虚毒恋证：

[主证] 肛门局部肿痛，皮色暗红，溃后脓出稀薄，疮口难敛，伴午后低热，夜间盗汗，心烦口干，舌质红，舌苔少，脉细数。

[方剂] 滋肾保元汤。

[组成] 人参、黄芪、白术、茯苓、归身、杜仲、山萸肉、牡丹皮、熟地各 3g，附子、肉桂、甘草各 1.5g。

[制法] 用水 220mL，姜 3 片，枣 2 枚，莲肉 7 枚，煎至 150mL，去滓。

[用法] 食前煎服。

[功效] 滋阴助阳，补气养血。

[主治] 鹳口疽，阴阳气血虚，脓水淋漓，久而不敛。

[方剂来源] 明·陈实功《外科正宗》。

[方剂] 滋阴九宝饮。

[组成] 川芎、当归、白芍、生地、黄连、天花粉、知母、黄柏、大黄（蜜水拌炒）各 6g。

[制法] 用水 400mL，煎至 320mL，去滓。

[用法] 空心服。

[功效] 滋阴活血，泻火解毒。

[主治] 悬痈。

[方剂来源] 明·陈实功《外科正宗》。

[注] 阴虚邪恋证本方剂减大黄加人参、黄芪、地骨皮。

4. 气血亏虚证：

［主证］疮形平塌，皮色紫暗不鲜，脓成缓慢，或溃后久不收口，脓水清稀，饮食少思，腹胀便溏，舌质淡，苔薄白，脉沉细。

［方剂］托里益中汤。

［组成］人参、白术、陈皮、半夏、茯苓、炮姜、木香、炙甘草各 1.5g。

［制法］加生姜、大枣，水煎，去滓。

［用法］温服。

［功效］温中托毒。

［主治］疮疡中气虚弱，饮食少思，或疮不消散，或溃而不敛。

［方剂来源］明·薛己《外科枢要》。

［方剂］托里消毒散。

［组成］人参、川芎、白芍、黄芪、当归、白术、茯苓、金银花各 3g，白芷、甘草、皂角针、桔梗各 1.5g。

［制法］以水 400mL，煎至 320mL，去滓。

［用法］食远温服。

［功效］消肿溃脓，去腐生肌。

［主治］痈疽已成，不得内消。

［禁忌］忌用内消泄气、寒凉等药。

［加减］脾弱者，去白芷，倍人参。

［方剂来源］明·陈实功《外科正宗》。

［方剂］内托散。

［组成］当归、桂心各 60g，人参、芎䓖、厚朴、防风、甘草、白芷、桔梗各 30g。

［制法］上为细散。

［用法］每次 3g，以酒调服，日三夜二。未愈，更服勿绝。

［功效］益气养血，排脓生肉。

［主治］痈疽发背已溃。

［方剂来源］清·李文炳《仙拈集》。

【外治方药】

1. 五倍子散：

［组成］五倍子、癞虾蟆草、轻粉、冰片。

［制法］五倍子大者，敲一小孔，用阴干癞虾蟆草揉碎填塞五倍子内，用纸塞孔，湿纸包煨，片时许取出，待冷去纸，碾为细末，每一钱加轻粉三钱，冰片五厘，共研极细。

［用法］用洗痔枳壳汤洗后，用此干搽痔上，即睡勿动。

［功效］消肿止痛。

［主治］诸痔举发，坚硬疼痛难忍，或患脏毒，肛门泛出，肿硬不收。

［方剂来源］明·陈实功《外科正宗》。

2. 五毒锭子：

［组成］朱砂、雄黄各 24g，麝香、蟾酥各 3g。

［制法］用黄酒泡酥，合做锭子。

［用法］磨敷伤患处。

［功效］解毒消肿。

［主治］痈疽、疔疮初起。

［方剂来源］清·孙伟《良朋汇集》。

3．定痛生肌散：

［组成］石膏（煅）30g，乳香、血竭、轻粉各15g，冰片3g。

［制法］上为末。

［用法］掺患处。

［功效］定痛生肌。

［主治］疮疡溃烂，红热肿痛，无腐者。

［加减］有水，加白芷、龙骨各3g；不收口，加鸡内金（炙）3g。

［方剂来源］清·祁坤《外科大成》。

4．十面埋伏散：

［组成］麝香3g，蜈蚣10条，炙穿山甲片15g，乳香、没药（去油）、蝉蜕各18g，银朱12g，僵蚕18g（炒去丝），全蝎15g（漂淡），带子蜂房18g（焙燥）。

［制法］上为细末。

［用法］敷患处。

［功效］消肿散结，活血止痛。

［主治］一切痈毒。

［方剂来源］清·凌奂《外科方外奇方》。

5．生肌散：

［组成］白龙骨（煅）、白蔹、乳香、没药。

［制法］上为极细末。

［用法］掺患处。

［功效］生肌收口。

［主治］痈疽溃后，疮口不敛。

［方剂来源］明·张洁《仁术便览》。

6．当归饼：

［组成］当归120g，杏仁（去皮、尖、双仁，研）15g，白芷、桂各22.5g，芸苔子（研）60g。

［制法］上五味，三味为末。与杏仁、芸苔子和匀，以醋面调，捻作饼子，如钱大。

［用法］坐之。药干频易，以愈为度。

［功效］活血化瘀，消肿止痛。

［主治］牡痔有头，痛楚不可忍。

［方剂来源］宋·赵佶《圣济总录》。

7．走马散：

［组成］大黄90g，黄柏、当归、白及、赤小豆、黄芩各60g，荆芥穗、半夏各45g，白芷、白蔹、南星各30g，檀香、雄黄各90g，乳香21g，没药15g，红花3g。

［制法］上为细末。

［用法］以水调敷患处；如疮色黯，生姜汁调；疮未成脓者，好米醋调敷。

［功效］泻火解毒，消肿止痛。

［主治］一切恶疮诸肿。

［方剂来源］明·刘纯《玉机微义》。

8. 一笔勾：

［组成］麝香3g，藤黄30g，五倍子60g，赤豆15g，南星15g，白及（半生半炒）60g。

［制法］上为细末，生白及末为糊，炖熟，制成锭，阴干。

［用法］以醋磨，笔圈四周，中空其头。

［功效］消肿解毒。

［主治］痈肿。

［方剂来源］清·马培之《青囊秘传》。

【外治疗法】

1. 熏洗法：可用祛毒方剂煎水洗患处，一般用法先熏后洗，有清热解毒、消肿止痛作用，使痈肿局限或消散，或促进脓早成而溃，及早手术或清洁伤口，可用于肛痈各期，可用莲房枳壳汤煎汤熏洗，清热解毒、效果明显（详见外痔章节），或用蜜草散熏洗，解毒、消肿止痛（详见肛隐窝炎章节）。

2. 外敷法：可根据病情发展的不同阶段，选用不同作用的药物对症治疗。

（1）初期：可用十面埋伏散敷患处，消肿散结，活血止痛（详见本章节），或用当归饼外敷患处，活血化瘀，消肿止痛（详见本章节）。

（2）中期：根据阴证、阳证之不同可选用五毒锭子磨敷患处，解毒消肿、止痛。或五倍子散酒调敷患处，消肿止痛，坚硬疼痛难忍者用之（详见本章节）。或用走马散以水调敷患处，如疮色黯，生姜汁调，疮未成脓者，用好米醋调敷，泻火解毒，消肿止痛（详见本章节）。

（3）晚期：可选用一笔勾以醋磨，笔圈四周，中空其头，消肿解毒，使其尽散。待创面脓液已尽，呈鲜疮面可用生肌散掺患处，生肌收口（详见本章节）。

【火针烙法】

选局部红肿高突明显处（脓已形成）或以出现的蜂窝状脓头（内有脓）来确定肿块大小，制定刺入深度。操作方法：取空心火针（直径2mm，中空，针头呈斜面，长5cm），针刺前针头在酒精灯上烧红，对准预先选好部位的刺入点，快速刺入，快速退针，可见紫红色血液或有脓伴有血液随针流出或喷出，不做止血处理，片刻肿块缩小，患者自觉疼痛减轻，治疗过程1~3min，以确保针刺1次成功，全身治疗和局部治疗一并进行。肿块不明显慎用。

【手术疗法】

肛痈起病急，发病迅速，明确诊断后尽早手术，应根据脓肿的部位、深浅和病情之缓急选择手术方法。因腺性感染所致的肛门脓肿可切开排脓，若非腺性感染所致的肛门脓肿在治疗脓肿的同时，要对原发疾病进行处理。手术的目的是以防止炎症侵向肛门直肠周围间隙和松弛组织，形成肛门直肠周围范围较大的脓肿。深部脓肿不易发现，故应早期进行诊断性穿刺，抽到脓液时，即应切开引流。切口呈放射状，引流通畅，不留死腔。

1. 一次切开法：此法适用于浅部脓肿，内口清楚者，要确定脓肿的范围和内口的位置，在脓肿的顶部做一放射状切口，切开皮肤及皮下组织，直至脓腔，将脓尽量放净后，保持引流通畅，创口填玉红膏纱条，外盖纱布，包扎固定。

2. 分次切开法：适用于深部脓肿，肛痈内口不清者，在脓肿顶部做一放射状切口，深达脓腔，排脓，保持引流通畅，油纱条填切口，少数患者就此痊愈，多数患者以后形成肛瘘，再按肛瘘处理。

3. 术后处理：一般每日便后用祛毒汤熏洗，如莲房枳壳汤（详见外痔章节）熏洗解毒消肿、止痛。或用蜜草散热熏，手淋洗，清肠热，解毒（详见肛隐窝炎章节）。清洁创面，分泌物过多用九一丹纱条 1 日换药 1 次，以提脓化腐，待创面鲜活红润时用生肌散收口，直至创口愈合。

【护理与预防】

1. 忌过食辛辣、肥腻、饮酒等刺激性食物，防止便秘和腹泻。

2. 饮食宜清淡，保持大便正常，及时换药清洁肛门处。注意卧床休息，积极配合治疗。

3. 积极预防和治疗肠炎、肛裂、肛隐窝炎、肛乳头炎、内外痔等肛门直肠疾病，以防感染形成脓肿。

第七节　肛瘘

肛瘘是肛管或直肠因肛门周围间隙感染、损伤、异物等致病因素形成脓肿破溃后致创口久不愈合，或愈而复发，其疮口与肛门周围皮肤相通的一种异常瘘管，称为肛管直肠瘘，简称为肛瘘。以脓液血水不时由瘘口流出，淋漓不断，或肛门下坠、疼痛潮湿、瘙痒为主症的一种肛门疾病。中医称"肛漏"。

【中国古代中医论述】

1. 《五十二病方》牡痔："痔有羸肉出，或如鼠乳状，末大本小，有空（孔）其中。"

[注] 有空（孔）其中：当指痔核上有溃疡面，痔中有瘘管形成。

2. 《素问·生气通天论》："陷脉为瘘，留连肉腠。"

3. 隋·巢元方《诸病源候论》卷三十四·诸痔候："痔久不瘥，变为瘘也。"

4. 唐·孙思邈《备急千金要方》卷第二十三·五痔第三："牝痔从孔中起，外肿五六日，自溃出脓血，猬皮主之。"

5. 宋·王怀隐《太平圣惠方》卷第六十·治痔瘘诸方："夫痔瘘者，由诸痔毒气结聚肛边，有疮或作鼠乳，或生结核，穿穴之后，疮口不合，时有脓血，肠头肿疼，经久差，故名痔瘘也。"

6. 宋·赵佶《圣济总录》卷第一百四十三·痔瘘："论曰：五痔之疾，或出鼠乳，或发寒热，或生疮或痒痛，或下血，其证不一，治之不早，劳伤过度，则毒气浸渍，肌肉穿穴，疮口不合，时有脓血，故成痔瘘。"

7. 宋·严用和《严氏济生方》卷之六·五痔论治："肛门生妒，或左或右……或脓或血，或痒或痛，或软或硬，或𤺋或肿，久而不治，则成漏矣。"

8. 宋·窦汉卿《疮疡经验全书》第七卷·痔漏症："漏疮又有肛门左右别有一窍出脓血，名曰单漏治之须以温暖之剂补其内，生肌之药敷其外，其窍在皮肤者易愈。"

9. 宋·陈自明《外科精要》卷下·疮成漏脉例第五十四："经云，陷脉为漏，留连肉腠。脉得寒即下陷，凝滞肌肉，故曰留连肌腠，肉冷亦能为脓血，故为冷漏，须用温药……陷脉散……桂附丸……冷漏诸疮。"

10. 宋·窦汉卿《疮疡经验全书》卷五·坐马痈图说："此毒痈受在肾经虚，毒气热毒伤于内，大肠之经并聚成毒，而为漏疮。"

11. 元·朱震亨《丹溪心法》卷之三·漏疮二十七："痔漏、凉大肠、宽大肠。用枳壳去穰，入巴豆，铁线缠，煮透去巴豆入药，用丸子则烂捣用，煎药干用，宽肠。涩窍用赤石脂、白石脂、枯矾、黄丹、脑子。"

12. 明·龚廷贤《万病回春》卷四·痔漏：“白银锭子：治漏，止有一孔者，用此药不过十日痊愈，又不作痛，神效。

白芷三两，白矾一两。上二味共研为细末，铁杓熔成饼，再入炭火煅，令净烟取出，去火毒，为末，用面糊和为锭子成条插入漏内，直透里痛处为止。每一日上三次，至七日为止，至九日疮结痂而愈。如漏未痊，用后生肌药。

生肌药：乳香、没药、轻粉、海螵蛸用三黄汤煮过，寒水石煅，龙骨煅，各等分。上为细末，掺患处止用太平膏。

太平膏：防风、荆芥、栀子、连翘、黄芩、大黄、羌活、独活、当归、生地、赤芍、甘草、金银花、五倍子、两头尖、头发各二钱，白及、白蔹、山慈姑各一两，香油一斤。上锉细，入油内浸一昼夜，用文火熬焦，去渣滓再熬，滴水不散，用上好黄丹水飞过炒黑，用半斤入内再熬，滴水成珠为度。待温冷再入乳香、没药、轻粉血竭各二钱为末，于内搅匀；如药色嫩，再入官粉五钱亦佳，务要看其火色不老不嫩得所为妙。”

13. 明·汪机《外科理例》卷之四·痔漏：“夫受病者燥湿也，为病者湿热。宜以泻火和血润燥疏风之剂治之，若破而不愈，即成漏矣。”“一妇患痔漏，焮痛甚，以四物加芩、连、红花、桃仁、牡丹皮四剂少止，又数剂而愈。”

14. 明·程玠《松厓医径》后集·痔漏：“痔漏者，皆肠胃蕴热而成。”

15. 明·薛己《外科发挥》卷七·痔漏：“夫受病者……若破而不愈，即成漏矣。有串臀者，有串阴者，有穿肠者，有秽从疮口而出者，形虽不同，治法颇似。其肠头肿成块者湿热也，作痛者风也，大便燥结者火也，溃而为脓者热胜血也，当各推其所因而治之。”

16. 清·邹岳《外科真诠》卷上·痔漏：“痔漏，痔疮失治，日流脓水，久不收口所致。但痔轻而漏重，痔实而漏虚。其证有八：一曰气漏，二曰风漏，三曰阴漏，四曰冷漏，五曰色漏，六曰血漏，七曰偏漏，八曰瘘漏。气漏者，时肿时消，疼胀难忍也。风漏者，孔穿作痒也。阴漏者，男妇阴内疼痛出水也。冷漏者，孔内出白浆也。色漏者，犯色流脓流精也。血漏者，时流鲜血也。偏漏者，肛门之外生孔窍出脓血也。瘘漏者，疮口黑烂出黄黑水也。俱宜外用补漏丹搽，内服青皂丸，每日空心用淡盐汤吞服五钱，服完一科自愈。须戒酒色三月，方能奏效。鹅肉终身宜忌，犯则痛生，急用瓦松数条，皮硝数钱，煎汤熏洗，方免复发。”

“补漏丹：抱鸡蛋壳内皮煅存性，三钱，血余三钱，煅石膏二钱，上四六龙脑片五分，血竭三分，洋儿茶五分。研细末搽。”

17. 清·高秉钧《疡科心得集》卷中·辨脱疽漏论：“成漏证……其初起时，肠头肿而成块者，湿热也；作痛者，风热也；大便燥结者，火也；溃而为脓者，热胜血也，当各推其所因而治之。凡遇焮痛便秘，小便不利者，宜清热凉血、润燥疏风；若气血虚而为寒凉伤损者，宜调养脾胃、滋补阴精；若大便秘涩，或作痛者，润燥除湿；肛门坠痛者，泻火导湿；下坠肿痛而痒者，祛风胜湿；小便涩滞肿痛者，清肝导湿……养元气，补阴精为主。

……成漏管者，若内服外洗，纯用苦寒，必致脾元日损，肌肉难生；若妄用刀针，药线系扎，铅丸悬坠，利剪割切，良肉受伤，反以致害；又或日将药纤插入拔出，致疮内四旁新肉磨成硬管，愈插愈深，遂成痼疾，此皆医之过也。”

18. 清·罗国纲《罗氏会约医镜》卷十二·论痔漏：“初起为痔，久则成漏。痔属酒色，郁气、血热或有虫痔。漏属虚与湿热……肛边状如鼠乳，久而不治，则旁穿数穴，腐溃脓血，即成漏矣。夫痔轻而漏重，痔实而漏虚，盖以痔止出血，始终是热，治宜凉血清热……漏流脓水，初宜凉血清热，兼用燥湿，久宜温散。以始是湿热，终属湿寒，不用温药，何以去温而散寒乎!"

19. 清·徐惠锉《外科选要》卷四·痔疮管漏："痔漏……初生俱在肛边，状如鼠乳，或结小核，痒痛注闷，甚者身热恶寒。皆由房劳饮酒过度，久嗜甘肥，不慎醉饱，以合阴阳，劳扰血脉，肠澼渗漏，冲注下部而成……倘仍恣情嗜欲，则腐溃脓血，逗留日久，旁穿窍穴，即变为漏。"

20. 清·赵濂《医门补要》上卷·痔漏："大肠尽处为肛门，肺与大肠相表里，气主于肺，盖劳碌忍饥，或负重远行，及病后辛苦太早，皆伤元气，气伤则湿聚，湿聚则生热，热性上炎，湿邪下注，渗入大肠而成漏，时流脓水。"

21. 清·余景和《外证医案汇编》卷三·肛漏："肺为五脏之首，布精诸脏，诸脏一虚，肺反受诸脏之敌。何也? 脾虚土不生金，子不能受母之益，肾虚水不养金，子反盗虚母气。金堪伐木，肝阴不足，木火反来刑金。肺之一脏，受诸脏之创，气虚不能收束。肛漏滋水淋漓。"

22. 清·祁坤《外科大成》卷二·下部后·痔漏附余："有漏者插以药丁，通肠者挂以药线，无痔痔而有漏者，以因肛门边先结肿硬，半年一载此块作痛出脓成漏。尤内先通肠，而后外溃也。必有附管。治非取管挂线，不能收功……凡插药丁退管，不可顶底，如孔深一寸，插药七八分为度，早晚插药二次，至三四日。孔大加数插之，至七日后，患处四边，裂开大缝，即搽玉红膏，再七日自落，落后仍搽玉红膏，看四边内外，无黑腐时，换生肌散。脓稠时换珍珠散收口，不可贴膏药，恐其呼脓，收口必缓，必内服蜡矾丸，以干其脓，忌食生冷，犯之无效。凡用挂线，孔多者，只先治一孔，隔几日再治一孔。如线落口开者敷生肌散。"

23. 清·祁坤《外科大成》卷二·下部·痔漏附余："漏有八，肾俞漏生肾俞穴。瓜瓤漏，形如出水西瓜瓤这类。肾囊漏，漏管通入于囊也。缠肠漏，为其管盘绕于肛门也。屈曲漏，为其管屈曲不直，难以下药至底也。串臀漏、蜂窝漏，二症若皮硬，色黑，必内有重管。虽以挂线，依次穿治，未免为多事。通肠漏惟以此漏用挂线易于除根。"

[注] "串臀漏" "蜂窝漏"：类似复杂性马蹄形肛瘘或汗腺炎性肛瘘。总之古代医家在认识与实践中，积累了丰富的治疗肛瘘的经验内治法、外治法均具备，特别是挂线疗法，至广仍被广泛采用，并有新的发展。

【病因病理】

本病多为肛门周围脓肿破溃后湿热余毒未尽，久不收口或肛门肌肤裂损伤感受毒邪；或因饮食不节嗜食辛辣厚味、醇酒、温燥之品，伤及脾胃，久则湿聚于内，"湿聚生热"下注肛门，气血壅遏，发为痈肿，溃后湿热余毒未尽，蕴不散，而致脓水淋漓管道而生。或痨虫内侵肺、脾、肾三脏亏虚；或外感风、热、燥、火、湿、邪；或负重奔走、劳碌不停、房劳过度、劳伤忧思、体弱病衰、妇女生产用力等，导致机体阴阳失调，经络壅塞，正气内伤，毒邪乘虚而入，毒气热毒伤于内，大肠之经并聚肛门周围成毒；郁久不化，热腐成脓穿肠，穿臀，旁穿窍穴即变为漏。

现代医学认为，肛瘘是肛门直肠周围脓肿的后遗疾患，肛门直肠周围脓肿为急性期，慢性期为肛瘘。肛周脓肿成脓后，经肛周皮肤或肛管直肠黏膜破溃；或切开排脓，脓液充分引流后，脓腔随之逐渐缩小，脓腔壁结缔组织增生，使脓腔缩窄，形成或弯或直的管，即成肛瘘，其原因多为肛窦炎导致肛腺管开口充血水肿、肛腺内分泌物排出不畅，导致感染扩散。

或因肛门损伤、异物等损伤肛管直肠，细菌侵入伤口引起感染。此类肛瘘的内口即是损伤处与肛窦无关。或细菌侵入肛周组织间隙内感染继续形成脓肿，继而向四周蔓延形成肛瘘。少数肛瘘由其他疾病，如肠结核、炎症性肠、直肠癌、外伤等并发直肠周围脓肿破溃后形成肛瘘。

【临床症状】

本病有肛门周围脓肿的病史。肛门局部有瘘口，流脓，经久不收口，或收口后又脓液积聚发炎破溃。可伴有发热，局部红肿热痛，肛门潮湿、瘙痒等症状。专科查体肛门皮肤处可见一个或多个溃破或肉芽增生性外口（鼠乳状）硬结，可触及或探及条索样瘘管指向肛门、直肠方向潜行。合并感染时伴发热，血象增高，久病不愈可导致贫血、消瘦和食欲不振等。

肛瘘现代分类详见国家中医药管理局颁布的《中医病证诊断疗效标准》（1994 年）。

【鉴别诊断】

本病与肛门湿疹、肛门会阴部急性坏死性筋膜炎相鉴别。

1. 肛门湿疹：肛门湿疹以局部潮湿痒痛为特征，皮肤常围绕肛门四周，无瘘口，边缘清楚。

2. 肛门会阴部急性坏死性筋膜炎：肛门或会阴部、阴囊部由于厌氧菌感染而出现肛门部周围大面积组织坏死，有的可形成瘘管。此病发病急，常可蔓延至皮下组织及筋膜，可侵犯阴囊部，多无内口。

【内服药疗法】

1. 湿热下注证：

［主证］肛周有溃口，经常流脓液，脓质稠厚，色白或黄，局部红、肿、热、痛明显，按之有索状物通向肛门内，可伴有口腻腹胀，纳差，大便不畅，小便短赤，形体困重，舌质红，舌苔黄腻，脉滑数或弦数。

［方剂］加减槐花散。

［组成］条芩 3g，黄连 2.4g，炒槐花 2.1g，枳壳 1.5g，升麻 3.6g，赤芍药 3g，生地黄2.4g，苍术 4.5g，甘草 0.6g，当归 1.5g。

［制法］用水 225mL，煎至 150mL，去滓。

［用法］食前服。

［功效］清热燥湿。

［主治］痔漏。

［方剂来源］明·张时彻《摄生众妙方》。

［方剂］退管丸。

［组成］当归、黄连、象牙末各 15g，川芎、槐花、乳香各 3g，露蜂房（槐树上者佳）1 个。

［制法］上为末，黄蜡 60g 熔化为丸，如梧桐子大。

［用法］每次 50~60 丸，空心用漏芦汤送服。至五日，漏眼内退出肉管，待 1.2~1.5cm长，用剪剪去，再退出，再剪，肉管尽出，自然从内生肌长肉矣。

［功效］清热化湿，生肌退管。

［主治］痔漏生管。

［方剂来源］清·李文炳《仙拈集》。

［方剂］秦艽苍术汤。

[组成] 桃仁、皂角、秦艽、苍术各 3g，泽泻 1.5g，黄柏 1g，槟榔 1.5g，木香 1g，地榆、白术各 1.5g，当归、白蜀葵各 3g，芍药 1g，大黄少许，枳壳、槐角子各 1.5g。

[制法] 上为末。将木香、桃仁、皂角别研，用水 400mL，煎至 280mL，再添水 200mL，煎至 120mL。

[用法] 空心温服，宜久服。

[功效] 清热化湿，凉血止血。

[主治] 内外痔漏，脓血不止。

[宜忌] 忌腥物、房事。

[方剂来源] 明·陈文治《疡科选粹》。

2. 正虚邪恋证：

[主证] 肛周瘘口流脓，脓质稀薄，肛门隐隐作痛，外口皮色暗淡，瘘口时溃时愈，按之较硬，多有索状物通向肛门，伴有神疲乏力，舌质淡，舌苔薄，脉濡。

[方剂] 必效丸。

[组成] 枳壳 45g，黄芪、草薢、菟丝子各 60g，杜蒺藜、乌蛇各 90g。

[制法] 上为细末，炼蜜为丸，如梧桐子大。

[用法] 每次 30 丸，空心、晚食前用米饮送服。

[功效] 益气补虚，利湿解毒。

[主治] 一切痔瘘，不问浅深。

[方剂来源] 宋·张锐《鸡峰普济方》。

[方剂] 斑龙灵龟化痔丸。

[组成] 人参 45g，鹿角尖（炙脆）250g，龟板 120g（炙），象牙屑 60g，白术、茯苓各 45g，当归 120g，穿山甲（炙）15g，生地、熟地各 120g，槐角（炒）180g，露蜂房（炙）24g，侧柏叶（蒸，阴干）30g，白莲花瓣 60g。

[制法] 上为末，炼蜜 500g，入白蜡 60g，黄蜡 250g，下药末为丸，如梧桐子大。

[用法] 每次 100 丸，早、晚各以药酒送服。

[功效] 益气养血，化痔消管。

[主治] 痔漏，脓血淋漓。

[方剂来源] 清·陶承熹《惠直堂经验方》。

[方剂] 加味槐角丸。

[组成] 槐角、生地、当归身、黄芪各 60g，川芎、阿胶各 15g，黄连、条芩、枳壳、秦艽、防风、连翘、地榆、升麻各 30g，白芷 15g。

[制法] 上为末，炼蜜或酒糊为丸，如梧桐子大。

[用法] 每次 50 丸，渐加至 70~80 丸，空心必用温酒或米汤送服。

[功效] 益气祛湿，祛风清肠。

[主治] 痔漏。

[方剂来源] 明·方广《丹溪心法附余》。

3. 阴虚内热证：

[主证] 肛门肿痛时轻，外口凹陷，周围皮肤颜色晦暗，脓水清稀，按之有索状物通向肛内；可伴有形体消瘦，潮热盗汗，心烦口干，食欲不振，舌质红，少津，舌苔少，脉细数（此证多为结核杆菌感染形成的肛瘘）。

［方剂］槐角地榆汤。

［组成］地榆、槐角、白芍药（炒）、栀子（炒焦）、枳壳（炒）、黄芩、荆芥、生地黄。

［制法］水煎，去滓。

［用法］温服。

［功效］滋阴清热。

［主治］痔漏。

［方剂来源］明·王肯堂《证治准绳》。

［方剂］痔漏丸。

［组成］大熟地120g，白茯苓、山药、山萸肉、牡丹皮、白芍各60g，象牙45g，鳖甲、肉苁蓉、何首乌各90g。

［制法］上为末，炼蜜为丸，如梧桐子大。

［用法］每次9g，以白汤送服。

［功效］滋阴补肾，消管生肌。

［主治］痔漏。

［方剂来源］清·顾世澄《疡医大全》。

【外治方药】

1. 丹砂膏：

［组成］丹砂22.5g（细研），川大黄30g，雄黄22.5g（细研），苦参、黄连（去须）各30g，莽草22.5g，蔺茹30g，矾石（细研）、雌黄（细研）各22.5g。

［制法］上药锉细，入腊月猪脂330g，以慢火煎大黄等黄焦，绞去滓，下丹砂、雄黄、矾石、雌黄末更煎，搅令匀，入瓷盒中盛。

［用法］旋取贴患处。

［功效］清热解毒，消瘘敛疮。

［主治］诸瘘疮。

［方剂来源］宋·王怀隐《太平圣惠方》。

2. 生地黄膏：

［组成］露蜂房（炙黄）、五倍子、木香各9g，滴乳香6g，轻粉0.3g。

［制法］上为细末。用生地黄一握，捣细和为膏，摊生绢上。

［用法］贴患处。

［功效］解毒祛腐，生肌收口。

［主治］漏疮。

［方剂来源］宋·杨士瀛《仁斋直指方论》。

3. 二蜕散：

［组成］蛇蜕（细剪令碎）、蝉蜕（细剪令碎）各120g，白矾30g（火煅），皂角二挺（为末）。

［制法］上药共和令匀，分为6帖。

［用法］以药1帖，放瓦器内烧，坐在桶中，桶盖上作一小窍，患者正坐熏之。

［主治］痔漏久不愈者。

［方剂来源］宋·杨倓《杨氏家藏方》。

4. 截疳散：

[组成] 密陀僧、白蔹、白及、黄丹各 30g，黄连 15g，轻粉 3g，脑子、麝香各 1.5g。

[制法] 前四味为细末，后四味另研极细，和匀为散。

[用法] 每次用少许，或掺或纴疮口中，以膏贴之。

[功效] 去腐化瘘。

[主治] 瘘疮。

[方剂来源] 朱·朱震亨《活法机要》。

5. 芫花线：

[组成] 芫花一握。

[制法] 上洗净，入木臼捣烂，加水绞汁，于石器中慢火熬成膏，将丝线于膏内度过，晾干；或捣汁浸线一夜用。

[用法] 以线系痔，当微痛，候痔干落，以纸捻蘸膏，纳窍内去根。

[主治] 痔漏，瘤核。

[方剂来源] 明·张介宾《景岳全书》。

6. 翠霞锭子：

[组成] 铜绿、寒水石（煅）、滑石各 9g，明矾、腻粉、砒霜、云母石（研如粉）各 3.75g。

[制法] 上为细末，糊为锭子，如麻黄粗细，长短不拘。

[用法] 量疮口深浅纴之。

[功效] 生肌去腐。

[主治] 瘘疮年深冷痛；日久恶疮，有歹肉者。

[方剂来源] 明·刘纯《玉机微义》。

7. 生肌药：

[组成] 乳香、没药、轻粉、海螵蛸（用三黄汤煮过）、寒水石（煅）、龙骨（煅）各等分。

[制法] 上为细末。

[用法] 掺患处。上用膏药盖贴。

[功效] 清热解毒，祛腐生肌。

[主治] 痔漏。

[方剂来源] 明·龚廷贤《万病回春》。

8. 白银锭子：

[组成] 白芷 90g，白矾 30g。

[制法] 上为细末，铁勺熔成饼，再入炭火，煅令烟烬取出，去火毒，为末，用面糊和为锭子成条。

[用法] 插入漏内，直透里痛处为止。每日上三次，至七日为止，至九日疮结痂而愈。

[功效] 燥湿去腐，消肿止痛。

[主治] 痔漏。

[方剂来源] 明·龚廷贤《万病回春》。

9. 天下第一方：

[组成] 杏仁 14 个（去皮、尖；针桃火上烧半生半熟），轻粉 3g，儿茶 2g，冰

片 0.06g。

　　[制法] 上为细末。

　　[用法] 雄猪胆汁调敷。

　　[主治] 痔漏。

　　[方剂来源] 明·方谷《医林绳墨大全》。

　　10. 蜡矾针：

　　[组成] 黄蜡、枯矾。

　　[制法] 用黄蜡熔化，入枯矾少许于内，制成小长条。

　　[用法] 纳入漏管窍内。脓尽，用生肌散敷之。

　　[功效] 消管生肌。

　　[主治] 漏管。

　　[方剂来源] 清·马培之《青囊秘传》。

　　11. 十宝丹：

　　[组成] 龙骨2.4g，象皮2.1g，琥珀1.8g，血竭、黄丹各1.5g，冰片1.2g，珍珠（豆腐煮）、牛黄各0.6g，乳香、没药各4g。

　　[制法] 上为细末。

　　[用法] 掺患处。

　　[功效] 生肌定痛。

　　[主治] 痔漏。

　　[方剂来源] 清·叶桂《种福堂公选良方》。

【外治疗法】

　　1. 熏洗法：选用有清热解毒、消肿止痛、收敛除湿、祛风止痛之功效的药物，煎汤熏洗肛门患处，以清除肛门毒邪及破溃余毒，以减轻患者痛苦，增强疗效。适用肛瘘各证型及各阶段。用二蜕散熏之，祛风止痛，收敛除湿（详见本章节），或用莲房枳壳汤乘热熏洗患处，消肿止痛（详见外痔章节）。

　　2. 外敷法（掺药法）：选用祛毒，消肿止痛，或穿破引流，祛腐生肌的药物和剂型。可用丹砂膏贴患处清热解毒，消瘘敛疮。适用湿热下注，正虚邪恋之肛瘘，或用生地黄膏贴患处，解毒祛腐，生肌收口。适用于穿破引流，祛腐生肌目的。或用十宝丹掺患处或用天下第一方外敷患处。适用于手术创面（详见本章节）。

　　3. 药捻插入法：本法适用于各证型的肛瘘，若脓出不畅，反复发作者，瘘口时溃时愈，可用蜡矾针，纳入漏窍内，待脓尽，用生肌敷之，清热解毒，祛腐生肌。或白银锭子插入漏内燥湿去腐，消肿止痛，腐脓尽用生肌散收口。或截疳散，少许掺入疮口中，外以生地黄膏贴之，生肌收口（详见本章节）。

【针灸疗法】

　　（1）针刺法：选穴：足三里（双侧）、三阴交（双侧）、长强、太冲等，对肛瘘引起的发热，肛门疼痛，有良好的效果。

　　（2）灸法：元·朱震亨《丹溪心法》卷之三·漏疮二十七："漏疮……外以附之末，津唾和作饼子，如三钱厚，以艾灸之，漏大炷大，漏小炷小。但灸令微热，不可使痛。干则易之，则再研如末，作饼再灸。如困则止，来日再灸，直至肉平为效。"

　　清·罗国纲《罗氏会约医镜》卷十二论痔漏："丹溪云：漏疮须先服补药，外以附子为末，唾津和为饼，如三钱厚，安疮上以艾炷灸之。但灸令微痛，不可令大痛成泡，或数十壮，以多灸为贵。附子饼干，易之，来日再灸，直至肉平为效。如是者，或灸至七日十日，未成者即消，已成者即溃，而易收功，切勿以溃而不灸也。此法最妙，百治百愈。”

［注］罗国纲虽引用朱震亨外以附子为末灸漏疮，但又作了发挥性详论。但此法至今仍在应用，此法能减轻临床症状，并非“百治百愈”。

【挂线疗法】

首见明·徐春甫《古今医统大全》卷之七十四·痔漏门：“至于成漏穿肠串臀，支分节派，中有鹅管，年久深远者，必是《永类钤方》挂线治法，庶可通达而除根矣。”

“芫花入土根（不拘多少，捣自然汁于铜铫外内，慢火熬成膏，以生丝线入膏再熬良久，膏浓为度，线阴干，膏留后用）。”（又说）“用芫根煮线，挂破大肠，七十余日，方获全效。病间熟思，天启斯理。后用治数人，不拘数疮，上用草根一孔，引线系肠外，坠铅锤悬，取速效。药线日下，肠肌随长，辟处既补，水逐线流，未穿疮孔，鹅管内消。”

“一漏并三痈不论疮孔数十，但择近肛者，以马莲草探之。若一孔通肠者，先将银条曲转，探入谷道钩出草头，将线六七寸一头换成活套扣，以不挽线头系草上引过大肠，解线头穿活扣内出寸长，系三线四五分铅锤悬空坠之，坐卧方便使不粘衣，可取速效，每日早将线洗净，约日长五分，仍要收上留一寸，线穿七口，线下三寸之余僻处补完，源头既塞，未穿漏孔及痈脓水再无，鹅管化尽俱先平复。”

［注］徐春甫对于挂线操作、药线制法和作用机制做了介绍，为根治本病提供了重要方法。挂线疗法：即用药线（或普通丝线）或橡皮筋挂开漏管的方法。其原理是利用扎线的张力，逐渐使局部气血阻断，使组织缓慢发生坏死，从而达到逐步切开瘘管的目的。多用于高位肛漏。配合手术治疗。其特点：本疗法简便，不影响肛门功能，具有瘢痕小、引流通等优点。

【手术疗法】

肛瘘诊断明确后，以手术治疗为主。肛瘘手术成功的关键：确认瘘管，找到内口，切开或切除瘘管，整个瘘自外口至内口完全切开或切除；彻底清除感染的肛门腺，肛腺导管及肛隐窝；正确处理肛管直肠环，防止括约肌过多损伤造成术后大便失禁。

外部切开应宽，使创面愈合自底部开始，保持引流通畅。常用的手术方法有：切开疗法、挂线疗法等。

（1）切开疗法：适用于低位肛瘘。

具体操作如下：取截石位或侧卧位，术区常规消毒，局部麻醉或骶管麻醉。先将探针自肛瘘外口插入，使探针头从内口伸出，沿探针方向逐层切开皮肤、皮下组织，此时可见明显的管壁组织，敞开瘘管；如管道弯曲不能一次探出，应边探边切，直到整个瘘完全切开为止。清除坏死组织和肉芽组织，最后修剪皮缘，成一口宽底小的创面，保持引流通畅，玉红膏纱布条压迫切口纱布加压包扎固定。

（2）挂线疗法：适用于肛瘘主管道越过外括约肌深层和耻骨直肠肌的高位肛瘘内口明确者。

具体操作如下：取截石位或侧卧位，术区常规消毒，骶管麻醉或局部浸润麻醉。持探针从瘘管外口插入，内口探出，沿探针方向切开皮肤，引入钩皮筋，张力适度，丝线结扎固定，防止滑脱，修剪创缘皮肤，保持引流通畅，玉红膏纱条压迫切口，纱布加压固定。

肛瘘术后的处理一般每日用清热解毒方剂坐浴熏洗，消肿止痛，清洁伤口，术后早期分泌物较多，或用生地黄膏外贴患处，解毒祛腐，生肌收口。创面转为润泽时改用生肌药换药，直至切口愈合。

【药物脱管疗法】

此方法是将含有腐蚀性药物的药棒或药钉插入瘘道内，腐蚀管壁，至管壁坏死组织分离脱落，创面出现新鲜肉芽组织后改用生肌药插入，至瘘道逐渐愈合。中国古代治疗肛瘘常用此疗法，此种方法有一定疗效。

【护理与预防】

1. 少食辛辣燥之食物，以免内生湿热。
2. 保持肛门清洁，防治便秘、腹泻。
3. 及时治疗肛隐窝炎和肛乳头炎，避免发展为肛痈、肛瘘。

第八节　肛裂

肛裂是肛管皮肤层裂伤后形成的慢性梭性溃疡，其特征是便时肛门疼痛，出血，伴有便秘，呈周期性发作。好发生于肛管的后方，其次是前方。肛裂中医称为"钩肠痔""脉痔"等。

【中国古代中医论述】

1. 隋·巢元方《诸病源候论》卷三十四："肛边生疮，痒而复痛出血者，脉痔也。"
2. 宋·赵佶《圣济总录》卷第一百四十二·痔瘘门："论曰：脉痔者，脏腑蕴积风热不得宣通也。风热之气，乘虚流注下部，故肛边生疮，痒痛血出也。盖实为痛，虚为痒，今实热乘虚下攻肛肠，故痒且痛。又脉者，血之府，得热则妄行，故血乃出也。"
3. 宋·窦汉卿《疮疡经验全书》卷之七："钩肠痔"。
4. 宋·窦汉卿《疮疡经验全书》卷之七·担肠痔："其痔横在肛门。"
5. 明·申斗垣撰《外科启玄》卷上·脏毒痔疮漏疮："钩肠痛似攒。"
6. 清·祁坤《外科大成》卷二·下部·二十四痔："钩肠痔，肛门内外有痔，折缝破烂，便如羊粪，粪后出血，秽臭大痛。"
7. 清·吴谦《医宗金鉴》卷六十九·下部·痔疮："肛门围绕，折纹破裂，便结者，火燥也。"
8. 清·许克昌、毕法《外科证治全书》卷三·后阴证治："热入直肠，不得遽泄，结成小痔不化，久则皮破血流，乃出于直肠之外，非出于直肠之中，系膀胱之血也。"
9. 清·马培之《马氏痔瘘科七十二种》（正式提出）"肛裂痔"（病名）。

【病因病理】

《医宗金鉴》卷六十九·下部·痔疮："肛门围绕，折纹破裂，便结者，火燥也。"《外科证治全书》后阴证治："热入直肠，不得遽泄。本病多由阴虚津液不足或脏腑热结肠燥，大便秘结，粪便粗硬，排便过于用力，或过猛致使肛门皮肤破裂损伤，温热蕴阻，染毒而发本病。"

现代医学认为，肛裂的病因尚未完全清楚，可能与便秘或异物，腹泻、外伤、感染和内括约肌痉挛等因素有关。由于大便干硬，排便困难，加之用力过猛，引起肛管皮肤损伤，破裂，继发感染形成慢性溃疡，大便愈加燥结，排便更加困难，损伤重复进行，局部血液供应较差等是肛裂疼痛、经久不愈的主要原因。检查时因先看到外痔，后看到裂口，肛乳头肥大同时存在。

【临床症状】

本病主要症状为便时疼痛，出血，便秘，或疼痛剧烈，呈周期性表现。

现代医学认为，疼痛，多因排便引起，排便时因肛门裂伤，肛门内外的神经末梢受到粪便刺激，即出现灼痛或刀割样疼痛，此称便时痛；粪便排出后疼痛减轻，称疼痛间歇期。此后，因肛门括约肌发生痉挛引起溃疡，裂口剧烈疼痛，此期持续半小时到数小时之久，使患者坐立不安，十分痛苦，直到括约肌疲劳松弛后疼痛才渐缓解，再次排便时又发生疼痛，此称为肛裂疼痛周期。若大便干结排便疼痛引起痉挛，痉挛增加疼痛必然加重肛裂，如此形成恶性循环。排便时在粪便表面可见少量新鲜血迹或滴鲜血；出血量的多少与肛裂大小、深浅有关。肛裂患者多数有习惯性便秘，又因排便时引起剧痛，故意延长排便时间，加重便秘。部分患者可伴有肛门皮肤瘙痒、分泌物等。

现代医学将肛裂分为急性肛裂和慢性肛裂。

1. 急性肛裂：病程短，仅在肛管皮肤上有一个小的梭形溃疡，裂口较浅，色泽绛红，边缘整齐而有弹性，触痛明显，易治愈。

2. 慢性肛裂（陈旧性肛裂）：病程长，反复发作，肛裂，裂口底深，色泽灰白，溃疡边缘组织增生变硬、变厚，不整齐，裂口周围由于炎症的存在形成充血水肿，使浅部静脉及淋巴回流受阻，引起裂口下端皮肤水肿及结缔组织增生，形成袋状赘皮性外痔（前哨痔）。在裂口上端常伴有肛窦炎、乳头炎、乳头肥大及单口内瘘。

【鉴别诊断】

本病可与肛门皮肤皲裂、肛门结核相鉴别。

1. 肛门皮肤皲裂：是发生于肛缘和肛管皮肤的浅表裂口，裂口表浅而短，疼痛轻，出血少。无周期性表现。

2. 肛门结核：肛门部可出现溃疡面，有稠脓分泌物，呈卵圆形，色灰，其形态不规则，疼痛不明显，出血量少，无哨兵痔，病理可协助诊断。

【内服药疗法】

1. 血热肠燥证：

［主证］多见肛裂初期，大便2~3日1次，大便干结，排便努挣，便时肛门剧痛，伴出血，平素腹胀，小便溲黄，肛门裂口色红，舌质红，舌苔黄，脉弦数。

［方剂］润肠汤。

［组成］当归、熟地、生地、麻仁（去壳）、桃仁（去皮）、杏仁（去皮）、枳壳、厚朴、黄芩、大黄各等分，甘草减半。

［制法］水煎，去滓。

［用法］空心热服，大便通即止药，不能多服。

［功效］养血润肠，泻火通便。

［主治］血热肠燥。

［方剂来源］明·龚廷贤《万病回春》。

［方剂］润肠汤。

［组成］生地黄、生甘草、煨大黄、熟地黄、当归梢、升麻、桃仁、麻仁各3g，红花0.9g。

［制法］上㕮咀，用水300mL，煎至150mL，去滓。

［用法］食远温服。

［功效］润肠通便。

［主治］大肠燥结，大便不通。

［方剂来源］金·李东垣《兰室秘藏》。

［注］明·龚廷贤润肠汤服下，大便已通。再服金·李东垣润肠汤以固疗效。

［方剂］当归饮。

［组成］黄连、大麻子、当归各15g。

［制法］上为末。

［用法］每次3g，温酒送服。

［功效］清热泻火，养血润肠。

［主治］痔症。

［方剂来源］宋·佚名《急救仙方》。

2. 阴虚精亏证：

［主证］常为陈旧性肛裂患者，大便秘结，数日1次，便时肛门疼痛，便时滴血，肛门裂口深红，口干咽燥，五心烦热，舌质红，舌苔少，脉细数。

［方剂］润肠丸。

［组成］当归、枳壳各15g，百草霜45g，大黄15g。

［制法］上为细末，面糊为丸，如梧桐子大。

［用法］每次30丸，白汤送服。

［功效］润肠通便。

［主治］痔，大肠内结燥疼痛。

［方剂来源］宋·窦汉卿《疮疡经验全书》。

［方剂］润胃丹。

［组成］石膏15g，知母3g，玄参30g，生地15g，牛膝9g，甘草1.5g。

［制法］水煎，去滓。

［用法］温服。

［功效］清胃生津。

［主治］大便闭结，心燥，口渴。

［方剂来源］清·陈士铎《辨证录》。

［方剂］润燥汤。

［组成］升麻、生地黄各6g，熟地黄、当归梢、生甘草、大黄（煨）、桃仁泥、火麻仁各3g，红花1.5g。

［制法］上除桃仁、火麻仁，另研如泥外，锉如麻豆大，都作一服，用水300mL，入桃仁、火麻仁泥，煎至150mL，去滓。

［用法］空心稍热服。

［功效］养血润燥，润肠通便。

［主治］大便燥结。

［方剂来源］金·李东垣《兰室秘藏》。

［注］本方与润肠汤剂量有异，功效有异，体现了辨证观。

3. 气滞血瘀证：

［主证］肛门刺痛，便后加重，肛门紧缩，裂口色紫暗，肛门外有裂痔，便时可肿物脱

出或便时出血量多，血色暗红，舌苔黄，舌质紫暗，脉弦或涩。

　　[方剂] 止痛如神汤。

　　[组成] 秦艽（去苗）、桃仁（去皮、尖，研）皂角子（烧存性，研）各30g，苍术（米泔水浸，炒）、防风各2g，黄柏（酒炒）1.5g，当归尾（酒洗）、泽泻各0.9g，槟榔0.3g，熟大黄3g。

　　[制法] 除桃仁、皂角子、槟榔外，余药用水400mL，煎至200mL，再入桃仁、皂角子、槟榔，再煎至160mL，去滓。

　　[用法] 空腹时热服。待少时以美膳压之，不犯胃。

　　[功效] 理气活血，通便止痛，祛风消肿。

　　[主治] 痔核肿胀、痛、痒。

　　[禁忌] 忌生冷、五辛、烧酒、肝、肠、湿面。

　　[方剂来源] 明·申斗垣《外科启玄》。

　　[注] 本方剂现代用量秦艽、桃仁、防风、苍术各10g，黄柏15g，皂角10g，当归尾15g，泽泻、槟榔、熟大黄各10g。

　　[方剂] 止痛丸。

　　[组成] 羌活30g，郁李仁45g，大黄24g，槟榔、木香、桂心、川芎各15g。

　　[制法] 上为末，炼蜜为丸，如梧桐子大。

　　[用法] 每次30g，空心用白汤送服。

　　[功效] 行气活血，疏风止痛。

　　[主治] 痔疮痛甚，大便干结者。

　　[方剂来源] 明·李梴《医学入门》。

　　[注] 本方剂有疏风活血、解肛门紧缩之功。

【外治方药】

1. 槐白皮膏：

　　[组成] 槐白皮15g，赤小豆60g，金铃子、槐角、当归各90g，白芷、甘草各60g，猪脂900g。

　　[制法] 上研细末，先煎脂令沸，下诸药同煎，候白芷黄赤色，绵绞去滓，瓷盒盛。

　　[用法] 每涂摩疮上，每日3~5次。

　　[功效] 清热化湿，消肿止痛。

　　[主治] 脉痔（肛边生疮，痒、痛、出血）。

　　[方剂来源] 宋·赵佶《圣济总录》。

2. 熏痔汤：

　　[组成] 苦桃皮、李根皮、萹蓄、苦参各30g。

　　[制法] 上四味研细末，用水800mL，煎至600mL，去滓。

　　[用法] 乘热熏洗，每日3~5次。

　　[功效] 解毒燥湿，消肿止痛。

　　[主治] 脉痔。

　　[方剂来源] 宋·赵佶《圣济总录》。

3. 石膏熟艾汤：

　　[组成] 荆芥、木鳖子（去壳）、熟艾各10g，软石膏（煅）5g。

［制法］上㕮咀。每次 15g，用水 3L，加橘叶 5～10 片，同入瓦罐中煎令香熟。

［用法］用小口酒壶盛药，坐其口上熏之。如药稍温，略略洗之。不拘时候，其药汁可作两日量。

［功效］疏风清热，消肿止痛。

［主治］痔疾。

［方剂来源］宋·朱佐《类编朱氏集验医方》。

4. 绿云汤：

［组成］卷柏、樗柏白皮、贯众、朴硝、地骨皮各 30g。

［制法］上为粗散。每次 45g，加葱 2 支，水 5L，煮至 4L，去滓。

［用法］乘热淋之。

［功效］清热化湿，凉血消肿。

［主治］痔疮。

［方剂来源］宋·赵佶《圣济总录》。

5. 车前散：

［组成］食茱萸、车前子、雄黄、乳香、赤石脂、龙骨各 7.5g（生用）。

［制法］上为末。

［用法］掺疮口，以乳香膏压之，1 日 2 次。

［主治］痔疮。

［方剂来源］明·赵宜真《秘传外科方》。

6. 灵秘丹药：

［组成］片脑 0.3g，朴硝 1.5g，熊胆 0.6g，蜗牛、螺肉各 30g，橄榄炭 15g。

［制法］捣烂，水浸一夜。

［用法］取水并药敷痔上。

［功效］清热解毒，消肿止痛。

［主治］痔疮。

［方剂来源］清·凌奂《外科方外奇方》。

【外治疗法】

1. 熏洗法：此法适宜于各种原因所致的肛裂、红肿、痛、痒，用熏痔汤，乘热熏洗，解毒燥湿，消肿止痛（详见本章节）。剧烈疼痛、裂口凹陷、基底深红或裂口色紫暗，便时出血者用石膏熟艾汤洗之，不拘时候，疏风清热，消肿止痛（详见本章节）。红肿甚疼痛，出血，创面边缘组织增生，有前哨痔，皮下瘘者用绿云汤外洗清热化湿，凉血消肿（详见本章节）。

2. 敷药法：此法适宜于各种原因所致的肛裂。肛裂疼痛、出血用槐白皮膏外涂疮上，清热化湿，消肿止痛，止血生肌（详见本章节）。创伤面大，疼痛，裂口色紫暗，反复发作用车前散掺伤口解毒，化瘀，敛疮生肌（详见本章节）。红肿疼痛出血用灵秘丹药敷痔上清热解毒，消肿止痛（详见本章节）。

3. 腐蚀法：此法适宜于裂口陈旧者用枯痔散，后待痔干黑后，再用起痔汤洗，待痔落后，换搽生肌散外涂创面，活血化瘀，促进创面愈合（详见内痔章节）。

【针刺疗法】

常用穴：承山、长强、三阴交（双侧）、天枢、大肠俞（双侧），可止痛、通便、促进肛裂愈合。1 日 1 次，留针 15min，7 天为 1 疗程。

【手术疗法】

肛裂经久不愈，非手术疗法无效可以采用手术疗法。

1. 肛管扩张术：适用于急、慢性肛裂不伴有肛乳头肥大或"前哨痔"者。在局部麻醉达效后，术者戴无菌手套，用双手食指、中指涂上润滑剂，用两食指伸入肛门内交叉轻轻向两侧扩张肛管，扩张到能伸入两中指为度，向两侧扩张肛管，逐渐伸入两中指，呈四指向外扩肛，动作要轻柔，扩肛时用力均匀，以免造成皮肤黏膜损伤撕裂，持续 3~5min，使肛门括约肌松弛，解除痉挛。术后保持大便通畅（中药润肠通便），坐浴，新鲜肛裂即可痊愈。但此法可并发出血、肛周脓肿、痔肛垂及短时间大便失禁，并且复发率较高（术后应用绿云汤乘热渫之）。

2. 挂线术：适用于陈旧性肛裂合并有瘘道者。

局部麻醉下，从裂口肛外缘 1.5cm 处，用圆针丝线插入，绕过基底节膜至裂口内缘处 0.1cm 出针，将贯穿丝线的两端扎紧。5~6 天丝线自行脱落，每日便后用三黄汤温浴，外敷生肌散至痊愈。

3. 肛裂切除术：多适用于陈旧性肛裂有瘢痕组织形成。取侧卧位，肛门局部消毒，在局麻下先扩张肛门，在裂口溃疡面正中做纵向切开，上至齿线，下至溃疡口外端 0.5~1cm，切口深度以切开溃疡中心，切断部分括约肌的环状纤维止（手指感觉无紧缩感为度）。使之形成一新鲜创面而自愈，同时将"前哨痔"、肥大肛乳头、皮下瘘道及感染的肛窦组织全部一次切除，并修剪创缘，玉红膏纱条纳肛，无菌纱布加压固定，术后每日便后用温三黄汤纱布过滤取清液坐浴，生肌玉红膏纱条每日换药，直至痊愈。其法优点是病变全部切除，引流通畅，换药方便，便于创面从基底愈合，缺点是创面大，伤口愈合缓慢。

[注] 中国中医外科疮疡研究所自制"疮疡液"，外用于术后换药，无须其他药更换至痊愈。治疗时间比常规换药缩短 1/2，详见林才生等编著的《当代中医学临床效方应用》，辽宁大学出版社，1996：132-134。

4. 内括约肌切断术：适用于陈旧性肛裂或同时伴有内盲瘘、结缔组织外痔及肛乳头肥大者，因为内括约肌为不随意环形肌，易发生痉挛及收缩，是造成肛裂疼痛的主要原因，可用切断内括约肌治愈肛裂。方法有下列两种：

（1）侧位开放式内括约肌切断术：采用截石位或俯卧位，局部消毒，麻醉后在肛管一侧距肛缘 1~1.5cm 做约 1cm 的横切口，确定括约肌间沟后用弯血管钳由切口伸到括约肌间沟，显露内括约肌后，直视下剪断内括约肌，两断端严密止血（电灼或压迫止血），缝合创口，可一并切除肥大肛乳头和"前哨痔"，数周后肛裂自行愈合。术者必须有熟练技术，掌握内括约肌切断的程度，但手术不当可造成肛门失禁的不良效果。

（2）侧位皮下内括约肌切断术：用手摸到括约肌间沟，用小尖刀刺入内外括约肌之间由外向内将内括约肌切断，同时应避免穿透肛管皮肤，退出尖刀后用手指按压局部，切断处有明显的台阶感。此法优点是避免开放性伤口，痛苦少，伤口小，愈合快；缺点是肌肉切断不够完全，有时易并发出血。

【护理与预防】

1. 少食辛燥食物，应食蔬菜、水果、防止便秘，避免粗硬粪便擦伤肛门，保持大便通畅。

2. 养成良好的排便习惯，及时治疗便秘。

3. 养成便后清洗肛门的习惯，注意肛门清洁，避免感染。

4. 肛裂后宜及时治疗，防止其他肛门疾病发生。

第九节　直肠脱垂

肛管、直肠甚至乙状结肠部分向下移位，脱出肛门外的一种疾病称为肛管直肠脱垂。根据脱出长短分为轻、中、重度。中医称直肠脱垂为"脱肛"。

【中国古代中医论述】

1.《五十二病方》："人洲出不可入者……倒悬其人，以寒水溅其心腹，入矣。"

2. 东汉·佚名《神农本草经》下经："蛞蝓味咸寒，主贼风喎僻，软筋及脱肛。"

3. 晋·皇甫谧《针灸甲乙经》足太阳脉动发下部痔脱肛："脱肛，下利，气街主之。"

4. 隋·巢元方《诸病源候论》卷十七·脱肛候："脱肛者，肛门脱出也，多因久痢后大肠虚冷所为。肛门为大肠之候，大肠虚而伤于寒，痢而用气喭，其气下冲，则肛门脱出，因谓脱肛也。"

〔注〕用气喭：喭（yàn），即屈身用力屏气的意思。

5. 隋·巢元方《诸病源候论》卷四十·妇人杂病诸候·脱肛候："肛门，大肠候也。大肠虚冷，其气下冲者，肛门反出亦有因产用力努喭，气冲其肛，亦令反出也。"

6. 隋·巢元方《诸病源候论》卷五十·小儿杂病诸候·脱肛候："脱肛者，肛门脱出也，肛门大肠之候。小儿患肛门脱出，多因利久肠虚冷，兼用躯气，故肛门脱出，谓之脱肛也。"

〔注〕躯气：身体前曲屏气努责的意思。

7. 唐·孙思邈《备急千金要方》卷第十八·肛门论第三："论曰：肛门者，主大行道，肺大肠候也……若脏伤热，则肛门闭塞，大行不通，或肿，缩入生疮；若腑伤寒则肛门开，大行洞泻，肛门凸出，良久乃入，热则通之，寒则补之，虚实补之，虚实和平，依经调之。"

8. 宋·王怀隐《太平圣惠方》卷六十·治脱肛诸方："夫脱肛者，为肛门出也。多因久痢，大肠虚冷所为。"

9. 宋·太医局《太平惠民和剂局方》卷之八·治杂病："大肠不收，名脱肛。""槐角圆治……脱肛。""乳香圆治……大便艰难，肛肠脱出。"

10. 元·朱震亨《丹溪心法》卷之三·脱肛二十八："脱肛属气热、气虚、血虚、血热。气虚者，补气。参、芪、芎、归、升麻；血虚，四物汤；血热者，凉血，四物汤加炒柏；气热者，条芩六两，升麻一两，曲糊丸，外用五倍子为末，托而上之。一次未收，至五七次，待收乃止。"

"肺与大肠为表里，故肺脏蕴热，则肛门闭结；肺脏虚寒，则肛门脱出。又有妇人产育用力，小儿久痢，皆致此。治之必须温肺脏，补肠胃，久则自然收矣。"

附方"香荆散"："治肛门脱出，大人小儿皆主之。香附子、荆芥（等分）、砂仁上为末，每服三钱，水一碗，煎熟，淋洗；每服三钱，煎服亦可。"

"又方一：五倍子为末，每用三钱，熏洗。"

"又方二：木贼不以多少，烧灰为末，掺肛门上按入，即愈。"

11. 元·危亦林《世医得效方》卷第七·脱肛："文蛤散结大肠寒，肛门脱出不收，用力过多，及小儿叫呼久，痢后，皆使脱肛。五倍子上为末，水煎汁浸洗，更入白矾，蛇床子尤佳。洗后用赤石脂为末，以少许掺在芭蕉上，频用托入。或长尺余者，接，中空一尺，以瓷瓶盛药水满，架起，与床平，令病者以其所脱浸在瓶中。换药，逐日如此浸，缩尽为度。""香荆散治肛门脱出，大人小儿悉皆治之。香附子一两半，炒去毛，荆芥穗二两，上为末，每服三匙，水一大碗，煎熟淋洗。"

12. 元·危亦林《世医得效方》卷第七·脱肛、灸法："病寒冷脱肛出，灸脐中，随年壮。脱肛历年不愈，灸横骨百壮。又灸脊穷骨上，七壮。"

13. 明·龚廷贤《万病回春》卷之四·脱肛："脱肛者，肺脏蕴热，肛门闭结；肺脏虚寒，肛门脱出。用参芪汤加减。凡泻痢久虚，或老人气血虚惫，或产妇用力过度，俱有脱肛也。小儿亦有脱肛症者。肛裂症者，肛裂翻出，虚寒脱出。"

参芪汤：人参、黄芪蜜水炒，当归、生地黄、白术去芦，芍药炒，茯苓去皮各一钱，升麻、桔梗、陈皮各五分，甘草炙，五分，肺脏虚寒加干姜炒，五分。上锉一剂，姜枣煎，食前服。大凡脱出肛门不收……用冰片点上亦收。

14. 明·龚廷贤《万病回春》卷之四·脱肛："浮萍散：于秋暮取霜露打过浮萍，不拘多少，以净瓦摊开阴干。其瓦一日一易，不可见日，务要阴干，用纸包起。凡有前疾者，临时研为细末。先取井中新汲水洗净脱出肛，次以药末掺上，其肛徐徐即进，一时即愈。不拘男妇大小儿并治。"

15. 明·龚廷贤《寿世保元》卷五·脱肛："夫脱肛者，乃虚寒下脱。其病或因肠风痔漏，入服寒凉，或努而下脱，或因久痢里急，窘迫而脱，有产后用力过多，及小儿叫号努气，久痢不止，风邪袭虚而脱也。夫脱肛者，肛门翻出也，盖肺与大肠为表里，肛者大肠之门，肺实热则闭积，虚寒则脱出。肾主大便，故肺肾虚者，多有此症。若大肠湿热，用升阳除湿汤。若血热用四物加条芩、槐花，血虚四物加白术、茯苓。兼痔加黄连、槐花、升麻。虚弱用补中益气汤加芍药，肾虚加六味地黄丸主之。"

16. 明·戴恩恭《证治要诀》卷八·大小腑门·痢疾附痢后风脱肛："大肠头出寸余，痛苦，直候干，自退落，去又出，名截肠病。若肠尽出不治，但初截寸余可治，用芝麻油器盛之，以臀坐之，饮大麻子汁数升即愈。"

17. 清·祁坤《外科大成》卷二·下部后·截肠症："截肠者，脱肛症也……但其所异者，有已收些须，余者渐渐结痂，偶尔脱落者，截肠症也。"

18. 清·沈金鳌《杂病源流犀烛》卷三·脱肛源流："脱肛，大肠气虚病也。大肠之气，虚衰下陷，又或兼有湿热，故成此症，虽治不同，要以升提为主，宜人参、白术、升麻、炙甘草。李仕才云：脱肛一症，最难用药，热则肛门闭，寒则肛门出，宜内外兼治，诚哉是言也。内服宜磁石散，外宜用铁花汤洗。总之，脱肛由于气虚者，补益为急，宜补中益气汤重用参、芪、升麻。或由于胃家之热，移注大肠者，兼宜清热，宜四君子汤兼黄连、黄柏，而外以涩剂煎汤洗之自平。又或脱肛而痛，由热留于下者，当清理大肠，宜槐花、木香。由于寒者，急用温剂，宜理中汤，此治脱之大法也。"

19. 清·冯兆张《冯氏锦囊秘录》卷十三·脱肛大小总论合参："夫肺与大肠为表里，肺者大肠之门。肺实则温，温则内气充而有所蓄，虚则寒，寒则内气馁而不能收，是以肠头出露矣。多得于大痢不止，里急后重，努力肛开，外风所吹而致者，或伏暑暴注，洞泻肠头不禁者，或禀赋怯弱，易于感冷，啼叫努气，大肠虚脱者，盖泻痢未有不因风暑湿热伤脾，脾虚则肺气既弱，大肠亦虚，土为金母，母虚不能生金，是以少被风冷，则肠头即为虚脱。治宜补脾温胃，使金受母之益而上升，次投固肠之剂，外用熏掺等方，若久出而坚者，先以温暖药汤烧软，渐渐纳入，基肠头作痒者，多因大肠湿热生虫而蚀肛门，上唇有疮，虫蚀其脏，下唇有疮，虫蚀其肛，久则齿根无色，舌上尽白，四肢倦怠，唾血如粟，心内懊恢，即为危证……肛门为大肠之使，大肠受热受寒，皆能脱肛。且大肠者传导之官，肾者作强之官，酒色过度，则肾虚而盗泄母气，肺因以虚大肠气无主，故令脱肛，小儿血气未壮，老人血气已衰，皆有此症。"

20. 清·高秉钧《疡科心得集》卷中·辨脱肛痔漏论："夫脱肛之证，有因久痢、久泻，脾肾气陷而脱者；有因中气虚寒不能收摄而脱者；有因酒湿伤脾，色欲伤肾而脱者；有因肾气本虚，关门不固而脱者；有因湿热下坠而脱者。又肛门为大肠之使，大肠受寒受热皆能脱肛。老人气血已衰，小儿气血未旺，皆易脱肛。经曰：陷者举之；徐之才曰：涩可去脱，皆治脱肛之法也。考叶天士先生治脱肛之证，不越乎升举、固摄、益气三法。如气虚下陷而脱者，宗东垣补中益气汤举陷为主；如有肾虚不摄而脱者，宗仲景禹余粮石脂丸及熟地、五味子、菟丝子辈固摄下焦阴气为主；如肝弱气陷，脾胃气虚下陷而脱者，用摄阴益气兼以酸苦泄热为主；如老年阳气下陷，肾真不摄而脱者，又有鹿茸、阳起石、补骨脂、人参等提阳固气一法。观其案中所载诸条，亦云备矣，医者宜奉以为宗也。又汪讱庵云：有气热、血热而肛反挺出者，宜用芩、连、槐、柏，及四物、升、柴之类，苦味坚阴。然斯证虽多，但苦寒之味不可恃为常法耳。"

21. 清·顾世澄《疡医大全》卷之二十三·脱肛门主论："脱肛有气虚者，有血虚者，有血热或火盛者，人患此四者甚多……脱肛治法，内宜温胃厚肠，收敛解毒之剂，外宜温汤频洗令和软，然后摩挲即入，则自愈矣。"

22. 清·顾世澄《疡医大全》卷之二十三·脱肛门主方："通治脱肛主方，生黄芪三钱，人参、当归各一钱五分，白术、川芎、陈皮各一钱，柴胡、防风，各七分，升麻五分，甘草二分。水煎，空心午前服。补中草药益气汤，加防风、川芎于至阴之中，升提清阳之气，达于腠理，不外地气上腾之义。若地气上腾，则天气自然下降矣。真气虚寒而自脱者，加附子五分，血枯液竭燥结下坠，及老年产后血燥者，加松子泥五钱，生地三钱，减黄芪一钱五分，去白术、川芎、防风，服益血润肠丸或滋燥养血润肠丸。阳明燥火自亢，实热下坠者，加黄连一钱五分，生地三钱，白芍二钱，去参、芪、术、芎、防，服搜风顺气丸或润下丸。脾胃气虚，泄痢而脱者，加茯苓一钱一分，白术、肉果各一钱，去芎、归，服培元固本启脾丸或香连固本丸。小儿久痢久泻，湿热下迫而虚脱者，加白芍一钱，黄连三分，减黄芪一钱五分，人参五分，去芎归，服香连固本丸。

脱肛：人参、黄芪、当归身、升麻、川芎、水二碗，煎八分，食煎服。血虚加芍药、熟地，血热加炒黄柏，虚寒加炒黑干姜，外以五倍子末托而上之。"

23. 清·罗国纲《罗氏会约医镜》卷十一·论脱肛三十九："大肠与肺为表里，肺热则大肠燥结，肺虚则大肠滑脱，此固然也。但肺之虚，非因脾虚不能生金，即因肾虚子盗母气。治之者，宜以肺为主，而脾肾为之源也。然其致此之由，不仅中气虚寒，不能收摄之一端也。有因久痢，里急后重而致者。有因酒湿伤脾，色欲伤肾而致者。有因肾气本虚，关门不固而致者。有因湿热下坠而致者。然热者必有热证，如无热证，便是虚证。且气虚即阳虚，必用温补。《内经》曰下者举之，徐之才曰：涩可去脱，皆良法也。故古人之治此者，用参、芪、术、草、升麻之类以升之、补之。五味、乌梅之类以固之、涩之。外用熏洗收涩之药，无有不愈。"

"补中益气汤：治一切肛门下脱。照后加用。人参随便，或以时下生北条参三钱代之，黄芪蜜炙，二三钱，白术钱半，当归土炒，甘草炙，各一钱，陈皮八分，升麻酒炒，八分，柴胡酒炒，四分。

加乌梅三个，五味子五分，姜枣引。如虚中挟火，或热赤肿痛，加黄连、黄芩、槐花之类。然非真有火证、火脉，切忌加入，以防苦寒败脾。如久痢虚弱，而复里急后重者，加白芍钱半，伏毛、槟榔各一钱。如泄泻不止者，加草薢三钱，泽泻一钱，木瓜一钱三分，煨木香三分。湿泻者，加苍术钱半。

［按］治一切肛脱。

水土交济汤：治脾虚发泄、肾虚发热、不食、尿赤、脱肛等证。人参随便，当归土炒、白芍酒炒、陈皮、甘草炙，各一钱。白术炒、黄芪蜜炙，各二钱。熟地、砂仁煎水，再炒干，三五钱或一两，山药炒，钱半，升麻七八分，气虚火浮者，蜜炒或盐水炒三五分，柴胡酒炒，三分。姜、枣引。如脱肛虚滑，加五倍子、五味子之类。外用熏洗末药，方载后。治脾肾两虚脱肛。

产后脱肛方：治妇人当生，用力太过，脱肛莫收。当归土炒，二钱，黄芪蜜炙，三钱，白术钱半，川芎七分，白芍酒炒，一钱，丹参二钱半，益母草二钱，甘草炙，一钱，升麻八分。酒引。如血气切痛，加山楂二钱，外用蓖麻子肉钱半，捣烂，贴头顶心，收即去之。下用熏洗法方载后。治产妇脱肛。

约营煎，治湿热下坠，疼痛肛脱。苍术、白芍、甘草、续断、地榆、黄芩、槐花、荆芥各一钱，升麻八分，乌梅二个。如血热而燥者，去苍术，加生地。治湿热脱肛疼痛。

脱肛，用枳壳、防风各一两，枯矾二钱，煎水，乘热熏洗。

又方：用赤皮葱、韭菜各带根煎汤，入大枫子、防风末数钱，乘热熏洗。

又方：用五倍子煎汤洗，随以赤石脂末掺上托入。

久痢脱肛，用诃子、赤石脂、龙骨各二钱研细末，以茶少许和药，掺肛上，绢帛揉入。

又方：用鳖头煅，存性入枯矾少许掺上托入。

又方：用伏龙肝、鳖头骨五钱，五倍子二钱，共研末，先以紫苏煎汤温洗，后用麻油调药敷上。

又方：用五倍子三钱，明矾二钱煎洗。

又方：用桑叶、桃叶煎汤，入矾末熏洗。肛门肿痛，苎麻根捣烂坐之。

又方：用苎麻根煎洗，外以木贼研末敷。

又方：用石灰炒热，帛包坐上，冷则易之。血热者，四物加条芩、槐花。"

［注］罗氏总结前人治疗脱肛方剂的基础上因病机不同、治疗各异，以肾虚子盗母气及酒湿伤脾，热者必有热证，气虚即阳虚，当临机应变，不可执方，体现了因病制宜的思想。

【病因病理】

本病多与肺、脾、肾功能失调有关，或因各种原因导致肺、脾、肾虚损均可引发本病。或素体气血不足，老年人气血衰退，或小儿气血未旺，或妇人分娩过度，或劳倦、房事过度，或久泻、久痢，或习惯性便秘，或长期咳嗽，或饮食不节，内生湿热，下注大肠而发，或因脏腑本虚，中气下陷，固摄失司所致。

【临床症状】

多见于幼儿、老年人、久病体弱者，女性高于男性，排便时直肠黏膜或全层脱出肛外，色鲜红，早期仅有排便时有脱出，便后自行缩回。随病情发展，脱出变频，体积增大，下坠感明显，常需用手帮助才能回复。严重者在咳嗽、喷嚏、用力或行走、蹲下甚者亦可脱出，而不易回复，若未能及时复位，脱垂肠段黏膜有黏液分泌，黏膜常受刺激可发生充血、水肿、糜烂、出血等，甚至嵌顿发生，有绞窄坏死的危险；也可因黏液流出而发生肛周皮肤潮湿瘙痒。

现代医学认为，部分脱垂可见圆形、红色、表面光滑的肿物，黏膜皱襞呈"放射状"，脱出长度一般不超过3cm。若完全性直肠脱垂，表面有"同心环"皱襞，脱出较长。直肠脱垂可分为三度：

1. Ⅰ度脱垂：又称直肠黏膜脱出，脱出物为淡红色，长3~5cm，触之柔软，无弹性，不易出血，便后可自行回纳。

2. Ⅱ度脱垂：为直肠全层脱出，脱出物5~10cm，呈圆锥状，淡红色，表面为环状而有层次的黏膜皱襞，触之较厚，有弹性，肛门松弛，便后有时需用手回复。

3. Ⅲ度脱垂：直肠及部分乙状结肠脱出，长达10cm以上，呈圆柱，触之很厚，肛门松弛无力。

【鉴别诊断】

本病可与肛管外翻、环状内痔脱出相鉴别。

1. 肛管外翻：肛管外翻为大便后肛门部有物脱出突起一圈，突起物表面为皮肤，突起1cm左右，而直肠脱垂常在3cm以上。

2. 环状内痔脱出：脱出时有充血肿大的痔核出现，易出血，痔块之间有正常的凹陷。

【内服药疗法】

1. 湿热下注证：

［主证］肛内肿物脱出，色紫暗或深红，甚则表面部分糜烂，溃破，肛门坠痛，不能自行还纳，红肿，肛门痉挛，大便秘结，舌质红，舌苔黄，脉弦数。

［方剂］约营煎。

［组成］苍术、白芍、甘草、续断、地榆、黄芩、槐花、荆芥各3g，升麻、乌梅各2.4g。

［制法］水煎，去滓。

［用法］温服。

［功效］清热利湿，止痛举陷。

［主治］湿热下坠，疼痛肛脱。

［加减］血热而燥者，去苍术，加生地。

［方剂来源］清·罗国纲《罗氏会约医镜》。

［方剂］提肛散。

［组成］川芎、归身、白术、人参、黄芪、陈皮、甘草各3g，升麻、柴胡、黄芩、黄连、白芷各1.5g。

［制法］上为散。每次12g，水煎，去滓。

［用法］食远服。

［功效］健脾补气，清肠化湿。

［主治］肛门下坠，脱肛便血。

［方剂来源］明·方谷《医林绳墨大全》。

［方剂］赤石脂散。

［组成］赤石脂30g，当归（锉，微炒）、蓬莪术各15g，龙骨30g，肉豆蔻15g（去

壳），白石脂 30g，黄连（微炒）、白芍药、厚朴（涂生姜汁，炙令香熟）各 15g。

[制法] 上为细散。

[用法] 每次 6g，食前以粥饮调服。

[功效] 清热化湿，调气和血，涩肠止痢。

[主治] 脱肛。

[方剂来源] 宋·王怀隐《太平圣惠方》。

[方剂] 砂仁汤。

[组成] 砂仁、黄连、木贼各等分。

[制法] 上为细末。

[用法] 每次 6g，米饮送服。

[功效] 清热燥湿。

[主治] 脱肛，挟热红肿者。

[方剂来源] 明·孙一奎《赤水玄珠》。

[方剂] 蛇床散。

[组成] 蛇床子、甘草各 30g。

[制法] 上为末。

[用法] 每次 3g，热汤调服，1 日 3 次。

[功效] 燥湿固肠。

[主治] 脱肛。

[方剂来源] 明·朱橚《普济方》。

[方剂] 皂刺大黄汤。

[组成] 皂刺、生大黄各等分。

[制法] 用水、酒各半煎，去滓。

[用法] 温服。

[功效] 泻火消肿。

[主治] 小儿肛脱不收。

[方剂来源] 清·吴谦《医宗金鉴》。

2. 脾虚下陷证：

[主证] 便后肛门有肿块脱出，轻重不一，色淡红，伴有肛门坠胀，大便带血，神疲乏力，食欲不振，甚则有头晕耳鸣，腰膝酸软，严重者，在步行、咳嗽、喷嚏时可脱出，蹲下亦可脱出，舌质淡，苔白，脉弱。

[方剂] 补中益气汤。

[组成] 黄芪 3g，甘草（炙）1.5g，人参、升麻、柴胡、橘皮、当归身（酒洗）、白术各 0.9g。

[制法] 上㕮咀，都作一服。用水 300mL，煎至 150mL，去滓。

[用法] 早饭后温服。

[功效] 补中益气，升阳举陷。

[主治] 脱肛。

[方剂来源] 金·李杲《内外伤辨》。

[方剂] 提气散。

［组成］黄芪、人参、白术、当归、白芍、干姜（炮）、柴胡、升麻、羌活、甘草。

［制法］上锉为散。每次 15g，水煎，去滓。

［用法］温服。

［功效］补气升提。

［主治］脱肛。

［方剂来源］明·龚信《古今医鉴》。

［方剂］升阳汤。

［组成］人参 3g，黄芪、川芎、当归各 4.5g，升麻 1.5g。

［制法］用水 500mL，煎至 400mL。

［用法］食前分 2 次温服。

［功效］益气升阳，养血止血。

［主治］气虚脱肛。

［加减］血虚，加白芍、地黄；血热，加炒黄柏；虚寒，加炒干姜。

［方剂来源］清·李文炳《仙拈集》。

［方剂］提肛散。

［组成］龙骨 7.5g，诃子（煨，去核）、没石子、罂粟壳（去蒂、瓤，醋炙）、赤石脂各等分。

［制法］上研为末。

［用法］食前用米饮调服。另用葱汤熏洗令软，缓缓托上。

［功效］提肛固脱。

［主治］小儿肛门脱出。

［方剂来源］明·龚廷贤《万病回春》。

［方剂］参术芎归汤。

［组成］人参、白术、川芎、当归、升麻、白茯苓、山药、黄芪（酒炒）、白芍药（炒）各 3g，炙甘草 1.5g。

［制法］加生姜，水煎，去滓。

［用法］温服。

［功效］补气升阳。

［主治］泻痢，产育气虚脱肛。

［方剂来源］明·王肯堂《证治准绳·类方》。

［方剂］升阳举气汤。

［组成］升麻、柴胡、人参、黄芪各 3g，当归头、白术各 2.4g，黄芩、诃子、甘草各 1.2g，川芎 1.8g。

［制法］上㕮咀。用水 400mL，煎取 200mL，去滓。

［用法］空腹温服。

［功效］补气升阳，涩肠固脱。

［主治］久病泻痢，以致脱肛不上者。

［方剂来源］明·芮经《杏苑生春》。

3. 脾肾两虚证：

［主证］直肠滑脱不收，手法复位困难，肛门会阴部下坠感，面色无华或面色萎黄，头

晕心悸，小便频频，大便溏稀，甚者腹泻或肛门部流黏液，舌质淡，苔白，脉细弱。

　　［方剂］升元大补汤。

　　［组成］人参 9g，升麻 15g，白术（土炒）、白芍（酒炒）各 6g，生地 3g（姜汁煮），归头 6g，黄芪 9g，黄柏、知母各 3g（俱盐制），粉甘草 1.5g（炙），山药、防风各 3g，肉桂 1.5g，附子 2.1g，红花 1.8g。

　　［制法］上作一服。用水 400mL，加生姜 5 片，枣肉 2 枚，煎至 280mL，去滓。

　　［用法］分 2 次温服。

　　［功效］益气升阳，养血解毒。

　　［主治］脱肛。

　　［加减］虚甚，倍加参、芪、归、麻。

　　［方剂来源］宋·窦汉卿《疮疡经验全书》。

　　［方剂］提肠汤。

　　［组成］人参 9g，黄芪 15g，当归 9g，白芍 30g，升麻 3g，茯苓 9g，槐米 3g，薏苡仁 15g。

　　［制法］水煎，去滓。

　　［用法］温服。

　　［功效］补气升提。

　　［主治］脱肛不收，久则涩痛。

　　［方剂来源］清·陈士铎《辨证录》。

　　［方剂］收肠养血和气丸。

　　［组成］白术、当归、白芍各 30g，川芎、槐角（炒）、山药各 24g，莲肉 30g，人参 21g，龙骨（煅）、五倍子、赤石脂各 15g。

　　［制法］上为末，米糊为丸，如梧桐子大。

　　［用法］每次 70 丸，米饮送服。

　　［功效］收肠养血，益气固脱。

　　［主治］脱肛日久。

　　［方剂来源］明·吴球《活人心统》。

　　［方剂］诃子皮散。

　　［组成］御米壳（去蒂、萼，蜜炒）、橘皮各 1.5g，干姜（炮）1.8g，诃子（煨，去核）2.1g。

　　［制法］上为细末，作一服。用水 300mL，煎至 150mL。

　　［用法］和滓空心热服。

　　［功效］温中散寒，涩肠止泻。

　　［主治］脱肛。

　　［方剂来源］金·李杲《兰室秘藏》。

　　［注］脾肾两虚证兼有四肢不温，形寒肢冷腹泻者可用本方剂，或用良姜丸。

　　［方剂］良姜丸。

　　［组成］高良姜、干姜、桂枝各 3g，赤石脂（醋炒）6g，粳米 1.5g，甘草 0.6g。

　　［制法］上为细末，面糊丸，如梧桐子大。

　　［用法］每次 3~5g，开水送服。

［功效］温中固脱。

［主治］脱肛。

［方剂来源］宋·施发《续名家方选》。

【外治方药】

1. 附子散：

［组成］附子（生，去皮、脐）、龙骨各30g。

［制法］上为细散。

［用法］每次3g，敷在肛上，捺按令入，频频用之。以愈为度。

［功效］温阳固脱。

［主治］小儿脱肛。

［方剂来源］宋·王怀隐《太平圣惠方》。

2. 龟头散：

［组成］龟头1枚（枯者，炙令焦黄）、卷柏、龙骨各30g。

［制法］上为细散。

［用法］每次3g，敷患处，于脱肛上捺按纳之。

［功效］升肠固涩。

［主治］小儿久痢，脱肛不入。

［方剂来源］宋·王怀隐《太平圣惠方》。

3. 蛇床子散：

［组成］蛇床子、藜芦、槐白枝、苦参、芜荑仁、白矾各30g。

［制法］上为散。每次3g，用水600mL，煎至200mL，去滓。

［用法］于密室中洗肛门，1日1次。

［功效］收敛固涩，祛风解毒。

［主治］小儿脱肛。

［方剂来源］宋·赵佶《圣济总录》。

4. 蛛丹散：

［组成］大蜘蛛1个（瓠叶重裹系定，入盒子内，烧存性；一方桑叶裹，盐泥固烧），黄丹少许。

［制法］上为末。

［用法］先煎白矾、葱、椒汤洗，拭干，将药末掺在软帛上，手掌挪按入。

［功效］固脱止痛。

［主治］小儿泻利脱肛，疼痛。

［方剂来源］宋·佚名《小儿卫生总微论》。

5. 香荆散：

［组成］香附子、荆芥穗各等分。

［制法］上为末，每用30g，用水250mL，煎十数沸，去滓。

［用法］熏洗肛门。

［主治］脱肛。

［方剂来源］宋·陈言《三因极一病证方论》。

6. 蓖麻膏：

[组成] 蓖麻子 30g。

[制法] 上药杵烂为膏，捻作饼子，两指宽大。

[用法] 贴囟上。

[功效] 暴患脱肛。

[主治] 脱肛。

[方剂来源] 元·曾世荣《活幼心书》。

7. 蟠龙散：

[组成] 干地龙 30g，风化朴硝 6g。

[制法] 上为细末，和匀。

[用法] 先以见毒消、荆芥、生葱煮水浴洗患处，拭干，用药 6~9g，肛门湿烂，干掺；肛门干燥，用清油调涂。

[功效] 消肿止痛。

[主治] 小儿脱肛。

[方剂来源] 元·曾世荣《活幼心书》。

8. 文蛤散：

[组成] 五倍子。

[制法] 上为末。

[用法] 水煎汁浸洗患处。入白矾、蛇床子尤佳。洗后用赤石脂末少许掺在芭蕉上，频频托入。

[功效] 涩肠固脱。

[主治] 痢疾后肛门脱出不收者。

[方剂来源] 元·危亦林《世医得效方》。

9. 伏龙肝散：

[组成] 伏龙肝 30g，鳖头骨 15g，百药煎 7.5g。

[制法] 上焙，为末。每次 6~9g，浓煎紫苏汤，候温和清油调药。

[用法] 将患处洗净，拭干，涂药。

[功效] 收敛固脱。

[主治] 小儿脱肛。

[方剂来源] 元·曾世荣《活幼心书》。

10. 浮萍散：

[组成] 浮萍草（于秋暮取霜露打过者）不拘多少。

[制法] 以净瓦摊开，阴干，其瓦一日一易，不可见日，务要阴干，用纸包起，临用时研为细末。

[用法] 先取井水或新水洗净脱出肛，次以药末掺上。

[主治] 脱肛。

[方剂来源] 明·龚廷贤《万病回春》。

11. 抵圣散：

[组成] 五倍子不拘多少。

[制法] 上为末。

[用法] 掺肠头上，以物衬手揉入。

［主治］小儿脱肛。

［方剂来源］明·朱橚《普济方》。

12. 莲房散：

［组成］莲房壳、荆芥、枳壳、槐花、黄柏、防风、独活各等分。

［制法］上锉散。每次 30g，煎汤，去滓。

［用法］熏洗患处。

［主治］脱肛。

［方剂来源］明·芮经《杏苑生春》。

13. 僧矾散：

［组成］密陀僧 6g，枯矾 3g，冰片少许。

［制法］上为末。

［用法］先用苦参汤或防风、荆芥汤洗患处，后敷上药。

［功效］收敛固脱，消肿止痛。

［主治］脱肛。

［方剂来源］明·孙一奎《赤水玄珠》。

14. 蛤消散：

［组成］文蛤 120g，朴硝 120g。

［制法］上药各为末，先煎文蛤，后入朴硝。

［用法］通水淋洗，至水冷为止。若觉热痛，用熊胆加冰片，水化涂之。

［功效］消肿敛肛。

［主治］脱肛。

［方剂来源］清·祁坤《外科大成》。

15. 脱肛洗药：

［组成］五倍子 30g，白矾 15g，陈壁土 30g，葱白 3 茎，荷叶 2 张。

［制法］用水 2.5L，煎汤，去滓。

［用法］洗患处。

［功效］收敛固脱。

［主治］脱肛。

［方剂来源］明·吴球《活人心统》。

16. 润肠散：

［组成］鳖头灰、五倍末、伏龙肝、生矾末、赤石脂、诃子肉各 15g（俱晒干）。

［制法］上为极细末。

［用法］用葱汤洗净肛门，将药掺于肠头上，以愈为度。

［功效］缩肛固脱。

［主治］痢后脱肛。

［方剂来源］清·叶桂《种福堂公选良方》。

【外治疗法】

1. 中药熏洗法：常用收敛固涩剂熏洗，莲房散，煎汤用纯净白布过滤去滓，取清液熏洗患处，或蛤消散、蛇床散、脱肛洗药，水煎去滓，过滤用法，同前，升肠固脱，去风解毒，消肿止痛（详见本章节）。

2. 中药外敷法：多用小儿直肠黏膜脱垂，可选用附子散、龟头散、浮萍散、润肠散研细过 100 目筛掺于肠头上（详见本章节）。

【针刺疗法】

选升阳益气穴位：长强、百会、足三里、承山、提肛穴（位于坐骨结节与肛门连线中点），每次 15min，1 日 1 次，一般 10 天为一疗程。

【手术疗法】

详见吴肇汉、秦新裕、丁强《实用外科学》（第 4 版）。北京：人民卫生出版社，2017：580-581。

【护理与预防】

1. 保持大便正常，有规律，忌努挣。

2. 一旦确诊尽早治疗，防止进一步加重病情。

3. 避免久行、负重、腹泻、便秘，及时治疗气管炎、肠炎、直肠和结肠息肉等，减少诱发因素。

4. 锻炼身体，避免长期持续性增加腹压活动，常做提肛运动。

第十节　直肠息肉

直肠息肉是指直肠黏膜上或黏膜下的赘生物。其大小、形态、位置高低可有不同，单发或多发，或成串、成丛的生长，本节讨论"生于脏内，悬于肛外"。其形态似悬胆、樱桃、垂块等均以其形而命名，古代多归属于痔的范畴，临床症状为脱出、出血，或痛或痒，或液体分泌物，遇劳累时症状加重。中医称为"息肉痔""樱桃痔""珊瑚痔""垂珠痔""悬胆痔"。

【中国古代中医论述】

1. 《灵枢·水胀》："肠覃何如？……寒气客于肠外，与卫相搏，气不得荣，因有所系，癖而内著，恶气乃起，瘜肉乃生。"

［注］（1）癖而内著：指邪气积久而不去，留滞附着于内，癖（pī 劈）指积久。著（zhuó 着）指附着不移。

（2）恶气：致病因素。

（3）瘜肉：即寄生的恶肉，因其非正常的肉，故称"恶肉"。

2. 宋·窦汉卿《疮疡经验全书》卷七·痔漏症并图说："樱桃痔，形如樱。"

3. 明·申斗垣《外科启玄》卷之七："垂珠痔"（从其绘图上看，类似于直肠息肉）。

4. 清·祁坤《外科大成》卷二·下部后·二十四痔："悬胆痔，生于脏内，悬于肛外，时流脓水，便痛出血，先枯去痔，不须收口，服血竭内消丸。"

5. 清·祁坤《外科大成》卷二·下部后·论痔漏："凡痔头大根小者，以线扎之，头小根大者用药枯之。"

6. 清·吴谦《医宗金鉴》外科心法要诀·卷六十九·痔疮："痔……其名二十四种，总不外于醉饱入房，筋脉横解，精气脱泄，热毒乘虚下注；或忧思太过，蕴积热毒，愤郁之气，致生风、湿、燥、热、四气相合而成……顶大蒂小者，用药线勒于痔根，每日紧线，其痔枯落，随以月白珍珠散撒之收口；亦有顶小蒂大者，用枯痔散之。"

【病因病理】

本病由腑气不畅，湿热之邪留滞肠间，热蕴于内，经络阻滞，气滞血瘀，浊气下注凝聚成形恶肉而生；或因内伤饮食，感受寒热肠道气机失调，湿邪乘虚下注，蕴积热毒，血气瘀滞，瘀血浊气，凝聚而成。久病则气虚下陷，肠蕈随便而露于肛外，状如樱桃，若燥粪伤及血络，则见便血。

【临床症状】

常见的症状为大便时粪便表面带血，色鲜红，肛门部无疼痛，或便时有黏液和血，部分患者便时有物脱出肛外，常有蒂，表面呈草莓状，色鲜红，伴有出血症状。小的息肉便后可自行回纳，大的息肉则需用手推回。多伴有排便不畅，若多发性息肉感染可引起腹泻和黏液血便，肛门下坠，里急后重。出血严重者可引起贫血、消瘦、心悸气短、体弱无力等。

现代直肠镜检查：直肠腔内可见到色鲜红的有蒂或无蒂息肉，表面光滑，若为绒毛状腺病，表面为高突不平，伴有大量黏液的突起物。指诊：直肠可触及圆形、光滑、质硬有弹性的肿物，有单发，也有多发有蒂或广基无蒂，有珊瑚样或葡萄样及樱桃状等。

【鉴别诊断】

本病应与肛乳头肥大、直肠癌相鉴别。

1. 肛乳头肥大：位置较低，固定于齿线附近，较硬，椭圆形，可用手将其抠出肛门外，色白或灰黄，一般不出血。

2. 直肠癌：直肠癌常伴有黏液血便，便次增多。指诊：直肠内可触及肿物，质硬，表面高突不平，活动度差。直肠镜下可见溃疡性肿块。若息肉恶变病理检查确诊。

【内服药疗法】

1. 湿热下注证：

［主证］便时表面带血，色鲜红，或便时有黏液和血，息肉脱出肛外，呈草莓状，有蒂，伴有肛门部不适，大便不畅，小便黄，口干等，舌质红，舌苔黄腻，脉滑数。

［方剂］清肝渗湿汤。

［组成］川芎、当归、白芍、生地、山栀、黄连、连翘、龙胆草各 3g，银柴胡、泽泻、木通各 1.8g，滑石 6g，芦荟 1.5g，甘草 0.9g，防风 2.4g。

［制法］用水 400mL，加淡竹叶、灯心各 3g，煎至 320mL，去滓。

［用法］食前温服。

［功效］清肝利湿。

［主治］肝经郁滞，邪火流行至阴肿痛。

［方剂来源］明·陈实功《外科正宗》。

［方剂］龙参丸。

［组成］地龙 30g，苦参 30g，乌头（去皮、脐）15g（半生半炮）。

［制法］上为末，以醋糊为丸，如绿豆大。

［用法］每次 7~10 丸，食前用米饮送服，1 日 3 次。

［功效］清热化湿，消肿散结。

［主治］肛边生核，肿痛下血。

［方剂来源］宋·赵佶《圣济总录》。

［注］上二方应枯肿物，或圈套除息肉，选择内服药。

2. 血瘀浊凝证：

［主证］大便时带血或滴血，有肿物脱出肛门，不能回纳，常需手法复位，息肉质硬，

色暗，肠部坠痛，食欲不振，大便不畅，舌质暗红，舌苔黄，脉弦细。

　　[方剂] 黄芩四物汤。

　　[组成] 条黄芩18g，当归、生地、白芍、川芎各3g。

　　[制法] 上㕮咀，用水200mL，煎至140mL，去滓。

　　[用法] 温服。

　　[功效] 凉血活血，化瘀散结。

　　[主治] 肠胃蓄热，聚邪肿痛。

　　[方剂来源] 明·龚居中《外科活人定本》。

　　[方剂] 逐瘀汤。

　　[组成] 大黄、桃仁各3g，川芎、白芷、生干地黄、赤芍药、枳壳、蓬术、五灵脂、阿胶珠、赤茯苓、茯神、木通、生甘草各2.1g。

　　[制法] 上锉，作一帖，姜5片，蜜3匙，同煎，取液，去滓。

　　[用法] 温服。

　　[功效] 活血行气，消肿散结。

　　[主治] 诸痔，通利大小便，取下恶物。

　　[方剂来源] 明·许浚《东医宝鉴》。

　　3. 脾气亏虚证：

　　[主证] 肿物易于脱出肛门外，表面增生粗糙，呈暗红色，或有蒂，或无蒂，或有少量出血，或伴有腹泻或伴有腹痛，肛门松弛，面色萎黄、乏力，舌质淡，舌苔薄，脉细弱。

　　[方剂] 理中汤。

　　[组成] 人参、附子、炮姜、茅术、厚朴、地榆、升麻醋炒、柴胡醋炒。

　　[制法] 水煎，去滓。

　　[用法] 温服。

　　[功效] 温中健脾，扶正固脱，升清降浊。

　　[主治] 痔疾……气满为膨，气走为泻。

　　[方剂来源] 清·余景和《外证医案》。

　　[方剂] 益后汤。

　　[组成] 茯苓、白芍各30g，地榆9g，穿山甲1g，土炒，为末，山药、薏苡仁各30g。

　　[制法] 水煎，去滓。

　　[用法] 温服。

　　[功效] 益气健脾，化湿解毒。

　　[主治] 内外之痔，结于肛门不能遽化。

　　[方剂来源] 清·陈士铎《辨证录》。

【外治方药】

　　1. 洗诸痔方：

　　[组成] 黄连、黄芩、荆芥、蛇床子各30g，镜面草、蚵蚾草、槐条各100g，侧柏叶120g。

　　[制法] 上药用水煎，去滓，倾盆内（备用）。

　　[用法] 乘热先熏后洗。

　[功效]　清热解毒，消肿敛疮。

　[主治]　诸痔。

　[方剂来源]　明·董宿《奇效良方》。

　2. 五圣丹：

　[组成]　雄黄、绿矾、朴硝、雌黄、明白矾各15g。

　[制法]　上件各礴碎，以银锅一入雄黄，二入雌黄，三入朴硝，四入绿矾，五入白矾，圆瓦片盖之，炭火煅一日夜，看青烟出烬，有红烟方可。候冷取出，纸衬顿地上，用盆覆出火毒，一日夜，入乳香、没药末各一钱，同研极细，备用。

　[用法]　每抄一匙，煎甘草汤调敷，外用鸡羽扫药末盖之，日1次，夜1次，自然干硬而脱。逐日须用葱白煎汤，入朴硝温洗，外帛拭干，然后傅药。

　[功效]　消痔（息肉）。

　[主治]　诸痔。

　[方剂来源]　明·董宿《奇效良方》。

　3. 治痔疮有头（方）：

　[组成]　芫花根、丝线。

　[制法]　用芫花根（120g）洗净，木臼捣，以少水（拌）绞汁，于银铜器内，慢火煎成膏。

　[用法]　将丝线（约33cm长）于膏内度过，系痔疮头（息肉），系时微痛，候心躁，痔落时，以纸捻蘸膏于（息肉上），除戒根。

　[功效]　除痔。

　[主治]　诸痔疮有头（息肉）。

　[方剂来源]　清·冯兆张《冯氏锦囊秘录》。

　4. 熊冰膏：

　[组成]　熊胆0.75g，片脑0.15g，白雄鸡胆3枚。

　[制法]　上药用白雄鸡胆3枚取汁调匀，备用。

　[用法]　先以药水（清热解毒剂）将患处洗净，以鸡羽蘸药涂痔上（患处）。

　[功效]　解毒消肿止痛除痔。

　[主治]　一切诸痔。

　[方剂来源]　明·许浚《东医宝鉴》。

【外治疗法】

　1. 熏洗法：可选用洗诸痔方，药物加水煮沸先熏后洗，具有清热解毒、消肿敛疮之功效（详见本章节）。

　2. 敷药法：可选用五圣丹药末点息肉处日2次，夜1次，待自然干硬而脱，停药再用生肌散收口（详见本章节）。

　3. 结扎疗法：患者取侧卧位，用芫花根丝线系外突息肉其根扎之，使息肉缺血坏死脱落（详见本章节）。

【现代疗法】

　1. 外治疗法：用中药乌梅丸等清热利湿、收敛止血及抑制息肉发展。使用方法将药剂煎液经二层清洁白布过滤，经肛门灌注于直肠内。

　2. 结扎疗法：适用于单发直肠息肉，一般选用7号丝线结扎之，数日后息肉缺血坏死，脱落而愈，治疗期间防止便秘。

3. 手术疗法：适用于直肠腔内息肉较大者，而基底广阔，经肛门摘除困难者。可根据具体情况选择合适的治疗方式。

【护理与预防】

1. 宜进食清淡易消化食物，少食辛辣刺激性食物。

2. 便后保持局部清洁，及时治疗腹泻疾病。

第十四章　急腹症

第一节　急性阑尾炎

急性阑尾炎是由多种致病因素的作用而引起阑尾的急性炎症性疾病，阑尾炎发生后，在不同阶段可呈现不同的病理变化，基本上分为4种：①急性单纯性阑尾炎。②蜂窝织炎性（化脓性）阑尾炎。③坏疽及穿孔性阑尾炎。④阑尾周围脓肿，中医称本病为"肠痈"。肠痈疼痛部位不同，分为大肠痈、小肠痈，痛处接近天枢穴者称"大肠痈"，疼痛处接近关元穴称"小肠痈"。

【中国古代中医论述】

1.《素问·厥论》："少阳厥逆，机关不利；机关不利者，腰不可以行，项不可以顾，发肠痈，不可治，惊者死。"

2. 汉·张仲景《金匮要略》疮痈肠痈浸淫病脉证并治："肠痈者，少腹肿痞，按之即痛如淋，小便自调，时时发热，自汗出，复恶寒。其脉迟紧者，脓未成，可下之，当有血；脉洪数，脓已成，不可下也。大黄牡丹汤主之。

大黄牡丹汤方：大黄四两，牡丹皮一两，桃仁五十枚，瓜子半升，芒硝三合。上五味，以水六升，煮取一升，去滓，内芒硝，再煮沸，顿服之，有脓当下；无脓当下血。"

［注］"肠痈，少腹部肿胀而痞硬，按下像患淋病一样的痛连阴部，但小便是正常的，常常发热、自汗、恶寒。脉象迟紧的脓未成；脉象洪数的，脓已成。照此种症状看来，小便正常而少腹肿痞硬，显然病不在膀胱而是在肠间。"

肠痈脓尚未成时可用大黄牡丹汤开结散血。大黄、芒硝通开肠结，桃仁下血，牡丹皮清血解热，瓜子功能清润。用此方治肠痈时，若是不能确定脓已成或脓未成时，当看大便的正常与否来决定其用量，如果大便很正常，芒硝、大黄不宜重用。

3. 汉·张仲景《金匮要略》疮痈肠痈浸淫病脉之证并治："肠痈之为病，其身甲错，腹皮急，按之濡，如肿块，腹无积聚，身无热，脉数，此为肠内有痈脓，薏苡附子败酱散主之。

薏苡附子败酱散方：薏苡仁十分，附子二分，败酱五分。上三味，杵为末，取方寸匕，以水二升，煎减半，顿服，小便当下。"

［注］肠痈的症状是肌肤发干、粗糙，像鳞甲那样交错，腹皮紧张，用手按下去是软的，像肿的一样，不发热，脉象数。当这种证象出现，就说明是营血郁滞而燥。而腹部皮急像肿的样子，按之柔软，不似积聚癥块的有形质，身不发热而见数脉。

肠内有痈，宜用薏苡附子败酱散。

薏苡附子败酱散中薏苡仁是破毒肿也是利肠胃的药，败酱能排脓破血，配附子以通行郁滞，因此本方用于肠痈脓溃者，旨在排脓解毒。

4. 隋·巢元方《诸病源候论》卷三十三·肠痈候："肠痈者，由寒温不适，喜怒无度，使邪气与荣卫相干，在于肠内，遇热加之，血气蕴积，结聚成痈。热积不散，血肉腐坏，化而为脓。其病之状，小腹重而微强，抑之即痛，小便数似淋，时时汗出，复恶寒，其身皮皆甲错，腹皮急，如肿状。诊其脉洪数者，已有脓也。其脉迟紧者，未有脓也。甚者腹胀大，转侧闻水声，或绕脐生疮，穿而脓出，或脓自脐中出，或大便去脓血。惟宜急治之。"

5. 唐·孙思邈《备急千金要方》卷第二十三·肠痈："论曰：卒得肠痈而不晓其病候，愚医治之，错则杀人。肠痈之为病，小腹重而强抑之则痛，小便数似淋，时时汗出，复恶寒，其身皮皆甲错，腹皮急如肿状，其脉数者小有脓也……

问曰：官羽林妇病，医脉之，何以知妇人肠中有脓，为下之即愈。师曰：寸口脉滑而数，滑则为实，数则为热，滑则为荣，数则为卫，卫数下降，荣滑上升，荣卫相干，血为浊败，少腹痞坚，小便或涩，或复汗出，或复恶寒，脓为已成，设脉迟紧，即为瘀血，血下则愈。

治肠痈，大黄牡丹汤方：大黄四两，牡丹皮三两，桃仁五十枚，瓜子一升，芒硝二两。上五味㕮咀，以水五升煮取一升，顿服之，当下脓血。《删繁方》用芒硝半合、瓜子五合。刘涓子用硝石三合，云：肠痈之病，少腹痞坚，或偏在膀胱左右，其色或白，坚大如掌，热，小便欲调，时白汗出，其脉迟坚者未成脓，可下之，当有血，脉数脓成，不复可下。《肘后》名瓜子汤。

治肠痈汤方：牡丹皮、甘草、败酱、生姜、茯苓各二两，薏苡仁、桔梗、麦冬各三两，丹参、芍药各四两，生地黄五两。上十一味㕮咀，以水一斗煮取三升，分三服，日三。"

［注］大黄牡丹汤方中瓜子即冬瓜子，性味甘凉，能润肺化痰，消痈利水，主治痰热咳嗽、肺痈、肠痈、水肿、脚气等。

6. 唐·孙思邈《备急千金要方》卷第二十三·肠痈："肠痈：屈两肘，正灸肘头锐骨各百壮，则下脓血，即瘥。"

7. 宋·王怀隐《太平圣惠方》卷第六十一·治肠痈诸方："治肠内生痈肿，令人心膈间气滞，急痛，肚热，呕逆，小便黄赤，嫩表发肿，肿中夜间如汤沸声，速须救疗……当归煎方：当归一两，没药三分，麝香半两、细研，乳香半两，桂心半两，朱砂半两、细研，黄芪三分，漏芦半两，自然铜半两，丁香半两，木香三分，芎䓖半两，麒麟竭三分，槟榔半两，云母粉半两，沉香半两，甘草半两，白蔹半两，白芷半两，蜜陀僧半两，赤芍药三分，野驼脂三两，黄犬脂三两，生地黄半斤，绞取汁。上件药除脂并捣罗为末，银锅内先用好酒五升以慢火煎去二升，即下地黄汁更煎渐浓，次入野驼脂，不住手以柳木篦搅如膏，即下药末更搅令匀，以瓷盒盛……取涂患处亦良。"

8. 宋·王怀隐《太平圣惠方》卷第六十一治肠痈诸方：

（1）"治肠痈未成脓，腹中痛不可忍，牡丹散方：牡丹皮三分，川大黄二两，剉碎，微炒，木香三分，桃仁三分，汤浸去皮尖，双仁，麸炒微黄，赤芍药三分，川芒硝二两，败酱三分，甜瓜子三分。上件药，捣筛为散，每服四钱，以水一中盏，煎至六分，去滓，每于食前温服，以利下脓血为度。"

（2）"治肠痈肿痛妨闷，气欲绝，甜瓜子散方：甜瓜子二两，桃仁一两，汤浸，去皮尖、双人，麸炒微黄，牡丹皮一两，川大黄一两半，剉，微炒，川朴硝一两，薏苡仁一两，败酱一两，当归半两，槟榔三分。上件药，捣粗罗为散，每服四钱。水一中盏，煎至六分，去滓，不计时候温服。"

（3）"治肠痈，小便不利似淋，腹中苦痛，寒热汗出，时时利脓，木通散方：木通一两，剉，薏苡仁一两，生干地黄二两，甘草一两，炙微赤，剉，桔梗一两，去芦头，丹参二两，麦冬一两，去心，赤芍药一两半，赤茯苓一两，败酱二两，牡丹皮一两，黄芪一两，剉。上件药，捣粗罗为散，每服四钱，以水一中盏，入生姜半分，煎至六分，去滓，不计时候温服，以小便利为度。"

（4）"治肠痈，小腹牢强，按之痛，小便不利，时有汗出、恶寒脉迟，未成脓，宜服赤茯苓散方：赤茯苓一两，甜瓜子二两，川大黄二两，剉碎，微炒，川芒硝半两，桃仁一两，汤浸去皮尖、双人，麸炒微黄，牡丹皮一两半。上件药，捣粗罗为散，每服四钱，以水一中盏，煎至六分，去滓温服。日三四服。"

（5）"治肠痈壮热恶寒，微汗气急，小腹肿痛，小便涩似淋，或大便难，如刀刺痛，及背胛疼，肠中已成肿，或大便有脓，宜服此方：甜瓜子一合，蛇蜕皮一尺，当归一两，剉，微炒。上件药捣筛，以水一大盏，煎至七分，去滓，食前分温二服，以利下恶物为效。"

9. 宋·赵佶《圣济总录》卷第一百二十九·痈疽门·肠痈："论曰：肠痈由恚怒不节，忧思过甚，肠胃虚弱，寒湿不调，邪热交攻，故荣卫相干，血为败浊，流渗入肠，不能传导，蓄结成痈，津液腐化，变为脓汁。其候少腹鞕满，按之内痛，小便淋数，汗出恶寒，身皮甲错，腹满如肿，动摇转侧，声如裹水。或绕脐生疮，脓从疮出。或脓出脐中，或大便下脓血。宜急治之，不尔则邪毒内攻，腐烂肠胃，不可救矣。诊其脉洪数者，脓已成。设脉迟紧，虽脓未就，已有瘀血也。

（1）治肠痈，少腹坚肿，大如掌而热，按之则痛，其上色或赤或白，小便稠数，汗出憎寒。其脉迟紧者，未成脓，如脉数，则脓已成，大黄汤方：大黄剉，炒，牡丹皮、消石研，桃仁汤浸，去双人、皮尖，炒，芥子各半两。上五味粗捣筛，每服五钱匕，水二盏，煎至一盏，去滓，空心，温服，以利下脓血为度，未利再服。

（2）治肠痈，牡丹汤方：牡丹皮一两，芍药、丹参、生干地黄切，焙，各二两，薏苡仁，桔梗剉，炒，麦冬去心，焙，各一两半，甘草炙，剉，赤茯苓去黑皮，败酱各一两。上十味粗捣筛，每服五钱匕，水二盏，入生姜五片，煎至一盏，去滓，空心、日晚温服。

（3）治肠痈，犀角丸方：犀角屑一两半，巴豆十粒，去心皮，炒，研去油，大黄三分，蒸三度，剉，蜀椒去目并闭口者，炒出汗，黄芩去黑心，防风去叉，人参，当归切，焙，黄芪细剉，藜芦去芦头，山栀子去皮，黄连去须，甘草炙，剉，升麻各半两。上一十四味捣罗为末，炼蜜丸如梧桐子大，每服三丸，空心米饮下，加至四五丸，利下黄水为度。

（4）治肠痈，里急隐痛，大便秘涩，梅人汤方：梅核仁四十九个，去皮尖，大黄三两，牡丹皮一两三分，冬瓜仁四两，犀角镑，一两半，芒硝二两半。上六味㕮咀如麻豆大，每服五钱匕，水二盏，煎至一盏，去滓，温服，以下脓血三两行为度。

（5）治肠痈，附子汤方：附子炮裂，去皮脐，败酱各三分，薏苡仁一两半。上三味㕮咀如麻豆，每服三钱匕，水一盏，煎至六分，去滓，空心，日晚温服，下脓血即差。治肠痈，壮热恶寒，微汗气急，少腹痛，小便涩，或大便如刀锥刺痛，或有脓，腹中已成脓。

瓜子仁汁方：瓜子仁三合，与水六合同研绞取汁，当归切，焙，一两，捣末，蛇蜕一条，烧灰，研。上三味，将二味末和匀，分作二服，用瓜子汁调下，空心，日午服，下脓血即差。

治肠痈，大黄牡丹汤方：大黄剉，炒，牡丹皮各二两，桃仁汤浸去皮尖，双仁，炒，半两，芒硝研，一两，冬瓜仁三合。上五味粗捣筛，每服五钱匕，水一盏半，煎至八分，去滓，空心，温服，以利下脓血为度。

治肠痈，薏苡仁汤方：薏苡仁一两，牡丹皮、桃仁汤浸去皮尖、双仁，炒，各一两半，瓜子仁半两。上四味粗捣筛，每服五钱匕，水一盏半，煎至七分，去滓，空心，日晚温服。"

10. 元·朱震亨《丹溪治法心要》卷六·肠痈："作湿热食积治，大肠有痰积，死血流注，用桃仁承气汤加连翘、秦艽。"

11. 明·陈实功《外科正宗》卷三·肠痈论："夫肠痈者，皆湿热、瘀血流入小肠而成也。又由来有三：男子暴急奔走，以致肠胃传送不能舒利，败血浊气壅遏而成者一也；妇人产后，体虚多卧，未经起坐，又或坐草艰难，用力太过，育后失逐败瘀，以致败血停积，肠胃结滞而成者二也；饥饱劳伤，担负重物，致伤肠胃，又或醉饱、房劳过伤精力，或生冷并进以致气血乖违，湿动痰生，多致肠胃痞塞，运化不通，气血凝滞而成者三也。总之，初起外症发热恶寒，脉芤而数，皮毛错纵，腹急渐肿，按之急痛，大便坠重，小便涩滞，若淋甚者，脐突腹胀，转侧水声，此等并见则内痈已成也。初起未成时，小腹殷殷作痛，俨似奔豚，小便淋涩者，当大黄汤下之，瘀血去尽自安。体虚脉细不敢下者，活血散瘀汤和利之。已成腹中疼痛，胀满不食，便淋刺痛者，薏苡仁汤主之。腹濡而痛，小腹急胀，时时下脓者，毒未解也，用牡丹皮汤治之。如脓从脐出，腹胀不除，饮食减少，面白神劳，此皆气血俱虚，宜八珍汤加牡丹皮、肉桂、黄芪、五味子敛而补之。"

12. 明·陈实功《外科正宗》卷三·肠痈论·肠痈主治方：

（1）"大黄汤，治肠痈小腹坚硬如掌而热，按之则痛，肉色如故，或焮赤微肿，小便频数，汗出憎寒，脉紧实而有力，日浅未成脓者，宜服之。大黄（炒）、朴硝（各一钱），牡丹皮、白芥子、桃仁（去皮尖，各二钱）。水二盅，煎八分，食前或空心温服。"

（2）"活血散瘀汤，治产后恶露不尽，或经后瘀血作痛，或暴急奔走，或男子杖后瘀血流注，肠胃作痛，渐成内痈，及腹痛大便燥者，并宜服之。川芎、归尾、赤芍、苏木、牡丹皮、枳壳、瓜蒌仁（去壳），桃仁（去皮尖，各一钱），槟榔（六分），大黄（酒炒，二钱）。水二盅，煎八分，空心服，渣再煎服。"

（3）"牡丹皮散治肠痈腹濡而痛，以手重按则止，或时时下脓。人参、牡丹皮、白芍、茯苓、黄芪、薏苡仁、桃仁、白芷、当归、川芎（各一钱），甘草、官桂（各五分），木香（三分）。水二盅，煎八分，食前服。"

（4）"排脓散治肠痈小腹胀痛，脉滑数，里急后重，时时下脓。黄芪、当归、金银花、白芷、穿山甲、防风、川芎、瓜蒌仁（各一钱）。水二盅，煎八分，食前服。或为末，每服二三钱，食远蜜汤调下亦可。"

（5）"薏苡仁汤治肠痈腹中疼痛，或胀满不食，小便涩滞，妇人产后多有此病，纵非痈，服之尤效。薏苡仁、瓜蒌仁（各三钱），牡丹皮、桃仁（去皮尖，各二钱），白芍（一钱）。水二盅，煎八分，空心服。"

［注］陈实功对肠痈的辨证，有实证、虚证，实证中又有腑实、瘀实、湿实等区别。提出"瘀血出尽而不安"，应用方剂活血化瘀解毒。

13. 明·王肯堂《证治准绳·疡医》卷之二·肠痈："肠痈……此瘀血流溢于肠外肓膜之间，聚结为痈也。"

（1）"牡丹散：治肠痈冷证，腹濡而痛，时时利脓。牡丹皮、人参、天麻、白茯苓、黄芪、木香、当归、川芎、官桂、桃仁去皮，炒，各七钱半，白芷、薏苡仁、甘草炙，各五钱。为细末。每服三钱，用水一钟，煎至七分，食前温服。"

（2）"梅仁汤：治肠痈里急隐痛，大便秘涩。梅核仁四十九粒，去皮尖，大黄三两，牡丹皮一两七钱半，芒硝二两，冬瓜仁四两，犀角镑，一两半。上到如麻豆大。每服五钱，水二盏，煎至一盏，去滓，温服，以利下脓血三两行为度。"

（3）"四圣散一名，神效瓜蒌散。治肠痈痈疽，生于脑髭、背腋、孔便毒，服之神效。

生黄瓜蒌一枚，去皮，粉草四钱，研末，没药研末，三钱，乳香研末，一钱。上用好红酒二大碗，慢火煎至一碗，分作两服，两日服尽，大便顺导恶物妙。若干瓜蒌则用两枚。一方，若病在上食后服，病在下食前服，毒已结成，即脓化为水，毒未成，即于小便中出。疾甚再合服，以退为度。"

（4）"排脓散：治肠痈小腹胀痛，脉滑数，或里急后重，或时时下血。黄芪盐水拌，炒，当归酒拌，金银花、白芷、穿山甲蛤粉炒，防风、连翘、瓜蒌杵、甘草各一钱。作一剂。水二钟，煎八分，食前服。若脓将尽，去穿山甲、连翘，加当归、川芎。或为末，每服三钱，食后蜜汤调下亦可。"

［注］王肯堂除了继承前人的传统方外，又增加了一些新的处方，如牡丹散、梅仁汤并加了犀角、四圣散、排脓散等，更加多样化。

14. 清·沈金鳌《杂病源流犀烛》卷三·大肠病源流·大肠痈："大肠痈，因七情饮食，或经行产后瘀血留积，以致大肠实火坚热所生病也。"

"……其腹中痛，烦躁不安，或腹胀不食，小便涩者，薏苡仁汤。瘀血肠痈，小腹硬痛者，四物延胡汤……四物延胡汤［瘀血］当归、延胡索各一钱，川芎、白芍、生地各五分，桃仁、红花、牛膝各七分。大便秘加大黄，空心服。"

15. 清·吴谦《医宗金鉴》卷六十七·内痈部·大小肠痈："大小肠痈因湿热、气滞瘀血注肠中，初服大黄行瘀滞，脓成薏苡牡丹平。"

［注］吴谦治疗大小肠痈，选大黄汤、薏苡附子散、薏苡汤、丹皮汤。气血俱虚用八珍汤加牡丹皮、肉桂、黄芪、五味子，敛而补之。治疗以清热解毒泻火为原则。

16. 清·邹岳《外科真诠》卷上·大小肠痈："大小肠痈，痈生于大小肠也。俱由湿热气滞凝结而成，或努力瘀血，或产后败瘀，蓄积流注于大小肠之中。初起发热恶风，自汗，身皮甲错，天枢穴隐痛微肿，按之腹内急痛，大便坠肿，右足屈而不伸者，大肠痈也，宜服清肠汤三四剂。初起发热恶风，自汗，身皮甲错，关元穴隐痛微肿，按之腹内急痛，小水滞涩，左足屈而不伸者，小肠痈也，宜服泄毒汤五六剂。患此症者转身动作，宜徐缓勿惊，急为调理，方可全保。倘耽延日久，因循失治，以致毒攻内脏，肠胃受伤，每流污水，衾帏多臭，烦躁不止，身热嗌干，俱属逆症。大小肠生痈，亦有不屈足者。盖生于肠内者，必屈其足。生于肠外者，皆不屈足也。惟是痛在左而左足不移，小肠生痈也。痛在右而右足不移，大肠生痈也。"

（1）"清肠汤：金银花三两，当归二两，地榆二两，麦冬一两，元参一两，薏苡仁一两，槐花三钱，黄芩二钱，甘草三钱。"

（2）"泄毒汤：金银花一两，茯苓一两，薏苡仁一两，前仁三钱，刘寄奴三钱，泽泻三钱，玉桂一两，甘草三钱。"

［注］前仁：据《辨证录》卷十三，当为前仁，即车前子，主治小肠痈。

17. 清·陈士铎《辨证录》外科卷之十三·大肠痈门："大凡腹痛而足不能伸者，俱是肠内生痈耳。惟大肠生痈，亦实有期限故，无不成于火，火盛而不散。则郁结而成痈矣。然而火之有余，实本于水之不足，水衰则火旺，火旺而无制，乃养成其毒而不可解。然则治之法，又何必治裁。壮水以治火，则毒气自消。方主用清肠饮：金银花三两，当归二两，地榆一两，麦冬一两，元参一两，生甘草三钱，薏苡仁五钱，黄芩二钱，水煎服，一剂而痛少止，二剂而足可伸，再二剂而毒尽消矣。此方纯阴之物，而又是活血解毒之品，虽泻火，实滋阴也。所以相济而相成，取效故神身。倘不益阴以润肠，而惟攻毒以降火，则大肠先损，又何胜火毒之凌烁哉。毋怪愈治而愈不能效也。"

[注] 陈士铎《辨证录》成书于 1687 年，邹岳《外科真诠》成书于 1838 年，相差 151 年，陈氏"清肠饮无槐花之别"。张元素《珍珠囊》："槐花凉大肠。"

【病因病理】

肠痈因寒湿不适、情志不畅、饮食不节、劳伤或饱食担负重物、暴急奔走等，均可导致肠腑的传导功能失调，气滞血瘀，湿浊凝结，积于肠道，瘀而化热，热久则肉腐成脓乃致肠痈。若热极化火，火毒炽盛，结于阳明或侵入营血，甚者可致阴竭阳脱之危候。

现代医学认为其发病有 3 种学说：①阑尾腔梗阻学说（淋巴滤泡增生、压迫、粪石与粪块、阑尾扭曲、管腔狭窄、寄生虫等，一旦梗阻，腔内压力增高，血运障碍等炎症发生，导致阑尾炎）。②细菌感染学说（致病菌多为各种革兰阴性杆菌和厌氧菌，经阑尾黏膜损伤处或细菌经血液循环进入阑尾致病）。③神经反射学说（胃肠功能紊乱反射性地使阑尾肌肉及血管痉挛，发生血运障碍，可使管腔梗阻加重）。总之阑尾腔梗阻并继发细菌感染则是急性阑尾炎的最常见的病因。在发病的过程中，任何一种因素都可起到主导作用，也可能三者同时存在且互相影响。

阑尾炎发生后在不同阶段可呈现不同的病理变化，基本上分为 4 种：①急性单纯性阑尾炎。②急性化脓性阑尾炎（又称蜂窝织炎性阑尾炎）。③坏疽及穿孔性阑尾炎。④阑尾周围脓肿（炎性阑尾炎被大网膜等周围组织粘连包裹形成炎性包块，或是阑尾穿孔伴发局限性腹膜炎而形成阑尾周围脓肿）。总之阑尾肿胀、充血、渗出、溃疡、坏死、穿孔，甚至感染扩散。若阑尾感染不及时控制或行阑尾切除，阑尾坏疽和穿孔是其必然结果。以上各型阑尾炎如能得到及时治疗，在不同阶段上得到控制，趋向好转或痊愈。阑尾炎轻者痊愈后阑尾可不留解剖上的改变；重者阑尾痊愈后要遗留无腔阑尾和阑尾完全破坏吸收而自截；少数患者急性炎症消退后，可因阑尾腔狭窄、部分梗阻或阑尾与周围组织粘连、扭曲而管腔引流不畅，成为再发病隐患。

【临床症状】

1. 急性阑尾炎：初起上腹部或脐周围呈阵发性或持续性疼痛，逐渐加重，经数小时至十数小时后转移到右下腹部，常伴有恶心、呕吐、便秘、腹泻等。全身症状可有头晕、头痛、乏力、汗出、口干、尿黄、舌苔黄、脉数、发热甚至寒战。

2. 特殊体征阳性，表现为：

（1）"阑尾穴"有明显压痛，右侧更为常见。耳穴阑尾点敏感度升高。

（2）腰大肌试验阳性：提示为盲肠后位阑尾炎。

（3）闭孔内肌试验阳性：提示为盆腔位阑尾炎。

（4）反跳痛试验：用手指在阑尾部渐软重压，然后迅速抬手放松，若此时患者感到该区腹内剧烈疼痛，即为反跳痛，表示炎症已累及壁层腹膜。

（5）结肠充气试验阳性：提示阑尾有炎症。

（6）足跟试验：患者直立，双手下垂，两足平等分开 15~20cm，用足尖向上翘起后突然放松，使身体的重力落于足跟部位，如出现右下腹疼痛，则提示有急性阑尾炎之可能。

（7）直肠指检：急性阑尾炎特别是阑尾位置较低时，直肠前壁右侧可有明显触痛。有时可触及肿大呈条索状的阑尾，且伴有疼痛。如有灼热、饱满、波动感时，则提示有盆腔脓肿存在。

3. 实验室检查：

（1）血常规：多数患者白细胞计数升高，常在 $10×10^9 \sim 15×10^9$/L，中性白细胞比值明显升高。阑尾坏疽时，白细胞多在 $15×10^9$/L 以上。有穿孔腹膜炎或门静脉炎等并发症时，白细胞计数常高于 $20×10^9$/L，10%～20%患者白细胞低于 $10×10^9$/L，但多数仍有核左移。

（2）尿常规：盲肠后位阑尾炎刺激右侧输尿管、膀胱，尿中可发现少量红细胞与白细胞。

4. 其他特殊检查：

（1）超声显像：超声显示阑尾直径≥7mm 时，可确诊为阑尾炎。可见阑尾在推压时较固定，壁水肿增厚。超声对非穿孔性阑尾炎的正确诊断率较高，对穿孔性阑尾炎的正确诊断率较低，为50%左右。右下腹阑尾部位若见囊性或囊实性包块，常提示阑尾周围脓肿形成。

（2）CT：可显示阑尾的蜂窝织炎、脓肿、周围炎症及邻近组织器官的病变及腹部其他病变，正确诊断率较高。

【鉴别诊断】

急性阑尾炎应与急性胃肠炎、急性肠系膜淋巴结炎、右侧输尿管结石、急性附件炎、卵巢滤泡或黄体破裂与出血、子宫外孕破裂、卵巢囊肿扭转、胃十二指肠溃疡穿孔等相鉴别。

1. 急性胃肠炎：有不洁饮食或饮食不节史。多以呕吐、腹泻为主，且吐泻先于腹痛或重于腹痛，腹痛部位不局限于右下腹，腹痛范围较广，常伴有腹痛有排便感，便出后腹痛缓解。压痛部位不固定，肠鸣音亢进，大便常规检查可有脓细胞以及未消化的食物。

2. 急性肠系膜淋巴结炎：多见于儿童，常有上呼吸道感染病史。一般发病有高热，发热出现于腹痛之前，消化道反应较轻或无腹部压痛，范围较广，但程度较轻，一般压痛部位较阑尾炎为重且偏内侧，如系多个肠系膜淋巴结炎则压痛部位与肠系膜根方向相同，无转移性右下腹痛病史。

3. 右侧输尿管结石：输尿管结石疼痛性质为突发性绞痛，剧烈难忍，常向会阴部及右大腿内侧放射，腹部检查体征不明显。一般无消化道症状，但肾区叩击可引起明显疼痛，肉眼血尿以及尿痛、尿频等表现。一般无明显发热，血白细胞计数及中性粒细胞比例亦正常。X 线摄片约有90%患者可见阳性结石影。

4. 急性附件炎：腹痛起于下腹，多为双侧性，可逐渐向上扩展，白带增多或有脓性白带，阴道或肛门指诊有助于诊断。

5. 卵巢滤泡或黄体破裂与出血：卵巢滤泡破裂多在两次月经中期；黄体破裂则多在月经中期以后，下次月经前14日以内。表现为突然发作的下腹疼痛，开始较重，以后逐渐减轻。若出血量较多时，则可出现持续性腹痛，阵发性加剧，可有盆腔部位的下坠感或欲便感。但一般无恶心、呕吐等消化道症状，亦无发热及白细胞升高等，必要时可行腹腔或阴道后穹隆穿刺。

6. 子宫外孕破裂：右侧宫外孕破裂出血量少时很容易被误诊为急性阑尾炎，但腹痛均在下腹部，患者有月经过期，或近期有不规则小量阴道出血史。腹痛发生后，呈疼痛较剧烈，或持续疼痛或阵发性加剧，腹部检查下腹有轻度压痛，但无局限压痛点，妇科可行阴道内诊检查及做腹腔或阴道后穹隆穿刺，如抽出不凝固之血液多可明确诊断。

7. 卵巢囊肿扭转：右侧较小的卵巢囊肿蒂扭转，可引起下腹痛常突然发生，腹痛位置偏低且多靠近腹中线。多为阵发性绞痛，腹痛症状较急性阑尾炎剧烈，但体征相对较轻。若扭转度数较大出现绞窄时，则可出现休克。盆腔检查或 B 超检查若发现与右侧卵巢相连的囊性肿物，即可诊断。

8. 胃十二指肠溃疡穿孔：胃十二指肠溃疡穿孔后，胃肠内容物和腹腔渗液可沿升结肠外侧沟流至右下腹部，引起右下腹触痛和腹肌紧张，很像急性阑尾炎的转移性右下腹痛。但患者多有溃疡病史，发病突然，腹痛剧烈，呈持续性，除右下腹压痛外，上腹乃至全腹均有压痛，但急性阑尾炎腹痛开始时为阵发性疼痛逐渐加重。胃十二指肠溃疡穿孔，同时肝浊音界缩小或消失、气腹征阳性等。

【内服药疗法】

1. 气滞瘀血证：

［主证］腹痛突然发作，始于上腹或脐周，渐至于右下腹，痛有定处而拒按，或可触及包块（瘀血），或腹痛绕脐走窜（气滞），纳呆，脘腹胀闷，恶心呕吐，便秘，舌质红，舌苔薄白（不发热）或舌苔黄（微发热），脉弦紧。

［方剂］大黄牡丹汤。

［组成］大黄18g，牡丹皮9g，桃仁12g，瓜子30g，芒硝9g。

［制法］以水1.2L，煮取200mL，去滓，纳芒硝，再煎沸。

［用法］顿服之。

［功效］泄热破瘀，散结消肿。

［主治］肠痈初起，湿热瘀滞，少腹肿痞，疼痛拒按，小便自调，或善屈右足，牵引则痛剧（本方剂适用于单纯性阑尾炎尚未化脓者）。

［禁忌］急性化脓性阑尾炎、阑尾炎并发腹膜炎、妊娠阑尾炎合并弥漫性腹膜炎等忌用。

［方剂来源］汉·张仲景《金匮要略》。

［注］有瘀必有热。

［方剂］大黄汤。

［组成］大黄锉、炒，牡丹皮，硝石研，芥子，桃仁炒，先以汤浸去皮，尖，双仁勿用。

［制法］上各等分，共锉碎。

［用法］每用15g，水220mL，煎至110mL，去渣，空心温服。以利下脓血为度，未利再服。

［功效］化瘀通腑，散结止痛。

［主治］肠痈少腹坚硬脓未成。

［方剂来源］清·吴谦《医宗金鉴》。

［方剂］活血散瘀汤。

［组成］川芎、当归尾、赤芍、苏木、牡丹皮、枳壳、瓜蒌仁（去壳）、桃仁（去皮，尖）各3g，槟榔2g，大黄（酒烙烫）6g。

［制法］用水400mL，煎取300mL，去滓。

［用法］空腹时，药滓再煎再服。

［功效］活血散瘀。

［主治］肠痈（瘀血流注肠胃作痛，渐成内痈；反腹痛大便燥结者）。

［方剂来源］明·陈实功《外科正宗》。

2. 湿热证：

［主证］此证继气滞血瘀证之后病情发展为腹痛加剧，右下腹或全腹压痛，反跳痛，腹

皮挛急，右下腹可摸及包块；发热或壮热，纳差，或恶心、口干、便秘，尿赤为实热。若湿热者身热不扬，头晕，胸闷，恶心呕吐，腹胀，口渴不欲饮，小便黄，大便黏滞不畅，舌苔黄腻，脉弦数或滑数（多属蜂窝织炎性阑尾炎，痈已成脓）。

［方剂］排脓散。

［组成］黄芪（炒）、当归（酒拌）、金银花、白芷、穿山甲（蛤粉拌炒）、防风、连翘、瓜蒌各6g。

［制法］用水400mL，煎至320mL，去滓，或研细末。

［用法］煎剂空腹时温服；散剂每次9g，食后蜜汤调服。

［功效］益气活血，润肠排脓。

［主治］肠痈，小腹胀痛，脉滑数。

［方剂来源］明·薛己《外科发挥》。

［方剂］清肠饮。

［组成］金银花90g，当归60g，地榆、麦冬、元参各30g，生甘草9g，薏苡仁15g，黄芩6g。

［制法］水煎，去滓。

［用法］分2次温服。

［功效］清热解毒，活血消痈。

［主治］热毒内蕴，气血瘀滞而成大肠痈，腹中痛甚，手不可按，右足屈而不伸者。

［方剂来源］清·陈士铎《辨证录》。

［方剂］薏苡仁汤。

［组成］薏苡仁、瓜蒌仁各9g，牡丹皮、桃仁（去皮尖）各6g。

［制法］用水300mL，煎至240mL，去滓。

［用法］空心服。

［功效］清热利湿，活血排脓。

［主治］肠痈，腹中疞痛，或胀满不食小便涩。

［方剂来源］明·薛己《外科发挥》。

3. 热毒证：

［主证］腹痛剧烈，有弥漫性压痛、反跳痛及腹肌紧张、壮热或恶寒发热，持续不退，时时汗出，口渴欲饮，面红耳赤，唇干口臭，大便秘，尿赤，烦躁不安，舌质红绛，舌苔黄厚干燥或黄厚腻，脉洪数。

［方剂］桃仁汤。

［组成］桃仁、大黄（炒）、牡丹皮、芒硝、犀角（镑）、冬瓜仁（研）各6g。

［制法］水煎，去滓，入犀角和匀。

［用法］温服。

［功效］清热解毒，化瘀排脓。

［主治］肠痈，腹中痛，烦躁不安，大便秘涩。

［方剂来源］明·薛铠《保婴撮要》。

［注］犀牛角：清热、凉血、解毒。现可用水牛角代替，用量加倍。唐·甄权《药性论》："犀角：镇心神，解大热，散风毒。能治发背、痈疽、疮肿化脓作水。主疗时疾热如火，烦闷，毒入心中，狂言妄语。"

［方剂］桃核承气汤加味。

［组成］桃仁 12g（去皮尖），桂枝 6g，大黄 12g，芒硝、炙甘草各 6g，加味连翘 12g，秦艽 6g。

［制法］用水 700mL，煎取 250mL，去滓，纳芒硝，更上火微沸，下火。

［用法］食前温服，1 日 2 次。当微利。

［功效］逐瘀泄热，解毒消痈。

［主治］肠痈，湿热食积，大肠痰积，死血流注。

［方剂来源］元·朱震亨《丹溪治法心要》。

［注］朱震亨《丹溪治法心要》肠痈……用桃仁承气汤加连翘、秦艽。张仲景《伤寒论》109 条，是桃核承气汤，无桃仁之称，考应为桃核，故方剂名称为桃核承气汤加味。桃仁承气汤《儒门事亲》卷十二、《仁斋直指方附遗》卷六有论述，与仲景《伤寒论》109 条论述药物组成有异，未提到治疗肠痈之说。现代常用加红藤为治肠痈腹痛之要药，清热解毒，消痈止痛，用败酱草、白花蛇舌草等解毒消痈排脓之品。

【外治方药】

1. 黄芪贴：

［组成］黄芪 4.5g，黄芩、川芎各 3g，黄连、白芷、芍药各 6g，当归 4.5g。

［制法］上为末。以鸡子白和如膏，涂着布上。

［用法］贴肿痛处。

［功效］清热活血，透脓消肿。

［主治］痈肿。

［加减］热势甚者，加白蔹 10g 尤佳。

［方剂来源］唐·王焘《外台秘要》。

2. 花蕊石散：

［组成］花蕊石（火煅）、黄蜀葵花、龙骨（去土，研）、乌贼鱼骨（去甲）、栀子仁、草龙胆（去土）、郁金（锉）、胡粉、大黄（锉）各 30g。

［制法］上为散，用时以津唾调成稀膏。

［用法］敷肿痛处，频频以唾润之，1 日 1 换。

［功效］化瘀消痈，清热解毒。

［主治］痈疽始发，未变脓者。

［方剂来源］宋·赵佶《圣济总录》。

3. 神圣膏：

［组成］木香、雄黄（细研）、桂心、赤芍药、当归、人参（去芦头）、附子（生，去皮、脐）、丁香、白芷、黄芪、没药、芎劳、防风（去芦头）、甘草、沉香、细辛、乳香、白檀香、甘松香各 30g，蜡 60g，松脂 30g，垂柳枝 60g，柏枝 90g，黄丹 500g，清麻油 1500g。

［制法］上锉细，先煎油沸，下甘松、檀香、柳、柏枝，以慢火煎半日，俟色赤黑即滤去滓；下诸药，文火煎，候白芷色黑，滤去滓；下蜡、松脂令消，以绵滤过；拭净铛，下药油，入黄丹，再用火煎，不住手搅，候变黑色，滴入水中成珠，则膏成，以瓷盒盛，用时摊于帛上。

［用法］贴右下腹痛处，每日早、晚换之。

［功效］托里解毒，消肿止痛。

［主治］发背痈疽，疮肿结硬，痛不可忍。

［方剂来源］宋·王怀隐《太平圣惠方》。

4. 追毒散：

［组成］滑石、寒水石、黄连、大黄。

［制法］上为细末，用朴硝化水调匀。

［用法］敷疮上肿处。

［功效］清热解毒。

［主治］痈疽肿痛。

［方剂来源］明·朱橚《普济方》。

5. 香黄散：

［组成］白芷、大黄各等分。

［制法］上为细末。蜜醋或蜜汤调成膏状。

［用法］敷肿痛处，1日1换。

［功效］清热解毒，消肿止痛。

［主治］痈肿。

［方剂来源］宋·施发《续易简方》。

6. 如意铁箍散：

［组成］大黄120g，陈皮、南星各60g，白及、姜黄各120g，白芷90g，毛菇60g，厚朴、天花粉各120g，甘草30g，血竭60g，芙蓉叶120g，五倍子（炒）250g，陈小粉（炒黑）500g。

［制法］上为细末。

［用法］鸡子清或醋调敷。

［功效］清热解毒，散瘀止痛。

［主治］一切痈疽疼痛脓未成者。

［方剂来源］清·马培之《青囊秘传》。

7. 洪宝丹：

［组成］大黄300g，黄柏、姜黄、白芷、陈皮、甘草各15g，天花粉60g，白蔹、石膏各450g。

［制法］上为末。

［用法］随症选用白蜜或醋调敷。

［功效］清热解毒，消肿止痛。

［主治］一切痈疽……肿痛。

［方剂来源］清·马培之《青囊秘传》。

［注］上方使用，可根据炎症范围或脓肿大小，将药外敷于右下腹部皮肤上。

【外治疗法】

对于单纯性阑尾炎或阑尾周围脓肿形成者，在内服中药的同时，也可采用中西内外敷治疗。可用黄芪帖、花蕊石散、神圣膏、追毒散、香黄散、洪宝丹外敷右下腹部及痛处，有清热解毒、行气散瘀、消肿止痛之功效（详见本章节）。

【针刺疗法】

取阑尾穴、足三里、阿是穴、上巨虚等为主穴，发热甚加合谷、曲池、内庭；恶心、呕吐加内关、中脘；腹痛腹胀加大横、天枢等穴。手法采用泻法。进针得气后捻针强刺激，留针 20~30min 或不留针，每日 2~4 次。

【非手术疗法病情观察】

急性阑尾炎在进行中医药等综合治疗过程中，随时了解病情的变化。应根据具体情况观察腹痛、右下腹体征、体温、舌苔和脉象等。

1. 腹痛：治疗后大便通下，腹痛随之减轻，其表明病情好转；若腹痛加剧或范围扩大，证明病情在持续恶化。

2. 右下腹体征：右下腹压痛、反跳痛、肌紧张的程度与范围及比较肿块的大小是观察病情好转或恶化的重要体征。

3. 体温：治疗过程中若体温不降反而升高，自觉有明显畏寒、发热，应考虑到阑尾有坏死、穿孔可能，应反复检查，确诊。

4. 舌苔和脉象：若舌苔由薄腻转厚腻，或由微黄转黄糙。脉由弦紧转明显的弦数，或滑数，多提示病情在发展。反之腻苔渐化，脉搏转缓，反映病情好转。

【中药灌肠】

可采用清热解毒、润肠消痈的中药煎剂。如清·邹岳清肠汤原方剂煎出 200mL，净纱布过滤，取清液做保留灌肠，每日 2 次。具有抗炎消肿、促进肠蠕动、预防肠粘连和并发症的发生的作用，能充分发挥中药的局部和整体的治疗作用，若能对症内服中药汤剂，痛处外敷中药合剂，再加中药灌肠，多数患者取得满意疗效。

［注］灌肠方剂勿缺槐花、地榆。

【手术治疗】

在治疗过程中出现以下情况应行阑尾切除术。

1. 病情持续加重（体温、白细胞计数持续升高、脉转弦滑数），考虑为化脓性或坏疽性阑尾炎，经非手术治疗效果不明显。

2. 急性阑尾炎穿孔并发弥漫性腹膜炎并有休克现象。

3. 慢性阑尾炎反复急性发作者。

4. 小儿、妊娠、老年人化脓性、坏疽性阑尾炎。

5. 阑尾蛔虫病。

【护理与预防】

1. 避免饮食不节和食后剧烈运动，积极治疗便秘，及时清除机体的感染病灶，预防肠道感染性疾病，及早治疗肠寄生虫病。

2. 对病情较重者应卧床休息。化脓期卧床休息，取半卧位。

3. 记录体温、脉搏、大便次数及粪便情况。

4. 忌食生冷油腻及不易消化食物，一般从半流质到软食，再到普食。

第二节　胆道蛔虫病

胆道蛔虫病是指由于肠道蛔虫窜入胆道引起的发作性腹痛、烦躁、手足厥冷等一系列症状，属于一种比较常见的急腹症之一。中医称"蛔厥"。

【中国古代中医论述】

1.《灵枢·厥病》："肠中有虫瘕及蛟蛕……心腹痛，侬作痛，肿聚往来上下行，痛有休止，腹热喜渴涎出者，是蛟蛕者。"

［注］（1）虫瘕：因寄生虫结聚而形成的腹内肿块，推之可移。

（2）蛟蛕（jiāo huí）：指蛔虫而言。蛟，古代传说中的一种龙。蛕，同蛔。

（3）侬（nóng）：心中烦乱的意思。

2. 汉·张仲景《伤寒论》辨厥阴病脉证并治："……蛔厥者，其人当吐蛔，今病者静而复时烦者，此为脏寒。蛔上入其膈，故烦，须臾复止。得食而呕，又烦者，蛔闻食臭出，其人常自吐蛔。蛔厥者，乌梅丸主之。"

3. 汉·张仲景《金匮要略》趺蹶手指臂肿转筋阴狐疝蚘虫病脉证治第十九："蚘虫之为病，令人吐涎、心痛。发作有时，毒药不止，甘草粉蜜汤主之。

甘草粉蜜汤方：甘草二两，粉一两，蜜四两。上三味，以水三升，先煮甘草，取二升，去滓，内粉蜜，搅令和，煎如薄粥，温服一升，差即止。"

4. 唐·孙思邈《备急千金要方》卷第十三·心腹痛："蚘心痛，心腹中痛发作，肿聚往来上下行，痛有休止，腹中热，善涎出，是蛔咬也，以手按而坚持之，勿令得移，以大针刺之，久持之，虫不动乃出针，心下不可刺，中有成聚，不可取于输，肠中有虫上蛔虫咬，皆不可取以小针。"

［注］蚘：同蛔，蛔虫。《集韵·灰韵》："蛕，或作蚘、蛔。""蚘心痛"既蛔心痛，病名。

5. 隋·巢元方《诸病源候论》卷五十·蛔虫候："蛔虫者，是九虫内之一虫也。长一尺，亦有长五六寸。或因脏腑虚弱而动，或因食甘肥而动。期限发动则腹中痛，发作肿聚，去来上下，痛有休息，亦攻心痛。口喜吐涎及吐清水，贯伤心者则死。

诊其脉，腹中痛，其脉法当沉溺而弦，今反脉洪而大，则是蛔虫也。"

6. 唐·王焘《外台秘要》第七卷·诸虫心痛方一十八首："《广济》疗诸虫心痛，无问冷热，蛔虫心痛，槟榔鹤虱散方。当归、桔梗、芍药、橘皮、鹤虱各八分、人参六分、桂心六分、槟榔十分。上八味，捣筛为散。空腹，煮姜枣汤服方寸匕，渐渐加至二匕。不利。忌猪肉、生葱、油腻、小豆、黏食等……又主心腹搅结痛不止，仍似有蛔虫者，当归汤方。

当归、橘皮、细辛、甘草炙、生姜各四分，大黄八分，别渍，鹤虱二分。上七味，切，以水六升，煮取二升。分温三服，如人行四五里进一服。不利未瘥，三日更作服之。忌海藻、菘菜、生菜。《救急》同。

……取槐上木耳，烧灰末如枣大，正发和水服。若不止，饮热水一升，蛔虫立出。《必效方》云：酒下。《备急》同。

《延年》疗蛔虫，恶吐水心痛，鹤虱丸方。鹤虱三两，捣筛，蜜和为丸。用蜜浆水，平旦服二十丸，日只一服。《古今录验》用十两。云：韦云患心痛十年不瘥，令服此便愈。又鹤虱丸，疗蛔虫心痛方。鹤虱六两，吴茱萸五两，橘皮四两，桂心三两，槟榔四两。上五味，捣筛，蜜和为丸如梧子大。一服二十丸，蜜汤下，日二服，加至三十丸，以虫出为度。忌生葱。"

"心腹中痛，发作肿聚，往来上下，痛有休止，腹中热，喜涎出，是蛔虫咬也。出《甲乙经》第一卷中。"

［注］唐·王焘《外台秘要》记载 10 首治疗蛔虫病方剂，将唐以前失传医籍的方剂得

以流传至今。

7. 宋·王怀隐《太平圣惠方》卷第四十三·治诸虫心痛诸方："夫人脏腑虚弱，风邪冷热之气交结成于诸虫，在于腹胃之间，因食甘肥，其虫发作，腹中肿聚，行动往来，若攻于心络，则令心痛无休息，喜吐清水，及有涎沫。蛔虫贯于心则杀人，宜速疗之也。"

8. 宋·赵佶《圣济总录》卷第九十九：九虫门·九虫："论曰：九虫：一名伏虫。二名蛔虫，长一尺……皆依乎肠胃之间，若府脏气实，则不能为害。及其虚也，发动变化，侵蚀气血，浸成诸病。"

"论曰：蚘即九虫叙所谓长虫者。今此析而治之，盖较之它虫，害人为多。观其发作冷气，脐腹撮痛，变为呕逆，以至心中痛甚如锥刺，昔人谓蚘厥贯心能杀人，则所以治之，不可缓也。"

"治蛔虫，贯众散方：贯众，一两，槟榔炮，到，三两，当归切，焙，一两半，鹤虱去土，微炒，一两，白芜荑微炒，陈橘皮汤去白，炒，各一两半，雷丸炮，一两。上七味捣罗为散，每服一钱半，煎大枣汤，空心调服，以利为度。

治蛔虫心痛，心中如锥刺，时吐白虫，当归汤方：当归切，焙，一两，桔梗到，炒，一两半，陈橘皮去白，微炒，桂去粗皮，人参各半两，赤芍药三分，鹤虱去土，微炒，二分，槟榔炮，到，一分，朴硝别研，三分。上九味除朴硝外，粗捣筛，入朴消拌匀，每服三钱匕，水一盏，煎至七分，去滓，空心服，后半时辰再服。

治蛔虫痛发作，冷气先从两肋，连胸背撮痛，欲变吐逆，当归散方：当归切，焙，鹤虱去土，微炒，各二两，饧腐皮去白，微炒，人参各一两半，槟榔炮，到，三两，枳壳去瓤，麸炒黄色，芍药各一两半，桂去粗皮，一两一分。上八味捣罗为散，每服二钱匕，空心煎枣汤调下，至晚再服。

治九种心痛，虫痛为先，雷丸散方：雷丸炮，一两，贯众去须，一两半，狼牙去芦头并土，到，一两，当归切，焙，一两半，槟榔炮，到，一两，桂去粗皮，一两半，鹤虱去土，炒，一两，陈腐皮去白，炒，一两。上八味捣罗为散，每服二钱匕，空心煎粟米饮调下，晚食前再服，以大下蛔虫为度。

治蛔虫攻心痛，桔梗散方：桔梗到，当归切，焙，芍药各三分，橘皮去白，微炒，半两，槟榔煨，到，鹤虱去土，微炒，萆薢到，炒，各一两。各七味捣罗为散，每服二钱匕，空心煎生姜枣汤调下，至晚再服。

治蛔虫心痛，桑根白皮汤方：桑根白皮细到，三两，醋石榴皮干者，一两，白芜荑微炒，槟榔炮，到，厚朴去干粗皮，涂生姜汁炙熟，各半两。上五味粗捣筛，每服三钱匕，水一盏，入生姜一小块拍破，同煎至六分，去滓空心服，至晚再服。

治蛔虫心痛，腹中刺痛不可忍，往往吐酸水，石榴皮汤方：酸石榴皮三分，槟榔炮，到一分，桃符一两半，碎到，分为五度用，胡粉一分，微炒，别研。上四味，先粗捣筛前二味，后以胡粉搅匀，分为五服煎，每服水一盏，入桃符一分，酒半盏，同煎至七分，去滓空心，温服，至晚再服。

治蛔虫发作，萆薢解方：萆薢到，炒，白芜荑微炒，狗脊去毛，到，各一分。上三味捣罗为散，每服二钱匕，温酒调下。欲服药，先隔宿吃牛肉干脯一片，次日空心服药，虫下即差。

治痔蛔、寸白、蛔虫等发作，心腹疼痛，鹤虱散方：鹤虱去土，微炒，三分，槟榔炮，到，一两二分，楝根皮结子，东南引者，以石灰如拳大，水两碗浸两宿，暴干，二两半，陈橘皮去白，微炒，半两，大麦蘖炒，一两半，牵牛子一半生用，一半炒熟，三两，糯米一合。上七味捣罗为散，每服二钱匕，空腹煎粟米饮调下。如未转泻，即更服，仍时时煎姜蜜汤热投之。

治蛔虫，高良姜汤方：高良姜剉，一分，苦楝根皮干者，剉，二两，胡椒三十粒。上三味粗捣筛，每服三钱匕，水一盏，煎至六分，去滓空心服，服讫卧少时，未得吃食，或吐或泻即差。"

[注] 本章节蚘，均为蛔的异体字，即蛔虫。

9. 宋·陈言《三因极一病证方论》卷之十二·九虫例："九曰蛔虫，长一尺，贯心则杀人……因脏腑虚弱，或多食甘肥，致蛔虫动作，心腹绞痛，发则肿聚，往来上下，痛有休止，腹中烦热，口吐涎沫，是蛔咬。"

10. 宋·杨士瀛《仁斋直指方论》卷二十五·诸虫证治："芜荑散：取诸虫。鸡心槟榔三钱，芜荑二钱，木香一钱，上末，为一服，当晚先煎酸石榴根汤，乃五更吃炙肉一片，嚼细，引虫上至喉，以石榴根汤暖温调药服，虫自软而下。"

11. 宋·陈言《三因极一病证方论》卷之十二·九虫治法：

（1）"乌梅圆（丸）：治蛔厥，令病者静而复烦，此为脏寒，蛔上入膈，故烦，须臾复上，得食而呕又烦者，蛔闻食臭出，其人自吐蛔。乌梅一百五十个，当归、川椒去目汗，细辛、附子炮去皮脐，桂心、人参、黄柏各三两，干姜炮，五两，黄连八两。上为末，以苦酒渍乌梅一宿，去核，蒸之五斗米下，熟捣成泥，和药相得，纳臼中，与蜜杵一二千下，丸如梧子大，食前，饮服十丸，稍加至三十九丸。"

（2）"集效圆（丸）：治……蛔虫动作，心腹绞痛……木香、鹤虱炒、槟榔、诃子煨去核，芜荑炒研，附子炮去皮脐，干姜炒，各七钱半，大黄剉炒，一两半。上为细末，蜜丸如梧子大，每服三十丸，食前，橘皮汤下，妇人醋汤下。"

12. 元·朱震亨《丹溪治法心要》卷八·诸虫第七："蚘虫攻心，薏苡仁极浓煎汁服。又方，使君子以火煨，任意食之，以壳煎汤送下。蚘虫疼痛，汤氏方云，诗云：本为从来吃物粗，虫生腹内瘦肌肤，盛吞甜物多生痛，怕药愁啼肉渐枯。形候只看人中上，鼻头唇下一时乌，沫干痛定虫应退，取下蚘虫病却无。其方用安神散：干漆二钱炒令烟出，雄黄五钱，麝香一钱，上为末，三岁半钱，空心苦楝根汤下。凡取虫之法，须是月初服药，虫头向上药必效。"

13. 明·张介宾《景岳全书》卷之三十五·蛔虫："凡诸虫之中，惟蛔虫最多，其逐治之法总若前条。然旋逐旋生，终非善策，欲杜其源，必须温养脾胃，脾胃气强，虫自不生矣。故凡逐虫之后，或于未逐之先，若欲调补脾肾，则如归脾汤、温胃饮、五君子煎、理中汤，或理阴煎之属，皆所宜也。若欲兼虫而治之，则惟温脏丸为最善。凡治虫之法，或攻或补，自有缓急先后之宜，所当详辨，不可任意忽略也。

《巢氏病源》曰：凡腹中痛，其脉法当沉弱，今脉反洪大者，是蛔虫也。

《医余》曰：蛔虫亦九虫之数，人腹中皆有之。小儿失乳而哺早，或食甜食过多，胃虚而热，生虫，令人腹痛恶心，口吐清水，腹上青筋，用火煨使君子与食，以壳煎汤送下，甚妙。然世人多于临卧服之，又无日分，多不验。惟月初四五里五更而服之，至日午前虫尽下，可用温平和胃药调理一二日。凡虫在腹中，月上旬头向上，中旬横之，下旬头向下。故中旬下旬用药则不入虫口。"

14. 明·李梴《医学入门》卷三·伤寒杂证："蚘即蛔也。谓之厥者，病属厥阴，又手足厥逆义也。其人素有食蛔，或因病过饥，虫逆上咽膈而出……以致胃冷，长虫上攻咽膈，胃气困乏，虽饥不能食，食即吐蛔者，虫闻食臭气而出也。外证午静午烦者，虫或上或止也。又或下利脏寒，则蛔亦上入于膈。然上焦热而中下焦寒，故虽烦热消渴便硬，不可遽投凉药，当先以乌梅丸、理中汤安蛔，然后随证调之。或烦热不退者，小柴胡汤。或热甚昏瞑，腹胀便闭，或蛔不得安，从大便而出者，大柴胡汤。"

15. 清·程杏轩《医述》卷十二·杂证汇参·诸虫："二曰蛔虫，长尺许，轻者呕吐腹痛，多则贯心杀人……其痛则懊侬难忍，或肚腹肿起而结聚于内，或往来上下而行无定处，或虫动则痛、静则不痛，而有时休止，或腹热喜渴而口涎出……

由湿由热，由口腹不节，由食饮停积而生……其证必兼心腹作痛，呕酸痰水。治法：热者清之；寒者温之；虚者补之；风木所化者平之；湿热所生者清利之……实热为害，先暂治标，而后求本。

……若虚热为灾，宜急治本，而决无标可求。否则虫可杀，而人独不可杀耶？又有时令吐蛔，壮热如烙，口渴喜冷，舌苔黄厚而燥，厥冷不过肘膝，二便秘涩，其人强壮，脉洪大，或沉数有力者，乃邪在阳明，胃中热甚，蛔不能容。治宜清热逐邪……邪陷厥阴，胃中虚冷，蛔不能安。治宜温脾胃，补肝肾，如理中汤加人参、桂、附、丁香、乌梅……若虫势骤急者，暂为攻逐，如黑丑、槟榔、大黄、胡粉、三棱、莪术，虫去则调其脾胃。缓者用酸苦泄热燥湿，兼以相制相畏之品，如川连、胡连、芦荟、苦楝、乌梅、川椒、雷丸、芜荑、使君、榧肉，脾弱者兼运其脾，胃滞者兼消其滞……治标则有杀虫之方；治本则温补脾胃，或佐清疳热……吐蛔，有寒、有热、有寒热交错。寒则手足厥逆，吐出之蛔色淡白者，理中汤加乌梅、蜀椒；甚则蛔死而形扁者危矣。热则蛔色赤而多跳动不已，安蛔丸主之。寒热交错，则病者静而复时烦，得食而呕，蛔闻食臭出，乌梅丸主之。大抵吐蛔寒热交错者多，方中每用川椒、黄连、乌梅之类。盖蛔闻酸则静，得苦则安，遇辣则伏。"

【病因病理】

"人患虫积"，由"湿热郁蒸""口腹不节""饥饱失宜"或"过餐鱼鲙酒酪""食饮停积""中脘气虚""湿热失运"，故生蛔虫。

虫居肠中，吮吸水谷之精微，耗伤气血，面色萎黄，蛔虫性好钻窜，喜温恶寒，若脏寒胃热，寒热错杂或饮食不节之时虫动不安，虫动则痛，静则不痛，上窜胆道而为病。若甚造成胆道梗阻。肝胆疏泄失常，气机不利，气滞血瘀，不通则发腹痛；肝气犯胃、胃气上逆，则恶心呕吐；吐蛔，虫从口鼻而出，蛔虫滞留胆道不去，滞久则瘀，瘀久化热，热结不散，热腐成脓，发热黄疸。热盛入营，出现热深厥深，而危及生命。现代医学认为，蛔虫进入胆道后，可引起胆道痉挛绞痛，胆道感染、出血及结石形成，或梗阻性黄疸、肝脓肿、胰腺炎等多种并发症。

【临床症状】

胆道蛔虫病表现为突发右上腹阵发性绞痛，有"钻顶感"，可向右肩部或背部放射，疼痛发作时患者抱腹屈膝，辗转不安，呻吟不止，大汗淋漓，甚至面色苍白，四肢厥冷（一条蛔虫钻至胆道口或嵌顿在壶腹部疼痛最为剧烈）。腹痛可突然缓解，间歇期延长（蛔虫进入胆道后，疼痛减轻或消失）。

绞痛发作时，可伴有恶心、呕吐，呕吐物可有胆汁、胃液，并常吐出蛔虫。若蛔虫死于胆道，阵发绞痛消失，可呈持续性胀痛，或闷胀不适，饭后加重，多伴有低热、恶心、纳呆。若胆道继发感染时，可见寒战、高热；若并发胆结石则过去有多次发作史；若梗阻加重时可出现黄疸，右上腹部有广泛的明显压痛。部分患者在胆囊穴部位（右阳陵泉下 3cm）有压痛或可触及的硬结。

【实验室检查】

血白细胞计数可轻度升高，嗜酸性粒细胞计数则大多升高。有继发胆道感染时，血白细胞计数明显升高。粪便以及呕吐物中可找到蛔虫卵。

【X 线检查】

静脉胆道造影可显示胆总管内为一条或几条纵行条带状等虫体阴影。钡剂检查可能见到十二指肠内有条索状之虫影。

【B 型超声波检查】

有时可显示胆总管内有线状强回声区，无声影，典型者尚可见到蛔虫假体腔中的无回声暗带，若为活的蛔虫则可见到虫体蠕动。

【鉴别诊断】

本病可与胆系感染和胆石症、急性胰腺炎、胃十二指肠溃疡穿孔等相鉴别。

1. 胆系感染和胆石症：腹痛为持续性而无间歇期与"顶钻感"，腹部体征明显，中、右上腹有明显压痛或腹肌紧张，有时可触及肿大的胆囊，并伴有高热、寒战或黄疸，胆石的部位、性质、大小、数目等经 B 型超声波检查鉴别。

2. 急性胰腺炎：腹痛多为突发性部位于上腹部或左上腹持续性剧烈或刀割样疼痛，范围较大，常向左肩或两侧腰背部放射。血、尿淀粉酶升高，B 超可见胰腺弥散性肿大，轮廓模糊。

3. 胃十二指肠溃疡穿孔：有溃疡病史，疼痛剧烈，为持续性，腹壁呈板样强直，肠蠕动音减弱或消失，X 线检查有游离气体。若腹腔穿刺抽出胃内容物及食物残渣，可明确诊断。

【内服药疗法】

1. 蛔厥证（相当于单纯性胆道蛔虫病）：

［主证］胃脘部突发性剧烈绞痛，痛引肩背，时痛时止，痛时辗转不安，甚则汗出肢厥，有时伴有恶心、呕吐或见吐蛔虫，发作休止时如同常人，舌苔薄白，舌质可见虫点或舌质淡，脉弦紧。

［方剂］乌梅丸。

［组成］乌梅 300 枚，细辛 84g，干姜 140g，黄连 224g，当归 56g，附子 84g（炮，去皮），蜀椒（出汗）56g，桂枝（去皮）、人参、黄柏各 84g。

［制法］上药各为末，合治之，以苦酒渍乌梅一宿，去核，蒸于米饭上，饭熟捣成泥，和药令相得，纳臼中，与蜜同杵二千下，炼蜜为丸，如梧桐子大。

［用法］每次 10 丸，食前以饮送服，1 日 3 次。稍加至 20 丸。

［功效］温脏，安蚘。

［主治］蛔厥，脘腹阵痛，烦闷呕吐，时发时止，得食则吐，甚则吐蛔，手足厥冷，或久痢不止，反胃呕吐，脉沉细或弦紧。

［禁忌］服药期间，禁食生冷、滑物、臭食等。

［方剂来源］汉·张仲景《伤寒论》。

［注］蛔得酸则静，得辛则伏，得苦则下。方中乌梅味酸，安蛔止痛；花椒、细辛味辛性温，驱蛔温脏；黄连、黄柏味苦性寒，苦能下蛔，寒能清胃；干姜、桂枝、附子温脏祛

寒；人参、当归补气养血。诸药合用，温脏安蛔。

　　[方剂] 集效丸。

　　[组成] 大黄（锉，炒）450g，木香（不见火）、槟榔、诃黎勒（煨，去核，酒浸，焙干）、附子（炮，去皮、脐）、羌活（炒、研。一本作芜荑）、鹤虱（炒）、干姜（炮）各315g。

　　[制法] 上为末，炼蜜为丸，如梧桐子大。

　　[用法] 每次30丸，食前橘皮汤送服，妇人用醋汤送服。

　　[功效] 驱虫消积，温脏止痛。

　　[主治] 蛔虫腹痛。

　　[方剂来源] 宋·太医局《太平惠民和剂局方》。

　　[方剂] 鹤虱丸。

　　[组成] 鹤虱（炒）、木香、槟榔（锉）、陈橘皮（汤浸、去白、焙）、芜荑（炒）、附子（炮裂，去皮脐）、干姜（炮裂、锉）各30g。

　　[制法] 上为末，炼蜜为丸，如小豆大。

　　[用法] 每次30丸，食前用橘皮汤送服。

　　[功效] 温脾暖胃，驱虫消积。

　　[主治] 脾胃阳虚，虫积内阻，腹痛不止。

　　[方剂来源] 宋·赵佶《圣济总录》。

　　[方剂] 橘皮汤。

　　[组成] 橘皮6g，生姜12g。

　　[制法] 用水600mL，煎取300mL，去滓。

　　[用法] 分3次温服。

　　[功效] 理气止呕。

　　[主治] 干呕哕，手足厥冷。

　　[方剂来源] 汉·张仲景《金匮要略》。

　　2. 湿热证（相当于胆道蛔虫继发感染）：

　　[主证] 发热、寒战、胃脘部疼痛变为持续性胀痛，伴有阵发性加剧之绞痛，腹部微急拒按，或有黄疸恶心呕吐，不思饮食，口干口苦，大便不畅，舌红，苔黄腻或苔白腻，脉弦数或滑数。

　　[方剂] 贯众散。

　　[组成] 贯众、鹤虱（纸上微炒）、狼牙各30g，麝香3g（研细），芜荑仁、龙胆各30g。

　　[制法] 上为细散。

　　[用法] 每次6g，用淡醋调服。

　　[功效] 清热驱蛔。

　　[主治] 蛔虫内攻，吐如酸水，痛不能止。

　　[方剂来源] 宋·王怀隐《太平圣惠方》。

　　[方剂] 推气丸。

　　[组成] 槟榔、枳实（小者，去瓤）、陈皮（去白）、黄芩、大黄、黑牵牛各等分（并生用）。

　　[制法] 上为细末，用炼蜜为丸，如梧桐子大。

［用法］每次 100 丸，临卧用温水送服。更量虚实加减。

［功效］杀虫除痞，泻火通便。

［主治］三焦痞塞，腹痛胀满，小便赤黄。

［方剂来源］宋・杨倓《杨氏家藏方》。

［方剂］茵陈汤。

［组成］茵陈 12g，黄芩 6g，栀子、升麻、大黄各 9g，龙胆草、枳实（炙）各 6g，柴胡 12g。

［制法］用水 800mL，煮取 400mL，去滓。

［用法］分 2 次温服。

［功效］清热利湿退黄。

［主治］黄疸，身、面、眼悉黄如金色，小便浓如煮黄柏汁者。

［方剂来源］唐・王焘《外台秘要》。

［方剂］杀虫丸。

［组成］鹤虱、雷丸各 60g，芜荑、槟榔、乌梅各 30g，苦楝根 6g，使君子肉 120g。

［制法］上为末，炼蜜为丸，重 1g。

［用法］每次 2 丸，小儿酌减，温开水送服。

［功效］安蛔杀虫。

［主治］虫积腹痛，不吐不泻，心腹懊忱，痛有休止，或腹中有块，按之不见，面黄有白斑，唇红。

［方剂来源］清・沈金鳌《杂病源流犀烛》。

3. 瘀滞证：

［主证］虫厥之后，腹部剧烈疼痛消失，胃脘部及两胁胀闷、钝痛，进食后加剧，可伴有低热，纳差，恶心，舌质淡，舌苔白，舌质暗，有瘀斑，脉弦。

［方剂］万应丸。

［组成］三棱、莪术、陈皮、麦芽、使君子、神曲、雷丸、干漆、槟榔、木香、芜荑、鹤虱、胡黄连、砂仁。

［制法］上药研细末，米醋糊丸，绿豆大。

［用法］姜汤下。

［功效］行气祛瘀，利胆排虫。

［主治］蛔痛腹热（去干漆）。

［方剂来源］清・林珮琴《类证治裁》。

［注］汤剂去雷丸，干漆用之。

【外治方药】

1. 川楝肉酒方：

［组成］川楝肉 50g，酒 30mL。

［制法］川楝肉研细末用酒调，绵裹成栓状备用。

［用法］绵裹塞肛门内。

［功效］疏泄肝热，行气止痛，杀虫。

［主治］蛔虫。

［方剂来源］清・邹存淦《外治寿世方》。

2. 止痛雷火针：

[组成] 蕲艾末 30g，雄黄 6g，没药、丁香、白芷各 3g，麝香 0.9g，乳香 3g。

[制法] 上为末，匀摊于细草纸上，卷紧如筒，直径约 2cm，外用绵纸封固，每料分作 5 条，晒燥收贮。

[用法] 用时于灯上烧红，隔青布五七层，于痛处灸之。

[功效] 行气，散瘀止痛。

[主治] 胸腹胀满，疼痛。

[方剂来源] 清·宫本昂《活人方》。

【外治疗法】

1. 腹痛虫积用川楝肉绵裹成栓状塞肛门内，能清热、行气止痛、杀虫（详见本章节）。

2. 腹痛胀满用"止痛雷火针"方剂灸患处，能行气、散瘀止痛（详见本章节）。

3. 拔火罐：在剑突下压痛处拔火罐，有止痛作用。

【针刺疗法】

取足三里、阳陵泉、太冲、内关、胆俞、上脘、中脘等穴。留针 30~60min，每日 2~3 次。功效：安蛔止痛。

【手术疗法】

1. 经非手术治疗 1 周以上未见缓解，反而加重者。

2. 出现严重并发症，如急性化脓性胆管炎、胆囊或胆道穿孔、胆道出血、肝脓肿、急性胰腺炎或中毒性休克等。

3. 手术方式：胆总管切开取虫或胆道镜下取虫，如有肝脓肿应切开引流，胆道出血应结扎肝固有动脉或行肝动脉栓塞术，有腹膜炎者应行腹腔引流，术后病情稳定可进行肠道驱虫治疗。

【其他治疗】

1. 现代医学 （1）解痉止痛：绞痛时用阿托品 0.5mg 或盐酸消旋山莨菪碱注射液 10mg，肌内注射。

（2）防治感染：应用抗生素防治胆道感染。氨苄西林 2.0g，注射用水 20mL 静脉推注。0.2%甲硝唑 250mL，静脉滴注，每日 1 次。

（3）驱虫：驱蛔灵，成人每天 3~4g，小儿每天每千克体重 100~150mg，连服 2 天。

2. 中药除肠道蛔虫：使君子肉研细末炒熟嚼食，常用量 12~15g，小儿酌减用量，因味甘，炒后服用有香气，故尤宜于小儿，通常可以不用泻药，单用即能见效。但不可大量服食，若与茶同用，能引起呃逆、眩晕，以致呕吐等反应，应予注意。

【护理与预防】

1. 注意忌食生冷与不洁饮食，加强粪便管理，减少蛔虫感染。

2. 腹痛剧烈，一般不作驱虫治疗，以免加重病情。

3. 及早治疗肠道蛔虫症。

第三节 急性胆囊炎与胆石症

急性胆囊炎是胆囊炎症性疾病，多合有胆囊结石，因此胆囊炎与胆石症有密切的关系。胆囊炎的发病机制是在胆结石的刺激下，以胆汁酸为中心的化学成分改变和代谢失调导致炎症的发生，细菌感染使炎症进一步加重。也有一部分无结石性胆囊炎是由胆囊功能异常

（代谢失调）排空功能障碍引起的，另外致病细菌自血循环传播而引起。胆结石的形成与胆汁淤滞有关，另外诸如细菌感染、胆汁本身的化学成分改变和代谢失调、神经系统功能紊乱等多种因素也是胆结石形成的主要原因，胆结石是在胆囊内胆道系统生成的，互为因果，故统一论治。中医称此病为"胆胀""癖黄""胁痛""黄疸""胆黄"等。

【中国古代中医论述】

1. 《素问·脏气法时论》："肝病者，两胁下痛引少腹，令人善怒。"

2. 《素问·刺热论》："肝热病者，先小便黄……胁满痛，手足躁，不得安卧……刺足厥阴，少阳。"

3. 《灵枢·五邪》："邪在肝，则两胁中痛……恶血内。"

4. 《灵枢·经脉》："胆，足少阳之脉……是动则病，口苦，善太息，心胁痛，不能转侧。"

5. 《灵枢·胀论》："肝胀者，胁下满而痛引小腹……胆胀者，胁下痛胀，口中苦，善太息……胀者焉生？何因而有？……四时循序，五谷乃化。然后厥气在下，营卫留止，寒气逆上，真邪相致，两气相搏，乃合为胀也。"

6. 《灵枢·论疾诊尺》："寒热身痛，面色微黄。"

7. 汉·张仲景《伤寒论》辨阳明病脉证并治："阳明病，发热……此为瘀热在里，身必发黄，茵陈蒿汤主之。"

8. 汉·张仲景《金匮要略》黄疸病脉证并治："黄疸腹满，小便不利而赤……此为表和里实，当下之，宜大黄消石汤。"

9. 汉·张仲景《金匮要略》黄疸病脉证并治："诸黄腹痛而呕者，宜柴胡汤。"

10. 隋·巢元方《诸病源候论》卷十二："气水饮停滞，结聚成癖，因热气相搏，则郁蒸不散，故胁下满痛而身发黄，名为癖黄。"

11. 隋·巢元方《诸病源候论》卷十六·胸胁痛候："胸胁痛者，由胆与肝及肾之支脉虚，为寒所乘故也……此三经之支脉并循行胸胁，邪气乘于胸胁，故伤其经脉。邪气之与正气交击，故令胸胁相引而急痛也。"

12. 唐·孙思邈《备急千金要方》第十二卷·胆腑脉论："胆者，中清之腑也。"

13. 宋·杨士瀛《仁斋直指方论》卷之六·胁痛·胁痛方论："凡右胁痛，即是痰流注并食积，宜用盐煎散、顺气丸等药，辛温之剂以治是也……左胁痛、胃脘痛……以忧思忿怒之气素蓄于中，发则上冲，被湿痰，死血阻滞，其气不得条达……必以行气开郁为主，而故血散火兼之。"

14. 宋·杨士瀛《仁斋直指方论》卷之六·胁痛："当归龙荟丸治内有湿热，两胁痛，先以琥珀膏贴痛处，却以生姜汁吞此丸。痛甚者，须炒令热服。草龙胆、当归、大栀子、黄连、黄芩各一两，大黄、芦荟各半两，木香一钱半，黄柏一两，麝香半钱，上十味为末，面糊丸。一方加柴胡、川芎各半两。又方加青黛半两。蜜丸，治胁痛；面丸，治肝炎。"

15. 明·王肯堂《证治准绳·杂病》第五册·黄疸："黄疸腹痛，小便不利而赤，自汗出，此为表和里实，当下之，宜大黄硝石汤……心中懊恼，或热痛，栀子大黄汤主之。"

16. 明·王肯堂《证治准绳·杂病》第四册·胁痛："右胁悉是痰积作痛，其两胁之病，又可一概而言乎。若论其致病之邪，凡外之六淫，内之七情，劳役饮食，皆足以致痰气积血之病。虽然痰气固亦有流注于左者，然必与血相搏而痛，不似右胁之痛无关于血也。"

17. 明·王肯堂《证治准绳·杂病》第四册·腹痛："腹痛何由而生？……入客则气停液聚，为积为痰，血凝不行，或瘀或蓄，脉络皆满，邪正相搏，真气迫促，故作痛也……如七情之气逆，即伤其荣卫而不行，荣卫不行则液聚血凝，及饮食用力过度者亦然，皆不待与寒相会，始积作痛也……有言肝热病者，腹痛身热。"

18. 明·张介宾《景岳全书》卷之三十一·黄疸："黄疸一证，古人多言为湿热……而不知黄之大要有四：曰阳黄，曰阴黄，曰表邪发黄，曰胆黄也。胆黄者……盖胆伤则胆气败而胆液泄，故为此证。"

19. 明·芮经·纪梦德《杏苑生春》卷六·腰胁痛："胁痛，若外邪感在少阳经，宜和解之；怒气伤肝者，宜舒缓之；死血瘀滞者，气破血；痰饮流注者，顺气消痰，木邪盛者，必痛甚而暴，法当泻肝火……脉双弦者乃肝气有余而作胁痛……两胁疼痛，身热，以柴胡枳芎之类……悲哀伤肝，痛引两胁，以枳壳煮散……胆络实热胸痛，胁下坚硬，口苦咽干，以和胆汤。胁下痛甚，此肝火盛也，以当归龙荟丸主之，此泻肝火之要药也。"

20. 清·陈士铎《辨证录》卷之二·胁痛门："右胁大痛……手不可按，按之痛益甚，方用败瘀止痛汤：大黄三钱，桃仁十四粒，当归三钱，白芍一两，柴胡一钱，黄连一钱，厚朴二钱，甘草一钱，水煎服。"

21. 清·吴谦《医宗金鉴》卷三十七·发黄："湿热发黄……表实无汗……宜麻黄连翘赤小豆汤汗之。里实不便者，宜茵陈蒿汤下之。无表里证热盛者，宜栀子柏皮汤清之。"

【病因病理】

本病由情志不畅、忧思恚怒；饮食不节，多食油腻厚味炙煿或辛辣之品，或因寒温不适及中焦湿热或蛔虫上扰等。均可影响肝之疏泄与胆之通降，若湿热之邪入侵肝胆或因蛔虫上窜阻塞胆道，导致肝胆气机郁滞，湿热内生与脾虚所生湿热浊质蕴聚积结为沙石，肝郁气滞，胆石内阻，不通则痛，故上腹绞痛。或因饮良不节，过食肥甘或情志忧郁的诱因之下，致肝胆郁滞，不通则痛，肝胆郁滞又致脾失运化，则可见恶心呕吐、胃脘胀闷不适、胃纳差等症。肝郁加重，胆汁郁滞不能下行而溢于肌肤，则身黄目黄。若因外邪入侵与内蕴湿热相合则见寒热往来或高热持续不退；热结阳明，则腹胀便秘，若湿热与瘀血相搏结，久而化热，热盛肉腐，则见胆囊积脓。若湿热炽盛，内陷营阴，甚者出现亡阴、亡阳之象。综上所述其主要因素为肝郁气滞，气滞血瘀，湿热内盛，热结阳明，热毒内蕴，正虚邪陷。

【临床症状】

急性胆囊炎是胆囊的急性化脓性炎症，胆结石病是指胆道系统的结石，即胆囊、肝外胆管以及肝内胆管结石。主要临床表现如下：右上腹或剑突下持续性钝痛、绞痛或胀痛，可有阵发性加剧，多数患者疼痛可向右肩、左肩及腰背部反射。常因暴饮暴食或过食油腻，为腹痛发作的诱因，患者在腹痛后不久，即可出现恶心呕吐，吐出物多为胃内容物，呕吐次数多少不定，呕吐后腹痛并不缓解，并可伴有纳呆、腹部胀气、嗳气、便秘等，腹痛后常伴有发热（多为急性胆囊炎，此证无寒战），若出现寒战，继而出现弛张型高热（多为化脓性或坏疽性胆囊炎及急性胆管炎），或腹痛之后可以出现巩膜或全身皮肤发黄，呈橘黄色，有光泽属阳黄（一般急性胆囊炎、胆结石无黄疸出现，在感染严重及结石排出过程中或结石阻塞时一部分患者可出现轻度黄疸，胆管炎、胆总管结石患者黄疸出现快而严重），可伴有全身瘙痒，尿呈茶色，大便呈陶土色。腹部体征检查：急性胆囊炎，右上腹胆囊区压痛、反跳及肌紧张，墨菲征阳性。如病情发展慢，胆囊区有固定压痛包块；如病变发展快，炎症剧烈，胆囊发生坏死、穿孔，可出现弥漫性腹膜炎症状（体温39℃以上，持续腹痛，并有消化道症状，有全腹压痛，以下腹最重）。胆囊颈部或胆囊管结石，右上腹压痛，肝内胆管结石时在剑突下区有压痛，肝区有叩痛，有时可扪及肿大的肝脏。舌苔薄白或白腻，或微黄或黄腻或黄燥，舌质红或绛等。脉象弦、弦滑或滑数或洪数，或沉细等。

现代医学辅助检查：

（1）实验检查：血白细胞计数升高，多高于 $20 \times 10^9/L$，中性粒细胞升高，有黄疸时血清胆红素、黄疸指数升高，胆红素定性试验直接反应阳性，尿胆红素阳性。部分患者可出现谷丙转氨酶升高。

（2）影像学检查：以 B 型超声最为实用，可测定胆囊的大小、胆管是否扩张、胆囊与胆管的厚度、病变性质、结石大小、数目、结石梗阻位置等。必要时可行 CT 检查。

【鉴别诊断】

本病应与急性阑尾炎、消化道溃疡穿孔、急性胰腺炎、胆道蛔虫病等疾病相鉴别。

【内服药疗法】

1. 肝气郁结证：

［主证］右中上腹部隐痛及胁肋胀闷不舒，食欲不振，食后作胀，伴有恶心，嗳气，反酸，口苦，便秘，常与情绪变化导致症状轻与重，舌苔薄白，舌质淡红，脉弦。

［方剂］柴胡疏肝散。

［组成］柴胡、陈皮（醋炒）各 6g，川芎、芍药、枳壳各 4.5g，甘草（炙）1.5g，香附 4.5g。

［制法］用水 400mL，煎至 320mL，去滓。

［用法］食前服。

［功效］疏肝理气，缓急止痛。

［主治］肝气郁结，胁痛胀闷，善太息，寒热往来。

［方剂来源］明·王肯堂《证治准绳·类方》。

［注］方中柴胡、香附、枳壳、陈皮疏肝理气；川芎行血中之气；白芍、甘草缓急止痛，诸药配伍，共奏疏肝理气、缓急止痛作用。

［方剂］柴胡清肝饮。

［组成］柴胡、黄芩、山栀、白芍药、青皮、枳壳。

［制法］水煎，去滓。

［用法］温服。

［功效］清肝理气止痛。

［主治］肝经郁火，胁肋疼痛。

［方剂来源］明·秦景明《症因脉治》。

［方剂］木香顺气散。

［组成］木香 1.5g，香附 2.1g，槟榔、青皮、陈皮、枳壳、砂仁、厚朴（姜炒）、苍术各 2.4g。

［制法］用水 400mL，加生姜 3 片，煎至 320mL。

［用法］分 2 次，食前温服。

［功效］行气止痛。

［主治］腹痛便秘，食欲不振。

［方剂来源］清·罗国纲《罗氏会约医镜》。

2. 肝胆湿热证：

[主证] 右胁腹下持续性胀痛或疼痛难忍，胸脘胀满，口苦咽干，不思饮食，发热恶寒，皮肤黄染，尿黄，便秘，舌质红，舌苔黄或黄腻，脉弦滑或弦数。

[方剂] 茯苓渗湿汤。

[组成] 白茯苓4.5g，茵陈3.6g，猪苓3g，泽泻、白术各3g，黄芩、防己、苍术、橘皮、青皮各1.5g，黄连1.2g，栀子仁1.5g。

[制法] 上㕮咀，水煎煮。

[用法] 空心温服。

[功效] 清热利胆，化湿解毒。

[主治] 黄疸、寒热呕吐、渴如冷饮、身体面目俱黄、小便不利、不欲进食、不得安卧。

[方剂来源] 明·芮经《杏苑生春》。

[方剂] 茵陈散。

[组成] 瓜蒌仁、茵陈各4.5g，石膏3g，甘草（炙）1.5g，山栀仁2.4g，木通2.1g，大黄（煨）（看人虚实量用多少）3g。

[制法] 上㕮咀，水煎煮。

[用法] 食前温服。

[功效] 清热利胆，化湿通下。

[主治] 黄疸，心下热闷，大小便涩。

[方剂来源] 明·芮纪、纪梦德《杏苑生春》。

[方剂] 当归龙荟丸。

[组成] 当归、大黄、龙胆草、芦荟各90g，黄连45g，青黛90g，黄芩45g，木香30g，黄柏、栀子各45g。

[制法] 上为末，炼蜜为丸，如梧桐子大。

[用法] 每次9g，竹叶汤送服。

[功效] 泻肝火，通大便。

[主治] 胁下痛甚，大便秘结。

[方剂来源] 清·徐大椿《医略六书》。

[注] 明·芮经等《杏苑生春》卷六·腰胁痛："胁下痛者，此肝火盛也，以当归龙荟丸主之。"

[注] 现代常用利胆药：茵陈、金钱草、大黄、虎杖、槟榔、金银花、蒲公英、败酱草等，根据症状加减应用。

3. 毒热内蕴证：

[主证] 右胁及胃脘部持续性疼痛不解，痛引肩背，腹拘强直，压痛拒按，或有包块，高热寒战，腹部胀满，或因目红赤或全身深黄，不能进食，口干唇燥，大便干燥，小便黄赤，甚者谵语，皮肤瘀斑，鼻血，齿血，舌质红，苔干黄或无苔，脉弦滑或滑数。

[方剂] 黄连散。

[组成] 黄连、大青叶、栀子、茵陈、柴胡（去苗）、地骨皮、黄芩、川芒硝各30g，川大黄60g（锉碎，微炒），甘草30g（炙微赤，锉）。

[制法] 上为粗散，每次12g，用水150mL，煎90mL，去滓。

［用法］温服，不拘时候。

［功效］清热解毒，利湿退黄，通里攻下。

［主治］黄疸、胁痛。

［方剂来源］宋·王怀隐《太平圣惠方》。

［方剂］小龙荟丸。

［组成］当归、龙胆草、栀子、黄连、川芎、大黄各 15g，芦荟 9g，木香 3g，麝香 0.3g。

［制法］上药研细末为丸绿豆大。

［用法］姜汤下五、七、十九。仍以琥珀膏贴痛处。

［功效］清热泻火，化瘀止痛。

［主治］肝火胁痛。

［方剂来源］明·许浚《东医宝鉴》。

【外治方药】

1. 硝黄膏：

［组成］大黄、朴硝各 30g，大蒜 90g，麝香 1.5g。

［制法］大黄、朴硝研为细末，再用大蒜捣成膏状，加入麝香和匀。

［用法］作片贴痛处。

［功效］解毒消肿，散瘀止痛。

［主治］胁腹疼痛剧烈，腹拘强直。

［方剂来源］清·林珮琴《类证治裁》。

2. 白芥子散：

［组成］白芥子 90g。

［制法］上药研细末用水调成膏状。

［用法］外敷胁痛处。

［功效］利气散结，通络止痛。

［主治］胁痛。

［方剂来源］清·罗国纲《罗氏会约医镜》。

［注］外敷易发泡作用，不易久敷，1~2h 即可，皮肤过敏者忌用。

3. 吴茱萸散：

［组成］吴茱萸 60g，陈醋 45g。

［制法］将吴茱萸研细末，用陈醋调匀成膏状。

［用法］外敷胁腹疼痛处。

［功效］行气止痛。

［主治］胁腹绞痛。

［方剂来源］清·罗国纲《罗氏会约医镜》。

【外治疗法】

1. 肝脉布胁，胆脉循胁，故胁痛皆肝胆为病用硝黄膏外贴痛处，有解毒消肿、散瘀止痛作用（详见本章节）。

2. 热毒内蕴者用白芥子散外敷胁痛处（详见本章节），或用如意铁箍散醋调外敷痛处，有清热解毒、散瘀止痛作用（详见急性阑尾炎章节）。

［注］外用药应与多种疗法同时应用。

【针刺疗法】

常用穴位，随证加减：胆俞、中脘、足三里、阳陵泉、太冲等。绞痛者加合谷；高热者加曲池；黄疸者加至阴；呕吐者加内关；休克者加涌泉，手法应用强刺激，或留针 30min，每日 2 次。

【手术治疗】

经非手术治疗无效且病情严重者，如胆囊结石较大，症状反复发作，怀疑有胆囊穿孔、弥漫性腹膜炎、急性梗阻性化脓性胆管炎者，应在患者处于最佳状态时，非手术治疗效果不佳者行择期手术。

【现代疗法】

①排石疗法。②体外震波碎石法。③内镜疗法。④电针疗法等。

【护理与预防】

1. 忌食生冷及不消化食物，平素宜饮食有节，少食过于辛辣、油腻之品，饭后不宜立即参加体力劳动。

2. 密切观察腹痛变化的情况，腹痛的性质与规律，注意有无黄疸表现。

3. 治疗过程中注意观察有无排石反应，并注意留取大便检查有无结石排出。

第四节　胃、十二指肠溃疡急性穿孔

胃、十二指肠溃疡急性穿孔是指溃疡发展逐渐加深，溃疡穿透浆膜层达游离腹腔即可致急性穿孔。穿孔后，胃、十二指肠内容物如胃酸、食物、胆汁等溢流到腹腔，形成急性弥漫性腹膜炎，产生以剧烈腹痛、休克为主等一系列危重症状，如不及时治疗可危及患者生命。本病中医属"厥心痛""厥逆""胃脘痛""心腹痛"等范畴。

【中国古代中医论述】

1. 《灵枢·癫狂》："厥逆为病也，足暴清，胸若将裂，肠若将刀切之，烦而不能食。"

2. 《灵枢·厥病》："厥心痛，与背相控，善瘛，如从后触其心……厥心痛，腹胀胸满，心尤痛甚，胃心痛也。"

3. 《素问·至真要大论》："厥心痛，汗发呕吐，饮食不入，入而复出。"

4. 《灵枢·邪气脏腑病形》："胃病者，腹䐜胀，胃脘当心而痛……食欲不下。"

5. 《素问·六元正纪大论》："木郁之发……民病胃脘当心而痛。"

6. 《灵枢·经脉》："脾，足太阴之脉……入腹，属脾，络胃，上膈，挟咽，连舌本……是动则病舌本强，食则呕，胃脘痛，腹胀善噫，得后与气，则快然如衰。"

7. 汉·张仲景《伤寒论》辨太阳病脉证并治："伤寒六七日，结胸热实，脉沉而紧，心下痛，按之石硬者，大陷胸汤主之。"

［注］"心下痛"指胃脘痛。

8. 隋·巢元方《诸病源候论》卷十六·心腹相引痛候："心腹相引痛者，足太阴之经与络俱虚……上循属脾络胃……此二脉俱虚为邪所乘正气与邪气交争，在经，则胃脘急痛，在于络，则心下急痛。"

9. 唐·王焘《外台秘要》第七卷·心痛方："足阳明为胃之经，气虚逆乘心而痛。其状腹胀，归于心而痛甚，谓之胃心痛也。"

10. 唐·王焘《外台秘要》第七卷·诸虫心痛："厥心痛，腹胀满，不欲食，食则不消，心痛尤甚者，胃心痛也……痛如锥针刺其心，心痛甚者，脾心痛也。"

11. 唐·孙思邈《备急千金要方》卷第十三·心腹痛："厥心痛，色苍苍如死灰状，终日不得太息者，肝心痛。"

12. 宋·陈言《三因极一病证方论》卷之九·九痛叙论："夫心痛者，在方论则曰九痛，《内经》即曰举痛，一曰卒痛，种种不同，以其痛在中脘，故总而言之曰心痛，其实非心痛也，若真心痛，则手足青至节，若甚，夕发昼死，昼发夕死，不在治疗之数，方中所载者，乃心主包络经也。若十二经络外感六淫，则其气闭塞，郁于中焦，气与邪争，发为疼痛，属外所因，若五脏内动，汨以七情，则其气痞结，聚于中脘，气与血搏，发为疼痛，属为所因，饮食劳逸，触忤非类，使脏气不平，痞隔于中，食饮遁疰，变乱肠胃，发为疼痛，属不内外因，治之当详分三因，通中解散，破积溃坚，随其所因，无使混滥。"

［注］上论是宋代陈言对胃脘痛与心痛混谈提出的质疑。

13. 宋·赵佶《圣济总录》卷第五十五·胃心痛："论曰：胃为水谷之海，冲气属焉。围而保之，则邪不能袭。若经气虚，风冷伤动，则逆乘于心之络脉，痛归于心而腹胀，是为胃心痛也。治胃心痛，腹胀满，口吐酸水，饮食无味，及一切气疾，荜澄茄丸方。"

［注］宋·赵佶提出："胃心痛，腹胀满，口吐酸水。"符合胃、十二指肠溃疡的主要症状。

14. 金·李东垣《兰室秘藏》卷上·胃脘痛门："脾胃虚弱，而心火乘之，不能滋荣上焦元气，遇冬肾与膀胱寒水旺，子能令母实，以致肺金大肠相辅而来克心乘脾胃……腹中为寒水反乘，痰唾沃沫，食则反出，腹中常痛，心胃作痛，胁下缩急，有时而痛，腹不能努，大便多泻少秘，下气不绝，或腹中鸣，此脾胃虚之至极也。胸中气成，心烦不安，而为霍乱之渐……四肢厥逆，身体沉重，不能转侧，头不可以回顾，小便溲而时躁。"

［注］李东垣将胃脘痛的证候、病因病机和治法明确区分于心痛，认识确定胃脘痛为独立病证。

15. 明·王肯堂《证治准绳·杂病》第四册·心痛胃脘痛："或问丹溪言心痛即胃脘痛，然乎？曰心与胃各一脏，其病形不同，因胃脘痛处在心下，故有当心而痛之名，岂胃脘痛即心痛者哉。历代方论将二者混一同叙于一门，误自此始。"

16. 明·王肯堂《证治准绳·杂病》第四册·腹痛："腹痛何由而生？曰邪正相搏，是以作痛……伤于脏者，病起于阴，故卒然多食饮，则肠满，起居不节，用力过度，则络脉伤，阳络伤则血外溢，血外溢则衄血。阴络伤则血内溢，血内溢则后血。肠胃之络伤，则血溢于肠外，肠外有寒，汁沫与血相搏，则并合凝聚不得散而积成矣。卒然外中于寒，若内伤于忧怒，则气上逆，气上逆则六轮不通，温气不行，凝血蕴裹而不散，津液涩渗，着而不去，而积皆成矣。"

17. 明·张介宾《景岳全书》卷之二十五·心腹痛："腹痛……或痛宿昔而成积者。或卒然痛死不知人，少间复生者，或痛而呕者，或腹痛而后泄者，或痛而闭不通者，凡此诸痛，各不同形……寒气客于脉外侧脉寒，脉寒则缩蜷，缩蜷则脉绌急，则痛久矣。寒气客于经脉之中，与炅气相薄而脉满，满则痛甚不可按也……寒气客于五脏，厥逆上泄，阴气竭，阳气未入，故卒然痛死不知人，气复反则生矣。寒气客于肠胃厥逆上出，故痛而呕也。《终始篇》曰：病痛者阴也，痛而以手按之不得者阴也。"

18. 明·张介宾《景岳全书》卷之二十五·论证："凡病心腹痛者……痛在膈上，此即胃脘痛也，《内经》曰胃脘当心而痛者即此。时人以此为心痛，不知心不可痛也，若病真心痛者，必手足冷至节，爪甲青；且发夕死，夕发旦死，不可治也。中焦痛，在中脘，脾胃间病也。下焦痛者，在脐下，肝肾大小肠膀胱病也。凡此三者，皆有虚实寒热之不同，宜详察而治之。痛有虚实……惟食滞、寒滞、气滞者最多……大都暴痛……多滞多逆者方是实证……拒按者为实……暴痛者多实，胀满畏食者为实……痛剧而坚，一定不移者为实；痛在肠脏中，有物有滞者多实。"

19. 清·程国彭《医学心悟》第三卷·食中："醉饱过度，或着恼怒，以致饮食填塞胸中，胃气不行，卒然昏倒。"

20. 清·陈士铎《辨证录》卷之二·腹痛门："人有腹痛欲死，手按之而更甚，此用火痛也……有人腹痛至急，两胁亦觉胀满，口苦作呕，吞酸欲泻，而又不可得，此乃气痛也。"

21. 清·李用粹《证治汇补》卷之六·腹胁门·心痛章："心为君主，义不受邪。其厥心痛者，因内外犯心之胞络，或他脏邪犯心，之支脉，非真心痛也。谓之厥者，诸痛皆气逆上冲，又痛极则发厥。然厥痛亦甚少，今人所患，大半是胃脘作痛耳。"

【病因病理】

患者素有脾胃虚寒、肝气犯胃等胃脘痛证候，若因暴饮暴食、情志不和、劳倦过度、寒湿不适等诱因，中伤脾胃，以至中焦不适，气血郁闭而发病（形成穿孔变证）。

穿孔之后，胃肠内容物流入腹腔，"胃肠之络伤""汁沫与血相搏""则并合凝聚不得散"，中焦气闭不通则腹部剧烈疼痛，气闭于内，阳气不能输布于外，则见面白唇青，四肢厥冷，汗出气促，脉数等脱厥之象，因"胃肠气不平"，胃气上逆，则有恶心、呕吐，"汁沫与血相搏""凝血蕴裹而不散""津液涩渗着而不去"，化热生毒，"变乱胃肠"，可出现满腹疼痛，腹硬如板，拘急拒按，屈膝蜷卧，发热口干，便秘溲赤，舌苔黄，脉数或弦滑数等实热证。穿孔变证其病变在胃，其病情发展随着邪正斗争的消长有3种不同的转归：①正盛邪弱，则中焦气机转利，闭开郁解，气血复通，郁解热退。正气康复而愈。②正盛邪实，则热与湿相搏，毒热凝聚，热胜肉腐成脓，或寄于肠间或寄于胁下，则持续发热，腹痛拒按，并出现肿块，若湿热下注则尿频、尿急、尿痛。③正虚邪实，毒热炽盛，深陷入里，则可出现"热深厥深"，真热假寒，面色苍白，四肢厥冷，脉沉细而数或舌苔腻而燥等，甚则邪陷心包、亡阴亡阳等危候。

现代医学认为，胃、十二指肠溃疡急性穿孔是溃疡病急剧发展的结果（并发症）。原因与吸烟过量，非甾体抗炎药物长期应用及饮食结构不合常理等诸多因素相关性。诸多因素导致胃肠道功能紊乱，病情继续发展（活动期），病变向胃、十二指肠壁深层侵蚀，由黏膜向肌层，再至浆膜而形成穿孔，穿孔后消化液（包括胃酸、胆汁、胰液等）食物、气体漏入腹腔，引起弥漫性腹膜炎，导致剧烈的腹痛和大量腹渗出液。数小时后由于腹膜渗出液的稀释作用，化学性刺激症状可以减轻，但细菌约6~8h后开始繁殖并逐渐转变为化脓性腹膜炎。病原菌以大肠埃希菌、链球菌为多见，在这个过程体液积于肠腔和腹腔，导致水电解质代谢紊乱、胃肠机能失调、营养障碍；细菌的吸收可引起心、肝、肾等器官的中毒性损害等因素，患者可出现脓毒血症和感染性中毒性休克。穿孔的特点是消化液的漏出进入腹腔沿升结肠外侧沟流至下腹。从上腹突然发生剧烈的腹痛，刀割样，难以忍受，并迅速波及全腹部，因为消化液已流到右下腹，引起右下腹疼痛，要与急性阑尾炎相鉴别。另一方面是机体本身的抗病能力，修复穿孔，控制腹膜炎、腹膜和大网膜在此过程中，发挥着重要的作用（此时对治疗增加抗病能力）。

【临床症状】

本病多发生于青年男性，多数急性胃、十二指肠溃疡穿孔患者有较长的溃疡病史，近期症状频繁发作，逐渐加重。少数患者没有溃疡病史而突然发生急性穿孔。有暴饮暴食、过度疲劳、情绪激动等诱因而发病者为部分患者。突然发生的上腹部剧烈的腹痛，如刀割样或烧灼样，难以忍受，并很快波及全腹。因腹痛剧烈而呈痛苦表情，平卧位或蜷曲卧位，不敢翻动及深呼吸，多有面色苍白，出冷汗，恶心，呕吐，四肢发冷，脉细数，可有血压下降甚至有休克表现。检查腹部，全腹明显压痛，反跳痛，腹肌高度紧张，全腹可呈板样硬，有的患者腹式呼吸减弱或消失，腹部叩诊可有移动浊音（腹腔积液超过 50mL）及肠麻痹，有80%左右的患者做立位腹部 X 线检查时可见膈下有半月形的游离气体影。必要时腹腔穿刺，B 型超声波检查则可帮助确诊。

【鉴别诊断】

本病可与急性胰腺炎、急性阑尾炎穿孔、急性胆囊炎、胃癌穿孔等相鉴别。

1. 急性胰腺炎：可出现突然发生上腹部剧烈疼痛，伴有恶心、呕吐及腹膜刺激症状。腹痛可偏于左上腹并向背部放射。本病发病不如溃疡病穿孔急骤，立位 X 线透视无气腹，可见血尿淀粉酶升高，腹腔穿刺液常为血性或含有脂肪颗粒。

2. 急性阑尾炎穿孔：胃、十二指肠溃疡性穿孔时，胃内容物沿升结肠旁沟易流至右髂窝内，右下腹腹膜刺激症状较显著。引起右下腹疼痛和压痛，容易与急性阑尾炎的"转移性右下腹痛"相混淆。所不同之处是急性阑尾炎腹痛开始时多为阵发性，逐渐加重，起病不如溃疡穿孔突然，疼痛亦不如其剧烈，体征以右下腹为主，无气腹阳性体征。而溃疡病穿孔，腹痛多为突然发生，开始剧烈，逐渐可有所缓解，且常伴有休克症状。另外，伴有上腹部压腹肌呈板样、气腹等阴性。

3. 急性胆囊炎：在化脓性胆囊炎伴有腹膜炎者可与溃疡病急性穿孔症状相似，但急性胆囊感染症状较重，体征主要集中在右上腹，有时有黄疸，无气腹，若行 B 型超声波检查，二者即可鉴别。

4. 胃癌穿孔：两者在临床上有时很难鉴别，但胃癌多见于老年人，一般无溃疡病史，多在近期有胃部不适，多为持续隐痛，消化不良或消瘦明显者，若出现溃疡急性穿孔的症状与体征时，应考虑到胃癌穿孔的可能，若就诊时已出现锁骨上淋巴结转移、盆腔内肿瘤转移、恶病质、腹水等，可确定诊断，若术中必要时需做病理活检以求确诊。

【内服药疗法】

1. 气瘀结聚证：

［主证］一日内症见突发上腹至全腹剧痛如刀割，腹皮拘急如板状，拒按，屈膝蜷卧，转侧不利，恶心，呕吐，冷汗出，气短促，大便秘结，小便短赤，舌苔薄黄，脉弦细数，二日内可出现发热、舌苔黄腻、舌质红、脉滑数等。

［方剂］大承气汤。

［组成］大黄12g（酒洗），厚朴15g（炙，去皮），枳实12g（炙），芒硝9g。

［制法］以水 1L，先煮二物，取 500mL，去滓；纳大黄，更煮取 200mL，去滓；纳芒硝，更上微火一二沸。洁白布过滤备用。

［用法］取大承气汤液 200mL，保留灌肠。

［功效］保留灌肠，泄热通便，荡涤肠胃积滞，行气散结，消痞除满。

［主治］痞满，燥实诸证。

［方剂来源］汉·张仲景《伤寒论》。

［方剂］千金消毒散。

［组成］连翘、黄连、赤芍药各 3g，金银花、归尾各 30g，皂角刺、牡蛎、天花粉、大黄、芒硝各 9g。

［制法］上锉一剂加水，煎 30min，取药液 200mL，去滓，纳芒硝，微火一二沸，洁白布过滤备用。

［用法］取千金消毒散 200mL，保留灌肠。

［功效］清热泻火，解毒消肿。

［主治］肿毒，发热，便秘。

［方剂来源］明·龚廷贤《万病回春》。

［注］胃、十二指肠溃疡急性穿孔（闭孔期）确诊后，禁食、减压，即用大承气汤保留灌肠，后用千金消毒散保留灌肠，再用外用方剂外敷腹部及神阙穴 24h 内效果满意。口服剂型改用保留灌肠给药，效果优于口服途径。一般 48h 内症状逐渐减轻；腹膜炎局限；又其外用药敷神阙穴肠鸣音恢复及有排便排气比单用保留灌肠效果明显，同时针刺足三里、梁门、内关、中脘、天枢等穴。现代疗法可用抗生素综合治疗，始发病至采用上述疗法应在 6~12h 内完成治疗，也是观察治疗效果及时分析病情，必要时改变治疗方案的最佳时间。可做腹腔穿刺：抽出渗液做判断，若量少，质淡清亮无味为感染轻，可行非手术疗法，若抽出液量多，混浊液体有味，内有脓细胞或食物残渣应做手术治疗。

2. 肠胃络伤证：

［主证］根据明·王肯堂《证治准绳·杂病》第四册·腹痛："肠胃之络伤，则血溢于肠外，肠外有寒汁沫与血相搏，则并合凝聚不得散而积成矣。"化热生毒。从穿孔闭合到腹膜炎消退（经上述治疗后），3~5 天腹痛显著减轻，腹肌紧张消失或局限在上腹部，压痛局限上腹或在下腹，且无反跳痛，肠鸣音恢复或有排便。但腹部胀痛、压痛限于上腹部，腹痛及肌紧张程度逐渐减轻，口干渴，纳差乏力，发热，大便秘结，小便短赤，舌苔黄腻，脉弦滑数。

［方剂］大柴胡汤。

［组成］柴胡 15g，黄芩、芍药、半夏各 9g，生姜 15g，枳实（炙）9g，大枣 5 枚，大黄 6g。

［制法］以水 1.2L，煮取 600mL，去滓，再煎取 300mL。

［用法］每次温服 100mL，1 日 3 次。

［功效］内泄热结。

［主治］脘腹痞硬或满痛，大便秘结，舌苔黄。

［方剂来源］汉·张仲景《金匮要略》。

［方剂］内消沃雪汤。

［组成］当归身、白芍药、黄芪、甘草节、金银花、天花粉、连翘、射干、香白芷、穿山甲、皂角刺、贝母、乳香（研）、没药（研）、木香、青皮、广陈皮各 1.5g，大黄 4.5g。

［制法］用水、酒各 250mL，煎取 250mL，去滓。

［用法］食后服。

［功效］清热解毒，消瘀止痛，理气通下。

［主治］胃脘痛（毒热）。

［方剂来源］ 明·龚信《古今医鉴》。

［注］ 内消沃雪汤治疗胃脘痛（毒热证）是清·林珮琴《类证治裁》卷六·胃脘痛论治提出的"积热不散……毒成未溃，内消沃雪汤……未溃毒盛，东垣托里散。"明·龚信《古今医鉴》内消沃雪汤原主治："痈疽，发背，大小肠痈，肛门脏毒，初起尚未成脓，坚硬疼痛不可忍者。"

［方剂］ 东垣托里散。

［组成］ 金银花、当归各 6g，大黄、牡蛎、天花粉、皂角刺、连翘、朴硝各 1.8g，赤芍、黄芩各 1.2g。

［制法］ 水、酒各半煎，取药液 200mL，去滓。

［用法］ 温服。

［功效］ 解毒散瘀，通里泄热，敛溃生肌。

［主治］ 胃脘痛（毒热盛）、高热、腹胀、便秘结、舌质红、舌苔黄、脉弦滑数或舌质红绛、舌苔黄糙、脉洪数等热毒炽盛之象。热甚者金银花、连翘、黄芩、大黄加倍。

［方剂来源］ 清·林珮琴《类证治裁》。

［注］ 林珮琴·腹痛论治："腹痛气滞者多，血滞者少，理气滞不宜动血，理血滞则必兼行气也。古谓痛则不通，通则不痛，故治大法，不外温散辛通，而其要则初用通腑，久必通络，尤宜审虚实而施治者矣。"又曰："腹痛脉候，弦滑实，可下。"本病根据证候：①气痞结聚证（穿孔期）。②肠胃络伤证（闭孔期、热毒未溃）。上症经过以中药内外方剂治疗后自觉症状基本消失或仅有轻微胃脘痛或不痛，仅有不适感，剑突下或胃脘部有轻度压痛，饮食恢复，大便通畅，血白细胞计数正常，体温正常。后按为溃疡病急性穿孔的后续治疗，也就是治疗胃痛即胃脘痛本病的阶段，目的在于治疗溃疡病本身症状，以防止再次发生穿孔。虽然穿孔治疗已闭孔乃称恢复期，溃疡症状并非完全治愈，胃痛多由外感寒邪、饮食所伤、情志不畅和脾胃素虚等病因引发，胃是主要病变脏腑，常与肝脾等脏有密切关系，发生胃痛的病因较多，病机演变亦较复杂，主要病机为胃气郁滞，久则累及多个脏腑。因寒邪、食停、气滞、热郁、湿阻，或因虚致实，虚实夹杂；由寒化热、气滞血瘀等因素而引起胃痛。主要临床表现为胃脘部（上腹部近心窝处）发生疼痛如胀痛、隐痛、刺痛、剧痛或痛连两胁，遇烦恼则痛，空腹痛甚或痛有定处，拒按。常伴有食欲不振、呃逆呕吐、泛酸，或时吐清水、嗳气吞腐、嘈杂或口燥咽干、五心烦热、大便干结或四肢倦怠、手足不温、大便溏薄等。发病前多有明显的诱因，如天气变化、恼怒、劳累、暴饮暴食、饥饿、过食生冷干硬辛辣醇酒，或服损脾胃的药物等，外科治疗常分为：①虚寒证。②阴虚证。③气滞证。④湿热证。⑤血瘀证。

1. 虚寒证：

［主证］ 胃脘隐痛喜暖，喜按或有冷感，喜热饮，遇冷痛甚，呃逆泛酸或时吐清水，面色黄白无华，神疲乏力，四肢不温，大便溏薄，舌质淡，舌苔薄白，脉虚弱。

［方剂］ 益胃散。

［组成］ 陈皮、黄芪各 21g，益智仁 18g，干生姜、白豆蔻仁、泽泻、姜黄各 9g，缩砂仁、甘草、厚朴、人参各 6g。

［制法］ 上为细末。每次 9g，用水 150mL，煎至 105mL，去滓。

［用法］ 食前温服。

［功效］ 温中理气。

［主治］胃脘痛。

［方剂来源］金·李杲《内外伤辨》。

［方剂］香砂养胃丸。

［组成］人参、木香各 30g，砂仁、香附（醋制，炒）各 48g，白术（土炒）60g，甘草（炙）、白茯苓各 48g，白豆蔻仁 42g，陈皮 48g，干姜、官桂各 30g，厚朴 48g，苍术 30g。

［制法］上为末，为丸如梧桐子大。

［用法］每次 50~60 丸，开水送服。

［功效］温胃散寒，健脾理气。

［主治］胃气虚寒，胸膈饱闷，寒痛。

［方剂来源］清·年希尧《集验良方》。

［方剂］急痛煎。

［组成］陈皮、香附、吴茱萸、高良姜、石菖蒲各等分。

［制法］用水 250mL，煎至 180mL，去滓。

［用法］碗内先滴香油三五滴，将药冲入热服。

［功效］温中散寒，行气止痛。

［主治］心胃急痛。

［方剂来源］清·李文炳《仙拈集》。

［方剂］香砂七气汤。

［组成］陈皮、青皮、厚朴、半夏、三棱、莪术各 4.5g，香附子 6g，砂仁 3g，甘草、木香各 1.5g，槟榔 3g。

［制法］用水 220mL，加生姜 3 片，煎至 170mL，去滓。

［用法］温服。

［功效］行气消滞，温中止痛。

［主治］胃脘痛。

［方剂来源］明·张时彻《摄生众妙方》。

［方剂］香灵散。

［组成］五灵脂（醋炒）、延胡索（醋炒）各 30g，广木香 21g，乳香（去油）、没药（去油）、陈皮（去白）各 15g，荜茇 12g，沉香 9g，香附米（制）45g，吴茱萸（去梗）15g，青木香（炒）30g。

［制法］上药各为末，和匀。

［用法］每次 1.5g，时酒送服；甚者，火酒送服；不饮食者，吴茱萸汤送服。

［功效］温胃散寒，行气止痛。

［主治］胃脘痛。

［方剂来源］清·潘楫《证治宝鉴》。

［方剂］吴茱萸汤。

［组成］吴茱萸 3g（汤洗 7 遍），人参 9g，生姜 18g，大枣 12 枚（掰）。

［制法］用水 1L，煮取 400mL，去滓。

［用法］每次 100mL，温服，1 日 3 次。

［功效］温中补虚，降逆止呕。

［主治］食谷欲吐，胸膈满闷；少阴吐利，手足逆冷。

［方剂来源］汉·张仲景《伤寒论》。

［方剂］返魂丹。

［组成］焦白术 60g，黄芪 30g，附子 15g，高良姜、茯苓各 12g，丁香 3g。

［制法］水煎，去滓。

［用法］温服。

［功效］益气健脾，温中回归。

［主治］中寒呕吐，心痛，下利清水。

［方剂来源］清·刘士廉《医学集成》。

［方剂］良姜汤。

［组成］高良姜（锉碎，炒）、官桂、当归（锉，炒）各 30g，干姜 1 块（炒），白茯苓 30g，附子 15g（炮）。

［制法］上为细末。每次 6g，用水 400mL，加入生姜 5 片，煎至 280mL，去滓。

［用法］空心服。

［功效］温中祛寒。

［主治］呕逆恶心，手足厥冷，心胸不快，腰背疼痛。

［方剂来源］宋·王贶《全生指迷方》。

［方剂］人参开胃汤。

［组成］人参、橘红、丁香、木香、藿香、神曲（炒）、麦芽（炒）、白术、茯苓、缩砂仁、莲子肉、厚朴（制）、半夏曲、甘草（炙）各等分。

［制法］上锉为散。每次 9g，加生姜 4 片，水煎，去滓。

［用法］温服。

［功效］温中健脾，行气消滞。

［主治］心腹胀满疼痛。

［方剂来源］宋·杨士瀛《仁斋直指方论》。

［方剂］人参煮散。

［组成］人参 120g，青皮（去白）360g，甘草（炙）300g，干姜（炮）180g，三棱（煨，捣碎）360g，芍药 500g，丁皮 180g，茯苓（去皮）、苍术各 250g。

［制法］上为末。每次 6g，用水 150mL，加生姜 5 片，大枣 3 枚，同煎至 105mL。

［用法］食前温服。

［功效］温中健脾，理气和胃。

［主治］心腹胀痛，不思饮食。

［方剂来源］宋·太医局《太平惠民和剂局方》。

［方剂］三味延胡散。

［组成］延胡索、肉桂各 30g，木香 9g。

［制法］上为末。

［用法］每次 6g，生姜汤或酒调服。

［功效］温中散寒，行气止痛。

［主治］冷心痛。

［方剂来源］明·李梴《医学入门》。

2. 阴虚证：

　　[主证] 空腹胃脘痛甚，或灼热疼痛，口干思饮，嘈杂纳少，手足烦热，心悸少寐，大便干，舌质红，舌苔无或少津，脉细数或弦细。

　　[方剂] 一贯煎。

　　[组成] 白沙参、麦冬、当归各 10g，生地 30g，枸杞子 12g，川楝子 5g。

　　[制法] 水煎，去滓。

　　[用法] 温服。

　　[功效] 养阴疏肝。

　　[主治] 阴虚气滞，胃脘或胸胁痛，口燥咽干，噫气吞酸，舌红少津，脉弦细，细数。

　　[禁忌] 有痰饮者忌服。

　　[加减] 口苦干燥者，加黄连。

　　[方剂来源] 清·魏之琇、王士雄《柳州医话》。

　　[方剂] 百合汤。

　　[组成] 百合 30g，乌药 9g。

　　[制法] 用水 400mL，煎至 280mL，去滓。

　　[用法] 温服。

　　[功效] 清热养阴，行气止痛。

　　[主治] 心胃痛，服诸热药不效。

　　[方剂来源] 清·陈念祖《时方歌括》。

　　[方剂] 双治汤。

　　[组成] 附子、黄连各 3g，白芍 15g，甘草 3g。

　　[制法] 水煎，去滓。

　　[用法] 温服。

　　[功效] 清心暖胃，缓肝止痛。

　　[主治] 胃痛，得寒则痛，得热亦痛。

　　[方剂来源] 清·陈士铎《辨证录》。

　　[方剂] 疏肝益肾汤。

　　[组成] 柴胡、白芍、熟地、山药、山萸肉、牡丹皮、茯苓、泽泻。

　　[制法] 水煎，去滓。

　　[用法] 温服。

　　[功效] 疏肝益肾，润肠通便。

　　[主治] 胃脘痛，大便干结。

　　[方剂来源] 清·高斗魁《四明心法》。

　　[注] 白芍（《本草备要》）："补血、泻肝、益脾、敛肝阴，治血虚之腹痛。"

　　山药（《神农本草经》）："补中、益气力、长肌肉、强阴。"

　　3. 气滞证：

　　[主证] 胃脘胀痛，两肋胀闷，嗳气泛酸频繁，呃逆呕恶，多因情志不畅而加重，舌苔薄白，脉弦。

　　[方剂] 十香丸。

　　[组成] 木香、沉香、泽泻、乌药、陈皮、丁香、小茴香、香附（酒炒）、荔核（煅焦）各等分，皂角（微火烧烟烬）30g。

［制法］上为末，酒糊为丸，如弹子大，或如梧桐子大。

［用法］弹子大者磨化服；梧桐子大者汤引送服；癫疝之属温酒送服。

［功效］行气解郁，散寒止痛。

［主治］胃痛，腹痛，两胁痛，腹胀肠鸣。

［方剂来源］明·张介宾《景岳全书》。

［方剂］良附丸。

［组成］高良姜（酒洗7次，焙，研）、香附子（醋洗7次，焙，研）。

［制法］上药二味，各焙、各研、各贮，否则无效。因寒者用高良姜6g，香附末3g；因怒者用高良姜3g，香附末9g；因寒、怒兼有者，高良姜1.5g，香附末4.5g。用时以米饮汤加入生姜汁1匙、盐1撮为丸。

［用法］每次1丸，温开水送服，1日2次。

［功效］行气疏肝，祛寒止痛。

［主治］胃寒疼痛，胸闷不舒，喜温喜按者。

［方剂来源］清·谢元庆（蕙庭）《良方集腋》。

［方剂］三棱丸。

［组成］京三棱、枳壳、厚朴、广皮、甘草。

［制法］上为细末，为丸如梧桐子大。

［用法］每次5g，1日2次。

［功效］行气消积。

［主治］胃脘痛。

［方剂来源］明·秦景明《症因脉治》。

4. 湿热证：

［主证］胃脘疼痛，病势急迫，脘闷灼热，口干而苦，口渴不欲饮，纳呆恶心，嘈杂泛酸，小便色黄，大便不畅，舌质红，舌苔黄腻，脉弦滑或滑数。

［方剂］清热解郁汤。

［组成］栀子（炒黑）6g，枳壳（麸炒）、川芎、黄连（炒）、香附（炒）各3g，陈皮、干姜（炒黑）各1.5g，苍术（米泔浸）2.1g，甘草0.9g。

［制法］加生姜3片，水煎，去滓。

［用法］热服。滓再煎服。

［功效］清热解郁。

［主治］心胃痛。

［方剂来源］明·龚廷贤《万病回春》。

［方剂］清上饮。

［组成］柴胡、黄芩、赤芍、厚朴、枳实、栀子、郁金、黄连、半夏、青皮、大黄、芒硝、甘草。

［制法］上锉。加生姜3片，水煎，去滓。

［用法］热服。

［功效］清胃疏肝，泄热通便。

［主治］心胃刺痛。

［方剂来源］明·龚廷贤《寿世保元》。

［方剂］黄连栀子汤。

［组成］黄芩、黄连、山栀各 6g，降香 3g，神曲 6g，木香、槟榔各 3g，川芎 2.1g，香附 3g，芒硝 5g。

［制法］水煎，去滓。

［用法］温服。

［功效］清热理气，和胃止痛。

［主治］胃脘痛。

［方剂来源］清·潘楫《证治宝鉴》。

［方剂］佛手汤。

［组成］大黄（酒蒸）9g，青皮（醋炒）、石膏（煅）、黄连（酒炒）、甘草、白芍、厚朴（姜汁炒）各 6g。

［制法］水煎，去滓。

［用法］温服。

［功效］清热化湿，和胃止痛。

［主治］腹中作痛，时疼时止。

［方剂来源］明·孙文胤《丹台玉案》。

［方剂］清中汤。

［组成］黄连、山栀（炒）各 6g，陈皮、茯苓各 4.5g，半夏 3g（姜汤泡 7 次）、草豆蔻仁（捶碎）、炙甘草各 2.1g。

［制法］用水 400mL，加生姜 3 片，煎至 320mL。

［用法］食前服。

［功效］清热和胃。

［主治］胃脘痛，呕恶。

［方剂来源］明·王肯堂《证治准绳·类方》。

［方剂］莎芎散。

［组成］香附、川芎各 30g，黄连、山栀各 15g，木香、干生姜各 9g，槟榔、酒黄芩、芒硝各 6g。

［制法］上为末。

［用法］每次 6g，用姜汁同滚白汤调，痛时呷下。

［功效］清胃泻火，理气止痛。

［主治］胃脘痛。

［方剂来源］明·李梴《医学入门》。

5. 血瘀证：

［主证］胃脘疼痛，如针刺，似刀割，痛有定处，按之痛甚，或拒按，食后加剧或吐黑血，便黑，舌质暗红或有瘀斑，脉弦或迟涩。

［方剂］散瘀清火止痛汤。

［组成］川楝子（去核）、延胡索各 6g，黄连（姜汁炒）2.4g，山栀仁（炒）4.5g 或 6~9g，紫丹参 9g，香附子（四制）、法半夏各 6g，桃仁泥 3g，当归尾 6g，川郁金 3g，高良姜 1~1.5g，泽泻 6g。

［制法］水煎，去滓。

［用法］温服。

［功效］清热泻火，散瘀止痛。

［主治］心胃疼痛，脘中胀闷，不可按扪。

［方剂来源］清·万潜斋《寿世新编》。

［方剂］胜金散。

［组成］桂枝、延胡索（炒）、五灵脂、当归各等分。

［制法］上为末。每次9g，用水150mL，酒50mL同煎，去滓。

［用法］食前温服。

［功效］行气活血，通络止痛。

［主治］心胃疼痛。

［方剂来源］宋·杨士瀛《仁斋直指方论》。

［方剂］桃仁延胡汤。

［组成］桃仁泥10粒，木香、炮姜各1.5g，炙甘草0.9g，香附（醋炒）、延胡索（醋煮）、广皮各3g，钩藤、泽兰各4.5g，砂仁1.5g。

［制法］水煎，去滓。

［用法］温服，1日3次。

［功效］理气化瘀。

［主治］心胃痛。

［方剂来源］清·怀远《医彻》。

［方剂］桃灵散。

［组成］白矾1.5g，五灵脂3g，乳香（去净油）2.5g。

［制法］上共研细末。

［用法］遇痛时每服0.9g，酒送下。

［功效］活血理气止痛。

［主治］胃气痛。

［方剂来源］清·梅启照《梅氏验方新编》。

［方剂］安痛散。

［组成］五灵脂（去沙石）、延胡索（炒，去皮）、苍术（煨）、良姜（炒）、当归（去芦，洗）各等分。

［制法］上为细末。

［用法］每次6g，热酒或醋汤调服，不拘时候。

［功效］温胃散寒，活血定痛。

［主治］胃脘疼痛。

［方剂来源］明·方广《丹溪心法附余》。

【外治方药】

1. 御寒暖胃膏：

［组成］生姜汁、牛皮胶、乳香、没药、花椒、黄丹。

［制法］生姜汁熬，入牛皮胶化开，以乳香、没药、黄丹收膏。摊于布或纸上，将花椒末掺于膏药中心。

［用法］贴于脘腹胀痛处。

［功效］温胃散寒，活血止痛。

［主治］胸腹胀痛，呕哕恶心，噫气吞酸。

［加减］脾胃不和，加苍术、厚朴、陈皮、甘草。

［方剂来源］清·吴尚先《理瀹骈文》。

2. 温胃膏：

［组成］干姜炒60g、川乌、白术各15g，苍术、党参、附子、吴茱萸、黄芪、麻黄、桂枝、北细辛、羌活、独活、防风、麦冬、藁本、柴胡炒、川芎、当归、酒芍、香附、紫苏、藿梗、杏仁、白芷、青皮、陈皮、半夏炒、南星、厚朴、乌药、威灵仙、麦芽、神曲炒、枳实、泽泻、荜澄茄、草果、草蔻仁、肉蔻仁、补骨脂、良姜、益智仁、大茴香、巴戟天、荜茇、车前子、延胡索、五灵脂各30g，黄连、吴茱萸水炒、五味子各15g，甘草21g。生姜、葱白各120g，艾、薤、韭、蒜头、石菖蒲各60g，凤仙一株，木瓜、川椒、白芥子、胡椒各30g，大枣、乌梅肉各5个。

［制法］用油十二斤（6000g），分两次熬枯去药渣，仍分两起下，再入木香、丁香、砂仁、官桂、乳香制、没药各30g，牛胶120g酒蒸化，一加木鳖仁、蓖麻仁、穿山甲30g，黄丹收后，搅至温温令匀，如油少可再加以不老不嫩合用为贵。

［用法］药膏摊于布或纸上贴于脘腹胀痛处。

［功效］温中散寒，理气和胃，通络止痛。

［主治］胃脘痛。

［方剂来源］清·吴尚先《理瀹骈文》。

【外治疗法】

溃疡病证属虚寒、气滞、血瘀型可用温胃膏外贴痛处，温中散寒，理气和胃，通络止痛之功效（详见本章节）。

【针刺疗法】

针刺中脘、内关、足三里、三阴交、肝俞、胃俞等穴，其功效疏通经络，止痛，可随症加减，手法"得气"为度。一般留针30~60min。

【手术疗法】

1. 患者一般情况差，伴有中毒性休克。

2. 有明显腹胀、腹腔积液较多。

3. 溃疡病史较久，穿孔前有长期的顽固性疼痛，经系统药物治疗无效者。

4. 合并其他严重并发症，如幽门梗阻、大出血等穿孔，可疑为癌变。

5. 饱食后穿孔（系指穿孔前2h内进较多饮食，且穿孔后未能吐出），或穿孔较大。

6. 50岁以上，或合并有心、肝、肺、肾等脏器的严重病变者。

7. 再次穿孔。

8. 穿孔后经中西结合非手术治疗6~12h，症状体征不见缓解，反而逐渐加重者。

【手术疗法】

复杂性溃疡穿孔需要做手术治疗者，可做胃大部切除术；患者情况危重，又无适应行胃大部切除术时，根据患者情况可采用穿孔缝合修补术，是治疗溃疡的主要手段，方法简单，创伤轻，危险小，疗效确切。手术中应尽可能地取活检作病理检查，以确诊有无胃癌存在。急性穿孔较小，腹腔内渗液不多，全身情况较好可施行腹腔镜溃疡穿孔修补术。

【护理与预防】

1. 对于穿孔期的患者应禁食，胃肠减压管保持通畅有效吸引，以免食物与胃肠分泌液流入腹腔，有利于穿孔的闭合。

2. 对于溃疡病患者在进行 X 线钡餐检查或胃镜与十二指肠镜等检查时，应轻柔操作，预防穿孔方面也很重要。

3. 溃疡病患者避免暴饮暴食，忌辛辣、酒及其他刺激性的食物，平时应保持心情舒畅。

4. 及时早期诊断与治疗胃、十二指肠溃疡，以防发生急性穿孔。

第五节　肠梗阻

任何原因引起肠腔内容物不能顺利地通过肠道，因此引起腹痛、腹胀、呕吐，停止排气排便等为主要临床症状表现，称为肠梗阻。本病属于中医"关格""腹痛""肠结"的范畴。

【中国古代中医论述】

1. 《灵枢·脉度》："故邪在腑，则阳脉不和，阳脉不和，则气留之，气留之，则阳气盛矣，阳气太盛，则阴不利。阴脉不利，则血留之，血留之，则阴气盛矣。阴气太盛，则阳气不能荣也，故曰关。阳气太盛，则阴气弗能荣也，故曰格。阴阳俱盛，不得相荣，故曰关格。关格者，不得尽期而死也。"

2. 《灵枢·终结》："人迎四盛，且大且数，名曰溢阳，溢阳为外格……脉口四盛，且大且数者，名曰溢阴，溢阴为内关，内关不通，死不治，人迎与太阴脉口俱盛四倍以上，命曰关格，关格者，与之短期。"

3. 隋·巢元方《诸病源候论》卷十四·关格大小便不通候："关格者，大小便不通也。大便不通，谓之内关。小便不通，谓之外格。二便俱不通，为关格也。由阴阳气不和，荣卫不通故也。阴气大盛，阳气不得荣之，曰内关。阳气大盛，阴气不得荣之，曰外格。阴阳俱盛，不得相荣，曰关格。关格则阴阳气否结，腹内胀满，气不行于大小肠，故关格而大小便不通也。"

［注］上述的关格，指大小便不通。关格还有一种含义，关指关闭，格指格拒，在下指二便不通为关，在上指吐逆不纳为格。

4. 宋·赵佶《圣济总录》卷第九十五·大小便统论："关格不通，三焦约病，责以荣卫之否塞。"

5. 宋·赵佶《圣济总录》卷第九十五·大小便关格不通："论曰：大小便不通者，阴阳关格，及三焦约之病也。阴阳和平，三焦升降，则水谷糟粕以时传导，今阴阳偏盛，气否于中，则荣卫因之以不行，故气结于腹内，胀满不通，而大小肠俱闭塞也。"

6. 明·赵献可《医贯》卷之五·噎膈论："噎膈、翻胃、关格三者，名各不同，病原迥异，治宜区别，不可不辨也……关格者，忽然而来，乃暴病也……渴饮水浆，少顷则吐，又饮又吐，唇燥，眼珠微红……甚者……心痛。自病起，粒米不思，滴水不得下胃，饮一杯吐出杯半……阴盛于下，通阳于上……名曰关格，不得尽其命而死矣。"

"关格，关者，下不得出了；格者，上不得入也。"

7. 明·李梴《医学入门》卷四·杂病·关格："关乃阳不下，以寒在胸中，塞而不入；格，乃阴不上，以热在下焦，寒而不出，上下不通，三焦撩乱，中气不足，阴阳不能相荣，故既关且格……关格死在旦夕，但治下焦可愈……大承气汤下之……凡关格见头汗者，死。"

8. 清·喻昌《医门法律》卷五·关格门："关格之证……辨其藏府之阴阳。故《灵枢》复言邪在府，则阳脉不和；阳脉不和，则气留之；气留之则阳气盛矣。阳气太盛，则阴脉不和；阴脉不和，则血留之；血留之则阴气盛矣。阴气太盛，则阳气不能荣也，故曰关。阳气太盛，则阴气不能荣也，故曰格。阴阳俱盛，不能相荣矣，故曰关格。关格者，不能尽期而死也。此则用药之权衡，随其脉之尺阴寸阳，偏盛俱盛而定治耳。越人宗之，发为阴乘阳乘之脉，因推其乘之极，上鱼为溢，入尺为复，形容阴阳偏而不返之象，精矣。至仲景复开而三大法门，谓寸口脉浮而大，浮为荣，大为实，在尺为关，在寸为格，关则不得小便，格则吐逆。从两手寸口，关阴格阳过盛中，察其或浮或大，定其阳虚阳实，阴虚阴实，以施治疗……关则定为阴实，格则定阳实矣……心脉洪大而长，是心之本脉也，上微头小者，则汗出；下微本大者，则关格不通，不得尿；头无汗者可治，有汗者死。此则探明关格之源，由于五志厥阳之火，遏郁于心胞之内，其心脉上微见头小，亦阳虚之验，下微见本大，亦阳实之验。头无汗者可治，有汗则心之液外亡，自焚而死矣。"

9. 清·程国彭《医学心悟》卷三·关格："关格者，不得尽其命矣。宜用假苏散治之。"

10. 清·何梦瑶《医碥》卷三·关格："关格者，阴阳易位，盖阳上阴下，定位也，今寒反在胸中，舌有白苔，而水浆不下……治关格，上寒治以热，下热治以寒，若宿兼有寒热，分主客治之。治主宜缓，治客宜急……阳极于上，阴极于下，否隔不交者，当通其阴阳，转否为泰可知矣。"

11. 清·林珮琴《类证治裁》卷之三·关格论治："下不得出为关……上不得入为格，水浆吐逆也。下关上格，中焦气不升降，乃阴阳离绝之危候。景岳以此为阳亢阴竭，元海无根。症见粒米不能下咽，渴饮茶汤，少顷即吐，复饮复吐，热药入口随出，冷药过时亦出，大小便俱阻。关无出之由，格无入之理，急症难从缓治。《内经》以阴气太盛，则阳不能荣，故曰关；阳气太盛，则阴弗能荣，故曰格；阴阳俱盛，不得相荣，故曰关格。关格者不得尽期而死，因是症气逆于上，津涸于下，与噎膈反胃同，而势较骤，最忌燥热劫阴，法宜甘润滋液，生脉散加甜杏仁、玉竹等。或甘酸化阴。参、麦、阿胶、地黄、白芍、乌梅、牛膝等。如脉洪大者先降火，山栀、犀角、竹茹、黄连等。沉滑者先豁痰，大半夏汤。兼虚弦者先和阴，甘露饮去茵陈、黄芩。喘满者先降逆，降气汤去桂。阳结者先通痞，用半夏泻心汤加减。液虚者主通润，一阴煎。真阴素亏者滋化源，大营煎。气血两不足者填虚损。"

12. 程杏轩《医述》卷七·关格："寸口脉浮而大，浮为虚，大为实；在尺为关，在寸为格；关则不得小便，格则吐逆。心脉洪大而长，上微头小者，则汗出；下微本大者，则关格不通，不得尿。头无汗者可治，有汗者死。趺阳脉伏而涩，伏则吐逆，水谷不化，涩则食不得入，名曰关格。

关则不得小便，格则吐逆。关者甚热之气，格者甚寒之气。是关者无出之由，格者无入之理。寒在胸中，遏绝不入；热在下焦，填塞不出。

关格者，谓膈中觉有所碍，欲升不升，欲降不降，欲食不食，此为气之横格。

走哺，由下不通，浊气上冲，而饮食不得入。关格，由上下阴阳之气倒置，上不得入，下不得出。

关格一证，在《内经》本言脉体，以明阴阳离绝之故。自秦越人以尺寸言关格，已失本经之意矣。又仲景曰：在尺为关，在寸为格；关则不得小便，格则吐逆。故后世自叔和、东垣以来，无不以此相传，而竟置关格一证于乌有矣。再至丹溪，则曰此证多死。寒在上，热在下，脉两寸俱盛四倍以上，法当以提其气之横格。愚谓两寸俱盛四倍，又安得为寒在上耶？且脉大如此，则浮豁无根，其虚可知，又堪吐乎？谬而谬又，莫此为甚！夫《内经》云人迎寸口，既非尺寸之谓，而曰吐逆者，特隔食一证耳；曰不得小便者，特癃闭一证耳。二证自有本条，其与关格何涉？数子且然，况其他乎？……关格一证，前本仲景之说为解，其实仲景所言，但关格中之一病耳。谓吐逆不得小便，为非关格，不可也。以为遂足以尽关格之病，亦不可也。阴阳本自贯通，关格则阴阳各聚于一区。《内经》言脉不言证，其所包者广可知。故凡阴阳两不相顾，而病多分见者，皆关格之类也。

阴病救阴，阳病救阳，阴阳同病，则阴阳同救。阴阳皆病，而分见者，其将何以措手乎？由是言之，吐逆不得小便，但为关格之先兆。他如干霍乱之欲吐不得吐，欲泻不得泻，或一身而寒热各半，或一病而阴阳混淆者，皆关格之类，而不得为真关格。真关格者，无药可医，不得尽期而死。

……凡治关格病，不参人迎、趺阳、太冲，独持寸口，已属疏略。若并寸口阴阳之辨懵然，医之罪也。

凡治关格病，不辨脉之阳虚阳实，阴虚阴实，而进退其治，盲人适路，不辨东西，医之罪也。

凡治关格病，不从王道，辄投霸术，逞己之能，促人之死，医之罪也。

附方：

进退黄连汤：黄连姜汁炒一钱五分、干姜炮一钱五分、人参人乳拌蒸一钱五分、桂枝一钱、半夏姜制一钱五分、大枣二枚。进法：用本方六味俱不制，水三茶盏，煎一盏半，温服。退法：不用桂枝，黄连减半，或加肉桂五分，如上逐味制熟，煎服法同。朝服八味丸三钱，半饥服煎剂。

资液救焚汤：治五志厥阳之火。生地黄取汁二钱、麦冬取汁二钱、人参人乳拌蒸一钱五分、胡麻仁炒研一钱、柏子仁炒七分、甘草炙一钱、五味子四分、紫石英敲碎一钱、阿胶一钱、寒水石敲碎一钱、滑石敲碎一钱、犀角磨汁三分、生姜汁三匙。上除四汁、阿胶，其领先味用水四茶杯，缓火煎至一杯半；去渣，入四汁、阿胶，再煎至胶烊化；斟出，调牛黄五厘。日中分二三次热服。空腹先服八味丸三钱。"

[注] 清·程杏轩《医述》卷七·关格中，程氏对"关格"的论述内容涵盖历代诸家之说，详论"关格"症因、治疗、鉴别等具有清晰的辨识，对前人的经验和学术观点做了补充和发挥，论述内容达4000余字。

13. 清·费伯雄《医醇賸义》卷二·关格："患此证者，多起于忧愁怒郁，即富贵之家，亦多有隐痛难言之处，可见病实由于中上焦，而非起于下焦也。始则气机不利，喉下作梗；继则胃气反逆，食入作吐；后乃食少吐多，痰涎上涌，日渐便溺艰难。此缘心肝两经之火煎熬太过，营血消耗，郁蒸为痰；饮食入胃，以类相从，谷海变为痰薮，而又孤阳独发，气火升痰，宜其格而不入也。"

"格与关皆为逆象，惟治之以至和，导之以大顺，使在上者能顺流而下，则在下者亦迎刃而解矣。"

[注] 古代"关格"的论述也包括癃闭的严重阶段，可见尿毒症等疾患。现代肠梗阻并不是一种单一的疾病，而是由不同的病因所造成的一个共同结果，辨证治疗应以"关格""腹痛"施之。

【病因病理】

《素问·灵兰秘典论》："大肠者，传道之官，变化出焉。"《素问·五藏别论》："六府者，传化物而不藏，故实而不能满也。"肠为六腑之一，主传化，泻而不藏，以通畅下行为顺。本病多由饮食不节，过食生冷，寒凝气滞，热邪郁闭，温邪中阻，瘀血留滞，燥屎内结或蛔虫聚团等令肠道气血瘀结，通降失调，传化失司所致。肠道气血瘀结，肠腔梗阻不通，不通则痛，肠腑气机不利，肠腑闭阻，胃肠之气上逆则呕；气滞聚结肠腑，清气不能上升，浊气不能下降，肠腑内积聚气和浊液则腹胀；肠腑传导失司，大便矢气不通则闭。肠腑因"结"至"塞"贯穿本病全过程，使肠腑"满""实"俱见，通降失调，出入俱废，则"痛""呕""胀""闭"四大症状。临床上以实证，热多见，病变晚期，若梗阻不能解除，气滞血瘀，瘀久化热，则肠道血肉腐败致肠坏死，而出现全身发热、腹痛拒按等腹膜炎征象，热毒炽盛，邪实正虚，正不胜邪，阴阳两伤，最终导致亡阴亡阳等一系列变化。

现代医学认为，肠梗阻是由梗阻以上肠管长时间扩张，使肠腔内压力增高，肠壁静脉血管、淋巴管回流受阻时，肠腔内渗液进一步增加，积液更加明显，加重肠膨胀，压迫肠壁血管使肠壁充血水肿，影响肠壁动脉血流，肠壁动脉搏动消失，最终可引起坏死和穿孔。同时由于患者不能进食，频繁呕吐造成大量水和电解质丢失，尤其是高位肠梗阻。另一个造成水、电解质丢失是因梗阻近侧肠管的扩张，大量的消化液潴留在近侧肠管，不能被重吸收，在低位肠梗阻时更为明显。另外，梗阻时，肠内容物淤积，细菌大量繁殖，并产生大量毒素，细菌过度繁殖，穿过黏膜上皮进入肠系膜淋巴结及血液、细菌和毒素亦可直接渗透入腹腔或血液循环，出现腹腔感染或全身中毒症状甚至休克。

肠梗阻可以发生在肠管的任何部位，如十二指肠、小肠、结肠、直肠甚至肛管。按照不同的分类方法，可以把肠梗阻分为以下多种类型。

1. 按肠梗阻的发病原因分类：

（1）机械性肠梗阻：指由于机械原因而引起者。常见于：

肠腔堵塞：如蛔虫团、粪块、异物、结石等。

肠壁病变：如炎症狭窄、肿瘤、肠套叠、肠道先天畸形等。

肠管受压：如肠管扭转、腹膜或肠管粘连、嵌顿疝、肠道外肿瘤压迫等。

（2）动力性肠梗阻：亦称神经性肠梗阻，是因支配肠道正常运动的神经功能发生障碍，使肠的收缩与舒张功能失常造成。但无器质性的肠腔狭窄。可分为：①麻痹性肠梗阻。②痉挛性肠梗阻。③血运性肠梗阻：由于肠系膜血管受压，血栓形成或栓塞，引起肠管血循环障碍而发生肠麻痹，甚至肠坏死与肠穿孔。

2. 按肠壁有无血运障碍分类：

（1）单纯性肠梗阻：只有肠内容物通过受阻而无肠管血运障碍。

（2）绞窄性肠梗阻：肠梗阻的同时伴有肠壁血运障碍。可因肠系膜血管受压、血管内血栓形成、栓塞或肠管高度扩张所致。

3. 按梗阻部位分类：

（1）高位肠梗阻：发生在空肠上段的小肠梗阻，有明显呕吐症状。

（2）低位肠梗阻：发生在回肠下段和结肠的梗阻，并有腹胀症状。

4. 按梗阻程度分类：

（1）完全性肠梗阻：肛门完全停止排气、排便，而且往往腹痛、腹胀和呕吐症状（还有一种完全性肠梗阻，是由于某一段肠管两端均发生阻塞，见于肠扭转、结肠肿瘤等)。

（2）不全性肠梗阻：肛门可以有少量排气、排便，但腹痛、腹胀和呕吐症状不明显。

5．按病情分类：

（1）急性肠梗阻。

（2）慢性肠梗阻。

【临床症状】

1．症状：肠梗阻四大典型症状：痛、呕、胀、闭。

（1）腹痛：不同部位与类型的肠梗阻腹痛的性质也不同。腹部阵发性剧烈绞痛，是梗阻以上部位肠管强烈蠕动所致；每次疼痛发作均有由轻到重的过程，之后逐渐减轻或消失，间歇一段时间后再度发作为特点。如在阵发性绞痛过后仍有持续性隐痛或持续性腹痛阵发性加剧，提示绞窄性肠梗阻的可能。而麻痹性肠梗阻多表现为全腹的持续性胀痛。如腹痛以脐周为主，病变多在小肠；左上腹痛病变多在空肠上段；右下腹痛病变可能在回肠末端或回盲部；左下腹痛病变多在空肠下段或乙状结肠，全小肠扭转可出现后腰部疼痛。而腹外疝嵌顿引起肠梗阻时，多有脐周或该侧腹股沟部疼痛。

（2）呕吐：几乎所有肠梗阻类型都可以出现呕吐，呕吐的次数和性质可因梗阻的部位而不同，呕吐出内容物有所区别，高位肠梗阻呕吐早而频繁，呕吐物开始为食物，继而有大量胃液与胆汁。低位小肠梗阻呕吐出现晚，次数较少，间歇时间较长，吐出物呈粪汁样，且有粪臭味。绞窄性肠梗阻时呕吐物可呈褐色或血性。麻痹性肠梗阻时呕吐多呈溢出性，吐出物为旧腐败的肠内容物。

（3）腹胀：肠梗阻程度与梗阻的部位有关，高位肠梗阻时因呕吐出现早而频繁，腹胀多不明显，低位小肠肠梗阻或结肠肠梗阻时则有明显腹胀，麻痹性肠梗阻和炎性肠梗阻则全腹膨胀，因肠扭转或腹内疝时常表现为腹胀常不对称。

（4）便闭（停止排气排便）：完全性肠梗阻发生后，排气即停止，少数高位肠梗阻者早期由于梗阻以下肠管内尚有残存的粪便与气体，仍可能在发病早期排出，不完全肠梗阻可有少量的排气排便，但梗阻症状并不能缓解。结肠癌梗阻或某些绞窄性肠梗阻可排出少量的黏液血便。

2．体征：

（1）全身情况：单纯性肠梗阻早期一般无明显变化，肠梗阻晚期有脱水表现，出现唇干舌燥，眼窝内陷，皮肤弹性差，尿少，严重脱水或绞窄性肠梗阻可出现面色苍白，四肢凉，血压下降以至休克表现。

（2）腹部体征：

望诊：腹部膨胀和肠型及肠蠕动波或不对称腹胀。

触诊：单纯性肠梗阻可有轻度压痛。绞窄性肠梗阻则有压痛、反跳痛、肌紧张。蛔虫性肠梗阻及肠套叠时常可触及"腊肠样"及索条状肿块。肠扭转或腹外疝引起梗阻时可触及痛性包块。若触及无痛性质硬而不平滑的肿块提示肠道有肿瘤之可能。

叩诊：肠管扩张时一段呈鼓音，绞窄性肠梗阻腹腔渗液较多时可出现移动性浊音。

听诊：在腹痛发作时肠鸣音亢进，高调金属音或气过水声。麻痹性肠梗阻则肠鸣音减弱或消失。

直肠指诊：直肠肿瘤引起肠梗阻时，可触及直肠内肿物，肠套叠、绞窄性肠梗阻时，指套常可染有血迹。

【实验室检查】

如有肠梗阻可能时，应常规检查血细胞计数、血红蛋白、红细胞压积、二氧化碳结合力，以及血清钾、钠、氯和尿常规及比重测定，如有排便应做大便常规检查加潜血试验。

（1）肠梗阻严重失水、血液浓缩时，血红蛋白及红细胞压积升高；肠绞窄伴腹膜炎时，白细胞总数和中性粒细胞比例升高。

（2）查血钾、血钠、氯离子及二氧化碳结合力等测定能判断电解质、酸碱平衡紊乱状态（如酸中毒时全血二氧化碳结合力下降，血清钾可稍升高）。

（3）脱水时尿量减少，比重升高。

（4）呕吐物及粪便如有大量红细胞或潜血试验阳性，提示肠管有血运障碍或出血性病变。

【腹部 X 线检查】

X 线检查为诊断本病的重要依据。一般在肠梗阻发生 4~6h 后进行，即可显示出肠腔内气体及扩张。腹平片发现小肠充气并扩张，肠腔管径超过 3cm 者，或结肠充气并扩张；肠腔管径超过 6cm 者，或发现扩张的小肠与结肠出现液平面者，提示有肠梗阻存在。

（1）麻痹性肠梗阻：小肠及结肠全部胀气，其程度大致相等。

（2）机械性肠梗阻：即使在麻痹期，结肠不致全部胀气（如果直肠无梗阻性病变），肠襻气胀程度多不一致。

（3）高位小肠梗阻：可见胃、十二指肠胀气明显，而小肠积气不多。

（4）低位小肠梗阻：胀大的肠襻在腹中部排列成"阶梯状"，如为空肠可见黏膜环状皱襞，呈"青鱼骨刺"状，而回肠扩张则无黏膜皱襞影，但"阶梯状"液平面明显增多。

（5）结肠梗阻：梗阻以上的肠腔扩大，沿结肠位置分布，可见结肠袋，胀气的结肠阴影，在梗阻部位突然中断，且盲肠胀气显著。

（6）闭襻性肠梗阻：可见一孤立或突出胀气肠襻，曲折成一"咖啡豆"状，体位改变时胀气肠襻位置和形状可变，但"咖啡豆"尖端部位固定不变。

【碘水造影或钡灌肠检查】

如怀疑有肠套叠、乙状结肠扭转或肠道肿瘤引起肠梗阻之可能时，可考虑做碘水造影或钡灌肠检查，若出现碘液通过障碍，钡剂受阻或呈"杯口状""鸟嘴状"改变以及肠腔狭窄时，即可明确诊断。

【鉴别诊断】

本病可与十二指肠溃疡急性穿孔、胆道系统感染和胆石症、肾及输尿管结石、卵巢囊肿扭转等相鉴别。

（1）胃十二指肠溃疡急性穿孔：常有胃十二指肠溃疡病史，起病急骤，腹痛剧烈，腹部压痛与反跳痛比肠梗阻更为明显，腹肌高度紧张呈"板状"。X 线检查可见膈下游离气体影，无"阶梯状"液平面。

（2）胆道系统感染和胆石症：中、右上腹部剧烈绞痛，可向右肩背部放射，在上腹部压痛明显，肌紧张及反跳痛，可触及肿大之胆囊。可有恶心、呕吐、发热甚至黄疸，但多无明显腹胀及停止排气排便的情况，更不会出现肠型以及蠕动波。B 超多显示胆囊明显增大，胆囊壁模糊或呈现"双边征"影像。

（3）肾及输尿管结石：脐旁多为阵发性剧烈绞痛，发作时辗转不安，疼痛多位于左侧腹、右侧腹或下腹部，并向腰部及会阴部放射，肾区叩击痛明显，或沿输尿管有轻压痛，但腹部多有明显的固定压痛，亦无肠型及蠕动波。虽可伴有呕吐及腹胀，但不影响排气排便，尿内有红细胞。

（4）卵巢囊肿扭转：一侧下腹部阵发性剧烈绞痛，患侧下腹部有压痛、反跳痛，腹部无肠型，肠鸣音不亢进，盆腔检查可发现囊肿。

【内服药疗法】

1. 气滞血瘀证：

［主证］腹痛阵作，胀满拒按，恶心呕吐，无排气排便，舌质淡或红，舌苔薄白，脉弦或涩。

［方剂］消瘀饮。

［组成］当归、芍药、生地黄、桃仁、红花、苏木、大黄、芒硝各9g，甘草3g。

［制法］用水300mL，煎至240mL，入大黄内煎，再入芒硝，去滓。

［用法］温服。

［功效］活血化瘀，行气止痛。

［主治］气滞血瘀腹痛。

［方剂来源］明·龚信《古今医鉴》。

［方剂］活血汤。

［组成］当归尾、赤芍、桃仁（去皮尖）、官桂各1.5g，延胡索、乌药、香附、枳壳（去瓤）各3g，红花1.5g，牡丹皮、川芎各2.1g，木香1.5g（另磨汁），甘草0.6g。

［制法］温服。

［功效］行气活血止痛。

［主治］瘀血阻滞之腹痛。

［方剂来源］明·龚廷贤《万病回春》。

［方剂］桃仁承气汤。

［组成］桃仁、桂枝、炙甘草、大黄、芒硝。

［制法］水煎，去滓。

［用法］温服。

［功效］活血下瘀。

［主治］瘀血内停，腹中疼痛。

［方剂来源］汉·张仲景《伤寒论》。

2. 肠腑热结证：

［主证］腹痛腹胀，痞满拒按，恶心呕吐，无排气排便，发热，口渴，小便短赤，甚至神昏谵语，舌质红，舌苔黄燥，脉洪数。

［注］此证相当于各种类型的完全性肠梗阻、麻痹性肠梗阻。

［方剂］牛黄承气汤。

［组成］安宫牛黄丸2丸，生大黄（末）9g。

［制法］将安宫牛黄丸化开，调生大黄末。

［用法］先服一半，不效再服。

［功效］清心开窍，泻火通便。

［主治］身热神昏，便秘，腹部硬痛，舌质红绛，苔黄燥，脉数实。

［方剂来源］清·吴鞠通《温病条辨》。

［方剂］大陷胸汤。

［组成］川大黄（去皮）、芒硝各 10g，甘遂 1g。

［制法］以水 600mL，先煮大黄，取 200mL，去滓，纳芒硝，煮一沸，纳甘遂末。

［用法］分 2 次温服，得快利，止后服。

［功效］泄热逐水。

［主治］腹硬满而痛，拒按，大便秘结，舌上燥而渴。

［方剂来源］汉·张仲景《伤寒论》。

［方剂］大陷胸丸。

［组成］大黄 250g，葶苈子（熬）、芒硝、杏仁（去皮尖，熬黑）各 175g。

［制法］上药捣筛二味，纳杏仁、芒硝合研如脂，和为丸，如弹子大。

［用法］每次 1 丸，别捣甘遂末 1.5g，白蜜 50g，水 200mL，煮取 100mL，温顿服之，一宿乃下，如不下，更服，取下为效。

［功效］泄热破结，逐水通便。

［主治］胸中破满而痛，大便不通。

［方剂来源］汉·张仲景《伤寒论》。

3. 肠腑寒凝证：

［主证］起病急骤，腹痛剧烈，脘腹遇冷加重，得热稍减，腹部胀满，无排气排便，恶心呕吐，四肢畏寒，舌质淡，舌苔薄白，脉弦紧。

［方剂］大黄附子汤。

［组成］大黄、附子（炮）各 9g，细辛 3g。

［制法］以水 1L 煮取 400mL，若体质强者，煮取 450mL，去滓。

［用法］分三次温服，（30min）后再进一服。

［功效］温中散寒，通便止痛。

［主治］阳虚寒结，腹痛便秘，发热，手足厥冷，舌苔白，脉弦紧。

［方剂来源］汉·张仲景《金匮要略》。

［方剂］三物备急丸。

［组成］大黄、干姜、巴豆各 30g（去皮、心，熬，研如脂）。

［制法］先捣大黄、干姜为末，入已研巴豆，合捣一千杵，炼蜜为丸，用为散亦佳，蜜器中贮之，莫令泄。

［用法］若中恶客忤，心腹胀满，卒痛如锥刺，气急口噤，停尸卒死者，每次 0.6~1.5g，用暖水或酒送服；或不下，捧头起，灌令下咽，须臾当愈；如未愈，可再进药，当腹中鸣，即吐下便愈；若口噤，亦须折齿灌之。

［功效］攻逐寒积。

［主治］寒积中阻，卒然心腹胀痛，甚则痛如锥刺，大便不通，面青气包，或口噤，暴厥，苔白，脉沉而紧（现亦用于急性肠梗阻、急性胰腺炎等）。

［禁忌］妇人有孕不可服；凡伤寒热传胃腑，舌苔黄黑刺裂，唇口赤燥者，忌用。

［方剂来源］汉·张仲景《金匮要略》。

［注］方中大黄辛热峻下，攻逐寒积，荡涤肠胃，推陈致新，并能监制巴豆辛热之毒；干姜辛热，温中散寒，三味相配，共奏攻逐寒积之功。本方服后亦可能引起呕吐，但或吐或泻，总以邪去正安为目的。《医方解集》指出：此方"三药峻厉，非急莫施，故曰备急"。

4. 虫积阻滞证：

［主证］腹痛绕脐阵作，或腹痛上攻，腹胀不甚，腹部有条索状团块、恶心呕吐，可吐蛔虫，或有便秘，舌质淡红，舌苔薄白，脉弦。

［方剂］追虫丸。

［组成］大黄（酒拌，三蒸三晒）30g，木香15g，槟榔、芜荑（去梗）、白雷丸各30g，白术（陈土炒）、陈皮各21g，神曲（炒）15g，枳实（面炒）10.5g。

［制法］上为末，用苦楝根皮、猪牙皂角各60g，煎浓汁300mL，和前药为丸，如梧桐子大。

［用法］每次50丸，空心用砂糖水送服。

［功效］攻积杀虫，行气止痛。

［主治］虫积腹痛。

［方剂来源］清·程国彭《医学心悟》。

［方剂］追虫丸。

［组成］大黄、黑丑各30g，山楂、莪术各18g，槟榔、大腹子各12g，雷丸、砂糖各9g，木香6g，皂角3g。

［制法］上药为末。

［用法］每次3~9g，开水调服。

［功效］杀虫消积，通里攻下。

［主治］虫积腹痛。

［方剂来源］明·李梴《医学入门》。

［注］上方可加芒硝10g。

5. 食积中阻证：

［主证］饱餐后，用力或剧烈运动突然腹痛，持续性阵发加剧，呕吐频繁，腹胀明显，腹痛拒按，无排气排便，舌质红，舌苔黄腻，脉滑而实。

［方剂］当归承气汤。

［组成］大黄30g，芒硝21g，甘草15g，当归30g，姜片5片（约20g），大枣10枚（约50g）。

［制法］以水800mL，先煮大黄、甘草、当归、姜片、大枣取200mL，去滓，纳芒硝，更上火微煮令沸。

［用法］少少温服。

［功效］行气破瘀，消积攻下。"实者破结导滞加木香、槟榔、枳壳、陈皮、杏仁等。"

［主治］腹痛，大便不通，舌苔黄，脉滑实。

［方剂来源］清·何梦瑶《医碥》。

［注］清·程杏轩《医述》卷九·腹痛："其痛之甚者……加木香以顺其气，或多加当归以和其血。"

【外治方药】

1. 消痞狗皮膏：

［组成］三棱、莪术、米仁、山栀、秦艽各45g，黄连12g，大黄、当归各27g，穿山甲生40片，全蝎40只，木鳖20个，巴豆10粒。

［制法］上药用麻油60kg，煎枯去滓后，下黄丹1.62kg收膏，加入阿魏、阿胶、芦荟

各 3g，麝香、乳香、没药各 9g，研末调入膏内，摊于布上。

[用法] 用时将膏药放在热茶壶上烘至暖烊，贴患处，以手心揉百转，无不效验。贴后能作寒热，肚痛下秽，其痰消，愈矣。

[主治] 一切气痰痞块，癥瘕血块积聚，腹胀疼痛。

[禁忌] 百日内禁忌酒色气恼，劳心劳力，诸般发物。

[方剂来源] 清·凌奂《饲鹤亭集方》。

2. 消痞膏：

[组成] 三棱、蓬术、穿山甲、木鳖仁、杏仁、水红花子、萝卜子、透骨草（晒干）、大黄各 30g，独头蒜 4 个。

[制法] 用香油 500g，入前药十味，煎成膏，以飞丹收之，后下细药：真阿魏、乳香、没药各 30g，麝香 9g，搅匀待冷，倾水中浸数日，用瓷瓶收贮，勿使泄气，临用时以白布或坚白纸摊。

[用法] 贴患处，八九日一换。或见大便去脓血，勿以为异，亦有不去脓血而自愈者。贴此膏时，先用荞麦面和作一圈，围住患处四边，其块上放皮消 60～90g，盖厚纸，以熨斗熨，令热气内达，然后去消，用膏药贴之。

[功效] 化瘀消痞，行气止痛。

[主治] 腹部癥瘕痞块（疼痛）。

[方剂来源] 明·张介宾《景岳全书》。

3. 消毒散：

[组成] 黄连 15g，地骨皮 30g，朴硝 90g。

[制法] 上为末。每项 1～1.5g，用水 150mL，煎至 105mL，去渣停冷。

[用法] 用鸡翎扫患处。

[功效] 泻火解毒，消肿定痛。

[主治] 一切疼痛。

[方剂来源] 明·孙一奎《赤水玄珠》。

【外治疗法】

1. 中药敷脐治疗：脐为任脉之神阙穴，任脉乃奇经八脉之一，交叉贯穿于十二经脉之间，气通百脉，布五脏六腑。脐部外敷药物，可通络活血，行气止痛，消除腹胀。神阙穴现代研究：提高人体免疫功能从而起到扶正祛病之作用。应用此穴以腹部发热，无不适感为宜，对肠粘连、脐腹冷痛、便秘、大小便不通等有辅助治疗效果。

2. 肠腑热结证：可用消毒散外敷神阙穴，1 次 2～3h，有泻火解毒、消胀定痛功效（详见本章节）。

3. 肠腑寒凝证可用消痞狗皮膏外敷神阙穴周围，有消肿止痛作用（详见本章节）。

【中药灌肠】

1. 用大承气汤：大黄、厚朴、枳实各 30g，以水 800mL 煎煮取 200mL，去滓，纳芒硝 20g，更上火微煮，令沸，用洁净白布过滤，取液备用，患者臀部抬高 20cm。用导尿管或吸痰管，插入肛门内 30cm，上连接一次性输液器和无菌输液瓶，温度 39℃，滴入速度 60 滴/分，滴入后保留药液 30min。每日 2 次。

2. 用当归承气汤，煎汤药 200mL，方法同上（方剂详见本章节）。

【针刺疗法】

取足三里、内庭、天枢、中脘、曲池、合谷为主穴。呕吐加内关；腹痛严重者加内关、章门；腹胀严重者可加大肠俞、脾俞、次髎等穴，手法采用强刺激，可留针 30~60min，4~6h 重复 1 次。

【按摩推拿疗法】

适用于腹胀不重，无腹膜刺激征的肠扭转、肠粘连以及蛔虫性肠梗阻患者。患者仰卧，医者双手掌涂上滑石粉，轻而有力地紧贴腹部（壁）按摩。沿顺时针方向或逆时针方向进行推摩，然后按患者自觉舒服乐于接受的方向继续进行。如疼痛反而加剧，应立即改变推拿方向，一般施治 20~30min，再用双手做提拿法数次，提拿时稍加抖动并按压气海及足三里等穴。

【颠簸疗法】

患者取膝胸位，使上下肢距离加大，充分暴露腰部，医者立于一侧，双手合抱于患者腹下托起腹部，再予放松，如此反复操作并逐渐加大颠簸幅度，以患者能忍受为度，颠簸数次后，可将腹部左右摇晃，如此反复进行，可用于早期肠扭转的患者。

【复位治疗肠套叠疗法】

患者仰卧位，屈膝，医者立于患者左侧，右手触及套叠包块后，食指、中指、环指、小指自然伸直，使小指外侧面按压在包块上部（多见为回肠套入盲肠内解剖部位）由轻到重按揉，继而要重按压，小指抬起的同时环指重按压，环指抬起时中指按压，中指抬起时食指按压，食指抬起时再由小指按压。这样轮流交替，缓缓按揉包块不能停手，直到套入肠管完全退出，包块消失，梗阻缓解后，用右手大鱼际附着于右下腹回盲部做轻柔缓和的回旋揉动，促使回盲部水肿消失。如手法不能回位，或发现肠坏死，就需切除套叠肠段后做肠吻合。

【手术治疗】

1. 手术适应证：

（1）有绞窄性肠梗阻之可能。

（2）有腹膜刺激征或弥漫性腹膜炎征象的各型肠梗阻。

（3）完全性肠梗阻经非手术治疗 24h，症状无缓解反而加重，典型症状为肠鸣音减弱或消失，脉搏加快，血压下降或出现腹膜刺激征者。

（4）肿瘤所致的肠梗阻。

【其他疗法】

（1）静脉补液：纠正水、电解质和酸碱平衡紊乱。但要防止输液过多，应根据患者呕吐、腹胀、脱水的程度来决定，过多会加重梗阻近端肠管膨胀，不利于药物下行，只要能短时攻下，肠管内积液和水肿即会吸收而改变全身状态。

（2）胃肠减压：是现代治疗本病的重要措施，放置胃管，连续负压吸引，小肠低位梗阻可用双腔减压管。胃肠减压将胃肠内容物质（郁积的气体与液体）排空后，然后注入中药（大承气汤之辈汤液），关闭胃管 2~3h，使中药易于吸收，从而改善肠功能，利于肠壁血运，有可能使梗阻的肠道恢复通畅，至少可以缓解梗阻症状。

（3）抗生素：可选用青霉素、链霉素、庆大霉素、氨苄青霉素等以防治肠道细菌引起的感染和减少毒素的产生，对绞窄性肠梗阻与腹膜炎时更为重要。

【护理与预防】

1. 饮食有节，避免暴饮暴食或饱餐后立即做剧烈的劳动或运动，是预防小肠扭转的重要措施。

2. 纠正便秘，预防和及时治疗肠蛔虫病。对预防小肠扭转、肠套叠、蛔虫性肠梗阻有重要意义。

3. 梗阻患者应定时观察神志、血压、脉搏、体温、呼吸、呕吐次数及量多少等，检查胃管是否通畅，观察抽出液的量、性状以及颜色的改变。

第十五章　皮肤病

第一节　概述

凡发生于人体皮肤、黏膜及皮肤附属器的疾病，均是皮肤病。明·陈实功《外科正宗》中载有40多种皮肤病。皮肤病在中医学中归属于外科范围。

皮肤常见症状：痒、痛、灼热、麻木、蚁走感（为自觉症状）等。初期出现的皮损有斑疹、丘疹、风团、脓疱、结节等；发病过程中出现皮损经过搔抓、继发感染、糜烂、浸渍等；因局部用药和在损害修复过程中演变而成，有鳞屑、糜烂、结痂、皲裂、色素沉着、苔藓样变等。

皮肤病种类很多，如由病毒引起的热疮、蛇串疮、疣；由细菌引起的脓疱疮、癣、麻风；由虫类引起的疥疮，虫咬皮炎，蜂、蚁蜇伤，毒虫咬伤；由过敏引起的接触性皮炎（花粉疮、膏药风等）、湿疮、瘾疹；病因复杂的玫瑰糠疹、牛皮癣、白疕、多形性红斑、结节性红斑、瘙痒病、红斑性狼疮等。

【中国古代中医论述】

1.《周礼·天官冢宰第一》："……夏时有痒疥疾……分而治之……凡疗疡，以五毒攻之。"

［注］（1）痒疥疾：指疮疥癣等皮肤病。

（2）以五毒攻之：用石胆、丹砂、雄黄、矾石、磁石烧炼的5种药物治疮疡，包括皮肤病。这是世界上应用砷、汞制剂来治疗皮肤病和外科其他疾病的最早记录。

2.《五十二病方》干骚（瘙）方："干骚（瘙）方：以雄黄二两，水银两少半，头脂一升，□［雄］黄靡（磨）水银于□□□□□□□雄黄，孰挠之，先孰洒骚（瘙）……抚以布，令□□而傅之。"

［注］（1）干骚（瘙）：瘙，《说文解字》："疥，搔也。"段注："俗作瘙，或作瘙。"干瘙，即疥癣类疾病，皮上无渗出物。

（2）水银、雄黄据《神农本草经》载，均可治疥癣。晋唐时期广泛使用，如《刘涓子鬼遗方》中"恶疮膏方""五黄膏方""水银膏方"，都以此二味药为主要药。

3.《五十二病方》去人马疣方："去人马疣，疣其末大本小□□者，取夹□，白柎□，绳之以坚絜□□手结□□□□疣去矣。"

长沙马王堆出土的《五十二病方》约成书于战国时期，内有治疗疥癣、疣、诸虫咬伤及冻疮等皮肤病名的出现，以绳结扎治疗疣是最早的记载，至今此方法还在应用。

［注］（1）马疣：古病名，生于体表的赘生物，属于疣子一类病中的某一种。

（2）絜（jie、xie）：《说文解字》束缚谓之絜。《通俗文》絜，束也。

4.《素问·皮部论》："十二经络脉者，皮之部也。是故百病之始生也，必先于皮毛；邪中之则腠理开，开则入客于络脉；留而不去，传入于经；留而不去，传入于府，廪于肠胃。邪之始入于皮也，泝然起毫毛，开腠理；其入于络也，则络脉盛色变；其入客于经也，则感虚乃陷下；其留于筋骨之间，寒多则筋挛骨痛，热多则筋骨消，肉烁䐃破，毛直而败……皮者，脉之部也。邪客于皮，则腠理开，开则邪入客于络脉；络脉满则注于经脉；经脉满则入舍于府藏也。故皮者有分部，不与，而生大病也。"

5．《素问·六节脏象论》："藏象何如？岐伯曰：心者，生之本，神之变也；其华在面，其充在血脉，为阳中之太阳，通于夏气。肺者，气之本，魄之处也；其华在毛，其充在皮，为阳中之太阴，通于秋气。肾者，主蛰，封藏之本，精之处也；其华在发，其充在骨，为阴中之少阴，通于冬气。肝者，罢极之本，魂之居也；其华在爪，其充在筋，以生血气，其味酸，其色苍，此为阳中之少阳，通于春气。脾、胃、大肠、小肠、三焦、膀胱者，仓廪之本，营之居也，名曰器，能化糟粕，转味而入出者也；其华在唇四白，其充在肌，其味甘，其色黄，此至阴之类，通于土气。凡十一藏，取决于胆也。"

6．《素问·至真要大论》："夫百病之生也，皆生于风寒暑湿燥火，以之化之变也。经言盛者泻之，虚者补之，余锡以方士，而方士用之，尚未能十全。余欲令要道必行，桴鼓相应，犹拔刺雪污，工巧神圣，可得闻乎？岐伯曰：审察病机，无失气宜，此之谓也。

帝曰：愿闻病机何如？岐伯曰：诸风掉眩，皆属于肝。诸寒收引，皆属于肾。诸气膹郁，皆属于肺。诸湿肿满，皆属于脾。诸热瞀瘛，皆属于火。诸痛痒疮，皆属于心。"

7．《素问·生气通天论》："劳汗当风，寒薄为皶，郁乃痤。"

8．《素问·风论》："风气藏于皮肤之间，内不得通，外不得泄；风者善行而数变，腠理开则洒然寒，闭则热而闷，风气与太阳俱入，行诸脉俞，散于分肉之间，与卫气相干，其道不利，故使肌肉愤䐜而有疡；卫气有所凝而不行，故其肉有不仁也。疠者，有荣气热胕，其气不清，故使其鼻柱坏而色败，皮肤疡溃。风寒客于脉而不去，名曰疠风。"

9．汉·张仲景《金匮要略》疮痈肠痈浸淫病脉证并治第十八："浸淫疮，黄连粉主之。"

10．汉·张仲景《金匮要略》百合狐惑阴阳毒病脉证治第三："狐惑之为病，状如伤寒，默默欲眠，目不得闭，卧起不安，蚀（腐蚀，有溃疡）于喉为惑，蚀于阴为狐……蚀于上部则声嗄，甘草泻心汤主之，蚀于下部则咽干，苦参汤主之，蚀于肛者雄黄熏之。""……初得之三四日，目赤如鸠眼。"

[注] 狐惑病与现代医学湿疹和眼口生殖器综合征相似。

11．晋·葛洪《肘后备急方》卷五·治病癣疥漆疮诸恶疮方第三："烧竹叶，和鸡子中黄，涂，差。又方：取蛇床子合黄连二两，末，粉疮上。燥者，猪脂和，涂，差。又方：烧蛇皮，末，以猪膏和，涂之。又方：煮柳叶若皮洗之，亦可内少盐。此又疗面上疮。（治）疮中突出恶肉者：末乌梅屑，傅之。又，末硫黄傅上，燥者唾和涂之。"

[注] 上方治疗漆疮早于唐·王焘《外台秘要》300余年。

12．隋·巢元方《诸病源候论》卷三十五·头面身体诸疮候："夫内热外虚，为风湿所乘，则生疮。所以然者，肺主气，候于皮毛，脾主肌肉。气虚则肤腠开，为风湿所乘，内热则脾气温，脾气温则肌肉生热也；湿热相搏，故头面身体皆生疮。其疮初如疱，须臾生汁；热盛者，则变为脓。随瘥随发。"

13．隋·巢元方《诸病源候论》卷三十五·头面身体诸久疮候："诸久疮者，内热外虚，为风湿所乘，则头面身体生疮，其脏内热实气盛，热结肌肉，其热留滞不歇，故疮经久不瘥。"

14．隋·巢元方《诸病源候论》卷三十五·疥候："疥者，有数种，有大疥、有马疥、有水疥、有干疥、有湿疥。多生手足，乃至遍体。大疥者，作疮有脓汁，焮赤痒痛是也。马疥者，皮内隐嶙起作根墌，搔之不知痛，此二者则重。水疥者，痞瘰如小瘭浆，摘破有水出。此一种小轻。干疥者，但痒，搔之皮起作干痂。湿疥者，小疮皮薄，常有汁出，并皆有虫，人往往以针头挑得，状如水内病虫。此悉由皮肤受风邪热气所致也。"

15. 隋·巢元方《诸病源候论》卷三十五·漆疮候："漆有毒，人有禀性畏漆，但见漆便中其毒。喜面痒，然后胸臂胜腨皆悉瘙痒，面为起肿，绕眼微赤，诸所痒处，以手搔之，随手转展，起赤痦癗；痦癗消已，生细粟疮甚微，有中毒轻者，证候如此。其有重者，遍身作疮，小者如麻豆，大者如枣杏，脓焮疼痛，摘破小定或小瘥，随次更生。若火烧漆，其毒气则厉，著人急重；亦有性自耐者，终日烧煮，竟不为害也。"

[注] 漆疮，是漆引起的接触性皮炎，这里叙述中毒的轻重两种症候，很符合临床实际。应该指出的是，公元610年前古代医家认识到本病的发生与人的"禀性"有关，有的"中其毒"，有的耐者，这与现代医学所说的机体的过敏性完全一致。

16. 隋·巢元方《诸病源候论》50卷中有15卷论述成人皮肤病100余种，小儿皮肤病40余种，书中对多种皮肤病的病因病理、症状及疗法均有详论。

17. 唐·孙思邈《备急千金要方》卷第二十三·恶疾大风第五："恶疾大风有多种不同，初得虽遍体无异，而眉须已落，有遍身已坏而眉须俨然，有诸处不异好人，而肢腹背有顽处，重者手足十指已有堕落，有患大寒而重衣不暖，有寻常患热不能暂凉，有身体枯槁者，有津汁常不止者，有身体干痒彻骨，搔之白皮如麸，手下作疮者，《外台》作卒不作疮。有疮痍荼毒重垒而生，昼夜苦痛不已者，有直置顽钝不知痛痒者。其色亦有多种，有青黄赤白黑，光明枯暗。此候虽种种状貌不同，而难疗易疗皆在前人，不由医者。何则，此病一著，无问贤愚，皆难与语。何则，口顺心违，不受医教，直希望药力，不能求己，故难疗易疗属在前人，不关医药。予尝手疗六百余人，瘥者十分有一，莫不一一亲自抚养，所以深细谙委之。且共语，看觉难共语不受入，即不须与疗，终有触损，病既不瘥，乃劳而无功也。"

[注] 孙思邈对麻风（大风）认识和观察治疗麻风600余人，方剂应用十首，积累了治疗麻风的临床经验。

18. 唐·王焘《外台秘要》第二十九卷·漆疮方二十七首："《必效》疗漆疮方：取漆姑草，捣汁二分和芒硝一分，涂之。"

19. 宋·王怀隐《太平圣惠》卷第六十四："治一切毒肿诸主方一十五道，治风肿诸方八道，治卒风肿诸方一十二道，治毒肿诸方一十七道治毒肿入腹者方六道，治游肿诸方九道，治一切丹毒诸汶二十道，治丹胗诸方一十五道，治丁疮诸方二十三道，治鱼脐丁疮诸方六道，治恶肉诸方五道，治恶核肿诸方六道，治身体风毒疮诸方一十五道，治热疮诸方一十三道，治冷疮诸方七道，治脚生疮诸方九道（方共计一百八十道）。"

20. 宋·王怀隐《太平圣惠方》卷第六十五："治一切癣诸方一十九道，治干癣诸方一十二道，治湿癣诸方一十一道，治风癣诸方九道，治久癣诸方一十四道，治病疮诸方一十道，治病疮久不差诸方六道，治一切疥诸方一十三道，治干疥疮诸方七道，治湿疥疮诸方一十二道，治一切恶疮诸方二十一道，治久恶疮诸方一十七道，治无名疮诸方九道，治反花疮诸方九道，治浸淫疮诸方五道，治月蚀疮诸方一十道，治甲疽诸方一十二道，治代指诸方一十道，治漆疮诸方一十八道，治夏月痱疮诸方四道（方共计二百二十八道）。"

治一切癣诸方：夫癣病之状者，为皮肉瘾胗如钱文，渐渐增长，或痒或痛，或圆或斜，有棱郭，里则生虫，搔之有汁，此由风湿邪气客于腠理，复值寒湿与血气相搏，则血气痞涩而发此疾也。

治一切癣及疥，风痒病疮等，白蒺藜散方：白蒺藜二两，微炒去刺，玄参一两，沙参一两，去芦头，丹参一两，苦参一两，剉，人参一两，去芦头秦艽二两，去苗，栀子仁一两，甘菊花一两，枳壳二两，麸炒微黄，去瓤，黄芩一两，乌蛇四两，酒浸，去皮骨，炙微黄，独活二两，茯神一两，薯蓣一两，细辛一两，防风二两，去芦头，麻黄一两，去根节。上件药捣细罗为散，每于食前以温酒调下二钱。

[注] 宋代王怀隐《太平圣惠方》卷第六十四卷、第六十五卷共载方408首，丰富了唐代以前治疗皮肤病的内容、病因、病理（引用巢元方《诸病源候论》）。

21. 宋·赵佶《圣济总录》卷第一百三十七·疮肿门·诸癣："论曰：癣之字从鲜，言始发于微鲜，纵而弗治，则浸淫滋蔓。其病得之风湿客于腠理，搏于气血，气血苦涩，久则因风湿而变化生虫。故风多于湿，则为干癣，但有周郭，皮枯瘙痒，搔之白屑起者是也。湿多于风，则为湿癣，周郭中如虫行，浸淫赤湿，搔痒汁出是也。风折于气血，则为风癣，瘭痹不知痛痒是也。如钱形则为圆癣，如雀目然则为雀目癣，亦皆赤痛而瘙痒。又或牛犬所饮，刀刃磨淬之余水，取以盥濯，毒气传入，亦能生癣。故得于牛毒者，状似牛皮，于诸癣中，最为瘭厚邪毒之甚者，俗谓之牛皮癣。狗癣白点而连缀，刀癣纵斜无定形。凡此八者，皆风湿毒气折于肌中，故痛痒不已，久而不差，又俱谓之久癣。

治多年诸癣，医治不效，乌蛇丸方：乌蛇酒浸，去皮骨，炙，天麻各二两，槐子半斤，附子生，去皮脐，小便浸一宿，白附子炮，各一两，干蝎炒，白僵蚕炒，羌活去芦头，乳香研，各一两半，苦参十两。上一十味捣罗为细末，用生姜自然汁和蜜各一斤熬成膏，入前药和捣，丸如梧桐子大，每服二十丸，空心温酒下，夜卧荆芥汤下。

治一切癣，槐芽丸方：槐芽曝干，皂荚芽曝干，各一斤，苦参三两，使君子、防风去叉，羌活去芦头，各一两半，乌蛇一条，酒浸，去皮骨，炙。上七味捣罗为末，炼蜜丸如梧桐子大，每服二十丸，空心温酒下，至晚再服。"

22. 宋·赵佶《圣济总录》卷第一百三十三·疮肿门、浸淫疮："论曰：心恶热，风热蕴于心经，则神志躁郁，气血鼓作，发于肌肤而为浸淫疮也。其状初生甚微，痒痛汁出，渐以周体。若水之浸渍，淫泆不止，故曰浸淫。其疮自口出，流散四肢者轻，毒气已外出故也。从四肢反入于口则重，以毒复入于内故也。

治心有风热，生浸淫疮遍体，升麻汤方：升麻、大黄剉，微炒，黄芩去黑心，枳实去瓤，麸炒令黄，芍药各一两，甘草炙，当归切，焙，各半两。上七味粗捣筛，每服五钱匕，用水一盏半，入灯心一握，煎至一盏，去滓，空心晚食前温服。"

23. 宋·赵佶《圣济总录》卷第一百三十二·疮肿门·诸疮："论曰：诸疮皆缘风热湿毒之气，种类甚多……考之皆不离于邪气逆肉理，害肌肤者。"

"治大人小儿头面上无名疮，黄水不止，露蜂房散方：露蜂房，蛇蜕各一枚。上二味，同于碗内烧过为灰，每看疮口大小，用腻粉少许和匀，生油调，鸡翎扫之。"

"治肺风上攻，眉额生疮，苦参散方：苦参、蓝叶阴干、威灵仙去土，蔓荆实去皮，何首乌、荆芥穗、胡麻子、乌药剉，天麻。上九味等分，捣罗为散，每服二钱匕，食后温酒调下，日三夜二。"

24. 宋·窦汉卿《疮疡经验全书》卷六·杨梅疮："此疮皆脏腑之积毒，脾家之湿热其起也。有三因，男子与生疳疮妇人交感熏其毒气而生，或体虚气弱偶遇生疮之人秽气入于肠胃而生，或先患疮之人于于客厕去后其毒气尚浮于客厕之中，不知偶犯其毒气熏入孔中渐至脏腑或在头顶中或在肋下或粪门……人婴儿患此者皆父母胎中之毒也。"

[注] 窦汉卿《疮疡经验全书》卷六最早记述杨梅疮由传染而来"交感熏（染）其毒

气而生。"窦氏治疗杨梅疮内服外用方剂 15 首之多，外用方剂有汞、矾、轻粉、信、冰片等有引领之功。

明·陈司成《霉疮秘录》，刊行于 1632 年，该书论述了杨梅疮（梅毒）的传染途径，对一、二期梅毒的硬下疳、扁平湿疣、梅毒性斑疹损害、骨关节和神经系统受累症状、胎传梅毒的特殊表现，都有较准确的描述，提出必须彻底治疗等原则，重视预防和防止复发。首创用减毒无机砷剂治疗梅毒的方法，书中列举病案 29 例，载方 55 首，并讲述配制及应用方法。在《宜忌》中列举误治病例 5 个，分析了药物与饮食宜忌的具体要求。书中提出治疗梅毒应"解毒""清热""杀虫"的治疗方案，具有实用价值，对外用药雄黄、丹砂等砷、汞制剂治疗梅毒的方法精于《疮疡经验全书》。

25. 元·危亦林《世医得效方》卷第十九·癣疮："通身牛皮癣方：川乌、草乌去皮尖，何首乌、苏木各等分。上截小片，腊月猪脂油煮焦，候冷，入盐少许，瓷器收。时常挑一匙，空心酒调下。"

［注］川乌、草乌有毒，散寒止痛作用较附子强，慎用。

"昨叶荷草散：治一切癣，无问风湿气血，与夫相染而生者：

昨叶荷草一两，瓦上晒干。枯矾一钱，雄黄半钱上为末，以羊蹄菜根先蘸醋揩癣上令痒破，即以药末乘湿涂敷，不过三两次而愈。更服《局方》何首乌散，虚者消风散合和服。"

26. 元·危亦林《世医得效方》卷第十九·瘤赘：

"南星膏：治皮肤头面上疮瘤，大者如拳，小者如粟，或软或硬，不疼不痛，宜服，以可辄用。上用大南星一枚，细研稠收，用米醋五七滴为膏。如无生者，用干者为末，醋调如膏。先将小针刺痛处，令气透，却以药膏摊纸上，像瘤大小贴之。"

治小瘤方：先用甘草煎膏，笔蘸妆瘤旁四围，干后复妆，凡三次，后以药。

大戟、芫花、甘遂。上为末，米醋调，别笔妆敷其中，不得近著甘草处。次日缩小，又以甘草膏妆小晕三次。中间仍用大戟、芫花、甘遂如前法，自然焦缩。凡骨瘤、肉瘤、脓瘤、血瘤、石瘤皆不可决，惟脂瘤决去其脂粉则愈。盖六种瘤疮，肉瘤尤不可治，治则杀人。

系瘤法：兼去鼠奶得，真奇药也。芫花根净洗带湿，不得犯铁器，于木石器中捣取汁。用线一条，浸半日或一宿，以线系瘤，经宿即落。如未落，不换线，不过两次自落。后以龙骨、诃子末敷，疮口即合。系鼠奶痔，依上法，累用立效。如无根，只用花炮（泡）浓水浸线。

黄丹末：治鼻渣赘子，及面上雀儿斑。

黄丹、硇砂、巴豆去油、饼药各二钱。上为末，入生矿石灰末一匕，鸡子清调匀。酒渣用鹅翎刷上，雀儿斑竹针刺破，挑药点之，才觉痛及微肿，可洗去。

［注］（1）妆：文渊本作"糊"。下同。

（2）治小瘤方：此方诸本皆缺剂量。

（3）妆敷：文渊本作"蘸敷"。

（4）不换线：王本作"再换线"。

27. 元·朱震亨《丹溪心法》卷之四·诸疮痛八十四："诸疮痛不可忍者，用苦寒药如黄连、黄芩，详上下根梢用，及引经药则可。又云：诸疮以当日、黄连为君，连翘、甘草、黄芩为佐。诸痛痒疮疡，属火。若禀受壮盛，宜四物加大承气汤下之；若性急面黑瘦，血热之人，因疮而痛，宜四物加黄连、黄芩、大力子、甘草。在下焦者加黄柏。若肥胖之人，生疮而痛，乃是湿热，宜防风、羌活、荆芥、白芷、苍术、连翘，取其气能胜湿。"

（1）诸疮药：脓窠，治热燥湿为主，用无名异。干疥，开郁为主，用茱萸。虫疮如癣状，退虫为主，芜荑、黑狗脊、白矾、雄黄、硫黄、水银；杀虫，樟脑、松香；头上多，加黄连、方解石，蛇床定痒杀虫，松皮炭主脓；肿多者，加白芷开郁。

（2）痛多，加白芷、方解石；虫多，加藜芦、斑蝥；痒多，加枯矾；阴囊疮，加茱萸；湿多，香油调；干痒出血多，加大黄、黄连，猪脂调；红色，加黄丹；青色，加青黛；虫多，加锡灰、芜荑、槟榔。在上多服通圣散，在下多须用下。脚肿出血，分湿热用药。

［注］朱震亨提出皮肤疾病辨证观，乃医理之正；执方治病，依分处剂，审时制方，分经络，别表里，视外之形症，察脉理虚实，则其临病用药，必求诸理，此为后世治疗皮肤疾病辨证用药有引领作用。内服如："郭氏升麻牛蒡子散：治时毒疮疹，脉浮，洪在表里，疮发于头面胸膈之际。

升麻、牛蒡子、甘草、桔梗、葛根、玄参、麻黄（各一钱），连翘（一钱）。上㕮咀，姜三片，水二盏，作一服。

升麻和气饮：治疮肿疖疥痒痛。甘草、陈皮（各一两半），芍药（七钱半），大黄（半两，煨）干葛、苍术、桔梗、升麻（各一两），当归、半夏、茯苓、白芷（各二钱），干姜、枳壳（各半钱）。上㕮咀，每服一两，水煎。

当归饮子：治疮疥、风癣、湿毒、燥痒疮。当归、白芍、川芎、生地、白蒺藜、防风、荆芥（各一两），何首乌、黄芪、甘草（各半两）。上㕮咀，每服一两，水煎；或为末，每服三钱亦得。

天疱疮：用防风通圣散末，及蚯蚓泥，略炒，蜜调敷，极妙。从肚皮上起者，是里热发于外也，还服通圣散。"

28．明·王机《外科理例》卷之七·天疱疮一百三十："脉浮发热，或拘急者，发散表邪。脉沉发热便秘者，解表攻里。发热小便赤涩者，分利消毒。

一小儿患此，焮痛发热，脉浮数，挑去毒水，以黄柏、滑石末敷之，更饮荆防败毒散，二剂而愈（此凭症也）。"

29．明·王机《外科理例》卷之七·杨梅疮一百三十一："湿胜者，宜先导湿。表实者，宜先解表。里实者，宜先疏里。表里若俱实，解表攻里。表虚者，补气。里虚者，补血。表里俱虚者，补气血。

一人遍身皆患，左手脉数。以荆防败毒散，表证乃退，以仙方活命饮，六剂疮渐愈，兼萆薢汤月余而痊。

一妇焮痛发热，便秘，作渴，脉沉实。以内疏黄连汤二剂，里证已退，以龙胆泻肝汤数剂，疮毒顿退，间服萆薢汤，月余而痊（此凭证脉治也）。

一人下部生疮，诸药不应，延及遍身，突肿，状如翻花，筋挛骨痛，至夜尤甚。此肝肾二经湿热所致。先以导水丸进五服，次以龙胆泻肝汤数剂，再与除湿健脾之药，外贴神异膏吸其脓，隔蒜灸拔其毒而愈（此凭证也）。

若表实里，以荆防败毒散，里实者，以内疏黄连汤，表里俱实者，防风通圣散，气虚者四君子，血虚者四物，仍如兼症之药，并愈。若服轻粉等药，反收毒于内，以致迭发。概服防风通圣，则气血愈虚，因而不治者多矣。"

30. 明·王肯堂《证治准绳·疡医》卷之五·杨梅疮："或问：广疮何如？曰：此肝肾二经湿热，或色欲太过，肾经虚损，感邪秽之气而成，或因下疳蓄毒，缠绵不已而作，一名翻花疮，肉翻于外状如蜡色，有如棉花，故又名棉花疮，此则邪毒盛。细小者名广豆，或如赤根脓窠，此则邪毒浅。凡患此证，先宜食毒物以发之，后服通圣散之类，须用土茯苓对停服。毒势既杀，八珍、十全大补汤之类以补气血，必守禁忌，方获全愈。大忌房劳，如犯之服药不效，虑后结毒。一忌酸醋，酸敛邪毒，后结广癣；一忌白肠，能发郁火，以致缠绵不已；一忌轻粉及冷水，致后筋骨疼痛，结成风块，或一二年或数年方发。其状坚硬，肉色平淡，或痛或痒，多结于骨节、头面、喉鼻之间，经络交会之处。已破则脓水淋漓，甚可畏也，轻则发广癣，亦名千层癣，多生手心足底重叠不已。"

31. 明·王肯堂《证治准绳·疡医》卷之五·瘾疹："孙真人论曰：《素问》云，风邪客于肌中则肌虚，真气发散，又被寒搏皮肤，外发腠理，开毫毛，淫气妄行之则为痒也。所以有风疹瘙痒，皆由于此。又有赤疹者，忽然起如蚊虫咬，烦痒极者，重抓疹起，瘙之逐手起。又有白疹者发冷；亦有赤疹，盖赤疹者发热。夫风瘾疹者，由邪气客于皮肤，复遇风寒相搏，则为瘾疹。若赤疹者，由冷湿搏于肌中，风热结成赤赤疹也，遇热则极，若冷则瘥也。白疹者，由风气搏于肌中，风冷结为白疹也，遇冷则极，或风中亦极，得晴明则瘥，着厚暖衣亦瘥也。其脉浮而洪，浮则为风，洪则为气，风气相搏，则成瘾疹，致身体为痒也。"

32. 明·陈实功《外科正宗》卷四·白屑风第八十四："白屑风多生于头、面、耳、项、发中，初起微痒，久则渐生白屑，层层飞起，脱之又生，此皆起于热体当风，风热所化。治当消风散，面以玉肌散擦洗，次以当归膏润之。发中作痒有脂水者，宜翠云散搽之自愈。"

"祛风换肌丸：治白屑风及紫白癜风，顽风顽癣，湿热疮疥、一切诸疮，搔痒无度，日久不绝，愈之又发宜服之。威灵仙、石菖蒲、何首乌、苦参、牛膝、苍术、大胡麻、天花粉（各等分），甘草、川芎、当归（减半）。上为末，新安酒跌丸绿豆大，每服二钱，白汤送下，忌牛肉、火酒、鸡、鹅、羊等发物。"

33. 明·陈实功《外科正宗》卷四·紫白癜风第五十四："紫白癜风乃一体二种。紫因血滞，白因气滞，总由热体风湿所侵，凝滞毛孔，气血不行所致，此皆从外来矣。初起毛窍闭而体强者，宜万灵丹以汗散之，次以胡麻丸常服，外用密陀僧散搽，亦可得愈。"

"胡麻丸：治癜风初起，皮肤作痒，后发癜风，渐生开大者。

大胡麻（四两），防风、威灵仙、石菖蒲、苦参（各二两），白附子、独活（各一两），甘草（五钱）。上为细末，新安酒浆跌成丸子，每服二钱，形瘦者一钱五分，食后临卧白滚汤送下。忌动风、发物、海腥、煎炒、鸡鹅、羊肉、火酒等件，愈后戒百日。"

"雌雄四黄散：治紫白癜风皮肤作痒，日渐开大，宜用此搽之。

石黄、雄黄、硫黄、白附子、雌黄、川槿皮（各等分）。上为细末，紫癜醋调，用竖槿木毛头蘸药搽患上。白癜用姜切开拓蘸药擦之。"

[注]《外科正宗》载皮肤病证治有40余种，如白屑风、疥疮、雀斑、白秃疮、枯筋箭等。

34. 明·龚居中《外科百效全书》卷之五·五癣："五癣之症，乃血分热燥，以致风毒克于皮肤，发则肌肉瘾疹，或圆或开，或如苔梅走散。风癣即干癣，搔之则有白屑；湿癣如虫行，搔之则有汁出；顽癣全然不知痛痒；牛癣如牛颈皮，厚且坚；马癣微痒，白点相连。

治宜通用防风通圣散。"

35. 清·吴谦《医宗金鉴》卷七十二·猫眼疮："猫眼疮名取象形，痛痒不常无血脓，光芒闪烁如猫眼，脾经湿热外寒凝。

[注] 此证一名寒疮，每生于面及遍身，由脾经久郁湿热，复被外寒凝结而成。初起形如猫眼，光彩闪烁，无脓无血，但痛痒不常，久则近胫。宜服清肌渗湿汤，外敷真君妙贴散，兼多食鸡、鱼、蒜、韭，忌食鲇鱼、蟹、虾而愈。"

"清肌渗湿汤：苍术米泔少浸，炒，厚朴姜汁炒，陈皮、甘草生、柴胡、木通、泽泻、白芷、升麻、白术土炒、栀子生、黄连各一钱。水二盅，生姜三片，灯心二十根，煎至八分，温服。"

[注] 清·吴谦《医宗金鉴》外科心法要诀对皮肤病做了详细的分类和命名，且绘图说明各种疾病的部位和形态。

36. 清·高秉钧《疡科心得集》卷下·杨梅疮结毒总结："杨梅疮者，实名洋霉疮，又名时疮，又名棉子疮。总由湿热邪火所化。若疮毒传染气化者轻，此肺脾二经受毒，其疮先见于上部，皮肤作痒，筋骨不疼，其形小而且干，坚实凸起，有似棉子，故有棉子之名。此毒在皮肤，未经入络，治宜发散解毒，如防风通圣散、麻黄一剂饮俱可。若淫女媾精，精化欲染者重，乃肝肾受毒，或先发下疳，或先患鱼口，然后始生此疮，先从下部见之，渐至遍身，大而且硬，湿而后烂，筋骨多疼，小便涩淋，此证最重。因其毒气内入骨髓，外达皮毛，若非汗下兼行，何以洗濯其脏腑乎？斯时即宜用鸡子大黄丸，或九龙丹等泻之，使毒浊从来路而出，是为正治；切不可用轻粉、升丹等药遏之。梅疮一服轻粉，其毒入筋骨，如油入面，莫之能解，积久外攻，势必至结毒溃烂，见者恶证，每难措手，甚有为害一身，而并殃及妻儿者，皆轻粉、升丹遏药之贻患也。大抵世之治杨梅疮者，其法有四：有遏抑其毒而不令其出者；有重用行药而行去其毒者；有用升发之剂而发出其毒者，有用解托之剂而败去其毒者。四者之中，升发解托，虽未能使毒一时尽出，必久而取效，然施之可以无弊；至于遏抑内收，贻害非浅，固不可用矣；即重用行药，每致大伤元气，医者岂可不审虚实而轻用之乎？若其人疮发已久，气血已虚，毒犹未退，此即不可泻，宜施解毒托散之法；要在临证变通可也。此外，又有薰条、擦药、哈吸等法，亦非善道，宜屏去之。至如掺药收口，必俟其人筋骨不疼，疮根淡白，内毒已散，方可用之；否则敛早遗毒，亦不能无后患也。

乃若结毒之证，其初起也，必先筋骨疼痛，渐渐肿起，发无定所，随处可生。发在关节，则损伤筋骨，纵愈，曲直不便；发于口鼻，崩梁缺唇，虽痊，形必破相；发于咽喉，更变声音；发于手足，妨于行动；入于巅顶，头疼欲破，两眼胀痛，其疮起处，色紫而黑，穿溃后黄脓泛滥，污水淋漓，臭腐不堪，口内凹进凸出，如湖石之状。皆由毒气遏郁，沉伏骨髓，外攻使然。考之疡科书中，所载调治之方，计以百数，然大概仍不越乎泻与遏两端，内惟仙遗粮汤、金蝉脱甲酒，虚弱者芎归二术汤，年久者五宝丹，不敛者十全大补汤，用土茯苓煎服，数方可用；近今有十味淡斋方，最为灵效，其药品纯粹，不独愈其患，亦参尽解馀蕴之毒，永不再发也。"

[注] 杨梅疮由气化（间接）传染和精化（接触）传染而得。临症先患下疳，或患横痃，然后发杨梅疮。发病前有全身性发热、头痛、骨节酸痛、咽痛，随即出现皮肤病变。外阴局部皮肤先起红晕，后发斑片（名杨梅斑），形如风疹（名杨梅疹），状如赤豆，嵌于肉内（名杨梅痘），疹粒破烂，肉反突出于外（名翻花杨梅）。后期毒侵骨髓、关节或

流窜脏腑，统称杨梅结毒。治宜清血解毒。内服杨梅一剂散或土茯苓合剂，外用鹅黄散。

37. 清·徐慧铿《外科选要》卷六·杨梅疮："窦汉卿曰：梅疮一症，古未言及，究其根源，始于午会之末，起自岭南之地，致使蔓延通国，流祸甚广。今当未会之初，人禀浸薄，天厉时行，交媾斗精，气相传染，一感其毒，酷烈非常，入髓沦肌，流经走络，或中于阴，或中于阳，或伏于内，或见于外，或攻脏腑，或巡孔窍，有始终只在一经者，或越经而传者，有间经而传者，有毒伏本经者，形症多端，而治法各异。

毒中肾经　始生下疳，继而骨痛，疮标耳内、阴囊、头顶、背脊，形如烂柿，名曰杨梅疮。甚则毒伤阴阳二窍。传于心，发大疮，上下左右相对，掣痛连心。移于肝，眉发脱落，眼昏多泪，或痕爪甲。毒状本经，作偏正头痛，甚则目盲耳闭，或生嗣不寿，久则毒发囊穿。

毒中肝经　先发便毒，嗣作筋疼，疮标耳项胁肋，形如砂仁，俗以砂仁疮名之。甚则筋痿不起。传于脾，四肢发块痛楚，或蛀烂腿臁。移于心，生疮如痣，痛痒交作。毒伏本经，大筋微疼，久则毒发颈项两膝。

毒中脾经　疮标发际口吻，或堆肛门，形如鼓钉，俗以广痘名之，甚则毒伏脏内。传于肾，骨痛髓烈，发块百会、委中、涌泉等穴。移于肺，肌肤生癣，如花色红紫，褪过即成白癜。毒伏本经，发斑如丹，久则毒结肠胃。

毒中肺经　疮标腋下胸膛面颊，形如花朵，俗以棉花疮名之。甚则毒聚咽嗌。传于肝，作筋疼，遇月郭空，或天阴申酉时分作疼。移于肾，作肾脏风痛痒久作。毒伏本经，生赤白癜，久则毒结膺臆臂膊。

毒中心经　疮标肩臂两手，紫黑酷似杨梅，俗以杨梅疮名之。甚则毒攻眸子。传于肺，发喉癣，渐蚀鼻梁，多作痰唾。移于脾，生鹅掌风癣，手足起止不随。毒伏本经，十指流痛，久则毒攻舌本，或结毒小肠。"

38. 清·徐慧铿《外科选要》卷六·大麻疯："《风论》曰：风气与太阳俱入，行诸脉俞，散于分肉之间，与卫气相干，其道不利，故使肌肉愤膜而有疡，卫气有所凝而不行，故其肉有不行也。疠者，有营气热胕，其气不清，故使鼻柱坏而色败，皮肤疡溃，风寒客于脉而不去，名曰疠风，或名曰寒热。"

《素问·长刺节论》曰："病大风，骨节重，须眉堕，名曰大风，刺肌肉为故，汗出百日，刺骨髓，汗出百日，凡二百日，须眉生而止针。疠风者，素刺其肿上，已刺，以锐针针其处，按出其恶气，肿尽乃止。常食方食，无食他食。"

张景岳曰：疠风，即大风也，又谓之癞风，俗又名谓大麻风。此病虽名为风，而实非外感之风也，实以天地间阴疠浊恶之邪，或受风木之化而风热化虫，或受湿毒于皮毛，而后及营卫，或犯不洁，或因传染，皆得生虫。盖虫者，厥阴主之，厥阴为风木，主生五虫也。虫之生也，初不为意，而渐久渐多，遂致不可解救，诚最恶最危最丑证也。又《千金》云：自作不仁，极恶之孽也，所以最为难治。观孙真人云，尝治数百人，终无一人免于死者，盖无一人能守禁忌故耳。惟一妇人病愈后，又服加减四物汤百余剂，半年以上，方得经行，十分全愈。又丹溪治五人，亦惟一妇人得免，以其贫甚且寡，无物可吃也，外三四人者，越二三年皆复作而死。

由此观之，可见此症非得出奇秘方，鲜能取效。故予逢此症，不敢强以为知而妄施治疗，亦不敢强言治法以惑后人。至若古人论治之法，亦甚详悉，用之得宜，虽病根未必可拔，而延保余年，夭枉自亦可免。由是遍求诸说，则惟薛立斋《疠疡机要》论列已全，今择其要并诸论之得理者，以为症治纲领。

薛立斋云：疠疡所患，非止一脏，然其气血无有弗伤，兼症无有弗杂，况积岁而发现于外，须分经络之上下，病势之虚实，不可概施攻毒之药，当先助胃壮气，使根本坚固而后治其疮可也。经云正气夺则虚，邪气胜则实。凡云病属有余，当认为不足。

疠疡当知有变有类之不同，而治法有汗有下有砭刺，攻补之不一。盖兼症当审轻重，变痏下当察先后，类症当详真伪，而汗下砭刺攻补之法，又当量其人之虚实，究其病之原委而施治之。盖虚者，形气虚也；实者，病气实而形气则虚也。

疠疡砭刺之法，子和张先生谓，一汗抵千金。盖以砭血不如发汗之周遍也，然发汗即出血，出血即发汗，二者一律。若恶血凝滞在肌表经络者，宜刺宜汗，取委中出血则效。若恶毒蕴结于脏，非荡涤其内则不能痊。若毒在外者，非砭刺遍身患处，乃两腿腕、两手足指缝各出血，其毒必不能散。若表里俱受毒者，非外砭内泄，其毒决不退。若上体患多，宜用醉仙散，取其内蓄恶血于齿缝中出，及刺手指缝并臂腕，以去肌表毒血；下体患多，宜用再造散，令恶血陈虫于谷道中出，仍针足指缝并腿腕，隔一二日更刺之，以血赤为度，如有寒热头疼等症，当大补气血。

疠疡服轻粉之刺，若腹痛去后，兼有脓秽之物，不可用药止之。若口舌肿痛，秽水时流，作渴发热喜冷，此为上焦热毒，宜用泻黄散。若寒热往来，宜用小柴胡汤加知母。若口齿缝出血，发热而大便秘结，此为热毒内淫宜用黄连解毒汤。若大便调和，用济生犀角地黄汤。若秽水虽尽，口舌不愈，或发作作渴而不饮冷，此为虚热也，宜用七味白术散。

疠疡手足或腿臂，或各指拳挛者，由阴火炽盛，亏损气血，当用加味逍遥散加生地黄及换肌散。

疠疡生虫者，五方风邪翕合，相火制金，木盛所化，内食五脏而症现于外也，宜用升麻汤送泻青丸，或桦皮散，以清肺肝之邪，外灸承浆，以疏阳明任脉，则风热息而虫不生矣。肝经虚热者，佐以加味逍遥散、六味地黄丸。

疠疡久而不愈，有不惧起居饮食，内火妄动者；有脏腑伤损，气血疲乏者；有用攻伐之药，气血愈亏者；有不分兼变相杂，用药失宜者；有病人讳疾忌医者。

疠疡愈而复发，有不戒厚味，内热伤脾者；有不戒房劳，火动伤肾者；有不戒七情，气血伤损者；有余毒未尽，兼症干动者；有气虚，六淫外乘者。古人云此症百无一生，正谓此耳。

三十六种疯症歌诀：

心经大麻蛇皮疯，脱根邪昧鱼鳞血。

肝经鹅掌鼓槌疯，血痹馒糕痛癫说。

脾经半肢软瘫痪，紫雪刺干痒疯别。

肺经白癜截毛疯，历节壁泥疹哑列。

肾经冷麻漏蹄疯，虾蟆桃热与水决。

胃经雁来疙瘩鸡，蝼蝈弹曳虫疯捷。

[注]（1）泻黄散：《小儿药证直诀》方。藿香、栀子、石膏、甘草、防风。

（2）换肌散：《证治准绳·疡医》方。土茯苓、当归、白芷、皂角刺、薏苡仁、木瓜、木通、白鲜皮、金银花、炙甘草。

（3）升麻汤：引《景岳全书》方。升麻、羚羊角、犀角、人参、茯神、防风、羌活、肉桂。

（4）泻青丸：引《景岳全书》方。龙胆草、当归、川芎、防风、羌活、山栀、大黄。

（5）桦皮散：《太平惠民和剂局方》。桦皮、枳壳、荆芥穗、炙甘草、杏仁。

此外，在这一时期先出现了有关麻风病 3 部主要著作，包括明代·沈之问辑《解围元薮》成书于 1550 年，本书为麻风病专著，较详细地论述了麻风病的辨证和治疗。卷 1~2 载风癞证候，论述三十六风、十四癞的辨识、论治、预防以及饮食宜忌。卷 3~4 载常用药方 249 首。

明·薛己撰《疠疡机要》初刊于 1529 年为麻疯病专书。上、中两卷论病因、病机、病位及辨证治法、本症治验、类症治验。下卷列各症方药。作者特别重视治病求本，所以首述本症，后述兼症、变症。

清·肖晓亭撰《疯门全书》1843 年刊出，该书对麻风病的传播途径及预防之法认识颇为正确，对症状、体征之描述逼真而通俗、治疗原则他强调："总以凉血和血为主，驱风驱湿为佐，审元气之虚实，按六经以分治，斯治疗之要道。"他不同意本病必定复发或不能根除之说，认为其原因多因中断治疗或治疗不彻底所致。肖氏对 36 种类型的麻风病辨证论治以及麻风病的各种疗法并提出内治九法（统治、分治、缓治、峻治、补治、泻治、兼治、类治、余治）；外治六法（针、灸、烧、熏洗、烂法、敷法）等，列有处方 160 余首，内容丰富，且善用大枫子肉。肖氏治疗麻风病的经验和学术观点，使中国古代中医皮肤病之列"风麻病辨证论治"的理论更为充实，其治疗经验为后世防治麻风病的医家有引领之功。这些均说明中国古代中医学家对皮肤病的防治有丰富的记载和宝贵经验，为中国古代人民防治皮肤疾病做出重要贡献，是当代中医皮肤疾病应用中医药防治的基石。

第二节　皮肤与脏腑经络的关系

1. 《灵枢·九针论》："皮者，肺之合也。"

2. 《素问·五脏生成论》："肺之合皮也，其荣毛也。"

3. 《素问·痿论》："肺全身之皮毛。"

4. 清·沈金鳌《杂病源流犀烛》卷二十五·身形门："皮也者，所以包涵肌肉，防卫筋骨者也。皮之外，又有薄皮曰肤，俗谓之枯皮。经言皮肤，亦曰腠理，津液渗泄之所曰腠，文理缝会之中曰理，腠理亦曰玄府。玄府者，汗孔也。汗液色玄，从空而出，以汗聚于里，故谓之玄府。府，聚也。皮之所主为肺，故凡风寒之邪袭入，肺先受之，以其先入皮毛也。邪着皮毛，腠理开泄，然后入于络脉，侵及于经，发而为病，其理然也。"

5. 汉·张仲景《金匮要略》脏腑经络先后病脉证："腠者是三焦通会元真之处，为气血所注。"

6. 《素问·生气通天论》："清静则肉腠闭拒，虽有大风苛毒，弗之能害。"

7. 清·沈金鳌《杂病源流犀烛》卷二十五·身形门："毛发也者，所以为一身之仪表，而可验盛衰于冲任二脉者也。"

8. 《灵枢·本脏》："卫气者，所以温分肉，充皮肤，肥腠理，司开阖者也。"

9. 《灵枢·百病姓生》："是故虚邪之中人也，姓于皮肤，皮肤缓则腠理开，开则邪从毛发入，入则抵深。"

［注］上述中国古代医家论述中医皮肤结构包括皮肤、腠理、汗孔、毛发、爪甲等部分。

10.《素问·经脉别论》："食之入胃，浊气归心，淫精于脉，脉气流经，经气归于肺，肺朝百脉，输精于皮毛。"

［注］上述皮肤与肺的关系。

11.《素问·五脏生成论》："心之合脉也，其荣色也，其主肾也。肺之合皮也，其荣毛也，其主心也。肝之合筋也，其荣爪也，其主肺也。脾之合肉也，其荣唇也，其主肝也。肾之合骨也，其荣发也，其主脾也。"

上述古人运用五行生克的理论来说明五脏之间的相互滋生和相互制约的关系，而脉、皮、筋、肉、骨和色、毛、发、爪、唇等，又分别和五脏相配合。因此，从体表的变化可以知道内脏的病变，而内脏的变化亦可以影响体表及皮肤，因此有"从内知外，以外测内"。

［注］（1）"合"：指配合。心、肝、脾、肺、肾五脏在内，筋、脉、皮、肉、骨五体在外，外内表里相合，所以叫心之合脉、肺之合皮等。

（2）"荣"：荣华，五脏精华表现于外的色泽。

（3）"主"：受制约的意思。

12.《素问·五脏生成》："诸血者，皆属于心，诸气者，皆属于肺……血凝于肤者为痹，凝于脉者为泣。"

［注］上述古人论述五脏与皮肤及肌表等关系。

13.《素问·本脏》："肾合三焦膀胱，三焦膀胱者，腠理毫毛其应。"《素问·逆调论》："肾者水脏，主津液。"

［注］上论述皮肤与肾、三焦、津液的关系。

14.《素问·皮部论》皮有分部，脉有经纪，筋有结络，骨有度量，其所生病各异，别其分部，左右上下，阴阳所在，病之始终。

［注］（1）皮有分部：分部，即分属之部位。皮有分部，就是皮肤上有十二经脉分属的部位。张景岳："言人身皮肤之外，上下前后，各有其位。"马莳："人身之皮，分为各部，如背之中行为督脉，督脉两旁四行属足太阳经，肋后背旁属足少阳经，肋属足厥阴经等义是也。"

（2）脉有经纪：张志聪经纪，言脉络有径之经，横之纪也。所以凡脉络直行者称作"经"；横行者称为"纪"。

（3）筋有结络：筋之系结为"结"，连络为"络"。张志聪："结络，言筋之系于分肉，连于骨节也。"

来源：南京中医学院. 黄帝内经素问译释［M］. 2 版. 上海：上海科学技术出版社，1991：392-393.

15.《素问·皮部论》："帝曰：夫子言皮之十二部，其生病皆何如？岐伯曰：皮者，脉之部也。邪客于皮，则腠理开，开则邪入客于络脉；络脉满则注于经脉；经脉满则入舍于府藏也，故皮者有分部，不与而生大病也。"

16. 清·吴谦《医宗金鉴》卷六十一·十二经循行部位歌："十二经气血多少歌""多气多血惟阳明，少气太阳厥阴经，二少太阴常少血，血亏行气补其荣。气少破血宜补气，气血两充功易成，厥阴少阳多相火，若发痈疽最难平。"

［注］十二皮部不同部位皮肤的变化，可以反映相应脏腑经络的病变。此外，十二经脉气血的多少，可以判断不同部位疾病的预后，并采取相应的治则。

第三节　皮肤病病因病理

皮肤病的发病因素是整体与局部的关系，且内因与外因相互影响，人在各种内外因素作用下，发生正邪消长、阴阳失调、气血、津液和脏腑功能紊乱，人体阴阳出现偏盛偏衰，失去相对平衡，均可在体表引发皮肤病变，皮肤病发病虽有脏腑功能紊乱、气血失和、肌肤失养、经络失疏等千变万化之病机，但总不外乎阴阳失调。常见病因主要有六淫、毒邪、虫咬、饮食、七情、体质、外伤、瘀血、痰饮等。

【中国古代中医论述】

1.《素问·皮部论》："……百病之始生也，必先于皮毛；邪中之则腠理开，开则入客于络脉；留而不去，传入于经；留而不去，传入于府，廪于肠胃。邪之始入于皮也，泝然起毫毛，开腠理；其入于络也，则络脉盛色变；其入客于经也，则感虚乃陷下；其留于筋骨之间，寒多则筋挛骨痛，热多则筋弛骨消，肉烁䐃破，毛直而败。"

2.《素问·风论》："黄帝问曰：风之伤人也，或为寒热，或为热中，或为寒中，或为疠风……其病各异，其名不同，或内至五藏六府，不知其解，愿闻其说，岐伯对曰：风气藏于皮肤之间，内不得通，外不得泄；风者善行而数变，腠理开则洒然寒，闭则热而闷……风气与太阳俱入，行诸脉俞，散于分肉之间，与卫气相干，其道不利，故使肌肉愤膜而有疡；卫气有所凝而不行，故其肉有不仁也。疠者，有荣气热胕，其气不清，故使其鼻柱坏而色败，皮肤疡溃。风寒客于脉而不去，名曰疠风，或名曰寒热……风者，百病之长也，至其变化，乃为他病也，无常方，然致有风气也。"

3. 汉·张仲景《金匮要略》脏腑经络先后病脉证："夫人禀五常，因风气而生长，风气虽能生万物，亦能害万物。"

4. 隋·巢元方《诸病源候论》卷二·风瘙隐轸生疮候："人皮肤虚，为风邪所折，则起隐轸。寒多则色赤，风多则色白，甚者痒痛，搔之则成疮。"

5. 隋·巢元方《诸病源候论》卷二·风瘙身体隐轸候："邪气客于皮肤，复逢风寒相折，则起风瘙隐轸。若赤轸者，由凉湿折于肌中之热，热结成赤轸也。得天热则剧，取冷则灭也。白轸者，由风气折于肌中热，热与风相搏所为。白轸得天阴雨冷则剧，出风中亦剧，将晴暖则灭，著衣身暖亦瘥也。脉浮而洪，浮即为风，洪则为气强。风气相搏，隐轸身体为痒。"

［注］（1）风瘙（sào 臊）：即皮肤瘙痒。瘙，义同疮，所以有时亦称风疮。

（2）隐轸（zhěn 枕）：今通作瘾疹，即荨麻疹，又称风疹块。轸，通疹。

6. 隋·巢元方《诸病源候论》卷三十七·风瘙痒候："风瘙痒者，是体虚受风，风入腠理，与血气相搏，而俱往来在于皮肤之间。邪气微，不能冲击为痛，故但瘙痒也。"

7. 隋·巢元方《诸病源候论》卷三十五·久恶疮候："夫体虚受风热湿毒之气，则生疮。"

8. 隋·巢元方《诸病源候论》卷二·风痦瘟候："夫人阳气外虚则多汗，汗出当风，风气搏于肌肉，与热气并，则生痦瘟。状如麻豆，甚者渐大，搔之成疮。"

［注］（1）痦瘟：病名。指皮肤起疙瘩。字书无"瘟"字，考《医宗金鉴》卷七十四外科心法要诀中有"痦瘟"，殆即此病。

（2）麻豆：形容痦瘟的形状，小者如芝麻粒，大者如豆粒，若抓挠它就会成疮。

一、外感六淫

六淫，即风、寒、暑、湿、燥、火六种病邪的总称。"淫"是淫乱，太过的意思。正常情况下，风、寒、暑、湿、燥、火是自然六种不同的气候变化，称之为六气。在异常情况下六气发生太过、极，或人体抵抗力下降，机体不能及时应变，六气就成为致病因素侵犯人体，发生疾病，此时六气即称之为六淫。

（一）风邪

【中国古代中医论述】

1. 《素问·风论》："风之伤人也，或为寒热……风者善行而数变。"

2. 《素问·风论》："风者，百病之长也，至其变化，乃为他病，无常方，然致有风气也。"

3. 《素问·痹论》："风气胜者为行痹。"

4. 《素问·玉机真脏论》："今风寒客于人，使人毫毛毕直，皮肤闭而为热，当是之时，可汗而发也。"

5. 《素问·太阴阳明论》："故犯贼风虚邪者，阳受之……阳受之则入六腑，入六腑则身热不时卧，上为喘呼……故阳受风气，阴受湿气……故伤于风者，上先受之，伤于湿者，下先受之。"

6. 《素问·金匮真言论》帝曰："天有八风，经有五风，何谓？岐曰：八风发邪，以为经风，触五脏；邪气发病，所谓得四时之胜者，春胜长夏，长夏胜冬，冬胜夏，夏胜秋，秋胜春，所谓四时之胜也。东风生于春，病在肝，俞在颈项；南风生于夏，病在心，俞在胸胁；西风生于秋，病在肺，俞在肩背；北风生于冬，病在肾，俞在腰股；中央为土，病在脾，俞在脊。故春气者病在头，夏气者病在脏，秋气者病在肩背，冬气者病在四肢。故春善病鼽衄，仲夏善病胸胁，长夏善病洞泄寒中，秋善病风疟现风疟，冬善病痹厥……夏暑汗不出者，秋成风疟。"

7. 《素问·调经论》："风雨之伤人也，先客于皮肤，传入于孙脉，孙脉满则传入于络脉，络脉满则输于大经脉，血气与邪并客于分腠之间，其脉坚大，故曰实。实者外坚充满，不可按之，按之则痛……寒湿之中人也，皮肤不收，肌肉坚紧，荣血泣，卫气去，故曰虚。虚者聂辟气不足，按之则气足以温之，故快然而不痛。"

［注］上述论风湿、寒湿对人体的影响。

8. 《素问·脉要精微论》："风成为寒热……久风为飧泄。脉风成为疠……来徐去疾，上虚下实，为恶风也。故中恶风者，阳受气也。"

9. 《灵枢·寿夭刚柔》："病在阳者命曰风，病在阴者命曰痹，阴阳俱病命曰风痹……风寒伤形，忧恐忿怒伤气。"

10. 《素问·通评虚实论》："不从内、外中风之病，故瘦留著也。跖跛，风寒湿之病也。"

11. 《素问·平人气象论》："人一呼脉三动，一吸脉三动而躁，尺热曰病温，尺不热脉滑曰病风，脉涩曰痹。"

12. 《素问·刺志论》："脉大血少者，脉有风气，水浆不入，此之谓也。"

13. 《灵枢·五色》："黄赤为风，青黑为痛，白为寒，黄而膏润为脓，赤甚者为血，痛甚为挛，寒甚为皮不仁。"

14. 《素问·阴阳别论》："二阳之病发心脾……其传为风消，其传为息贲者，死不治……二阳一阴发病，主惊骇，背痛，善噫，善欠，名曰风厥……三阳三阴发病，为偏枯痿易，四肢不举。"

15.《素问·骨空论》："风从外入，令人振寒，汗出头痛，身重恶寒，治其风府，调其阴阳，不足则补，有余则泻。大风颈项痛，刺风府，风府在上椎。大风汗出，灸谚谚，谚谚在背下侠脊傍三寸所。"

16.《素问·至真要大论》："厥阴司天，其化以风……风气大来，木之胜也，土湿受邪，脾病生焉……诸风掉眩，皆属于肝……诸暴强直，皆属于风。"

17. 明·张景岳《景岳全书》卷之十："风寒诸病，无非外感证也。如轻浅在肺里，则为伤风；稍深在表里之间者，则为疟疾；留连经络者，则为寒热往来；遍传六经，彻为彻外者，则为伤寒、瘟疫；久留筋骨者，则为风痹、痛风，或为偏风；风热上壅者，则为大头时毒；风湿相搏者，则为大风、疠风；浮在肌肤者，则为斑疹、疮毒；感在岭南者，则为瘴气。凡此者皆外感风寒之病，俱有门类，舍此之外，但无表证者，均不得指为风也。"

［注］风邪伤人，皆表证。上引《内经》所载诸风，皆指外邪，而"诸风掉眩，皆属于肝，诸暴强直，皆属于风"，非属外风之邪。

风邪可单独致病，亦可与寒、热、湿、燥等邪气相合致病。如风与寒合生冻疮、风湿热相合生急性湿疮。临床表现：发病迅速，来去也快，游走不定，疹无定形，瘙痒无度，皆属于风，多为燥性。常见肌肤干燥、脱屑、皲裂，如寻常型银屑病、皲裂足癣等。

（二）寒邪

【中国古代中医论述】

1.《素问·痹论》："痛者，寒气多也，有寒故痛也。其不痛、不仁者，病久入深，荣卫之行涩，经络时疏，故不通，皮肤不营，故为不仁。其寒者，阳气少，阴气多，与病相益，故寒也。"

2.《素问·皮部论》："多白则寒。"

3.《素问·经络论》："寒多则凝泣，凝泣则青黑。"

4.《素问·至真要大论》："太阳司天为寒化，在泉为咸化。"

5.《素问·阴阳应象大论》："天之邪气，感则害人……寒伤形。"

6.《素问·调经论》："血气者，喜温而恶寒，寒则泣不能流，温则消而去之……帝曰：寒湿之伤人奈何？岐伯曰：寒湿之中人也，皮肤不收，肌肉坚紧，营血泣，卫气去，故曰虚。虚者聂辟，气不足，按之则气足以温之，故快然而不……帝曰：阴之生虚奈何？岐伯曰：喜则气下，悲则气消，消则脉空虚；因寒饮食，寒气熏满，则血泣气去，故曰虚矣。

帝曰：经言阳虚则外寒，阴虚则内热，阳盛则外热，阴盛则内寒，余已闻之矣，不知其所由然也。岐伯曰：阳气受气于上焦，以温皮肤分肉之间，今寒气在外，则上焦不通，上焦不通，则寒气独留于外，故寒栗。

帝曰：阴虚生内热奈何？岐伯曰：有所劳倦，形气衰少，谷气不盛，上焦不行，下脘不通，胃气热，热气熏胸中，故内热。

帝曰：阳盛生外热奈何？岐伯曰：上焦不通利，则皮肤致密，腠理闭塞，玄府不通，卫气不得泄越，故外热。

帝曰：阴盛生内寒奈何？岐伯曰：厥气上逆，寒气积于胸中而不泻，不泻则温气去，寒独留则血凝泣，凝则脉不通，其脉盛大以涩，故中寒。"

7.《灵枢·刺节真邪论》："阳胜者则为热，阴胜者则为寒，寒则真气去，去则虚，虚则寒搏于皮肤之间。其气外发，腠理开，毫毛摇，气往来行则为痒；留而不去，则痹；卫气不行，则为不仁……虚邪之入于身也深，寒与热相搏，久留而内著，寒胜其热，则骨疼肉枯；热胜其寒，则烂肉腐肌为脓，内伤骨，内伤骨为骨蚀……有所结，中于肉，宗气归之，邪留而不去，有热则化而为脓，无热则为骨疽。"

8.《灵枢·寿夭刚柔》："风寒伤形，忧恐忿怒伤气。气伤脏，乃病脏；寒伤形，乃应形；风伤筋脉，筋脉乃应，此形气外内相应也。"

［注］寒邪侵袭，使在外形体受伤，开始必是冲破了肌表皮肤防御而发病即"寒伤形，乃应形"。

9.《素问·刺志论》："气虚身热，此谓反也……气盛身寒，得之伤寒；气虚身热，得之伤暑……气实者，热也；气虚者，寒也。"

10.《素问·至真要大论》："寒者……热之，热者寒之，微者逆之，甚者从之……帝曰：何谓逆从？岐伯曰：逆者正治，从者反治，从少从多，观其事也。帝曰：……有病热者，寒之而热；有病寒者，热之而寒，二者皆在，新病复起，奈何治？岐伯曰：诸寒之而热者取之阴，热之而寒者取之阳，所谓求其属也。"

11.《素问·阴阳别论》："三阳为病，发寒热。"

12.《素问·脉要精微论》："风成为寒热……寒气之肿，八风之变也。"

13.《素问·咳论》："皮毛者，肺之合也。皮毛先受邪气，邪气以从其合也。其寒饮食入胃，从肺脉上至于肺，则肺寒，肺寒则外内合邪，因而客之，则为肺咳。"

14.《灵枢·百病始生》："风雨寒热，不得虚，邪不能独伤人。"《素问·五运行大论》："上下相遘，寒暑面临，气相得则和，不相得则病。"

［注］寒为冬令主气，寒气偏盛，超越人体耐寒的能力，可称之为寒邪伤人，寒为阴邪，易伤阳气，如寒而拘急者，以寒盛则血凝，血凝则滞涩，滞涩则拘急，此寒伤其营也，又若寒而弛纵者，以寒盛则气虚，气虚不能摄，不摄则弛纵，此寒伤其卫也，以此辨之。"阴胜则寒""寒则气收"，气虚者寒也。

（三）暑邪

【中国古代中医论述】

1.《素问·热论》："后夏至日为病暑。"

2.《素问·五运行大论》："其在天为热，在地为火……其性为暑。"

3. 金·成无己《注解伤寒论》卷二："中而即病者，名曰伤寒，不即病者，寒毒藏于肌肤，至春变为温病，至夏变为暑病。"

［注］上述指感受暑邪随即发生的热性病证。

4. 清·沈金鳌《杂病源流犀烛》暑病源流："人受暑邪，当时即发谓之暑病。"

5. 明·申斗垣《外科启玄》卷七·时毒暑疖："夏日受暑热而生，大者为毒，小者为疖，令人发热，作胀而痛，别无七恶之证，宜清暑香薷饮，内加芩、连、大黄之类。治之而愈，外加敷帖之药为妙。"

［注］暑疖又名暑疡，指夏季发生的化脓性疖肿。

6. 清·祁坤《外科大成》卷七·夏月暑疡："凡痈疽之症发热有时为晡甚旦止也。因暑而得者，发热无时，为昼夜不止也，然必见暑症。如头目眩晕，口舌干苦，心烦背热，肢体倦怠是也。外形初起背有红晕，次发肿疼。治宜败毒散加香薷、黄连、石膏等药以清之，暑热解则肿自消矣。壮实者用槐花末，蜂蜜拌成块黄酒调服亦佳。"

［注］暑疡即暑疖。

［注］暑为夏令主气，系火热所化，暑邪致病有明显的季节性，暑邪致病多发于夏季。暑为阳邪，善发散，腠理开泄，津伤气耗。暑邪致病常见高热、口渴、心烦、汗多、胸闷、便干溲赤等。暑邪挟邪致病可出现肢倦、少纳、呕恶、便溏、皮损缠绵不愈，病因为暑邪蕴结于皮肤肌腠所致，常致暑疖、黄水疮、痱子或脓疱疮等。

（四）湿邪

1.《素问·生气通天论》：“因于湿，首如裹。”

2.《素问·天元纪大论》：“太阴之上，湿气主之。”

3.《素问·至真要大论》：“太阴司天，为湿化。”

4.《素问·太阴阳明论》：“伤于风者，上先受之；伤于湿者，下先受之。”

5. 隋·巢元方《诸病源候论》卷三十五·湿病疮候：“肤腠虚，风湿搏于血气生病疮，若风气少，湿气多，其疮痛痒，搔之汁出，常濡湿者。”

6. 明·申斗垣《外科启玄》卷八·湿毒疮：“凡湿毒所生之疮皆在于二足胫、足踝、足背、足跟，初起而微痒爬，则水出又而不愈，内服除湿等药。”

［注］此证相当于下肢湿疹。

7. 清·邹岳《外科真诠》卷上：“湿阴疮：湿阴疮，阴囊瘙痒成疮，浸淫汗出，状如疥癣，由肾经虚弱，风湿相搏而成。”

［注］湿为长夏之主气，湿为阴邪，其性黏滞，趋下，泛发，反复。湿邪致皮肤性病、流水、肿胀。“伤于湿者，下先受之。”多见于下肢、会阴，如湿疮、浸淫疮等。

（五）燥邪

1.《素问·阴阳应象大论》：“燥胜则干。”

2.《素问·天元纪大论》：“阳明之上，燥气主之。”

3.《素问·气交大论》：“岁金太过，燥气流行。”

4. 明·李梴《医学入门》卷之四·燥：“六气，风、热、火属阳，寒、燥、湿属阴。但燥虽属秋阴，而反同风热火化。盖火盛则金被热伤，木无以制而生风，风胜湿，热耗津……入肺则毛焦干疥、膹郁咳嗽……总皆肺金所主，阳明与肺为表里也。”

5. 清·沈金鳌《杂病源流犀烛》卷十七·燥病源流：“经曰：诸涩枯涸，干劲皴揭，皆属于燥。夫阳明燥金，乃肺与大肠之气也，故燥之为病，皆阳实阴虚，血液衰耗所致，条分之，虽有风燥、热燥、火燥、气虚燥之殊，要皆血少火多之故，是以外则皮肤皴揭，中则烦渴，上则咽鼻干焦，下则溲赤便难……《类聚》曰：燥者肺金之本，燥金受热化以成燥涩。由风能胜热，热能耗液而成热也。热于外则皮肤皴揭而瘙痒，燥于中则精血枯涸，燥于上则咽鼻干焦，燥于下则便尿闭结，故曰：燥为肺金病也，宜当归承气汤。《正传》曰：火热胜，则金衰而风生。缘风能胜湿，热能耗液而为燥，阳实阴虚，则风热胜于水湿而为燥也。盖肝主筋而风气自甚，又燥热加之，则筋太燥也。燥金主于收敛，故其脉紧涩，而为病劲强紧急而口噤也。夫燥之为病，血液衰少，不能荣养百骸故也。《入门》曰：经云，燥者润之，养血之谓也，积液固能生气，积气亦能生液，宜服琼玉膏。又曰：皮肤皴揭拆裂，血出大痛，或皮肤瘙痒，爪甲浮起干枯，皆火烁肺金，燥之甚也，宜以四物汤去川芎合生脉散，加天冬、天花粉、知母、黄柏、酒红花、生甘草之类。”

6. 清·雷丰《时病论》：燥热“若热有汗，咽喉作痛，是燥之凉气，已化为火。”

［注］燥是秋令主气，故燥邪为病，多发生于气候干燥、温度较低的秋季，外感燥邪有

温燥和凉燥之分。初秋有夏火之余气，燥与热合则出现风热症状，则为温燥。深秋有临冬之间寒气，燥与寒合，则出现风寒的症状，则为凉燥。燥邪易伤肺，因肺合皮毛，耗伤津液，故燥邪所致皮肤病常表现为皮肤干燥，伴有口鼻唇干燥、心烦、干咳无痰、大便干结、舌红少苔，为之温燥。

燥性、干涩、易伤津化燥生风，故燥邪所致皮肤病常表现为皮肤干燥、皲裂、毛发失荣、瘙痒，伴有头痛鼻塞、无寒、发热、无汗、干咳少痰、痰质清稀、咽干唇燥、舌干苔薄。

（六）火邪

【中国古代中医论述】

1. 《素问·天元纪大论》："在天为风，在地为木；在天为热，在地为火；在天为湿，在地为土；在天为燥，在地为金；在天为寒，在地为水，故在天为气，在成形，形气相感而化生万物矣……水火者，阴阳之征兆也。"

2. 《素问·阴阳应象大论》："水为阴，火为阳……壮火之气衰，少火之气壮；壮火食气，气食少火，壮散气，少火生气。"

3. 《素问·五运行大论》："南方生热，热生火，火生苦，苦生心，心生血，血生脾。其在天为热，在地为火，在体为脉，在气为息，在脏为心，其性为暑，其德为显，其用为燥，其色为赤，其化为茂，其虫羽，其政为明，其令郁蒸，其变炎烁，其眚燔焫，其味为苦、其志喜、喜伤心，恐胜者；热伤气，寒胜热；苦伤气，咸胜苦。"

4. 《素问·至真要大论》："少阴司天为化热，在泉为苦化，不司气化，居气为灼化……少阳司天为火化，在泉为苦化，司气为丹化，间气为明化。"

5. 明·李梴《医学入门》卷之四·火："火因内外分虚实，外因邪郁经络，积热脏腑，此为有余之火；内因饮食情欲，气盛似火，此为有余中不足，阴虚火动，乃不足之火。大要以脉弦数无力为虚火，实大有力为实……《内经》病机十九条而属火者五，刘河间推广五运为病，属肝者，诸风之火；属脾胃者，诸湿痰火；属心肺者，诸热实火；属肾者，诸虚之火；散于各经，浮游之火；入气分，无根之火；入血分，消阴伏火。故曰诸病寻痰火，痰火生异证。实火渴闭热无间，实火内外皆热，口渴，日夜潮热，大、小便闭。虚热有间口无何，虚火潮热有间，口燥不渴。五行惟火有二，心为君火，一身之主；肾为相火，游行于身，常寄肝胆胞络三焦之间。又膀胱为民火，亦属于肾，此皆天赋不可无者。若五志之火，则由于人，是以内伤火多，外感火少。"

6. 清·沈金鳌《杂病源流犀烛》卷十七·火病源流："夫火者，阳也，气也，与水为对待者也。水为阴精，火为阳气，二物匹配，名曰阴阳和平，亦名少火生气，如是则诸病不作矣。倘不善摄养，以致阴亏水涸，则火偏胜阴，不足则阳必凑之，是谓阳盛阴虚，亦曰旺火食气，是知火即气也，气即火也。"

7. 清·程杏轩《医述》卷一·水火："夫火之为病，有发于阴者，有发于阳者。发于阴者，火自内生；发于阳者，火自外致。自内生者，为五内之火，宜清宜降；自外致者，为风热之火，宜散宜升……夫风热之义，其说有二：有因风而生热者，有因热而生风者。因风生热者，以风寒外闭，火郁于中，此外感阳火，风为本，火为标也。因热生风者，以热极伤阴，火达于外，此内伤阴火，火为本，风为标也。《经》曰：治病必求其本。外感之火，当先治风，风散而火自熄，宜升散不宜清降；内生之火，当先治火，火灭而风自消，宜清降不宜升散。若反为之，则外感之邪，得清降而闭固愈甚；内生之火，得升散而燔燎何堪？余阅方书，所见头目、口齿、咽喉、脏腑、阴火等证。悉云风热，多以升降并用，从逆兼施，独不虑其升者碍降，降者碍升乎？余之处治，宜抑者，则直从乎降；宜举者，则直从乎升。所以见效速，而绝无耽延之患耳。"

［注］火邪是人体阴阳失调时产生致病因素，火为热之甚，热为火之渐。人体内产生热与火皆可化毒，可由直接感温热邪气引起，也可由风、寒、暑、湿、燥、邪入里化热而形成，称为火热之邪。"阳者，气也，火也，神也，阴者，血也，水也，精也。阴阳和平，是为常候。"反之，火热之邪在人体各部会导致疾病，火邪所致皮肤病发生于头面、上肢，多发病急，容易扩散。如痈（蜂窝织炎）、疖、紫斑、丹毒等。

常见表现：发热、恶热、烦躁、口渴喜冷饮、咽干、口舌糜烂、牙龈肿痛、大便干、小便赤等。

［注］六淫发病多与季节气候有关，如春多风病，夏多暑（火）病，长夏多湿病，秋多燥病，冬多寒病。六淫致病多以两种或三种邪气同时侵犯人体而引发皮肤病，如风寒、风湿、风寒湿、风热、风湿、湿热、风湿热等，也可单独致病。六淫之邪在临床上也有内风、内寒、内湿、内燥、内热（火）等，皆可由外感（六淫之邪）引动体内伏邪，脏腑功能失调，形成内外合邪而致病。

二、毒

【中国古代中医论述】

1.《素问·五常政大论》："故曰：补上下者，从之；治上下者，逆之。以所在寒热盛衰而调之。故曰：上取下取，内取外取，以求其过，能毒者以厚药，不胜毒者以薄药。此之谓也。气反者，病在上取之下，病在下取之上，病在中傍取之。治热以寒，温而行之，治寒以热，凉而行之，治温以清，冷而行之，治清以温，热而行之。故消之削之，吐之下之，补之泻之，久新同法。"

2.《素问·五常政大论》："帝曰：有毒无毒有约乎？岐伯曰：病有久新，方有大小，有毒无毒，固宜常制矣。大毒治病，十去其六，常毒治病，十去其七，小毒治病，十去其八，无毒治病，十去其九，谷肉果菜，食养尽之，无使过之，伤其正也。不尽，行复如法。必先岁气，无伐天和，无盛盛，无虚虚，而遗人夭殃，无致邪，无失正，绝人长命。"

［注］上述论有毒药物和无毒药物治疗疾病方法，若用药不当而招致药毒侵害，损伤人体正气，断送人的性命。

3. 隋·巢元方《诸病源候论》卷二十六：解诸毒候："凡药有大毒，不可入口、鼻、耳、目，即杀人者。"

4. 隋·巢元方《诸病源候论》卷二十六·解诸药候："凡药物云，有毒及有大毒者，皆能变乱，于人为害，亦能杀人。但毒有大小，自可随所犯而救解之。但著毒重者，亦令人发病时咽喉强直，而两眼睛疼，鼻干，手脚沉重，常呕吐，腹里热闷，唇口习习，颜色乍青乍赤，经百日便死。其轻者，乃身体习习而痹，心胸涌涌然而吐，或利无度是也。但从酒得者难治，言酒性行诸血脉，流遍周体，故难治；因食得者易愈，言食与药俱入胃，胃能容杂毒，又逐大便泄毒气，毒气未流入血脉，故易治。若但觉有前诸候，便以解毒药法救之。"

5. 明·陈实功《外科正宗》卷四·中砒毒："砒毒者，阳精大毒之物，服之令人脏腑干涸，皮肤紫黑，气血乖逆，败绝则死。"

［注］上论述药毒致病因素。

6. 隋·巢元方《诸病源候论》卷二十六·食鲈鱼肝中毒候："此鱼肝有毒，人食之中其毒者，即面皮剥落，虽尔，不至于死。"

[注] 本候所述，类似现代医学的变态反应性皮炎，是一种由食鲈鱼肝引起的过敏性疾患，因为鲈鱼肝有毒素。

7. 隋·巢元方《诸病源候论》卷二十六·食诸菜蕈菌中毒候："凡园圃所种之菜，本无毒，但蕈、菌等物，皆是草木变化所生，出于树者为蕈，生于地者为菌，并是郁蒸湿气，变化所生，故或有毒者。人食遇此毒，多致死，甚疾速；其不死者，犹能令烦闷吐利，良久始醒。"

[注] 蕈（xùn）菌：为真菌类植物，种类繁多，常见的食用菌多为木耳类、伞菌类。伞菌类通称为蕈，如香菇、蘑菇等。

8. 明·张介宾《景岳全书》卷之三十五·诸虫："虫之为病其类不一，或由渐而甚，或由少而多，及其久而为害……侵蚀肌肤之内，若元气尚实，未为大害，稍有虚损，逐肆其毒……凡……蛇、蝎、蜈蚣、水蛭之类皆是也。"

9. 明·王肯堂《证治准绳·疡医》卷之六·诸虫兽蜇伤："治二十七壳虫咬伤人，及疮肿者。用麝香、雄黄、乳香、硇砂各二钱，土蜂窝、露蜂窝，烧灰存性，研细，以醋调少许，涂咬处；或不能辨认，疑是恶疮，三五日不疗，即毒入心，难瘥。忌鸡、鱼、油腻物……治蛇伤……一切虫毒。用试剑草，捣烂贴之。"

[注] 试剑草，即鹿衔草。虫毒包括蛇毒、蜈蚣毒、蝎子毒、蜘蛛毒、蜂毒等，毒虫咬伤后可致局部皮肤红肿、疼痛、瘙痒、麻木、溃烂，严重者可危及生命。

10. 明·王肯堂《证治准绳·疡医》卷之五·时毒："时毒者，为四时邪毒之气感之于人也。"

11. 明·陈实功《外科正宗》卷·时毒论："夫时毒者，天行时气之病也。"

12. 清·陈士铎《洞天奥旨》卷十·翻花杨梅疮："此疮亦感淫毒之气也……不可再贪色欲，不独传其毒而害人。"

13. 明·薛己《外科发挥》卷三："时毒……普济消毒饮治时疫疠。"

[注] 薛己论述"时毒疫疠"指疠气、异气、杂气，此气有强烈传染性的病邪，包括一切瘟疫病和某些外科（感染的病因）疾病，陈士铎提出"淫毒"也属此列，"淫毒"主要通过不洁性接触及血液传染和遗毒（母婴传播），如淋病、梅毒、尖锐湿疣等（现代包括艾滋病）。疫疠致病如麻疹、天花、风疹、麻风等。

三、虫

【中国古代中医论述】

1. 隋·巢元方《诸病源候论》卷三十六·杂毒病诸候·杂毒病诸候蜂螫候："蜂类甚多，而方家不具显其名，唯地中大土蜂最有毒，一螫中人，便即倒闷，举体洪肿，诸药治之，皆不能卒止，旧方都无其法，虽然不至杀人，有禁术封唾亦微效。又有瓠瓡蜂，抑亦其次，余者犹瘥。"

蚝虫螫候："此则树上蚝虫耳，以其毛刺能螫人，故名蚝虫。此毒盖轻，不至深毙，然亦甚痛，螫处作轸起者是也。"

2. 隋·巢元方《诸病源候论》卷五十·疥候："疥疮，多生手足指间，渐生至于身体，痒有脓汁。按九虫论云，蛲虫多所变化，亦变作疥。其疮里有细虫，甚难见。小儿多因乳养之人病疥，而染着小儿也。"

3. 隋·巢元方《诸病源候论》卷三十五·癣候："癣病之状，皮肉隐胗如钱文，渐渐增长，或圆或斜，痒痛，有匡郭，里生虫，搔之有汁。此由风湿邪气，客于腠理，复值寒湿，与血气相搏，则血气否涩，发此疾也。按九虫论云，蛲虫在人肠内，变化多端，发动亦能为癣，而癣内实有虫也。"

［注］匡郭：指癣的皮疹与正常皮肤有清楚的界限。方正为"匡"；外城为"郭"。

4. 王肯堂《证治准绳·疡医》卷之六·损伤·蜘蛛咬："蜘蛛咬，遍身成疮。"

［注］虫邪致病皮损瘙痒，状若虫行，或灼热疼痛，症状表现多有红斑、风团、丘疹、水疱、脓疱、渗液，遇热加重，或有传染性，或伴有纳呆、腹痛、腹泻或面有虫斑等。虫邪可分为有形之虫、无形之虫，有形之虫是肉眼可见的，如跳蚤、臭虫、虱子、疥虫、蜈蚣、蝎子、蜘蛛、蚂蟥、桑毛虫、松毛虫、蚊子、黄蜂等，如真菌、滴虫、螨虫等，现代需借助仪器设备才能发现的有形之虫，中国古代称之虫邪。

5. 宋·赵佶《圣济总录》卷第九十九·九虫门："治蛲虫咬人下部痒方。"

总之虫邪损伤人体皮肤化风、化热、化毒、化湿，甚者局部出现大疱，痛痒难忍，肿胀、疼痛、溃烂、出血或出现全身症状，可危及生命。无形之虫是指非皮肤有虫，而是皮肤瘙痒、灼热等不适症状，患者自觉皮肤似有虫行之感的一类皮肤疾病，多因风热、湿热之邪所致。中国古代亦称之虫邪（毒）侵入肤腠肌理，其他尚有肠寄生虫患者，引起脾胃运化失常，生湿生热，蕴蒸肌肤，而导致皮肤病的发生。

四、血瘀

【中国古代中医论述】

1. 《素问·调经论》："血气不和，百病乃变化而生。"

［注］气滞导致血瘀。

2. 《灵枢·水肿》："恶血当泻不泻，血不以留止。"

［注］气血凝泣不通。

3. 《灵枢·贼风》："若有所堕坠，恶血在内而不去。"

［注］血脉损伤，瘀留滞不化。

4. 《灵枢·痈疽》篇："寒邪客于经络之中则血泣。"

［注］因寒致因瘀。

5. 汉·张仲景《伤寒论》阳明病辨证："阳明证，其人喜忘者，必有蓄血，所以然者，本有久瘀血，故令喜忘。"

［注］久有瘀血喜忘的证治。

6. 隋·巢元方《诸病源候论》卷三十九·瘀血候："因而乘风取凉，为风冷所乘，血得冷则结成瘀也，血瘀在内，则时时体热面黄。"

［注］巢元方首次提出"血瘀""瘀血"。

7. 元·朱震亨《丹溪心法》卷之三·水肿："其皮间有红缕赤痕者，此为血肿也。"

8. 清·沈金鳌《杂病源流犀烛》卷十七·诸血源流·诸血原由证治："凡血……得寒则凝滞，故瘀，瘀者黑色也……热极腐化则为脓血，火极似水则紫黑，热胜于阴是发疮疡，湿滞于血则发痛痒，瘾疹皮肤则为冷痹，蓄之在上其人喜忘，蓄之在下其人喜狂。"

9. 清·王清任《医林改错》卷上·膈下逐瘀汤所治之症目："血受寒则凝结成块，血受热则煎熬成块。"

［注］火热之邪太过，则灼伤脉络，迫血妄行，使离经之血成瘀。

10. 清·唐宗海《血证论》五卷·瘀血："世谓血块为瘀，清血非瘀，黑色为瘀，鲜血非瘀，此论不确。盖血初离经，清血也，鲜血也，然既是离经之血，虽清血鲜血，亦是瘀血。离经既久，则其血变作紫血。譬如皮肤被杖，血初被伤，其色红肿，可知血初离经，仍是鲜血。被杖数日，色变青黑，可知离经既久，其血变作紫黑也。

……瘀血在上焦，或发脱不生……瘀血在腠理，则荣卫不和，发热恶寒。腠理在半表半里之间，为气血往来之路，瘀血在此，伤荣气则恶寒，伤卫气则恶热……瘀血在经络脏腑之间，与气相战斗，则郁蒸腐化而变为脓……瘀血在经络脏腑之间，被气火煎熬，则为干血。气者，肾中之阳，阴虚阳亢，则其气上合心火，是以气盛即是火盛。瘀血凝滞，为火气所熏则为干血，其证必见骨蒸痨热，肌肤甲错，皮起面屑。"

[注] 瘀血致病：血瘀凝滞不散，瘀积肌肤，阻塞经络，导致气滞血行不畅，或因寒而血脉凝滞，或因热而血液浓缩壅聚。瘀血热极腐化为脓血，瘀血热胜于阴则发疮疡，瘀血湿滞则发痛痒、瘾疹，或形成多种疾患。

血瘀的证候：皮损色暗红、唇甲青紫，肌肤甲错，皮肤干燥，毛发干枯，皮肤瘀点、瘀斑，毛细血管扩张，静脉曲张，色素沉着，皮肤结节、肿块，肥厚变硬。或伴有口唇青紫、月经不调、舌有瘀斑、脉象涩等。血瘀致病：白疕、小腿湿疮、血管瘤、硬皮病（皮痹）、皮肤紫癜等，均与血瘀有关。

现代研究认为，瘀血可包括以下几种病理变化过程：①血循环障碍，尤以微循环障碍所致的缺血、郁血、出血、血栓和水肿等病理改变。②炎症所致的组织渗出、变性、坏死、萎缩或增生等。③代谢障碍所引起的组织病理反应。④组织无限制的增生或细胞分化不良。

五、七情内伤

【中国古代中医论述】

1. 《素问·阴阳应象大论》："怒伤肝，喜伤心，忧伤肺，思伤脾，恐伤肾。"

2. 《素问·举痛论》："怒则气上，喜则气缓，悲则气消，恐则气下，惊则气乱，思则气结。"

3. 明·李梴《医学入门》卷之四·气："七气，喜、怒、忧、思、悲、恐、惊。又曰九气者，挟外感寒热而言也。人身阴阳正气，呼吸升降，流行荣卫，生养脏腑。惟七情火炎伤肺，闭塞清道，以致上焦不纳，中焦不运，下焦不渗，气浊火盛，熏蒸津液成痰。痰郁成积。"

4. 清·李用粹《证治汇补》卷之二·内因门·气症章·内因："百病皆生于气也。怒则气上，喜则气缓，悲则气消，恐则气下，寒则气收，热则气泄，惊则气乱，劳则气耗，思则气结，忧则气沉……凡七情之交攻，五志之间发，乖戾失常，清者遽变而为浊，行者抑遏而反止，营运渐远，肺失主持，气乃病焉。"

"外候：气之为病，生痰动火，升降无穷，燔灼中外，稽留血液，为积为聚，为肿为毒，为疮为疡，为呕为咳，为痞塞，为关格，为胀满，为喘呼，为淋沥，为便闭，《绳墨》为胸胁胀疼，为周身刺痛。久则凝结不散，或如梅核，窒碍于咽喉之间，咯咽不下，或如积块，攻冲于心腹之内，发则痛绝。

七情病异：喜乐惊恐，属心胆肾经。病则耗散正气，为怔忡失志，精伤痿厥，不足之病；怒忧思悲，属肺脾肝经，病则郁结邪气，为颠狂噎膈，肿胀疼痛，有余之病。"

[注] 七情内伤是指由于精神情绪活动过度，所导致的气血、阴阳、脏腑功能失调，是许多皮肤性病的病因之一。如"喜伤心""心志不安，心火内生。""诸热瞀瘛，皆属于火。诸痛痒疮，皆属于心。"火热之邪循入营血，外发肌肤，致发生红斑、丘疹、鳞屑可见于牛

皮癣、白疕；如突然遭受强烈的精神刺激，大怒伤肝，悲忧伤肺，可致白癜（风），斑秃；肝气郁结、气郁化热熏蒸于面、灼伤阴血而生黄褐斑等。

六、饮食失节

【中国古代中医论述】

1. 《素问·经脉别论》："食气入胃，散精于肝，淫气于筋。食气入胃，浊气归心，淫精于脉，脉气流经，经气归于肺，肺朝百脉，输精于皮毛。毛脉合精，行气于府。府精神明，留于四脏，气归于权衡。权衡以平，气口成寸，以决死生。饮入于胃，游溢精气，上输于脾。脾气散精，上归于肺，通调水道，下输膀胱，水精四布，五经并行，合于四时五脏阴阳，揆度以为常也。"

2. 《素问·五脏生成论》："多食咸，则脉凝泣而变色。多食苦，则皮槁而毛拔。多食辛，则筋急而爪枯。多食酸，则肉胝䐃而唇揭。多食甘，则骨痛而发落。"

3. 《灵枢·五味论》："肝病禁辛，心病禁咸，脾病禁酸，肾病禁甘，肺病禁苦。"

4. 《素问·痹论》："饮食自倍，肠胃乃伤。"

5. 《素问·本病论》："饮食劳倦则伤脾。"

6. 《灵枢·邪气脏腑病形》："若饮食汗出，腠理开而中邪。中于面，则下阳明；中于项，则下太阳，中于颊，则下少阳，其中于膺背胁，亦中其经。"

7. 《灵枢·邪气脏腑病形》："形寒寒饮则伤肺，以其两寒相感，中外皆伤。"

8. 《素问·痹论》："帝曰：其客于六腑者，何也？岐伯曰：此亦其食饮居处，为其病本也。六腑亦各有俞，风寒湿气中其俞，而食饮应之，循俞而入，各舍其腑也。"

9. 明·张介宾《景岳全书》十七卷·杂证谟·饮食："饮食致病，凡伤于热者，多为火证，而停滞者少；伤于寒者，多为停滞，而全非火证。大都饮食之伤，必因寒物者居多，而温平者次之，热者又次之。故治此者。"

［注］饮食所伤是指饮食不当，人体受损而致病，是皮肤病的重要病因之一，如饥饱失常、饮食偏嗜、饮食不洁等导致脾胃受损、化热生火、生湿化热、动风、化毒，从而引发多种皮肤病。

第四节　皮肤病辨证与治法

一、皮肤病辨证

皮肤病常见的主要症状有斑疹、丘疹、疱疹、脓疱、结节、风团等，为原发性损害。鳞屑、糜烂、痂、抓痕、皲裂、色素沉着、疤痕等，为继发性损害。急性皮肤病皮损表现为红、热、丘疹、疱疹、脓疱、糜烂，伴有渗液或脓液等，致病原因多为风、湿、热、虫、毒、损伤等，与肺、脾、心三脏的关系最为密切，以实证为主。治则以疏风、清热、解毒、利湿、杀虫为主。慢性皮肤病皮损表现为苔藓样变、色素沉着、皲裂、萎缩、疤痕、脱发、指（趾）甲变化，与肝肾两脏关系最为密切，以虚证为主，治以养血祛风、补益肝肾、调补冲任、活血祛瘀为主。凡发生头面（五官）、上肢部位皮肤病多由风温、风热所致，多与肺经有关，风发于腰胁肋部位，多由气郁、火郁所致，凡发于臀部、前后二阴、下肢、多湿热下注、寒湿等引起，多与肝经有关。总之中医皮肤病辨证都与外科相近似，八纲辨证、脏腑辨证、卫气营血辨证、三焦辨证等。

【中国古代中医论述】

1. 《素问·至真要大论》："火淫所胜，发热恶寒……热上皮肤痛，色变黄赤……病本于肺……火气内郁、疮疡于中流散于外，病在肤胁。"

2. 《素问·至真要大论》："诸痛痒疮，皆属于心。"

3. 《素问·阴阳应象大论》："善诊者，察色按脉，先别阴阳。"

4. 《灵枢·卫气》："能别阴阳十二经者，知病之所生。"

5. 《灵枢·顺气一日分为四时》："夫百病之所始生者，必起于燥湿寒暑风雨，阴阳喜怒，饮食居处，气合而有形，得脏而有名。"

6. 《素问·调经论》："百病之生，皆有虚实。"

7. 《素问·至真要大论》："寒者热之，热者寒之，温者清之，清者温之，散者收之，抑者散之，燥者润之，急者缓之，坚者软之，脆者坚之，衰者补之，强者泻之。"

8. 《灵枢·五色》："病生于内者，先治其阴，后治其阳，反者益甚。其病生于阳者，先治其外，后治其内，反者益甚。"

9. 《灵枢·五色》："雷公曰：官五色奈何？黄帝曰：青黑为痛，黄赤为热，白为寒，是谓五官。雷公曰：病之益甚，与其方衰如何？黄帝曰：外内皆在焉。切其脉口，滑小紧以沉者，病益甚，在中；人迎气大紧以浮者，其病益甚，在外。其脉口浮滑者，病日进；人迎沉而滑者，病日损。其脉口滑以沉者，病日进，在内；其人迎脉滑盛以浮者，其病日进，在外。脉之浮沉及人迎与寸口气小大等者，病难已；病之在脏，沉而大者，易已，小为逆；病在腑，浮而大者，其病易已。人迎盛坚者，伤于寒；气口盛坚者，伤于食。"

10. 《灵枢·邪气脏腑病形》："色青者，其脉弦也，赤者，其脉钩也；黄者，其脉代也，白者，其脉毛，黑者，其脉石。见其色而不得其脉，反而其相胜之脉则死矣。得其相生之脉，则病已矣……先定其五色五脉之应，其病乃可别也……脉急者，尺之皮肤亦急；脉缓者，尺之皮肤亦缓；脉小者，尺之皮肤亦减而少气；脉大者，尺之皮肤亦贲而起；脉滑者，尺之皮肤亦滑；脉涩者，尺之皮肤亦涩。凡此变者，有微有甚。故善调尺者，不待于寸，善调脉者，不待于色，能参合而行之者，可以为上工。上工十全九。"

11. 《素问·脉要精微论》："夫精明五色者，气之华也。赤欲如白裹朱，不欲如赭；白欲如鹅羽，不欲如盐；青欲如苍璧之泽，不欲如蓝；黄欲如罗裹雄黄，不欲如黄土；黑欲如重漆色，不欲如地苍。五色精微象见矣其寿不久也。

……夫五府者，身之强也。头者，精明之府，头倾视深，精神将夺矣；背者，胸中之府，背曲肩随，府将坏矣；腰者，肾之府，转摇不能，肾将惫矣；膝者，筋之府，屈伸不能，行则偻附，筋将惫矣；骨者，髓之府，不能久立，行则振掉，骨将惫矣。得强则生，失强则死。"

12. 明·张介宾《景岳全书》卷之一·六变辨："六变者，表里寒热虚实也，是即医中之关键。明此六者，万病皆指诸掌矣。以表言之，则风寒暑湿火燥感于外者是也；以里言之，则七情、劳欲、饮食伤于内者是也。寒者阴之类也，或为内寒，或为外寒，寒者多虚；热者阳之类也，或为内热，或为外热，热者多实。虚者，正气不足也，内出之病多不足；实者，邪气有余也，外入之病多有余。"

13. 明·张介宾《景岳全书》卷之一·表证篇："表证者，邪气之自外而入者也。凡寒、暑、湿、火、燥、气有不正，皆是也……凡此之类，皆言外来之邪。但邪有阴阳之辨，而所伤亦自不同。盖邪虽有六，化止阴阳。阳邪化热，热则伤气；阴邪化寒。寒则伤形。伤气者，气通于鼻，鼻通于脏，故凡外受暑热而病有发于中者，以热邪伤气也；伤形者，浅则皮毛，深则经络，凡邪气之客于形也，必先舍于皮毛。留而不去，乃入于孙络；留而不去，乃入于络脉；留而不去，乃入于经脉。然后内连五脏，散于肠胃，阴阳俱感，五脏乃伤，此邪气自外而内之次也。然邪气在表，必有表证，既见表证，则不可攻里，若误攻之，非惟无涉，且恐里虚，则邪气乘虚愈陷也……寒邪在表者，必身热无汗，以邪闭皮毛也……邪气在表，脉必紧数者，营气为邪所乱也……表证之脉。仲景曰：寸口脉浮而紧，浮则为风，紧则为寒，风则伤卫，寒则伤营，营卫俱病，骨节烦痛，当发其汗，《脉经》注曰：风为阳，寒为阴，卫为阳，营为阴，风则伤阳，寒则伤阴，各从其类而伤也。故卫得风则热，营得寒则痛，营卫俱病，故致骨节烦痛，当发汗解表而愈……发热之类，本为火证，但当分辨表里。凡邪气在表发热者，表热而生无热也，此因寒邪，治宜解散；邪气在里发热者，必里热先甚而后及于表也，此是火证，治宜清凉。凡此内外，皆可以热论也。

……湿燥二气，虽亦外邪之类，但湿有阴阳，燥亦有阴阳。湿从阴者为寒湿，湿从阳者为湿热；燥从阳者因于火，燥从阴者发于寒。热则伤阴，必连于脏；寒则伤阳，必连于经。此所以湿燥皆有表里。

……湿证之辨，当辨表里。《经》曰：因于湿，首如裹。又曰：伤于湿者，下先受之。若道路冲风冒雨，或动作辛苦之人，汗湿沾衣，此皆湿从外入者也；若嗜好酒浆生冷，以致泄泻、黄疸、肿胀之类，此湿从内出者也。在上在外者，宜微从汗解；在下在里者，宜分利之。湿热者宜清宜利，寒湿者宜补脾温肾……燥证之辨，亦有表里。《经》曰：清气大来，燥之胜也，风木受邪，肝病生焉。此中风之属也。盖燥胜则阴虚，阴虚则血少，所以或为牵引，或为拘急，或为皮腠风消，或为脏腑干结。此燥从阳化，营气不足，而伤乎内者也。治当以养营补阴为主。若秋令太过，金气胜而风从之，则肺先受病，此伤风之属也。盖风寒外束，气应皮毛，故或为身热无汗，或为咳嗽喘满，或鼻塞声哑，或咽喉干燥。此燥以阴生，卫气受邪，而伤乎表者也。治当以轻扬温散之剂，暖肺去寒为主。"

〔注〕张介宾总结明以前诸子百家辨证经验提出，邪气在表宜解散，邪气在里宜清凉，湿证者在下在里，宜分利之，湿热者宜清、宜利，寒湿者宜补脾温肾。燥者宜轻扬温散之剂，暖肺去寒为主。此法至今对皮肤病辨证与治疗仍有一定的启发与指导意义。后世医家在方剂应用上紧扣主题。

14. 明·张介宾《景岳全书》卷之一·里证："里证者，病之在内在脏也。凡病自内生，则或因七情，或因劳倦，或因饮食所伤，或为酒色所困，皆为里证。"

（1）"表证已具，而饮食如故，胸腹无碍者，病不及里也；若见呕恶口苦，或心胸满闷不食，乃表邪传至胸中，渐入于里也；若烦躁不眠，干渴谵语，腹痛自利等证，皆邪入于里也；若腹胀喘满，大便结硬，潮热斑黄，脉滑而实者，此正阳明胃腑里实之证，可下之也。"

（2）"七情内伤，过于喜者，伤心而气散，心气散者，收之养之；过于怒者，伤肝而气逆，肝气逆者，平之抑之；过于思者，伤脾而气结，脾气结者，温之豁之；过于忧者，伤肺而气沉，肺气沉者，舒之举之；过于恐者，伤肾而气怯，肾气怯者，安之壮之。"

（3）"饮食内伤，气滞而积者，脾之实也，宜消之逐之；不能运化者，脾之虚也，宜暖之助。"

（4）"酒湿伤阴，热而烦满者，湿热为病也，清之泄之；酒湿伤阳，腹痛泻利呕恶者，寒湿之病也，温之补之。"

（5）"劳倦伤脾者，脾主四肢也，须补其中气。"

（6）"色欲伤肾而阳虚无火者，兼培其气血；阴虚有火者，纯补其真阴。"

15. 明·张介宾《景岳全书》卷一·虚实篇："虚实者：有余不足也。有表里之虚实，有脏腑之虚实，有阴阳之虚实。凡外入之病多有余，内出之病之不足。实言邪气实则当泻，虚言正气虚则当补。"

（1）"表实者：或为发热，或为身痛，或为恶热掀衣，或为恶寒鼓栗。寒束于表者无汗，火盛于表者有疡。走注而红痛者，知营卫之有热；拘急而酸疼者，知经络之有寒。"

（2）"肺虚者：少气息微而皮毛燥涩。"

（3）"表虚者：或为汗多，或为肉战，或为怯寒，或为目暗羞明，或为耳聋眩运，或肢体多见麻木，或举动不胜劳烦，或为毛槁而肌肉削，或为颜色憔悴而神气索然。"

（4）气虚者：声音微而气短似喘；血虚者，肌肤干涩而筋脉拘挛。

（5）"虚者宜补，实者宜泻。"

16. 隋·巢元方《诸病源候论》卷二·风瘙身体隐轸候："脉浮而洪，浮即为风，洪则为气强，风气相搏，隐轸，身体为痒。"

17. 隋·巢元方《诸病源候论》卷三十五·头面身体诸疮候："夫内热外虚，为风湿所乘，则生疮……内热则脾气温，脾气温则肌肉生热也；湿热相搏，故头面身体皆生疮。"

清·喻昌《医门法律》卷四·热湿暑三气门："天之热气下，地之湿气上，人在气交之中，受其炎蒸，无隙可避，多有倦神昏，肌肤痹起，胸膺痤出，头面疖生者矣。甚则消竭痈疽，吐泻疟痢，又无所不病矣……平以苦热，佐以酸辛，以苦燥之，以淡泄之，治湿之法则然矣……治热之法，湿上甚而热，治以苦温，佐以甘辛，以汗为故而止。可见湿淫而至于上甚，即为热淫，其人之汗，必为湿热所郁，而不能外泄，故不更治其湿，但令汗出如其故常，其热从汗散。其上甚之湿，即随之俱散耳。"

18. 明·徐春甫《古今医统大全》皮肤候：

（1）"肺主皮毛：经曰：肺之合，皮也；其荣，毛也。又云：肺主皮毛，在藏为肺，在体内皮毛是也。又云：手太阴者，冲气温于皮毛者也，气不荣则皮毛焦，皮毛焦则津液去，皮焦津液去者，则爪枯毛折而死。"

（2）"皮肤病属心火克火金：经曰：夏脉者，心也。夏脉太过，则病身热肤痛，为浸淫。又云：少阴在泉，热淫所胜，病寒热皮肤痛。又云：少阴司天，火淫所胜，皮肤痛。"

（3）"皮肤索泽为肺燥：经曰：三阳为病，发寒热，其传为索泽。又云：阳明在泉，燥淫所胜，病身无膏泽，治以苦温是也。皮肤索泽，即仲景所谓皮肤甲错，盖皮滞而不清泽者是也。"

19. 明·徐春甫《古今医统大全》风癣门："《巢氏病源》云：有干癣、湿癣、白癣、顽癣，诸候皆因风热，邪客于腠理，复值邪气与血气相搏，发为此疾，皮肉瘾疹如钱文，渐渐增长，或圆或斜，有匡郭，痒痛不一，匡内生虫，搔痒出汁，久久延及遍身，则成顽痹，故为顽癣。

汗斑证：湿热郁于皮肤，久而不散，发而为斑，黑白相杂，遍身花藻，甚者变而为紫白癜风。

风痹瘾疹门：风热挟热，郁于腠理，无从发散，起于皮肤，不红不肿，惟有颗粒高起而作痒者，痹也。略有形迹见于皮肤者，瘾疹也。要皆风热之所为，郁不散而成也。或因浴有凑风，脱出脱解而得之者，为挟暑温，久而不退，必亦为疮疹丹毒。

皮风瘙痒门：有热有寒有虚有实，郁热生风作痒者，宜清热、疏风、凉血，子和法妙。经曰：诸痒为虚。肺主气，司布皮毛。肺气不通而痒者，宜防风、参、芪、白术之类补之。

卫阳膜实闭固，热郁，卫气不和，为之实，宜调气、和血、散郁之剂。

斑丹火毒门：热邪积久，郁于皮肤，轻则发为小斑，重则发为丹毒。平人发斑，如锦纹，或赤色，大便结，心中烦躁，总为热郁，甚则防风通圣散，轻则解毒防风汤，疏风、清热、凉血，或汗或下，随治可愈。

丹毒则有火邪结炽，挟风而作，由热毒搏于荣血而风乘之，所以赤浮肌肉而为之走注也。火与血皆主于心，丹毒自内而出，游走于四肢易治，自四肢而走于身，入于心腹者难治，甚则肌肉糜烂，大可畏也。"

【辨自觉症状】

1. 痒：是由风、湿、热、虫之邪客于肌表，或血虚风燥或血热生风等因素而造成。

2. 痛：由血气否（痞）涩，不通润于皮肤故也。

3. 灼热：由多外感热邪，或脏腑实热，蕴结肌肤，熏蒸而致。

4. 麻木：麻木是由于气血运行不畅，脉络阻隔或毒邪炽盛所致，麻为血不运，木为气不通，故气虚则木，血虚则麻。

【辨他觉症状】

1. 皮肤原发性损害：在病变过程中直接发生及初次出现皮肤损害的表现。

（1）斑疹：限局性皮肤明显的颜色变化，不隆起也，不凹陷于皮下。其色红、白、褐、黑等。红斑压之退色，为气分有热；红斑压之不退色，为血分有热，多为血瘀；白斑属气滞或气血不调（如白癜风）；色素沉着多属肝、脾、肾三经之病（如黄褐斑）。

（2）斑片：直径大于2cm的斑疹。

（3）丘疹：高出皮面的实性丘形小粒，皮肤损害直径小于0.5cm的表现。红色丘疹病位多在肺经，多为风热或血热（如湿疮）；丘疹如肤色不变，顶端扁平的丘疹为脾虚湿阻所造成（如扁平疣）。

（4）斑块：丘疹相互融合，皮肤损害成片状扁平隆起的表现。

（5）斑丘疹：介于斑疹和丘疹之间，皮肤损害稍有隆起的表现。

（6）丘疱疹：丘疹顶部有较小水疱的表现。

（7）脓丘疱疹：含有脓液的丘疱疹。

（8）风团：皮肤上限局性水肿隆起，皮肤损害时起时伏，消退后不留痕迹，发作时伴有瘙痒的表现。白色多为风寒所致，红色多为风热所致。

（9）水疱：皮内有腔隙，含有清晰疱液的表现。

（10）大疱：直径大于0.5cm的水疱。

（11）脓疱：皮肤限局性隆起，内有腔隙，含有脓液的表现。

（12）血疱：皮肤内有腔隙，含有血样液体的表现。

（13）囊肿：皮肤内含有液体或半固体物质的囊性损害，球形或卵圆形，触之有弹性感觉的表现。

2. 继发性皮损：原发性皮损经过机械性损伤、治疗处理和损害修复过程中演变而成的皮肤损害。

（1）鳞屑：表皮角质层脱落，皮肤损害大小，厚薄不一，小如糠秕，呈大片状的表现。

（2）糜烂：水疱、脓疱或浸渍后表皮脱落，或丘疹，结节表皮破损而露出潮湿面，一般愈后不留瘢痕。轻者为湿热（如急性湿疮），重者为湿毒（如湿疮继发化脓性感染）。

（3）溃疡：表皮层以下组织损伤或局限性缺损达真皮或更深者，愈合后遗留瘢痕。急性溃疡红肿疼痛多属热毒（如外伤性感染）；慢性溃疡疮面肉芽不鲜，多属气血虚弱。

（4）痂：皮肤损害处渗液、渗血或脓液与脱落组织或药物等混合干燥后形成的皮肤表现。

（5）抓痕：搔抓致表皮浅表缺失，皮肤呈点滴状或线状损害，表面可见血痂等皮肤表现。其痒大多由于风盛、血热或血虚风燥所致。

（6）皲裂：由于皮肤弹性消失而引起的线形坼裂等皮肤损害，多由风寒外侵或血虚，风燥所致。

（7）苔藓化：皮肤浸润肥厚、干燥粗糙、纹理宽深、状如皮革等的皮肤表现，多为血虚风燥所致。

（8）色素沉着：皮肤中色素增加，多呈褐色、暗褐色或黑褐色的皮肤表现，多由气血不和或肾虚所致。

（9）色素减退：皮肤中色素减少，多呈淡白或瓷白色的皮肤表现，多由气血不和或虚或瘀所致。

（10）瘢痕：真皮或深部组织缺损，或破坏后经结缔组织修复而成，其轮廓与先前损害相一致的皮肤表现。瘢痕疙瘩为气血凝聚不散。

（11）肌肤甲错：全身或局部皮肤干燥、粗糙、脱屑，触之棘手，形似鱼鳞的表现。多由血燥或气血瘀滞或虫蚀。

［注］皮肤病损害有多种多样的形态可随着病情的衍变而不断变化，如水疱可变成脓疱、抓痕可变成糜烂等，应综合各种辨证方法根据各种具体临证情况的不同而辨证，做出正确而全面的诊断与施治。

二、皮肤病治法

1. 元·朱震亨《丹溪心法》能合色脉可以万全："欲知其内者，当以观于外；诊于外者，斯以知其内。盖有诸内者形诸外。"

2.《素问·皮部论》："凡十二经络脉者皮之部也，是故百病之始，百病之始生也……邪客于皮，则腠理开，开则邪入客于络脉，络脉满，则注于经脉，经脉满，则入舍于腑脏也。故皮者有分部，不与，而生大病也。"

［注］皮肤通过皮部经络和内脏相连，皮肤的变化反映了人体的寒热虚实、阴阳盛衰，皮肤病虽然发于体表，却是内在疾病在外部的表现，反之皮肤局部的刺激，也可导致内脏病的发生。因此，中国古代医家治疗皮肤病内治方剂与外治方剂同时列出，分内治、外治两大类，在临床应用时，必须根据患者不同致病因素、体质情况及皮损形态制定内治和外治的法则采用不同的施治方法。

【内治法】

皮肤病内治法包括：①祛风散寒法。②疏风清热法。③清热利湿法。④清热解毒法。⑤凉血解毒法。⑥活血化瘀法。⑦杀虫驱虫法。⑧疏肝理气法。⑨养血润燥法。⑩滋阴降火。⑪温补肾阳法。⑫健脾利湿。⑬益气固表法。

（一）祛风散寒法

【中国古代中医论述】

1. 汉·张仲景《伤寒论》风寒表实证："太阳病脉浮紧、无汗、发热、身疼痛，八九日不解，表证仍在，此当发其汗……麻黄汤主之。"

［方剂］麻黄汤。

［组成］麻黄9g，桂枝、炙甘草各6g，杏仁9g。

［制法］用水900mL，先煮麻黄，减至700mL，去上沫，纳诸药，煮取250mL，去滓。

［用法］分2次温服，覆取微似汗，不须啜粥，余如桂枝法将息。

［功效］发汗解表，宣肺平喘。

［主治］外感风寒，恶寒发热，头身疼痛，无汗，舌苔薄白，脉浮而紧。

［方剂来源］汉·张仲景《伤寒论》。

［注］上方四药合用，使毛窍开通、肺气宣畅、汗彻邪除，则诸症可解。现亦用于流行性感冒、支气管炎等。本方剂加赤芍9g，大枣6g，称"麻桂各半汤"，治皮肤瘙痒症。

唐·王焘《外台秘要》第一卷称"麻黄汤""麻黄解肌汤"。

2. 明·王肯堂《证治准绳·疡医》卷之五·瘾疹："……由邪气客于皮肤，复遇风寒相搏则为瘾疹……加味羌活饮治风寒……外搏肌肤，发为瘾疹，憎寒发热，遍身瘙痒，随脏气虚实，或赤或白。"

［方剂］加味羌活饮。

［组成］羌活、前胡各30g，人参、桔梗、炙甘草、枳壳、川芎、升麻、茯苓各15g，薄荷、蝉蜕各9g。

［制法］上为细末，每服10g，加120mL，生姜3片，煎至75mL，去渣。

［用法］温服无时。

［功效］疏风散寒，消疹止痒。

［主治］风寒所致的瘾疹。

［方剂来源］明·王肯堂《证治准绳》。

［注］祛风散寒法：用于风寒侵于肌肤所致的皮肤病，如风寒所致的瘾疹、冬季皮肤瘙痒症。皮肤表面色泽较淡或苍白，皮损因寒加重，因热得缓。皮肤瘙痒、干燥，或伴有全身发热、恶寒、无汗、头痛等表证，舌质淡红，舌苔薄白，脉浮紧等。

（二）疏风清热法

【中国古代中医论述】

1. 明·王肯堂《证治准绳·疡医》卷之五·风瘙瘾疹成疮："夫风邪客热在于皮肤，遇风寒所伤则起瘾疹。热多则色赤，风多则色白，甚者痒痛，搔之则成疮也。"

［方剂］卷柏散。

［组成］卷柏、枳壳、羌活、麻黄、五加皮各30g，赤箭、天竺黄、藁本、防风、川芎、黄芪、桑耳、犀角屑各15g，乌蛇60g（酒浸）。

［制法］上为细末（现代过100目筛）。

［用法］每服6g，食前薄荷汤调下。忌热面、鸡、猪、鱼、蒜等物。

［功效］祛风清热，消疹止痒。

［主治］风瘙瘾疹成疮。

［方剂来源］明·王肯堂《证治准绳》。

2. 明·陈实功《外科正宗》卷四·疥疮论第七十三："清风散治风湿浸淫血脉，致生疮疥，搔痒不绝，及大人小儿风热瘾疹，遍身云片斑点，乍有乍无并效。"

［方剂］消风散。

［组成］当归、生地、防风、蝉蜕、知母、苦参、胡麻、荆芥、苍术、牛蒡子、石膏各3g，甘草、木通各1.5g。

［制法］用水 400mL，煎至 320mL，去滓。

［用法］食远服。

［功效］疏风祛湿，清热凉血。

［主治］风湿热毒侵袭肌肤，致患瘾疹，湿疹，风疹。

［禁忌］忌食辛辣、鱼腥、烟、酒、浓茶等。

［方剂来源］明·陈实功《外科正宗》。

［注］本方中荆芥、防风、牛蒡子、蝉蜕疏风透表；苦参、苍术清热燥湿；木通渗利湿热；石膏、知母清热泻火；当归活血和营；生地清热凉血；胡麻养血润燥；甘草调和诸药，配合成方，共奏疏风祛湿、清热凉血之功。

3. 清·沈金鳌《杂病源流犀烛》卷二十五·身形门："夫肤忽起赤晕，或发热作痒，或搔破出水，名赤游风，亦谓之丹毒。然其症状，毕竟与丹毒稍异，宜临证分辨。而游风之因，起于脾肺气虚，腠理不密，风热相搏宜荆防败毒散。或专由风热宜小柴胡汤加防风、连翘。或专由血热所致宜四物汤加柴胡、山栀、牡丹皮。治之但宜凉血消风、清肝养血，则火自息，痒自止。"

［方剂］荆防败毒散。

［组成］荆芥、防风、羌活、独活、柴胡、前胡、人参、赤芍、桔梗、枳壳、川芎、甘草各等分。

［制法］上为散。

［用法］每次 15g，用水 150mL，煎至 105mL，去滓，温服。

［功效］疏风清热。

［主治］赤游风。

［方剂来源］清·沈金鳌《杂病源流犀烛》。

［注］本方剂加牡丹皮凉血消风。

［注］疏风清热法：用于风热客于肌肤所致的皮肤病，如风热型瘾疹、风热疮（玫瑰糠疹）等。皮疹表现色泽较红，起病急，病程短，有不同程度的瘙痒，或兼有发热。清·吴瑭《温病条辨》卷一·太阴风温……桑菊饮主之。

［方剂］桑菊饮。

［组成］杏仁 6g，连翘 4.5g，薄荷 2.5g，桑叶 8g，菊花 3g，桔梗 6g，甘草 2.5g（生），苇根 6g。

［制法］水煎，去滓。

［用法］温服，1 日 2 服。

［功效］疏风清热，宣肺止咳。

［主治］太阴风温。

［注］本方为治疗风热之邪侵袭肺卫的代表方剂。

（三）清热利湿法

【中国古代中医论述】

1. 金·李东垣《兰室秘藏》卷下·阴痿阴汗门："龙胆泻肝肠，治阴部热痒及臊臭。"

［方剂］龙胆泻肝汤。

［组成］柴胡梢、泽泻各 3g，车前子、木通各 1.5g，生地黄、当归梢、草龙胆各 0.9g。

［制法］上锉，如麻豆大，都作一服。用水 200mL，煎至 150mL，去滓。

［用法］空心稍热服，并以美膳压之。

［功效］清利肝经湿热。

［主治］肝经湿热下注，阴部湿痒，臊臭溃烂。

［方剂来源］金·李东垣《兰室秘藏》。

［注］本方又名七味龙胆泻肝汤（见）《景岳全书》卷五十七。

2. 明·陈实功《外科正宗》卷三·下疳论第三十一·龙胆泻肝汤治肝经湿热。

［组成］龙胆草、连翘、生地黄、泽泻各 3g，车前子、木通、归尾、山栀、甘草、黄连、黄芩各 1.5g，大黄（6g，便秘加）。

［制法］水煎，去滓。

［用法］温服。

［功效］泻肝经湿热，清火解毒。

［主治］玉茎患疮，或便毒、悬痈、小便赤涩，或久溃烂不愈。又治阴囊肿痛、红热甚者并效。

［方剂来源］明·陈实功《外科正宗》。

［注］方中龙胆草大苦大寒，既能泻肝胆实火，又可清下焦湿热，故用为君药；黄连、连翘、黄芩、山栀苦寒泻火，清上导下，合龙胆增强泻火之功；木通、车前、泽泻清利下焦湿热，使邪从水道外出，用以为臣。肝主藏血，肝有热则易伤阴血，加之诸药苦燥，恐更耗其阴，故佐以当归、生地滋阴养血，以免邪去正伤。更以柴胡疏肝胆之气，以利诸药提高疗效；甘草甘平和中，调和诸药为使。综观全方，泻中有补，标本兼顾，故为治肝胆实火和下焦湿热所致诸证的要方。

3. 清·高秉钧《疡科心得集》卷下·补遗·萆薢渗湿汤："治湿热下注，臁疮漏蹄等证。"

［组成］萆薢、薏苡仁、黄柏、赤茯苓、牡丹皮、泽泻、滑石、通草。

［制法］水煎去滓。

［用法］温服。

［功效］利湿清热。

［主治］湿热下注、臁疮、湿疹等病证。

［方剂来源］清·高秉钧《疡科心得集》。

［注］清热利湿法：多用于湿热证和暑湿证，多数皮肤病与湿邪有关。本法适用于湿热偏盛，邪蕴结肌肤，皮损有红斑、丘疹密集、灼热、水疱、糜烂、渗液等，多发于耳后、颈项、外阴、下肢。或伴有胸胁满闷、口干口苦、食欲减退、溲赤或黄浊。若夏季暑湿为主病证，清暑利湿，用六一散、薏苡竹叶散，甚者则以《脾胃论》清暑益气汤为宜。

（四）清热解毒法

【中国古代中医论述】

1. 唐·王焘《外台秘要》第一卷黄连解毒汤方。

［组成］黄连三两，黄芩、黄柏各二两，栀子十四枚。

［制法］上四味，切，以水六升，煮取二升。

［用法］分 2 次服。

［功效］清热解毒。

［主治］热盛，烦呕呻吟，错语，不得眠。

［方剂来源］唐·王焘《外台秘要》。

［注］本方早见于《肘后备急方》卷三，无方名，但本方剂、剂量与现代用药剂量有异。方剂四药合用，黄连泻心火，兼泻中焦火；黄芩泻上焦火；黄柏泻下焦火；栀子通泻三焦之火，导热下行，使火邪去而热毒解，诸症可愈（实验研究：本方有较强的抗菌作用及镇痛）。

2. 清·吴谦《医宗金鉴》卷七十二·发无定（上）。

［方剂］五味消毒饮。

［组成］金银花 9g，野菊花、蒲公英、紫花地丁、紫背天葵子各 3.4g。

［制法］水 240mL，煎 180mL，加无灰酒 60mL，再煎二三沸时，去滓取液。

［用法］热服，被盖出汗为度。

［功效］清热解毒。

［主治］诸疔疮、皮肤红肿、疼痛、脓疮、糜烂等。

［方剂来源］清·吴谦《医宗金鉴》。

［注］清热解毒法：用于火毒热毒侵于皮肤，毒热瘀滞而发生的疔疮、疖痈、丹毒、脓疱疮、天疱疮、手足感染、湿疹等，红、肿、热、疼的急证，皮损出现潮红、灼热、肿胀、化脓、糜烂、溃疡等。多伴有发热恶寒、口干喜冷饮、烦躁不安，甚至有神昏、谵语、手足扰动、溲赤、便秘、苔黄燥、脉洪大而数。选方：黄连解毒汤、五味消毒饮，邪入营血者犀角地黄汤等。

（五）凉血解毒法

【中国古代中医论述】

1. 唐·王焘《外台秘要》第二卷："《小品》芍药地黄汤，疗伤寒及温病，应发汗而不发之，内瘀有蓄血者，及鼻衄吐血不尽，内余瘀血，面黄大便黑者，此主消化瘀血。"

［方剂］芍药地黄汤。

［组成］芍药 12g，地黄 30g，牡丹皮 9g，犀角屑 3g。

［制法］上切。以水 1L，煮取 400mL，去滓。

［用法］每服温服 200mL，1 日 2 次。有热如狂者加黄芩 9g（孙思邈本方加黄芩 12g，大黄 9g），其人脉大来迟，腹不满自言满者，为无热，不用黄芩（依方不须加也）。

［功效］清热解毒，凉血消瘀。

［主治］热扰心营，神昏谵语，斑色紫黑，舌绛起刺；热入血分，吐血，衄血，尿血；蓄血发狂，漱水不欲咽，腹不满，但自觉腹满，大便黑色。

现代用于急性出血性紫癜、血小板减少性紫癜、急性白血病、斑疹伤寒、败血症、疔疮肿毒等属热入营血者。

［注］本方又名犀角地黄汤（《备急千金要方》卷十二），地黄汤（《伤寒总病论》卷三）。方中犀角清营凉血，解毒定惊，是为君药；地黄清热凉血，与犀角相配，能增强清营凉血之效，是为臣药；芍药和营泄热，牡丹皮凉血散瘀，二者合用，既能增强凉血作用，又可防止瘀血停滞，均为佐、使药。配合成方，共成清热解毒、凉血散瘀之功。

2. 明·朱橚《普济方》卷一三九。

［方剂］芍药地黄汤。

［组成］芍药、生地黄、黄芩、牡丹皮各 15g。

［制法］以水 600mL，煮取 300mL，去滓。

［用法］分2次温服。

［功效］清热解毒，凉血化瘀。

［主治］伤寒身热，发疹出血，喜忘如狂，鼻衄面黄，大便黑；时行本有蓄血，腹胁满如鼓者。

［注］此方剂无犀角。

3. 明·陈实功《外科正宗》卷四·火丹第七十九："火丹者，心火妄动，三焦风热乘之，故发于肌肤之表，有干湿不同，红白之异。干者色红，形如云片，上起风粟，作痒发热，此属心、肝二经之火，治以凉心泻肝，化斑解毒汤是也。"

［方剂］化斑解毒汤。

［组成］玄参、知母、石膏、人中黄、黄连、升麻、连翘各10g，牛蒡子等分，甘草1.5g。

［制法］用水400mL，加淡竹叶20片，煎至320mL，去滓。

［用法］温服，不拘时候。

［功效］凉血解毒（凉心泻肝）。

［主治］三焦风热上攻，至生火丹，延及遍身痒痛。

［方剂来源］明·陈实功《外科正宗》。

［注］凉血解毒法：用于热毒与血热证。

（六）活血化瘀法

【中国古代中医论述】

1. 明·李梴《医学入门》卷之七："疮疥活血四物……"

［方剂］活血四物汤。

［组成］当归、川芎、芍药、生地各4.5g，桃仁9个，红花3g，苏木2.4g，连翘、黄连、防风各1.8g。

［制法］水煎，去滓。

［用法］温服。

［功效］养血活血，清热解毒。

［主治］诸疥疮经久不愈。

2. 清·王清任《医林改错》下卷：……医家遵"诸疮痛痒皆属于火"之句，随用清凉之品，克伐生气，不但作痒不止，胃气转伤。有专用补气者，气愈补而血愈瘀，血瘀气更不能外达于皮肤，此时用补气破血之剂，通开血道，气直达于皮肤，未有不一药而痒即止者。

通经逐瘀汤：此方无论痘形攒簇，蒙头覆釜，周身细碎成片，或夹疹夹斑，浮衣水泡，其色或紫，或暗，或黑，其症或干呕、烦躁、昼夜不眠、逆形逆症，皆是瘀血凝滞于血管，并宜用此方治之。其方中药性，不大寒大热，不攻大下，真是良方也。

［方剂］通经逐瘀汤。

［组成］桃仁24g（研），红花12g，赤芍9g，穿山甲12g（炒），皂角刺18g，连翘9g（去心），地龙9g（去心），柴胡3g，麝香0.09g（细包）。

［制法］水煎，去滓。

［用法］温服，分2次用之（儿童分两可减半）。

［功效］行气化瘀，通经止痒。

［主治］痘疮作痒。

［加减］"大便干燥，加大黄二钱，便利去之。五六日后，见清浆、白浆，将麝香去之，加黄芪五钱，将穿山甲、皂角刺减半。至七八日后，桃仁、红花亦减半，黄芪可用八钱。"

［方剂来源］清·王清任《医林改错》。

3. 清·王清任《医林改错》卷上，通窍活血汤所治之症，用通窍活血汤。

［方剂］通窍活血汤。

［组成］赤芍、川芎各3g，桃仁（研泥）、红花各9g，老葱3根（切碎），鲜姜9g（切碎），红枣7枚（去核），麝香0.15g（绢包）。

［制法］用黄酒250mL，煎前7味至200mL，去滓，入麝香再煎二沸。麝香可煎三次。

［用法］临卧服。大人每日1剂，连吃3剂，隔1日再吃3剂；若七八岁小儿，两晚吃1剂；三两岁小儿，3晚吃1剂。

［功效］活血祛瘀，通络开窍。

［主治］血瘀所致的脱发、暴发火眼、酒渣鼻、耳聋、白癜风、紫癜风等。

［方剂来源］清·王清任《医林改错》。

4. 清·唐宗海《血证论》五卷："瘀血在上焦，或发脱不生，或骨膊胸膈顽硬刺痛，目不了了，通窍活血汤治之，小柴胡汤加归、芎、桃仁、红花、大蓟亦治之。瘀血在中焦，则腹痛胁痛，腰脐间刺痛着滞，血府逐瘀汤治之，小柴胡汤加香附、姜黄、桃仁、大黄亦治之。瘀血在下焦，则季胁、少腹胀满刺痛，大便黑色，失笑散加醋大黄、桃仁治之，膈下逐瘀汤亦稳。

瘀血在里则口渴，所以然者，血与气本不相离，内有瘀血，故气不得通，不能载水津上升，是以发渴，名曰血渴。瘀血去则不渴矣。四物汤加酸枣仁、牡丹皮、蒲黄、三七、天花粉、云苓、枳壳、甘草，小柴参汤加桃仁、牡丹皮、牛膝皆治之。温经汤以温药去瘀，乃能治积久之瘀，数方皆在酌宜而用。

瘀血在腠理，则荣卫不和，发热恶寒。腠理在半表半里之间，为气血往来之路，瘀血在此，伤荣气则恶寒，伤卫气则恶热，是以寒热如疟之状，小柴胡汤加桃仁、红花、当归、荆芥治之。

瘀血在肌肉，则翕翕发热，自汗盗汗。肌肉为阳明所主，以阳明之燥气而瘀血相蒸郁，故其证象白虎，犀角地黄汤加桃仁、红花治之，血府逐瘀汤加醋炒大黄亦可治之也。"

［注］活血化瘀法：用于气滞血瘀引起的皮肤病，如瘢痕疙瘩、结节性红斑、酒渣鼻、慢性盘状红斑狼疮、皮痹等。多伴有皮损肿疼、面色晦暗、口唇紫暗、舌质暗紫、舌苔白、脉缓或涩等。选方：活血四物汤、通经逐瘀汤、通窍活血汤等。

（七）杀虫驱虫法

【中国古代中医论述】

1. 汉·张仲景《金匮要略方论》趺蹶手指臂肿转筋阴狐疝蛔虫病脉证治第十九："蛔厥者，当吐蛔，今病者静而复时烦，此为脏寒……蛔厥者，乌梅丸主之。"

［方剂］乌梅丸。

［组成］乌梅300枚，细辛84g，干姜140g，黄连224g，当归56g，附子84g（炮，去皮），蜀椒（出汗）56g，桂枝（去皮）、人参、黄柏各84g。

［制法］上药各为末，合治之，以苦酒渍乌梅一宿，去核，蒸于米饭下，饭熟捣成泥，和药令相得，纳臼中，与蜜同杵二千下，炼蜜为丸，如梧桐子大。

［用法］每次 10 丸，食前以饮送服，1 日 3 次。稍加至 20 丸。

［功效］温脏，安蛔。

［主治］蛔厥，脘腹阵痛，烦闷呕吐，时发时止，得食则吐，甚则吐蛔，手足厥冷，或久痢不止；反胃呕吐，脉沉细或弦紧。

［禁忌］服药期间，禁食生冷、滑物、臭食等。

［注］《伤寒论》辨厥阴病脉证并治·寒热错杂证·蛔厥证："伤寒，脉微而厥，至七八日肤冷，其人躁无暂安时者，此为脏厥，非蛔厥也。蛔厥者，其人当吐蛔。今病者静，而复时烦者，此为脏寒，蛔上入其膈，故烦，须臾复止，得食而呕又烦者，蛔闻食臭出，其人常自吐蛔。蛔厥者，乌梅丸主之。又主久利。"

这里提到"脏厥""蛔厥"，"厥"不是一个单独的疾病，而是在许多疾病中出现的一个证候，因蛔虫内扰，寒热错杂于内，有碍阳气运行而厥者，称为蛔厥，张仲景提出用乌梅丸治蛔厥，用意亦即在此。乌梅丸用药寒热并投。

2. 唐·王焘《外台秘要》第七卷："疗蛔虫，恶吐水，心痛，鹤虱丸方。"

［方剂］鹤虱丸。

［组成］鹤虱 180g，吴茱萸 150g，橘皮 120g，桂心 90g，槟榔 120g。

［制法］上五味，捣筛，蜜和，为丸如梧子大。

［用法］1 次服 20 丸，蜜汤下，每日 2 次，可加 30 丸，虫出为度。忌生葱。

［功效］温中散寒，杀虫止痛。

［主治］蛔虫心痛。

［方剂来源］唐·王焘《外台秘要》。

3. 唐·孙思邈《备急千金要方》卷第十八·九虫第七："九曰蛲虫，至细微，形如菜虫状，伏虫则群虫之主也……蛲虫居胴肠之间，多则为痔，剧则为癞，因人疮痍，即生诸痈、疽、癣、瘘、痫、疥、龋。虫无所不为……治肾劳热，四肢肿急，蛲虫如菜中虫在肾中为病方。

贯众三枚，干漆二两，吴茱萸五十枚，杏仁四十枚，芜荑、胡粉、槐皮各一两。上七味治下筛，平旦井花水服方寸匕，加至一匕半，以瘥止。"

［注］上方剂，贯众、干漆、芜荑、胡粉均为有效的杀虫或驱虫药，但干漆副作用较大，胡粉为碱式碳酸铅，毒性很强，此二药均不宜轻易应用。

4. 隋·巢元方《诸病源候论》卷十八·蛲虫候："蛲虫犹是九虫内之一虫也。形甚小，如今之蜗虫状。亦因腑脏虚弱而致。发动甚者，则能成痔、瘘、疥、癣、癞、痈、疽、痫诸疮。蛲虫是人体虚极重者。故为蛲虫，因动作无所不为也。"

［注］论述蛲虫病能引发多种皮肤病，亦当是并发感染，蛲虫不是直接原因，病因脏腑虚弱而致。

5. 清·高秉钧《疡科心得集》卷下·辨疥疮痤痱疮论："夫疥有五种：干疥、湿疥、虫疥、砂疥、脓疥。如肺金燥盛，则生干疥，瘙痒皮枯，而起白屑；脾经湿盛，则生湿疥，黶肿作痛，破泄黄水，甚流黑汁；肝经风盛，则生虫疥，瘙痒彻骨，挠不知痛；心血凝滞，则生砂疥，形如细砂，焮赤痒痛，抓之有水；肾经湿盛，则生脓窠疥，形如豆粒，便利作痒，脓清淡白，或脾经湿盛亦生之，但顶含稠脓，痒痛相兼为异，皆有小虫，染人最易。"

6. 明·徐春甫《古今医统大全》诸虫门："《内经》曰：饮食自倍，肠胃乃伤。惟饮食不节，朝伤暮损，喜啖腥脍，恣食生冷，酷嗜曲柏肥甘厚味，以致脏腑自伤成积，积久成虫，而诸般奇怪之状，各从五行之气而化生矣。"

……诸虫为湿热所生："饮食之入于胃也，非湿与热则不能腐化，化则虫之随以有其形，而与糟粕俱出于大肠者也。历家《月令》曰：腐草化为萤。斯时也，湿热俱盛，故腐即化。人之饮食可以类推。今夫饮食湿热腐化而为虫，此固理之可有而不可多也。惟其不节，恣食厚味生冷，则邪气偏盛，湿热太过，是以虫生过多，则为害，故有腹痛食少，呕吐清水之病生，而渐至于羸瘠而危者有矣……凡此诸虫，大则依附脏腑之间，小则侵蚀肌肤之内。若元气尚实，未为大害，稍有虚损，遂肆其害……九虫之类，惟蛔、蛲、寸白三虫不变。六虫既久，邪气变施，则为痨瘵。"

7. 明·徐春甫《古今医统大全》诸虫门·伤寒热甚生虫名曰狐惑："伤寒热病腹中有热，人又食少，肠胃空虚，三虫求食，蚀人五脏及下部，若齿无龈，舌上尽白，甚者唇里有疮，四肢沉重，忽忽喜眠，当数看其上唇，内有疮如粟，此虫在上蚀其脏也，曰惑是也。其下唇有疮，此虫在下，食其肛也，曰狐是也。今伤寒中有狐惑证详焉，又曰湿䘌证，皆虫之为害也。"

"治法，有虫当先下虫积然后补虚：凡病气血虽虚，有虫有积者，皆须用追虫杀虫等剂，下去虫积，及宿澼痰饮酸腥除尽，方可以服补药，不尔必不得功效。"

［注］杀虫驱虫法，用于内有虫积脾湿不运或外有虫毒蠕螨客居皮肤所引起的皮肤病，临床出现白斑、丘疹、风团、脱屑、结节抓痕、瘙痒，或如虫行皮中的症候。常见皮肤病如丘疹性荨麻疹、脂螨皮炎、疥疮、虱病等。

选方：乌梅丸、千金散、雄黄丸。

（八）疏肝理气法

【中国古代中医论述】

1. 明·张介宾《景岳全书》卷之二十五·杂证谟·胁痛·论证："肝胆二经，以二经之脉皆循胁肋故也……忿怒疲劳、伤血、伤气、伤筋，或寒邪在半表半里之间，此自本经之病。病在本经者，直取本经……若外邪未解而兼气逆胁痛者，宜柴胡疏肝散主之……若肝脾血虚或伤肝，寒热胁痛，逍遥散。"

2. 明·张介宾《景岳全书》卷之五十六·古方八阵·散阵：柴胡疏肝散。

［组成］陈皮（醋炒），柴胡各 6g，川芎、枳壳（麸炒）、芍药各 45g，甘草（炙）1.5g，香附 4.5g。

［制法］水 400mL，煎至 320mL，去滓。

［用法］食前服。

［功效］疏肝行气，活血止痛。

［主治］肝气郁结，胁肋疼痛，寒热往来。

［方剂来源］明·张介宾《景岳全书》。

3. 明·张介宾《景岳全书》卷之五十三·古方八阵·补阵：逍遥散。

［组成］当归、芍药、白术、茯神、甘草、柴胡各等分。

［制法］上药加姜一块，水煎，去滓。

［用法］温服。

［功效］疏肝解郁，健脾养血。

［主治］肝脾血虚、郁怒伤肝、少血目暗、发热胁痛等证。

［方剂来源］明·张介宾《景岳全书》。

4. 宋·太医局《太平惠民和剂局方》卷之九·治妇人诸疾。逍遥散治血虚劳倦，五心烦热，肢体疼痛，头目昏重，心忪颊赤，口燥咽干，发热盗汗，及血热相搏，月水不调，脐腹胀痛，寒热如疟。又疗室女血弱阴虚，荣卫不和，痰嗽潮热，肌体羸瘦，渐成骨蒸。

［方剂］逍遥散。

［组成］柴胡、炒当归、白芍药、白术、茯苓各 30g，炙甘草 15g。

［制法］上为粗末，每服 6g，水 120mL，烧生姜一块切破，薄荷少许，同煎至 84mL，去渣。

［用法］热服，不拘时候。

［功效］疏肝解郁，健脾养血。

［主治］肝郁血虚而致的两胁作痛，头痛目眩，口燥咽干，神疲食少，或见寒热往来，月经不调，乳房作胀。

［方剂来源］宋·太医局《太平惠民和剂局方》（本方加薄荷少许则增疏散条达之功）。

［注］疏肝理气法：用于肝气郁结、气机不畅、气血不调等所引起的皮肤病，临床伴有胸胁胀痛、胸闷不舒、心烦欲呕、神疲少食、头晕目眩、妇女月经不调、乳房作胀等，如白癜风、黄褐斑、带状疱疹、黑变病等。

选方：柴胡舒肝散、逍遥散。

（九）养血润燥法

【中国古代中医论述】

1. 宋·太医局《太平惠民和剂局方》卷之九："四物汤，调益荣卫，滋养气血。"

［方剂］四物汤。

［组成］当归（酒浸炒）、川芎、白芍药、熟地黄（酒蒸）各等分。

［制法］为粗末，每服 9g，水煎去滓。

［用法］食前服。

［功效］补气和血。

［主治］血虚。

［方剂来源］宋·太医局《太平惠民和剂局方》。

2. 宋·严用和《严氏济生方》卷之六·疮疥论治："当归饮子治心血凝滞，内蕴风热，发现皮肤遍身疮疥，或肿，或痒，或脓水浸淫，或发赤疹痦癗。"

［方剂］当归饮子。

［组成］当归（去芦）、白芍药、川芎、生地黄、白蒺藜（去尖）、防风（去芦）、荆芥穗各 30g，何首乌、黄芪（去芦）、甘草（炙）各 15g。

［制法］上㕮咀，每服 12g，用水 225mL，加生姜 5 片，煎至 180mL，去滓。

［用法］温服。

［功效］益气养血，疏风散热。

［主治］气虚血亏，风热外侵，皮肤遍身疥疮，或肿，或痒，或脓水浸淫，或发赤疹痦癗。

3. 清·许克昌、毕法《外科证治全书》卷四·疥疮："……治干疥、沙疥以当归饮子主之。"

［方剂］当归饮子。

［组成］当归 9g，生地黄 15g，白蒺藜（去刺）、荆芥、赤芍、连翘（去心）、金银花、

僵蚕各 6g（生，研）。

　　［制法］加竹叶 5 片，水煎，去滓。

　　［用法］空腹服。

　　［功效］养血祛风。

　　［主治］干疥，沙疥。

　　［加减］干疥，加牡丹皮 6g；沙疥，加枯芩 4.5g。

　　［方剂来源］清·许克昌、毕法《外科证治全书》。

　　4. 清·许克昌、毕法《外科证治全书》卷一·面部证治："面游风：初起面目浮肿，燥痒起皮，如白屑风状，次渐痒极，延风耳项，有时痛如针刺。湿热盛者浸黄水，风燥盛者干裂，或浸血水，日夜难堪。治宜养血润肤饮。"

　　［方剂］养血润肤饮。

　　［组成］当归 9g，熟地、生地、黄芪各 12g，天冬（去心），麦冬（去心）各 6g，升麻、片芩各 3g，桃仁泥、红花各 2g，天花粉 4.5g。

　　［制法］水煎，去滓。

　　［用法］温服。

　　［功效］养血润肤，活血清热。

　　［主治］面游风。初起面目水肿，燥痒起皮，如白屑风状，渐渐痒极，延及耳项，有时痛如针刺。

　　［禁忌］药后禁食荤腥、鱼、虾、螃蟹或辣椒、生姜等刺激性饮食。

　　［加减］如大便燥结，可加大麻仁、郁李仁各 9~15g；如风盛痒甚，加明天麻 4.5g，同时宜配合外治，如生猪油或鳗鲡油涂抹局部。

　　［方剂来源］清·许克昌、毕法《外科证治全书》。本方剂现亦用于皮肤瘙痒症、牛皮癣静止期（血虚风燥型）、红皮症等病久而见皮肤干燥、脱屑、瘙痒、舌质红者。

　　［注］养血润燥法：用于血虚风燥、血虚风热或血燥所致的皮肤病。临床表现为皮肤干燥、脱屑、肥厚、瘙痒、皲裂或浸血水，毛发枯落，可伴有头目眩晕、视物昏花等。如风瘙痒、牛皮癣、白疕、鱼鳞病等。选方：四物汤、当归饮子、养血润肤饮等。

　　（十）滋阴降火法

　　【中国古代中医论述】

　　1. 宋·钱乙《小儿药证真诀》卷下·诸方·地黄圆（丸）。

　　［组成］熟地黄 24g，山萸肉、干山药各 12g，泽泻、牡丹皮、白茯苓（去皮）各 9g。

　　［制法］上为末，炼蜜圆（丸），如梧桐子大。

　　［用法］空心，温水化下三圆（丸）。

　　［功效］滋补肝肾。

　　［主治］肝肾阴虚……舌红少苔，脉细数者。

　　［方剂来源］宋·钱乙《小儿药证直诀》。

　　［注］地黄丸又名六味丸，六味地黄丸。

　　2. 明·龚廷贤《寿世保元》卷四："补益肾气外虚，憔悴盗汗，发热作渴并皆治之。八仙长寿丸。"

　　［方剂］八仙长寿丸。

　　［组成］大怀生地黄（酒拌，入砂锅内蒸一日黑，捣断，慢火焙干）250g，山茱萸（酒

拌蒸，去核）120g，白茯神（去皮、木、筋膜）、牡丹皮（去骨）各90g，五味子（去梗）、麦门冬（水润，去心）、干山药、益智仁（去壳，盐水炒）各60g。

[制法] 上为细末，炼蜜为丸，如梧桐子大。

[用法] 每次10g，空心用温酒或炒盐汤送服；夏、秋用滚汤送服。

[功效] 补益肝肾。

[主治] 年高阴虚，面无光泽，食少痰多，或喘或咳，或便溺数涩，阳痿，足膝无力；或形体瘦弱，憔悴盗汗，发热作渴；或虚火上炎，牙齿痛浮，耳聋及肾虚耳鸣。

[方剂来源] 明·龚廷贤《寿世保元》。

[注] 本方又名麦味地黄丸。

3. 明·张介宾《景岳全书》卷之五十一·新方八阵："左归丸，治真阴肾水不足，不能滋养营卫，渐至衰弱，或虚热往来，自汗盗汗，或神不守舍，血不归原，或虚损伤阴，或遗淋不禁，或气虚昏运，或眼花耳聋，或口燥舌干，或腰酸腿软，凡精髓内亏、津液枯涸等证，俱速宜壮水为主，以培左肾之元阴，而精血自充矣。宜此方主之。"

[方剂] 左归丸。

[组成] 大怀熟地240g，山药（炒）、枸杞子、山茱萸各120g，川牛膝（酒洗，蒸熟）90g（精滑者不用），菟丝子（制）、鹿胶（敲碎，炒珠）、龟胶（切碎，炒珠）（无火者不必用）各120g。

[制法] 先将熟地蒸烂杵膏，余药为末，炼蜜为丸，如梧桐子大。

[用法] 每次10g，食前用滚汤或淡盐汤送服。

[功效] 滋阴补肾，填精益髓。

[主治] 真阴不足，精髓内亏，津液枯涸，虚热往来，自汗盗汗，头目昏晕，眼花耳聋，口燥舌干，腰酸腿软，遗淋不禁，舌红少苔，脉细或数。

[加减] 如真阴失守，虚火上炎者，宜用纯阴至静之剂，于本方去枸杞子、鹿胶，加女贞子90g、麦冬90g；如火烁肺金，干枯多嗽者，加百合90g；如夜热骨蒸，加地骨皮90g；如小水不利、不清，加茯苓90g；如大便燥结，去菟丝子，加肉苁蓉90g；如气虚者，加人参90~120g；如血虚微滞，加当归120g；如腰膝酸痛，加杜仲90g（盐水炒用）；如脏平无火而肾气不充者，加补骨脂90g（去心），莲肉、胡桃肉各120g，龟胶不必用。

[方剂来源] 明·张介宾《景岳全书》。

4. 明·张介宾《景岳全书》卷之五十一·新方八阵："滋阴八味丸，治阴虚火盛，下焦湿热等证。此方变丸为汤，即名滋阴八味煎。"

[组成] 山药120g，牡丹皮、白茯苓各90g，山茱萸120g，泽泻、黄柏（盐水炒）各90g，熟地黄240g（蒸捣），知母（盐水炒）90g。

[制法] 上加炼蜜捣丸，梧桐子大。

[用法] 空心，或午前，用滚白汤或淡盐汤，送下百余丸。

[功效] 滋阴降火。

[主治] 阴虚火盛，下焦湿热。

[方剂来源] 明·张介宾《景岳全书》。

5. 明·吴昆《医方考》卷之三："六味地黄丸加黄柏知母方。"黄柏、知母各60g，用量与张介宾有异。此方《症因脉治》称知柏地黄丸。

[注] 滋阴降火法：用于肝肾阴虚火旺所致的皮肤病，临床表现皮损潮红，或斑疹暗

红，心烦热，口干唇燥，头昏多梦，自汗盗汗，月经不调，腰膝酸痛，尿赤便秘或伴有不规则发热或持续低热、舌红少苔、脉细数等。如肌痹、狐惑均有肝肾阴虚症状；热疮、红蝴蝶疮均有阴虚内热证候。

选方：六味地黄丸、知柏地黄丸、麦味地黄丸、左归丸等。

（十一）温补肾阳法

【中国古代中医论述】

1. 明·张介宾《景岳全书》卷之五十一·新方八阵："右归丸治元阳不足，或先天禀衰，或劳伤过度，以致命门火衰，不能生土，而为脾胃虚寒，饮食少进，或呕恶膨胀，或翻胃噎膈，或怯寒胃冷，或脐腹多痛，或大便不实，泻痢频作，或小水自遗，虚淋寒疝，或寒侵溪谷而肢节痹痛，或寒在下焦而水邪浮肿。总之，真阳不足者，必神疲气怯，或心跳不宁，或四体不收，或眼见邪祟，或阳衰无子等证，俱速宜益火之原，以培右肾之元阳，神气自强矣，此方主之。"

[方剂] 右归丸。

[组成] 大怀熟地240g，山药（炒）120g，山茱萸（微炒）90g，枸杞子（微炒）、鹿角胶（炒珠）、菟丝子（制）、杜仲（姜汤炒）各120g，当归90g（便溏勿用），肉桂（渐可加至120g）、制附子各60g（渐可加至150~180g）。

[制法] 上先将熟地蒸烂杵膏，余药为末，加炼蜜为丸，如梧桐子大。

[用法] 每次10g，食前用滚汤或淡盐汤送服。

[功效] 温阳益肾，填精补血。

[主治] 肾阳不足，命门火衰，神疲气怯，畏寒肢冷，阳痿精滑，久不生育；或火不生土，脾胃虚寒，饮食少进，或呕恶膨胀，或反胃噎膈，或脐腹多痛，或大便不实，泻痢频作；或寒水泛滥而成水肿等。

[加减] 如阳衰气虚，加人参60~90g或150~180g，随人虚实以为增减；如阳虚精滑，或带浊便溏，加补骨脂（酒炒）90g；如飧泄肾泄不止，加北五味子90g、肉豆蔻90g（面炒，去油用）；如脾胃虚寒，饮食减少，或食不易化，或呕恶吞酸，加干姜90~120g（炒黄用）；如腹痛不止，加吴茱萸60g（汤泡半日，炒用）；如腰膝酸痛，加胡桃肉（连皮）120g；如阴虚阳痿，加巴戟肉120g、肉苁蓉90g，或加黄狗外肾1~2具，以酒煮烂捣入之。

[方剂来源] 明·张介宾《景岳全书》。

2. 清·王维德《外科证治全生集》下部治法·医方。

[方剂] 阳和汤。

[组成] 熟地30g，肉桂（去皮，研粉）3g，麻黄1.5g，鹿角胶9g，白芥子6g，姜炭1.5g，生甘草3g。

[制法] 水煎，去滓。

[用法] 温服。

[功效] 温阳补血，散寒通滞。

[主治] 阴疽。阳虚寒凝，漫肿无头，酸痛无热，皮色不变，口中不渴，舌苔淡白，脉沉细。

[禁忌] 阴虚有热及破溃日久与半阴半阳之证忌用。

[方剂来源] 清·王维德《外科证治全生集》。本方治疗一切阴凝等证，临证当以患部不红、不热、漫肿无头，舌质淡，苔白，脉沉细，阳虚寒凝、营血虚滞为辨证要点。

[注] 温补肾阳法：用于肾阳不足、阳气衰微所致的皮肤病。临床表现：皮色黑褐，暗淡久不收口，皮温降低，或伴肢端动脉痉挛等现象。伴有面色苍白、腰膝酸软、畏寒肢冷、小便清长、大便溏薄，如硬皮病、雷诺病、肢端坏疽等。

选方：右归丸、阳和汤。

（十二）健胃利湿法

【中国古代中医论述】

1. 宋·太医局《太平惠民和剂局方》卷三："平胃散治脾胃不和，不思饮食，心腹胁肋胀满刺痛，口苦无味，胸满短气，呕哕恶心，噫气吞酸，面色萎黄，肌体瘦弱，怠惰嗜卧，体重节痛，多常自利及五噎八痞，膈气反胃，并宜服。"

[方剂] 平胃散。

[组成] 苍术（去粗皮，米泔浸二日）五斤，厚朴（去粗皮，姜汁制，炒香）、陈皮（去白）各三斤二两，炒甘草三十两。

[制法] 为细末，每服二钱（6g），加生姜二片，大枣二枚，水煎，去姜枣，取液。

[用法] 食前热服或入盐捻汤沸汤冲服。

[功效] 燥湿运脾，行气和胃。

[主治] 脾胃不和，不思饮食，心腹胁肋胀满刺痛，口苦无味，胸满短气，呕哕恶心，噫气吞酸，面色萎黄，肌体瘦弱，怠惰嗜卧，关节痛，常多自利。

[方剂来源] 宋·太医局《太平惠民和剂局方》。

[注] 本方剂中重用苍术为君药，以其苦温性燥，最善除湿运脾；臣以厚朴行气化湿、消胀除满；佐以陈皮理气化滞；使以甘草甘缓和中，调和诸药，生姜、大枣调和脾胃。诸药相合，可使湿浊得化，气机调畅，脾胃复健，胃气和降。

2. 清·吴谦《医宗金鉴》卷六十四·外科心法要诀·腰部·缠腰火丹："湿者色黄白，水疱大小不等，作烂流水，较干者多疼，此属脾肺二经湿热，治宜除湿胃苓汤。"

[方剂] 除湿胃苓汤。

[组成] 炒苍术、厚朴（姜炒）、陈皮、猪苓、泽泻、赤茯苓、白术（土炒）、滑石、防风、生栀子、木通各5g，肉桂、生甘草各1.5g。加灯心30cm。

[制法] 加水240mL，煎至180mL（去滓取液）。

[用法] 食前服。

[功效] 健脾利湿，疏风清热。

[主治] 治缠腰火丹湿盛者（溃烂疼痛）。

[方剂来源] 清·吴谦《医宗金鉴》。本方剂与明·陈实功《外科正宗》卷四除湿胃苓汤相同。

[注] 健脾利湿去：用于内湿困脾，外湿浸肤，内外合邪（风热）所致皮肤病。临床表现皮损见水疱、糜烂、肿胀、渗水、溃疡，以四肢，尤以下肢多见，伴有面色萎黄、四肢乏力、肢体浮肿、纳差、小便不利、大便溏等，苔白腻，舌质淡，舌体肿大，脉弦缓，如湿疮、疱疹性皮肤病。

（十三）益气固表法

【中国古代中医论述】

1. 宋·太医局《太平惠民和剂局方》四君子汤治荣卫气虚，脏腑怯弱，心腹胀满，全不思食，肠鸣泄泻，呕哕吐逆，大宜服之。

［方剂］四君子汤。

［组成］人参、炙甘草、茯苓、白术各等分。

［制法］上药为粗末。

［用法］每服 6g，水煎服。

［功效］益气补中，健脾养胃。

［主治］荣卫气虚，心腹胀满，不思饮食，肠鸣泄泻，呕哕吐逆。

［方剂来源］宋·太医局《太平惠民和剂局方》。

2. 元·朱震亨《丹溪心法》卷之三："心之所藏，在内者为血，发外者为汗。盖汗乃心之液，而自汗之证，未有不由心肾俱虚而得之者。故阴虚阳必凑，发热而自汗；阴虚阴必乘，发厥而自汗。故阴阳偏胜所致也。"

［方剂］玉屏风散。

［组成］黄芪、防风各 30g，白术 60g。

［制法］上为粗末，每服 9g，加生姜 3 片，水 220mL，煎至 160mL，去滓。

［用法］食后热服。

［功效］补肺益气，固表止汗。

［主治］表虚自汗，以及虚人腠理不密，汗出恶风，面色㿠白，舌质淡，苔薄白，脉浮缓。

［方剂来源］元·朱震亨《丹溪心法》。

［注］益气固表法：用于久病气血两虚，腠理不密所致的皮肤病。临床表现：皮肤遇风、冷及劳累则发风团、丘疹、瘙痒无度，如瘾疹反复发作、老年皮肤瘙痒等，伴有怠倦无力、少气懒言、自汗虚弱、舌质淡、肺虚无力等。

选方：四君子汤、玉屏风散等。

【外治方法】

【中国古代中医论述】

1. 清·吴尚先《理瀹骈文》续增略言："内者内治，外者外治，非有诸内者不形诸外也，非外者不能治，内者不参外治也。"

［注］（1）外症皆当求之于内。

（2）内症亦可外治。

2. 清·吴尚先《理瀹骈文》略言："外治之理即内治之理，外治之药亦即内治之药，所异者法耳……外治必如内治者，先求其本。本者何？明阴阳，识脏腑也。"

"外治药中多奇方，学识未到，断不能悟。或少见多怪，反訾古人为非，则大不可。吾谓医之所患在无法耳。既有其法，方可不执。如一症中，古有洗法、熏法，我即可以药洗之、熏之。有合法、擦法、熨法，我即可以药合之、擦之、熨之。原方可用则用，不可用则选他方，或制新方用之。张元素云：'古方今病不相能。'许学士云：'用其法，不用其方。'非独时异势殊，症多迁变，方未可拘泥。亦恐后人不识前人，妄加訾议，而教人以圆而用之法也。所谓善于师古者此也。

膏中用药味，必得通经走路，开窍透骨，拔病外出之品为引。如姜、葱、韭、蒜、白芥子、花椒，以及槐、柳、桑、桃、蓖麻子、凤仙草、轻粉、穿山甲之类，要不可少，不独冰、麝也。补药必用血肉之物，则与人有益。如羊肉汤、猪肾丸、乌骨鸡丸、鳖甲煎、鲫鱼膏之类，可以仿加。若紫河车则断不可用，或用牛胞衣代之，其力尤大，此补中第一药也。

须知外治者，气血流通即是补，不药补亦可。"

[注] 吴尚先提出了外治法与内治法治疗机制相同，但给药途径不同，外治法的运用同内治法一样，除了要进行辨证施治外，要根据疾病不同的发展过程，选用不同的治疗方法。清·徐大椿《医学源流论》："外科之法，最重外治。"说明外治在皮肤病治疗中占有重要地位。它直接作用于皮肤局部，使药效直达病所，奏效迅速，有些皮肤病，可以单用外治即可达到治愈目的。

（一）外用药的功效分类

常用祛风止痒药、清热解毒药、收敛燥湿药、养血润肤药、杀虫攻毒药、生肌活血药、腐蚀肌肤药、止血定痛药。

1. 祛风止痒药：薄荷、冰片、樟脑、地肤子、白鲜皮、苦参等。

2. 清热解毒药：大黄、黄连、黄柏、山栀、青黛、野菊花、紫花地丁、蒲公英、马齿苋、白蔹、白花蛇舌草、山慈姑等。

3. 收敛燥湿药：熟石膏、炉甘石、枯矾、鱼石脂、海螵蛸、苍术等。

4. 养血润肤药：当归、生地、紫草、蜂蜜、胡麻仁、杏仁、猪油、香油等。

5. 杀虫攻毒药：轻粉、硫黄、雄黄、大蒜、雷丸、乌梅、石榴皮、铅丹、蟾酥、土槿皮、百部、大枫子等。

6. 生肌活血药：乳香、没药、血竭、象皮、红花、三棱、莪术等。

7. 腐蚀肌肤药：鸦胆子、生半夏、石灰、胆矾、硇砂、斑蝥、巴豆等。

8. 止血定痛药：紫草、地榆炭、白及、地锦草、槐花、侧柏炭、三七、生蒲黄、血余炭、棕榈炭等。

（二）外用药物剂型

外用药物剂型包括水煎剂、散剂、水散剂、膏剂、酒剂、油剂、烟熏剂。

水煎剂

【中国古代中医论述】

1. 唐·王焘《外台秘要》第三十卷·丹疹方："白芷根叶煮汁，洗之效。"

2. 唐·王焘《外台秘要》第三十卷·赤白疹方："赤疹，心家稍虚，热气相传，面色赤，宜作芒硝汤拭之方。芒硝120g，上一味，用汤750mL，用芒硝令消散，以帛子沾取拭疹，即渐除，汤尽更合。"

3. 宋·王怀隐《太平圣惠方》卷六十五·治漆疮诸方："治漆疮，洗汤方：生柳叶1125g，上以水8910mL，煮取2970mL，适寒温洗之，日三上差。"

[注] 水煎剂：是一种或多种药物加水熬取汁，待药液适合人体的温度供局部、洗涤、湿敷用之。适用于急性炎症，局部糜烂及红、肿、热、痛、痒等症候。功效：清洁、消肿、止痛、止痒、收敛、清热解毒。

散剂

【中国古代中医论述】

1. 唐·王焘《外台秘要》第三十卷·疥风痒方："又疗疥及风瘙疮苦痒方：丹参、苦参各120g，蛇床子1500g，上三味，切，以水3565mL煎之，以洗疥疮，以粉身，日再为之，即瘥。"

2. 明·徐春甫《古今医统大全》卷六十："牡蛎散治阴中湿痒，搔之则汁水流珠用此极效牡蛎散：醋牡蛎30g，枯矾、硫黄各6g，雄黄3g，苦参、蛇床子各6g，上为细末。先用苍术、椒、盐水煎汤洗净患处，将药掺上。"功效：燥湿杀虫。

3. 元·朱震亨《丹溪心法》卷之四："肾囊湿疮，密陀僧、干姜、滑石，上为末，搽上。"

[注] 散剂，现代称粉剂，是由一种或数种药物研碾成极细粉末过筛取均匀细粉，备用，具有保护皮肤干燥、清热解毒止痒等作用。适用于急性、亚急性皮损红斑丘疹，或有少量渗出的皮损，若配水即成水粉剂，与粉剂作用相似。

水散剂

【中国古代中医论述】

1. 明·陈实功《外科正宗》卷四·紫白癜风五十四："皂角、甘松、山柰、白芷各6g，密陀僧、白附子、樟脑各3g，楮实子、绿豆粉各9g，上为细末。用去净皮、弦肥皂500g，捶匀，洗擦患处。"主治紫白癜风。

2. 元·危亦林《世医得效方》卷第十九·葵花散："治一切疮，郁金、黄连、黄柏、栀子仁、葵花各等分。上为末，冷水调成，贴疮痛处，神效。"

3. 元·危亦林《世医得效方》卷第十九·水沉膏："白及末1.5g，水盏内沉下，澄去水，却于皮纸上摊开，贴疮上。"（治疔疮，时毒暑疖，功效：消肿生肌）

[注] 水散剂：是将药物研成粉末状用水或用酒、醋、蜜等调成糊状贴敷患处，使药物在较长时间内发挥作用。古代以水调为多见。若皮肤溃烂加冰片、枯矾与清热解毒药物相调以多用酒，若鹅掌风、牛皮癣常用百部、苦参、白鲜皮、枯矾、干姜等药物相调时多用醋。不同的病证用不同的调法（水、酒、醋、蜜）能收到良好的效果。如宋·王怀隐《太平圣惠方》卷六十一寒水石散：寒水石60g，羊桃根30g（锉），硝石30g，木香15g，白蔹15g，丁香15g，榆皮15g（锉），赤小豆27g，汉防己15g，川大黄30g（生用）。上为散，用头醋旋调和，稀稠得所，涂故软布上。贴疮头四畔赤嫩处，候干即易之。其疮头别研汲期青黛，以少许水和，时时以身翎敷之，勿令干燥。

[主治] 痈肿热毒疼痛，攻蚀肌肉，赤色虚肿，手不可近，欲成脓，及已有脓者，四畔赤肿。（此方用醋调和，功效：清热解毒，消肿软坚）

膏剂

【中国古代中医论述】

1. 宋·王怀隐《太平圣惠方》卷第九十一·治小儿疥诸方："治小儿癣，不计干湿，瘙痒不结，雄黄膏方。"

[组成] 雌黄（细研）、黄连、蛇床子、黄柏（锉）、芜荑、藜芦（去芦头）、硝石、莽草、苦参（锉）各15g，松脂90g，杏仁30g（汤浸，去皮，别研如膏）。上件药捣细罗为散，以腊月猪脂250g，和松脂煎令熔，先下杏仁，次下诸药，搅令匀，煎成膏，收于不津器中。用时先以泔清水洗净，拭干，涂于故帛上，贴疮，1日2次。

[主治] 小儿干癣或湿癣，瘙痒不止。

[功效] 清热燥湿，杀虫止痒。

2. 元·罗天益《卫生宝鉴》卷十三·名方类集·疮肿门。

善应膏：黄丹1kg，没药（研）、白蔹（生）、官桂、乳香（研）、木鳖子（生）、白及（生）、当归、白芷、杏仁（生）各30g，柳枝30g（如筋条长）上去黄丹、乳香、没药外，余药用麻油2.5kg，浸一宿，于炭火上铁锅内，煎至变黑色，滤去药不用，将黄丹入油内上火，用柳条如小钱粗四指长，搅微变褐色、出火，再用柳枝搅令出烟烬，入乳香、没药，再用柳条搅令匀，候冷，倾入瓷盆内，切成块，油纸裹之。

［用法］贴患处。

［主治］小儿恶疮毒肿。

［功效］消肿散结，活血止痛。

3. 明·陈文治《疡科选粹》卷六·蜡油膏。

［组成］猪板油 60g，黄占、白占各 12g，乳香、没药、轻粉各 3g，先以猪板油煎，去膜，滴水成珠，再下黄占、白占，化尽取起，又下乳香、没药、轻粉，调膏药。涂疮上。

［主治］脓疮，滋湿不愈。

［功效］去腐生肌。

［注］膏剂：又称药膏，是中药研细粉与动物油或植物油（多用麻油）或蜂蜜、蜂蜡等作为基质调均匀、细腻、半固体状的软膏其功效具有滋润、杀菌（解毒）、止痒、去痂的作用。适用于一切慢性皮肤病。临床表现：皲裂、结痂、苔藓样变等皮损。方法：将药膏涂于纱布或油纸摊药（古代用法）敷贴于患部。

酒剂

【中国古代中医论述】

1. 唐·孙思邈《备急千金要方》卷第六·七窍病下："玉屑面脂方：玉屑、白附子、白茯苓、青木香、萎蕤、白术、白僵蚕、密陀僧、甘松香、乌头、商陆、石膏、黄芪、胡粉、芍药、藁本、防风、芒硝、白檀各 30g，当归、土瓜根、桃仁、芎䓖各 60g，辛夷、桃花、白头翁、零陵香、细辛、知母各 15g，猪脂 594mL，羊肾脂一具，白犬脂 60mL，鹅脂 60mL。上三十三味切，以酒水各一升，合渍一宿，出之，用铜器微火煎，令水气尽，候白芷色黄，去滓，停一宿，且以柳枝搅白，乃用之。"（涂面部，令人洁白光润白嫩）

2. 唐·孙思邈《备急千金要方》卷第六下："面膏，去风寒，令面光悦，却老去皱方。青木香、白附子、芎䓖、白蜡、零陵香、香附子、白芷各 60g，茯苓、甘松各 30g，羊髓891mL，上十味㕮咀，以水酒各 297mL，浸药经宿，煎三上三下，候水酒尽，膏成，去滓。敷面作妆，如有䵟䵟皆落。"

3. 清·陈士铎《洞天奥旨》卷十四·奇方上："回阳玉龙膏：治……诸脚气冷肿，无红赤色，痛不可忍者……药性温热，故治诸阴最妙。"草乌 90g（炒），南星（炒）30g，军姜（煨）60g，香白芷、赤芍（炒）各 30g，肉桂 15g。共为末，热酒调敷。

4. 清·顾世澄《疡医大全》卷之十二："赤鼻糟鼻：硫黄 120g，放砂铫内，以烧酒1500mL，煮硫，逐渐加添，待干为度取起。每用少许，将口唾放手心内化开搽之。"

［注］酒剂，将药物与酒调和剂型，用于治疗多种疾病，功效温经、活血化瘀、解毒、杀虫、消肿、止痛、止痒、润肤、祛䵟䵟等。中国古代很少将药物浸泡于 75% 乙醇（白酒）中，去渣而成的酒浸剂（现称酊剂），或药物直接溶解于乙醇（白酒）中。这种制剂现代应用具有杀菌、解毒、消肿、止痛、止痒、生肌长肉等作用。古代医家酊剂外用介绍甚少，可能与酒内含乙醇量有关，宋代以前民间用酒以黄酒为主，乙醇含量为 20～30 度，而内服药酒较为普遍。

油剂

【中国古代中医论述】

1. 明·董宿《奇效良方》卷之五十四·疮疡门："五枝膏：治一切恶疮肿毒等疾。香油 300g，黄丹 150g，槐枝、梧桐枝、柳枝、桑枝、桃枝锉，长一寸，各 30g。上先将油同枝入锅内，文武火煎众药黑色，滤去滓，次下黄丹，不住手搅，候黑色，收瓷器内，绢帛摊贴。"

2. 清·邹岳《外科真诠》卷上·旋耳疮："旋耳疮生于耳后缝间，延及耳摺上下，如刀裂之状，色红，时流黄水，小儿多患之……外用连蛤散。"

黄连3g，蛤粉3g，枯矾1.5g，明雄3g，海螵蛸3g，黄柏3g，冰片0.3g，青黛3g，上为末。用烛油调涂患处。（本方清热解毒，收湿敛疮治小儿外耳湿疹，及黄水疮毒）

3. 清·陈士铎《洞天奥旨》卷九："秃疮，乃是太阳膀胱，督脉二经受湿热，故生虫作痒……疮轻者，外治即痊。蜗蜂丹：蜗牛10个，黄蜂窠6g，生甘草3g，白矾3g，将蜗牛捣烂，涂秃遍透后，将后三味研为细末，油调敷。如用熊油调搽更妙。"

［注］油剂，是将药物研成细末，放在植物油煎炸取液兑入蜂蜡等调成，或将植物油、动物油加热到一定程度与药粉调和糊状的油剂外涂患处。功效：护肤、杀虫、清热、解毒、止痒、敛疮、止痛等。适用于皮肤病具有鳞屑、糜烂、脓疮等皮损。

［注］中国古代的剂型设定是为了发挥方剂最好的疗效，减少峻烈之性及毒性，便于临床及贮存运输，根据病情的需要，药物性质及给药途径，将原料加工制成适宜的形式，称为剂型，并非固定不变的应用，可通过辨证论治，采取内、外治疗法，常用剂型有汤、丸、散、膏、丹、片、酒、露、锭、胶、曲等。如外治法浸泡剂（多用醋溶剂浸泡中药，滤渣取醋液外用）；如熏剂，有热气熏和烟熏两种，是借助药力和热力作用促使腠理疏通、气血流畅，达到消肿、止痛、止痒、祛风的目的。此均属剂型之列。

第五节　单纯性疱疹

发热或高温过程中，在皮肤黏膜交界处发生以成簇性小水疱、糜、结痂、痒痛相兼为主要表现的皮肤病为单纯性疱疹，好发于口唇、鼻孔周围、面颊、阴部等皮肤黏膜交界处。若在同一部位反复多次发生，又称"复发性单纯疱疹"；若发生于阴部（外生殖器），又称"阴部疱疹"。中医称"热疮"。

【中国古代中医论述】

1. 晋·刘涓子《刘涓子鬼遗方》卷第五："治热疮，生地黄膏方：生地黄、黄连各120g，大黄90g，黄檗、甘草（炙）、白蔹、升麻各60g。上七味，㕮咀，以猪脂990.75mL，微火合煎，膏成，绞去滓，候凝，可傅之。"

2. 隋·巢元方《诸病源候论》卷三十五·热疮候："诸阳气在表，阳气盛则表热，因运动劳役，腠理则虚而开，为风邪所客，风热相搏，留于皮肤，则生疮。初作瘭浆黄汁出，风多则痒，热多则痛，血气乘之，则多脓血，故名热疮也。"

3. 宋·赵佶《圣济总录》卷第一百三十三·热疮："论曰：热疮本于热盛，风气因而乘之，故特谓之热疮。盖阳盛者表热，形劳则腠疏，表热腠疏，风邪得入，相搏于皮肤之间，血脉之内，聚而不散，故蕴结为疮。赤根白头，轻者瘭浆汁出，甚者腐为脓血，热少于风则痒，热盛于风则痛而肿。"

4. 宋·王怀隐《太平圣惠方》卷第六十四·治热疮诸方："白鲜皮散方、犀角散、白蒺藜散方、紫金散方、水银膏、赤豆散方、大黄散方。"

［注］赵佶列出治疗热疮方12首，外治方7首。

5. 清·顾世澄《疡医大全》卷之三十五·热疮门主方："鸡蛋五枚，煮熟去取黄，乱发如鸡子大，相和于铁铫中，炭火熬之，初甚干，少顷即发焦，乃有液出，旋取置碗中以液尽为度，取涂疮上，即以苦参细末敷之如神。"

【病因病理】

1. 风热外袭，客于肺胃二经，热毒熏蒸而生疮多发于上者。

2. 肝胆湿热，或阴虚内热，复感毒邪，内外相搏，循经下注外阴而生疮。

3. 肺胃热盛，积热上蒸而发。或由热邪伤津，阴虚内热，凡热之邪因而乘之，反复发作。现代医学认为单纯疱疹是由单纯疱疹病毒感染所致。复发性单纯疱疹与细胞免疫功能障碍有关，常见诱因为发热、劳累、暴晒、月经期、过度疲劳等。

【临床症状】

多发于皮肤黏膜交界处，口、鼻、眼周围、面颊、外阴。阴部疱疹女性多在阴唇、阴阜，男性多在包皮、龟头、冠状沟等处。其症状患处有烧灼，或痒感，随继出现红斑，上起群集的小水疱，多为一群，少数二三群，四有红晕，疱液透明，2～3日后混浊，4～5日后疱破呈糜烂结痂，若发于口角周围，张口困难，疼痛明显，重者可引起颏下臖核肿痛。若发于阴部疱疹极易破溃，重者疼痛较剧，易于感染，引起附近臖核肿痛。结痂脱落后留有轻微的色素沉着，不久自退，病程多在一周左右，但易反复发作。

【鉴别诊断】

本病可与蛇串疮（带状疱疹）、黄水疮（脓疱疮）相鉴别。

1. 蛇串疮（带状疱疹）：皮损多为红斑水疱，发于身体一侧，多沿神经走向排成带状（面部成片），疼痛剧烈，愈后不再复发。

2. 黄水疮（脓疱疮）：多发于面、四肢等皮肤露出部位，其初起为水疱，后变脓疱，结黄色脓痂。

【内服药疗法】

1. 风热外袭证：

［主证］水疱多发生于口唇、面颊、自觉灼热刺痒，轻度周身不适，口干，微渴，舌质淡红，苔薄黄，脉浮数或弦数。

［方剂］银翘散。

［组成］连翘、金银花各30g，苦桔梗、薄荷各18g，竹叶12g，生甘草15g，荆芥穗12g，淡豆豉15g，牛蒡子18g。

［制法］上为散。每次18g，鲜苇根汤煎，候香气大出即取服，勿过煮。肺药取轻清，过煮则味厚而入中焦矣。

［用法］热服。病重者约四小时一服，日三服，夜一服；轻者六小时一服，日二服，夜一服。病不解者作再服。

［功效］宣散外邪，清热解毒。

［主治］风邪热侵于肌肤，舌尖红，舌苔薄黄，脉浮者。

［加味］脉数者加麦门冬、黄芩、栀子甘寒化阴气而治热淫所胜。

［方剂来源］清·吴鞠通《温病条辨》。

［方剂］黄芪汤。

［组成］黄芪45g，生地黄120g，甘草（炙），芍药、麦门冬、黄芩各45g，石膏、川芎、大黄（炒）、人参、当归各30g，半夏（姜汁制）5g。

［制法］上12味锉如麻豆大（粗末）每服15g，用水250mL，竹叶7片，煎至180mL，去滓。

　　[用法] 空心温服，日晚再服。

　　[功效] 退风清热解毒。

　　[主治] 热疮。

　　[方剂来源] 宋·赵佶《圣济总录》。

2. 肺胃热盛证：

　　[主证] 水疱多发生于口唇、面颊，灼热痒痛，可伴发热，大便干，小便黄，舌质红，舌苔黄，脉弦数。

　　[方剂] 白蒺藜散。

　　[组成] 白蒺藜、白鲜皮、防风、黄芩、玄参、赤芍药、栀子仁、桔梗、川大黄（微炒）各30g，麦门冬45g，前胡、甘草（炙微赤）各30g。

　　[制法] 上件药捣细罗为散（研细粉）。

　　[用法] 食后煎薄荷汤调下6g。

　　[功效] 疏风宣肺，清热解毒。

　　[主治] 热疮。

　　[方剂来源] 宋·王怀隐《太平圣惠方》。

　　[注] 本方剂治疗热疮肺胃热盛证至今仍有指导意义。热毒疮，瘙痒痛明显者可加倍白蒺藜用量。

　　[方剂] 竹叶石膏汤。

　　[组成] 煅石膏、连翘、黄芩、天花粉、甘草梢、薄荷、柴胡、竹叶。

　　[制法] 水煎，去滓。

　　[用法] 温服。

　　[功效] 清肺泻火。

　　[主治] 肺有蕴热。

　　[方剂来源] 清·孟河《幼科直言》。

3. 肝胆湿热证：

　　[主证] 多见于外阴部灼热瘙痒，成簇水疱，易溃破糜烂，可伴有尿赤，尿频，便干，舌质红，舌苔黄或黄腻，脉数或弦滑数。

　　[方剂] 龙胆泻肝汤。

　　[组成] 龙胆草、连翘、生地黄、泽泻各3g，车前子、木通、归尾、山栀、甘草、黄连、黄芩各1.5g。

　　[制法] 用水400mL，煎至320mL，去滓。

　　[用法] 食前温服，1日2次。

　　[功效] 清肝利湿。

　　[主治] 肝经湿热，阴茎患疮，或发便毒、悬痈，小便赤涩，或溃烂日久不愈；阴囊肿痛，红热甚者。

　　[加减] 便秘，加大黄6g。

　　[方剂来源] 明·陈实功《外科正宗》。

　　[方剂] 二陈汤加味。

　　[组成] 半夏、橘红、白茯苓、甘草、猪苓、泽泻、黄连、黄芩、防己、黄柏、龙胆草、滑石、苍术。

［制法］水煎，去滓。

［用法］温服。

［功效］清热利湿。

［主治］内外湿热证。

［方剂来源］明·李梴《医学入门》。

［注］明·李梴《医学入门》卷之四："通用内外湿热……通用二陈汤……有热加黄芩、黄连，湿加猪苓、泽泻，下焦湿加升麻、防风、升提，热加防己、黄柏、龙胆草。肥人多湿加苍术滑石。"具此本方似称二陈汤加味。

4. 阴虚内热证：

［主证］水疱间歇发作，口干唇燥，口渴咽干，舌质红，舌苔薄少，脉细数。

［方剂］养阴清肺汤。

［组成］大生地6g，大麦门冬3.6g，川贝母、炒白芍、牡丹皮各2.4g，玄参4.5g。薄荷叶1.5g，生甘草1.5g。

［制法］用水300mL，煎取150~180mL，去滓。

［用法］温服。

［功效］养阴润燥，清热利咽。

［主治］养阴润燥，复感疫毒……鼻干唇燥……脉数。

［方剂来源］清·郑梅涧《重楼玉钥》。

［方剂］增液汤。

［组成］元参30g，麦门冬（连心）、细生地各24g。

［制法］用水1.6L，煮取600mL，去滓。

［用法］口干则与饮令尽。不便，再作服。

［功效］滋阴清热，润肠通便。

［主治］阳明温病，津液不足。

［方剂来源］清·吴鞠通《温病条辨》。

［方剂］滋阴降火丸。

［组成］黄柏45g，知母、莲子肉、茯神、人参、枸杞子各30g。

［制法］上药为末（研细粉），用熟地60g捣膏和丸，梧桐子大。

［用法］每次100丸，空心白汤下。

［功效］滋阴清热解毒。

［主治］阴虚内热。

［方剂来源］明·李梴《医学入门》。

［方剂］栀子汤。

［组成］栀子仁15g，知母（焙）、甘草（炙）、黄芩各30g，大黄（炒）60g。

［制法］上五味粗捣筛，每服15g，水220mL，煎至180mL，去滓，入芒硝3g。

［用法］空腹，温服，以利为度，未利再服。

［功效］滋阴清热，解毒通便。

［主治］热疮。

［方剂来源］宋·赵佶《圣济总录》。

【外治方药】

1. 紫金散：

[组成] 紫草 15g，赤小豆 200g，黄芩、漏芦、车前草、黄柏（锉）各 15g，糯米 200g（炒令佳）。

[制法] 药捣罗为末（细粉），以生油（麻油）调令稀稠得所。

[用法] 日三涂之，以瘥为度。

[功效] 清热解毒，燥湿敛疮。

[主治] 热疮（一切热毒疮）。

[方剂来源] 宋·王怀隐《太平圣惠方》。

2. 大黄散：

[组成] 川大黄（生用）、白蔹、黄连（去须）、槐白皮（锉）、龙骨以上各 30g。

[制法] 药捣罗为末（研细粉）。

[用法] 以傅疮上，日三度良。

[功效] 泻火燥湿，收敛生肌，消肿止痒。

[方剂来源] 宋·王怀隐《太平圣惠方》。

[注] 宋·佚名《卫济宝书》："槐白皮汤治阴下湿痒成疮。"据此"大黄散"内槐白皮为湿热下注型"热疮"而设。

3. 芎䓖散：

[组成] 芎䓖、大黄（生）、芍药、黄连、槐皮、龙骨（火烧）各 15g。

[制法] 七味捣罗为散（研细粉）。

[用法] 涂傅疮上，日三五度（次）。

[功效] 泻火解毒，燥湿敛疮，消肿止痛。

[主治] 热疮多脓汁。

[方剂来源] 宋·赵佶《圣济总录》。

4. 蛇床子散：

[组成] 蛇床子、干地黄各 15g，苦参、大黄（生）、木通（锉）、白芷、黄连（去须）各 30g，狼牙（草）15g。

[制法] 上八味捣罗为散（研细粉），旋取腊月猪脂调。

[用法] 涂傅疮上，日三五度（次）。

[功效] 清热解毒，燥湿敛脓。

[主治] 热疮多脓汁。

[方剂来源] 宋·赵佶《圣济总录》。

5. 苦参汤：

[组成] 槐皮、苦参、黄柏、香薷。

[制法] 煎汁，去滓。

[用法] 洗患处。

[功效] 清热燥湿。

[主治] 阴囊下湿痒疮。

[方剂来源] 明·朱橚《普济方》。

【现代疗法】

1. 继发感染者可用 0.5%新霉素霜，2%莫匹罗星软膏外涂。

2. 眼部疱疹可用 0.1%～0.5%疱疹净眼药水滴眼。

【护理与预防】

1. 忌食辛辣肥甘厚味，以免助热生湿，多食蔬菜水果。

2. 避免过度疲劳，预防感冒、发热、胃肠功能障碍等，减少单纯疱疹的发生。

3. 保持患处局部清洁干燥，促使皮损干燥结痂，预防继发细菌感染。

第六节　带状疱疹

皮肤上出现集簇性水疱沿身体单侧，断续排列呈带状分布，宛如蛇形，四畔焮红，伴疼痛为主要表现的急性疱疹性皮肤病。中医称"蛇串疮""缠腰火丹""火带疮""蜘蛛疮""蛇窠疮""甑带疮"等名称。

【中国古代中医论述】

1. 隋·巢元方《诸病源候论》卷三十五·甑带、疮候："甑带疮者，绕腰生，此亦风湿搏于血气所生。状如甑带，因以为名。又云：此疮绕腰匝则杀人。"

2. 明·陈实功《外科正宗》卷四·火丹："火丹者，心火妄动，三焦风热乘之，故发于肌肤之表，有干湿不同，红白之异。干者色红，形如云片，上起风粟，作痒发热，此属心、肝二经之火，治以凉心泻肝，化斑解毒汤是也。湿者色多黄白，大小不等，流水作烂，又且多疼，此属脾、肺二经湿热，宜清肺泻脾，除湿胃苓汤是也。腰胁生之，肝火妄动，名曰缠腰丹，柴胡清肝汤。外以柏叶散、如意金黄散敷之。"

3. 明·申斗垣《外科启玄》卷七："蜘蛛疮，此疮生于皮肤间，与水窠相似，淡红且痛，五七个成攒，亦能荫开。"

4. 明·王肯堂《证治准绳·疡医》卷之四·缠腰火丹："或问：绕腰生疮，累累如珠何如？曰：是名火带疮，亦名缠腰火丹。由心肾不交，肝火内炽，流入膀胱，缠于带脉，故如束带。"

5. 清·陈士铎《洞天奥旨》卷十·蛇窠疮："蛇窠疮，生于身体脐腹之上下左右，本无定处，其形象宛如蛇也。重者烂深，轻者腐浅。亦有皮肉蠕蠕暗动，欲行而不可得也。此疮或穿着衣服弃于地上，为蛇所游，或饮食之中蛇涎沾染，其毒未散，因人气血尚壮，不伤脏腑，乃发于皮肤耳。重者毒重而痛甚，轻者痛犹可受。治法不必问其重轻，总以解毒为神也。前人用松针刺其初起之疮头，尚非治之善者。大约以蜈蚣浸油频搽，以雄黄、白芷佐治，实得法也。

蜈蚣油：巫彭真君传。治蛇窠疮，兼治蛇咬伤成疮，俱神。

蜈蚣 10 条，为末，不可经火，白芷 9g，为末，白者佳，雄黄 9g 为末，生甘草末 9g，香油 60g，将三味浸之三日，或随浸调搽，皆能建功也。"

6. 清·祁坤《外科大成》卷二·缠腰火丹："一名火带疮，俗名蛇串疮。初生于腰，紫赤如疹，或起水疱，痛如火燎。"

7. 清·吴谦《医宗金鉴》卷六十四·缠腰火丹："［注］此证俗名蛇串疮，有干湿不同，红黄之异，皆如累累珠形。干者色红赤，形如云片，上起风粟，作痒发热。此属肝心二经风火，治宜龙胆泻肝汤；湿者色黄白，水疱大小不等，作烂流水，较干者多疼，此属脾肺二经湿热，治宜除湿胃苓汤。若腰胁生之，系肝火妄动，宜用柴胡清肝汤治之，期限间小疱，用线针穿破，外用柏叶散敷之；若不速治，缠腰已遍，毒气入脐，令人膨胀、闷呕者逆。"

8. 清·许克昌、毕法《外科证治全书》卷三·腰部证治："缠腰火丹，生腰肋间，累累如珠形，有干湿不同，红黄之异。干者色红赤，形如云片，上起风粟，作痒发热，属肝胆风热，宜服龙胆泻肝汤。湿者色黄，或起白水疱，大小不等，作热，烂流水，较干者更疼，属肝脾湿热，宜服胃苓汤加山栀、防风、石膏，其小疱用线针穿破。外俱用粪桶箍，炭火烧存性研末，香油调敷。或用蛇蜕（煅）、毛厕蹲板上泥，等分，麻油调敷俱效。此证不速治，缠腰已遍，毒气入脐，令人膨胀闷呕者危险，须急治之。

胃苓汤：苍术、陈皮、泽泻、厚朴、猪苓、生甘草，上水煎，温服。

除湿逐丹汤（治蛇串白疱）：防风五钱、苍术三钱、赤苓五钱、陈皮一钱、厚朴一钱、山栀三钱、甘草三分、白术三钱、薄桂三钱，水煎服，连服数剂，丹退而愈。

龙胆泻肝汤（通用）。"

[注] 吴谦与许克昌论述"缠腰火丹"症状相似，辨证归经有异，方药有异，总之具体描述症状及易发生部位相同。

【病因病理】

古代论述蛇串疮的发生与肝脾二经有关，外感"风湿搏于血气所生"，多由情志内伤、肝郁化火兼复感毒邪，搏于肌肤而发病。或饮食劳倦伤脾，脾胃失健，湿热内生，湿热搏结于皮肤。或年老体弱，气虚，血脉失畅，致使经络郁阻，复感毒邪蕴结不去，外攻皮肤而致后遗痛疼不止。

现代医学认为，本病是由水痘、带状疱疹病毒感染引起。初次感染此病毒多表现为水痘或呈隐性感染而成为病毒携带者，可持久地潜伏于脊髓后根神经节或颅神经感觉神经节内。水痘愈后可获得较持久的免疫，平时一般不会再发。当受到感染性疾病、肿瘤、放疗、外伤、月经期或过度疲劳等，造成机体免疫力下降时，潜伏于神经节内的病毒被激发活化，（生长繁殖）使受累神经节发炎，相应感觉神经及其支配区皮肤出现神经痛。同时，病毒沿着周围神经纤维而移动到皮肤，在皮肤上产生节段性水疱疹。

【临床症状】

本病多于春秋季，潜伏期7~14天，多见于成年人，老年人多于儿童，发病前患部皮肤可先有身微热、乏力、食欲不振或皮肤感觉过敏等。继则皮肤出现片状红斑，其上有红紫丘疹，渐见粟米大至绿豆大的簇集水疱，疱壁紧张发亮，疱液澄清，周围绕有红晕。后延成几簇排列成带状。疱群之间皮肤正常，数日后疱液变浑浊，最后结干痂，水疱多者穿破后可成湿烂面，易感染。严重者可发生大疱、血疱或坏死结黑痂。其病自觉症状刺痛、窜痛、烧灼感，年龄越大疼痛越剧烈，甚至皮损消退后疼痛持续数月以上。疼痛与起疱同时出现，有的无起疱后疼痛，儿童及年轻人疼痛轻或不痛。颜面、眼部疱疹，可累及三叉神经上支、疼痛剧烈，可并发溃疡性角膜炎，影响视力，甚至失明。耳部疱疹易发面瘫。

【鉴别诊断】

本病应与热疮相鉴别：热疮与蛇串疮均为簇集性水疱，但热疮水疱多为一群，以痒为主，疼痛较轻，好发于颜面、外阴等皮肤黏膜交界处，愈后常易复发。

【内服药疗法】

1. 肝经郁热证：

[主证] 皮损鲜红，疱壁紧张，灼热刺痛，伴口苦咽干，烦躁易怒，大便干或小便黄，

舌质红，舌苔黄或黄腻，脉弦滑数。

　　[方剂] 龙胆泻肝汤。

　　[组成] 龙胆草、连翘、生地、泽泻各3g，车前子、木通、黄芩、黄连、当归、栀子（生研）、甘草（生）各1.5g，生大黄（便秘加之）6g。

　　[制法] 上药加水220mL，煎至180mL，去滓。

　　[用法] 食前服。

　　[功效] 清肝泻火，解毒止痛。

　　[主治] 缠腰火丹，上起风粟，作痒发热。

　　[方剂来源] 清·吴谦《医宗金鉴》。

　　[方剂] 柴胡清肝汤。

　　[组成] 川芎3g，当归6g，赤芍、生地黄、柴胡各4.5g，黄芩、山栀、天花粉、防风各3g，牛蒡子4.5g，连翘6g，甘草节3g。

　　[制法] 水200mL，煎至180mL，去滓。

　　[用法] 食适服。

　　[功效] 清肝解郁，泻火解毒，化瘀止痛。

　　[主治] 缠腰火丹，腰肋生之。

　　[方剂来源] 清·吴谦《医宗金鉴》。

　　2. 脾虚湿困证：

　　[主证] 皮损颜色较淡，疱壁松弛，易于穿破，渗水糜烂，或见化脓，自觉疼痛，伴有口不渴，食少腹胀，大便时溏，舌质淡，舌苔白或白腻，脉沉缓或滑。

　　[方剂] 胃苓汤。

　　[组成] 苍术、陈皮、泽泻、厚朴、猪苓、生甘草。

　　[制法] 上药，水煎，去滓。

　　[用法] 温服。

　　[功效] 健脾利湿。

　　[主治] 缠腰火丹。

　　[加味] "属肝脾热宜服胃苓汤加山栀、防风、石膏（健脾利湿，清热止痛）。作热，烂流水，较干者更疼。"

　　[方剂来源] 清·许克昌、毕法《外科证治全书》。

　　[注] 许克昌胃苓汤加味与吴谦"除湿胃苓汤"相比，少了木通、肉桂、灯心草。此方治"脾肺湿热疮白黄"。

　　3. 气滞血瘀证：

　　[主证] 以皮损消退后局部疼痛不止，甚者痛不可忍，坐卧不安，食少腹胀，舌质紫暗，舌苔薄白，脉弦细。

　　[方剂] 升麻汤。

　　[组成] 升麻1.5g，白芷1.8g，干葛、柴胡、玄参各3g，黄连、黄芩、当归、生地黄、麦冬各1.5g，甘草1.2g。

　　[制法] 水220mL，姜3片，葱33cm，煎出180mL，去滓。

　　[用法] 食远服，取微汗。

　　[功效] 清热滋阴，行气化瘀。

[主治] 治皮肤痛，不可手按。"寒热皮肤痛""火淫所胜皮肤痛"。

[方剂来源] 明·徐春甫《古今医统大全》。

[注] 明·王肯堂《证治准绳·杂病》第八册："皮肤痛……升麻汤。"

[方剂] 仙方活命饮。

[组成] 乳香（研），防风、白芷、贝母、赤芍药、当归尾、没药（研）、天花粉、甘草节、穿山甲（炮）各3g，陈皮、金银花各9g。

[制法] 上为粗末（研细）（重者）12g，（轻者）6g，作1剂，无灰酒300mL，煎至100mL，去滓。

[用法] 加酒服（黄酒）。

[功效] 活血止痛，清热解毒。

[主治] 缠腰火丹。

[加味] 活命饮加黄芩、黄连、黄柏。

[方剂来源] 明·王肯堂《证治准绳·疡医》卷之四。

[注] 明·王肯堂《证治准绳·疡医》卷之四："缠腰火丹……急服……活命饮加芩、连、黄柏。"

【外治方药】

1. 消毒散：

[组成] 黄连15g，地骨皮30g，朴硝90g。

[制法] 上为末。每次1~1.5g，用水150mL，煎至105mL，去渣停冷。

[用法] 用鸡翎扫患处。

[功效] 泻火解毒，消肿定痛。

[主治] 赤肿疼痛，一切疮疡。

[方剂来源] 明·孙一奎《赤水玄珠》。

[注] 本方剂止痛消肿，止痒，未溃，已溃均有效。

2. 七圣散：

[组成] 黄芩30g，大黄3g，白滑石120g（另研）。

[制法] 上为细末。

[用法] 用冷水调，扫肿处。如药干，再扫，疼痛即止。

[功效] 清热解毒，消肿止痛。

[主治] 热毒赤肿，疼痛不可忍者。

[方剂来源] 宋·杨倓《杨氏家藏方》。

3. 天花刮毒散：

[组成] 天花粉、黄柏各90g，南星、赤芍药、姜黄各30g。

[制法] 上为细末。井水调匀，入醋和。

[用法] 暖刷患处，夏令冷刷亦可。

[功效] 清热解毒，散结消肿。

[主治] 一切肿毒，焮赤疼痛。

[方剂来源] 明·王肯堂《证治准绳·疡医》。

4. 苦参散：

[组成] 苦参、丹参各120g，蛇床子50g。

［制法］上为细末（研细粉），水调成膏。

［用法］先以温水洗患处（清洁疮面）拭干后敷之。

［功效］疏风解毒，活血敛疮，消肿止痒。

［主治］一切风瘙痒症，破溃成疮，白痂复发。

［方剂来源］明·王肯堂《证治准绳·疡医》。

［注］上述方剂均可应用，适用于当代。

【针灸疗法】

1. 病变在腰以上选用夹脊穴、合谷、曲池、外关穴。

2. 病变在腰以下选用阴陵泉、三阴交、足三里等穴。

3. 病变在头面部者选用听会、太阳、攒竹、颊车、地仓等穴。方法：泻法，留针 20min。

【砭法】

水疱较大用三棱针，砭刺患处，刺破水疱，出血为度，以促进愈合，外敷"消毒散"。

【现代疗法】

1. 抗病毒药物：阿昔洛韦，每次 400～800mg，5 次/日，口服；或伐昔洛韦，每次 1000mg，3 次/日，口服；或泛昔洛韦，每次 250mg，3 次/日，口服。

2. 糖皮质激素：泼尼松 15～30mg/d，连用 7 天，早期可以减轻症状，无禁忌证患者可用。

3. 止痛剂：疼痛剧烈者可选用三环类抗抑郁药如阿米替林，每次 25mg，每日 2～4 次，开始每晚口服 25mg。依据止痛效果逐渐加量，最高剂量每晚单次剂量口服 100mg，60 岁以上的老人剂量酌减。亚急性或慢性疼痛可选用普瑞巴林，每次 75～150mg，2 次/日。

4. 维生素类药物：维生素 $B_1$20mg，每日 3 次，维生素 $B_6$20mg，每日 3 次，维生素 E0.1g，每日 3 次，口服。这类药物有营养神经作用，可以减轻后遗神经痛。

5. 神经根封闭疗法：用 0.5%～1% 普鲁卡因 5～10mL 加维生素 B_{12}500μg，在皮疹相应的神经根区封闭治疗，可迅速止痛，并能缩短病程。

6. 局部治疗：外用复方炉甘石洗剂，2%龙胆紫液，夫胆膏，3%～5%无环鸟苷霜，若渗液较多时，先用 3%硼酸溶液冷湿敷，再涂上述药物，眼部带状疱疹用 0.1%～0.5%疱疹净眼药水滴眼。

【护理与预防】

1. 忌食辛辣肥甘厚味，饮食宜清淡，多食蔬菜、水果及易消化的食物。

2. 保持局部干燥、清洁，尽量不要把水疱擦破，及热水烫洗患处，以防止继发细菌感染，较大的水疱宜消毒后用无菌注射针管抽出液体。

3. 注意休息，发病期间保持心情舒畅。

第七节　疣

发生在皮肤浅表的赘生物称为疣，现代医学中疣是由人类乳头瘤病毒感染皮肤黏膜所引起，因其皮损形态及发病部位不同而有不同的名称。寻常疣中医称"千日疮""疣目""枯筋箭"；扁平疣中医称"扁瘊"；传染性软疣中医称"鼠乳"，俗称"水瘊子"。

【中国古代中医论述】

1. 春秋时代《五十二病方》："去人马疣方：取段（锻）铁者灰……复再三傅其处

而已。"

[注] 长沙马王堆出土医书《五十二病方》最早记"疣"的内容及治疗方法。

2.《灵枢·经脉》："虚则生肬。"

[注] 肬（yóu）：与疣通用，就是赘肉。

3. 隋·巢元方《诸病源候论》卷三十一·疣目候："疣目者，人手足边忽生如豆，或如结筋，或五个，或十个，相连肌里，粗强于肉，谓之疣目。此亦是风邪搏于肌肉而变生也。"

4. 隋·巢元方《诸病源候论》卷三十一·鼠乳候："鼠乳者，身面忽生肉，如鼠乳之状，谓之鼠乳也。此亦是风邪搏于肌肉而变生也。"

5. 唐·孙思邈《备急千金要方》卷第二十三·去疣目方："苦酒渍石灰六七日，滴取汁点疣上，小作疮即落。""松柏脂合和，涂之，一宿失矣。"

6. 宋·王怀隐《太平圣惠方》卷第九十一·治小儿疣目诸方："夫小儿疣目者，由附着肉生如麦豆大，与肉色无异，俗谓之疣子，即疣目也。亦有数个相聚而生者，割破里状如筋而强，微有血，而续后又生。此多由风邪客于皮肤，血气变化所成，故亦有药治之，亦有法术治之，而并得差。此疾多生于手足也。"

"治小儿疣目方：桑柴灰四升，以汤淋取汁，入砂盆内煎如汤，附子二枚，去皮脐，生用，硇砂一分，研入，糯米五十粒，上件药捣罗为末，入煎内调令匀，每取少许点疣目上，即自落。兼治黑痣。"

"又方：桑皮灰、艾灰各三升。上件药以水五升淋之，又重淋三遍，以五色帛内汁中合煎令消，点少许于疣目上，则烂脱矣。"

7. 明·申斗垣《外科启玄》卷十："千日疮；一名疣疮，又名悔气疮，此疮如鱼鳞生于人手足上，又名瘊子，生千日自落，故名之。"

8. 明·王肯堂《证治准绳·疡医》卷之五："疣属肝、胆，少阳经风热血燥，或怒动肝火，或肝客淫气所致。盖肝热水涸，肾气不荣，故精亡而筋挛也，宜以地黄丸，滋肾水以生肝血为善。"

9. 明·王肯堂《证治准绳·疡医》卷之五："一男子素膏粱醇酒，先便血便结，惊悸少寐，后肛门周生小颗，如疣子如鼠乳，大小不一，用清热解毒等药，半载之间腿内股亦然，又用化痰之药，寒热吐痰，颈间俱作。肝肾脉浮数，按之而弱，予以足三阴经血虚火炽，法当滋化源。彼不信，别服四物黄柏知母之类，诸症蜂起，此胃气复伤，各经俱病也，先用补中益气汤三十余剂，诸症渐愈，乃朝用前汤，夕用八珍汤，又各五十余剂，诸症寻愈；于是夕改用六味丸加五味子，又半载诸症悉愈。"

[注] 此论述鼠乳（传染性软疣）辨证施治。

10. 明·陈实功《外科正宗》卷四·枯筋箭："枯筋箭，乃忧郁伤肝，肝无荣养，以致筋气外发。初起如赤豆大，枯点微高，日久破裂，趱出筋头，缝松枯槁。"

11. 清·吴谦《医宗金鉴》卷七十三·枯筋箭："此证一名肬子，由肝失血养，以致筋气外发。初起如赤豆，枯则微槁，日久破裂，钻出筋头，蓬松枯槁，如花之蕊，多生于手足胸乳之间。根蒂细小者，宜用药线齐根系紧，七日后其患自落，以月白珍珠散掺之，其疮收敛，根大顶小者，用铜钱一文套肬子上，以草纸穰代艾连灸三壮，其患枯落，肬形若大，用草纸蘸湿，套在肬上灸之。"

【病因病理】

本病由肝经血燥，血不养筋，筋气不荣，复感风湿，热毒之邪搏于肌肉而成。

现代医学认为，寻常疣、跖疣、扁平疣均为人类乳头瘤病毒（HPV）引起。一般通过直接接触传染，也有通过污染物等而间接传染，或皮肤损伤常为病毒感染。寻常疣的发生与机体免疫功能低下或缺陷是感染因素之一，HPV种类繁多，不同类型的疣可由不同的HPV引起，现HPV已有100型以上。传染性软疣是感染痘病毒中的传染性软疣病毒所引起的。

【临床症状】

本病常因皮损形态和患病部位不同而有不同的名称，如发于头皮、手掌部等处者，称"疣目""千日疮""枯筋箭"。相当于现代寻常疣，发于颜面、手背、前臂等处者称"扁瘊"，相当于当代扁平疣，形似鼠乳者，相当于现代传染性软疣。

1. 寻常疣：可发生于身体任何部位，但以手部为多见，亦可见于头面部。初起小如粟米，渐大如赤豆，大者如黄豆，呈半球形或多角形隆起（高于正常皮肤），色灰褐，棕色，表面蓬松枯槁，渐长，状如花蕊，质地坚硬，境界清楚，少者1~2个，多者数十个，或更多可呈群集状，一般无自觉症状，挤压、摩擦有痛感或易出血。有时当原发母疣治愈后，其周围续发的小疣可自行消失或渐脱落。生于指甲边缘者，可向甲下蔓延增大，可将指甲顶起，引起疼痛，大多可自行消退（一般3~5年）。生于足跖或足趾间称跖疣，初起为角化性丘疹，此后逐渐增大，因受压形成淡黄色或褐色胼胝样斑块或扁平丘疹，中央稍凹，表面粗糙，碰触及走路则痛。生于眼睑、颈项间，呈细软的突起，褐色或淡红色，易脱落，但新长不断，称丝状疣。生于手指间或足趾间的疣，如指状突起，称指状疣。

2. 扁平疣：本病多见于儿童和青少年，好发于颜面、手背和前臂等处，常突然发现起米粒至绿豆大小，表面平滑圆形或椭圆形扁平丘疹（小疣）略高起于皮面，质硬，皮肤呈淡褐色或正常，界线明显，少则十数个，多则可上百个，搔抓后皮损沿抓痕呈串珠状排列（疣体扩散）。自觉症状成批发生时略有痒感，若瘙痒加重，往往疣突然增多，色红，鼓起，不久即可脱落，愈后不留痕迹。

3. 传染性软疣：本病多发于躯干、四肢，呈粟米、绿豆大小，半球形隆起，中有脐窝，表面光滑，形如鼠乳，挑破后可见白色乳酪状物质，愈后不留疤痕，皮损可单发或多发，互不融合，一般无明显自觉症状，偶有瘙痒，可因搔抓或自身传染而皮损增多，可自行消失。

【鉴别诊断】

寻常疣可与鸡眼相鉴别。

鸡眼：多生足底和趾间，损害为圆锥形的角质增生，表面为褐黄色鸡眼样的硬结，步履疼痛，用针挑之不出血。

【内服药疗法】

（一）扁瘊（扁平疣）

1. 风热毒蕴证：

[主证] 皮疹淡红，如米粒至绿豆大，表面平滑，略高起于皮面，界线明显，数目较多，伴口干，舌质红，舌苔白，脉滑。

[方剂] 荆防败毒散。

[组成] 茯苓、甘草、枳壳、桔梗、柴胡、前胡、羌活、独活、川芎、薄荷、荆芥、防风各等分。

［制法］上研粗末，每次用 30g，生姜 3 片，用水 150mL，同煎至 105mL，去滓，取液。

［用法］不拘时候服。

［功效］疏风清热，解毒消疮。

［主治］发散疮疹及时气，风毒邪热。

［方剂来源］清·许克昌、毕法《外科证治全书》。

［方剂］连翘薄荷煎。

［组成］连翘 6g，薄荷、川芎、黄连、黄芩、黄柏（炒）各 3g，土茯苓 9g。

［制法］水煎，去滓。

［用法］温服。

［功效］疏风清热，解毒散结。

［主治］风热蕴结。

［方剂来源］清·陈国笃《眼科六要》。

2. 气滞血瘀证：

［主证］患病日久，皮疹大小不一，苍老而坚，黄褐色或暗红色，舌质淡或紫暗，舌边有瘀点，瘀斑，舌苔薄白，脉弦或涩。

［方剂］活血散。

［组成］木香 6g，当归尾（酒浸，焙干）、赤芍药（酒浸）炒、川芎、紫草、酒红花各 15g，血竭 3g。

［制法］上药研细末。

［用法］每服 9g。

［功效］行气化瘀。

［主治］痘中气血凝者，此方主之。

［方剂来源］明·吴昆《医方考》。

［方剂］解毒活血汤。

［组成］连翘、葛根各 6g，柴胡 9g，当归、甘草各 6g，生地 15g，赤芍 9g，桃仁 24g（研）红花 15g，枳壳 13g。

［制法］水煎，去滓。

［用法］温服。

［功效］活血解毒。

［主治］血瘀，瘟毒。

［方剂来源］清·王清任《医林改错》。

［注］本方剂治疗"扁瘊"应加板蓝根 25g，或用《医宗金鉴》"桃红四物汤"加三棱 10g，莪术 10g，板蓝根 25g。

（二）鼠乳（传染性软疣）

风热毒蕴证：

［主证］皮疹新起，不断有新皮疹出现，以上半身为甚，皮色较红，口渴，舌质红，舌苔薄黄，脉数。

［方剂］疏邪饮。

［组成］柴胡、葛根、荆芥、苏叶、黄芩、连翘、芍药、甘草。

［制法］水煎，去滓。

［用法］温服。

［功效］疏风清热，化斑、化疹。

［主治］风热斑疹。

［方剂来源］清·董西圆《医级》。

［注］本方可加大青叶、板蓝根、薏苡仁、土茯苓。大青叶可用 25g（《本草正义》）："蓝草，味苦气寒，为清热解毒之上品……温邪热病……及痈疡肿毒诸……盖百虫之毒，皆由湿热凝结而成，故凡清热之品，即为解毒之品。"现代研究认为，大青叶能增强机体吞噬细胞的吞噬能力，能降低毛细血管的通透性，并有抗病毒的效果。

【外治方药】

1. 祛疣方：

［组成］地肤子 30g，白矾 10g。

［制法］上药研细末，加水 220mL，煎至 120mL，去滓，取液。

［用法］洗患处，每日洗 6~8 次，眼部忌用。

［功效］清热祛湿，消疣。

［主治］疣。

［方剂来源］清·鲍相璈《验方新编》。

2. 松柏油方：

［组成］松香、柏树枝上油各 30g。

［制法］将上二味加少许水加热溶化成膏备用。

［用法］敷疣部过夜。

［功效］解毒消疣。

［主治］疣。

［方剂来源］清·鲍相璈《验方新编》。

3. 祛疣方：

［组成］新石灰、碱各等分。

［制法］烧酒浸泡 2h 可用。

［用法］点疣部位，勿伤正常皮肤。

［功效］祛疣。

［主治］疣、痣。

［方剂来源］清·顾世澄《疡医大全》。

［注］此用于"千日疮"。

4. 治疣目神方：

［组成］新石灰，苦酒。

［制法］用苦酒浸泡新石灰，7 日后取液。

［用法］点疣上。

［功效］枯疣。

［主治］疣目。

［方剂来源］唐·孙思邈《华佗神医秘传》。

5. 猴子方：

［组成］蒲公英自然汁。

［制法］将蒲公英捣碎挤出汁备用。

［用法］频点瘊子，自落。

［功效］解毒祛疣。

［主治］扁瘊。

［方剂来源］清·吴世昌《奇方类编》。

6. 瘊子方：

［组成］生姜、醋等分。

［制法］生姜捣汁，和醋（陈醋6度以上）调。

［用法］取汁搽患处。

［功效］祛疣（瘊子）。

［主治］瘊子（拔之有丝者是）。

［方剂来源］清·丁尧臣《奇效良方》。

【其他疗法】

1. 针挑法：适用于"水瘊"，先在患处用75%乙醇消毒（古代火烧针代替消毒），后用缝衣针，消毒后在软疣顶端挑破，挤出白色乳酪样物液，再以棉棒蘸碘酒涂在挑破处清洁内物液（古代以姜醋汁外涂），2日内防水浸水。

2. 涂点法：适用于"疣目"，用液体石炭酸，棉棒蘸药少许，点涂疣上，3日点1次，1~3次后可结痂脱落痊愈（古代用姜醋汁点疣上顶处，此方法不损害正常皮肤，详见相关章节）。

【护理与预防】

1. 避免搔抓，以防自体接触传染，皮疹增多。

2. 注意劳动保护，尽量避免感染病毒机会。

3. 饮食宜清淡，忌食辛辣甘肥等助热生湿之品。

第八节　脓疱疮

脓疱疮以皮肤脓疱、结痂、破流黄水、浸淫成疮、瘙痒为主要表现的皮肤病，现代医学认为，本病是由金黄色葡萄球菌或溶血性链球菌引起的一种急性化脓性皮肤病，具有接触性传染和自体接触性感染的特性。中医称"黄水疮""滴脓疮""天疱疮"。

【中国古代中医论述】

1. 汉·张仲景《金匮要略》疮痈肠痈浸病脉证并治第十八："浸淫疮，从口流向四肢者可治，从四肢流来入口者不可治，浸淫疮，黄连粉主之。"

2. 隋·巢元方《诸病源候论》卷三十五·浸淫疮候："浸淫疮，是心家有风热，发于肌肤。初生甚小，先痒后痛而成疮。汁出侵溃肌肉，浸淫渐阔乃遍体。其疮若从口出，流散四肢则轻；若从四肢生，然后入口者则重。以其渐渐增长，因名浸淫也。"

3. 唐·孙思邈《备急千金要方》卷二十二："浸淫疮者，浅搔之，蔓延长不止；搔痒者，初如疥，搔之转生汁相连着是也……疮表里相当，名浸淫疮。"

4. 宋·窦汉卿《疮疡经验全书》卷之七·天疱疮："凡疮之发不拘老幼，受酷暑热毒之气蒸入肌肉，初生一疱渐至遍体漫烂无休，合家相染……内服清肌燥湿汤外用泥金刮毒膏。清肌燥湿汤：苍术、白术、升麻、甘草、泽泻、木通、生地、白芍、苦参、黄柏、知母、黄芩、茯苓、枳壳、连翘、小柴胡。水400mL，加姜3片，枣2枚（煎至320mL，去滓）口服。"

5. 明·申斗垣《外科启玄》卷之八·黄水疮："一名滴脓疮，疮水到处即成疮，亦是脾经有湿热。"

6. 明·陈实功《外科正宗》卷四·杂疮毒门·天泡第八十："天泡者，乃心火妄动，脾湿随之，有身体上下不同，寒热天时微异。上体者风热多于湿热，宜凉血散风；下体者湿热多于风热，宜渗湿为先，外用胡粉散、石珍散搽之自愈。"

7. 明·龚居中《外科百效全书》卷之五·浸淫疮："夫浸淫疮症，初生甚小，先痒后痛，汁出浸淫，湿烂肌肉，延至遍身。若从口发出，流散四肢者轻；从四肢发生，然后入口者重。治宜每先以苦参、大腹皮煎汤洗，次用苦楝根（晒干，烧存性）为末，猪脂调敷，湿则干掺。"

8. 明·王肯堂《证治准绳·疡医》卷之五·浸淫疮："浸淫疮者，浅搔之，蔓延长不止，搔痒者，初如疥。搔之转生，汁相连着是也……浸淫皆属火……用猪胆汁调芦荟末涂之，脓水即干而愈。"

9. 清·顾世澄《疡医大全》卷三十五·天泡疮："发在春夏，三焦俱热，则服'通圣散'；若此从头项、两手起者，此上焦热也，则凉膈散；若从身半已下起者，则服黄连解毒和四物汤；若发于秋冬，则宜升麻、葛根、犀角或加柏、芩一二味，外敷马齿苋、吴蓝、赤小豆、苧根之类，皆解毒消肿。"

10. 清·邹岳《外科真诠》卷下："黄水疮，忽生黄泡，先痒后痛，破流脂水，浸淫湿烂，延及遍身，多生头面耳边。宜先用明雄、防风煎汤洗之，徐用连蛤散搽之，此热毒郁于皮毛之病，只用外治，自可收效。"

11. 清·高秉钧《疡科心得集》卷下·辨脓窠疮黄水疮："黄水疮者……乃肺经有热，脾经有湿，二气交感而成……当内服祛风、凉血、清热之药，外以汤洗之，用蛤粉散搽之；有用雄猪胆一个，入黄柏一两浸，焙干为末，掺之；或用井花水调搽，殊妙。"

12. 清·吴谦《医宗金鉴》卷七十四·发无定处下："黄水疮……由脾胃湿热，外受风邪，相搏而成。宜服升麻消毒饮，热甚外用青蛤散敷之，湿盛碧玉散敷之即效，痂厚用香油润之，忌见水洗。"

【病因病理】

夏秋季节，气候炎热，肌肤多汗，毛孔开泄，暑湿热毒袭于肌表，熏蒸肌肤而生疮。或素体脾虚，脾失健运，蕴湿化热，兼暑邪湿毒侵袭，更易发病。尤以小儿皮肤娇嫩，抗病力弱，相互接触，易传染蔓延。

现代医学认为，本病致病菌是由金黄色葡萄球菌所致，其次为乙型溶血性链球菌等，多见于 2~7 岁儿童，也可见于免疫功能缺陷或低下的成人。

【临床症状】

本病好发于口鼻、脸面、耳项周围及四肢等暴露部位，重则可蔓延全身。初起红斑基础上现水疱，小者如绿豆到黄豆大小，也有大如蚕豆，疱液初透明，后变混浊，成为脓疱。疱壁薄而易破，破后显出潮红糜烂面，流黄水，浸淫成疮，干涸后结成脓痂，一般 7 天左右痂脱而愈，不留瘢痕。

初起自觉瘙痒，常因搔抓将细菌（湿毒）接种到其他部位发生新的疱疹而浸淫成疮，缠绵不愈。一般无全身症状，严重者伴发热恶寒，附近可有瘰核肿痛。甚至引起败血症，有时可继发急性肾炎等。

【鉴别诊断】

本病应与水痘、热疮相鉴别。

1. 水痘：冬春季节易发，初起身热，咳嗽，流涕后头面、躯干出现米粒大小红疹，半日到 1 日后变成小水疱，以绿豆到黄豆大小的水疱为主，水疱透明，顶有脐窝，成批出现。

2. 热疮（单纯疱疹）：多发于口鼻周围，面颊，皮损为簇集水疱，而不是脓疱，疱破结痂，无传染性。

【内服药疗法】

1. 暑湿热蕴证：

[主证] 脓疱密集，脓痂色黄，周围有红晕，糜烂面鲜红，伴有口干，大便干，尿黄，舌质红，舌苔黄腻，脉濡滑数。

[方剂] 清脾露饮。

[组成] 白术、赤茯苓、山栀、茵陈、麦门冬、生地、黄芩、枳壳、苍术、泽泻、连翘、甘草、玄明粉各等分。

[制法] 水 400mL，竹叶、灯心各 6g，水煎至 320mL，去滓。

[用法] 食前服。

[功效] 清脾除湿，解毒消疮。

[主治] 脾经湿热郁遏，乃生天疱疮。

[方剂来源] 明·陈实功《外科正宗》。

[方剂] 清肌燥湿汤。

[组成] 苍术、白术、升麻、甘草、泽泻、木通、生地、白芍、苦参、黄柏、知母、黄芩、茯苓、枳壳、连翘、小柴胡。

[制法] 水 400mL，加生姜 2 片，枣 2 枚，煎至 320mL，去滓。

[用法] 食前口服。

[功效] 清暑邪，解热毒。

[主治] 天疱疮。

[方剂来源] 宋·窦汉卿《疮疡经验全书》。

2. 脾虚湿困证：

[主证] 脓疱稀疏，脓痂色灰白或淡黄，糜烂面淡红或反复发作缠绵不愈，伴有面色黄，纳少，便溏薄，舌质淡红，舌苔薄微腻，脉濡细。

[方剂] 健脾渗湿饮。

[组成] 人参、白术、苍术、防己、黄柏、川芎、陈皮、当归、茯苓各 1.5g，木瓜、柴胡梢、甘草各 0.9g。

[制法] 加生姜（3 片），水或酒煎，去滓。

[用法] 温服。

[功效] 健脾祛湿，解毒消肿。

[主治] 疮疡……湿毒。

[方剂来源] 明·薛铠《保婴撮要》。

[注] 上方剂量为小儿用量成人加 2 倍。

[方剂] 参芪丸。

[组成] 黄芪、苦参（酒炒）、茅苍术（米泔炒）各 500g。

［制法］上为细末（研细粉），水泛为丸，如绿豆大。

［用法］每次9g，白汤送服。

［功效］燥湿杀虫。

［主治］脓窠疮。

［方剂来源］清·顾世澄《疡医大全》。

［方剂］参附渗湿汤。

［组成］人参、白术、茯苓、甘草、附子（炮）、干姜（炮）、桂枝、芍药各等分。

［制法］用水400mL，加生姜3片，大枣2枚，煎至300mL，去滓。

［用法］温服，不拘时候。

［功效］健脾渗湿。

［主治］湿邪外侵，大便溏。

［方剂来源］明·张介宾《景岳全书》。

【外治方药】

1. 青蛤散：

［组成］蛤粉（煅）、石膏（煅）各30g，轻粉、黄柏（生）各15g，青黛9g。

［制法］上为末，先用香油调成块，次加凉水调稀。

［用法］将疮洗净，薄涂患处。

［功效］清热收湿，祛腐敛疮。

［主治］黄水湿热等疮。

［方剂来源］清·祁坤《外科大成》。

2. 桃花散：

［组成］松香（葱制）、漳丹、官粉、枯矾各等分。

［制法］上为末。

［用法］敷患处。

［功效］收湿止痒。

［主治］黄水疮。

［方剂来源］清·凌奂《饲鹤亭集方》。

3. 松香膏：

［组成］松香末30g，蓖麻仁49粒（研细）。

［制法］上药用重汤煮化，搅匀，摊于纸或纱布上。

［用法］贴患处。如破溃，用乌金纸摊。

［功效］祛湿生肌，拔毒止痛。

［主治］黄水疮。

［方剂来源］清·陶承熹、王承勋《惠直堂经验方》。

4. 松黄散：

［组成］雄黄18g，川柏45g，炒蛇床子30g，炒川椒、轻粉各6g（共为末），密陀僧120g，硫黄9g，明矾3.6g，烟胶27g，松香39g（研末，用葱90g捣汁拌，熬烊，入水内，取起；再拌，入水，取起，3次为度）。

［制法］上为极细末。

［用法］湿疮用桐油调敷；诸疮用木鳖子煎菜油调搽。

［功效］清热燥湿，杀虫止痒。

［主治］脓窠疮。

［方剂来源］清·凌奂《外科方外奇方》。

［注］加水银 6g，治湿疮，一切疥、癣诸疮。

【外治疗法】

1. 疮破浆出成疮：用生地、升麻、山栀、大青叶、大黄各 30g，锉碎，用猪油 240g，文武火煎，色变去渣，瓷器盛之（备用，涂患处。主治：天疱疮）。

［方剂来源］清·许克昌、毕法《外科证治全书》。

2. 黄水疮痒痛：疮面潮红糜烂，流黄水：用雄黄、防风各 15g，荆芥、苦参各 9g。取水 600mL，煎 300mL，去滓，洗疮即愈。

［方剂来源］清·陈士铎《洞天奥旨》。

3. 黄水疮破溃痛痒：用雄猪胆一枚，入黄柏 30g 浸，焙干为末（研细粉）掺之；或用井花水（净水）调搽（清热解毒，燥湿敛疮）。

［方剂来源］清·高秉钧《疡科心得集》。

【现代疗法】

1. 外用赛金化散：乳香（制），黄连、没药（制）、甘草、川贝母、赤芍、雄黄、冰片、天花粉、人工牛黄、大黄（酒炒）、珍珠为粉末。上药用绿茶水调敷患处，有清热解毒、消肿止痛作用。初起或溃破均可应用，1 日 1 次，去旧药换新药。

2. 脓疱：用消毒针尖逐个挑破，立即以棉球将脓吸干，不使脓液向四周皮肤流去，同时用绿茶水调敷患处，每日 1~2 次。

3. 内服抗生素：可选用麦迪霉素、螺旋霉素、头孢拉定、红霉素、罗红霉素等口服。

4. 外治：可用 5% 白降汞软膏外涂，或先用 0.5% 利凡诺溶液湿敷后再外用 1% 新霉素软膏、红霉素软膏、新轻松软膏、氧氟沙星软膏、利福平软膏等。

【护理与预防】

1. 患处勿用水洗或洗澡，防止再起。

2. 注意个人卫生，保持皮肤清洁干燥。

3. 患儿衣服用日光暴晒消毒，防止自身反复感染。

第九节　头癣

头癣是由浅部真菌侵犯头皮、毛发而引起的慢性传染性皮肤病。头癣主要是与患者或患有癣病的动物（猫、狗、牛、羊等）密切接触后直接传染。或通过理发工具、头巾、枕巾、帽子、梳子等物品间接传染。儿童较多见。头癣根据皮损症状及致病菌的不同，现代医学分为白癣、黄癣及黑癣、脓癣。本文只讨论白癣、黄癣。白癣中医称"白秃""白秃疮"。黄癣中医称"肥疮""赤秃疮""肥粘疮"，俗称"癞痢头"。

一、白秃（白癣）

【中国古代中医论述】

1. 晋·刘涓子《刘涓子鬼遗方》卷第五："治头白颓疮发落，生白痂，经年不差，五味子膏。"

2. 隋·巢元方《诸病源候论》卷二十七·白秃候："在头生疮有虫，白痂甚痒，其上发并秃落不生，故谓之白秃。"

3. 宋·王怀隐《太平圣惠方》卷第九十一·治小儿白秃疮："夫小儿白秃疮者，由头上白点斑剥，初似癣，而上有白皮屑，久则生痂成疮，遂至遍头，洗刮除其痂，头皮有疮孔如箸头大，里有脓汁出，不痛，而有微痒，里有虫甚细微难见。《九虫论》云：是蛲虫动作而成此疮，乃至自小及长不差，头发秃落，故谓之白秃疮也。"

"治小儿白秃疮，差而复生。皂荚散方：皂荚二梃，烧灰，黄芩一分，朱砂一分，细研，麝香一分，细研，黄丹一分，微炒，槟榔一分，白及半分，干姜一分，烧灰。上件药捣罗为末，以浓醋脚调涂之，甚者不过三上差。"

"治小儿白秃疮及诸癣，松脂膏方：松脂半两，天南星一分，川乌头一分，去皮脐，腻粉一分，杏仁一两，汤浸去皮，别研如膏，清油二两，黄蜡一两。上件药捣罗为末，先取油蜡入于瓷器内以慢火熔之，后下诸药末和搅令匀，熬三五沸膏成，候冷涂疮上，日再用之。"

"治小儿白秃疮，痛痒不差，方：赤桑根一两，桃花一两，三月三日收未开者，阴干。上件药捣细罗为散，以腊月猪脂和如膏，每使时先以桑柴灰汁净洗，拭干涂之，即差。"

4. 宋·赵佶《圣济总录》卷第一百一·白秃："疮痂不去而痒，鬓发秃落，无复生荣，是为白秃。"

"治头疮有虫，变成白秃，细辛膏方：细辛去苗叶，乌喙，莽草，续断，石南，辛夷人，皂荚，泽兰去苗，白芷，防风去叉，白术、松叶、竹叶各二两，猪脂半斤，生麻油一斤。上一十五味，除脂油外细剉，以醋五升，入瓷瓶中，水浸一宿取出，用大铛先下脂油，微火煎一两沸，次下诸药，煎候白芷黄即膏成，去滓，以瓷盒盛，临卧时先以热浆水洗头，后用药涂匀。如痒，勿搔动，经宿即洗去，再涂。"

5. 元·危亦林《世医得效方》卷第十九："苦楝膏，治大人小儿疮秃及恶疮，苦楝皮烧灰，以猪脂调敷。"

6. 明·龚廷贤《万病回春》卷之八·秃疮："扫雪膏，治小儿秃疮：松树厚皮（烧灰）90g，黄丹（水飞）、寒水石（细研）各30g，枯矾、黄连、大黄各15g，白胶香（熬飞顽石上）60g，轻粉0.3g，上为细末，熟熬油，调敷疮上。须先洗净疮痂后敷药。"

7. 明·申斗垣《外科启玄》卷之七："秃疮，是足太阳膀胱、督脉二经受湿热，生虫作痒，疮痂高堆是也。沾风则起白屑，热则成秃，久则伤孔不生发也。治宜消风除湿，杀虫止痒，养血药服之。"

8. 明·陈实功《外科正宗》卷四·白秃疮："白秃疮因剃发腠理司开，外风袭入，结聚不散，致气血不潮，皮肉干枯，发为白秃。久则发落，根无荣养。如秃斑光润不痒，内血已潮，以姜蘸润肌膏常搽，其发渐生。秃斑干枯作痒者，内必有虫，宜用麦饯散搽之，虫死、风散、发生可愈。后忌动风、发物等件。"

9. 清·邹岳《外科真诠》卷上·白秃疮："白秃疮一名癞头疮，多生小儿头上。初起小者如豆，大者如钱，白痂累累，抓痒不堪，年深日久，发焦脱落，由胃经积热生风所致。"

10. 清·祁坤《外科大成》卷三·秃疮："秃疮生白痂成个而不相连，若敛疮则生黄痂成片有脓为异耳。夫头为诸阳之首。而疮亦属火。乃一阳相灼所致。其治法必当解陈莝（cuò）之积热，导心经之烦躁。故宜以防风通圣散俱用酒浸过，焙为末，每日三服。"

11. 清·高秉钧《疡科心得集》卷下·辨白秃疮肥疮论"白秃疮者，俗名瘌痢疮。乃足太阳膀胱、督脉二经受湿热，生虫作痒，疮痂高堆是也。风袭则起白屑，热甚则秃，久则伤孔而不生发。治当消风、除湿、杀虫、止痒、养血。"

[注] 高秉钧白秃疮与肥疮合论，肥疮只论述病因病理，未论述临床症状。

12. 清·吴谦《医宗金鉴》卷六十三·秃疮："秃疮风热化生虫，瘙痒难堪却不疼，白痂如钱生发内，宜服通圣擦膏灵。"

[注] 此证头生白痂，小者如豆，大者如钱，俗名钱癣，又名肥疮，多生小儿头上，瘙痒难堪，却不疼痛。日久延漫成片，发焦脱落，即成秃疮，又名癞头疮，由胃经积热生风而成。

13. 清·许克昌、毕法《外科证治全书》卷一："白秃无发，用川椒120g，酒浸收瓷器内，盖好不泄气，日以搽之。"

14. 清·陈士铎《洞天奥旨》卷九·秃疮："秃疮，乃是太阳膀胱、督脉二经受湿热，故生虫作痒……头上秃疮……痂高堆起，白屑满盈，终年累月而不愈矣。疮轻者，外治即愈；重者，必须内外兼治，庶易愈也……清首汤，内治秃疮。玄参9g，生甘草3g，茯苓6g，白芷3g，山豆根1.5g，紫草、黄柏、蔓荆子、白蒺藜各3g，半夏1.5g，水煎服。"

【病因病理】

明·陈实功《外科正宗》卷四·白秃疮第一百四："白秃疮因剃发腠理司开，外风袭入，结聚不散，致气血不潮，皮肉干枯，发为白秃。久则发落，根无荣养，如秃斑。"或内由脾胃积热上攻头皮，蕴湿生虫，瘙痒流汁，热盛则生风生燥，肌肤失养，而致皮生白屑，发焦脱落而成。总之本病相互接触传染者为多。

现代医学认为，头白癣是犬小孢子菌、石膏样小孢子菌和铁锈色小孢子菌所致的疾病，感染途径为接触患者或患癣病的猫、狗常成为传染源。

【临床症状】

皮损初起为红色丘疹，很快发展成圆形或椭圆形，上覆灰白色鳞屑，小者如豆，大者如钱，日久蔓延，扩大成片。其上病发无光泽，病发在离头皮2~4mm处，自行断落，长短参差不齐。残根由真菌寄生发干而形成的灰白套状鳞屑围绕，称为"菌鞘"；少数患者有轻微的红肿、丘疹、脓疱、结痂而稍有疼痛，病程缠绵，到青春期可自愈，愈后头发可再生，不留瘢痕。若有继发感染者，则在化脓处易形成瘢痕，此处头发不再生。一般无明显自觉症状，偶有轻度瘙痒。

【鉴别诊断】

本病应与肥疮（黄癣）、白疕（银屑病）相鉴别。

1. 肥疮（黄癣）：患处黄脓痂，鼠尿样臭味，愈后有瘢痕，毛发永久脱落。

2. 白疕（银屑病）：红斑上有较厚的银白色鳞屑，边界清楚，毛发呈束状，搔去鳞屑，有渗出和出血点而无断发（无脱发），不发生秃疮。

【内服药疗法】

1. 风盛血燥证：

[主证] 皮损呈灰白色斑片，瘙痒，毛发干枯，易于折断，面色晦黄，舌质淡红，舌苔薄白，脉濡细。

[方剂] 清首汤。

[组成] 玄参9g，生甘草3g，茯苓6g，白芷3g，山豆根1.5g，紫草、黄柏、蔓荆子、白蒺藜各3g，半夏1.5g。

[制法] 上药加水750mL，煎至150mL，去滓。

［用法］温服。

［功效］疏风润肤，解毒消斑。

［主治］白秃。

［方剂来源］清·陈士铎《洞天奥旨》。

【外治方药】

1. 皂荚散：

［组成］皂荚 2g（烧灰），黄芩、朱砂（细研）、麝香（细研）、黄丹（微炒）、槟榔各 0.3g，白及 0.15g，干姜 0.3g（烧灰）。

［制法］（上药）捣罗为末，以浓醋（沉淀的部分）调（膏状）。

［用法］涂之。

［功效］祛风止痒，解毒杀虫。

［主治］小儿白秃疮，瘥而复生。

［方剂来源］宋·王怀隐《太平圣惠方》。

2. 藜芦膏：

［组成］藜芦、黄连（去须）各 60g，白矾 150g（烧令汁尽），雄黄（细研）、黄芩、松脂各 60g。

［制法］（上）药除雄黄、松脂外，并捣罗为末，以猪脂一斤（500g）入铫子内熬令消，绵滤过，入药末煎稀稠得所，入雄黄、松脂搅令匀，膏成以瓷盒盛。

［用法］每用先以梧桐树白皮、天麻、甘草各 30g，煎水汤，放温洗疮净，拭干，以膏傅疮。

［功效］解毒杀虫。

［主治］治小儿头疮久不瘥，痒不生痂。

［方剂来源］宋·王怀隐《太平圣惠方》。

3. 五味子膏：

［组成］五味子、肉苁蓉（切焙）、松脂、蛇床子、远志（去心）各 90g，菟丝子 150g（以酒浸一宿，焙）、雄黄（研）、鸡粪白、雌黄（研）、白蜜各 30g，猪脂 1328.2mL。

［制法］上 11 味，先将草药捣罗为细末，次将石药及鸡粪白研令如粉，下猪脂、松脂入锅中，同熬化后下诸药，文火煎稀稠得所，以新绵滤去滓，瓷盒盛。

［用法］每用先以桑柴灰汁洗头净，后涂药。

［功效］润肤生发。

［主治］白秃发落。

［方剂来源］宋·赵佶《圣济总录》。

4. 蜗蜂丹：

［组成］蜗牛 10 个，黄蜂窠 6g，生甘草、白矾各 3g。

［制法］将蜗牛捣烂，涂秃遍透后，将下三味研为细末，猪油调。

［用法］外敷患处。

［功效］解毒杀虫。

［主治］秃疮。

［方剂来源］清·陈士铎《洞天奥旨》。

5. 一扫光：

［组成］苦参、川黄柏各 30g，大枫子肉、木鳖肉、蛇床子、吊杨尘、枯矾、雄黄、川椒、硫黄、樟脑、轻粉各 6g。

［制法］上为极细末，猪油调成膏。

［用法］烘热，涂搽患处；或布包扎紧，通身搽之。

［功效］清热燥湿，杀虫止痒。

［主治］诸疮风湿痛痒。

［方剂来源］清·梅启照《梅氏验方新编》。

【现代疗法】

治疗前将患处头发全部剃去，外涂一扫光或雄黄膏。

1. 一扫光：

［组成］淡吴茱萸、硫黄各 30g，苦参 120g，雄黄、花椒、升药底、蛇床子、明矾各 30g，樟脑 15g，烟胶、大枫子肉、白芷各 30g。

［制法］先将明矾、升药底、雄黄、硫黄四味另研乳细，再和余药共研细末，以猪油或牛油调匀。

［用法］用纱布包裹，于沐浴后搓擦患处。

［功效］杀虫止痒。

［主治］疥疮，湿疹，干癣。

［方剂来源］中国中医研究院中药研究所. 全国中药成药处方集［M］. 北京：人民卫生出版社，1962.

2. 雄黄膏：

［组成］雄黄、硫黄、氧化锌各 10g，凡士林加至 100g。

［制法］雄黄、硫黄（研细过 80 目筛）调成膏。

［用法］涂患处。

［功效］杀虫止痒。

［主治］头癣。

［方剂来源］程运乾. 中医皮肤病学简编［M］. 西安：陕西人民出版社，1979.

【护理与预防】

1. 可将头发全部剃去，以利于治疗。

2. 皮损面积较小，发病时间较短，将皮损处病发全部拔除。

3. 不可使用患有本病者的梳篦、帽子和枕套等生活用具。

二、肥疮（黄癣）

【中国古代中医论述】

1. 隋·巢元方《诸病源候论》卷二十七·赤秃候："此由头疮，虫食发秃落，无白痂，有汁，皮赤而痒，故谓之赤秃。"

2. 宋·赵佶《圣济总录》卷第一百一·赤秃："论曰：诸阳脉皆在于头，风热乘之，则阳邪炽盛，发于头皮脑络之间，细疮遍密，赤色有汁，痒痛浸淫，乃至发落，故名赤秃。"

"治赤秃发落。涂椹汁方：黑椹二斗。上一味内瓷瓶中密封，于北檐下埋之，一百日即变为水，每用净洗头，次涂发即生。"

"治赤秃发落。涂楸叶汁方：楸叶一两。上一味，捣绞取汁傅之。"

3. 明·申斗垣《外科启玄》卷七·肥粘疮："小儿头上多生肥粘疮，黄脓显暴。皆由油手抓头生之，亦是太阳风热所致，亦有剃刀所过。"

4. 清·邹岳《外科真诠》卷上："肥疮多生小儿头上，乃真阴未足，阳火上浮所致。初发小吻，瘙痒难堪，上结黄痂。宜先用细茶汁洗去黄痂，徐用大皂散搽之。"

5. 清·邹岳《外科真诠》卷上："大皂散专治小儿烂头肥疮。大皂荚9g，煅龟板9g，生苍术15g，共炒黑研末，用油调刷。"

6. 清·祁坤《外科大成》卷二："秃疮生白痂成个而不相连，若敛疮则生黄痂成片，有脓为异耳。"

[注] 祁坤提出秃疮与敛疮的区别。

7. 清·高秉钧《疡科心得集》卷下·肥疮："肥疮生于头顶。乃脏腑不和之气上冲，血热之毒上注，小儿阴气未足，阳火有余，故最多犯之。宜内服荆芥、防风、连翘、天花粉、贝母、元参、赤芍、生地、牛蒡子等，清热解毒、凉血和血；俟毒气少解，方外用药以涂之，切不可骤加寒凉涂遏，以致热毒内攻不救。"

8. 清·许克昌、毕法《外科证治全书》卷一："赤秃无发，用牛角、羊角灰等分，猪脂调敷。"

【病因病理】

由于脾胃湿热毒蕴，上攻头皮，结聚不散而成疮。或由污手抓头，枕套不洁，使用污染理发工具染毒邪所致。

【临床症状】

初起头发根部起红色丘疹，或有脓疱，瘙痒不疼，抓破津水，干后结痂，日久蔓延，形如黄豆大。渐形成棕黄色厚痂黏着于头皮之上，外观呈碟形，边缘稍隆起，毛发贯穿其中，称之为黄癣痂，黄痂不易剥去，若刮去后可见潮红湿润疮面，或因瘙痒自行抓破，逐渐糜烂溢脓，成片融合。结成大片的黄色厚痂往往散发出似鼠尿的臭味，病程缠绵，病区毛发暗无光泽；散在脱落，日久痊愈，留有萎缩性疤痕，其上残存少数毛发，虽不折断，但其上残存少数毛，少有折断，但易拔除，新发永不再生，遗留永久性秃发。皮损中央可遗留散在正常毛发生长不受侵犯。病程缠绵，多以儿童期患病，可延至成年而不愈。

【鉴别诊断】

本病应与白秃疮（白癣）、白疕（银屑病）、头部湿疮相鉴别。

1. 白秃疮（白癣）：头部有灰白色鳞屑斑，病发易折断，到青春期可自愈，不发生成片萎缩性疤痕，新发可以再生。

2. 白疕（银屑病）：在红斑上有较厚的银白色鳞屑，毛发呈束状，无脱发，不发生秃疮。

3. 头部湿疮：水疱、糜烂、渗液、结痂，伴有慢性瘙痒，一般不脱发。

【内服药疗法】

湿热毒蕴证：

[主证] 头部皮损处有黄脓痂黏着，头皮潮红，瘙痒，糜烂溢脓，伴寒热头痛，口渴咽干，舌质红，舌苔黄或腻，脉滑数。

[方剂] 防风通圣散。

[组成] 防风、当归、白芍、芒硝、大黄、连翘、桔梗、川芎、石膏、黄芩、薄荷、麻黄、滑石各30g，荆芥、白术、栀子各7.5g，甘草1.5g。

［制法］研为末。

［用法］1次3~6g，水煎服。

［功效］清热利湿，解毒止痒。

［主治］肥疮。

［方剂来源］清·邹岳《外科真诠》。

【外治方药】

1. 大皂散：

［组成］大皂荚、煅龟板各15g，生苍术25g。

［制法］上药共炒黑研末，用油调刷。

［用法］外敷患处。

［功效］清热化湿，解毒散结。

［主治］肥疮。

［方剂来源］清·邹岳《外科真诠》。

2. 肥油膏：

［组成］番木鳖18g，当归、藜芦各15g，黄柏、苦参、杏仁、狼毒、白附子各9g，鲤鱼胆2枚。

［制法］用麻油300g，将上入油内，熬至黑黄色，去渣，加黄蜡36g，溶化尽，用布滤过罐收。

［用法］每用少许，用蓝布裹于手指，蘸油搽疮。

［功效］散风杀虫长发。

［主治］肥疮。

［方剂来源］清·吴谦《医宗金鉴》。

【外治疗法】

1. 可用蛇床子、百部、白鲜皮煎水洗头。

2. 选用10%硫黄软膏等涂抹患处。

【护理与预防】

1. 黄癣可配合灰黄霉素进行治疗或紫皮独头蒜洗净捣泥取汁涂之，具有消毒杀毒作用。

2. 早发现，早治疗，以减少感染来源。

第十节　手癣

因致病真菌侵犯手部引起的皮肤感染，称为手癣。以手掌部皮肤粗糙、肥厚、干裂，形似鹅掌而得名。中医称"鹅掌风"。

【中国古代中医论述】

1. 明·申斗垣《外科启玄》卷七·鹅掌风："皆因……手足心背乃心肾二经受毒所致。"

2. 明·陈实功《外科正宗》卷四·鹅掌风第七十一："鹅掌风由阳明胃经火热血燥，外受寒凉所凝，致皮枯槁；又或时疮余毒未尽，亦有致此，初起紫斑白点，久则皮肤枯厚，破裂不已，二矾汤熏洗即愈。"

3. 清·吴谦《医宗金鉴》卷六十八·鹅掌风："此证生于掌心，由生杨梅余毒未尽，又兼血燥，复受风毒，凝滞而成。初起紫白斑点，叠起白皮，坚硬且厚，干枯燥裂，延及遍手。外用二矾散洗之，三油膏搽之，内用祛风地黄丸料，加土茯苓、白鲜皮、当归为佐，作丸服之其效。

若年久成癣难愈。又有不因吃杨梅后，无故掌心燥痒起皮，甚则枯裂微痛者，名掌心风。由脾胃有热，血燥生风，血不能荣养皮肤而成。宜服祛风地黄丸，外用润肌膏，久久擦之即愈。"

4. 清·许克昌、毕法《外科证治全书》卷三·鹅掌风："手足掌心，燥痒起皮，坚厚枯裂者，以豆腐浆沫热洗之……如日久延及遍手枯裂极重者，用二矾汤。"

【病因病理】

多由外感湿热之毒，或毒邪相染蕴积皮肤而成。病久则气血不能荣养皮肤，以致皮厚燥裂，形如鹅掌。

现代医学认为，手癣致病性真菌主要有红色毛癣菌、须癣毛癣菌、玫瑰色毛癣菌等。

【临床症状】

皮损多见于拇指与食指的邻近面，指间及掌心部，初起皮损为丘疹、疱疹，多数不断蔓延，手掌损害可延及手背和腕部，呈边界清楚，多由足癣或甲癣传染而致。根据皮损形态及临床症状，可分如下三型。

1. 水疱型：患手为皮下小水疱，散在或簇集，不久疱壁破裂，叠起白皮，中心已愈，四周续起疱疹，中心有自愈倾向的圆形、椭圆形或不规则的斑片，多伴有小片的潮红或脱屑。

2. 糜烂型：皮损为丘疹、水疱、浸渍、发白、糜烂，时有流滋，白皮翘起，多发生于指间，自觉瘙痒，因搔抓而化脓。

3. 脱屑型：初起为水疱，疱壁薄易破，破后形成脱屑或形成粗糙、肥厚，严重可造成皲裂、疼痛，发病病程较长可累及双手，冬季症状加重。

【鉴别诊断】

本病应与手部湿疹、汗疱疹相鉴别。

1. 手部湿疹：常对称发生，损害多型，境界不清，瘙痒剧烈，可反复发作。

2. 汗疱疹：对称性发生于手指侧缘，主要为密集的小水疱，2~3周自行吸收消退。

【内服药疗法】

1. 风湿蕴肤证：

［主证］以手掌或指间水疱如晶，涸干脱屑，境界明显，渐次扩大，或指间潮红、湿烂，舌质红，舌苔白或腻。

［方剂］祛风地黄丸（加味）。

［组成］生地、熟地各120g，白蒺藜、川牛膝（酒洗）各90g，知母、黄柏、枸杞子各60g，菟丝子（酒制）、独活各30g，加土茯苓30g，白鲜皮30g，当归30g。

［制法］上药研细炼蜜和丸，如梧桐子大。

［用法］每次9g，黄酒送服。

［功效］疏风养血，祛湿解毒。

［主治］鹅掌风"风毒、凝滞"或掌心风。

［方剂来源］清·吴谦《医宗金鉴》。

［方剂］白鲜皮汤。

［组成］白鲜皮、海风藤各90g，金银花、白茯苓、肥皂子肉、苦参各60g，五加皮、汉

防己、鸭脚花根、蝉蜕各30g，猪牙皂角、皂角刺、薏苡仁各45g，土茯苓120g。

[制法] 上分10剂。用水600mL，煎至200mL，去滓。

[用法] 温服。每日空心食雄猪肉90~120g。

[功效] 祛风杀虫，清热燥湿。

[主治] 鹅掌风。

[禁忌] 忌食发物。

[方剂来源] 清·祁坤《外科大成》。

2. 血虚风燥证：

[主证] 手掌皮肤肥厚粗糙，干燥龟裂，局部疼痛或水疱不显，干涸落屑，舌质淡红，舌苔薄，脉细。

[方剂] 祛风地黄丸。

[组成] 生地、熟地各120g，白蒺藜、川牛膝（酒洗）各90g，知母、黄柏、枸杞子各60g，菟丝子（酒制）、独活各30g。

[制法] 上为末，炼蜜和丸，如梧桐子大。

[用法] 每次9g，黄酒送服，夏月淡盐汤送服。

[功效] 养血润燥，祛风止痒。

[主治] 鹅掌风，甚则枯裂微痛。

[方剂来源] 清·吴谦《医宗金鉴》。

[注] 本病一般仅需外治即可，若外用药应用难以奏效者可配服内用药。

【外治方药】

1. 鹅掌风病方：

[组成] 真蕲艾150g。

[制法] 上药加水，烧开5~6次后，入大口瓶内，将麻布二层盖上捆好。

[用法] 熏患处，冷则再热。

[主治] 鹅掌风。《本草纲目》除湿："以蕲州者为胜……谓之蕲艾。"

[方剂来源] 清·陈杰《回生集》。

2. 鹅掌风方：

[组成] 雄黄、穿山甲等分。

[制法] 共研末。

[用法] 将药末卷筒内，火熏患处数次。

[功效] 解毒杀虫，消肿止痒。

[主治] 鹅掌风。

[方剂来源] 清·云川道人《绛囊撮要》。

3. 鹅掌风神效方：

[组成] 白矾、皂矾各90g，儿茶15g，侧柏叶（生用）240g，苦参60g，甘草30g。

[制法] 上药煎汤盛桶内。

[用法] 先用桐油搽患处，再用桐油蘸纸捻点着，以烟焰熏片刻，然后手架于热药桶上，用布盖勿走气，待熏温时用此药洗手，洗至水极冷为度。7日勿见汤水。

[功效] 燥湿杀虫。

[主治] 鹅掌风。

［方剂来源］清·孟文瑞《春脚集》。

4. 二矾散：

［组成］白矾、皂矾各120g，儿茶15g，侧柏叶240g。

［制法］水十碗（约2000mL），煎数滚听用。

［用法］先以桐油搽患处，再用纸捻油浸透，火点向患处熏片时；次用前汤，乘热贮净木桶内，手架桶上，以布将连桶口盖严，汤气熏手勿令泄气；待微热将汤倾入盆内，蘸洗良久，一次即愈。7日切不可见水。

［功效］解毒杀虫。

［主治］鹅掌风。

［方剂来源］清·吴谦《医宗金鉴》。

5. 润肌膏：

［组成］珠子沥青120g，白黄蜡24g，乳香6g。

［制法］上于铁铫内，先下沥青，随手下黄蜡、乳香，次入麻油1～2匙，俟沥青熔开，微微熬动，放大净水一盆于其旁以搅药，如硬，再入油，如软硬合宜，用新绵滤于水中揉扯，以白为度，放瓷器内盛之，或油纸裹。

［用法］每用不拘多少，先于火上炙裂热口子，捻合药亦火上炙软，涂裂口子，用纸少许贴之，自然合矣。

［功效］润燥生肌。

［主治］手足皲涩，皮肤裂开，疼痛。

［方剂来源］元·罗天益《卫生宝鉴》。

【外治疗法】

1. 潮红湿润者，用二矾汤熏洗涤（详见本章节）。

2. 水疱为主者，用雄黄、穿山甲等分，研细粉，外敷患处（鹅掌风方，详见本章节）。

3. 粗糙皲裂者，可用润肌膏外涂（详见本章节）。

【护理与预防】

1. 避免接触患有本病的生活用具，否则易感染本病。

2. 本病初期应及早治疗，防止发展。

第十一节　足癣

足癣指足趾间、足跖、足侧缘和足跟引起的浅部真菌感染性疾病，以脚趾间生水疱、脱皮、浸渍糜烂、渗流滋水，脚跖水疱、角化过度、脱屑、瘙痒等为主要表现，中医称"田螺疮""臭田螺""脚丫痒烂"，俗称"脚气疮""烂脚丫""脚烂疮"等。

【中国古代中医论述】

1. 明·申斗垣《外科启玄》卷九·水渍脚丫烂疮："久雨水湿，劳苦之人跣行致令足丫湿烂成疮。"

2. 明·陈实功《外科正宗》卷四·臭田螺："臭田螺，乃足阳明胃经湿火攻注而成。此患多生足指脚丫，随起白斑作烂，先痒后痛，破流臭水，形似螺靥，甚者脚面俱肿，恶寒发热，先宜甘草汤洗净，贴蟾酥饼，三日三枚，后用珍珠散，猪脊髓调搽膏盖，焮肿上真君妙贴散敷之，其肿渐消。"

3. 清·吴谦《医宗金鉴》卷七十一·臭田螺："此证由胃经湿热下注而生，脚丫破烂，其患甚小，其痒搓之不能解，必搓至皮烂，津腥臭水觉疼时，其便方止，次日仍痒，经年不愈，极其缠绵。法宜甘草薏苡仁煎汤洗之，嚼细茶叶涂之，干则黄连膏润之；破烂甚者，宜用鹅掌皮，煅存性，研末，香油敷，甚效。"

4. 清·吴谦《医宗金鉴》卷七十一·田螺疮："田螺疮在足掌生，里湿外寒蒸郁成，豆粒黄疱闷胀硬，破津臭水肿烂疼。"

[注] 此症多生足掌，而手掌罕见。由脾经湿热下注，外寒闭塞，或因热体涉水，湿冷之气蒸郁而成，初生形如豆粒，黄疱闷胀，硬疼不能着地，连生数疱，皮厚难于自破，传度三五成片湿烂；甚则足跗俱肿，寒热往来，法宜苦参、石菖蒲、野艾熬汤热洗，次用线针将疱挑破，放出臭水，加味太乙膏贴之。又将疱皮剪去，宜用石膏、轻粉等分研末撒之，仍以加味太乙膏盖贴，内服解毒泻脾汤。更有经年不愈者，系下部湿寒，以金匮肾气丸常服甚效。

[注] 金匮肾气丸即桂附地黄丸加车前子、牛膝各一两。

5. 清·顾世澄《疡医大全》卷二十七·臭田螺门主方："验方：甘草、薏苡仁煎汤洗之，用黄连膏润之。"

6. 清·顾世澄《疡医大全》卷二十七·脚丫痒烂门主方"枯矾散：石膏、轻粉、黄丹各 9g，枯白矾 15g，研匀，温汤洗净搽药，其痒即止。"

7. 清·许克昌、毕法《外科证治全书》卷三·足部证治·臭田螺："脚丫起粟米白疱极痒，搓至皮烂，津腥臭水，觉疼时，其痒方止，次日仍痒如故，经年不愈，亦或痒痛出水，肿焮脚面，此皆阴虚湿热下注，三阴不足，主治补中益气汤、六味地黄丸，间服自愈，外以五美散掺之。"

8. 清·邹岳《外科真诠》卷上·臭田螺："先宜用地肤子、蛇床子煎水温洗，徐以陀僧散擦。" "陀僧散：密陀僧 30g，石膏 9g，枯矾 6g，轻粉 3g，研细，桐油调搽，湿则干掺。"

9. 清·陈士铎《洞天奥旨》卷十二："治脚丫湿烂……用柏子油 30g，明雄黄末 15g，调搽亦效……试验方治脚缝出水：好黄丹 9g，花蕊石 3g，研绝细末掺，即止水。"

【病因病理】

本病多由外感湿热之邪，凝聚足部而成；或外居湿地，涉水作业，感染湿毒，蕴积足部皮肤所致；或用患者脚盆、水池洗足及穿用拖鞋等相互染毒而得。

【临床症状】

足癣（脚湿气）在临床上可分为水疱型、糜烂型、脱屑型。辨证论治一般分为湿热下注证、血虚风燥证。一般不需内服药，湿热证较重趾间糜烂渗液，伴足部肿胀明显者，治宜清热利湿解毒。

1. 水疱型：足趾、足底、足缘针头至绿豆大小水疱，有抓痒感，四周无红晕，或少而疏散分布，或多而密集成群，数天后水疱吸收，叠起白皮；如感染毒气水疱变成红晕的大疱，脓疱可蔓延至足背上，疱壁紧张较厚不易破，以后水疱吸收干燥脱屑，自觉利痒胀痛。

2. 糜烂型：多见第三、四趾缝间潮湿、糜烂，上覆白皮，渗液较多，有臭味，破损处基底呈鲜红色，伴有剧烈瘙痒，搔抓至皮烂疼痛，渗出血水方止。

3. 脱屑型：多发生在足跟或趾旁，甚至整个足底，损害为鳞屑不断剥脱，皮肤角化增厚，粗糙干裂，瘙痒脱屑。

【鉴别诊断】

本病可与水渍疮（稻田皮炎）、掌跖脓疱病相鉴别。

1. 水渍疮（稻田皮炎）：多见于下稻田作业史，除脚部外，手指缝同时累及，病程短暂，离开作业环境3~5日后即愈。

2. 掌跖脓疱病：发于掌趾部位，可见皮肤增厚，成批出现水疱，逐渐增大，扩展成脓疱或疼痛。实验室真菌检查阴性。

【内服药疗法】

1. 湿热下注证：

［主证］患部密集水疱，糜烂流水，浸淫成片，瘙痒疼痛或有发热，舌苔薄黄，脉滑数。

［方剂］解毒泻脾汤。

［组成］石膏、牛蒡子（炒，研）、防风、苍术（炒）、生甘草、木通、生山栀、黄芩各3g。

［制法］水400mL，灯心20根，煎至240mL，去滓。

［用法］服药前先用针挑破疱，泄去毒水，食前服。

［功效］疏风燥湿，解毒清热。

［主治］田螺疱。

［方剂来源］明·陈实功《外科正宗》。

［方剂］萆薢渗湿汤。

［组成］萆薢、薏苡仁、黄柏、赤苓、牡丹皮、泽泻、滑石、通草。

［制法］水煎，去滓。

［用法］温服。

［功效］清热利湿。

［主治］湿热下注。

［方剂来源］清·高秉钧《疡科心得集》。

［注］本方剂可加金银花、连翘、蒲公英、车前子。痒甚加白蒺藜。

2. 血虚风燥证：

［主证］患部皮肤增厚、粗糙干裂、瘙痒脱屑，舌质淡红，舌苔薄，脉细。

［方剂］祛风地黄丸。

［组成］金匮肾气丸加车前子、牛膝（方）。

［制法］干地黄240g，山药、山茱萸各120g，牡丹皮、茯苓、泽泻各90g，桂枝、附子（炮）、车前子、牛膝各30g。

［用法］上药为末，炼蜜为丸，如梧桐子大。

［功效］养血润燥，散寒祛湿。

［主治］田螺疮（生于足掌）。

［方剂来源］清·吴谦《医宗金鉴》。

【外治方药】

1. 陀僧散：

［组成］密陀僧30g，轻粉3g，熟石膏、枯矾各6g。

［制法］上为末。

[用法] 湿则干敷，干则桐油调搽。

[功效] 清热解毒，收湿止痒。

[主治] 脚丫湿烂。

[方剂来源] 清·陈士铎《洞天奥旨》。

[注] 密陀僧外用具有杀虫、消肿、收敛、防腐作用，善治诸疮，现代实验证明其对多种皮肤真菌有抑制作用，作为外用药可减轻炎症。

2. 足趾痒烂方：

[组成] 杨柳叶1把，杏仁3枚，枯矾9g。

[制法] 上药共捣成膏状。

[用法] 将药夹在足趾缝间。

[功效] 解毒杀虫，收湿敛疮。

[主治] 足趾痒烂（烂脚丫）。

[方剂来源] 清·佚名《济世神验良方》。

3. 脚丫烂方：

[组成] 荆芥叶100g。

[制法] 捣成膏状。

[用法] 敷脚丫烂处。

[功效] 祛风止痒，解毒消疮。

[主治] 烂脚丫。

[方剂来源] 清·姚俊《经验良方全集》。

4. 加味太乙膏：

[组成] 白芷、当归、赤芍、元参各60g，柳枝、槐枝各200g，肉桂60g，没药9g，大黄、木鳖各60g，轻粉（研极细）12g，生地60g，阿魏9g，黄丹（水飞）120g，乳香15g，血余30g。

[制法] 将白芷、当归、赤芍、元参、肉桂、大黄、木鳖、生地八味并槐柳枝、用真麻油足称1500克，将药浸入油内，春五夏三，秋七冬十，入大锅内，慢火熬至药枯，浮起为度；住火片时，用布袋滤净药渣，将油称准，用细旧绢将油又滤入锅内，要清净为佳，将血余投上，慢火熬至血余浮起，以柳枝挑看，似膏溶化之象，方算熬熟，净渍300g，将飞过黄丹19.5g，徐徐投入，火加大些。每油300g，加丹15g，不住手搅，候锅内先发青烟，后至白烟叠叠旋起，气味香馥者，其膏已成，即便住火。将膏滴入水中，试软硬得中，如老加热油，如稀加炒丹，每各少许，渐渐加火，务要冬夏老嫩得所为佳。候烟烬掇下锅来，方下阿魏，切成薄片，散于膏上化尽；次下乳、没、轻粉搅匀，倾入水中，以柳棍搂成一块，再换冷水浸片时，乘温每膏半斤，扯拔百转成块，又换冷水浸。

[用法] 用时每取一块铜杓复化贴患处。

[功效] 解毒消疮……诸药不止痛痒。

[主治] 田螺疮，破津臭水肿烂痛。

[方剂来源] 清·吴谦《医宗金鉴》。

【现代疗法】

1. 水疱型：用复方土槿皮酊外搽，皲裂者用雄黄膏外搽，脓疱者用青黛膏外搽，均日2次。

2. 糜烂型：用雄黄膏外涂，或外撒枯矾粉，待皮损干燥后，改用霜剂。

3. 脱屑型：可用克霉唑软膏、达克宁霜等。

【护理与预防】

1. 保持足部清洁干燥，鞋袜应干燥透气。

2. 足癣患者穿过的鞋袜应用日光暴晒或煮沸消毒。

第十二节　甲癣

甲癣由皮肤癣菌、酵母菌和非皮肤癣菌性霉菌侵犯甲板和（或）甲床所致的病变，其中由皮肤癣菌引起的称为甲癣，是以指（趾）甲增厚色灰，或出现中空碎屑，失去光泽为主要表现的癣病（甲真菌病）。中医称"灰指（趾）甲""鹅爪风"。

【中国古代中医论述】

1. 清·许克昌、毕法《外科证治全书》卷三·鹅爪风："鹅爪风即油灰指甲。用白凤仙花捣涂指甲上，日日易之，待至凤仙过时，灰甲即好。"

【病因病理】

本病由脚湿气、鹅掌风之湿热毒邪蔓延至甲板，爪甲失荣所致。

【临床症状】

初起始于爪甲远端，逐渐扩大至整个甲板，逐渐增厚，或蛀空而残缺不全；指（趾）甲变形，失去光泽而呈灰白色。轻者仅有1~2个指（趾）感染，重者所有的指（趾）甲皆受传染成疾。临床有3种证型：①增厚型：甲缘增厚渐至整个指（趾）甲肥厚，高低不平。②萎缩型：甲板萎缩色白，甲板翘起，其下蛀空。③破损型：甲板部分增厚，边缘破损，略带草绿色，表面凹凸不平。

【鉴别诊断】

病甲根据临床表现，结合真菌镜检阳性即可确诊。

【内服药疗法】

1. 湿毒内蕴证：

［主证］初起甲旁发痒，逐渐增厚或蛀空而残缺不全（趾）甲变形，高低不平，失去光泽，色灰白，舌质红，苔薄白，脉细。

［方剂］顽癣浮萍丸。

［组成］紫背浮萍、苍术、苍耳草各60g，苦参120g，黄芩、僵蚕各30g，钩藤45g，豨莶草60g（酒蒸）。

［制法］共为末，酒糊丸。

［用法］每服6g，白滚汤（送服），随病上下服。

［功效］疏风祛湿，解毒杀虫。

［主治］顽癣（甲癣）。

［方剂来源］明·陈实功《外科正宗》。

2. 血虚风燥证：

［主证］甲板萎缩色白，甲板翘起，其下蛀空，舌质淡，苔薄白，脉细无力。

［方剂］祛风地黄丸。

［注］详见手癣章节。

【外治方药】

1. 干湿顽癣方：

[组成] 硫黄 240g，生矾 120g，红川椒 60g。

[制法] 上各为末（研细粉状），用土大黄根捣汁，和前药成膏碗贮。

[用法] 多年顽癣加醋搽（病甲），如日久药干以醋调搽。

[功效] 解毒杀虫。

[主治] 顽癣（乃风、热、湿、虫四者为患）。

[方剂来源] 明·陈实功《外科正宗》。

2. 治癣方：

[组成] 川槿皮 120g，肥皂荚、雄黄各 9g。

[制法] 共研末，用陈醋调。

[用法] 外涂。

[功效] 解毒杀虫。

[主治] 癣症。

[方剂来源] 清·佚名《济世神验良方》。

[注] 本药涂病甲每日 1 次，10~20min，用药前用刀刮除部分已发灰的指（趾）甲，每隔 7 天，刮除 1 次，连续用药 3 个月以上。

3. 鲜凤仙花方：

[组成] 鲜凤仙花。

[制法] 上药捣烂如泥。

[用法] 外涂患处，每日 1 次。

[功效] 祛风、活血、消肿、止痛、解毒。

[主治] 灰指甲，鹅掌风。

[方剂来源] 清·许克昌、毕法《外科证治全书》。

[注] 凤仙花别名"指甲花"。

【外治疗法】

1. 鲜凤仙花捣烂涂甲上，用布包扎好，每日换药 1 次，直至治愈为止。

2. 用 6 度陈醋浸泡灰指甲，每次 30min，每日 2 次。

【现代疗法】

1. 外用药：

（1）50%冰醋酸溶液 100mL，外搽患甲，每日 2 次。

（2）甲癣酊 60mL，外搽患甲，每日 2 次。

（3）10%水合肼溶液，60mL，外搽患甲，每日 2 次。

[注] 外搽药物勿浸入甲周皮肤。

2. 内服药：

（1）伊曲康唑胶囊（斯皮仁诺）100mg×28 粒，200mg，餐后立即服，每日 2 次。

（2）（指甲癣）特比萘芬片 0.25g×28 片，0.25g，每天 1 次第 1 周；0.25g，隔天 1 次第 2~7 周。

（3）（趾甲癣）特比萘芬片 0.25g×42 片，0.25g，每天 1 次第 1 周；0.25g，隔天 1 次第 2~11 周。

　　［注］伊曲康唑胶囊（斯皮仁诺）治疗甲癣方案如下：①指甲癣：0.2g，口服，每天2次，用药7天；停药3周后，0.2g，口服，每天2次，用药7天。②趾甲癣：0.2g，口服，每天2次，用药7天；停药3周后，0.2g，口服，每天2次，用药7天；再停药3周后，0.2g，口服，每天2次，用药7天。服药期间若肝功能异常，应停止用药。

　　［说明］指甲生长速度约每3个月长1cm，趾甲生长速度约每6个月长1cm，因此甲真菌病治疗至少需3个月以上。

【护理与预防】

1. 注意个人卫生，保持手足部清洁。
2. 及时发现和治疗足、手癣，以防日久蔓延成灰指甲。
3. 发现病甲应及时治疗，坚持用药3个月以上，直至新甲长出。

第十三节　体癣和股癣

　　体癣，是指发生于面部、颈部、躯干及四肢近端以疹如钱币有匡郭，瘙痒为特征的癣病。体癣发生于腹股沟处，又指为股癣，可蔓延至股部、臀部、会阴及肛门周围等处，以丘疹、水疱结痂、瘙痒、边界清楚为主要表现。体癣中医学称"圆癣"，俗称"金钱癣""铜钱癣"。股癣中医学称"阴癣"。

【中国古代中医论述】

1. 隋·巢元方《诸病源候论》卷三十五·圆癣候："圆癣之状，作圆文隐起，四畔赤，亦痒痛是也。"

2. 隋·巢元方《诸病源候论》卷三十五·癣候："癣病之状，皮肉隐胗如钱文，渐渐增长，或圆或斜，痒痛，有匡郭，里生虫，搔之有汁。此由风湿邪气，客于腠理，复值寒湿，与血气相搏，则血气痞涩，发此疾也。"

3. 明·朱橚《普济方》卷二百八十一·诸癣："夫癣之字从鲜，言发于微鲜，纵而弗治，则浸淫滋蔓，其病得之风湿客于腠理，搏于气血，气痞涩久，则因风湿而变化生虫，故风多于湿则为干癣，但有周敦皮枯瘙痒，搔之白屑起者是也。湿多于风则为湿癣，郭中如虫行，浸淫赤色，搔痒汁出者是也。风折于气血，则为风癣，麻痹不知痛痒者是也。如钱形然，则为圆癣。""皮肉瘾疹如钱文，渐渐增长，或圆或斜，痒痛有棱郭，搔之有汁……起四面赤。"

4. 清·顾世澄《疡医大全》卷之二十九·癣门主论："阴癣生在下半身，治之最难，多属寒湿，总之血分受病，以致皮肤不和也。""阴癣，鲜旱莲草揉成团，用穿山甲将癣刮破，搽癣上奇验。"

5. 清·顾世澄《疡医大全》卷之二十九·癣门主方："圈子癣，谷树皮剪如癣样大小，以毛背一面用唾贴癣上，以手不时扑之即愈。"

6. 清·许克昌、毕法《外科证治全书》卷四·癣："癣初起如钱，或圆或歪，有匡郭，痒痛不一，其证有六……总由风邪湿热侵袭皮肤，郁久化虫，是以瘙痒无休矣，宜用杀虫渗湿逐风之药。"

【病因病理】

　　本病由外感风、湿、热、虫之邪，蕴积肌肤所致或由鹅掌风、脚湿相染而发。

　　现代医学认为，皮肤浅部真菌感染光滑皮肤所致。病原菌主要为红色癣菌、须癣毛癣菌、疣状毛癣菌、犬小孢子菌等。常用自身感染，如患手癣、足癣、甲真菌病、头癣，或直接接触患者及患癣病的猫、狗或间接触及患者污染的衣物、澡盆、浴巾等引起。体癣发生部位以面、颈、躯干、四肢为主，股癣发生部位以腹股沟处、股部、臀部、会阴及肛门周围等处。

【临床症状】

体癣：初起时皮肤上出现淡红色丘疹或丘疱疹，中心渐愈，向外延扩，逐渐形成边界清楚的钱币红斑（圆形或歪形），其上覆盖红薄鳞屑。有匡郭，瘙痒，严重时向四周蔓延，有丘疹、水疱、脓疱、结痂等。股癣：发生近腹股沟的大腿内侧、阴部、臀、会阴、肛门周围处，患部潮湿多汗，易受摩擦，因而常见糜烂、流滋、结痂，阴部尤甚，瘙痒剧烈，被迫搔抓，局部可见轻度苔藓化，多在夏季发作或加重。

【鉴别诊断】

本病应与风热疮（玫瑰糠疹）、白疕（银屑病）相鉴别。

1. 风热疮（玫瑰糠疹）：多发于躯干及四肢近端，皮疹数目多，边缘清楚，不整齐，常为圆形或椭圆形玫瑰红色斑疹，无中心自愈倾向，痒轻，病程多在数周内，愈后不易复发。

2. 白疕（银屑病）：皮损为红色丘疹或斑块上覆盖多层银白色鳞屑，剥脱后可见薄膜现象及点状出血，无水疱，病程缠绵，无传染性。

【内服药疗法】

1. 风湿蕴肤证：

［主证］患处皮疹色淡红，中心渐愈，渐次向外扩展形如钱币，有匡廓，瘙痒无休，舌淡红，苔白腻，脉滑。

［方剂］白花蛇丸。

［组成］白花蛇90g（酒浸，去皮骨，炙令微黄），黄芩、防风（去芦头）、白鲜皮、甘草（炙微赤，锉）、枳壳（麸炒微黄）、栀子仁、赤芍、川大黄（锉碎，微炒）、苍耳子各30g，麦门冬45g（去心，焙），黄芪、白蒺藜、羌活各30g，苦参60g（锉）。

［制法］上药（研细过100目筛）捣罗为末，炼蜜和捣三五百杵（chǔ），丸如梧桐子大。

［用法］每于食后以薄荷酒（送下）30丸（6g左右）。

［功效］疏风排湿，杀虫止痒。

［主治］风癣者……一作圆棱郭，爬搔……其里亦有虫生也。

［方剂来源］明·朱橚《普济方》。

［方剂］人参消风散。

［组成］荆芥穗、甘草（炒）、川芎、羌活、白僵蚕（炒）、防风、茯苓、蝉壳（微炒）、藿香叶、人参各6g，厚朴（涂姜汁炙熟）、陈皮（焙）各15g。

［制法］上为末（研细过100目筛）。

［用法］每次6g，清茶调服。

［功效］祛风除湿。

［主治］风邪外侵肌肤……瘙痒、瘾疹。

［方剂来源］元·罗天益《卫生宝鉴》。

2. 湿热虫蕴证：

［主证］皮损多见水疱、脓疱或糜烂，流滋，灼热，瘙痒或疼痛；伴口干，便结，溲

赤，舌红，苔黄或黄腻，脉滑数。

　　[方剂] 消风散。

　　[组成] 当归、生地、防风、蝉蜕、知母、苦参、胡麻、荆芥、苍术、牛蒡子、石膏各 3g，甘草、木通各 1.5g。

　　[制法] 用水 400mL，煎至 320mL，去滓。

　　[用法] 食远服。

　　[功效] 疏风祛湿，清热凉血。

　　[主治] 风湿热毒侵袭肌肤。

　　[禁忌] 忌食辛辣、鱼腥、烟、酒、浓茶等。

　　[方剂来源] 明·陈实功《外科正宗》。

　　[方剂] 苦参丸。

　　[组成] 苦参 120g，玄参、山栀子仁、独活各 60g，黄连 45g，黄芩、枳壳、大黄（锉、炒）、防风、菊花各 30g。

　　[制法] 上药捣罗为末（研细过 100 目筛），炼蜜为丸如梧桐子大。

　　[用法] 每服 30 丸，暖酒下。

　　[功效] 清热除湿，杀虫止痒。

　　[主治] 湿癣，一切痒疮。

　　[方剂来源] 宋·赵佶《圣济总录》。

【外治方药】

1. 乌梅大蒜方：

　　[组成] 乌梅十四枚（用肉），大蒜十四枚（去皮），梁上尘三合（60g 左右）。

　　[制法] 上药相合熟捣，以醋 200mL 浸一宿。

　　[用法] 涂于癣上。

　　[功效] 解毒、杀虫、消肿、止痛。

　　[主治] 癣、痒、痛。

　　[方剂来源] 宋·王怀隐《太平圣惠方》。

2. 黄连散：

　　[组成] 黄连、胡粉（研细）、黄柏各 30g（锉），雄黄 15g（细研）。

　　[制法] 上药捣罗为散（研细过 80 目筛），都研令匀。

　　[用法] 先以温浆水洗疮，然后取药傅之，不过三四度差。

　　[功效] 清热燥湿，解毒杀虫。

　　[主治] 癣湿痒。

　　[方剂来源] 宋·王怀隐《太平圣惠方》。

3. 治癣验方：

　　[组成] 大露蜂房 1 个，白矾、牙硝各 1g。

　　[制法] 白矾研末，填蜂房孔内，火煅，待矾化尽为度，研匀。

　　[用法] 以牙硝水调搽患处，搽二三次。

　　[功效] 攻毒、杀虫、祛风、消肿、止痒。

　　[主治] 诸癣。

　　[方剂来源] 清·毛世洪《汇刻经验方》。

4. 钱癣经验方：

[组成] 木槿皮100g。

[制法] 上药研细，500mL醋煮如胶。

[用法] 外敷患处。

[功效] 清热，杀虫，止痒。

[主治] 钱癣。

[方剂来源] 明·王者瑞《居家远行随身备急方书》。

[注] 清·赵学敏《本草纲目拾遗》："木槿皮：杀虫，为治癣药。"

【外治疗法】

1. 可用三黄汤煎液外搽，或外敷。

2. 可用钱癣经验方方药外敷患处，或治癣方搽患处（详见本章节）。

3. 水疱、脓疱、瘙痒者可用黄连散外敷（详见本章节）。

【现代疗法】

1. 1%～3%克霉唑软膏外搽患处。

2. 10%硫黄软膏外涂于洗净患处。

【护理与预防】

1. 注意个人卫生，保持皮肤清洁。

2. 消除传染源。

3. 对患者原有的手足癣、甲癣、头癣等进行积极治疗。

第十四节　花斑癣

花斑癣亦有称"花斑糠疹"，是一种由圆形、卵圆形糠秕孢子菌所引起的皮肤浅表慢性感染。该病是发生于颈项、躯干、四肢近端等多汗部位，不规则色素减退或色素沉着性鳞屑斑（紫白相兼）的癣病。中医称本病为"紫白癜风"，俗称"汗斑""夏日斑"。

【中国古代中医论述】

1. 隋·巢元方《诸病源候论》卷三十一·疬疡候："疬疡者，人有颈边胸前腋下，自然斑剥点，相连，色微白而圆，亦有乌色者，亦无痛痒，谓疬疡风。此亦是风邪搏于皮肤，血气不和所生也。"

2. 元·危亦林《世医得效方》卷第十三·癜风："治癜风。诗曰：紫癜白癜两股风，附子硫黄最有功，姜汁调匀茄蒂蕉，搽来两度更无踪，先以布搽其令损，却以茄蒂蘸药搽。"

3. 明·王肯堂《证治准绳·疡医》卷之五·疬疡风："夫风邪积热居于肺府，久而不散，流溢皮肤，令人颈边、胸前、腋下、自然斑驳，点点相连，其色微白而圆，亦有紫色者，亦无痛痒，谓之疬疡风也。凡此皆风之与热，伏留肌腠之间，气血不和乃生此疾也。"

4. 明·陈实功《外科正宗》卷四·紫白癜风第五十四："紫白癜风乃一体二种。紫因血滞、白因气滞，总由热体风湿所侵，凝滞毛孔、气血不行所致……宜万灵丹以汗散之，次以胡麻丸常服，外用密陀僧散搽，亦可得愈。"

5. 清·祁坤《外科大成》卷四·紫白癜风："癜风，俗名汗斑也。紫因血滞，白因气滞，皆由热体被风湿所侵留于腠理，搔之起皮而不痛，此从外来。治宜汗之，如绀珠丹、松漆丸、浮萍、苍耳之类，再灸夹白穴，搽八葳灵散，自当获效。"

6. 清·邹岳《外科真诠》卷下："紫白癜风，俗名汗斑……多生面项，斑点游走，延蔓成片，初无痛痒，久之微痒。初宜外用陀僧散搽之，或用白瓜片蘸月石末搽亦可。"

7. 清·许克昌、毕法《外科证治全书》卷四·紫白癜风俗名汗斑："初起斑点游走成片，久之可延蔓遍身，初无痛痒，久则微痒，由汗衣经晒著体，或带汗行日中，暑湿浸滞毛窍所致。白因气滞，紫因血滞，俱用五神散姜蘸搽之，搽后渐黑，次日再搽，至黑退便愈。此证古方治法虽多，取效甚少。得此证者忌食鱼腥、火酒、动风发物。"

"五神散：雄黄、硫黄、黄丹、密陀僧、南星。上为细末，先用葱搽患处，次用姜蘸药末搽之，搽后渐黑，搽至黑散则愈。"

【病因病理】

多由热体被风湿所侵，郁于皮肤腠理所致；或因汗衣著体，夏日暑湿浸滞毛窍所致。现代医学认为，本病由一种嗜脂性酵母——糠秕孢子菌引起的皮肤浅表角质层的慢性轻度感染。

【临床症状】

本病好发于皮脂腺丰富的部位如胸前、背部、肩部、双上臂、面、颈部，皮损表现为大小不一的圆形或不规则形的斑疹多呈淡白色、粉红色或灰紫色。表面覆较薄细碎鳞屑。个别患者出现多颜色并存皮损，故称花斑癣。患者无明显症状，或由日晒汗渍等出现轻度瘙痒，入冬季好转或自愈，来年夏季易于复发。

【鉴别诊断】

本病可与扁平苔癣、白癜风、风热疮（玫瑰糠疹）相鉴别。

1. 扁平苔癣：好发于腕屈侧，前臂、腰臀及口腔黏膜，为扁平多角形丘疹，色紫有泽，常伴有口腔黏膜损害，多有瘙痒感，无季节性变化。

2. 白癜风：发无定处，皮损为纯白色斑片，白斑中毛发亦白，境界明显，周围皮肤色深，一般无自觉症状。在进展期，白斑向正常皮肤移行，亦无传染性。

3. 风热疮（玫瑰糠疹）：皮疹呈淡红色，损害长轴沿皮纹方向排列，自觉瘙痒剧烈，病程有自限性，通常不复发。

【临床症状】

发于胸背、颈、腋下、四肢近端等多汗部位，皮损呈圆形如黄豆大小斑片，渐增大融合成不规则形状，表面覆有麸皮样鳞屑，初起为淡红色斑疹，继则变为淡棕色，或为灰白色（紫白相兼），不痒或稍有瘙痒。入冬季好转或自愈，至夏季易复发。

【内服药疗法】

风湿热蕴证：

[主证] 躯干及四肢近端呈圆形如黄豆大小斑片，渐增大融合成不规则形状，表面覆有麸皮鳞屑紫白相兼（色素减退或色素沉着性鳞屑斑），日晒汗渍等出现轻度瘙痒，舌质淡红，舌苔白或薄黄，脉弦微数。

[方剂] 胡麻丸。

[组成] 大胡麻 120g，苦参、石菖蒲、威灵仙各 60g，白附子、独活各 30g，生甘草 15g。

[制法] 上为细末（研细过 100 目筛），白酒浆和丸，如绿豆大。

[用法] 每服 6g，形瘦者 4.5g，食后临卧白滚水送下。

[功效] 疏风清热，燥湿止痒。

［主治］紫白癜风。

［方剂来源］清·吴谦《医宗金鉴》。

［方剂］当归散。

［组成］当归、赤芍、苦参各15g。

［制法］上为细末（研细过100目筛），生猪脂60g，熬油去粗（去渣），蜜30g，作一处调药，隔一宿。

［用法］每服一大匙，热酒调下，空心，食后各一服，并忌鸡、鸭、无鳞鱼、豆腐。

［功效］清热燥湿，解毒止痒。

［主治］皮风，紫白癜风。

［方剂来源］明·王肯堂《证治准绳·疡医》。

【外治方药】

1. 紫白癜风方：

［组成］雄黄、硫黄、黄丹、密陀僧、大南星各等分。

［制法］上药研为末（研细）。

［用法］先用姜汁搽患处，次用姜（汁）蘸药末，搽后渐黑，次日再搽，黑散则无恙矣。

［功效］解毒杀虫。

［主治］紫白癜风。

［方剂来源］元·危亦林《世医得效方》。

2. 如圣膏：

［组成］附子、硫黄各30g，鲜生姜150g。

［制法］上药研药，鲜生姜取汁备用。

［用法］先以布搽其疮令损，却以茄蒂蘸药搽，初次变黑，二次、三次则白而愈。

［功效］解毒、杀虫、止痒。

［主治］紫白癜风。

［方剂来源］元·危亦林《世医得效方》。

3. 四神散：

［组成］雄黄、雌黄、硫黄、白矾各等分。

［制法］上研为细末（研细粉）。

［用法］每服时，先浴令通身汗出，次用生姜蘸药搽患处良久，热汤洗，五日除根。

［功效］解毒杀虫，止痒。

［主治］紫白癜风。

［方剂来源］明·王肯堂《证治准绳·疡医》。

4. 紫白癜风方：

［组成］贝母、胡桃肉。

［制法］将贝母研细粉。

［用法］以胡桃肉蘸贝母末，洗浴后搽之。

［功效］清热润肤。

［主治］紫白癜风。

［方剂来源］明·王肯堂《证治准绳·疡医》。

5. 汗斑方：

[组成] 密陀僧、僵蚕、白矾、甘松、山茶、皂角刺。

[制法] 俱为末，用肥皂去核煮烂入药丸（备用）。

[用法] 频频搽患处。

[功效] 清热解毒，杀虫止痒。

[主治] 汗斑。

[方剂来源] 明·罗浮以《菉竹堂集验方》。

6. 赤白汗斑经验方：

[组成] 雄黄、硫黄、全蝎、僵蚕、密陀僧、白附子各 1.5g，麝香 0.3g。

[制法] 共为末。

[用法] 用生姜蘸药于无风处搽（患处），5 日根除。

[功效] 除风解毒，杀虫止痒。

[主治] 赤白汗斑。

[方剂来源] 明·沈应旸《明医选要济世奇方》。

【外治疗法】

1. 患处多汗瘙痒者可用如圣膏外搽（详见本章节）。

2. 面积较大游走成片可用"汗斑方"搽患处，一般用 5~7 天（详见本章节）。

【现代疗法】

1. 可用 1%~3% 克霉唑软膏外搽，1 日 3 次。

2. 用土槿皮 50g，鲜姜 150g 煎出药液 500mL，外涂患处，每日 2 次。

【护理与预防】

1. 注意个人卫生，保持皮肤清洁。

2. 患者所穿内衣宜煮沸消毒及日晒消毒，防止反复感染。

第十五节　麻风

麻风是由麻风杆菌引起的慢性接触性传染病。麻风杆菌侵犯皮肤黏膜、周围神经、淋巴结、骨骼、内脏，晚期引起肢体残废，对人类健康危害极大。中医学称本病为"疠风""麻风""大麻疯"等。

【中国古代中医论述】

1.《素问·风论》："疠者，有荣气热胕，其气不清，故使其鼻柱坏而色败，皮肤疡溃，风寒客于脉而不去，名曰疠风。"

2.《素问·长刺节论》："病大风，骨节重，须眉堕，名曰大风，刺肌肉为故，汗出百日，刺骨髓，汗出百日，凡二百日，须眉生而止针。"

3. 宋·杨士瀛《仁斋直指方论》卷之二十四·癞风·癞风方论："癞风，即经所载疠风也。癞之名非一，症状多端，不出五种。风生五种，虫是尔。黄风生黄虫，青风生青虫，赤风生赤虫，白风生白虫，黑风生黑虫。四虫犹可措手，惟黑虫未必有瘳，吁！此恶疾也……乍热乍寒，身体魁瘣，手足指脱，眼烂鼻塌，齿豁唇翻，颜色枯黄，眉鬓堕落，顽痹痛痒不能屈伸，病证之恶，莫恶乎此。然此虽出于风，必有所致。大率多因嗜欲无度，劳动气血，热发汗出，不避冷湿外风，遂致淫气与荣卫相干，卫气挟邪则肌肉不仁，荣气泣浊则脉络瘀热，故遍身痒溃，变坏人形，《千金》所谓自作不仁极猥之业，虽有悔言而无悔心，故应如是。亦有传染触犯而得者，此则不谨之所招也。其虫在于病躯，去来无数，甚入骨髓。食人肝，则眉睫脱落；食人肺，则鼻柱颓崩；食人脾，则语音变散；食人肾，则耳鸣如雷；若食其心，则诸痛痒疮心实司之，心不受触，触则死矣。人有斯疾，切须忌盐及一切口味，幽隐林泉，屏弃世务，蚤蚤救疗，庶为全人。治法以疏风、杀虫、逐恶毒辈为之宣通，谨勿用补。此风从头起而下者顺，从足起而上者逆，顺则易，逆则难，又当识此。"

[注] 杨氏于后列方十九首治疗麻风，略。

4. 明·陈实功《外科正宗》卷四·大麻风·第四十八："其患先从麻木不仁，次发红斑，久则破烂，浮肿无脓。又谓皮死麻木不仁，肉死刀割不痛，血死破烂流水，筋死指节脱落，骨死鼻涩崩塌……总皆风湿相乘，气血凝滞，表里不和，脏腑痞塞，阳火所变，此其根蒂也。"

5. 明·张介宾《景兵全书》卷三十四·疠风："疠风，即大风子。又谓之癞风，俗又名为大麻风，此病虽名为风，而实非外感之风也。实以天地间阴厉浊恶之邪，或受风木之化而风热化虫，或受湿毒于皮毛后及营卫，或犯不洁，或因传染，皆得生虫。盖虫者，厥阴主之，厥阴为风木，主生五虫也。虫之生也，初不为意，而渐久渐多，遂致不可解救，诚最恶最危最丑证也。

……惟薛立斋《疠疡机要》论列已全，今择其要，并诸论之得理者，详述于下，以为证治之纲领云。立斋曰：大抵此证，多由劳伤气血，腠理不密，或醉后房劳沐浴，或登山涉水，外邪所乘，卫气相搏，湿热相火，血随火化而致。"

6. 明·芮经、纪梦德《杏苑生春》卷八·癞风："大风病，是受天地间杀物之风，故人谓之疠风者，以其酷烈暴悍可畏耳……治诸疠风以凌霄花散主之，服后于浴室住汤中一时，或服天麻汤。

凌霄花散：凌霄花 15g，蝉壳、地龙、白僵蚕、全蝎各 7 枚。上件制为末，每服 6g，温酒调服。依前法行，服药则效。

天麻汤：胡麻 100g，天麻 60g，乳香 24g。上件为细末，每服 15g，脂茶调下，1 日 3 服。"

7. 清·顾世澄《疡医大全》卷之二十八·大麻疯门主论："大麻疯乃肾虚受损，肝虚动风，风温相搏，壅遏于血脉，肌肉皮毛，初觉或头面手足一点麻木，不知痛痒，不予医治渐发遍身，久则眉落唇翻，十指堕落，肌肉溃烂，不能治矣。"

8. 清·吴谦《医宗金鉴》卷七十三·发无定处："大麻风：此证古名疠风，疠风者有毒之风也……一因传染或遇生麻风之人，或父母、夫妻家人逆相传染……总属天地疠气，感受不觉，未经发泄，积久而发。遍身麻木，次起白屑红斑，蔓延如癞，形若蛇皮，脱落成片，始发之时，自上而下者顺，自下而上者逆；渐来可治，顿发难医。风毒入里，化生为虫，虫蚀五脏，则形有五损：肺受病，先落眉毛；肝受病，面起紫疱；肾受病，脚底先穿；脾受病，遍身如癣；心受病，先损其目，此为险证。又有五死，证发麻木不仁者，为皮死；割切不痛者，为肉死；溃烂无脓者，为血死；手足脱落者，为筋死；鼻梁崩塌，眼弦断裂，唇翻声哑者，为骨死。若五死见一，即为败恶不治之候也。此证初觉，即服五灵丹汗之。次宜神应消风散、追风散、磨风丸，次第服之。牙龈出血，用黄连、贯众等分煎汤漱之。外搽类聚祛风散，兼用地骨皮、荆芥、苦参、细辛各二两，河水煎汤，浸浴熏洗。若遇损败之证，在上部则服醉仙散，在下部则服通天再造散；若鼻梁塌坏，用换肌散服之。患者稍露虚象，即以补气泻荣汤服之，兼用何首乌酒饮之。"

9. 清·邹岳《外科真诠》卷下·大麻疯："大麻疯初起用麻黄、苏叶各半斤，防风、荆芥各四两，煎汤一桶，沐浴浸洗，换新衣。服再造丹三钱，黄酒送下，再饮至醉，盖卧出汗。汗干脱去衣于空地焚之，另换新衣。至午又服再造丹三钱，酒下至醉，用夏枯草蒸热铺席下，卧之不取汗。次日沐浴服药至醉，铺夏枯草，将旧衣、旧草取出焚之。如此七日，其病尽出。如豆如疮，再服一匕，疮俱脱壳，五七日全瘥，真至圣药也。终身忌螃蟹并狗肉。"

"再造丹：生漆、松香各八两，大蟹七只，明雄八两，蛇壳七条，川乌姜制、草乌姜制、人参、天麻各二两。

将生漆、松香和匀，盛瓦盆内，入大蟹，将盆埋半截于土内，日晒之，以柳枝搅之，夜则盖之，二十一日俱化成水，再将明雄等研末，用漆蟹汁为丸。"

10. 清·许克昌、毕法《外科证治全书》卷四·疠风："疠风者有毒之风也。脾主肌肉，肺主皮毛，肉受湿热，气浊血虚，外感酷烈暴悍之风寒，内外皆毒恶凝滞而成疠风……方用如酒杯之蛇一条，竹刀破腹去杂，切寸段取瓦仰放炭火上，以蛇段竖放瓦上，蛇段跌倒者系无毒之段，弃之，不倒者有毒，用炙存性为末，拌入饭内。觅通身白毛鸭一只与食，次日鸭毛尽脱，杀鸭在锅内煮烂，作四五日食之，食后切忌见风。凡吃鸭第一朝，其肿者更肿，第二、三朝收小，吃完则愈。不论初起，已溃及溃久腐烂不堪者并效，后接用易老驱风丸、东坡四神丹常服不可间断……

易老驱风丸：黄芪、枳壳、防风、芍药、枸杞子、甘草、大生地、大熟地、地骨皮各等分。上为末，蜜丸。

东坡四神丹：羌活、元参、当归各6g，大生地12g，上水煎服。"

【病因病理】

总由体虚或经常接触麻风之人及其父母、夫妻家人递相传染。或经常接触患者污染之厕所、床、被、衣服和用具等，感染疠气（麻风杆菌）内侵血脉而成。

现代医学认为，麻风分枝杆菌，侵犯人体皮肤和周围神经、淋巴结及单核巨噬系统内，引起病变。

麻风杆菌进入机体后是否发病，取决于机体的抵抗力，即机体免疫状态。

【临床症状】

明·陈实功《外科正宗》大麻风："其患初起，麻木不仁，次发红斑，久则破烂，浮肿无脓，其症最恶。故曰：皮死麻木不仁，肉死刀割不痛，血死破烂流水，筋死指节脱落，骨死鼻梁崩塌。"

清·吴谦《医宗金鉴》大麻风：遍身麻木，次起白屑红斑，蔓延如癞，形若蛇皮，脱落成片……则形有五损：肺受病，先落眉毛；肝受病，面起紫疱。"肾受病，脚底先穿，脾受病，遍身如癣；心受病，先损其目。"

现代医学分为结核型麻风、瘤型麻风、未定类麻风、界线类麻风等。

1. 结核型麻风：主要侵犯皮肤、周围神经，不累及内脏和黏膜。损害多见于面、臀、四肢等暴露部位，常局限单发，数目少为1~3块，皮损为大小不等的红色斑块，边缘清楚，或稍隆起。表面干燥、粗糙，无汗，可有鳞屑，或有小丘疹聚成环状、半环状堤状隆起。皮损处毫毛脱落，感觉障碍明显（冷热痛痒感觉减退或消失，中医称皮肤麻木不仁），并于皮损附近可触及粗大不规则的皮神经。本型查菌阴性，麻风菌素晚期反应多为阳性。经治疗预后良好，损害可自然消退。

2. 瘤型麻风：根据不同症状的表现可分早、中、晚三期。

（1）早期：皮损以斑疹为主，斑疹色淡红或浅红，分布对称，边缘不清，眉毛仅有轻度稀疏改变。鼻黏膜充血，可有鼻塞，浅表淋巴结肿大，周围神经受累较轻，尚未累及内脏器官。

（2）中期：以浸润性弥散性斑块为主，皮损逐渐增多，浸润加深，有的形成结节性损害，分布对称，眉毛、睫毛、头发全部脱落，周围神经普遍受累，运动障碍、肌肉萎缩、足底发生营养不良性溃疡、淋巴结肿大、肝脾轻度肿大。

（3）晚期：以弥散性深在性浸润及结节为主，皮损分布广泛遍及全身，边缘不清，周围皮疹相互融合。在面部形成丑陋的"狮面"外观，口唇肥厚，耳垂肿大，鼻梁塌陷，鼻中隔穿孔，眼受损可失明，口腔、悬雍垂、喉头等均有浸润和结节，全身毛发脱落，周围神经受累严重者可出现神经麻痹（面瘫）、手足运动障碍、畸形、足底溃疡、内脏器官与淋巴结肿大明显，引起一系列症状。

本型皮损中可查见大量的麻风杆菌，麻风菌素试验阴性，预后较差。

3. 未定类麻风：皮损为单纯性斑疹，浅色或红色，边缘清或不清，表面平滑（无浸润），可有毳毛脱落，可一片或数片，感觉障碍轻微，以后可自行消退或演变成结核样型麻风；有的斑疹小，数量多，分布广泛而对称，少数则变为界线类麻风或瘤型麻风型转化。有的皮肤附近可触及神经粗大，但不如结核样型硬，一般不发生运动障碍及畸形。皮损涂片查菌多数阴性，少数弱阳性，麻风菌素试验多阳性也可阴性。

4. 界线类麻风：

（1）界线类偏结核类型：皮损为斑疹或斑块（略隆起），色呈黄红色，境界清楚，个别损害形成内外界均清楚的环形损害（中央皮肤正常）。表面粗糙脱屑，毳毛脱落，皮损，分布广泛不对称，数目较结核样型多，大小不等，较大皮损四周可见卫星状分布，小皮损。好发于面部、躯干、四肢，除面部外常伴明显感觉障碍。有多发性浅神经粗大（神经损害），个别出现畸形、残废。经过治疗预后良好。皮肤涂片查菌阳性，麻风菌素试验弱阳性。

（2）中间界线类型：皮损较复杂，可有斑疹，斑块或浸润性损害，皮肤颜色亦多样，表面干燥，有淡红色、橘黄色、紫色、棕色或多种混杂的颜色。皮损数目多分布广，而且不对称，皮疹及边缘部分清楚，部分不清楚。典型病例面部皮疹呈展翅的蝙蝠状，灰褐色，称"蝙蝠状面孔"。皮损有的形成像靶子一样，称"靶形损害"。也可见皮损中央有"空白区"，神经损害较轻，只有轻度麻木。本型麻风最不稳定，易向界线类偏结核样型麻风或界线类偏瘤型麻风方向演变。皮损涂片查菌阳性，麻风菌素试验阴性。

（3）界线类偏瘤型：皮损数目多，分布广泛不对称。可见多形损害有斑疹、丘疹、斑块、结节、浸润性隆起似瘤型，皮损中央有"空白区"（环形损害），内缘清楚，其外缘不清楚（模糊），眉毛、头发均可脱落，晚期可形成"狮面"外观，鞍鼻。淋巴结肿大，内脏也可受累，神经受累呈双侧对称，本型麻风也很不稳定，可向中间界线类麻风或瘤型转化。预后比瘤型好，比结核型差。皮损涂片查菌阳性，鼻黏膜查菌也常阳性，麻风菌素试验阴性。

【鉴别诊断】

本病应与圆癣、白癜风、紫白癜风相鉴别。

1. 圆癣：损害虽可呈环形，但感觉正常而痒感，神经不粗大，常于夏季发作，冬季好转。

2. 白癜风：白癜风色素完全脱失，界限不清楚，无感觉改变，表面毳毛亦变白，周围神经不粗大。与未定类麻风浅色斑相鉴别。

3. 紫白癜风（花斑癣）：皮损呈圆形斑片，初为棕褐色，渐为灰白色，黄豆大小，表面有细薄糠秕状鳞屑，入冬自愈，来年夏季再发，应与早期瘤型麻风的胸背白斑鉴别。

【辨证治疗】

麻风病的证候比较复杂，明·张介宾《景岳全书》大麻风："此病虽为风，而实非外感之风也。实以天地间阴厉浊恶之邪，或受风木之化而风热化虫或受湿毒于皮毛而后及营卫，或犯不洁，或因传染，皆得生虫……初不为意，而渐久渐多，遂致不可解救，诚最恶最色最丑证也。据此风、湿、热化毒，化虫（感染疠气）于皮毛后及营卫，卫气相搏，湿热相火，血随火化而致。"治宜祛风化湿，清热解毒，活血杀虫。根据古代医家辨证治则确立方剂分为实证、虚证、虚实夹杂证等。

【内服药疗法】

1. 实证型（相当于结核样型及界线类偏结核类型）：

［主证］皮损出现浅色斑、红斑或紫红斑，不对称，边缘清楚，皮损区感觉减退，汗闭附近可触及粗大的皮神经或粗硬的周围神经，舌质红，舌边瘀斑，脉浮数有力。

［方剂］磨风丸。

［组成］豨莶草、牛蒡子、麻黄、苍耳草、细辛、川芎、当归、荆芥、蔓荆子、防风、车前子、威灵仙、天麻、何首乌、羌活、独活各30g。

［制法］共为细末（研细），酒热面糊为丸，如梧桐子大。

［用法］每服六七十丸（9g左右），温酒送下（古代指黄酒），每日用2次。

［功效］疏散风热，除湿解毒，活血通络。

［主治］大麻风（外感风毒，经络受损，气滞血瘀）。

［方剂来源］清·吴谦《医宗金鉴》。

［方剂］立应绀珠丹。

［组成］苍术240g，全蝎、石斛、天麻、当归、荆芥、炙甘草、川芎、羌活、防风、细辛、川乌、草乌、首乌、麻黄各30g，明雄18g。

［制法］研末（研细粉），蜜（调）丸（药末混合拌匀）。30g药末可分作4丸，又分作6丸，以备年岁老少，外用朱砂为衣。

［用法］每次1丸，每日2次（一次用量6g左右）。

［功效］疏风解表，健脾祛湿，温通经脉，化瘀止痛，解毒杀虫。

［主治］大麻疯（风毒客肤、风湿相乘、气血凝滞）。

［方剂来源］清·邹岳《外科真诠》。

［注］清·邹岳《外科真诠》卷下·大麻疯："风之中人，必从虚入……必壅滞经络……必先麻痹（皮损区感觉障碍），故须用疏通。"治法初以"立应绀珠丹"汗之，次以"芦荟丸"清热杀虫。后用"神应养真丹"加白花蛇等分，久服可愈。

2. 虚证型（相当于瘤型及界线类偏瘤型）：

［主证］皮疹形态多样，多色泽，分布对称，界限不清，逐渐增多，浸润明显，面部灰暗无光，晚期形成"狮面""鹰爪"，皮肤感觉障碍，肢体无力，周围神经扪及较粗，口干唇燥，舌质淡，舌苔白，脉细。

［方剂］补血泻荣汤。

　　[组成] 连翘、升麻各 1.8g，桔梗 1.5g，黄芩、生地各 1.2g，黄连、蚯蚓（酒炒，去土）、当归、黄芪、苏木、全蝎各 0.9g，人参、白豆蔻各 0.6g，生甘草 0.3g。

　　[制法] 水 240mL，酒 120mL（入药），煎至 120mL，去渣；胡桐泪 0.3g，水蛭（炒）、虻虫（炒）各 3 条，麝香 0.015g，桃仁 3 枚研泥，共为细末。

　　[用法] 饭后服之。

　　[功效] 补气泻荣，疏风祛湿，清热解毒，清瘀杀虫。

　　[主治] 疠风（"卫气虚而邪袭，营血坏而疠风湿结聚"）。

　　[方剂来源] 清·吴谦《医宗金鉴》。

　　[注] 明·吴昆《医方考》卷之五·疠风门："补气泻荣汤……此东垣治疠风也。补气泻荣，治风之妙旨也。卫气虚而邪袭，故用人参、黄芪、甘草以补全，营血坏而为疠（血脉凝滞），故用虻虫、水蛭、桃仁、苏木以消瘀。全蝎、地龙引诸药至风湿结聚之处，乃麝香利关窍而无所不之。升麻、连翘、桔梗入气而解其热。黄连、黄芩入脏而清其气。当归、地黄入血而调其新。若胡桐泪者，用之以除大毒之热，又足以杀疠风之虫而除肿也。"（胡桐泪是胡杨的树脂。功效：清热解毒，化痰软坚）

　　[方剂] 愈风丹。

　　[组成] 苦参 120g（研细末），土蝮蛇、白花蛇、乌梢蛇（头尾全者）各一条，酒浸二三者，去骨，阴干为末，皂角 1500g，去皮弦，以无灰酒浸一宿，取出，用水熬膏。

　　[制法] 上以苦参、蝮蛇、白花蛇、乌梢蛇为末（研细粉），将皂角膏和丸，如梧桐子大。

　　[用法] 每服 70 丸（现代用量应在 6g 左右）。以玉屏风散煎汤吞下（玉屏风散：黄芪、防风各 30g，白术 60g，上㕮咀。每次 9g，用水 220mL。加大枣 1 枚，煎至 160mL，去滓）。

　　[功效] 祛风化湿，解毒杀虫。

　　[主治] 疠风。

　　[方剂来源] 明·吴昆《医方考》。

　　[注] 明·吴昆《医方考》卷之五："愈风丹……疠风，手足麻木，毛落眉脱，遍身癞疹，搔痒成疮者，此方主之。

　　疠风者，天地杀物之风，燥金之气也，故令疮而不脓，燥而不湿。燥金之体涩，故一客于人，则营卫之行滞，令人不仁而麻木也。毛落眉脱者，燥风伐其营卫，而表气不固也。遍身癞疹者，上气下血俱病也。诸痛属实，诸痒属虚，疠风之痒，固多有虫，而卫气之虚，不可诬也。是证也，主燥剂以疏风，则反以助邪，往往血枯而死，故求古方之润剂以主之。白花、乌梢、土蝮三蛇者，血气之属也，用血气之属以驱风，岂不油然而润乎。然其性中有毒，同气相求，直达疠风毒舍之处，岂不居然而效乎。皂角之性，善于洁身，则亦可以洁病。苦参之性，善于去热，则亦可以去风。昔人吞以防风通圣散，此方乃汗下之剂也，非营卫虚者所宜。今以玉屏风散更之，则黄芪可以排脓补表，防风可以利气疏邪，白术可以实脾而补肌矣。"

　　3. 虚实夹杂型（相当于中间界类及未定类）：

　　[主证] 皮损形态各异，皮损表面颜色混杂，部分边缘清楚，部分边缘模糊，周围神经粗硬不定，感觉障碍，全身乏力不适，发热纳呆，舌体胖，舌质淡，舌苔少，脉沉细有力或浮而无力（本症系正虚邪实，症状较复杂）。

　　[方剂] 加减大造苦参丸。

　　［组成］苦参597.6g，防风、荆芥、苍耳子、胡麻子（半生半熟）、皂角刺各373.5g，蔓荆子、牛蒡子、黄荆子、枸杞子、何首乌、禹余粮、蛇床子各112g，香白芷52g，薄荷、生地各37.35g。

　　［制法］上为细末（研细粉），用皂角刺捣烂（加水煎1h，去滓取药液）熬膏，入前药匀为丸，丸如梧桐子大。

　　［用法］每服50丸（一般服6g左右）。

　　［功效］疏风除湿，清热解毒，杀虫。

　　［主治］疠风及诸风。

　　［方剂来源］宋·杨士瀛《仁斋直指方论》。

　　［方剂］凌霄散。

　　［组成］蝉壳、地龙（炒）、白僵蚕（炒）、全蝎（炒）各7个，凌霄花15g。

　　［制法］上为末（研细粉）。

　　［用法］每服6g，熟酒调下无时。

　　［功效］熄风除湿，清热解毒，行气祛瘀，止痒杀虫。

　　［主治］疠风。

　　［方剂来源］明·吴昆《医方考》。

　　［注］明·吴昆《医方考》曰"凌霄散……（治）疠风。此方常获奇效。疠风攻凿气血，木石不能获效者，非其类也，故用血气之属，能主风者以治之。蝉蜕主风热，地龙主风湿，僵蚕、全蝎主风毒，凌霄花主风坏之血。斯五物者，皆有微毒，用之以治疠风，所谓衰之以属也。然必坐于浴室汤中服药者，所以开泄腠理，使邪气有所出尔。"

　　［方剂］散疠汤。

　　［组成］苍术9g，熟地、玄参各30g，苍耳子9g，车前子6g，金银花60g，薏苡仁15g。

　　［制法］水煎服。

　　［功效］补肾健脾，散风去湿，清热解毒。

　　［主治］疠风。

　　［方剂来源］清·陈士铎《辨证录》。

　　4. 麻风畸形治疗：

　　［方剂］换肌散。

　　［组成］白花蛇、黑花蛇（酒浸）各90g，地龙、当归、细辛、白芷、天麻、蔓荆子、威灵仙、荆芥、菊花、苦参、紫参、沙参、木贼草、白蒺藜、不灰木、甘草、天冬、赤芍、九节菖蒲、天麻、首乌、胡麻、草乌（炮去皮脐）、川芎、苍术、木鳖子各30g。

　　［制法］研末（研细粉）。

　　［用法］每服15g，温酒调下。

　　［功效］祛风解毒，行气通络。

　　［主治］疠风。

　　［方剂来源］清·林珮琴《类证治裁》。

　　【外治方药】

　　1. 大麻疯浸洗方：

　　［组成］苏叶、麻黄各150g，防风、荆芥各120g。

　　［制法］煎汤一桶，沐浴浸法，换新衣。

［功效］发汗祛毒。

［主治］大麻疯（初起）。

［方剂来源］清·邹岳《外科真诠》。

2. 治大麻风洗药：

［组成］苦参、荆芥、防风、白芷、独活、羌活、藁本各 30g，落阳花 120g（用烧酒 1 斤，浸一宿，酒不用）。

［制法］上哎咀。

［用法］上药匀作 3 次，煎水洗，汗出为度。

［功效］祛风胜湿，活血止痛。

［主治］大麻风。

［方剂来源］宋·杨士瀛《仁斋直指方论》。

3. 浴疠方：

［组成］草乌、麻黄根、艾叶、地骨皮、朴硝各 30g。

［制法］上药为极细，用水一桶，椒 150g，葱 500g，同煎汤，入醋 120mL。

［用法］候汤可浴之令汗透，务使久浴。面上汗如珠，徐起，或坐或卧片时，汗收著衣，避风，五日再浴，如此 3~5 次，内服换肌散等药。

［功效］解表祛风，温阳通络，消肿止痒。

［主治］大麻风。

［方剂来源］清·许克昌、毕法《外科证治全书》。

【针灸疗法】

1. 可选听会、太阳、颊车、地仓、曲池、合谷、足三里等穴，适用五官部反应较明显者。

2. 可选合谷、曲池、内关、神门、足三里、阳陵泉、承山、三阴交等穴。适用麻风神经痛明显者。

【现代疗法】

常用的抗麻风药物有氨苯砜、利福平、氯法齐明（氯苯吩嗪）等，有专用联合化疗方案进行规范治疗。

1. 多菌型麻风：世界卫生组织于 1981 年专门召开麻风化疗会议，制定了标准治疗方案。对患者皮损中细菌密度 ≥（++）者归纳为多菌型麻风（即 10 个视野内查见 1~10 条菌）。

处方（1）：15 岁以上者适用。

利福平：150mg×4 片，600mg，监督服药，每月 1 次。

氯法齐明（氯苯吩嗪）：50mg×6 片，300mg，监督服药，每月 1 次，或 50mg，每日 1 次×30 日。

氯苯砜：50mg×60 片，100mg，自服，每日 1 次。

处方（2）：10~14 岁者适用。

利福平：150mg×3 片，450mg，监督服药，每月 1 次。

氯法齐明（氯苯吩嗪）：50mg×4 片，200mg，监督服药，每月 1 次。

氯苯砜：50mg×15 片，50mg，自服，隔日 1 次。

［注］麻风的现代治疗关键是早期、足量、规划地应用抗麻风药物进行化学治疗，既能

防止耐药菌株的产生，又能防止畸形出现，使患者早日康复。疗程至少 2 年，每月随访 1 次，半年做临床小结及每年做一次全面的临床和疗效判定。连续随访 5 年或更长，或皮损涂片查菌阴性为止。

2. 少菌型麻风：世界卫生组织建议，在基础防治工作中对患者皮损中细菌密度（++）者归纳为少菌型麻风。

处方（1）：15 岁以上者适用。

利福平：150mg×4 片，600mg，监督服药，每月 1 次。

氯苯砜：50mg×60 片，100mg，自服，每日 1 次。

处方（2）：10~14 岁者适用。

利福平：150mg×3 片，450mg，监督服药，每月 1 次。

氯苯砜：50mg×30 片，50mg，自服，每日 1 次。

［注］少菌型麻风治疗：（1）半年为一疗程，每月随访检查一次至病情稳定，以后每年随访一次，连续 2 年。

（2）少菌型麻风患者的皮损如多于 5 块，或有 3 条以上神经受累，尽管各部位的细菌密度<（++），也应按多菌型麻风联合化疗方案治疗。

（3）氨苯砜使用过程中应密切观察其副作用的发生，常见的副作用表现为头晕，食欲不振，血红蛋白降低，红细胞计数下降，处理方法是立即停药，给予维生素 B_2 及铁剂；若发生剥脱性皮炎，立即停药，给予抗组胺制剂，严重者给予皮质激素等。

【外治疗法】

1. 麻风皮损溃烂用生肌散外敷。

2. 麻风皮损斑疹、丘疹、斑块、感觉障碍用大麻风洗药外洗每日 3 次，苦参用量可加倍（详见本章节）。

【手术疗法】

麻风引起神经痛保守治疗无效，可采用手术将肿大的神经束与鞘膜全部分离。

【护理与预防】

1. 积极防治，控制感染，早期发现，早期治疗，当代治疗原则以现代化疗为主。

2. 加强营养，适当锻炼，防止和纠正手足的挛缩和畸形。

3. 要进行卡介苗接种，卡介苗对麻风预防作用已得到证实，以增强人体对麻风的抵抗力。

第十六节　疥疮

疥疮是由疥螨寄生于人体皮肤引起接触性传染性皮肤病，易在集体和家庭中传播。疥虫，又名疥螨，疥螨种类繁多，寄生于人体称之疥螨，寄生于猪、马、牛等牲畜上的称为动物疥螨，偶尔也传染人体。中医学称本病为"疥疮"，俗称"虫疥""干疤疥"。

【中国古代中医论述】

1.《五十二病方》干骚（瘙）方："干骚（瘙）方以雄黄二两，水银两少半，头脂一升，口［雄］黄靡（磨）水银手□□□□□□□雄黄，孰挠之，先孰酒骚（瘙）以汤，溃其灌，抚以布，令□□而傅之，一夜。"

［注］干骚（瘙）：瘙，《说文》"疥，搔也"段注：俗作瘙或作癚。"干瘙即疥疮，癣类疾病。这是古代最早提出用雄黄治疗疥、癣疾病的记载。现代研究认为，雄黄切忌煅，煅

烧后即分解氧化为三氧化二砷（As_2O_3），有剧毒。雄黄能从皮肤吸收，不宜长期持续使用。

2. 晋·葛洪《肘后备急方》卷五·治病癣疥漆疮诸恶疮方第三十九："十全方治疥疮。"

[注] 葛洪用疥疮作病名。

3. 隋·巢元方《诸病源候论》卷三十五·疮病诸候·疥候："疥者，有数种，有大疥，有马疥，有水疥，有干疥，有湿疥。多生手足，乃至遍体。大疥者，作疮有脓汁，焮赤痒痛是也。马疥者，皮内隐嶙起作根墌，搔之不知痛，此二者则重水疥者，疮瘤如小瘭浆，摘破有水出。此一种小轻。干疥者，但痒，搔之皮起作干痂。湿疥者，小疮皮薄，常有汁出，并皆有虫，人往往以针头挑得，状如水内病虫。此悉由皮肤受风邪热气所致也。"

4. 隋·巢元方《诸病源候论》卷五十·小儿杂病诸候六·疥候："疥疮，多生手足指间，染渐生至于身体，痒有脓汁……其疮里有细虫，甚难见。小儿多因乳养之人病疥，而染着小儿也。"

5. 唐·王焘《外台秘要》第三十卷·疗疥风痒方："疗疥及风瘙疮苦痒方：丹参四两，苦参四两，蛇床子一升。上三味，切，以水六升煎之，以洗疥疮。以粉粉身，日再为之，即瘥。"

6. 宋·王怀隐《太平圣惠方》卷第六十五："夫干疥者，但痒，搔之皮起作干痂，此风热气深在肌肉间故也。""夫湿疥者，起小疮，皮薄，常有黄水出，此风热气浅在皮肤间故也。"

治干疥久不差，皮肤瘙痒方："白矾30g，烧灰，硫黄30g，细研，黄连45g，去须末，雌黄30g，细研，蛇床子0.9g，末。"

[制法] 上药都研令匀（研细混合过80目筛），以炼了猪脂和饧，每用先以盐浆水洗令净，拭干涂之。

7. 明·王肯堂《证治准绳·疡医》卷之五·疥："湿疥种类不一，生于手足乃至遍体。或痒，或痛，或焮，或肿，或皮肉隐嶙，或抓之凸起，或脓水浸淫。治之，内则当理心血，祛散风热；外则加以敷洗，理无不愈。夫痂疥者，皆由风热而生，遍体瘙痒，搔之皮起，或血出或水出，结作干痂，其中有虫，人往往以针头挑出，状如水内病虫，此盖由肌肉之内，深受风邪热气之所致也。"

8. 明·陈实功《外科正宗》卷四·疥疮论："夫疥者……湿热并化，致生此疮。又清气随脉循行，浊气留滞不散，停留肌肤，积日不解，随后生热发痒，故痒热之中，湿火混化为虫，形随湿化，动随火化，此无情而之有情也。既化之后，潜隐皮肤，辗转攻行，发痒钻刺，化化生生，传遍肢体，近则变为疥癣，久则变成顽风，多致皮肤枯槁，浸淫血脉，搔痒无度，得汤方解。外以绣球丸搽，堪为止痒杀虫；内服消风散，亦可散风凉血。"

"消风散：治风湿浸淫血脉，致生疮疥，搔痒不绝，及大人小儿风热瘾疹，遍身云片斑点，乍有乍无并效。当归、生地、防风、蝉蜕、知母、苦参、胡麻、荆芥、苍术、牛蒡子、石膏（各一钱），甘草、木通（各五分），水二盅，煎八分，食远服。"

"当归饮子：治血燥皮肤作痒，及风热疮疥瘙痒，或作疼痛。当归、川芎、白芍、生地、防风、白蒺藜、荆芥、何首乌（各一钱），黄芪、甘草（各五分），水二盅，煎八分，食远服。""绣球丸治一切干湿疥疮及脓窠烂疮，瘙痒无度者度。獐冰、轻粉、川椒、枯矾、水银、雄黄各6g，枫子肉一百枚，另碾。"

9. 明·龚居中《外科百效全书》卷之五·五疥："夫五疥者，干疥瘙痒，皮枯屑起。

湿疥骨肿作痛，久则水流如黑豆汁。砂疥如砂子细个，或痒或痛，抓之有心熰赤。虫疥痒不知痛，延便易于传染。脓窠疥含浆稠脓，色厚熰痛。皆由五脏蕴毒而发，属足三阴者尤多。但疮有遍体，难分经络，必凭外症，以断虚实。如熰肿作痛，便秘硬发热者，为风毒湿热；如慢肿痛痒，晡热或时寒热，体倦少食，便顺利者，为血虚风热。

治此五疥，更宜分上下肥瘦。如上体多兼风热，下体多兼风湿，肥人多风湿，瘦人多血热。瘦弱虚损，肾枯火炎，纵有便秘、发热、作渴等症，只宜滋阴降火，略加秦艽、苍耳、连翘之类，决不可纯用风药凉血，伤胃而坏脏腑。内服通用散血疏风汤或连归汤，气虚合四君子汤，血虚合四物汤，风合消毒饮，湿合平胃散。外治搽药通用合掌散、摩风膏、便异散、洗药、荆芥、黄柏、苦参等分煎汤，痒加蛇床、川椒，肿加椒。"

10. 明·龚居中《外科活人定本》卷之三·疥风疮搽药："蛇床子 30g，硫黄 45g，樟脑、石膏各 9g，白矾 30g，大枫子 8 个，川椒 30g。共为细末，用香油调搽。"

11. 清·邹岳《外科真诠》卷下·疥疮："疥疮先从手丫生起，绕遍周身，搔痒无度，有干、湿、虫、砂、脓五种之分。虽由传染而来，总因各经蕴毒兼受风湿所致。"

12. 清·吴谦《医宗金鉴》卷七十四·疥疮："疥疮……如肺经燥盛，则生干疥，瘙痒皮枯，而起白屑；如脾经湿盛，则生湿疥，臖肿作痛，破津黄水，甚流黑汁；如肝经风盛，则生虫疥，瘙痒彻骨，挠不知疼；如心血凝滞，则生砂疥，形如细砂，熰赤痒痛，抓之有水；如肾经湿热，则生脓窠疥，形如豆粒，便利作痒，脓清淡白；或脾经湿盛，亦生脓窠疥，但顶含稠脓，痒疼相兼为异。疥虽有余之证，而体虚之人亦生，以便秘为实，便利为虚。亦有虚而便燥者，如风秘则便燥，因分枯燥则便涩。又在疮形色重色淡，及脉息之有力、无力辨之。初起有余人，俱宜防风通圣散服之，虚者服荆防败毒散透发之。及形势已定，则无论虚实，干疥服消风散，湿疥服苍术膏，虫疥服芦荟丸，砂疥服犀角饮子，脓窠疥疮服秦艽丸，经久不愈血燥者，服当归饮子。外治：干疥者，擦绣球丸；湿者，擦臭灵丹，润燥杀虫俱效。疥生上体多者，偏风热盛；下体多者偏风湿盛。肥人多风湿，瘦人多血热。"

【病因病理】

由于直接接触疥疮患者，或使用患者用过而未经消毒的衣服、被席、用品等，疥虫间接传染他人，或因染毒风湿热蕴于肌肤而成。

现代医学认为，人型疥螨，钻入皮肤角层，掘成隧道，在其中排卵、繁殖，成虫在隧道内啮角质层组织，其粪便、卵壳、死虫及钻行可引起皮肤多形损害及剧烈瘙痒。成虫寿命 2 个月，离开人体可存活 2~4 天。传染性极强，甚至握手都可被传染。

【临床症状】

本病好发皮肤皱褶之处，常从指间缝开始，以后至手腕、肘窝、腋窝前缘、女子乳房下、腰围、少腹、阴部、腹股沟、外阴、大腿内侧及臀部。头面及掌跖一般不受侵犯。

皮疹以针头大至粟粒大小红色丘疹、丘疱疹散在分布或密集成群，有水疱或脓疱，并可见到隧道，其为一个灰白色、浅黑色或皮肤色的细线纹，稍弯曲，略隆起，长 2~3mm。雌虫多隐居在隧道顶端有一针尖大小的灰白色的小点，用针头将灰白色小点拨开后挑取，对光观察，可见到发亮而活动的小白点，即是疥虫。也可置于显微镜下观察，形态更清楚。这是疥虫特有的症状。此病若不及时治疗，迁延日久，则遍身布满抓痕、血痂，或继发脓疱、毛囊、疖病及淋巴结炎等。自觉症状为奇痒，遇热或夜间更甚，常影响睡眠。

【鉴别诊断】

本病应与风瘙痒相鉴别。

风瘙痒（皮肤瘙痒症）：皮损主要为抓痕、血痂和脱屑，无疥疮特有的丘疹、水疱和隧道。

【内服药疗法】

本病一般不需内治，若染毒，风湿热（虫）蕴积，继发脓疱及淋巴结炎，宜疏风清热、利湿解毒法治疗。方剂：消风散，方剂来源：明·陈实功《外科正宗》。荆防败毒散，方剂来源：清·邹岳《外科真诠》。脓疥以黄芪饮子主之，方剂来源：许克昌、毕法《外科证治全书》。

【外治方药】

1. 苦参汤：

［组成］苦参、蛇床子、荆芥穗、白矾各等分。

［制法］上四味煎汤，去渣取液。

［用法］放温洗。

［功效］祛风湿，解毒，杀虫，止痒。

［主治］疥疮。

［方剂来源］宋·严用和《严氏济生方》。

2. 神异膏：

［组成］全蝎（去毒）7个，皂角（锉碎）9g，巴豆（去壳）7粒，蛇床子9g，麻油30g，黄蜡15g，轻粉0.5g，雄黄（别研）9g。

［制法］上先用皂角、全蝎、巴豆煎油变色，去了三味，入黄蜡化开，取出冷处，入雄黄、蛇床末、轻粉，和匀成膏。

［用法］先用苦参汤温洗却，以药搽疥疮上。

［功效］祛风解毒，杀虫止痒。

［主治］疥疮。

［方剂来源］宋·严用和《严氏济生方》。

3. 疮疥方：

［组成］苦参120g，生甘草、金银花各30g，苍耳子250g，荆芥、防风各30g，生黄芪90g。

［制法］上药加水煮汤，候稍温。

［用法］洗患处，每日3次。

［功效］祛风，解毒，止痒。

［主治］疮疥。

［方剂来源］清·柏鹤亭等《神仙济世良方》。

4. 遍身疥癞方：

［组成］大枫子30g，胡桃肉15g，川椒末6g，樟脑、枯矾各9g。

［制法］上药研细末，极烂。

［用法］搽患处。

［功效］解毒，杀虫，止痒。

［主治］疥疮。

［方剂来源］清·柏鹤亭等《神仙济世良方》。

5. 一扫散：

［组成］大枫子肉3g，枯枫9g，蒺藜10g，花椒、五倍子（略炒）、硫黄、雄黄、青矾、水银各3g，人言（红矾，有毒）1.5g。

［制法］上药研细末，香油调成膏状。

［用法］外搽患处，少许。

［功效］清热解毒，杀虫止痒。

［主治］疥疮（各色疥疮）。

［方剂来源］明·龚居中《外科百效全书》。

［注］上方有毒。

6. 扫疥方：

［组成］大黄、蛇床子、黄连、狗脊、黄柏、苦参各15g，硫黄、水银各12g，雄黄、黄丹各7.5g，轻粉3g，大枫子、木鳖子（去壳）各15g。

［制法］前六味为末，再加入其他药研细末，杵匀。

［用法］洗浴后，搽疮上。

［功效］清热解毒，杀虫。

［主治］疥疮。

［方剂来源］清·赵学敏《串雅内编》。

7. 一扫光：

［组成］蛇床子、苦参各30g，芜荑30g，雄黄、川椒、大枫子肉、硫黄各30g，枯矾36g，轻粉60g。

［制法］共研末，猪油成膏装瓶备用。

［用法］用布包搽患处立愈。

［功效］解毒，杀虫。

［主治］疥疮、妇女阴蚀疮等症。

［方剂来源］清·汪廷楷《医方择要》。

【外治疗法】

1. 如手指缝、手腕屈侧、腋窝屈侧、肘部屈侧、股内侧、女子乳房下、小腹，用苦参汤温洗，每晚1次，每次3~30min，3日为一个疗程（详见本章节）。

2. 小儿颜面部、头部及男子生殖器等处，用疥疥方外洗患处，每日3次，连用7天（详见本章节）。

［注］上述二方对人体无毒副作用。

3. 常见灭疥洗剂：雄黄、明矾各30g，苦参50g，百部、荆芥各20g，白鲜皮50g，土槿皮20g，黄柏、蛇床子各30g，加水2500mL，煎水外洗。

【现代疗法】

可用20%硫黄霜，外搽，每日2次，或10%~25%苯甲酸苄酯霜，外搽，每日2次。或用复方硫黄洗剂，外用，每日2次。

【护理与预防】

1. 平时注意清洁卫生，勤洗澡，勤换衣服，被褥常洗晒。

2. 接触患者后用肥皂洗手，与患者分居，同病者需同时治疗，以杜绝传染源。

3. 公共浴室要经常消毒衣箱及浴巾。

第十七节　虫咬皮炎

本病是被螨虫、蠓、隐翅虫、白蛉、桑毛虫、松毛虫、蛟、臭虫、蜂等虫类叮咬，接触其毒液或虫体的粉毛而引起的一种皮炎。中医属"虫咬蜇伤"范围。

【中国古代中医论述】

1. 晋·葛洪《肘后备急方》卷七·治卒中沙虱毒方第六十六："山水间多有沙虱，甚细，略不可见，人入水浴，及以水澡浴，此虫在水中著人身，及阴天雨行草中亦著人……初得之，皮上正赤，如小豆、黍米、粟粒，以手摩赤上，痛如刺。"

2. 隋·巢元方《诸病源候论》卷三十六·蠼螋尿候："蠼螋虫……所螫，然后起细瘰，作聚如茱萸子状，其疮瘰遍赤，中央有白脓如粟粒，亦令人皮肉拘急。"

3. 宋·王怀隐《太平圣惠方》卷第十七·治诸虫咬人诸方·辟蚊虫及诸虫等方："苦楝花、柏子、石菖蒲。上件药捣筛为散，慢火烧，闻气自去。"

4. 明·王肯堂《证治准绳·疡医》卷之六·刺毛虫伤："春夏月树下墙堑间，有一等杂色毛虫，极毒，凡人触著者，则放毛入人手足……其初皮肉微痒渐至痛。"

5. 清·顾世澄《疡医大全》卷之三十八·杨辣虫辣门主论："杨蜮虫即杨辣虫，又有瓦蜮虫，俱能辣人，即令皮肤肿痛如火燎一般，治用淡豆豉捣敷之。又曰：瓦蜮虫即射工，乃树间杂毛虫也。人触之即能放毛射人，初痒次痛，势如火燎，久则外痒内痛……用豆豉同清油捣敷，少时则毛出……又方，白芷煎汤洗之。"

［注］上述论述均与虫咬皮炎相似。

【病因病理】

由昆虫叮咬接触其毒液，或虫体的粉毛，邪毒侵入，阻于肌肤而成。

现代医学认为，这些昆虫的唾液或毒腺中含有多种抗原成分，侵入皮内，可引起毒性反应及过敏反应。

【临床症状】

被虫类叮咬或接触其毒邪，或其毒毛、毒刺，刺入皮肤内自觉瘙痒、焮热或疼痛。继则出现皮疹、丘疹、风团或瘀点，或起红斑、水疱，疱破形成糜烂，少数者可因感染继发成脓疱。若毒毛、毒刺入皮内，未去除掉，疼痛剧烈后瘙痒不止，继而肿胀症状夜间加剧，损害呈散性分布。

临床因虫类不同其症状有差异：

1. 螨虫皮炎：为粟米到黄豆大小的红色丘疱疹，或为紫红色的肿块或风团，甚者有大疱，中心有虫咬的痕迹，或因搔抓而有抓痕和血痂。

2. 隐翅虫、蠓叮咬皮炎：

（1）隐翅虫皮炎：为线状或条索状红肿，上有密集的丘疹、水疱或脓疱，自觉剧烈灼痛及灼痒感。

（2）蠓叮咬皮炎：叮咬后局部出现红斑、风团或水疱，中央有吮吸点，患处痒或奇痒，呈不规则疏散分布。

3. 桑毛虫皮炎：毒毛接触皮肤后即感痒、痛，起红色丘疹、风团、丘疱疹，患处根据毒毛接触范围视皮炎面积大小，继而痒、痛加重，3~6h后瘙痒，痛为剧烈，又其直接不慎接触活虫，其毛刺入皮肤迅速起丘疱疹，疼痛难忍，柳树、槐树生长桑毛虫为最毒，治疗后

24h 症状缓解。少数患者伴有关节红肿疼痛，甚至化脓，脓液培养无细菌生长。

【内服药疗法】

病情于局部，不必内服药，若皮疹广泛，此起彼伏者，可服清热解毒之剂，五味消毒饮。若见水疱，奇痒难忍，抓破糜烂，夜间尤甚，心烦易怒，大便干结，小便黄赤，舌苔薄黄，脉弦数。可服清肝利湿之剂，龙胆泻肝汤。若见患处多处剧烈瘙痒，可用消风汤（《罗氏会约医镜》）祛风除湿，凉血解毒。

【外治方药】

1. 二味拔毒散：

［组成］雄黄、明矾各等分。

［制法］上药研细（粉）。

［用法］患处先用生姜汁洗，再上药用清茶调搽。

［功效］解毒杀虫，消肿止痛、止痒。

［主治］各种虫叮咬伤，红肿痛痒。

［方剂来源］清·吴谦《医宗金鉴》。

2. 大马齿膏：

［组成］马齿苋（切碎、焙干净）150g，黄丹（飞）、黄柏、枯白矾、孩儿茶各 9g，轻粉 3g。

［制法］上为细末，和匀后入轻粉，用生桐油调，摊于厚桐油纸上。

［用法］用葱椒汤洗净患处，贴之。

［功效］清热燥湿，定痛止痒。

［主治］痛痒至骨者效。

［方剂来源］明·李梴《医学入门》。

3. 紫草方：

［组成］紫草、麻油各等分。

［制法］紫草研细放置麻油浸泡。

［用法］外涂患处。

［功效］凉血解毒。

［主治］诸般恶虫咬（伤）。

［方剂来源］明·王肯堂《证治准绳》。

［注］白芷煎汤洗患处，取蒲公英根茎白汁敷之立瘥。治射工伤。

4. 麝香锭子：

［组成］麝香、雄黄、乳香、硇砂各 6g，土蜂窝一个（约 3g），露蜂房一个（约 5g），烧灰存性。

［制法］上药研细末，米醋糊为锭子。

［用法］磨涂患处即瘥。

［功效］清热解毒，消肿止痛，杀虫止痒。

［主治］二十七般毒虫咬疮，肿痛不已。

［方剂来源］清·陈士铎《洞天奥旨》。

【外治疗法】

1. 初期用二味拔毒散、紫草方外涂患处（详见本章节）。

2. 用新鲜马齿苋捣外敷。

3. 有继发感染者，用苦参汤：苦参、野菊花、蛇床子各 60g，金银花 30g，白芷 20g，黄柏、地肤子各 30g，石菖蒲 10g，煎汤，临洗。1 日 2~3 次。

［功效］清热解毒，燥湿敛疮。

［方剂来源］清·高秉钧《疡科心得集》。

4. 各种虫叮咬疮。

青宝丹：大黄 500g，姜黄、黄柏各 250g，白芷 180g，青黛、白及各 120g，天花粉 60g，陈皮 120g，甘草 60g，上药研细。

［用法］每次 10~30g，用野菊花捣汁，或淡茶叶汤候冷，或加蜜水，或甜菜汁，或丝瓜叶汁……或夏枯草泡汤，皆可调敷，随症选用。清热解毒，箍毒消疮。应用一切热毒红肿后。

［方剂来源］清·马培之《青囊秘传》。

［注］本方剂随证应用消肿止痛效果明显。

【现代疗法】

1. 症状较重可用氯苯那敏（扑尔敏）4mg×24 片，4mg，每日 3 次。维生素 C 0.1g×36 片，每日 3 次。炉甘石洗剂 100mL 外搽。

2. 皮炎治疗以止痒、消炎和防止继发感染为主。

3. 并发关节炎者以消炎、止痛，可服吲哚美辛（消炎痛）或泼尼松等。

【护理与预防】

1. 夏季夜间外出野外，露出部位搽防虫咬制剂，或穿长袖衣裤。

2. 注意环境卫生，可用烟叶、青蒿、野艾、百部等干品烟熏或用现代杀虫剂灭虫。

第十八节　接触性皮炎

皮肤或黏膜接触外界某种物质后引起的皮肤炎症反应叫接触性皮炎。按发病机制可分原发刺激性与变态反应性两种：对皮肤有强烈刺激性的物质，如强酸、强碱、斑蝥等为强刺激物，任何人接触皮肤很快引起病变（急性皮炎），叫原发刺激性接触性皮炎。对皮肤刺激性不大，或基本无刺激的物质，如外用药、生漆、染发剂、化妆品等，仅在少数人具有特异过敏体质者发病（发生皮炎），叫变态反应性接触皮炎。古代与现代社会生活条件各不相同，接触到的物质有异同之分。本病相当于接触性皮炎的病名：漆疮、马桶癣、膏药风、粉花疮等。

【中国古代中医论述】

1. 晋·葛洪《肘后备急方》卷五：“治漆疮，汉椒汤法之，即愈……治漆疮羊乳傅之。”

2. 隋·巢元方《诸病源候论》卷三十五·漆疮候：“漆有毒，人有禀性畏漆，但见漆便中其毒。喜面痒，然后胸臂胜胁䏚皆悉瘙痒，面为起肿，绕眼微赤，诸所痒处，以手搔之，随手辇展，起赤㾦瘰；㾦瘰消已，生细粟疮甚微，有中毒轻者，证候如此。其有重者，遍身作疮，小者如麻豆，大者如枣杏，脓焮疼痛，摘破小定或小瘥，随次更生。若火烧漆，其毒气则厉，著人急重；亦有性自耐者，终日烧煮，竟不为害也。”

3. 唐·王焘《外台秘要》第二十九卷·漆疮：“煮柳叶汤，适寒温洗之，柳皮尤妙……此疾……有著者，遍身头面似疹癫浮肿，生疮痛痒……心烦恍惚，不得睡眠，因疗之迟，遂为他疾，或便成风癞，亦可畏也。"

4. 宋·王怀隐《太平圣惠方》卷第六十五·治漆疮诸方："治漆疮，遍身焮赤疼痛方：沥青香 60g，黄蜡、桂心各 30g（研细），麻油 60g。上件药都一处熬作膏，涂之。"

5. 宋·赵佶《圣济总录》卷第一百三十四·漆疮："论曰：漆虽有毒，性有所畏，毒即中之，亦有气适然相连者。中毒轻者痒，始于面而胸臂腓腨应之，头面肿起，赤绕于目，搔之随手生痞癗，已而细疮如粟。重则遍身作疮，小如麻豆，大如枣李，肿焮痛楚，旋差旋发，如火燔之状是也。"

"治漆疮，荷叶汤洗方：荷叶燥者，一斤。上一味，以水一斗煮取五升，洗了以贯众末掺之，干则以油和调涂。

治漆疮，薤汁涂方：薤。上一味捣取汁涂之。煮薤叶洗亦佳。"

6. 明·王肯堂《证治准绳·疡医》卷之五：漆疮："谷精草煎洗，甚速效……用白矾煎汤，浸洗……莽草叶，煎汤洗……治漆疮久不差，用漆草捣烂敷患处，立效。"

7. 明·王肯堂《外科正宗》卷四·漆疮第八十六："漆疮由来自异，有感而弗感也，俗称木生人感之非也，但漆乃辛热火象有毒之物，人之皮毛腠理不密，故感其毒。先发为痒，抓之渐似瘾疹出现皮肤，传遍肢体，皮破烂斑，流水作痛，甚者寒热交作。"

8. 明·申斗垣《外科启玄》卷九·漆疮："凡人感生漆之毒气，则令浑身上下俱肿，起疮如痱子，如火刺，刺为痛，皮肤燥烈。三五日比风热疮或疼或痒为异。"

9. 清·祁坤《外科大成》卷四："由新漆辛热有毒，人之秉质有偏，腠理不密，感其气而生也。"

10. 顾世澄《疡医大全》卷之十二·粉花疮："粉花疮多生于室女，火浮于上，面生粟累，或痛或痒，旋灭旋起。亦有妇女好搽铅粉，铅毒所致。"

11. 清·邹岳《外科真诠》卷下·漆疮："漆疮由人之腠理不密，感漆辛热之毒而生，初起面痒而肿，抓之渐以瘾疹，色红，遍传肢体焮痛，皮破烂斑流水，甚者寒热交作。宜内服化斑解毒汤。"

【病因病理】

禀赋不耐，皮毛腠理不密，感漆辛热之毒，或对膏药过敏反应，内蕴湿邪郁于皮肤所致。

【临床症状】

（一）漆疮

接触漆树、漆液或漆器等，急者突然发生潮红、肿胀、焮热、作痒，甚则伴发细小丘疹或水疱，抓搔破后形成糜烂，流滋，特点是发病部位与接触部位一致，边界清楚，皮损类似于湿疮，毒重者因抓搔，可延及躯干、四肢而传遍全身，自觉疼痛瘙痒。严重者可伴有形寒发热，食欲不振，头痛，便秘，甚至心神恍惚，夜不安寐，舌质红，苔黄腻，脉浮数或弦数等全身症状。

若患者是第二次与漆接触，病情较初次严重，病程亦较长，如反复发作，可致皮肤粗糙、肥厚转为慢性湿疹样变化。治疗适当一般 1~2 周内治愈。

（二）马桶癣

马桶癣是因接触新漆马桶而使臀部呈圈状损害，皮损大小与所接触马桶口相仿，臀部皮肤潮红，境界清楚，继则出现丘疹、鳞屑、水疱或脓疱，瘙痒，破则糜烂，浸淫，日久结痂，脱屑，可反复发作，导致皮肤粗糙肥厚。愈后有色素沉着，不留瘢痕。

（三）膏药风

膏药风是中草药物引起接触性皮炎较多见的一种，引起膏药风因禀赋不耐，外敷贴膏药，药毒蕴结于肌肤而生。主要损害发生在接触刺激的部位，皮肤先潮红、肿胀，甚者出现水疱，破后糜烂，渗出，边界清楚，形态或方或圆，与膏药或橡皮膏类外用药的形态类似。自觉瘙痒剧烈，或有烧灼感，抓破继发感染者，则肿胀疼痛，一般无全身不适。

【鉴别诊断】

本病应与颜面丹毒、急性湿疹相鉴别。

1. 颜面丹毒：无漆的接触史。局部红肿，境界明显，往往先由一侧的鼻部或耳部开始，蔓延及同侧的颊部，迅速跨越鼻部而达另一侧，自觉疼痛而无瘙痒，甚者寒、高热、恶心、头痛等。

2. 急性湿疮：无漆的接触史，皮损形态呈多形性，部位不定，边界不清楚，以头、面、四肢远端、阴囊等处多见，可泛全身。若发展成亚急性或慢性湿疹，时轻时重，反复不愈，自觉症状灼热，剧烈瘙痒。

【内服药疗法】

热毒内蕴证：

［主证］接触过漆毒，皮肤上突然发生潮红，肿胀，焮热作痒，甚者伴发细小密集丘疹或水疱，搔破则成糜烂，流滋色黄，发于颜面者水肿明显，甚者眼睑肿胀，不能开启，形似月圆，伴有口渴、便干、舌质红、舌苔黄、脉浮数或弦滑。

［方剂］化斑解毒汤。

［组成］玄参、知母、石膏、人中黄、黄连、升麻、连翘、牛蒡子各3g，甘草1.5g。

［制法］水煎，去滓。

［用法］温服。

［功效］清热解毒。

［主治］漆疮。

［方剂来源］明·陈实功《外科正宗》。

［方剂］清痒汤。

［组成］黄芪、防风、荆芥、苦参、蝉蜕、白蒺藜（炒）、僵蚕、当归、生地、赤芍、川芎、何首乌各6g（成人用量）。

［制法］水煎，去滓。

［用法］晚徐服。

［功效］疏风清热，养血止痒。

［主治］皮疹密如蚕子，痒不可当。

［方剂来源］清·李文炳《仙拈集》。

［方剂］清心泻火汤。

［组成］苍耳草叶60g，当归、天麻各30g（酒浸），苦参180g，薄荷叶、荆芥各60g，防风、黄连、蝉蜕各30g。

［制法］上为末，酒糊为丸，如梧桐子大。

［用法］每次70丸，白汤送服。

［功效］清心泻火，除湿祛风。

［主治］癣疮。

[方剂来源] 宋·窦汉卿《疮疡经验全书》。

[注] 热毒盛者，宜用化斑解毒汤。水肿显著宜用清心泻火汤，方剂中苦参用量增至3~6倍以显清热燥湿、祛风止痒之功，苦参归心、肝、胃、大肠、膀胱经，《素问·至真要大论》："诸痛痒疮，皆属于心。"若瘙痒剧烈宜用清痒汤治之。

【外治方药】

1. 三白散：

[组成] 杭粉30g，石膏9g，轻粉15g。

[制法] 上药为末。

[用法] 韭菜汁调敷，纸盖；如无韭菜汁，凉水调敷。

[功效] 清热解毒。

[主治] 漆疮。

[方剂来源] 明·陈实功《外科正宗》。

2. 五美散：

[组成] 黄丹、枯矾、黄柏各9g，熟石膏30g。

[制法] 上为细末，和匀。

[用法] 麻油调敷，患处。

[功效] 清热，燥湿，止痒。

[主治] 疮痍，痒而痛。

[方剂来源] 清·马培之《青囊秘传》。

[注] 忌浴热汤。

3. 二味消毒散：

[组成] 白矾30g，明雄黄6g。

[制法] 上药研细末，茶清调化。

[用法] 鹅翎蘸扫患处。

[功效] 除湿止痒。

[主治] 漆疮及湿毒引起疮疡，红肿痛痒流水。

[方剂来源] 清·祁坤《外科大成》。

[注] 清·祁坤《外科大成》卷四："漆疮：其未破处发红斑作痒者，用二味消毒散揩之。"

4. 漆疮诸方：

（1）谷精草煎汤洗，甚速效。

（2）用白矾煎汤，浸洗。

（3）用杉木煎汤，洗之效。

（4）用莽草叶，煎汤洗。

（5）芒硝150g，汤化，浸洗之。

（6）生柳叶900g，冬用皮，煎汤适寒温洗之。

[方剂来源] 明·王肯堂《证治准绳·疡医》卷之五。

【外治疗法】

1. 患处红肿，渗液明显时，用二味清毒散，湿敷患处1日2次（1次30min）。或用白矾煎汤浸洗（20min左右），不宜久用。

2. 皮损处红斑丘疹为主，无渗液，用谷精草 100g 煎汤，去渣取液 500mL，涂搽患处。或用鲜柳树叶 1000g，加水 2000g，煎 1h，去渣取液，再煎成膏状 100mL 左右，外涂患处，至愈为止。

[注] 化妆品性皮炎可用谷精草、鲜柳树叶煎汤外洗或湿敷。谷精草：疏散风热。北宋·刘翰等《开宝本草》谷精草治"诸疮疥"。柳叶苦、寒，无毒，清热解毒，陶弘景："疗漆疮"。《肘后备急方》卷五："卒得恶疮，不可名识者：煮柳叶若皮，洗之；亦可纳少盐。此又疗面上疮。"各种原因引起的接触性皮炎，彻底清除过敏原后，用柳叶或皮煎煮取汁，或湿敷均可用之。

【针灸疗法】

1. 针刺：取穴曲池、合谷、尺泽、委中、足三里等，用泻法，1 日 1 次。

2. 放血：用三棱针点刺尺泽、委中穴，放血 1~2 滴，隔日 1 次。

【现代疗法】

1. 内治：以脱敏、止痒为主。

（1）氯苯那敏（扑尔敏）4mg×24 片，4mg，每日 3 次。

（2）维生素 C 0.1g×36 片，0.2g，每日 3 次。

（3）10% 葡萄糖酸钙 10mL×5 支，10mL，缓慢推注，每日 1 次。

2. 外治：

（1）0.4% 庆大霉素溶液 500mL，湿敷。

（2）皮炎平软膏 20g，外搽。

（3）地塞米松霜 20g，外搽。

（4）炉甘石洗剂 100mL，外搽。

[注] 一经确诊，应即去除致敏物，一般单用外用药物即可。

【护理与预防】

1. 彻底清除过敏原，患处忌用热水。

2. 多饮开水，忌食辛辣、油腻、鱼腥等发物。

第十九节　药物性皮炎

药物性皮炎又称药疹，主要是发生在皮肤、黏膜上的药物不良反应，即药物通过口服、吸入（现代注射）、栓剂、灌注、外用药物等各种途径进入人体后，在皮肤黏膜上引起的炎症反应，皮损一般全身泛发，对称分布，可表现为荨麻疹、麻疹样皮疹、猩红热样、多形红斑样、紫癜样、血管性水肿、大疱性松解型，剥脱性皮炎等多种形态。引起药疹的药物种类繁多，病情轻重不一，少数患者有畏寒、发热、乏力、头痛、全身不适，严重者有黏膜及内脏损害，甚至危及生命，自觉不同程度瘙痒。中医学称"药毒""中药毒"。本节所讨论内容以中药所引起的内脏或皮肤反应为主，并非现代化疗所用的药物引起反应的全部。

【中国古代中医论述】

1. 隋·巢元方《诸病源候论》卷二十六·解诸药毒候："凡药物云，有毒及有大毒者，皆能变乱，于人为害，亦能杀人，但毒有大小，自可随所犯而救解之。"

2. 唐·孙思邈《备急千金要方》卷第二十四·解百药毒："论曰，甘草解百药毒。"卷第二十六："鲫鱼，味甘平，无毒。主一切疮，烧作灰，和酱汁敷之，日二。"

3. 唐·王焘《外台秘要》第三十一卷·服药过剂及中毒方："烧犀角，水服一方寸匕。"解诸药草中毒方："甘草三两炙，以水五升煮取二升，内粉一合，更煎三两沸，内蜜半两，分服，以定止。"

4. 宋·王怀隐《太平圣惠方》卷第三十九·解诸药毒诸方："风药毒及中一切毒，皆能变乱……但毒有大小，可随所犯而救解之，若毒重者，令人咽喉肿痛，而眼睛疼痛，鼻干，手脚沉重，常呕吐，唇口习习，腹里热闷，颜色乍青乍赤，经久则难疗。"

5. 宋·赵佶《圣济总录》卷第一百八十三·乳石发热身体生疮："论曰：服石法，觉饥则食，坐卧衣服如之，则将适有度，而石势不作，傥将适失度，则其热壅滞，血气涩结，此身体所以生疮，且屡辗至微，一过乎温，则足指生疮，况身体覆幂周密之至，鲜有不为患者。治乳石发热，体生细疮，并热不已，黄连汤方：黄连（去须），芒硝各三两。上二味以水七盏，先煎黄连至四盏，去滓，内芒硝末搅匀，停温以手巾蘸药，搨疮上。"

"治乳石发热，遍体生疮，兼气力弱，大黄汤方：大黄剉，炒三两，栀子仁二七粒，黄芩去黑心，麦门冬去心，焙，甘草炙，剉，各一两。上五味粗捣筛，每服五钱匕，水二盏煎至半盏，去滓，内芒硝末一钱匕，更煎三两沸，分温二服，早晨、夜卧各一服。"

"治乳石发，两股生疮热痒，兼头痛，麦门冬汤方：麦门冬去心，焙，知母焙，泽泻，甘草炙，剉，各一两，粳米五合。上五味粗捣筛，每服五钱匕，先以水五盏，煎小麦二合，竹叶二十片至三盏，去滓下末重煎至一盏半，去滓，分温二服，空心、日晚各一。"

6. 宋·赵佶《圣济总录》卷第一百八十三·乳石发口疮烂："论曰：乳石发口舌疮烂者，以食饮不时，谷气不足，石性暴烈，其热乘于心脾也。脾主口，心主舌，热积而疮，疮甚而烂，复不得食，则热极可知。解之之剂，不可缓也。

治乳石发，体热烦闷，口中疮烂，表里如烧痛，不能食，栀子仁汤方：栀子仁十枚，黄芩去黑心，大黄剉，各三两，豉二合。上四味粗捣筛，每服五钱匕，水一盏半，入香豉一合，煎至八分，去滓食前温服。"

"治乳石发，食饮失度，口中发疮，漱黄芩汤方：黄芩去黑心，三两，石膏碎，五两，甘草炙，剉，升麻各二两。上四味粗捣筛，每服五钱匕，水一盏半，煎至八分，去滓，故冷用漱口，一日十遍，喉咽有疮，稍稍咽之。"

［注］宋·赵佶《圣济总录》卷第一百八十三·乳石发动门，记述了多种药物的不良反应及救治方药，对药物性皮炎有明确记载。如治乳石发身体生疮："治乳石发热，体生细疮，并热不已，黄连汤方。"乳石发口舌疮烂："治乳石发，体热烦闷，口中疮烂，表里如烧痛，不能食，栀子仁汤方。"论述药毒二十节，包括因误服、服药过量引起的中毒反应，又论述药性、剂量，因机体不能耐受而引起的过敏反应，既包括皮肤黏膜的炎症，又包括全身脏器的不良反应。本书记载内外方剂 85 首，是宋代以前治疗药毒范围较大的记录。

7. 明·徐春甫《古今医统大全》卷之七十七·解诸药石毒方·误狼毒毒："《医说》王仲礼嗜酒，壮岁时，疮痤发于鼻，延于颡心，甚恶之，服药不效。一僧使服何首乌丸，当用二斤。适仆人识草药乃掘得之。其法忌铁器，但入砂钵中，借黑豆蒸熟，既成，香味可念。意谓所蒸水必能去风，澄以洗面。初觉极热，渐加不仁，至晚大肿，耳目口鼻浑然无别。望之者，莫不惊畏。王之母曰：凡人感风癞非一日积，吾儿遇毒，何至于是？吾闻生姜汁、赤小豆能解毒，山豆根、黑蚨粉能消肿。亟命仆捣姜汁，以三味为末，调敷之，半夜肿退，到晓日如旧，探何首乌择不净，有野狼毒杂其中，以致此挠也。"

8. 明·王肯堂《证治准绳·疡医》卷之四·背部："或问：背上细癌无数，浸淫一二尺，如汤火伤，烦躁多渴……此丹毒发疽也，因服丹石刚剂所致……紫黯者死……宜服黄连消毒散、胜金丹、国老膏。"

[注] 这颇似一种大疱坏死的药疹，如呈紫暗，出血性皮疹，则病情危笃。

9. 明·王肯堂《证治准绳·疡医》卷之四·发背："有人多服金石烧炼之药，毒恶流滞成发……初起如丹疹之状，蒸蒸渐开如汤火疮，面色如朱，心膈烦，多渴嗜冷，其疮难起，起即惊人，犹胜于阴阳二毒者，缘此有解金石药毒汤散，治其内也，赖有根底分明，亦须急疗方安。"

10. 清·顾世澄《疡医大全》卷三十九·解中药毒门："凡敷搽药内有砒霜，患处作痛或腐溃者，用湿泥频涂换之，若毒气入腹，胸膈苦楚，或作吐泻，冷饮米醋一两盃即止，多亦不妨。生绿豆末麻油调服，亦可……敷帖巴豆患处作痛，肌肉溃烂，生黄连末，水调敷之，即解。若毒入内，吐泻等证，更以水调服一二钱，或大小豆，菖蒲汁皆可……解诸药毒，生姜汁灌之。"

[注] 药毒在中国古代中医文献记载很多，专设章节论述与药毒（药物性皮炎）相似的临床表现的著作，《圣济总录》《证治准绳》《外科大成》《疡医大全》等，记录引起药疹的中药种类繁多，皮损多种多样，病情轻重不一，药毒内侵、生热化火、血热肉湿、湿热相合、发疮作痒变疮、皮破烂斑、水流作痛等。不同的药毒有不同的内治与外治方剂，施治各异，对后世及现代治疗各种药毒有一定启发与指导意义。本节所讨论的是古代治疗药毒方剂与现代相似的临床症状的症型辨证施治。如现代药疹最严重的一型，"大疱性表皮松解型"起病急骤，1~2 日遍布全身，甚者伴有高烧，因感染、毒血症、肾衰、危及生命。应用现代医学疗法及中医治疗神昏、谵语的方剂等同时应用。

【病因病理】

禀赋不耐者用药不能治病，反而不能耐受起疹漆病，此时药能变为毒，进入人体极易化火，燔营灼血，血热发斑，皮疹焮红肿胀，或如汤火烫伤，后期毒火耗气伤阴，气阴两伤。或药毒导致风、湿、热毒之邪外达于肌肤，风热相搏发为红色斑丘疹、风疹块。或过食肥甘厚味，脾失健运，湿热内蕴，复感药毒，湿热药毒相合，郁于肌肤，皮肤发疱，作痒变疮，若湿热药毒下注外阴，阴器红肿、湿烂。或热毒内蕴日久，伤阴耗气，以致气阴两虚，甚者阴损及阳，病情危殆。

现代医学认为，药疹的发病机制较为复杂，药疹的机制可分为变态反应和非变态反应两大类，其中变态反应是引起药疹的主要原因。蛋白、血清制剂本身就具有抗原性，低分子量的化学药品系半抗原，可与体内蛋白质结合而成为完全抗原。过敏体质的人在用药过程中被药物抗原致敏，产生特异性抗体，产生特异性抗体或致敏感淋巴细胞而发生各型变态反应。这类免疫反应是药中最常见的类型，可分为Ⅰ型、Ⅱ型、Ⅲ型、Ⅳ型变态反应，有的药疹以一种类型为主，有的药疹兼有几种类型的变态反应。药物过敏临床表现有：Ⅰ型：过敏性休克、药物热、荨麻疹。主要原因：血液制品、生物制剂等。Ⅱ型：白细胞减少和血小板减少等。引起此类反应的药物较多，如氯霉素、氨苯砜、硫脲嘧啶、磺胺类等。Ⅲ型：迟发性荨麻疹、皮肤坏死性血管炎等。引起此型反应的药物有：肼苯哒嗪、磺胺类、普鲁卡因酰胺、青霉素等。Ⅳ型：剥脱性皮炎、接触性皮炎、湿疹、麻疹样药疹等。引起此型药疹的药物有：磺胺、镇静药、青霉素、水杨酸盐、异烟肼等。

非变态反应：若应用剂量过大或虽剂量不大但药物在体内排泄缓慢而发生的慢性蓄积作用。此外，药物的杂质、给药的方式、药物在体内的相互作用，以及机体的状态，药物使已存在的皮肤病激发等，也可引起非变态反应。近年来中草药引起过敏的报道逐渐增多，单味中药有毛冬青、穿心莲、千里光、葛根、紫草、天花粉、白蒺藜、大青叶、板蓝根、鱼腥草、槐花、丹参、红花、人参、乌贼骨、地龙、两面针、生半夏、大黄、五味子、川乌等。中成药有六神丸、云南白药、益母膏、羚翘解毒片、牛黄解毒片、天王补心丹、云芝肝泰冲剂、蜂皇浆等，还有中药针剂，如复方柴胡注射液、板蓝根注射液、穿心莲注射液等，都是引起非变态反应因素。

【临床症状】

发病前有明确用药史（凡口服、注射或皮肤黏膜直接用药），第一次多在 5~20 日内发生，重复用药常在 24h 内发病。皮疹特点，常突然发生，分布为全身性、广泛性、对称性分布。形态多样，先由面颈部位迅速向躯干、四肢扩散。而固定红斑型，即在原发处复发和扩大。发疹前可伴有形寒发热、头痛或骨节酸痛，便秘、尿赤、发疹后舌质红、舌苔薄黄或黄腻、脉滑数等。同一种药物，应用于不同人体使用，其表现不同，而不同的药物种类又可引起相同的皮疹。因此药疹的临床表现比较复杂多样，常见者有以下几种类型。

1. 荨麻疹样型：全身泛发红色风疹块、持续时间较长、皮损大小等，数目多，瘙痒较重，部分患者伴有发热、骨节酸痛、腹痛、腹泻等症状严重者可发生喉头水肿。

2. 多形红斑型：皮损多分布于四肢远端，对称发生，有黄豆至蚕豆大小红斑、丘疹、风团、水疱等，或紫红色的斑片上发生水疱，周围颜色鲜红，自觉瘙痒。严重者口腔、外阴黏膜起红斑、水疱、糜烂、疼痛明显，伴有恶寒发热等全身症状。

3. 麻疹型或猩红热型：是药疹中最常见的一种，也叫发疹型，发病突然，皮损嫩红灼热，全身散在或密集的红色针头至米粒大小的丘疹或斑丘疹对称分布，表现为麻疹样。或呈片状红斑，很快弥漫全身，以皮肤皱褶部尤甚，片状脱屑，痒，表现为猩红热样。

4. 固定红斑型：多发于皮肤黏膜交界处，口唇、阴部、手足背等处。皮损常为圆形或椭圆形紫红色或鲜红色水肿性红斑，一片或数片，边界清楚，炎症甚者中央可形成水疱，炎症消退后留有紫黑色色素沉着斑，伴有瘙痒或疼痛。发于阴部的水疱破溃、糜烂渗液，数日后结痂，逐渐消失。若再次用同一种药物，仍在原处复发。

5. 大疱性表皮松解型：本型是药疹中最严重一型。表现为起病急，1~2 日遍布全身，皮损起初表现为麻疹样、猩红热样或多形红斑样，斑上很快发生松弛性水疱，表皮松解，相互融合直至破裂、糜烂呈烫伤样改变，口腔、眼、阴部黏膜同时累及，伴有高烧、神昏、谵语，病情严重可致衰竭死亡。

6. 剥脱性皮炎型：起初皮损表现为湿疹样或麻疹样，其后迅速发展，全身皮肤潮红、肿胀，约两周后出现大片脱屑，四肢屈侧、皱褶部位有渗液结痂，有特异的臭气，严重者口腔黏膜糜烂，至毛发和指（趾）甲脱落，手足脱皮形如破手套、破袜状。常有内脏损害，若治疗不及时，可导致死亡。除上述类型外，还有湿疹样、痤疮样、苔藓样、血管炎样及光感型药疹等。药疹症型虽多样，中医辨证以风、热、湿、毒，择方施治为主。

【鉴别诊断】

本病应与麻疹、猩红热相鉴别。

1. 麻疹：麻疹多先有上呼吸道症状及怕冷、发热、咳嗽等，或眼睑水肿、畏光等，颊黏膜可出现灰白小点，逐步增多等。3 天后开始按顺序消退。

2. 猩红热：猩红热先全身症状明显，有怕冷、高热、头痛、恶心、咽喉痛等全身弥漫性鲜红色皮疹，密集处可以连成红色一片，一望猩红，故有猩红热之称，典型者有杨梅舌，口围苍白。

【内服药疗法】

首先停用可疑药物，多饮水，加快排泄，中医治法清热解毒原则贯彻治疗始终。对于重症药疹因皮损广泛，病情危重，现代医学需中西医结合治疗，尽快控制病情。

1. 药毒夹风证：

［主证］皮损红斑、丘疹，分布疏散或密集成片，或泛发红色风团、瘙痒，伴发热，头痛，关节酸痛，舌质红，舌苔薄黄，脉浮数或数。荨麻疹样型、麻疹或猩红热样型药疹，初起阶段多常见于此。

［方剂］蓝叶散。

［组成］蓝叶、川芎、赤芍、知母、生地、白芷、川升麻、柴胡、葛根、杏仁、甘草（生）各3g，石膏（煅）、栀子仁各1.5g。

［制法］共捣粗末，每次用24g，水260mL，煎至180mL，去渣，取药液。

［用法］温服。

［功效］清热解毒。

［主治］皮肤中忽有色赤，其大如掌，甚者遍有痒有痛，血分有热而受风也。

［加减］热甚加黄芩、玄参各3g。

［方剂来源］清·吴谦《医宗金鉴》。

［方剂］牛蒡子圆方。

［组成］牛蒡子30g（炒），川升麻、黄芩、秦艽各0.9g（去皮），川大黄30g（锉碎，微炒），防风15g，白蒺藜（微炒去刺）、枳壳各0.9g，黄连30g，沙参15g（去芦头），栀子仁15g。

［制法］药捣罗为末，炼蜜和捣三五百杵，圆（丸）如梧桐子大。

［用法］每服30丸，温水送下，每日3~4次。

［功效］清热解毒，消肿止痛，祛风止痒。

［主治］乳石发动，皮肤生疮。

［方剂来源］宋·王怀隐《太平圣惠方》。

［注］宋·王怀隐《太平圣惠方》卷三十八："夫服乳石之人，若将适失宜，外有风热，内有积热，乘于血气，血气壅滞，故使生疮也。"宋氏论述服乳石药物过量会引起药毒导致皮肤生疮（药疹），亦称"发动"诸证。

2. 血热发斑证：

［主证］皮肤或黏膜有紫红色斑，颜色鲜艳，水肿隆起，甚或红斑上起水疱、血疱、糜烂、灼热、瘙痒（口腔、阴部多见）或痒痛兼作，伴有口干，便秘，尿赤，舌质红，舌苔黄，脉滑数。多型红斑样型、固定红斑型药疹多属于此证型。

［方剂］犀角玄参汤。

［组成］犀角屑、升麻、射干、黄芩、人参、玄参、甘草。

［制法］用水400mL，煎至200mL，去滓。

［用法］温服。

［功效］清热解毒，化斑利咽。

［主治］发斑毒盛……或咽痛者。

［方剂来源］明·王肯堂《证治准绳》。

［方剂］丹毒发方。

　　[组成] 忍冬花、赤芍、白芍、天花粉、连翘、牡丹皮、犀角、山栀、紫花地丁、生地黄。

　　[制法] 上药水煎，去滓。

　　[用法] 温服，每日 2~3 次。

　　[功效] 清热解毒，凉血消斑。

　　[主治] 丹毒发，此症多服丹药所致（药毒）。

　　[方剂来源] 清·余景和《外证医案汇编》。

　　[注] 原方剂无名，根据方剂治疗病名"丹毒发"而拟定"丹毒发方"。

　　3. 湿热下注证：

　　[主证] 皮肤肿胀、潮红、糜烂渗出、流滋，以身体下部多见，可伴有胸闷，纳呆，小便短赤，舌质红，舌苔薄黄或黄腻，脉滑数。阴部固定红斑型药疹及湿疹皮炎型药疹，多属于此证型。

　　[方剂] 七味龙胆泻肝汤。

　　[组成] 柴胡、泽泻、车前子、木通、生地、当归、龙胆草。

　　[制法] 水煎去滓。

　　[用法] 稍热服。

　　[功效] 清利肝经湿热。

　　[主治] 肝经湿热下注、阴部湿痒或肿痛溃烂。

　　[方剂来源] 明·张介宾《景岳全书》。

　　[方剂] 萆薢渗湿汤。

　　[组成] 萆薢、薏苡仁、黄柏、赤苓、牡丹皮、泽泻、滑石、通草。

　　[制法] 水煎，去滓。

　　[用法] 温服。

　　[功效] 清热利湿。

　　[主治] 湿热下注。

　　[方剂来源] 清·高秉钧《疡科心得集》。

　　4. 火毒炽盛证：

　　[主证] 全身皮肤出现广泛红斑肿胀或起血疱、大疱、糜烂或表皮剥脱，如汤火烫伤，伴有寒战高热、烦渴、神昏谵语（内脏损害）等，舌质红绛，舌苔黄腻，脉洪数。

　　[方剂] 黄连消毒饮。

　　[组成] 黄连、人参各 3g，黄芩、黄柏、桔梗各 1.5g，苏木 0.6g，陈皮 0.9g，防风、防己、知母、泽泻、生地、当归各 1.5g，连翘 3g，甘草 0.9g，黄芪 6g。

　　[制法] 水煎，去滓。

　　[用法] 温服。

　　[功效] 泻火解毒。

　　[主治] 丹毒发，初起。

　　[方剂来源] 清·邹岳《外科真诠》。

　　[方剂] 清凉饮。

　　[组成] 金银花 60g，当归 15g，蒲公英、天花粉、连翘各 9g，荆芥、防风、甘草各 6g。

　　[制法] 水煎，去滓。

　　［用法］分2次温服。

　　［功效］清热解毒。

　　［主治］阳证疮疡，红肿焮痛，六脉洪数。

　　［方剂来源］清·刘仕廉《医学集成》。

　　［方剂］清营解毒汤。

　　［组成］羚羊角9g，生地15g，冬桑叶9g，薄荷6g，牡丹皮、白芍各9g，桔梗6g，连翘、金银花、元参各9g，竹叶3g，防风9g。

　　［制法］（上药研细末）用水300mL，煎至150mL，去滓。

　　［用法］温服。

　　［功效］清营凉血，解毒化斑。

　　［主治］皮肤出斑疹，毒火太重，忽然周身涌出，红紫成片，鼻煽气促，壮热思凉，狂言乱语。

　　［加减］如壮热退，神清，疹渐回，去羚羊角、薄荷，加麦冬。

　　［方剂来源］清·庆云阁《医学摘粹》。

　　5. 气阴两伤证：

　　［主证］火毒炽盛证后晚期皮肤红肿渐退，大片脱屑，黏膜剥脱，伴神疲乏力，心悸失眠，纳呆，便溏，口干欲饮，舌质红或有裂纹，舌苔少，脉细数。

　　［方剂］滋补养荣丸。

　　［组成］远志、白芍、黄芪、白术各45g，熟地、人参、五味子、川芎、当归、山药各30g，陈皮24g，茯苓21g，生地15g，山茱萸12g。

　　［制法］上为末，炼蜜为丸，如梧桐子大。

　　［用法］每次80~90丸，清米饮送服。

　　［功效］补气健脾，滋阴养血。

　　［主治］气阴不足，神疲乏力，心悸失眠，食欲不振。

　　［方剂来源］明·郭鉴《医方集略》。

　　［方剂］益胃汤。

　　［组成］黄芪、甘草、半夏各0.6g，黄芩、柴胡、人参、益智仁、白术各0.6g，苍术4.5g，当归、陈皮、升麻各1.5g。

　　［制法］上咬咀，用水600mL，煎至150mL，去滓。

　　［用法］食前稍热服。

　　［功效］补气益胃，升阳化湿。

　　［主治］不喜饮食，口不知味，倦怠，躁热，口干，大便溏。

　　［方剂来源］金·李东垣《脾胃论》。

　　［方剂］消红汤。

　　［组成］干葛、玄参、当归各30g，芍药15g，升麻、生地、麦冬各3g，甘草3g，天花粉6g。

　　［制法］水煎，去滓。

　　［用法］温服。

　　［功效］养阴清热，凉血化斑。

　　［主治］发红斑如绛云一片。

［加减］气短者加黄芪。

［方剂来源］清·陈士铎《辨证录》。

［方剂］竹叶石膏汤。

［组成］竹叶 15g，石膏 30g，半夏 9g（洗），麦冬 15g（去心），人参 15g，甘草 3g（炙），粳米 15g。

［制法］以水 1000mL，煎取 600mL，去滓；纳粳米，煮至米熟，去米。

［用法］1 日分 3 次温服。

［功效］清热生津，益气和胃。

［主治］热病之后，余热未清，气津两伤，唇干口燥，舌红少苔，脉虚数者。

［方剂来源］汉·张仲景《伤寒论》。

［注］本方又名人参竹叶汤，宋·陈言《三因极一病证方论》，方中竹叶、石膏清余热，除烦渴，共为君药；人参、麦冬益气养阴，以复耗伤之气津（阴），是为臣药；半夏降逆和胃，是为佐药；甘草和中养胃，是为使药，诸药相伍成分，共奏清热生津、益气和胃之功效，本方不仅用热病后期余热未清、气津已伤之证，即在热病过程中，见到气阴已伤者，均可应用。热病后期余热未清，气阴已伤之证的过程中有很多兼证，应根据症状选择不同的竹叶石膏汤对证施治，并非仲景竹叶石膏汤治疗全部。《正体类要》竹叶石膏汤偏重清胃泻火，《先醒斋医学广笔记》竹叶石膏汤偏重解表清热解毒，《丹台玉案》竹叶石膏汤偏重清热除烦，益气养阴。《城书》竹叶石膏汤偏重清胃泻火。《幼科直言》竹叶石膏汤偏重清肺透热。《医学集成》竹叶石膏汤偏重清胃生津。《麻症集成》竹叶石膏汤偏重清心泻肺。《痧疹辑要》竹叶石膏汤偏重清热解毒凉血。除《诚书》竹叶石膏汤外，其他均含竹叶、石膏、甘草，清余热，除烦渴，和中养胃，偏重出兼证时各种竹叶石膏汤疗效各异，并非一种竹叶石膏汤统领全部。若见大便秘结者应用《诚书》竹叶石膏汤，内含大黄，通腑泄热，用量10g，使毒得以下泻外排。

【外治方药】

1. 药毒方：

［组成］黄连、苦参各 90g，黄芩 30g。

［制法］上药捣碎，分 3 份，每份加水 2000g，煮取 1000g，去滓，取液备用。

［用法］洗患处。

［功效］清热燥湿，泻火解毒，消疮止痒。

［主治］药毒疮。

［方剂来源］宋·王怀隐《太平圣惠方》。

2. 治乳石发动（方）：

［组成］黄芩、川升麻、甘草各 60g，生锉，石膏 150g，蔷薇根 90g，锉。

［制法］上药都捣令碎，以水 2500g，煎至 1000g，去滓。

［用法］冷含漱口，良久吐出，每日十余次即瘥。

［功效］清热解毒，消肿止痛，敛疮。

［主治］药毒上攻，口舌生疮。

［方剂来源］宋·王怀隐《太平圣惠方》。

3. 拔毒散：

［组成］石膏（生用）、寒水石（生用）各 120g，黄柏、甘草各 30g。

［制法］上为细末，以新水调成。

［用法］外涂患处，或贴，干用凉水润之，每日 3 次，去旧药换新药。

［功效］清热泻火，解毒敛疮，消肿止痛。

［主治］热毒丹肿，游走不定。

［方剂来源］明·董宿《奇效良方》。

4. 石珍散：

［组成］熟石膏 60g，青黛、黄柏各 9g。

［制法］上为细末，用香油调成膏状。

［用法］外敷患处。

［功效］清热解毒，除湿敛疮。

［主治］一切疮痍破烂，作痛焮赤者。

［方剂来源］清·马培之《青囊秘传》。

5. 甘草蜜：

［组成］甘草。

［制法］上药研细末，白蜜调。

［用法］敷患处。

［功效］泻火解毒，止痛。

［主治］阴部生疮（湿润糜烂）。

［方剂来源］清·云川道人《绛囊撮要》。

［注］本方剂甘草 50g，研细末加水 2000g 煎至 1000g，去滓用纱布 4 层浸药液，外敷患处，2h 换 1 次，可治一切药疹。

6. 四黄散：

［组成］大黄、黄连、黄柏、黄芩、白及各等分。

［制法］上为末，水调成膏。

［用法］涂疮上。

［功效］清热解毒，消肿敛疮。

［主治］疮肿痛。

［方剂来源］明·朱橚《普济方》。

【外治疗法】

1. 皮损、红斑、丘疹、风疹块，外涂四黄散，每日 3 次（详见本章节）。

2. 皮损起疱、糜烂，用石珍散香油调外敷患处，每日 3 次，本方剂解毒、除湿敛疮、止痛效果明显（详见本章节）。

3. 皮损干燥脱屑，涂搽甘草蜜，每日 3 次（详见本章节）。

【针灸疗法】

1. 过敏性休克，取人中、涌泉、关元、足三里、内关穴针刺。

2. 荨麻疹型药疹，取大椎、风门、风池、合谷穴针刺。

【现代疗法】

全身治疗：药物性皮炎，皮损若全身泛发，对称分布可表现为荨麻疹、麻疹样皮疹、猩红热样、多形红斑样、紫癜样、血管性水肿、大疱性松解型、剥脱性皮炎等多种形态。少数患者有畏寒、发热、乏力、头痛、全身不适，重症者有黏膜及内脏损害，自觉不同程度瘙痒。

（1）氯苯那敏（氯苯吡胺，扑尔敏）片，4mg×24 片，4mg，每日 3 次。

西咪替丁片，0.2g×24 片，0.2g，每日 3 次。

泛酸钙片，5mg×100 片，10mg，每日 3 次。

硫代硫酸钠针，0.64g，注射用水，20mL。用法：静推，每天 1 次×5 天。

外用药：地塞米松霜，20g，外搽，或炉甘石洗剂 100mL，外搽。

（2）以下药物适用于重症药疹，如重症多形红斑、大疱性表皮松弛萎缩坏死型或剥脱性皮炎型。

氯雷他定（克敏能）片，10mg×6 片，10mg，每日 1 次。

氯苯那敏（氯苯吡胺，扑尔敏）片，4mg×24 片，4mg，每日 3 次。

西咪替丁（甲氰咪胍）片，0.2g×24 片，0.2g，每日 3 次。

复合维生素 B 片，100 片，2 片，每日 3 次。

10%葡萄糖注射液 500mL；氢化可的松 100～300mg；维生素 C 2.0g，静脉滴注，每日 1 次（维持 5h）。

5%葡萄糖注射液 500mL；三磷酸腺苷 20mg；辅酶 A 100u；肌苷 0.2g；10%氯化钾注射液 10mL；静脉滴注，每日 1 次。

10%葡萄糖酸钙溶液 10mL，静脉缓慢注射，每日 1 次。

5%葡萄糖氯化钠注射液 500mL；维生素 B_6 50mg；三磷酸腺苷 20mg；肌苷 0.2g；10%氯化钾 10mL，静脉滴注，每日 1 次。

［注］病情严重者，尽早足量使用皮质类固醇激素病情控制后逐渐减量以至停药。注意皮质类固醇激素的副作用。支持疗法：注意保持水、电解质平衡，预防和控制继发感染，必要时采用，免疫球蛋白、输血等措施。

【护理与预防】

1. 在用药过程中，如局部出现红斑或皮肤瘙痒，应立即停用可疑药物。

2. 对致敏药物应禁用，并在病历的醒目之处注明药物名称。

3. 药疹患者要多喝白开水，促使药毒尽快排泄出去，忌食辛、辣、腥。

4. 重症药疹患者，保持皮肤清洁，防止继发感染。

第二十节　湿疹

湿疹是由多种内外因素引起的一种常见的急性、亚急性或慢性皮肤炎症性疾病，若患者存在过敏体质则属变态反应性疾病。由于湿疹发病部位不同，皮损形态多样，依据其发病部位不同，其名称各异，其病共同点是急性期皮损以丘疱疹为主，瘙痒，搔破津水，慢性期以苔藓样为主，易反复发作，瘙痒多为阵发性。湿疹属中医学"湿疮""浸淫疮""血风疮""粟疮""旋耳疮""涡疮""头面疮""乳头风""肾囊风""阴疮""阴痒"等。总之尽管中国古代中医病名有数十种之多，但症状相似，均有湿疹的特点，现代中医为使中医病名统一化、规范化，将这些病统称为湿疹，故都放在湿疹中论述。

【中国古代中医论述】

1.《素问·玉机真脏论》："帝曰：夏脉太过与不及，其病皆何如？岐伯曰：太过则令人身热而肤痛，为浸淫。"

［注］清·张志聪："浸淫，皮肤之疮，火热盛也。"

2. 汉·张仲景《金匮要略·疮痈肠痈浸淫病脉证并治》："浸淫疮，从口流向四肢者可治，从四肢流来入口者不可治……浸淫疮，黄连粉主之。"

［注］浸淫疮是一种由湿热所致的黄水疮，由身上一处蔓延转移到身上他处。

3. 隋·巢元方《诸病源候论》卷三十五·疮病诸候·浸淫疮候："浸淫疮，是心家有风热，发于肌肤。初生甚小，先痒后痛而成疮。汁出侵溃肌肉，浸淫渐阔乃遍体。其疮若从口出，流散四肢则轻；若从四肢生，然后入口者则重。以其渐渐增长，因名浸淫也。"

4. 唐·孙思邈《备急千金要方》卷第二十三："浸淫疮者，浅搔之，蔓延长不止，搔痒者，初如疥，搔之转生汁相连著是也。""疮表里相当，名浸淫疮。"

5. 宋·赵佶《圣济总录》卷第一百三十三·浸淫疮："论曰：心恶热，风热蕴于心经，则神志躁郁，气血鼓作，发于肌肤而为浸淫疮也。其状初生甚微，痒痛。"

6. 吴谦《医宗金鉴》卷七十四·外科心法要诀，浸淫疮："此证初生如疥，瘙痒无时，蔓延不止，抓津黄水，浸淫成片。由心火、脾湿受风而成。"汁出，渐以周体。若水之浸溃，淫泆不止，故曰浸淫，其疮自口出，流散四肢者轻，毒已外出故也，从四肢反入于口则重，以毒复入于内故也。治心有风热生浸淫疮遍体，升麻汤方：升麻、大黄（锉，微炒）、黄芩（去黑心）、枳实（去瓤，麸炒令黄）、芍药各一两，甘草（炙）、当归（切，焙）各半两。上七味粗捣筛，每服五钱匕，用水盏半，入灯心一握，煎至一盏，去滓，空心晚食前温服。"

7. 宋·赵佶《圣济总录》卷第一百三十三·下注疮："论曰：足三阴之脉，脾、肾、肝之三经也，并起于足大指、小指之内，循足跗内踝前廉，膝胫中。若风湿毒气乘之，则荣卫凝涩，稽留不行，气脉下注于脚膝胫间，故令皮肤肿鞕，结核成疮，脓水不绝，绵历岁年，愈而复发。"

［注］上论述足踝部湿疹。

8. 隋·巢元方《诸病源候论》卷三十五·湿癣候："湿癣者，亦有匡郭，如虫行，浸淫赤湿痒，搔之多汁，成疮，是其风毒气浅，湿多风少，故为湿癣也。"

9. 隋·巢元方《诸病源候论》卷三十五·头面身体诸疮候："湿热相搏，故头面身体皆生疮。其疮初如疱，须臾生汁，热盛者则变为脓，随瘥随发。"

［注］上述相当于急性湿疮。

10. 隋·巢元方《诸病源候论》卷三十五·痆疮候："痆疮者，由肤腠虚，风湿之气折于血气，结聚所生。多著手足间，递相对，如新生茱萸子。痛痒抓搔成疮，黄汁出，浸淫生长坼裂，时瘥时剧。"

11. 隋·巢元方《诸病源候论》卷三十五·燥痆疮候："肤腠虚，风湿搏于血气则生痆疮。若湿气少风气多者，其疮则干燥，但痒，搔之白屑出，干枯坼痛"。

12. 隋·巢元方《诸病源候论》卷三十五·湿痆疮候："……若风气少湿气多，其疮痛痒，搔之汁出，常濡湿者。"

［注］上述相当于手足部的急慢性湿疹。

13. 明·申斗垣《外科启玄》卷之七·血风疮："此疮多在两小腿里外廉上至膝下至踝骨乃血受风邪而生也，多痒，抓破出黄水成疮。"

14. 明·龚居中《外科百效全书》卷之二·诸疮："血风疮症，乃三阴经风热郁火血燥所致，瘙痒不常，抓破成疮，脓水淋沥。"

15. 明·陈实功《外科正宗》卷四·纽扣风："皆原风湿凝聚生疮，久则搔痒如癣，不治则沿漫项背。"

　　[注] 用"风"命名各部位的湿疹。

　　16. 清·吴谦《医宗金鉴》卷六十四·外科心法要诀:"纽扣风,此证生于颈下天突之间。因汗出之后,邪风袭于皮里,起如粟米,搔痒无度,抓破津水,误用水洗,浸淫成片。"

　　17. 清·吴谦《医宗金鉴》卷六十五·外科心法要诀·旋耳疮:"此证生于耳后缝间,延及耳折上下,如刀裂之状,色红,时津黄水。由胆、脾湿热所致。然此疮月盈则苍盛,月亏则疮衰,随月盈亏,是以又名月蚀疮也。"

　　[注] 上述指的是耳部湿疹,反复发作。

　　18. 清·吴谦《医宗金鉴》卷七十三·粟疮作痒:"表虚之人,感受风邪,袭入皮肤,风遇火化作痒,致起疮疡形如粟粒,其色红,搔之愈痒,久而瘥,亦能消耗血液,肤如蛇皮。"

　　19. 清·高秉钧《疡科心得集》卷中:"乳头风,乳头干燥而裂,痛如刀刺,或揩之出血,或流黏水或结黄脂。此由暴怒抑郁、肝经火邪不能施泄所致。"

　　20. 隋·巢元方《诸病源候论》卷五十·脐疮候:"脐疮由⋯⋯风湿相搏,故脐疮久不瘥也。"

　　21. 清·祁坤《外科大成》卷二:肾囊风:"肾囊风者,阴囊作痒,甚则疙瘩顽麻,破流脂水,由肝经风湿所致。"

　　清·徐惠锉《外科选要》卷五·湿阴疮:"由肾经虚弱,风湿相搏,邪气乘之,瘙痒成疮,浸淫汗出,状如疥癣者是也。"

　　22. 隋·巢元方《诸病源候论》卷四十·阴疮候:"阴疮者⋯⋯轻者或痒或痛,重者生疮也。"

　　[注] 阴疮为阴道或外阴部溃烂成疮,阴痒、阴痛、阴肿或见糜烂、流滋。

　　23. 清·许克昌、毕法《外科证治全书》卷三·阴痒:"阴痒⋯⋯微则痒,甚则痛,或外生疙瘩,或脓水淋漓⋯⋯此证⋯⋯肝脾亏损,湿热下注而痒。"

　　[注] 中国古代医家论述类似湿疹病名有数十种,包括在疮、癣、风证之中,有时疮与癣混称,把湿毒疮称为"湿癣",慢性的又称为"干癣",把有形而有分泌物渗出的称作疮,与皮肤相平如苔藓样,无分泌物渗出的称为癣。急性者多泛发全身,慢性者多固定某一部位,部位病名各异,但症状相似,急性期有红斑、丘疹、丘疱疹、小水疱、破损,形成小点状糜烂、渗液等。慢性期多由急性、亚急性期转变而成,常局限于某一部位,表现为皮肤肥厚、粗糙、干燥、脱屑、苔藓样明显,这时期古代医家称为癣。慢性期反复发作,发作时可伴有急性期的临床表现,但较轻,急性期至慢性期中间阶段现代医学称之为亚急性期(介于急性与慢性两者之间),特点可泛发,亦可限于局部或在某一固定部位。湿疹反复发病后,有演变成慢性的倾向,与癣的定义有一定之别。

　　【病因病理】

　　本病的病因病机是禀赋不耐(禀赋是指遗传因素、体质因素),风、湿、热阻滞肌肤,内因饮食失节或过食辛辣、腥膻之品或嗜酒过度,伤及脾胃,脾失健运,致湿热而生,又外感风湿热邪,两邪相搏,浸淫肌肤而发病(多为急性期),或因素体虚弱,湿邪留恋,致碍气机,肌肤失养(多为亚急性期)。或湿热蕴久,耗伤阴血,血虚生风生燥,肤失所养形成皮肤干、粗糙肥厚、脱屑(多为慢性期)。

现代医学认为，本病病因尚不清楚，可能与以下因素有关：过敏体质者对体内外各种致敏因素产生过敏反应而诱发，其内部如慢性感染、内分泌失调、血液循环障碍、神经功能障碍、遗传因素等；其外部如自然界气候变化，风沙日光，生活环境潮湿，或食物、吸入物、动物皮毛、各种化学物质等所引发。

【临床症状】

湿疹（湿疮）皮损多种，形态多样，可发生于人体任何部位，常对称发作、瘙痒、糜烂、流滋、结痂或苔藓样变，易反复发作。现代中医学根据病程及临床特点分为急性湿疹、亚急性湿疹、慢性湿疹（发病过程分型）。特殊类型湿疹（按发病部位分型），如手部湿疹、头皮湿疹、面部湿疹、乳房湿疹、脐部湿疹、阴部湿疹等。

1. 急性湿疹：可发生于体表任何部位，好发于头面、耳后、四肢远端、手足、阴囊、女阴、肛门等处，多对称分布。皮损为多形性，原发红斑基础上密集分布的针头至粟米大小丘疹、丘疱疹、小水疱、搔抓破后有点状糜烂、渗出，皮损常融合成片，向周围扩展，自觉瘙痒，瘙痒程度剧烈必然导致皮损形态变化（因为搔抓耐受性有关），因搔抓加重糜烂，滋水淋漓，病情由轻到重，疮面由小变大，继发感染者，水疱发展变成脓疱，疱液混浊，继发感染者，水疱发展变成疱，疱液混浊，结蜡黄色脓性痂，甚者引起附近臖核肿痛，可有怕冷、发热、纳呆、便干症状。轻者数日内消失，一般2～3周可治愈。范围较大者需一个月以上治愈。用水洗或过食辛发厚味等发物都会引起急性发作或使病情加重，常因反复发作而形成亚急性或慢性湿疹。

2. 亚急性湿疹：急性湿疹减轻或未经适当处理，可发展成亚急性湿疹。皮损范围缩小，炎症减轻，而以小丘疹为主，结痂、鳞屑、瘙痒程度减轻，或因抓破依然有小片糜烂，流滋已止。如再次因外界的刺激或处理不当，可导致急性发作和皮损加重。久治不愈者，有演变成慢性湿疹。

3. 慢性湿疹：由急性湿疹、亚急性湿疹反复发作转变而来，也可由于持续轻微刺激，一开始就表现为慢性湿疹。主要皮损为浸润肥厚、表面粗糙、干燥、脱屑或伴有抓痕、血痂、色素沉着，苔藓样变明显，瘙痒多为阵发性，病情时轻时重，容易复发。

4. 特殊类型湿疹：

（1）头皮湿疮：急性者，皮损潮红，水疱，破后糜烂，滚滋，结黄厚痂，甚时流滋与头发相黏结成团；若继发感染者有脓疱，个别患者还可合并毛囊炎，疖，局部臖核肿痛，引起患处瘢痕性脱发，慢性者以瘙痒、脱屑为主。

（2）面部湿疹：急性者多对称，弥漫性潮红，细小丘疹、水疱，相互间杂存在，甚则引起眼睑、口周肿胀，慢性者多呈局限性不对称的斑片，呈圆形、椭圆或不规则形，有时有明显浸润，上有少量鳞屑。若在鼻孔、口唇周围者，则浸润、干燥、皲裂、感觉常有不适。

（3）耳部湿疹：多发生在耳后皱襞，耳轮轮者，皮损表现为潮红、糜烂、流滋、结痂及皲裂，甚至肿胀，痒痛并作。由中耳炎引起的继发性感染性湿疹，不在此范围。

（4）乳房湿疹：多见于哺乳期女性，只发生于乳头上，也可累及乳晕、乳房，表现为边界清楚的暗红斑、潮湿糜烂、流滋或结痂，自觉瘙痒，有时皲裂痛疼日久色素沉着，中医学称"乳头风"。

（5）脐部湿疹：皮损为鲜红或暗红色的斑片，潮湿、糜烂、流滋或多或少，多数结痂呈褐黄色或褐灰色，痂下渗液有臭味。病程慢性，不易治愈，若继发感染者常形成脐痈。中医称"脐疮"。

（6）阴囊湿疹：急性期潮湿、瘙痒、搔抓后肿胀光亮、暗红、流滋、有薄痂、干燥肥厚、皱纹变深加阔如核桃皮状，色素沉着，外界刺激可反复发作。中医称"肾囊风""绣球风"。

（7）女阴湿疹：前阴处部位潮红、肿胀、瘙痒、搔抓后糜烂、流滋，易感染而发生女阴炎、尿道炎、膀胱炎。中医学"阴疮""阴痒"。

（8）肛门周围湿疹：发病于肛门口，发作时潮湿、瘙痒、糜烂、流滋；慢性时则肥厚、浸润、皲裂、痒，少数患者排便有疼痛。

（9）手部湿疹：多为受外界刺激因而发病，在手背者边界清楚，潮红、痒或微痛，肿、糜烂、流滋少量，结痂，在手掌者边缘不清，皮肤肥厚粗糙，痒，冬季干燥皲裂、疼痛。

【鉴别诊断】

本病应与药物性皮炎、接触性皮炎、神经性皮炎相鉴别。

1. 药物性皮炎：突然发病，皮损广泛而多样。一般可问及在发病前有明确用药史。

2. 接触性皮炎：有明确接触史，局限在接触部位，单一形态皮疹，可有大疱及坏死，炎症较重，有瘙痒或灼热感，去除病因后可迅速自愈，不接触即不复发。

3. 神经性皮炎：易在人体易受摩擦部位发病如颈项、肘膝关节伸侧、腰骶部，多先痒而后发疹，密集成片，表面粗糙，苔藓样变化明显，边缘可见有光泽丘疹，夏季易发。

【内服药疗法】

1. 风热蕴肤证：

［主证］患处红色丘疹，可见鳞屑、结痂，渗出不明显，发病迅速，泛发全身，瘙痒剧烈，舌质红，舌苔薄黄，脉浮数或弦数。

［方剂］消风散。

［组成］当归、生地、防风、蝉蜕、知母、苦参、胡麻、荆芥、苍术、牛蒡子、石膏各3g，甘草、木通各1.5g。

［制法］用水400mL，煎至320mL，去滓。

［用法］食远服。

［功效］疏风祛湿，清热凉血。

［主治］风、湿、热毒侵袭肌肤，致患湿疹、风疹、瘾疹。

［禁忌］忌食辛辣、鱼腥、浓茶等。

［方剂来源］明·陈实功《外科正宗》。

［方剂］消风汤。

［组成］赤芍4.5g，生地6g，荆芥、白芷、金银花、羌活、独活、连翘、甘草、防风各3g。

［制法］水煎，去滓。

［用法］温服。

［功效］祛风除湿，凉血解毒。

［主治］一切疮肿……极痒。

［方剂来源］清·罗国纲《罗氏会约医镜》。

2. 湿热浸淫证：

［主证］发病急，皮损潮红灼热，丘疱疹密集，瘙痒无休，抓破后渗液流汁，伴身热不畅，心烦口渴，大便干，尿短赤，舌质红，舌苔白或黄腻，脉滑或数。

［方剂］加味泻肝汤。

［组成］龙胆草、当归、车前子、泽泻、生地黄、芍药、黄连、黄柏、知母、防风各3g，甘草1.5g。

［制法］加水230mL，煎至160mL，去滓。

［用法］食前服。

［功效］清热利湿。

［主治］肝经湿热（阴疮）。

［方剂来源］明·王肯堂《证治准绳》。

［方剂］四生散。

［组成］白附子、沙苑蒺藜、黄芪、羌活各等分。

［制法］上为末（研细）。

［用法］每服6g，盐酒调下。

［功效］祛风胜湿，解毒消疮。

［主治］下注阴湿，遍体生疮，及妇人血风。

［方剂来源］宋·陈言《三因极一病证方论》。

3. 脾虚湿困证：

［主证］脾虚湿困，蕴于肌肤，发病较缓，皮损淡红，散在丘疹、丘疱疹、瘙痒，抓后糜烂渗出，可见鳞屑，伴有纳少，神疲，腹胀便溏，舌质淡胖，舌苔白或腻，弦脉缓。

［方剂］除湿胃苓汤。

［组成］防风、苍术、白术、赤茯苓、陈皮、厚朴、猪苓、山栀、木通、泽泻、滑石各3g，甘草、薄桂（肉桂）各1g。

［制法］用水400mL，加灯心20根，煎至320mL，去滓。

［用法］食前温服。

［功效］疏风清热，健脾利湿。

［主治］温热壅遏，皮肤溃烂。

［方剂来源］明·陈实功《外科正宗》。

［方剂］除湿清热散。

［组成］茯苓6g，炙甘草、白术各3g，白芷1.5g，蒲公英6g，泽泻、猪苓、苍术各3g，羌活1.5g，天花粉4.5g。

［制法］水煎，去滓。

［功效］清热利湿。

［主治］燕窝疮。

［方剂来源］清·陈士铎《洞天奥旨》。

［注］"燕窝疮在下颏生，如攒粟痒热痛，形类黄水疮破烂，此证原来湿热成。"燕窝疮是湿疹的一种。

4. 血虚风燥证：

［主证］血虚风燥，以皮损色暗或色素沉着，剧痒或皮损粗糙肥厚，伴口干，纳差腹胀，舌质淡，舌苔白，脉细弦。

［方剂］养血定风汤。

［组成］生地15g，当归9g，赤芍6g，川芎1.5g，天冬、麦冬、僵蚕（生研）各6g，

鲜首乌 15~21g，牡丹皮 4.5~6g。

　　[制法] 加桑枝 65cm，水煎，去滓。

　　[用法] 温服，不拘时候。

　　[功效] 养血祛风。

　　[主治] 痒风，遍身瘙痒，搔之不止。

　　[方剂来源] 清·许克昌、毕法《外科证治全书》。

　　[方剂] 地黄饮。

　　[组成] 生地、熟地、何首乌（生）各 9g，当归 6g，牡丹皮、黑参、白蒺藜（炒，去刺）、僵蚕（炒）各 4.5g，红花、生甘草各 1.5g。

　　[制法] 水煎，去滓。

　　[用法] 早晚服。

　　[功效] 滋阴养血，润燥祛风。

　　[主治] 血风疮，血燥痒盛不眠。

　　[方剂来源] 清·吴谦《医宗金鉴》。

【外治方药】

1. 湿疮方：

　　[组成] 真轻粉 6g，韶粉 6g，百草霜、乳香、没药各 1.5g。

　　[制法] 上药各研细末，生桐油调作隔纸膏。

　　[用法] 贴患处。

　　[功效] 解毒止痒，敛疮。

　　[主治] 湿疮。

　　[方剂来源] 明·罗浮山人《蒺竹堂集验方》。

　　[注] 本方剂有毒，孕妇忌用。

2. 阴疮方：

　　[组成] 马齿苋 120g，青黛 30g。

　　[制法] 将马齿苋研烂，入青黛再研匀。

　　[用法] 敷疮上。

　　[功效] 清热解毒，凉血散肿。

　　[主治] 阴疮。

　　[方剂来源] 明·张时彻《急救良方》。

3. 小浴方：

　　[组成] 川椒、蛇床子、苦参各 45g，白矾、香附子各 30g，桂心 0.9g，白芷、狗脊、细辛各 30g。

　　[制法] 上药捣粗罗为散（研细末）。

　　[用法] 每用 30g，加水 240mL，煎至 160mL，去滓，倾入盆内，乘热气，用手洗患处，甚者不过三五度效。

　　[功效] 清热解毒，祛湿止痒。

　　[主治] 阴湿痒生疮。

　　[方剂来源] 宋·王怀隐《太平圣惠方》。

4. 洗药神效方：

［组成］蛇床子 60g，朴硝 30g。

［制法］上二味药，水煎去滓。

［用法］取药液洗患处。

［功效］清热燥湿，杀虫止痒。

［主治］阴湿诸疮。

［方剂来源］清·梅启照《梅氏验方新编》。

5. 吴茱萸根散：

［组成］吴茱萸根、地榆根、蔷薇根各 15g。

［制法］上药都锉，捣细罗为散。

［用法］每用先以温盐水洗疮令净，拭干傅之。

［功效］清热利湿，解毒敛疮。

［主治］月蚀疮（旋耳疮）。

［方剂来源］宋·王怀隐《太平圣惠方》。

6. 胡粉散：

［组成］胡粉（研，炒黄），甘草、蔄茹、黄连（去须）各 15g。

［制法］上药捣细罗为散。

［用法］每日三四次以傅之。

［功效］清热解毒，除湿止痒。

［主治］浸淫疮。

［方剂来源］宋·王怀隐《太平圣惠方》。

7. 露蜂房散傅方：

［组成］露蜂房 3 枚（烧灰），黄柏、甘草、黄连（去须），松脂（细研），各 30g。

［制法］上药五味捣研为散，再同和匀，每用时以水银粉少许，同麻油调匀，入前药散再和。

［用法］傅疮口。

［功效］清热解毒，祛腐生肌，燥湿敛疮。

［主治］下注疮，累年不愈。

［方剂来源］宋·赵佶《圣济总录》。

8. 大黄散：

［组成］大黄（微炒），黄芩、黄芪各 30g，赤芍、玄参、丹参、山茱萸、蛇床子各 15g。

［制法］上药研细末，水煎，去滓。

［用法］洗患处。

［功效］清热解毒，祛风燥湿，凉血止痒。

［主治］阴痒。

［方剂来源］元·李仲南《永类钤方》。

9. 黄芩汤：

［组成］雄黄、当归、川芎、大黄、矾石各 0.6g，黄连 0.3g，黄芩 0.6g。

［制法］7 味切，水 1000mL，煎至 600mL，去滓。

［用法］洗患处。

［功效］清热解毒，燥湿止痒。

［主治］阴痒。

［方剂来源］元·李仲南《永类钤方》。

10. 雄黄解毒散：

［组成］雄黄、寒水石（煅）各30g，白矾（生）120g。

［制法］共研细末。

［用法］用滚水调敷。

［功效］解毒消肿、燥湿止痒。

［主治］血风疮。

［方剂来源］清·吴谦《医宗金鉴》。

11. 蛇退散：

［组成］蛇退（蛇蜕）1条（烧存性），枯矾、黄丹、萹蓄、藁本各6g，硫黄、荆芥穗、蛇床子各3.3g。

［制法］共为细末（研细）。

［用法］香油调搽患处，湿则干掺。

［功效］清热解毒，燥湿止痒。

［主治］阴疮。

［方剂来源］清·罗国纲《罗氏会约医镜》。

12. 黄连散：

［组成］黄连、黄柏、胡粉各30g，研细，雄黄15g，研细。

［制法］上药为末，同研令匀。

［用法］先用湿浆水洗疮，然后取药敷之。

［功效］清热解毒，燥湿止痒。

［主治］治癣，湿痒不可忍。

［方剂来源］明·王肯堂《证治准绳·疡医》。

【外治疗法】

1. 急性湿疹：外治宜清热解毒，除湿止痒，可选用黄芩汤温洗，用黄连散搽疮处或干掺。

2. 亚急性湿疹：外治宜清热解毒，润燥止痒，收敛燥湿，易选用蛇蜕散等。

3. 慢性湿疹：外治宜清热除湿，润燥止痒可选用洗药神效方、阴疮方、小浴方、敷患处或洗。

［注］急性湿疹瘙痒剧烈，皮损泛发，渗液较多合并感染者选用雄黄解毒散、黄芩汤、大黄散、洗药神效方均有较好疗效。

【成药疗法】

可选用二妙丸、三妙丸、龙胆泻肝丸、防风通圣丸、当归龙荟丸、皂角苦参丸等按类型治疗，常用量4.5g，每日2次。外用药青黛膏、硫黄软膏、湿疹膏，选择而用之。

【针灸疗法】

1. 清热利湿祛风：取穴大椎、曲池、足三里、三阴交、风市，用泻法。

2. 养血祛风润燥：取穴曲池、血海、三阴交、大敦（刺血）、会阴，用泻法。

【现代疗法】

1. 内服药治疗（各型湿疹基本相同）。

（1）氯苯那敏（扑尔敏）4mg，每日 3 次。

（2）维生素 C 0.2g，每日 3 次。

（3）西咪替丁（甲氰咪胍）0.2g，每日 3 次。

（4）葡萄糖酸钙片 1.0g，每日 3 次。

2. 外用药治疗：

（1）急性湿疹无渗出阶段：炉甘石洗剂 100mL，外搽。

（2）急性湿疹有渗出阶段：醋酸铅粉 20g，配成 1∶2000 溶液湿敷。

（3）亚急性湿疹：地塞米松霜 20g，外搽。

（4）慢性湿疹：

地塞米松霜 20g，外搽。

皮炎平软膏 20g，外用。

哈西奈德（氯氟舒松）霜 10g，外用。

丁苯羟酸（皮炎灵）硬膏 2 包，贴患处。

氟轻松（肤轻松），软膏 10g，外用。

［注］若并发感染，应使用抗生素控制感染，感染控制后再按湿疹处理。

【护理与预防】

1. 急性湿疹或慢性湿疹急性发作的患者，忌热水烫洗或肥皂等刺激物洗涤。

2. 不论急性、慢性，应尽可能避免搔抓，并忌食辛辣、鸡、鸭、牛、羊肉等发物。

3. 急性湿疹期间，暂缓预防注射和接种牛痘。

第二十一节　荨麻疹

荨麻疹以皮肤出现红色或苍白色风团，发无定处，时隐时现为主要表现的瘙痒性过敏性皮肤病。一般皮损持续不超过 24h，但易反复发作。中医学称"隐疹""风瘙隐疹""风瘩瘤"。

【中国古代中医论述】

1. 《素问·四时刺逆从论》："少阴有余，病皮痹隐轸。"

2. 汉·张仲景《金匮要略》水气病脉证并治第十四："风气相搏，风强则为隐疹。"

3. 隋·巢元方《诸病源候论》卷二·风瘙隐轸生疮候："人皮肤虚，为风邪所折，则起隐轸，寒多则色赤，风多则色白，甚者痒疼，搔之则成疮。"

4. 隋·巢元方《诸病源候论》卷二·风瘙身体隐轸候："邪气客于皮肤，复逢风寒相折，则起风瘙隐轸。若赤轸者，由凉湿折于肌中之热，热结成赤轸也。得天热则剧，取冷则灭也。白轸者，由风气折于肌中热，热与风相搏所为。白轸得天阴雨冷则剧，出风中亦剧，得晴暖则灭，著衣身暖亦瘥也。脉浮而洪，浮即为风，洪则为气强，风气相搏，隐轸，身体为痒。"

5. 隋·巢元方《诸病源候论》卷二·风瘩瘤候："夫人阳气外虚则多汗，汗出当风，风气搏于肌肉，与热气并，则生瘩瘤。状如麻豆，甚者渐大，搔之成疮。"

6. 宋·王怀隐《太平圣惠方》卷第二十四·治风瘙瘾胗生疮诸方："夫风邪客热在于皮肤，遇风寒所折，则起瘾胗，热多则色赤，风多则色白甚者痒痛，搔之则成疮也。"

［注］《诸病源候论》提出"寒"多则色赤，《太平圣惠方》提出"热"多则色赤。

7. 宋·王怀隐《太平圣惠方》卷第二十四·治风瘖癗诸方："治脾肺风热攻皮肤，生瘖癗，瘙痒不止，差而复发，宜服枳壳散方：枳壳0.9g，防风15g，川升麻15g，白鲜皮15g，麦门冬30g，白蒺藜0.9g，羚羊角屑0.9g，羌活0.9g，桑根白皮0.9g，麻黄30g，甘草15g，上件药捣粗罗为散，每服12g，以水220mL，煎至132mL，去滓，不计时候温服。"

8. 元·危亦林《世医得效方》卷第十九·瘾疹："风寒暑湿外搏，肤肌发为瘾疹，遍身瘙痒，或赤或白，口苦咽干，或作寒热。"

9. 明·王肯堂《证治准绳》卷之五·瘾疹："夫风瘾疹者，由邪气客于皮肤，复遇风寒相搏，则为瘾疹。若赤疹者，由冷湿搏于肌中，风热结成赤疹也，遇热则极，若冷则瘥也。白疹者，由风气搏于肌中，风冷结为白疹也，遇冷则极，或风中亦极，得晴明则瘥，着厚暖衣亦瘥也。其脉浮而洪，浮则为风，洪则为气，风气相搏，则成瘾疹，致身体为痒也。丹溪云：疹属热与痰，在肺清肺火降痰，或解散出汗，亦有可下者。疹在表者，消毒饮子、防风通圣散；在里者，大柴胡汤、四顺饮子，虚者补中益气汤，皆同伤寒施治也。"

10. 清·祁坤《外科大成》卷四·瘾疹："瘾疹者，生小粒屑于皮肤之中，憎寒发热，遍身瘙痒。经云：劳汗当风，薄为郁，乃痱痤。热微色赤，热甚色黑。由痰热在肺，治宜清肺降痰解表。"

11. 清·吴谦《医宗金鉴》卷七十四·瘖癗："此证俗名鬼风疙瘩，由汗出受风。或露卧乘凉，风邪多中表虚之人。"

12. 清·邹岳《外科真诠》卷下·瘖癗："初起皮肤作痒，次发扁疙瘩，形如豆瓣，堆垒成片。日痒甚者，宜服秦艽牛子汤，夜痒重者，宜当归饮子服之。外用烧酒浸百部，以蓝布蘸酒搽之，谨避风凉，自效。"

13. 清·许克昌、毕法《外科证治全书》卷四·瘖癗（一名鬼风疙瘩，俗名风乘疙瘩）："初起皮肤作痒，次发扁疙瘩，形如豆瓣，堆累成片，由汗出乘风，或夜受露，风湿相搏而发，表虚人多患之，宜用荆防败毒散去前胡，独活加桂枝、白芷、石膏汗之。"

"秦艽牛子汤：秦艽、牛子、枳壳、防风、紫叶、杏仁、元参、犀角、黄芩、升麻、甘草。"

"当归饮子：当归、生地、白芍、川芎、首乌、防风、荆芥、蒺藜、甘草。"

［注］荨麻疹中国古代医书并有"瘾疹""瘖癗"之称。

【病因病理】

《医宗金鉴》瘖癗："由汗出受风，或露卧乘凉风邪多中表虚之人。"《证治准绳》瘾疹："风热结成赤疹也。""风冷结为白疹也。"《外科大成》："瘾疹者……薄为郁乃痱痤，热微色赤，热甚色黑，由痰热，在肺。"《世医得效方》瘾疹："风寒、暑、湿外搏……遍身瘙痒或赤，或白。"《杂病源流犀烛》瘾疹："瘾者由脾家蓄热，更兼风湿，故隐隐然不发胖，无颗粒，似肿非肿，多发痒……称白瘾疹。"综上所述，荨麻疹病因病理多由禀性不耐，人体对外感不正之气或某些物质不适（敏感）所致，亦可由内风致病如饮食不节，食鱼虾等荤腥，辛辣动风生热之物，致湿滞肠胃积热动风；平素气血不足，或久病致虚，或冲任失调，阴虚生风；或情志不畅，肝郁化热，伤及阴血，诸多因素均可导致营血虚亏，虚热生风，加之风邪外袭，内不得疏泄，外不得遂走成皮毛而出，郁于皮毛腠理之间，正邪相搏而致此病。清·沈金鳌《杂病源流犀烛》："诸痒为虚。"

1. 卫外不固：患者多因汗出受风，或露卧寒凉，感受风邪不正之气，夹寒或兼热侵袭肌表，肺卫失宣，卫外不固，邪郁于肌腠，邪正相搏，外不得透达，内不得疏泄而发病。

2. 禀赋不耐：进食鱼、虾、蟹等动风发物，或辛辣炙煿之品，或饮食失宜致脾失健运，湿浊内生，化热生风，邪气外越，郁于腠理所致。

3. 气血两虚：平素体弱，气血不足，或久病不愈，耗伤气血，因血虚生风内动，气虚卫外不固，风邪乘虚侵袭，内风与外邪交织于肌腠，致使病情反复。

4. 冲任不调：妇女月经不调或胎产之后，失于调理营卫失和，肌肤失养，风从内生；或情志不畅，肝郁化火，灼伤阴血，肌肤失养生风生燥外发肌表，发为瘙痒瘾疹。

现代医学认为，发病机制多数均属变态反应，主要为Ⅰ型变态反应，部分属Ⅲ型变态反应，引起致敏的病因包括以下因素。

1. 食物：动物蛋白如鱼、虾、蟹、贝壳类、蛋类等，植物或水果类及腐败食物和食品添加剂。

2. 药物：免疫介导类药物如青霉素、磺胺类药、血清制剂、各种疫苗等，或非免疫介导的肥大细胞释放剂，如吗啡、可待因、阿司匹林等。

3. 吸入物及皮肤接触物：常见的吸入物如花粉、粉尘、真菌孢子、尘螨及一些化学等；皮肤接触物如昆虫叮蜇、毒毛刺激、动物毛发等。

4. 物理刺激：如摩擦、压力、冷、热、日光照射等，上述属外源性因素（多为暂时性）。

5. 感染因素：如细菌、真菌、病毒、寄生虫等感染，幽门螺杆菌感染等可能是重要的因素。

6. 劳累或精神因素。

上述属内源性因素（多为持续性）。

Ⅰ型变态反应中 IgE 抗体吸附于肥大细胞，机体对过敏原便处于致敏状态，过敏原再次进入体内，便在肥大细胞表面发生抗原抗体反应，使其激活肥大细胞脱颗粒释放组胺、白三烯等释放过敏介质。Ⅲ型变态反应则由抗原体复合物在补体参与下损伤肥大细胞而释放过介质。另有少数由非变态反应机制如某些药物或生物聚合物，还包括物理因素（如冷、热、水、日光等），刺激肥大细胞释放剂直接诱导，均引起血管通透性增加，毛细血管扩张，平滑肌痉挛，产生皮肤、黏膜、消化道、呼吸道的一系列症状。

【临床症状】

身体的任何部位，可突然发生局限性风团小如米粒、扁豆或大如核桃、手掌大小不等的扁平隆起的风团，呈鲜红色或淡黄白色，损害范围常随搔抓的刺激，向四周扩大，可以彼此融合。自觉灼热，瘙痒剧烈，有的因手搔抓后可见隆起的划痕。皮损可局限或泛发全身，发作快，风团一般数小时即可消退，不留痕迹，以后又不断成批发生，时隐时现。急性者1周左右即可停止发作，慢性者可反复发作数月，部分患者可有怕冷、发热等症状；如伴有胃肠黏膜损害时则有恶心、呕吐、腹痛、腹泻等症状；若发生咽喉部者，可引起喉头水肿和呼吸困难，有明显气闷窒息感，甚至发生晕厥。

【鉴别诊断】

本病应与丘疹性荨麻疹、色素性荨麻疹相鉴别。

1. 丘疹性荨麻疹：多发于小儿，皮损常为散在的丘疹性风团，或顶端有小水疱，瘙痒剧烈，数日后消退。

2. 色素性荨麻疹：初起表现为风团，以后常在原处复发和消失，最终形成持久性黄褐色色素斑，少数患者经搔抓或其他机械刺激后，又再次出现风团。

【内服药疗法】

1. 风寒束表证：

［主证］瘾疹色淡或色白，或微红，遇风寒加重，得暖则减；冬重夏轻，口不渴，舌质淡，舌苔白，脉浮紧。

［方剂］桂枝麻黄各半汤。

［组成］桂枝 5g，白芍、甘草、麻黄各 3g，杏仁 5g，生姜 3g，大枣 4 枚。

［制法］水煎，去滓。

［用法］温服 1 次 1 剂。

［功效］祛风散寒，调和营卫。

［主治］太阳病……身痒（冷刺激性荨麻疹）。

［方剂来源］汉·张仲景《伤寒论》。

［方剂］桂枝汤。

［组成］桂枝、白芍各 9g，炙甘草 6g，生姜 9g，大枣 7 枚。

［制法］水煎，去滓。

［用法］分 3 次温服，药后可进热粥，以助药，并温覆取汗，但以周身微似有汗为宜。

［功效］解肌祛风，调和营卫。

［主治］风寒外袭。

［方剂来源］汉·张仲景《伤寒论》。

［加味］若顽固不愈用桂枝汤加熟附子 9g，桂枝汤调和营卫，附子温经复阳，固表止汗，即"桂枝加附子汤"。若兼气虚明显，用玉屏风散 9g 与桂枝加附子汤加减。玉屏风散方出《医方类聚》。

2. 风热袭表证：

［主证］风团鲜红，灼热瘙痒，遇热皮疹加重，得冷则轻，可伴有发热，恶寒，咽喉肿痛，舌苔薄白或薄黄，脉浮数。

［方剂］消风散。

［组成］荆芥穗、炙甘草、陈皮、厚朴（姜汤炒）、藿香、蝉蜕、人参、白僵蚕（炒）、茯苓、防风、川芎、羌活。

［制法］水煎，去渣。

［用法］温服，风热则表实，实者散之。

［功效］疏风清热。

［主治］风热，丹疹。

［方剂来源］明·吴昆《医方考》。

［注］"荆芥、川芎、防风、羌活皆辛散也。表实则里虚，虚者宜补之，人参、甘草、茯苓皆甘补也。风盛则气壅，厚朴所以下气，陈皮、藿香，所以泄气。风热生痰，治以僵蚕，表热留连，治以蝉蜕。"《医方考》卷二。

［方剂］荆芥散。

［组成］荆芥 30g，牛蒡子 0.9g，蔓荆子、天麻、人参各 15g（去芦头），黄芩 0.9g，防风 15g，乌蛇肉 60g（酒浸，微炒），独活 15g，赤茯苓、苦参各 30g（锉），枳壳 15g（麸炒微黄，去瓤）。

　　［制法］上件药捣细为散。

　　［用法］每服 6g，用温酒调下。

　　［功效］辛凉解表，疏风清热。

　　［主治］风热遍身生痦癗、瘙痒。

　　［方剂来源］宋・王怀隐《太平圣惠方》。

　　［方剂］消毒饮。

　　［组成］金银花、防风、当归、大黄、甘草、瓜蒌实各等分。

　　［制法］上㕮咀，水酒各半煎，去滓。

　　［用法］食前温服。

　　［功效］祛风清热，利咽降痰。

　　［主治］瘾疹（风热在表）。

　　［方剂来源］明・王肯堂《证治准绳》。

　　［加味］牛蒡子、浮萍、薄荷各等分。

　　3. 胃肠湿热证：

　　［主证］风团片大，色红，瘙痒剧烈，发疹的同时伴脘腹疼痛，恶心呕吐，神疲纳呆，大便秘结或泄泻，或有发热，舌质红，舌苔黄腻，脉弦滑数（多见于胃肠型荨麻疹）。

　　［方剂］防风通圣散。

　　［组成］防风、川芎、当归、芍药、大黄、薄荷叶、麻黄、连翘、芒硝各 15g，石膏、黄芩、桔梗各 30g，滑石 90g，甘草 60g，荆芥、白术、栀子各 7.5g。

　　［制法］上为粗末。每次 6g，用水 300mL，加生姜 3 片，煎至 180mL，去滓。

　　［用法］温服。

　　［功效］疏风清热，泻火通便。

　　［主治］风热壅盛，表里三焦俱实之证，口苦而渴，咽喉不利，腹部胀痛，大便秘结，丹斑瘾疹……舌苔黄腻，脉弦滑。

　　［方剂来源］金・刘完素《宣明论方》。

　　［注］《医方考》卷二："无热不�，无湿不疹。""热无所泄而结于胃，胃主肌肉，故肌肉之间见红癍也。红者，火之色，热之炽也。方中有大黄、芒硝、甘草，乃伤寒门调胃承气汤也，所以泄肠胃之实热。加连翘、栀子、黄芩、薄荷，乃火门之凉膈散也，所以散胸膈之热邪。全方除芒硝、大黄，名曰双解散。解表有防风、麻黄、薄荷、荆芥、川芎；解里有石膏、滑石、黄芩、栀子、连翘；复有当归、芍药以和血；桔梗、白术、甘草以调气，营卫皆和，表里俱畅，故曰双解。本方名曰通圣散。"

　　［方剂］防风汤。

　　［组成］防风、白茯苓、升麻、贝母、蒺藜子（炒去角）、大黄（锉、炒）、甘草（炙、锉）各 7.5g。

　　［制法］上为粗末。每次 3g，以水 100mL，煎至 40mL，去滓。

　　［用法］食后温服，1 日 2 次。成人 9g 用之。

　　［功效］泻火解毒，祛风止痒。

　　［主治］小儿瘾疹，风痒。

　　［方剂来源］宋・赵佶《圣济总录》。

　　［方剂］除湿饮。

［组成］苍术（炒）、白术（炒）、地骨皮、白鲜皮、白附子、五加皮、僵蚕（炒）、秦艽、连翘、白芷、羌活、防风各 3g，蝉蜕 9g，甘草 3g。

［用法］温服。

［功效］祛风除湿，解毒止痒。

［主治］身体发痒，起疙瘩。

［方剂来源］清·张朝震《揣摩有得集》。

［注］本方剂适于胃肠湿热，伴泄泻者。

4. 气血两虚证：

［主证］病程日久，气血两虚，风团色淡红，从风团反复发作，迁延数月或数年，日久不愈，劳累后则发作加剧，自觉瘙痒；伴有神疲乏力，舌质淡，舌苔白，脉濡细。

［方剂］当归饮子。

［组成］当归、白芍、川芎、生地、白蒺藜、防风、荆芥穗各 30g，何首乌、黄芪、甘草（炙）各 15g。

［制法］上咬咀（研细），每服 12g，水 400mL，生姜 5 片，煎 260mL。

［用法］温服不拘时。

［功效］益气养血，疏风止痒。

［主治］瘩瘰、瘙痒。

［加减］若大便稀者，去生地，加茯苓、山药。

［方剂来源］明·王肯堂《证治准绳》。

［方剂］八珍汤。

［组成］人参、白术各 6g，炙甘草 3g，茯苓、当归各 9g，白芍 6g，川芎 3g，熟地 9g。

［制法］水煎，去滓。

［用法］温服。

［功效］益气养血。

［主治］气血两虚，调和阴阳（通用）。

［方剂来源］清·许克昌、毕法《外科证治全书》。

［加味］加荆芥穗、蝉蜕各 3g，黄芩 3.6g。

5. 气滞血瘀证：

［主证］风团色黑暗，时轻时重，瘙痒。妇女月经不调，常在月经 2~3 日风团多发，随月经干净而缓解或消失，风团出现与月经周期有关。下次月经来临前又发作，可伴有经期腹痛，色紫红或有血块。舌质紫暗，舌苔少，脉细涩。

［方剂］四物消风饮。

［组成］熟地黄 12g，当归、赤芍各 6g，荆芥、薄荷、蝉蜕各 3g，柴胡、川芎、黄芩各 3.6g，生甘草 3g。

［制法］水煎，去滓。

［用法］温服。

［功效］理气化瘀，养血祛风。

［方剂来源］清·许克昌、毕法《外科证治全书》。

［注］妇女冲任不调加巴戟天、仙茅、益母草。血瘀明显益母草用量可用 20~30g。《本草纲目》巴戟天："去风疾，补血海。""仙茅：补三焦命门之药也。"

［方剂］ 人参荆芥散。

［组成］ 人参、荆芥穗、生地、熟地、柴胡、鳖甲（醋炙）、酸枣仁（炒）、枳壳（麸炒，去瓤）、羚羊角（别镑）、白术各 2.1g，当归、川芎、防风、桂心、甘草各 15g。

［制法］ 上为粗末，每次 15g，生姜 3 片，用 225mL，煎至 180mL，去滓。

［用法］ 热服，1 日 2 次，不拘时候。

［功效］ 益气养血，化瘀消风，滋阴助阳。

［主治］ 瘾疹瘙痒。

［方剂来源］ 明·武之望《济阴纲目》。

【外治方药】

1. 风瘙瘾疹洗方：

［组成］ 苦参、漏芦、枳壳、白蒺藜、楮树茎叶各 150g。

［制法］ 上药细锉（研细末），水 5000mL，煎至 2000mL，去滓。

［用法］ 以绵（现纱布）蘸拭痒处。

［功效］ 清热解毒，疏风祛湿，止痒。

［主治］ 风瘙瘾疹。

［方剂来源］ 宋·王怀隐《太平圣惠方》。

2. 治风瘙瘾疹遍身皆痒方：

［组成］ 茵陈、苦参各 150g。

［制法］ 细锉（研细末）用水 5000mL，煮取 2000mL，去滓。

［用法］ 温热，蘸棉（现纱布）拭之。

［功效］ 清热燥湿，祛风止痒。

［主治］ 风瘙瘾疹，搔之成疮。

［方剂来源］ 宋·王怀隐《太平圣惠方》。

3. 垂柳汤浴方：

［组成］ 倒垂柳 600g（锉），白矾 6g，杏仁 90g。

［制法］ 药以 2250mL，煎至 1500mL，去滓。

［用法］ 无风之处洗浴患处。

［功效］ 清热解毒，祛风止痒。

［主治］ 风热痞瘰，痒痛。

［方剂来源］ 宋·王怀隐《太平圣惠方》。

4. 丹参汤洗方：

［组成］ 丹参（锉）、苦参各 120g（锉），蛇床子 60g。

［制法］ 上药以水 2250mL，煎至 1400mL，去滓。

［用法］ 乘热洗之。

［功效］ 清热燥湿，祛风止痒，杀虫。

［主治］ 痞瘰，剧痒。

［方剂来源］ 宋·王怀隐《太平圣惠方》。

5. 柳枝汤洗方：

［组成］ 嫩柳枝 150g，茵陈 90g，苦参 150g，狼牙草、青蒿叶各 90g，桃枝 150g，槐白皮 120g，蒴藋 150g，麻黄 90g（去根节）。

　　［制法］上药研细末，每取 300g，以水 7500mL，煮取 6000mL，更入盐及朴硝各 60g，搅匀。

　　［用法］温热洗浴，洗罢衣覆汗出差，祛除外风。

　　［功效］祛风除湿，消肿止痒。

　　［主治］风瘙皮肤生瘖瘟，搔之肿痒。

　　［方剂来源］宋·王怀隐《太平圣惠方》。

　　6. 黄连芒硝洗方：

　　［组成］黄连（切）、芒硝各 150g。

　　［制法］上药以水 1200mL，取 600mL，去滓。

　　［用法］洗患处，1 日 4~5 次。

　　［功效］清热解毒，消肿止痒。

　　［主治］隐疹。

　　［方剂来源］唐·孙思邈《备急千金要方》。

　　7. 百部根洗方：

　　［组成］百部根 150g，烧酒 500mL。

　　［制法］百部根研细末，酒入瓷罐内浸泡 7 天，去药渣取液，备用。

　　［用法］以蓝布蘸搽之。

　　［功效］解毒杀虫，止痒。

　　［主治］瘾疹。

　　［方剂来源］清·许克昌、毕法《外科证治全书》。

【外治疗法】

　　1. 风团瘙痒可用黄连芒硝洗方及百部根洗方，洗皮损部。

　　2. 风寒束表遇风寒加重者可用柳枝汤温热洗浴。

【针灸疗法】

　　1. 皮疹发于上半身者，取穴曲池、内关；发于下半身者，取穴血海、足三里、三阴交；发于全身者，配风市、风池、大椎、大肠俞等穴。

　　2. 放血疗法：可选双耳尖、双中指尖，用三棱针刺之放血，3 日 1 次，5 次为 1 疗程。

【现代疗法】

　　1. 中成药：

　　（1）金蝉止痒胶囊：清热解毒，燥湿，止痒。适用于湿热内蕴所引起皮肤瘙痒症状。

　　（2）玉屏风颗粒：益气固表，止汗，适用于表虚不固、自汗恶风、慢性瘾疹者。

　　2. 中药外治：

　　（1）三黄洗剂、炉甘石洗剂：外搽皮损，1 日 1~3 次。

　　（2）丹皮酚软膏：抗过敏，有消炎止痒作用，用于慢性荨麻疹，外用，涂敷患处 2~3 次。

　　3. 急性荨麻疹：

　　（1）氯雷他定（克敏能）片 10mg，每日 1 次。

　　（2）西咪替丁（甲氰咪胍）0.2g，每日 3 次。

　　（3）10% 葡萄糖溶液 500mL，地塞米松 5mg；维生素 C 2.0g。静脉滴注，每日 1 次。

　　（4）苯海拉明 20mg，肌注。

4. 慢性荨麻疹：

（1）美喹他嗪（玻丽玛朗）5mg，每日 2 次。

（2）桂利嗪（脑益嗪）25mg，每日 3 次。

（3）西咪替丁（甲氰咪胍）0.2g，每日 3 次。

（4）维生素 C 0.1g，每日 3 次。

5. 并发喉水肿或晕厥：可用氢化可的松 200mg，加入 5%葡萄糖中，静脉滴注。严重者可用 0.1%肾上腺素 0.5mL 皮下注射。必要时应做气管切开术。

【护理与预防】

1. 因某种食物引起发作者，以后应注意，尽量禁食该食物。

2. 忌食辛辣发物，避免致敏药物等。

3. 避免搔抓，防止继发感染。

第二十二节　玫瑰糠疹

玫瑰糠疹是一种急性皮肤病，疹色如玫瑰，脱屑似糠秕，好发于躯干及四肢近端，病程有自限性。中医学称"风癣""血疳""风热疮"。

【中国古代中医论述】

1. 明·申斗垣《外科启玄》卷八："风热疮，此疮……似疥非疥乃肺受风热，故皮毛间有此症也。宜防风通圣散数剂治之，三五日即愈。"

2. 明·陈实功《外科正宗》卷四·顽癣："风癣如云朵，皮肤娇嫩，抓之则起白屑。"

3. 清·祁坤《外科大成》卷四·血疳："血疳形如紫疥，痒痛多血，由风热闭塞腠理也。"

4. 清·邹岳《外科真诠》卷下·血疳："血疳发于遍体，形如紫疥，痛痒时作，由风热闭塞腠理而成，宜内服消风散治之。"

"消风散：防风、荆芥、生地、当归、苦参、苍术、蝉蜕、胡麻、牛子、石膏、知母（各）3g，木通、甘草（各）1.5g。"

5. 清·吴谦《医宗金鉴》卷七十四，血疳："此证由风热闭塞腠理而成，形如紫疥，痛痒时作，血燥多热。"

【病因病理】

外感风热之邪，闭塞腠理，内郁化热，不得外泄，热伤阴液，血热化燥，外泛皮肤所致。

现代医学认为，本病的病因及发病机制尚不十分明了。

【临床症状】

本病多见于躯干和四肢近端，躯干的皮疹长轴与皮肤纹理一致。初发皮损为一个指甲大小的玫瑰红色斑，上覆糠秕样鳞屑，称之为母斑，一周后陆续出现与母斑相似的较小的红斑，称之子斑。子斑多数淡红色斑、斑丘疹或斑块，圆形或椭圆形，不互相融合。子斑虽也逐渐增大，但始终不超过母斑大小。母斑因出现早，颜色渐变暗淡，至褐色、褐黄或灰褐色不一，自觉轻度至中度瘙痒，少数不痒或很痒。但一般不累及头面部。部分患者初起偶有周身不适、头痛、咽喉疼痛、轻度发热等。病程一般 4~6 周，不治疗也可自愈。少数迁延数月，甚至更长一些时间才痊愈，但一般愈后不复发。

【鉴别诊断】

本病应与脂溢性皮炎（白屑风）、圆癣（体癣）、白疕（银屑病）相鉴别。

1. 脂溢性皮炎（白屑风）：皮损为鳞屑斑或斑块，上有鳞屑或脂性痂，好发在皮脂溢出部位，病程慢性，未经治疗不易自行消退。

2. 圆癣（体癣）：由小丘疹、小水疱和鳞屑组成的炎性边缘的环状损害，但中心有自愈倾向，一般皮疹数目不多，剧痒。

3. 白疕（银屑病）：多数红斑丘疹，其堆积白色鳞屑，搔抓后有露小出血点。

【内服药疗法】

1. 风热蕴肤证：

［主证］发病急骤，皮损呈圆形或椭圆形淡红斑片，中心有细微皱纹，表面少量细糠状鳞屑，上身分布为多，可有瘙痒，伴有心烦口干，大便干，尿微黄，舌质红，舌苔白或薄黄，脉浮数。

［方剂］消风散。

［组成］防风、荆芥、生地、当归、苦参、苍术、蝉蜕、胡麻仁、牛子（大力子）、石膏、知母（各）3g，甘草、木通（各）1.5g。

［制法］水煎，去滓。

［用法］温服。

［功效］疏风清热。

［主治］血疳。

［方剂来源］清·邹岳《外科真诠》。

［加味］瘙痒甚者加白鲜皮、白僵蚕。

［方剂］疏风清热饮。

［组成］苦参6g，全蝎、皂角刺、荆芥穗、防风、蝉蜕、金银花、白芷、桔梗各3g，葱白60g。

［制法］水煎，去滓。

［用法］温服。

［功效］清热解毒，疏风止痒。

［主治］风癣（糠疹）等。

［方剂来源］清·鲍相璈《验方新编》。

2. 血热风盛证：

［主证］皮疹色泽鲜红，上有糠秕样鳞屑，瘙痒较剧，伴有心烦易怒，口燥咽干，舌质红，舌苔薄黄，脉弦数或滑数。

［方剂］生料四物汤。

［组成］生干地黄、赤芍药、川芎、当归、防风、黄芩各等分。

［制法］上咬咀（研细）。每次用6g，用水150mL，煎至180mL，去滓。

［用法］温服。

［功效］清热凉血，祛风止痒。

［主治］血热生疮，遍身肿痒。

［方剂来源］元·孙允贤《医方大成》。

［注］痒甚可加蝉蜕、白蒺藜，热胜加石膏、知母，便秘加大黄。

［方剂］白蒺藜散。

［组成］白蒺藜、白鲜皮、防风、川大黄、赤芍、栀子仁、黄芩、麦冬、玄参、桔梗、甘草、前胡各30g。

［制法］上为细末（细粉）。

［用法］每次6g，温酒调服，或每次9g，加水600mL，煎至200mL，去滓，温服。

［功效］祛风凉血。

［主治］热毒瘙痒，心神烦躁。

［方剂来源］明·王肯堂《证治准绳》。

3. 血虚风燥证：

［主证］多因体弱病久，耗阴伤气，皮肤干燥，皮疹色淡红，鳞屑较多，或有剧烈瘙痒，伴有咽干，舌质红，舌苔少津，脉沉细。

［方剂］何首乌散。

［组成］何首乌、防风、白蒺藜、枳壳、天麻、白僵蚕、胡麻仁、苋蔚子、蔓荆子各等分。

［制法］上药研细末。

［用法］每服6g，煎茵陈汤调下，无时。

［功效］养血润肤，疏风止痒。

［主治］血风，皮肤瘙痒。

［方剂来源］明·武之望《济阴纲目》。

［方剂］养血润肤饮。

［组成］当归10g，熟地、生地、黄芪各12g，天冬、麦冬各6g，升麻、黄芩各3g，桃仁、红花各2g，天花粉4.5g。

［制法］水煎，去滓。

［用法］温服。

［功效］养血润肤、活血清热。

［主治］燥痒起皮，如白屑风状，渐渐痒极。

［方剂来源］清·许克昌、毕法《外科证治全书》。

［加减］如大便燥结，可加大麻仁，郁李仁各9~15g；发风盛痒甚，加明天麻4.5g。

【外治方药】

1. 风疹方：

［组成］蛇床子60g，防风90g，生蒺藜1000g。

［制法］上药加水500mL，煮取300mL。

［用法］外搽患处。

［功效］清风止痒。

［主治］皮肤瘙痒（风疹、癣、疮引起的瘙痒）。

［方剂来源］唐·王焘《外台秘要》。

2. 乌头粉：

［组成］乌头（炮裂，去皮、脐）、桔梗（炒）、细辛（去苗叶）、白术各30g，铅丹（研）45g。

［制法］上为极细末，和匀。

　　［用法］每次少许，粉身体瘙痒处。

　　［功效］祛风散寒，化湿止痒。

　　［主治］皮肤瘙痒。

　　［方剂来源］宋·赵佶《圣济总录》。

　　3. 雄黄解毒散：

　　［组成］雄黄、寒水石各 30g，白矾 60g。

　　［制法］上药共研细粉。

　　［用法］滚水调敷患处。

　　［功效］清热解毒，杀虫止痒。

　　［主治］瘙痒无度。

　　［方剂来源］清·许克昌、毕法《外科证治全书》。

　　4. 三妙散：

　　［组成］生黄柏、生苍术、生槟榔各等分。

　　［制法］研细末。

　　［用法］水调外搽患处。

　　［功效］祛风止痒。

　　［主治］风热入腠瘙痒。

　　［方剂来源］清·邹岳《外科真诠》。

　　【外治疗法】

　　1. 血热风盛证：皮损瘙痒可用风疹方外搽患处（详见本章节），或用三黄汤外搽，每日 3~4 次。或风疹方合三黄汤合煎取药液外搽。

　　2. 血虚风燥证：瘙痒剧烈者可用雄黄解毒散水调搽患处，每日 3~4 次（详见本章节）。

　　【针灸疗法】

　　取合谷、曲池、大椎、肩髃、肩井、血海、足三里穴、宜泻法，留针 10~15min，每日 1 次，7 次一疗程。

　　【现代疗法】

　　局部可选用 5%~10% 硫黄软膏外涂；或炉甘石洗剂外搽；5% 樟脑霜或氢化可的松霜等止痒类外用药。

　　【护理与预防】

　　1. 注意皮肤卫生，避免潮湿受风。

　　2. 发病期间，不食辛辣及鱼腥发物。

　　3. 预后良好，一般不复发。

第二十三节　神经性皮炎

　　神经性皮炎亦称单纯苔藓，常发于颈项、肘、膝及骶尾部出红斑、丘疹，融合成片，表面粗糙，纹理加深，对称分布，状如牛皮，顽硬且坚（苔藓样变），阵发性剧痒为特征的慢性炎症性皮肤神经功能障碍性疾病。中医称之为"牛皮癣""顽癣""摄领疮"。

　　【中国古代中医论述】

　　1. 隋·巢元方《诸病源候论》卷三十五·摄领疮候："摄领疮，如癣之类，生于颈上痒痛，衣领拂着即剧。云是衣捎所作，故名摄领疮也。"

2. 元·危亦林《世医得效方》卷第十九·牛皮癣方："川乌、草乌（去皮尖）、何首乌、白芷、苏木各等分。上截小片，腊月猪脂油煮焦，候冷，入盐少许，瓷器收。时常挑一匙，空心酒调下。"

3. 明·陈实功《外科正宗》卷四·顽癣："牛皮癣如牛项之皮，顽硬且坚，抓之如朽木。"

4. 明·龚居中《外科百效全书》卷之五·五癣："牛癣如牛颈皮，厚且坚……久年不愈。"

5. 明·龚居中《外科百效全书》卷之五·五癣·顽癣丸："浮萍、苍术、苍耳各一两，苦参一两半，茯苓五钱，香附一钱半，酒糊为丸，白汤送下。"

[注] 1 丸约 4~5 克。

6. 清·祁坤《外科大成》卷四·诸癣："坚厚如牛领之皮者为牛皮癣……如发痒时，勿以指搔，取苎麻线绷紧于痒处刮之，虽破而血出，无妨，常用此法则虫随线下，取虫净，癣自愈矣。"

7. 清·顾世澄《疡医大全》卷之二十九·癣门主方："百部膏治牛皮癣，百部、白鲜皮、鹤虱、蓖麻仁、生地黄、黄柏、当归各一两，苏油半斤，入药熬枯去渣，复熬至滴水成珠，再下黄蜡二两，试水不散为度，合起锅入雄黄末和匀，稍冷倾入磁钵中收贮，退火气听用。"

【病因病理】

本病多为七情所伤，情绪紧张，忧愁烦恼，肝郁化热，热郁血分，血热风盛，或初起感受风、湿、热、邪阻滞肌肤，或因衣领、饰物摩擦，搔抓，多汗刺激等所致。或病久阴血耗伤，血虚生风，生燥，肌肤失其濡养。

现代医学认为，本病病因还不十分清楚，可能与以下原因相关：①神经精神功能障碍。②硬领机械摩擦。③内分泌紊乱等。

【临床症状】

皮损初起为扁平圆形或多角形的丘疹，密集成群或散在，日久皮疹融合成一片，瘙痒剧烈，因搔抓后皮肤肥厚，皮纹加深，皮嵴隆起的典型苔藓样变之斑块，好发于颈部及四弯（肘窝、腘窝）、上眼睑、会阴及骶尾部等处。根据皮肤受损范围的大小，常将本病分为局限型和泛发型。

1. 局限型：好发于颈后、颈侧、眼睑、双肘伸侧、腘窝、腰骶部、会阴、股内侧、足踝等易搔抓部位。初起患部阵发性瘙痒，经反复搔抓或摩擦后，出现成群扁平丘疹，粟粒至米粒大小，皮损淡红、淡褐或正常肤色；表面可覆有糠秕状鳞屑。久之丘疹融合成片，逐渐扩大，皮嵴隆起，皮纹加深，皮肤肥厚似皮革样变，即"苔藓样变"，自感阵发性奇痒，入夜更甚，越搔越痒，皮损加重，而形成恶性循环。病程缠绵，常迁延数年，且易复发。

2. 泛发型：好发于成人及老年人，与局限型相似，但皮疹分布广泛，多见于头颈部、肩背部及四肢等。皮肤色、褐色及淡红色扁平丘疹或苔藓样斑片。自觉阵发性剧痒、搔抓后方觉瘙痒有所减轻，患处周围可有抓痕、血痂，甚者抓伤皮肤可导致皮肤继发感染。因此影响睡眠而致情绪烦躁。病程慢性，经久不愈，极易复发加剧。

【鉴别诊断】

本病应与慢性湿疮、风瘙痒、皮肤淀粉样变等相鉴别。

1. 慢性湿疮：多发屈侧，初起时多为小水疱渗液，皮损浸润肥厚呈苔藓化，无一定好发部位。

2. 风瘙痒：先瘙痒后有皮损，主要有抓痕、血痂。

3. 原发性皮肤淀粉样变：皮肤为高粱米大小圆顶丘疹，暗褐色，质地硬，密集成片，角化粗糙，多发于肩背部和小腿伸侧。

【内服药疗法】

1. 风湿蕴肤证：

［主证］局部皮损成片，粗糙肥厚，剧痒时作，夜间尤甚，并伴有部分皮损潮红、糜烂、湿润和血痂，舌质红，舌薄黄，脉濡而缓。

［方剂］清风祛湿方。

［组成］防风、金银花、黄芩、山栀仁、生地黄、木通、川黄连、当归、苦参各3g，滑石、升麻各0.9g，荆芥穗、白芷各3g，滑石、升麻各0.9g，荆芥穗、白芷各2.1g，桔梗、生甘草各1.5g，蝉蜕、皂角刺、牛蒡子各2.4g，生姜1片，穿山甲3g。

［制法］水400mL，煎至320mL，去滓。

［用法］食远服。

［功效］疏风清热，利湿止痒。

［主治］风湿热生癣（牛皮癣）。

［方剂来源］清·顾世澄《疡医大全》。

［注］原方无名称。原文"湿热生癣"主方，称其"消风祛湿方"。

［方剂］顽癣丸。

［组成］浮萍、白术、苍耳子各30g，苦参45g，黄芩15g，香附7.5g。

［制法］上为末，油糊为丸。

［用法］每次6g，白汤送服。

［功效］祛风清热，化湿止痒。

［主治］顽癣。

［方剂来源］明·李梴《医学入门》。

2. 血虚风燥证：

［主证］局部皮损干燥、肥厚、脱屑，状如牛领之皮，抓如枯木，瘙痒阵作，夜间更甚，心悸怔忡，失眠健忘，女子月经不调，舌苔薄，舌质淡或淡红，脉沉细。

［方剂］四物消风饮。

［组成］生地9g，当归6g，荆芥、防风各4.5g，赤芍、川芎、白鲜皮、蝉蜕、薄荷各3g，独活、柴胡各2.1g。

［制法］红枣肉2枚，水240mL，煎至180mL，去滓。

［用法］温服。

［功效］养血润燥，祛风止痒。

［主治］血虚风燥瘙痒（牛皮癣）等。

［方剂来源］清·吴谦《医宗金鉴》。

［注］凡情绪波动、病情加剧者加入珍珠母、夜交藤、五味子。

［方剂］十二味地黄饮。

［组成］大生地18g，当归、生黄芪各9g，何首乌15g，地骨皮12g，牡丹皮、荆芥穗、白芷各4.5g，白芍、白僵蚕、白蒺藜、麦冬各6g。

［制法］水煎，去滓。

［用法］温服。

［功效］滋血润燥，驱风止痒。

［主治］瘙痒无度，日轻夜重。

［方剂来源］清·许克昌、毕法《外科证治全书》。

【外治方药】

1. 牛皮癣药酒：

［组成］木鳖子6个，土槿皮60g，槟榔7个，防风6g，麝香1g，冰片1g，蜗牛7只。

［制法］用烧酒1.5kg浸。

［用法］搽患处。

［功效］疏风解毒，杀虫止痒。

［主治］牛皮癣。

［方剂来源］清·马培之《青囊秘传》。

2. 烟胶散：

［组成］烟胶、小槟榔各等分。

［制法］上为细末。

［用法］用柏油调搽。

［功效］杀虫止痒。

［主治］牛皮癣，痒久不愈。

［方剂来源］清·孙伟《良朋汇集》。

3. 癣药酒：

［组成］海风藤、土大黄根、白果肉各15g，白芷、白及各9g，槟榔15g，斑蝥7只，鲜金钱松根皮30g，雄黄9g。

［制法］上药用滴花烧酒250mL浸7日。

［用法］以酒搽患处。

［功效］祛风除湿，杀虫止痒。

［主治］远年牛皮癣、蛇皮癣及一切顽癣、阴癣等。

［方剂来源］清·凌奂《外科方外奇方》。

4. 麻黄膏：

［组成］川连、黄芩、黄柏、紫草、麻黄各3g，斑蝥7枚，小生地9g。

［制法］用雄猪板油30g，将上药熬枯，去滓，入黄蜡30g，白蜡15g，烊化，再入蓖麻子肉、大枫子肉各3g，捣烂如泥，调和离火。俟半冷后入雄黄9g，樟冰6g，生矾9g，五倍子6g，轻粉3g，铜青6g，东丹6g，金底6g，研细调匀，瓷碗收贮。

［用法］不时频搽患处。

［功效］清热凉血，杀虫止痒。

［主治］牛皮血癣，遍体发燥发痒。

［方剂来源］清·高秉钧《疡科心得集》。

5. 蝎螫膏：

［组成］全蝎7枚，斑蝥10枚，巴豆肉20枚，香油30g。

［制法］上同熬，候色焦去滓，入黄蜡3g，候熔收膏。

［用法］搽患处。

［功效］祛风攻毒，杀虫止痒。

［主治］牛皮癣。

［方剂来源］明·许浚《东医宝鉴》。

6. 藁本散：

［组成］藁本、蛇床子、黄柏各 15g，硫黄 10.5g，生白矾 7.5g，轻粉 3g。

［制法］上为散。

［用法］油蜡调膏，涂搽患处。

［功效］祛风止痒。

［主治］癣、疥。

［方剂来源］明·（朝鲜）金礼蒙《医方类聚》。

7. 槿皮酒：

［组成］白槿皮、南星、槟榔各 30g，生木鳖、樟脑各 15g，斑蝥 30 个，蟾酥 9g。

［制法］上各为粗末，共浸入滴花烧酒 500g。

［用法］遇癣先用穿山甲刮破，以酒搽之，1 日 1 次，至愈乃止。

［功效］清热杀虫，祛湿止痒。

［主治］牛皮癣，顽癣。

［方剂来源］清·许克昌、毕法《外科证治全书》。

【外治疗法】

1. 风湿热证：用三黄洗剂外搽，或癣药酒外搽患处（详见本章节）。

2. 血虚风燥证：有槿皮酒或麻黄膏搽患处（详见本章节）。

【针灸疗法】

针刺曲池、血海、大椎、足三里、合谷、三阴交等，中强刺激，隔日 1 次，7 次为 1 个疗程。

【现代疗法】

1. 20%尿素霜 20g，外搽。

2. 曲安西龙溶液（安隆溶液）10mL，外搽。

3. 地塞米松霜 20g，外搽。

4. 皮炎平软膏 20g，外搽。

［注］根据症状选用。

【护理与预防】

1. 避免精神刺激，心情舒畅，避免搔抓，摩擦等刺激。

2. 不用碱性很强的肥皂洗澡。

3. 忌饮酒类及刺激性食物。

第二十四节　瘙痒症

瘙痒症是以遍身瘙痒、并无疮疥（无原发性皮损）、搔之不止为主要表现的感觉异常性皮肤疾病。中医称之"风瘙痒""痒风"。

【中国古代中医论述】

1.《素问·至真要大论》："诸痛痒疮，皆属于心。"

2. 隋·巢元方《诸病源候论》卷三十七·风瘙痒候："风瘙痒者，是体虚受风，风入腠理，与血气相搏，而俱往来在于皮肤之间，邪气微，不能冲击为痛，故但瘙痒也。"

3. 宋·赵佶《圣济总录》卷第一十一·诸风门·风瘙痒："论曰：风瘙痒者，表虚卫气不足，风邪乘之，血脉留滞，中外鼓作，变而生热，热则瘙痒，久不差，淫邪散溢，搔之则成疮。"

4. 宋·赵佶《圣济总录》卷第一十一·诸风门·风瘙痒："治皮肤风痒，昼夜不止，五白散方：白附子（炮），白僵蚕（炒），白蒺藜（炒），白鲜皮各30g，白花蛇（酒浸，去皮骨，炙）90g。上五味捣罗为细散，每服一钱匕，空心临卧，温酒调下。"

"治遍身发痒如虫行，藁本散：藁本、蒺藜子、人参、白花蛇、枳壳、防风、威灵仙、防己。"

5. 清·祁坤《外科大成》卷四·诸痒："诸疮痛痒，皆属于火，又云，风盛则痒，盖为风者，火之标也。凡风热客于皮肤，作痒起粟者，治宜疏风……若风热内淫，血虚作痒者，又当凉血润燥。"

6. 清·许克昌、毕法《外科证治全书》卷四·痒风："遍身瘙痒，并无疮疥，搔之不止。"

7. 清·吴谦《医宗金鉴》卷七十四·血风疮："此证由肝、脾二经湿热，外受风邪，袭于皮肤，郁于肺经，致遍身生疮。形如粟米，瘙痒无度，抓破时，津脂水浸淫成片，令人烦躁、口渴、瘙痒、日轻夜甚。宜服消风散。外敷雄黄解毒散。""雄黄解毒散：雄黄、寒水石（煅）各一两，白矾（生）四两共研细末，滚水调敷。"

8. 清·徐恵锉《外科选要》卷五·血风疮："乃风热，湿热、血热交感而成也。初起瘙痒无度……痒痛非常，搔破成疮。"

9. 清·陈士铎《洞天奥旨》卷八·血风疮："初生之时，必小小而痒，久则大痒，非手抓搔，则痒不可止。然过于抓搔，则肌皮必伤，而纵饮如故，则痒又加甚至……"

［注］饮酒可加剧瘙痒。

10. 清·沈金鳌《杂病源流犀烛》卷二十五·身形门："皮也者，所以包涵肌肉，防卫筋骨者也。皮之外，又有薄皮曰肤，俗谓之枯皮。经言皮肤，亦曰腠理，津液渗泄之所曰腠，文理缝会之中曰理，腠理亦曰玄府。玄府者，汗孔也。汗液色玄，从空而出，以汗聚于里，故谓之玄府。府，聚也。皮之所主为肺，故凡风寒之邪袭人，肺先受之，以其先入皮毛也。邪着皮毛，腠理开泄，然后入于络脉，侵及于经，发而为病，其理然也。皮之为病……故经曰痒痛生于皮毛。又曰：诸痒为虚，血不荣肌……血虚之痒，如虫行皮中宜大料四物汤，兼用澡洗药。皮虚之痒，淫淫不已宜四物汤加黄芩煎水，调浮萍末服之。风邪之痒，痒甚难忍，宜花散去石膏加薄荷。酒后之痒，痒如风疮，常搔至血出宜蝉蜕散……痒痛相间宜上清散……微热则痒，热甚则痛。附近则灼而为疮，皆火之用。或云痛为实，痒为虚，非谓虚为寒，正谓热之微甚。"

【病因病理】

本病外因与风、寒、暑、湿之邪侵袭及皮毛之物等接触有关。内因：多与禀赋不耐，情志内伤，气滞血瘀；食物不节，脾失健运，湿热蕴结；或久病体虚、气血不足、卫外失固等有关。

1. 禀赋不耐："卫气不足，风邪乘之，血脉留滞，中外鼓作，变而生热，热则瘙痒。"

2. 饮食不节：过食辛辣，鱼虾发物，脾失健运，内生湿热，熏蒸肌肤，"外受风邪，袭入皮肤郁于肺经"，发为瘙痒。

3. 久病体弱：诸病暗耗气血，气血不足，血虚肝旺，生风生燥，肌肤失养。

现代医学认为，引起瘙痒的病因较多，亦分为内因、外因两类。

1. 内因：寄生虫感染、糖尿病、甲状腺功能亢进、肝脏疾病、肾脏疾病、恶性肿瘤、自身免疫疾病、妊娠、药物或食物过敏及酗酒等。

2. 外因：主要与气温改变等环境因素（季节、气温、湿度、工作场地等）、生活习惯（常用碱性强的洗涤剂、毛衣、衬裤或化纤物）、皮肤干燥、皮肤萎缩等有关。局限性瘙痒症除上述因素外，主要由局部疾病或刺激所致。引起瘙痒的主要介质是组胺、蛋白酶、血管舒缓素等。

【临床症状】

瘙痒，是许多皮肤病共有的一种症状，只有瘙痒而无原发性损害的皮肤瘙痒出现称之瘙痒症，临床上一般分为全身性瘙痒和局部性瘙痒两种。

1. 全身性瘙痒症：初起为一处，渐波及全身；瘙痒多呈阵发性，夜间加重，瘙痒程度较重与时间久暂不一，严重时常需搔抓出血、疼痛方才罢休，因此影响睡眠，出现情绪烦躁、精神不振。常因饮酒，食海鲜（虾、蟹、鱼等）发物或情绪刺激，均可使瘙痒发作或加重，瘙痒处因搔抓出现抓痕，表皮破损、血痂等，病程长者可有皮浸润肥厚，苔藓样变或色素沉着，抓伤处易继发感染发生疖或毛囊炎。

2. 局限性瘙痒症：

（1）阴囊瘙痒症：瘙痒发生在阴囊，也可波及阴茎和肛门，可因经常搔抓阴囊皮肤可出现局部水肿、渗液、糜烂、结痂等，久之可有皮肤肥厚、色素改变或苔藓样变等。

（2）女阴瘙痒症：主要发生于大小阴唇亦可累及阴阜及阴蒂周围，多为阵发性瘙痒，夜间尤甚，可因经常搔抓，局部皮肤浸润肥厚及苔藓样变。

（3）肛门瘙痒症：肛门周围皮肤瘙痒为阵发性，因反复搔抓，可致肛部黏膜及皮肤肥厚浸润，并有辐射状皲裂、浸渍、糜烂及苔藓样变，多因痔疮、肛裂等肛周疾病所致。

（4）其他部位瘙痒症：有头皮瘙痒症，腿部瘙痒症，背、腰部瘙痒症等。其临床表现大同小异。

【鉴别诊断】

本病可与疥疮、慢性湿疮（慢性湿疹）、牛皮癣神经皮炎相鉴别。

1. 疥疮：皮疹多在指、腕屈侧，腋下肘屈侧及腹沟等处，瘙痒夜间加剧，初起丘疹小疱，因瘙痒、抓痕明显，男性阴囊有结节，孤立散在的黄豆大小红色或淡紫红色结节，可查见疥虫。

2. 慢性湿疮（慢性湿疹）：本病多有急性及亚急性湿疮病史，初起红斑和丘疹，瘙痒因搔抓刺激皮肤逐渐出现肥、粗糙及苔藓样变，日久色素沉着病程可出现红斑、丘疹、水疱严重者出现渗出，与风瘙痒出现继发性皮损有别。

3. 牛皮癣（神经性皮炎）：皮损初起为干燥扁平丘疹，久之丘疹融合成片，逐渐增厚干燥成席纹状，即"苔藓样变"。自感阵发性奇痒，夜间加剧，而风瘙痒初起无原发皮损，仅瘙痒为主要表现。

【内服药疗法】

1. 血热风盛证：

［主证］皮肤瘙痒剧烈，遇热更甚，皮肤抓破后有血痂，伴心烦，口渴，小便色黄，大

便干燥，舌质红，舌苔薄黄，脉浮数。

[方剂] 消风散。

[组成] 荆芥、防风、当归、生地、苦参、苍术（炒）、蝉蜕、胡麻子、牛蒡子（炒）、研、石膏（煅）、知母各3g，甘草、木通各1.5g。

[制法] 水煎，去滓。

[用法] 温服。

[功效] 疏风清热，凉血止痒。

[主治] 痒如虫行，抓破见血，遍身瘙痒。

[方剂来源] 清·鲍相璈《验方新编》。

[方剂] 四物汤加味。

[组成] 生地、当归各3g，川芎、赤芍、黄芩各4.5g，石膏、升麻各3g，薄荷4.5g。

[制法] 水煎，去滓。

[功效] 解表清热，凉血止痒。

[主治] 瘙痒。

[方剂来源] 清·姚俊《经验良方全集》。

[注] 原著曰痒，属心火，宜用四物汤加黄芩、石膏、薄荷……六日以前，解凉血，六日后，重在凉血。以此本方剂称之四物汤加味。

2. 湿热蕴结证：

[主证] 瘙痒不止，抓破流津，伴口干口苦，胸胁闷胀，纳谷不香，小便黄赤，大便秘结，舌质红，舌苔黄腻，脉滑数或弦数。

[方剂] 加减泻肝汤。

[组成] 龙胆草1g，栀子、黄芩、泽泻各3g，柴胡2.1g，车前6g，木通1.8g，生地3.6g，甘草1.8g。

[制法] 水煎，去滓。

[用法] 温服。

[功效] 清热利湿，止痒。

[主治] 痒抓破，浸淫脂水。由肝经湿热、风邪外袭所致。

[方剂来源] 清·邹岳《外科真诠》。

[加味] 大便燥结者加生大黄，泄热通便。

[方剂] 补气分湿汤。

[组成] 黄芪30g，当归、白术各15g，茯苓9g，柞木枝、薏苡仁各15g，草薢6g，肉桂2.1g，红花3g，泽泻、甘草各6g。

[制法] 水煎，去滓。

[用法] 温服。

[功效] 补气分湿，清热止痒。

[主治] 瘙痒无度，破流脂水，"乃风热、湿热、血热交感而成。"

[方剂来源] 清·邹岳《外科真诠》。

3. 血虚风燥证：

[主证] 皮肤干燥瘙痒，抓痕遍体，皮肤肥厚，先起细薄鳞屑，或呈苔藓样变，伴面色无华，头昏目眩，心悸失眠，夜寐不安或大便燥，舌质淡，苔薄白，脉细或弦细。

［方剂］四物消风饮。

［组成］生地9g，当归6g，荆芥、防风各1.5g，赤芍、川芎、白鲜皮、蝉蜕、薄荷各3g，独活、柴胡各2.1g，红枣2枚。

［制法］水煎，去滓。

［用法］温服。

［功效］养血祛风，润燥止痒。

［主治］血虚风燥者。

［方剂来源］清·吴谦《医宗金鉴》。

［方剂］当归养血汤加防风连翘方。

［组成］当归、防风各3g，黄芪15g，连翘6g。

［制法］水煎，去滓。

［用法］温服。

［功效］养血祛风，止痒。

［主治］血虚瘙痒。

［方剂来源］明·吴昆《医方考》。

［方剂］养血定风汤。

［组成］生地15g，当归9g，赤芍6g，川芎1.5g，天冬、麦冬、僵蚕（生，研）各6g，鲜首乌15~21g，牡丹皮4.5~6g。

［制法］加桑枝65cm，水煎，去滓。

［用法］温服，不拘时候。

［功效］养血祛风，止痒。

［主治］痒风。遍身瘙痒，并无疮疥，搔之不止。

［方剂来源］清·许克昌、毕法《外科证治全书》。

4. 瘀血阻滞证：

［主证］以皮肤瘙痒经年不愈，入夜加重，得冷或遇热皆加剧，肤色紫暗，血痂色乌紫，多见于腰围、臀部、足背等受挤压部位，伴面色晦暗，口唇色紫，口干不欲饮，舌质紫暗或有瘀点瘀斑，脉涩。

［方剂］何首乌散。

［组成］何首乌、防风、白蒺藜（微炒，去刺）、枳壳（麸炒微黄，去瓤）、天麻、胡麻、白僵蚕（微炒）、茺蔚子、蔓荆子各15g。

［制法］上为细末。

［用法］每次3g，煎茵陈汤调服，不拘时候。

［功效］养血活血，祛风除湿。

［主治］妇人皮肤瘙痒，心神烦闷。

［方剂来源］宋·王怀隐《太平圣惠方》。

［方剂］活血驱风散。

［组成］当归、川芎、白芷、细辛、白蒺藜、五灵脂、甘草各9g，苍术（炒）、杜仲（姜汁炙，炒去丝）、辣桂、天麻、薏苡仁、橘红、槟榔、制厚朴、炒枳壳。

［制法］上为细末，每次9g，用水225mL，加生姜4.5g，大枣2枚，入乳香末少许。

［用法］温服。

［功效］养血活血，祛风化湿，止痒。

［主治］瘀血湿痒。

［方剂来源］宋·杨士瀛《仁斋直指方论》。

【外治方药】

1. 大黄汤：

［组成］大黄、芒硝各30g，莽草、黄芩各60g，蒺藜子30g。

［制法］上切。以水700mL，煮取350mL，去滓，纳芒硝令烊。

［用法］以帛揾肿上数百遍，日五次，夜三次。

［功效］祛风泻火，消肿止痒。

［主治］头面风瘙肿痒。

［禁忌］勿令近眼。

［方剂来源］唐·孙思邈《千金翼方》。

2. 柳枝汤：

［组成］嫩柳枝15g，茵陈90g，苦参150g，狼牙草、青葙叶各90g，桃枝150g，槐白皮120g，蒴藋150g，麻黄90g（去根、节）。

［制法］上细锉和匀。每次500g，用水30L，煮取24L，去滓，更入盐及朴硝各60g，搅匀。

［用法］看冷热，于温室中洗浴。洗罢，衣覆汗出愈。

［功效］疏风解表，祛湿止痒。

［主治］风瘙。搔之肿痒。

［禁忌］切慎外风。

［方剂来源］宋·王怀隐《太平圣惠方》。

3. 白蒺藜汤：

［组成］白蒺藜、防风、道人头、蛇床子、卷柏、黄芪、漏芦各45g，羊蹄根60g，蒴藋根90g。

［制法］上锉细，以水7L，煎至3.5L，去滓。

［用法］看冷暖，于避风处洗之。

［功效］祛风除湿，清热解毒。

［主治］皮肤瘙痒，不可禁止。

［方剂来源］宋·王怀隐《太平圣惠方》。

4. 黄连膏：

［组成］黄连、黄芩各30g，大黄60g，黄蜡180g，麻油1kg。

［制法］先用三黄入麻油内煎枯，去滓，再熬，临好收入黄蜡，瓷杯收贮。

［用法］先以手将患处擦热，再搽膏。

［功效］清热燥湿，润燥止痒。

［主治］诸风疮痒。

［方剂来源］清·时世瑞《疡科捷径》。

5. 摩风膏：

［组成］番木鳖9g，荆芥穗6g，生黄柏9g。

［制法］用香油90g煎上药，煎黄色去渣，加黄蜡9g，溶化，俟冷去火气。

［用法］涂瘙痒处。

［功效］除风燥湿，止痒痛。

［主治］皮肤瘙痒。

［方剂来源］清·邹岳《外科真诠》。

［注］番木鳖有毒。

【外治疗法】

1. 局部皮肤瘙痒可用藁本散涂搽患处（详见神经性皮炎章节），黄连膏搽患处（详见本章节）。

2. 头面部瘙痒可用大黄汤以纱布浸药液外敷患处伤口 5～7 遍，祛风泻火，消肿止痒，勿令近眼（详见本章节）。

3. 全身皮肤瘙痒可用白蒺藜汤洗患处，清热燥湿，润燥止痒。或用柳枝汤洗浴，洗罢，衣覆汗出愈（详见本章节）。

【针灸疗法】

1. 风盛瘙痒：针刺风池、风府、百会、血海等，隔日 1 次，7 次为 1 个疗程。

2. 风湿外袭：针刺丰隆、中脘、曲池、足三里等，隔日 1 次，7 次为 1 个疗程。

【现代疗法】

1. 内用药治疗：

（1）氯苯那敏（扑尔敏）4mg，每日 3 次。

（2）赛庚啶 2mg，每日 3 次。

（3）氯雷他定（克敏能）10mg，每日 1 次。

（4）依匹斯汀 10mg，每日 1 次。

［注］上述药，镇静止痒，抗组胺剂，根据症候选用，开车者慎用。

2. 外用药：

（1）丹皮酚软膏，外用，涂患处，每日 2～3 次。

（2）氟轻松（肤轻松）软膏，外搽。

【护理与预防】

1. 去除病因，忌食辛辣、鱼虾等动风，刺激发物。

2. 忌搔抓，摩擦，热水洗烫及很强酸碱刺激。

3. 内衣宽松，宜棉织品为佳，不宜化纤或混纺内衣内裤。

第二十五节　银屑病

银屑病是一种常见的易复发的慢性炎症性皮肤病，皮损为红色丘疹或斑块上覆盖着银白色鳞屑，好发于四肢的伸侧、头皮和背部，一般冬重夏轻。中医学称"白疕""疕风""蛇虱""干癣"，俗称"牛皮癣"。

【中国古代中医论述】

1. 隋·巢元方《诸病源候论》卷三十五·干癣候："干癣但有匡郭，皮枯索痒，搔之白屑出是也。"

2. 宋·王怀隐《太平圣惠方》卷第六十五·治干癣诸方："夫干癣，但有棱郭、皮枯痒，搔之白屑出是也。皆是风湿邪气客于腠理，复值寒湿与血气相搏所生，若其风毒气多，湿气少，故风入深，故无汁，为干癣也。"

3. 明·窦梦麟《疮疡经验全书》卷六·癣疮："顽癣或如云，或如铜钱，或如荷叶，或长，或歪，其形不一……干癣，搔则出白屑，索然凋枯，如蟹抓路之形。"

4. 清·祁坤《外科大成》卷四·白疕："白疕，肤如疹疥，色白而痒，搔起白疕，俗称蛇虱。由风邪客于皮肤，血燥不能荣养所致。"

5. 清·许克昌·毕法《外科证治全书》卷四："白疕（一名疕风）：皮肤燥痒，起如疹疥而色白，搔之屑起。"

6. 清·吴谦《医宗金鉴》卷七十四·发无定处·白疕："此证俗称蛇虱。生于皮肤，形如疹疥，色白而痒，搔起白皮，由风邪客于皮肤，血燥不能荣养所致。初服防风通圣散，次服搜风顺气丸。"

【病因病理】

白疕，宋以前认为风、寒、湿邪（外邪）客于腠理与气血相搏（内因）所生；明、清时代认为风邪（外邪）客于皮肤，血燥（营血亏损生风，生燥为之内因）不能荣养肌肤而致。

1. 初起，多有风寒或风热之邪侵袭腠理导致营卫失和，气血不畅或内有湿热蕴积，外邪与内湿热相搏结，郁于肌肤而发为红斑鳞屑。

2. 病久，风寒、风热、湿热之邪已化热，"热则伤血，血热不散""里实表虚出于皮肤而出红斑"，热邪耗伤气血，则血虚风燥耗液，肌肤失养，生鳞屑。或风与血搏，血不调，风与气搏气不调，导致气血循行受阻，瘀阻肌表而成；或因肝肾不足，冲任失调，营血亏损；或因兼感毒邪，风寒化热，湿邪化燥，以致燥热成毒，反燥肝血，使元气虚而别生他证（入于营血，内侵脏腑。）

3. 久病或年老体弱、肝肾不足、脾失健运、湿热蕴积，外为风湿所困，外不能宣泄，内不能利导，阻于腠理，"然后入于络脉，侵及于经，发而为病"。

现代医学认为，银屑病的确切病因尚未清楚。

【临床症状】

本病可发生于全身各处，对称分布，初发多在头皮及四肢伸侧，多为泛发，亦有局部于某一部位。大多数患者皮损为红色的斑丘疹，可融合成形态不同的斑片，如点滴状、钱币状、环状、蛎壳状等，其上部覆盖银白色鳞屑。将鳞屑刮去后下面露出淡红色半透明的薄膜，再轻刮一下，有点状出血。因病变部位不同有不同的表现，如头皮的皮损上呈暗红色，覆有灰白色较厚的鳞屑，把头发簇集成束状，但不脱发；在指（趾）甲板上的损害有点状凹陷，状似顶针箍，或凹凸不平，变黄增厚，甲床与甲板分离，分离的甲板缘可翘起或破碎；面部皮损可呈小片红斑，类似脂溢性皮炎；口腔黏膜上的皮损呈灰白色环形斑片；腋窝、腹股沟等皱襞部位由于多汗和摩擦，可有浸润、肥厚，呈湿疹样变；在龟头上呈光滑干燥性暗红斑块，边界清。

病程缓慢，一般为夏轻冬重，易反复发作，进行期时，新皮疹不断出现，扩大，颜色鲜红，鳞屑增多，摩擦，外伤，针刺处均可引起皮疹的发生，静止期时病情稳定，退行期时，皮损缩小，逐渐消失，也有从中心开始消退，皮疹消退后遗留暂时性色素减退或色素沉着斑。

上述症状占银屑病的绝大多数约95%以上，现代中医学称为寻常型银屑病。现在临床上分为：①寻常型银屑病。②特殊型银屑病，此类发病率低，一般占银屑病发病率3%左右，较为少，主要有以下3种类型：

（1）关节炎型银屑病：本型有寻常型银屑病皮损的临床表现，伴有关节酸痛、大小关节均可累及，轻者只侵犯指趾关节，肿胀疼痛，活动受限，可恢复正常或致畸形；有的累及多处关节，如指（趾）关节、掌指或跖趾关节，甚至肘、膝、脊柱等大关节，有红、肿、热、痛与类风湿性关节炎相似，但银屑病类风湿因子阴性。严重者可导致骨质破坏，本型和脓疱型并存，脓疱和指（趾）甲的损害和关节症状有平行关系，一起加重，一起减轻。

（2）红皮病型银屑病：可由进行期发展而来或由寻常型治疗不当或外用药物的刺激而致。表现为皮损部位出现潮红，迅速扩大，以致皮肤呈弥漫性红色或暗红色浸润，表面附有麸皮样鳞屑，不断大量脱落，但间或可见小片正常皮肤。伴有掌趾角化，指甲增厚等。全身症状有发热、畏寒、头痛等。表浅淋巴结肿大，本病若不积极治疗，常数月或更久不愈。

（3）脓疱型银屑病：多发于掌趾部，皮疹为红斑上有针头大至绿豆大的脓疱，疱壁较厚，经 10~14 天后脓疱干涸、结痂、脱屑、消退，或它的边缘出现成批新脓疱。它可以静止和发作反复交替，时轻时重，自觉瘙痒和疼痛。严重者泛发全身，伴有发热、关节疼痛等。

【鉴别诊断】

本病应与慢性湿疹、玫瑰糠疹、白屑风（脂溢性皮炎）相鉴别。

1. 慢性湿疹：皮损为暗红色斑片，剧痒，鳞屑少，不呈银白色，抓之无出血点。

2. 玫瑰糠疹：多发于躯干，皮损为鲜红斑片，表面有细薄糠秕鳞屑，椭圆形，长轴与皮纹平行。多数 1~2 个月可以自愈。

3. 白屑风（脂溢性皮炎）：皮损边界不清，红斑不显，头皮部常有较多的灰白色或灰褐色油腻细小鳞屑，无束状发，日久脱发。

【内服药疗法】

1. 血热内蕴证：

［主证］血热内蕴，发于肌肤，皮疹多呈点滴状，不断增多或迅速扩大，颜色鲜红，层层银屑，瘙痒剧烈，抓之有点状出血，伴口干舌燥，咽喉疼痛，心烦易怒，大便燥，小便黄赤，舌质红，舌苔薄黄，脉弦滑或数。

［方剂］化疹汤。

［组成］大青叶 9g，元参 12g，薄荷、牛蒡子各 4.5g，苇根 9g，生地 12g，金银花 9g，甘草 2.4g，桔梗 4.5g，牡丹皮、连翘各 6g，竹叶 4.5g，荆芥穗 2.4g。

［制法］水煎，去滓。

［用法］分 2 次温服。

［功效］疏风清热，凉血解毒（养阴生津）。

［主治］邪热内蕴。

［方剂来源］清·沈汉卿《温热经解》。

［注］痒者可加白鲜皮、刺蒺藜；大便燥结加大黄、栀子。

［方剂］白花蛇丸。

［组成］白花蛇 1 条（酒浸），当归 60g，川芎、白芍、生地、防风、荆芥、酒黄芩、连翘、胡麻子、何首乌、升麻、羌活、桔梗各 30g。

［制法］上药为末，将浸蛇酒和水打糊为丸，如梧桐子大。

［用法］每次 70 丸，清茶送服。

［功效］养血祛风，止痒。

［主治］头面、手足白屑疮痒，皮肤皱燥。

［方剂来源］明·李梴《医学入门》。

［注］咽喉疼痛加板蓝根、射干、山豆根、血热甚加水牛角、槐花。大便干燥加大黄。

2. 血虚风燥证：

［主证］皮损色淡，部分消退，鳞屑较多，瘙痒明显，伴口干咽燥，便干，舌质淡红，舌苔薄白或舌苔少，脉细或细缓。

［方剂］四物消风饮。

［组成］生地 9g，当归 6g，荆芥、防风各 1.5g，赤芍、川芎、白鲜皮、蝉蜕、薄荷各 3g，独活、柴胡各 2.1g，红枣 2 枚。

［制法］水煎，去滓。

［用法］温服。

［功效］养血祛风润燥。

［主治］"血分有火而受风也"（"风热挟湿郁血分"）。

［方剂来源］清·鲍相璈《验方新编》。

［方剂］养血润肤饮。

［组成］当归 9g，熟地、生地、黄芪各 12g，天冬、麦冬各 6g，升麻、黄芩各 3g，桃仁泥、红花各 1.8g，天花粉 4.5g，火麻仁、郁李仁各 15g，天麻 4.5g。

［制法］水煎，去滓。

［用法］温服。

［功效］养血润燥，活血止痒。

［主治］白疕。

［方剂来源］清·许克昌、毕法《外科证治全书》。

3. 瘀滞肌肤证：

［主证］皮损肥厚浸润，颜色暗红，鳞屑紧固，病程迁延，斑块局限，经久不退，有不同程度的瘙痒，舌质暗红或见瘀点、瘀斑，舌苔薄，脉细涩或细缓。

［方剂］助阳止痒汤。

［组成］黄芪 30g，桃仁（研）、红花各 6g，皂角刺、赤芍、穿山甲各 3g（炒）。

［制法］水煎，去滓。

［用法］温服。

［功效］活血化瘀，祛风止痒。

［主治］作痒不止，抓破无血（"表虚因里气不行"）。

［方剂来源］清·王清任《医林改错》。

［方剂］活血驱风散。

［组成］当归、川芎、白芷、细辛、白蒺藜、桃仁、白芍、制半夏、五灵脂、甘草各 9g，苍术、杜仲、辣桂、天麻、薏苡仁、橘红、槟榔、厚朴、枳壳各 6g。

［制法］上药研细，每次 9g，用水 225mL，加生姜 4.5g，大枣 2 枚，煎取 160mL，滤清去滓。

［用法］暖热，入乳香末少许（0.01g），食前服。

［功效］养血活血，驱风化湿。

［主治］疮癣。

[方剂来源] 宋·杨士瀛《仁斋直指方论》。

[注] 清·王清任《医林改错》曰："毒外不得出肤，内不得入皮，毒在皮外肤里，故作痒……此时用补气破血之剂，开通血道，气道达于皮肤……而痒即止。"

4. 毒热炽盛证：

[主证] 全身皮肤潮红、肿胀、大量脱皮、灼热瘙痒或有密集小脓疱，伴有壮热口渴，便干溲赤，舌质红绛，舌苔黄腻或苔少，脉弦滑数（此证多见于红皮病型或全身脓疱型白疕）。

[方剂] 消毒青黛饮。

[组成] 黄连、甘草、石膏、知母、柴胡、玄参、生地、山栀、犀角（可用水牛角代替用量加倍）、青黛、人参。

[制法] 用水 400mL，加生姜 1 片（约 5g），大枣 2 枚，煎取 160mL，临服入苦酒 1 匙（5～7mL）。

[用法] 温服。

[功效] 清热解毒，凉血清斑。

[主治] 热邪传里，里实表虚，血热不散，热气乘于皮肤而为斑，轻则如疹，重则如锦纹，重甚则斑烂皮肤。

[方剂来源] 明·孙一奎《赤水玄珠》。

[方剂] 清营解毒汤。

[组成] 羚羊角 9g，生地 15g，冬桑叶 9g，薄荷 6g，牡丹皮、白芍各 9g，桔梗 6g，连翘、金银花、元参各 9g，竹叶 3g，防风 9g。

[制法] 用水 300mL，煎至 150mL，去滓。

[用法] 温服。

[功效] 清营凉血，解毒消斑。

[主治] 斑疹，火毒，红紫成片，壮热思凉。

[方剂来源] 清·庆云阁《医学摘粹》。

【外治方药】

1. 鲫膏：

[组成] 鲫鱼 1 条（中等者），乱发（鸡子大）2 枚，雄黄 45g（细研），硫黄 30g（细研），猪脂 250g。

[制法] 先煎猪脂令沸，即下鱼，煎令烟烬，次下发令消，滤去滓，下雄黄、硫黄，搅令匀，盛于瓷器中。

[用法] 涂患处，不拘时候。以愈为度。

[功效] 杀虫止痒。

[主治] 干湿癣疮，痛痒不可忍。

[方剂来源] 宋·王怀隐《太平圣惠方》。

2. 雌黄膏：

[组成] 雌黄（细研）、黄连、蛇床子、黄柏（锉）、芜荑、藜芦（去芦头）、硝石、莽草、苦参各 15g（锉），松脂 90g，杏仁 30g（汤浸，去皮，别研如膏）。

[制法] 上为细散，以腊月猪脂 250g，和松脂煎令熔，先下杏仁，次下诸药，搅令匀，煎成膏，收于不津器中。

［用法］用时先以泔清净洗疮，拭干，涂于故帛上，贴疮，1日2次。

［功效］清热燥湿，杀虫止痒。

［主治］小儿干癣或湿癣，瘙痒不止。

［方剂来源］宋·王怀隐《太平圣惠方》。

3. 白矾涂方：

［组成］白矾30g。

［制法］上为末。

［用法］用醋调如糊，涂摩癣上。

［功效］祛湿杀虫。

［主治］干湿癣。

［方剂来源］宋·赵佶《圣济总录》。

4. 胡粉散：

［组成］胡粉、黄连、蛇床子、白蔹各15g。

［制法］上为末。

［用法］面脂调涂，湿即干掺之。

［功效］清热燥湿止痒。

［主治］干癣，痒不止。

［方剂来源］宋·王怀隐《太平圣惠方》。

5. 白蔹散：

［组成］天南星30g，全蝎3g，大草乌、白矾各15g。

［制法］上为末，每次用6g，入蟹壳灰3g，用生油调和。

［用法］先以手于癣处抓动，然后搽药；亦可用药末掺患处。

［功效］祛风燥湿。

［主治］干癣，或如钱成圈晕，久不愈者。

［方剂来源］宋·王璆《百一选方》。

［注］白蔹散，方中无白蔹，疑脱，见《百一选方》卷十六。

6. 五倍膏：

［组成］五倍子不拘多少（100g）。

［制法］五倍子研碎（研细粉状）以陈醋（500mL），熬成膏备用。

［用法］多年顽癣先抓破（古代一般用穿山甲片缘刮出点状血为度），以膏敷上，干则加敷，以不痒为度，然后去药，则其患处之皮一同粘起，尽除根矣。

［功效］清热解毒，收湿敛疮，止痒。

［主治］顽癣（风、湿、热阻于皮肤，瘙痒、糜烂流滋结痂证候）。

［方剂来源］清·许克昌·毕法《外科证治全书》。

［注］清·黄宫绣《本草求真》："五倍子，感冒寒邪，则必有风癣痒瘙，疮口不敛……外以治肤熏洗，则能祛风，除湿杀虫。"《神农本草经》"五倍子：主风湿癣疮……皆从外治，取其苦杀虫，酸平能敛浮热，性燥能主风湿，疮痒脓水。"

7. 五倍子散：

［组成］五倍子、大黄、黄柏各30g。

［制法］上药，锉，共捣罗为散，新汲水调如糊。

　　［用法］日三五度，涂敷患处。

　　［功效］清热消疮，护肤止痒。

　　［主治］红肿痛痒。

　　［方剂来源］宋·赵佶《圣济总录》。

【外治疗法】

　　1. 寻常型银屑病斑块者可先用穿山甲片刮破出血点，再用五倍子膏外敷或用白蔹散外敷（详见本章节）。

　　2. 银屑病束状发者可先用胡粉散水煎取液湿敷，每日 3~5 次，屑脱后色红时再用白矾涂方用醋调涂摩癣上（用前剪去长发），每日 3 次（详见本章节）。

　　3. 脓疱型银屑病者可选用五倍子散，涂敷患处，每日 3~4 次（详见本章节）。

【针灸疗法】

　　针刺大椎、曲池、合谷、血海、三阴交、肝俞等。每日 1 次，连用 7~10 日。

【现代疗法】

　　1. 银屑胶囊：祛风解毒，适用于各型银屑病。

　　2. 消银颗粒：清热凉血，养血润燥，祛风止痒，适用于血热型、风燥型。

　　3. 苦丹丸：养血润燥，凉血化瘀，祛风止痒，适用血虚风燥型的寻常型银屑病。

　　4. 复方青黛胶囊：清热解毒，消斑化瘀，祛风止痒，适用于毒热炽盛、血热夹瘀证。

　　5. 根据患者证候特点分别选用清热解毒、凉血解毒、清热燥湿、养血润燥、活血通络、止痒等中药内服，或煎汤进行湿润、溻渍、浸浴等。

　　6. 外用药：

　　（1）斑块型白疕，以 5%~10% 硫黄软膏，或雄黄膏或癣药水外搽患处，每日 3 次。

　　（2）小面积肥厚浸润皮损，用疯油膏、疯扬膏或喜树碱软膏涂搽患处，每日 1 次。

　　（3）炉甘石洗剂外搽，每日 2 次。

　　（4）芥子气软膏、地蒽芬软膏，应从低浓度开始使用，逐渐选用高浓度的制剂，并勿用于头面部、外阴等皮肤薄嫩部位。若对药物有刺激反应引起发红、肿胀等，应即改用皮质类固醇激素外用药。但长期外用含氟的皮质激素，可引起皮肤萎缩、局部多毛、毛细血管扩张、紫癜等。

【护理与预防】

　　1. 少食辛辣及酒，少食脂肪如肉类以及鱼腥发物，多食新鲜蔬菜及水果及豆制品。

　　2. 生活起居规律，避免感冒、劳累、精神紧张等诱发加重因素。

　　3. 本病进行期或红皮型白疕皮损不宜外用强烈、刺激药物，不要过度搔抓及热水烫法，以免激惹或加重皮损。

第二十六节　脂溢性皮炎

　　脂溢性皮炎多发生于面部，以皮肤细腻或干燥，红斑上结黄痂或起白屑，瘙痒为主要表现的皮肤疾病。中国古代中医医家将发于头面者称为"白屑风"，单发于面部者称为"面游风"。脂溢性皮炎属中医学"白屑风""面游风"范畴。

【中国古代中医论述】

　　1. 明·陈实功《外科正宗》卷四·白屑风："白屑风多生于头、面、耳、项发中，初起微痒，久则渐生白屑，叠叠飞起，脱之又生，此皆起于热体当风，风热所化。治当消风散，面以玉肌散擦洗，次以当归膏润之。发中作痒有脂水者，宜翠云散搽之自愈。"

2. 清·祁坤《外科大成》卷三·"白屑风，生发内及面目耳项，初起微痒，久生白屑，叠叠飞起，脱之又生。热当风，风热所化也，宜祛风换肌丸。"

3. 清·吴谦《医宗金鉴》卷六十三·白屑风："此证初生发内，证及面目，耳项燥痒，日久飞起白屑，脱去又生，由肌热当风，风邪侵入毛孔，郁久燥血肌肤失养，化成燥证也。"

4. 清·吴谦《医宗金鉴》卷六十三·面游风："此证生于面上，初发面目浮肿，痒若虫行，肌肤干燥，时起白屑，然后极痒，抓破，热湿盛者津黄水，风燥盛者津血，痛楚难堪。由平素血燥，过食辛辣厚味，以致阳明胃经湿热受风而成。痒甚者，宜服消风散，痛甚者，宜服黄连消毒饮，外抹摩风膏缓缓取效。"

5. 清·许克昌、毕法《外科证治全书》卷一·"白屑风（又名白驳）……此风热所化也。用零陵香、白芷等分煎汁，俟冷入鸡子白搅匀，日涂二次，或以二味浸油饰发，香泽异常，且不起屑。"

6. 清·许克昌、毕法《外科证治全书》卷一·面游风："初起面目浮肿，燥痒起皮，如白屑风状，次渐痒极，延及耳项，有时痛如针刺。湿热盛者浸黄水，风燥盛者干裂，或浸血水，日夜难堪。治宜养血润肤饮，兼六味地黄丸，早晚轮服，十余日取效。"

7. 清·邹岳《外科真诠》卷上·面游风："面游风生于面上……极痒抓破，热湿盛者流黄水，风燥盛者流血，痛楚难堪。痒盛者宜服消风散，痛者宜黄连消毒饮，外搽摩风膏。"

"消风散：防风、荆芥、生地、苦参、胡麻仁、蝉蜕、牛蒡子、苍术、石膏、生知母、木通、甘草。"

"黄连消毒饮：黄连、黄柏、苏木、桔梗、生地、知母、归尾、防风、甘草。"

"摩风膏：番木鳖三钱，荆芥穗二钱，生黄柏三钱。用香油三两煎黄色去渣，加黄蜡三钱溶化，候冷去火气，用涂疮上。"

【病因病理】

1. 风热之邪外袭，郁久则使血燥，或素体血虚外感风热之邪，蕴阻肌肤，肌肤失去濡养，皮肤粗糙，以致生白屑叠起，以干性皮损为多。

2. 平素湿热之体，过食肥甘厚味辛辣之品，以致脾胃运化失常、生湿生热、湿热蕴结肌肤受风邪而成，油性皮损为多见。

现代医学认为，本病发病原因尚未清楚。

【临床症状】

脂溢性皮炎在中国古代中医文献中发于头面部为"白屑风"，初起微痒，白屑叠起，抓破有脂水。单发于面部者为"面游风"，清·许克昌、毕法《外科证治全书》面游风："初起面目浮肿，燥痒起皮，如白屑风状，次渐痒极……有时痛如针，湿热者浸（流）黄水，风燥盛者干裂或浸（流）血水，日夜难堪。"由上述可见，"白屑风"症状较"面游风"轻，面游风初起症状如白屑风，次渐痒极，有风热、风燥之分。因此风热、湿热、风燥是脂溢性皮炎辨证施治的主要内容。"白屑风""面游风"发病进展中因瘙痒，出现红斑、糜烂、流滋为湿热之象。

脂溢性皮炎好发于皮脂腺分布较多的部位如头、面、耳、上胸部、腋下等。初起毛囊口为红色小丘疹，丘疹可融合为红黄色斑片，上有细腻性鳞屑或痂皮。皮损大小不等、形状不规则，但境界比较清楚。

发于头部轻型者，头皮上有白色糠状鳞，基底淡红色，有瘙痒，往往毛发干枯，伴有脱发，为干型。严重者有油腻性鳞屑附于红色不规则斑片上，渗出多者可形成油腻厚痂，痂下炎症明显，其间有不同程度的糜烂，渗出为湿性。发生于眉部、耳、鼻翼、鼻唇沟等处，皮疹易有厚的鳞痂，可有皲裂发生。躯干部皮损可呈圆形、椭圆形、环形等不规则形，红斑似玫瑰糠疹样皮疹，中心皮肤有时正常。若发生腋下、腹股沟等处，皮损易渗出糜烂、流滋而类似湿疹样表现。本病的自觉症状主要为瘙痒，轻重程度表现不一。

婴儿常发生在出生后1个月内，头面或全身布满厚薄不等的油脂性污黄色结痂和鳞屑，皮脂腺分布多的部位较明显。一般3~4周内较可愈。

【鉴别诊断】

本病应与白疕（银屑病）、风热疮（玫瑰糠疹）相鉴别。

1. 白疕（银屑病）：鳞屑呈银白色，无油腻，剧烈搔抓后，红斑上有点状出血点。

2. 风热疮（玫瑰糠疹）：好发颈、躯干与四肢近端，一般不侵犯头部，常有较大的母斑首先出现，皮疹有特殊形态脱屑似糠秕，皮损与脂溢部位无关，病程有自限性，可自愈。

【内服药疗法】

1. 风热血燥证：

［主证］皮肤干燥，有灰白色糠秕状鳞屑、瘙痒，受风加重，或头皮瘙痒、头屑多、毛发干燥脱落，伴口渴，大便干燥，舌质偏红，舌苔薄白，脉细数。

［方剂］祛风换肌散。

［组成］威灵仙、石菖蒲、大胡麻、何首乌、天花粉、苦参、苍术、牛膝各60g，当归、川芎、甘草各30g。

［制法］研细为末，用新安酒跌丸，如绿豆大。

［用法］每次6g，白汤送服。

［功效］养血润燥，祛风止痒。

［主治］白屑风（初起微痒，久生白屑，叠叠飞起，脱之）。

［方剂来源］清·祁坤《外科大成》。

［方剂］养荣汤。

［组成］当归、白芍、熟地、生地、秦艽、黄芩、防风、甘草。

［制法］加大枣2枚，乌梅1枚，水煎，去滓。

［用法］温服。

［功效］养血祛风。

［主治］风燥，病在表。

［方剂来源］清·沈金鳌《杂病源流犀烛》。

［加味］皮肤瘙痒明显加白鲜皮、蝉蜕、白蒺藜。口干口渴加石膏、知母，脱发者加何首乌、鸡血藤。

2. 脾胃湿热证：

［主证］皮损为潮红斑片，有油腻性痂屑，甚至糜烂、渗出，伴有口苦，口黏，脘腹痞满，小便短赤，大便臭秽，舌质红，舌苔黄腻，脉滑数。

［方剂］消风散。

［组成］荆芥、防风、当归、生地、苦参、苍术、蝉蜕、胡麻仁、牛蒡子（炒，研）、

知母、石膏（煅）各3g，生甘草、木通1.5g。

［制法］水煎，去滓。

［用法］温服。

［功效］疏风祛湿，清热凉血。

［主治］面游风，湿热型。

［方剂来源］清·吴谦《医宗金鉴》。

［方剂］黄连消毒饮。

［组成］苏木0.6g，甘草0.9g，陈皮0.6g，桔梗、黄芩、黄柏各1.5g，人参0.9g，藁本、防己各1.5g，防风、知母各1.2g，羌活0.3g，独活、连翘各1.2g，黄连3g，生地1.2g，黄芪6g，泽泻0.6g，当归尾1.2g。

［制法］水煎，去滓。

［用法］远食温服。

［功效］清热解毒，燥湿止痒。

［主治］面游风（痒、痛甚者）。

［方剂来源］清·吴谦《医宗金鉴》。

［方剂］连翘解毒汤。

［组成］牡丹皮、牛膝、木瓜、金银花、桃仁（汤浸，去皮）、连翘、天花粉、甘草节、僵蚕、米仁。

［制法］水煎，去滓。

［用法］温服。

［功效］清热解毒，利湿消肿，祛风止痒。

［主治］肿湿诸疮。

［方剂来源］清·冯兆张《冯氏锦囊》。

［加味］皮损糜烂明显者加苦参、白芷。

【外治方药】

1. 摩风膏：

［组成］麻黄15g，羌活30g，白檀香3g，升麻6g，白及3g，防风6g，当归身3g。

［制法］用香油150g，将药浸5日，文火炸黄，即捞去渣，加黄蜡15g，溶化尽，用绢滤过，搅冷（备用）。

［用法］涂抹疮上。

［功效］祛风止痒，消斑。

［主治］面游风。

［方剂来源］清·吴谦《医宗金鉴》。

2. 润肌膏：

［组成］麻油120g，当归15g，紫草3g。

［制法］上药同熬，药枯滤清，将油再熬，加黄蜡15g，化尽，倾入锅内，顿冷。

［用法］搽患处。

［功效］凉血润燥。

［主治］面游风，白斑作痒，发脱，秃疮干枯。

［方剂来源］明·陈实功《外科正宗》。

3. 白屑风方:

[组成] 零陵香、官白芷各等分。

[制法] 煎汁，俟冷入鸡子白搅匀。

[用法] 每日涂 2 次。

[功效] 祛风燥湿，化浊止痒。

[主治] 面游风。

[方剂来源] 清·许克昌、毕法《外科证治全书》。

[注] 零陵香别名：灵香草、香草、排草和佩兰。功效：祛风湿、杀虫等。

4. 清凉消毒散:

[组成] 白及、乳香、天花粉、雄黄、乌药、川柏、山慈姑各 6g，麝香 0.9g。

[制法] 上药研细（过 80 目筛）。

[用法] 用蜜水调成膏状外敷患处。

[功效] 清热解毒，消肿止痒，止痛。

[主治] 面发诸毒。

[方剂来源] 清·鲍相璈《验方新编》。

【外治疗法】

1. 头皮部用润肌膏外搽，每日 3 次（详见本章节）。

2. 面部用白屑风方外涂患处，每日 3 次（详见本章节）。

3. 湿性型和玫瑰糠疹型用摩风膏涂抹疮上（详见本章节）。

4. 红肿或渗液者可用清凉消毒散蜜水调成膏状外敷患处，每日 2 次。或外涂渗液处，每日 1 次（详见本章节）。

5. 茵陈或马齿苋煎剂外用湿敷。

【针灸治疗】

1. 风热血燥证：三阴交、风池、曲池、神门，每日 1 次，7 日为 1 个疗程。

2. 脾胃湿热证：合谷、膈俞、脾俞、血海、百合，每日 1 次，7 日 1 个疗程。

【现代疗法】

1. 内服药物:

（1）维生素 B_6、维生素 B_2、复合维生素 B 等。

（2）炎症明显，皮损广泛，发展较迅速者可用泼尼松 30mg 1 日，连服 7 日，不宜过长。

2. 外用药物:

（1）3%~5%硫黄霜、硫新霜外用。

（2）面部皮疹可用氢化可的松软膏。

[注] 外用药物刺激皮肤引起不良反应时，应及时更改，或暂时停用，必要时按接触性皮炎处理。

处理方法：氯苯那敏（扑尔敏）4mg，每日 3 次；维生素 C 0.2g，每日 3 次；10%葡萄糖酸钙 10mL，缓慢推注，每日 1 次。0.4%庆大霉素溶液 500mL，湿敷。

【护理与预防】

1. 忌饮酒及辛辣刺激性食物。

2. 不要强行剥除鳞屑，不宜搔抓，不用刺激性强的肥皂洗涤。

3. 保持充足睡眠，保持大便通畅，纠正便秘。

第二十七节　痤疮

痤疮是一种毛囊皮脂腺的慢性炎症性疾病，由毛囊口堵塞导致皮肤排出不畅而发病，以颜面、颏下、胸、背等处，表现为丘疹如刺（可挤出碎米样粉脂），或脓疱、结节、囊肿等多种皮肤损害。中医学称"粉刺""面疱""肺风粉刺"等。

【中国古代中医论述】

1. 《素问·生气通天论》："劳汗当风，寒薄为皶，郁乃痤。"

［注］皶（zhā渣）：红色小疮。

2. 晋·刘涓子《刘涓子鬼遗方》卷第五·治面皶皰·木兰膏方："木兰、防风、白芷、青木香、牛膝、独活、藁本、当归、芍药、杜衡、辛夷、芎劳、细辛各一两，麝香一分，附子二分，炮。上十五味，㕮咀，诸药以腊月猪脂一升，微火煎三沸，三上下，去滓，末下，搅令稠。膏成傅皰上，日三。"

3. 隋·巢元方《诸病源候论》第二十七卷·面体病诸候·面疱候："面疱者，谓面上有风热气生疱，头如米大，赤如谷大，白色者是。"

4. 隋·巢元方《诸病源候论》第二十七卷·面体病诸候·嗣面候："嗣面者，云面皮上有滓如米粒者也。此由肤腠受于风邪，搏于津液：津液之气，因虚作之也。亦言因傅胡粉，而皮肤虚者，粉气入腠理化生之也。"

［注］胡粉：即铅粉。

5. 唐·王焘《外台秘要》第三十二卷·面皶疱方："面疱气甚如麻豆疮痛，搔之黄汁出，及面黑色黯不可去之，葵子散方：冬葵子、柏子、茯苓等分。上三味，为散，以酒服方寸匕，日三。"

［注］皶：脸上或鼻上凸起的暗红色小疮。

6. 宋·王怀隐《太平圣惠方》卷第四十·治粉刺诸方："夫粉刺者，是面皮有皶如粒也。由此肤腠受于风邪，搏于津液之气，因虚作之也。亦言因傅胡粉，而皮肤虚者，粉气入腠理致使然也。"

［注］唐·王焘首次将隋唐之前"面疱""嗣面""面皶"改为"粉刺"。

7. 宋·赵佶《圣济总录》卷第一百一·面皮干疱："论曰：面皮干疱者，面生皶疱，细起如粟谷状，由风热相搏而生，盖诸阳在于头面，风热乘之，结而不散，故成皮干疱。《养生方》说醉不露卧，及饮酒热未解，冷水洗面，令人面发疱，轻者为皶疱，正谓此也。"

8. 宋·赵佶《圣济总录》卷一百一·面皶疱："论曰：诸阳皆会于面，风邪热气客于肤革，不能流通，因发为皶疱，形似米粟，色有赤白。亦有缘醉露卧，及饮酒未解，以冷水洗濯而得之者。率由风热在皮肤间，外感冷气，击搏而成。"

［注］"面皮干疱"风热相搏在表皮。面皶疱由风热在皮肤间，前者为轻，后者为重，病因均为风热。

9. 宋·赵佶《圣济总录》卷一百一·面皶："论曰：面皶者，是粉刺也。面上有皶如粒，此由肤腠受于风邪搏于津脉之气，因虚而作。亦云：傅胡粉散入虚肌，使之然也。"

10. 元·危亦林《世医得效方》卷第十·面病："鼻脸赤风刺、粉刺、百药不效者，惟此药可治，妙不可言。每临卧时洗面冷净，以少许如面油用之，近眼处勿涂，数日间疮肿处自平，赤亦消。风刺、粉刺，一夕见效。"

生硫黄、香白芷、瓜蒌根、腻粉各半钱，芫青七个，去翅、足，全蝎一个，蝉蜕，洗去泥。上（药研细）为末，麻油、黄蜡约度如合油多少，熬溶，取下离火，入诸药在内，如法涂之。一方，加雄黄、蛇床子各少许（约0.5g）。

11. 明·许浚《东医宝鉴》外形篇卷之三·痤疿䵟："《内经》曰：劳汗当风、寒薄为痤、郁乃痤。此劳汗出于玄府，脂液所凝，防风通圣散去芒硝，倍加芍药、当归，发散玄府之风，调其荣卫，俗云风刺。"

12. 明·陈实功《外科正宗》卷四·肺风粉刺酒皶鼻第八十一："肺风、粉刺、酒皶鼻三名同种，粉刺属肺，皶鼻属脾，总皆血热郁滞不散。所谓有诸内形诸外，宜真君妙贴散加白附子敷之，内服枇杷叶丸、黄芩清肺饮。"

13. 吴谦《医宗金鉴》卷六十五·外科心法要诀·肺风粉刺："肺内粉刺肺经热，面鼻疙瘩赤肿疼，破出粉汁或结屑，枇杷颠倒自收功。"

［注］此证由于肺经血热而成，每发于面鼻起碎疙瘩，形如黍屑，色赤肿痛，破白粉汁，日久皆成白屑，形如黍米白屑，宜内服枇杷清肺饮，外敷颠倒散，缓缓自收功也。"

【病因病理】

1. 肺经风热：面鼻属肺。发于面鼻丘疹色红或有痒痛，乃肺有热，复受风邪，肺热与外风蕴阻肌肤而发。

2. 肠胃湿热：由于过食辛辣炙煿之品，及饮酒过度，生湿生热致使湿热内蕴，上蒸颜面所致。

3. 痰瘀互结：脾气不健，运化失调，水湿内停，日久成痰，湿郁化热，湿热痰瘀凝滞肌肤而发。

4. 热毒夹瘀：热、毒、湿、痰结聚肤腠日久瘀滞不散，"脂液所凝"影响气血运行，出现瘀血阻络之证。

现代医学认为，痤疮为一种多因素疾病，发病机制尚且未完全清楚。主要与下列因素有关：

1. 雄激素分泌及皮脂增加：由于青春期痤疮严重的患者血中雄性激素明显增加，轻症患者血中雄性激素水平升高。血中的雄性激素有两个来源，一是由性腺和肾上腺产生的雄性激素前体，二是血浆中的雄激素前体在皮肤内转变成更强的雄性激素（靶组织雄激素），皮脂腺发育和分泌与雄性激素增加有关。雄性激素增加，皮脂腺功能亢进，生成过多皮脂，是痤疮发生的一个重要因素。

2. 微生物感染：痤疮患者皮脂分泌的增加为毛囊内寄生的微生物（痤疮棒状杆菌、卵圆形糠秕孢子菌、白色葡萄球菌），特别是痤疮棒状杆菌感染引起的免疫反应与炎症皮损的发生有关。广谱抗生素对痤疮有效，但不能减少痤疮棒状杆菌的数量。因此毛囊周围有不同程度的深部炎症，出现炎性丘疹到囊肿性的损害，此时称之继发炎症。

3. 毛囊皮脂腺导管过度角化：雄性激素还能诱发毛囊皮脂导管过度角化，脱落上皮细胞与皮脂混合使皮脂腺分泌通道受阻，排泄不畅，形成过量的角质细胞，加上细胞间物质的改变，使角质细胞彼此牢固黏附，再与皮脂和细胞混合成团块淤积充塞在毛囊口时即形成粉刺。

若多种因素刺激毛囊及其周围发生炎症，致使毛囊壁破损，加之细菌的感染引起毛囊周围程度不等的炎症，从而产生丘疹、脓疱、结节与脓肿。其他因素与遗传、免疫、内分泌障碍、情绪及饮食等因素有关。

【临床症状】

皮损好发于面颊、额部，其次是胸部、背部及肩部，常伴皮脂溢出。初起损害为与毛囊一致的小丘疹，如黑头粉刺或白头粉刺（亦称闭合性粉刺），"黑头粉刺"位于开放的毛囊口顶端，可挤出较硬的脂栓。"白头粉刺"位于皮内，但可触及小结节。随着病程的发展，可形成炎性丘疹，顶端有小脓疱；继续发展可形成大小不等的暗红色结节或囊肿，挤压时有波动感，经久不愈，可化脓形成脓肿，脓肿溃破后可形成窦道或瘢痕，如数个囊肿汇合则为聚合性痤疮。皮肤损害大小深浅不一，患者往往同时存在多种皮疹，但可能以某一二种为主，本病一般无明显自觉症状，炎症重的皮损可引起不适，自觉疼痛和触痛。病程慢性，时轻时重，病程长短不一，大多数患者在青春期后可自行痊愈或症状好转。少数患者的痤疮期至中年病情逐渐缓解，但可遗留色素沉着、萎缩性或增生性瘢痕，有碍仪容。现代医学按病变的主要表现，将痤疮分为Ⅰ~Ⅳ度。

Ⅰ度（轻度）：黑头粉刺散发或多发；炎症丘疹散发。

Ⅱ度（中等度）：Ⅰ度皮疹并散在脓疱，炎症丘疹数量增加，局限于面部。

Ⅲ度（重度）：Ⅱ度并深在的炎症性丘疹，发生于面、颈、胸背部。

Ⅳ度（重度-集簇性）：Ⅲ度并囊肿，易形成瘢痕，发生于上半身。

除上述的分型外还有几种特殊的类型。

1. 聚合性痤疮：男性较多，皮损多型，粉刺、黑头、丘疹、脓疱、结节、囊肿、脓肿及窦道，相互汇合，易形或瘢痕（此型可出现各种炎症和非炎症性病变，病情较重）。

2. 暴发性痤疮：少见突然出现许多炎症很重的皮损，形成结节和溃疡，可有不适及疼痛，伴有全身发热、关节痛，后期遗留下显著的疤痕。

3. 月经前痤疮：以炎症性丘疹、脓疱疹为主，月经周期密切相关。

【鉴别诊断】

本病可与酒渣鼻、职业性痤疮、颜面播散性粟粒性狼疮相鉴别。

1. 酒渣鼻：皮疹分布在鼻准、鼻翼为主，面颊前额可发生，患部潮红，充血常伴有毛细血管扩张。不累及其他部位，无黑头粉刺。

2. 职业性痤疮：常发生于接触煤焦油、石蜡、机油工作人员。丘疹密集，伴有囊角化，常发生在面部以外的接触部位，如手背、前臂、肘部等处。

3. 颜面播散性粟粒性狼疮：皮疹为粟粒大至米粒大小的圆丘疹，顶端扁平，常在下眼睑融合成堤状，无黑头粉刺。

【内服药疗法】

1. 肺经风热证：

［主证］发于头面，以丘疹色红，或有痒痛，或有脓疱，颜面潮红，鼻息气热，伴有口渴，大便干，小便短赤，舌质红，舌苔薄黄，脉浮或弦。

［方剂］枇杷清肺饮。

［组成］人参0.9g，枇杷叶6g，生甘草0.3g，黄连3g，桑白皮6g，黄柏3g。

［制法］用水300mL，煎至210mL，去滓。

［用法］食远服。

［功效］清肺泻火。

［主治］肺风粉刺。

［方剂来源］清·吴谦《医宗金鉴》。

［方剂］防风散。

［组成］防风 30g，石膏 60g（细研，水飞过），小荆子、栀子仁、荠苨、枸杞子（微炒）、白蒺藜（微炒）各 30g，炙甘草 15g。

［制法］上药捣罗为末（研细过 80 目筛）。

［用法］每服 6g，温水调下，食后日二。

［功效］疏散风热，凉血解毒。

［主治］面皯疱。

［方剂来源］宋·赵佶《圣济总录》。

2. 湿热蕴结证：

［主证］发于头面，以皮肤油腻，毛孔粗大，疼痛性丘疹和脓疱为主，间有结节、囊肿，或伴口臭、口干不欲饮，伴便秘，尿赤，舌质红，舌苔黄腻，脉弦滑或滑数。

［方剂］升麻消毒散。

［组成］羌活、防风、升麻、白芷、桔梗、连翘、栀子、白芍、金银花、甘草、牛蒡子。

［制法］用水 400mL，煎至 320mL，去滓。

［用法］食远热服。

［功效］祛风，除湿，清热解毒。

［主治］面部生疮。

［方剂来源］清·祁坤《外科大成》。

［加味］茵陈、大黄。

［方剂］黄连丸。

［组成］黄连、川大黄、苦参、防风、枳壳、升麻、牛蒡子、木通、秦艽、黄芩各 30g。

［制法］上为末（研细），炼蜜为丸，如梧桐子大。

［用法］每次 30 丸，温浆水送服。

［功效］祛风泄毒，清热燥湿。

［主治］肺脏风毒，皮肤生疮。

［方剂来源］宋·王怀隐《太平圣惠方》。

3. 痰瘀互结证：

［主证］发于头面，以皮疹暗红或色紫，炎性结节或囊肿为主，经久不愈，有瘢痕和色素沉着，或见窦道，无明显疼痛，常伴有胸闷腹胀，身困口黏，女性伴有月经不调，夹有紫黑血块，痛经，舌质暗红，或瘀斑，瘀点，舌苔黄腻，脉弦滑。

［方剂］清肺散。

［组成］连翘、川芎、白芷、黄连、苦参、荆芥、桑白皮、黄芩、山栀、贝母、甘草各等分。

［制法］水煎，去滓。

［用法］临卧服。

［功效］清肺解毒。

［主治］肺火粉刺。

［方剂来源］明·龚廷贤《万病回春》。

［注］瘀血明显，加三棱、莪术；囊肿者加夏枯草、青皮；痛经者加桃仁、益母草；脾

虚加砂仁、薏苡仁，化湿行气。

［方剂］枇杷叶丸。

［组成］枇杷叶（去毛刺）240g，黄芩（酒炒）20g，甘草30g，天花粉120g。

［制法］上为末，新安酒跌丸，如梧桐子大。

［用法］每次4.5g，食后并临睡用白滚汤或茶汤送服。

［功效］清肺降火。

［主治］肺风粉刺，鼻渣，初起红色，久则肉疱发者。

［禁忌］忌食火酒，煎炒。

［方剂来源］明·陈实功《外科正宗》。

［方剂］芍药蒺藜煎。

［组成］龙胆草、栀子、黄芩、木通、泽泻各4.5g，芍药、生地各6g，白蒺藜（连刺，捶碎）15g（甚者30g）。

［制法］用水400mL，煎至320mL，去滓。

［用法］食远服。外以螵蛸散敷之。

［功效］泻火凉血，散风利湿。

［主治］通身湿热疮疹及下部红肿热痛诸疮。

［加减］如火不甚者，宜去龙胆、栀子，加当归、茯苓、薏苡仁之属；如虚毒甚者，加土茯苓15g或30~60g。

［方剂来源］明·张介宾《景岳全书》。

［注］瘀者加三棱、莪术、青皮。

4. 热毒夹瘀证：

［主治］发于头面，以脓疱，炎性丘疹为主，根底红肿，自觉局部灼热疼痛，脓疱破溃或吸收后，可遗留暂时性色素沉着或凹陷小瘢痕，伴口干喜饮，烦热口臭，便干溲赤，舌质红，舌苔黄，脉弦数。

［方剂］连翘防风汤。

［组成］连翘（研碎）、防风、黄连、陈皮、芍药、当归、独活、白蒺藜（炒，去刺）、荆芥、茯苓、黄芩、甘草、牛蒡子（炒，研）各等分。

［制法］每服6g，水煎。

［用法］温服。

［功效］疏风清热，解毒消肿。

［主治］小儿头面生疮。

［方剂来源］明·薛铠《保婴撮要》。

［注］红肿、脓疱较重才加重楼、牡丹皮，消肿散瘀。

［方剂］半表半里中和汤。

［组成］人参、陈皮各6g，黄芪、当归、白术、白芷各4.5g，川芎、茯苓、皂角刺、乳香、没药、金银花、甘草节各7.5g。

［制法］水酒各半煎，去滓。

［用法］温服。

［功效］益气活血，消肿止痛。

［主治］疮疡半阴半阳，似溃非溃，似肿非肿。

［方剂来源］明·陈文治《疡科选粹》。

［注］本方适用于脓疱者。

［方剂］消风散。

［组成］桔梗、甘草、柴胡、黄连、栀子、黄芩、防风、川芎、薄荷、葛根、黄柏、枳壳、天花粉、枇杷叶。

［制法］用水200mL，酒100mL，煎，去滓。

［用法］食远热服。

［功效］疏风清热。

［主治］粉刺。

［禁忌］忌食猪肉。

［方剂来源］明·张洁《仁术便览》。

【外治方药】

1. 萱草膏：

［组成］萱草花（晒干）210g，白蜜90g。

［制法］上为极细末，与蜜研令匀，入瓷盒中。

［用法］每日洗面后用少许涂面上。

［主治］面部粉皶黡黯。

［方剂来源］宋·赵佶《圣济总录》。

2. 白蔹膏：

［组成］白蔹、白石脂、杏仁（汤浸，去皮、尖、双仁，研）各15g。

［制法］上为末，更研极细，以鸡子白调和，稀稠得所，瓷盒盛。

［用法］临卧涂面上，翌日早晨以井花水洗之。

［主治］面部粉皶。

［方剂来源］宋·赵佶《圣济总录》。

3. 莹肌如玉散：

［组成］白丁香、白及、白牵牛、白蔹各30g，白芷21g，当归梢、白蒺藜、升麻各15g，白茯苓、楮实子各9g，麻黄（去节）6g，白附子、连翘各4.5g，小椒3g。

［制法］上为细末。每次6g，煎汤，去滓。

［用法］洗面。

［功效］洁面润肌。

［主治］面有黯点或疮，痤痹，粉刺，皮肤燥痒。

［方剂来源］金·李杲《兰室秘藏》。

4. 硫黄膏：

［组成］生硫黄、香白芷、瓜蒌根、腻粉各1.5g，芜青7个（去翅、足），全蝎1个，蝉蜕5个（洗去泥）。

［制法］上为末，麻油、黄蜡约度多少，熬熔，取下离火，入诸药在内，调和成膏。

［用法］临卧时洗令面净，取膏少许如面油搽之。近眼处勿涂。

［功效］祛风除湿，攻毒化瘀。

［主治］面部生疮，粉刺，百药不效者。

［方剂来源］元·危亦林《世医得效方》。

5. 鹅黄散：

［组成］绿豆粉 30g，滑石 15g，黄柏 9g，轻粉 6g。

［制法］上为细末。

［用法］以软绢帛蘸药扑患处。

［功效］清热解毒，收湿止痒。

［主治］痤疮作痒，抓之皮损。

［方剂来源］明·陈实功《外科正宗》。

6. 黄金散：

［组成］石膏、黄柏、大黄各 9g，轻粉 0.9g。

［制法］上为细末。猪胆汁、麻油调匀。

［用法］搽患处。

［功效］清热泻火。

［主治］痤痱。

［方剂来源］清·时世瑞《疡科捷径》。

7. 改容丸：

［组成］大贝母（去心）、白附子、菊花叶、防风、白芷、滑石各 15g。

［制法］上为细末，用大皂角 10 荚，蒸熟去筋膜，同药捣和为丸。

［用法］早、晚搽面。

［主治］粉刺。

［方剂来源］清·程国彭《医学心悟》。

8. 颠倒散：

［组成］大黄、硫黄各等分。

［制法］研细末（粉），共合一处，再研匀。

［用法］以凉水调敷。

［功效］清热解毒，化瘀消疮。

［主治］酒皶肺风刺。

［方剂来源］清·吴谦《医宗金鉴》。

【外治疗法】

1. 丘疹色红，结节，脓疱，用“颠倒散”外敷患处或用“黄金散”外搽患处（详见本章节）。

2. 红肿，脓疱，灼热疼痛，燥痒，用“改容丸”或“硫黄膏”外搽患处（详见本章节）。

3. 炎症明显者用黄连、黄柏、大黄各 30g，枯矾 1g，研细水调成膏状外敷患处，1 日 2 次，勿入眼内。

【针灸疗法】

针刺大椎、合谷、太阳、下关、曲池、肺俞、足三里、三阴交等穴，留针 30min，每日 1 次，7 次为一疗程。

【现代疗法】

1. 维生素类：维生素 B_6、维生素 B_2 及复合维生素 B、维生素 A、维生素 E 可选用。

2. 抗生素：红霉素 250~300mg，1 日即可。

3. 内分泌治疗：由于睾酮或孕酮刺激引起的皮脂分泌过多导致的严重痤疮可试用。

（1）已烯雌酚 1mg，每晚 1 次，两周为一疗程。女性患者应于月经后第 5 日开始服用，共用 20~21 天，停药后行经，下个月再重复进行，总疗程 3~4 个月。

（2）绒毛膜促性腺素 500~100 单位；每周 1~2 次肌肉注射，每 10 次为一疗程。

（3）黄体酮：月经前加重者，月经前 10 天肌肉注射 10mg，前 5 天注射 5mg。

（4）抗雄性激素（复方炔诺酮）男性患者可服用，每日 1 片，连用 4 周。女性患者根据体质状况可服用避孕药（按服避孕药规定服用）。螺内酯（安体舒通）每日 40~60mg，连服 1 个月。西咪替丁每日 0.6g，都有一定抗雄性激素作用，根据患者体况，可试用治疗。

【护理与预防】

1. 少食辛辣甜腻等食物。

2. 注意头面部皮肤清洁，保温和减少皮脂分泌。

3. 忌用手挤压，搔抓粉刺和炎性丘疹等皮损。

第二十八节　斑秃

斑秃以毛发突然成片脱落，头皮光亮而软，无明显自觉症状的常见皮肤病。中医学称"油风""发落""鬼舐头"。

【中国古代中医论述】

《素问·五脏生成论》："多食甘，则骨痛而发落。"

1. 隋·巢元方《诸病源候论》卷二十七·毛发病诸候·须发秃落候："足少阳胆之经也，其荣在须；足少阴肾之经也，其华在发。冲任之脉，为十二经之海，谓之血海，其别络上唇口。若血盛则荣于须发，故须发美；若血气衰弱，经脉虚竭，不能荣润，故须发秃落。"

2. 隋·巢元方《诸病源候论》卷二十七·毛发病之诸候，鬼舐头候："人有风邪在头，有偏虚处，则发秃落，肌肉枯死。或如钱大，或如指大，发不生，亦不痒，故谓之鬼舐头。"

［注］舐：以舌舔物。

3. 宋·王怀隐《太平圣惠方》卷第四十一·治须发秃落诸方："治须发秃落不生，补益牛膝圆方：牛膝、熟地、生地各 300g，枳壳、菟丝子各 150g，地骨皮 100g（研），捣罗为末，炼蜜和圆如梧桐子大，每日空心以姜汤下三十圆（丸）渐加至五十圆（丸）久服须发皆生永黑，不白。忌生葱、萝卜、大蒜等。"

3. 明·龚廷贤《寿世保元》卷六·须发："发属于心，禀火气，故上生。"

4. 明·龚居中《外科活人定本》卷之三："三仙丸治头发落神效。侧柏叶八两，焙干，当归全身四两。上忌铁器，为末，水糊为丸，梧子大，每服五七十丸，早晚各一服，黄酒盐汤任下。"

5. 明·陈实功《外科正宗》卷四·油风："油风乃血虚不能随气荣养肌肤，故毛发根空，脱落成片，皮肤光亮，痒如虫行，此皆风热乘虚攻注而然。"

6. 清·祁坤《外科大成》卷三·油风："油风则毛发成片脱落，皮肤光亮，痒如虫行者是也。由风热乘虚攻注，血不能荣养所致。宜神应养真丹服之，以培其本，海艾汤洗之，以治其标。神应养真丹，治风寒暑湿袭于三阳部位，以致血脉不能荣运肌肤虚痒，眉发脱落，皮肤光亮。"

[组成]"当归、川芎、白芍、熟地（酒蒸捣膏）、羌活、天麻、木瓜、菟丝子，等分为末，入前地黄膏，加蜜如桐子大，每服百丸，空心，温酒盐汤任（冲）下。

海艾汤：海艾、菊花、薄荷、防风、藁本、藿香、荆芥穗、甘松、蔓荆子各五钱，用水五碗，煎入盆内，先熏后洗。"

7. 清·冯兆张《冯氏锦囊秘录》卷六·须发病："发乃血余，焦枯者，血不足也，忽然脱落，头皮多痒，须眉并落者，乃血热生风，风木摇动之象也。"

8. 清·沈金鳌《杂病源流犀烛》卷二十五·身形门·筋骨皮肉毛发病源流："毛发也者，所以为一身之仪表，而可验盛衰于冲任二脉者也。夫毛发为血之余似已，然冲为血海，任为阴脉之海，二脉皆起胞中，上循腹里，其浮而外者循腹右上行，会于咽喉，列而络唇口，血气盛，则充肤热肉，血独盛，则渗皮肤，生毫毛。然则毛发之生，皆由二脉之盛也明矣。"

9. 清·王清任《医林改错》上卷·头发落："各医书皆言伤血，不知皮里肉外血瘀，阻塞血路，新血不能养发，故发脱落，无病脱发，亦是血瘀。"

10. 清·唐宗海《血证论》五卷·瘀血："瘀血在上焦，或发脱不生……通窍活血汤治之，小柴胡汤加归、芍、桃仁、红花、大蓟亦治之。"

11. 清·吴谦《医宗金鉴》卷六十三·头部·油风："此证毛发干焦，成片脱落，皮红光亮，痒如虫行，俗名鬼剃头。由毛孔开张，邪风乘虚袭入，以致风盛燥血，不能荣养毛发。宜服神应养真丹，以治其本，外以海艾汤洗之，以治其标。若耽延年久，宜针砭其光亮之处，出紫血，毛发庶可复生。"

【病因病理】

1. 血热生风：《寿世保元》："须发：发属于心禀火气，故上生。"《幼科全书》："血热者……此心热也。"血热生风循经上行于首，聚肌损发，头皮瘙痒，突然脱发成片（风性善行而数变，故突然脱发）。

2. 气滞血瘀："皮里肉外血瘀，阻塞血路，新血不能养发，故发脱落。"或肝气郁结，血行不畅，气滞血瘀，不能荣养毛发而脱发。

3. 肝肾两虚：肝藏血，肾藏精，其荣在发，精因亏虚，致发失荣，毛发脱落。

4. 气血两虚：气血虚弱，血虚不能荣养皮肤，毛孔开张，风邪乘虚袭入，血虚风燥，发失所养而致成片脱落。

现代医学认为，斑秃病因尚不完全清楚。

【临床症状】

头部头皮突然出现圆形、椭圆形斑状脱发，轻者可仅有一片或数小片脱发区，重者继续发展或相互融合成大片，边界清楚，皮肤光亮而软，边缘处的头发下段逐渐变细，毛球显著萎缩，易被拔出。少数头发可全部脱光，称为"全秃"。严重者眉毛、胡须、腋毛、阴毛、毳毛等均可脱落，称为"普秃"。一般无自觉症状。

油风有自愈倾向，少数患者病程可持续数月或更长久。在恢复时，脱发斑内有新发长出，初起细软，呈黄色或灰白色毫毛状，逐渐变粗，变硬，变黑，最终恢复正常。

【鉴别诊断】

油风应与白屑风、肥疮、白秃疮等相鉴别。

1. 白屑风（脂溢性皮炎）：脱屑、剧痒、脱发多于额角开始，延及前头及颅顶部。

2. 肥疮（头黄癣）：发枯脱落，日久结疤，残存少数毛发。

3. 白秃疮（头白癣）：不完全秃光，有断发、鳞屑及痂。

【内服药疗法】

1. 血热生风证：

［主证］头部头皮突然脱发成片，头皮发亮，头部微痒，或伴有头部烘热，心烦，夜寐不宁，舌苔薄，舌质红，脉弦。

［方剂］神应养真丹。

［组成］羌活、木瓜、天麻、白芍、当归、菟丝子、熟地（酒蒸）、川芎各等分。

［制法］研细末（粉）入地黄膏，加蜜丸如桐子大。

［用法］温煮酒（一般用黄酒）或汤任下，每服百丸。

［功效］养血祛风，生发。

［主治］油风，皮肤光亮者。

［方剂来源］明·陈实功《外科正宗》。

［方剂］四物坎离丸。

［组成］熟地90g，生地45g（同酒浸，打膏），当归60g，白芍45g（同酒炒），知母60g（同盐酒浸，炒），侧柏叶、槐子各30g（同炒），连翘18g。

［制法］上为末，炼蜜为丸，如梧桐子大，用瓷盘盛子，凉地下放七八日，去火毒，晒干收之。

［用法］酒下五六十丸。

［功效］清热凉血，润肤生发。

［主治］须发焦槁如灰白色。

［方剂来源］清·沈金鳌《杂病源流犀烛》。

［注］明·李梴《医学入门》卷七中的四物坎离丸用于滋阴降火，非治发疾。

［加味］可加蔓荆子、蝉蜕、白蒺藜疏散风热、清利头目之风。

2. 气滞血瘀证：

［主证］病程日久，头发脱落，先有头痛和胸胁疼痛，急躁不安，失眠多梦，喜叹息，舌质紫黯或有瘀斑，舌苔少，脉沉细或弦细。

［方剂］通窍活血汤。

［组成］赤芍9g，川芎3g，桃仁（研）、红花、老葱各9g，生姜3片，大枣7枚（去核），麝香少许（约0.15g），黄酒240mL。

［制法］用黄酒煎前7味，煎至180mL，去渣，将麝香入酒内，再煎二沸。方内黄酒各处分两不同，宁可多二两，不可少，煎至125mL，酒亦无味，虽不能饮酒之人，亦可服。

［用法］临卧服。大人每日1剂，连吃3剂，隔日再服3剂。

［功效］活血祛瘀，通络开窍。

［主治］血瘀所致的脱发等。

［方剂来源］清·王清任《医林改错》。

［注］清·唐宗海《血证论》通窍活血汤："大枣、姜、葱散达升腾，使行血之品，达于巅顶，彻于皮肤，而麝香一味，尤无所不到，以治巅顶胸背，皮肤孔窍中瘀血，诚有可取。"

［方剂］小柴胡汤加味。

［组成］柴胡24g，黄芩、人参各9g，半夏12g（洗），甘草（炙）、生姜各9g（切），

大枣 12 枚，加当归、赤芍、桃仁、红花各 9g，大蓟 12g。

［制法］用水 1.2L，煮取 600mL，去滓，再煎取 300mL。

［用法］每次温服 100mL，1 日 3 次。

［功效］祛肌肤之邪，行气化瘀。

［主治］瘀血脱发不生。

［方剂来源］清·唐宗海《血证论》。

［注］小柴胡汤加味是唐宗海原文方剂，加味。

3. 肝肾两虚证：

［主证］病程日久，平素头发焦黄或花白，发病时呈大片均匀脱落，甚或全身毛发脱落，常伴有头昏，耳鸣，腰膝酸软，舌质淡，舌苔白，脉细。

［方剂］七宝美髯丹。

［组成］赤白何首乌各 500g（米泔水浸三四日，去皮切片，用黑豆 1.5kg 同蒸至豆熟，取出去豆，晒干，换豆再蒸，如此九次，晒干），赤白茯苓各 500g（去皮，研末，以人乳拌匀晒干），牛膝（酒浸一日，同何首乌第七次蒸至第九次，晒干）、当归（酒浸，晒）、枸杞子（酒浸，晒）、菟丝子（酒浸生芽，研烂，晒）各 240g，补骨脂 120g（以黑脂麻拌炒）。

［制法］上药入石臼内捣为末，炼蜜为丸，如梧桐子大。

［用法］每次 9g，盐汤或温酒送服。

［功效］补肾养肝，乌发壮骨，续嗣延年。

［主治］肝肾不足，头发早白，或脱发等。

［禁忌］本方配制时忌用铁器。

［方剂来源］明·李时珍《本草纲目》。

［方剂］补益牛膝丸。

［组成］牛膝、熟地、生地各 300g，枳壳、菟丝子、地骨皮各 150g。

［制法］上药（研）捣罗为末，炼蜜和丸如梧桐子大。

［用法］每日空心，以姜汤送下 30 丸，渐加至 50 丸。

［功效］补益肝肾。

［主治］须发脱落。

［方剂来源］宋·王怀隐《太平圣惠方》。

4. 气血两虚证：

［主证］病程日久，以多在病后或产后头发呈斑块状脱落，毛发稀疏枯槁，触摸易脱，伴唇白，心悸，气短懒言，倦怠无力，舌质淡，脉细弱。

［方剂］雪乳汤。

［组成］生地、熟地各 9g，天冬、麦冬各 4.5g，玉竹 12g，五味子 1.5g，当归 4.5g，白芍 3g，山药 9g。

［制法］上药加人乳 300mL，藕汁 300mL，水 400mL 同煎，去滓。

［用法］分 2 次温服。

［功效］养血润燥。

［主治］毛发衰脱，肌肤枯槁。

［方剂来源］清·费伯雄《医醇賸义》。

［方剂］四君子汤加味。

［组成］白术、人参、黄芪、茯苓、熟地、鹿角胶各等分。

［制法］上为粗末，每次 15~21g，用水 150mL，煎至 100mL，去滓。或用醇酒化服。

［用法］食远温服。

［功效］益气养血，生发。

［主治］发脱落。

［方剂来源］清·许克昌、毕法《外科证治全书》。

［注］四君子汤选用金·刘完素《素问病机气宜保命集》与清·许克昌所用四君子汤组成有异之，前者有黄芪，无炙甘草，后者有炙甘草无黄芪。功效：前者主治"肺气不足皮聚毛落"。许克昌原文四君子汤加熟地、鹿角胶（治）"发脱落"，据此之意选用刘完素四君子汤加味。

【外治方药】

1. 生发膏：

［组成］细辛、防风、续断、川芎、皂荚、柏叶、辛夷各40g，桑寄生70g，泽兰、零陵香各80g，蔓荆子120g，桑根汁600mL，韭根汁330mL，竹叶（切）160g，松叶（切）1.6kg，乌麻油2.4kg，白芷200g。

［制法］上药以苦酒、韭根汁渍一宿，经绵裹煎，微火三上三下，白芷色黄滤去滓，以器盛之。

［用法］涂敷头发，1日2~3次。

［功效］祛风除湿，活血生发。

［主治］脱发。

［方剂来源］唐·王焘《外台秘要》。

2. 蔓荆子膏：

［组成］蔓荆子、桑寄生各90g，桑根白皮、白芷、韭根、鹿角屑各60g，马鬐（qí）脂330mL，五粒松叶90g，甘松香、零陵香各30g，生乌麻油1.5kg，枣根皮汁2L。

［制法］上细锉，绵裹，纳脂及油枣根汁中，浸一宿，以慢火煎，频搅，候白芷色焦黄，膏成，去滓，盛瓷盒中。

［用法］每日用膏揩摩头发不生处。十日后即生。

［功效］补肾养血，祛风生发。

［主治］头发秃落不生。

［方剂来源］宋·王怀隐《太平圣惠方》。

3. 莲子草膏：

［组成］莲子草汁500g，熊白脂、猪鬐膏、生麻油各60g，柏树皮（切）180g，韭根（切）、瓦上、青皮各120g。

［制法］上药相和，于铜器中煎之，三下，膏成去滓，瓷盒中收贮。

［用法］每夜用涂。其发即生。

［功效］生发。

［主治］头发脱落。

［方剂来源］宋·王怀隐《太平圣惠方》。

4. 胡麻膏：

［组成］胡麻油、腊月猪脂各600g，乌鸡脂27g，丁香30g，甘松香45g，零陵香90g，

芎䓖、竹叶、细辛、川椒（去目）各 60g，苜蓿香 90g，白芷、泽兰、大麻仁、桑根白皮、辛夷、桑寄生、牡荆子各 30g，防风、杏仁各 90g（汤浸，去毛、尖、双仁），莽草 30g，柏叶 90g。

[制法] 上细锉，米醋浸一宿，滤出，纳入油、猪脂、鸡脂中，以慢火煎，候白芷色焦黄，膏成，绵滤去渣，以瓷盒盛。

[用法] 净洗头，涂之。1 日 2 次。30 日发生。

[功效] 长发，令速生及黑润。

[主治] 头发脱落及早白。

[方剂来源] 宋·王怀隐《太平圣惠方》。

5. 柏枝油：

[组成] 柏枝（干者）、椒红、半夏各 90g。

[制法] 上㕮咀。用水 500mL，煎至 125mL，去滓，入蜜少许。再煎一二沸。

[用法] 每用时入生姜汁少许，调匀，搽无发处，1 日 2 次。

[功效] 祛风生发。

[主治] 头发脱落。

[方剂来源] 宋·杨倓《杨氏家藏方》。

6. 海艾汤：

[组成] 海艾、菊花、薄荷、防风、藁本、藿香、甘松、蔓荆子、荆芥穗各 6g。

[制法] 用水 1.5~1.8L，同药煎数滚，连滓共入敞口钵内。

[用法] 先将热气熏面，候汤温，蘸洗之。留药照前再洗。

[主治] 油风。毛发脱落成片，皮肤光亮，痒如虫行。

[方剂来源] 明·陈实功《外科正宗》。

7. 生秃乌云油：

[组成] 秦椒、白芷各 30g，蔓荆子、零陵香、附子各 15g。

[制法] 上药生用，㕮咀为末，用绵袋盛，清香油 500g，浸 21 日，取油。

[用法] 搽无发处，每日 3 次。不可令油滴白肉上。7 日见效。

[功效] 生发。

[主治] 秃发。

[方剂来源] 明·解缙《永乐大典》。

8. 眉毛脱落丹：

[组成] 大皂角、鹿角、松毛各等分。

[制法] 上烧炭存性，为末。

[用法] 姜汁调搽。立出。

[功效] 生眉长发。

[主治] 毛发脱落。

[方剂来源] 明·傅山《青囊秘诀》。

【外治疗法】

1. 油风初期脱发可选用生发膏、生秃乌云油外搽患处（详见本章节）。

2. 大面积发脱可选用海艾汤，眉毛脱落丹姜汁调搽（详见本章节）。

【针灸疗法】

针刺百会、上星、太阳、风池、足三里、三阴交等穴。

【现代疗法】

1. 可服胱氨酸、泛酸钙、B族维生素等。

2. 中药成药：养血生发胶囊、首乌片、十全大补丸等。

3. 外用药：可用5%～10%斑蝥酊，10%辣椒酊外搽，或骨碎补浸酒外搽斑秃，每日多次。

【护理与预防】

1. 劳逸结合，保持心情舒畅。

2. 加强营养，忌食辛辣、酒类等刺激性食物，保持大便通畅。

第二十九节 多形红斑

多形红斑又称多形性渗出性红斑，是一种病因复杂的急性炎症性皮肤病，以皮肤红斑、丘疹，部分中央有水疱，形如猫眼，光彩闪烁，无脓无血为主要表现，属于中医学"雁疮""猫眼疮"范畴。

【中国古代中医论述】

1. 隋·巢元方《诸病源候论》卷三十五·雁疮候："雁疮者，其状生于体上，发湿癣病疡，多著四支乃遍身，其疮大而热疼痛。得此疮者，常在春秋二月八月雁来时则发，雁去时便瘥，故以为名，亦云：雁过荆汉之域，多有此病。"

2. 隋·巢元方《诸病源候论》卷三十五·冷疮候："凡身体发疮，皆是风热所为。然血虚者，亦伤于邪，若重触风寒，则冷气入于疮，令血涩不行。"

[注] 此条论述符合寒冷性多形红斑。

3. 宋·赵佶《圣济总录》卷第一百三十三·冷疮："气不足则血不行，血不行则经久不差，所谓冷疮是也。"

4. 宋·王怀隐《太平圣惠方》卷第六十四·治冷疮诸方：治冷痛日夜发歇疼痛："龙骨一两，烧灰，蜂窠一两，烧灰，蛇床子半两，末。上件药都研令细，以生油（麻油）调涂，日二换之。"

[注] 猫眼疮，寒湿阻络，下肢沉重，关节痛，与冷疮内容相似。

5. 清·吴谦《医宗金鉴》卷七十四·猫眼疮："此证一名寒疮，每生于面及遍身，由脾经久郁湿热，复被外寒凝结而成。初起形如猫眼，光彩闪烁，无脓无血，但痛痒不常，久则近胫，宜服清肌渗湿汤。"

6. 清·邹岳《外科真诠》卷下·猫眼疮："猫眼疮一名寒疮。宜内服清肌渗湿汤，外用雄黄解毒散搽之。雄黄解毒散：明雄一两，煅寒水石一两，生白矾二两，共研末，滚水调剂，或用黄连汁调更佳。"

【病因病理】

总由禀赋不耐所致。或因风寒、湿邪侵袭肌肤，与气血相搏，营卫不和而成；或因风热外感，湿热蕴结于肌肤为病；或火毒炽盛，外灼肌肤而发病。

现代医学认为，多形红斑病因发病机制尚未完全明确，多认为与抗原—抗体变态反应有关。

【临床症状】

本病常起病较急，可有畏寒、低热、头痛、四肢倦怠、食欲不振、关节及肌肉疼痛等前驱症状。皮损多形性，有红斑、丘疹、斑丘疹、水疱、大疱、紫癜、风团等，可相互融合。红斑颜色鲜红，或暗红，或紫红；典型者中心部常发生重叠水疱，形成特殊的虹膜状。皮损好发于手背、手掌、指缘、足背、颈旁，有时黏膜亦可发生，少数累及全身皮肤。常呈对称性，一般可分 3 型：

1. 斑疹丘疹型：此型较多见，好发于面颈部和四肢远端伸侧皮肤，表现为急性水肿性红斑、丘疹或斑丘疹，色鲜红、暗红或紫红色，自觉轻度瘙痒或疼痛，境界清楚，逐渐向周围扩大，呈靶形皮损形态。典型损害红斑周围较鲜，中心呈暗紫色，此即多形红斑之虹膜样损害，此型眼、口腔黏膜较少累及，全身症状不明显，皮损（病程）2~4 周消退，可留暂时性色素沉着斑。

2. 水疱大疱型：常由红斑丘疹型发展而来，表现为水疱或大疱，有时为血疱。此型有黏膜损害，可侵犯口、眼、鼻及外生殖器黏膜处，可出现糜烂。常伴全身症状，包括关节痛、发热、血尿等。此型是轻症和重症之间，也是转化的过程。

3. 重症型：突然发病有前驱症状过程，高热、头痛、口咽疼痛、关节痛、皮损为广泛性水肿性红斑、水疱、大疱、血疱瘀斑。黏膜损害广泛而严重，可累及口、鼻、眼、外阴、肛门、呼吸道、消化道等黏膜疼痛，或烧灼感，有糜烂、破溃、出血及伪膜改变。其他并发症，可累及内脏，并发坏死性胰腺炎，肝肾功能损害；也可因继发感染引起败血症等。

实验室检查：白细胞总数及嗜酸性粒细胞增高，血沉增快，大疱型者较明显。

组织病理检查：早期真皮浅层水肿，毛细血管扩张充血，内皮细胞肿胀，血管周围有淋巴细胞、嗜酸性粒细胞、中性粒细胞浸润。形成水疱阶段，有部分或完全坏死。

【鉴别诊断】

本病应与冻疮、药物性皮炎、疱疹样皮炎相鉴别。

1. 冻疮：发生于冬季寒冷天气，多发于皮肤暴露部位，遇热瘙痒加重，色暗红或青紫色斑块。

2. 药物性皮炎：多数有用药史，可呈多形红斑样皮损，瘙痒，无疼痛，可泛发全身。

3. 疱疹样皮炎：皮损多形性，有红斑、丘疹、风团及成群水疱，常排列成环形或匐行性，伴有严重瘙痒，并有抓伤、结痂及色素沉着，主要分布在躯干和四肢近端，口腔损害罕见，无明显全身症状，预后良好。

【内服药疗法】

1. 寒湿阻络证：

[主证] 皮疹暗红，遇寒加重，下肢沉重，关节痛，小便清长，舌质淡，苔白，脉沉细或缓。

[方剂] 当归四逆汤。

[组成] 当归、桂枝、芍药各 9g，细辛 3g，炙甘草、通草各 6g，大枣 5 枚。

[制法] 以水 800mL，煮取 400mL，去滓。

[用法] 1 日分 3 次，温服。

[功效] 温经散寒，养血通脉。

[主治] 血虚受寒，舌淡质，舌苔薄白，脉沉，并治寒入经络，以致腰股、腿、足疼痛或麻木。

［方剂来源］汉·张仲景《伤寒论》。

［注］皮损上肢者加桑枝、羌活、鸡血藤；下肢者加木瓜、川牛膝；伴关节疼痛者加羌活、独活、秦艽等。

［方剂］阳和汤。

［组成］熟地 30g，鹿角胶 9g，肉桂、甘草各 3g，炮姜炭、麻黄各 1.5g，白芥子 6g。

［制法］水煎，去滓。

［功效］温阳补血，散寒通滞。

［主治］阳虚血虚受寒，舌质淡，舌苔薄白。

［方剂来源］清·王洪绪《外科全生集》。

［注］清·鲍相璈《验方新编》阳和汤无白芥子："体虚极者肉桂、炮姜可加一二倍用，或加附子，更妙。"本方剂可加鸡血藤、忍冬藤，取之解毒、通络功效。

2. 湿热蕴结证：

［主证］发病急，皮损鲜红，中心水疱明显，发热，咽痛，口干，关节痛，便干，尿黄，舌质红，舌苔白或微黄，脉弦滑或滑数。

［方剂］清肌燥湿解毒汤。

［组成］苍术、白术、防风、荆芥穗、胡麻子、白蒺藜、当归、白芍、羌活、薄荷、白芷、川芎、石菖蒲、甘草各 10g，苦参 5g。

［制法］上为末，水和为丸。

［用法］每次 6g，百沸汤送下。

［功效］清肌祛风，燥湿解毒。

［主治］五脏六腑积毒，其气蒸于皮毛……或疼或痒，遍生不拘何处。

［方剂来源］清·窦汉卿《疮疡经验全书》。

［注］根据症状佐以凉血解毒。加生地、牡丹皮、金银花、板蓝根、黄芩、生石膏等。

［方剂］大连翘饮。

［组成］连翘、白芍、当归各 3g，防风、滑石、柴胡、黄芩、木通各 2.4g，荆芥、车前子、栀子、牛蒡子（略炒）各 1.5g，蝉蜕、甘草各 0.9g。

［制法］水煎，去滓。

［用法］温服。

［功效］清热除湿，解毒消斑。

［主治］肌肤蕴热不去。

［方剂来源］明·吴昆《医方考》。

明·吴昆《医方考》卷之六："蕴热不去，则生……毒，是方也，防风、柴胡、蝉蜕、解热于表，表有热者，自皮毛汗孔而泄。荆芥、牛蒡子，解热于上，头目咽喉有热者，从口鼻而泄。滑石、木通、栀子、车前子，解热于里，里有（湿）热者，导之从小便而泄，连翘去诸经之客热，黄芩去诸经之游火。乃甘草者，所以解热于气。而芍药、当归，所以调热于血也。"

3. 火毒炽盛证：

［主证］起病急骤，恶寒，高热，头痛，无力，全身泛发红斑、大疱、糜烂、瘀斑、口腔、二阴破溃、糜烂，伴恶心，呕吐，关节疼痛，大便秘结，小便黄赤，舌质红，舌苔黄，脉弦滑。

［方剂］清瘟败毒饮。

［组成］生石膏、生地黄、犀角、黄连、栀子、桔梗、知母、赤芍、玄参、连翘、甘草、牡丹皮、淡竹叶、大青叶、升麻。

［制法］上药以生石膏先煎，煮沸 10min 后，再入其他药同煎，去滓。犀角研末，或先煎兑入。

［用法］温服。

［功效］清热解毒，凉血消斑。

［主治］一切火热之证，表里俱盛……热盛发斑。

［方剂来源］清·余师愚《疫疹一得》。

［注］清瘟败毒饮原著中生石膏、生地、黄连，根据临床症状，选用大剂量、中剂量、小剂量用之，本症脉滑数应用大剂量处方。原著加大青叶、升麻，引毒外透，故上列大青叶、升麻组合。本方为大寒解毒之剂，方中综合白虎、犀角地黄、黄连解毒汤三方加减，合为一方。白虎汤清阳明大热，犀角地黄汤清营凉血，黄连解毒汤泻三焦实火，加竹叶清心除烦，桔梗、连翘载药上行。共奏清热解毒、凉血救阴之功，本方剂是各种疾病出现火毒炽盛证通用方剂。

［方剂］消风败毒散。

［组成］当归、川芎、赤芍、生地黄、升麻、干葛、黄芩各 3g，黄连、黄柏、连翘、防风各 2.5g，羌活、金银花、甘草各 1.5g，蝉蜕 1g。初服加大黄 6g，芒硝 4.5g。

［制法］水煎，去滓。

［用法］热服。

［功效］疏风祛湿，凉血解毒。

［主治］风湿热毒（通用方剂）。

［方剂来源］明·龚廷贤《万病回春》。

［注］咽痛可加玄参、牡丹皮，金银花用 30g；若恶心、呕吐者，加姜半夏、竹茹；若头面症状明显可用普济消毒饮（《医方集解》）。

【外治方药】

1. 洗诸疮毒方：

［组成］防风、黄连、黄柏、大黄、金银花、土茯苓、甘草各 9g。

［制法］水煎，去滓。

［用法］外洗患处。

［功效］清热解毒，祛风燥湿。

［主治］诸疮红肿，糜烂。

［方剂来源］清·鲍相璈《验方新编》。

2. 石黄散：

［组成］熟石膏、黄柏各等分。

［制法］上为细末（研细粉过 80 目筛）和匀。

［用法］外掺；或用香油调搽。

［功效］收湿止痒。

［主治］糜烂、渗液、发痒。

［方剂来源］清·马培之《青囊秘传》。

3. 白龙膏：

[组成] 白及 30g，五倍子（炒）15g，白蔹 15g。

[制法] 上为末（研细），醋调成膏。

[用法] 敷患处。

[功效] 生肌敛疮。

[主治] 各样疮肿症。

[方剂来源] 明·高濂《遵生八笺》。

4. 雄黄解毒散：

[组成] 明雄、煅寒水石各 30g，生白矾 60g。

[制法] 共研（细）末。

[用法] 用黄连汁调刷患处。

[功效] 清热解毒，燥湿止痒。

[主治] 猫眼疮。

[方剂来源] 清·邹岳《外科真诠》。

5. 真君妙贴散：

[组成] 荞面 30g，硫黄 60g，白面 30g。

[制法] 清水拌，干湿得宜，擀成薄片微晒，单纸包裹，风中阴干，取研细末。

[用法] 麻油调成膏状外敷患处。

[功效] 解毒杀虫，消肿止痒。

[主治] 猫眼疮（寒疮）。

[方剂来源] 清·许克昌、毕法《外科证治全书》。

6. 猫眼疮神方：

[组成] 生草乌 90g，生姜 60g，煨白芷、炒南星各 30g，肉桂 15g。

[制法] 共为末（研细）。

[用法] 烧酒（白酒）调敷。

[主治] 猫眼疮。

[方剂来源] 唐·孙思邈《华佗神医秘传》。

【外治疗法】

1. 在斑疹期皮损潮红而无渗液，瘙痒无度者可用雄黄解毒散调敷患处（详见本章节）。

2. 皮损渗液较多者，可用洗诸疮毒方外洗患处 1 日 3~5 次，每次 15min，或用三黄散外掺；或用香油调搽 1 日 2 次（详见本章节）。

3. 有黏膜糜烂者可用白龙膏敷患处（详见本章节）。口腔黏膜糜烂者可用锡类散外吹或用青狮丹：黄芩、黄连、黑栀子各 4.5g，青黛 7.5g，鸡内金 1.5g（焙，存性），硼砂、人中白（煅）、雄黄各 4.5g，冰片 1.5g，乌梅（煅）、枯矾各 3g，朴消 4.5g，胆南星（焙）、熊胆（竹箬炙）、龙骨（煅）、金果榄各 3g。

[制法] 上为细末（研细）。

[用法] 吹患处。

[功效] 清热解毒，消肿止痛。

[主治] 一切口舌咽喉等症。

[方剂来源] 清·张宗良《喉科指掌》。

4. 冷疮：寒湿阻络下肢沉重，关节痛可用"龙骨（烧灰）、蜂窠（烧灰）各 30g，蛇床子 15g，（研）末令细，以生油（麻油）调涂疼痛处，日二次换之。"

[方剂来源] 宋·王怀隐《太平圣惠方》。

【针灸疗法】

取足三里、血海为主穴。寒湿阻络加列缺、合谷；风热配大椎、曲池、外关；湿热蕴结加大椎、阴陵泉。用泻法，留针 30min，每日 1 次，10 次为 1 疗程。

【现代疗法】

1. 轻型患者可给予以下药物：

（1）氯苯那敏（扑尔敏）片 4mg，每日 3 次。

（2）维生素 C 0.2g，每日 3 次。

（3）泼尼松 10mg，每日 2 次。

（4）西咪替丁（甲氰咪胍）0.2g，每日 3 次。

（5）地塞米松霜 20g，外搽。

2. 重症多形红斑：应给予高热量、高蛋白、高维生素饮食，眼部、口腔、外阴皮损护理。

（1）赛庚啶 2mg，每日 3 次。

（2）西咪替丁（甲氰咪胍）0.2g，每日 3 次。

（3）泛酸钙 10mg，每日 3 次。

（4）泼尼松 10mg，每日 2 次。

（5）10% 葡萄糖注射液 500mL，地塞米松 10mg，维生素 C 2.0g，静脉滴注，每日 1 次（维持 5h）。

（6）5% 葡萄糖 500mL，三磷酸腺苷 20mg，辅酶 A100U，肌苷 0.2g，10% 氯化钾 10mL，静脉滴注，每日 1 次。

（7）林格液 500mL，静脉滴注，每日 1 次。

3. 高热、糜烂、大面积渗出：应注意水、电解质平衡，加强支持疗法，必要时输血，同时选用有抗生素预防和控制感染。早期予以足量皮质类固醇激素，如氢化可的松 200 ~ 400mg，维生素 C 1.0 ~ 2.0g 加入 5% ~ 10% 葡萄糖注射液 500 ~ 1000mL 静脉滴注，避免出现严重的合并症（脏器损伤），当体温恢复正常，全身症状及皮损好转后，逐渐减量，减至小剂量时可改用泼尼松口服。

4. 外用药：

（1）复方硼砂漱口液 10 ~ 20mL，含漱，每日 3 次。

（2）醋酸可的松眼药水 10mL 点眼，每日 3 次。

（3）氯霉素眼药水 10mL，点眼，每日 3 次。

（4）0.1% 依沙吖啶（雷佛奴尔）溶液 500mL，湿敷，每天数次。

【护理与预防】

1. 除去可疑病，及时控制感染，停用可疑药物。

2. 风寒型应注意保暖。

3. 重症患者，大疱糜烂及时换药，床上用品消毒，更换。

4. 忌食鱼、虾、蟹等发物。

第三十节 结节性红斑

结节性红斑是一种由真皮深层小血管和脂膜炎症引起的红斑结节性皮肤病。常对称发生于小腿伸侧，肤色紫红或鲜红，皮内及皮下结节，自觉疼痛。好发于青年女性，一般急性经过3~6周，不留任何痕迹而消退。中医学称之为"湿毒流注""瓜藤缠"。

【中国古代中医论述】

1. 隋·巢元方《诸病源候论》卷三十一·丹毒病诸候·室火丹候："室火丹，初发时必在腓肠，如指大，长三二寸，皮色赤而热是也。"

2. 明·王肯堂《证治准绳·疡医》卷之四·胫部·瓜藤缠："生核数枚，肿痛久之……此名瓜藤缠，属足太阴经，由脏腑湿热，流注下部所致。用防风通圣散加槟榔、牛膝、防己主之。"

3. 明·王肯堂《证治准绳·疡医》卷之四·胫部·湿毒流注："胫之间生疮，状如牛眼或紫或黑……此名湿毒流注……寒湿暑气侵入腠理而成。宜服防风通圣散，加木瓜、牛膝、防己之类，或当归拈痛汤，加牛膝。"

4. 清·祁坤《外科大成》卷二·胫部·湿毒流注："生于足胫，状如牛眼，由风湿外侵。"

5. 清·祁坤《外科大成》卷二·胫部·瓜藤缠："生于足胫，结核数枚，肿痛久之，溃烂不已，属足太阳经湿热。"

6. 清·许克昌、毕法《外科证治全书》卷三·热毒流注："生两腿胫，流行不定，或发一二处，色赤肿痛溃脓，乃湿热下注，内服仙方活命饮加牛膝以解毒壅，外贴洞天膏。"

7. 清·许克昌、毕法《外科证治全书》卷三·瓜藤缠："绕胫结核数枚，不红微痛或不痛，初起以子龙丸，每服三分，淡姜汤每日服三次，至消乃紫，或小金丹亦可。若日久肿痛腐溃不已者，则必服犀黄丸，兼服温补祛痰之剂，外贴阳和解凝膏，渐冀收功。"

8. 清·吴谦《医宗金鉴》卷七十一·湿毒流注附瓜藤缠："湿毒流注腿胫生，顶如牛眼漫肿形，紫轻黑重脓水渍，寒湿暑热在腠凝。"

[注] 此证生于腿胫，流行不定，或发一二处，疮顶形似牛眼，根脚漫肿，轻则色紫，重则色黑，溃破脓水浸渍，好肉破烂，日久不敛。由暴风疾雨，寒湿暑火，侵在腠理，而肌肉为病也。初觉急服防风通圣散，加木瓜、牛膝、防己、苍术消之；若腿胫至晚发热者，宜服当归拈痛汤，加牛膝。外治初搽三妙散，肿痛全消，换搽轻粉散敛之即效。若绕胫而发，即名瓜藤缠，结核数枚，日久肿痛，腐烂不已，亦属湿热下注而成，治法同前。

9. 清·邹岳《外科真诠》卷上·湿毒流注，瓜藤缠："湿毒流注生于腿胫，流行不定，或发一二处，疮顶形似牛眼，根脚漫肿，轻则色紫，重则色黑，溃破脓水，止处则烂，日久不敛。由暴风疾雨，寒湿暑气，侵入腠理而成。初宜内服五苓散加公英、银花、甘草。若腿胫至晚发热者，宜服当归拈痛汤。外治初搽三妙散，肿痛全消，换搽轻粉散敛之。若绕胫而发，即名瓜藤缠，结核数枚，日久肿痛腐烂不已，亦属湿热下注而成，治法同上。二症外用龙马丹刷更佳，或用桐油调风化石灰刷亦可。"

[注] (1) 清·吴谦《医宗金鉴》与清·邹岳《外科真诠》论述湿毒流注，瓜藤缠内容基本相似，治法异同。

(2) 清·祁坤《外科大成》与清·许克昌、毕法《外科证治全书》论述"热毒流注"与现代"结节性红斑"相称，与隋·巢元方《诸病源候论》室火丹候相同。

（3）清·吴谦《医宗金鉴》与清·邹岳《外科真诠》将"湿毒流注，瓜藤缠"和其他文中尚有"轻则色紫重则色黑，溃破脓，浸渍好肉，破烂日久不敛"的描述和现代医学的"硬结性红斑"相似，说明当时还没有把两种疾病区别开来。只有清·许克昌、毕法《外科证治全书》在治疗方剂中能辨别清楚，若日久肿痛腐溃不已者，则必服犀黄丸，兼服温补祛痰之剂，外贴"阳和解凝膏"渐冀收功。此是治疗"硬结性红斑"与"结节性红斑"的区别。"阳和解凝膏，治一切阴疽溃烂、瘰疬、湿痰流注等证。"

【病因病理】

本病由外感风寒、湿热等外邪，内有湿热，蕴结下注胫部，经络阻隔，瘀血凝滞而致红斑、结节绕胫而生。

1. 湿热下注：脾虚失运，水湿内生，湿郁化热，湿热下注；或外感湿邪，湿与热结，阻滞经络，致使气血运行不畅，湿瘀凝结，斑、结节丛生而发。

2. 寒湿瘀滞：患者体虚，卫外不固，寒湿之邪乘虚外袭，客于腠理，阻滞经络，使气滞血瘀，发为本病。

3. 气滞血瘀："饮食起居，一失其宜"或情志不畅，肝气郁结，血瘀滞而不行，瘀积肌肤，阻塞经络，瘀结成结节，不通则痛。

现代医学认为，本病病因和发病机制尚未清楚，一般认为系多种因素，如病毒、链球菌、真菌感染或药物等引起的血管炎症反应等。此外类风湿关节炎、肠道疾病均可引起本病，其病理变化主要以淋巴细胞浸润为主。

【临床症状】

多见于青年女性，好发于春秋季节。急性在发疹前多数有发热、寒战、头痛、乏力、肌肉或关节疼痛，亦有无前驱症状者，随后皮损为疼痛性结节，对称分布于小腿伸侧，表面鲜红至暗红色，周围组织水肿，略高于皮面，结节大小不一，深浅不等，数目可多可少，且从不破溃，病程可持续数天至数周，皮肤消退后无萎缩及瘢痕，可留有暂时性色素沉着。易反复发作，慢性者病程数月至数年。

【鉴别诊断】

本病应与硬结性红斑、结节性血管炎相鉴别。

1. 硬结性红斑：起病缓慢，疼痛轻微，结节好发于小腿后侧，四季均可发作，易于破溃，形成深在性溃疡，病程较长，常有结核病史。

2. 结节性血管炎：损害以皮下结节为主，数个至数十个不等，可小可大，有自发痛和压痛，结节常在2~6周内消退，少有溃疡发生，但病程常可反复发作数月甚至数年之久。

【内服药疗法】

1. 湿热下注证：

［主证］发病急骤，皮下结节，略高出皮面，灼热红肿，疼痛，伴头痛，咽痛，肌肉关节疼痛，发热，口渴，大便干，小便黄，舌质红，舌苔白腻或黄腻，脉滑数。

［方剂］当归拈痛汤。

［组成］羌活、人参、苦参、升麻、葛根、苍术各6g，炙甘草、黄芩（酒制）、茵陈叶（酒炒）各15g，防风、当归、泽泻、知母、猪苓各9g，白术4.5g。

［制法］上㕮咀。

［用法］每服30g，用水煎，去滓，空心服，临睡再服之。

［功效］清热祛湿，化瘀通络。

［主治］一切风湿热毒，下注湿毒，脉滑数。

［方剂来源］明·王肯堂《证治准绳·疡医》。

［方剂］化毒除湿汤。

［组成］当归尾、泽兰各 9g，薏苡仁 30g，牡丹皮、赤芍各 9g，金银花 30g，枳壳、川通草各 9g。

［制法］水煎，去滓。

［用法］温服，1 日 1 次。

［功效］利湿解毒，行血逐瘀。

［主治］湿热下注。

［方剂来源］清·高秉钧《疡科心得集》。

［加味］口渴加天花粉；大便干加大黄，上方用量"增减活法，医者临证酌用"。

2. 寒湿瘀滞证：

［主证］病程日久，反复缠绵不愈，结节逐渐成紫褐色或暗红色，伴有关节痛，遇寒加重，肢冷，口不渴，大便不干，舌质淡，舌苔白或腻，脉沉缓、沉细。

［方剂］阳和汤。

［组成］熟地 30g，肉桂（去皮，研粉）3g，麻黄 1.5g，鹿角胶 9g，白芥子 6g，姜炭 6g，生甘草 3g。

［制法］水煎，去滓。

［用法］温服。

［功效］温阳补血，散寒通滞。

［主治］阳虚寒凝，酸痛无热，口中不渴，舌苔淡白，脉沉细。

［方剂来源］清·王洪绪《外科证治全生集》。

［加味］气虚明显加党参；结节坚实不散加三棱、莪术、牛膝、山慈姑。

［方剂］二陈汤加阳和丸方。

［组成］橘红 15g，半夏、白芥子（炒，研）、茯苓各 6g，生甘草 0.9g，肉桂 30g，麻黄、炮姜炭各 15g。

［制法］先将肉桂、麻黄、炮姜炭上为细末，酒水为丸。橘红、半夏、白芥子、茯苓、生甘草加阳和丸 3g，同煎，去滓。

［用法］热服。

［功效］温经散寒，散结消肿。

［主治］"气血虚寒凝结，唯肿唯疼"。

［方剂来源］清·王洪绪《外科证治全生集》。

［加味］气虚加党参、黄芪；血虚明显加熟地、当归、川芎；红肿加忍冬藤、山慈姑、牛膝。

［方剂］当归四逆汤。

［组成］当归、桂枝、芍药各 9g，细辛 3g，甘草（炙）、通草各 6g，大枣 5 枚。

［制法］以水 900mL，煮取 400mL，去滓。

［用法］1 日分 3 次，温服。

［功效］温经散寒，养血通脉。

［主治］寒入经络，血虚受寒，舌苔白，脉沉细等。

［方剂来源］汉·张仲景《伤寒论》。

［加味］熟地、肉桂、鹿角胶、鸡血藤、山慈姑、牛膝。

3. 气滞血瘀证：

［主证］胫前触痛明显，皮损紫红或暗红，隐隐作痛，常伴胸闷，善叹息，月经不调，舌质紫暗或瘀斑，舌苔薄白，脉弦细或涩。

［方剂］加味四物汤。

［组成］当归、川芎、生地黄各 3g，白芍、白芷、龙胆草、牛膝、桃仁、茯苓、陈皮各 3g，甘草 1.5g。

［制法］水煎，去滓。

［用法］温服。

［功效］活血化瘀，解毒祛湿。

［主治］血瘀气滞。

［方剂来源］明·虞抟《医学正传》。

［加味］痛在下属湿加牛膝、防己、木通、黄柏；气郁加柴胡、香附。

［方剂］前胡化斑散。

［组成］酒红花、当归各 3g，前胡 2.4g，荆芥 1.2g，白芷、甘草、赤芍、陈皮、郁金各 2.1g（酒浸），胡荽子 30 粒。

［制法］上研末，水煎，去滓。

［用法］温服。

［功效］散滞化瘀，解毒化斑。

［主治］血瘀斑疹。

［方剂来源］明·吴昆《医方考》。

［注］"此方用酒红花、当归、赤芍药，所以活斑之血，前胡、白芷、陈皮、荆芥，所以利表里之气。乃胡荽子、甘草节、酒郁金，皆所以散滞气尔。此其为药，利营调卫，不寒不热，诚得治痘斑之理也。"

［加味］加紫草，以助"活窍，利血化毒"；月经不调加虎杖、益母草。

【外治方药】

1. 一黄散：

［组成］大黄、生姜。

［制法］大黄研细末，生姜研碎取汁调大黄成膏状。

［用法］调敷患处。

［功效］活血行瘀。

［主治］瘀血流注，有热证（红肿）。

［方剂来源］明·王肯堂《证治准绳·疡医》。

2. 二青散：

［组成］青黛、白及、白蔹、白薇、白芷、白鲜皮、朴硝、龙骨、黄柏各 30g，天花粉 90g，大黄 120g，芙蓉叶 90g。

［制法］上为细末。

［用法］用醋、蜜调敷，敷患处每次 2h，每日 2 次。

［功效］泻火凉血，消肿解毒。

［主治］疮疡焮热红肿。

［方剂来源］清·祁坤《外科大成》。

3．三妙散：

［组成］槟榔、生苍术、生黄柏各等分。

［制法］共研细末。

［用法］油调搽患处。

［功效］祛风湿，解毒消肿。

［主治］湿毒流注，瓜藤缠。

［方剂来源］清·吴谦《医宗金鉴》。

4．轻粉散：

［组成］轻粉 4.5g，黄丹、黄柏、密陀僧、高末茶、乳香各 9g，麝香 1.5g。

［制法］共研细末。

［用法］先用葱熬汤洗患处，再搽此药。

［功效］解毒化腐，除湿止痛。

［主治］湿毒流注。

［方剂来源］清·吴谦《医宗金鉴》。

5．龙马丹：

［组成］地龙粪 9g，马齿苋、伏龙肝、陈年石灰各 6g，生黄柏 15g，轻粉 3g，黄丹 9g，赤石脂 6g。

［制法］共研细为末。

［用法］用蜜调匀敷患处。

［功效］清热解毒，祛湿生肌。

［主治］瓜藤缠，疮疡绕胫而发。

［方剂来源］清·陈士铎《洞天奥旨》。

6．芙蓉膏：

［组成］芙蓉花（或叶或根皮）。

［制法］捣烂，或干研末，蜜调。

［用法］涂患处，干则频换。

［功效］消肿止痛。

［主治］疮疡肿毒。

［方剂来源］清·李文炳《仙拈集》。

【外治疗法】

1．皮疹初发，红肿明显者用三妙散、芙蓉膏外敷，每日 1 次，具有清热消肿作用。

2．皮疹红肿疼痛明显，可用一黄散、二青散外搽患处，具有清热解毒、消肿止痛作用。

【针灸疗法】

针刺足三里、三阴交、昆仑、阳陵泉穴等，实证用泻法，虚证用补法。

【现代疗法】

1．有链球菌等感染者选用敏感抗生素。

2．疼痛剧烈者或重症者可予糖皮质激素，常用泼尼松 10mg，1 日 3 次，可预防肾脏损害等内脏合并症。

3. 砜类药物：氨苯砜 50mg，每日 2 次口服。

4. 维生素 C 0.2g，每日 3 次。

【护理与预防】

1. 防止感染，宜避风寒，患肢受冻。

2. 避免长时间站立，夜间宜抬高患肢，以利血脉畅行，可减轻局部水肿。

3. 忌食辛辣、鱼虾等发物。

第十六章 鼻科疾病

第一节 中国古代中医鼻部疾病简介

1. 《素问·金匮真言论》：“西方白色，入通于肺，开窍于鼻。”

2. 《灵枢·脉度》：“五脏常内阅于上七窍也，故肺气通于鼻，肺和则鼻能知香臭矣。”

3. 《灵枢·五阅五使》：“鼻者，肺之官也……以候五脏，故肺病者，喘息鼻张。”

4. 《灵枢·邪气脏腑病形》：“十二经脉，三百六十五络，其血气皆于上面而走空窍……其宗气上出于鼻而为臭。”

5. 《灵枢·邪客》：“宗气积于胸中，出于喉咙，以贯心脉，而行呼吸焉。”

6. 《灵枢·本神》：“肺藏气，气舍魄，肺气虚则鼻塞不利少气，实则喘喝胸盈仰息。”

7. 《素问·五脏别论》：“五气入于鼻，藏于心肺，心肺有病，而鼻为之不利也。”

8. 《素问·五脏生成论》：“诸气者，皆属于肺。”

9. 《灵枢·经脉》：“足太阳之别，名曰飞扬，去踝七寸，别走少阴。实则鼻窒，头背痛，虚则鼻衄。”

10. 《素问·气厥论》：“胆移热于脑，则辛頞鼻渊。鼻渊者，浊涕下不止也，传为衄蔑瞑目。”

[注] 衄蔑（miè）：鼻出血。

11. 《灵枢·本输》：“胆者，中精之腑。”

12. 《灵枢·忧恚无言》：“人之鼻洞涕出不收者，颃颡不开，分气失也。”

[注] 颃颡（háng sǎng）：清·张志聪《黄帝内经灵枢集注》注：“颃颡者，腭之上窍，口鼻之气及涕唾，从此相通，故为分气之所泄，谓气从此而分出口鼻者也。”指咽后壁上的后鼻道。

13. 《灵枢·五色》：“明堂者，鼻也……直下者，肝也；肝左者，胆也；下者，脾也；方上者，胃也；中央者，大肠也；挟大肠者，肾也；当肾者，脐也，面王以上者，小肠也；面王以下者，膀胱子处也。”

[注]（1）直下：指鼻梁的部位。

（2）方上：指鼻头的两翼处。

（3）面王：即鼻头。

14. 《素问·解精微论》：“……泣涕者，脑也；脑者，阴也；髓者，骨之充也。故脑渗为涕。”

15. 《素问·至真要大论》：“诸病水液澄澈清冷，皆属于寒。”

16. 《素问·刺热》：“脾热病者，鼻先赤……病虽未发，见赤者刺之，名曰治未病。”

17. 《灵枢·口问》：“人之嚏者，何气使然？岐伯曰：阳气和利，满于心，出于鼻，故为嚏。补足太阳荣眉本，一曰眉上也……口鼻者，气之门户也。”

18. 《素问·宣明五气论》：“肾为欠，为嚏。”

19. 《素问·热论》：“伤寒二日，阳明受之。阳明主肉，其脉挟鼻络于目，故身热目痛而鼻干不得卧也。”

20. 《素问·遗篇刺法论》：“帝曰：余闻五疫之至，皆相染易……天牝从来，复得其往，气出于脑即不邪干。"

[注] 天牝：鼻。

21.《素问·五常政大论》："审平之纪……肺，其畏热其主鼻……少阳司天……咳嚏鼽衄鼻窒、疮疡寒热胕肿……太阳司天……火气高明心热烦、嗌干、善渴、鼽嚏、喜悲……少阴司天……寒热、嚏、鼽衄、鼻窒。"

22.《素问·六元正纪大论》："阳明所至为鼽嚏。"

23.《素问·至真要大论》："少阴之复，燠热内作，烦躁鼽嚏……甚则入肺，咳而鼻渊。"

24.《难经》四十难："鼻者，肺之候，而反之香臭……火者心，心主臭，故令鼻知香臭。"

25.《诸病源候论》卷十："心主血，肺主气而开窍于鼻，邪热伤于心，故衄。"

26.《诸病源候论》卷二十九："鼻衄候：脾移热于肝，则为惊衄。""血性得寒则凝涩，热则流散；而气，肺之所主也，肺开窍于鼻，热乘于血，则气亦热也。血气俱热，血随气发出于鼻，为鼻衄。""脏虚血实，故衄不止。"

"鼻齆候风冷伤于脏腑，而邪气乘于太阴之经，其气蕴积于鼻者，则津液壅塞，鼻气不宣调，故不知香臭，而为齆也。"

[注] 齆（wèng）：鼻道阻塞，发音不清。

27.《诸病源候论》卷二十九："鼻生疮候鼻是肺之候，肺气通于鼻。其脏有热，气冲于鼻，故生疮也。"

"鼻窒塞气息不通候：肺气通于鼻，其脏为风冷所伤，故鼻气不宣利，壅塞成齆。冷气结聚，搏于血气，则生息肉。冷气盛者，则鼻肉生长，气息窒塞不通也。"

"风邪随气入于鼻内，搏于血气，邪正相击，气道不宣，故鼻痛。"

28. 唐·孙思邈《备急千金要方》卷十二："胆者，中清之腑也。"

29. 唐·孙思邈《备急千金要方》卷六上："论曰：鼻头微白者，亡血。设令微赤，非时者死。病人色白者，皆亡血也。凡时行衄，不宜断之，如一二升以上，恐多者可断，即以龙骨末吹之……口鼻皆出血，血上胸心气急，此是劳热所致。"

"治齆鼻有瘜肉，不闻香臭方：瓜丁，细辛。上二味各等分末之，以绵裹如豆大许，塞鼻中，须臾即通。

治鼻中瘜肉，不通利，通草散方：通草半两，矾石一两，真朱一两。上三味末之，捻绵如枣核，取药如小豆著绵头，纳鼻中，日三易之。一方有桂心、细辛各一两，同前捣末和使之。

治齆鼻，鼻中瘜肉，不得息方：矾石六铢，藜芦六铢，瓜蒂二七枚，附子十一铢。上四味各捣筛，合和，以小竹管吹药如小豆许于鼻孔中，以绵絮塞鼻中，日再，以愈为度。"

30. 唐·王焘《外台秘要》卷二十二："若风冷伤于脏腑，而邪气乘于太阴之经，其气蕴积于鼻者，则津液壅塞鼻气不宣调。"

31. 宋·严用和《严氏济生方》卷八："夫鼻者……若七情内郁，六淫外伤，饮食劳役，致鼻气不得宣调，清道壅塞。其为病也，为衄，为痛，为息肉，为疮疡，为清涕，为窒塞不通，为浊脓，或不闻香臭。此皆肺腑不调，邪气蕴积于鼻，清道壅塞而然也。治之之法，寒则温之，热则清之，塞则通之，壅则散之。"

"治肺热鼻发赤瘰，俗名酒皶鼻。"

32. 宋·陈言《三因极一病证方论》卷一十六："肺为五脏华盖，百脉取气于肺，鼻为肺之门阉，吸引五臭，卫养五脏，升降阴阳，故鼻为清气道。"

33. 宋·王怀隐《太平圣惠方》卷三十七："治鼻流清涕，肺气通于鼻，其脏有冷，随气乘于鼻，故使津液流涕，不能自收也，治肺虚，外伤风冷，致鼻塞，常流清涕，头目昏疼，四肢不利，服诃黎勒散方。""治肺伤风冷，鼻流清涕，头目疼痛，胸膈不利，宜服细辛散方。"

34. 宋·王怀隐《太平圣惠方》卷三十七："治鼻干无涕，夫鼻干无涕者，由脏腑壅滞，内有积热，攻于上焦之所致也。风肺气通于鼻，主于涕，若脏挟于风热，则津液不通，皮毛枯燥，两颊时赤，头痛鼻干，故令无涕也。"

"治肺脏积热，皮肤干燥，鼻痛无涕，头疼心闷，宜服桑根白皮散方。"

"治肺脏积热，两颊时赤，皮肤干燥，鼻干无涕，头目多疼，宜服不通散方。"

"治肺热，鼻干无涕，心神烦闷，宜服犀角散方。"

"治鼻干无涕，吹鼻散方：龙脑 2.5g，马牙硝 5g，瓜蒂 14 枚，为末，上件药一处细研，每用一豆大吹入鼻中差。"

［注］宋·王怀隐《太平圣惠方》卷三十七："方共计二百三十五道。"记载鼻有关生理、病理变化的脏腑有肺、肝、脾、心等四脏，列有鼻病症候各论，附有内治疗法，外治方法等，比唐·王焘《外台秘要》更详细论述了鼻病。

35. 金·李东垣《东垣试效方》："阳气宗气者，皆胃中升发之气也。脾胃生发之气既弱，其营运之气不能上升，邪害空窍，故不利而不闻香臭也。宜养胃气，升阳气，宗气上升，鼻则通利矣。"

36. 明·王肯堂《证治准绳》第八册："辛夷散：治肺虚为四气所干，鼻内壅塞，涕出不已，或气息不通，不闻香臭，辛夷、川芎、木通（去节）、细辛（洗去土）、防风（去芦）、羌活、藁本、升麻、白芷、甘草（炙）各等分，苍耳子减半。上为细末，每服 2 钱，食后茶清调服。"

"辛夷汤：治肺气不利，头昏眩晕、鼻塞声重、痰稠黏。辛夷（去毛）、川芎、白芷、甘菊花、前胡、石膏、白术、生地黄、薄荷、赤茯苓（去皮）、陈皮（去白）各一两，炙甘草二两，㕮咀，每服五钱，水一盏半，煎至一盏，去滓，食远温服。"

［注］上二方，治鼻疾至今还在应用。

"治酒皶鼻：生硫黄三钱，黄连、白矾、乳香各一钱半，轻粉半钱。上为细末，并唾津蘸药搽之，日 2 次。治酒皶鼻，并治鼻上赘肉及雀斑等疾，亦可点痣。

黄丹五文，硇砂三十文，研极细。巴豆十粒，去壳心膜，纸裹捶去油，酒饼药五十文，罐子盛，上同入饼药罐子中，慢火煎两三沸，取下，续入研细生矿灰三钱，鸡子清调匀。赤鼻，以鹅毛拭红处，一日一次上药，追出毒物，病退即止；次服消风散、桦皮散之类五七帖。雀斑，用小竹棒挑药点患处，才觉小肿，即洗去，不洗恐药力太猛。"

［注］明·王肯堂《证治准绳》第八册：治疗鼻部疾病用方七十余首，外治方三十余首，证治明确。

37. 明·张介宾《景岳全书》卷二十七："鼻为肺窍，然其经络所致专属阳明。"

38. 明·张介宾《景岳全书》卷二十七："鼻为肺窍，又曰天牝，乃宗气之道，而实心肺之门户。故经曰，心肺有病而鼻为之不利也。"

39. 明·芮经《杏苑生春》卷六："鼻之为病，尽由心肺二经受邪，有寒有热。"

40. 明·龚廷贤《寿世保元》卷四："阳热拂郁，致动胃经，胃火上烈，则血妄行，故衄也。"

41. 明·龚廷贤《寿世保元》卷六："夫鼻者肺之候，时常和则吸饮香臭矣。若七情内郁，六淫外伤，饮食劳役之过，则鼻气不能宣调，清道壅塞，即为病也。"

42. 明·虞抟《医学正传》卷之五："暴怒伤肝，则气逆而肝不纳血，故其血无所归。"

43. 清·沈金鳌《杂病源流犀烛》卷二十三："鼻为肺窍，外象又属土。""又有鼻内生疮者，由脾胃蕴热，移于肺也。"

44. 清·程国彭《医学心悟》卷五："鼻准属脾土。"

45. 清·程国彭《医学心悟》首卷："经曰：五色决于明堂。明堂者，鼻也。故鼻头色青者，腹中痛。微黑者，有痰饮。黄色者，为湿热。白色者，为气虚。赤色者，为肺热。明亮者，为无痛也。若伤寒鼻孔干燥者，乃邪热在阳明肌肉之中，久之必将衄血也。病人欲嚏而不能者，寒也。鼻塞浊涕者，风热也。鼻息鼾睡者，风温也。鼻孔干燥，黑如烟煤者，阳毒热深也。鼻孔出冷气，滑而黑者，阴毒冷极也。"

46. 清·李用粹《证治汇补》卷之四："鼻乃清气出入之道，塞则气壅热郁，清浊混乱，为衄为渊。衄者鼻流清涕，热微，渊者鼻流浊涕，热重。间有属寒者，必涕清不臭，但觉腥秽。"

47. 清·李用粹《证治汇补》卷之四："凡衄、渊、疮痔，久不愈者，非心血亏，则肾水少。"

48. 清·窦汉卿《疮疡经验全书》卷七："鼻居面中，为一身之血运，而鼻孔为肺之窍，其气上通于脑，下行于肺。"

49. 清·陈士铎《辨证录》卷之三："夫脑之窍通于鼻……凡善饮酒者，胆气自旺，且多叫号，故酒先入胆，而胆不胜酒，即不及化酒而火毒存于其中矣，夫胆属木，最恶者寒风也，外寒相侵，则内热愈甚。胆属阳而头亦属阳，胆移热而上走于头，脑在头之中，头无可藏热之处，故遇穴而即入，况胆与脑原是相通……火毒浅而涕清，火毒深而涕浊，愈久愈流即愈重，后则涕无可流……治法治其脑可也。然治其脑，必仍治其胆者，方用耳渊汤。"

50. 清·陈士铎《辨证录》卷三："人有鼻流清涕，经岁经年而不愈，人以为内热而成脑漏也，谁知是肺气之虚寒乎，夫脑漏即鼻渊也，原有寒热二证，不止胆热而成之也。"

51. 清·林珮琴《类证治裁》卷之六："鼻塞声重，参苏饮、姜活汤；若风热壅肺，亦致嚏涕声重，宜疏散，菊花茶调散；肺火盛，鼻塞，宜清解，黄连清肺饮。"

[小结] 上述中国古代中医各家论述鼻与脏腑经络、病因病理、辨证施治等部分内容，原著广博，是中医鼻部疾病内、外治法发展的基石。

附：现代医学治疗鼻科疾病疗法简介

西医鼻科常用的治疗方法有：前鼻孔填塞法、后鼻孔填塞法、鼻息肉摘除术、上颌窦穿刺冲洗术、交替疗法、下鼻甲注射术等，分别用于鼻出血、鼻息肉、鼻窦炎及慢性鼻炎等疾病。炎症者应用抗生素如琥乙红霉素片、青霉素等，出血者用卡巴克洛、酚磺乙胺、维生素K_4、维生素 C 等，过敏性疾病者用氯苯那敏、氯雷他定、色甘酸钠等。

常用的滴鼻液有1%盐酸麻黄素溶液，呋喃西林麻黄素滴鼻液，均是血管收缩药，用于急性、慢性鼻炎和鼻窦炎。复方薄荷油滴鼻液，有芳香滑润鼻黏膜以及使鼻黏膜恢复功能的作用，用于萎缩性鼻炎。

第二节　鼻与脏腑经络的关系

【中国古代中医论述】

1.《素问·气厥论》："胃移热于胆，亦曰食亦。胆移热于脑，则辛额鼻渊，鼻渊者，浊涕下不止也，传为衄衊瞑目。故得气厥也。"

2.《素问·阴阳应象大论》："肺主鼻……开窍为鼻。"

3.《素问·金匮真言论》："西方白色，人通于肺，开窍于鼻，藏精于肺……其数九，其臭腥。"

4.《素问·脉解》："所谓客孙脉则头痛、鼻衄、腹肿者，阳明并于上，上者则其孙络太阴也，故头痛、鼻衄、腹肿也。"

5.《素问·六元正纪大论》："炎暑至，少阳临上……衄衊，渴，嚏欠。"

6.《素问·至真要大论》："……衄衊，病本于肺。""少阴之复，燠热内作，烦躁，衄嚏。"

7.《素问·五藏别论》："五气入鼻，藏于心肺；心肺有病，而鼻为之不利也。"

8.《素问·热论》："伤寒一日……二日阳明受之，阳明主肉，其脉挟鼻，络于目，故身热，目疼而鼻干。"

[注] 张景岳："阳明者，胃脉也。"

9.《素问·刺热》："脾热病者，鼻先赤。"

10.《素问·缪刺论》："邪客于足阳明之经，令人衄衊。"

11.《素问·解精微论》："泣涕者，脑也，脑者阴也，髓者骨之充也。故脑渗为涕，志者骨之主也，是以水流，而涕从之者，其行类也。"

12.《素问·玉机真藏论》："……脾为孤藏……其不及，则令人九窍不通。"

13.《素问·五常政大论》："少阴司天，热气下临，肺气上从，白起金用……寒热，嚏，衄衊，鼻窒。"

14.《灵枢·经脉》："胃，足阳明经之脉，起于鼻之交頞中，旁纳太阳之脉，下循鼻外。"

[注] 頞中：頞（è），即鼻梁……小肠、手太阳之脉，起于小指之端……其支者，别颊上頞，抵鼻。

"足太阳之别，名曰飞扬，去踝七寸，别走少阴。实则衄窒，头背痛，虚则衄衄，取之所别也。"

15.《灵枢·五阅五使》："五官者，五脏之阅也……鼻者，肺之官也……以候五脏，故肺病者，喘息鼻张。"

16.《灵枢·师传》："鼻隧以长，以候大肠……其胆乃横；鼻孔在外，膀胱漏泄，鼻柱中央起，三焦乃约。"

17.《灵枢·经筋》："足太阳之筋……其直者，结于鼻……足阳明之筋，起于中三指结于跗上……其支者，下结于鼻。"

[注] 上述经典涉及与鼻有关的脏腑有肺、脾、胃、胆等的论述。

18. 隋·巢元方《诸病源候论》卷二十九："鼻是肺之候，肺气通于鼻。其脏有热，气冲于鼻，故生疮也。""鼻衄，由热乘血气也。肝藏血。肺主气，开窍于鼻，劳损脏腑，血气生热。血得热则流散妄行，随气发于鼻者，名为鼻衄。"

[注]《诸病源候论》卷二十九：叙述鼻的病候共 11 论，每论均以脏腑生理功能、病理变化为基础，论述鼻病的发生较为详细，与肺、肝、脾等脏腑有关。

19.《难经·四十难》："心主嗅，故令鼻知香臭。"

20. 宋·严用和《严氏济生方》鼻门："夫鼻者，肺之所主，职司清也，调适得宜，则肺腑宣畅，清道自利。"

21. 明·张介宾《景岳全书》卷二十七："鼻为肺窍，又曰天牝，乃宗气之道，而实心肺之门户，故经曰，心肺有病而鼻为之不利也。"

22. 清·程国彭《医学心悟》卷五："鼻准属脾土。"

23. 清·沈金鳌《杂病源流犀烛》卷二十三："又有鼻内生疮者，由脾胃蕴热移于肺也。"

24.《灵枢·邪气脏腑病形》："十二经脉，三百六十五络，其血气皆上于面而走空窍……其宗气上出鼻而为臭。"

[注] 上条目可见鼻与脏腑经络关系的理论最早见于《黄帝内经》，后世医者在此基础上，结合临证用药的经验逐渐丰富了它的理论内容。鼻与脏腑关系密切的有肺、脾、胆、肝、肾等。与手阳明大肠经、足阳明经、手太阳小肠经、足太阳膀胱经、手少阳三焦经、足少阳胆经、手少阴心经、督脉、任脉、阳跷脉等经络关系密切。此外还有别行的络脉，直接循行于鼻及鼻旁的经筋有：足阳明胃经别行的正经；手少阴心经别行的正经；足太阳之筋，其正者；足阳明胃经之筋，其直行者。

第三节　鼻病病因病理

鼻病的外因为风、热、寒、湿等邪侵入及外伤，内因为肺、脾、胆、肾等脏腑失调而致。常见鼻病的病因病理有邪毒外袭、胆经热盛、心肺壅热、脾胃湿热、肺气虚弱、脾虚湿聚、肾气亏损等。

【中国古代中医论述】

1.《素问·五脏生成论》："诸气者，皆属于肺。"

2.《素问·风论》："风者，百病之长也。"

3.《素问·至真要大论》："诸病水液澄沏清冷，皆属于寒。"

4.《素问·至真要大论》："诸湿肿满皆属于脾。"

5.《素问·气厥论》："胆移热于脑，则辛頞鼻渊；鼻渊者，浊涕下不止也。"

6.《素问·解精微论》："泣涕者，脑也；脑者，阴也；髓者，骨之充也；故脑渗为涕。"

7. 唐·孙思邈《备急千金要方》胆腑脉论第一："胆者，中清之腑也。"

8. 宋·王怀隐《太平圣惠方》卷三十七："夫肺气通于鼻，若其脏为冷风所伤，故鼻气不通利，成齆也"。"肺气通于鼻，主于涕，若其脏挟于风热，则津液不通……故令无涕也。"

9. 宋·王怀隐《太平圣惠方》卷三十七："冷气结聚，搏于血气则生肉。冷气盛者，则瘜肉生长，气息窒塞不通也。""夫鼻衄者，由热乘血气也。肝藏血，肺主气，开窍于鼻。若脏腑劳损，血气生热，血得热则流散妄行，随气发于鼻者，名为衄血。若脏虚不复，劳热停积，故衄经久不差也。"

10. 宋·杨士瀛《仁斋直指方论》卷二十一："肺为气之主，通窍于鼻。鼻者，清气出入之道路也。阴阳升降，气血和平，则一呼一吸，荣卫行焉。其或七情内蠡，六气外伤，则清浊不分，泥丸汩乱，诸证迭起矣。夫血之与气相随而行，若脏腑生热，乘于血气，故热气迫血妄行，自鼻孔出，谓之鼻衄。热则津液中干，冷则髓涕流注，若风冷随气乘于鼻脑，则津液交涕，不能自收，谓之流涕。肺为风寒所伤津液冷滞，鼻气不宣，香臭不闻，于是壅作鼻齆。冷气停聚，血脉阴凝，岁月淹延，转加壅结，于是变生息肉。或风邪入鼻，搏于正气，邪正相击，鼻道不通，则为鼻痛。或气血壅滞，上焦生热，邪热之气，留伏不散，则为鼻疮。叠是数证，七情、六气，皆当究其感受之原。"

［注］（1）汩（gǔ）：扰乱。

（2）齆（wèng）：鼻道阻塞，发音不清。

11. 明·芮经《杏苑生春》卷六："经络血气皆上于面而走空窍，其宗气上出于鼻而为臭，盖肺气通于鼻，和则知香臭矣。夫宗气者，胃中生发之气也。若因饱饥劳役损伤脾胃，生发之气既弱，其营运之气不能上升，邪害空窍，故不利而不闻香臭了。宜养胃气，使营运阳气，宗气上升，鼻则通矣。"

12. 明·芮经《杏苑生春》卷六："凡鼻齆等症，皆由上焦心肺二经壅热所致。盖肺气通于鼻，乃清气出入之门。若或酒热气之上炎，气血为酒气壅郁成热，伏留不散而为鼻疮。又有不饮酒之人亦成此症者，乃肺气风热壅滞所致。"

13. 明·张介宾《景岳全书》卷二十七："鼻为肺窍，又曰天牝，乃宗气之道，则实心肺之门户，故经曰：心肺有病而鼻为之不利也。然其经络所至，专属阳明，自山根以上，则连太阳、督脉，以通于脑，故此数经之病，皆能及之。若其为病，易窒塞者谓之鼽。时流浊涕而或多臭气者，谓之鼻渊，又曰脑漏。或生息肉或阻塞气道者，谓之鼻齆，及有喷嚏、鼻衄、酒齄、赤鼻之类，各当辨而治之。"

14. 明·张介宾《景岳全书》卷二十七："鼻渊证，总由太阳督脉之火，甚者上连于脑而津津不已，故又名为脑漏。此证多因酒醴肥甘，或久用热物，或火由寒郁，以致湿热上熏，津汁溶溢而下，离经腐败，有作臭者，有大臭不堪闻者。"

15. 明·张介宾《景岳全书》卷二十七："鼻涕多者，多由于火，故曰：肺热甚则鼻涕出。由此观之，则凡无故多泪及多口涎者，亦多属肝脾之火，皆其类耳。"

16. 明·王肯堂《证治准绳》第八册："有不因伤冷而涕多，涕或黄或白，或时带血，如脑髓状，此由肾虚所生。"

17. 明·王肯堂《证治准绳》第八册："肺虚而壅，鼻生息肉，不闻香臭，羊肺散。胃中有食积热痰流注，宜星、半、苍术、酒芩、连、神曲、辛夷、细辛、白芷、甘草，消痰积之药内服。外用蝴蝶矾二钱，细辛一钱，白芷五分，为末，绵裹纳鼻中频换。辛夷膏、轻黄散、黄白散、二丁散、瓜丁散、地龙散，皆外治之药。"

18. 清·沈金鳌《杂病源流犀烛》卷二十三："鼻渊者，即脑漏也，由风寒凝入脑户，与太阳湿热交蒸而成，或饮酒多而热炽，风邪乘之，风热郁不散而成……其证鼻流浊涕，或稠涕若脓血，腥臭难闻，或流黄水，长湿无干，久必头眩，虚运不已……又有鼻鼽者，鼻流清涕不止，由肺经受寒而成……甚有鼻塞脑冷，清涕不止……又有鼻内生疮者，由脾胃蕴热，移于肺也……或鼻孔干燥，渐生疮肿痛由肺本经火甚也……或口鼻生疳蚀烂，亦为肺脾胃三经之热……又有鼻痛者，由风邪与正气相搏，窍道不通，故痛也……如痰火冲肺，亦令鼻隔隐痛……又有鼻上红肿，似疮非疮，俗名皶鼻者，由饮酒，血热湿热上攻于肺，外御风寒，血凝不散而成也……亦有不饮酒而色赤者，名肺风疮，由血热郁肺不散也……又有粉刺者，与皶鼻、肺风三名同种。粉刺属肺，皶鼻属脾，二者初起俱色红，久则肉虮发肿，总皆血热滞而不散之故。"

19. 清·陈士铎《辨证奇闻》卷上："人有鼻流清涕，经岁经年而不愈，人以为内热而成脑漏也，谁知是肺气之虚寒乎，夫脑漏即鼻渊也，原有寒热二证，不止胆热而成之也。"

20. 清·李用粹《证治汇补》卷之四："凡鼽、渊、疮痔，久不愈者，非心血亏，则肾水少。"

21. 清·陈士铎《辨证录》卷之三："夫脑之窍通于鼻……凡善饮酒者，胆气自旺，且多叫号，故酒先入胆，而胆不胜酒，即不及化酒而火毒存于其中矣，夫胆属木，最恶者寒风也，外寒相侵，则内热愈甚。胆属阳而头亦属阳，胆移热而上走于头，脑在头之中，头无可藏热之处，故遇穴而即入，况胆与脑相通。"

［注］古代医家论述鼻的病因，外邪多为风热寒湿，脏腑病变多见于肺、脾、肾、胆。在不同外邪、不同脏腑病变影响的情况下，可产生较为复杂的病理变化。

如邪毒外袭分为风热、风寒；脾胃湿热，有外受湿热或湿热内蕴之分；其病理变化有偏于热和偏于湿之不同；肺气虚弱分为肺气虚和肺脾气虚之别，脾虚湿聚，有湿浊滞留和湿浊久滞之不同；肾气亏损，水不济火，虚火上炎，肾阳气不固，风寒之邪易乘机而犯，阻滞气道，使津液停聚，出现鼻痒、喷嚏频繁、流清涕等症。故"肾为欠为嚏"。"诸病水液，澄沏清冷，皆属于寒"。这些复杂的病理变化，是认识疾病的发生和掌握疾病分型辨证治疗及处方选择的源学。

第四节　鼻病辨证简述

鼻病的常见症状有鼻塞、流涕、鼻衄、嗅觉异常、头痛等，这些局部症状与全身病变有着一定关系。在鼻病的辨证过程中，古代医家以脏腑辨证为基础，以八纲辨证为总纲及气血津液辨证为说理依据进行辨证，是鼻病的主要辨证法。

【中国古代中医论述】

1. 唐·王焘《外台秘要》卷二十二："若风冷伤于脏腑，而邪气乘于太阴之经，其气蕴积于鼻者，则津液壅塞鼻气不宣调。"

2. 唐·王焘《外台秘要》卷二十二："肺气通于鼻，其脏有冷，冷随气入乘于鼻，故使津涕不能自收。"

［注］上条目辨鼻塞。

3. 清·程国彭《医学心悟》首卷："鼻头色青者，腹中痛。微黑者，有痰饮。黄色者，为湿热。白色者，为气虚。赤色者，为肺热。明亮者，为无病也。若伤寒鼻孔干燥者。乃邪热在阳明肌肉之中，久之必将衄血也。病人欲嚏而不能者，寒也。鼻塞浊涕者，风热也。鼻息鼾睡者，风温也。"

4. 清·李用粹《证治汇补》卷四："鼻乃清气出入之道，塞则气壅热郁，清浊溷（hùn）乱，为鼽为渊。鼽者鼻流清涕，热微，渊者鼻流浊涕，热重。间有属寒者，必涕清不臭，但觉腥秽。"

5. 清·陈士铎《辨证录》卷三："人有鼻流清涕，经年不愈，是肺气虚寒，非脑漏也。"

［注］上条目辨鼻涕。

6. 明·龚廷贤《寿世保元》卷四："衄血者，鼻中出血也，阳热沸郁，致动胃经，胃火上烈，则血妄行，故衄也。"

7. 明·虞抟《医学正传》卷五："暴怒伤肝，则气逆而肝不纳血，故其血无所归。"

8. 明·虞抟《医学正传》卷五："口鼻出血，皆是阳盛阴虚，有升无降，血随气上，越出上窍。"

9. 明·秦景明《症因脉治》卷二："血从鼻孔而出者，衄也。""仲景伤寒条，以太阳有邪，侵入阳明，则衄血，又以足太阳膀胱之脉与足少阴肾，相为表里，故金匮内伤条，以肝肾有火，上冲太阳巅顶，传入阳明，亦为衄血。内伤门衄血，为热在里，宜凉血，外感门衄血为热在表，宜解表。"

10. 宋·杨士瀛《仁斋直指方论》卷二十："肺热，胸中郁热，衄血。"

11. 清·唐宗海《血证论》脏腑病机论："脾统血。血之运行上下，全赖乎脾，脾阳虚则不能统血。"《血证论》卷二："盖太阳阳明……阳络之血，伤于太阳者，由背上循经脉，至鼻为衄。"

"又有肾经虚火浮游上行，于督脉经而衄血者，必见腰痛项脊痛，头昏足厥冷等证。所以然者，肾经虚火上行故也。"

12. 元·危亦林《世医得效方》卷十："凡鼻头微白者，亡血也。赤者，血热也。"

［注］上条目辨鼻衄。

13. 明·龚廷贤《万病回春》卷五："鼻不闻香臭者，肺经有风热也。"

14. 元·危亦林《世医得效方》卷十："风寒、湿热之气加之，鼻内壅塞，涕出不已或气息不通，或不闻香臭。"

15. 金·李东垣《东垣试效方》："阳气宗气者，皆胃中升发之气也。脾胃生发之气既弱，其营运之气不能上升，邪害空窍，故不利而不闻香臭也。"

16. 《难经·四十难》："心主臭，鼻者肺之候，而反知香臭。"

17. 明·龚廷贤《寿世保元》卷六："夫鼻者肺之候，时常和则吸饮香臭矣。若七情内郁，六淫外伤，饮食劳役之过，则鼻气不能宣调，清道壅塞，即为病也"。

18. 清·李用粹《证治汇补》卷四："胃中食积热痰，流注肺中，令浊气凝结而生瘜肉……其形如枣，塞滞鼻中，气息不利，香臭不知，甚者又名鼻齆。"

［注］上条目辨嗅觉异常，在这里说一下，古代医家未提及鼻内"肌膜"二字。

19. 明·张介宾《景岳全书》卷二十六："凡诊头痛者，当先审久暂，次辨表里，盖暂痛者，必因邪气。久病者，必兼元气，以暂病言之，则有表邪者，此风寒外袭于经也，治宜疏散，最忌清降。有里邪者，此三阳之火炽于内也，治宜清降，最忌升散。"

20. 清·李用粹《证治汇补》卷四："头痛……自外入者，风寒，暑湿之邪；自内发者，气血痰郁之异。"

21. 清·程国彭《医学心悟》卷二："阳明之脉，起于鼻，络于目，交额中。凡阳明头痛，头额痛而连面目也……阳明之经，络于头目因其腑热熏蒸，上攻于头目之间，以致头痛。夫经病可以传腑，腑病亦可以连经，此相因之至理。然必有其实有腑证……若在恶寒发热初起之时，则为外感风寒，不得与阳明腑病同类混称也。"

22. 清·程国彭《医学心悟》卷二："三阳经上至于头，皆有头痛，惟太阳经脉最长，其痛居多，故头痛为表证。"

［注］上条目辨头痛，如头痛初起，鼻塞、流涕为外感风邪所致如头痛剧烈、鼻塞，涕稠黄等，多为肺经热盛。鼻病辨证是整体观的辨证，常见的症状有鼻塞、鼻涕、鼻衄、嗅觉

异常、头痛等。头与鼻的窦窍部位相邻接，三阳经脉循行头与鼻之窦窍部位，因此把头痛与鼻病辨证联系在一起论治。

第五节　鼻病内治法

鼻病内治法：包括芳香通窍、清热解毒、清热利湿、温肺补脾、滋补肾阴、扶正托毒等法。

【中国古代中医论述】

1. 《素问·阴阳应象大论》：“其在皮者，汗而发之”“因其轻而扬之”“其实者，散而泻之”“虚则补之”“损者益之”“形不足者，温之以气，精不足者，补之以味”。

2. 《素问·至真要大论》：“热者寒之，温者清之”。

3. 《素问·五常政大论》：“治热以寒，温而行之。”

4. 《素问·异法方宜论》：“中央者，其地平以湿，其民杂食而不劳，其治宜导引按跷。”

5. 宋·王怀隐《太平圣惠方》卷三十七：“治鼻流清涕，肺气通于鼻，其脏有冷，随气乘于鼻，故使津液流涕，不能自收也，治肺虚，外伤风冷，致鼻塞，常流清涕，头目昏疼，四肢不利，服诃黎勒散方。”“治肺伤风冷，鼻流清涕，头目疼痛，胸膈不利，宜服细辛散方。”

6. 宋·王怀隐《太平圣惠方》卷三十七：“治鼻干无涕，夫鼻干无涕者，由脏腑壅滞，内有积热，攻于上焦之所致也。风肺气通于鼻主于涕，若脏挟于风热，则津液不通，皮毛枯燥，两颊时赤，头痛鼻干，故令无涕也。”

“治肺脏积热，皮肤干燥，鼻痛无涕，头疼心闷，宜服桑根白皮散方。”

“治肺脏积热，两颊时赤，皮肤干燥，鼻干无涕，头目多疼，宜服不通散方。”

“治肺热，鼻干无涕，心神烦闷，宜服犀角散方。”

7. 金·李东垣《东垣试效方》：“阳气宗气者，皆胃中升发之气也。脾胃生发之气既弱，其营运之气不能上升，邪害空窍，故不利而不闻香臭也。宜养胃气，升阳气，宗气上升，鼻则通利矣。”

8. 明·王肯堂《证治准绳·类方》第八册：“辛夷散：治肺虚为四气所干，鼻内壅塞，涕出不已，或气息不通，不闻香臭，辛夷、川芎、木通（去节）、细辛（洗去土）、防风（去芦）、羌活、藁本、升麻、白芷、甘草（炙）各等分，苍耳子减半。上为细末，每服2钱，食后茶清调服。”

“辛夷汤：治肺气不利，头昏眩晕，鼻塞声重，痰稠黏。辛夷（去毛）、川芎、白芷、甘菊花、前胡、石膏、白术、生地黄、薄荷、赤茯苓（去皮）、陈皮（去白）各一两，炙甘草二两，㕮咀，每服五钱，水一盏半，煎至一盏，去滓，食远温服。”

9. 清·陈士铎《辨证录》卷之三：“夫脑之窍通于鼻……凡善饮酒者，胆气自旺，且多叫号，故酒先入胆，而胆不胜酒，即不及化酒而火毒存于其中矣，夫胆属木，最恶者寒风也，外寒相侵，则内热愈甚。胆属阳而头亦属阳，胆移热而上走于头，脑在头之中，头无可藏热之处，故遇穴而即入，况胆与脑原是相通……火毒浅而涕清，火毒深而涕浊，愈久愈流即愈重，后则涕无可流……治法治其脑可也。然治其脑，必仍治其胆者，方用耳渊汤。”

10. 清·李用粹《证治汇补》卷四：“凡治耳聋，必先调气开郁，其次，风为之疏散，热为之清利，虚为之补养，郁为之开导，然后以通耳调气安肾之剂治之。”

11. 清·林珮琴《类证治裁》卷之六："鼻塞声重，参苏饮、姜活汤；若风热壅肺，亦致嚏涕声重，宜疏散，菊花茶调散；肺火盛，鼻塞，宜清解，黄连清肺饮。"

12. 清·许克昌、毕法《外科证治全书》："鼻齄（一名酒齄鼻）：鼻准及鼻两边红赤，系阳明血热，好酒者多得此病，肺受热郁所致，亦或血热遇寒，污浊凝结见紫黑色。治宜化滞血，生新血，四物汤加酒黄芩、红花、生甘草、陈皮、赤苓，煎好，入陈酒一杯，调五灵脂末二钱，热服。气弱者，加黄芪酒炒三、五钱。如不好酒者，肺风致病，不用五灵脂，加防风、荆芥。外俱用硫黄膏，临卧洗面净涂。"

"鼻渊：鼻流浊涕，经年累月不止。当别寒热，涕臭属热，胆移热于脑，风寒伏郁所致，用奇授藿香丸；涕清不臭觉腥者，属虚寒，用八味地黄丸加川芎、升麻、苍耳子。所以用肾药者，脑属肾也。又有虚晕脑痛不出水者，即控脑痧，有虫食脑中，用天萝散，外以桃叶作枕，枕之自愈。"

第六节　鼻病外治法

鼻病外治法有吹药、滴鼻、外敷、蒸气吸入、针灸疗法、按摩疗法等。

【中国古代中医论述】

1. 唐·孙思邈《备急千金要方》卷六上："治鼻，鼻中息肉，不得息方。矾石六铢，藜芦六铢，瓜蒂二七枚，附子十一铢。上四味各捣筛，合和，以小竹管吹药如小豆许于鼻孔中，以棉絮塞鼻中，日再，以愈为度。"

功效：散寒通窍止涕，化痰祛瘀。

2. 宋·王怀隐《太平圣惠方》卷三十七："治鼻塞不闻香臭，吹鼻通顶散方：滑石一分，瓜蒂七枚，为末，麝香半钱，胡黄连一分，末，蟾酥半钱，上件药都研令细，每用少许吹入鼻中。"

功效：清热除湿，豁痰通窍。

3. 明·王肯堂《证治准绳·类方》第八册："地黄煎。治鼻生疮，痒痛不止。生地黄汁、生姜汁各一合，苦参一两，剉，酥三合，盐花二钱后入。上地黄汁、生姜汁浸苦参一宿，以酥和，于铜石器上煎九上九下，候汁入酥尽，去滓，倾入盒中，每用少许滴于疮上。诸风热疮亦佳。其盐花至半却下。"

4. 宋·王怀隐《太平圣惠方》卷三十七："治风热，鼻内生疮，滴鼻栀子仁煎方：栀子仁，苦参、木通剉，已上各一两。上件药细剉，以好酥四两煎令香，去滓，倾入瓷盒中，旋以少许滴入鼻中。"

［注］（1）地黄煎功效：清热燥湿、消肿止痛。

（2）滴鼻栀子仁煎功效：清热泻火，祛风止痛。不同的方剂有不同的治则，这称为外治法。

5. 唐·孙思邈《备急千金要方》卷六上：

（1）"治鼻塞，脑冷，清涕出方：通草、辛夷各半两，细辛、甘遂一作甘草、桂心、芎劳、附子各一两。上七味末之，蜜丸，绵裹纳鼻中，密封塞勿令气泄，丸如大麻子，稍加微觉小痛，捣姜为丸即愈。用白狗胆汁和之，更佳。"

功效：补益肺气，散邪通窍。

［注］鼻塞：又名鼻窒。谓肺气为风冷所伤，鼻气不宣利，以致鼻腔塞窒。《灵枢·本神》："肺气虚则鼻塞不利。"

脑冷：病症名，疑似"脑风"。多因风冷侵袭脑部而致，症见项背寒，后头枕部冷，痛不可忍。

（2）治鼻塞窒，香膏方：白芷、芎䓖、通草各十八铢，当归、细辛、莽草（《小品》并《翼》作薰草）、辛夷各三十铢。上七味咬咀，以苦酒渍一宿，以不中水猪脂一升煎三上三下，以白芷色黄膏成，去滓，绵沾如枣核大，纳鼻中，日三。《小品》加桂心十八铢。

功效：散寒化湿，升清降浊。

6. 宋·王怀隐《太平圣惠方》卷三十七："治鼻干无涕，吹鼻散方：龙脑 2.5g，马牙硝 5g，瓜蒂 14 枚，为末，上件药一处细研，每用一豆大吹入鼻中差。"

7. 宋·陈言《三因极一病证方论》卷十六：

（1）"细辛膏：治鼻塞，脑冷，清涕出不已。细辛、川椒、干姜、川芎、吴茱萸、附子去皮脐，各三分，皂角屑半两，桂心一两，猪脂六两。上煎猪脂成油，先一宿，以苦酒浸前八叶，取入油，煎附子黄色，止，以绵塞鼻孔。"

功效：通利鼻窍。

（2）"通草散：治鼻齆，气息不通，不闻香臭，并有息肉。木通、细辛、附子炮去皮脐，各等分。上为末，蜜和，绵裹少许，纳鼻中。一法，以瓜蒂为末，绵裹纳鼻中，或吹入亦可。一法，以枯矾研为面，脂和，绵裹少许纳入鼻中，数日息肉与药消落。"

功效：燥湿化痰，化滞通窍。

8. 明·张洁《仁术便览》卷一·鼻病："黄白散，治鼻痛，息肉，鼻痔等症。雄黄，枯矾，细辛，甜瓜子，各等为（末），搐入鼻中。"

功效：解毒燥湿，去腐通窍。

9. 清·罗国纲《罗氏会约医镜》卷之六·论鼻证："鼻疮，用杏仁，大黄研末吹之。"功效：清热解毒，消肿止痛。"鼻中瘜肉，用冰片点之，或细辛末时时吹之。"

10. 清·许克昌、毕法《外科证治全书》卷二·鼻疮："生鼻窍内，状如粟米，初觉干燥疼痛，甚则鼻外色红微肿，痛似火灸，乃肺壅热上攻。内用黄芩汤清之，外用辰砂定痛散搽鼻内，如干燥者，以麻油频润之。"

"辰砂定痛散：辰砂五分末，石膏一两煅，胡黄连五钱，冰片二分，上共研极细末，生地汁调搽鼻中，或麻油调亦可。"

[外治方法]

1. 吹药：本法将中草药按不同证型进行分类的处方，把药剂制成粉，吹入鼻腔，达到治疗鼻病的目的。

2. 滴鼻：本法是将所需的中草药制成适当浓度的中药液，滴入鼻内治疗鼻疾的方法。

3. 外敷涂塞法：本法是根据不同的病症选择不同的制剂，将药用蜂蜜、香油制作，鼻腔外可用酒、醋制作和用鲜品中药汁制作易于应用的外敷、涂塞的剂型。

4. 蒸气吸入法：本法是根据病情与辨证施治选择同类功效中草药，在煎煮时用鼻吸入药物蒸气的治疗方法。

5. 针灸疗法：本法有疏通经络之作用，是多种疗法相互配合治疗鼻病的有效方法之一。唐·孙思邈《备急千金要方》卷六上："治鼻出血不止，灸风府一穴四壮，不止又灸。又灸涌泉二穴各百壮。"

6. 按摩疗法：是中国古代治疗疾病手段之一，有疏通经络、开泄壅滞、温行气血的作用，此法也称为自然疗法。

清·沈金鳌《杂病源流犀烛》卷二十三："常以手中指，于鼻梁两边揩二三十遍，令表里俱热，所谓灌溉中岳，以润于肺也。常去鼻中毛，谓神气出入之门户也。"

（1）鼻渊导引法：《保生秘要》曰："用中指尖于掌心搓令极热，熨搓迎香二穴，可时搓时运，兼行后功。此法并治不闻香臭。"

［运功］《保生秘要》曰："归元念绕过命门，想肾水升上昆仑，降脐，次从左乳下经络，推至涌泉，嘘而吸之，又行鼻间运患处，则从左鼻助推至左涌泉，后又念脐绕过肾俞，想肾水灌顶，归覆脐，或颊红及鼻，但推红处撒散，升肾水洗肿，久自退矣"。

（2）鼻血导引法：《保生秘要》曰："开二目，鼻朝天，吸气得法，咽吞，如此久吸久咽，血见津而自回，兼行后功，气脉自和也。"

【小结】

中国古代中医药治疗鼻病的论述，从1973年底长沙马王堆三号汉墓出土的帛书《五十二病方》是我国现存最早的古医籍之一（成书于战国时期），内有衄衊的记载，至清代末年历经2000余年，中医外治法内容丰富，很多疗效显著的方剂至今在应用。又如明·陈实功《外科正宗》卷之四所介绍的鼻息肉摘除术与今日摘除鼻息肉的原理是一致的，只不过所用的器械没有现代那么完善。

第七节　鼻前庭炎

鼻前庭炎是鼻前庭皮肤的弥漫性炎症，多为双侧性，易反复发作，经久难愈。中医称本病为鼻疮。

【中国古代中医论述】

1. 隋·巢元方《诸病源候论》卷二十九："鼻是肺之候，肺气通于鼻，其脏有热，气冲于鼻故生疮也。"

2. 唐·孙思邈《备急千金要方》卷六："治鼻中生疮方……捣杏仁乳敷之。亦烧核，压取油敷之。"

3. 宋·王怀隐《太平圣惠方》卷三十七，"若脏腑不调，阴阳痞塞，气血壅滞，荣卫不通，则上焦生邪热之气，伏留不散，上攻于鼻。故令鼻中生疮也。"

4. 宋·赵佶《圣济总录》卷一百一六卷："心肺有病，鼻为之不利……心肺壅热，气熏于鼻间，蕴积不散……则成疮也。"

5. 明·申斗垣《外科启玄》卷八："凡鼻孔有痔疮，即肺主有温热外以搽药……即用儿茶五钱，雄黄一钱，轻粉一钱，冰片一分，共研末，吹入鼻孔内，如臭加锅黑五分效。"

6. 清·沈金鳌《杂病源流犀烛》卷二十三："鼻肉生疮者，由脾胃蕴热，移于肺也，宜凉膈散，消风散，外以辛夷末入冰片少许，绵裹塞之。"

7. 清·吴谦《医宗金鉴》卷六十五："此证生于鼻窍内，初觉干燥疼痛，状如粟粒，甚则鼻外色红微肿，痛似火炙。由肺经壅热，上攻鼻窍，聚而不散，致成此疮。"

【病因病理】

素有鼻疾，肺中蕴热或过食辛辣炙煿，胃肺热盛，或复感燥邪，引动内热上灼鼻窍而致病，或阴虚血燥，肌肤失养，或湿浊内停，湿热上犯而致鼻疮迁延不愈。

【临床症状】

鼻前庭内与上唇交界处皮肤弥漫性红肿、灼热性疼痛、皲裂、糜烂、结痂或干燥、瘙痒、疼痛不适等，或可反复发作，时轻时重，日久难愈。

【鉴别诊断】

本病应与鼻前庭疔、鼻前庭湿疹鉴别。

1. 鼻前庭疔：鼻部前庭或鼻炎红肿变硬，有丘状隆起，病甚，灼热，顶部有黄白色脓点，可伴有发热头痛及全身症状，逆证鼻肿如瓶，根部散漫肿大疼痛明显，正气虚弱，可内陷脏腑，形成疔疮走黄。

2. 鼻前庭湿疹：鼻前庭潮红及周围皮肤红肿有小丘疹及水疱，破后渗液，结痂，或灼热、痒，愈后容易反复发作。慢性者，病程长，发展缓慢，以鼻前孔处瘙痒不适为主证。

【内服药疗法】

1. 肺经风热证：

［主证］鼻前孔处及周围肌肤处红肿，灼痛或疼痛，有轻度糜烂，或有咳嗽痰黄，流涕色黄，舌红，苔黄，脉数。

［方剂］白鲜汤。

［组成］白鲜皮、麦门冬、茯苓、杏仁、细辛、白芷各2.1g，桑白皮、石膏各3g。

［制法］用黑豆水煎，去滓。

［用法］温服。

［功效］清热润肺，通窍止痛。

［主治］鼻干痛。

［方剂来源］清·景日珍《嵩崖尊生全书》。

［方剂］解壅汤。

［组成］黄芩、甘草、麦门冬、天花粉各9g，桔梗、天门冬各15g，紫菀6g，苏叶、百部各3g。

［制法］水煎，去滓。

［用法］每日1剂，温服。

［主治］肺热上壅于鼻，鼻大如拳，疼痛欲死。

［方剂来源］清·沈源《奇症汇》。

［方剂］洗肺散。

［组成］天门冬（去心）、麦门冬（去心）各30g，黄芩、半夏各6g，杏仁（去皮）3g，五味子4.5g，甘草1.5g。

［制法］上为末，生姜5片，水煎。

［用法］食后服。

［功效］清热养阴，宣肺通窍。

［主治］鼻中生疮。

［方剂来源］明·龚信《古今医鉴》。

［方剂］洗肺散。

［组成］黄芩、半夏各9g，天门冬、五味子各4.5g，杏仁（去皮尖）3g，甘草1.5g，桑白皮（炒）3g。

［制法］水800mL，生姜5片煎。

［用法］食远热服。

［主治］鼻内外赤色，或生疮。

［方剂来源］明·张洁《仁术便览》。

［方剂］黄连丸。

［组成］黄连、川大黄（锉碎，微炒）、苦参（锉）、防风、枳壳（麸炒微黄）、川升麻、牛蒡子（微炒）、木通（锉）、秦艽、黄芩各30g。

［制法］上为末，炼蜜为丸，如梧桐子大。

［用法］每次30丸，温浆水送服。

［功效］清肺风毒，养阴清疮。

［方剂来源］宋·王怀隐《太平圣惠方》。

［方剂］解郁汤。

［组成］桔梗、天门冬各1.5g，黄芩、麦门冬、甘草、天花粉各9g，紫菀6g，紫苏叶、百部各3g。

［用法］水煎服，4剂鼻疮全消。

［功效］清肺热解毒，养阴消疮。

［主治］鼻疮。

［方剂来源］清·顾世澄《疡医大全》。

［注］上述古代医家治疗鼻疮的方剂与今有所不同。如肺经风热、肺经燥热是鼻疮病因之一，方剂应用上并非用了防风、荆芥、薄荷、金银花、连翘之辈疏风解毒，而是用了黄芩，能清热泻火解毒，因黄芩能清气分实热，桔梗开宣肺气，半夏、桑白皮、紫菀清热痰，消肿止痒。用杏仁除肺热治上焦风燥，麦门冬润肺养阴，除半夏、黄芩之燥气，用天门冬清肺降火，滋阴润燥，有冷能补，有热而能降，并有养肌肤之功。

2. 脾胃蕴热证：

［主证］鼻孔内瘙痒，或疼痛，溢脂水，患处干痂，反复发作，舌质红，舌苔黄腻，脉滑数。

［方剂］萆薢渗湿汤。

［组成］薏苡仁、黄柏、赤苓、牡丹皮、泽泻、滑石、通草。

［制法］水煎，去滓。

［用法］温服。

［功效］清热利湿。

［主治］湿热蕴结。

［方剂来源］清·高秉钧《疡科心得集》。

［方剂］凉膈散。

［组成］桔梗、黄芩、防风、荆芥、天花粉、山楂、枳壳、赤芍、甘草。

［制法］水煎，去滓。

［用法］温服。

［功效］清热祛湿，解毒清疮。

［主治］鼻疮。

［方剂来源］清·沈金鳌《杂病源流犀烛》。

［注］清·沈金鳌曰："鼻内生疮者，由脾胃蕴热，移于肺也。"此证因此语而设定。

3. 阴虚血燥证：

[主证] 鼻前孔及周围干燥，皮肤增厚、皲裂、结痂、瘙痒或灼痛或鼻毛脱落或口干咽燥，大便秘结，迁延不愈，舌红、少苔，脉细数。

[方剂] 地黄煎。

[组成] 生地 500g（捣绞净汁），麦门冬 250g（捣绞净汁），川芎（捣绞净汁）、生姜各 30g（捣绞净汁）。

[制法] 加盐花少许，煎膏。

[用法] 每次 5g，噙化。

[功效] 滋阴活血，养肺润燥。

[主治] 鼻准作痛。

[方剂来源] 清·徐大椿《医略六书》。

[方剂] 黄芩贝母汤。

[组成] 黄芩 6g，柴胡、玄参、桔梗、杏仁、芍药、贝母各 9g，五味子 3g。

[制法] 用水 400mL，煎至 100mL，去滓。

[用法] 温服。

[功效] 清热泄肺。

[主治] 鼻孔发热生疮。

[方剂来源] 清·庆云阁《医学摘粹》。

【外用方药】

1. 鼻疮方：

[组成] 百草霜、杏仁（去皮尖研末）各 9g。

[制法] 将百草霜细研，冷水调药末服之。

[用法] 杏仁调乳汁搽鼻疮。

[主治] 鼻疮。

[方剂来源] 清·王梦兰《秘方集验》。

2. 冷香散：

[组成] 炉甘石、秋石各 60g，上梅花片 2.4g，麝香 0.6g。

[制法] 上为极细末，瓷器盛之。

[用法] 以鼻嗅药气。

[功效] 消肿毒，降虚火。

[主治] 鼻孔肿痛。

[方剂来源] 清·康应辰《医学探骊集》。

3. 冰砂丹：

[组成] 硼砂、冰片各 0.3g。

[制法] 研为末，以人乳调之。

[主治] 鼻中生红线一条，少动之则痛欲死。

[方剂来源] 清·陈士铎《石室秘录》。

4. 白芷散：

[组成] 杏仁（水浸，去皮，焙）、细辛、白芷各 3g，全蝎 2 个（焙）。

[制法] 上为末。

［用法］麻油调敷。

［功效］通鼻止痛。

［主治］鼻痛。

［方剂来源］宋·杨士瀛《仁斋直指方论》。

［注］本方原书无方名，据《普济方》补。

5. 白芷膏：

［组成］白芷、川芎、木通、当归、辛夷各 15g，细辛、莽草各 22.5g。

［制法］上锉细，以末入猪脂 270g，煎五七沸，候白芷色焦黄，滤去滓，瓷盒中盛。

［用法］每次用枣核大，棉裹纳鼻中，每日 3 次。

［功效］祛风散寒，通鼻止痛。

［主治］鼻痛。

［方剂来源］宋·王怀隐《太平圣惠方》。

6. 地黄煎：

［组成］生地黄汁 60mL，苦参（锉）30g，酥 180g，盐花 6g（后入），生姜汁 60mL。

［制法］先以地黄、生姜汁浸苦参一宿，以酥和于铜石器中，煎九上九下，候汁入酥尽，去滓，倾入盒中。

［用法］每次用少许，滴于疮上。

［功效］清热燥湿。

［主治］鼻生疮，痒痛不止。

［方剂来源］宋·赵佶《圣济总录》。

7. 黄连膏：

［组成］黄连、黄芩各 30g，大黄 60g，黄蜡 180g，麻油 1kg。

［制法］先用三黄入麻油内煎枯，去滓，再熬，临好收入黄蜡，瓷杯收贮。

［用法］外搽膏。

［功效］清热燥湿，润燥止痒。

［主治］诸风疮痒。

［方剂来源］清·时世瑞《疡科捷径》卷上。

8. 紫归油：

［组成］紫草、当归各等分。

［制法］以麻油熬，去滓，出火气。

［用法］以绵蘸油频频润鼻疮处。

［功效］凉血祛瘀。

［主治］唇上起皮，小疱，渐渐肿大如蚕茧，燥裂痒痛。

［方剂来源］清·许克昌、毕法《外科证治全书》。

【外治疗法】

1. 鼻疮红肿灼痛，痒甚，外敷黄连膏，每日 3 次。

2. 干燥、皲裂、脱屑，用紫归油，见本章节。

【护理与预防】

1. 注意鼻部卫生。

2. 根治鼻腔疾病，防止鼻涕（脓涕）刺激伤肤。

3. 少食辛辣炙煿之品。

【现代研究】

处方1：黄连、黄柏、姜黄各10g，当归17g，生地黄33g，麻油40g。

用法：将上药放入麻油中用文火炸枯，过滤去渣，加黄蜡微火化尽，候冷装瓶备用。温开水擦净鼻腔后，用消毒棉签蘸膏少许外涂，每日3~4次。

疗效：经用本方治疗30例，痊愈25例，好转4例，无效1例。

来源：谢美兰。《浙江中医杂志》1987年第7期。

处方2：黄连、黄柏、姜黄各20g，当归尾30g，生地黄60g，麻油、凡士林各500g。

用法：上药除凡士林外，浸入麻油中2天，用文火熬油至药枯，去渣滤清，取药油加入凡士林，文火徐徐收膏。用时，首先清洗疮面脓痂、浊涕，再用消毒棉签蘸药膏适量涂于疮面上，每日2次，7天为1疗程，一般用药1个疗程即可痊愈。

疗效：治疗74例，治愈56例，有效16例，无效2例。总有效率97.3%。

来源：张小平。《辽宁中医杂志》1990年第7期。

处方：金银花、苦参各30g，川黄连、硼砂各10g。如局部痒甚，糜烂明显者，加黄柏10g；渗出物较多者加枯矾10g；症状严重者，加服黄连上清丸，每次6g，每日3次。

用法：外洗患处，每日4次，6天为1疗程。

疗效：治疗57例，痊愈48例，显效7例，无效2例。总有效率为96.5%。

来源：徐泳。《辽宁中医杂志》1991年第5期。

第八节　急性鼻炎

急性鼻炎是由病毒感染引起的鼻黏膜的急性炎症，以鼻塞、流涕、喷嚏为主要症状的鼻病。中医称"伤风鼻塞""鼻窒"。

【中国古代中医论述】

1. 《灵枢·本神》："肺气虚则鼻塞不利。"

2. 唐·孙思邈《备急千金要方》卷六："治鼻塞，脑冷，清涕出方。通草、辛夷各半两、细辛、甘遂一作甘草、桂心、芎䓖、附子各一两。上七味末之，蜜丸，绵裹纳鼻中，密封塞勿令气泄，丸如大麻子，稍加微觉小痛，捣姜为丸即愈。用白狗胆汁和之，更佳。

治鼻塞，常有清涕出方。细辛、蜀椒、干姜、芎䓖、吴茱萸、附子各十八铢、桂心一两、皂荚屑半两，猪膏一升。上九味㕮咀，以绵裹，苦酒渍一宿，取猪膏煎，以附子色黄为度去滓，绵裹纳鼻孔中，并摩鼻上。涕出不止，灸鼻两孔与柱齐七壮。

治鼻塞窒，香膏方。白芷、芎䓖、通草各十八铢，当归、细辛、莽草（《小品》并《翼》作薰草）、辛夷各三十铢。上七味㕮咀，以苦酒渍一宿，以猪脂肪一升煎三上三下，以白芷色黄膏成，去滓，绵沾如枣核大，纳鼻中，日三。《小品》加桂心十八铢。

治鼻不利，香膏方。当归、薰草（《古今录验》用木通）、通草、细辛、蕤仁各十八铢、芎䓖、白芷各半两，羊髓四两，猪脂亦得。上八味㕮咀，以微火合煎三上三下，白芷色黄膏成，去滓，取如小豆大，纳鼻中，日二。先患热后鼻中生赤烂疮者，以黄芩、栀子代当归、细辛。

治鼻窒，气息不通方，小蓟一把，㕮咀，以水三升煮取一升，分二服。

又方：瓜蒂末少许吹鼻中，亦可绵裹塞鼻中。

又方：槐叶五升，葱白切，一升，豉一合。上三味以水五升煮取三升，分温三服。"

3. 元·危亦林《世医得效方》卷十："茶调散治伤风鼻塞声重，兼治热涕浊。"

4. 明·方隅《医林绳墨》卷七："触冒风邪，寒则伤于皮毛，而成伤风鼻塞之候，或为浊涕，或流清水。治宜先解寒邪，后理肺气，使心肺之阳交通，而鼻息之气顺利，则香臭可闻者也，如桂枝汤、参苏饮之类，量其时令而与之。"

5. 明·张介宾《景岳全书》卷二十七："鼻塞证有二，凡由风寒而鼻塞者，以寒闭腠理，则经络壅塞，而多鼽嚏，此证多在太阳经，宜用辛散解表自愈，如川芎散、神俞散及麻黄、紫苏、荆芥、葱白之类皆可择用。若由于火邪上炎而鼻塞者，单宜清火，火之微者多近上焦，出自心肺，宜清化饮、黄芩知母汤之类主之。"

6. 明·龚廷贤《万病回春》卷五："鼻塞声重流涕者，肺感风寒也。""通窍汤治感冒风寒者，鼻塞声重流清涕，防风、羌活、藁本、升麻、干葛、川芎、苍术、白芷各一钱，麻黄、川椒、细辛、甘草各三分。上锉一剂，姜三片，葱白三根，水煎服。肺有邪火加黄芩一钱。"

7. 明·皇甫中《明医指掌》卷八："鼻塞者，有外伤风寒流涕者，有风热壅盛郁于肺而鼻塞声重。凡此之类，皆鼻病也。"

8. 清·沈金鳌《杂病源流犀烛》卷二十三："鼻为肺窍，外象又属土，故寒伤皮毛，则鼻塞不利。新者偶感风寒，必兼喷嚏，清涕声重，宜参苏饮、羌活冲和汤……若风热壅盛，郁于肺中亦致鼻塞声重，宜疏散之，宜抑金散、川芎茶调散。"

9. 清·林珮琴《类证治裁》卷六："肺开窍于鼻，肺感风寒，则鼻塞声重，参苏饮、羌活汤。若风热壅肺，亦致嚏涕声重宜疏散，菊花茶调散。"

【病因病理】

因气候变化，寒热不均，起居不慎，过度疲劳，风邪乘虚侵袭鼻窍而为病，又有风寒、风热之分。因正气不固，腠理疏松，风寒犯肺，肺失宣肃，鼻窍壅塞，流涕而清，声重，若风热犯肺，或风寒之邪束表，郁而化热犯肺，肺失宣发亦致嚏涕声重。

【临床症状】

急性鼻炎起病急，初起鼻痒，闷胀不适，打喷嚏，流清水样鼻涕，鼻塞渐重，语声重浊，几日后打喷嚏渐止，清涕渐转为黄涕，嗅觉减退可伴有周身不适、恶寒、发热头痛等。

【鉴别诊断】

急性鼻炎应与感冒、急性鼻窦炎相鉴别。

急性鼻窦炎：起病急、流黄浊涕、头痛、鼻塞、嗅觉减退等症。

【内服药疗法】

1. 风寒外侵证：

［主证］外感风寒鼻内痒胀闷不舒，鼻塞声重，喷嚏频作，流涕清稀，伴有头痛，恶寒发热，舌淡红，苔薄白，脉浮紧。

［方剂］辛夷散。

［组成］川芎、木通、防风、甘草、辛夷仁、细辛、藁本、升麻、白芷。

［制法］上药各等分，为细末。

［用法］每服9g，茶清调服。

［功效］辛温解表，散寒通窍。

［主治］鼻内壅塞，涕出不已，或气息不通，或不闻香臭。

［方剂来源］明·张洁《仁术便览》。

　　[方剂] 菊花散。

　　[组成] 甘菊、防风、前胡各 15g，细辛、桂心各 7.5g，甘草 5g。

　　[制法] 上为末。

　　[用法] 临服加麝香少许，荆芥汤下。

　　[主治] 鼻塞多涕。

　　[方剂来源] 清·谈金章《诚书》。

　　2. 风热犯鼻证：

　　[主证] 鼻塞渐甚，鼻涕黄稠，鼻窍内闷胀感较重，伴有头晕，头痛，咽干，口渴或有发热咳嗽，舌红，苔薄黄，脉浮数。

　　[方剂] 木通散。

　　[组成] 木通 30g（锉），防风、栀子仁各 15g，川升麻 30g，石膏 60g，麻黄 23g（去根、节），桂心 15g。

　　[制法] 上为散。每次 10g，用水 300mL，煎至 180mL，去滓。

　　[用法] 食后温服。

　　[功效] 清热宣肺，祛风通窍。

　　[主治] 鼻塞，不闻香臭。

　　[方剂来源] 宋·王怀隐《太平圣惠方》。

　　[方剂] 抑金散。

　　[组成] 细辛、白芷、防风、羌活、当归、半夏、川芎、桔梗、陈皮、茯苓各等分。

　　[制法] 同锉为末。

　　[用法] 每服 9g，以薄荷、生姜煎服。

　　[主治] 肺热鼻塞涕浊。

　　[方剂来源] 明·董宿《奇效良方》。

　　[方剂] 温卫汤。

　　[组成] 陈皮、青皮、黄连、木香各 0.9g，人参、炙甘草、白芷、防风、黄柏、泽泻各 1.5g，黄芪、苍术、升麻、知母、柴胡、羌活各 3g，当归 4.5g。

　　[制法] 上作一服。用水 300mL，煎至 150mL，去滓。

　　[用法] 食远温服。

　　[功效] 补气温卫，疏风利窍，清热化湿。

　　[主治] 鼻塞不闻香臭。

　　[方剂来源] 金·李东垣《兰室秘藏》。

【外治方药】

　　1. 白芷膏：

　　[组成] 白芷、细辛、木通、当归各 15g。

　　[制法] 上锉细。以羊髓 120g，与药同入铫子内，慢火上熬，候白芷赤黄色，膏成，绞去滓，贮于瓷器内。

　　[用法] 敷儿囟上及鼻中，每日 3~4 次。

　　[功效] 祛风活血，消肿通鼻。

　　[主治] 小儿囟气虚肿，鼻塞不通。

　　[方剂来源] 宋·王怀隐《太平圣惠方》。

2．吹鼻通顶散：

[组成] 滑石 7.5g，瓜蒂 7 个（为末），麝香 1.5g，胡黄连 7.5g（为末），蟾酥 1.5g。

[制法] 上为细末。

[用法] 每用少许，吹入鼻中。

[功效] 清热除湿，豁痰通窍。

[主治] 鼻塞，不闻香臭。

[方剂来源] 宋·王怀隐《太平圣惠方》。

3．塞鼻甘遂散：

[组成] 甘遂、细辛、附子（炮裂，去皮、脐）、木通（锉）各 7.5g。

[制法] 上为散。

[用法] 每次 1.5g，以绵裹塞入鼻中。当有清水出，病重者或下大量清水，当以卧时安药，若微痛则忍之。

[功效] 祛风散寒，逐湿通窍。

[主治] 鼻塞不闻香。

[禁忌] 勿触风冷。

[方剂来源] 宋·王怀隐《太平圣惠方》。

4．塞鼻柱膏：

[组成] 皂荚 0.3g，桂心、细辛、干姜（炮）、川椒各 15g。

[制法] 上为细末，以羊脂和成膏。

[用法] 每用如枣大，绵裹塞鼻中。

[主治] 鼻常有清涕。

[方剂来源] 明·董宿《奇效良方》。

5．瓜蒂散：

[组成] 瓜蒂、藜芦各 0.3g。

[制法] 上为细末。

[用法] 每用 3g，绵裹塞耳中，日三易之。

[主治] 鼻塞不闻香臭。

[方剂来源] 明·董宿《奇效良方》。

6．开关散：

[组成] 香附子（炒，去皮）、川芎（去土）、荆芥穗、僵蚕（去嘴丝）、细辛叶、猪牙皂角各等分。

[制法] 上为细末。

[用法] 用时入生葱白捣成膏，用红帛包裹，夜睡贴囟门上。

[功效] 宣通鼻窍。

[主治] 鼻塞。

[方剂来源] 明·王銮《幼科类萃》。

7．荜茇饼：

[组成] 荜茇、香附、大蒜各适量。

[制法] 上为末，杵作饼。

[用法] 纱衬炙热，贴囟门上，用熨头熨透。

［主治］鼻流清涕。

［方剂来源］明·李梴《医学入门》。

8. 川节膏：

［组成］川芎、细辛、藁本、川白芷、甘草（炙）各9g，杏仁（去皮尖）7个，龙脑、麝香各1.5g。

［制法］为极细末，炼白蜜丸，如梧子大。

［用法］用新绵包1丸，塞鼻孔中，男左女右。

［主治］小儿鼻塞。

［方剂来源］明·王銮《幼科类萃》。

9. 菖蒲散：

［组成］石菖蒲、皂角。

［制法］各等分为末。

［用法］每3g绵裹，塞鼻，仰卧。

［主治］鼻内窒塞不通，不得休息。

［方剂来源］明·张洁《仁术便览》。

10. 不闻香臭方：

［组成］通草、细辛、附子各3g。

［制法］上研末，炼蜜丸。

［用法］绵裹丸塞鼻孔，立通。

［主治］鼻塞不闻香臭。

［方剂来源］清·毛世洪《汇刻经验良方》。

【护理与预防】

1. 多饮水，清淡饮食，保持大便通畅。

2. 衣服适寒暖，慎起居，外出应戴口罩。

3. 鼻塞时，勿强力擦鼻，以防邪毒窜入耳窍，引发耳疾。

【现代研究】

处方1：斑蝥。

用法：生用，去足翅，研细末，瓶贮备用。用时取斑蝥粉适量，以水、醋或蜂蜜调为稠糊状。患者取仰坐位或仰卧位，擦洗干净印堂穴。取1小块胶布，中间剪黄豆粒大小的孔，先贴于印堂穴处，后将药直接涂于小孔内，外以胶布贴盖，24h后去掉。

疗效：治疗670例，痊愈527例，显效100例，无效43例。

来源：叶长青等。《上海中医药杂志》1990年第2期。

附注：1次不愈者，1周后重复使用。斑蝥为剧毒药品，有强烈的发赤、发泡作用，外贴面积不宜过大，尤其注意不要让药物误入眼内或口中，以免发生意外。该药一般会引起皮肤局部不同程度的发红起疱，水疱局限于表皮，不侵入深层。除短期色素沉着外，不遗留疤痕，且停药后色素沉着也会逐渐自行消失。

处方2：姜半夏0.5g，苍耳子1g，延胡索0.1g，前胡0.5g，甘草0.1g，苍术1.5g，防风3g，连翘4g，辛夷1g，藿香3g，乳香、没药各1g，朱砂0.6g，黄丹0.8g，香油适量。上药研细末水煎去渣成膏后加朱砂。黄丹、香油调膏。

用法：将药膏塞入鼻孔内，12h1次，如双侧白天左、晚上右，交换用药。

疗效：治疗 152 例，12 天治愈 86 例，20 天治愈 35 例，35 天治愈 26 例，无效 5 例。

来源：林才生等。《当代中医学临床效方应用》。(沈阳：辽宁大学出版社，1996：100)

第九节　慢性鼻炎

慢性鼻炎多由急性鼻炎失治，或由各种原因引起，以间歇性、两鼻同时发病、时轻时重、反复发作的鼻塞为主要表现。但根据病变不同有单纯性与肥厚性鼻炎之别。中医学称为"鼻窒、鼻齆""鼻塞不利""鼻不闻香臭"等。

【中国古代中医论述】

1. 《素问·五常政大论》："大暑以行，喷嚏，鼽衄，鼻窒。"

2. 《素问玄机原病式》六气为病："鼻窒，鼻塞也。""但侧卧上窍通利，而下窍闭塞。"

3. 《灵枢·本神》："肺气虚，则鼻塞不利少气。"

4. 隋·巢元方《诸病源候论》卷二十九："肺主气，其经手太阴之脉也。其气通鼻，若肺脏调和，则鼻气通利，而知香臭。若风冷伤于脏腑，而邪气乘于太阴之经，其气蕴积于鼻者，则津液壅塞，鼻气不宣调，故不知香臭，而为齆也。其汤烫针石，别有正方，补养宣导，今附于后。"

"养生方导引法云，东向坐，不息三通，手捻鼻两孔，治鼻中患，交脚踑坐，治鼻中患，通脚痛疮。去其涕唾，令鼻道通，得闻香臭，久行不已，彻闻十方。"

5. 唐·孙思邈《备急千金要方》卷六："治鼻方：通草、细辛、附子上三味各等分末之，以蜜和，绵裹少许，纳鼻中。"

"又方甘遂、通草、细辛、附子等分，上四味末之，以白雄犬胆和为丸，如枣核大，绵裹纳鼻中，辛热，涕出四五升，瘥。"

6. 宋·赵佶《圣济总录》卷第一百八十："小儿鼻齆塞者，肺气不利也，肺主气，诸阳之气，上荣于面，其气不和，风冷乘虚，客于脑，与气停滞，搏于津液，鼻道壅遏，故为鼻齆塞。"

7. 宋·赵佶《圣济总录》卷第一百八十："治小儿鼻塞不通，细辛膏方：细辛去苗叶，木通剉，辛夷各一分，杏仁汤浸去皮尖双仁炒半两，上四味剉如麻豆大，以羊髓四两，与药同入铫子内，慢火熬，候色黄，绞去滓，贮瓷器中。涂鼻内。"

8. 金·李东垣《东垣试效方》卷五："若因饥饱劳役，损伤脾胃，生发之气既弱，其营运之气不能上升，邪害空窍，故不利而不闻香臭也。宜养胃气，使营运阳气宗气上升，鼻则通矣。"

9. 明·李梴《医学入门》卷四："……久则略感风寒，鼻塞等症复发，乃肺伏火邪，郁甚则喜热恶寒，故略感冒而内火多发，宜清火降火兼通气剂。"

10. 明·王肯堂《证治准绳·杂病》："肺气通于鼻，肺和则能知香臭矣，夫阳气宗气者，皆胃中生发之气也，其名虽异，其理则一，若因饥饱劳役，损脾胃，生发之气既弱，其营运之气不能上升，邪塞孔窍，故鼻窍不利而不闻香臭也，宜养胃气，实营气，阳气、宗气上升，鼻管则通矣。"

11. 明·王肯堂《证治准绳·杂病》："王汝言曰：鼻塞不闻香臭或但遇寒月多寒，或略感风寒便塞，不时举发者，世俗皆以为肺寒而用解表通利、辛温之药不效，殊不知此是肺经素有火邪，火郁甚则喜得热而恶见寒，故遇寒便塞，遇感便发也。治法清肺降火为主，而佐以通气之剂。若如常鼻塞不闻香臭者，再审其平素只作肺热，治之清金泻火清痰，或丸药噙化或末药轻调，缓服久服无不效矣。"

12. 清·陈士铎《辨证录》卷之三·鼻塞不通："诸气愤郁，皆属于肺，肺气郁则气不通，而鼻乃肺经之门户，故肺气不通，而鼻之气也不通也。"

13. 清·黄元御《四圣心源》卷八："鼻病者，手太阴之不清也。肺窍于鼻，司卫气而主降敛。宗气在胸，卫阳之本，贯心肺而行呼吸，出入鼻窍者也。肺降则宗气清肃而鼻通，肺逆则宗气壅阻而鼻塞。"

【病因病理】

伤风鼻塞失治，邪热滞肺，久蕴不去，邪热循经上窜致鼻窍壅结、鼻失宣通而为病，或久病体弱，导致肺气虚弱，邪屡犯肺留滞鼻窍反复发作而为病，或饮食失节，损伤脾胃，湿浊内生移传肺卫，湿浊滞留鼻窍而为病，或鼻塞日久邪滞鼻道，气血瘀阻鼻窍脉络，结痼不瘥。

现代医学认为，慢性鼻炎与鼻腔黏膜和黏膜下层的慢性炎症，或邻近组织的慢性炎症以及分泌物的长期刺激和影响有关，或由急性鼻炎反复发作或治疗不当而致。临床有慢性单纯性鼻炎和慢性肥厚性鼻炎，后者多由前者发展、转化而来，或开始即呈肥厚性改变。

【临床症状】

鼻塞呈间歇性或交替性，鼻涕较多，两鼻同时发病，重者可持续性鼻塞、鼻涕不易擤出，久病者可有嗅觉减退或头昏、张口呼吸、咽部不适等。

现代医学检查：

1. 慢性单纯性鼻炎：鼻塞，鼻涕较多，呈黏液性，嗅觉减退，头昏。检查：鼻黏膜充血肿胀、下鼻甲肥大、表面光滑、触之柔软。

2. 慢性肥厚性鼻炎：鼻塞较重、呈持续性、鼻涕不多，不易擤出，常有张口呼吸、头晕失眠、嗅觉明显减退等。检查：鼻黏膜苍白或紫红，下鼻甲肥大，呈桑葚状或结节状，触之有硬实感、弹性差等。

【鉴别诊断】

慢性鼻炎应与慢性鼻窦炎、鼻息肉等所致的鼻塞相鉴别。

1. 慢性鼻窦炎：鼻塞头痛、流脓涕、嗅觉减退、反复发作、缠绵难愈等。

2. 鼻息肉：鼻涕量多，头昏，嗅觉障碍，鼻内有半透明如荔枝肉或龙眼肉样的赘生物。

【内服药疗法】

1. 肺经蕴热证：

［主证］鼻塞呈交替性、时轻时重，鼻涕色黄黏，头昏，鼻有热气，伴有口干或咳嗽，痰黄，舌尖红，苔薄黄，脉数。

［方剂］天麻丸。

［组成］龙脑薄荷叶30g，荆芥穗（去子）、天麻、甘草（炙）各75g，川芎、羌活、白芷、马牙硝、玄参各45g，川乌头18g（炮制、去皮、脐）。

［制法］上为细末，炼蜜为丸，如鸡头子大。

［用法］每次1~2丸，食后细嚼，茶清送服。

［功效］疏风清热。

［主治］鼻塞不通，头昏脑涨。

［方剂来源］元·许国祯《御药院方》。

［方剂］清肺饮。

［组成］生地、生石膏、麦门冬、知母、栀子、黄芩、苍耳子、牡丹皮、川芎。

［制法］以猪胆汁为引，水煎，去滓。

［用法］分2次温服。

［主治］肺经郁热，时流浊涕。

［方剂来源］清·赵濂《医门补要》。

2. 肺脾气虚证：

［主证］鼻塞呈交替性，时轻时重，流涕白而黏，或流涕清稀，遇风寒鼻塞，则症状加重，可伴有少气乏力，懒言，易感冒，纳差，便溏，头重头昏，舌质淡，苔白，脉无力或缓弱。

［方剂］辛夷散。

［组成］辛夷仁、细辛、藁本、升麻、川芎、木通、防风、羌活、甘草（炙）、白芷各等分。

［制法］上为细末。

［用法］每次6g，食后用茶清调服。

［功效］祛风散寒，利湿通窍。

［主治］鼻内壅塞，涕出不已，或气息不通，或不闻香臭。

［方剂来源］宋·严用和《严氏济生方》。

［注］《世医得效方》有苍耳子。

［方剂］藁本散。

［组成］防风、白芷、何首乌、麻黄、甘草、白芍药、旋覆花各30g。

［制法］上为细末。

［用法］每次6g，食后用茶清调服。

［功效］疏风散寒，祛邪通窍。

［主治］头目昏重，鼻塞清涕。

［方剂来源］宋·张锐《鸡峰普济方》。

［方剂］通气汤。

［组成］羌活、独活、苍术、防风、升麻、葛根各1.8g，白芷、甘草、川椒各0.6g。

［制法］加生姜、大枣、葱白，水煎，去滓。

［用法］分2次温服。

［功效］祛风通窍。

［主治］鼻塞不闻香臭。

［加减］冬月，加麻黄0.6g。

［方剂来源］明·王绍隆《医灯续焰》。

3. 气血瘀阻证：

［主证］鼻塞较甚，或持续性，流涕黏稠或白或黄，嗅觉减退，或有头胀头痛语声重浊，舌质暗红或瘀点，脉弦涩。

［方剂］通窍活血汤。

［组成］赤芍、川芎各3g，桃仁（研泥）、红花各9g，老葱3根（切碎），鲜姜（切碎），红枣7枚（去核），麝香0.5g（绢包）。

［制法］用黄酒 250mL，煎前 7 味至 200mL，去滓入麝香再煎二沸。

［用法］临卧服，大人每日 1 剂。

［功效］活血化瘀，通络开窍。

［方剂来源］清·王清任《医林改错》。

［方剂］鼻不闻香臭方。

［组成］薄荷 9g，细辛、白芷、防风、羌活、当归、川芎、半夏、桔梗、陈皮、茯苓各 3g。

［制法］水煎，去滓。

［用法］食远服。

［功效］祛风活血通窍。

［主治］鼻塞不闻香臭。

［方剂来源］清·孙伟《良朋汇集》。

［注］中国古代治疗鼻塞症用活血化瘀药方剂不多，选用通窍活血汤，作者王清任只提到治酒渣鼻字样，没有治疗鼻塞的内容，笔者取其通窍之功效，用于鼻塞气血瘀阻证之中，特此标注。

【外治方药】

1. 通鼻膏：

［组成］白芷、川芎、木通各 15g，当归、细辛、莽草各 22.5g，辛夷 30g。

［制法］上锉细。以猪脂 500g，煎令白芷色黄，绵滤去滓。

［用法］绵裹如枣核大，纳鼻中，每日换 3 次。

［功效］通利鼻窍。

［主治］鼻窒塞，香臭不闻。

［方剂来源］宋·王怀隐《太平圣惠方》。

2. 木香膏：

［组成］木香、细辛（去苗叶）、当归（切，焙）、芎䓖、木通、蕤仁（研）、白芷各 15g。

［制法］上细锉，纳银石器中，入羊髓微火煎，候白芷色黄膏成，去滓澄凝。

［用法］每取小豆大，纳鼻中，每日 2 次，以愈为度。

［功效］宣通鼻窍。

［主治］鼻中窒塞，气不通利。

［方剂来源］宋·赵佶《圣济总录》。

3. 白黄散：

［组成］白矾、雄黄、细辛、瓜蒂各 30g。

［制法］上为细末，以雄犬胆汁为剂，如枣核大。

［用法］塞鼻中。

［功效］解毒通鼻，腐蚀息肉。

［主治］齆，息肉，鼻痔。

［方剂来源］明·徐春甫《古今医统大全》。

4. 皂荚散：

［组成］皂荚（去皮、子，炙）、石菖蒲各等分。

［制法］上为末，绵裹。

［用法］暮卧之时，塞鼻中。

［功效］开窍通鼻。

［主治］鼻窒塞，不得喘息。

［方剂来源］唐·王焘《外台秘要》。

5. 细辛散：

［组成］细辛、甘草（炙）、木通（锉）、附子（炮裂，去皮、脐）各7.5g。

［制法］上为散，以羊胆汁如枣核大。

［用法］塞鼻中。

［功效］宣通鼻窍。

［主治］齆鼻，不闻香臭。

［方剂来源］宋·赵佶《圣济总录》。

6. 万金膏：

［组成］羌活、川芎、细辛、石菖蒲、木通、麻黄各3g，龙脑、麝香各15g。

［制法］上为极细末，新绵炼白蜜为丸，如梧桐子大。

［用法］用新绵包1丸，塞鼻孔中，男左女右。

［功效］祛风通窍。

［主治］小儿齆鼻。

［方剂来源］明·王銮《幼科类萃》。

7. 鼻痔方：

［组成］瓜蒂、细辛、矾石（煅）等分。

［制法］上味为末。

［用法］绵裹塞鼻中，须臾即通。

［主治］齆鼻，不闻香臭。

［方剂来源］清·祝补斋《卫生鸿宝》。

8. 碧玉散：

［组成］踯躅花、脑荷、羌活、川芎、细辛、防风、荆芥、蔓荆子、白芷各3g、风化硝、石膏（煅）、青黛、黄连各9g，鹅不食草90g。

［制法］上为细末。

［用法］吹鼻中，每日2次。

［功效］疏风清热。

［主治］眼睛肿胀，头重鼻塞，脑鼻酸疼。

［方剂来源］明·王肯堂《证治准绳》。

【外治疗法】

1. 鼻塞呈间歇性，鼻涕较多者用碧玉散、通鼻膏外纳鼻中，详见本章节。

2. 鼻塞呈持续性涕不多，不易擤出，张口呼吸者用万金膏、皂荚散外塞鼻孔中，详见本章节。

［注］本章节外用药方均有不同的效果，笔者应用过。

【针灸疗法】

取迎香、人中、印堂、百合、肺俞、足三里等穴。

【护理与预防】

1. 避风寒，防感冒，鼻塞时勿强力擤鼻，以免邪毒入耳。

2. 注意环境卫生，避免粉尘长期刺激。

【现代研究】

处方1：苍耳子15~20粒，豆油50g。

用法：将苍耳子炒后，待油沸腾无沫再放苍耳子，至苍耳子煎成黑色焦状为止，再用纱布过滤。将过滤后的油浸泡纱条（1cm×4cm），放置在双下鼻甲中，隔日或每日涂药1次。也可用滴鼻瓶装苍耳油自己点鼻，每日1次。

疗效：治疗51例，显效29例，好转16例，无效6例。

来源：谭景阳。《黑龙江中医药》1988年第1期。

附注：本药对慢性单纯性鼻炎、过敏性鼻炎收效显著，对肥厚性鼻炎效果一般。

第十节 萎缩性鼻炎

萎缩性鼻炎是以鼻腔黏膜、骨膜及骨质发生萎缩及鼻内有脓痂形成、鼻腔宽大、鼻塞、嗅觉障碍为主要表现的疾病。临床上分为两种，无臭味者为单纯性萎缩性鼻炎，有臭味者多为臭鼻症。臭气恶臭者中医学称"鼻槁"，俗称"鼻干"。

【中国古代中医论述】

1.《灵枢·寒热病》："皮寒热者，不可附席，毛发焦，鼻槁腊，不得汗，取三阳之络，以补手太阴。"

2.《难经》五十八难："毛发焦，鼻槁。"

3. 宋·王怀隐《太平圣惠方》卷三十七："夫鼻干无涕者，由脏腑壅滞，内有积热，攻于上焦之所致也，凡肺气通于鼻，主于涕。若其脏夹于风热，则津液不通，皮毛枯燥，两颊时赤，头痛，鼻干，故令无涕也。"

4. 宋·赵佶《圣济总录》卷第一百八十"小儿肺脏壅滞，内有积热，上攻于脑，津液内涸，故令鼻干无涕也。"

5. 元·危亦林《世医得效方》卷十："治久患鼻脓极臭者，以百草霜冷水调敷。"

6. 明·万全《片玉心书》："鼻干者，心脾有热，上蒸于肺。"

7. 明·李梴《医学入门》卷四："四时鼻塞干燥，不闻香臭，宜清金降火消痰之药。"

8. 清·沈金鳌《杂病源流犀烛》卷十七："咽干鼻燥必清上部也，宜清凉饮。"

9. 清·唐容川《医学见能》卷一："鼻根红赤，孔内干燥结煤者，阳明燥气也，宜加味升葛汤。""升麻一钱，葛根三钱，石膏（研）四钱，黄芩、生地各三钱，白芍三钱，枳壳一钱，杏仁三钱，甘草一钱，花粉三钱，白芷二钱，金银花二钱，连翘二钱。"

10. 明·王肯堂《证治准绳·类方》："吹鼻散：冰片半钱，马牙硝一钱，瓜蒂（为末）十四枚，为细末。每用一豆大，吹入鼻中，治鼻干无涕。"

【病因病理】

外因居燥也，环境不洁，过服香燥、辛辣之品，及外邪毒熏鼻伤及肺阴，阴虚肺燥，鼻窍失滋养，发为鼻干燥，或鼻塞（鼻黏膜干燥，萎缩），或肺肾阴虚，虚火上犯，津液受灼，鼻窍受损，干燥易衄，甚者黏膜糜，继而干燥枯萎。或脾气虚弱，脾不化湿，湿浊为生，脏腑壅滞内有积热，攻于上焦，鼻涕黄绿腥臭量多，不闻香臭，鼻塞时发，头痛，头昏。

现代检查：细菌培养，有臭鼻杆菌、鼻球杆菌等。

【临床症状】

鼻内干燥感，易出血，或有鼻塞，嗅觉渐减退，或消失，或鼻涕黄绿腥臭，或鼻腔内涕痂秽浊，鼻黏膜糜烂，萎缩较甚，可伴有头痛、头昏症状。宋·赵佶《圣济总录》卷第一百八十："肺气通于鼻，鼻上通于脑，脑髓下渗而为，故涕为肺之液。"

【鉴别诊断】

萎缩性鼻炎应与干燥性鼻炎等相鉴别。干燥性鼻炎鼻黏膜及鼻甲无萎缩，嗅觉正常，痂皮无腥臭味。

【内服药疗法】

1. 阴虚肺燥证：

[主证] 鼻内干燥，灼热微痛，不适，涕痂带血，咽痒干咳，舌尖红，苔薄黄少津，脉细数。

[方剂] 泻肺汤。

[组成] 黄芩、连翘、赤芍、麦门冬、桔梗、桑白皮、栀子、荆芥、薄荷各 3g，生甘草 0.9g。

[制法] 水煎，去滓。

[用法] 远食温服。

[功效] 清肺泻火，疏风散热。

[主治] 鼻孔干燥，生疮肿痛。

[方剂来源] 清·马化龙《眼科阐微》。

[方剂] 苏风汤。

[组成] 紫苏、枳壳、小柴胡、陈皮、甘草、葛根、天花粉、麦门冬、贝母、桔梗。

[制法] 上加生姜，水煎，去滓。

[用法] 温服。

[主治] 鼻塞干渊。

[方剂来源] 清·谈金章《诚书》。

2. 肺肾阴虚证：

[主治] 鼻干较甚，易衄，嗅觉减退，涕痂秽浊，黏膜糜烂，臭气恶臭，鼻甲萎缩，或有手足心热，腰膝酸软，咽痒，干咳少痰，舌红，少苔，脉细数。

[方剂] 芎犀丸。

[组成] 石膏（研细）120g，生龙脑9g（别研），朱砂（研，水飞）120g（内留 30g 为衣），生犀角30g，人参、茯苓各60g，川芎120g，阿胶（碎，炒）45g，细辛60g，麦门冬（去心）90g，甘草（炙）60g，山栀子（去皮）30g。

[制法] 上味别研药后入，并为末，炼蜜为丸，如梧桐子大。

[用法] 每次 1~2 丸，食后细嚼，茶或酒送服。服此不下十数次，或作嚏，突出一铤稠脓，即愈。

[功效] 祛风清热，益气养阴。

[主治] 鼻塞不闻香臭。

［方剂来源］元·危亦林《世医得效方》。

［方剂］加味防风汤。

［组成］防风 3g，片芩（酒炒）4.5g，人参、白及各 3g，麦门冬（去心）6g，生甘草 1.5g，知母、炒白芍各 3g，怀生地（酒洗）、黄柏（酒炒）、黄芪、黄连（酒炒）、当归头、百合各 3g。

［制法］上锉。水煎，去滓。

［用法］食远温服。

［功效］益气养阴，散寒清热。

［主治］鼻流浊涕，久而不愈，甚则流涕腥臭。

［方剂来源］明·龚廷贤《寿世保元》。

3. 脾气虚弱证：

［主证］鼻自觉干燥，流涕黄绿色，味腥臭，鼻窍内痂皮积留，头闷胀痛，头昏常伴。舌色淡、脉缓或细。

［方剂］加味辛夷散。

［组成］辛夷、黄芪、人参、当归、白芍、川芎、白芷、细辛、黄芩各 3g，甘草 1.8g。

［制法］加灯心 30 根，水煎，去滓。

［用法］食远服。

［功效］益气养血，清热通窍。

［主治］鼻中流出臭脓。

［方剂来源］清·李文炳《仙拈集》。

［注］本方剂中当归、川芎有活血化瘀之功效，清·陈复正《幼幼集成》卷四："流涕腥臭，此胆移热于脑……宜用辛夷散。"

4. 阴虚血瘀之证：

［主证］久患鼻炎，屡治不愈，不闻香臭，鼻黏膜极度萎缩，鼻内涕痂胶浊，痛闷不舒，舌暗红，或有瘀点，少苔，脉沉涩或小涩。

［方剂］川芎茶调散。

［组成］川芎（酒拌）、荆芥、白芷、桔梗（炒）、甘草、黄芩（酒炒）、川贝母（去心）各 30g，黑山栀 60g。

［制法］上为细末。

［用法］每次 6g，食后用陈松萝细茶调服。每日 3 次。

［功效］疏风宣肺，清热通窍。

［主治］鼻流浊涕、源源不断者。

［方剂来源］清·程国彭《医学心悟》。

［注］川芎用量可增，以达化瘀之功。

【外治方药】

1. 吹鼻散：

［组成］冰片 2.5g，马牙硝 5g，瓜蒂（为末）14 枚。

［制法］上药为细末。

［用法］每用一豆大，吹入鼻中。

［主治］鼻干无涕。

［方剂来源］明·王肯堂《证治准绳》。

2. 吹鼻通顶散：

［组成］滑石 7.5g，瓜蒂 7 枚（研为末），麝香 1.5g，胡黄连 7.5g（研细末），蟾酥 1.5g。

［制法］上为细末（研细粉状过细目筛佳）。

［用法］每用少许，吹入鼻中。

［功效］清热除湿，豁痰通窍。

［主治］鼻塞，不闻香臭。

［方剂来源］宋·王怀隐《太平圣惠方》。

3. 香膏方：

［组成］黄芩、栀子、川芎、青木香、通草、蕤核仁、白芷各 1g。

［制法］上七味，切，以羊髓微火煎，白芷色黄膏成，去滓。

［用法］以小豆许纳鼻中，每日 1 次。

［功效］清热解毒，祛湿通窍。

［主治］鼻塞多年，不闻香臭。

［方剂来源］唐·王焘《外台秘要》。

4. 吹鼻散：

［组成］龙脑 1.5g，马牙硝 3g，瓜蒂 14 枚。

［制法］上药研极细。

［用法］每用一豆大，吹入鼻中。

［主治］鼻干无涕。

［方剂来源］明·董宿《奇效良方》。

5. 郁金散：

［组成］郁金、川芎、青黛、薄荷、小黄米各等分。

［制法］上为末。

［用法］每用少许，口噙冷水，搐鼻中。

［主治］鼻中黄水不止。

［方剂来源］明·杜大章《医学钩玄》。

【外治疗法】

1. 鼻干燥，或鼻塞者外用吹鼻散。

2. 内有糜烂，或脓痂，流腥臭浊涕者，用吹鼻通顶散，或香膏方外涂鼻内（详见本章节）。

【针灸疗法】

鼻流浊涕，取百会、上星、风府、风池、风门、大椎等穴。

［来源］清·吴尚先《理瀹骈文》。

【护理与预防】

1. 保持鼻腔清洁，及时清除积留涕痂。

2. 加强营养，增强体质，忌炙煿热食品。

第十一节　变态反应性鼻炎

变态反应性鼻炎是主要发于鼻黏膜，以变态反应为主的疾病，包括常年性变应性鼻炎和花粉症。此病是以突然和反复发作的鼻痒、喷嚏、流清涕、鼻塞等为主要症状的鼻病。本病可常年发病，亦可呈季节性发作，亦可与环境、生活起居突变有关。中医称为"鼻鼽"（鼻流清涕）、"鼽嚏"等。

现代医学认为，血管运动性鼻炎、嗜酸性粒细胞增多性非变应性鼻炎等疾病，可参考鼻鼽症状进行辨证施治。

【中国古代中医论述】

1. 《素问·脉解》："所谓客孙脉，则头痛、鼻鼽、腹肿者。"

2. 《素问·至真要大论》："少阴之复，懊热内作，烦躁鼽嚏。"

3. 《素问·气交变大论》："岁金不及，炎火乃行，生气乃用，长期专胜，庶物以茂，燥烁以行，上应荧惑星，民病肩背重，鼽嚏血便注下。"

4. 《素问·五常政大论》："从革之纪，是为折收，收气乃后，生气乃物，长化合德，火政乃宣，庶类以蕃……其病，嚏咳、鼽衄，从火化也。"

5. 《灵枢·口问》："黄帝曰：人之嚏者，何气使然？岐伯曰：阳气和利，满于心，出于鼻，故为嚏，补足太阳荣眉本，一曰眉上也。"

6. 宋·赵佶《圣济总录》卷第一百一十六："论曰五藏化液，遇热则干燥，遇寒则流衍，鼻流清涕，至于不止，以肺腑感寒，寒气上达，故其液不能自收如此，且涕泗洟，皆鼻液也。以继泣则曰涕，以生于肺，则曰泗，涕甚曰洟，与宣明五气言肺为涕同意。"

7. 隋·巢元方《诸病源候论》卷二十九："肺气通于鼻，其脏有冷，冷随气入乘于鼻，使津涕不能自收。"

8. 宋·严用和《严氏济生方》鼻门："风寒乘之，阳经不利，则为壅塞，或为清涕。"

9. 元·李东垣《医学发明》卷第一："肺者，肾之母，皮毛之阳，元本虚弱，更以冬月助其冷，故病者善嚏，鼻流清涕，寒甚出浊涕，嚏不止，比常人大恶风寒，小便数而久，或上饮下便，色清而多，大便不调，夜常无寐。"

10. 金·刘完素《素问玄机原病式》六气为病："鼽者，鼻出清涕也。""嚏，鼻中因痒而气喷作于声也。"

11. 金·刘完素《素问玄机原病式》六气为病："鼻为肺窍，痒为火化，必火邪热干于阳明，发于鼻，而痒则嚏也。或故以物扰之痒而嚏者，扰痒属火故也，或见曰而嚏者，由目为五脏神华，太阳真火晃耀于目，则心神躁乱而发热于上，则鼻中痒而嚏也，或风热上攻，头鼻壅滞，脉浮而无他症者，内药鼻中得嚏则壅滞开通而愈也。或有痛处因嚏而痛其不可忍者，因嚏之气攻冲结痛而不得通利故也。"

12. 明·李梴《医学入门》卷四："鼻乃清气出入之道，清气者，胃中生发之气也。"

13. 明·王肯堂《证治准绳·杂病》："鼽，谓出清涕也。"

14. 明·李时珍《本草纲目》卷四："鼻鼽，流清涕，是脑受风寒包热在内。"

15. 明·徐春甫《古今医统大全》卷六十二："鼽涕者，热客太阴肺之经也。盖鼻者足阳明胃经所注，阳明脉左右相交注于鼻孔，又鼻者，肺之窍，故肺气通于鼻，其邪干于二经发于鼻而为窒塞、鼽涕之症。"

16. 明·戴思恭《秘传证治要诀》卷三十："鼻塞流涕不止，有冷热不同，清涕者，脑冷肺寒所致，宜细辛、乌附、干姜之属。"

17. 清·陈士铎《辨证录》卷三："兹但流涕而不腥臭，正虚寒之病也。热证宜用清凉之药，寒证宜用温和之剂，倘概用散而不用补，则损伤肺气，而肺金益寒，愈流清涕矣。方用温肺上流丹。"

18. 清·何梦瑶《医碥》卷五："常流清涕名鼻鼽，肺热者，肺热则气盛，化水成清涕，其不为稠浊者，火性急速，随化随流，不及浊也。桔梗、山栀、薄荷、麦门冬、玄参、辛夷、甘草。"

19. 清·林珮琴《类证治裁》卷六："有流涕成鼻鼽者，肺受寒而成，益温散。苍耳散，川椒散。有精气不足，脑髓不固，淋下并不腥秽，天暖稍止，遇冷更甚者，宜温补。天真丸。"

20. 明·皇甫中《明医指掌》卷八："鼻鼽者，鼻中流水不止，千金细辛膏，肺热鼻塞流清水，抑金散。"

【病因病理】

脏腑虚损、正气不足、卫表不固，风邪、寒邪、异气之邪，乘袭鼻窍即发嚏。或饮食失调、阳明经热循经上注鼻孔，复感湿浊异气邪毒，相应交搏，鼻孔即发痒，鼽嚏频频，继而鼻塞。或久病伤肾，或素体元本虚弱，肾阳不足，鼻失温煦，寒浊异气来侵，津涕不固鼽嚏即发。或肺经蕴热，肃降失调，邪热上犯鼻窍，肺热则气盛，化水成涕，外邪来侵而发鼻鼽。

【临床症状】

发病突然，鼻痒、喷嚏频、清涕如水、泪出、鼻塞，消失亦快，常反复发作，春季花开时易发，秋冬交季时节易发。

实验室检查：鼻分泌物涂片显示嗜酸性粒细胞增多，变应原激发试验多为阳性，血清中IgE测定值升高等。其病理为鼻腔黏膜水肿、黏液腺增生、上皮下嗜酸性粒细胞浸润等。病程长者可有息肉样变或息肉形成。晚期由于血管扩张，管壁增厚，纤维组织增生，黏膜可呈肥厚改变。

【鉴别诊断】

本病应与伤风鼻塞相鉴别。

【内服药疗法】

1. 肺气虚弱证：

［主证］突然鼻痒，喷嚏连续，后流清涕不止，鼻塞，咽痒咳嗽，自汗恶风，舌淡，苔白，脉虚弱。

［方剂］温肺止流丹。

［组成］诃子、甘草各3g，桔梗9g，石首鱼脑骨15g（煅存性，为末），荆芥、细辛、人参各1.5g。

［制法］水煎，去滓。

［用法］温服。

［功效］温肺止流。

［主治］肺气虚寒，鼻流清涕，终年不愈。

［方剂来源］清·陈士铎《辨证录》。

2. 肺热上壅证：

［主证］鼻窍刺痒，流清涕，鼻塞，喷嚏频频，咽干，咳嗽，嗅觉减退，舌红，苔微

黄，脉浮数。

　　[方剂] 清肺散。

　　[组成] 桑白皮、枯黄芩（酒炒）各 3g，生甘草 0.9g，辛夷花、苦桔梗各 3g，凤凰壳（煅，临吃调）1 个。

　　[制法] 加水 500mL，加灯心茎 12 个水煎去滓。

　　[用法] 温服。

　　[功效] 清肺解毒，通窍止涕。

　　[主治] 鼻中作痒，清晨打嚏，至午方住，明日亦然。屡效。

　　[方剂来源] 清·李中梓《证治汇补》。

　　[方剂] 芎连散。

　　[组成] 芎䓖、连翘、羌活、柴胡、防风、黄芩、木贼（去节）、荆芥穗、甘菊花、旋覆花各 15g，地骨皮 30g，甘草（炙，锉）、石膏（捣研）各 60g。

　　[制法] 上为散。

　　[用法] 每次 6g，食后、临卧淡竹叶汤调服，每日 3 次。

　　[功效] 疏风清热。

　　[主治] 肺热流涕，鼻塞不通。

　　[方剂来源] 宋·赵佶《圣济总录》。

　　3. 脾虚气弱证：

　　[主证] 鼻痒，喷嚏突发，清涕下流连连，鼻塞脑涨，眼泪伴出，面色无华，倦怠，乏力，少气懒言，食少纳差，便溏，舌淡胖有齿痕，苔薄白，脉弱。

　　[方剂] 川椒散。

　　[组成] 川椒、诃子、辣桂、川白姜、川芎、细辛、白术各等分。

　　[制法] 上药为细末。

　　[用法] 每次用 6g，食后温酒调服。

　　[功效] 温中补气，通窍止涕。

　　[主治] 鼻流涕。

　　[方剂来源] 明·董宿《奇效良方》。

　　[方剂] 川乌散。

　　[组成] 防风、白附子、北细辛、白茯苓、川乌、石菖蒲、干姜、白芷、川芎、甘草各等分。

　　[制法] 上药研细末。

　　[用法] 每次服 6g，嚼生葱，白汤调下，食后服，每日 2~3 次。

　　[功效] 温中补脾，利湿通窍，止涕。

　　[主治] 鼻流涕。

　　[方剂来源] 明·熊宗立《名方类证医书大全》。

　　[注] 明·戴思恭《秘传证治要诀》卷三十："清涕者，脑冷肺寒所致，宜细辛、乌附、干姜之属。"

　　4. 肾阳不足证：

　　[主证] 经常鼻痒，喷嚏频频，清涕如水，量多不止，反复发作，常年不愈，鼻塞重，耳鸣重听，头昏脑涨，前额尤显，面色苍白，形寒肢冷，腰膝酸软，乏力，小便清长，舌

淡，苔白，脉沉。

［方剂］五味子汤。

［组成］五味子、山萸肉各 50g，半夏（汤洗去滑）7.5g，鹿茸（酒浸一宿酥炙）、白术（米泔浸一宿锉炒）各 0.5g，附子（炮裂去皮脐）、牛膝（酒浸切焙）、甘草（炙，锉）、槟榔（锉）、熟干地黄（焙）、干姜（炮裂）各 25g，白豆蔻（去皮）、木香、丁香各 0.5g，白茯苓（去黑皮）1.5g。

［制法］上 15 味，粗捣筛。

［用法］每服 10g，水一盏。煎至七分，去滓，空心温服。

［功效］温补肾阳，祛寒止涕。

［主治］鼻出清涕。

［方剂来源］宋·赵佶《圣济总录》。

【外治方药】

1. 疗鼻塞多清涕方：

［组成］细辛、川椒、干姜、川芎、吴茱萸、皂荚（去皮尖）、附子各 15g，猪膏（油）225mL。

［制法］上 7 味（除猪膏），切，㕮咀，以苦酒浸一宿，以猪膏煎，候附子色黄去滓，膏成凝。

［用法］以绵裹少许导鼻中，并摩顶。

［功效］止涕通窍。

［主治］鼻塞多清涕。

［方剂来源］唐·王焘《外台秘要》。

2. 千金细辛膏：

［组成］黑附子（炮、去皮脐）、川椒（去目，炒）、川芎、细辛、干姜、吴茱萸、桂心各 7.5g，皂角 6g。

［制法］用猪脂 100g 煎油，先一宿用米醋浸药，取入猪油内同煎，以附子色黄为度。

［用法］用绵蘸药塞鼻中。

［主治］鼻鼽。

［方剂来源］明·皇甫中《明医指掌》。

3. 碧云散：

［组成］川芎 5g，鹅不食草 10g，青黛 5g。

［制法］上药研末。

［用法］搐入鼻内，以泪出为度。

［主治］鼻风痒，鼻塞，流涕脑涨。

［方剂来源］元·倪维德《原机启微》。

4. 碧云散：

［组成］川芎、鹅不食草各 30g，细辛、辛夷各 6g，青黛 3g。

［制法］上为细末。

［用法］口噙凉水，将药吹入左右鼻孔内，取嚏为效。

［功效］疏风清热。

［主治］解毒通鼻窍。

　　[方剂来源] 清·吴谦《医宗金鉴》。

　　[注] 上二方均有鹅不食草，能通肺经，疏散风寒，气烈利窍通鼻。

　　明·李时珍《本草纲目》："鹅不食草，上达头脑，而治顶痛病，通鼻气而落瘜肉。"

　　明·倪朱漠《本草汇言》："石胡荽，利九窍，通鼻之药也……气闭不通，鼻塞鼻痔。"

　　综上述二方治鼻齆的功效确立。

　　5. 川芎膏方：

　　[组成] 劳芎、吴茱萸（汤浸焙干炒）、细辛（去苗叶）、蜀椒（去目及闭口者炒出汗）、干姜（炮裂）、皂荚（炙刮去皮，并子）各1.5g。

　　[制法] 上六味细锉，以醋浸一宿，内猪脂于银器中煎，候五七沸，去滓，倾入盒中澄凝。

　　[用法] 以绵裹少许鼻中。

　　[功效] 通窍止涕。

　　[主治] 鼻塞多涕。

　　[方剂来源] 宋·赵佶《圣济总录》。

【护理与预防】

　　1. 避免接触或进食易引起机体过敏反应之物。

　　2. 避风寒，适冷暖，增强体质。

【现代研究】

　　处方1：夏枯草3份，辛夷、苍耳子各1份。

　　用法：将上药制成滴鼻剂，每日滴鼻2~3次，每次滴入双侧鼻孔各1滴。1~2周为1疗程，并根据疗效情况酌情重复治疗。

　　疗效：治疗54例（经1个疗程以上治疗），均获显著疗效。

　　来源：来茶云。《人民军医》1982年第3期。

　　处方2：石胡荽20g，辛夷15g，冰片5g，麝香0.5g。

　　用法：上药研细末，密封玻璃瓶内备用。用时将其用消毒棉球包裹，塞于鼻腔中，保留30min左右，双鼻腔轮换用药。每日3~5次，10天为1疗程。

　　疗效：治疗60例，痊愈36例，显效14例，好转10例。总有效率100%。

　　来源：王成。《山东中医杂志》1997年第12期。

第十二节　鼻息肉

　　鼻息肉是水肿的鼻黏膜入鼻腔而形成的赘生物，以鼻窍阻塞，嗅觉障碍，鼻涕量多，鼻内有表面光滑，半透明，触之柔软而不痛，状如葡萄或荔枝样的赘生物，有碍气息为主要表现。中医学称"鼻痔""鼻息肉"。本病古今病名不同，常继发于过敏性鼻炎、鼻窦炎。

【中国古代中医论述】

　　1.《灵枢·邪气脏腑病形》："肺脉急甚为癫疾，微急为肺寒热，怠惰，咳唾血，引腰背胸，若鼻息肉不通。"

　　[注] 鼻息肉不通：指鼻塞不通之意。

　　2. 隋·巢元方《诸病源候论》卷二十九："肺气通于鼻，肺藏为风冷所乘，则鼻气不和，津液壅塞，而为鼻齆，冷搏于血气，停结鼻内，故变生息肉。"

　　3. 隋·巢元方《诸病源候论》卷二十九："东向坐，不息三通，以手捻两鼻孔，治鼻中息肉。"

4. 唐·孙思邈《备急千金要方》卷六上："治鼻中瘜肉，不通利，通草散方：通草半两，矾石一两，真朱一两，上三味末之，捻绵如枣核，取药如小豆著绵头，纳鼻中，日三易之。一方有桂心，细辛各一两，同前捣末和使之。"

5. 唐·孙思邈《备急千金要方》卷六上："治齆鼻，鼻中瘜肉，不得息方：矾石六铢，藜芦六铢，瓜蒂二七枚，附子十一铢，上四味各捣筛，合和，以小竹管吹药如小豆许于鼻孔中，以绵絮塞鼻中，日再，以愈为度。"

6. 宋·赵佶《圣济总录》卷第一百一十六："鼻者肺之窍，鼻和而知香臭。风寒客于肺经，则鼻气不利，致津液壅遏，血气搏结，附着鼻间，生若赘疣，有害于息，故名息肉。"

7. 宋·王怀隐《太平圣惠方》卷三十七："治鼻中息肉肿大，气息闭塞不通，点药令消，方：生地胆十枚，细辛半分，末。白芷半分，末。右以地胆压取汁，和药末以涂于息肉之上，取消为度。亦单以地胆汁于竹简中盛，当上灌之即消，无生者，即酒煮汁用之。"

8. 明·陈实功《外科正宗》卷四："鼻痔者，由肺气不清、风湿郁滞而成，鼻内息肉结如榴子，渐大下垂，闭塞孔窍，使气不得宣通。内服：辛夷清肺饮，外以硇砂散逐日点之，渐化为水乃愈。兼节饮食、断厚味、戒急暴、省房欲，愈后庶不再发。"又曰："硇砂散：治鼻生瘜肉，初如榴子，渐大下垂，名为鼻痔也。硇砂一钱，轻粉三分，冰片五厘，雄黄三分。上共为末，用草秸咬毛蘸药，勤点痔上，日用五六次，自然渐化为水而愈。"又曰："取鼻痔秘法：先用茴香散连吹二次，次用细铜筋二根，筋头钻一小孔，用丝线穿孔内，二筋相离五分许，以二筋头直入鼻痔根上，将筋线绞紧，向下一拔，其痔自然拔落；置水中观其大小，预用胎发烧灰同象牙末等分吹鼻内，其血自止。戒口不发。"

9. 明·皇甫中《明医指掌》卷八："鼻痔……皆肺热所致但有浅深之不同。日久不已，结成瘜肉，如枣塞滞鼻中，气息不通，不知香臭。丹溪云：胃中有食积热痰流注，故浊气凝结而生瘜肉也……鼻中瘜肉，由胃中食积热痰流注者，蝴蝶散纳鼻中，或用轻黄散纤鼻中。"

10. 清·祁坤《外科大成》卷三："鼻痔生于鼻内，形如榴子，渐大下垂，令人气不通畅。"

11. 清·吴谦《医宗金鉴》卷六十五："此证生于鼻内，形如石榴子，渐大下垂，色紫微硬，撑塞鼻孔，碍人气息难通。由肺经风湿热郁，凝滞而成。内服辛夷清肺饮，以清肺热；外以硇砂散逐日点之，渐化为水而愈。宜戒厚味、暴怒，庶不再发。"

12. 清·何梦瑶《医碥》卷五："瘜肉痔痈，鼻中肉赘，臭不可近，痛不可摇，此湿热壅盛所生，如地湿热而蒸成芝菌也，清肺饮、羌活胜湿汤。见伤湿或白茯苓、桔梗、山栀、黄芩、辛夷、白芷、木通、柴胡、防风、苍术、薄荷。外用白矾末加硇砂少许吹之，或瓜蒂、细辛、麝香为末，绵裹塞鼻，即化黄水。桃叶嫩心亦可塞。又雄黄、白矾、苦丁香为末，霜梅肉捣膏作条，入鼻内亦效。"

13. 清·林珮琴《类证治裁》卷六："有瘜肉如枣核，生鼻中，为鼻痔，由胃有食积，热痰流注。星夏散、瓜矾散。有肺热极而生瘜肉，如榴子下垂，闭塞鼻窍，气不得通，由风热郁滞。辛夷消风散，以瓜矾散塞。有瘜肉痛甚，由膏粱积热，湿蒸肺门，如雨霁泥地，突产菌芝。泻白散、胜湿汤，外以白矾末加硼砂吹其上，即化水而消。"

【病因病理】

肺气素虚，鼻鼽、鼻渊久病不愈者，易受风寒异气的侵袭，滞留不去，寒湿凝聚鼻窍，日久则形成息肉。或肺经蕴热，邪毒屡犯肺脏，热与毒壅，结于鼻窍，瘀阻气血，则鼻窍不利，日久则形成息肉。或过食辛辣炙煿肥甘，滋湿生热，湿热邪浊上移肺脏，结积于鼻窍，日久形成息肉。

现代医学认为，鼻息肉是由鼻黏膜长期水肿所致，与鼻腔、鼻窦长期炎症及变态反应有关，亦与病毒感染及内分泌障碍有一定关系。

【临床症状】

本病多有鼻鼽或鼻渊的病史，鼻塞由轻渐重，逐渐呈持续性，嗅觉减退，多涕，伴有头闷涨或头痛。

现代医学检查：鼻腔有一个或多个肉样赘生物，表面光滑，柔软，半透明状，无痛，可移动，不易出血。

［注］古代医生从外观也能看到息肉状物，但没有现代这样的微观检查手段。

【鉴别诊断】

鼻息肉应于鼻窒、鼻菌（鼻肿瘤）相鉴别。

1. 鼻窒（慢性单纯性鼻炎）：间歇性，双侧交替性，时轻、时重、反复发作的鼻塞及鼻涕增多，或有嗅觉减退等。鼻腔内无息肉状物。

2. 鼻菌（鼻部恶性肿瘤）：鼻塞、鼻衄或涕中带血，鼻涕黏稠，面颊或牙齿疼痛，或头痛，或张口困难、消瘦、贫血等，取活体组织检查可以确诊。

【内服药疗法】

1. 寒湿结聚证：

［主证］鼻塞渐进或症状加重，嗅觉减退或丧失，流涕清稀或白黏量多，时发喷嚏，畏风寒，易罹感冒，可伴头晕头痛，有痰咳出，舌质淡，苔白腻，脉缓，视鼻内有息肉。

［方剂］辛夷散。

［组成］辛夷、川芎、防风、木通（去节）、细辛（洗去土）、藁本、升麻、白芷、甘草各等分。

［制法］上为末。

［用法］每服9g，茶清调下。

［功效］温化寒湿，消痔通窍。

［主治］鼻生息肉，气息不通。

［方剂来源］清·程履新《程氏易简方论》。

［方剂］辛夷膏。

［组成］羌活、防风、苍术、茯苓、猪苓、泽泻、茵陈、甘草、桑白皮、地骨皮各等分。

［制法］制成膏剂。

［用法］每次10mL，开水化服。

［功效］祛风清肺，健脾利湿。

［主治］鼻内生赘肉，疼痛，涕浊气臭。

［方剂来源］清·景日珍《嵩崖尊生全书》。

［方剂］温肺止流丹。

［组成］诃子、甘草各 3g，桔梗 9g，石首鱼脑骨 15g（煅存性，为末），荆芥、细辛、人参各 1.5g。

［制法］水煎，去滓。

［用法］温服。

［功效］温肺止涕，散结。

［主治］用郁金散合服治疗鼻中息肉（寒湿结聚证）。

［方剂来源］清・陈士铎《辨证录》。

［方剂］郁金散。

［组成］郁金、皂角各 30g。

［制法］上用水同浸一宿，煮至郁金烂为度。去皂角，留郁金焙干；次用北细辛 15g 同为末，入麝香、硇砂各 1.5~3g，或搅匀，炼蜜为丸，如茶子大。

［用法］每次 1.5~3g，食后以茶送服。

［主治］鼻中息肉。

［方剂来源］宋・朱佐《类编朱氏集验医方》。

［注］温肺止流丹与郁金散合用。

2. 湿热蕴结证：

［主证］持续鼻塞，鼻流黄稠涕量多，嗅觉减退，可伴有头闷涨，或头痛，纳差，腹胀，大便黏滞，口干，舌质红，舌苔黄腻，脉濡数或滑数。

［方剂］辛夷清肺饮。

［组成］辛夷 1.8g，黄芩、山栀、麦门冬、百合、石膏、知母各 3g，甘草 1.5g，枇杷叶 3 片（去皮），升麻 1g。

［制法］用水 200mL，煎至 160mL，去滓。

［用法］食后温服。

［功效］清肺通窍。

［主治］鼻内瘜肉，初如榴子，日后渐大，闭塞孔窍，气不宣通。

［方剂来源］明・陈实功《外科正宗》。

［方剂］加味泻白散。

［组成］桑白皮（生）、地骨皮各 9g，生甘草 2.4g，桔梗、辛夷各 6g，黄芩、陈皮、木通各 4.5g。

［制法］水煎，去滓。

［用法］食远服。

［功效］宣肺清热。

［主治］鼻痔，生鼻孔内，如肉赘下垂，色紫微硬，撑塞鼻孔，气息不通。

［方剂来源］清・许克昌、毕法《外科证治全书》。

【外治方药】

1. 通草散：

［组成］通草半两，矾石一两，珍珠一两。

［制法］上三味末之，捻绵如枣核。

［用法］取药如小豆著绵头，纳鼻中，日三易之。

［功效］祛腐化痔。

［主治］鼻息肉。

［方剂来源］唐·孙思邈《备急千金要方》。

2. 鼻中息肉不得息方：

［组成］矾石六铢，藜芦六铢，瓜蒂二七枚，附子十一铢。

［制法］上四味各捣，筛合和。

［用法］以小竹管吹药，如小豆许于鼻孔中，以绵絮塞鼻中，日再，以愈为度。

［功效］解毒消痔（息肉）。

［主治］鼻息肉。

［方剂来源］唐·孙思邈《备急千金要方》。

3. 通草散：

［组成］通草、细辛、蕤仁、雄黄（研）、皂荚（去皮子）各一分，白矾二分（烧），矾石三分（泥裹烧半日，研），藜芦三分（炙），地胆三分（熬），瓜蒂三分，巴豆十枚（去皮），芦茹三分，地榆三分。

［制法］上十三味，捣筛末。

［用法］以细辛、白芷煎汤，和散敷息肉上，又以胶清和涂之，取瘥。

［功效］解毒通窍，化痔（息肉）。

［主治］鼻息肉。

［方剂来源］唐·王焘《外台秘要》。

4. 鼻蚯蚓散：

［组成］白蚯蚓1条（韭园内者），猪牙皂荚1挺。

［制法］上药纳于瓷瓶中，烧存性，研细。

［用法］先洗鼻内令净，以蜜涂之，敷药少许在内，令清水下尽。

［主治］鼻中砓（zhé）肉。

［方剂来源］宋·王怀隐《太平圣惠方》。

5. 消痔散：

［组成］密陀僧3g，信石4.5g，白矾3g。

［制法］将密陀僧、白矾放四边，信石居其中，放在新瓦上煅，烟烬为度，入地下过夜，出火毒，取出，加麝香0.6g，为末。

［用法］吹入鼻孔内，时用手指揉鼻上下300次，其药味渐入痔，易化水矣。外用湿面团塞鼻孔，使药味上行，每日三四次点之。

［功效］消痔。

［主治］鼻痔。

［方剂来源］宋·窦汉卿《疮疡经验全书》。

6. 鼻中息肉方：

［组成］白矾、硼砂各等分。

［制法］上药研细。

［用法］点患处。

［功效］消息肉，自落。

［主治］鼻中息肉。

［方剂来源］宋·沈括《灵苑方》。

7．通草膏：

[组成] 通草、附子（炮，去皮脐）、细辛（洗）各等分。

[制法] 上为细末，以蜜和。

[用法] 绵裹少许，纳鼻中。

[主治] 鼻痛者，有息肉，不闻香臭。

[方剂来源] 宋·严用和《严氏济生方》。

8．黄白散：

[组成] 雄黄、枯矾、细辛、甜瓜子。

[制法] 各等分为末。

[用法] 搐入鼻中。

[主治] 鼻痈息肉、鼻痔等症。

[方剂来源] 明·张洁《仁术便览》。

9．茴香草散：

[组成] 茴香草、高良姜各等分。

[制法] 上为细末。

[用法] 先以药末吹鼻痔2次，15min后，用细铜箸2根，箸头钻一小孔，用丝线穿孔内，二箸相离1.7cm，以二箸头直入鼻痔根上，将箸线绞紧，向下一拔，其痔自然拔落，置水中观其大小，预用胎发烧灰，同象牙末等分，吹鼻内，其血自止。戒口不发。

[主治] 鼻痔。

[方剂来源] 明·陈实功《外科正宗》。

10．硇砂散：

[组成] 硇砂3g，轻粉1g，冰片0.2g，雄黄1g。

[制法] 上为细末。

[用法] 蘸药勤点痔上，每日五六次。

[功效] 消蚀息肉。

[主治] 鼻中息肉，初如榴子，渐大下垂，名为鼻痔。

[方剂来源] 明·陈实功《外科正宗》。

11．鼻息肉方：

[组成] 木通（锉）、细辛各15g，甘遂、附子（炮裂去皮）各0.3g。

[制法] 上件药，捣罗为末，炼蜜和丸。

[用法] 捻如枣核大，纳鼻中，二日度换，当有清涕下，瘥。

[主治] 鼻中生息肉。

[方剂来源] 宋·王怀隐《太平圣惠方》。

12．丁香散：

[组成] 苦丁香7个，枯矾、轻粉各1.5g。

[制法] 上为末。

[用法] 将胬肉刺破，用此药末点搽。

[主治] 鼻胬肉。

[方剂来源] 明·申斗垣《外科启玄》。

13. 鼻生息肉方：

［组成］猪头骨（烧灰）3g，硇砂 0.3g。

［制法］上共研细末。

［用法］每日 0.3g，贴息肉上，久自落。

［主治］鼻生息肉。

［方剂来源］明·胡正心、胡正言《订补简易备验方》。

14. 珍珠散：

［组成］珍珠、白矾（烧为灰）、桂心、细辛各 30g，木通 15g（锉）。

［制法］上为细散。

［用法］每用 1.5g，绵裹纳鼻中，日三易之。

［主治］鼻中砍肉。

［方剂来源］宋·王怀隐《太平圣惠方》。

15. 化息散：

［组成］雄黄、枯矾各 1.5g，苦丁香 9g（鲜者，取汁）。

［制法］上为末，调成稀糊状。或加轻粉、细辛，用犬肝汁调。

［用法］搽于患处。

［主治］鼻息肉。

［方剂来源］清·陈士铎《洞天奥旨》。

16. 三妙散：

［组成］轻粉 6g，白矾 15g，杏仁 7 粒（去皮）。

［制法］上共为末。

［用法］吹鼻中，痔化为臭水。

［主治］鼻痔（即鼻中息肉）如神。

［方剂来源］清·李文炳《经验广集》。

17. 消痔散：

［组成］硇砂 3g，轻粉、雄黄各 1g，冰片 1.5g。

［制法］上为细末。

［用法］点痔上，每日 5~7 次，渐化为水。

［功效］消痔。

［主治］鼻痔。

［方剂来源］清·陶承熹《惠直堂经验方》。

18. 四圣散：

［组成］生白矾 30g，蓖麻子 7 粒，乌梅 5 枚，麝香少许。

［制法］上为末。

［用法］用丝绵包裹，塞鼻内。

［主治］鼻痔。

［方剂来源］清·李文炳《仙拈集》。

19. 鼻中生臭肉方：

［组成］苦瓜蒂 15g，甘遂 3g，枯矾、草乌尖、白螺壳各 15g。

［制法］上药研细末。

［用法］上用绵裹入鼻，坐半日，即消。

［主治］鼻中生臭肉。

［方剂来源］清·佚名《济世神验良方》。

20. 鼻痔方：

［组成］瓜蒂（炒）、甘遂（炒）各 12g，枯矾、松香各 1.5g。

［制法］上为末，用香油调为丸，松香为衣。

［用法］每用 1 丸，入鼻内点痔上，待化为臭水流出，痔自烂下，每日 1 次。

［主治］鼻痔（鼻息肉）。

［方剂来源］清·王梦兰《秘方集验》。

21. 鼻生息肉方：

［组成］藕节（有须处）1 节。

［制法］烧灰存性。

［用法］吹入立效。

［主治］鼻生息肉。

［方剂来源］清·德轩氏《普济应验良方》。

22. 息肉方：

［组成］地龙（去土炒）7.5g，牙皂 1 挺（煅存性）。

［制法］上药研细末。

［用法］先洗鼻内令净。以蜜涂之，敷药少许在内。出尽清水，息肉自除。

［功效］解毒化痔。

［主治］鼻内息肉。

［方剂来源］清·张启倬《杏林碎锦》。

【外治疗法】

1. 鼻内息肉，涕黄黏稠，用珍珠散，裹药塞息肉处，每日 2 次（详见本章节）。

2. 鼻内息肉，色白，光滑似绵，用四圣散，涂药于息肉上，每日 1 次。

［注］乌梅具有腐蚀息肉的作用。

【手术疗法】

诸法疗效不显，可行息肉摘除或用激光手术治疗。

【护理与预防】

1. 积极防治各种慢性鼻病，预防并发鼻息肉。

2. 饮食起居有节，增强机体抗病能力。

【现代研究】

处方：狗头骨灰 50g，乌梅肉炭 25g，人指甲炭 9g，硼砂 6g。

用法：取 2 块新土瓦，将狗头骨（去净肉，不见生水）放在一块瓦上，用另一块瓦盖住，置炭火中焙焦。待骨头呈白色后，连瓦取出放在地面上以祛火毒后，取出焦骨研末。乌梅肉放在瓦上，置炭火中焙焦，呈黑炭样，取出，等凉后研末。再将人指甲放在瓦上置炭火中焙成焦黄色后，取出待凉后研末。硼砂研末。上药共研极细末，贮瓶备用。临时取本方少许吹在患侧鼻腔内息肉上。每 1~2h 吹 1 次。10 天为 1 疗程，至愈为止。若症状严重者，亦可加用本散内服，每服 3~6g，每日 3 次。若用辛夷、薄荷等分煎水冲服，奏效尤捷。

疗效：治疗 85 例，痊愈 71 例，显效 7 例，有效 5 例，无效 2 例。总有效率 97.6%。用药时间最短为 1 疗程，最长为 8 疗程，平均 4 疗程。

来源：程爵堂。《辽宁中医杂志》1987 年第 8 期。

第十三节　急性鼻窦炎

急性鼻窦炎是鼻窦黏膜的急性感染所致，常继发于急性鼻炎，多发在单个鼻窦。以头痛，患侧鼻塞，嗅觉减退，鼻涕黏稠，黄浊量多，难以擤尽，或涕中带血丝，或有臭味等为主要表现。中医学称"鼻渊""脑漏""脑崩"等。

【中国古代中医论述】

1. 《素问·气厥论》："胆热移于脑，则辛頞鼻渊，浊涕不止也。"

［注］頞（è）：指鼻梁，辛頞即鼻梁有辛辣疼痛之意。

2. 《素问·至真要大论》："赤气后化，流水不冰，热气大行，介虫不复……甚则入肺，咳而鼻渊。"

3. 隋·巢元方《诸病源候论》卷四十八："肺气通于鼻，而气为阳。诸阳之气，上荣头面，其气不和，受风冷邪，气入于脑，停滞鼻间，即气不宣和，结聚不通，故鼻塞也。"

4. 宋·严用和《严氏济生方》鼻门："热留胆府，邪移于脑，遂致鼻渊。"

5. 宋·赵佶《圣济总录》卷第一百一十六："论曰内经谓胆移热于脑，则辛頞鼻渊者，浊涕下不止也。夫脑为髓海，藏于至阴，故藏而不泻，今胆移邪热上入于脑。则阴气不固，而藏者泻矣。故脑液下渗于鼻，其证浊涕出不已，若水之有渊源也。"

6. 明·戴思恭《秘传证治要诀及类方》卷十："有不因伤冷而涕多者，涕或黄或白，或时带血，如脑髓状，此由肾虚所生。"

7. 明·吴昆《医方考》卷五："鼻流浊涕不止者，名曰鼻渊。乃风热在脑，伤其脑气，脑气不固，而液自渗泄也。"

8. 明·皇甫中《明医指掌》卷八："鼻渊不止，辛夷荆芥散。鼻流浊涕不止者，苍耳散、防风散或防风通圣散。"

9. 明·陈实功《外科正宗》卷四："脑漏者，又名鼻渊。总由风寒凝入脑户与太阳湿热交蒸乃成。其患鼻流浊涕，或流黄水，点点滴滴，长湿无干，久则头眩虚晕不已。"

10. 清·费伯雄《医醇賸义》卷二："脑漏者，鼻如渊泉，涓涓流涕，致病有三，曰风也、火也、寒也。鼻为肺窍，司呼吸以通阳，贼风侵入，随吸入之气，上彻于脑，以致鼻窍不通，时流清涕，此伤风之脑漏也，阳邪外铄，肝火内燔，鼻窍半通，时流黄水，此火伤之脑漏也。冬月祁寒，感冒重阴，寒气侵脑，鼻窍不通，时流浊涕，此寒伤之脑漏也。致病不同，施治各异，宜随症辨之。"

11. 清·程国彭《医学心悟》首卷："病人欲嚏而不能者，寒也，鼻塞浊涕者，风热也。"

12. 清·林珮琴《类证治裁》卷六："有脑漏成鼻渊者，由风寒入脑郁久化热……宜辛凉开上宣郁。辛夷消风散加羚羊角，苦丁茶叶，黑山栀。"

13. 清·庆云阁《医学摘粹》杂证要诀："如中气不运，肺金壅满，即不感风寒，而浊涕时下者，此即鼻渊之谓也，而究其本源，总由土湿胃逆，浊气填塞于上，肺是以无降路矣。"

14. 清·赵濂《医门补要》卷下："一老妪常头痛引脑鼻，淌臭涕，此胆热移于脑，煎灼阴液，渗泄而下，名为鼻渊，当清热透脑法，与辛夷、羚羊角、藿香、苍耳子、知母、栀子、生石膏、川芎、生地、黄芩、猪胆汁八帖病除。"

【病因病理】

因起居不慎，风寒外袭，邪滞肺系，肺失清肃，邪聚鼻窍而致病，为之外邪袭肺之证，或因过度疲劳，风热袭表伤肺，或肺经素有蕴热外邪引动内热，壅遏鼻窍发为本病，为之肺经热盛之候。或素嗜辛辣烟酒，湿热内生，邪毒循经上行，熏蒸鼻窍为病，为之脾胃湿热证。或情志失调，恚怒失节，胆失疏泄，肝胆蕴热，热盛化火，胆火循经上犯，移热于脑，伤及鼻窍，或复感湿热，邪犯胆脉，热与湿合上蒸鼻窍，腐肉成脓，形成肝胆湿热证。

【临床症状】

起病较急，患侧持续性鼻塞，有暂时性嗅觉减退，流大量脓性或黏脓性鼻涕，且不易擦尽，脓涕可流向鼻前孔，也可向后流入咽部。症状可发于一侧，也可双侧同时发生，鼻涕后溢则见"多痰"，咽喉常发痒引起咳嗽等。部分患者初期呈持续性弥漫性头痛，后期头痛多限于一定部位，如前额、鼻根部或颌面部、头顶部等，并有一定的规律性。晨起及上午重，午后减轻，夜间消失，次日又发作。

现代医学检查：鼻窦炎时，常为头顶、枕部、耳后及眼球深处钝痛，晨起轻，午后重。检查患者鼻窦相应部位有压痛、叩痛，甚者有红肿，鼻窍内黏膜充血肿胀，鼻腔积脓。

【鉴别诊断】

本病应与急性鼻炎相鉴别。

急性鼻炎：以鼻塞，鼻痒，喷嚏流清涕、量多，嗅觉减退等为主要表现。

【内服药疗法】

1. 外邪袭肺证：

［主证］鼻塞，鼻涕常流量多，白黏或黄稠无味，嗅觉减退，可兼有发热，恶风，汗出，遇寒症状加重，眉棱骨或颌面部有压痛感，舌质红，舌苔薄白，脉浮。

［方剂］桑菊愈风汤。

［组成］桑叶、杭菊花各9g，蔓荆子、当归各4.5g，桔梗、枳壳各3g，川贝6g，杏仁9g，川芎3g，黑芝麻10g。

［制法］水煎，去滓。

［用法］温服。

［功效］祛风通窍。

［主治］脑漏。

［方剂来源］清·费伯雄《医醇賸义》。

［方剂］葱附丸。

［组成］川附子（去皮，生用）1枚，细辛15g，生姜、苏叶、葱白各适量。

［制法］上用葱汁打糊为丸，如梧桐子大。

［用法］每次14丸，生姜、苏叶汤送服。

［功效］温肺通窍。

［主治］脑寒、脑冷，鼻流清涕。

［方剂来源］明·孙一奎《赤水玄珠》。

2. 肺经风热证：

［主证］鼻塞，鼻流黏黄稠涕，量多，嗅觉减退，头痛，咽痛，发热恶寒，或汗出，咳嗽，痰多，眉棱骨或颌面部有叩痛或压痛，舌尖红，苔薄黄或黄，脉浮数或数。

　　[方剂] 苍耳散。

　　[组成] 辛夷仁 15g，苍耳子 7.5g，香白芷 30g，薄荷叶 1.5g。

　　[制法] 上药晒干，研为细末。

　　[用法] 每次 6g，食后用葱、茶清调服。

　　[功效] 祛风宣肺，散热通窍。

　　[主治] 鼻渊，鼻流浊涕不止。

　　[方剂来源] 宋·严用和《严氏济生方》

　　[方剂] 鼻流浊涕滞塞方。

　　[组成] 川芎、细辛、羌活、防风、当归、陈皮、白芷、茯苓、法半夏、桔梗、麦门冬、薄荷各 4.5g，生姜引。

　　[用法] 水煎服。

　　[主治] 风热在肺引起的鼻流浊涕、滞塞不通。

　　[方剂来源] 清·佚名《汇集金鉴》。

　　[方剂] 清肺饮。

　　[组成] 生地、生石膏、麦门冬、知母、栀子、黄芩、苍耳子、牡丹皮、川芎。

　　[制法] 以猪胆汁为引，水煎，去滓。

　　[用法] 分 2 次温服。

　　[功效] 清肺通窍。

　　[主治] 鼻渊，时流浊涕。

　　[方剂来源] 清·赵濂《医门补要》。

　　3. 胆府郁热证：

　　[主证] 鼻流黄色或黄绿脓涕，量多，腥臭味浓，鼻塞，嗅觉减退，头痛剧烈，可伴有发热，口苦咽干，目眩，寐少梦多，烦躁易怒或面红耳赤，耳鸣，舌质红，舌苔黄，脉弦数。眉间或颧部叩压痛明显。

　　[方剂] 泻胆汤。

　　[组成] 龙胆草、胡黄连、芦荟各 3g，牡丹皮、当归、麦门冬、知母、山栀各 6g，黄芪 3g，苍耳子 6g，柴胡 2.4g。

　　[制法] 猪胆汁 1 枚为引，水煎，去滓。

　　[用法] 温服。

　　[功效] 泻胆清肝。

　　[主治] 鼻渊，鼻中时流臭涕。

　　[方剂来源] 清·赵濂《内外验方秘传》。

　　[方剂] 取渊汤。

　　[组成] 辛夷 6g，当归 30g，柴胡 3g，炒栀子 9g，玄参 30g，贝母 3g。

　　[制法] 水煎，去滓。

　　[用法] 温服。一剂涕减，再剂涕又减，三剂病痊愈。

　　[功效] 益脑清胆。

　　[主治] 鼻渊。

　　[方剂来源] 清·陈士铎《辨证录》。

　　[方剂] 奇授藿香丸。

［组成］藿香连枝叶 250g。

［制法］研细末，雄猪胆汁为丸，如梧桐子大。

［用法］每次 15g，食后用苍耳子汤或黄酒送服。

［功效］清肝保脑。

［主治］鼻渊，浊涕淋漓。

［方剂来源］清·吴谦《医宗金鉴》。

4. 脾胃湿热证：

［主证］鼻流黄浊脓涕量多味臭，鼻塞重，嗅觉减退，头痛明显，或头昏，头重涨，体倦，腹胀，纳呆食少，小便黄，舌质红，苔黄腻，脉滑数。颌面、额头或眉棱骨压痛。

［方剂］星夏汤。

［组成］南星、半夏、苍术、神曲、细辛、白芷、甘草、黄芩（酒炒）、黄连（酒炒）。

［制法］水煎，去滓。

［用法］分 2 次温服。

［功效］清热燥湿，化痰通窍。

［主治］鼻渊，鼻痈久不愈。

［方剂来源］清·沈金鳌《杂病源流犀烛》。

［方剂］清臭饮。

［组成］赤芍、黄芩、藁本、生地、黄连、石菖蒲、远志各等分，甘草 0.9g。

［制法］水煎，去滓。

［用法］分 2 次温服。

［功效］清热凉血，化浊通窍。

［主治］鼻中臭气。

［方剂来源］清·李文炳《仙拈集》。

［方剂］通气汤。

［组成］羌活、独活、防风、葛根、升麻各 9g，川芎 3g，苍术、炙甘草各 9g，黄芪12g，白芷 3g，黄连 2g，黄柏 3g。

［制法］水煎，去滓。

［用法］分 2 次温服。

［功效］疏风散寒，清热化湿。

［主治］鼻渊。

［方剂来源］元·朱震亨《脉因证治》。

［注］兼头痛、鼻塞流涕不止可用本方。

【外治方药】

1. 澄清散：

［组成］瓜蒂、母丁香各 6g，黍米、赤小豆各 9g，醋炒大黄 30g。

［制法］上为极细末。

［用法］每次 0.3g，临睡吹入两鼻孔内。

［主治］头重鼻塞，时流浊涕。

［方剂来源］清·刘默《证治石镜录》。

2. 鼻渊、鼻塞、鼻疮方：

［组成］辛夷、麝香（少许）。

［制法］上研匀。

［用法］以葱白蘸末塞鼻中，数次愈。

［主治］鼻渊，鼻塞，鼻疮。

［方剂来源］清·撰人不详《普济应验良方》。

3. 鼻渊脑泻方：

［组成］生附子。

［制法］上药为末，爆葱涎和如泥。

［用法］夜间涂涌泉穴。

［主治］鼻渊，脑泻。

［方剂来源］明·王肯堂《证治准绳》。

4. 轻黄散：

［组成］杏仁（去皮）、轻粉各5g，雄黄2.5g，麝香少许。

［制法］研细末。

［用法］临卧时以箸点一米粒许于鼻腔内。

［主治］鼻渊。

［方剂来源］明·皇甫中《明医指掌》。

5. 辛夷花散：

［组成］辛夷花、芭蕉、麝香、葱白。

［制法］用辛夷花苞（去赤肉毛子），以芭蕉煎水泡一夜，焙干为末，加麝香三厘，葱白研细调匀。

［用法］蘸入鼻孔数次。

［主治］鼻渊，鼻塞，鼻痔。

［方剂来源］清·邹存淦《外治寿世方》。

6. 皂荚散方：

［组成］皂荚（炙，去皮子）2g，细辛、辛夷、川椒、附子（炮）各等分。

［制法］上五味，捣末。

［用法］以少许吹鼻中，或以绵裹塞之，即通。

［主治］鼻塞不通，流清浊涕。

［方剂来源］唐·王焘《外台秘要》。

7. 辛夷膏：

［组成］辛夷0.3g，白芷9g、藁本（去苗土）、甘草、当归各15g。清酒400mL，羊髓300g。

［制法］上五味细锉，以清酒400mL，羊髓300g，银器内微火煎五七沸，倾入盒中澄凝。

［用法］每取豆许内鼻中，日夜各1次。

［功效］清热通窍止涕。

［主治］鼻渊，肺热鼻塞，多涕。

［方剂来源］宋·赵佶《圣济总录》。

8. 通草膏：

［组成］通草、附子、细辛各等分。

［制法］上药研细末，炼蜜为丸，如枣核大。

［用法］每用 1 丸，绵裹塞入鼻孔内。

［功效］通鼻窍，止鼻涕。

［主治］鼻塞，鼻渊。

［方剂来源］明·王肯堂《证治准绳》。

9. 鹅不食草方：

［组成］鹅不食草 10g。

［制法］将鹅不食草加水煎，去滓，过滤取液。

［用法］卧时点入鼻内，每日 3~5 次。

［功效］解毒通窍。

［主治］鼻渊。

［方剂来源］清·唐容川《医学见能》。

［注］明·倪朱谟《本草汇言》鹅不食草："利九窍通鼻气也"。

【外治疗法】

1. 鼻塞可用鹅不食草方水煎，去滓，过滤取液，滴鼻，每日 3~5 次（详见本章节）。

2. 鼻塞流清涕可用鼻渊脑泄方，夜间涂涌泉穴（详见本章节）。

【针灸疗法】

取迎香、印堂、太阳、合谷、风池、曲池、足三里等穴，1 日 1 次，7 次为 1 个疗程。

【穿刺疗法】

上颌窦穿刺术：适用于急性上颌窦炎、鼻窦积脓引流不畅者。其方法是以专用穿刺针刺入上颌窦内，然后冲洗窦腔，灌注药液。

【护理与预防】

1. 忌辛辣之品，多饮水，保持二便通畅。

2. 保持鼻腔通畅，以利浊涕排出。

3. 及时清除邻近器官的疾病（如牙病）。

【现代研究】

处方：辛夷、白芷、菊花、川芎、薄荷、藿香各 5g，细辛 3g。流脓涕加薏苡仁、天花粉、桔梗各 10g；流清涕加荆芥、诃子各 5g；鼻黏膜肿胀充血加金银花、黄芩各 12g；鼻塞重者加苍耳子 6~10g；鼻痒加防风 10g，冰片 1~3g。

用法：将药物盛入砂罐（或搪瓷器）内，加水 500mL，浸泡半小时后武火快煎，趁热滤出药汁倒入开水杯或小盅内。杯口周围用手捂严，中间留出孔隙（或用漏斗盖在杯口），将鼻窍对准孔隙深吸药液蒸汽 10min，待药汁渐温后饮服，每日早晚各 1 次，5~10 天为 1 疗程。用药 1~3 个疗程即可收效。

疗效：治疗 52 例，显效 33 例，有效 18 例，无效 1 例。

来源：王春才。《陕西中医》1992 年第 6 期。

第十四节　慢性鼻窦炎

慢性鼻窦炎为鼻窦黏膜的化脓性炎症，其病理改变主要是鼻窦黏膜的急性卡他性炎症和化脓性炎症。慢性鼻窦炎多因急性鼻窦炎反复发作，未彻底治愈，迁延转化而致，可单发于一窦，常为多窦受累。当一侧或双侧鼻窦均发病，称全鼻窦炎。其流脓涕、鼻塞、嗅觉减退、头昏闷痛等为主要症状，以时轻时重、迁延不愈为特点。慢性鼻窦炎中医称为"鼻渊""脑漏""脑渗""控脑疹"等。

【中国古代中医论述】

1. 明·张介宾《景岳全书》卷二十七："凡鼻渊、脑漏虽为热证，然流渗既久者，即火邪已去流亦不止，以液道不能扃（jiǒng）固也。故新病者多由火热，久病者未必尽为热证，此当审察治之，若执用寒凉未免别生他病，其有漏泄既多伤其髓海，则气虚于上多见头脑隐痛及眩晕不宁等证，此非补阳不可，宜十全大补汤，补中益气汤之类主之。"

2. 明·陈实功《外科正宗》卷十："鼻渊黄水浊涕长流，致脑户虚眩不已。用藿香连枝带叶者五钱，水一碗，煎七分，加公猪胆汁一枚和匀，食后通口服之。"

3. 清·张璐《张氏医通》卷八："鼻出浊涕，即今之脑漏是也……是皆阳明伏火所致。"

4. 清·陈士铎《辨证录》卷三："人有鼻塞不通，浊涕稠黏，已经数年皆以为鼻渊而火结于脑也，谁知是肺经郁火不宣。"

5. 清·唐容川《医学见能》卷一："鼻流黄脓浊涕，挟有腥味，常兼头痛者，为鼻渊……治宜清散风热，内服苍耳子散（苍耳子、白芷、辛夷、薄荷、葱白、绿茶），外用鹅不食草二钱，煎水点鼻。"

6. 唐·孙思邈《华佗神医秘传》卷十一："华佗治鼻渊神方，马兜铃五钱，麻黄三钱，五味子、甘草各一钱，以水二碗煎取一碗，加黑砂糖少许，卧时温服，即愈。如服药罔效者，惟灸眉心穴五壮自愈。"

7. 明·杨继洲《针灸大成》卷八："脑泻，鼻中臭涕出。"

8. 明·张介宾《景岳全书》卷二十七："鼻渊证，总由太阳督脉之火甚者上连于脑而津津不已，故又名为脑漏。"

9. 清·陈复正《幼幼集成》卷四："鼻渊者，流涕腥臭，此胆移热于脑，又名脑崩。"

10. 清·吴谦《医宗金鉴》卷六十五："鼻渊浊涕流鼻中，久淋血水秽而腥，胆热移脑风寒火，控脑砂因蚀脑虫。"

11. 清·吴尚先《理瀹骈文》身形五官篇："鼻流清浊涕，针灸多取百会、上星、风府、风门、大椎等穴。"

12. 清·魏之绣《续名医类案》卷十七："吴孚先治一人，患鼻渊十载，乃脾肺气虚下陷，须用补中益气汤百剂方愈，不信，用白芷、防风、辛夷、川芎等味，病转甚，复求治，与前方百贴而愈。"

13. 清·魏之绣《续名医类案》卷十七："丹溪治一中年人，右鼻管流浊且臭，脉弦小，右寸滑，左寸涩。灸上星、足三里、合谷，次以酒芩二两，苍术、半夏各一两，辛夷、川芎、白芷、石膏、人参、葛根各五钱。分七帖，服之全愈。乃痰郁火热之症也。"

14. 清·魏之绣《续名医类案》卷十七："魏王横曰：沈晋培，年三十许，患鼻渊，黄浊如脓，时医以为风热上淫于脑，与薄荷、辛夷、川芎、苍耳、白芷、蔓荆古方治之，不效，反增左边头痛，所下涕亦唯左鼻孔多。就诊曰：此肝火上炎为疾耳，与生地、熟地、枸杞子、沙参、麦门冬，十余剂而愈。是症由伤风用力去涕而得者易愈，若因火盛而成必由水亏而致。盖肝脉上络巅顶，督脉会脑为髓海，为龙火郁蒸，故脓浊腥秽，源源而下，有若渊然。久之督脉之髓亦随输泄，致成劳损者有之。"

【病因病理】

急鼻渊失治，邪热蕴肺，邪毒稽留不去，久灼鼻窍。或脾胃湿热，随经上壅灼腐鼻窍，流黄稠脓涕，量多而臭，或肺脾气虚，不能宣发卫气及输布精气于鼻窍，则鼻窍功能减退，邪毒侵袭，滞留鼻窍而致鼻病久而不愈，或鼻窍生赘，或肺气虚寒，因久病体弱，病后正虚，邪毒滞留鼻窍不去，日久腐肌损窍而致病。

【临床症状】

可有急性鼻窦炎的病史，鼻流黏脓或脓性鼻涕时轻时重，或鼻涕后溢而有痰多，但咽不痒痛，鼻塞，嗅觉减退，头昏脑涨，头痛，闷痛，钝痛，随证轻重而伴随着。或鼻流白黏，或清稀无臭涕与流脓性涕交替出现，久治不愈。全身症状可伴有纳差、易乏力、健忘、失眠等，出现在不同的症候之中。

现代医学检查：可见鼻黏膜慢性充血肿胀，尤以中鼻甲及中鼻道为甚，色为淡红，中鼻甲肥大或有息肉样变，中鼻道、嗅沟、下鼻道或后鼻孔可见脓涕等。鼻窦 X 线片或 CT 检查鼻窦腔模糊，密度增高，或有液平面及息肉阴影，可以进一步了解病变范围与程度。纤维镜或鼻窦内镜检查均可明了诊断与治疗。

【鉴别诊断】

慢性鼻窦炎应与慢性鼻炎相鉴别。

【内服药疗法】

1. 肺经蕴热证：

[主证] 鼻塞，常流黄浊脓涕，量少味臭，嗅觉减退，头痛，头昏闷涨不适，迁延不愈，舌尖红，舌苔薄黄，脉数。

[方剂] 辛夷散。

[组成] 辛夷花、黄芪各 3g，人参 4.5g，当归 3g，白芍 6g，川芎、白芷各 3g，细辛 2.4g，黄芩（酒炒）3g，甘草 1.8g。

[制法] 加灯心 30 根，水煎，去滓。

[用法] 食远温服。

[功效] 补气血，散风热，利鼻窍。

[主治] 脑漏，鼻中流出臭脓水。

[方剂来源] 明·龚廷贤《寿世保元》。

[方剂] 探渊丹。

[组成] 辛夷 3g，当归 15g，麦门冬 60g，茯苓 9g，黄芪 6g，白芍 30g，天花粉 9g，生地 15g，桔梗 6g。

[制法] 水煎，去滓。

[用法] 分 2 次温服。

[功效] 清热，润肺，通窍。

[主治] 鼻渊，涕流黄浊，如脓如髓，腥臭不堪闻者。

[方剂来源] 清·陈士铎《辨证录》。

[方剂] 前胡汤。

[组成] 前胡、木通（锉）、石膏各 60g，黄芩（去黑心）、甘草（炙，锉）各 45g，大黄（锉，炒）30g。

　　[制法]　上为粗末。每次 9g，用水 150mL，加葱白 3cm，豆豉 20 粒，生姜一枣大，切，煎取 50mL，去滓。

　　[用法]　温服，不拘时候。

　　[功效]　清肺泻火。

　　[主治]　鼻渊。

　　[方剂来源]　宋·赵佶《圣济总录》。

　　[方剂]　石膏黄芩汤。

　　[组成]　石膏、黄芩、甘草、桑白皮、荆芥、鸡苏、桔梗各等分。

　　[制法]　水煎，去滓。

　　[用法]　分 2 次温服。

　　[功效]　疏风清肺。

　　[主治]　鼻渊。

　　[方剂来源]　清·翟良《医学启蒙汇编》。

　　[方剂]　防风散。

　　[组成]　防风 90g，黄芩、人参、炙甘草、川芎、麦门冬各 60g。

　　[制法]　上为细末。

　　[用法]　每服 6g，食后白汤调服。

　　[功效]　清肺泻火，通窍止涕。

　　[主治]　鼻渊脑热，渗下浊涕不止。

　　[方剂来源]　明·周文采《医方选要》。

　　[方剂]　鼻流浊涕方。

　　[组成]　白芷 15g，薄荷、辛夷各 7.5g，苍耳子 3.6g，黄连 3g。

　　[制法]　上共研末。

　　[用法]　每服 6g，饭前葱汤调服。

　　[功效]　清肺热，通窍止涕。

　　[主治]　鼻内流浊涕。

　　[方剂来源]　清·黄体端《验方汇辑》。

　　[方剂]　鼻臭方。

　　[组成]　赤芍、黄芩、藁本、生地、黄连、石菖蒲、远志各 2.4g，甘草 0.9g（炒）。

　　[用法]　水煎服。

　　[功效]　清肺泻火，解毒通窍。

　　[主治]　鼻中臭气。

　　[方剂来源]　明·潘之泮《因应便方》。

　2. 肺气虚寒证：

　　[主证]　鼻塞时轻时重，鼻涕白黏，遇风冷寒气鼻塞加重，鼻涕增多，喷嚏时作，嗅觉减退，头昏、头涨或头痛，脑冷感，可伴气短乏力，自汗恶心，咳嗽痰稀，或痰多，舌质淡，苔薄白，脉缓弱。

　　[方剂]　温肺止流丹。

　　[组成]　诃子、甘草各 3g，桔梗 9g，石首鱼脑骨 15g（煅存性，为末），荆芥、细辛、人参各 1.5g。

［制法］水煎，去滓。

［用法］温服。

［功效］温肺止流。

［主治］鼻流清涕，经年不愈。

［方剂来源］清·陈士铎《辨证录》。

［方剂］通阳圣化汤。

［组成］当归6g，川芎3g，香附6g，白术4.5g，羌活3g，白芷1.5g（酒蒸），辛夷3g（切），天麻1.8g，红枣5枚，生姜3片。

［制法］水煎，去滓。

［用法］温服。

［功效］发散风寒，宣通鼻窍。

［主治］脑漏，鼻窍不通，时流浊涕。

［方剂来源］清·费伯雄《医醇賸义》。

［方剂］丽泽通气汤。

［组成］黄芪12g，苍术、羌活、独活、防风、升麻、葛根各9g，炙甘草6g，麻黄（不去节，冬月加）、川椒、白芷各3g。

［制法］上㕮咀。每次15g，加生姜3片，大枣2枚，葱白10cm，同煎至150mL，去滓。

［用法］食远温服。

［功效］益气固卫，祛风通气。

［主治］鼻不闻香臭。

［禁忌］忌一切冷物及风寒凉处坐卧行立。

［方剂来源］金·李东垣《兰室秘藏》。

3. 脾气虚弱证：

［主证］鼻塞，鼻流白黏或黄稠涕，量多无臭味，嗅觉减退，食少纳差、乏力，腹胀便溏，面色萎黄，头晕，头重，舌淡胖，苔薄白，脉细弱或缓弱。

［方剂］当归散。

［组成］当归15g（锉，微炒），人参、桂心各22.5g，干姜15g（炮裂，锉），白术、白茯苓各15g，甘草15g（炙微赤，锉），芎藭15g，陈橘皮30g（汤浸，去白、瓤，焙），细辛、白芍药各15g。

［制法］上为散。每次9g，以水250mL，加生姜37.5g，大枣3枚，煎至150mL，去滓。

［用法］稍热服，不拘时候。

［功效］温肺散寒，健脾和中。

［主治］鼻中多涕，四肢疼痛，不思饮食。

［方剂来源］宋·王怀隐《太平圣惠方》。

［方剂］补脑丸。

［组成］人参、麦门冬（去心）、茯苓、杜仲（盐水炒）、肉苁蓉（酒净）、山药（饭上蒸，切）、熟地黄、山萸肉各60g，黄芪（蜜水炒）、枸杞子、菟丝子各90g，鹿茸（酒浆微炙，切片）、五味子各30g。

［制法］上为末，另捣肉苁蓉、枸杞子、熟地、麦门冬，略添炼蜜为丸，如梧桐子大。

［用法］每次12g，白滚汤送服。

［功效］补气养血，生精益脑。

［主治］鼻渊久不愈。

［方剂来源］清·怀远《古今医彻》。

4. 肝肾阴虚证：

［主证］鼻塞，鼻流浊涕，量少，嗅觉减退，甚者失灵，自觉头脑冷痛，或头痛隐隐，头晕，耳鸣，健忘，失眠，手足心热，腰膝酸软，舌红少苔，脉细数。

［方剂］鸡苏丸。

［组成］鸡苏叶（干者）、麦门冬（去心、焙）、桑根白皮（锉）、芎䓖、黄芪（炙、锉）、甘草（炙、锉）各30g，生干地黄（切、焙）60g。

［制法］上为末，炼蜜和丸，如梧桐子大。

［用法］每次20丸，食后、临卧用人参汤送服。

［功效］益气养阴，清肺泄热。

［主治］鼻渊。

［方剂来源］宋·赵佶《圣济总录》。

［方剂］天竺黄丸。

［组成］当归、川芎、白芍、人参、茯苓、麦门冬、防风、荆芥、薄荷、苍耳子、香附子、荆芥、秦艽、甘草各60g，天竺黄9g。

［制法］上为细末，炼蜜为丸，如梧桐子大。

［用法］每次30~40丸，米汤送服。

［功效］益气养血，清热解毒，祛风通窍。

［主治］鼻渊。

［方剂来源］明·徐春甫《古今医统大全》。

［方剂］何首乌丸。

［组成］何首乌（去黑皮）90g，芍药30g，肉桂、乌头（炮裂，去皮、脐）、芎䓖、炙甘草、藁本、甘松、羌活、天麻、陈橘皮（汤浸，去白，焙）、缩砂蜜（去皮）各60g，墨（煅存性）7.5g。

［制法］上为末，炼蜜为丸，如樱桃大。

［用法］每次1丸，薄荷、葱煎汤加酒嚼服。

［功效］养血散风，宣肺通窍。

［主治］脑风，鼻息不通。

［方剂来源］宋·赵佶《圣济总录》。

【外治方药】

1. 杏仁膏：

［组成］杏仁（汤浸去皮尖双仁）100g，附子（炮裂去皮脐）75g，细辛（去苗叶），蜀椒（去目及开口者，炒出汗）各50g。

［制法］上四味细锉，以醋浸一宿。用炼成猪脂500g，银器盛，微火煎之。候附子黄色。去滓。倾入盒中澄凝。

［用法］以绵裹少许纳鼻中。

［功效］通窍止涕。

［主治］鼻塞日久，流涕不止。

［方剂来源］宋・赵佶《圣济总录》。

2. 黄连汁：

［组成］黄连（去须）100g，蒺藜苗2把。

［制法］上二味细锉。水2L，煎至1L。

［用法］取一合，灌鼻中，不过再灌，大嚏即差（通气）。

［功效］清热通窍止涕。

［主治］鼻塞久涕不止。

［方剂来源］宋・赵佶《圣济总录》。

3. 香膏：

［组成］当归、川芎、青木香、细辛、通草、蕤核仁、白芷各2g。

［制法］将诸药择净，研细，加羊髓适量同煎，待白芷色黄时，去渣，成膏。

［用法］每取适量滴入鼻中，每日2次。

［功效］疏风散寒，宣肺通窍。

［主治］鼻塞不通，流涕。

［方剂来源］宋・初虞世《古今录验》。

4. 辛夷膏：

［组成］辛夷、川芎、香白芷、茵陈、通草各6g，当归、细辛、肉桂各3g。

［制法］将上药择净，研细，以白酒适量浸渍一宿，翌日加猪、羊髓及猪脂适量煎膏，去滓，取汁即成。

［用法］每次少许取药滴入鼻窍。

［功效］疏风散寒，通鼻窍。

［主治］脑户受寒，流涕，鼻塞。

［方剂来源］宋・杨倓《杨氏家藏方》。

5. 通鼻膏：

［组成］白芷、川芎、木通各15g，当归、细辛、莽草各1g，辛夷30g，猪脂500g。

［制法］上件药细锉，以猪脂500g煎令白芷色黄，绵滤去滓，盛于不津器中候冷。

［用法］绵裹枣核大纳鼻中，日3换之。

［功效］疏风散，宣肺通窍。

［主治］鼻塞，香臭不闻。

［方剂来源］宋・王怀隐《太平圣惠方》。

6. 香膏：

［组成］白芷、当归、川芎、细辛、辛夷、通草、桂心、薰草各1g。

［制法］上八味，㕮咀，以苦酒浸一宿，以猪膏200g煎，以白芷色黄成膏，滤去滓。

［用法］取少许点鼻中，或绵裹内鼻中，以瘥止。

［功效］宣肺通窍。

［主治］鼻塞日久。

［方剂来源］唐・王焘《外台秘要》。

7. 清阳膏：

［组成］老生姜、葱白连须、韭白、大蒜头各124g，槐枝、柳枝、桑枝连叶，各600g，桃枝连叶，150g，马齿苋全用，310g，白凤仙花茎子叶根全用，150g，苍耳草，芙蓉叶各

150g，小磨香油 1500g，先熬，炒黄丹、炒铅粉收，听用。元参、苦参、生地、当归、川芎、赤芍、羌活、独活、天麻、防风、荆芥穗、葛根、连翘、白芷、紫苏、柴胡、黄芩、黑栀仁、黄柏、知母、桔梗、牡丹皮、地骨皮、黄连、天花粉、郁金、赤苓、枳实、麦门冬、金银花、甘草、龙胆草、牛蒡子、杏仁、桃仁、木通、车前子、五倍子、山慈姑用山豆根代、红大戟、芫花、甘遂、生半夏、大贝母、橘红、陈胆星、升麻、白菊花、石菖蒲、赤小豆、皂角、木鳖仁、蓖麻子、穿山甲、鳖甲、蝉蜕、僵蚕、全蝎、石决明、细辛、羚羊角、大青、蟾皮、香附、白及、白蔹各 31g，草乌、官桂、红花、苍术、厚朴、木香各 15g，薄荷 120g，大黄、芒硝各 62g，犀角片 15g，发团 37g，小磨香油 3100g 熬，炒黄丹 1860g 收，加生石膏 244g，飞滑石 124g，广胶 60g，乳香、没药、雄黄、青黛各 31g，轻粉 15.5g，冰片油或薄荷油，各 12g，搅。

［制法］两膏合并捏如鸡蛋大者数十团，浸水出火毒。每用以一团隔水化开。

［用法］（1）鼻塞，贴鼻梁（处），并可卷一张塞鼻（窍内）。

（2）鼻渊，贴背后第三节骨。

［功效］散风热，解毒，祛瘀，通窍，止涕。

［主治］鼻塞，鼻渊。

［方剂来源］清·邹存淦《外治寿世方》。

［注］孕妇忌贴。

8. 石髓平渊散：

［组成］僵蚕（去嘴）3g，石髓（黄鱼头中石，醋煅五七次）5g。

［制法］上为末。

［用法］吹入鼻中。另取丝瓜近根藤数条，烧存性，研末，每日服 3g，白汤送服。

［功效］祛风清热。

［主治］郁脑成渊，时时流臭黄水，久则如漏，头脑苦痛者。

［方剂来源］清·董西园《医级》。

【外治疗法】

1. 鼻塞、嗅觉减退可用通鼻膏内置鼻中，日 3 换之，或用香膏点于鼻中以宣肺通窍（详见本章节）。

2. 鼻塞不通，久涕不止，可用黄连汁灌鼻中，或辛夷膏滴入鼻窍，通窍止涕（详见本章节）。

【针灸疗法】

1. 取迎香、上星、合谷、足三里等穴，针刺，1 日 1 次，7 日 1 疗程。

2. 灸前顶、迎香、上星穴，悬灸至局部皮肤潮红为度。

【护理与预防】

1. 慎起居，避风寒。

2. 食苦苣菜、甜瓜、无花果、茭白、金针菜有利于鼻窦炎康复。

3. 忌辛辣之品。

【现代研究】

处方 1：牛黄、麝香各 0.5g，菊花心、雄黄各 15g，鹅不食草 15g，冰片少许。将鹅不食草、菊花心轧成极细面。然后用乳钵将群药研细调匀，装入瓷瓶封严备用。

用法：蘸药少许涂于鼻内，每日 3~4 次。

疗效：治疗 88 例，痊愈者 18 例，显效者 23 例，好转者 42 例，无效者 5 例。总有效率为 94.3%。

来源：林才生。《中医临床专验良方 3300 首》，中国中医药出版社，1998 年。

处方 2：黄芩、桔梗各 9g，栀子 12g，甘草 6g，蒲公英 15g，鱼腥草 20g，茯苓 18g，赤芍 12g，防风、白芷、川芎各 9g，黄芪 20g，石菖蒲 6g，薄荷、路路通各 9g，泽泻、苍耳子各 15g。熬制成汤剂，浓缩至 100mL 备用。

用法：取药液 20mL 装入雾化器的药杯内，患者双鼻孔正对雾化器之喷口，启动超声雾化器。用鼻深吸气，吸入雾化药微粒，同时用口呼吸并吞咽动作，造成鼻腔正负压，使药液进入窦腔。每日 1 次，每次 10min，10 次为 1 个疗程。

疗效：治疗 35 例，治愈 18 例，好转 14 例，无效 3 例。总有效率 91.43%。

来源：彭序明。《中西医结合杂志》1991 年第 8 期。

第十五节　鼻出血

鼻出血可为单侧亦可为双侧，轻者为涕液带血，重者可引起失血性休克。鼻出血为局部原因和全身疾病有关。鼻出血中医称为"鼻衄""鼻洪""脑衄""鼻大衄"等。鼻衄是指因热伤血络或气不摄血，或鼻部损伤，或脏腑功能失调而致，鼻部损伤不属本节讨论之范围。

【中国古代中医论述】

1. 《灵枢·百病始生》："阳络伤则血外溢，血外溢则衄血。"

2. 《灵枢·玉版》："衄而不止，脉大是三逆也。"

3. 《灵枢·寒热病》："暴瘅内逆，肝肺相搏，血溢鼻口，取天府。"

4. 东汉·张仲景《金匮要略》惊悸吐衄下血胸满瘀血病脉证治第十六："尺脉浮，目睛晕黄衄未止；晕黄去，目睛慧了，知衄今止。"

5. 隋·巢元方《诸病源候论》卷二十九："腑脏有热，热乘血气，血性得热即流溢妄行，发于鼻者，为鼻衄。"

6. 隋·巢元方《诸病源候论》卷二十九鼻大衄候："鼻衄，由气虚血热故也，肝藏血，肺主气，而窍于鼻，血之与气，相随而行，循于经络，荣于腑脏，若劳伤过度，腑脏生热，热乘血气，血性得热则流散妄行，从鼻出者谓之衄。其云鼻大衄者，是因鼻衄而口鼻皆出血，故云鼻大衄也。"

7. 隋·巢元方《诸病源候论》卷二十九："凡血与气，内荣脏腑，外循经络，相随而行于身，周而复始。血性得寒则凝涩，热则流散。而气，肺之所生也，肺开窍于鼻，热乘于血，则气亦热也，血气俱热，血随气发出于鼻，为鼻衄。"

8. 明，楼英《医学纲目》券三十二："鼻衄血者……乃肺金受相火所致然也。"

9. 明·陈实功《外科正宗》卷四："鼻中出血，乃肺经火旺，迫血妄行而从鼻窍出也。"

[注] 上三则论述鼻出血与"肺火"有关。

10. 汉·华佗《中藏经》："胃中热盛，则鼻衄不止。"

11. 明·龚廷贤《寿世保元》卷四："衄血者，鼻中出血也，阳热怫郁，致动胃经，胃火上烈，则血妄行，故衄也。治以凉血行血为主，如左孔流，用线将右手中指根紧扎，右孔流，扎左手中指，血自止，如两孔俱流，而两手俱扎。"

[注] 上二则论述鼻出血与"胃火"有关。

12. 宋·陈言《三因极一病证方论》卷九："病者积怒伤肝……皆能动血……发为

鼻衄。"

13．明·秦景明《症因脉治》券二："恼怒伤肝，肝火而动，阴血随火上升错经妄越……衄血之症作矣。"

14．宋·严用和《重订严氏济生方》鼻门："盖肺主于气，肝藏于血，邪热伤之则血热，血热则气亦热，血气俱热，随气上逆，故为鼻衄。"

［注］上三则论述鼻出血与"肝火"有关。

15．隋·巢元方《诸病源候论》卷十："邪热伤于心，故衄。"

16．宋·陈言《三因极一病方论》卷九："暴喜伤心，皆能动血，蓄聚不已，停留胸间，随气上溢，入清气道中，发为鼻衄。"

17．宋·王怀隐《太平圣惠方》卷十："邪热伤于心，故衄。"

［注］上三则论述鼻出血与"心火"有关。

18．唐·孙思邈《备急千金要方》卷六上："口鼻皆出血，血上胸心气急，此是劳热所致……衄血、溺血，皆脏气虚，隔气伤，或起惊悸。"

19．明·张介宾《景岳全书》卷三十："衄血虽多由火，而惟于阴虚者为尤多，正以劳损伤阴，则水不制火，最能动冲任阴分之血。"

20．清·唐宗海《血证论》卷二："又有肾经虚火浮游上行，于督脉经而衄血。"

21．清·许克昌、毕法《外科证治全书》卷："阴虚火动，气逆于肝，血随鼻。"

［注］上四则论述鼻出血与"虚火"有关。

22．隋·巢元方《诸病源候论》卷三十九："鼻衄者，由伤动血气所为，五脏皆禀血气，血气和调，则循环经络，不涩不散，若劳伤损动，因而生热，气逆流溢入鼻者也，则成鼻衄也。"

［注］此衄血发作与月经周期有关，类似倒经的病症。

23．宋·赵佶《圣济总录》卷第七十："论曰大衄者，口耳皆血出是也，盖血为荣而藏于肝，气为卫而主于肺，肺开窍于鼻，三者相为流通。若热气乘血而甚，则气血妄行，与气冲激，错溢于上窍，故鼻衄不已，而口耳皆出血也。"

24．宋·陈言《三因极一病证方论》卷九："病者因伤风寒暑湿，流传经络，阴阳相胜，故血得寒则凝泣，得热则淖溢，各随脏腑经络涌泄于清气道中，衄出一升一斗者，皆外所因。""病者积怒伤肝，积忧伤肺，烦思伤脾，失志伤肾，暴喜伤心，皆能动血，蓄聚不已，停留胸间，随气上溢，入清气道中，发为鼻衄，名五脏衄。"

25．元·李仲南《永类钤方》卷第二十一："鼻衄证治，血热不循经，壅从鼻出，血随其气，肺主气，外属鼻，故衄也。""春冬月以生地黄研取汁，入生蒲黄少许，砂糖井水浸服。秋夏月用车前草洗研取汁，更取姜汁同浸，入蜜一匙打和，先以溽塞鼻，次以井水浇汁饮之，仍服地黄汤。"

26．明·张介宾《景岳全书》卷三十："衄血之由内热者，多在阳明经，治当以清降为主。微热者，宜生地、芍药、天门冬、麦门冬、玄参、丹参或局方犀角地黄汤、生地黄饮子、麦门冬散之类主之。热甚者宜芩连栀柏或茜根散、抽薪饮、加减一阴煎。若兼头痛口渴者，宜玉女煎、白虎汤之类主之，或阳明热极，下不通而火壅于上者，宜拔萃犀角地黄汤之类通其下而上自愈。"

27．明·秦景明《症因脉治》卷二："内伤衄血之因，或劳房伤肾，阴精不足，水中火发，或恼怒伤肝，肝火而动，阴血随火上升错经妄越，则内伤衄血之症作矣。"

28. 明·王肯堂《证治准绳》女科卷三："夫妇人衄血者，由伤动血气所致也，凡血气调和，则循环表里经络，涩则不散。若劳伤损动因而生热，气逆流溢入于鼻者，则成鼻衄也。"

29. 明·缪希雍《先醒斋医学广笔记》卷二："宜行血，不宜止血。血不行经络者，气逆上涌也。行血则血循经络，不止自止……宜补肝不宜伐肝……养肝则肝气平而血有所归，伐之则肝虚不能藏血，血愈不止矣。宜降气不宜降火，气有余，便是火，气降火自降，火降则气不上升，血随气行，无溢出上窍之患矣。降火必用寒凉之剂，反伤胃气，胃气伤则脾不能统血，血愈不能归经矣。"

30. 明·张介宾《景岳全书》卷三十："衄血有格阳证者，以阴亏于下而阳浮于上，但察其六脉细数，全无热证，或脉且浮虚豁大，上热下寒而血衄不止，皆其证也。治宜益火之源，古有八味地黄汤，乃其对症之剂。"

31. 清·唐宗海《血证论》卷二："凡衄血，久而不止，去血太多，热随血减，气亦随血亡矣……而血尽则死也。急用独参汤救之，手足冷，气喘促，再加附子，以引气归根。"

32. 清·高秉钧《疡科心得集》卷上·辨鼻渊鼻痔鼻衄论："鼻衄者，或心火，或肺火，或胃火，迫血妄行，上干清道而为衄也。有因六淫之邪，流传经络，涌泄清道而致者。有因七情所伤，内动其血，随气上逆而致者，有因过食膏粱积热而致者。治法，外因者，以辛凉清润为主，如羚羊角、犀角、细生地、石斛、生石膏、知母、元参、连翘、山栀、牡丹皮等。内因者，若系肝阳化风上逆，则宜甘咸柔婉，如阿胶、生地、石决明、天门冬、麦门冬之属。若肾阴亏损，虚阳浮越者，则以滋潜为主，如六味丸、虎潜丸之类。其由饮食不节而火盛者，则用和阳消毒，如黄连解毒汤是也。"

33. 清·许克昌、毕法《外科证治全书》卷二："阴虚火动，气逆于肝，血随鼻，不甚不足虑，甚而久者与吐血无异。治宜凉血行血，用黄芩、白及各二两，水丸服之神效。如不甚，只用外治，一用水纸搭鼻冲，责其火在胃也；一用凉水拊后颈，责其火在膀胱也；一用线扎中指，左衄扎左，右衄扎右，左右皆衄，左右皆扎，责其火在心胞络也。皆治鼻衄捷法。"

【病因病理】

多因火热上逆，迫血妄行而致为实证，多因阴虚火旺，脾不统血，血不循经，渗溢鼻窍为之虚证。因风热、燥热、温热之邪毒入鼻窍窜入犯肺，灼伤肺经脉络，上循鼻窍而鼻衄，为之肺经热盛之证。明·陈实功《外科正宗》卷四："鼻中出血，乃肺经火旺，迫血妄行而从鼻窍出也。"

或因平素过食辛辣炙煿之品，热蕴于胃，日久火热内生，循足阳明经上灼于鼻，伤及鼻之脉络，迫血动而溢为之，胃热炽盛之症。宋·陈言《三因极一病证方论》卷九："病者饮酒过多，及啖炙煿五辛热食，动于血，血随气溢，发于鼻衄。"或因情志失调，郁怒，伤肝，肝气郁结，肝郁化火，肝火上逆。或因五志化火，心火亢盛。诸火上行，涌泄清道而迫血妄行致鼻衄，鼻大衄为之肝火上逆，或火热炽盛之症。

或久病体弱，或病后体弱，或房劳伤精，导致肝肾阴虚，虚火循经上炎，伤及鼻络迫血妄行而为鼻衄，为之肝肾阴虚之症状。

或因劳倦，饮食失度，思虑过度，损伤脾胃，脾气虚弱，统血失司，气不摄血，血不循经，上行鼻窍而衄，为脾不统血之症。

【临床症状】

单侧或双侧鼻中出血，有间歇性反复出血，可持续性出血，出血量多少不一，轻者仅鼻涕中带血，较重者渗渗而出或点滴而出，有时出血突然而下，严重者，血涌如泉，口鼻俱出，可致失血性休克，如反复出血可导致贫血。

现代医学检查：鼻腔出血部位大多在鼻中隔前下方，部分中老年人，出血部位易在鼻腔后部。鼻腔出血（鼻衄）除局部因素外可见于内、外、妇、儿各科之中，其病因比较复杂。如心血管疾病、血液病为之"大衄"，中毒、内分泌失调、维生素缺乏等皆可引发衄血，鼻部外伤出血因轻重不同，衄血量不一，故应做全身检查等。

【鉴别诊断】

鼻出血应与吐血、咳血相鉴别。

1. 吐血：是血自胃而来，经呕吐而出，血色紫暗，常夹有实物残渣，吐血之前多有胃脘不适或胃痛恶心等症状，但大便多呈黑色。

2. 咳血：是血由肺来，经气道随咳嗽而出，血色多为鲜红，常混有痰液，咳血之前多有咳嗽、胸闷、喉痒等症状。

【内服药疗法】

1. 肺经热盛证：

[主证] 鼻孔干燥，有灼热感，鼻出血，血色鲜红，衄血量少，点滴而出，伴有涕黄，咳嗽痰少，口干身热，舌质红，苔薄黄或苔薄而干，脉数或浮数。

[方剂] 紫参汤。

[组成] 紫参、蒲黄、生地黄各60g，黄芩（去黑心）、赤茯苓（去黑皮）、赤芍药、当归（切，焙）各30g，炙甘草45g。

[制法] 上锉。每次9g，用水150mL，加阿胶2片（炙令燥），同煎至105mL，去滓。

[用法] 温服，不拘时候。

[功效] 清肺凉血。

[主治] 鼻衄不止。

[方剂来源] 宋·赵佶《圣济总录》。

[方剂] 鸡苏丸。

[组成] 鸡苏叶250g，荆芥穗、防风各30g，黄芪（生用）、生干地黄、桔梗（炒）各15g，甘草、川芎、甘菊花各7.5g，脑子1.5g（别研）。

[制法] 上为细末，炼蜜为丸，每30g做10丸。

[用法] 每次1丸，麦门冬（去心）煎汤嚼下。

[功效] 疏风清热，益气养阴。

[主治] 衄血嗽血。

[方剂来源] 宋·杨倓《杨氏家藏方》。

[方剂] 刺蓟汤。

[组成] 刺蓟、黄芩、大黄（锉，炒）、赤芍药各90g，蒲黄60g，侧柏叶120g，生干地黄（焙）、甘草（炙，锉）各150g。

[制法] 上为粗末。每次9g，用水150mL，煎至105mL，去滓。

[用法] 温服。

[功效] 清肺泻火，凉血止血。

［主治］鼻衄不止。

［方剂来源］宋・赵佶《圣济总录》。

［方剂］黄芩散。

［组成］黄芩 30g，川大黄 30g（锉碎，微炒），栀子仁 15g，刺蓟 30g，蒲黄 25g。

［制法］上为散。每次 12g，用水 150mL，煎至 90mL，去滓。

［用法］温服，不拘时候。

［功效］清热泻火，凉血止衄。

［主治］鼻衄不止。

［方剂来源］宋・王怀隐《太平圣惠方》。

2. 胃热炽盛证：

［主证］鼻衄量多，血色深红，鼻黏膜深红而干，伴有口干、口臭，烦渴引饮，齿龈红肿，大便秘结，小便黄赤，舌质红，苔黄，脉滑数。

［方剂］五黄丸。

［组成］大黄 15g，芒硝 9g，甘草 3g，生地黄 9g，栀子、黄芩各 3g，黄连 4.5g。

［制法］上为细末，炼蜜为丸，如梧桐子大。

［用法］每次 15~20 丸，温水送服，每日 2 次。

［功效］清热泻火，凉血通便。

［主治］衄血不止，大便燥结者。

［方剂来源］金・张元素《洁古家珍》。

［方剂］黄龙汤。

［组成］伏龙肝 15g，当归（锉，微炒）、甘草（炙微赤，锉）、赤芍药、黄芩、川朴硝、川升麻各 22.5g，生干地黄 45g。

［制法］上为粗散。每次 15g，用水 200mL，加竹茹 7.5g，煎至 100mL，去滓。

［用法］温服，不拘时候。

［功效］清热泻火，凉血止血。

［主治］鼻衄。

［方剂来源］宋・王怀隐《太平圣惠方》。

［方剂］川芎三黄散。

［组成］大黄（湿纸裹，蒸）、川芎、黄连（净）、黄芩各等分。

［制法］上为细末。

［用法］每次 6g，食后用井水调服。

［功效］清热泻火，凉血止血。

［主治］衄血。

［方剂来源］宋・杨士瀛《仁斋直指方论》。

［方剂］刺蓟散。

［组成］刺蓟、苦参、黄连、栀子仁、生干地黄、川大黄（锉碎，微炒）、侧柏叶各 30g。

［制法］上为散。每次 15g，以水 300mL，入青竹茹 15g，煎至 150mL，去滓。

［用法］频频温服。

［功效］清热解毒，凉血止血。

［主治］鼻衄出血。

［方剂来源］宋·王怀隐《太平圣惠方》。

［方剂］黄芩茅花汤。

［组成］黄芩、茅花各6g，白芍药4.5g，甘草3g。

［制法］上咬咀，加水浓煎，去滓。

［用法］温服。

［功效］清热凉血。

［主治］衄血。

［方剂来源］明·芮经《杏苑生春》。

3. 肝火上逆证：

［主证］鼻出血量多，血色深红，可伴有头痛、头晕，口苦咽干，胸胁苦满，面红目赤，烦躁易怒，或见梦多不寐，或耳鸣，舌质红，苔黄，脉弦数。

［方剂］清肝饮。

［组成］当归、川芎、生地、柴胡、黄芩、白芍药、牡丹皮、山栀、青皮。

［制法］水煎，去滓。

［用法］分2次温服。

［功效］清肝泻火，凉血止血。

［主治］衄血。

［方剂来源］明·秦景明《症因脉治》。

［方剂］豢龙汤。

［组成］羚羊角4.5g，牡蛎12g，石斛9g，南沙参12g，麦门冬4.5g（青黛少许拌），川贝6g（去心，研），夏枯草、牡丹皮各4.5g，黑荆芥、薄荷炭各3g，茜根、牛膝各6g，茅根15g，藕5大片。

［制法］水煎，去滓。

［用法］温服。

［功效］清热平肝，凉血止血。

［主治］鼻衄。

［方剂来源］清·费伯雄《医醇賸义》。

［方剂］朱砂凉肺丸。

［组成］黄芩、黄连、山栀子、连翘、桔梗、甘草、人参各等分，薄荷叶减半，朱砂（水飞为衣）。

［制法］上为细末，炼蜜为丸，如芡实大。

［用法］麦门冬汤送服。

［功效］清心肺，泻肝火。

［主治］鼻衄不止。

［方剂来源］明·万全《育婴秘诀》。

［方剂］子芩散。

［组成］子芩30g，蒲黄、伏龙肝、青竹茹各22.5g。

［制法］上为散。每次9g，以水250mL，煎至150mL，去滓，入生藕汁66mL，搅令匀。

［用法］温服。

［功效］清热止血。

［主治］鼻衄不止。

［方剂来源］宋·王怀隐《太平圣惠方》。

［方剂］地黄散。

［组成］生干地黄、龙脑、薄荷各60g，甘草（生用）30g。

［制法］上为末。

［用法］每次3g，食后用新汲水调服。

［功效］凉血调经。

［主治］妇人鼻衄不止。

［方剂来源］明·朱橚《普济方》。

4. 肝肾阴虚证：

［主证］鼻衄血色淡红，时作时止，量不多，口干津少，或头晕眼花，五心烦热，健忘失眠，潮热盗汗，舌质红少津，舌苔少，脉细数。

［方剂］茯苓补心汤。

［组成］茯苓12g，桂心、甘草（炒）各0.9g，紫石英（煅）、人参各3g，大枣2枚，麦门冬（去心）3g。

［制法］水煎，去滓。

［用法］温服。

［功效］益气养阴，镇心安神。

［主治］鼻衄。

［方剂来源］明·薛铠《保婴撮要》。

［方剂］七汁饮。

［组成］韭汁、藕汁、鲜荷叶汁、京墨汁、侧柏叶、生地汁、童便各200mL。

［制法］上药和匀。

［用法］分7次温服。

［功效］凉血止血。

［主治］鼻衄血。

［方剂来源］清·林珮琴《类证治裁》。

［方剂］四生饮。

［组成］生地黄汁200mL，生藕汁150mL，生刺蓟汁60mL，生姜汁30mL，白药子7.5g（为末）。

［制法］上药和匀，于银器、石器中微温过。

［用法］食后分2次服。

［功效］凉血止血。

［主治］伤寒衄血。

［方剂来源］宋·赵佶《圣济总录》。

［方剂］生地黄汤。

［组成］生地黄9g，川芎、枯芩、桔梗、栀子、蒲黄、阿胶（炒）各3g，侧柏9g，牡丹皮3g，茅根9g，甘草0.9g，白芍3g。

［制法］上锉。水煎，去滓。

［用法］温服。

［功效］养阴清热，凉血止衄。

［主治］衄血。

［方剂来源］明·龚廷贤《寿世保元》。

［方剂］生地黄汤。

［组成］生地黄 60g（洗净），阿胶（炒酥）30g，川芎、北梗、蒲黄、甘草（生）各 15g。

［制法］上锉散。每次 9g，水煎，去滓，入生姜汁 20mL。

［用法］温服。

［功效］凉血滋阴，化瘀止血。

［主治］衄血。

［方剂来源］宋·杨士瀛《仁斋直指方论》。

［方剂］柏艾饮。

［组成］生地 9g，怀山药、莲子（去心）各 6g，柏子仁（去净油）、牡丹皮、山萸肉各 4.5g，泽泻（盐水炒）3g，生荷叶 1 张（干者不效）。

［制法］水煎，去滓。

［用法］用生艾叶捣汁 100mL 冲服。

［功效］凉血止血。

［主治］鼻衄。

［方剂来源］清·梁廉夫《不知医必要》。

［方剂］止衄散。

［组成］黄芪 18g，赤茯苓、白芍药各 9g，当归、生干地黄、阿胶（炙）各 9g。

［制法］上为细末。

［用法］每次 6g，煎黄芪汤调服；未效再服。

［功效］益气滋阴，凉血止血。

［主治］鼻衄。

［方剂来源］宋·陈言《三因极一病证方论》。

［方剂］地黄散。

［组成］生地黄、熟地黄、枸杞子、地骨皮各等分。

［制法］上焙干为末。

［用法］每次 6g，蜜汤调服，每日 3 次，不拘时候。

［功效］滋阴清热，凉血止血。

［主治］衄血时发时止，延久不愈。

［方剂来源］元·罗天益《卫生宝鉴》。

［方剂］麦门冬散。

［组成］麦门冬（去心）、生地黄各 3g，白芍药、蒲黄各 6g。

［制法］用水 300mL，加生姜 5 片，煎至 240mL，去滓。

［用法］食后温服。

［功效］滋阴清热，凉血止血。

［主治］鼻衄。

［方剂来源］明·徐春甫《古今医统大全》。

［方剂］伏龙肝散。

［组成］生地黄汁、刺蓟汁、生麦门冬汁各360mL，伏龙肝末3g。

［制法］将药汁和匀。

［用法］每次用汁200mL（烫暖），调服伏龙肝末3g。

［功效］滋阴清热，凉血止血。

［主治］妇人鼻衄。

［方剂来源］宋·王怀隐《太平圣惠方》。

5. 脾不统血证：

［主证］鼻衄屡发，缠绵不愈，鼻衄渗渗而出，时衄时止，量时多时少，面色无华，倦怠乏力，纳差、便溏，舌淡苔白，脉弱。

［方剂］滋肺饮。

［组成］山药、薏苡仁、茯苓、白扁豆（炒）、桑皮、牡丹皮、归尾、甘草梢、百合。

［制法］上加柿蒂3枚，水煎，去滓。

［用法］温服。

［功效］健脾益肺，泻火凉血。

［主治］小儿鼻常流血水者。

［方剂来源］清·孟河《幼科直言》。

［方剂］黄芩芍药汤。

［组成］葛根、羌活各15g，升麻30g，炙甘草60g，白芍药、黄芪各90g。

［制法］上㕮咀。每次15g，用水300mL，煎至150mL。

［用法］食后服。

［功效］升阳益气，敛阴摄血。

［主治］鼻衄血多。

［方剂来源］金·李东垣《兰室秘藏》。

［方剂］熟干地黄散。

［组成］熟干地黄、白芍各22.5g，黄芪45g（锉），阿胶15g（捣碎，炒令黄燥），当归15g（锉，微炒），人参、天竺黄各22.5g。

［制法］上为细散。

［用法］每次6g，用黄芪汤调服，不拘时候。

［功效］益气补血。

［主治］鼻衄。

［方剂来源］宋·王怀隐《太平圣惠方》。

［方剂］收血汤。

［组成］熟地60g，生地30g，荆芥3g，三七根末9g，当归、黄芪各30g。

［制法］水煎，去滓。

［用法］分2次温服。

［功效］益气补血，止血化瘀。

［主治］口鼻出血，或九窍及手足毛孔出血者。

［方剂来源］清·陈士铎《石室秘录》。

［方剂］清肺饮。

［组成］五味子 10 粒，麦门冬、人参、当归身、生地黄（酒洗）各 1.5g，黄芩 3g。

［制法］上㕮咀。水煎，去滓。

［用法］食后温服。若先以三棱针于气冲上点刺出血，更服此药尤妙。

［功效］益气养阴，凉血止血。

［主治］衄血久不愈。

［方剂来源］明·武之望《济阴纲目》。

［方剂］棕榈散。

［组成］棕榈、荆芥穗、桦皮、龙骨各等分。

［制法］上为细末。

［用法］每次 6g，米饮调服。

［功效］收敛摄血。

［主治］鼻衄不止已久。

［方剂来源］宋·张锐《鸡峰普济方》。

6. 心火亢盛证：

［主证］鼻衄暴发，血量多，血色鲜红，鼻黏膜赤红，口鼻热气，伴有面赤，心烦失眠，急躁易怒，身热口渴，头晕头痛，大便秘结，尿赤，舌红，苔黄，脉细数。

［方剂］生地冬芩汤。

［组成］麦门冬、生地各 60g，黄芩 9g。

［制法］水煎，去滓。

［用法］温服。

［功效］清心泻火。

［主治］鼻中出黑血不止。

［方剂来源］清·陈士铎《辨证录》。

［方剂］当归饮。

［组成］当归 3.6g，芍药 3g，川芎 1.5g，生地黄、牡丹皮各 3g，黄连（酒炒）2.1g，麦门冬（去心）6g，地骨皮 2.1g，酒黄芩 2.1g，炒栀子、柴胡各 1.8g，生甘草 0.9g。

［制法］上锉 1 剂。水煎，去滓。

［用法］食远热服。

［功效］养血滋阴，清心除烦。

［主治］鼻少见血。

［方剂来源］明·龚廷贤《万病回春》。

［方剂］人参莲心散。

［组成］人参 30g，莲子心 3g。

［制法］上为细末。

［用法］每次 6g，空心用水送服，以愈为度。

［功效］益气清心，降火止血。

［主治］鼻衄。

［方剂来源］清·尤怡《金匮翼》。

［方剂］清宁汤。

　　[组成] 当归、连翘、石膏、黄连各 3g，生地、麦门冬、玄参各 2.1g，甘草 0.6g。

　　[制法] 加浮小麦 3g，水煎，去滓。

　　[用法] 分 2 次温服。

　　[功效] 清热滋阴，凉血止血。

　　[主治] 鼻血不止。

　　[方剂来源] 明·孙文胤《丹台玉案》。

　　[方剂] 茜极散。

　　[组成] 茜草根、黄芩、侧柏叶、阿胶（杵碎，炒令黄燥）、甘草各 30g。

　　[制法] 上为散。每次 9g，用水 200mL，加生地黄 15g，煎至 120mL，去滓。

　　[用法] 温服。

　　[功效] 凉血止血。

　　[主治] 鼻衄，终日不止。

　　[方剂来源] 宋·王怀隐《太平圣惠方》。

　　[方剂] 小伏龙肝散。

　　[组成] 伏龙肝、赤芍药、当归、黄芪、犀角屑、刺蓟各 30g，生地黄 90g。

　　[制法] 上为粗末。每次 15g，用水 300mL，加竹茹 1 鸡子大，煎至 150mL，去滓。

　　[用法] 温服。

　　[功效] 凉血止血，滋阴益气。

　　[主治] 鼻衄甚多。

　　[方剂来源] 宋·张锐《鸡峰普济方》。

　　[方剂] 清衄汤。

　　[组成] 当归、芍药、生地、香附（炒）、黄芩各 3g，栀子（炒）3g，黄连 2.1g，赤芍、桔梗、生甘草各 1.5g，柏叶 7 枚，藕节 5 个。

　　[制法] 水煎，去滓。

　　[用法] 入童便共服。

　　[功效] 清热凉血。

　　[主治] 衄血。

　　[方剂来源] 明·龚廷贤《万病回春》。

　　[方剂] 截流汤。

　　[组成] 熟地 60g，生地、麦门冬各 30g，三七根末 9g，石菖蒲 3g。

　　[制法] 水煎，去滓。

　　[用法] 温服。

　　[功效] 滋阴降火，凉血止血。

　　[主治] 鼻中流血，而不止者。

　　[方剂来源] 清·陈士铎《辨证录》。

　　[方剂] 三黄散。

　　[组成] 大黄 30g（湿纸裹上蒸），黄连、黄芩各 15g。

　　[制法] 上为细末。

　　[用法] 每次 6g，新水或蜜水调服。

　　[主治] 衄血无时。

［方剂来源］宋·许叔微《普济本事方》。

［方剂］茅花汤。

［组成］茅花、当归尾、牡丹皮、生地、甘草、玄参、百草霜。

［制法］水煎，去滓。

［用法］温服。

［功效］凉血止血。

［主治］麻疹衄血。

［方剂来源］清·张琰《种痘新书》。

［方剂］竹茹汤。

［组成］青竹茹、黄芩（去黑心）各30g，蒲黄、伏龙肝各15g。

［制法］上为末。每次15g，用水225mL，煎至160mL，去滓，下藕汁60mL搅匀。

［用法］食后温服。

［功效］凉血止衄。

［主治］伤寒鼻衄不止。

［方剂来源］宋·赵佶《圣济总录》。

［注］鼻衄之症涉及多学科疾病，治法未能尽述，如温中散寒、养血止衄、化瘀止血、引火归元、益肾补精、清心降火、散瘀止血，不一一列举。

【外治方药】

1. 龙肝散：

［组成］灶心土（经10年以上者）。

［制法］上为末。

［用法］调涂。鼻衄，用蜜水调服；肠风下血，米汤调服；痈肿，醋调涂；脐中疮湿久不愈，干用；丹毒，冷水或鸡子白调涂。

［主治］小儿鼻衄，下血。

［方剂来源］明·朱橚《普济方》。

2. 神寒丸：

［组成］麝香0.3g，沉香0.9g，白矾3g，糯米50粒。

［制法］上为末，醋糊为丸，如梧桐子大。

［用法］用薄绵裹之，左耳出血塞右鼻，右耳出血塞左鼻，两耳出血塞双鼻；左鼻出血塞右耳，右鼻出血塞左耳，两鼻出血塞双耳。

［主治］耳内出血，鼻衄。

［方剂来源］清·祁坤《外科大成》。

3. 乌梅散：

［组成］头发（烧存性）9g，乌梅（焙）1个。

［制法］上为末。

［用法］吹鼻。

［功效］止血。

［主治］鼻衄。

［方剂来源］清·李文炳《仙拈集》。

4. 立愈丸：

［组成］朱砂、硼砂、牙硝各 3g。

［制法］上为细末，醋煮面糊为丸，如麻子大。

［用法］遇衄时，先用新汲水洗两脚心净；次用蒜 2 片，研如泥贴在脚心；次以一药丸贴在蒜上，却以纸裹定，立地抬头 3 次。立止。

［功效］降火止衄。

［主治］鼻衄不止。

［方剂来源］宋·张锐《鸡峰普济方》。

5. 冰灰散：

［组成］山栀仁、香白芷各等分。

［制法］上为细末。

［用法］吹少许于鼻中。

［主治］鼻衄不止。

［方剂来源］清·何镇《何氏济生论》。

6. 黑神散：

［组成］白刺猬皮（烧灰存性）15g，人中白 1.5g。

［制法］上为细散。

［用法］每次用少许，撘在鼻中。

［功效］收敛止血。

［主治］鼻中及耳皆出血不止。

［方剂来源］宋·赵佶《圣济总录》。

7. 贴背膏：

［组成］京三棱（大者）1 枚。

［制法］上以湿纸裹，于慢火中煨熟，乘热为细末，醋煮面糊调，摊纸上。

［用法］贴背第三椎上。

［主治］鼻衄。

［方剂来源］宋·赵佶《圣济总录》。

8. 生地黄汤：

［组成］生干地黄 15g，赤芍药、赤茯苓各 22.5g，柏叶 30g，阿胶、当归各 15g。

［制法］上为细末。

［用法］每次 6g，煎黄芪汤调服。亦可先含水一口，闭目，将药撘入鼻内，然后吐出水，即止。

［功效］滋阴益气，凉血止衄。

［主治］鼻衄。

［方剂来源］宋·张锐《鸡峰普济方》。

9. 鼻衄丹：

［组成］龙骨、蒲黄各 3g，茅针花 1.5g，梅片 0.6g。

［制法］上为细末

［用法］吹于鼻中。

［功效］收敛止血。

［主治］鼻衄。

［方剂来源］清·马培之《青囊秘传》。

10. 山栀子散：

［组成］山栀子不拘多少。

［制法］上为细末。

［用法］搐入鼻中

［功效］凉血止血。

［主治］衄血。

［方剂来源］宋·许叔微《普济本事方》。

11. 麝香散：

［组成］白矾（枯过，别研）、白龙骨（粘舌者，别研）各15g，麝香（另研）0.15g。

［制法］上研令匀。

［用法］每用0.3g，先用冷水洗净，拭去鼻内血涕，然后吹药于鼻中，或以软纸湿过蘸药鼻内。

［功效］止血。

［主治］鼻衄不止。

［方剂来源］元·许国桢《御药院方》。

12. 血余散：

［组成］乱发灰3g，人中白15g，麝香1.5g。

［制法］上为末。

［用法］每次用少许，吹入鼻中。

［主治］鼻衄久不止。

［方剂来源］宋·赵佶《圣济总录》。

13. 桑耳塞鼻丹：

［组成］桑耳。

［注］桑耳：生于桑树上的菌，可食，亦可入药。

［制法］上药炒焦，捣末。

［用法］衄发时，以杏仁大塞鼻中。

［功效］止衄。

［主治］衄血。

［方剂来源］清·沈金鳌《杂病源流犀烛》。

【外治疗法】

鼻衄可以冰灰散少许于鼻中，或用消毒棉球裹马勃粉塞于出血处。或用大黄研细粉，塞于出血处。

【针灸疗法】

针刺少商、迎香、尺泽、内庭、大椎、少冲、少泽、风池、阳陵泉、曲池、三阴交、足三里等穴，辨证施治。

【护理与预防】

1. 鼻衄时，要安定患者情绪。急则治其标，用冷敷法，以止血。

2. 患者宜少活动，忌辛燥刺激之品，以免助火生热，加重病情，多食蔬菜、金针菜、石榴、荸荠、花生等蔬菜、水果有利于鼻衄康复。

3. 保持心情舒畅，忌忧郁暴怒。

4. 戒除挖鼻等不良习惯。

【现代研究】

处方1：大黄碾碎成粉末，过筛后炒制成炭，用2%甘油水溶浸制备好的纱条或棉片中备用。

用法：给以大黄炭粉纱条或棉片鼻腔填塞。出血较少、部位明显者，隔日换药；出血较多、部位不明确者，3天后换药。高血压动脉硬化者加口服大黄炭粉，每次3g，每日3次。除凝血障碍患者外均未使用止血药。

疗效：治疗350例，治愈306例，无效44例。

来源：徐东晨等。《中西医结合杂志》1991年第11期。

处方2：（1）急性鼻衄，大黄粉3~5g。

用法：粘附于油布条上，填塞出血鼻腔。

（2）慢性鼻衄，大黄5~10g。

用法：加温开水15~30mL浸30min去渣，令患者仰面，每次滴出血鼻腔内2~3滴，每日3~5次，血止后续滴3天。填塞法待油纱布取出后，可再用本法治疗。

疗效：治疗62例，运用填塞法治疗7例，均为1次止血；运用滴鼻法治疗55例，其中1次血止者7例，1天血止者41例，2天血止者6例，3天血止者1例。停用本法10~15天后复见出血者3例（鼻中隔糜烂2例，鼻中隔毛细血管扩张症状1例）。

来源：彭暾。《中西医结合杂志》1991年第11期。

附注：鼻中隔糜烂者29例，鼻腔血管破裂16例，鼻中隔毛细血管扩张症11例，高血压致鼻底小动脉血管破裂及不明原因各3例。

处方3：龙骨粉（生、煅均可）适量。

用法：令患者仰头，术者卷一个一端粗一端细的纸筒，在粗的一端放龙骨粉少许，将细端置入患者鼻孔处，用力将药粉吹入鼻孔内。

疗效：治疗12例，多在10~20min止血。

来源：史大曾。《广西中医药》1981年第3期。

第十七章　咽喉科疾病

第一节　中国古代中医咽喉部疾病概述

1.《素问·脉解》："所谓入中为喑者，阳盛已衰，故为喑也。内夺而厥，则为喑俳，此肾虚也。"

2.《灵枢·忧恚无言》："咽喉者，水谷之道也。喉咙者，气之所以上下者也。会厌者，音声之户也。口唇者，音声之扇也。舌者，音声之机也。悬雍垂者，音声之关也。"

3.《灵枢·忧恚无言》："人卒然无音者，寒气客于厌，则厌不能发，发不能下，至其开合不致，故无音，黄帝曰：刺之奈何？岐伯曰：足少阴之脉，上系于舌，络于横骨，终于会厌，两泻其血脉，浊气乃辟。会厌之脉，上络任脉，取之天突，其厌乃发也。"

4.《灵枢·经脉》："手少阴之别，名曰通里，去腕一寸，别而上行，循经入于心中，系舌本，属目系。其实则支隔，虚则不能言，取之掌后一寸，别走太阳也……足阳明之别，名曰丰隆。其别者，循胫骨外廉，上络头顶，合诸经之气，下络喉嗌。其病气逆则喉痹瘁喑，实则狂巅，虚则足不收，胫枯，取之所别也。"

5.《素问·大奇论》："胃脉沉鼓涩，胃外鼓大，心脉小急坚，皆隔偏枯，男子发左，女子发右，不喑舌转，可治，三十日起；其从者喑，三岁起；年不满二十者，三岁死。惊骇，脉不至若喑，不治自己。"

6.《素问·逆调论》："不得卧而息有音者，是阳明之逆也。足三阳者下行，今逆而上行，故息有音也……夫起居如故而息有音者，此肺之络脉逆也，络脉不得随经上下，故留经而不行，络脉之病人也微，故起居如故而息有音也。"

7.《素问·宣明五气》："五邪所乱，邪入于阳则狂，邪入于阴则痹；搏阳则为巅疾，搏阴则为喑。阳入之阴则静，阴出之阳则怒，是谓五乱。"

8.《素问·脉要精微论》："心脉搏坚而长，当病舌卷不能言；其软而散者，当消环自已。"

9.《素问·生气通天论》："阳不胜其阴，则五脏气争，九窍不通。"

10.《灵枢·寒热病》："暴喑气硬，取扶突与舌本出血。"

11.《灵枢·热病》："痱之为病也，身无痛者，四肢不收，智乱不甚，其言微知，可治；甚则不能言，不可治也。"

12.《灵枢·热病》："喉痹，舌卷，口中干，烦心，心痛，臂内廉痛不可及头，取手小指次指爪甲上，去端如韭叶。"

13.《素问·宝命全形论》："夫盐之味咸者，其气令器津泄；弦绝者，其音嘶败；木敷者，其叶发；病深者，其声哕。人有此三者，是谓坏府，毒药无治，短针无取，此皆绝皮伤肉，血气争黑。"

14.《素问·阴阳应象大论》："东方生风……在地为木……在脏为肝……在音为角，在声为呼。南方生热……在地为火……在脏为心……在音为徵，在声为笑。中央生湿……在地为土……在脏为脾，在音为宫，在声为歌。西方生燥，燥生金，金生辛，辛生肺……肺主鼻。在脏为肺……在音为商，在声为哭。北方生寒……在地为水……在脏为肾……在音为羽，在声为呻。"

15.《素问·阴阳别论》："一阴一阳结，谓之喉痹。"

16.《素问·厥论》："手阳明、少阳厥逆，发喉痹肿。"

17.《灵枢·经脉》："足阳明之脉……其支……动则……颈肿喉痹，小肠、手太阳之脉……是动则病嗌痛，颔肿。足少阴之脉……是主肾所生病者，口热舌干，咽肿上气，嗌干及痛。"

18.《素问·骨空论》："督脉为病……嗌干。"

19.《灵枢·五音五味》："冲脉任脉皆起于胞中，上循背里，为经络之海。其浮而外者，循腹右上行，会于咽喉，别而络唇口。"

20.《素问·脉解》："厥阴所谓甚……则嗌干、热中者，阴阳相薄而热，故嗌干也。"

21.《素问·奇病论》："夫肝者，中之将也，取决于胆，咽为之使。"

22.《灵枢·杂病》："嗌干，口中热如胶，取足少阴……喉痹不能言，取足阳明；能言，取手阳明。"

23.《素问·缪刺论》："邪客于手少阳之络，令人喉痹舌卷，口干心烦……刺手中指次指爪甲上，去端如韭叶，各一痏。壮者立已，老者有顷已。左取右，右取左，此新病，数日已……邪客于足少阴之络，令人嗌痛不可纳食，无故善怒，气上走贲下，刺足下中央之脉各三痏，凡六刺，立已。左刺右，右刺左。嗌中痛，不能内唾者，刺然骨之前出血立已。左刺右，右刺左。"

24.《灵枢·本脏》："肺大则多饮，善……喉痹，逆气。"

25. 东汉·张仲景《伤寒论》311 条："少阴病，咽中伤，生疮，不能语言，声不出者，苦酒汤主之。"312 条："少阴病，咽中痛，半夏及汤主之。"

26. 隋·巢元方《诸病源候论》卷三十："喉痹者，喉里肿塞痹痛，水浆不得入也。人阴阳之气出于肺，循喉咙而上下也。风毒客于喉间，气结蕴积而生热，致喉肿塞而痹痛。

脉沉者为阴，浮者为阳，若右手关上脉阴阳俱实者，是喉痹之候也。"

"咽喉疮候：咽喉者，脾胃之候也。由脾胃热，其气上冲喉咽，所以生疮。其疮或白头，或赤根，皆由挟热所致。"

"咽喉不利候：腑脏冷热不调，气上下哽涩，结搏于喉间，吞吐不利，或塞或痛，故言喉咽不利。"

［注］哽（gěng）涩：梗阻涩滞。"哽"，通"梗"。

"喉咽肿痛候：喉咽者，脾胃之候，气所上下。脾胃有热，热气上冲，则喉咽肿痛。夫生肿痛者，皆挟热则为之。若风毒结于喉间，其热盛则肿塞不通，从水浆不入，便能杀人。脏气微热，其气冲喉，亦能肿痛，但不过重也。"

"喉痈候：六腑不和，血气不调，风邪客于喉间，为寒所折，气壅而不散，故结而成痈。"

［注］《诸病源候论》中，列出了咽喉疾病的症候，简略提出肺、脾、胃等脏腑与咽喉病的关系。

27. 唐·孙思邈《备急千金要方》卷六下："喉咙者，脾胃之候。若脏热，喉则肿塞，神气不通。"

28. 唐·孙思邈《备急千金要方》卷十六："若腑寒，喉则耿耿如物常欲窒，痒痹涎唾。热则开之，寒即通之，不热不寒，依脏调之。"

29. 唐·孙思邈《备急千金要方》卷八："风寒之气客于中，滞而不能发，故暗不能言，及喉痹失声，皆风邪所为也。"

30. 唐·孙思邈《备急千金要方》卷十二："夫咽门者，应五脏六腑，往还神气，阴阳通塞之道也。喉咙胞囊舌者，并津液，调五味之气本也，不可不研乎。咽门者，肝胆之候也……主通五脏六腑津液神气，应十二时，若脏热，咽门则闭而气塞；若腑寒则咽门破而声嘶。"

31. 唐·孙思邈《备急千金要方》卷三十：孔穴主对法。

喉痹：完骨、天牖、前谷，主喉痹，颈项肿，不可俯仰，颊肿引耳后。

中府、阳交，主喉痹，胸满塞，寒热。

天容、缺盆、大杼、膈俞、云门、尺泽、二间、厉兑、涌泉、然谷，主喉痹哽咽，寒热。

天鼎、气舍、膈俞，主喉痹哽噎，咽肿不得消，食饮不下。

天突，主喉痹，咽干急。

璇玑、鸠尾，主喉痹咽肿，水浆不下。

三间、阳溪，主喉痹，咽如哽。

神门、合谷、风池，主喉痹。

大陵、偏历，主喉痹嗌干。

足三里、温溜、曲池、中渚、丰隆，主喉痹不能言。

关冲、窍阴、少泽，主喉痹，舌卷口干。

凡喉痹，胁中暴逆，先取冲脉，后取足三里、云门，各泻之。又刺手小指端出血，立已。

喉咽病：风府、天窗、劳宫，主喉嗌痛。

扶突、天突、天溪，主喉鸣，暴忤气哽。

少商、太冲、经渠，主喉中鸣。

鱼际，主喉中焦干。

水突，主喉咽肿。

掖门、四渎，主呼吸短气，咽中如瘜肉状。

间使，主嗌中如扼。《针灸甲乙经》作行间。

少冲，主酸咽。

少府、蠡沟，主嗌中有气如瘜肉状。

中渚、支沟、内庭，主嗌痛。

复溜、照海、太冲、中封，主嗌干。

［注］孙思邈《备急千金要方》卷六下、卷八、卷十二、卷十六，论述与咽喉有关系的脏腑有脾、胃、肝、胆等，对喉痹、悬痈、息肉、咽喉不利、咽痛失声等做了论述，应用方50首，针灸法2首，列举主症。

32. 唐·王焘《外台秘要》第二卷："伤寒病过经不愈，脉反沉迟，手足厥逆者，此为下部脉不至，阴阳隔绝，邪客于足少阴之经，毒气上熏，故喉咽不利，或痛而生疮。"

33. 唐·王焘《外台秘要》第二十三卷："疗喉痹方：射干一片，含咽汁。"

［注］唐·王焘《外台秘要》列治疗方剂51首，收集唐及以前诸家方剂，论点引《诸病源候论》为据，以肺经病理变化为主因，有局限性。

34. 宋·王怀隐《太平圣惠方》卷三十五："治咽喉疼痛……夫咽喉者，气之所通流，呼吸之道路。若风邪热气搏于脾肺，则经络痞涩。气不通利，邪热攻冲，上焦壅滞，故令咽喉疼痛也。治咽喉毒气结塞疼痛，不下汤水，宜服犀角散方……治脾肺壅热，咽喉疼痛，胸膈壅滞，心烦颊赤，四肢不利，宜服射干散方……治咽喉疼痛，喘息急闷，马兜铃散方。"

"若风邪结热居于脾，邪蕴积在脏，不能消散，则上焦烦热，故令咽喉干痛也。"

"夫脾肺之气通于咽喉，三阴三阳，筋夹于口颊，若脾肺二脏积蓄风热，则经络不利，气道壅涩，邪毒之气攻于咽喉及于口颊，故令咽喉闭塞，嚛也。"

35. 宋·王怀隐《太平圣惠方》卷三十五："喉咙者，空虚也，言其中空虚，可以通于气息，呼吸出入，主肺气之流通，故为肺之系。""夫咽喉者，生于脾胃之气也。咽者，咽也，空可咽物，又谓之嗌，主通利水谷，胃气之道路，故为胃之系。"

"夫咽喉者，脾胃之候也。"

"肺脾壅滞，风邪热气，搏于经络，蕴蓄不散，上攻于咽喉，故令咽喉中如有物妨闷也。"

［注］宋·王怀隐《太平圣惠方》卷三十五："共二十五门，方共计二百四十三道。"论述肺、脾、胃等脏腑及三阴三阳经络与咽喉的病理的关系及咽喉生理解剖，并以脏腑病变说明咽喉病症的发生。理论上引《诸病源候论》"二十二首"，为后来治疗咽喉疾病辨证分型提供了较强的理论依据，并列出症候分型治疗特点及方剂应用。

36. 宋·赵佶《圣济总录》卷第一百二十二："喉痹……盖由脾肺不利，蕴积热毒。外犯寒邪，二经壅热，结于喉间，痹而不通。""喉痹谓喉里肿塞痹痛，水浆不得入也，治稍缓杀人……其状身热恶寒。治法先针而后药者，可谓知急先务矣。"

［注］宋代赵佶提出喉痹有"外犯寒邪""先针而后药"。

37. 宋·赵佶《圣济总录》卷第一百二十二："咽门者，胃气之道路。喉咙者，肺气之往来，一身之中，气之升降出入，莫急乎是。详考经络流注，则咽喉所系。非特肺胃为然。"

38. 宋·赵佶《圣济总录》卷第一百二十二："咽喉肿痛……是太阴之脉，属脾络胃，上隔挟咽，连舌本。足阳明之脉，其支者，从大迎前，下人迎，循喉咙。是知喉咽者，脾胃之候也。脾胃有热风毒乘之，其气上冲，经络胥应。故喉咽为之肿痛，甚则水浆不下，但能杀人。""治咽喉痛，舌上结热，此是心脾壅积。宜服地骨皮汤主之。"

39. 宋·赵佶《圣济总录》卷第一百二十三："咽喉肿痛，语声不出者，风邪壅热，客于脾肺之经。"

"咽喉生痛，论曰，肺气上通于喉咙，胃经外连于咽嗌；若脾肺壅热，熏发上焦，攻于咽喉，结聚肿痛，不得消散，热气炽盛，致结成痈。其候使人寒战咳唾稠浊。"

"咽喉生疮，或白或赤，痰唾稠浊；喉中腥臭疼痛。"

［注］宋代赵佶首次提出咽喉生疮、喉中腥臭。

40. 宋·赵佶《圣济总录》卷第一百二十四："咽喉中如有物妨闷；咽者胃之系，故咽主咽物；夫气通于肺，故喉主通气。咽喉中妨闷，如有物者，乃肺胃壅滞，结于咽喉使然。故圣惠谓忧愁思虑，气逆痰结，皆生是疾。"

41. 宋·严用和《严氏济生方》卷八："多食炙煿，过饮热酒，致胸膈壅滞，热毒之气不得宣泄，咽喉为之病焉。病则为肿，为痛，为喉痹，为窒塞不通，为不利而生疮，或状如肉窝，吐不出，咽不下，皆风热毒气之所致耳。又有伏热上冲，乘于悬雍，或长或肿。悬雍者，在乎上腭也。更有腑寒，亦使人喉闭而不能咽者。"

[注] 严用和提出灸煿热酒致胸膈壅滞，生热毒之气而致咽喉之病。

42. 宋·陈言《三因极一病证方论》卷十六："夫喉以候气，咽以咽物，咽接三脘以通胃，喉通五脏以系肺……诸脏热则肿，寒则缩，皆使喉闭，风燥亦然。五脏久咳则声嘶，嘶者喉破也，非咽门病，咽肿则不能吞，干则不能咽，多因饮啖辛热，或复呕吐烙伤，致咽系干枯之所为也，与喉门自别。又有悬痈暴肿，闭塞喉咙，亦如喉闭，但悬痈在上颌，俗谓莺翁，又谓之鹅聚。"

[注] 三脘，脘是指胃内部位，三脘是指上、中、下脘，上脘指胃上口，中脘指胃腔中部，下脘指胃下口。

43. 宋·杨士瀛《仁斋直指方论》卷二十一："咽喉论：咽者，胃之系，喉者，肺气之所通。咽以咽物，喉以候气，理一而分殊也。自其风邪客于喉间，气郁而热，则壅遏而为咽疼。自其热气生于肺胃，风毒蕴隆则肿结而为喉痹，尸咽者，阴阳不和，脾肺壅盛，风热毒气，不能宣通，故令尸虫发动，上蚀于喉，或痒或疼，如䘌之候也……胃脘实热，熏炙上焦，发为白头赤根，固有咽疮之证，脏腑停寒，寒则气缩，如物室碍于其间，亦有喉闭之证……然则疗之将何如？曰：热则通之，寒则温之，不热不寒，依经调之，寒热平和，病不生矣。"

[注] 尸咽：病名。见《诸病源候论》卷三十，与伤寒狐惑同，当互参之。

44. 元·朱震亨《丹溪心法》卷四："缠喉风，属痰热。""咽喉生疮痛，是虚热血虚，多属虚火游行无制，客于咽喉也。""喉痛，必用荆芥，阴虚火炎上，必用玄参。"

45. 宋·窦汉卿《疮疡经验全书》卷一："咽喉有数症，有积热、有风热，有病后余毒未除"。

46. 宋·窦汉卿《疮疡经验全书》卷一："胃经受热，胃气通于喉咙，故患喉痛。"

[注] 此节论述病理关系。

47. 金·张从正《儒门事亲》卷三："咽与喉，会厌与舌，此四者，同在一门，而其用各异。喉以候气，故喉气通于天，咽以咽物，故咽气通于地。会厌与喉，上下以司开合，食下则吸而掩，气上则呼而出。是以舌抵上腭，则会厌能闭其咽矣。四者相交为用，阙一则饮食废而死矣！"

[注] 此节论述咽喉生理。

48. 金·张从正《儒门事亲》卷三："夫足少阴，循喉咙，挟舌本，少阴上挟咽。此二者，诚是也。至于足阳明，下人迎，循喉咙。足太阴，挟咽连舌本。手太阳，循咽下膈。足厥阴，循喉咙之后。此数经皆言咽喉，独少阳不言咽喉。"

[注] 此节论述咽喉与经络关系。

49. 金·张从正《儒门事亲》卷三："余谓一言可了者，火是也。故十二经中，言嗌干嗌痛，咽肿颔肿，舌本强，皆君火为之也。唯喉痹急速，相火之所为也。"

[注] 此节言咽喉疾病与少阳相火，少阴为君火，相火盛则发为喉痹，君火旺则咽干而痛……由于火性炎上，故咽喉发病急速。

50. 金·张从正《儒门事亲》卷三："《针灸铜人》中亦有灸法，然痛微者可用，病速者，恐迟则杀人。故治喉痹之火，与救火同，不容少待。《内经》：火郁发之。发，谓发汗。然喉咽中，岂能发汗？故出血者，乃发汗之一端也。"

[注] 此节提出"火郁发之"，可治咽喉疾病。

51. 金·张从正《儒门事亲》卷三："治疗此病当以针刺出血最为上策。因血汗同源，发汗在于散热，出血在于泻火，故张氏有'出血乃发汗之一端'之说。"

52. 金·张从正《儒门事亲》卷六："咽喉肿塞：一妇人病咽喉肿塞，浆粥不下，数肿不退。药既难下，针亦无功。戴人以当归荆芥甘草煎，使热漱之，以冷水拔其两手。极五六日，痛减肿消，饮食如故。咽喉之病甚急，不可妄用针药。"

53. 元·李仲南《永类钤方》卷二："夫喉以候气，咽以咽物。咽则通水谷，接三脘以通胃。喉有九节，通五脏以系肺。并行两异，气谷攸分。脏热则肿塞不通，腑寒则缩而哽哽如有物，常欲痛痒，多涎唾，皆使喉闭，风燥亦然。当先去痰，次解热毒。"

54. 明·王肯堂《证治准绳·杂病》："咽，在喉之前，所以咽物……属手太阳小肠，少阴心，足太阴脾，厥阴肝经之会。"

"喉，在咽之后，所以候气。属手太阴肺，足阳明胃，少阴肾，厥阴肝经，任脉之会""……或问咽喉有痹有肿，二者之外，又有缠喉风，乳鹅生疮诸病，何邪致之，何经病之，与治法大略，愿闻其说。曰：十二经脉皆上循咽喉，尽得以病之，然统其所属者，乃在君相二火。王医师法，冬月于临卧时食生莱菔三五片，无咽喉之疾。"

"含化龙脑丸：治咽喉中有物如弹丸，日数深远，津液难咽，作渴疼痛，即须深针肿结处，散尽毒气。龙脑研、麝香研各二钱半，川升麻、马牙硝、钟乳粉、黄芪各一两，川大黄微炒、炙甘草各半两，生地黄五两，取汁和药。上为细末，研匀，以地黄汁更入炼蜜和丸，如弹子大。不拘时，以绵裹一丸，嚼化咽津，以咽喉通利为度。"

"七宝散：治喉闭及缠喉风。僵蚕直者，十只，硼砂，雄黄，全蝎十个，头尾全者，去毒，明矾，猪牙皂角一挺，去皮弦。各一钱，胆矾半钱。上为细末，每用一字，吹入喉中即愈。"

［注］明·王肯堂《证治准绳·杂病》：以经循行所涉及的脏腑，从病邪来说明咽喉疾病的病因病理，着重"君""相"二火导致其主因。但各症列主候，主治方剂，脏象理论辨证依据较少。

55. 明·张介宾《景岳全书》卷二十八："阳明为水谷之海，而胃气直透咽喉，故又为阳明之火最盛。欲辨此者，但察以其情志郁怒而起者，多属少阳厥阴；以口腹肥甘，辛热太过而起者，多属阳明。凡患此者，多以实火论治……但察其过于酒色，或素禀阴气不足，多倦少力者，是皆肾阴亏损，水不制火而然。火甚者，宜滋阴八味煎加减，一阴煎之类主之。"

［注］张介宾《景岳全书》卷二十八：声暗、咽喉两篇论述咽喉疾病，各篇均分经义、论证、论治、简易方（列方）、论治备用方、述古（引用前人论述）、附案等。

在论证和论治中，肝、肺、脾、肾、心、胃、胆等以脏腑的病理变化，论述咽喉病的病因进行辨证，确立方剂的应用，为后来咽喉病治疗提供丰富内容。

56. 明·芮经《杏苑生春》卷六："咽喉之疼痛，或因烦劳火盛过食炙煿、辛辣、酒等，蕴积热毒，致生风痰，胸膈之间壅滞不散，以成此证。喉内生疮，状如肉窟，为肿为痛，窒塞不通，吐咽不下，甚则生出重舌。治宜先去风痰，以通咽膈，然后解其热毒，迟则不救。又有热冲上腭生疮，谓之喉痈。及腑寒亦令人喉闭，吞吐不利，有缠喉风。此症先两日胸膈气紧，及气短促，蓦然咽喉肿痛，手足厥冷，气闭不通，痰毒缠蔓。虽分急慢，慢则稍缓，急者时刻失救，便为死证，最忌爪甲青紫。又有虚火升上，咽吐觉痛，理宜以阴降火。凡咽喉之病，其道窄狭，倘有迟误，便被痰壅，呼吸之间，生死系焉。惟有如圣散、玉钥匙、降雪最妙。若旅途中仓卒不入，以山豆根、番木鳖子磨水灌下尤好。缓者，硼砂、胆矾研细，吹入患处。"

57. 明·芮经《杏苑生春》卷六·咽喉·脉症要删："两手脉浮洪而溢者，喉痹也，脉微而伏者死。大凡喉疼之症，皆属火热，虽有数种之名、轻重之异，乃火之微甚故也。其微而轻者，可以药饵缓治；甚而急者，则药难以成功，必须针砭去血，乃为上策，其次吐法亦可用。盖山豆根大能治喉痹，要药也。或以远志去心为末，水调敷项上周围亦效。"

"喉痹之症，俱属火热，但相火为害，不可治以苦寒，当用辛温从治之法，针砭尤易成功。"

"山豆根，治喉痹之圣药。"

58. 明·陈实功《外科正宗》卷二："夫咽喉虽属于肺，然所致有不同者，自有虚、实之分，紧喉、慢喉之说。又因为心、肺、肝、肾呼吸之门，饮食、声音吐纳之道。"

59. 明·陈实功《外科正宗》卷二："咽喉看法：初起红色肿痛，语声清朗，亦无表里之症相兼者轻。已成肿痛，咽喉半闭半开，咯吐痰涎，饮食稍进者顺。咽喉肿闭，牙关紧急，言语不清，痰壅气急，声小者险。咽喉骤闭，痰涎壅塞，口噤不开，探吐不出，声喘者死。时疮之后，毒结咽间，肿痛腐烂，吐纳不堪，声哑者重。久嗽痰火，虚阳上攻，咳伤咽痛，但见声嘶面红者死。"

"思虑过多，中气不足，脾气不能中护，虚火易于上炎。"

60. 明·陈实功《外科正宗》卷二："咽喉论，凡喉闭不刺血，喉风不倒痰，喉痈不放脓，喉痹，乳蛾不针烙，此皆非法，又有痰火劳瘦，咳伤咽痛者，无法可治。"

61. 明·陈实功《外科正宗》卷二："邪在表也，宜发散……邪在内也，宜下之。肿痛寒热，口干作渴，脉洪大而有力者，宜发表攻里。

咽喉肿痛，痰涎壅盛，面红口干，邪在上也，宜探吐之……口噤难开，先刺少商，后行吐法……脓已成也，宜急针之。肿痛微红，脉虚无力，午后痛者属阴虚，宜滋阴降火。肿痛色白，咯吐多涎，上午痛者属阳虚，宜补中健脾。"

［注］明·陈实功《外科正宗》卷二·咽喉论中，认为咽喉疾病与心、肺、肝、脾、肾等脏腑有关，方剂选择有代表性，实用而精，提出了多种外治咽喉疾病方法。

62. 明·龚廷贤《万病回春》卷五："咽喉肿痛者，或喉痛生疮者，或咽痛闭塞者，或红肿结核胀痛者，或喉闭塞不能言语者，俱是风热痰火。"

"夫心为声音之主，肺为声音之门，肾为声音之根。风寒暑湿、气血痰热邪气有干于心肺，病在上脘，随症解之，邪气散则天籁鸣矣。"

63. 明·赵献可《医贯》卷四："喉与咽不同。喉者肺脘，呼吸之门户，主出而不纳；咽者胃脘，水谷之道路，主纳而不出。盖喉咽司呼吸，主升降，此一身之紧关蕙橐龠也。经曰：足少阴所生病者，口渴、舌干、咽肿、上气、嗌干及痛。《素问》云：邪客于足少阴之络，令人咽痛，不可纳食。""凡喉痛者，皆少阴之病。但有寒热虚实之分。少阴之火，直如奔马，逆冲于上，到此咽喉紧锁处，气郁结而不得舒，故或肿或痛也。其症必内热、口干、面赤、痰涎涌上，其尺脉必数而无力。"

［注］《医贯》卷四只论述肺、胃、肾与咽喉疾病有关。

64. 清·程国彭《医学心悟》卷四："咽能咽物，通乎地气，喉能纳气，通乎天气。气之呼吸，食之升降，而人命之存亡系焉。咽喉之病，挟热者十之六七，挟寒者十之二三，而风寒包火者，则十中之八九。

古人开手一方，只用甘草、桔梗，《三因方》加以荆芥，其他牛蒡子、薄荷、贝母、川连之类，皆出后人续补。可见咽喉之病，不便轻用凉药，而专主开发升散者，所谓结者开之，火郁发之是已。及其火势极盛，则清剂方施，结热下焦而攻法始用，非得已也。"

[注] 清·程国彭《医学心悟》卷四："着重论述咽喉疾病辨证施治，悉其证，内、外治法配合运用。列咽喉疾病十二候。"本书早于《重楼玉钥》100余年。

65. 清·陈士铎《辨证录》卷三："人有感冒风寒一时咽喉肿痛，其势甚急，变成双蛾者，其症痰涎稠浊，口渴呼饮，疼痛难当，甚则勺水不能入喉，此阳火壅阻于咽喉……夫阳火者，太阳之火也。太阳之火，即膀胱之火也，与肾经之火为表里，膀胱火动，而肾经少阴之火即来相助，故直冲于咽喉之间，而肺脾胃三经之火，亦复相随而上升，于是借三经之痰涎，尽阻塞于咽喉，结成火毒，而不可解。"

66. 清·陈士铎《辨证录》卷三："人有咽喉干燥，久而疼痛，人以为肺热之故，谁知是肾水之涸竭乎……肾水之耗，以致肾火之冲而肺金又燥。"

[注] 此二节论述咽喉病与肺脾胃三经之火有关。咽喉病多属虚之证。

67. 清·李用粹《证治汇补》卷四："治实之法，先宜发散，次用清凉，或涌导痰涎，或针刺出血；治虚之法，须遵《内经》从治之旨，徐徐频与……吹喉法……引吐法……薰鼻法……剌喉法……刺少商穴法……火刺法。"

68. 清·沈金鳌《杂病源流犀烛》卷二十四："咽喉证，皆火病也。少阴少阳君相二火经脉，并系咽喉。君火势缓，热结为痰为肿。相火势速，肿则为痹，痹甚则痰塞以死。火有虚实，实火因过食煎炒，蕴热结毒，其证烦渴，二便闭，风痰壅，将发喉痹，先三日必胸膈不利，脉弦而数……虚火因过饮，或善怒，或好色，痰火上攻，喉舌干燥，便涩，心脉虚数，肾脉微。""凡病喉痹，必兼咽嗌痛。凡病咽嗌痛，却不兼喉痹，由阴虚火炎也……曰喉燥痛，水涸火炎，肺金受克故也……曰喉中腥臭，肺胃热毒也。"

[注] 此节论述肺、胃、肾的病理变化可致咽喉病。

69. 清·林珮琴《类证治裁》卷六："喉以纳气而通于天，咽以纳食而通于地。会厌筦乎其上以司开阖，惟其为心肺肝肾呼吸之门，饮食声音吐纳之道……或头痛兼风寒者须疏散。察其二便秘结系实火者，以重剂润下，去其积热。壮实者用硝黄，弱者但滋燥润肠，虚者宜蜜煎导法。大便行，乃可清利上焦痰热。清上丸。若虚火便涩，心脉数，肾脉微，宜滋阴降火。养金汤。其症喉痹为总名，有缠喉风、乳蛾、喉癣、喉痈、喉菌、喉闭、蜒舌、喉杵等症。而缠喉风，及伤寒喉闭，症为尤险。"

70. 清·张宗良《喉科指掌》卷一："咽喉大纲论，夫咽喉者……咽属胃，喉属肺。乃一身之总要，百节之关防，呼吸出入之所也。经云：一阴一阳结而为喉痹，痹者闭也。有风、有寒、有火、有湿、有毒、有虚，或风火招传，或寒湿相聚，其症不一，变幻不测。故漫肿而痰多者，风也；淡白而牙紧者，风寒也；紫色不肿而烂者，伏寒也；红肿而脉浮者，风火也；脉沉实、烂而不肿者，毒也；脉细数而浮者，虚火也；细迟者，虚寒也。风、火、寒、湿、毒、虚，皆类而推之可也。大凡初起之症，诊右寸洪紧者，肺风也；两关浮数者，胃火肝风也；左寸浮洪者，心火也；右寸沉迟者，迟伏寒也；沉数者，伏热也；右尺洪大者，三焦火旺也；左迟洪而有力者，肾虚火也。此数部脉者，乃大略也，可总用六味汤加减治之。若凶险等症，须诊其脉、相其形，再详其受病之源，细诘其所起之端，而用药对病，自然愈之速矣。故凡治咽喉之症，其要在于脉与形名耳。经云：神圣功巧，不过望、闻、问、切。以此推详，庶无差误。"

71. 清·佚名《咽喉经验秘传》咽喉总论："咽喉者，人身呼吸饮食之门户也。咽以咽物，喉以候气。咽则通水谷，接三脘。喉有九节，通五脏以系肺……然其症虽繁，大要总归于火。盖少阴、少阳君相二火，其脉并络于咽喉，故往往为火症之所结聚。君火势缓，热结于内，而为疼、为肿。相火势速，则肿甚不仁而为痹，痹甚则不通，痰塞而死。火者，痰之本；痰者，火之标。故言火则痰在其中，言咽喉则牙舌亦包罗于内矣。夫火有虚实之分，虚者，或因饮酒太过，或因愤怒，或因色欲，火痰上攻，咽舌干燥，二便如常，少阴脉微，治宜补虚降火。实者或因过食煎炒炙煿，蕴热积毒，其症烦渴，二便坚闭，风痰上壅，脉弦而数，治宜先去风痰，后消热毒。"

[注]《咽喉经验秘传》内容为"咽喉总论""通喉痹论""喉痹论方""治法凡例，喉症用药细条"，喉症"图形针药秘传""喉症方药""制药秘法"等。大体包括以下内容：第一是外因，受燥热熏蒸，通过咽喉而生病；第二是内因，体虚弱，气血两衰，或病后伤阴太过，津液不能上行，以致相火旺盛，阳气不能控制，变端百出。从诊治上说，喉症病因多由风火，证有虚实：虚证宜补虚降火解毒，实证宜祛风痰，消热毒，喉症在施治时宜解不宜遏。治法：内服汤剂，丸药。外治：用吹法和针法。喉症以吹药为上策，不宜轻用针刀。最后处治施药，务须谨慎，有的症候须内服汤剂，借以表散，惟最忌发汗；有的须服丸药，可消患于无形；有的必须吹药，方为妥善。

72. 清·佚名《图注喉科指掌》卷一咽喉大总论："有风、有寒、有火、有湿、有毒、有虚，或有风火相搏，或寒湿相聚，其症不一，变幻不测，故漫肿而烂多者风也；淡白而牙紧者风寒也；紫色不肿而烂者伏寒也；红肿而脉浮者风火也；脉沉实烂而不肿者毒也；脉细数而浮者虚火也；细迟者虚寒也。风、寒、湿、毒、虚不可不究，其状有阴有阳不可不察。"

73. 清·郑梅涧《重楼玉钥》卷上："呼者因阳出，吸者随阴入，呼吸之间，肺经主之。喉咙以下言六脏、手足之阴，咽门以下言六腑为手足之阳。盖诸脏属阴，为里；诸腑属阳，为表。以脏者藏也，藏诸神流通也；腑者府库，主出纳水谷糟粕传输之谓也。自喉咙以下六脏，喉应天气乃肺之系也。

夫咽喉者，生于肺胃之上，咽者咽也，主通利水谷，为胃之系，乃胃气之通道也，长一尺六寸，重六两。喉者空虚，主气息出入呼吸，为肺之系，乃肺气之通道也，凡九节，长一尺六寸，重十二两。故咽喉虽并行，其实异用也。然人之一身，惟此最为关要，一气之流行，通于五脏六腑呼吸之经。若脏腑充实，肺胃和平，则体安身泰。一有风邪热毒蕴积于内，传在经络，结于三焦，气凝血滞，不得舒畅，故令咽喉诸症种种而发。"

74. 清·郑梅涧《重楼玉钥》卷上："虚者，两尺洪数，重按无力现于外者，内热咳嗽衄血，或饮食日减，此肝肾阴虚，不能蓄养龙雷真火，盖阴虚则火旺，火旺则水竭，水竭则肾元枯涸，肾无枯涸则相火奔腾而浮上，斯喉痹咽疮，痰结烦躁声哑之症作矣。"

75. 清·郑梅涧《重楼玉钥》续篇："实火因过食，煎炒炙煿醇酒，热毒蕴积，胸膈不利，烦渴便闭；虚火因七情、劳欲、气虚，虚火上炎，咽喉干燥，二便如常。"

76. 清·郑梅涧《重楼玉钥》卷上："喉风三十六症名目：斗底风、叉喉风、咽疮风、鱼鳞风、双松子风、单松子风、帝中风、双鹅风、单鹅风、双燕口风、单燕口风、重腭风、木舌风、重舌风、坐舌莲花风、合架风、鱼架风、爆骨搜牙风、牙痛风、悬痈风、夺食风、鱼口风、驴嘴风、鱼鳃风、双搭颊风、单搭颊风、落架风、粟房风、瘰疬风、穿额风、肥株子风、掩颈风、双缠风、单缠风、边头风、乘枕风、耳防风。"

[注] 清·郑梅涧《重楼玉钥》卷上论述咽喉病生理病理、主证、治疗、方剂、内外治

法，卷下对针法、灸法禁针、禁灸及经穴的应用进行介绍。

77. 清·沈善谦《喉科心法》卷上咽喉致病源流三因论："致病之因，或值阳明司天，燥化当令，或跋涉于风日之中，时近火燥之畔，或受四时八节之贼风，或触叠嶂层峦之疠气。口鼻吸授，肺胃当其冲，外因也。七情不节，六欲无度，神伤血耗，龙雷亢炽，或病后阴伤太过，太阴、阳明津液不克上供，内因也。食味辛热过多，调理频投温补以及金石，专家谬称真火可补，而不知相火旺，阴愈不能涵，变端百出，不内外因也。"

"夫咽喉者，肺胃之门户，出纳之机关，同出而异源也。咽属胃居左，主纳食通利水谷；喉属肺居右，主纳气呼吸氤氲。五脏六腑之痞泰，均根乎肺胃二经。"

［注］《喉科心法》二卷，由清·沈善谦撰。本书论点侧重于临床实践，无论是上卷论说，还是下卷临床应用，汤丸吹散并制药药表，均为作者平时临床经验体验而得，基本无泛泛而谈的空言，文图并行，基本症候与现代相似。

78. 清·金德鉴编《喉科枕秘》卷一："临症二十法，凡咽喉无病，其色淡红而白，不高不肿，一有患处，必紫而肿。试病之法，或痈或痹或蛾，认不真，只吹本于外肿处，下刀针，次吹秘，无有不效。如不肿，只外痛，乃风热太甚，先宜疏泄，后用清化。若喉痹，不须下刀针，吹本秘，服三黄汤三四剂，自愈。

针之法，先捺倒舌，针靠撩舌根，轻轻一挑即出，切不可慢，恐病人低头吐痰血误事，远远刺去，须防蒂丁。

烙铁，用纹银打茶匙样，用陈艾包烙铁外，以棉花包住，沾桐油，灯火上烧尽无烟，搁在灯上，取圈撑住口，令人扶住，捺定舌根，使人刮净烙铁，看真患处，连烙一烙即出，不可缓慢，恐伤犯蒂丁。烙后即吹秘药解热毒。又一烙法：将炭烧红，入干艾，烙铁放艾上烧红，依前法治之，须眼明手快。

夜深看病用灯，着人站于医生脑后照看，方见喉中。或喉小，病在喉下看不真，勿下刀针，只吹追风、本、秘数次，待天明再看。

天阴忌用刀针，恐看病不真或伤好肉。待天明朗，借日光以助眼力，方可看治。

针少商穴，果系病笃，方针其穴，在大拇指角尖离一韭叶许。

颈外肿甚，方用水药滚下其痰，若不甚肿，用之非宜。

牙关闭紧，不可即用圈撑口，先用通关散吹鼻，俟口略开，用薄小木片撬入，吹追风散去痰，口又略开，方以圈扁入，缓缓撑起，令人扶住，捺舌于圈内，细看何症，方可用药。

用刀割，须用病人仰面，后使人扶头，捺住舌，些些细割，勿伤好肉。

痈蛾疳疔等症，红晕可治，黑色必死。

疳疮烂深，不必用刀针，只吹本、秘数次。如腐肉多，即用头发扎一小刷，将黄连、黄芩煎水去渣，以刷蘸水，刷尽腐肉，即以此水漱口数次，吹秘止痛，不然药气不入。"

［注］《喉科枕秘》共 2 卷，卷首论治喉秘法，治喉要诀，临症二十法，次载喉症图形针药秘传，论述咽喉、舌、齿等 72 种病症的发病原因，临症表现，主要症状及其疗法，其治疗方法涵盖了内服、外用、针法、刀当、灸法等。对咽喉病外治方法有典范之列举。卷二列应用良方、焦公喉科煎药方，介绍了喉科所用丸、散、膏、煎方 100 余首，皆为治疗喉科疾患的有效方。并附制诸穴图，灸刺各法及附方等，可见其图文并茂，叙述精详，治喉之法极有特色，是一本关于喉科证治的著作，具有重要的指导价值。由于时代所限，此书不可能尽善尽美，其中也不乏不科学的内容，因为那个年代，现在称为历史。

【小结】本章简介中国古代时期经典叙述，咽喉与肺、胃、脾、肾、肝等某些脏腑，经络在解剖、生理功能和病理变化的关系，成为中医咽喉科形成的理论基础。其后历代中医学家在此基础上博采众方，结合个人的经验和体会，提出了各自见解，使咽喉与脏腑经络学说有进一步发展。

咽喉与经络关系：

手太阴肺经，入肺脏，上循咽中，横出腋下。

手阳明大肠经，从缺盆上走颈部，挟口入下齿中。

手少阳三焦经，从肩上走颈，过咽喉，经耳上角到颊部。

手少阴心经，其支者从心系，挟食道上循咽喉，连于目系。

手太阳小肠经，其支者从缺盆循颈经咽喉上颊。

足阳明胃经，其支者，从大迎前下人迎，循喉咙入缺盆。

足太阴脾经，从脾脏上络于胃，横过膈，上行挟于食道两旁，循经咽喉连于舌根。

足少阳胆经，从耳后，循颈过咽，下肩至缺盆；其支者，从颊车，下走颈经咽喉至缺盆。

足少阴肾经，其直者，从肾上贯肝膈，入肺中，循喉咙，挟舌本。

足厥阴肝经，属肝、络胆，上贯膈，分布于胁肋，循喉咙之后，上入颃颡。

任脉、冲脉，均循经胸部、颈部过喉，到达下唇内。

阴跷脉，沿腹胸进入缺盆，出结喉旁，上至目内眦。

阳跷脉，从肩部，循经颈过咽上挟口角。

阴维脉，从胁部上行至咽喉。

此外还有别出的络脉、经筋等。循经咽喉的有：手少阴心经别出络脉，足阳明胃经别出络脉，足少阳胆经别行正经，足阳明胃经别行正经，足太阴脾经别行正经，手少阴心经别行正经，手厥阴心包络别行正经，手阳明大肠经别行正经，手太阴肺经别行正经，足阳明胃经之筋其直行者，手太阳小肠经之筋其支者，手少阳三焦经之筋，手阳明大肠经之筋其直行在十二经脉中，除手厥阴心包经和足太阳膀胱经间接通于咽喉外。此外循经咽喉还有别出的络脉、经筋等，这些所涉及的脏腑有肺、脾、心、肝、心包络、大肠、三焦等，这些脏腑在生理和病理上发生变化，引起各种咽喉病发生。古代医家以此集中论述脏腑经络关系，丰富临床说理依据。

病因病理：论述了咽喉疾病的发生，为风、热、寒、湿、疫等邪侵犯，过食炙煿、情志不遂、劳累所伤、色欲过度、饮酒过度和脏腑功能失调、内生痰火，不同的发病因素，不同的脏腑病变，产生了复杂的病理变化，归属为邪侵袭脾胃热盛、肺经虚损、肝气郁结、肾阴亏损等。后又归纳细化，如风有风热、风寒之分，火为实火、虚火之辨等。

辨证治疗：宋、明时期咽喉疾病已形成辨证分型治疗纲目，语言与方剂互应，之后又辨红肿疼痛。有外感邪热，有肺胃火热上蒸、火热灼腐咽喉等，根据不同的症状进行辨证，是"审证求因"的方法，如辨腐烂、辨脓液、辨声音、辨气味、辨㑊痒、梗阻，辨识危候等。

历代医家治疗咽喉病：内治法、外治法并用，根据病症，或用外治法，或用内治法。外治法包括吹药、含服、含漱、蒸气吸入、烟熏、刺破排脓、探吐、外敷、针刺、针刺放血、烙法等方法。上述介绍只是部分内容，并非古代中医咽喉学科全部，但它是中医咽喉病源学、基础学、治疗学。

第二节　咽喉与脏腑经络的关系

【中国古代中医论述】

1. 宋·窦汉卿《疮疡经验全书》卷一："喉应天气乃肺之系也。"

2. 明·赵献可《医贯》卷四："喉者肺脘，呼吸之门户。"

3. 清·祁坤《外科大成》卷三："咽者嚥也，接三脘以通胃，故以咽物，喉者候也，通五脏以系肺，故以候气。"

［注］三脘，脘是指胃内部位，三脘是指上、中、下脘，上脘指胃上口，中脘指胃腔中部，下脘是指胃下口。

4. 宋·王怀隐《太平圣惠方》卷三十五："喉咙者，空虚也，言其中空虚，可以通于气息，呼吸出入，主肺气之流通，故为肺之系。"

5. 清·郑梅涧《重楼玉钥》喉科总论："喉者空虚，主气息出入呼吸，为肺之系，乃肺气之通道也。"

6. 宋·王怀隐《太平圣惠方》卷三十五："肺脾壅滞，风邪热气，搏于经络，蕴蓄不散，上攻于咽喉，故令咽喉中如有物妨闷也。"

7. 清·唐宗海《血证论》卷六："血家咽痛，多是肺胃虚火。"

8. 清·沈金鳌《杂病源流犀烛》卷二十四："脾肺虚热，上攻咽喉生疮者。"

9. 清·郑梅涧《重楼玉钥》喉科总论："肺胃和平，则体安身泰，一有风邪热毒蕴积于内，传在经络，结于三焦，气凝血滞，不得舒畅，故令咽喉诸症种种而发。"

［注］上条目所论述肺脏的生理和病理变化，大部分与咽喉有关。很多咽喉病由肺虚或肺实所引起。

10. 隋·巢元方《诸病源候论》卷三十："咽喉者，脾胃之候也。"

11. 唐·孙思邈《备急千金要方》卷六下："喉咙者，脾胃之候，若脏热，喉则肿塞，神气不通。"

12. 宋·王怀隐《太平圣惠方》卷三十五："夫咽喉者，脾胃之候，气所上下。脾胃有热，则热气上冲，致咽喉肿痛。夫生肿痛者，皆挟热所为也。"

13. 宋·王怀隐《太平圣惠方》卷三十五："咽者咽也，空可咽物，又谓之嗌，主通利水谷，胃气之道路，故为胃之系。"

14. 明·赵献可《医贯》卷四："咽者胃脘，水谷之道路。"

15. 宋·严用和《严民济生方》咽喉门："夫咽者，言可以咽物也，又谓之嗌，气之流通扼要之处，胃所系。"

16. 宋·窦汉卿《疮疡经验全书》卷一："胃经受热，胃气通于喉咙，故患喉痛。"

［注］喉咙：一般指喉，是呼吸之道，肺系所属，亦有指整个咽喉部，包括呼吸与水谷之道，这里是指整个咽与喉。

17. 隋·巢元方《诸病源候论》卷三十："脾胃有热，热气上冲，则喉咽肿痛。"

18. 清·沈金鳌《杂病源流犀烛》卷二十四："喉中腥臭，肺胃热毒也。"

19. 明·陈实功《外科正宗》卷二："思虑过多，中气不足，脾气不能中护，虚火易于上炎。"

20. 清·郑梅涧《重楼玉钥》喉科总论："咽者咽也，主通利水谷，为胃之系，乃胃气之通道也。"

21. 清·唐宗海《血证论》卷六："凡咽喉痛而饮食不利者，胃火也。"

22.《医林改错》卷上："咽者嚥也，咽饮食入胃，即胃管上口是也。"

[注] 上条目论述咽与脾胃在生理功能上的关系，在病理变化中经常合并出现，故脾与咽喉的生理病理关系往往和胃在一起："夫咽喉者，为脾胃之候。"

23.《灵枢·经脉》："肾足少阴之脉……其直者，从肾上贯肝膈，入肺中，循喉咙挟舌本。"

24.《金匮要略》水气病脉证并治："阳衰之后，营卫相干，阳损阴盛，结寒微动，肾气上冲，喉咽塞噎。"

25. 清·林珮琴《类证治裁》卷六："喉以纳气而通于天，咽以纳食而通于地。会厌筦乎其上以司开阖，惟其为心肺肝肾呼吸之门。"

26. 清·陈士铎《辨证录》卷三："有人咽喉干燥，久而疼痛，人以为肺热之故，谁知是肾水之涸竭乎……此病因肾水之耗，以致肾火之冲，而肺金又燥，清肃之令不行，水火无既济之欢，金水有相形之势，两相战斗于关隘之间，致成此症。"

27. 清·程国彭《医学心悟》第二卷："口燥咽干而渴，何以属传经少阴也？答曰：少阴之脉，循喉咙，挟舌本。热传入少阴，消烁肾水，则真水不得上注于华池，故干燥异常。"

[注] 上条目，论述咽喉与肾的所属关系和肺肾虚与咽喉的关系。《类证治裁》卷六："惟其心、肺、肝、肾呼吸之门。"当然这样的提法虽不一定恰当，但也说明了咽喉与肾的所属关系。

28.《灵枢·经脉》："肝足厥阴之脉……上贯膈，布胁肋，循喉咙之后，上入颃颡。"

29.《素问·诊要经终论》说："厥阴终者，中热嗌干。"

30. 明·李梴《医学入门》卷四："忿怒则动肝火……火炎上攻，咽膈干燥。"

31. 唐·孙思邈《备急千金要方》卷六："咽门者，肝胆之候也，若藏热，咽门则闭而气塞。"

[注] 上条目，论述肝病变引起咽喉疾病，有肝气上逆、肝郁化火上炎等，是咽喉疾病发展一个阶段的症候。

第三节　咽喉病病因病理

咽喉病的主要外因是风、热、湿邪侵袭，内因是肺、胃、脾、肾、肝等功能失调或功损、饮食所伤等，根据古代医家综合论述常见多为邪毒侵袭、脾胃火热炽盛、肾阴亏损、肝气郁结等。

【中国古代中医论述】

1. 清·张宗良《喉科指掌》卷一："夫咽喉者，左为咽，右为喉。咽属胃，喉属肺。乃一身之总要，百节之关防，呼吸出入也。经云：一阴一阳结而为喉痹，痹者闭也。有风、有寒、有火、有湿、有毒、有虚，或风火相传，或寒湿相聚，其症不一，变幻不测，故漫肿而痰多者，风也；淡白而牙紧者，风寒也；紫色不肿而灿者，伏寒也；红肿而脉浮者，风火也；脉沉实，烂而不肿者，毒也；脉细数而浮者，虚火也；细迟者，虚寒也。风、火、寒、湿、毒、虚，皆类而推之可也。"

2. 清·程永培《咽喉经验秘传》咽喉总论："咽喉者，人身呼吸饮食之门户也，咽以咽物，喉以候气。咽则通水谷，接三脘。喉有九节，通五脏以系肺。方寸之地，受病最险，然其症虽繁，大要总归于火，盖少阴，少阳君相二火，其脉并络于咽喉，故往往为火症之所结聚，君火势缓，热结于内，而为疼，为肿，相火势速，则肿甚不仁而为痹，痹甚则不通，痰塞而死，火者，痰之本；痰者，火之标。夫火有虚实之分，虚者，或因饮酒太过，或因愤怒，或因色欲，火痰上攻，咽舌干燥。实者或过食煎炒炙煿蕴热积毒，其症烦渴，二便坚闭，风痰上雍，脉弦而数。"

3. 清·杨龙九《囊秘喉书》卷上："夫咽者，水谷之道，喉者，呼吸之门户，乃人身要害之地，症虽不一，大要总归于火，盖少阴少阳，君相二火，其脉络于咽喉，故往往为症之所结叙。""凡咽喉齿舌症，须辨内外二因，虚实二火。"

4.《重楼玉钥》序："人之一身百病皆可致危，独咽喉之症尤危之危者，不炊黍间毙可立俟。"

5. 明·赵献可《医贯》卷四："盖喉咽司呼吸、主升降，此一身之紧关橐龠（tuó yuè）也。"

6. 宋·窦汉卿《疮疡经验全书》卷一："咽喉有数症，有积热，有风热，有病后余毒未除"。

7. 清·沈善谦《喉科心法》卷上："考古称喉症……亦以病必兼风夹火，外风与内火互凝，故风得火炎而风愈盛，火得风煽而火愈积。于是积湿浊痰，得相火以熏蒸之，陡然沸腾，阻其脉络，蒙其清窍，结肿成胀，胀甚则闭，呼吸不得出入，汤水不能吞咽，甚有不及治者。究其喉症致病之源，实由风温疫疠，客邪郁久，化火而成。"

8. 清·佚名《咽喉经验秘传》："凡喉症之生，属痰、属风、属热，多因郁火而兼热毒。"

"凡喉症，一二日肿痛，三四日内象有形，每到三日必发热，或头痛。"

［注］上条目，论述邪毒侵袭及咽喉病发展过程

9.《素问·经脉别论》："饮入于胃，游溢精气，上输于脾，脾气散精，上归于肺。"

10. 隋·巢元方《诸病源候论》卷三十："咽喉者，脾胃之候，气所上下，脾胃有热，热气上冲，则咽喉肿痛。夫生肿痛者，皆挟热则为之，若风毒结于喉间，其热盛则肿塞不通，而水浆不入。"

11. 宋·王怀隐《太平圣惠方》卷三十五："夫咽喉者，为脾胃之候，气所上下，脾胃有热，则热气上冲，致咽喉肿痛，夫生肿痛者，皆挟热所为也。若风毒结于喉间，其热盛，则肿塞不通，而水浆不入便能杀人。"

12. 明·张介宾《景岳全书》卷二十八："阳明为水谷之海，而胃气直透咽喉，故又为阳明之火最盛。"

［注］上条目论述咽喉在胃腑之上，咽为胃之系，脾胃相互络属共同完成其生理功能，其病理变化亦往往合并出现。"脾胃有热，则热气上冲，致咽喉肿痛。"

13.《素问·五脏生成》："诸气者，皆属于肺。"

14. 宋·严用和《严氏济生方》咽喉门："喉者，言其中空虚，可以通气息，呼吸之道路，肺之所候，天气之所主也，若脏气和平则病不生，脏气不平，寒热雍塞，所以生病也。"

15. 清·沈善谦《喉科心法》卷上："肺宣布百脉，滋润五脏。相传治节无差，清浊司化合度，反是则害，有难于胜言者。"

［注］上条目论述肺生理功能失健，易为病后余邪滞留，或外邪侵犯。

16. 《素问·通评虚实论》："邪气盛则实，精气夺则虚。"

17. 明·张介宾《景岳全书》卷二十八："察其过于酒色，或素禀阴气不足，多倦少力者，是皆肾阴亏损，水不制火而然。"

18. 明·王肯堂《证治准绳·杂病》："咽喉……又属足少阴肾经，《灵枢》曰：足少阴所生病者，口热舌干咽肿上气嗌干及痛。"

19. 清·沈金鳌《杂病源流犀烛》卷二十四："咽喉证，皆火病也……虚火因过饮，或善怒，或好色，痰火上攻，喉舌干燥，便涩，心脉虚数，肾脉微，此水不胜火，宜滋阴降火。"

［注］上条目论述肾阴虚损，可直接引咽喉疾病。

20. 唐·孙思邈《备急千金要方》卷六："咽者，肝胆之候也，若藏热，咽门则闭而气塞。"

21. 清·佚名《经验喉科紫珍集》丹溪喉风论："夫喉风喉痹，皆由痰火而成，须别五脏虚实之不同，所起根源之有别，且如忿怒失常肝火动也，劳伤过度，心火动也，膏粱煿炙，胃火动也，讴歌忧恼，肺火动也，房劳不节，肾火动也，所以君火一动，相火随焉，以致火上炎升发于咽间肿痛，而浆水不入也，其症可谓危者急矣。"

22. 明·王肯堂《证治准绳·杂病》："肝者中之将也，取决于胆，咽为使。""经云：胆病者，善太息，口苦呕宿汁，嗌中介介然。"

23. 清·唐宗海《血证论》卷一："木之性主于疏泄，食气入胃，全赖肝木之气以疏泄之，而水谷乃化，设肝之清阳不升，则不能疏泄水谷，渗泻中满之证，在所不免。"

［注］上条目，论述肝失条达，疏失常，气机郁滞不畅，其病理变化。若肝气郁结，气病及血，气滞血瘀，经脉不利，循经结聚于咽喉，则可发咽喉疾病。

第四节　咽喉病辨证简述

咽喉病常见的主要症状有红肿疼痛、腐烂、脓疮、声音改变、气味异常、焮痒、梗阻、危候等。

【中国古代中医论述】

1. 清·张宗良《喉科秘旨》卷上："风热喉，此症感风热而起，满喉发细红点，根带淡白。"

2. 宋·王怀隐《太平圣惠方》卷三十五："脾胃有热，则热气上冲，致咽喉肿痛，夫生肿痛者，皆挟热为也。"

3. 清·包永泰《图注喉科指掌》卷三·大红喉痈："此症因肺脾积热，其色鲜红，肿胀关内。"

4. 清·沈善谦《喉科心法》卷上："锁喉风、缠喉风，生于关内左右，红肿疼痛，甚则气阻不通。由肺失清肃，胃火通调，膏粱煿炙之毒蒸肺胃，迭加外袭风邪，蒸热酿痰，上壅咽喉，清浊不得升降而成。"

［注］上条目论述咽喉红肿疼肿的辨证。

5. 清·沈善谦《喉科心法》卷上："喉风诸症，初起必发热头痛，或咳呛唾痰，鼻塞流涕，甚者寒热交作，口干渴饮，大便秘结，小溲短赤。或一二日后或四五日后，喉间必先觉疼痛，渐见肿象红色，暨现紫色，由紫变成黄腐，由黄腐变成白腐，由白腐变成灰黑腐，见黑腐者不易治。凡喉症见腐，不论何色，表症已退，里热居多。用药后黑腐转白，或白腐转黄，即是松机，余类推之，反是则为病进。"

6. 清·包永泰《图注喉科指掌》卷一咽喉大总论："有风、有寒、有火、有湿、有毒、有虚，或有风火相搏，或寒湿相聚，其症不一，变幻不测，故漫肿而烂多者风也，淡白而牙紧者风寒也，紫色不肿而烂者伏寒也，红肿而脉浮者风火也，脉沉实烂而不肿者毒也，脉细数而浮者虚火也，细迟者虚寒也。风、寒、湿、毒、虚不可不究，其状有阴有阳不可不察。"

7.《灵枢·痈疽》："热胜则肉腐，肉腐则成脓。"

［注］上条目，辨腐烂。

8. 宋·王怀隐《太平圣惠方》卷第三十五："夫咽喉者……由脾间热，其气上咽喉，所以生疮，其疮白头或赤根，皆由热毒所致也。"

9. 清·林珮琴《类证治裁》卷八："血与气壅则成肿，血为毒胜则成脓。"

10. 清·金德鉴《喉科枕秘》卷一："喉疳热毒心肠传，可怜臭烂不堪闻。"

［注］上条目论述辨脓液，但这里提一下，咽喉疾病的脓与走马疳证、白缠喉的脓是有区别的。

11. 明·陈实功《外科正宗》卷二·喉科论："咽喉看法：初起红色肿痛，语声清朗，亦无表里之症相兼者轻。已成肿痛，咽喉半闭半开，咯吐痰涎，饮食稍进者顺。咽喉肿闭，牙关紧急，言语不清，痰壅气急，声小者险。咽喉骤闭，痰涎套塞，口噤不开，探吐不出，声喘者死。时疮之后，毒结咽间，肿痛腐烂，吐纳不堪，声哑者重。久嗽痰火，虚阳上攻，咳伤咽痛，但见声嘶面红者死。"

12. 清·程国彭《医学心悟》卷二："少阴病，咽中伤，生疮，不能言……复有风寒客于肺中，声哑不能言。"

13. 清·佚名《咽喉经验秘传》："急喉痹，脉浮数而细微，鼻声如鼾，喉鸣如锯者。"

14. 清·林珮琴《类证治裁》卷二："火邪伤肺，咽痛声哑。"

［注］上条目论述辨声音，引起声嘶的原因很多，大多为风寒、风热之邪侵袭、肺胃热盛、肺肾阴虚及痰涎阻塞气道等，但应与"子瘖"相鉴别。"如老年上盛下虚，呛咳上气声哑隘干，咳则起坐，卧不安枕"者与咽喉疾病声哑也有区别。

15. 清·燕山窦氏《喉症全科紫珍集》卷上："走马疳……喉疳、口疳疮毒……臭秽不堪。""万应丹治一切咽喉口舌肿闭，并穿腮腐臭延烂等症。"

［注］上条目辨气味，久病口气臭秽，多为肺肾亏耗，邪毒伤腐咽喉所致，肺胃蕴热，积滞不化，其味酸腐，肺胃火盛其味秽恶臭气，或流涎腥臭。清·郑梅涧《重楼玉钥》卷上："喉风三十六症中。"只有两处有腐臭字样，其他咽喉症无臭味的字样。

焮痒是自觉症状，焮而干燥，多为阴虚火旺，不焮而痒，多为风邪所致。梗阻是自觉症状，宋·赵佶《圣济总录》卷第四十九："咽喉中妨闷，如有物者，乃肺胃壅滞，风热客搏，结于咽喉使然。故圣惠谓忧愁思虑，气逆痰结生是疾。"

［注］咽喉自觉梗阻，因志所伤，肝气郁结，气郁痰结于咽喉，咽喉有梗阻感觉，如非六淫之邪毒所侵及脏腑湿热所致，咽喉无红肿，吞咽自如（肿瘤除外）。

16. 清·郑梅涧《重楼玉钥》序："人之一身，百症皆可致危，独咽喉之症尤危之危者，不炊黍间毙可立俟。"

17. 清·张宗良《喉科指掌》卷一："夫咽喉者……乃一身之总要，百节之关防，呼吸出入之所也……若凶险等症，须诊其脉，相其形，再详其受病之源，细诘其所起之端……

望、闻、问、切。以此推详，庶无差误。"

第五节　咽喉病内治法

咽喉病内治法有疏风解表、清热解毒、利膈通便、解郁散结、散郁排脓、滋阴养液、祛痰利咽、清热燥湿等。

【中国古代中医论述】

1. 明·张介宾《景岳全书》卷二十八："阳明为水谷之海，而胃气直透咽喉，故又为阳明之火最盛。欲辨此者，但察以其情志郁怒而起者，多属少阳厥阴；以口腹肥甘，辛热太过而起者，多属阳明。凡患此者，多以实火论治……但察其过于酒色，或素禀阴气不足，多倦少力者，是皆肾阴亏损，水不制火而然。火甚者，宜滋阴八味煎加减，一阴煎之类主之。"

2. 明·陈实功《外科正宗》卷二："邪在表也，宜发散……邪在内也，宜下之。肿痛寒热，口干作渴，脉洪大而有力者，宜发表攻里。咽喉肿痛，痰涎壅盛，面红口干，邪在上也，宜探吐之……口噤难开，先刺少商，后行吐法……脓已成也，宜急针之。肿痛微红，脉虚无力，午后痛者属阴虚，宜滋阴降火。肿痛色白，咯吐多涎，上午痛者属阳虚，宜补中健脾。"

3. 明·芮经《杏苑生春》卷六·咽喉·脉症要删："两手脉浮洪而溢者，喉痹也，脉微而伏者死。大凡喉疼之症，皆属火热，虽有数种之名、轻重之异，乃火之微甚故也。其微而轻者，可以药饵缓治；甚而急者，则药难以成功，必须针砭去血，乃为上策，其次吐法亦可用。盖山豆根大能治喉痹，要药也。或以远志去心为末，水调敷项上周围亦效。"

"喉痹之症，俱属火热，但相火为害，不可治以苦寒，当用辛温从治之法，针砭尤易成功。"

"山豆根，治喉痹之圣药。"

4. 清·沈金鳌《杂病源流犀烛》卷二十四："咽喉证，皆火病也……虚火因过饮，或善怒，或好色，痰火上攻，喉舌干燥，便涩，心脉虚数，肾脉微，此水不胜火，宜滋阴降火。"

5. 清·程国彭《医学心悟》卷四："咽能咽物，通乎地气，喉能纳气，通乎天气。气之呼吸，食之升降，而人命之存亡系焉。咽喉之病，挟热者十之六、七，挟寒者十之二、三，而风寒包火者，则十中之八、九。

古人开手一方，只用甘草、桔梗，《三因方》加以荆芥，其他牛蒡子、薄荷、贝母、川连之类，皆出后人续补。可见咽喉之病，不便轻用凉药，而专主开发升散者，所谓结者开之，火郁发之是已。及其势极盛，则清剂方施，结热下焦而攻法始用，非得已也。"

6. 清·林珮琴《类证治裁》卷六："喉以纳气而通于天，咽以纳食而通于地。会厌覆乎其上以司开阖，惟其为心肺肝肾呼吸之门，饮食声音吐纳之道……或头痛兼风寒者须疏散。察其二便秘结系实火者，以重剂润下，去其积热。壮实者用硝黄，弱者但滋燥润肠，虚者宜蜜煎导法。大便行，乃可清利上焦痰热，清上丸。若虚火便涩，心脉数，肾脉微，宜滋阴降火，养金汤。其症喉痹为总名，有缠喉风、乳蛾、喉癣、喉痛、喉菌、喉闭、蜒舌、喉杵等症。而缠喉风，及伤寒喉闭，症为尤险。"

7. 清·林珮琴《类证治裁》卷之六：［通治］喉症。

（1）牛蒡子炒研　前胡　金银花　连翘　山栀　甘草　枯芩炒黑　元参　桔梗　天花

粉　薄荷　灯心　泉水煎。如发寒热加柴胡，头痛加石膏，胸闷加枳壳，郁热而发加赤芍、贝母，口渴加麦门冬。

（2）"风热：启关散、普济消毒饮。"

（3）"湿热：甘桔汤。"

（4）"痰热：上清丸。"

（5）"肺胃（火）：牛蒡汤。"

（6）"阳毒：桔梗汤。"

（7）"阴毒：半夏甘梗汤。"

（8）"滋阴（阴虚）：养金汤。"

（9）"下火：大小承气汤。"

（10）"补虚：加减八味丸。"

（11）"痧烂：利膈汤、清咽太平丸。"

（12）"喉痈：犀角地黄汤。"

（13）"梅核：四七汤、嗑化丸。"

（14）"结块：百灵丸。"

8. 明·虞抟《医学正传》卷五："子和曰：胆与三焦寻火，治肝和胞络都无异。"东垣曰："火与元气不两立，一胜则一负。盖元气一虚，则相火随起，而喉痹等暴病作矣……火者痰之本，痰者火之标，火性急速，故病发暴悍。治之之法，必先大涌其痰，或以被针刺其肿处，此急则治标之法也……切不可骤服寒凉之药，非徒无益，而且促其死耳。"

9. 清·程永培《咽喉经验秘传》："治法凡例三十六例……喉症用药细条三十三条。"

［注］《咽喉经验秘传》详介咽喉疾病 36 种喉症治法，列 33 条辨证施治内外方药，其阐明了咽喉诸症皆由火起，然火有虚实之分，虚者宜补虚降火，实者则治以祛风痰清毒热法。总在察脉参症，随病而施。

10. 清·燕山窦氏《喉症全科紫珍集》卷上："夫咽喉之症，用药须知缓急……风毒痰壅，追风散当用。三黄凉膈散，有消毒降火之功；二陈荆防汤，有豁痰驱风之力。溃烂必资内托，收成全赖生肌。"

"三黄汤治咽喉一切诸症，初起黄红，甚至紫黑，壅肿疼痛，恶寒发热，用此抑火。黄连四分、甘草五分、川芎七分、黄柏、黄芩、栀子、赤芍、薄荷各一钱。水煎食后温服。加后七位：青皮八分、陈皮、花粉、射干各一钱，银花、当归各一钱五分，元参二钱。名三黄凉膈散。引加灯心二十寸，竹叶十片，口干便闭：加大黄三钱，虚人虚火，不加大黄。"

［注］《喉症全科紫珍集》载喉症 72 种，内外治方 243 首，针灸、刀割、烙均有详法，究其根由，辨证用药。

第六节　咽喉病外治法

咽喉病外治法有吹药、含服、含漱、蒸气吸入、刺破排脓、探吐、外敷、针灸、烙法等。

【中国古代中医论述】

1. 清·吴尚先《理瀹骈文》续增略言："外治非前贤所尚，其法多有未备者，次第分明，识其下手之处。前贤相传之法，吾固可遵而行之，前人不传之法，吾亦可变而通之也。《经》曰：风寒与百病之始生也，必先于皮毛，邪中之则腠理，开则入于络脉，络脉满则注于经脉，经脉满则客于脏腑。善治者，治皮毛，次肌肤，次筋脉，次六腑，次五脏，治五脏者半死半生也。肺主皮毛者，皮毛者，肺之合也。伤寒初起，邪客于皮毛，头痛，发热，无汗而喘者，古用麻黄汤，治皮毛也，所以发散肺经火郁，使之达于皮毛也。又按肺脉起中焦，络大肠，肺系属背。凡皮毛病皆入肺而自背得之尤速。然则用麻黄汤内服，何妨用麻黄汤抹背。"

2. 清·李用粹《证治汇补》卷四："治实之法，先宜发散，次用清凉，或涌导痰涎，或针刺出血；治虚之法，须遵内经从治之旨，徐徐频与……吹喉法……引吐法……薰鼻法……刺喉法……刺少商穴法……火刺法。"

3. 明·王肯堂《证治准绳·杂病》："咽，在喉之前，所以咽物……属手太阳小肠，少阴心，足太阴脾，厥阴肝经之会。"

"喉，在咽之后，所以候气。属手太阴肺，足阳明胃，少阴肾，厥阴肝经，任脉之会。"

"或问咽喉有痹有肿，二者之外，又有缠喉风，乳蛾生疮诸病，何邪致之，何经病之，与治法大略，愿闻其说曰：十二经脉皆上循咽喉，尽得以病之，然统其所属者，乃在君相二火。王医师法，冬月于临卧时食生莱菔三五片，无咽喉之疾。"

"含化龙脑丸：治咽喉中有物如弹丸，日数深远，津液难咽，作渴疼痛，即须深针肿结处，散尽毒气。龙脑研、麝香研各二钱半，川升麻、马牙硝、钟乳粉、黄芪各一两，川大黄微炒、炙甘草各半两，生地黄五两，取汁和药。上为细末，研匀，以地黄汁更入炼蜜和丸，如弹子大。不拘时，以绵裹一丸，噙化咽津，以咽喉通利为度。"

"七宝散：治喉闭及缠喉风。僵蚕直者，十只，硼砂，雄黄，全蝎十只，头尾全者，去毒，明矾，猪牙皂角一挺，去皮弦。各一钱，胆矾半钱。上为细末，每用一字，吹入喉中即愈。"

4. 清·张宗良《喉科指掌》卷之一："凡针身首四肢之穴，必用细针，惟十指五穴可用三棱针，针之以血多为妙。"

5. 清·张宗良《喉科指掌》卷之二："雄黄退肿消痰药，凡初起之症，风痰上壅者，吹之即退。银硝一两二钱，水飞过用，玄明粉二钱，白硼砂二钱，雄黄八钱，拣上好红明大块者。上俱为细末吹用。若伤者，烂斑者恐大痛不可轻用。"

6. 清·程永培《咽喉经验秘传》："吹喉痹方：雄黄一钱，芒硝一钱。共为细末，以鹅毛管少许，数吹立散，如肿甚而吹，更妙。"

7. 清·燕山窦氏《喉症全科紫珍集》卷上："活乳蛾核，日久长大，作痛无时，用刀细割一层，搽烂药于其中，休吞及肚，吹秘药一月方可见功，用烙烙之，三黄可服。"

【外治疗法】

1. 吹药法：本法用药吹布于咽喉患处，以达到治疗目的。以清热解毒、消肿止痛、祛腐生肌、除痰消肿为主，如冰硼散、冰麝散等。

2. 含服法：此法为内治与外治相结合的方法，将药物制成丸或片，含于口内，使药物有较长时间于咽喉患处，有清热解毒、消肿止痛、清利咽喉、化痰祛腐的作用。

3. 含漱法：用中药漱涤口腔，有清热解毒、消肿止痛、清洁口腔和咽喉的作用，口臭可用本法。

4. 蒸气吸入：本法用中药煎煮时，将其蒸气熏蒸或吸入口咽，以达到治疗的目的。

5. 烟熏法：本法是利用药烟熏入患者鼻中治疗咽喉急症的一种治疗方法。

6. 刺破排脓法：本法是用三棱针或小尖刀穿刺，也可以用刀破开患处排脓，使疡毒得以清除。

7. 探吐法：本法是用药物刺激咽喉，令其呕吐痰涎，治疗急喉风的方法。

8. 外敷法：将药物研细末，根据药物特点或酒或水调成膏状外敷患处如喉痈、慢性喉痹而红肿连及颈部者，有收束疮毒作用，促使肿物消散之功效。

【针灸疗法】

1. 针刺方法参见咽喉科概述。

2. 针刺放血：本法用三棱针在适当穴位处刺入，放出少量血液，促使内蕴热毒随血外泄的一种治疗方法。如急性咽喉疾病用三棱针速刺少商穴、商阳穴放血 2~5 滴，此法至今在应用。

3. 患部针刺：俗称飞针，直接宣泄患处邪毒，用三棱针在咽喉内患部红肿高处刺入，一般刺入分许，刺 1~2 下，排出脓血，患者即感轻快。

4. 艾灸：常用穴位为足三里、合谷、曲池等，一般每穴悬灸 3 分钟，多用于虚寒性咽喉病。

【其他疗法】

1. 烙法：本法是用烙铁烧红灼烙患处，从而达到治疗目的的一种方法。

2. 按摩导引法：按摩法用于治疗失音、咽喉痛等病，导引法能有病治病，无病健身。

治疗咽喉肿胀、阻滞以及疼痛等导引法：一手长伸，手掌向上；另一手握住下巴向外拉，连续尽力做 14 次，左右交替。然后手不动，向左右两侧尽量转动，再行快速牵拉动作 14 次。

咽喉痛的按摩方法：选择一指推、拿、揉及按法。取风池、风府、天突、曲池、合谷、肩井（属足少阳胆经，在肩上，当大椎穴与肩峰连线的中点处）等穴。操作时取仰卧位者，先在喉结两旁及天突穴处用推拿或一指推、揉等手法，上下往返数次；取坐位者，用按揉法在风池、风府、肩井等穴施治，配合拿法作用于风池、肩井、曲池和合谷。

［注］咽喉病以实热证居多，虚寒者较少，外治法、内治法等各有所长，在临床中可灵活运用。

第七节　急性扁桃体炎

急性扁桃体炎由乙型溶血性链球菌为主要致病菌，其次为非溶血性链球菌、葡萄球菌、肺炎双球菌、流感杆菌、腺病毒等，属于急性非特异性炎症，常伴有轻重度等的急性咽炎。

急性扁桃体炎中医称"风热乳蛾""急乳蛾"，中国古代医著有关乳蛾的名目繁多，如"蚕蛾""喉娥""单乳蛾""双乳蛾""连珠乳蛾""烂乳蛾""烂头乳蛾""乳蛾核""单蛾风""双蛾风"等。古代医家对乳蛾命名是根据其病变部位、形态、病因病理、临床症状、阴阳属性而确定的。

【中国古代中医论述】

1. 明·薛己《外科发挥》卷六："乳蛾肿痛，脉上浮数，尚未成脓，针去恶血，饮荆防败毒散，二剂而消。"

2. 明·龚廷贤《寿世保元》卷六："喉痹、双单乳蛾，风肿吐咽不下，死在须臾……山豆根为末，用熊胆和为丸，用鸡膣皮阴干研末为衣，如绿豆大，每用一丸放舌下徐徐咽下即愈。"

3. 明·张景岳《景岳全书》卷二十八："盖肿于咽之两旁者为双蛾，肿于一边者为单蛾。"

4. 清·高秉钧《疡科心得集》卷上："夫风温客热，首先犯肺，化火循经上逆，入络结聚咽喉，肿如蚕蛾，故名喉蛾……或生于一偏为单蛾，或生于两偏为双蛾，初起寒热，渐渐胀大，即用疏解散邪，如牛蒡散加黄连、荆防败毒散之类……亦有因虚火上炎而发者，以其人肾水下亏，肾中元阳不藏，上越逆于喉中而结，须用引火归原之法若桂附八味丸是也。"

5. 清·陈士铎《辨证录》卷三："人有咽喉肿痛，日轻夜重，喉间亦长成蛾，宛如阳证，但不甚痛，而咽喉之际，自觉一线干燥之至，引水咽之少快……人以为此喉痛而生蛾也，亦用泻火之药，不特杳无一验，且反增其重，亦有勺水不能下咽者，盖此症为阴蛾也。阴蛾则日轻而夜重，若阳蛾则日重而夜轻矣，斯少阴肾火下无可藏之地，直奔而上炎于咽喉也。治法宜大补肾水，而加入补火之味，以引火归藏。"

6. 清·佚名《咽喉经验秘传》治法凡例："凡喉症初起，大便秘结，宜大黄、玄明粉下之，则火降而易痊。""凡患喉症状……若至第三日，憎寒壮热，其势必重，须问大便通利否……若二便不通，乃内有实火，非用降火解毒重剂与通二便之药，断难取效。"

7. 清·尤乘《咽喉脉证通论》乳蛾第四："此证因嗜酒肉热物过多，热毒积于血分，兼之房事太过，肾水亏竭，致有此发。其状或左或右，或红或白，形如乳头，故名乳蛾。一边肿曰单蛾，两边肿曰双蛾，或前后皆肿，白腐作烂，曰烂头乳蛾。"

8. 清·王昂《医方集解》救急良方："凡乳蛾水浆不入者，先用皂角末点破，再取牛膝汁和醋含咽……又喉闭者，取山豆根汁含咽即开……以发绳扎住拇指，针刺指甲缝边出血，如放痧一般，左右手皆然，其喉即宽。"

9. 清·佚名《咽喉经验秘传》："凡乳蛾生于关上者易治，关下者难治。初起寒热，须用荆防败毒散治之，亦表法也；或不作寒热，口干燥，秽气，热毒盛者，宜辛凉解毒为妙。"

10. 清·佚名《咽喉经验秘传》："乳蛾，有双有单有连珠者，多因酒色郁结而生。初起一日痛，二日红肿，三日有细白星发寒热者凶，四日热定，治之四五日可愈。其症生于喉旁，左属心，右属肺。一边生者为单，两边生者为双，二白星上下相连又如缠袋状者为连珠。单轻双重，连珠尤重。治用碧丹五分，金丹一分，后用金丹二分，碧丹三分，同吹出痰。兼服煎剂，左加黄连、犀角，右加赤芍、柴胡，双蛾则兼用之。如大便不通，加枳壳、玄明粉，俟大便去后，则症自痊。如至三日，看喉内但红肿而无白星者，即喉痹症。"

"单蛾风：此症形圆如小箸大，或左或右，生于一边。生于咽喉关上可治，关下不见者难治。先用针刺其肿处，后用成字药合均字药吹之。"

"死蛾核：此症核强而且硬也。因胃中有实火，膈上有稠痰，色白者是也，红者非。年小者用火针；年大者或火针，或刮去下络用药吹，外用成字药加冰片吹之。内服桔梗一两，甘草四钱，玄参八钱，枳壳二钱八分，炒香附一两二钱，黄连六钱，陈皮九钱，黄芩三钱，分剂煎服。"

"双单死乳蛾风：此症自人成形，胎郁胞垢，或怒气伤肝，皆为死乳蛾。一边有者为单，两边有者为双，统属郁属火属痰。小儿得者是，大人得者非。上有白点为乳蛾核，治用生针刺出血，将药吹之。凡活蛾，亦用针去血，外用吹药，内服煎剂。外用成字合均字药，徐徐吹之自效。内服舒郁降火汤：香附、连翘、陈皮、黄芩、黄柏、黄连、天花粉、甘草，或服牛蒡子汤十数剂：青皮、黄芩、陈皮、麦门冬、山栀、黄连、当归。又云喉症不用当归。又云凡外科未溃忌当归，已溃忌白术。"

"双活蛾：凡活蛾亦用针去血，外用吹药，内服煎剂。"

［注］上述内容有图解，已略。

11. 清·焦氏《喉科枕秘》："双乳蛾此症外受风热，内由气郁而起。蒂丁两边肿痛，饮食不利，口噤难言，痰涎壅塞，形似乳头，故多名乳蛾。治者用元明粉醋取痰，吹本，刀刺出血，吹秘与本，服三黄、凉膈散。有脓去之，服千金内托散，吹生肌散，服桔梗汤更稳。

单方：用蟢子窠十余张，瓦上烧灰存性，点三四次即愈；或土牛膝草根，捣汁含口亦妙；鲜薄荷一撮，洗净，捣和醋汁漱口，吐涎即愈；荔枝草捣碎，水煎待温，含漱口，吐涎立效。双乳蛾生喉两旁，皆由风热痛惊慌。痰涎壅塞水难入，探吐风痰本药当。头尾小刀宜去血，秘加均末服三黄。日久有脓千金散，收口生肌极妙方。"

［注］蟢子窠：蟢子，蜘蛛的一种。蜘蛛在墙上结成的卵囊，有清热解毒之功，治喉痹、乳蛾等。

【病因病理】

起居不慎，体质虚弱，风热之邪乘虚外袭，火热邪毒搏结喉核或肺经蕴热，循经上犯咽核而致病，为之肺经风热证。

平素过食辛辣炙煿，饮酒过度，日久肺胃积热，上蒸咽喉，或复感风热，直袭咽喉，内热与外热相搏，邪盛毒成灼伤咽喉，壅结不散，聚毒成腐。

【临床症状】

患者发病急，咽部灼热疼痛，甚者吞咽困难，痛甚则连及耳窍，可伴有畏寒、高热、头痛、纳差、乏力、四肢关节酸痛等。

现代医学检查：舌腭弓及扁桃体红肿增大，化脓后见扁桃体隐窝内有黄白色脓点或有假膜形成，或有颌下淋巴结肿大压痛。

【鉴别诊断】

应与咽白喉、樊尚咽峡炎等相鉴别。

1. 咽白喉：咽喉较轻，咽部假膜灰白色，常扩展至扁桃体区外，不易擦去，强行剥去易出血，颈淋巴结时有肿大，低热呈现中毒症状。实验室检查白喉杆菌阳性。

2. 樊尚咽峡炎：咽痛，一侧明显，一侧扁桃体覆以灰色黄色假膜，呈腐肉状，易拭去，其下有溃疡，全身症状较轻。实验室检查，梭形杆菌及樊尚螺旋体阳性。

【内服药疗法】

1. 肺经风热证：

［主证］起病急，咽喉干燥灼痛，吞咽时痛甚，后疼痛逐渐加重，张口可见咽部色红肿，咽核肿大，有单侧，或双侧均见。可伴有全身不适，甚者发热恶寒、头痛咳嗽等，舌质红，苔薄黄，脉浮数。

［方剂］清咽利膈汤。

［组成］前胡、防风、荆芥、连翘、牛蒡子、山豆根、元参、山栀、桔梗、甘草。

［制法］加灯心 20 根，水煎，去滓。

［用法］温服。

［功效］疏风散热，清咽利膈。

［主治］小儿乳蛾。

［加减］初起形寒恶热，加荆芥、防风。

［禁忌］忌用刀、针。

［方剂来源］明·秦昌遇《幼科金针》。

［方剂］牛蒡饮子。

［组成］牛蒡子 3g，木通 2.5g，黄芩 2.7g，玄参、升麻各 2.5g，山豆根 1.5g，桔梗 2.5g，甘草 1.5g，犀角末、薄荷各 2g。

［制法］水煎，去滓。

［用法］分 2 次温服。

［功效］疏风清热，解毒利咽。

［主治］双乳蛾。

［方剂来源］清·潘楫《证治宝鉴》。

［注］犀角末可用水牛角代替，量可加倍用之。

2. 肺胃热盛证：

［主证］乳蛾二三日后咽部疼痛剧烈，痛连耳窍根部，吞咽困难，咽核红肿增大，张口见咽核肿大，部分表面有黄白脓点，甚者咽核表面腐脓成片，颌下臖核压痛，可伴有高热、口渴、口臭、便秘溲黄，或伴有咳嗽痰黄，舌质红，苔黄，脉洪数。

［方剂］牛蒡槐花饮。

［组成］牛蒡、槐花（炒）、僵蚕（炒）各 6g，黄连 4.5g，黄芩、桔梗、陈皮、连翘、紫苏各 3g，玄参 6g，甘草 1g。

［制法］水煎，去滓。

［用法］分 2 次温服。

［功效］清心解毒，散结消肿。

［主治］双侧乳蛾。

［方剂来源］清·潘楫《证治宝鉴》。

［方剂］化毒托里散。

［组成］玄参、木通、大黄（生用）、淡竹叶、栀子、生地黄、灯草各等分。

［制法］上㕮咀。水煎，去滓。

［用法］温服，每日 2 次。

［功效］泻火解毒。

［主治］咽喉急闭，腮颊肿痛，并双蛾、单蛾、结喉。

［方剂来源］元末明初·杨清叟、赵宜真《仙传外科集验方》。

【外治方药】

1. 粉香散：

［组成］白矾 15g，巴豆 3 粒去皮油，轻粉、麝香各少许。

［制法］上于铁器上熬矾令沸，入巴豆在矾内，候枯，去巴豆不用，将矾石末，入粉麝。

［用法］吹喉中。

［主治］乳蛾。

［方剂来源］清·许克昌、毕法《外科证治全书》。

2. 十宝丹：

［组成］梅矾、薄荷、儿茶各 50g，甘草、乳石各 15g，血竭、珍珠、琥珀各 10g，冰片 5g。

［制法］梅矾：取大青梅切下圆盖，去核，将矾研细入梅，覆用圆盖，以竹钉钉好，炭火煅之，去梅取矾，轻白如腻粉，味极平酸，收贮听用。

［用法］少许，吹之（患处）。

［主治］乳蛾。

［方剂来源］清·林珮琴《类证治裁》。

3. 吹鼻通关散：

［组成］猪牙皂角 30g（打碎），丝瓜子 36g，北细辛 9g，干蟾酥 1.5g。

［制法］先将猪牙皂角、丝瓜子用新瓦文火炙干存性，与细辛、蟾酥共研细末；再加大梅片 1.8g，杵匀，瓷瓶收贮。

［用法］吹鼻。连连得嚏，喉闭能开，喉蛾能消，牙紧亦松。

［主治］单、双乳蛾，喉闭牙紧，一切气闭。

［方剂来源］清·沈善谦《喉科心法》。

4. 开关散：

［组成］白僵蚕（烘）、全蝎（洗去尾钩）、牙硝、硼砂各 6g，胆矾 9g，薄荷叶 3g，牙皂 66g，冰片 0.9g。

［制法］上各为细末，瓷瓶收贮。

［用法］取适量，吹入喉中。吐出风涎即愈。

［功效］祛风化痰，清热利咽。

［主治］咽喉肿痛，双单乳蛾。

［方剂来源］清·王勋《慈航集》。

5. 一炮散：

［组成］真犀黄 2.1g，雄精 3g，冰片 2.1g，皮硝 4.5g。

［制法］先将皮硝炒燥，同雄精研细，方入犀黄、冰片，共研极细，瓷瓶收贮，勿使出气。

［用法］吹入喉中。

［功效］清热解毒，消肿止痛。

［主治］单、双乳蛾，喉风，喉痹，食不下，病势危急。

［方剂来源］清·沈志裕《疡科遗编》。

6. 神品散：

［组成］白矾、牙皂、黄连（新瓦上炙干）各 15g。

［制法］上为细末。

［用法］吹于喉内。有痰任流。

［功效］清热化痰，开关利咽。

［主治］喉风、喉蛾及一切喉闭。

［方剂来源］清·佚名《喉科紫珍集》。

7. 捷妙丹：

［组成］牙皂角 30g（切碎），丝瓜子 36g。

[制法] 上药放新瓦上，文火炙干，为细末，加冰片少许拌匀，密贮。

[用法] 每用少许，吹入鼻中，打喷嚏一二次即消。病在左，吹右鼻；病在右，吹左鼻；左右俱病者，左右鼻并吹。

[功效] 通窍利咽。

[主治] 单、双乳蛾及喉风。

[方剂来源] 清·郑梅涧《重楼玉钥》。

8. 通关散：

[组成] 硼砂 3g，胆矾 6g。

[制法] 上为末，入青鱼胆内阴干，加山豆根 3g，研细，瓷器收贮。

[用法] 外吹患处，流涎即愈。

[功效] 清热化痰，消肿利咽。

[主治] 乳蛾。

[方剂来源] 清·年希尧《集验良方》。

9. 乌龙胆：

[组成] 明矾末，猪胆 1 具。

[制法] 上药盛猪胆中，风干，研末。

[用法] 每次 3g，吹喉中，取涎立效。

[功效] 清热祛痰，解毒消肿。

[主治] 喉蛾、喉痈。

[方剂来源] 清·赵学敏《串雅外编》。

10. 紫霞云：

[组成] 水银、朱砂、铅（熔化，入水银和匀）各 3g，雄黄 1.5g，麝香 0.15g，百草霜 6g。

[制法] 上为细末。每纸 1 条，用药 1.5g，加艾卷作条。

[用法] 每日食后熏之，以 7 条为度，甚者 9 条即愈。

[功效] 清热解毒。

[主治] 乳蛾、重舌、喉痈溃烂者。

[方剂来源] 清·焦氏《喉科枕秘》。

11. 锁匙散：

[组成] 梅片 0.75g，焰消 45g。

[制法] 上为细末。

[用法] 吹喉中。

[功效] 消肿利咽。

[主治] 喉症，双乳蛾。

[方剂来源] 清·郑瀚《喉科秘钥》。

12. 双单蛾吹药方：

[组成] 火硝 4.5g，硼砂 1.5g，雄黄 0.3g，冰片 0.09g。

[制法] 共研细末。

[用法] 吹入喉中，吐出痰涎或从鼻孔吹入亦可。

[功效] 消肿利咽。

［主治］双单乳蛾。

［方剂来源］清·沈青芝《喉科集腋》。

【外治疗法】

1. 咽核红肿者用冰硼散、冰麝散吹喉。

2. 咽核表面有脓点或假膜者用锡类散吹喉。

3. 口臭甚者用生大黄 30g 冲泡去滓，取液漱口，再用 1/2 量频饮以泄阳明之热。

【针灸疗法】

取合谷、内庭、曲池、少泽、鱼际穴。

【放血疗法】

取少商、商阳穴，用已消毒的三棱针点刺放血 2~3 滴，儿童酌减。

【护理与预防】

1. 衣着要冷暖适中，防风寒。

2. 忌过食辛辣炙煿食物。

3. 注意口腔卫生，及时治疗邻近组织疾病。

【现代疗法】

急性扁桃体炎，主要致病菌为 2 型溶血性链球菌、葡萄球菌，肺炎双球菌和腺病毒也可引起急性扁桃体炎，主要治疗原则抗炎，首选青霉素治疗。

【现代研究】

处方 1：金银花 6~20g，连翘 5~15g，山豆根 5~15g，射干 5~15g，牛蒡子 5~15g，芦根 10~20g，竹叶 5~15g，生石膏 10~30g，大黄 2~10g（后下），陈皮 5~10g，甘草 5~10g，生姜 1~3 片。剂量大小根据患者的年龄而定。初起风热症状明显者加蝉蜕 5~10g，薄荷 5~10g（后下）；风寒症状明显者加苏叶 5~10g，防风 5~10g；湿热重苔白腻或黄腻者加藿香 5~10g，滑石粉 5~10g；阴虚重者加知母 5~10g，麦门冬 5~10g。

用法：每日 1 剂，水煎服。

疗效：治疗 256 例，治愈 245 例，无效 11 例。总治愈率为 95.7%。

来源：陈银藏，等。《河北中医》1992 年第 4 期。

处方 2：将七叶一枝花根茎切片晒干熏烤，用磨粉机磨成细末，过 80 目筛，密闭备用。

用法：成人每次 1.5g，每日 3 次，开水冲服。儿童酌减。

疗效：治疗 30 例，显效 18 例，有效 10 例无效 2 例。无效的 2 例，因服药第 2 日呕吐，病情无好转而停止服药。

来源：禹纯璞。《中西医结合杂志》1991 年第 7 期。

处方 3：岗梅根 30g，土牛膝 12g，卤地菊 15g，马蓝 15g，板蓝根 12g。若发热恶寒较著者，加荆芥、防风各 9g；肺热较明显者，加鱼腥草 15g，石膏 20~30g，黄芩 9g；兼有便秘者加制大黄 10g（后入）；淋巴结肿大者再加金银花、连翘、蒲公英各 10g；吞咽疼痛著者加射干、夏枯草、元参各 9g；扁桃体化脓者加金银花、连翘、筋骨草各 10g。小儿酌减用量。

用法：每日 1 剂，水煎 2 次内服。

疗效：治疗 128 例，痊愈 120 例，配合西药治愈者 8 例。

来源：张开根，等。《福建中医药》1995 年第 5 期。

处方 4：金银花 35g，连翘 25g，淡竹叶 8g，牛蒡子 12g，薄荷叶（后入）6g，生甘草 3g，桔梗、芦根各 12g，山豆根、射干、马勃、板蓝根各 15g。发热恶寒重，加荆芥、防风：

寒热往来，加柴胡、黄芩；咽喉有脓点，加穿山甲、乳香、没药、皂角刺。

用法：先用冷水将诸药浸泡15min，然后再加冷水超过药面1cm，用武火急煎2次。2次药液混合后冲六神丸1支，分2次温服。吞咽难者，可分多次频服。嘱药后用盐开水频频漱口。

疗效：治疗125例，痊愈106例，显效8例，好转6例，无效5例。总有效率为96%。

来源：洪阳。《中医函授通讯》1995年第2期。

处方5：金银花30~60g，天花粉20~30g，皂角刺15~30g，丹参15~20g，浙贝、归尾各10g，乳香、没药、炮山甲、防风各5~10g，白芷、生甘草各3~10g，桔梗5~10g。咽赤肿痛掣耳者，加柴胡、黄芩、蒲公英、连翘、大黄；寒热往来者，加柴胡、黄芩；咽肿痛不重者，减乳香、没药、穿山甲；恶寒不重者，减防风。

用法：每日1剂，水煎分4次温服。

疗效：治疗104例，痊愈96例，显效2例。总有效率达100%。

来源：王玉清。《中医函授通讯》1992年第3期。

处方6：黄芩、金银花各17.75kg，蒲公英、大青叶各31.25kg，射干9.5kg。

用法：水煎，第1次沸后30min滤出，第2次沸后1h滤出，滤液混合一起，静置24h。取上清液，低温蒸发浓缩至流膏状，60~70℃烘干后粉碎。过80目筛，加入适量淀粉糊精各等量，混匀，以85%酒精制成颗粒过10目筛，60℃烘干，再过10目筛即成。分装1000包，每服半包，热开水冲服，每日服2次。

疗效：治疗222例，全部治愈时间平均为3.21天。

来源：孙淑珍，等。《中医杂志》1981年第5期。

处方7：金银花9~30g，当归尾、赤芍各6~15g，制乳香3~15g，制没药、浙贝母各3~15g，天花粉6~15g，炙穿山甲、炒皂刺3~15g，陈皮6~18g，生甘草3~9g，防风6~15g，白芷6~15g。热毒较重者，重用金银花，大剂量可用至60g，加蒲公英、野菊花、紫花地丁等以加强清热解毒之力；疼痛不甚者，去乳香、没药；大便干结者，加大黄以泄热通便；大渴津伤者，宜减白芷、陈皮，重用天花粉或加玄参以清热生津；气虚者，加黄芪补气托里。不论各型，均加用牛蒡子、山豆根、射干、马勃以解毒利咽。

用法：每日1剂，3次煎汁滤在一起，每日分3次服用。成人胜酒力者煎时可加白酒50g以助药效，不胜酒力者及儿童不宜加酒。

疗效：治疗36例全部治愈。服药最少者2剂，最多者6例。

来源：毛进军。《河南中医》1995年第5期。

处方8：板蓝根、葛根各10~30g，白花蛇舌草10~20g，柴胡6~10g，连翘6~15g，浙贝3~12g，射干、荆芥各3~10g。干咳而渴者少加沙参10~24g；头痛甚者加羌活3~9g。

用法：每日1剂，水煎2次分服。治疗期间用冷盐水含漱，每日数次。

疗效：治疗46例，痊愈40例，其余6例服本方3剂后加用庆大霉素肌注而愈列为无效。治愈者19例服药2剂，21例服药3剂。

来源：刘松林，等。《中医杂志》1983年第11期。

处方9：大青叶、岗梅根、西瓜翠衣、蒲公英各30g，野菊花、玄参20g，射干、牛蒡子各15g，赤芍10g，薄荷（后下）、甘草各5g。

用法：每日1~2剂。加清水4碗煎至1碗，分2次服（儿童酌减。）

疗效：治疗80例，78例2~5天均治愈，2例转诊西医。

来源：招振海。《新中医》1990 年第 7 期。

处方 10：鱼腥草、蒲公英、生石膏各 30~60g，大黄、僵蚕、桔梗、甘草各 3~9g，麦门冬、沙参各 9~30g，生地、玄参共 6~12g，牡丹皮、赤芍各 6~15g，射干 6~9g。表证未尽加薄荷，咳嗽加川贝母，呕恶加竹茹，便清去大黄。

用法：体温未降之前每 4~6h 服 1 次，体温下降后每 8h 服 1 次，体温正常后继续服用 1~2h，巩固疗效，以防复发。

疗效：治疗 77 例，痊愈 66 例，显效 9 例，无效 2 例。总有效率 97.4%。

来源：高锐，等。《四川中医》1997 年第 4 期。

附注：扁桃体Ⅰ度肿大 16 例，Ⅱ度肿大 51 例，Ⅲ度肿大 10 例。

处方 11：荆芥、防风、桔梗、射干、僵蚕、浙贝、牛蒡子各 10g，板蓝根 15g，甘草 3g。小孩适当减量。发热甚者加生石膏，扁桃体化脓者去荆芥、防风，加金银花、连翘、黄芩。

用法：每日 1 剂，煎汁 300~400mL，分 2 次服。

疗效：98 例用本方治疗均痊愈。72 例服药 6 剂，26 例服药 9 剂。

来源：夏远归。《四川中医》1997 年第 4 期。

第八节　慢性扁桃体炎

慢性扁桃体炎，多因急性扁桃体炎反复发作或某些急性传染病（如猩红热、麻疹、流感、白喉等）后，鼻腔及鼻窦慢性感染也可致发本病。中医称为"虚火乳蛾""慢乳蛾"。

【中国古代中医论述】

1. 元·朱震亨《丹溪心法》卷四："咽喉生疮痛，虚热血虚，多属虚火游行无制，客于咽喉也……虚火用人参……喉痛，必用荆芥，阴虚上炎必用玄参。"

2. 清·陈士铎《辨证录》卷三·咽喉痛门："阴蛾则日轻而夜重……斯少阴肾火下无可藏之地，直奔而上炎于咽喉也。治法宜大补肾水……重滋其肺金，金水相资，子母原有滂沱之乐，水旺足以制火矣。"

［注］滂沱（pāngtuó）：盛大之意。

3. 明·赵献可《医贯》卷四："盖缘肾水亏损，相火无制而然，须用六味地黄、麦门冬、五味大剂作汤服之。又有色欲过度，元阳亏损，无根之火，游行无制，客于咽喉者，须八味肾气丸大剂煎成，冰冷与饮，使引火归原，庶几可救，此论阴虚咽痛者。"

4. 明·薛己《口齿类要》喉痹诸症："义士顾克明，咽喉作痛，至夜发热，此肝肾阴虚之热，用四物加酒炒黑黄柏、知母、麦门冬五味治之而愈。后因劳咽喉肿闭，刺患处出血，用桔梗汤吐痰而消，至仲夏干咳声嘶，作渴发热，日晡足热，用滋肾丸、加减八味丸，间服三月余，喜其年富，谨疾得愈。"

5. 清·屠燮臣《喉科秘旨》乳蛾："石蛾此症因胎生本原不足所致……乃肝火老痰结成恶血，凡遇辛苦风热即发。"

6. 清·沈善谦《喉科心法》卷上："双单乳蛾风……由肺胃郁热，感受时邪而成。"

7. 清·沈善谦《喉科心法》卷上："白色喉蛾风……亦不暴肿，但成蛾而不溃，由肝火煎灼，老痰瘀凝聚积而成。"（石蛾风症同）

【病因病理】

本病多因风热乳蛾失治，余邪不去，感受时邪而致。或平素嗜辛辣炙煿及饮酒过度，阳明热旺肺阴受克制，虚火循经上灼喉核而致。或素体虚弱，劳倦过度，饮食失节致肺脾气虚，清阳不升，气机不利，卫外不固，邪滞喉核或久病邪滞喉核，日久不去，气血不畅，气滞血瘀，久病生痰，痰聚喉核，痰瘀互结，阻遏脉络，咽喉失去气血荣养而致。

【临床症状】

多有风热乳蛾治疗不彻底反复发作病史，咽部干痒微痛，有异物堵塞感，吞咽不适，午后症状较明显，张口可见喉关潮红、喉核肥大或干瘪，上有黄细白点多个或有脓样物被挤出，可有头痛，四肢无力，易疲劳，低热，纳差或有干咳痰少、口干舌燥、虚烦失眠等。

【鉴别诊断】

慢性扁桃体炎与慢性咽炎相鉴别。

慢性咽炎：咽干，发痒，不适，微痛，长期咽腔有异物感，常有"吭""咯"的动作，咽部暗红或喉底有颗粒突起，颗粒可融合成片，甚至有污物附着。

【内服药疗法】

1. 肺肾阴虚证：

[主证] 咽干，微痒痛，哽噎不利，午后及夜间症状加重。全身可见午后潮热，手足心热，失眠多梦，或干咳痰少，腰膝酸软，大便干，舌红少苔，脉细数。张口可见喉核肿大或干瘪，表面不平，色潮红，或有细白星点，喉核被挤压时，有少量黄白色腐物溢出。

[方剂] 千金内托散。

[组成] 党参、金银花各 4.5g，甘草 1.5g，当归、连翘（去心）、赤芍、天花粉、瓜蒌仁、桔梗、白术各 3g，陈皮、防风、川芎、青皮、厚朴、荆芥各 2.1g，黄芪 4.5g。

[制法] 上为散，加灯心 3g，水 300mL，煎至 210mL，去滓。

[用法] 徐徐咽下。

[功效] 清热消肿，扶正托毒。

[主治] 乳蛾，喉痛，舌痈。

[方剂来源] 清·佚名《喉科紫珍集》。

[方剂] 急喉丹。

[组成] 山豆根、僵蚕（炒）、蚤休各 30g，连翘、玄参、防风、射干各 21g，白芷 15g，冰片 1g。

[制法] 上为极细末，糯米粉糊和成锭，铜绿 6g 为衣。

[用法] 每次 5g，水磨服。

[功效] 疏风清热，解毒利咽。

[主治] 单、双乳蛾，重舌。

[方剂来源] 明·万表《万氏家抄方》。

2. 肺脾气虚证：

[主证] 咽干痒不适，有异物感，张口可见咽核淡红或淡暗，肥大质软，溢脓白黏，神疲乏力，咳嗽痰白，胸脘痞闷，纳呆，口淡不渴，大便溏，舌质淡，苔白，脉缓弱。

[方剂] 引火汤。

[组成] 熟地 90g，巴戟天 30g，茯苓 15g，麦门冬 30g，北五味子 6g。

[制法] 水煎，去滓。

［用法］分 2 次温服。

［功效］滋阴助阳。

［主治］咽喉肿痛，日轻夜重，喉间亦长成蛾。

［方剂来源］清·陈士铎《辨证录》。

［方剂］内托散。

［组成］生黄芪 9g，白芍药 4.5g，党参 12g，当归 4.5g，金银花、天花粉、北防风各 3g，川芎 2.4g，荆芥穗、生甘草、牛蒡子各 3g，陈皮 2.4g，苦桔梗 6g，皂角刺 2 个，白术 3g（蜜炒），连翘 3g。

［制法］水煎，去滓。

［用法］温服。

［功效］益气解毒，托里透脓。

［主治］乳蛾，蛾顶上现白点。

［方剂来源］清·易方《喉科种福》。

3. 痰瘀互结证：

［主证］咽干涩不利，或刺痛胀痛，张口可见咽暗红，喉核肥大，质硬，表面凹凸不平，痰黏难咯，迁延不愈，舌质暗，有瘀点，苔白腻，脉细涩。

［方剂］会厌逐瘀汤。

［组成］桃仁（炒）、红花各 15g，甘草、桔梗各 9g，生地 12g，当归 6g，玄参、柴胡各 3g，枳壳、赤芍各 6g。

［制法］水煎，去滓。

［用法］温服。

［功效］化瘀利咽。

［主治］咽喉瘀血内阻者。

［方剂来源］清·王清任《医林改错》。

［方剂］利喉饮。

［组成］贝母、夏枯草、前胡、防风、苏子（炒，研）、瓜蒂霜、枳壳、丹参、陈皮各等分。

［制法］芦根为引，水煎，去滓。

［用法］温服。

［功效］祛风消肿。化痰利咽。

［主治］双乳蛾。

［方剂来源］清·谈金章《诚书》。

［注］痰瘀互结证：化瘀祛痰，散结消蛾，利喉饮方内有贝母、夏枯草、前胡，化痰散结之良药，二方合用为宜。

【外治方药】

1. 神仙枣：

［组成］江子霜、白细辛、牙皂、蟾酥、真麝香各等分。

［制法］上为极细末。用枣 1 枚，去核、肉，将枣皮卷作筒状，将药 0.3g 填内，两头留孔通气。

［用法］取药 1 枚塞鼻，男左女右，候嚏取出，后再塞入，一伏时去之。若痰多上壅

者，用来饮灌之。

　　[功效] 通关开窍。

　　[主治] 喉风，喉蛾。

　　[方剂来源] 清·张宗良《喉科指掌》。

　　2. 元霜散：

　　[组成] 薄荷叶、僵蚕、青黛（飞净）、朴硝、白矾、川黄连、硼砂各15g。

　　[制法] 上为细末，腊月初取雄猪胆5~6具，倒出汁小半，和药搅匀，灌入胆内，以线扎头，用纸包裹，置地洞内，立春日取出，挂在风口阴干，去胆壳瓶贮。每30g加牛黄、冰片各0.9g，研细。

　　[用法] 吹喉。

　　[功效] 疏风利咽，清热解毒。

　　[主治] 喉蛾痹闭，并口舌诸症。

　　[方剂来源] 清·祝补斋《卫生鸿宝》。

　　3. 喉症异功散：

　　[组成] 斑蝥（去翅、足，糯米炒）12g，玄参、血竭、全蝎、制乳香各1.8g，麝香、冰片各0.9g。

　　[制法] 上为细末。

　　[用法] 入膏药中，贴喉痛处。

　　[功效] 拔毒止痛，消肿利咽。

　　[主治] 单、双乳蛾。

　　[方剂来源] 清·马培之《青囊秘传》。

　　[注] 喉症异功散勿入口内。

　　4. 挂金散：

　　[组成] 鸡内金3g，青黛0.9g，薄荷、白芷各1.2g，蒲黄0.9g，冰片0.3g，甘草0.9g，鹿角炭3g，挂金灯子6g。

　　[制法] 上为细末。

　　[用法] 吹患处。

　　[功效] 疏风泄热，解毒消肿。

　　[主治] 喉蛾。

　　[方剂来源] 清·马培之《青囊秘传》。

　　5. 喉蛾效方：

　　[组成] 花椒树、蚕茧各等分。

　　[制法] 上药烧存性，为末。

　　[用法] 以箸压舌吹入喉中立效。

　　[主治] 喉蛾。

　　[方剂来源] 清·吴世昌《奇方类编》。

　　6. 胆贝散：

　　[组成] 川贝母、生石膏各9g，天花粉2.1g，芒硝2.5g。

　　[制法] 上各为细末。用雄猪胆1具调匀，风干，研细末。

　　[用法] 吹喉。

［功效］清热化痰，软坚消肿。

［主治］咽喉乳蛾，一切喉症。

［方剂来源］清·爱虚老人《古方汇精》。

7. 七宝漱散：

［组成］紫荆皮 12g，荆芥穗、薄荷叶各 9g，僵蚕（炒）、苦桔梗、防风各 6g，甘草（生）4.5g。

［制法］晒干，忌火，为末。煎数沸，去滓。

［用法］满口细细漱服。

［功效］活血行气，祛风利咽。

［主治］缠喉风、锁喉风、喉蛾、喉珠、悬雍风等症。初起肿痛，恶风发热。

［加减］兼伤寒、身疼关节疼者，加羌活、苏叶；红紫肿痛甚者，加生地汁；舌苔垢、不大便者，加大黄。

［方剂来源］清·祝补斋《卫生鸿宝》。

8. 来泉散：

［组成］雄黄 3g，鸡内金（焙脆存性）3 个，生白矾 3g。

［制法］上药共研细末。

［用法］患者先用凉水漱口，而后将药吹入喉中少许。即吐口水为止，其痛立消。

［主治］乳蛾。

［方剂来源］清·陈杰《回生集》。

9. 破棺丹：

［组成］青盐、白矾、硇砂各等分。

［制法］上为末。

［用法］吹患处，有痰吐出。

［功效］解毒利咽，散结消肿。

［主治］乳蛾，咽喉肿痛。

［方剂来源］明·薛己《口齿类要》。

10. 凤衣散：

［组成］凤凰衣（微火焙黄）、人中白（煅）、橄榄核（瓦上焙存性）、孩儿茶各 9g。

［制法］上为细末，每次 3g，加冰片 0.15g。

［用法］每用少许，吹搽患处。

［功效］清热解毒，消肿生肌。

［主治］口疮、口疳及乳蛾、喉癣、喉疳、喉痈，肿痛闭塞。

［方剂来源］清·祝补斋《卫生鸿宝》。

11. 冰片散：

［组成］冰片 3g，硼砂 15g，明雄黄 6g，黄柏（蜜炙）9g，靛花 6g，甘草（炙）9g，鸡内金（烧存性）3g，人中白（煅）15g，川黄连、元明粉各 6g，铜青（煅）1.5g，蒲黄（炒）9g。

［制法］上为细末（极细）。

［用法］吹患处。

［功效］清热解毒，祛腐生肌。

［主治］双、单乳蛾。

［方剂来源］清·程国彭《医学心悟》。

12. 冰硼散：

［组成］元明粉 15g，硼砂、朱砂、冰片、麝香各 3g。

［制法］上药共五味，研极细末，瓷罐收好，勿令泄气。

［用法］吹喉。

［主治］一切喉症。

［方剂来源］清·焦氏《喉科枕秘》。

13. 吹喉方：

［组成］人指甲（不拘多少），明矾 9g，冰片 0.3g，大蜘蛛 1 只。

［制法］同入银罐内煅，研末。

［用法］吹入患处。

［主治］喉蛾。

［方剂来源］清·沈青芝《喉科集腋》。

【外治疗法】

咽核红肿溢脓，吹用冰片散、冰硼散。

【针灸疗法】

取合谷、曲池、足三里、颊车、三阴交、肺俞、脾俞、肾俞等穴。

【手术疗法】

内外疗法不显，发作频频，可行扁桃体烙治术或切除术。

【护理与预防】

1. 忌辛辣灸煿。

2. 注意休息，不宜过劳。

第九节　急性咽炎

急性咽炎是咽部黏膜、黏膜下组织的急性炎症。常累及咽部淋巴组织，是上呼吸道感染的一部分（以病毒感染，细菌感染为多见）。本病可单独发生，也常由急性鼻炎、急性扁桃体炎等蔓延所致。中医称"风热喉痹""急咽痹""喉痹""酒毒喉痹"等。

【中国古代中医论述】

1.《五十二病方》阴阳十一脉灸经："肩脉起于耳后，出臑外……主治。（其所产病）：领（颔）（痛，喉痹……痛）。"

2.《素问·阴阳别论》："一阴一阳结谓之喉痹。"

3.《素问·六元正纪大论》："金郁之发，民病咳逆……嗌干。"

4.《素问·太阴阳明论》："喉主天气，咽主地气。"

5.《灵枢·杂病》："喉痹不能言，取足阳明，能言，取手阳明经。"

6. 隋·巢元方《诸病源候论》卷三十："喉痹者，喉里肿塞痹痛，水浆不得入也……风毒客于喉间，气结蕴积而生热，致喉肿塞而痹痛。"

7. 宋·赵佶《圣济总录》卷第一百二十二："盖由脾肺不利，蕴积热毒，外犯寒邪，二经壅热，结于喉间。"

8. 金·张从正《儒门事亲》卷十五："治喉痹，大黄、朴硝、白僵蚕，上件同为细末，水煎，量虚实用，以利为度。"

9. 宋·张杲《医说》卷二："成州团练使张锐……以医知母。政和中，蔡鲁公之孙媳有娠，及期而病，国医皆以阳证伤寒，惧胎之堕，不敢投凉剂。鲁公密邀视之。锐曰：'儿处胎十月，将生矣，何药之能败！'即以常法与药，且使信服之，半日儿生，病亦去。明日妇大泄而喉闭不入食，众医复指言其疵。且曰：'疾如冰炭，又产蓐甫近，虽扁鹊复生，无治理也。'锐曰：'无庸忧，将使即日愈。'乃入室取药数十粒，使吞之，咽喉即通，下泄亦止……锐曰：'向者所用乃附子理中丸裹以紫雪耳。方咽喉痹不通，非寒药不为用，即已下咽，则消释无余；其得到腹中者，附子力也。故一服而疾愈。'"

10. 明·张介宾《景岳全书》卷二十八咽喉："火症喉痹……凡肝胆之火盛者，宜以芍药、栀子、龙胆草为主；阳明胃火盛者，宜以生石膏为主；若大便秘结不通，则宜加大黄、芒硝之属，通其便而火自降。"

11. 明·薛己《口齿类要》喉痛："一男子咽喉肿痛，药不能下，针患处，出紫血少愈，以破棺丹噙化，更用清咽利膈散而愈。破棺丹一名通关散，治咽喉肿痛，水谷不化，青盐、白矾、硼砂为末，吹患处，有痰吐出。"

12. 明·张介宾《景岳全书》卷二十八："阳明为水谷之海，而胃气直达咽喉，故又惟阳明之火最盛。"

13. 明·龚廷贤《万病回春》卷五："喉痹者，火分虚实也，实火宜，清凉散，治一切实火咽喉肿痛。"

"清凉散：山栀、连翘、黄芩、防风、枳壳、黄连、当归、生地、甘草各等分，桔梗、薄荷减半，白芷减半或不用亦可。上锉一剂，灯心一团、细茶一撮，水煎，磨山豆根调服。咽喉干燥加人参、麦门冬、天花粉，去白芷；咽喉发热加柴胡；咽喉肿痛加牛蒡子、玄参，去白芷；痰火盛加射干、瓜蒌、竹沥，去白芷；喉痛生疮加牛蒡子、玄参，去白芷；极热大便实，加大黄，去桔梗；虚火泛上，咽喉生疮、喉不清者，加黄柏、知母，去白芷。"

14. 明·龚廷贤《万病回春》卷五："冰梅丸：治喉痹十八种俱效。"

"大南星鲜者三十五个，大半夏鲜者三十五个，皂角去弦净四两，白矾四两，好白盐四两，桔梗二两去芦，防风，朴硝四两，甘草一两。"

[注] 防风缺量。

"上拣七分熟，大梅子一百个，先将硝盐水浸一周时，然后将各药碾碎，入水拌匀，方将梅子置于水中。其水淹过梅子三指为度。浸七日后取出晒干，又入水中浸透晒干，俟药水干为度。方将梅子入瓷罐内封密，如霜衣白愈佳。如要用时，薄绵裹噙在口中，令津液徐徐咽下，痰出即愈。每一梅足可治三人，不可轻弃。"

15. 唐·孙思邈《华伦神医秘传》卷十三："华伦治急喉痹神方：猪牙皂、白矾、黄连各等分，瓦上焙干为末，以药半钱吹入喉中。少顷，吐出脓血，立愈。"

"华伦治喉痹神方：喉痹者，喉里肿塞痹痛，水浆不得入也。治用：马蔺根一升，升麻、玄参各三两，瞿麦、通草、犀角（屑）各二两，射干十两，以水八升，煮取二升，去滓，细细含咽。一日令尽，得破脓。"

16. 清·魏之绣《续名医类案》卷十八咽喉："娄全善治一男子喉痹，于太溪穴刺出黑血半盏而愈，由是言之，喉痹以恶血不散，故也。凡治此疾，暴者，必先发散；不愈，次取痰；不愈，又次取污血也。"

17. 清·郑梅涧《重楼玉钥》卷上："夫咽喉者，生于肺胃之上……肺胃和平，则体安身泰，一有风邪热毒蕴积于内，传在经络，结于三焦，气凝血滞，不得舒畅，故令咽喉诸证种种而发。"

18. 清·程国彭《医学心悟》卷四："一曰喉痹。痹者，痛也，经云：一阴一阳结，谓之喉痹。一阴者，手少阴心，一阳者，手少阳三焦也。心为君火，三焦为相火，二火冲击，咽喉痹痛，法当散之、清之，加味甘桔汤主之。又有非时暴寒，潜伏于少阴经，越旬日而后发，名曰伏气咽痛，谚云肾伤寒是已，法当辛温以散之，半夏桂甘汤主之。复有少阴中寒之重症，寒客下焦，逼其无根失守之火，发扬于上，遂致咽痛，其症手足厥冷，脉细沉，下利清谷，但用理中、四逆汤疗寒，而咽痛自止。斯二者，寒也，其他悉属热证，不可不知。"

[注] 此段论述喉痹风寒之症。

19. 明·张介宾《景岳全书》卷二十八："又有火虚于下，而格阳于上，此无根之火，即肾中真寒证也。"

20. 明·赵献可《医贯》卷四："世人但知热咽痛，而不知有寒咽痛……仲景云：下利清谷，里寒外热，脉微欲绝，面赤咽痛，用通脉四逆散，盖以冬月伏寒在肾经，发则咽痛不利，附子汤温其经则愈。"

21. 元·李仲南《永类钤方》卷十一："针灸喉痹及缠喉风。随肿一边于大指外边，指甲下与根齐针之，不问男左女右，只以人家常使针，血出愈。如危急，两大指皆针，或单灸足三里穴二七壮即安。"

22. 清·焦氏《喉科枕秘》卷一："风热喉痹，此症因积热毒，又感风邪而致。"

【病因病理】

起居不慎，寒热气候失宜，风寒袭肺，肺卫失固易受风邪所中，搏结于咽，为外邪侵袭。或肺经蕴热，复感风热，内外邪毒结聚于咽喉为病，为之肺经蕴热。或饮食失节、肺胃生痰热、上攻咽喉而致病。

现代医学认为，急性咽炎以柯萨奇病毒、腺病毒、副流感病毒或链球菌、葡萄球菌及肺炎双球菌多见。

【临床症状】

喉痹，起病急，初起咽喉干燥，灼热，微痛，吞咽不利，继而疼痛，吞咽时痛甚，可有发热、恶寒、头痛、咳嗽、肺胃热盛，颌下有臖核，压痛明显。

张口检查可见咽部急性充血，色鲜红，悬雍垂水肿，喉底颗粒红肿或有脓点。

【内服药疗法】

1. 风寒侵袭证：

[主证] 咽部不适，有微痛，吞咽不顺，恶寒，发热，鼻流清涕，咳痰稀白，头痛无汗，舌淡红，苔薄白，脉浮紧。

[方剂] 半夏汤。

[组成] 半夏（洗）、桂枝（去皮）、甘草（炙）各等分。

[制法] 每次9g，以水300mL，煎至150mL，去滓。

[用法] 少少咽之。

[功效] 散寒通阳，化痰利咽。

[主治] 咽痛。

[方剂来源] 东汉·张仲景《伤寒论》。

[方剂] 升麻桔梗汤。

［组成］升麻、桔梗、甘草各 1.5g，防风、玄参各 3g。

［制法］水煎，去滓。

［用法］分 2 次温服。

［功效］祛风散寒，清热利咽。

［主治］妊娠，咽喉疼痛。

［方剂来源］清·叶桂《叶氏女科》。

［方剂］破隘汤。

［组成］桔梗 9g，甘草 6g，柴胡 3g，白芍 15g，玄参 9g，麻黄 3g，天花粉 9g，山豆根 3g。

［制法］水煎，去滓。

［用法］温服。

［功效］疏风散寒，清热利咽。

［主治］咽喉肿痛。

［方剂来源］清·陈士铎《辨证录》。

［方剂］碧云汤。

［组成］荆芥穗、牛蒡子（炒）、真薄荷各 30g。

［制法］上为末。

［用法］每次 9g，食后茶送服。

［功效］疏风散寒，清利咽喉。

［主治］咽喉疼痛。

［方剂来源］宋·窦材《扁鹊心书》。

2. 肺经风热证：

［主证］发病急，咽干燥，灼痛，吞咽疼痛，咽喉黏膜鲜红，肿胀，腭弓及悬雍垂水肿，甚者，吞咽时痛剧增，颌下有臖核，发热，恶寒，咳嗽痰黄或黄稠，舌苔薄黄，脉浮数。

［方剂］消毒凉膈散。

［组成］黄芩、黑栀各 4.5g，连翘 6g，牛蒡子 4.5g，薄荷 2.1g，甘草 3g。

［制法］水煎，去滓。

［用法］温服。

［功效］疏风清热，解毒利咽。

［主治］咽喉肿痛初起。

［方剂来源］清·梁廉夫《不知医必要》。

［方剂］疏风解毒汤。

［组成］荆芥、大力子、贝母、射干、山豆根、薄荷、金银花、桔梗、甘草、灯心、竹叶心。

［制法］水煎，去滓。

［用法］温服。外吹加味金锁匙。

［功效］疏风清热，解毒利咽。

［主治］阳证喉痹。

［加减］阴虚，加生地、元参；心火，加黄连；胃火，加石膏；便结，加大黄。

［方剂来源］元·孙允贤《医学集成》。

［方剂］荆芥败毒散。

［组成］荆芥、防风、桔梗、赤芍各 4.5g，牛蒡子、金银花、浙贝母、连翘各 6g，薄荷 3g，生甘草 2.4g，青果 1 个。

［制法］水煎，去滓。

［用法］温服。

［功效］疏散风热，解毒利咽。

［主治］喉痛。

［加减］如病势甚者，加羚羊角 4.5g，万年青 1 叶；腮肿，加马勃 3g；咳嗽，加橘核 9g；痰多，加橘红 3g。

［方剂来源］清·高思镜《外科医镜》。

［方剂］连翘散。

［组成］连翘、葛根、黄芩、赤芍、山栀、桔梗、升麻、麦门冬、牛蒡子、甘草、木通各 2.4g。

［制法］用水 300mL，加竹叶 20 片，煎至 240mL，去滓。

［用法］食远温服。

［功效］疏风解热，化痰利咽。

［主治］咽喉肿痛，胸膈不利，咳吐痰涎，舌干口燥。

［方剂来源］明·陈实功《外科正宗》。

［方剂］牛蒡子汤。

［组成］牛蒡子、玄参、升麻、桔梗（去芦）、犀角、木通（去节）、黄芩、甘草各等分。

［制法］上咬咀。每次 12g，用水 300mL，加生姜 3 片，煎至 250mL，去滓。

［用法］温服，不拘时候。

［功效］疏风清热，解毒利咽。

［主治］咽喉肿痛。

［方剂来源］明·（朝鲜）金礼蒙《医方类聚》。

［方剂］甘桔防风汤。

［组成］甘草、桔梗、防风、薄荷、荆芥、牛蒡子、射干、玄参、连翘、黄芩、金银花。

［制法］水煎，去滓。

［用法］温服，每日 2 次。

［功效］疏风清热，解毒利咽。

［主治］咽喉，溃烂肿痛者。

［方剂来源］清·熊立品《治疹全书》。

［方剂］甘桔汤。

［组成］甘草、防风、荆芥、薄荷、黄芩各 3g，桔梗 9g，玄参 3g。

［制法］上锉 1 剂。水煎，去滓。

［用法］食后频频噙咽。

［功效］疏风清热，消肿利咽。

［主治］ 咽喉肿闭。

［方剂来源］ 明·龚信《古今医鉴》。

［方剂］ 加味射干汤。

［组成］ 射干、生地各 3g，桔梗、连翘、黄芩、贝母、元参、甘草各 2.1g，荆芥 1.5g，牛蒡子 2.1g。

［制法］ 水煎，去滓。

［用法］ 温服。

［功效］ 清热解毒，祛风消肿。

［主治］ 喉痹肿痛。

［方剂来源］ 清·杨龙九《囊秘喉书》。

［方剂］ 如圣汤。

［组成］ 桔梗、甘草（生）、牛蒡子（炒）各 30g，麦门冬 15g。

［制法］ 上为细末。

［用法］ 每次 9g，沸汤调服。入竹叶煎，尤妙。

［功效］ 祛风清热，化痰利咽。

［主治］ 咽中有疮，咽物不下。

［方剂来源］ 明·朱橚《普济方》。

3. 肺胃痰热证：

［主证］ 咽部灼热干燥，疼痛较甚，吞咽困难。张口检查：咽部红赤肿胀，喉部红肿，甚或融合成片，或有脓点，颌下臖核压痛。可伴有发热，口渴欲饮，口气臭秽，大便秘，舌红，苔黄，脉洪数。

［方剂］ 桔梗散。

［组成］ 薄荷、黄芩、甘草、山栀子各 3g，桔梗 15g，连翘 6g。

［制法］ 上锉碎。每次 15~20g，加竹叶，水煎，去滓。

［用法］ 温服。

［主治］ 热肿喉痹者。

［方剂来源］ 金·刘完素《素问病机气宜保命集》。

［方剂］ 降火清喉汤。

［组成］ 薄荷、黄芩各 2g，桔梗、黄柏（酒炒）、知母、生地黄各 3g，贝母（炒）、山栀仁（炒）各 2g，甘草 1g。

［制法］ 上㕮咀。水煎，去滓。

［用法］ 食远温服。

［功效］ 降火清喉。

［主治］ 喉中疼痛，吞吐不利。

［方剂来源］ 明·芮经《杏苑生春》。

［方剂］ 三黄凉膈散。

［组成］ 黄芩 1.2g，甘草 1.5g，川芎 2.1g，黄柏、黄芩、栀子、赤芍、薄荷各 3g，青皮 2.4g，陈皮、天花粉、射干各 3g，金银花、当归各 4.5g，元参 6g。

［制法］ 加灯心 66cm，竹叶 10 片，水煎，去滓。

［用法］ 温服。

［功效］清热解毒，利咽消肿。

［主治］咽喉肿痛，初起黄红，甚至紫黑。

［加减］口干便闭，加大黄9g；虚人虚火，不必加大黄。

［方剂来源］清·佚名《喉科紫珍集》。

［方剂］春冰散。

［组成］生大黄30g，盆硝60g，薄荷、甘草（微炒）各90g。

［制法］上为细末。

［用法］每次6g，食后用新水150mL调服，入蜜少许亦可。

［功效］泻火通便，清利咽喉。

［主治］咽喉赤肿疼痛。

［方剂来源］元·许国桢《御药院方》。

［方剂］顺气香砂饮。

［组成］玄参、山栀、鼠粘子、木香、枳壳、赤芍、青皮、桔梗、茯苓、半夏、陈皮、砂仁、厚朴各等分。

［制法］加生姜3片，水煎，去滓。

［用法］温服。

［功效］清热化痰，宣肺利咽。

［主治］喉肿。

［方剂来源］清·佚名《喉科紫珍集》。

【外治方药】

1．消毒宽喉散：

［组成］寒水石（生）120g，马牙硝、朴硝各18g，青黛15g。

［制法］上为极细末。

［用法］每次6g，浓煎薄荷汤点匀，热漱咽喉内，冷吐，误咽不妨，不拘时候，每日3~5次。

［功效］清热解毒，消肿利咽。

［主治］急慢喉痹，咽喉闭塞，或木舌强硬，满口生疮。

［方剂来源］元·许国桢《御药院方》。

2．通关散：

［组成］枯白矾、雄黄（水飞）、藜芦（微炒）、白僵蚕（去丝、嘴）、猪牙皂角（去皮、弦）各等分。

［制法］上为细末。

［用法］每次用少许，搐鼻；病重者以苇筒吹入喉中，涎出或血出立愈。

［功效］祛痰排毒，开窍通关。

［主治］咽喉肿塞。

［方剂来源］宋·佚名《小儿卫生总微论》。

3．含咽丸：

［组成］黄药子、白药子、栝楼根、牛蒡子、马勃各30g，玄参45g，砂糖15g，蜜90g。

［制法］前六味为末，熬蜜、糖，和药末为丸，如弹子大。

［用法］每次1丸，含化咽津，不拘时候。

［功效］清热解毒，消肿利咽。

［主治］咽喉疼痛。

［方剂来源］宋·王怀隐《太平圣惠方》。

4. 含化升麻丸：

［组成］川升麻7.5g，川大黄75g（微炒），玄参7.5g，甘草15g（炙），射干7.5g，马牙硝22.5g，杏仁15g（汤浸、去皮、尖、双仁，麸炒微黄）。

［制法］上为末，炼蜜为丸，如杏核大。

［用法］每次1丸，以绵裹，含化咽津，每日五六次。

［功效］清热解毒，泻火利咽。

［主治］咽喉肿痛。

［方剂来源］宋·王怀隐《太平圣惠方》。

5. 三黄丸：

［组成］大黄、黄芩、黄连各75g，黄药子、白药子各45g，山豆根、黄柏、苦参各30g。硼砂60g，京墨9g，麝香少许，片脑4.5g。

［制法］上为末，猪胆调，摊甄内蒸药3次，后入片脑、麝香、硼砂为丸，如豆大。

［用法］食后嚼化1丸。

［功效］清热解毒，消肿利咽。

［主治］喉痹。

［方剂来源］明·李恒《袖珍方》。

6. 朴硝散：

［组成］朴硝（研细）、黄丹（飞过，研细）。

［制法］上药拌和成深粉红色。

［用法］用时以1.5g许吹入喉中，吐涎而愈。甚者不过两次。

［主治］喉痹。

［方剂来源］明·朱橚《普济方》。

7. 白矾散：

［组成］白矾、硇砂、马牙硝各15g。

［制法］上药盛于瓷盒内，用盐泥固济，候干，以炭火煅令通赤，取出细研，用纸两重匀摊，以物盖之，置于湿地上一宿，出火毒后，再细研如散。

［用法］每次1.5g，吹入喉内，须臾即通。如是咽门肿，即抄药点于肿处，咽津即愈。

［功效］清热化痰，消肿利咽。

［主治］喉痹气闷。

［方剂来源］宋·王怀隐《太平圣惠方》。

8. 吹喉散：

［组成］青黛、山豆根、芒硝、冰片、硼砂、明矾、牛黄。

［制法］上为细末。

［用法］先用甘桔汤漱口，再将上药吹入喉中。

［功效］清热解毒，利咽消肿。

［主治］喉痹。

［方剂来源］清·佚名《咽喉经验秘传》。

9. 单骑溃围散：

［组成］皂角。

［制法］上为细末。

［用法］醋调，厚敷肿处。

［功效］祛风化痰，通窍消肿。

［主治］急喉痹。

［方剂来源］清·易方《喉科种福》。

10. 龙脑散：

［组成］薄荷、山豆根各 15g，青黛（飞净）9g，硼砂 4.5g，儿茶 3g。

［制法］上为细末。每次 3g，加冰片 0.3g。

［用法］吹患处。

［功效］疏风清热，解毒利咽。

［主治］喉痹。

［方剂来源］清·陶承熹《惠直堂经验方》。

11. 绿云散：

［组成］青黛 3g，硼砂 1.5g，寒水石、紫车前、硝石、山豆根、元明粉各 3g，冰片 0.3g。

［制法］上各为细末，和匀。

［用法］吹喉。

［功效］清热解毒，利咽消肿。

［主治］咽喉肿痛。

［方剂来源］明·陶华《伤寒全生集》。

12. 白药丸：

［组成］白药、黄药、玄参、射干、甘草、桔梗（去芦头）各 15g。

［制法］上为末，炼砂糖为丸，如弹子大。

［用法］每次 1 丸，常含咽津。

［功效］清热解毒，化痰利咽。

［主治］咽喉中生疮肿痛。

［方剂来源］宋·王怀隐《太平圣惠方》。

13. 漱口地黄散：

［组成］黄芩 240g，生甘草 75g，荆芥穗、薄荷叶各 30g。

［制法］每次 6g，用水 150mL，入薄荷少许，煎三两沸，去滓。

［用法］热漱冷吐，不拘时候。

［功效］疏风清热，利咽消肿。

［主治］咽喉肿痛生疮，闭塞不通，或舌胀。

［方剂来源］元·许国祯《御药院方》。

14. 大青丸：

［组成］大青 30g，黄芩、蚤休、黄药（锉）、黄连（去须）各 15g，蔷薇根皮 30g（锉），川升麻、栝楼根、知母、石青（细研）各 15g，马牙硝 30g。

［制法］上为末，炼蜜为丸，如酸枣大。

［用法］绵裹 1 丸，含化咽津。

［功效］清热泻火。

［主治］咽喉肿痛。

［方剂来源］宋·王怀隐《太平圣惠方》。

【外治疗法】

1. 咽部红肿外用含咽丸、三黄丸，口含（详见本章节）。

2. 咽痛甚外吹绿云散、龙脑散（详见本章节）。

3. 咽部红肿，有黄腐物外用漱口地黄散，口含大青丸（详见本章节）。

【针灸疗法】

选合谷、曲池、内庭、天突、鱼际、太溪等穴。

【放血疗法】

太溪、少商、商阳穴，用三棱针点刺放血，以泄热止痛。

【护理与预防】

1. 保持咽部卫生，少食辛辣、炙煿食品，多食清润之品。

2. 避免过度疲劳，以防虚火上炎，防止复感外邪。

3. 增强体质。

【现代研究】

处方 1：制半夏 500g（砸碎），食醋 2.5L。

用法：先将半夏入醋内浸泡，再入锅内加热煮 3~4 沸后。捞出半夏，加入苯甲醇（按药量的 5%），过滤，分装 100mL 瓶内备用。每日服 2~3 次，每次 10mL，白开水冲服。

疗效：治疗 564 例，痊愈 342 例，好转 170 例，无效 52 例。

来源：蔡福养。《辽宁中医杂志》1981 年第 3 期。

处方 2：瓦松、蜂糖各 30g，鸡蛋 3 枚，芝麻油 3g。先将瓦松加水 500mL，急火煎至 300mL，离火，去渣。对入蛋清、糖、油，搅匀即成。

用法：每日 1 剂，分早、午、晚 3 次呷服。

疗效：治疗 200 例，结果痊愈 138 例，好转 62 例。总有效率 100%。疗程为 5~30 天，平均 11 天。

来源：王广见，等。《江苏中医》1991 年第 4 期。

第十节　慢性咽炎

慢性咽炎多因急性咽炎反复发作所致，此为主要原因，为咽部黏膜下及其淋巴组织的慢性炎症，常反复发作，病情迁延不愈。中医称"虚火喉痹""慢咽痹"等。

【中国古代中医论述】

1. 元·朱震亨《丹溪心法》卷四："咽喉生疮是虚热血虚，多属虚火，游行无制，客于咽喉也……喉痛，必用荆芥，阴虚火炎上，必用玄参。又喉痹，陈年白梅，入蜒蚰令化，噙梅于口中。"

2. 明·赵献可《医贯》卷四："盖缘肾水亏损，相火无制而然，须用六味地黄、门冬、五味大剂作汤服之。又有色欲过度，元阳亏损，无根之火游行无制，客于咽喉者，须八味肾气丸，大剂煎成，冰冷与饮，使引火归原，庶几可救，此论阴虚咽痛者。"

3. 明·陈实功《外科正宗》卷二："一男子劳甚，咽喉肿痛，自服清咽利膈药不应，诊之脉细而虚，此劳伤虚火之症，朝以补中益气汤加麦门冬、五味子，晚以四物汤加黄柏、知母、炒黑干姜，服加童便，不数日，肿痛亦消，疲回咽愈。"

4. 清·沈善谦《喉科心法》卷上："咽喉看治总论……凡病治之数日后，肿势渐消，毒腐渐化，舌苔薄黄，不垢腻，寒热已退，可服坤方，以养阴清热。不宜早投，恐有毒邪未尽，所谓炉烟虽熄，灰中尚有火也，若喉间腐带灰黑色，条条如白网油而干者，此帘珠白缠喉也。"

5. 清·刘序鸦《增删喉科心法》症治目录："帘珠喉痹。"

6. 清·佚名《咽喉经验秘传》："喉痹属虚火者，用药遵《内经》从之法，桔梗、甘草、升麻、玄参、防风、羌活、荆芥、人参、白术、茯苓之类，少加姜、附子等药为向导，须频频服之，不可骤用寒凉。"

7. 明·张介宾《景岳全书》卷二十八："火证喉痹……又有火虚于下，而格阳于上，此无根之火，即肾中真寒也。"

【病因病理】

急性咽炎误治，失治，余邪未尽，或温热病后或劳伤过度，耗伤肺肾阴液，致肺肾阴虚，津不能滋养咽喉，虚火亢盛，上灼咽喉而致。或情志不遂，或劳倦伤脾，或肾阳虚弱等，或表现为阳虚、气虚、血虚、气滞等不同类型，在辨证施治上的不同阶段，可出现在不同的证型之中。

【临床症状】

咽干，发痒不适，微胀微痛，长期咽腔异物感，常有"吭""咯"的动作，晨轻、午后及入夜症状加重，张口检查咽部暗红或喉底有颗粒突起，颗粒可融合成片，甚者咽部干燥，发亮，有污物附着。

【内服药疗法】

1. 肺阴虚证：

［主证］咽部干燥微痒，微痛，不适，张口检查喉核及核前后潮红，喉核肿大，或干咳无痰，或痰少而黏，口干舌燥，颧红，手足心热，疲倦，乏力，舌质红，少苔，脉细数。

［方剂］清露饮。

［组成］天门冬（去心）、麦门冬（去心）、生地各3g，熟地6g，石斛2.4g，桔梗、枳壳（麸炒）各2.4g，甘草1.8g。

［制法］用水400mL，煎至320mL，去滓。

［用法］食后温服。

［功效］滋阴生津，利咽止痛。

［主治］咽干而疼。

［方剂来源］清·郑梅涧《重楼玉钥》。

［方剂］济阴化痰饮。

［组成］小生地9g，金银花、玄参各4.5g，广皮2.1g，远志、柴胡各2.4g，桔梗3.6g，川贝3g，赤茯苓6g，甘草1.8g。

［制法］水煎，去滓。

［用法］温服。投5~7帖，兼用吹散。

［功效］滋阴清热，化痰利咽。

［主治］咽喉肿痛。

［方剂来源］清·佚名《喉科紫珍集》。

［方剂］天门冬丸。

［组成］天门冬（去心，焙）、玄参、牛蒡子（炒）各30g，百药煎、紫苏叶各15g，甘草（炙，锉）45g，人参、硼砂（研）、龙脑（研）各0.3g。

［制法］上为细末，炼蜜为丸，如皂子大。

［用法］每次1丸，食后、临卧细嚼，温热水送服。

［功效］滋阴清热，解毒消肿。

［主治］喉痹。咽喉肿痛，唇焦舌干。

［方剂来源］宋·赵佶《圣济总录》。

［方剂］玄参解毒汤。

［组成］玄参、山栀、甘草、黄芩、桔梗、葛根、生地、荆芥各3g。

［制法］用水400mL，加淡竹叶、灯心各20片，煎至320mL，去滓。

［用法］食后服。

［功效］清咽润喉，解毒消肿。

［主治］咽喉肿痛。

［方剂来源］明·陈实功《外科正宗》。

［方剂］利咽解毒汤。

［组成］山豆根、麦门冬各3g，牛蒡子（炒）、玄参、桔梗各2.1g，甘草0.6g，防风1.5g，绿豆49粒。

［制法］水煎，去滓。

［用法］温服。

［功效］清热解毒，养阴利咽。

［主治］咽喉肿痛。

［方剂来源］明·孙一奎《赤水玄珠》。

2. 肾阴虚证：

［主证］咽喉干痛较甚，口臭，咽喉红肿明显，压之可有黄白色脓样物溢出，喉核伤痕累累，甚者干瘪结痂，午后症状加剧，可伴有虚烦失眠，头晕，眼花或耳鸣，腰膝酸软，舌红，少苔，脉细。

［方剂］滋阴八味汤。

［组成］山药、枣皮各6g，黄柏（盐水炒）、知母（盐水炒）各4.5g，熟地12g，茯苓、牡丹皮、泽泻各4.5g，麦门冬（去心）4.5g。

［制法］水煎，去滓。

［用法］温服。

［功效］滋阴降火。

［主治］喉颈肿痛，或患喉痹。

［方剂来源］清·罗国纲《罗氏会约医镜》。

［方剂］镇阴地黄汤。

［组成］大熟地30g，山萸肉、山药各12g，茯苓、牡丹皮、泽泻各9g，淡附子、上肉桂各3g，怀牛膝、牡蛎各9g（煅）。

［制法］水煎。

［用法］冷服。

［功效］滋肾养阴，引火归原。

［主治］喉痹。

［方剂来源］清·高思敬《外科医镜》。

［方剂］干地黄丸。

［组成］生干地黄（焙）30g，人参、赤苓（去黑皮）各22g，天门冬（去心，焙）30g。

［制法］上为末，炼蜜为丸，如梧桐子大。

［用法］每次10丸，米饮送服，每日3次。

［功效］益血养阴。

［主治］咽喉干痛，不能食。

［方剂来源］宋·赵佶《圣济总录》。

［方剂］地黄滋阴汤。

［组成］熟地15g，茯苓9g，麦门冬（去心）、山萸肉各6g，牛膝（盐水炒）4.5g，北五味子2.1g。

［制法］水煎，去滓。

［用法］温服。

［功效］滋阴降火。

［主治］咽喉肿痛、日轻夜重、痰声如锯者。

［方剂来源］清·梁廉夫《不知医必要》。

［方剂］解腥丹。

［组成］甘草、桔梗各6g，麦门冬15g，桑白皮9g，枯芩3g，天门冬、生地各9g，贝母1.5g，牡丹皮9g。

［制法］水煎，去滓。

［用法］温服。连服4剂。

［功效］养阴清热。

［主治］咽喉臭痛。

［方剂来源］清·陈士铎《辨证录》。

【外治方药】

1. 玉屑散：

［组成］薄荷90g（另研），官硼10g，雄黄9g，儿茶3g，冰片0.9g。

［制法］上为细末，贮瓷瓶内。

［用法］临用挑少许置舌上，口含片刻咽下，日用八九次；如锁喉风，口内干枯，牙关紧闭不能口含者，以无根水灌下。

［功效］清热解毒，祛腐生肌。

［主治］咽喉溃烂诸痛。

［禁忌］脾胃虚弱者不宜多用。

［方剂来源］宋·佚名，清·许梿《咽喉脉证通论》。

2. 地黄煎：

［组成］生地黄500g（研取汁），白蜜150g，马牙硝90g（细研）。

［制法］先将地黄汁及蜜入于石锅内，慢火熬成膏，去火，次下马牙硝，搅令匀，用瓷盒盛。

［用法］每次 1~2g，含化咽津，冷水调下亦得，不拘时候。

［功效］泻火解毒，消肿止痛。

［主治］咽喉肿痛。

［方剂来源］宋·王怀隐《太平圣惠方》。

3. 通关散：

［组成］盆硝、甘草、蒲黄、白僵蚕、青黛各等分（并生用）。

［制法］上为细末。

［用法］每次用少许，干掺在舌上，咽津。

［功效］清热解毒，消肿止痛。

［主治］咽喉肿痛。

［方剂来源］宋·吴彦夔《传信适用方》。

4. 桃红散：

［组成］龙脑（研）3g，丹砂（研）15g，硼砂（研）3g，马牙硝（研）1.5g，寒水石（煅，研如粉）15g。

［制法］上为细末。

［用法］每次用少许，掺咽喉中，咽津。

［功效］清热利咽。

［主治］咽喉痛。

［方剂来源］宋·赵佶《圣济总录》。

5. 一捻金：

［组成］铜绿、黄柏、香白芷各等分。

［制法］上为极细末，入麝香少许。

［用法］每次用 0.16g，以笔管吹入喉中。

［功效］清热解毒，消肿祛腐。

［主治］咽喉肿痛。

［方剂来源］宋·吴彦夔《传信适用方》。

6. 白药散：

［组成］白药、朴硝。

［制法］上为末。

［用法］以小管吹入喉。

［功效］清热化痰，解毒消肿。

［主治］喉中肿痛。

［方剂来源］宋·杨士瀛《仁斋直指方论》。

7. 通喉散：

［组成］黄连（去须）、矾石、猪牙皂角（去皮子）各等分。

［制法］上于瓦器内煅过，研成细末。

［用法］每次 0.3g，甚者 0.45g，吹喉中，取涎利咽。

［功效］清热消肿，取涎得咽。

[主治] 咽喉肿痛。

[方剂来源] 宋·赵佶《圣济总录》。

8. 噙化丸：

[组成] 楝参 15g，怀生地 30g，生甘草、白桔梗各 6g，山豆根 24g，片脑 1g，南荷叶 3g。

[制法] 上为细末，炼蜜为丸，如龙眼大。

[用法] 1 丸分 3 次，临卧时噙入口中，津液渐渐化下。

[功效] 养阴清热，解毒利喉。

[主治] 咽喉肿痛。

[方剂来源] 明·龚廷贤《万病回春》。

9. 吹喉散：

[组成] 胆矾、白矾、朴硝、片脑、山豆根、辰砂、鸡内金（焙燥）。

[制法] 上为极细末。

[用法] 用鹅毛管吹药入喉。

[功效] 清热解毒，消肿止痛。

[主治] 咽喉肿痛。

[方剂来源] 明·龚廷贤《万病回春》。

10. 立消散：

[组成] 白硼砂、灯心灰（以灯心塞入罐内固济，煅之罐红为度）、风化硝、黄柏、青黛、冰片各等分。

[制法] 上为极细末。

[用法] 吹入喉中。

[功效] 泄热解毒，利咽消肿。

[主治] 喉痹。

[方剂来源] 明·孙文胤《丹台玉案》。

11. 代匙散：

[组成] 月石、石膏各 3g，脑荷、胆矾各 1.5g，甘草 0.9g，僵蚕（炒）1.5g，冰片 0.3g，皂角（炙烟烬）1.5g。

[制法] 上为细末。

[用法] 频吹喉中。加牛黄 1.5g 效果更佳。

[功效] 清热化痰，消肿利咽。

[主治] 喉痹。

[方剂来源] 明·张介宾《景岳全书》。

12. 龙脑破毒散：

[组成] 盆硝（研细）120g，白僵蚕（微炒，去嘴，为末）24g，甘草（生，为末）、青黛各 24g，马勃（为末）9g，蒲黄 15g，脑子、麝香各 3g。

[制法] 上为细末，用瓷盒收贮。

[用法] 每次 3g，用新汲水 80mL 调匀，细细呷咽。若是诸般舌胀，用药 1.5g，以指蘸药，搽在舌上下，咽津。如是小儿，3g 分作 4~5 次用，不拘时候。

[功效] 清热化痰，消肿利咽。

［主治］急慢喉痹，咽喉肿塞不通。

［方剂来源］元·许国桢《御药院方》。

13. 吹喉散：

［组成］壁钱（烧存性）、枯白矾、发灰各等分。

［制法］上为细末。

［用法］吹入喉中。

［功效］消肿利咽。

［主治］喉痹。

［方剂来源］明·龚信《古今医鉴》。

14. 蚕硝散：

［组成］焰硝 30g，官桂 15g，冰片 1.5g，僵蚕 3g。

［制法］上为末。

［用法］掺患处。

［功效］消肿止痛，清热利咽。

［主治］喉痹。

［方剂来源］清·陶承熹《惠直堂经验方》。

15. 冰硼散：

［组成］硼砂、风化霜各 6g，僵蚕（炙）9g，薄荷叶、生矾各 3g，冰片 1.5g，滴乳石 9g，人中白（煅）9g。

［制法］上为极细末，瓷瓶收贮。

［用法］吹患处。

［功效］清热解毒，消肿止痛。

［主治］喉间肿痛。

［方剂来源］清·高秉钧《疡科心得集》。

16. 红狮丹：

［组成］鹅不食草 1g，北细辛 2g，硼砂 4.5g，麝香 0.3g，飞滑石 6g，朱砂 3g，通草 0.3g，鸡内金 1.5g（焙存性），壁钱 1.5g（炒存性），青黛 3g，枯矾 1.5g，冰片 1g。

［制法］上为细末。

［用法］吹喉中。亦可吹鼻，作通关之用。

［功效］祛风消痰，清热败毒，消肿通窍。

［主治］咽喉红肿疼痛。

［加减］风痰不重，去细辛、鹅不食草，加重青黛用量。

［方剂来源］清·张崇良《喉科指掌》。

17. 先天青龙散：

［组成］灯草炭、粉儿茶各 15g，梅片、紫雪丹各 3g，薄荷、蒲黄、风化硝各 15g，硼砂 6g，青黛、人中白各 9g。

［制法］上为极细末。

［用法］每用少许，吹于患处，每日 3 次。

［功效］清热解毒，消肿止痛。

［主治］咽喉红肿焮痛，并不腐烂。

［方剂来源］清·丁泽周《丁甘仁家传珍方选》。

18．清阳柳华散：

［组成］黄柏、青黛、月石、人中白（煅）各 30g。

［制法］上为末。

［用法］吹患处。

［功效］清热解毒。

［主治］咽喉红肿。

［方剂来源］清·马培之《外科传薪集》。

19．绛雪：

［组成］寒水石 6g，蓬砂 3g，辰砂 9g，大梅片 1g，孩儿茶 6g。

［制法］上为极细末。

［用法］每次用少许，掺于舌上，津液咽之；或吹患处。

［功效］清热解毒，消肿止痛。

［主治］咽喉肿痛。

［方剂来源］清·郑梅涧《重楼玉钥》。

20．咽喉冰硼散：

［组成］薄荷、硼砂各 3g，人中白、川黄连各 2.4g，青黛、玄明粉各 1.8g，陈胆星 1.5g，山豆根 2.4g，冰片 1.5g。

［制法］上为极细末。

［用法］吹喉。

［功效］清热解毒，利咽消肿。

［主治］咽喉肿痛。

［方剂来源］清·梅启照《梅氏验方新编》。

【外治疗法】

1．咽干不适，立消散吹入喉中（详见本章节）。

2．咽喉堵感明显，噙化丸噙入口中，津液咽下（详见本章节）。

【针灸疗法】

针刺合谷、天突、廉泉、三阴交等穴。

【护理与预防】

1．应彻底治疗风热乳蛾及风热喉痹，避免余邪未清，邪毒潜伏。

2．生活起居适中，防感冒，注意口腔卫生。

3．少食辛辣刺激食品。

【现代研究】

处方 1：金银花 10g，连翘、黄芩各 15g，天花粉 20g，桔梗 30g，射干 12g，白芥子、白附子、苏子各 15g，甘草 10g。肝郁加柴胡、郁金；津伤加沙参、麦门冬。

用法：水煎服，每日 1 剂。

疗效：治疗 54 例，治愈 45 例，好转 7 例，无效 2 例。总有效率为 96%。

来源：张万里，等。《中医研究》1995 年第 1 期。

处方 2：生石膏（先煎）30g，麦门冬、知母、桃仁、红花各 9g，玄参、南沙参、北沙参各 12g，土牛膝、桔梗、山豆根、蝉蜕各 10g，薄荷 6g。舌燥、心烦加黄连、栀子；干咳、多痰加贝母、天竺黄；咽喉干痒灼热加金银花、连翘；大便干结，数日一行加生大黄；咽后壁淋巴滤泡肿胀突起加赤芍、牡丹皮。

用法：每日 1 剂，10 天为 1 疗程。

疗效：治疗 61 例，治愈 9 例，显效 23 例，有效 25 例，无效 4 例。总有效率 93.44%。

来源：葛美娟。《安徽中医学院学报》1995 年第 2 期。

处方 3：胖大海、金银花、麦门冬、桔梗、薄荷各 20g 等，均匀分成若干份。

用法：每日 1 份，水冲服。一般患慢性咽炎时间短的可连服 3 剂，如患病时间较长的可连服 6 剂。

疗效：治疗 100 例，44 例患慢性咽炎 3 个月左右，服用花冬冲剂 3 剂后症状完全消失，治疗效果满意。40 例病程为 2 年左右患者服用花冬冲剂后症状明显好转，服用 6 剂后症状完全消失。其余 16 例病程较长，患咽炎 10 年之久，治疗效果不满意。

来源：王晓苏，等。《中国乡村医生杂志》1995 年第 6 期。

处方 4：米醋 10mL，蜂蜜 10g，鸡子清 1 枚。

用法：调匀后口服，每日 3 次，饮药时尽量使药液在咽部多停留一段时间。

疗效：治疗 358 例患者，治愈 215 例，有效 40 例，无效 3 例。总有效率为 99%。

来源：徐建英。《甘肃中医》1995 年第 6 期。

处方 5：牛蒡子、桔梗、赤芍各 12g，山豆根、桃仁各 10g，黄芩 15g，连翘、金银花、板蓝根、蒲公英各 30g，玄参 20g，甘草 5g。有嗳气者加代赭石、木香。

用法：每日 1 剂，水煎服，7 天为 1 个疗程。

疗效：治疗 90 例，经 1~2 个疗程后，痊愈 83 例，显效 5 例，无效 2 例。总有效率为 97.7%。

来源：胡明生。《陕西中医》1995 年第 11 期。

处方 6：草决明、麦门冬、玄参各 5~10g。

用法：加 200mL 开水浸泡 10min 后，频频饮服。疗程 1~2 个月。

疗效：治疗 100 例，痊愈 78 例，好转 13 例，无效 9 例。总有效率 91%

来源：阎敏。《中西医结合杂志》1991 年第 3 期。

处方 7：（1）熟地 30g，山萸肉、五味子、牡丹皮、僵蚕、川牛膝各 10g。若咽红、咽痛明显者，用生地易熟地，并加射干 10g；声嘶者加木蝴蝶 8g，青果榄 10g；气阴两虚者加西洋参 10g（另焗）；咽中梗塞感，检查见咽后壁淋巴滤泡增生者加山慈姑、浙贝母各 10g；虚火上浮，咽干隐痛，日轻夜重者加肉桂 3g（焗）。

用法：每日 1 剂，渣再煎，早晚各服 1 次。

（2）制半夏 12g 加水 300mL，煎 20min；取药液兑入白醋 60mL。稍凉后加入鸡蛋清 2 个，拌匀，装茶杯内，为 1 天量。

用法：每饮少许，徐徐含咽，频服以使药液能充分地用于咽喉部。

疗效：治疗 32 例，痊愈 22 例，显效 6 例，好转 3 例，无效 1 例。

来源：李振伟。《新中医》1992 年第 9 期。

附注：以上二法配合应用，15 天为 1 疗程。

处方 8：玄参 20g，麦门冬、天门冬、甘草、生地、枸杞子、丹参、桔梗各 15g，川贝、半夏、郁金各 10g，肉桂 5g。共研细末，炼蜜为丸 9g。

用法：早晚各服 1 丸，温开水送下，1 个月为 1 疗程。

疗效：治疗 120 例，治愈 72 例，显效 30 例，好转 13 例，无效 5 例。总有效率 96%。

来源：孟庆林。《四川中医》1995 年第 10 期。

处方 9：天门冬、阿胶、北沙参、甘草、石膏、葛根、玉竹、杏仁、枇杷叶、射干。

用法：每日 1 剂，水煎服。

疗效：治疗 171 例，治愈 63 例，好转 106 例，无效 2 例。总有效率为 98.83%。

来源：陈占功，等。《新疆中医药》1991 年第 3 期。

附注：本方剂适用于慢性单纯型咽炎、慢性肥厚型咽炎和慢性萎缩型咽炎。

处方 10：厚朴、射干、瓜蒌皮、浙贝、连翘、枳壳、牛蒡子、沙参各 10g，山豆根 12g，桔梗、蝉蜕、甘草各 6g。若有咽灼热痛加玄参、金银花各 12g；兼有口苦、苔黄有热邪者，加黄芩 12g；咽部有紧迫感加马勃 10g；若有恶心者可加竹茹 6g；咽干口渴少津者可加天花粉、石斛各 15g；若偏于阴虚火旺者可加郁金、合欢皮各 10g。

用法：上方每日 1 剂，水煎服，早晚两次分服，服药时徐徐服下。10 天为 1 个疗程。

疗效：治疗 46 例，显效 24 例，好转 19 例，无效 3 例。总有效率为 93.5%。

来源：符之武，等。《河南中医》1993 年第 3 期。

处方 11：①肥厚性咽炎：僵蚕、桔梗、荆芥、牛蒡子、蝉蜕各 10g，大黄、薄荷各 5g，金银花 20g，甘草 6g。②颗粒型咽炎：生地、熟地各 15g，射干、川贝母、牡丹皮各 9g，茯苓、山萸肉、北沙参、麦门冬各 12g，甘草 6g。③咽黏膜干燥萎缩：熟附子、细辛各 3g，半夏、枸杞子、玄参各 9g，白芍、肉苁蓉各 12g，桔梗、甘草各 6g。

用法：将中草药浸泡并煎煮半小时后倒出药液 100mL，沉淀冷却后加入超声雾化器的雾化瓶中。开机后药液被雾化成水汽排出，患者自行把面罩扣在口鼻部，做略微加深的呼吸运动。每次约 20min，1 日 1 次，10 天为 1 疗程。

疗效：治疗 50 例，显效 22 例，有效 24 例，无效 4 例。

来源：殷辛龙，等。《新中医》1995 年第 9 期。

处方 12：党参、阿胶（烊化冲服）、五味子、乌梅、款冬花、象贝母、桑白皮、桔梗各 9g，罂粟壳 6g。

用法：每日 1 剂，水煎服。

疗效：治疗慢性咽喉炎 10 例，均获痊愈。

来源：王华明，等。《辽宁中医杂志》1985 年第 9 期。

处方 13：法半夏、生甘草、桔梗各 30g，苦酒 1L，鸡子清 4 枚。将前 3 味研细末，放入苦酒中浸泡 1 天，兑入鸡子清搅匀服用。

用法：每日 3 次，每次 30mL，噙咽之，10 天为 1 疗程。

疗效：治疗 180 例，治愈 170 例，显效 8 例，无效 2 例。

来源：甄绍先，等。《浙江中医杂志》1992 年第 7 期。

处方 14：射干、金银花、玉竹、麦门冬、知母各 250g，红糖 400g。

用法：加水 7.5L，浓煎成 2.5L，装瓶备用。每次服 10mL，每日 3 次。服 10 天为 1 疗程。

疗效：治疗 113 例，显效 31 例，好转 60 例，无效 22 例。

来源：杜善冷。《辽宁中医杂志》1985 年第 1 期。

处方 15：玄参、大生地各 15~30g，天门冬、黄柏、桔梗各 10~15g，砂仁、甘草各 3~5g。若咽痒加僵蚕、蝉蜕各 5~10g；咳吐黏痰加浙贝、射干各 10~15g；咽部燥灼加天花粉、知母各 10~15g；声嘶音哑加木蝴蝶、凤凰衣各 3~5g；气郁呃嗳加苏子、香附各 10~15g。

用法：每日 1 剂，每日服 3 次（晚上睡前加服 1 次），2 周为 1 疗程。

疗效：治疗 56 例，经服药 1~2 个疗程，痊愈 21 例，显效 18 例，有效 15 例，无效 2 例。总有效率为 96.4%。

来源：王春才。《浙江中医杂志》1992 年第 8 期。

处方 16：生地、甘草各 30g，元参、薄荷各 15g，山豆根 25g，桔梗 10g，冰片 1g（研细）。

用法：前 6 味药共研细粉，兑入冰片研匀，制蜜丸如桂圆大。每次噙化 1~2 丸，每日 2 次。

疗效：治疗 31 例，29 例痊愈，2 例好转。

来源：贺伟峻。《辽宁中医杂志》1983 年第 1 期。

处方 17：金银花、川贝母、麦门冬、生地、玄参各 20g，知母、牡丹皮、石斛各 15g，桔梗、生甘草、桑叶、薄荷各 10g。

用法：每日 1 剂，水煎分 2 次服。

疗效：治疗 71 例，痊愈 62 例，占 87.3%；好转 9 例，占 12.6%。疗程最短 8 天，最长 22 天。

来源：李志文，等。《陕西中医》1994 年第 11 期。

处方 18：鲜蛇莓全草 100~200g（干品 10~50g）。

用法：每日 1 剂，水煎分早、晚 2 次服，亦可和适量瘦猪肉煲水服。20 天为 1 疗程。

疗效：治疗 65 例，临床治愈 8 例，显效 44 例，有效 13 例。

来源：苏文杨。《广西中医药》1984 年第 2 期。

处方 19：硼砂 45g，冰片、薄荷冰、玄明粉各 9g。

用法：白糖 500g 倒入锅内，加入 100mL 水，文火煎熬。待锅内白糖熬至起泡时，将锅移开炉灶，把以上药物研粉倒入锅内搅拌均匀，然后倒入方盘内趁热摊平并用小刀横竖划开约呈 1.5cm×1.5cm 糖块，冷却后装瓶备用。每天含化 5~6 块。

疗效：治疗 36 例，治愈（咽干、咽痛及咽部异物感消失）25 例，好转（部分症状较治疗前大有改善）8 例，无效（临床症状无明显改善）3 例。总有效率 91.7%。

来源：于文生，等。《山东中医杂志》1997 年第 10 期。

第十一节　咽部脓肿

咽部脓肿包括扁桃体周围脓肿、咽后脓肿、咽旁脓肿等，均为脓性炎症。中医统称为"咽喉痈""咽痈"。但历代医家根据喉痈的发病部位、发病原因、痈肿的形色及症候特点，名称之多，如喉头痈、喉痈、咽关痈、喉关痈、黑喉痈、咽旁痈、兜腮喉痈、悬痈等。现代医家根据发病部位又称发于喉关的为喉关痈、咽关痈，发于咽后壁者又称为里喉痈或咽底痈，发于咽旁者，又称为咽旁、颌下痈，发于腭的称上腭痈。喉痈是因内外热毒搏结咽喉及其邻近部位形成脓肿（痈疮）的总称。本病发展迅速，咽喉肿塞，剧烈疼痛，吞咽时疼痛加剧，甚则阻碍呼吸，危及生命。

【中国古代中医论述】

1.《灵枢·痈疽》："热盛则肉腐，肉腐则为脓。"

2. 隋·巢元方《诸病源候论》卷三十："六腑不和，血气不调，风客于喉间，为寒所折，气壅而不散，故结而成痈。”

3. 明·陈实功《外科正宗》卷二：“凡喉闭不刺血，喉风不倒痰、喉痈不放脓，喉痹，乳蛾不针烙，此皆非法。”

4. 宋·严用和《严氏济生方》卷八：“多食炙煿，过饮热酒，致胸膈壅滞，热毒之气不得宣泄，咽喉为之病焉……为窒塞不通，为不利而生疮，或状如肉窗，吐不出，咽不下，皆风热毒气之所致耳，又有伏热上冲，乘于悬雍，或长或肿，悬雍者，在乎上腭也。更有腑寒、亦使人喉闭而不能咽者，治之当辨明也。”

5. 宋·严用和《严氏济生方》卷八：“三神汤治咽喉热肿，语声不出，喉中有如物梗。荆芥穗，桔梗去芦，各一两，甘草生用，半两。上咬咀，每服四钱，水一盏半，姜三片煎至八分，去滓，温服，不拘时候。”

6. 宋·赵佶《圣济总录》卷第一百二十三：“肺气上通于喉咙，胃经外连于咽嗌，其气和平，则呼吸咽纳，无所妨碍，若脾肺壅热，熏发上焦，攻于咽喉，结聚肿痛，不得消散，热气炽盛，致结成痈，妨碍吐纳。古方论一寸为疖，二寸至五寸为痈，其候使人寒战咳唾稠浊，善用针者，辨其可刺，宜速破之，仍施以点饵之剂。”

7. 明·芮经《杏苑生春》卷六：“咽喉之疼痛，或因烦劳火盛，或过食炙煿、辛辣、酒等，蕴积热毒，致生风痰，胸膈之间壅滞不散以成此证……风热上壅，咽喉肿痛，或生痈疮，有如肉窗，以牛蒡子汤主之。”

8. 清·程国彭《医学心悟》卷四：“悬痈生于上腭，形如紫李，此脾经蕴热所致。”

9. 清·张宗良《喉科指掌》卷五：“大红喉痈，此症因脾肺积热，其色鲜红，肿胀关内，六脉洪大身发寒热，急针少商、商阳或针患上肿处出恶血。”

10. 清·程永培《咽喉经验秘传》：“喉痈因过食辛酸炙煿厚味醇酒，感热而发，属肺，喉间无形状，但红肿而痛重者，亦要发寒热头痛，四五日可愈，治用碧丹、金丹少许，内服膏子药及煎药，自好。”

11. 清·程永培《咽喉经验秘传》：“乳蛾……如至三日，看喉内但红肿而无白星者，即喉痈症。”

12. 清·焦氏《喉科枕秘》卷一：“喉痈此症食炙煿，厚味，醇酒，胃火上冲，生于疔旁，肿痛，与蛾相似，圆而小，痛塌而长，耳根腮下俱肿，项疼痛。”

13. 清·沈善谦《喉科心法》卷上：“喉痈风生于关内或左或右，或两边俱生，初起红肿疼痛，根漫顶大，逐渐腐烂成脓，由肺脾积热，上攻而成。”

14. 清·林珮琴《类证治裁》卷六：“但红肿无细白星，即是喉痈。”

15. 清·窦汉卿《疮疡经验全书》卷一：“此胃经受热，胃气通于喉咙，故患喉痈。”

【病因病理】

多食辛辣炙煿，过饮热酒，蕴积热毒，脾肺壅热，熏发上焦，攻于咽喉，结聚肿痛，不得消散热气炽盛，致结成痈，或脾肺有热复感风热邪毒，引动内热循经上攻，内热外毒聚结咽喉，气血壅滞，滞久成腐而成痈肿，或乳蛾失治，余毒内结，侵犯病灶，热毒炽盛而致痈肿。

现代医学认为，扁桃体周围脓肿（咽关痈）的致病菌为金黄色葡萄球菌、乙型溶血性链球菌、甲型草绿色链球菌及厌氧性链球菌。

咽后脓肿（咽底痈）：多为咽后隙化脓性淋巴结炎引起。慢性型多由颈椎结核引起（病程长，咽无疼痛）。咽旁脓肿（夹喉痈，锁喉痈）：致病菌以溶血性链球菌为主，其次为金黄色葡萄球菌、肺炎双球菌。

【临床症状】

咽部脓肿中国古代中医论述名称各异，依其发病部位不同，各种喉痈均有其不同的症状，常见有以下几种，据此可进行相应的辨证施治。

1. 咽关痈（扁桃体周围脓肿）：青壮年易发，有扁桃体炎（风热乳蛾）病史，继而一侧咽痛剧烈，吞咽时痛甚，吞咽困难，流涎，语言含糊，张口困难，张口检查，可见软腭、喉关、喉核，病灶上方红肿隆突，悬雍垂被推向对侧。患侧颈部淋巴结肿大，压痛，可有寒战、高热、头痛等。

2. 里喉痈（咽后脓肿）：多见于小儿，部位多在口咽后方咽后隙的一侧（喉底），起病急，疼痛剧烈，吞咽困难，烦躁哭闹，拒食或吸奶时吐奶或奶汁反流鼻腔或呛逆，严重时可致呼吸困难，语言带鼻音，伴有畏寒，高热，颈部有臖核，张口检查：喉底一侧红肿突起，脓肿较大者，可将患侧腭咽弓及软腭向前推移。

3. 锁喉痈（咽旁脓肿）：咽旁及颈侧疼痛剧烈，吞咽困难，张口受限，语言不清，可伴有高热寒战，头痛，周身不适，病情甚者可发生虚脱。张口检查咽部患侧壁隆起，或有黏膜充血（红肿），扁桃体及腭弓被推向中线，但扁桃体不红肿。

【内服药疗法】

1. 风热毒结证：

［主证］喉痈初起，咽喉疼痛，逐渐加重，吞咽痛甚，患处红肿，触之坚硬，发热恶寒，头痛，口干，全身不适，可伴有咳嗽，舌红，舌苔薄黄。

［方剂］五味消毒饮。

［组成］金银花 18g，野菊花、蒲公英、紫花地丁、紫背天葵子各 3.6g。

［制法］用水 400mL，煎至 300mL，加无灰酒 100mL，再煎二三沸，去滓。

［用法］热服。盖被取汗。

［功效］清热解毒，散结消肿。

［主治］疔疮、痈肿，局部红肿热痛，发热恶寒，舌红。

［方剂来源］清·吴谦《医宗金鉴》。

［方剂］减味普济消毒饮。

［组成］连翘 30g，薄荷 9g，马勃 12g，牛蒡子 18g，荆芥穗 9g，僵蚕（直者）15g，元参、金银花各 30g，板蓝根 15g，苦桔梗 30g，生甘草 15g。

［制法］上为粗末。每服 18g，重者 24g，以鲜苇根汤煎，去滓。

［用法］分 2 次温服。

［功效］清热解毒，疏风散邪。

［主治］温毒咽痛喉肿。

［方剂来源］清·张采田《白喉证治通考》。

2. 热毒壅盛证：

［主证］咽痛剧烈，胀痛或跳痛，吞咽困难，语言不清，口涎外溢或呼吸困难，咽喉如阻塞，患处红肿增大（高突）触之稍硬，可伴有高热、头痛、口臭、口渴、大便秘结、溲黄等。

［方剂］清咽消毒散。

［组成］荆防败毒散加黄芩、黄连、朴硝、大黄。

［制法］　水煎，去滓。

［用法］　温服。

［功效］　清咽消毒，表里双解。

［主治］　咽喉生疮肿痛。

［方剂来源］　明·薛己《外科发挥》。

［方剂］　增补消毒饮。

［组成］　牛蒡子、金银花、连翘、元参各6g，荆芥、僵蚕、桔梗各4.5g，薄荷、板蓝根各3g，马勃、生甘草各2.4g。

［制法］　水煎，去滓。

［用法］　分2次温服。

［功效］　清热解毒，消肿利咽。

［主治］　时毒喉痛。

［加减］　如病甚便秘，去桔梗，加生大黄9g。

［方剂来源］　清·张正《外科医镜》。

［方剂］　利咽散。

［组成］　山豆根3g，桔梗2.1g，甘草0.3g，元参0.45g，绿豆10粒。

［制法］　水煎，去滓。

［用法］　温服。

［功效］　清热利咽。

［主治］　咽喉疼痛，难进饮食。

［方剂来源］　清·顾世澄《疡医大全》。

3. 热腐成脓证：

［主证］　患者痈肿隆起，顶部红，里泛白，光亮，疼痛，四周红晕集中或跳痛，痈肿触之有波动感，发热，痰涎量多，口臭，大便秘结，小便黄，舌质红，舌苔黄，脉数有力。

［方剂］　黄芪散。

［组成］　黄芪45g（锉），生甘草、栀子仁各15g，玄参30g，赤茯苓、槟榔各15g，川升麻22.5g，紫菀15g，麦门冬30g（去心，焙），牛蒡子15g。

［制法］　上为粗散。每次6g，用水200mL，煎至120mL，去滓。

［用法］　温服，不拘时候。

［功效］　清热利咽。

［主治］　咽喉内生疮疼痛。

［方剂来源］　宋·王怀隐《太平圣惠方》。

［方剂］　橘皮汤。

［组成］　陈橘皮（汤浸，去白，焙）、青竹茹、生地黄（切，焙）、黄芩（去黑心）、山栀子仁各90g，肉桂30g，白术90g，芒硝（研）3g，赤茯苓（去黑皮）60g。

［制法］　上药除芒硝外，为粗末。每次9g，用水150mL，加生姜3g、大枣2枚（掰破），煎至75mL，去滓，下芒硝，搅匀。

［用法］　食后温服，每日3次。

［功效］　清热消肿。

［主治］　咽喉肿痛烦满。

［方剂来源］宋·赵佶《圣济总录》。

［方剂］千金内托散。

［组成］元参、人参、桔梗、青皮、陈皮、连翘、甘草、川芎、当归、赤芍、瓜蒌仁、天花粉、金银花、厚朴、防风、灯心。

［制法］上药水煎去渣取液。

［用法］食后温服。

［功效］清热解毒，益气活血排脓。

［主治］喉痈七日成脓。

［方剂来源］清·焦氏《喉科枕秘》。

［方剂］瀛洲学士汤。

［组成］乳香、没药、川芎、白芷、栀子、贝母、薄荷、陈皮、当归，黄连、升麻、木通、防风、甘草、赤芍、天花粉、金银花、穿山甲、皂角刺。

［制法］引加灯心、淡竹叶，水煎服。

［用法］食后服。

［功效］清热解毒，消肿排脓。

［主治］喉痈。

［方剂来源］清·焦氏《喉科枕秘》。

【外治方药】

1. 升麻煎：

［组成］升麻、玄参、蔷薇根白皮、射干各12g，大青、黄柏各9g，蜜20g。

［制法］上㕮咀。用水700mL，煮取150mL，去滓，下蜜，更煎两沸。

［用法］细细含咽之。

［功效］清热解毒，凉血消肿。

［主治］咽肿，喉痛。

［方剂来源］唐·孙思邈《备急千金要方》。

2. 胆矾散：

［组成］鸭嘴胆矾1.5g，全蝎2只。

［制法］上为末。

［用法］以鸡翎蘸药入喉，须臾破开声出；次用生青荷研细，井水调服。候吐出毒涎即愈；未吐再服。

［功效］涌吐风痰，消肿散结。

［主治］咽喉肿结闭塞。

［方剂来源］宋·杨士瀛《仁斋直指方论》。

3. 生犀丸：

［组成］犀角（镑）、枳实（去瓤，麸炒）、射干、海藻（洗去咸，焙）、升麻各30g，白附子15g（炮），百合、胡黄连、蒺藜子（炒）、杏仁（去皮、尖、双仁，汤浸，研）各22.5g。

［制法］上为末，炼蜜为丸，如弹子大。

［用法］每次1丸，绵裹咽津，不拘时候。

［功效］清热解毒，化痰利咽。

［主治］咽喉肿痛。

［方剂来源］宋·赵佶《圣济总录》。

4. 雄黄散：

［组成］雄黄、密陀僧各 3g，腻粉 4.5g，麝香少许。

［制法］上为细末。

［用法］如未破，用白梅汤调涂；已破，浥去脓汁，将药掺患处。

［功效］消肿解毒，去腐生肌。

［主治］咽漏疮，初生结喉上，如痛肿，破后有眼子。

［方剂来源］宋·赵佶《圣济总录》。

5. 盐花散：

［组成］盐花、白矾（烧令汁尽）各 30g。

［制法］上为细末。

［用法］上箸头点在痈上。

［功效］解毒消痈。

［主治］喉痈，悬痈。

［方剂来源］宋·赵佶《圣济总录》。

6. 麝香朱砂丸：

［组成］烧寒水石（拣净）500g，马牙硝（生用）21g，南硼砂 60g，铅白霜、龙脑各 9g，麝香 6g，甘草 600g（熬膏），朱砂 45g（为衣）。

［制法］上研极匀细，用甘草膏子和丸，如梧桐子大，朱砂为衣。

［用法］每次 1~2 丸，嚼化咽津，不拘时候。

［功效］清热解毒，消肿止痛。

［主治］咽喉肿塞闭痛。

［方剂来源］元·许国桢《御药院方》。

7. 咽喉碧玉散：

［组成］青黛、盆硝、蒲黄、甘草末各 30g。

［制法］上为细末，或以砂糖为丸，每 30g 作 15 丸。

［用法］散剂，每次用少许，干掺在咽，细细咽津，绵裹嚼化亦得；丸剂，每次 1 丸，嚼化，咽津亦得。

［功效］清热凉血，解毒消肿。

［主治］咽喉肿痛闭塞，水浆不下。

［方剂来源］元·许国桢《御药院方》。

8. 化毒汤

［组成］桔梗（锉，炒）15g，薄荷叶、荆芥穗、甘草各 7.5g，山豆根（取净皮）4.5g，牙硝、硼砂、朴硝、雄黄、朱砂各 6g。

［制法］前五味焙，为末；后五味入乳钵细研，同前药末一处再研匀。

［用法］每次 1~2g，干点舌上，化服；或以温水浓调，少与含咽亦可。

［功效］疏风清热，解毒利咽。

［主治］咽喉肿痛，饮食不便。

［方剂来源］元·曾世荣《活幼心书》。

9. 白龙散：

［组成］西硼砂 3g，铅霜、脑子各 0.3g，寒水石 30g（水飞）。

［制法］上为细末。

［用法］每次用少许，干掺舌上，咽津，不拘时候。

［功效］清热解毒，利咽消肿。

［主治］咽喉肿痛，满口生疮。

［方剂来源］元·许国桢《御药院方》。

10. 神仙通隘散：

［组成］白硼砂 6g，孩儿茶 3g，蒲黄 1.8g，青黛 3g，牙硝、枯矾各 1.8g，白滑石 3g，片脑 0.6g，黄连末、黄柏末各 1.5g。

［制法］上为细末。

［用法］吹喉中。

［功效］清热解毒，消肿止痛。

［主治］咽喉肿痛，生疮声哑，危急之甚。

［方剂来源］明·龚廷贤《寿世保元》。

11. 上清丸：

［组成］薄荷 500g，川芎、防风各 60g，桔梗 150g，砂仁 15g，甘草 120g。

［制法］上为细末，炼蜜为丸，如皂角子大。

［用法］每次 1 丸，噙化，不拘时候。

［功效］疏风散热，活血消肿，解毒利咽。

［主治］咽喉肿痛。

［方剂来源］明·董宿《奇效良方》。

12. 上清丸：

［组成］玄参 15g，乌梅 3 枚，薄荷叶 500g，川芎、防风各 60g，桔梗、砂仁各 15g，甘草 120g。

［制法］上为末，炼蜜为丸，如弹子大。

［用法］每次 1 丸，噙化。

［功效］疏风清热，化痰利咽。

［主治］咽喉肿痛。

［方剂来源］明·张洁《仁术便览》。

13. 清咽丸：

［组成］薄荷、桔梗、柿霜、甘草各 120g，硼砂、儿茶各 9g，冰片 0.6g。

［制法］上为末，炼蜜为丸，如弹子大。

［用法］噙化，不拘时候。

［功效］疏风清热，消肿利咽。

［主治］风热喉痛。

［方剂来源］明·龚居中《外科百效全书》。

14. 牛黄益金散：

［组成］黄柏（为末，用蜜为丸，炙数次，以熟为度，另研为极细末）、白僵蚕（净）、白硼砂各 4.5g，牛黄 1g。

[制法]　上为末，用蜜调如稀糊；或为丸，如龙眼大。

[用法]　涂敷患处，或将丸含化咽之。

[功效]　解毒消肿。

[主治]　咽喉生疮破烂。

[加减]　加冰片0.15g方妙。

[方剂来源]　明·张介宾《景岳全书》。

15. 天萝饼子：

[组成]　僵蚕3g，防风9g，天萝子27g，陈白梅（大者）7枚（小者10枚），胆矾少许，酸米醋少许。

[制法]　上为细末，制成饼子，如钱大。

[用法]　外用绵裹，终日含之。吐出痰涎令尽，自愈。如吞得时，吞些药不妨。

[功效]　疏风化痰，消肿利咽。

[主治]　咽喉肿痛。

[方剂来源]　明·朱橚《普济方》。

16. 通隘散：

[组成]　白硼砂6g，孩儿茶3g，蒲黄1.8g，青黛3g，牙硝、枯矾各1.8g，片脑0.6g，黄连1.5g（末），滑石、寒水石各3g，黄柏1.5g。

[制法]　上为末。

[用法]　以苇筒装药少许，吹入喉中。

[功效]　清火解毒，消肿止痛。

[主治]　喉痛生疮，声哑。

[方剂来源]　明·龚信《古今医鉴》。

17. 清音丸：

[组成]　桔梗、诃子各30g，甘草15g，硼砂、青黛各9g，冰片0.9g。

[制法]　上为细末，炼蜜为丸，如龙眼大。

[用法]　每次1丸，嚼化。

[功效]　清肺降火，消肿利咽。

[主治]　咽喉肿痛，咳嗽失音。

[方剂来源]　明·王肯堂《证治准绳》。

18. 真功丹：

[组成]　大冰片0.3g，真熊胆3g（阴干，临用研细末），炉甘石3g（用羌活煎汤煅7次，飞去脚，晒干用），硼砂3g，牙硝0.6g。

[制法]　乳极细末。

[用法]　吹患处。

[功效]　清热解毒，消肿利咽。

[主治]　一切喉痈。

[加减]　毒肿渐平，去牙硝。

[方剂来源]　清·郑梅涧《重楼玉钥》。

19. 白降雪散：

[组成]　石膏（煅）4.5g，硼砂3g，焰硝、胆矾各1.5g，元明粉0.9g，冰片0.6g。

［制法］上为极细末。

［用法］吹入喉内。

［功效］清热解毒，消肿止痛。

［主治］喉风肿痛，声音难出。

［方剂来源］清·吴谦《医宗金鉴》。

20. 珍珠散：

［组成］硼砂、雄精、川连、儿茶、人中白、冰片、薄荷、黄柏各等分，大破珠减半。

［制法］上为极细末。

［用法］以刀点破患处，将药吹之。

［功效］泻火解毒，消肿止痛。

［主治］喉痈，喉间红肿疼痛。

［方剂来源］清·王维德《外科证治全生集》。

21. 碧丹：

［组成］制硝石 1g，百草霜（研细）1g，灯草灰（研匀如瓦灰色）0.3g，甘草末 10g，薄荷末 0.6g，上好冰片 0.15g。

［制法］上研匀，入小瓷罐，塞紧口，勿令出气。此药须临时配合，若五六日即无用，如遇阴雨天，一日即无用。如吹喉症，欲出痰，加猪牙皂角末少许。

［用法］频频吹喉。

［功效］祛痰解毒。

［主治］喉痈，乳蛾，喉癣，喉菌。

［方剂来源］清·尤乘《尤氏喉科秘书》。

22. 十叶散：

［组成］芙蓉叶、荷叶、蕉叶、菊叶、银花叶、紫苏叶、柳叶、槐叶、冬桑叶、天名精叶各等分。

［制法］上药各应时采鲜者，风干，为末和匀，瓷瓶收贮。

［用法］喉症，吹患处；内服每次 2g，用甘桔汤或开水调服。无名肿毒，井花水调敷。

［功效］清热解毒，化痰消肿。

［主治］喉症。

［方剂来源］清·爱虚老人《古方汇精》。

23. 黄膏：

［组成］木鳖子 10 枚，土瓜根 30g，黄连 15g，黄芪 30g（锉），栝楼根 60g，黄柏（锉）、硝石、马牙硝各 30g，芸薹子、川大黄（锉）各 60g，麝香 30g（细研）。

［制法］上为细散，入麝香，研令匀，用菜油旋调。

［用法］敷肿处。

［功效］清热解毒，消肿止痛。

［主治］咽喉颈外肿痛。

［方剂来源］宋·王怀隐《太平圣惠方》。

24. 碧雪：

［组成］芒硝、青黛、石膏（煅过，研飞）、寒水石（研，飞）、朴硝、硝石、甘草、马牙硝各等分。

［制法］将甘草煎汤 1.3L，去滓，却入诸药再煎，用柳木篦不住手搅令稍溶得所，却入青黛和匀，倾入砂盆内，候冷，结凝成霜，研为细末。

［用法］每用少许，含化咽津，不拘时候。如喉闭塞不能咽物者，即吹药入喉中。频用神效。

［功效］清热解毒，消肿利咽。

［主治］咽喉肿痛，口舌生疮。

［方剂来源］宋·太医局《太平惠民和剂局方》。

【外治疗法】

1. 痈肿初起，咽喉疼痛，可用上清丸、咽喉碧玉散、清音丸噙化（详见本章节）。

2. 咽喉吞咽困难，语言含糊，口涎外溢者用碧雪少许含化咽津。白降雪散，吹入喉内（详见本章节）。

3. 颌下痈、颈部红肿、颌下肿痛外用黄膏敷肿处（详见本章节），或用黄连膏外敷。

【针刺疗法】

用三棱针消毒清洁，刺少商、商阳穴放血 1~2 滴，或取合谷、曲池、内庭、少商、商阳等穴针灸。

【护理与预防】

1. 冷暖适宜，预防外邪侵袭。

2. 吞咽困难者，宜进流质饮食。

3. 脓已成应及时排脓，保持引流通畅，以防止脓溃流入气管引起虚脱。

第十二节　喉异物

喉异物是指异物停留于喉腔。喉异物中医称为异物鲠喉、骨鲠、诸杂物鲠喉、误吞诸物、鱼骨鲠、鸡骨鲠、发鲠、肉鲠、误吞针铁骨鲠等。

【中国古代中医论述】

1. 宋·赵佶《圣济总录》卷第一百二十四："治鹅鸭及鸡骨，鲠在喉中，桂香散方：桂去粗皮半两，陈橘皮汤浸去白焙一分，上二味捣罗为散，每用一钱，绵裹含咽，十度其骨软渐消""治青鱼骨鲠在喉中，蔷薇根散方：蔷薇根不拘多少，捣为散，每服一钱匕，水调下，日三，亦疗折箭刺入膜囊不出及鼠瘘等患，服之十日皆穿皮出。""治一切鲠，蓖麻丸方：蓖麻仁、细曲等分研细，用砂糖和丸如皂子大，以绵裹含之，痰出立效。"

"治诸鲠，半夏白芷散方：半夏汤洗七遍，白芷各半两，上二味，捣罗为敷，每服半钱匕，水调下，即呕出。"

2. 宋·陈言《三因极一病证方论》卷十六："凡治鲠之法，皆以类推，如鸬鹚治鱼鲠，磁石治针鲠，发灰治发鲠，狸虎治骨鲠，亦各随其类也。"

"蜜绵薤白引法：通治诸鲠。

煮薤白令半熟，以线系定，手捉线，少嚼薤白咽之，度薤至鲠处，数牵引，鲠即出矣。一法，绵一小块，以蜜煮，用如食薤法。"

3. 元·危亦林《世医得效方》卷十七："治误吞铜铁金石竹木刺鸡鹅鱼诸骨鲠。川山豆根、山蜈蚣、山慈姑、威灵仙（铁脚者）、滑石、马牙硝、金星凤尾草各一两，急性子二两，苎麻根五钱，绿豆粉五钱，甘草节三钱（酒浸液），砖五两（厕中制一年），上为末，白及五两与糯米糊一处，和剂成铤子，如梧桐子大，每用一铤，冷水磨化，即下骨鲠，若金石铜铁，则以生姜汁磨化下。"

4. 明·陈实功《外科正宗》卷四："误吞针刺鲠咽疼痛者，用乱麻筋一团，搓龙眼大，以线穿系，留线头在外汤湿，急吞下咽，顷刻扯出，其针头必刺入麻中同出，如不中节，再吞再扯，以出为度。误吞铜物者，多食荸荠，化坚为软；若吞铁骨之物，肠中不能转送觉坠者，多食青菜、猪脂，自然送入大肠，从粪同出。诸骨鲠喉，用玉簪花根八钱，各随所犯之肉为引煎汤服之，转出乃愈。又诸骨鲠于咽下不能外出者，乌龙针推之，骨下则安矣。

乌龙针：治骨鲠于咽下难出者。用细铁线烧软，双头处用黄蜡作丸龙眼大，裹铁线头上，外用丝绵裹之，推入咽内鲠骨处，其骨自然顺下矣，不下再推。又方：治诸骨鲠喉，玉簪花根切片煎汤漱之，徐徐吐出，其骨自软，再用干饭咽之自下。"

5. 清·陈复正《幼幼集成》卷四："海上方：治小儿诸骨所鲠，用金凤花根捣碎，以米醋浓煎。用有嘴瓶盛之。口衔瓶嘴，仰面吸药吞之。其骨即下，吞药勿令粘牙，又或以玉簪花根亦可。如上法煎咽。"

【病因病理】

多由饮食不慎，儿童嬉戏，哭喊，误将异物吞吸入喉，或精神异常，昏迷，酒醉后误吞异物或吸入喉部，嵌滞喉门而病。

【临床症状】

咽异物可卒发剧烈咳嗽，声音嘶哑，咽喉疼痛，吞咽困难，有梗塞感，咳痰带血，尖锐异物呈针刺样痛，非尖锐异物则钝痛，大异物可致喉鸣、呼吸困难、发绀、窒息等。

现代医学检查，可见喉部有不同性质、种类的异物，如属异物喉 X 线片可发现异物阴影，或内镜检查可发现食管异物。

【内服药疗法】

[方剂] 鱼骨鲠喉方。

[组成] 橄榄。

[制法] 橄榄研末。

[用法] 急以水调服，自下。

[主治] 鱼骨鲠喉。

[方剂来源] 清·黄元基《静耕斋集验方》。

[方剂] 鱼骨诸骨鲠方。

[组成] 凤仙子。

[制法] 用凤仙子不拘多少，捣碎为末。

[用法] 凤仙子末，时适量水调均口服。

[主治] 鱼骨诸骨鲠，诸骨俱化。

[方剂来源] 明·罗浮山人《菉竹堂集验方》。

[方剂] 骨鲠方。

[组成] 威灵仙根。

[制法] 上药不拘多少，以好米醋浸一二日，晒干为末，醋糊为丸，如梧桐子大。

[用法] 每服 1 丸或 2 丸，半茶半汤下。

[主治] 骨鲠喉。

[方剂来源] 明·张时彻《急救良方》。

[方剂] 鱼刺方。

［组成］山楂。

［制法］山楂一味，煎滚先入鱼骨化之，即温服速化。

［主治］鱼刺入喉。

［方剂来源］明·龚廷贤《鲁府禁方》。

［方剂］金钩钓食丸。

［组成］威灵仙根不拘多少。

［制法］以好米醋浸一二日，晒干，为末，醋糊为丸，如梧桐子大。

［用法］每次1~2丸，半茶半汤送服。如要吐，用砂糖、铜青（为末）半匙，滴油1~2滴，同茶汤调服，即吐出原物。

［主治］诸骨鲠喉。

［方剂来源］明·方广《丹溪心法附余》。

［方剂］双砂汤。

［组成］缩砂、草果、威灵仙各3g。

［制法］水煎，去滓。

［用法］加砂糖少许服。

［功效］化骨为涎。

［主治］骨鲠。

［方剂来源］清·王维德《外科证治全生集》。

［方剂］海上方。

［组成］金凤花根（捶碎）。

［制法］米醋煎，用有嘴瓶盛之。

［用法］将口衔瓶嘴，仰面咽之，其骨即出，吞时勿令沾牙。

［主治］小儿为诸骨所鲠，骨大难咽者，以鹅羽扫喉吐之。骨小者，用海上方等治之，不治恐伤人。

［方剂来源］清·李子毅《万氏秘传片玉心书》。

【外治方药】

1. 秘传骨鲠方：

［组成］马勃30g，五灵脂9g，红芽大戟、五倍子各6g。

［制法］共研细，用鸭涎、狗涎同和丸如圆眼大。

［用法］如遇骨鲠，用砂糖化服，1丸即化。

［主治］骨鲠。

［方剂来源］清·顾世澄《疡医大全》。

2. 骨在咽痛不可忍方：

［组成］栗子连肉衣15g，乳香6g，鱼肝1枚。

［制法］上述皆研为末，捣和为丸，如胡椒大。

［用法］以线1条，粘线头于丸内。至喉间片刻，引之，骨自出。

［主治］骨鲠在咽，疼痛难忍。

［方剂来源］清·释圆超《汇集金鉴》。

3. 鱼骨鲠方：

［组成］细茶、五倍子各等分。

［用法］上为末。将末吹入咽喉，即愈。

［主治］鱼骨鲠。

［方剂来源］清·虞仲伦《医方简易》。

4. 骨鲠效方：

［组成］朴硝、鸡苏。

［制法］朴硝研细对入鸡苏，丸如弹子大。

［用法］仰卧噙化三五丸，自然化去。

［主治］鸡、鱼骨鲠。

［方剂来源］元·赵宜真《仙传外科秘方》。

5. 化骨神丹：

［组成］楮实子（为末）30g，霜梅肉90g。

［制法］上为末，炼蜜为丸，如弹子大。

［用法］每次1丸，噙化咽下，频用。

［功效］化骨利咽。

［主治］鱼鲠。

［方剂来源］明·孙文胤《丹台玉案》。

6. 鱼骨鲠方：

［组成］缩砂、甘草。

［制法］上药等分为末。

［用法］以绵裹上药少许噙之，咽津。

［主治］鱼骨鲠。

［方剂来源］明·张时彻《急救良方》。

7. 神仙化铁丹：

［组成］香白芷（六块，不蛀者）90g，贯仲（拣净，末）30g，木兰花（树生者）30g，京墨（好者）3g，金星石、银星石各15g，山豆根（去梗）、水仙根（干者）各30g，木香15g，乌芋（即荸荠，干者）30g，象牙屑、玳瑁屑、犀角屑各10g，墨煤（净者）30g。

［制法］上为细末，以头面雪水糊为丸，如龙眼大，朱砂为衣，悬当风处阴干。

［用法］每用1丸，含化。

［功效］消骨鲠，止疼痛。

［主治］一切骨鲠。

［方剂来源］明·朱橚《普济方》。

8. 砂糖丸：

［组成］砂糖、白炭灰、紫苏叶、滑石各等分。

［制法］上为末，为丸如芡实大。

［用法］含口中，以唾津咽下。骨即下。

［主治］鱼骨鲠。

［方剂来源］明·陈文治《疡科选粹》。

9. 马勃丸：

［组成］马勃、白矾灰、恶实（炒）、陈橘皮（汤浸，去白，焙）各15g。

［制法］ 上为细末，浆水为丸，如樱桃大。

［用法］ 含化咽津。

［功效］ 清热解毒，消肿利咽。

［主治］ 骨鲠在喉中不出。

［方剂来源］ 宋·赵佶《圣济总录》。

10. 骨鲠在喉方：

［组成］ 乌梅肉、五倍子各等分。

［制法］ 捣烂为丸，弹子大。

［用法］ 每服 1 丸，含口中，骨自软化。

［主治］ 骨鲠在咽喉。

［方剂来源］ 清·释圆超《汇集金鉴》

11. 化骨丹：

［组成］ 山楂树根（向下者）、玉簪花根。

［制法］ 同捣，绞汁。

［用法］ 用竹管直灌入喉中，不可着牙，着牙即化。

［功效］ 软坚化骨。

［主治］ 咽喉骨鲠。

［方剂来源］ 明·陈文治《疡科选粹》。

【外治疗法】

1. 鱼骨、骨刺鲠喉用威灵仙 30g，水煎 100mL，加陈醋 30mL，徐徐含咽。

［方剂来源］ 明·李时珍《本草纲目》卷十八·威灵仙。

2. 明·李时珍《本草纲目》卷十八·威灵仙："治诸骨鲠咽，以之配砂仁，砂糖煎饭，亦可和入醋，缓缓含咽。"

3. 明·贾所学《药品化义》："灵仙，性猛急，盖走即不守宣通十二经络……因其力猛，亦能软骨。"

【手术疗法】

1. 用异物钳取出异物，喉部红肿用冰硼散喷撒。

2. 喉阻塞，呼吸困难明显，异物难以立即取出，应先行全管切开术。

【护理与预防】

1. 保持安静，勿强行吞咽，咳嗽，避免损伤。

2. 进食应细嚼慢咽，勿口含食物或异物玩耍嬉闹。

【现代研究】

处方 1：威灵仙 45g，砂仁 30g。

用法：上药用水泡 20min，再煎煮 30min，取汁留用。当鱼刺卡喉时，用药汁先在口中含漱，然后慢慢咽下，即可除掉鱼刺。

疗效：治疗 160 例，有效 149 例，无效 20 例。有效率 87%。

来源：刘恩乐。《国医论坛》1997 年第 5 期。

处方 2：威灵仙 10g，指甲 2g，冰片 1g

用法：洗净指甲，炙炭，加冰片，共研细末贮瓶备用。先将威灵仙煎汤，含漱数次，并徐徐咽下，然后把本药适量吹入咽喉部，隔时酌情重复吹之。

疗效：曾治 31 例（其中鱼骨者 27 例，鸡、鸭、猪、鹅骨鲠各 1 例），除鹅骨鲠 1 例因症情严重，转院做手术外，其余均在 2 小时至 1 天内治愈。

来源：王淦良。《江苏中医杂志》1985 年第 5 期。

第十三节　急性会厌炎

急性会厌炎为会厌部位的急性感染，炎症局限于会厌，易迅速产生剧烈水肿，并可形成会厌根部脓肿，易堵塞喉入口，形成喉阻塞（炎症导致会厌部静脉回流受阻形成肿胀）。症状以咽喉疼痛、吞咽困难为主。其病因感染变态反应、外伤等而发病。中医称为"下喉痈""急喉风""锁喉风"等。

【中国古代中医论述】

1. 隋·巢元方《诸病源候论》卷三十："脾胃有热，热气上冲，则咽喉肿痛，夫生肿痛者，皆夹热则为之，若风毒结于喉间，其热盛则肿塞不通，而水浆不入，便能杀人。"

2. 清·焦氏《喉科枕秘》卷一："喉风积热气喉中，壅塞须臾气不通，痰涎肿痛难言语，先将秘药入喉咙。"

3. 清·沈善谦《喉科心法》卷上："锁喉风生于关内左右，红肿疼痛，甚则气阻不通。由肺失清肃，胃失通畅，膏粱煿炙之毒熏蒸肺胃，迭加外袭风邪，蒸热酿痰，上壅咽喉，清浊不得升降而成。"

4. 清·许克昌《外科证治全书》卷二："喉痈……咽中结块肿痛，水食不通，此危证也。"

5. 清·王维德《外科证治全生集》上部治法："锁喉治法，喉内无蛾形，痰声不响，而喉欲闭者是。"

6. 清·程永培《咽喉经验秘传》："缠喉风此症先二日胸膈气急，出气短促，蓦然咽喉肿痛，自颐缠绕，赤色，寒热，或手足厥冷，气闭不通，顷刻不治，急用吐法。用冬月青鱼胆以枯矾入内，临用加百草霜炒盐少许，醋调，以鹅翎蘸药引吐痰尽。或用皂角三钱，槌研碎，接水一盏，灌服，吐后用成字药合均字药吹之。如牙关紧闭不开者，用开关玉锁匙法，鼻口流涎，牙关自开。后用二仙散，胆矾一钱、僵蚕三钱，为末，每吹少许入喉中。或用威灵仙一钱，九蒸九晒，去心，取肉，肉豆蔻去油五分，加牙皂三分，共为细末，每用一分，用乳汁调浸半个时辰，吹入鼻中，即开。后用吹药，儿茶、硼砂各一钱，大黄、黄连各五分，轻粉半分，冰片少许，为末，用竹管吹锁喉风，此症与缠喉风同，治先要针出血。大抵喉症，用针第一。血出多即愈，即畏针者，亦委曲针之。凡关上血疱，最取此法。关下不见者，令病人含水一口，用芦管入鼻中，出血为妙。"

［注］下喉痈又称会厌痈，发于会厌处的痈，相当于会厌脓肿。会厌部位黏膜下及腺体组织因炎症细胞浸润，可形成局灶性化脓性病变，或出现溃疡。

【病因病理】

外感风热或肺经蕴热，复感风邪热毒，或恣食肥甘厚味，肺胃积热上燔而致热毒壅结咽喉（会厌），咽喉肿胀，喉口受阻，开阖失利，吞咽困难或呼吸不利，热毒壅盛则热腐成脓。

现代医学认为，本病有以下致病因素：①感染由细菌与病毒而致。②变态反应：全身或局部变态反应或因某些药物的过敏所引起，在此基础上继发感染而发病。③外伤：由进食不慎、异物擦伤、烈性酒刺激等，使会厌部产生充血水肿并发感染即发病。

【临床症状】

吞咽时咽喉疼痛剧烈，可致吞咽困难。语言含糊不清，如口中含物，致口涎外流，饮水呛咳，甚者呼吸困难，可伴有发热恶寒，头痛，全身不适。

检查：厌舌面红肿，甚者呈球形，有黄白脓点，咽喉周围肿胀色红。颌下有瘰核、压痛等。

【鉴别诊断】

本病应与急性喉水肿、咽白喉、喉异物等相鉴别。

1. 急性喉水肿：起病急骤。患者多能指明诱发病因，如嗅到某种药物、受某种刺激等。症状有咽喉堵塞或紧闭感，随之出现不同程度的吸气期呼吸困难。喉部痰鸣有如拽锯，伴声嘶及吸气期三凹征。

2. 咽白喉：以咽部疼痛不适，异物感，倦怠发热，咽部出现白色伪膜或白色膜，强行剥离则出血。

3. 喉异物：因吸气时异物入喉所致。喉痛，异物感，或呛咳，声嘶，呼吸困难，严重者突然窒息死亡。

【内服药疗法】

1. 肺经火盛证：

［主证］起病急骤，咽喉疼痛，逐渐加重，咳嗽痛剧烈，咽喉满不舒，张口可见咽喉患处（会厌部）色红，或肿胀，咳嗽痰黄，全身发热恶寒，头痛，舌头红，苔薄黄，脉浮数。

［方剂］赤荆汤。

［组成］川连、甘草各3g、苏梗、牛蒡子、玄参、赤芍、荆芥、连翘、黄芩、天花粉、射干、防风各4.5g。

［制法］水煎，去滓。

［用法］温服。

［功效］清热解毒，祛风利咽。

［主治］缠喉风等一切喉症。

［方剂来源］清·王洪绪《外科证治全生集》。

［方剂］银荷汤。

［组成］连翘、黄芩、防风、荆芥、射干各3g，金银花4.5g，薄荷2.4g，黄连、甘草各1.5g。

［制法］水煎，去滓。

［用法］频频呷服。

［功效］清热解毒，疏风利咽。

［主治］缠喉风，并治一切喉症。

［方剂来源］清·王洪绪《外科证治全生集》。

2. 肺胃积热证：

［主证］发病急骤1日以上，喉间剧痛，吞咽困难，语言含糊不清，如口中含物致口涎外流，饮水呛咳，甚者呼吸困难，张口检查，咽喉极度红肿，周边区红肿明显，痰涎多或有腐物，此因吞咽困难而致。或已化脓成痈，颌下瘰核压痛，可伴有高热心烦，头痛，口干欲饮，口臭，便秘，舌红，苔黄腻，脉滑数。

［方剂］玄参救苦膏。

［组成］大玄参150g，甜桔梗90g，净梅片2.4g，枇杷肉150g（如无此，以浙贝母45g代之），生甘草3g。

［制法］上为末，或熬膏，或为丸均可。

［用法］大人服4～5g，小儿减半。

［功效］清热解毒，消肿止痛。

［主治］一切咽喉急症。

［方剂来源］清·梅启照《梅氏验方新编》。

［方剂］三黄汤。

［组成］黄连、黄柏、黄芩、赤芍、栀子、川芎、薄荷、甘草、陈皮、青皮、天花粉、金银花、玄参、射干、当归。

［制法］引用灯心，竹叶同煎，去渣，取液。

［用法］食后服。

［功效］清热解毒，消肿利咽。

［主治］急喉风，喉痈。

［方剂来源］清·焦氏《喉科枕秘》。

［方剂］凉膈散。

［组成］当归、川芎、赤芍、防风、荆芥、玄参、栀子、黄连、石膏、天花粉、连翘、桔梗、薄荷。

［加味］火甚加贝母、瓜蒌。风甚加金银花。

［制法］水煎，去渣，取药液。

［用法］频服。

［功效］清泄热毒，化痰利咽。

［主治］急喉风，喉痈。

［方剂来源］清·焦氏《喉科枕秘》。

［方剂］开关神应散。

［组成］蜈蚣（焙，存性）6g，胆矾、全蝎（去毒，焙，存性）、僵蚕（去丝，嘴）、蝉蜕（焙，存性）各3g，蟾酥9g，穿山甲（麸炒）9g，川乌尖3g，乳香1.5g。

［制法］上为末。

［用法］每次4.5～9g，小儿每次0.3g或0.21g，同葱头捣烂，和酒、药送服，出汗为度。如口不能开，灌服。

［功效］祛风化痰，开关利咽。

［主治］一切喉风。

［禁忌］忌食猪、羊、鸡、鱼、油、面、诸般热毒等物二七日。

［方剂来源］明·龚廷贤《万病回春》

［方剂］天门冬煎。

［组成］生天门冬汁1.32L，人参30g，生麦门冬汁664mL，生姜汁664mL，生地黄汁664mL，桂30g，赤苓90g，甘草（炙）22.5g，牛黄（研）15g，半夏（汤洗7遍，晒干）30g。

［制法］上除四味汁外，余六味为末，先以天门冬、麦门冬汁煎减半；次入生姜汁又煎减半；次又入地黄汁，并余六味末，同煎汁欲尽，即入白蜜500g，酥12g，同煎成浓汁，以

瓷盒盛。

［用法］每次 1 匙，以温水调下。不拘时候，以愈为度。

［功效］养阴益气，化痰利咽。

［主治］喉痛，咽嗌不利。

［方剂来源］宋·赵佶《圣济总录》。

［注］服三黄汤、凉膈散，清泄脾胃之热。服天门冬煎以养阴益气，化痰利咽，清除余邪。

【外治方药】

1. 碧雪：

［组成］焰硝、生甘草各 60g，青黛、僵蚕各 15g。

［制法］上为细末，取黄牛胆汁和匀，入胆内，当风吊，腊月合过，百日中用。

［用法］每次用少许含化。

［功效］清热解毒，化痰散结。

［主治］咽喉肿痛，口疮。

［方剂来源］汉·华佗《中藏经》。

2. 龙脑丸：

［组成］龙脑 7.5g，丹砂 3g，芒硝 15g，麝香 1.5g。

［制法］上为细末，用鲤鱼胆汁为丸，如绿豆大。

［用法］鼻两孔各纳 1 丸，良久，牙关开，涎出愈。

［功效］泄热解毒，消肿开窍。

［主治］缠喉风。

［方剂来源］宋·赵佶《圣济总录》。

3. 玉屑无忧散：

［组成］玄参（去芦）、荆芥穗、滑石（研）、黄连（去毛）、缩砂（去壳）、白茯苓（炒令黄）、贯众（去芦）、甘草（炙）、山豆根各 30g，寒水石（研，飞）60g，硼砂 6g。

［制法］上为细末。

［用法］每次 3g，干掺舌上，后以新水咽下，不拘时候。

［功效］清热解毒，祛风消肿。

［主治］咽喉肿痛。

［方剂来源］宋·太医局《太平惠民和剂局方》。

4. 硼砂散：

［组成］南玄参、贯众、白茯苓（去皮）、缩砂仁、浮雕石（研）、荆芥穗、甘草（生用）、山豆根、青黛（研）各 15g，硼砂（研）90g，蒲黄、薄荷叶各 30g，寒水石（烧过研）105g。

［制法］上为细末，入研药匀。

［用法］每次 1.5g，新汲水调服；或诸舌胀，掺在舌上，不拘时候，咽津无妨。

［功效］疏风泻火，解毒消肿。

［主治］咽喉生疮肿痛。

［方剂来源］元·许国桢《御药院方》。

5. 玉尘散：

［组成］寒水石（烧）90g，马牙硝（枯）3g，铅白霜1.5g，南硼砂15g。

［制法］上为细末。

［用法］每次用少许，干掺口疮上，咽津无妨，不拘时候。

［功效］清热解毒，消肿敛疮。

［主治］咽喉肿痛，口舌生疮。

［方剂来源］元·许国桢《御药院方》。

6. 佛手散：

［组成］薄荷60g，盆硝30g，甘草21g，桔梗、蒲黄各15g，青黛9g。

［制法］上为细末。

［用法］每用少许，干掺患处；又用竹管吹咽喉内，噙化。频用之。

［功效］清热利咽，消肿止痛。

［主治］咽喉肿痛生疮，风热喉痹肿塞。

［方剂来源］明·万广《丹溪心法附余》。

7. 夺命散：

［组成］白矾（枯）、僵蚕（炒，去丝）、硼砂、皂角（末）各等分。

［制法］上为末。

［用法］用少许吹喉中，痰出愈。

［功效］祛风化痰，消肿利咽。

［主治］急喉风。

［方剂来源］明·李恒《袖珍方》。

8. 牛胆膏：

［组成］青黛3g（研），僵蚕15g（去丝），朴硝30g（研），甘草7.5g（生）。

［制法］上为末，用腊月黄牛胆安药在内，当风挂百日，再研入麝香少许。

［用法］每次1.5g，或调服，或研碎吹入喉中。

［功效］疏风清热，解毒消肿。

［主治］锁喉风。喉关内外红肿疼痛，胸闷气闭，呼吸困难，口噤如锁，牙关紧闭。

［方剂来源］明·朱橚《普济方》。

9. 地龙膏：

［组成］活地龙（白颈者）5条，白梅肉2个，朴硝6g。

［制法］上药同研成膏。

［用法］挑入喉中，含化。

［功效］祛风泻火，消肿利咽。

［主治］缠喉风。

［方剂来源］明·朱橚《普济方》。

10. 靛花丸：

［组成］靛花、薄荷叶各等分。

［制法］上为细末，炼蜜为丸，如弹子大。

［用法］每次1丸，临睡噙化。

［功效］清热解毒，消肿利咽。

［主治］缠喉风，声不出。

［方剂来源］明·张介宾《景岳全书》。

11．太乙聚宝丹：

［组成］薄荷 0.6g，儿茶 1.2g，青黛、明雄黄各 0.6g，人中白 4.5g，黄柏 0.6g。

［制法］上为细末。

［用法］吹喉。

［功效］清热解毒，消痰利咽。

［主治］喉症。

［方剂来源］清·巢崇山《千金珍秘方选》。

12．一气还魂丹：

［组成］真犀黄 15g，风化瓜霜 12g，飞青黛（青鱼胆收干）9g，硇砂 15g，人中白 9g，道地紫雪丹 1.5g，真熊胆 9g，冰片 0.3g。

［制法］上药各为细末，另包。临用时混合拌匀。

［用法］吹喉。

［功效］清热解毒，化痰利咽。

［主治］喉症。

［加减］如风火，加薄荷末 1.2g；阴虚，加黄柏末；喉风急闭，加指甲灰 1.5g，壁钱炭（在砖瓦上者佳，木上者不可用）0.6g。

［方剂来源］清·巢崇山《千金珍秘方选》。

13．万应吹喉散：

［组成］牛黄、珍珠各 3g，灯草炭 9g，梅片 3g，黄柏、甘草、血竭各 9g，乳香 1.5g，朱砂 3g，儿茶 15g，白芷 6g，薄荷 21g，青黛 9g。

［制法］上药各为细末，和匀。

［用法］吹喉。

［功效］清热泻火，解毒消肿。

［主治］喉痹，喉风，乳蛾，喉痈。

［方剂来源］清·马培之《青囊秘传》。

14．玉液上清丸：

［组成］薄荷叶 420g，柿霜 150g，桔梗 135g，甘草 105g，川芎 84g，百药煎 15g，防风 48g，砂仁 13.5g，青黛 9g，冰片、元明粉、白硼砂各 6g。

［制法］上为细末，炼蜜为丸。

［用法］每次 1 丸，噙化，不拘时候。

［功效］生津液，化痰涎。

［主治］咽喉肿痛，口舌生疮。

［方剂来源］清·沈金鳌《杂病源流犀烛》。

15．喉风夺命丹：

［组成］真西黄、珍珠、当门子各 3g，辰砂 12g，枪硝 45g，月石 15g，僵蚕 3g，雄精 60g，人中黄 3g。

［制法］上药各为细末，瓷瓶收贮，勿泄气。

［用法］如遇急喉风，痰声辘辘，呼吸气促者，急吹此丹 2~3 管。痰即随药而下，顷刻即愈。

［功效］化痰利咽。

［主治］急喉风。

［方剂来源］清·杨九龙《囊秘喉书》。

16. 枯矾散：

［组成］枯矾、制僵蚕各 3g，硼砂、薄荷各 0.9g，大梅片 0.3g，雄精 3g，胆矾 0.3g，山豆根 0.6g，苦甘草 0.3g。

［制法］上为散。加麝香少许。

［用法］吹喉。

［功效］疏风清热，消肿止痛。

［主治］风火喉症。

［方剂来源］清·马培之《青囊秘传》。

17. 吹喉药：

［组成］白矾 9g，巴豆 5 粒（去壳）。

［制法］用铁杓将矾化开，投豆在内，俟矾干，取出巴豆，将矾研细收贮。

［用法］用芦管吹入喉中。

［功效］化痰消肿。

［主治］急缠喉风，乳蛾，喉痹。

［方剂来源］清·赵学敏《串雅内编》。

18. 吹喉千金不换散：

［组成］人中白 15g（煅存性），细柏末、玄明粉、白硼砂各 9g，西瓜霜 24g，明石膏 18g（尿浸 3 年取出，用黄连 6g，煎汤飞 3 次），雄精 9g，大梅片 3g，上青黛 18g，真熊胆 6g。

［制法］上为末，和匀，研至无声为度，瓷瓶收贮。

［用法］吹喉。

［功效］化痰降火，去腐生新。

［主治］咽喉一切诸症，并口内溃烂，牙疳。

［方剂来源］清·沈善谦《喉科心法》。

【外治疗法】

1. 喉厌红肿疼痛，喷用冰硼散（《外科正宗》）、噙化佛手散（详见本章节）。

2. 咽喉疼痛剧烈，吞咽尤重时万应吹喉散（详见本章节）或六神丸噙化咽津。

【放血疗法】

取少商、商阳穴处，用已消毒洁净的三棱针点刺放血 3~5 滴，每日 1 次。患处肿大可用放血疗法。

【手术疗法】

1. 咽喉患处已高肿化脓成痈，可行切开排脓。

2. 呼吸困难严重者，应即行气管切开术。

【护理与预防】

1. 痰盛者：呼吸困难应取半卧位，并及时清洁喉部炎症，以保持呼吸通畅。

2. 注意口腔咽部卫生，防感冒。

3. 忌辛辣之品。

4. 密切观察病情，防止卒发窒息。

第十四节　急性喉炎

急性喉炎为喉黏膜的急性炎症。症状主要以声嘶为主，甚者且易并发呼吸困难。常见病原体有流感病毒、柯萨奇病毒以及肺炎球菌、链球菌、金黄色葡萄球菌等。中医称为急喉瘖瘂，即失音，现在常指嗓子哑之说，还有暴瘖、卒瘖、久瘖、久无音、久嗽声哑、久病失音等名称。喉瘖是因外邪侵袭或脏腑虚损，喉失濡养所致的声音嘶哑为主要症状的喉部疾病。

【中国古代中医论述】

1. 《灵枢·忧恚无言》："人卒然无音者，寒气客于厌，则厌不能发，发不能下，至其开阖不致，故无音。"

2. 晋·葛洪《肘后备急方》卷三治卒风瘖不得语方："浓煮苦竹叶服之差。"

3. 元·罗天益《卫生宝鉴》卷十一："增损如圣汤，治风热上攻冲会厌，语声不出，咽喉妨闷肿痛，并皆治之。桔梗60g，甘草45g，防风15g，枳壳汤浸去穰7.5g。二奇汤，治感寒语声不出桔梗90g，蜜拌甑蒸，甘草75g，生半炒，诃子大者四个，去核，两个炮，两个生。"

[注] 上方为末。每服9g，水煎，食后服。

4. 明·陈实功《外科正宗》咽喉论：治暴失音："暴失音方猪板油，再加白蜜两相投，慢火煎至稠膏在，每日三匙不用忧。"

5. 清·罗国纲《罗氏会约医镜》卷十四："瘖者，谓有言无声，非绝在之不语也。"

6. 明·张介宾《景岳全书》卷二十八："风寒袭于皮毛，则热郁于内，肺金不清而闭塞喉窍，咳嗽甚而声暗者，宜参苏饮、二陈汤、小青龙汤、金水六君煎、三拗汤之类以散之。火邪侵肺，上焦热甚而声暗者，宜四阴煎、麦门冬汤主之。心火盛者二阴煎。胃火上炎者竹叶石膏汤。肝胆火盛者，柴胡清肝散之类主之。劳瘵痰嗽夹火者，竹衣麦门冬汤主之。"又曰："虚损为瘖者，凡声音之病，唯此最多，当辨而治之。凡色欲伤阴，病在肾者，宜六味丸、八味丸、左归丸、右归丸。人参平肺汤、大补元煎之类主之或兼肺火者，宜阴煎、回阴煎、人参固本丸之类而用之。凡大惊大恐猝然致暗者，肝胆受伤者，宜七福饮、五福饮、十味温胆汤、平补镇心丹、定志丸之类主之。凡饥馁疲劳，以致中气大损而为暗者，其病在脾，宜归脾汤、理阴煎、补中益气汤、补阴益气煎、温胃饮之类主之。凡忧思过度，致损心脾而为暗者，宜七福饮、归脾汤之类主之。凡病人久嗽声哑者，必由元气大伤，肺肾俱败，但宜补肺气、滋肾水、养金润燥，其声自出，或略加诃子、百药煎之类，兼收敛以治其标。务宜先本后末，庶可保全，若见其假热而过用寒凉，或见其痰盛而妄行消耗，则未有一免者矣。"

7. 清·罗国纲《罗氏会约医镜》卷七："肾阴一足，则水能制火，而肺以安，庶金清而亮矣。譬之钟焉，实则不鸣，破亦不鸣，肺被火烁，是邪实其中，即形破于外，声何由而出乎，是知宜补水以降火也。"

8. 明·龚廷贤《万病回春》卷五："噙化丸治咽喉肿痛，或声不清，或声哑咽喉干燥，或生疮者并治。南薄荷叶、楝参各25g，怀生地50g，生甘草100g，白桔梗15g，山豆根40g，片脑1.5g。上为细末，炼蜜为丸，如龙眼大，每一丸，分三次，临卧将丸噙入口中，津液渐渐化下。"

9. 清·张璐《张氏医通》卷四："若咽破声嘶而痛，是火邪遏闭伤肺，昔人所谓金实不鸣，金破亦不鸣也，古法用清咽宁肺汤，今改用生脉散合六味丸作汤，所谓壮水之主以制阳光也。”

【病因病理】

起居不慎，感受风寒，风寒袭肺，肺气失宣，气机不利，风寒之邪凝聚咽喉则发喉瘖。所谓“金破不鸣”。或素有肺经积热，复感风热，引动肺热循经上行于喉，内外合邪壅结于喉，声门开阖不利则发为喉瘖，或肺胃蕴热过盛，或过食辛辣炙煿之物，痰热内生，蒸灼于喉，气血壅滞，脉络受阻，喉部红肿，声门开合不利而致急喉瘖。

【临床症状】

发病较急，声音不扬或变粗，或变低，甚则嘶哑，咽喉吞咽微痛吞咽不利，咽喉痒，咳嗽不爽，鼻塞，流涕，发热恶寒。头痛或喉内灼热疼痛，渐声嘶，咳嗽或发音时候加重，甚则语声难出，喉痛增剧，吞咽困难。咳嗽痰少或痰稠难出，甚者失音。张口检查可见喉红肿，或有黄白点状物附于其上，声门闭合不良。

【鉴别诊断】

急性喉炎应与白喉、喉结核相鉴别。

1. 白喉：咽痛吞咽困难，扁桃体表面出现白色或灰白色膜，且逐渐扩大，可蔓延至扁桃体以外，白膜不易拭去，强行剥离则出血，颈部淋巴结肿大。

2. 喉结核：病程较长，发展较慢，眼部干痒，疼痛，进食时痛增，吞咽困难，有时疼痛可放射至耳部，咳嗽日久，痰中带血，潮热，午后颧红。

【内服药疗法】

1. 风寒袭肺证：

［主证］卒然声音不扬，甚则嘶哑，喉痒微痛，或有咳嗽阵发可伴有鼻塞，流清涕或恶寒发热，头痛，舌苔薄白，脉浮紧。张口检查喉部黏膜微红肿，声门闭合不全。

［方剂］荆苏汤。

［组成］荆芥、苏叶、木通、橘红、当归、桂心、石菖蒲各等分。

［制法］上锉。每次 12g，水煎，去滓。

［用法］温服。

［功效］疏风理气，化痰通窍。

［主治］失音。

［方剂来源］宋·杨士瀛《仁斋直指方论》。

［方剂］黄芪汤。

［组成］黄芪（锉）30g，肉桂、丹参各 60g，枳壳（麸炒）、干姜（炮）、五味子（炒）、白茯苓各 45g，杏仁（汤浸，去皮、尖、双仁，炒）30g，甘草（炙，锉）45g，川芎 30g。

［制法］上为细末。每次 9g，用水 200mL，煎至 140mL，去滓。

［用法］温服，不拘时候。

［功效］温肺散寒。

［主治］语声不出。

［方剂来源］宋·赵佶《圣济总录》。

［方剂］竹皮汤。

［组成］竹皮 6g，细辛 3g，甘草、生姜、通草、人参、茯苓、麻黄、桂心、五味子

各 30g。

　　[制法] 上咬咀。以水 600mL，煮竹皮，取 400mL，去竹皮下药，煮取 300mL，去滓。

　　[用法] 分 2 次温服。

　　[功效] 散寒宣肺，温阳益气。

　　[主治] 喉中如有物噎塞，语声不出。

　　[方剂来源] 唐·孙思邈《备急千金要方》。

　　2. 风热犯肺证：

　　[主证] 卒然，声音不扬，甚者声嘶，喉痛，灼热不适，喉干痒而咳，痰黄，发声时喉痛加重，张口检查可见喉黏膜红肿，声闭合不全，可伴有发热头痛，全身不适或鼻塞流黄涕，舌边微红，苔薄黄，脉浮数。

　　[方剂] 辛芎散。

　　[组成] 细辛、川芎、防风、桔梗、白术、羌活、桑白皮（炒）、薄荷各 30g，甘草 1.5g。

　　[制法] 用水 300mL，生姜 3 片，煎至 240mL。

　　[用法] 分 2 次，食后温服。

　　[功效] 疏风散热，宣肺利咽。

　　[主治] 语音不出。

　　[方剂来源] 明·徐春甫《古今医统大全》。

　　[方剂] 桔干汤。

　　[组成] 荆芥、防风、连翘、桔梗、牛蒡子、射干、玄参、山豆根、竹叶、甘草。

　　[制法] 水煎，去滓。

　　[用法] 温服。

　　[功效] 疏风清热，宣肺化痰。

　　[主治] 失音。

　　[方剂来源] 清·林珮琴《类证治裁》。

　　[方剂] 回音饮。

　　[组成] 甘草、桔梗、乌梅、乌药各等分。

　　[制法] 水煎，去滓。

　　[用法] 内服。

　　[功效] 开肺润喉，化痰利咽。

　　[主治] 声音哑。

　　[方剂来源] 清·李文炳《仙拈集》。

　　[方剂] 甘桔汤。

　　[组成] 桔梗 2.5g，甘草 4.5g，射干、牛蒡子（炒）各 2g，防风、玄参各 3g。

　　[制法] 上咬咀。水煎，去滓。

　　[用法] 温服，每日 2 次。

　　[功效] 清肺化痰，利咽止痛。

　　[主治] 声哑，咽痛。

　　[方剂来源] 明·申斗垣《外科启玄》。

　　3. 肺胃痰热证：

　　［主证］声音嘶哑，甚则失音，喉间灼热，疼痛甚，咳嗽痰黄，或少痰，大便秘结，舌质红，苔黄或黄厚，脉滑数。张口检查可见声带深红肿胀，上有黄白色分泌物附着，闭合不全。

　　［方剂］清金化癣汤。

　　［组成］玄参、麦门冬、白苏子、白薇、生甘草、炙紫菀、牛蒡子、白芥子、蒸百部。

　　［制法］水煎，去滓。

　　［用法］温服。

　　［功效］滋阴润肺，清热化痰。

　　［主治］咽喉燥痒，红丝点粒缠绕，饮食阻碍，微痛，久则喉哑失音。

　　［方剂来源］清·刁步忠《喉科家训》。

　　［方剂］发声汤。

　　［组成］枇杷叶5片，贝母6g，茯苓15g，百部、苏叶各3g，麦门冬9g，甘草3g，玄参15g，桑白皮9g。

　　［制法］水煎，去滓。

　　［用法］温服。

　　［功效］宣肺润燥。

　　［主治］突然喑哑，不能出声。

　　［方剂来源］清·陈士铎《辨证录》。

　　［方剂］清脾饮。

　　［组成］麻黄4.5g，麦门冬3g，知母、天花粉、桔梗各3g，诃子、石菖蒲各2.4g，玄参1.5g。

　　［制法］加竹沥、生姜汁为引，水煎，去滓。

　　［用法］分2次温服。

　　［功效］清热养阴，利咽开音。

　　［主治］咽干声哑。

　　［方剂来源］清·张琰《种痘新书》。

　　［方剂］竹衣麦门冬汤。

　　［组成］竹衣3g（用金竹，鲜者，劈开，揭取竹内衣膜），竹茹1丸（弹子大），竹沥200mL，麦门冬（去心）6g，甘草1.5g，陈皮（去白）1.5g，白茯苓、桔梗各3g，杏仁7粒（去皮尖，研）。

　　［制法］上㕮咀。用水225mL，加竹叶7片，煎至160mL，去滓。

　　［用法］入竹沥和匀，温服。

　　［功效］清热化痰，润肺止咳。

　　［主治］痨瘵声哑。

　　［方剂来源］明·徐春甫《古今医统大全》。

　　［方剂］助音汤。

　　［组成］熟地、麦门冬各30g，北五味子、甘草、苏子各3g，天门冬6g，贝母0.9g，款冬花1.5g，沙参15g，地骨皮9g。

　　［制法］水煎，去滓。

　　［用法］温服，每日2次。

［功效］滋肾润肺，止嗽助音。

［主治］喘嗽不宁，渐渐暗哑，气息低沉。

［方剂来源］清·陈士铎《辨证录》。

［注］此方用于肺肾阴虚证，声音嘶哑日久者。

【外治方药】

1. 向胜破笛丸：

［组成］连翘、桔梗、甘草各 75g，薄荷叶 120g，诃子（煨）、砂仁、大黄（酒蒸）各 30g，川芎 45g，百药煎 60g。

［制法］上为细末，鸡蛋清为丸，如弹子大。

［用法］每次 1 丸，临卧嚼化。

［功效］疏风泻火，润肺利咽。

［主治］失音不语。

［方剂来源］明·徐春甫《古今医统大全》。

2. 杏仁丸：

［组成］杏仁 270g（泡，去皮尖），酥油 30g。

［制法］上为末，炼蜜为丸，如梧桐子大。

［用法］每次 15 丸，含化。

［功效］润肺利咽。

［主治］失音。

［方剂来源］清·李文炳《仙拈集》。

3. 声哑方：

［组成］硼砂 30g，诃子肉 6g，元明粉、胆南星各 3g，龙脑 0.9g，大乌梅 30g。

［制法］前五味药共为末，以大乌梅，捣烂和丸，如弹丸子大。

［用法］含于口中，经宿即愈。

［主治］声哑。

［方剂来源］唐·孙思邈《华佗神医秘传》。

4. 芥子酒：

［组成］白芥子 135g（研碎）。

［制法］用酒煮令半熟，带热包裹。

［用法］熨项颈周围，冷则换之。

［主治］失音不语。

［方剂来源］宋·赵佶《圣济总录》。

5. 三味丸：

［组成］桔梗 30g（切，用蜜拌，于饭上蒸三日），诃子（去核）4 个（2 个炮，2 个生用，趁热捣），甘草 30g（半生半炙）。

［制法］上为末，每服 6g，用马勃同砂糖少许拌和为丸。

［用法］含化咽津。

［功效］宣肺润喉。

［主治］声音不出。

［方剂来源］宋·赵佶《圣济总录》。

6. 发声散：

［组成］瓜蒌皮（细锉，慢火炒赤黄）、白僵蚕（去嘴，微炒黄）、甘草（锉，炒黄色）各等分。

［制法］上为极细末。

［用法］每次 3~6g，用温酒或浓生姜汤调服；更用绵裹 1.5g，含化咽津亦得，不拘时候，每日 2~3 次。

［功效］宣肺利咽。

［主治］咽喉语声不出。

［方剂来源］元·许国桢《御药院方》。

7. 含化菖蒲煎：

［组成］石菖蒲 30g（为末），桂心 60g，生姜 15g（绞取汁），白蜜 360g。

［制法］先以水 300mL 煎石菖蒲、桂心，取 150mL 入生姜汁、白蜜炼成膏。

［用法］每次 10mL，含化咽津，不拘时候。

［功效］温肺散寒，顺气通声。

［主治］声音嘶哑。

［方剂来源］宋·王怀隐《太平圣惠方》。

8. 润肺丸：

［组成］诃子、五味子、五倍子、黄芩、甘草各等分。

［制法］上为末，炼蜜为丸。

［用法］噙化。

［功效］清热润肺。

［主治］失音。

［方剂来源］明·李梴《医学入门》。

9. 龙脑鸡苏丸：

［组成］柴胡 4.5g，木通 6g（同上通用水浸汁入膏用），生地黄 18g，薄荷 45g，麦冬 12g，蒲黄 6g，阿胶 6g（炒成珠），人参 6g，黄芪 3g。

［制法］上为末，炼蜜同地黄末，木通、柴胡汁熬成膏，丸如梧桐子大。

［用法］每 5~7 丸，徐徐噙化下。

［主治］肺气虚损失声。

［方剂来源］明·张时彻《摄生众妙方》。

10. 神水丹：

［组成］天花粉、玄参各 9g，青黛、地骨皮各 6g，冰片 1.2g，牛黄 3g，知母、川贝母各 18g。

［制法］上为末，以藕汁熬膏为丸，如弹子大。

［用法］含化。

［功效］清热生津，化痰润喉。

［主治］失音。

［方剂来源］明·孙文胤《丹台玉案》。

11. 百合丸：

［组成］百合、百药煎、杏仁（去皮、尖）、诃子、薏苡仁各等分。

［制法］上为末，鸡子清和丸，如弹子大。

［用法］临卧噙化 1 丸。

［功效］养肺润燥。

［主治］失声不语。

［方剂来源］明·徐春甫《古今医统大全》。

12. 清音噙化丸：

［组成］诃子、真阿胶、天门冬（盐水拌炒）、知母各 15g，麦门冬（去心）、白茯苓、黄柏（蜜炙）、当归、生地、熟地各 30g，人参 9g，乌梅肉 15 枚，人乳、牛乳、梨汁各 250mL（共熬稠膏）。

［制法］上为细末，和膏，炼蜜为丸，如芡实大。

［用法］每次 1 丸，仰卧噙化，每日 3 次。如改作小丸，每服 3g，诃子煎汤或萝卜汤送下。

［功效］滋肾补肺，清热开音。

［主治］声音嘶哑。

［方剂来源］明·陈实功《外科正宗》。

13. 玉粉丸：

［组成］半夏、草乌（炒）、官桂各 6g。

［制法］姜汁糊丸，如芡实大。

［用法］每夜含化 1 丸。

［主治］痰结喉中语不出。

［方剂来源］清·景日昣《嵩崖尊生全书》。

4. 喉哑奇方：

［组成］硼砂 30g，玄明粉、胆南星、百药煎、诃子肉各 6g，冰片 0.9g。

［制法］共研细末，再用大乌梅肉 30g 捣如泥丸，龙眼核大。

［用法］每用 1 丸，噙化。

［方剂来源］清·姚俊《经验良方全集》。

【外治疗法】

1. 喉部疼痛灼热，含化百合丸神水丹（详见本章节）。

2. 喉干不适，声音不扬，含化润肺丸（详见本章节）。

【针灸疗法】

取合谷、少商、商阳等穴。

【护理与预防】

1. 少食辛辣炙煿食物，保持大便通畅。

2. 积极防治感冒及鼻腔疾病、口腔疾病。

3. 注意声带休息，避免有害气体刺激。

第十五节　急性喉阻塞

急性喉阻塞为喉部及其邻近组织病变导致的喉通气道狭窄，阻塞，发生不同程度的呼吸困难（包括变态反应性喉水肿、血管神经性喉水肿、药物过敏、外伤、肿瘤等），甚至窒息。中医称为喉风、急喉风、缠喉风、锁喉风、紧喉风、走马喉风、呛喉风、哑瘴喉风、阴毒喉风等。古代"喉风"名称繁多，其含义有广义和狭义之分：广义喉风指咽喉与口、齿、唇、舌所涉及咽喉肿痛，语言难出，痰涎壅盛，汤水难下等症状。狭义喉风是以咽喉肿痛甚或呼吸困难，重者可发生窒息死亡为主要症状的咽喉病证。本节所论"喉风"指发病迅速，并有吸气性呼吸困难的咽喉危急重症为此列。

【中国古代中医论述】

1. 隋·巢元方《诸病源候论》卷三十："脾胃有热，热气上冲，则咽喉肿痛，夫生肿痛者，皆夹热则为之。若风毒结于喉间，其热盛则肿塞不通，而水浆不入，便能杀人。"

2. 明·陈实功《外科正宗》卷二："妇人肥甚，暑热咽间肿痛，痰涎上壅，语声不出甚危。先用针刺毒血，次以金锁匙去稠痰五六碗，以清咽利膈汤一服，肿痛少减，去硝黄又服而安。"

3. 明·陈实功：《外科正宗》卷二："咽喉肿闭，牙关紧急，言语不清，痰壅气急，声小者险，咽喉骤闭，痰涎壅塞，口噤不开，探吐不出，声喘者死。"

4. 元·萨谦《重订瑞竹堂经验方》咽喉门："治急喉风：灯草（用手一大握，除去两头），将灯草用新瓦一个盛之，又用新瓦一个合之，以火焚烧成灰，再将盐一大匙头，就于瓦上炒存性，二物和合，用苇筒一个，用药一捻，吹于喉中，涎泄为效，吹三二次立愈。"

5. 宋·赵佶《圣济总录》卷第一百二十二："治缠喉风方，马牙硝半两，龙砂一钱，龙脑、麝香各一字。上四味，细研如粉，用鳓鱼胆和丸，如绿豆大，每边鼻内深送一丸。良久两牙关出涎，瘥。"

6. 元·朱震亨《丹溪心法》卷四："治缠喉急喉风……汤药不下。雄黄一两，巴豆（去油十四个），郁金一钱上为末，醋糊丸如绿豆，热茶清下七丸，吐出顽涎即苏，大效。如口噤，以物斡开灌之，下咽无有不活者。"

7. 宋·严用和《严氏济生方》卷八："二圣散治缠喉风……鸭嘴胆矾二钱半，白僵蚕（炒去丝，嘴）半两，上为细末，每服少许，以竹管吹入喉中，立验。"

8. 元·李仲南《永类钤方》卷十一："白矾散治缠喉风……白矾三钱，巴豆三个（去壳），分作六片。上用矾于铫内熬化为水，入巴在内，候干去巴，去矾研末，以竹管吹入喉中，立愈。"

9. 明·张介宾《景岳全书》卷二十八："锁喉风证，时人以咽喉肿痛，饮食难入，或痰气壅塞不通者，皆称为锁喉风，而不知真正锁喉者，其奇其急而实人所未知也。"

10. 明·王肯堂《证治准绳》第八册："治缠喉风：焰硝一两半，硼砂半两，脑子一字，白僵蚕二钱五分，上为末，以竹管吹半钱入喉中，立愈。"

11. 明·龚廷贤《万病回春》卷五："救急方，治喉风口噤不语，死在须臾，胆矾五分（半生，半枯），熊胆、木香各三分。上为细末，用番木鳖磨井水调和，以鸡翎蘸扫患处，如势急口噤，以筋启之用药，扫下即消。"

12. 明·芮经《杏苑生春》卷六："缠喉风喉闭，以郁金散主之，无前药，以升麻四两煎汤灌下，亦无升麻，以皂角三锭杵，水灌下。郁金散，巴豆七粒，三生四熟（火烧存性），雄黄皂子大，郁金一枚，上件各另研和匀，每服半字，茶两呷调下，如口噤，用竹筒纳药在内，吹入喉中，须臾吐利为度。"

13. 明·冯时可《众妙仙方》卷一："治缠喉风，用远志去心为末，水调傅项上五遭最效。"

14. 清·吴谦《医宗金鉴》卷六十六："紧喉风，此证由膏粱厚味太过，致肺胃积热，复受邪风，风热相搏，上塞咽喉肿痛，声音难出，汤水不下，痰涎壅塞之声，颇似拽锯。初发暴速，急刺手大指内侧少商穴，出紫黑血，以泻其热。"

15. 明·薛己《外科发挥》卷六："一男子咽喉肿闭，牙关紧急，针不能入，先刺少商二穴出黑血，口即开；更针患处，饮清咽利膈散，一剂而愈。大抵吐痰针刺，皆有发散之意，故多效，尝见此证，不针刺，多致不救。"

16. 清·程杏轩《医述》卷十一："缠喉风救急方，咽喉两旁，块肿如卵，气塞痰鸣，证在危急。用杜牛膝粗根两许，勿经水，捣汁和醋，鸡毛蘸搅喉中，涎出自消，后吹入中白、冰片。如牙关紧闭，和人乳捣汁，滴入鼻内，有用石菖蒲根，和乳捣汁滴鼻，效同。"

17. 清·佚名《咽喉经验秘传》："缠喉风，因心中躁急而生。先二日必胸膈气急，出气短促，忽然咽喉肿痛，手足厥逆，项如绞缚，热结于内，肿扰于外，且麻且痒，喉中红丝缠紧，手指甲白色，手心壮热，喉肿而大，风痰壅盛，如拽锯之声，是其候也。""急用吐法。用冬月青鱼胆，以枯矾入内，临用加百草霜炒盐少许，醋调，以蛾翎蘸药，引吐痰尽。或用皂角三钱，槌研碎，授水一盏灌服，吐后用成字药合切字药吹之。如牙关紧闭不开者，用开关玉锁匙法，鼻口流涎，牙关自开。后用二仙散，胆矾一钱，僵蚕三钱，为末，每吹少许入喉中。或用威灵仙一钱九蒸九晒，去心取肉，肉豆蔻去油五分，加牙皂三分，共为细末，每用一分，用乳汁调浸半个时辰，吹入鼻中即可。后用吹药，儿茶、硼砂各一钱，大黄、黄连各五分，轻粉半分，冰片少许，为末，用竹管吹入喉中。"

18. 清·焦氏《喉科枕秘》卷一："喉风此症因热盛膈间，或过食炙煿厚味，以致火动痰生而起。治者吹本，下刀，吹秘，服三黄、凉膈散。有脓服千金内托，又甘桔汤加银花。肿不消，用均末加冰、麝吹之。"

喉风积热气喉中，壅塞须臾气不通。痰涎肿痛难言语，先将秘药入喉咙。用刀去血还吹秘，内服三黄凉膈通。脓成宜托千金散，生肌收口有神功。

【病因病机】

寒热风邪毒外袭，或过食辛辣炙煿等物，胃肺蕴热，痰火邪毒上结咽喉，火热炽盛，灼津为痰，痰火壅结咽喉而成。或感疫疠之邪外袭，脏腑功能失调，致湿热蕴积，湿聚痰生，久热化火，痰火互结，阻塞气道而致。或外物入喉、外伤及阻闭喉门的各种因素均可致发本病。

【临床症状】

发病多有急性咽喉炎或咽喉异物、外伤过敏等病史。起病多数者急，吸气性呼吸困难，吸气期喉鸣，声音嘶哑或咽喉疼痛，痰涎壅盛，语言难出，汤水难下。软组织凹陷，甚或出现四凹症（天突、缺盆、肋间、上脘）、唇面青紫、烦躁不安、鼻翼翕动等。

现代检查：根据病情，呼吸困难分为四度：

1. 一度：安静时无呼吸困难，活动或小儿哭闹时出现喉鸣和鼻翼翕动，天突（胸骨上窝）、缺盆（锁骨上窝）及肋间等处轻凹陷。

2. 二度：安静时亦出现轻度吸气困难，喉鸣及天突、缺盆、肋间凹陷，但不影响睡眠和进食。

3. 三度：呼吸困难明显，喉鸣较响或甚响。天突、缺盆、肋间、上脘（剑突下及上腹部软组织也可凹陷）明显凹陷，烦躁不安，自汗，唇发绀因缺氧而致，脉数等。

4. 四度：呼吸困难极度，坐卧不安，唇青面黑，额汗如珠，身汗如雨，四肢厥冷，脉沉细微欲绝，甚则窒息等。

【内服药疗法】

1. 外邪袭喉证：

[主证] 猝然咽喉不适继而咽喉疼痛，吞咽不利，喉部紧缩感，吸气困难，伴有声音嘶哑，吸气期喉鸣，或语言难出，痰涎壅盛，汤水难下。可伴有恶风发热，头痛，舌质红，苔黄，脉浮数。

[方剂] 清喉消毒散。

[组成] 金银花、甘草、元参、薄荷、黄连、牛蒡子、山栀、连翘、防风、荆芥。

[制法] 上药加灯心三根，取水二碗，煎至八九分。

[用法] 食后服。

[功效] 疏风泄热，解毒利咽。

[主治] 喉风。

[方剂来源] 清·佚名《咽喉经验秘传》。

[方剂] 清道汤。

[组成] 天花粉、元参、柴胡、芍药、甘草、麻黄、桔梗、山豆根。

[制法] 水煎，去滓。

[用法] 分2次温服。

[功效] 疏风散寒，清热利咽。

[主治] 关隘不通，留连发肿，痰证稠黏，咽喉疼痛难堪。

[方剂来源] 明·程云鹏《慈幼新书》。

[注] 风寒痰浊外邪初袭时用此方。

2. 痰火壅结证：

[主证] 咽喉肿痛剧烈，呼吸困难，吸气费力，喉中痰鸣，声如拽锯，声音嘶哑，言语难出，鼻翼翕动，可伴有高热烦躁不安，汗出如珠，口干欲饮，大便秘结，舌质红绛，苔黄，脉数，或沉微欲绝，检查张口可见咽喉极度红肿，肿处有痰涎或有腐物等。

[方剂] 凉膈散。

[组成] 当归、川芎、赤芍、防风、荆芥、元参、栀子、黄连、石膏、天花粉、连翘、桔梗、薄荷，风甚加金银花，火甚加贝母、瓜蒌。

[制法] 水煎，去渣，取液。

[用法] 远食服。

[功效] 清热解毒，化痰利咽。

[方剂来源] 清·焦氏《喉科枕秘》。

[方剂] 散毒雄黄丸。

[组成] 雄黄（研，飞）、郁金各30g，巴豆（去皮）14粒。

[制法] 上为末，醋糊为丸，如绿豆大。

[用法] 每次7丸，茶清送服。吐出顽痰立苏，未吐再服。如牙关紧急，不省人事者，即撬开口灌之；如小儿急惊用2~3丸，量儿大小加减。或用醋磨灌服，吐痰尤速。

[功效] 解毒豁痰开窍。

[主治] 缠喉风及急喉闭，猝然倒仆，牙关紧急，不省人事。

[方剂来源] 明·张三锡《医学六要》。

【外治方药】

1. 僵蚕丸：

[组成] 白僵蚕（炒）、明白矾（生）。

[制法] 上为末，以白梅肉为丸，如皂子大。

[用法] 每次 1 丸，薄绵包，含于口中，少顷涎水出，即愈。

[功效] 祛风化痰。

[主治] 喉风。

[方剂来源] 宋·杨士瀛《仁斋直指方论》。

2. 玉钥匙：

[组成] 焰硝 45g，硼砂 15g，脑子 1g，白僵蚕 7.5g。

[制法] 上为末，研匀。

[用法] 每次 1.5g，吹喉中。

[功效] 清热解毒，利咽消肿。

[主治] 风热喉痹，缠喉风。

[方剂来源] 宋·陈言《三因极一病证方论》。

3. 凝水石散：

[组成] 凝水石、甜硝石 15g（并用无油瓷盒盛，火煅通赤，合于地上，出火毒一宿），白僵蚕（麸炒黄，研如粉）30g。

[制法] 上为末。

[用法] 每次少许，掺咽喉中。病甚，每次 6g，温水调服。若牙关紧急，只于鼻中吸入。

[功效] 消肿利咽。

[主治] 缠喉风。

[方剂来源] 宋·赵佶《圣济总录》。

4. 硼砂散：

[组成] 硼砂 15g，朴硝 30g，片脑 9g，朱砂 3g，雄黄 1.5g，麝香少许。

[制法] 上为细末。

[用法] 将药吹入喉中，即消。

[功效] 清热解毒，消肿利咽。

[主治] 喉风。

[方剂来源] 明·董宿《奇效良方》。

5. 开关润喉蓬莱雪：

[组成] 片脑、麝香各 0.5g，硼砂、明乳香、没药各 9g，全蝎（去毒）、防风（去叉）、百药煎、朴硝、薄荷叶、甘草各 15g。

[制法] 上为细末。

[用法] 每用少许，以匙挑干掺咽间及疮上；如在关下，掺舌下，旋旋咽下。仍用薄荷、桔梗、甘草煎水噙嗽；或以薄荷研自然汁调成膏，噙化亦妙。

[功效] 开关润候。

[主治] 干喉风。

[方剂来源] 明·董宿《奇效良方》。

6. 金钥匙：

［组成］焰硝 45g，硼砂 15g，脑子 1g，白僵蚕 3g，雄黄 6g。

［制法］上为细末，和匀。

［用法］吹患处。痰涎即出。如痰虽出，咽喉仍不消，急针患处，去恶血。

［功效］化痰开闭，消肿解毒。

［主治］喉闭，缠喉风。

［方剂来源］明·薛己《外科发挥》。

7. 喉闭丸：

［组成］雄黄 3g，郁金 15g，巴豆（7 粒）3g，冰片少许，麝香少许。

［制法］上为末，醋糊为丸，如麻子大。

［用法］每次 1.5g，用茶清送服。如口燥喉塞，用竹管纳药入喉中。须臾吐痰立即，未吐再服。

［功效］通关开窍。

［主治］缠喉风。

［方剂来源］明·洪基《摄生秘剖》。

8. 人圣散：

［组成］鸡内金（炒存性）、飞矾、青黛各 3g，蟾酥、壁钱（炒存性）各 1.5g。

［制法］上为细末。

［用法］吹喉。不能开口者，吹鼻内。

［功效］清热解毒。

［主治］喉风。

［方剂来源］明·陈文治《疡科选粹》。

9. 冰片散：

［组成］冰片 3g，硼砂 15g，明雄黄 6g，黄柏（蜜炙）9g，靛花 6g，甘草（炙）9g，鸡内金（烧存性）3g，人中白（煅）15g，川黄连 6g，元明粉 6g，铜青（煅）1.5g，蒲黄（炒）9g。

［制法］上为极细末。

［用法］吹患处。

［功效］清热解毒，祛腐生肌。

［主治］缠喉风，走马喉风，双单乳蛾，喉疔。

［方剂来源］清·程国彭《医学心悟》。

10. 牛黄点舌丹：

［组成］牛黄、熊胆各 1.5g，蟾酥、犀角、羚羊角、珍珠各 1g，冰片 1.5g，麝香 1g，沉香 1.5g，辰砂、雄黄、硼砂、血竭、乳香、没药、葶苈各 3g。

［制法］上各为细末，和匀，乳汁为丸，如绿豆大，金箔为衣。

［用法］每次 1 丸，呷舌下噙化，徐徐咽之。化尽口内麻，以冷水漱口咽之，则患处出汗。

［功效］清热解毒，活血消肿。

［主治］喉风、喉痹。

［方剂来源］清·祁坤《外科大成》。

11. 缠喉散：

[组成] 白僵蚕 9g（研细末），生姜汁少许。

[制法] 以水和匀。

[用法] 灌服。

[功效] 化痰启喉。

[主治] 缠喉风。

[方剂来源] 清·李文炳《仙拈集》。

12. 碧玉丹：

[组成] 胆矾 9g，白僵蚕（炒，去丝、嘴，拣直者佳）18g，麝香 0.3g。

[制法] 上为细末。

[用法] 每用少许，吹咽喉中。立效。

[功效] 豁痰启闭。

[主治] 喉风急闭。

[方剂来源] 清·郑梅涧《重楼玉钥》。

13. 追风散：

[组成] 淮乌、川乌、牛膝、麝香、草乌、高良姜、细辛各等分。

[制法] 上为细末。

[用法] 吹患处。

[功效] 祛风涤痰，解毒辟秽。

[主治] 喉风。

[方剂来源] 清·佚名《喉科紫珍集》。

14. 孙真人活命神丹：

[组成] 麝香 3g，月石（净末）0.9g，冰片 3g，山豆根（净末）1.5g，蟾酥（不见火，晒干，净末）3g，老生姜（取汁澄粉）0.9g，新江子仁（去净油）3g，大干地龙（去泥）2 条。

[制法] 上为极细末，合匀，瓷瓶收贮，蜡口封固。

[用法] 临时用小红枣 1 枚，去核（只开近蒂半截，免走药性），入药黄豆大，将枣开蒂孔一头，塞入鼻中，令病人闭口目。避风少顷，即能得涎嚏或出脓，以金银花、甘草汤漱之，喉中便觉通快，候鼻内热时，即将药枣拿去。病甚者，再换药枣 1 枚。凡左蛾塞左，右蛾塞右，双蛾左右先后塞之。唯喉风、喉痹，男左女右塞之。

[功效] 清热解毒，消肿利咽。

[主治] 喉风，喉痹，双单喉蛾。

[禁忌] 阴虚喉痛、虚人、孕妇忌用。

[方剂来源] 清·佚名《喉科紫珍集》。

15. 家宝丹：

[组成] 薄荷头、枪硝、灯心灰各 6g，雄精 1.5g，大梅片 1g。

[制法] 上为细末。

[用法] 吹喉。

[功效] 清热解毒，消肿利咽。

[主治] 喉风。

［方剂来源］清·马培之《外科传薪集》。

【外治疗法】

1. 咽喉肿痛，吹咽喉用冰片散，追风散（详见本章节）。

2. 喉间痰涎壅盛，金钥匙吹患处，急针患处去恶血（详见本章节）。

3. 呼吸困难用皂角研细 12g 煎水灌下，吐后催开气道。

【针灸疗法】

取天突、扶突、少商、商阳、合谷等穴强刺激。

【放血疗法】

取少商、商阳穴，用三棱针点刺，放血数滴或针刺患处，多处放血。

【手术疗法】

病情危急、呼吸困难在三度以上者应专科行气管插管术或气管切开术等。

【护理与预防】

1. 密切观察病情，"走马看咽喉，不待稍倾"，防止窒息。

2. 及时清除咽喉痰涎。

3. 半卧位休息，流质饮食。

第十六节　白喉

白喉是由白喉棒状杆菌引起的急性呼吸道传染病（时行疫疠之邪客于喉部所致），以喉部疼痛不适，呼吸吞咽不利，咽喉等处有白色假膜，不易剥脱为特征的疫症之一。白喉中医称为白腐、白缠喉、天白蚁、喉白、白喉咙、白菌等。

【中国古代中医论述】

1. 清·郑承瀚《重楼玉钥续编》白缠喉："喉间起白如腐一症，其害甚速。乾隆四十年前无是症，即有亦少。自廿年来患此者甚多，惟小儿尤甚，且多传染，一经误治，遂至不救，虽属疫气为患，究医者之过也，按白腐一证，即所谓白缠喉是也，诸书皆未论及，惟《医学心悟》言之，至于论治之法，亦未详备。缘此症发于肺肾，凡本质不足者，或遇燥气流行，或多食辛热之物，感触而发，初起者发热，或不发热，鼻干唇燥，或咳或不咳，鼻通者轻，鼻塞者重，音声清亮气息调匀易治，若音哑气急即属不治。近有好奇之辈，一遇此症，即用象牙片动手于喉中，妄刮其白，益伤其喉，更速其死，岂不哀哉！余与既均三弟疗治以来，未尝误及一人，生者甚众。经治之法，不外肺肾，总要养阴清肺，兼辛凉而散为主。"

"养阴清肺汤：大生地二钱，麦门冬一钱三分，生甘草五分，元参钱半，贝母八分，去心，丹皮八分，薄荷五分，炒白芍八分，不用引。质虚，加大熟地，或生熟地并用；热甚，加连翘，去白芍；燥甚，加天门冬、茯苓。如有内热及发热，不必投表药，照方服去，其热自除。

吹药方。青果炭二钱，黄柏一钱，川贝母一钱，冰片五分，儿茶一钱，薄荷叶一钱，凤凰衣五分。各研细末，再入乳钵内和匀，加冰片乳细。"

2. 清·郑梅涧《重楼玉钥》论喉间发白症："喉间发白之症，予经历十余，俱已收功。此症属少阴一经，热邪伏其间，盗其肺金之母气，故喉间起白。缘少阴之脉循喉咙系舌本，治法必以紫正、地黄汤为主，方除紫荆皮、茜草二味，此二药开结破肝血之燥热，今喉间之白，因邪伏于少阴肾经，蓄久而发，肝失水养，非喉本症风热结于血分可比，故此二药最不相宜，用之复伤其阴，而白反弥漫不解，只用紫正汤，微加细辛清解少阴之邪。初服一二剂，其白不增不减略转微黄色，十有九治。若服药后，白反蔓延呛喉，是邪伏肾经，肾阴已伤，元气无从送邪，即不治矣。此症服药，大便解出结粪，地道通而肺气行，邪从大便出，其白即转黄色，七日后愈矣。可知邪伏少阴，盗其母气，非臆度也。"

3. 清·郑承瀚《重楼玉钥续编》白缠喉："是证轻者，微发于咽旁；重者，其白蔓于喉及喉管；至极重者，其白缠满肺系，以及肺内皆有，非仅现形于喉部也。是以打呛音暗，鼻塞气喘齐作，皆由白腐黏塞于内之故，所谓有诸内必形诸外。"

4. 宋·窦汉卿《疮疡全书》卷一："如喉中有肿，其色微白，其形若襞者，此风毒喉痹也，或其色带紫，或传变木舌，口中痰臭，或内外皆肿，咽喉形如鸡蛋大，其色微白，身发寒热，牙关紧强，语声不出或呛食。"

"若病人瘥后，气短，声不出；或病后声哑不语。"

5. 清·张善吾《时疫白喉捷要》："白喉有时疫，证其发有时，其传染甚速，其病至危至险，治者，每多束手无策。"

6. 清·张采田《白喉症治通考》："辛丑、壬寅之交，天行厉气盛兴，吴下白喉陡发，传染相继，始自冬杪，以至春交。"

【病因病理】

外疫之毒邪之气从口鼻而入，先犯肺迅速化热化火，上犯咽喉，咽喉被灼则肌膜腐溃而见咽喉白腐。或胃腑积热，疫疠之来袭引动内火，外邪内火相搏于咽喉而为白腐。或肺肾不足，疫毒伤阴，邪客于肺，伤阴灼津熏咽喉而致白缠咽喉，或疫毒过盛，正体虚弱，正不胜疫毒，内陷心包疫毒凌心伤及少经心经，少阴之脉，循喉咙，挟舌本，因而为病。

【临床症状】

咽喉疼痛，口臭嘶哑，咳嗽如吠声，小儿口流涎沫，饮乳便哭，或吞咽困难，饮水反呛，或见吸气性呼吸困难，甚者心悸怔忡，身热增高，头痛，烦躁不安，或面苍神呆等。检查：2~3日后喉核处可见白点，可迅速融合成膜，并逐渐扩大，白色假膜形成后不易剥离，颈部及颌下瘰核肿大。

【鉴别诊断】

白喉（白腐）应与急性化脓性扁桃体炎（乳蛾）、急性喉炎（喉瘖）等病相鉴别。

1. 急性化脓性扁桃体炎（乳蛾）：喉核红肿连及喉关，形似乳头，喉核上可有黄白色脓点，且易拭去，咽痛剧烈，吞咽困难，痛连耳窍，颌下有瘰核。

2. 急性喉炎（喉瘖）：喉黏膜及声带色鲜红肿胀；或声带淡红肥厚，边缘有小结和息肉，声门闭合不全；以声音嘶哑为主要症状。

【内服药疗法】

1. 疫毒袭表证：

[主证] 咽痛，咽物时疼痛加重，伴有发热恶寒，头痛，全身关节酸痛。张口检查可见咽红肿附有点片状白腐，不易拭去。舌质红，苔薄白，或薄黄，脉浮数。

[方剂] 荆防败毒散。

[组成] 防风9g，柴胡、僵蚕（姜汁炒）、法夏（姜汁炒）、桔梗、前胡、独活各6g，荆芥、羌活、金银花各4.5g，枳壳、粉甘草各3g，生姜3片。

[制法] 水煎，去滓。

[用法] 温服。

［功效］疏表散寒，消肿利咽。

［主治］白喉初起，白见于关内或关外，色必明润而平，满喉淡红，微肿略痛，头痛，恶寒发热。

［方剂来源］清·李纪方《白喉全生集》。

［方剂］连翘饮。

［组成］连翘、桔梗、牛蒡子各9g，僵蚕（姜汁炒）、金银花各6g，黄芩、人中黄各3g，粉葛根、赤芍各4.5g，薄荷2.4g，皂角刺3枚。

［制法］水煎，去滓。

［用法］温服。

［功效］疏风散热，清肺利咽。

［主治］白喉热证尚轻，初起白见于关外。

［方剂来源］清·李纪方《白喉全生集》。

［方剂］柴胡饮。

［组成］柴胡、羌活、法夏（姜汁炒）、僵蚕各6g（姜汁炒），桔梗、金银花各1.5g，蝉蜕7只（去头、足、翅），厚朴1.5g（姜汁炒），陈皮、粉甘草各3g，生姜3片。

［制法］水煎，去滓。

［用法］温服。

［功效］祛风散寒，清热利咽。

［主治］白喉寒证初起，满喉淡红，微肿略痛，头痛，恶寒发热。

［方剂来源］清·李纪方《白喉全生集》。

2. 火毒炽盛证：

［主证］咽痛剧烈，烦躁口臭，声嘶，张口可见喉核红肿，喉间溃白且附有黄白较厚伪膜满布。可伴高热口渴，面红，大便秘结，小便短赤，舌质红，苔黄，脉洪数。

［方剂］散毒饮。

［组成］青黛12g，知母、苦桔梗各6g，白僵蚕12g（酒炒），黄芩、牛子各6g，浙贝母3g，全蝉蜕9g，甘草3g。

［制法］水煎，去滓。

［用法］温服，每日3~4剂，以白垢退净为度。

［功效］清热解毒，化痰利咽。

［主治］小儿白喉，服药后白垢不但不退，且白小者反大，稀者反密，淡者、薄者反浓反厚。

［方剂来源］清·易方《喉科种福》。

［方剂］神仙活命汤。

［组成］龙胆草3g，金银花6g，黄芩9g，生地12g，土茯苓15g，生石膏9g，木通6g，马勃9g（绢包煎），车前子6g，浙贝母9g，蝉蜕3g，僵蚕9g。

［制法］加生青果3个，水煎，去滓。

［用法］分2次温服。急喉险症，须每日3~4剂，少则不效。

［功效］泻火解毒，清肺利咽。

［主治］白喉重症，风热喉痛，或红或肿。

［方剂来源］清·梅启照《梅氏验方新编》。

［方剂］竹茹石膏汤。

［组成］鲜竹茹 9g，软石膏 15g。

［制法］用井水、河水各半煎，去滓。

［用法］温服。

［功效］清热凉血，除烦止渴。

［主治］疫喉白腐，壮热如烙，烦渴引饮。

［方剂来源］清·夏云《疫喉浅论》。

［方剂］除瘟化毒汤。

［组成］粉葛根、忍冬花、霜桑叶、薄荷叶、生甘草、川贝、小生地、童木通、枇杷叶、淡竹叶。

［制法］水煎，去滓。

［用法］温服。

［功效］清解肺胃热毒。

［主治］白喉初起，形寒发热，汗少心烦，咽喉红痛。

［加减］大便闭，加瓜蒌仁、郁李仁各 6g；胸下胀闷，加焦枳壳 4.5g，炒麦芽 6g；小便短赤，加车前子 9g，灯心 3g。

［方剂来源］清·刁步忠《喉科家训》。

3. 疫毒伤阴证：

［主证］平素阴分不足，初起咽喉微痛，吞咽疼痛加重，头痛，干咳无痰，神疲低热起伏，面色灰暗，张口可见咽红肿，喉间干燥少津，且有白点或白片块融合成片状，色灰白污秽，甚则溃烂，舌红绛少津，脉细数。

［方剂］清心涤肺汤。

［组成］生地 9g，浙贝、黄柏各 6g，麦门冬 9g（去心），天花粉 6g，知母、天门冬、黄芩、僵蚕各 6g（炒），甘草 1.5g。

［制法］水煎，去滓。

［用法］温服。

［功效］清心润肺，消肿利咽。

［主治］白喉。

［加减］体气素虚者，加条参，或加生玉竹。

［方剂来源］清·吕田《瘟疫条辨摘要》。

［方剂］养阴清肺汤。

［组成］贝母（去心）、牡丹皮各 2.4g，薄荷 1.5g，炒白芍 2.4g，大生地 6g，麦门冬 3.6g，生甘草 1.5g，玄参 4.5g。

［制法］水煎，去滓。

［用法］温服，每日 1 剂。

［功效］养阴润燥，清肺利咽。

［主治］白喉。喉间起白斑点如腐，不易拭去，咽喉肿痛发热。

［加减］肾虚，加大熟地，或生、熟地并用；热甚，加连翘，去白芍；燥甚，加天门冬、茯苓。

［方剂来源］清·郑梅涧《重楼玉钥》。

［方剂］养阴清燥汤。

［组成］大生地、大麦门冬各 3g，川贝母、粉丹皮各 2.4g，玄参 3g，薄荷叶 0.9g，生甘草 1.5g。

［制法］用水 300mL，煎取 150~180mL，去滓。

［用法］温服。

［功效］养阴润燥，清热利咽。

［主治］咽痛，白腐缠喉，及口舌白疮，口糜唇疮。

［方剂来源］清·郑承瀚《重楼玉续编》。

［方剂］荡涤饮。

［组成］生地 15g，麦门冬 9g，知母、僵蚕（酒）、黄芩各 3g，浙贝、天花粉、天门冬各 6g，黄柏、甘草各 3g，玉竹 18g，云苓 9g。

［制法］水煎，去滓。

［用法］温服。

［功效］养阴清热，解毒利咽。

［主治］瘟疫白喉初起。

［方剂来源］清·易方《喉科种福》。

4. 痰热壅结证：

［主证］发热不退，可见咽喉部白膜继续增多，蔓延至软腭，悬雍垂，甚至喉咙深部。阻塞气道，鼻翕声哑，咳如犬吠声，喉间痰涎壅盛，痰鸣如锯。甚则失音，面色苍白，唇周发绀，烦躁不安，呼吸困难，舌红，苔黄，脉滑数。

［方剂］雄黄解毒丸。

［组成］雄黄、郁金各 50g，巴豆仁（去油）14 粒。

［制法］研细末醋煮面糊为丸，高粱米大。

［用法］每次服 2.5g。

［功效］解毒破结气，涌吐通壅。

［主治］咽喉肿痛，声音难出，汤水不下，痰涎壅塞，吐尽痰涎即愈。

［方剂来源］清·焦氏《喉科枕秘》。

［注］雄黄解毒丸《幼科发挥》卷二：方用为小儿用量，丸小豆粒大。1 次 1~2 丸，茶清送下，早期痰涎壅塞咽喉可用，余症慎用。

【外治方药】

1. 喉症方：

［组成］辰砂 30g，番真青黛 24g，白山豆根 15g，生甘草 12g。

［制法］共研极细。

［用法］每次 0.3~0.6g，用鸡蛋清调，用鹅羽拭于患处，每日 2~3 次。

［功效］清热解毒，消肿祛腐。

［主治］喉症。

［方剂来源］清·姚俊《经验良方全集》。

2. 备解散：

［组成］盆硝 120g，紫河车、青黛各 45g，白僵蚕 9g，蒲黄 30g，薄荷 45g，甘草 60g。

［制法］上药研细末。

［用法］ 每以 1.5g，不时吹入咽喉中。

［功效］ 解毒消肿，通窍利咽。

［主治］ 咽喉肿痛，生疮涎堵，水谷难下。

［方剂来源］ 明·董宿《奇效良方》。

3. 回生丹（即冰硼散）：

［组成］ 大梅片 0.18g，麝香 0.12g，硼砂 3g，牙硝 0.9g。

［制法］ 共研极细末，以洁净为妙，入瓷瓶封固。

［用法］ 临用挑少许吹患处。

［主治］ 一切喉症，有奇功。

［方剂来源］ 清·郑梅涧《重楼玉钥》。

4. 蚰蜒辟毒散：

［组成］ 蚰蜒 4 条，盐梅 2 枚。

［制法］ 先将盐梅肉刮下，蚰蜒拌入，少顷，即化为水，晒干备用。

［用法］ 每遇各喉症，以小块含于口中取津，先吐后咽，或用水少许捣融，以笔蘸涂白腐肿处即退。

［主治］ 白喉风。

［方剂来源］ 清·沈青芝《喉科集腋》

5. 瓜霜散：

［组成］ 西瓜霜 30g，辰砂 6g，冰片、人中白各 3g，雄黄 0.6g。

［制法］ 共研细末，将西瓜破开孔，去净瓤水，以皮硝入内，悬于当风，以瓷盘在下接之，水滴盘内，结成冰块，以瓜外起霜扫下听用。

［用法］ 频吹患处。

［功效］ 解毒止痛，消肿利咽。

［主治］ 白喉风、单双娥风火喉症。

［方剂来源］ 清·沈青芝《喉科集腋》。

6. 引龙归海散：

［组成］ 制附片 12g，吴茱萸 9g。

［制法］ 上为细末。白酒调作 2 饼。

［用法］ 贴两足心涌泉穴。若天气寒，用火微烘。

［功效］ 引火归元。

［主治］ 寒性白喉急症。

［方剂来源］ 清·李纪方《白喉全生集》。

7. 穿山甲散：

［组成］ 白霜梅 1 个，枯矾 3g，炙穿山甲、雄黄各 1.5g。

［制法］ 上药研极细末。

［用法］ 吹喉患处，立效。

［主治］ 白蚁疮。

［方剂来源］ 清·沈青芝《喉科集腋》。

8. 石膏散：

［组成］ 生石膏 30g，人中白 15g，青黛、辰砂、月石各 30g，胆矾、元明粉各 15g，山

豆根 9g，冰片 1.5g。

［制法］上药共研极细末，装瓶备用。

［用法］吹入咽喉。

［功效］清热解毒，消肿止痛，利咽祛腐。

［主治］白喉风。

［方剂来源］清·沈青芝《喉科集腋》。

9. 开关立效散：

［组成］真雄精 3g，细辛 0.3g，牛黄 3g，牙皂 0.6g，麝香 1.2g，薄荷 1.8g（去梗），梅片 1.5g。

［制法］上除梅片、麝香、牛黄外，共为极细末，过绢筛，合梅片、麝香、牛黄再乳精细，瓷瓶收贮，蜡封固瓶口。

［用法］用时以 0.09~0.12g 吹两腮内，或以少许吹鼻孔。

［功效］通关开窍。

［主治］白喉牙关紧闭，汤水难入者。

［方剂来源］清·李纪方《白喉全生集》。

10. 坎宫回生丹：

［组成］真血竭 3g，细辛 0.3g，真雄精 6g，牙皂 0.6g，梅片 1.2g，硼砂 3g，麝香 1.8g，郁金 3g，生附片 3g（蜜炙极焦枯）。

［制法］除梅片、麝香外，共为极细末，过绢筛，合梅片、麝香乳精细，瓷瓶收贮，蜡封固瓶口，勿使泄气。

［用法］每次以 0.09g，对掺艮宫除害丹 0.03g，用铜风鼓吹入白处，含噙片时。使毒气随风涎吐出，便立刻回生。

［功效］散寒解毒，消肿止痛。

［主治］寒证白喉及乳蛾、喉风。

［方剂来源］清·李纪方《白喉全生集》。

11. 提毒异功散：

［组成］真血竭、制乳香（去油）、全蝎、没药（去油）、元参各 1.8g，斑蝥 1.2g、大梅片、麝香各 0.9g。

［制法］先将斑蝥去头、翅、足，糯米拌炒，米微黄为度，去米不用；后与血竭等前五味共研细末，过绢筛，再合梅、麝乳细，瓷瓶收贮。

［用法］用时将膏药摊开，将药放散于膏药中心，贴颈项处，喉左肿贴左侧，喉右肿贴右侧，左右肿贴两侧，历五六时揭去膏药，贴处必起水疱，用针刺破，揩净毒水。

［功效］提毒消肿，止痛利咽。

［主治］白喉急症。

［方剂来源］清·李纪方《白喉全生集》。

12. 冰白散：

［组成］冰片、人中白各 1.5g，粉儿茶 15g，粉甘草 3g，玄明粉 1.5g，鸡内金（要不落水者，瓦上焙干）15g。

［制法］上为细末。

［用法］吹喉。

［功效］　解毒去腐。

［主治］　疫喉腐烂特甚。

［方剂来源］　清·夏云《疫喉浅论》。

【外治疗法】

1. 咽喉肿痛，白膜遍布，口臭，用锡类散吹布患处，频用。或用回生丹吹咽喉处，可清热解毒，祛腐止痛（详见本章节）。

2. 咽喉肿痛，咽喉间白腐物满布，用开关立效散少许吹鼻孔，以防阻碍呼吸（详见本章节）。

【针灸疗法】

取少商、合谷、尺泽、足三里等穴。

【放血疗法】

取少商、商阳穴用三棱针点刺放血，或令患者舌伸出口外点刺舌下紫筋处，用三棱针刺之，流血少许以泄热止痛。

【穴位贴】

用引龙归海散，贴两足涌泉穴（详见本章节）。

【预防与护理】

1. 发现患者应及时严格隔离治疗，直至白膜全部脱落。

2. 患者卧室要彻底扫除，衣被在阳光下晒1天。

3. 注意清洁口腔及鼻部，保持呼吸道通畅。

4. 忌辛辣食品，给予流质、半流质或软饭食之。

5. 凡是本病患儿，不论轻重者，都应卧床休息2周以上，有并发症患者更需延长。

【现代医学简介】

白喉是白喉杆菌感染所致的急性传染病。白喉杆菌侵入感染者上呼吸道黏膜后，在繁殖过程中产生外毒素，形成局部组织炎症而致坏死，大量的纤维蛋白及组织坏死，炎症细胞、组织细胞分解物和白喉杆菌凝结在一起，形成假膜。假膜与破坏的黏膜组织粘连甚紧不易拭去，强行拭去可出血，这是本病的特征。

初期首附于咽部、扁桃、悬雍垂，可向外扩展至鼻咽、喉、气管等形成树状假膜，其色灰白，有强烈外毒素，甚者可引起毒血症，或引起心肌炎等，根据假膜部位可分为咽白喉、喉白喉、鼻白喉及其他部位白喉等类型。

治疗：用白喉抗毒素、青霉素治疗。抑制白喉杆菌生长，阻止外毒素的产生。余对症治疗。

第十八章　口腔疾病

第一节　中国古代口腔疾病简介

《黄帝内经》是我国现存最早的理论比较系统完整的医学著作，其内容偏重理论和原则的论述，包括《素问》和《灵枢》两部分。《黄帝内经》在口腔医学方面有以下论述。

《灵枢·肠胃第三十一》记载："唇至齿长九分，口广二寸半，齿以后至会厌深三寸半，大容五合，舌重十两，长七寸，广二寸半。"这是对口形状的论述。

《灵枢·忧恚无言》有："咽喉者，水谷之道也。喉咙者，气之所以上下者也。会厌者，音声之户也。口唇者，音声之扇也。舌者，音声之机也。悬雍垂者，音声之关也。"阐述了咽喉、会厌、唇、舌、悬雍垂各部位与发音的关系在发音时所起的作用。《素问·上古天真论》记载："女子七岁，肾气盛，齿更发长……三七，肾气平均，故真牙生而长极……丈夫八岁，肾气实，发长齿更……三八，肾气平均，筋骨劲强，故真牙生而长极……五八，肾气衰，发堕齿槁……八八，则齿发去。"

这些论述了牙齿的生长发育与肾气在"盛""实""衰落"有直接关系。

《黄帝内经》："心主舌……在窍为舌。""口唇者，脾之官也；舌者，心之官也。""脾之合肉也，其荣唇也。"指出舌与心、唇和脾的生理关系。脾与胃相表里，通过经络胃与齿、唇相联系。又说："胃足阳明之脉……入上齿中，还出挟口环唇，下交承浆，却循颐后下廉，出大迎，循颊车。"《黄帝内经》论述了口腔与脏腑之间是整体的，缺一不可。

《素问·缪刺论》："齿龋，刺手阳明，不已，刺其脉入齿中，立已。"这是针刺治疗龋齿的外治法最早的记载。

《灵枢·经脉》："足少阴气绝则骨枯……故骨下濡则肉不能著也。骨肉不相亲则肉软却，肉软却故齿长而垢发无泽。"《素问·诊要经终论》云："少阴终者……齿长而垢。"这是对牙周病的症状、病因进行了论述。

《素问·气交变大论》："岁金不及，炎火乃行……丹谷不成，民病口疮。"可见"口疮"病名一直沿用至今，提出了"口疮"热盛肌腐的病理根据。

《素问·至真要大论》："少阳之复，大热将至……火气内发，上为口糜。"

《素问·气厥论》："膀胱移热于小肠，膈肠不便，上为口糜。"口腔糜烂《黄帝内经》称为口糜，论述了口糜病因病理、内火上炎为口糜或膀胱热邪闭塞，上发为口糜，这个理论至今仍应用。

舌痛，《灵枢·经脉》："是主脾所生病者，舌本痛。"舌强，《灵枢·经脉》："脾足太阴之脉，是动则病舌本强，食则呕。"《灵枢·终始》记载："重舌，刺舌柱以铍针也。"这是《黄帝内经》对舌痛、舌强、重舌的病因所做的论述。

《素问·至真要大论》："诸痛痒疮，皆属于心。"此论述了舌尖部溃疡与精神因素有一定联系。

《灵枢·经脉》："肝足厥阴之脉……过阴器……连目系……其支者，从目系下颊里，环唇内。"论述了口腔、眼、生殖器发病与肝经走行有关联，治本病应用清肝泻火、利湿解毒法以获效果。现代治疗白塞综合征可用此法。

《灵枢·经脉》："肾足少阴之脉……是主肾所生病者，口热舌干，咽肿上气。"

"手阳明大肠之脉……主津所生病者，目黄口干。"

《素问·奇病论》记载："有病口苦……此人者，数谋虑不决，故胆虚，气上溢而口为之苦，治之以胆募俞。"

《素问·宣明五气论》记载："五藏化液，心为汗，肺为涕，肝为泪，脾为涎，肾为唾，是为五液。"

《素问·痿论》云："肝气热，则胆泄口苦，筋膜干。"上边论述口干舌燥、口热舌干、口苦的病因为以后治疗诸证找到了理论依据，据此理论治疗诸证确有疗效。

到了秦汉三国时期，东汉张仲景把《黄帝内经》所确定的理论与临床实践相结合，勤求古训，博采众方，并结合自己的临床实践，写成了《伤寒杂病论》一书，该书对外感热病的防治做了系统的阐述，提出六经辨证的原则，使理法方药有机结合，并使辨证论治系统化，奠定了理、法、方、药的理论基础，被列为中医经典著作，为中医学发展做出重大贡献。

张仲景撰写的我国第一部口腔疾病专著《口齿论》，虽由于当时战乱而已经佚失，但反映出当时那个年代已具规模的口腔疾病防治水平。西汉医学家淳于意用苦参汤漱口治疗龋齿，可见当时外治法已普遍应用。

张仲景《金匮要略·百合狐惑阴阳毒病证治第三》中也使用苦参汤、雄黄熏药等外治狐疑惑乱，类似现代治疗眼、口、生殖器三联征。

两晋隋唐时期，巢元方著《诸病源候论》内有牙齿病诸候、唇口病诸候、咽喉心胸病诸候篇，对口腔疾病病因病理做了详论，至今沿用。隋唐年间，孙思邈等著名医家撰写了不少口腔病内治外治的方法及方剂，同年代邵英俊《口齿论》和《排玉集》，广陵正师《口齿论》等未能保存下来。《备急千金要方》《外台秘要》都有口腔疾病的外治和内治法方剂，至今仍有参考价值。

魏晋时代，皇甫谧著《针灸甲乙经》中有治疗口齿病记载以及口舌疾病的辨证及治疗原则，介绍了针灸的穴位名称，至今仍有指导意义。唐代王焘著《外台秘要》一书载方6800余首，治疗口腔疾病方剂达300余首，介绍多种口腔疾病主证、方剂，是唐代治病经验的总结。

唐代苏敬等编著的《唐本草》中介绍外治用银膏充填牙齿，比国外应用汞合金早500年左右。

两宋时期，由王怀隐主编的《太平圣惠方》共100卷，医方多达16 834首，是理、法、方、药完整的一部中医著作，至今仍有实用价值，口腔疾病内容中卷34为牙齿病、卷26为口腔黏膜病，特点是一种病证先述其病因，每种病证有十几种方剂供选用，究其因选其方，体现了辨证论治观。外治方剂与诸证都有选择性。

宋代赵佶《圣济总录》200卷共载方20 000首，口腔疾病有5卷，共载方400余首，对口腔疾病因病理、方药和疗法、外治方剂应用做了详论。

金元时期，李杲著《兰室秘藏》《东垣试效方》也记载了口腔疾病方面的内容，如牙痛分类有十几种，牙痛的不同病因及主证，在治疗上用药亦有差别。朱震亨著《格致余论》《丹溪治法心要》《丹溪心法》《丹溪平镜》等书，其中有很多治疗口腔疾病的内容，明确口疮病用凉药不愈者用附子理中之辈效果良好。

曾世荣著《活幼心书》，危亦林著《世医得效方》，均有口腔疾病的描述，创立了很多内外治法有效方剂，如唇病、舌病、口疮外治方法至今仍在应用。

明代朱橚著《普济方》共 168 卷，载方 61 739 首，如卷 47 记载治疗头痛、牙齿痛、三叉神经痛用山芋丸、椒附丸治疗。卷 49 中有神效措齿药方和黑锡散对牙齿染黑及牢固牙殒（俗称下颏）方法有效，卷 56 口门用沉香丸、七宝散治口臭，卷 59 用文蛤散治疗舌出血，卷 65～70 牙齿门记载多种牙齿、牙周病的治疗方法。卷 365、卷 366 为婴幼儿口腔疾病治疗处方，如紧唇用黄连散、燕口用珍黄散、鹅口疮用桑白皮汁外涂、重舌用乌鱼散外涂等。

薛己著《口齿类要》是我国古代口腔疾病专科全书。内有口疮、齿痛、舌症、喉痹诸症等，并对疾病、病因主证、治疗方法与预后做了介绍。

李时珍著中医巨著《本草纲目》，对口腔疾病论述达 200 余条，其内容有唇沸、唇裂、唇肿、唇动、唇核、唇嗫、牙痛、齿蜘、齿疏、齿龈、齿长、生齿、妒齿、口糜、口臭、喉腥、鹅口、舌胀、舌蜘、僵痹、舌酸、舌辛、舌淡、舌咸、舌涩；颌部疾病，如金腮疮、香辨疮、颊疮、面上恶疮等。治疗口腔疾病方剂达 400 余首，内有膏剂、洗剂、搽剂、漱口剂、含化剂、吹口剂等，还有充填齿孔的外治法等。陈实功著《外科正宗》有痄腮、鹅口疮、走马疳的记载，并有外治方剂，冰硼散、如意金黄散等。

清代陈梦雷等编《古今图书·医部全录》，"医部全录"是本书一个组成部分，内容极为丰富，取材广泛。自《黄帝内经》至清代共 10 000 余种古代医书，其中有关口、齿、唇、舌疾病论述 200 余条，内有应用针灸治疗口腔疾病穴位多条等。

吴谦著《医宗金鉴》有关口腔疾病甚多，如卷五十九论述唇、舌、咽喉病因治疗方法等。卷六十三论述面游风、痄腮、颊疡、发颐、骨槽风、龙泉疽、燕窝疮等病因治疗方法，卷六十五论述齿龈，治疗方剂的内外治法。卷六十六记载紫舌胀、痰包、舌蜘、重舌、痰核、重腭、舌疔、舌疳等内外治法及病因。清代还有其他著作论述有关口腔疾病不一一赘述。总之，从公元前 700 年至今已有 2700 年历史，中医口腔疾病防治从简至日臻完善，至清代末期古籍中归纳总结的口腔疾病与证候的名称大部分在宏观上与现代医学病证有相吻合或相似之处。不是损伤性治愈的疾病，古代的治疗法则及方剂效果更好。这些有效方剂及治疗法则都散在祖国医学古籍洒洒方海之中，应去整理、挖掘，去粗取精、去伪存真、删繁就简、发扬光大。

第二节　口腔与脏腑的关系

【中国古代中医论述】

1. 《素问·阴阳应象大论》："帝曰：余闻上古圣人，论理人形，列别藏府，端络经脉，会通六合，各从其经。"

2. 《灵枢·经水》："若夫八尺之士，皮肉在此，外可度量切循而得之，其死可解剖而观之。"

《灵枢·肠胃》："口广二寸半。齿以后至会厌，深三寸半……"

3. 《素问·阴阳应象大论》："脾主口……在窍为口……"

4. 《难经·四十四难》："唇为飞门，齿为户门，会厌为吸门，胃为贲门，太仓下口为幽门，大肠小肠会为阑门，下极为魄门……"

5. 《素问·奇病论》："夫五味入口，藏于胃，脾为之行其精气，津液在脾，故令人口甘也。"

6. 《灵枢·脉度》："脾气通于口，脾和则口能知五谷矣。"

7. 《素问·金匮真言论》："中央色黄，入通于脾，开窍于口。"

8.《灵枢·经别》："足太阴之经……直者，系舌本。"

9.《灵枢·五阅五使》："口唇者，脾之官也。"

10. 明·董宿《奇效良方·总论》："夫口者足太阴之经，脾之所主。"

11.《灵枢·经脉》："脾足太阴之脉……挟咽、连舌本、散舌下。"

12. 元·危亦林《世医得效方》卷十七："口为身之门，舌为心之官，主尝五味，以布五脏焉。"

13. 清·唐容川《血证论》卷六："口者胃之门户。"

14.《灵枢·邪客》："心者，五脏六腑之大主也，精神之所舍也。"

15.《灵枢·脉度》："心气通于舌，心和则舌能知五味矣。"

16. 宋·陈言《三因极一病证方论》卷之十六："舌者，心之官，主尝五味，以荣养于身。"

17.《素问·上古天真论》："女子七岁肾气盛，齿更发长……三七肾气平均，故真牙生而长极……丈夫八岁肾气实，发长齿更……三八肾气平均，筋骨劲强，故真牙生而长极……五八肾气衰，发堕齿槁……八八则齿发去。"

18. 清·李用粹《证治汇补》卷四："肾液出舌端。"

19.《灵枢·经脉》："厥阴者，肝脉也，肝者，筋之合也，筋者，聚于阴气，而脉络于舌本也。"

上述古典医籍精辟地阐述了口齿解剖和脏腑经络的生理功能，虽然与现代医学解剖和生理有很多不同之处，但是是中医口齿科的基本理论之一，也是中医工作者遵循应用于临床辨证施治的说理依据，这个理论依据在中医整体观上显现出来。

第三节　口腔与经络的关系

【中国古代中医论述】

1.《灵枢·邪气脏腑病形》："十二经脉，三百六十五络，其血气皆上于面而走空窍……其浊气出于胃，走唇舌而为味。"

2. 元·危亦林《世医得效方》卷十七："口为身之门。"

3. 宋·王怀隐《太平圣惠方》卷三十四："夫口者为脏腑之门户。"

4.《灵枢·经脉十》："大肠，手阳明之脉，起于大指次指（即食指）之端，循指廉，出合谷两骨之间，上入两筋之中，循臂上廉……其支者，从缺盆上颈贯颊，入下齿中，还出挟口，交人中……"

"胃，足阳明之脉，起于鼻之交頞中，旁纳太阳之脉，下循鼻外入上齿中，还出挟口环唇，下交承浆。

脾，足太阴之脉，起于大指之端，循指内侧白肉际，过核骨后，上内踝前廉，上踹内，循胫骨后，交出厥阴之前，上膝股内前廉，入腹，属脾，络胃，上膈，挟咽，连舌本，散舌下。

小肠，手太阴之脉，起于小指之端，循手外侧，上腕，出踝中，直上循臂骨下廉，出肘内侧两筋之间，上循臑外后廉，出肩解，绕肩胛，交肩上……其支者，从缺盆循颈上颊，至目锐眦，却入耳中；其支者，别颊上㯷，抵鼻，至目内眦，斜络于颧。"

［注］（1）頞（è）：即鼻梁。

（2）白肉际：手足皆有赤白肉际。掌（或）与指（或趾）的阴面为白肉，阳面生毫毛的部分为赤肉，阴阳面交界处为白肉际，亦称赤白肉际。

（3）核骨：是足大趾本节与跖骨结合之关节。

（4）内踝：即内踝骨，在胫骨的下端。

（5）腨：在此应作腨，是腓肠肌部，即小腿肚。

（6）舌本：即舌根。

（7）颛（zhuó）：眼眶下部，包括上牙床部位。

"肾，足少阴之脉，起于小指之下，邪走足心，出于然谷之下，循内踝之后，别入跟中，以上腨内，出腘内廉，上股内后廉，贯脊属肾，络膀胱。其直者，从肾上贯肝膈，入肺中，循喉咙，挟舌本。

三焦，手少阳之脉，起于小指次指之端，上出两指之间循手表腕出臂外两骨之间……循属三焦；其支者，从膻中上出缺盆，上项系耳后，直上出耳上角，以屈下颊至颛。

胆，足少阳之脉，起于目锐眦，上抵头角，下耳后，循颈行手少阳之前，至肩上却交出手少阳之后，入缺盆；其支者，从耳后入耳中，出走耳前，至目锐眦后；其支者，别锐眦，下大迎，合于手少阳，抵于颛，下加颊车，下颈。

肝，足厥阴之脉，起于大指丛毛之际，上循足附上廉，去内踝一寸，上踝八寸，交出太阴之后，上腘内廉，循股阴，入毛中，过阴器，抵小腹。挟胃属肝络胆，上贯膈，布胁肋，循喉咙之后，上入颃颡，连目系，上出额，与督脉会于巅；其支者，从目系下颊里，环唇内。

督脉，沿前额下行到鼻尖至龈交。

任脉，由颈部到达下唇内，环绕口唇，上至龈交。

冲脉，向上循经喉，环绕口唇。"

上述归纳了《黄帝内经》有关口齿唇舌与脏腑经络的关系的理论，根据口齿唇舌的不同部位各有所属的脏和经络，其所属或有关的脏腑发生病变，亦常循经波及于口齿唇舌。如脾主口唇，口为脾之窍，为脾之官。脾闭白苔如雪，脾冷则口甜，脾热则口甘。脾气通于口，脾和则口能知五谷矣。视唇舌好恶，以知吉凶。脾者，唇之候。心主舌，舌为心之窍，为心之官，心气通于舌，心和则舌能知五味矣。舌，心之候也，心藏有热，则舌出血、生疮、唇揭赤。

"肝经环唇内，络舌本肝热则口酸、口苦、舌卷且缩，肝壅舌衄。胃经循经齿环口绕唇，五味入口，藏于胃脾，行其精华，脾胃受邪，则唇为之病。舌心绛干，胃热心营受灼也。

胎如腻胃中宿滞也。肾主骨，齿为骨之余，肾之标，肾液出于舌端，肾气盛，齿长而坚，肾气虚齿槁。

肾衰则齿豁，虚热则齿动，髓溢则齿长，肾虚牙疼，其齿浮，肾热齿槁、舌心干焦。"

第四节　口腔疾病病因病机

【中国古代中医论述】

一、病因

1. 邪毒侵袭：

（1）《素问·太阴阳明论》："伤于风者，上先受之。"

（2）明·李梴《医学入门》论齿风冷痛："风冷者，齿龈不肿不蚀，日渐动摇。"

（3）明·陈实功《外科正宗》卷四："齿病者，有风、有火，亦有阳明湿热，俱能致之。"

2. 脾胃热盛：

（1）明·张介宾《景岳全书》卷二十八："阳明为水谷之海，而胃气直透咽喉，故又惟阳明之火为最盛。"

（2）清·李用粹《证治汇补》卷二·内因门："脾属阴，主湿化，胃属阳，主火化，伤在脾者，阴不能配阳，而胃阳独旺，则为湿热之病。"

（3）清·佚名《经验喉科紫珍集》五十种痰泡："此症因痰饮，乘火流行，凝注舌下，结成泡肿，绵软不硬，有痰言语作痛不安。"

3. 心火上炎：

（1）隋·巢元方《诸病源候论》卷三十："手少阴，心之经也，其气通于舌，足太阴，脾之经也，其气通于口，脏腑虚热，气乘心脾，津液竭燥，故令口舌干焦也。"

（2）清·陈士铎《辨证录》卷三："心气安而舌安，心气病而舌病。"

（3）宋·赵佶《圣济总录》卷一百一十七："心脾有热，气冲上焦，熏发口舌，故作疮也。"

（4）宋·赵佶《圣济总录》卷一百一十九："心脾二经受风邪，则舌本强，不能卷舒，又或热气加之则肿，肿则筋脉胀急。"

4. 肾阴亏损：

（1）《素问·上古天真论》："五八肾气衰，发堕齿槁。"又说"肾者主水，受五脏六腑之精而藏之。"

（2）宋·赵佶《圣济总录》卷一百一十九："肾气虚弱，骨髓不固，气血衰耗，不能荣润于牙齿。"

（3）清·沈金鳌《杂病源流犀烛》卷二十三："若舌色淡黑，如淡墨一般，乃肾虚火炎，为无根之火，与胎黑不同。"

5. 肝郁化火：

（1）明·王肯堂《证治准绳·杂病》："肝经怒火，风热传脾，唇肿裂或患茧唇。"

（2）明·薛己《口齿类要》舌症四："若恚怒过度，寒热口苦，而舌肿痛，为肝经血伤火动、病因多端，当临时制宜。"

二、病机

（1）《素问·脉要精微论》："心脉搏坚而长，当病舌卷不能言。"

（2）《素问·痿论》："肾热者，色黑而齿槁。"

（3）隋·巢元方《诸病源候论》卷二十七："若心藏有热，则舌上出血如涌泉。"

（4）唐·王焘《外台秘要》卷二十二："舌主心，藏热即应舌生疮裂破，唇揭赤。"

（5）宋·严用和《严氏济生方》口齿门："脾胃受邪，则唇为之病焉。"

（6）宋·陈言《三因极一病证方论》卷十六："肾衰则齿豁，精固则齿坚。"

（7）元·危亦林《世医得效方》卷十七："脾闭则白胎如雪，此舌之为病也。""脾冷则口甜。"

（8）明·虞抟《医学正传》卷五："脾热则口甘。"

（9）明·王肯堂《证治准绳·杂病》八册："风热传脾，唇肿裂或患茧唇。"

（10）清·陈士铎《石室秘录》卷二："口舌生疮……乃心火郁。"

（11）清·李用粹《证治汇补》卷四："齿者……凡动摇豁脱或大痛或不痛，或出血或不出血，如欲脱之状者，皆属肾病。""肾热则津竭而舌心干焦。"

（12）《素问·痿论》："肝气热则胆泄口苦。"

（13）明·张介宾《景岳全书》卷二十六："肝热则口酸。"

（14）元·危亦林《世医得效方》卷十七："肝壅则出血如涌（指舌衄）。"

（15）清·李用粹《证治汇补》卷四："肝热则舌卷且缩。"

（16）清·李用粹《证治汇补》卷三："唇属于脾，经合于胃，脾胃受邪，则唇为之病。"

（17）宋·王怀隐《太平圣惠方》卷三十六："脾胃有热，气发于唇，则唇生疮而肿也。"

（18）清·陈士铎《辨证录》卷三："夫舌本属阳明胃经之土，而大肠之脉散居舌下，舌下牵强，是阳明胃与大肠之病也。"

三、综述

（1）明·龚廷贤《万病回春》卷之五："脉：口舌生疮、脉洪疾速。若见脉虚，中气不足……舌乃心之苗，此以窍言也。以部分言之，五脏皆有所属。以症言之，五脏皆以所主。如口舌肿痛，或状如无皮，或发热作渴，为中气虚热；若眼如烟触，体倦少食，或午后益甚，为阴血虚热；若咽痛舌疮，口干足热，日晡益甚，为肾经虚火……若舌本作强，腮颊肿痛，为脾经湿热；若痰盛作渴，口舌肿痛，为上焦有热；若思虑过度，口舌生疮，咽喉不利，为脾经血伤火动；若恚怒过度，寒热口苦而舌肿痛，为肝经血伤火动。"

（2）清·程杏轩《医述》："如口苦者，未必尽由心火；口淡者，未必尽由胃热。盖凡思虑劳倦、色欲过度者，多有口苦、舌燥、饮食无味之证，此其咎不在心脾，则在肝肾。心脾虚则肝胆气溢而为苦，肝肾虚则真阴不足而为燥。即如淡一证，凡大劳、大泻证察其别无火证、火脉，则不宜妄用寒凉误治也。口臭虽由胃火，而亦有非火之异。

盖胃火之臭，其气浊秽，必兼口热、口干及别有阳明火证。若无火证、火脉，而臭如馊腐酸……及吞酸嗳滞等证，亦犹阴湿留垢之臭，自与热臭不同。是必思虑不遂，及脾弱不能化食者多有之。"

（3）宋·严用和《严氏济生方》口齿门："舌者心之所候，脾之所通，摄养违理，二脏不和，风热内蕴，舌为之病焉，遂至舌法……心脾壅热，舌上生疮、木舌、重舌、舌肿或连颊两边肿痛等证。""但舌疮一证，不特因寒热所致，亦有虚热上攻而然者，却又不可例用凉剂也。"

上述可见，口齿唇舌疾病，在外邪多由风、热、寒、湿、邪。在内脏腑病变多为：心、脾、肾、肝或七情郁结、过食炙煿而致。其病因病理上虽有共同之处，也有所异，如口及唇的病症多见脾经的病变，舌的病症多见于心经的病变等。

第五节　口齿疾病辨证简述

【中国古代中医论述】

1. 宋·严用和《严氏济生方》口齿门："盖舌者，脾脉之所通，心气之所主，和则知味，资于脾而荣于身者也。二脏不和，风寒中之，则舌强而不能言。壅热攻之，则舌肿而不得语。更有重舌、木舌、舌苔出血等，皆由心脾虚，风热所乘而然耳。"

2. 明·虞抟《医学正传》卷五·齿病："足阳明胃之脉贯络于齿上龈，手阳明大肠之脉贯络于齿下龈，手阳明恶寒饮而喜热饮，足阳明恶热饮而喜寒饮，故其为痛有恶寒恶热之不同也。有开口呷风则痛甚者，肠胃中有风邪也。有开口则秽臭不可近者，肠胃中有积热也。"

3. 清·程国彭《医学心悟》首卷·入门辨证诀："视其唇之色泽可以知病之深浅。干而焦者，为邪在肌肉，焦而红者吉，焦而黑者凶，唇口俱赤肿者，肌肉热甚也。唇口俱青黑者，冷极也。口苦者，胆热也。口甜者，脾热也。口燥咽干者，肾热也。口噤言者，或为疼，为痰厥，为中寒不相等也。"

4. 清·祁坤《外科大成》卷三："脾之官在唇，其为病也，燥则干，热则裂，风则瞤，寒则揭是也。"

［注］瞤（shùn）：眼皮跳动，肌肉颤抖。

"夫牙者骨之标而属肾，牙之生如木之栽于土也，如肠胃素有湿热，上出于牙龈之间，适被风寒，或为饮冷所逼，则湿热不得外发而作，乃阳明病，非少阴病也。"

口齿唇舌的辨证：用望、闻、问、切四诊全面了解病情，在八纲辨证、脏腑辨证、气血津液辨证的基础上，进行辨证治疗。由于口齿唇舌各有不同所属的脏腑、不同的经络循行，在归纳辨证时是有差异的。

【辨证】

（一）**辨溃烂**

溃烂可以发生于口腔肌膜、口唇舌、牙龈的任何部位，用颜色、红肿、破裂、腐物、流水等进行辨证，辨明其实热证、阴虚证、湿热上蒸证、湿热困聚证、虚火上炎证、气血亏损证等。

［实热证］周围肌膜色红，溃烂点黄浊色，热盛者肌膜溃烂，腐物呈黄浊色。

［阴虚证］周围颜色淡红，溃烂部位呈灰白色或污浊样。

［膀胱湿热证］口腔溃烂成片，周围红肿。

［脾不化湿，湿热上蒸证］口腔溃烂成片、红肿腐物松厚如糜粥样。

［湿热困聚证］唇肿破裂溃烂、流水。

［气血亏损证］牙龈萎缩，牙根宣露，边缘溃烂呈红色，面积扩大，为虚火上炎、萎缩溃烂，色淡者为气血亏损。

［血少风燥证］唇舌破裂，色嫩红或呈线形裂缝。

（二）**辨疼痛**

［风寒邪毒侵袭证］患处疼痛轻微，红肿不明显。

［风热证］患处为火热所伤，红肿痛剧，得凉痛减。

［风寒证］患处疼痛，得热痛减。

［正虚邪实证］患处疼痛时轻时重。

［气血凝聚实证］疼痛持久。

［阴虚证］疼痛朝轻暮重。

［阳虚证］疼痛朝重暮轻。

（三）**辨红肿**

［胃火实热证］牙龈唇舌红肿疼痛。

［阴虚火旺证］不红而痛，或牙龈微红微肿，牙齿浮动、咬物时痛明显，午后疼痛加剧。

［肝脾郁热证］舌红肿大、舌体强硬、活动不灵。甚者为气营两燔之证。

［湿浊凝聚证］患处肿胀不红，质软，色淡红或黄浊。

［注］痰湿为阴邪，黏腻易凝聚，循经流注于口舌，积聚凝结而成包块。

（四）辨脓血

［脾胃火盛证］患处溃破后脓多稠黄有臭味，或溃面有黄脓而多。

［脾肾亏损证］脓稀无味或流脓日久渗渗而出。

［脾胃实热证］龈肉红肿，出血。

［肾虚精亏证］龈肉溃烂，血液时时渗出。

［注］肾虚精亏不能上达，兼之虚火上炎于龈肉，龈肉渐渐溃烂，损及血络，肾精的亏损，影响气血的生成，故血液时时渗出。

第六节　口腔疾病治法简述

【中国古代中医论述】

1. 唐·王焘《外台秘要》卷二十二："附齿有黄色物，如烂骨状，名为食床。凡疗齿，看有此物，先以钳刀略去之，然后依方用药。其齿断内附着齿根者，形如鸡子膜，有如蝉翼缠着齿者，亦须细看之，不尔，其齿断永不附着齿根也。"

2. 明·张景岳《景岳全书》卷二十八："阳明热壅牙痛，宜清胃散、清胃饮之类主之；若火之甚者，宜抽薪饮、太清饮之类主之；皆所以清其源也。若肾阴本虚，胃火复盛，上实下虚而为热渴、肿痛者，玉女煎为最妙。"

3. 清·唐容川《血证论》卷二："齿虽属肾，而满口之中皆属于胃……故凡衄血，皆是胃火上炎，血随火动，治法总以清理胃火为主……胃中实火……通脾泻胃汤加蒲黄、藕节治之，如大便不闭者，不须下利，但用清凉解之，犀角地黄汤加葛根、贯众、枳壳、莱菔汁。胃中虚火，口燥龈糜，其脉细数，血不足者，宜甘露饮加蒲黄以止衄，玉女煎引胃火以下行，兼滋其阴。"

4. 明·龚廷贤《万病回春》卷五："口舌生疮、日晡发热，作渴，唾痰，小便频数、肾水亏损、下焦阴火也，加减八味丸；若热来复去，昼见夜伏，夜见昼伏，不时而动，或无定处，或从脚下起，乃无根之火也，亦宜此丸；更以附子末，唾津调搽涌泉穴。若概用寒凉，损伤生气，为疾匪轻。"

5. 清·金德鉴《焦氏喉科枕秘》："牙宣……此症阳明胃经之火上攻，而宣露牙缝出血不止。上属脾、下属胃。吐痰血至升斗者难生，急即速治，迟则不救，治者水药漱净，吹秘，塞楝裘丹，服清胃散、犀角地黄汤、止血四生汤、甘露饮，或胃中虚火动而牙龈腐烂、痰血常流不止，不可用药，宜服芦荟饮、吹人中白散。"

6. 清·陈士铎《辨证录》："人有牙齿痛甚不可忍，涕泪俱出者，此乃脏腑之火旺，上行于牙齿而作痛也，治法不泻其火，则不能取效。然火实不同，有虚火，有实火。大约虚火动于脏，实火起于腑。而实火之中，有心包之火，有胃火。虚火之中，有肝火，有脾火，有肺火，有肾火。同一齿痛，何以别之？不知各经在齿牙之间各有部位也。两门牙上下四齿同属心包也。门牙旁上下四齿属肝也。再上下四牙乃胃也。再上下四牙乃脾也。再上下四牙乃肺也。再上下之牙乃肾也。大牙亦属肾，肾经有三牙。此病不论多寡，总以前数分治之多验。火既有如许之多，而治火之法，宜分经以治之矣。虽然，吾实有统治火之法，方用治牙仙丹。玄参一两，生地一两，水煎服。无论诸火服之均效。察其为心包之火加黄连五分。分经加药不可不知。察其为肝经之火加炒栀子二钱。察其为胃经之火加石膏五钱。察其为脾经之火加知母一钱。察其为肺经之火加黄芩一钱。察其为肾经之火加熟地一两，川柏、知母亦可。饮一剂而火轻，再剂而火散，四剂而平复如故矣。"

【内治方法】

内治方法包括疏风解表（风热表证、风寒表证）、清心降火、清利湿热、利膈清热、清化痰浊、滋阴补肝肾、补益气血等。

1. 疏风解表法：

（1）风热表证所致风热牙痛、牙疳、牙痈、口疮等。

治则：疏风清热。

方剂：桑菊饮、银翘散之类。

（2）风寒表证所致牙痛、风寒面痛等。

治则：疏风散寒。

方剂：荆防败毒散等。

2. 清心降火法：因心火上炎、心脾蕴热，熏灼口舌所致的口舌溃烂、心中烦热、失眠多梦、小便黄赤、舌质红、苔黄等症。

治则：清心降火，凉血解毒。

方剂：黄连解毒汤等。

3. 清利湿热法：因脾胃湿热上蒸于口或湿热蕴结膀胱、气化失常所致的满口糜烂、龈肿牙宣、龋坏疼痛、口中酸腐等口齿疾病。

治则：清热解毒，利湿化浊。

方剂：导赤散、四苓散及甘露消毒丹。来源于清·王孟英《湿热经纬》，本方剂具有清热解毒、利湿化浊之功，治多种疾病。

4. 利膈清热法：适用热毒壅盛于里、火热循经上灼或脾胃实火、胃肠蕴热日久上犯热壅口齿，如口唇溃烂、焮热脓肿、齿痛、舌烂、烦躁、渴饮、口热口臭、龈肿溢脓出血、腹胀便秘及身热等，舌质红、苔黄脉洪大或滑数。

治则：通腑泄热。

方剂：凉膈散、清胃汤、清胃饮。明·孙志宏《简明医彀》谓此方：清胃泻火。清·谈金章《诚书》：清胃散，能清泻胃火。

5. 清化痰浊法：以清除凝聚的痰浊（痰包）治疗某些口腔肿胀的疾病，如舌肿胀、木舌等。

治则：化痰行气，清利湿浊。

方剂：加味二陈汤（《外科正宗》）、导痰汤（《严氏济生方》）、清气化痰丸（《古今医鉴》）。

6. 滋阴补肝肾法：用于肝肾阴虚、津液不足、虚火上炎引起的口齿疾病，如口干舌燥、舌光少津、肾虚牙宣、阴虚口疮、虚火牙痛等。

治则：滋补肝肾，养阴生津。

方剂：滋阴地黄丸（《外科大成》）。功效：阴虚火燥，唇裂如茧。滋阴八物汤（《外科正宗》），滋阴降火汤（《寿世保元》），有滋阴降火、解毒之功效。滋阴清胃丸（《万病回春》）养阴清胃、解毒。滋阴解毒汤（《幼科直言》）。玉女煎（《景岳全书》）等方剂。

7. 补益气血法：适用于口唇舌齿因气血亏损所致的慢性疾病，如龈肉萎缩、牙龈渗血、口舌生疮、瘘道溢脓清稀等。

治则：补益气血、祛邪外出。

方剂：八珍汤、托里消毒散等。

【外治疗法】

1. 敷贴法：是将药制成贴剂，贴敷于患处，如牙痛波及颌面部肿胀者用如意金黄散敷贴颌面肿胀部，有消肿止痛作用。如牙龈肿痛，用龙眼白盐散敷贴牙龈痛处以降虚火，消肿痛，或用吴茱萸捣烂敷双足涌泉穴，使浮游上炎之火下行，以引火归源。

2. 含漱法：用中药方剂煎成药液漱涤口腔，以清洁患处，有清热解毒、祛腐止痛的作用。凡口齿溃烂、肿胀、疼痛，选择适应方剂、制剂均可应用。如若溃面腐物多，宜马勃、升麻等量，煎水含漱，以解毒祛腐；龋齿牙痛，用蜂房汤含漱，有关这些内容在很多章节中有古籍原文介绍，详见相关章节。

3. 吹药法：将药物制成粉剂直接吹布患处，以达清热解毒、消肿止痛、祛腐生肌、收敛溃烂及止血等作用，如锡类散、冰硼散、固齿散等。

4. 含化法：药物制成丸剂在口腔内含化，使药物在局部保留较长时间，直接吸收有效成分，达到治疗目的，如六神丸。清·吴世昌《奇方类编》：梅花点舌丹噙于舌下化之，治一切恶疮，可用于牙痛、口疮、口臭、扁平苔藓等。

5. 切开排脓法：用手术刀切开脓肿的一种方法，如牙痈、牙齿交痛、骨槽风、悬旗痈等痈毒已成脓者。

6. 引流法：口腔已形成脓肿自溃或切开，龈袋溢脓，瘘道不畅，脓毒内蓄需引流者采用的方法。

7. 拔牙法：有利于清除病灶，无保留价值的患牙应予以拔除，以免诱发他疾。古代拔牙方法于拔牙章节介绍。

8. 补牙法：用药物制剂把龋洞或牙龈缺损部填补起来。唐·李绩（苏敬）撰《新修本草》有记载"银膏补牙法"。明·李时珍《本草纲目》提到此法，与现代银汞补牙法极其相似。古代拔牙法，利用药物，将药揩在牙齿周围，使牙齿脱落，这是中医独特拔牙的方法，现已很少运用。清·祁坤《外科大成》："用真蟾酥，麦粒大，咬之，痛牙即爆落如手取。"

9. 针灸疗法：多用于治疗牙痛，一般取穴为合谷、颊车、内庭、下关、阴谷、太溪、照海，常用足阳明胃经、手阳明大肠经、足少阴肾经，取相应穴位针刺有泻火止痛功效。注意事项参考专科书籍。

10. 其他法：如熏蒸、搐鼻、揩法等法。

[注] 外治方法最早记载于《五十二病方》，书中提出治疗多种口腔疾病的方法，如敷法、砭法、洗涤法、手术法等。《针灸甲乙经》治疗口腔疾病所总结的针法及穴位。如大迎、角孙、合谷、颊车、上关、下关、劳宫、廉泉、翳风、耳门、太渊等多个穴位至今仍在应用。《备急千金要方》《千金翼方》中有治疗口腔疾病方法，如含法、贴法、洗发、熏法、吹法、烙法、灸法、手术法均列举应用，至今仍有参考价值。

第七节　口腔异常动态

中国古代中医文献中将口腔各种异常动态分为口形六态，指口腔外形病理动态的 6 种异常变化，其6种异常表现有：口张、口噤、口撮、口振、口动、口僻。

1. 口张：（口开不闭）主病虚。
2. 口噤：（口闭不开）主病实。
3. 口撮：（上下唇紧聚）主邪正交争、正虚邪盛。
4. 口振：（寒栗鼓急，上下振摇）主阳气虚。
5. 口动：（开合频繁）主胃气将绝。
6. 口僻：（口角缓急，左右㖞斜）主肝经风痰。

第八节　口张

【中国古代中医论述】

清·程杏轩《医述》："若在脱证，即诸阳之气脱去，形骸管束无主，故口开舌纵不收矣。"

［注］口张：中医指口不收、口缓不收、唇吻不收，痿证患者可有此症候，临终前之人有此现象为多数。

［治疗］针刺地仓、合谷、大迎、水沟等穴。

第九节　口噤

中医称口噤为牙关紧急、口合不开、口闭不开，其症候于中风、惊风、痉病、破伤风、脐风等病证中显现，多属实证。

【中国古代中医论述】

1. 东汉·张仲景《伤寒论》："病六七日，手足三部脉皆至，大烦，而口噤不能言，其人躁扰者，必欲解也。"

2. 隋·巢元方《诸病源候论》："中风口噤候，风口噤是体虚受风，风入颔颊，夹口之筋也，手三阳之筋结入于颔颊，足阳明之筋上夹于口，而风挟冷，乘虚而入其筋，则筋挛，故牙关急而口噤。"

3. 元·朱震亨《丹溪治法心要》："口噤搐鼻药，用郁金、藜芦、瓜蒂等分为末，用水调搐鼻内。"

4. 宋·朱佐《类编朱氏集验医方》："治卒中口噤、不省人事者，细辛、皂角各少许，为末，或用半夏为末，以芦管吹入鼻中。"

5. 清·程杏轩《医述》："口噤者足阳明之病也，颊车穴主之，盖阳明经络，挟口环唇、循颊车，而诸阳筋脉皆上于头，三阳之筋，并络颔颊夹于口，风寒乘虚而客其经，则筋挛急、牙关紧，因而口噤。又有风热太甚，风喜伤肝，热能燥物，是以筋燥劲迫，因而口噤。此皆实邪为病，中风门之闭证也。"

6. 清·郑梅涧《重楼玉钥》："牙关紧闭，颊车、承浆、合谷、鱼际、足三里。"

7. 清·王清任《医林改错》："辨口噤咬牙，或曰：既无风火，如何口噤咬牙。余曰：口噤自是口噤，咬牙自是咬牙，古人以口噤咬牙混成一症，何临症粗心之甚，口噤是虚，咬牙是实，口噤是牙紧不开，咬牙是叩齿有声。在伤寒、瘟疫、杂症、妇科，有虚证口噤者，有实证咬牙者，独半身不遂有口噤，绝无咬牙。亦有口噤太甚，下牙里收，其声如锉，似咬牙实非咬牙，亦虚证也。如无半身不遂，又无他症相兼，忽然口噤不开，乃风邪阻滞经络，气不上达之所致，用疏通经络之剂而即愈。"

【病因病理】

《诸病源候论》："风挟冷，乘虚而入其筋，则筋挛，故牙关急而口噤。"《医林改错》："忽然噤不开乃风邪阻滞经络，气不上达之所致。"口噤病因如炎症，或外伤、骨折、肿瘤等可引起单纯性口噤，或精神疾患、神经疾患、中风、破伤风、惊风等也可引起口噤。

【临床症状】

根据中国古代中医文献论述口噤病因病理及治疗法则，其分为外风，阳明热盛，气郁痰壅，外伤风毒而致口噤，并非因口腔咀嚼肌和翼内肌受炎症或外伤、下颌骨骨折、颧骨骨折、肿瘤侵犯了开口肌肉所引起的单纯性口噤，还有精神疾患、神经疾患、中风疾病、破伤风、惊风等均可引起口噤，这些疾病在口腔部位表现口噤的症状，是多种疾病症候在口腔的具体表现，充分说明经络学说整体观与口腔的联系、说理依据的完整性。据此分证如下。

【内服药疗法】

（一）外感风证

[主证] 口噤，伴发热恶寒，项强，头痛，舌苔白，脉浮数或浮紧。

1. 独活解噤膏：

[组成] 独活、川芎各 90g，天雄 30g（炮），防风 30g，蜀椒 54g，莽草 10 叶，细辛、桂心各 30g，苦李根皮 90g，猪脂 1kg。

[制法] 上㕮咀，绵裹，以苦酒 600mL，腌渍一宿，以猪脂微火煎之，去滓，膏成凝。

[用法] 以绵裹少许，口含于舌下压之，每日换 3 次。

[功效] 祛风散寒。

[主治] 舌本缩，口噤唇青。

[方剂来源] 唐·王焘《外台秘要》。

2. 十全润痉汤：

[组成] 人参 9g，大黄 6g，当归 9g，地黄 9g，白芍 2.4g，防风 3g，羌活 1.8g，荆芥 2.1g，葛根、黄芩各 3g，附子、甘草各 1.5g。

[制法] 水煎、去滓。

[用法] 温服。

[功效] 补气养血，疏风清热。

[主治] 发热口噤、手足挛缩。

[方剂来源] 清·洪正立《医学入门万病衡要》。

（二）里热壅盛证

[主证] 口噤，龂齿有声，面红目赤，壮热唇燥，神昏，大便秘结，舌红，脉数。

1. 分涎散：

[组成] 藿香叶、蝎梢、白附子（炮）各 7.5g，天南星（炮）15g，丹砂（研）30g，腻粉（研）30g，粉霜（研）30g。

[制法] 上七味，先将前四味为末，次入丹砂、腻粉、粉霜同研匀。

[用法] 每次 3~6g，用薄荷茶调服，未吐利再服。

[功效] 催吐化痰，熄风通便。

[主治] 口噤，手足搐搦，中风涎潮，作声不语。

[方剂来源] 宋·赵佶《圣济总录》。

2. 大承气汤：

［组成］大黄 12g（酒洗），厚朴 15g（炙，去皮），枳实 12g（炙），芒硝 9g。

［制法］以水 1L，水煮二物，取 500mL，去滓；纳大黄，更煮取 200mL，去滓，纳芒硝，更上微火一二沸。

［用法］分 2 次温服，得下，余勿服。

［功效］峻下热结。

［主治］阳明腑实证。

［方剂来源］东汉·张仲景《伤寒论》。

（三）气郁痰壅证

［主证］口噤，喉中痰壅，呼吸喘促，身体强直，或有晕厥，舌苔腻，脉沉弦。

1. 导痰汤：

［组成］雄黄、贝母、陈皮、桔梗、北细辛、石菖蒲、瓜蒌、薄荷、蝉蜕、天麻、郁金、甘草各 0.9g。

［制法］水煎，去滓，入竹沥 30mL、姜汁 3mL。

［用法］温服。

［功效］祛风豁痰，顺气化浊开窍。

［主治］风痰上蒙清窍。

［方剂来源］清·洪金鼎《医方一盘珠》。

2. 清痰汤：

［组成］山栀、黄芩、半夏（炮）、橘红、茯苓、瓜蒌、枳壳、贝母、香附（童便浸）各 3g，甘草 1.5g。

［制法］水煎，去滓。

［用法］入竹沥、姜汁各 30~40mL，食远服。

［功效］清热化痰，理气。

［主治］项强口噤，角弓反张。

［方剂来源］明·孙一奎《赤水玄珠全集》。

（四）外伤风毒证

［主证］口噤，金疮跌仆，皮破损肉，风毒之邪外侵。

1. 羌活汤：

［组成］羌活、防己、羚羊角（镑）、升麻、黄芩、蔓荆实（去皮）各 45g，犀角（镑）60g，茯神、葛根、甘草（炙）各 37.5g，防风 22g，麻黄 30g（去根，节煎，掠去沫，焙干）。

［制法］上药粗末。每次 9g，用水 150mL，入地黄汁 30mL、薤白 6.6cm，煎至 140mL，去滓。

［用法］空心、日午、临卧温服。如病急、不拘时候服。盖覆汗出即愈。

［功效］凉肝熄风，清心通窍。

［主治］破伤风，口噤不开，身如铁石。

［方剂来源］宋·赵佶《圣济总录》。

2. 玉真散：

［组成］天南星、防风、白芷、天麻、羌活、白附子各等分。

［制法］上为细末。

［用法］每次6g，用热酒适量调服，更敷患处。若牙关紧急，腰背反张者，每次9g，用热童便调用，虽内有瘀血亦愈；至于昏死，心腹尚温者，连进二服，亦可保全；若治疯犬咬伤，先将疮口洗净，搽伤处。

［功效］祛风解痉止痛。

［主治］破伤风，牙关紧急，角弓反张，甚则咬牙缩舌，疯犬咬伤。

［方剂来源］明·陈实功《外科正宗》。

3. 朱砂散：

［组成］朱砂30g（细研），麝香15g（细研），雄黄（细研）、天南星（炮裂）、白附子（炮裂）、母丁香、藿香各30g，白花蛇60g（酒浸，去皮、骨，炙令微黄），桂心、防风、蝉壳、芎䓖、蔓荆子、天麻、白僵蚕（微炒）、麻黄（去根、节）、川乌头各30g（炮裂，去皮、脐）。

［制法］上为细散，入研药令匀。

［用法］每次3g，以温酒调服，不拘时候。

［功效］祛风止痉。

［主治］口噤，四肢抽掣，破伤风。

［方剂来源］宋·王怀隐《太平圣惠方》。

【外治方药】

1. 开牙散：

［组成］乌梅肉、冰片、麝香。

［制法］上药将乌梅嚼烂，冰片、麝香细研。

［用法］合涂牙上。

［功效］通关开窍。

［主治］破伤风后牙关紧闭，药不得入。

［方剂来源］清·钱秀昌《伤科补要》。

2. 稀涎散：

［组成］江子仁6粒（每粒分作两半），牙皂9g（切片），明矾30g。

［制法］先将明矾化开，却入二味搅匀，待矾枯为末。

［用法］每次0.9g，吹入患处。痰涎壅盛者，以1.5g，用灯心汤化服。喉中之痰逆上者即吐，膈间者即下。凡中风口噤不能开，用白盐梅揩齿即能开。

［功效］通窍开关。

［主治］牙关紧急。

［方剂来源］明·王肯堂《证治准绳》。

3. 开关散1：

［组成］天南星（捣为末）、白龙脑各等分。

［制法］上为末。

［用法］每次0.5~1.5g，以中指点药末，揩大牙齿左右二三十下。

［功效］化痰开窍。

［主治］急中风，目瞑口噤，无门下药者。

［方剂来源］北宋·唐慎微《证类本草》。

4. 开关散2：

［组成］乌梅肉、冰片、生南星。

［制法］上药为末。

［用法］搽牙。

［功效］化痰开关。

［主治］中风口噤。

［方剂来源］清·吴谦《医宗金鉴》。

5. 盐梅散：

［组成］盐梅。

［制法］煅存性，研末调敷。

［用法］揩齿。

［功效］平肝熄风。

［主治］口噤（牙关紧闭）。

［方剂来源］明·李时珍《本草纲目》。

［注］原方药无方剂名称，作者根据药物名称而加。

【针刺疗法】

针刺颊车、承浆、合谷、鱼际、足三里穴，强刺。

［注］现代医学认为，口腔因感染、骨折、肿瘤侵犯开口肌肉或精神疾患引起口噤，针刺上述穴位有治疗效果。

口噤证、外感、内伤均可引起，主证：神昏不语、项强、痉挛、抽搐，虽有外内因或寒热虚实之不同都应急者治其标，因病急先应开其牙关。古代用开关散末搽牙。继而针刺，再结合其辨证施治之法。

【护理与预防】

1. 避风寒侵袭，速用开关散，针刺颊车、风池、水沟穴。

2. 避免精神过度紧张，对症治疗。

3. 宜清淡饮食。

第十节　口撮

口撮又名撮口，撮口又名口紧、口唇紧缩、沉唇。

【中国古代中医论述】

1. 元·危亦林《世医得效方》："僵蚕方：治面目黄赤，气息喘急，啼声不出，盖由胎气挟热，流毒心脾，故令舌强唇青、聚口撮面、饮乳有妨，用直僵蚕二枚去嘴，略炒为末，蜜调，敷唇中，效。"

2. 清·陈复正《幼幼集成》："小儿口撮、面青多哭，此阴寒之至，肝脾虚冷，脐下痛也，理中汤温之。"

［注］中医认为，小儿口撮多因风痰入络，循经上犯使口唇肌肉紧急，双唇难于开合，不能进食或吮乳困难，热性病也可发生此症候并非像口噤牙关紧闭。其主要症状：唇青，舌强，多哭。

现代医学认为，新生儿破伤风或小儿破伤风发生咀嚼肌痉挛，导致唇口不能吮乳。

【病因病理】

"胎气挟热，流毒心脾"，或多因风痰入络，循经上犯口唇肌肉紧急，双唇难于开合。

【内服药疗法】

（一）风痰入络证

［主症］口唇肌肉紧急，双唇难于开合。

1. 控痰散：

［组成］蝎尾、铜青各 1.5g，朱砂 3g，腻粉 0.25g，麝香少许。

［制法］上为细末。

［用法］每次 0.25g，腊茶清化服。

［功效］涌吐风涎。

［主治］噤风、撮口、脐风。

［方剂来源］宋·杨士瀛《直指小儿方》。

2. 撮风散：

［组成］赤脚蜈蚣半条（炙），钩藤 7.5g，朱砂、直僵蚕（焙）、蝎梢各 3g，麝香 1g。

［制法］上为末。

［用法］每次 0.3g，用竹沥调服。

［功效］祛风镇痉。

［主治］小儿撮口。

［方剂来源］宋·杨士瀛《直指小儿方》。

（二）心脾积热证

［主症］小儿面目黄赤，舌强唇青，气息喘急，啼声不出，不能饮乳。

1. 蝉蚕散：

［组成］蝉蜕（去嘴、脚，炙）4 只，僵蚕（去丝、嘴，焙）4 只，全蝎（炙，去毒）3g，茯苓 1.5g，钩藤 3g，朱砂少许。

［制法］上为末。

［用法］每次 3g，取竹沥调下。初生小儿不能饮乳，犯此症者，先用葱白 10~13mL 和乳捣蒸，抹儿口中，即能饮乳，继服此方。

［功效］祛风解痉。

［主治］小儿口撮。

［方剂来源］清·汪纫《医林纂要探源》。

2. 泻黄散：

［组成］赤茯苓、片黄芩、川黄柏、川黄连、黑栀子、泽泻、茵陈蒿各 3g。

［制法］灯心十茎，水煎，去滓。

［用法］热服。

［功效］泄热利湿。

［主治］小儿口撮，口不能呡者，舌不转运，心脾有热。

［方剂来源］清·陈复正《幼幼集成》。

【外治方药】

1. 蚕号散：

［组成］僵蚕 4 只（去嘴，略炒），茯苓少许。

［制法］上为末。

［用法］蜜调，抹儿口内。

［功效］化痰熄风。

［主治］撮口。初生小儿 7 日不食乳。

［方剂来源］明·鲁伯嗣《婴童百问》。

2. 辰砂僵蚕散：

［组成］辰砂（水飞）、僵蚕（炒）、天竺黄各 1.5g，珍珠、真麝香各 1g。

［制法］上为末。

［用法］每用少许，炼蜜调，抹儿口内。

［功效］熄风开窍。

［主治］小儿撮口不能吮乳。

［方剂来源］清·谈金章《诚书》。

3. 蝎梢饼：

［组成］蜈蚣 1 条，蝎梢、乳香、白花蛇、朱砂、天南星、僵蚕各 15g，麝香 9g。

［制法］上为末，酒糊作饼。

［用法］每次 1 饼，人参或薄荷煎汤磨化服。牙关紧者，用以搽牙尤妙。

［功效］镇惊熄风，化痰开窍。

［主治］小儿脐风撮口，惊风瘛疭反张。

［方剂来源］明·李梴《医学入门》。

【护理与预防】

1. 对症治疗。

2. 避风寒侵袭。

第十一节　口振

口振是阳虚衰弱与肝脾气虚，受冷风侵袭有关。特征：口唇微微地颤动，多见老年人及体弱之人。其病是血燥生风、脾虚生风所致。

【中国古代中医论述】

1.《素问·至真要大论》："诸风掉眩，皆属于肝。"

2. 宋·赵佶《圣济总录》："若肝藏气虚，不能荣养，则为风邪所侵，搏于筋脉，荣卫泣凝……令人筋脉抽掣……"

3. 明·吴昆《医方考》："风痰者，湿土生痰，痰生热，热生风也。"

［注］风气通于肝，内风多责之于肝，见肝之病知肝传脾，脾乃土脏，为生痰之源，故肝为病往往与痰相兼为患。

据此理口振是肝脾虚弱，生风生痰，风痰而生，因感外风而发寒栗是指因恶寒而发抖，也叫战栗，口唇振摇、颤动，或连动头部。其因风痰上扰，是肝火加脾虚的症状。面颊内侧及口唇内侧的经筋为肝经所属，以此为理，辨证施治。

【病因病理】

口振是阳虚，或肝脾气虚，受冷风侵袭，搏于筋脉，荣卫泣凝，引发本病或老年人及体弱之人，其因血燥生内风，脾虚生风所致。

风痰上扰证

［主证］口唇振摇、颤动，焦虑心烦，口苦口黏，舌体胖大，舌质红，舌苔黄腻，脉弦滑数。

［方剂］摧肝丸。

［组成］胆南星、钩藤、黄连（酒炒）、滑石（飞）、铁华粉各 30g，青黛 9g，僵蚕（炒）15g，天麻（酒洗）60g，辰砂（飞）15g，大甘草 6g。

［制法］上为末，以竹沥 20mL、姜汁少许，打糊为丸，如绿豆大。

［用法］每次 4.5g，食后及夜间用茶送服。

［功效］平肝泻火，消痰定颤。

［主治］肝风震颤。

［禁忌］忌食鸡、羊肉。

［方剂来源］明·孙一奎《赤水玄珠全集》。

【针刺疗法】

针刺颊车、合谷、翳风、太阳、地仓、迎香、下关等穴。

第十二节　口动

口动是上下唇不自主地开合，特征是上下唇多次不停地开合，并非是口唇上下颤动，此种表现多见于胃气衰败之人。

第十三节　口僻

口僻中医又称为卒口僻、㖞僻、偏风、口角㖞斜、口㖞，与现代医学面神经麻痹相似。

【中国古代中医论述】

1. 《灵枢·经筋》："卒口僻，急者目不合，热则筋纵，目不开颊筋有寒，则急引颊移口。有热则筋弛纵缓，不胜收故僻……治在燔针劫刺，以知为数，以痛为输，名曰季春痹也。"

2. 隋·巢元方《诸病源候论》："偏风口㖞候；偏风口㖞，是体虚受风，风入于夹口之筋也。足阳明之筋，上夹于口，其筋偏虚而风因乘之，使其经筋偏急不调，故令口㖞僻也。"

3. 明·李中梓《医宗必读》："口眼㖞斜多属胃土，而有筋脉之分，经云：足之阳明，手之太阳，筋急则口目为僻，眦急则不能卒视。'此胃土之筋病也。又云：足阳明之脉挟口环唇。'此胃土之脉为病也。口目常动，故风生焉，耳鼻常静，故风息焉。先烧皂角熏之，以遂外邪；次烧木香熏之，以顺血脉，酒煎桂枝，取汁一碗，软布浸收，左㖞搨右，右㖞搨左，服清阳汤、秦艽升麻汤，或二方合用，外感加葱白。"

［注］搨（tà）：与"擦"同义。

4. 清·张璐《张氏医通》："口颊㖞僻，乃风中血脉也。或泻后，内亡津液，不能养肝，致口眼㖞斜。皆属肝血不足，内火生风，宜滋肾水，养肝血，壮脾土。"

5. 清·赵学敏《串雅外编》："口眼㖞斜，巴豆三粒，麝香三分，共研，将热水二盅，药藏盅底，放手心，右斜放左手心，左斜放右手心。"

6. 清·郑梅涧《重楼玉钥》："口眼㖞斜，转过一边，名转㖞风。此症宜针合谷、颊车二穴。"

【病因病理】

风邪侵袭，气血亏虚，风痰阻络，致面部三阳经经气阻滞不通，经筋功能失调，出现口眼㖞斜。

　　现代医学认为，面神经麻痹是由颜面表情肌群运动功能障碍所致，发病因素与病毒感染使神经鞘膜发生炎症、水肿，造成局部血液循环障碍致面神经麻痹；或因寒冷引起面神经血管痉挛、神经缺血失养、水肿，阻碍周边的淋巴与血液的流通，致面神经麻痹；或因缺血因素致使局部供血区缺血，导致组织水肿，压迫神经而致；或因机体免疫力降低，某些疾病导致血管压迫，面神经肿胀受压导致血循环障碍也可出现面神经麻痹。

【临床症状】

　　面神经麻痹表现以一侧面部表情肌突然瘫痪，同侧前额皱纹消失，眼裂扩大，鼻唇沟变浅，面部被牵向健侧出现口眼㖞斜症状，病情进展迅速，在两天内达到高峰。

【鉴别诊断】

　　本病应与中枢性面神经麻痹、中耳炎引起的面神经麻痹相鉴别。

　　1. 中枢性面神经麻痹：为病灶对侧的下部面肌瘫痪，额纹不消失，亦无眼裂，多为脑血管疾病或肿瘤所产生。

　　2. 中耳炎引起的面神经麻痹、耳流脓，伴有舌前 2/3 的味觉丧失。

【内治药疗法】

（一）风寒阻络证

　　[主证] 常在吹风受凉后突然急性发病，继则出现一侧面肌麻痹，漱口时水从病侧口角溢出，说话发音不清，额纹变浅或消失，皱眉，病侧眼睑闭合不全，眼裂变宽，眼结膜充血、流眼泪，鼻唇沟变浅或平坦，口角下坠，口歪向健侧人中沟，颏唇沟也歪向健侧等，舌质淡，舌苔薄白，脉浮紧。

　　1. 茯苓天麻汤：

　　[组成] 白术、苍术、人参、黄芪、明天麻、泽泻、茯苓、生姜、半夏、橘皮、焦山楂、神曲、炮干姜、黄柏（酒制）、麦芽（炒）。

　　[制法] 水煎，去滓。

　　[用法] 温服。

　　[功效] 熄风通络，健脾渗湿。

　　[主治] 口眼㖞斜，仪容不正；厥阴头痛，颠倒眼黑，目不敢开，如在风云中。

　　[方剂来源] 明·傅仁宇《审视瑶函》。

　　2. 理气祛风散：

　　[组成] 青皮 3g，陈皮、枳壳各 2.4g，桔梗 2.1g，南星（制）、半夏（制）各 3g，乌药 2.4g，天麻 3g，川芎 2.4g，白芷 2.1g，防风 2.4g，荆芥 2.1g，羌活、独活各 3g，白芍药 2.1g，甘草 1.8g。

　　[制法] 上㕮咀。加生姜 3 片，用水 300mL，煎至 240mL，去滓。

　　[用法] 食前温服。

　　[功效] 理气祛风，化痰通络。

　　[主治] 口眼㖞斜。

　　[方剂来源] 明·龚信《古今医鉴》。

（二）痰瘀阻滞证

　　[主证] 口眼㖞斜，伴有面肌麻木，头晕，胸脘痞闷，甚则口吐痰涎，舌质淡红，苔白腻，脉弦滑。

　　1. 清痰顺气汤：

［组成］南星（姜制）、瓜蒌仁、贝母、陈皮、苍术（米泔浸，炒）、官桂、防风、荆芥、黄芩（酒炒）、黄连（酒炒）、半夏（姜制）、甘草各等分。

［制法］上锉。加生姜 3 片，水煎，去滓。

［用法］临服入木香、沉香末各 1.5g 同服。

［功效］清热化痰，祛风顺气。

［主治］口眼㖞斜。

［方剂来源］明·龚廷贤《万病回春》。

2. 正容汤：

［组成］羌活、白附子、防风、秦艽、胆南星、白僵蚕、半夏（制）、木瓜、甘草、黄松节（即茯神心木）各等分。

［制法］上锉。用水 400mL，加生姜 3 片，煎至 300mL，去滓。

［用法］加酒适量，热服。

［功效］祛风化痰，舒筋活络。

［主治］口眼㖞斜，仪容不正。

［方剂来源］明·傅仁宇《审视瑶函》。

（三）风热夹瘀证

［主证］口眼㖞斜，伴头痛面热，流泪，面肌松弛，而后疼痛，舌质红，舌苔薄黄脉浮数。

1. 宽气汤：

［组成］柴胡、乌药、秦艽、甘草、酒蒸大黄各 3g，白芍 30g，茯苓、当归各 9g，天麻、防风各 1g，天花粉 6g。

［制法］水煎，去滓。

［用法］温服。

［功效］疏肝顺气，泻火熄风。

［主治］口眼㖞斜，有似中风。

［方剂来源］清·陈士铎《辨证录》。

2. 柴葛解肌汤：

［组成］柴胡、干葛、甘草、黄芩、芍药、羌活、白芷、桔梗。

［制法］用水 400mL，加生姜 3 片，大枣 2 枚，石膏 3g，水煎，去滓。

［用法］热服。

［功效］解肌清热。

［主治］三阳合病。

［方剂来源］明·陶华（节庵）《伤寒六书》。

【外治方药】

1. 改容膏：

［组成］蓖麻子 30g，真冰片 0.9g。

［制法］上捣为膏。

［用法］中风口眼㖞僻在左，以此膏敷其右；㖞僻在右，以此膏敷其左。

［功效］利气走窍，改容牵正。

［主治］口眼㖞僻。

［加减］冬月，加干姜、附子各 3g。

［方剂来源］明·吴昆《医方考》。

2. 蓖麻膏：

［组成］蓖麻子 14 枚，巴豆（去皮）7 枚。

［制法］上捣为泥，加麝香 1.5g，研匀。

［用法］左患搐，安药于右手劳宫穴内，用纸七重盖定药丸上，用碗坐在药上，碗用沸水蒸之；如右患用左手。略坐一时，用手托碗便正也。

［功效］通络止痉。

［主治］口眼㖞斜不正。

［方剂来源］明·朱橚《普济方》。

3. 家宝丹：

［组成］川乌、南星、五灵脂（姜汁制，另研）、草乌各 18g，白附子、全蝎、没药、辰砂各 60g，羌活、乳香、白僵蚕（炒）各 90g，片脑 15g，天麻 60g，麝香 7.5g，地龙 120g，雄黄、轻粉各 30g。

［制法］研为细末；或研末，炼蜜为丸，如弹子大。

［用法］含化。

［功效］祛风化痰，活血通络。

［主治］口眼㖞斜等。

［方剂来源］元·朱震亨《丹溪心法》。

【针刺疗法】

取攒竹、鱼腰、阳白、四白、颧髎、颊车、地仓、合谷、昆仑穴。风寒证加风池，风热证加曲池，恢复期加足三里，人中沟斜者加水沟，鼻唇沟浅者加迎香等。总之以阳明经穴位为主。

【护理与预防】

1. 做好面部保暖和护理，避免感冒和面部感受风寒。

2. 常做皱眉、闭眼、鼓腮、叩齿等动作，预防肌肉萎缩。

3. 做好眼部护理，减少用患侧眼。外出时可戴墨镜。

4. 饮食宜清淡。

5. 保持心情舒畅。

第十四节 味觉失常

味觉失常包括：①口不辨味。②口苦。③口甜。④口咸。⑤口辛。⑥口淡。⑦口酸。⑧口臭。

口舌异味或口舌异味症称之味觉失常，指口腔有异常味道，并非饮食入口所产生的味道，患者感觉口腔有异常的味道，有时他人也能觉察，但并非是所有的味道，有些异常味道只有自己感觉到。

口腔内的味觉来自舌部，舌上有多种乳头，如丝状乳头、菌状乳头、轮廓状乳头、叶状乳头，丝状乳头在舌的前部，轮廓状乳头在舌根部，菌状乳头含有味蕾。轮廓状乳头侧壁上皮中也有味蕾分布，是一种味觉感受器，形似花蕾，此称之味蕾，味蕾上有特殊的上皮细胞团块，块上顶端有一小孔，称之味孔，其部位有神经纤维分布，当接触食物的可溶性物质进入此孔时，味蕾的神经纤维就会感受到刺激，产生味觉。本节讨论在病理条件下各种异常味觉的古代中医论述。

【中国古代中医论述】

1. 《灵枢·脉度》："心气通于舌，心和则舌能知五味。脾气通于口，脾和则能知五谷矣。"《灵枢·邪气藏腑病形》："浊气出于胃，走唇舌而为味。"

2. 元·危亦林《世医得效方》："盖热则口苦，寒则口咸，虚则口淡，脾冷则口甜，宿食则酸，烦躁则涩，乃口之津液通乎五脏，脏气偏胜，则味应乎口。"

3. 清·程杏轩《医述》："口之味，热胜则苦，寒胜则咸，宿食则酸，烦躁则涩，虚则淡，瘅则甘，郁则臭，凝滞则生疮。口之津液，通于五脏，脏气偏胜，则味应于口。"

一、口不辨味

【中国古代中医论述】

1. 东汉·张仲景《伤寒论》："三阳合病，腹满身重，难以转侧，口不仁而面垢、遗尿。"

2. 东汉·张仲景《金匮要略》："橘柚多食，令人口爽，不知五味。"

［注］爽，差失也。这里口爽是不舒服，是口腔不能辨别味道。现代医学认为，口舌味觉迟钝，或丧失味觉功能与舌部的乳头发生病变或其他舌部疾病引起辨别功能差而致。

二、口苦

【中国古代中医论述】

1. 《素问·评热病论》："汗出，热，口干苦渴，小便黄，真气上逆，故口苦舌干。"

2. 《素问·奇病论》："帝曰：有病口苦，取阳陵泉。口苦者，病名为何？何以得之？岐伯曰：病名曰胆瘅。夫肝者，中之将也，取决于胆，咽为之使，此人者，数谋虑不决，故胆虚，气上溢而口为之苦，治之以胆募俞。"

3. 《灵枢·胀论》："胆胀者，胁下痛胀，口中苦。"

4. 《灵枢·经脉》："胆足少阳之脉……是动则病口苦，善太息，心胁痛不能转侧，甚则面微有尘，体无膏泽。"

5. 《灵枢·四时气》："善呕，呕有苦，长太息，心中憺憺，恐人将捕之，邪在胆，逆在胃，胆液泄则口苦，胃气逆则呕苦。"

6. 东汉·张仲景《伤寒论》："少阳之为病，口苦咽干目眩也。阳明中风，口苦咽干，腹满，微喘，发热恶寒，脉浮而紧。阳明病，脉浮而紧，咽燥口苦，腹满而喘，发热、汗出、不恶寒反恶热。"

7. 东汉·张仲景《金匮要略》："百合病者，百脉一宗，悉致其病也，意欲食复不能食，常默默，欲卧不能卧，欲行不能行，饮食或有美时，或有不用闻食臭时，如寒无寒，如热无热，口苦小便赤。"

8. 清·沈金鳌《杂病源流犀烛》："肝移热于胆亦口苦，《内经》言胆瘅是也，宜和解少阳，用小柴胡汤。口苦，寒补肾，热则泻胆。"

9. 明·张介宾《景岳全书》："凡以思虑劳倦色欲过度者，多有口苦舌燥、饮食无味之证，此其咎不在心脾，则在肝肾，心脾虚则肝胆邪溢为苦。"

10. 宋·陈言《三因极一病证方论》："热则苦，寒则咸，宿食则酸。"

11. 清·林珮琴《类证治裁》："胆热则口苦，龙胆泻肝汤。心热则口苦，黄连泻心汤。"

中医认为，口苦胆热或肝热证用龙胆泻肝汤治之。现代医学认为，口苦是一种自觉症状，其因口腔不洁，或牙周疾病、咽炎、鼻炎、胃炎等均可引起。

三、口甜

口甜又称为口甘，患者自觉口中有甜味如吃糖食一般，即使饮净水也有甜味。

【中国古代中医论述】

1. 《素问·奇病论》："帝曰：有病口甘者，病名为何？何以得之？岐伯曰：此五气之溢也。名曰脾瘅。夫五味入口，藏于胃，脾为之行其精气，津液在脾，故令人口甘也，此肥美之所发也。此人必素食甘美而多肥也。肥者令人内热，甘者令人中满，故其气上溢，转为消渴，治之以兰，除陈气也。"

2. 明·龚廷贤《万病回春》："三黄汤治脾热口甜，黄连、黄芩、山栀、石膏、芍药、白术、桔梗、陈皮、茯苓、甘草、乌梅。"

3. 清·林珮琴《类证治裁》："脾热则口甜，泻黄散加佩兰。"

四、口咸

口咸是一种自觉症状，久病之后，体弱、消化不良、口中不洁，或有口腔疾病等。自觉口内有咸味。

【中国古代中医论述】

1. 明·虞抟《医学正传》："肾热则口咸。"

2. 清·张璐《张氏医通》："口咸，肾液上乘也，六味地黄丸加乌鲗骨。"

3. 明·董宿《奇效良方》："五脏六腑之气偏，由是诸疾生焉。且咸则为寒。"

4. 清·唐容川《血证论》："口咸是脾湿，润下作咸，脾不化水故咸也。二陈汤加旋覆花、藿香、白芍、檀香、吴茱萸治之。"

5. 清·林珮琴《类证治裁》："肾热则口咸，滋肾丸。"

五、口辛

口辛是口中有辛辣味的感觉。

【中国古代中医论述】

1. 明·龚廷贤《万病回春》："口辣者，肺热也。桑白汤治口辣肺热。桑白皮、地骨皮各6g，甘草3g，水煎，食远温服。"

2. 明·李梴《医学入门》："肺热口辛，甘桔汤、泻白散。"

3. 清·张璐《张氏医通》："口辛、肺气上溢也，生脉散加桑白皮、地骨皮、黄芩。"

4. 清·林珮琴《类证治裁》："肺热则口辣，泻白散。甚则口腥，加减泻白散。桑白皮6g，桔梗4.5g，地骨皮、炙甘草各3g，黄芩、麦冬各1.5g，知母2g，日二服。"

六、口淡

口淡指口内有淡而无味的感觉，多见于身体弱、久病之后，或感冒、腹泻、恶心、呕吐之时有之。

【中国古代中医论述】

1. 元·危亦林《世医得效方》："虚则口淡。"

2. 明·张介宾《景岳全书》："凡大劳、大泻、大汗、大病之后，皆令人口淡无味，亦岂皆胃火使然耶。"

3. 明·虞抟《医学正传》："有口淡者，知胃热也。"

4. 明·李梴《医学入门》："胃寒则口淡。"

5. 清·林珮琴《类证治裁》："虚则口淡，用养胃进食汤。参、苓、术、朴、陈曲、甘草、麦芽、苍术。"

七、口酸

口酸指口内有酸味的感觉，有时他人也能闻到酸气，多见于消化不良、胃炎、肝炎、饮食过多等而致。

【中国古代中医论述】

1. 明·李梴《医学入门》："肝热口酸而苦。"

2. 金·刘完素《素问玄机原病式》："酸者，肝之味也。由火盛制金，不能平木，则肝木自甚，故为酸。如饮食热则易于酸也。"

3. 清·唐容川《血证论》："口酸是湿热。观炎天，羹肉过夜则酸，便知酸是湿热所化。"

4. 清·林珮琴《类证治裁》："肝热则口酸，小柴胡汤加龙胆草、青皮。"

5. 清·程杏轩《医述》："肝热口酸，柴胡清肝汤。"

八、口臭

口臭中医称为出气臭、口气臭、口气热臭、口气秽恶、口中腥臭、臭息。

【中国古代中医论述】

1. 隋·巢元方《诸病源候论》："口臭候：口臭由五脏六腑不调，气上胸膈。然腑脏之燥腐不同，蕴积胸膈之间，而生于热，冲发于口，故令臭也。"

2. 宋·王怀隐《太平圣惠方》："夫口臭者，由五脏六腑不调，壅滞之气，上攻胸膈，然脏腑之燥腐不同，蕴积胸膈之间而生热，行发于口，故令口臭也。"

3. 元·危亦林《世医得效方》："劳郁则口臭。"

4. 明·李梴《医学入门》："脾热则口甘或臭，口臭者胃热也。"

5. 明·张介宾《景岳全书》："口臭虽由胃火，而亦有非火之异。盖胃火之臭，其气浊秽，亦必兼口热口干及别有阳明火证者是也。若无火脉火证，而臭如馊腐，或如酸胀及胃口吞酸、饮食嗳滞等证，亦犹阴湿留垢之臭，有与热臭者不同，是必思虑不遂，及脾弱不能化食者多有之。此则一为阳证，宜清胃火；一为阴证，宜调补心脾。不得谓臭必皆热，以致生他病也。"

6. 明·皇甫中《明医指掌》："有齿痛而臭秽不可近者，痛非一，治疗各异，当究其经络虚实、寒热之候调之，口舌生疮臭恶者，心脾之热也。"

7. 清·唐容川《医学见能》："口中腥臭、口干舌燥、舌红苔黄，或牙龈红肿溃烂，为胃火偏盛。"

8. 清·何梦瑶《医碥》："口臭，竹叶石膏汤，见烦躁加减，甘露饮。胃火之臭必秽浊，若臭而馊腐，则食停不化之臭，当别。口腥臭肺热也。"

9. 明·龚廷贤《寿世保元》："口臭，牙龈赤烂，腿膝痿软，或用黄柏等药，益甚，时或口咸，此肾经虚热，以六味丸而愈。"

10. 清·沈金鳌《杂病源流犀烛》："若口齿气臭熏出，人不可近，宜川芎、白芷等分，蜜丸含之，常以香薷煎汤漱口。

胃热则口臭，清胃汤：生地四钱，升麻钱半，牡丹皮五钱，当归、黄连各三钱，分三服。"

11. 金·张从正《儒门事亲》："胃热上蒸，多食辛辣厚味，宿食停滞，兼有牙宣、口疮，或温热病，火气上蒸，舌红苔腻，脉浮，龈肿溢脓，口臭有腐气，宜消积导滞，用枳实导滞丸。"

12．明·朱橚《普济方》"……乃口之津液，通乎五脏，脏气偏胜，则味应乎口，或劳欎（yù）则口臭"。

13．清·顾世澄《疡医大全》："昔有人年二十余岁，口臭如登厕，医者曰：肺金本主腥，金为火所乘，火主臭而然也。久则成腐，腐者肾也，亢极则反兼水化，其病在上宜涌之，如法果愈。

病人瘥后口中臭，腹中绞痛者，皆因热毒积于脾家，急用苏子降气汤服之。

口臭门主方：香薷治口臭如神，煎浓汤含之。

连翘为末糊丸，如食韭蒜后，用茶吞二三钱，口中浊气即化为清气，神效。

口臭秽及䘌齿肿痛，北细辛一两，浓煎汁热漱，冷却吐去。

川芎泡汤，日漱五七次，半月愈。

口气热臭，干甜瓜子去壳，研细，蜜少许，调丸如枣核大，食后含化，敷牙齿上。"

【病因病理】

口臭病因很多，牙垢、牙石堆积过多、龋齿、牙宣（牙周病）、龈肿、牙衄、口疮、口糜等疾病均可引起口臭，或吃大蒜、圆葱、韭菜等食品也可引起口臭，或胃肠疾病如上消化道出血、食管癌等疾病也可引起口臭，或因精神因素患者自觉有口臭，或口腔卫生差也可引起口臭，或因五脏六腑不调，壅滞气上攻，或脾胃有热或宿食停滞、温热病、火气上蒸而口臭。

【临床症状】

1．口臭有自觉症状，是患者自己觉得口中臭。

2．口臭他觉症状，是医生或其他人认为口臭。

3．口臭的症状有热臭、腥臭、腐臭、酒气臭等。

4．口臭是一种症状，不是一种疾病，很多疾病都可出现口臭，古代医家治疗口臭的方剂至今仍有一定的疗效。

【内服药疗法】

1．风热外袭证：

[主证] 口臭秽及龋坏，牙龈红肿或口热口干臭如馊腐，或见身热恶寒，头疼，舌质红，苔薄黄，脉浮数。

[方剂] 当归连翘饮。

[组成] 当归、生地黄、川芎、连翘、防风、荆芥、白芷、羌活、黄芩、山栀、枳壳、甘草各等分，细辛减半。

[制法] 上锉 1 剂。水煎，去滓。

[用法] 食远服。

[功效] 疏风清热，和血止痛。

[主治] 牙齿疼痛，开口呷风则痛更甚，开口则臭不可闻者。

[方剂来源] 明·龚廷贤《万病回春》。

2．胃热火盛证：

[主证] 口臭，牙龈红肿疼痛，口舌糜烂，渗血溢脓，口渴，喜凉饮，大便秘结，舌质红，苔黄，脉洪数。

[方剂] 清胃饮。

　　［组成］黄连、黄芩、栀子、石膏、生地、滑石、连翘各 3g，知母、升麻、葛根、大黄（酒炒）、石斛各 2.4g，甘草 1.5g。

　　［制法］加芦根 10g，水煎，去滓。

　　［用法］分两次温服

　　［功效］清胃泻火。

　　［主治］口臭。

　　［方剂来源］明·孙志宏《简明医彀》。

　　3. 脾胃湿热证：

　　［主证］口臭不欲闻、秽恶气使左右不得近，口中黏浊，口腔溃破糜烂，流淌热涎，疼痛，舌质红，苔黄腻，脉数或洪数。

　　［方剂］升麻黄连丸。

　　［组成］白檀 6g，生甘草 9g，生姜（取自然汁）、莲花青皮、升麻各 15g，黄连（去须）30g，黄芩（去腐，酒洗）60g。

　　［制法］上为极细末，汤浸蒸饼为丸，如弹子大。

　　［用法］每次 1 丸，细嚼，食后白汤送服。

　　［功效］清胃化湿，辟秽和中。

　　［主治］口臭不欲闻，其秽恶气使左右不得近。

　　［方剂来源］金·李杲《兰室秘藏》。

　　4. 脾虚湿困证：

　　［主证］口中秽臭，口舌生疮、久不愈合，伴有疼痛，溃疡面大，神疲乏力，脘腹胀闷，腹泻便溏，口中黏滞，舌质淡，苔白，脉沉缓。

　　［方剂］豆蔻散。

　　［组成］肉豆蔻（去壳）、红豆蔻（去皮）、草豆蔻（去皮）、白豆蔻（去皮）各 15g，细辛 7.5g，丁香 15g，肉桂 30g，甘草（炙，锉）、人参、赤茯苓各 15g。

　　［制法］上为末。

　　［用法］每次 3g，开水调服，每日 3 次，不拘时候。

　　［功效］温中益气，辟秽除臭。

　　［主治］口臭。

　　［方剂来源］宋·赵佶《圣济总录》。

　　5. 肺热壅盛证：

　　［主证］口出气臭秽，常伴咳喘、肺痈，或鼻渊不闻香臭，口渴，舌红，苔黄，脉滑数。

　　［方剂］地骨皮丸。

　　［组成］地骨皮、黄芪、桑白皮、山栀子、马兜铃各等分。

　　［制法］上为细末，甘草膏为丸，如芡实大。

　　［用法］每次 1 丸，食后噙化。

　　［功效］益气清肺。

　　［主治］口臭。

　　［方剂来源］明·董宿《奇效良方》。

　　6. 食滞留垢证：

［主证］口中酸臭，腹胀少食，嗳气酸腐，口不渴，大便溏薄，舌红苔腻，脉沉滑。

［方剂］保和丸。

［组成］山楂180g，神曲60g，半夏、茯苓各90g，陈皮、连翘、莱菔子各30g。

［制法］上药为末，饮饼为丸，如梧桐子大。

［用法］每次70~80丸，空腹时用白汤送服。

［功效］消食导滞，理气和胃。

［主治］食积停滞，嗳腐口吞酸。

［方剂来源］元·朱震亨《丹溪心法》。

【外治方药】

1. 五香丸：

［组成］豆蔻、丁香、藿香、零陵香、青木香、白芷、桂心各30g，香附子60g，甘松香、当归各15g，槟榔2枚。

［制法］上为末，炼蜜为丸，如小豆大。

［用法］常含1丸，咽汁，每日3次，夜1次。

［功效］祛臭香身。

［主治］口及身臭。

［禁忌］五辛。

［方剂来源］唐·孙思邈《备急千金要方》。

2. 芎䓖汤方：

［组成］芎䓖、当归各9g，独活、细辛、白芷各12g。

［用法］以水300mL，煮取120mL，去滓，含漱，日三五度，取瘥。

［主治］风齿口气臭。

［方剂来源］唐·佚名《开元广济方》。

3. 含香丸：

［组成］鸡舌香30g，藿香15g，零陵香22.5g，甘松香、当归、桂心各15g，木香22.5g，芎䓖30g，香附子10个，肉豆蔻5个（去壳），白槟榔15个，白芷、青桂香各15g，丁香、麝香各7.5g（细研）。

［制法］上为末，入麝香研匀，炼蜜为丸，如楝实大。

［用法］每次1丸，含化咽津。常含。

［功效］芳香辟秽。

［主治］口臭。

［方剂来源］宋·王怀隐《太平圣惠方》。

4. 丁香丸：

［组成］丁香15g，甘草90g，细辛、桂心各45g。

［制法］上为末，炼蜜为丸，如弹子大。

［用法］每次2丸，临卧时含化，宜常服。

［功效］香口祛臭。

［主治］口气臭秽。

［方剂来源］宋·赵佶《圣济总录》。

5. 芎䓖丸：

［组成］香白芷、芎䓖各等分。

［制法］上为细末，炼蜜为丸，如鸡头子大。

［用法］食后、临卧嚼化。

［功效］香口祛臭。

［主治］口气热臭。

［方剂来源］宋·严用和《严氏济生方》。

6. 贝齿散：

［组成］贝齿、文蛤、海蛤、石决明各 30g，光明砂 15g，龙脑 7.5g。

［制法］上为细散，放于乳钵中，加入龙脑研令匀。

［用法］每日早晨及夜卧常用揩齿。

［功效］去口气，令牙齿光白。

［方剂来源］宋·王怀隐《太平圣惠方》。

7. 地骨皮丸：

［组成］地骨皮、黄芪、桑白皮、山栀子、马兜铃各等分。

［制法］上为细末，甘草膏为丸，如芡实大。

［用法］每次 1 丸，食后嚼化。

［功效］益气清肺。

［主治］口臭。

［方剂来源］明·董宿《奇效良方》。

8. 香口祛臭方：

［组成］肉豆蔻、细辛。

［用法］上为末含之。或用甜瓜子杵末，蜜和为丸，每旦漱口后含 1 丸亦可。可贴齿。

［主治］口臭。

［方剂来源］清·叶香侣《平易方》。

9. 细辛漱方：

［组成］北细辛 30g。

［制法］煮取浓汁。

［用法］热漱，冷即吐之，立效。

［主治］口臭秽及齿龈肿痛。

［方剂来源］清·姚俊《经验良方》。

10. 香身丸：

［组成］丁香 45g，藿香叶、零陵香、甘松各 90g，香附子、白芷、当归、桂心、槟榔、益智仁各 30g，麝香 15g，白豆蔻 60g。

［制法］上为极细末，炼蜜为丸，如梧桐子大。

［用法］每次 5 丸，嚼化。常觉口香，五日身香，十日衣香，二十日他人皆得闻香也。

［功效］辟秽香气。

［主治］遍身臭气及口臭。

［方剂来源］清·赵学敏《串雅外编》。

【外治疗法】

1. 口腔溃破，地骨皮丸嚼化。

2. 口腔糜烂者，细辛煎热含漱冷吐。

3. 有齿疾口臭，用贝齿散揩齿。

4. 分别用中药单味药浓煎漱口：藿香、灯心草、川芎、白芷、佩兰。

【护理与预防】

（1）保持口腔卫生。

（2）少食辛辣刺激食物。

（3）积极治疗口腔慢性疾病及其他疾患，减少口臭发生。

（4）常用川芎、白芷、香薷、佩兰等中药漱口，益于口腔健康。

第十五节　牙本质过敏

牙本质过敏中医称为齿龋、齿龀、倒牙、齿酸、齿寒、牙齿酸弱等，俗称倒牙。

[注]（1）龋（chǔ）：牙齿受酸性食物刺激，不能正常咬食食物。

（2）龀（chǔ）：牙齿发酸。

【中国古代中医论述】

1. 隋·巢元方《诸病源候论》："齿龀候，音楚，齿伤酢也。""齿者，骨之所终，髓之所养，髓弱骨虚，风气客之，则齿龀。"

2. 唐·王焘《外台秘要》："《集验》疗齿龋痛方：生地黄、桂心，二味合，以含嚼，咽汁无妨。"

3. 明·李时珍《本草纲目》："食梅齿龋者，嚼胡桃肉解之。食酸齿龋，细嚼胡桃肉即解。"

4. 清·沈金鳌《杂病源流犀烛》："齿龋，由多食酸之故，宜嚼胡桃肉良。"

【病因病理】

牙面磨损，齿牙疏松，恣食甜酸，骤进冷热，伤及牙体，或养护失宜，加之口中酸腐浸渍牙体，渐成齿龋。或肾精亏虚，骨弱髓空，牙齿失固而酸软无力。

现代医学认为，牙本质过敏，又称牙质过敏、牙本质过敏症、牙齿感觉过敏症。病因系牙釉质因某种原因被破坏，使牙本质暴露，牙颈部出现楔状缺损，如酸蚀牙齿折断。牙龈萎缩，使牙本质暴露之后，神经外露，感觉敏锐，形成牙本质过敏。牙颈部及牙根部原为牙龈覆盖之处，牙龈萎缩之后，不适应外界冷热等刺激，有的牙齿，牙颈部牙釉质与牙骨质并未接合，而是牙本质外露，因而疼痛。

【临床症状】

1. 多见于中老年人，四季均可发病。

2. 牙本质暴露后，牙齿遇到冷、热、酸、甜，或者机械性刺激时即可诱发牙齿酸楚不适，发生酸痛。当这些因素去除之后疼痛就会很快消失。

3. 检查时患齿龈肉萎缩，齿颈外露，咀嚼无力，患齿有浮动感，可用尖锐的探针在牙面上滑动，寻找酸痛的过敏处。

【鉴别诊断】

本病应与龋齿引起的齿龋感相鉴别。

龋病出现牙本质过敏的症状，有很多情况与牙本质过敏不同，龋病有龋洞，患处的颜色发生改变，硬度减少，而牙本质过敏处的颜色基本无改变，表面平滑或稍微凹陷，探之发硬，有酸痛感。

【内服药疗法】

肾精亏虚证：

［主证］牙齿遇到冷、热、酸、甜性刺激，时诱发牙齿酸楚不适，发生酸痛。或患齿龈肉萎缩，齿颈外露，咀嚼无力，患齿有浮动，伴腰脊酸痛，膝软，足跟痛，耳鸣或耳聋，发脱或齿摇，尿后余沥或难忍，脉沉细、弱。

［方剂］六味地黄汤。

［组成］熟地、山药、茯苓、牡丹皮、泽泻、山茱萸。龈肉萎缩加制何首乌；糖尿病者加石斛；耳鸣加石菖蒲。

［用法］每日1剂，水煎服。

［功效］滋补肝肾，益精固齿。

［主治］齿龋、牙齿酸弱等。

［方剂来源］宋·钱乙《小儿药证直诀》。

［注］清·林珮琴《类证治裁》卷之六齿舌症论治、附方。

［通治］齿症主方。

［肾虚］六味地黄丸。

【外治方药】

1. 蛇蜕皮散：

［组成］蛇蜕皮（炙黄）15g，蚕沙（微炒）、柳枝各30g，吴茱萸（洗3遍）15g，槐枝30g。

［制法］上件药细锉。

［用法］每用15g，以水70mL，煎至50mL，净盐漱，稍热含之，冷即吐却，神效。

［主治］齿风疼痛不可忍。

［方剂来源］宋·王怀隐《太平圣惠方》。

2. 齿风疼痛极效方：

［组成］川升麻、防风（去芦头）、细辛、芎䓖、当归、白芷、地骨皮、独活、木香各30g，甘草15g。

［制法］上件药粗捣罗为散。

［用法］每用15g，以水120mL，煎至60mL，去渣，热含冷吐。

［主治］齿风疼痛。

［方剂来源］宋·王怀隐《太平圣惠方》。

3. 沉香散：

［组成］沉香、川升麻、细辛、白芷、地骨皮各30g，黑附子0.3g（生用）。

［用法］上药为细末。每用3g，白汤烧温，漱，冷即吐之。

［主治］老人久患冷牙痛不可忍。

［方剂来源］宋·张锐《鸡峰普济方》。

4. 搽牙散：

［组成］川乌（草乌亦可，用一只，切作两边，一边生，一边煨）。

［用法］上药为末。煨少盐同搽牙患处，流去风涎。

［主治］风热牙痛。

［方剂来源］元·释继洪《澹寮集验秘方》。

5. 香椒散：

［组成］川椒、细辛、莨菪子、白芷、海桐子各等分。

［用法］上药为末，用药10g，白矾、槐枝（拍破）各少许，以水70mL煎至50mL。热漱，冷吐，痛时用之。

［主治］牙齿痛冷。

［方剂来源］宋·张锐《鸡峰普济方》。

6. 秘方揩牙散：

［组成］高良姜、细辛、胡椒、草乌尖各等分。

［用法］上为细末。每用少许搽牙痛处，噙良久，有涎吐去。

［主治］牙齿疼痛，遇冷热痛者。

［方剂来源］《东医宝鉴》。

7. 温风散：

［组成］当归、川芎、细辛、白芷、荜茇、藁本、露蜂房各3g。

［用法］煎服，含漱吐之。

［主治］风冷齿痛。

［方剂来源］明·周文采《医方选要》。

8. 风火牙痛方：

［组成］松木节1小片。

［用法］将小木片咬痛牙处，立止。

［主治］风火牙痛。

［方剂来源］清·陈杰《回生集》。

【其他简方】

1. 细辛适量，煮浓汁，含漱。

2. 浓茶水漱口，日数次。

3. 常用大葱细细咀嚼，日久有效。

4. 大蒜酊搽患处，每日4次至症状消失或减轻为止。

【针刺疗法】

1. 耳针疗法：取交感、神门、喉、牙、上下颌相应部位，针刺或贴压。

2. 体针疗法：取合谷、曲池，上颌牙过敏配下关、颧髎、龈交；下颌牙过敏配颊车、下关、大迎、承浆等穴位，中等刺激，每日1次。

【导引疗法】

常叩齿，不拘遍数，坚持数日有效。

【护理与预防】

1. 少食酸甘、过冷过热及硬质食物。

2. 纠正不正确的刷牙方法。

3. 可配合使用脱敏牙膏。

4. 及时治疗口齿疾病，调整咬合关系。

5. 牙体有楔状缺损者应及时修复。

【现代研究】

处方：将核桃脱壳取仁，杵臼捣碎，双层纱布包裹，挤压出油质，置入瓶内备用。

用法：隔离患处唾液，吹干，用绿豆大的干棉球蘸核桃油，反复涂搽 5~6min。

来源：《中华口腔科杂志》，1983 年 1 期。

第十六节　龋齿

龋齿病中西医同名，中医称龋病为齿龋、虫牙、虫蚀牙齿、蛀牙、蛀蚛、蚛牙、齿蚛、烂牙、齿蠶、齿蠹。

【中国古代中医论述】

1. 《灵枢·论疾诊尺》："诊龋齿痛，按其阳之来，有过者独热，在左左热，在右右热，在上上热，在下下热。"

2. 《灵枢·寒热病》："臂阳明，有入頄遍齿者，名曰大迎，下齿龋取之，臂恶寒补之，不恶寒泻之。足太阳有入頄遍齿者，名曰角孙，上齿龋取之。"

《素问·缪刺论》："齿龋，刺手阳明。"

3. 西汉·司马迁《史记·扁鹊仓公列传》："齐中大夫病龋齿，臣意灸其左阳明脉，即为苦参汤。日漱三升，出入五六日，病已。"

4. 隋·巢元方《诸病源候论》："齿龋注候，手阳明之支脉入于齿，足太阳脉有入于颊遍于齿者，其经虚，风气客之，络搏齿间，与血气相乘，则断肿，热气加之，脓汁出而臭，侵蚀齿断，谓之龋齿，亦曰风齿。"

5. 明·李时珍《本草纲目》："银膏：恭曰：其法用白锡和银及水银合成之，凝硬如银，合炼有法，补牙齿缺落。"

6. 清·祁坤《外科大成》："巴豆，乳香末为丸，塞蛀孔。"

7. 清·赵学敏《串雅外编》："虫牙：天仙子一撮，入小口瓶内烧烟，竹筒引烟入虫孔内熏即死，永不发，又：天仙子入瓶内，热汤淋下，口含瓶口，令气熏之，冷更作，尽三合乃止，有津涎可去，甚效。"

8. 清·吴谦《医宗金鉴》："齿龋：齿龋风热客阳明，牙龈肿痛出臭脓，遇风痛甚久宣露，白马悬蹄塞入灵。"

【病因病理】

1. 饮食不节，过食肥甘，蕴生湿热，湿热搏结上行于口齿，不散蚀齿成龋，或口齿不洁，口中酸腐，牙面滞垢，久而蚀齿，损牙生龋。

2. 久病耗伤精血，齿失养生垢，或先天禀赋不足，肾虚髓弱，齿失髓养，骨枯不固，牙脆不坚而渐生龋腐。

现代医学认为，龋病发生的原因尚未完全明确，可能细菌与龋病有着密切的关系，如变形链球菌和乳酸杆菌。糖类食品发酵产酸，破坏牙齿中的无机组成部分，从而形成龋洞。还有一些细菌产生硫酸醋酶，这种酶能破坏牙齿中的蛋白质，使牙齿的有机成分被破坏，可逐渐形成龋洞。或食物作用特别是蔗糖，易与口腔中的变形链球菌产生有机酸，使牙齿脱钙形成龋洞。又如牙齿结构和排列的不利因素：缺乏釉质覆盖的牙颈部、牙齿的窝沟等处，容易堆积食物残渣（碳水化合物）导致刷牙和漱口时不易清洁。还有全身的健康情况不良，如内分泌障碍、结核病、糖尿病，还有遗传因素等，都与龋病的发生有关。

【临床症状】

1. 症状：牙齿疼痛难忍（指受刺激时），对冷、热、甜、酸等刺激敏感，解除后疼痛即消失。

2. 检查：牙面粗糙，失去光泽，或外形缺损，有墨浸状黑褐色。有深浅不同的龋洞，甚至崩溃，甚者遗留残根。成人龋齿多见于磨牙并伴有其他牙疾。

【鉴别诊断】

本病应与急慢性牙髓炎、牙周病、根尖周围炎等相鉴别。

【内用药疗法】

1. 胃腑湿热证：

[主证] 口腔不洁，牙面黏滞，口中酸腐，进食有刺激性食物及冷热时诱发齿龋或牙痛，甚则疼不可忍，涕泪俱出，舌质红，苔黄，脉数。

[方剂] 清胃汤。

[组成] 石膏、黄芩、生地、牡丹皮、黄连、升麻，可加白芷、蜂房、厚朴等。

[制法] 水煎去滓。

[用法] 每日 1 剂，分 2 次，温服。

[功效] 清胃泻火，解毒化浊。

[方剂来源] 清·吴谦《医宗金鉴》。

2. 肾精亏损证：

[主证] 龋患日久，牙体蚀坏缺损或成龋洞，咬物无力，口中不爽，舌质红，少苔，脉细弱。

[方剂] 六味地黄汤。

[组成] 熟地、山药、茯苓、牡丹皮、泽泻、山茱萸，可加骨碎补、杜仲、厚朴、白芷、生甘草。

[用法] 每日 1 剂，水煎服。

[功效] 滋补肾精，益髓固齿。

[方剂来源] 宋·钱乙《小儿药证直诀》。

【外治方药】

1. 芎劳汤方：

[组成] 细辛 3g，芎劳 6g，附子 3g（炮）。

[用法] 上三味切，以水 360mL，煮取 120mL，去渣含之少许，冷即吐却，日三四度，勿咽汁。

[主治] 齿中风疼痛龋肿。

[方剂来源] 唐·甄立言《古今录验方》。

2. 白矾散：

[组成] 白矾 7.5g（烧灰），蟾酥 3.75g，干蛤蟆 1 枚焚（灰），雄黄、麝香各 3.75g，熊胆 7.5g。

[制法] 上为细末。

[用法] 每次 1.5g，敷牙齿根。

[主治] 龋齿，龂肿流脓。

[方剂来源] 宋·王怀隐《太平圣惠方》。

3. 蜀椒汤：

[组成] 蜀椒（去目并闭口者）、肉桂（去粗皮）各 30g，白矾（烧灰）15g。

[制法] 上为粗散。每次 9g，用水 150mL，煎三至五沸，去滓。

[用法] 热含冷吐，以愈为度。

[功效] 杀虫止痛。

[主治] 虫牙疼痛。

[方剂来源] 宋·赵佶《圣济总录》。

4. 鹤虱丸：

[组成] 猪牙皂角9g，川椒4.5g，生明矾、鹤虱各3g。

[制法] 上为末，蒸饭为丸，如麻子大。

[用法] 每次1丸，纳于蛀孔中。

[主治] 虫蚀齿痛。

[方剂来源] 宋·杨士瀛《仁斋直指方论》。

5. 皂荚散：

[组成] 皂荚（炙黄焦）、荆芥、胡椒各30g。

[制法] 上为末。每次9g，以水200mL，煎至140mL，去滓。

[用法] 热含，冷则吐出。

[功效] 祛风止痛。

[主治] 齿风蛀，疼痛不可忍。

[方剂来源] 宋·王怀隐《太平圣惠方》。

6. 蟾酥膏：

[组成] 蟾酥少许，巴豆（去油，研如泥），杏仁（烧）。

[制法] 上研如泥。

[用法] 以绵裹如粟米大，扎入蛀处（蛀牙）或牙缝中（风牙）。吐涎尽即愈。

[功效] 止痛。

[主治] 蛀牙疼痛。

[方剂来源] 明·徐春甫《古今医统大全》

7. 风虫牙痛方：

[组成] 芫花、小麦、细辛、花椒、蜂房、盐各3g。

[用法] 水煎漱，勿咽。

[主治] 风虫牙疼。

[方剂来源] 明·万表《万氏家抄方》。

8. 五灵至圣散：

[组成] 五灵脂、白薇各9g，细辛、骨碎补各1.5g。

[用法] 上味研极细末，包好待用。先用开水含漱牙齿至净，用此药末1.5g，滚水调稀糊入口内漱，漱至气急吐出。

[功效] 用此方3次即止痛，虫亦绝。

[主治] 虫牙痛。

[方剂来源] 清·孟文瑞《春脚集》。

9. 樟雄散：

[组成] 樟脑、风化消、雄黄各等分。

[制法] 上为末。

[用法] 掺搽牙缝。

［功效］泻火止痛。

［主治］虫蛀牙痛。

［方剂来源］清·董西园《医级》。

10. 虫牙痛散：

［组成］雄黄15g，荜茇24g，上冰片2.4g。

［制法］上为末，瓷瓶收贮。

［用法］搽牙痛处。

［功效］蛀牙痛。

［方剂来源］清·爱虚老人《古方汇精》。

11. 风火虫牙疼神方：

［组成］花椒、白芷、细辛各6g。

［用法］煎汤，候温热，漱齿，吐水再漱，神效屡应。

［主治］虫牙痛。

［方剂来源］清·佚名《经验良方》。

【针刺疗法】

1. 耳针疗法：取面颊、屏尖敏感压痛点，针刺，留针20~30min。

2. 体针疗法：上牙痛取太阳、下关、合谷，下牙痛取地仓、颊车、合谷。每次各选1~2穴，实泻虚补。

【外治疗法】

1. 对浅龋、中龋未伤及牙髓者，可刮除龋坏组织，并用专科材料予以充填或修补，以阻止龋变发展。

2. 对于龋坏严重无法保留的残根，应予以拔除。

【护理与预防】

1. 发现龋齿要及时采取相应的治疗手段，以限制病情发展。

2. 爱牙护牙、保持口腔卫生。少食甜腻食品，饭后漱口，养成刷牙习惯。

第十七节　牙痛

牙痛中西医同名，均称为牙痛。

【中国古代中医论述】

病名与别名：牙痛始见于《黄帝内经》，《素问·至真要大论》说："少阴在泉，热淫所胜……民病……齿痛。"《灵枢·经脉》说："大肠手阳明之脉……是动则病齿痛颈肿。"又《灵枢·杂病》说："齿痛，不恶清饮，取足阳明；恶清饮，取手阳明。"历代对牙痛的记载也甚多，如《诸病源候论》《外台秘要》《太平圣惠方》《景岳全书》《医宗金鉴》等都有齿痛治疗的专篇或方药的叙述。

别名：齿又称牙或牙齿。位于口内，属足少阴肾经。齿分上齿和下齿两列，足阳明胃经之脉入于上齿；手阳明大肠经之脉入于下齿。一般齿与牙通称，故牙痛即齿痛。但也有文献谓当门为齿，又称户门。如《外科大成·卷三》曰："当门为齿，上属督脉，下属手阳明大肠经。"又如《难经·四十四难》谓："齿为户门。"

1. 隋·巢元方《诸病源候论·牙齿痛候》："牙齿痛者，是牙齿相引痛，牙齿是骨之所终，髓之所养，手阳明之支脉入于齿，若髓气不足，阳明脉虚，不能荣于牙齿，为风冷所伤，故疼痛也。又有虫食于牙齿，则齿根有孔，虫居其间，又传受余齿，亦皆疼痛。此则针灸不瘥，傅药虫死，乃痛止。"

2. 明·秦景明《症因脉治》："齿痛虽有各经虚实不同，然阳明积热者多，故清胃汤治齿痛总司。然尚有分别：若膏粱食已化，惟存积热，所谓热而无滞，可用清胃汤，苦寒直折；若积热虽重，厚味尚未化尽，所谓热而有滞，若以苦寒直折，则滞气凝遏，而热愈甚，例如郁火症，用苦寒则火愈郁，服升阳散火汤，则愈。东垣以清胃汤加砂仁、香附，更名清胃散。散者散也。便秘加白豆蔻、黑山楂末，同是此意，以肠胃积热，大抵酒肉食滞，蒸酿而成，故化散胃滞，积热自清。余以平胃保和散，治口疮齿痛疳积，俱获奇效，此深得清热根本，故疮癣齿痛之人，不能淡薄滋味，必缠绵难愈也。"

3. 宋·赵佶《圣济总录》："牙齿疼痛有二，手阳明脉虚，风冷乘之而痛者，谓之风痛。虫居齿根，侵蚀不已，传受余齿而痛者，谓之虫痛。二者不同。"

4. 清·陈士铎《辨证录》"人有牙疼痛甚不可忍，涕泪俱出者，此乃脏腑之火旺，上行于牙齿而作痛也，治法不泻其火，则不能取效，然火虚实不同，有虚火，有实火，大约虚火动于脏，实火起于腑。而实火之中有心包之火，有胃火，虚火之中有肝火，有脾火，有肺火有肾火……夫火既有虚实不同，何以一方而均治，不知火之有余，无非水之不足也，我滋其阴，则阴阳之火无不相戢矣。"

5. 明·陈实功《外科正宗》："齿病者，有风，有火，亦有阳明湿热，俱能致之。风痛者，遇风发作浮肿，随后生痛，以消风散治之；火痛者，则齿根必牵扯腮颧，阵阵作痛，时发时止，以冰硼散搽之，出涎自愈。阳明经湿热作痛者，其患腮颧浮肿，甚者牵引太阳，疼连颊项，口中热气，大便结燥，宜凉膈散加石膏治之。又肿高软者，内必有脓，用针刺破，出脓自愈。有齿龈腐烂出血不止者，内服犀角地黄汤，外搽人中白散。又小儿钻齿疳，牙根尖穿出齿根肉外，芒刺嘴唇作痛，用披针挑破牙面好肉，以手取出本牙，出血不止以湿纸换贴二三次，其血自止，必兼戒厚味，其牙复生如旧。"

6. 清·陈士铎《辨证录》："两门牙上下四齿同属心包也，门牙旁上下四齿属肝也，再上下四牙乃胃也，再上下四牙乃脾也，再上下四牙乃肺也，再上下之牙乃肾也。大牙亦属肾，肾经有三牙。此病不论多寡，总以前数分治之多验。火既有如许之多，而治火之法，宜分经以治之矣。虽然，吾实有统治火之法，方用治牙仙丹。玄参一两，生地一两，水煎服。无论诸火服之均效。察其为心包之火加黄连五分，分经加药不可不知，察其为肝经之火加炒栀子二钱，察其为胃经之火加石膏五钱，察其为脾经之火加知母一钱，察其为肺经之火加黄芩一钱，察其为肾经之火加熟地一两，川柏、知母亦可。饮一剂而火轻，再剂而火散，四剂而平复如故矣。"

7. 明·张介宾《景岳全书》："齿牙之病有三证，一曰火，二曰虫，三曰肾虚。凡此三者，病治各有不同，辨得其真，自无难治之齿病矣。"

阳明热壅牙痛，宜清胃散、清胃饮主之。若火之甚者，宜抽薪饮、太清饮之类主之，皆所以清其源也。若肾阴本虚，胃火复盛，上实下虚而为热渴肿痛者，玉女煎为最妙。

牙痛外傅之药，惟辛温可以散热，宜细辛煎、丁香散、姜黄散、赴筵散之类主之。然惟二辛煎、三香散为尤妙。

8. 清·吴尚先《理瀹骈文》："牙痛膏，主治：牙痛、骨槽风、口噤觉腮内热者，阳旺及一切风热。用法：贴颊上。

药物：羌活、防风、麻黄、荆芥穗、薄荷、升麻、甘草、半夏、黄芩、连翘、牡丹皮、射干、僵蚕、茵陈、大黄、生地、独活、川芎、白芷、当归、赤芍、干葛、黄连、草蔻仁各五钱，细辛一两，黑丑二两，麻油熬，黄丹收，石膏四两搅匀。"

9. 明·龚廷贤《万病回春》："治牙痛，干姜一两，雄黄三钱，共为细末，搽之立止。"

用绿豆十一粒，胡椒七粒，共合一处，略捣碎不至成泥，用绵裹如黄豆大，用一粒咬于痛处牙上，即止其痛，永绝其根。如痛极不可忍者，先以烧酒漱口，吐去烧酒，用药咬于痛牙上立止。泻胃汤，治牙痛如神。当归、川芎、赤芍、生地黄、黄连、牡丹皮、栀子、防风、荆芥、薄荷、甘草，共锉 1 剂，水煎，食远频服。

10. 清·黄宫绣《本草求真》："木耳、荆芥等分，煎汤频洗，治一切牙痛。"

11. 金·李杲《兰室秘藏》："细辛散治寒邪，风邪犯脑，牙齿痛。柴胡二分，防风二分，升麻二分，白芷二分，桂枝二分半，麻黄三分，藁本三分，苍术三分，当归身四分，草豆蔻五分，羊胫骨灰一钱五分，羌活钱半，细辛少许，右为细末，先漱口后搽之佳。"

12. 清·祁坤《外科大成》："补蛀丹：虫牙痛者，研新巴豆和乳香，末，为丸，塞蛀孔内，如虫已去而孔内空痛者，只用乳香炙软塞之。"

13. 清·吴世昌《奇方类编》："诸牙疼，桑根内皮、槐根内皮、榆根内皮、褚根内皮、椒根内皮、苦楝子根内皮各三钱，捣烂，煎水一碗，温嗽三次。"

14. 清·顾世澄《疡医大全》："风火虫牙，巴豆一粒，灯上烧去壳，花椒三粒，捣丸，口含患处立止。"

又方："白芷、北细辛、鹤虱、干茄子各等分，研细，一搽即止。"

又方："樟冰、雄黄各等分，研细搽。"

又方："火硝三钱、明雄七分、冰片一分，研细搽。"

上述可见古代牙痛的原因，大约可分为风、火、虫、湿、肾虚等。治疗时，因风者驱风，因火者降火，因虫者治虫，因湿者除湿，因肾虚者补肾。

牙体或牙齿周围的病变均可引起牙痛。如常见的龋齿、牙痈、牙宣、牙龂（yǎo）痈、骨槽风等病都会有不同程度的牙痛。

【病因病理】

牙痛只是口齿疾病的一个症状，很多牙病或身体其他脏腑之疾病也会导致牙痛。其疼痛的性质、部位、持续时间、病程与外界刺激等有关，辨证大致分为风火牙痛、胃火牙痛、虚火牙痛等几种证型。

1. 风火侵袭：风火外邪，直侵人体，伤及牙齿，邪聚不散，气血滞留，瘀阻脉络，不通则痛。《外科正宗》："齿病者，有风、有火，亦有阳明湿热，俱能致之。"

2. 胃火上炎：胃火素盛之人，又嗜食辛辣，积火与新热互结上冲，或风热邪毒外犯，引动胃火，循经上蒸牙床，伤及龈肉，损及脉络而为病。如《辨证录》："人有牙齿痛甚不可忍，涕泪俱出者，此乃脏腑之火旺，上行于牙齿而作痛也。"又说："人有牙痛日久，上下牙床尽腐烂者，至饮食不能用，日夜呼号，此乃胃火独盛，有升无降之故也。"

3. 虚火上炎：肾主骨、齿为骨之余，若肾阴亏损，水不济火，虚火上炎，循经至齿龈，灼烁牙体、牙龈，或骨髓空虚牙失荣养，致齿根浮动而隐痛。

【现代医学简介】

龋齿、牙髓炎、根尖周炎是牙痛的常见病因。另外，急性牙龈乳头炎、牙周炎、牙周脓肿、坏死性龈炎、干槽症、冠周炎，以及磨损、楔形缺损、釉质发育不全、外伤牙折、牙颈暴露、充填物折裂或脱落皆可引起牙痛。髓石还可引起剧烈的牙痛或不典型的三叉神经痛。

还有牙体牙周组织难查到的疾患，如牙隐裂、颌面的深窝沟或畸形中央而致牙髓病亦可引起牙痛。这么多种牙痛都属于牙体硬组织、牙周组织疾患。

邻近器官如上颌窦炎、上颌窦肿瘤、颌骨骨髓炎、颞下颌关节病皆可致牙痛。眼病中的屈光异常、青光眼等亦可致牙痛。外耳道耵聍栓塞、外耳道疖肿、急性鼓膜炎、中耳疾病可致上下颌磨牙痛。还有三叉神经痛、舌咽神经痛、下牙槽神经炎性病变，也可引起牙痛，但疼痛程度有异。全身性疾病如心绞痛、关节炎、疟疾、黑热病、登革热、流感、斑疹伤寒、糖尿病、月经期、妊娠期、经绝期、子宫卵巢摘除后、神经症、癔病、硬皮病等皆可致牙痛。特殊环境如潜水性牙痛以及登山运动员登高到一定高度也可发生牙痛，但离开特殊环境就缓解。

综上所述，引起牙痛原因各不相同，疼痛性质有自发痛或激发痛、剧痛或隐痛、阵发性或持续性、放射性的，仅白天疼痛或在夜间加剧，或者是咬合痛，牙龈肿胀，流脓出血，牙齿松动，张口困难，可伴有全身发热、局部淋巴结肿大等。牙痛的病因不同而各有异，治疗方法就各有异了。

【临床症状】

1. 风火牙痛：牙龈红肿较剧，疼痛患处得冷痛减、受热痛增，全身恶寒，发热，口渴，舌红，苔白，脉浮。

2. 胃火牙痛：牙痛剧烈，龈肉红肿，出脓渗血，肿连腮颊，口渴，口臭或头痛，大便秘结，苔黄，脉数。

3. 虚火牙痛：牙齿隐隐作痛，牙龈微红，微肿，久则萎缩，牙齿浮动，咬物无力，午后疼痛加重。全身可兼见腰酸痛，头晕眼花，口干不欲饮，舌质红嫩，脉细数。

【内服药疗法】

1. 风火牙痛：

［主证］牙齿疼痛，阵发性，牙龈红肿，遇冷则痛减、受热则痛增，或有全身，发热，恶寒头痛，口渴，脉浮。

［方剂］桑菊饮。

［组成］桑叶、菊花、连翘、薄荷、桔梗、杏仁、芦根、甘草。

［制法］水煎去滓。

［用法］温服。

［功效］疏风清热，解毒消肿。

［辨证］减杏仁，加生地、玄参、白芷、金银花、牛蒡子。

［主治］牙痛。

［方剂来源］清·吴鞠通《温病条辨》。

2. 胃火牙痛：

［主证］牙齿疼痛剧烈，牙龈红肿较甚，或出脓渗血，肿连腮颊，头痛，口渴引饮，口臭，大便秘结，舌苔黄厚，脉象洪数。

［方剂］清胃散。

［组成］当归、黄连（夏日加倍）、生地黄、牡丹皮、升麻。

［制法］水煎去滓。

［用法］温服。

［功效］清胃泄热，凉血止痛。

［主治］牙痛。

［加味］石膏、黄芩。

［方剂来源］金·李杲《兰室秘藏》。

［注］《外科正宗》清胃散有石膏以增清胃泻火之功效。

3. 虚火牙痛：

［主证］牙齿隐痛或微痛，牙齿微红肿，牙齿浮动，咬物无力有不适感，龈肉萎缩，午后疼痛加重。全身可兼见腰酸痛，头晕眼花，口干不欲饮，舌质红嫩，脉多细数。

［方剂］知柏八味丸。

［组成］知母、黄柏、熟地、山萸肉、山药、茯苓、牡丹皮、泽泻。

［制法］水煎，去滓。

［用法］温服。

［功效］滋阴益肾，降火止痛。

［主治］虚火牙痛。

［方剂来源］清·吴谦《医宗金鉴》。

【外治方药】

1. 含漱汤：

［组成］独活 10g，黄芩、芎䓖、细辛、荜茇各 6g，当归 10g，丁香 3g，甘草 6g。

［制法］上㕮咀。以水 500mL，煮取 250mL，去滓。

［用法］含漱之，吐出，更含之。

［功效］清热散风，活血止痛。

［主治］齿痛。

［方剂来源］唐·孙思邈《备急千金要方》。

2. 温风散：

［组成］当归、川芎、细辛、白芷、荜茇、露蜂房（炒）、藁本各等分。

［制法］上药锉。每次 6g，井水煎沸，去滓。

［用法］含漱。

［功效］温散风寒，活血止痛。

［主治］风冷牙痛，牙关紧急。

［方剂来源］宋·杨士瀛《仁斋直指方论》。

3. 肾虚牙痛立效方：

［组成］杜仲、青盐、大黄（炒）、牛膝（炒）。

［用法］共为细末，搽之立效。

［主治］肾虚，牙肿痛。

［方剂来源］宋·严用和《严氏济生方》。

4. 开笑散：

［组成］白芷、细辛（净）、高良姜、荜茇、川椒、香附、露蜂房（炒）各等分。

［制法］上为末。

［用法］搽牙，搐鼻。

［功效］祛风散寒止痛。

［主治］风冷牙痛。

［方剂来源］宋·杨士瀛《仁斋直指方论》。

5. 立效散：

［组成］白矾 30g，生姜 90g（切片），白矾（炒干）、荜茇（焙干）各 30g。

［制法］上等分，入烧盐少许为细末。

［用法］掺牙痛处，如神。

［主治］牙痛。

［方剂来源］宋·朱佐《类编朱氏集验医方》。

6. 细辛散：

［组成］露蜂房、荆芥、细辛各等分。

［制法］上为粗末，每用 9g，水 80mL，煎至 56mL，去滓用。

［用法］温漱冷吐。

［主治］牙齿疼痛。

［方剂来源］元·许国桢《御药院方》。

7. 保牙散：

［组成］软石膏 30g，川乌、草乌、花椒各 9g。

［制法］上药俱生用，为末。

［用法］搽牙，漱口。吐之立愈。

［功效］祛风止痛。

［主治］风牙肿痛。

［方剂来源］明·龚廷贤《寿世保元》。

8. 立效散：

［组成］细辛 0.6g，炙甘草 0.9g，升麻 2.1g，防风 3g，草龙胆（酒洗）12g。

［用法］上为粗末，都作一服，水 250mL，煎至 200mL，去渣以匙抄在口中，敷痛处，待少时则止。

［主治］牙齿痛不可忍，及头脑项背微恶寒饮，大恶热饮，其脉上中下三部阳虚阴盛，是五脏内盛，六腑阳道脉微小，小便滑落。

［方剂来源］金·李杲《兰室秘藏》。

9. 牢牙散：

［组成］全蝎（去毒）7 枚，细辛（洗净）9g，草乌（去皮）2 个，乳香（别研）6g。

［制法］上研细末。

［用法］每用少许搽患处，须臾以温盐水灌漱。

［主治］一切齿痛，不问久新，风疼痛立效。

［方剂来源］元·危亦林《世医得效方》。

10. 一字散：

［组成］蝎梢、细辛、荜茇、胡椒、高良姜、露蜂房（炒黄）各 15g。

［制法］上为细末。

［用法］每次 0.15g，噙温水，随痛左右将药搐鼻内；再用 1.5g，搽牙痛处，不拘时候，有津即吐，误咽不妨。

［功效］祛寒止痛。

［主治］牙齿疼痛。

［方剂来源］元·许国桢《御药院方》。

11. 荜茇散：

［组成］荜茇 6g，蝎梢、高良姜各 3g，草乌头尖（生不去皮）1.5g。

［制法］上研细末。

［用法］指蘸搽牙痛处，吐津，误咽不妨。

［主治］牙齿疼痛。

［方剂来源］元·许国桢《御药院方》。

12. 独圣散：

［组成］北地蒺藜（不以多少，阴干）。

［制法］研细末。

［用法］每用刷牙，以热浆水漱牙，外粗末，熬浆水刷牙，大有神效，不可具述。

［主治］一切牙痛风疳。

［方剂来源］金·李杲《兰室秘藏》。

13. 露蜂房散：

［组成］露蜂房（炒黄）、细辛各 4.5g，大戟 2.5g，防风 4g。

［制法］上研细末。

［用法］上药为末，每用 15g，水 500mL，煎至 350mL，去渣，热漱口，冷吐出，不拘时。

［主治］牙齿疼痛，经验神效。

［方剂来源］元·许国桢《御药院方》。

14. 露蜂房散：

［组成］川芎、白芷、当归、赤芍药、细辛、防风、藁本、升麻、蜂房（炒）各 6g，川椒 5 粒。

［制法］上作一服，用水煎。

［用法］乘热含漱，冷即吐去。

［主治］诸牙痛不可忍者。

［方剂来源］明·董宿《奇效良方》。

15. 漱口玉池散：

［组成］当归、川芎、防风、白芷、藁本、细辛、升麻、地骨皮、槐花、甘草各等分。

［制法］上作一服，用水 1000mL，黑豆 30 粒，生姜 3 片，煎至 500mL 去滓。

［用法］不拘时漱口吐出。

［主治］风蛀牙痛、肿痒动摇、牙龈溃烂、宣露出血、口气等。

［方剂来源］明·董宿《奇效良方》。

16. 如神散：

［组成］川椒（炒出汗）、蜂房（炙）各等分。

［用法］上为细末，每用 6g，水煎数沸。热漱即止。

［主治］风牙虫牙，攻蛀疼痛，牙齿动摇，连颊浮肿。

［方剂来源］明·张介宾《景岳全书》。

17. 川芎石膏散：

［组成］川芎、石膏、升麻、细辛、草乌、白芷、防风、羌活。

［制法］上为细末。

［用法］搽牙，有涎吐出。

［功效］祛风散火止痛。

［主治］风火牙痛。

［方剂来源］明·徐春甫《古今医统大全》。

18. 白芷散：

［组成］白芷、防风、连翘、石膏（煅）、荆芥、赤芍药、升麻（焙）、薄荷。

［制法］上为细末。

［用法］薄荷汤调服及搽牙龈，或煎服亦可。

［功效］疏风清热，凉血止痛。

［主治］牙痛。

［方剂来源］明·王肯堂《证治准绳·类方》。

19. 牙痛神方：

［组成］花椒1.5g，麝香0.3g，红豆、巴豆（去油）各2粒。

［制法］为末作丸子，如梧桐子大。

［用法］将绵包卷，放齿痛处，涎不宜吞，立效。

［主治］牙痛。

［方剂来源］明·龚居中《外科百效全书》。

20. 苍耳汤：

［组成］苍耳子27g（根亦佳）。

［制法］上咬咀。用水300mL，煎数沸，入盐少许，去滓。

［用法］趁热漱口，冷则吐之。

［功效］祛风止痛。

［主治］牙齿疼痛。

［方剂来源］明·朱橚《普济方》。

21. 哭来笑去散：

［组成］雄黄、胡椒、麝香、荜茇、高良姜、细辛各等分。

［用法］用少许末，吹入鼻中（男左女右），立止。如肿甚者，用纸卷药末，作条蘸香油，点火燎牙痛处，条尽即止。

［主治］牙痛，神效。

［方剂来源］清·佚名《济世神验良方》。

22. 定痛追风散：

［组成］全蝎、白芷、细辛、荆芥、防风、川芎、川椒各3g。

［用法］上锉碎。煎汤热漱，吐去。

［主治］牙痛。

［方剂来源］明·董宿《奇效良方》。

23. 牙痛神效方：

［组成］蛇床子。

［用法］用上药煎汤，稍热，频频漱之，立效。

［主治］牙痛神效。

[方剂来源] 明·周文采《医方选要》。

24. 牙痛甚方：

[组成] 防风、羌活、青盐、细辛、荜茇、川椒。

[用法] 上为末。搽噙，其涎流出愈。

[主治] 牙痛甚者。

[方剂来源] 明·万表《万氏家抄方》。

25. 清胃散：

[组成] 僵蚕、白芷、细辛、川芎各等分。

[制法] 上为细末。

[用法] 吹患处。

[功效] 疏风止痛

[主治] 风牙作痛。

[方剂来源] 清·马培之《青囊秘传》。

26. 漱口方：

[组成] 露蜂房、鹤虱、秦艽、防风各6g。

[用法] 上药共煎汤漱口，凉则吐去。

[主治] 牙病。

[方剂来源] 清·佚名《济世神验良方》。

27. 细辛散：

[组成] 荆芥、细辛各3g，砂仁、鹤虱各1.5g，白芷、川椒、草乌各0.6g，皂角15g，荜茇4.5g。

[用法] 上为末，揩牙。

[主治] 齿病，风蛀。

[方剂来源] 清·沈金鳌《杂病源流犀烛》。

28. 冰黄散：

[组成] 牙硝、硼砂各9g，雄黄6g，冰片0.45g，麝香0.15g。

[用法] 共合为末，每用少许搽牙，有神效。

[主治] 牙痛。

[方剂来源] 清·徐士銮《医方丛话》。

29. 牙痛方：

[组成] 梅花冰片、朱砂各少许。

[用法] 上共为末。用末揩牙，即止痛。

[主治] 牙痛。

[方剂来源] 清·盛景云《益世经验良方》。

【针灸疗法】

针刺：合谷、下关、颊车、风池、太阳、内庭、太溪、行间、太冲或牙痛穴（位于掌面第3、4掌骨距掌横纹1寸处）。

穴解：合谷清手阳明经之热，颊车、内庭、下关疏泻足阳明经气；太阳、风池解表风热；太溪补肾阴；行间、太冲泻肝火，故可治阴虚牙痛。

【穴位指压疗法】

指压法：上牙痛取迎香、人中，下牙痛取承浆。后五齿上牙痛取下关，颧突凹下处。下牙痛取耳垂与下颌角连线中点，颊车、大迎。以指切压，逐渐加重用力点压10~15min。

穴位指压止痛法：是治疗口腔病中常用的简易方法，多应用在拔除牙齿及止牙痛，整个指压操作分3个步骤：按、压、揉。

（1）按：用拇指指腹在患者需指压的穴位上进行按摩，使局部气血经脉通畅，一般按10~15min。

（2）压：用力按压穴位，按压者用拇指端向内切压，慢慢加重压力，使穴位的酸麻感达到最高峰（但用力不要过猛）。

（3）揉：用手掌鱼际部分的肌肉，轻轻揉按指压的穴位，一般揉10~15min使酸麻感尽快消失。

上述3个步骤，连贯操作，也可患者自行操作。上牙痛时，以压法为主。

【现代疗法】

牙痛给患者带来了很大的痛苦，无论中医和现代医籍中都专门讨论了牙痛，认识到牙痛的重要性，必须专题讨论如何解决。虽然牙痛在各有关疾病中论述，又因中医和现代医学对牙痛的分类和治疗上存在很大的差异，中医在古代对牙痛从症状上进行分类，现代医学注重微观治疗，针对损伤施治，故本章也略加讨论。

如因牙本质过敏而引起牙痛，可用脱敏方法治疗，应去除龋坏。牙髓暴露者应盖髓治疗。急性牙髓炎出现剧烈的疼痛要及时开放髓腔，减少压迫牙髓神经的压力缓解疼痛。因牙根尖周围疾患而致牙痛者可开髓，引流消炎、缓解疼痛。除此之外，牙齿外伤、创伤性咬合、治疗时强力分离牙齿、根管充填材料超填、拔牙时撬伤邻牙、失活剂刺激牙髓都可引起牙痛。必须根据引起牙痛的各种原因进行处理。必须说明，疼痛缓解了并不等于引起疼痛的疾病彻底治愈了，在疼痛减轻之后应继续进行治疗以彻底治愈牙病。

【护理与预防】

1. 牙痛患者的食物温度不宜过热、过冷，忌辛辣煎炒及过酸过甜，以免受刺激而加重病情。

2. 预防上应注意口腔卫生，早晚各刷牙1次，以除去牙体及间隙中污垢与食物碎屑，保持牙齿洁净，是防治牙病的重要措施。

【现代研究】

牙痛方1：

[组成] 露蜂房适量。

[用法] 放入纯酒精中（适量）；点火燃烧待露蜂房烧成黑灰后，用手指头蘸蜂房灰，涂于患牙，一般4~5min痛止。

[疗效] 治疗58例，显效21例，有效33例，无效4例。

[来源] 陈龙耀。《新中医》1982年第12期。

牙痛方2：

[组成] 公丁香、荜茇各150g，细辛、制草乌、制川乌各100g，冰片、薄荷脑各20g，桂皮配200mL，90%酒精适量。

[用法] 将公丁香、细辛、草乌、川乌、荜茇碾成粗粉，用60℃温水200mL浸润后，抓至成团，放置24h使充分润透，分次装入渗滤器，并均匀压平。向渗滤器内加入酒精，放

置 30 天，收取渗滤液 1.8L。再将冰片、薄荷脑溶于渗滤液中，最后加入桂皮酊，至 2L。用时取棉签蘸酊剂置于牙痛处，或用牙齿紧咬棉签，10min 后取出。

［疗效］治疗牙痛、拔牙止痛共 100 例，治愈率 98%，未见副作用。

［来源］陈长明。《新中医》1986 年第 3 期。

牙痛方 3：

［组成］沉香、丁香、乳香、木香、小茴香各 20g，杏仁、陈皮各 15g，香附、川楝子各 25g，70% 酒精 500mL。

［用法］上药浸于酒精内密封存放 1 个月，启封加入少量冰片、麝香、薄荷脑即可。以棉签蘸药液涂于患牙周围即可止痛。1min 后连唾液一同吐出（切勿咽下），每日 3~4 次。

［疗效］治疗 52 例，均涂药 2~4 次而愈。

［来源］李细茂。《新中医》1988 年第 6 期。

牙痛方 4：

［组成］虎杖 25g，生甘草 5g，75% 酒精 500mL。

［用法］浸半个月左右，滤去药渣，装瓶备用。用药棉蘸药液，搽在患牙局部。

［疗效］一般涂搽 1~6 次，牙痛即消除。经治 200 例，仅 2 例无效。

［来源］胡金曼。《浙江中医杂志》1990 年第 3 期

牙痛方 5：

［组成］花椒 10g，小茴香 8g，细辛 3g，生姜 20g，牙碱尖 15g，冰片 5g，薄荷 5g。将上药共研为细粉置瓶内密封备用。

［用法］将粉剂用喷粉器或吸管喷入患侧鼻腔内，每次用量黄豆大小，用药后鼻腔发痒，流眼泪。2min 内止痛，如疼痛不止者，10min 后重复使用 1 次。止痛后可将鼻腔内多余的药物取出。

［疗效］治疗 535 例，显效 375 例，好转 137 例，无效 23 例。

［来源］李玉国。《河北中医》1995 年 6 期。

牙痛方 6：

［组成］威灵仙 150g，细辛 30g，蓖麻仁 200g，五倍子 100g，白芷、羌活各 50g，烘干研细末。过 100 目筛混合后调匀，装入瓶中密封备用。

［用法］取 1 粒胶囊将其端用针刺几个小孔，有孔端向内，放置在牙痛侧的外耳道内。留置 10~25min 后取出，疼痛即止。注意留置时间不能过长，以防止局部出现瘙痒。瘙痒感在停药后即可消失。

［疗效］治疗 500 例中，治愈 480 例，缓解疼痛 18 例，无效 2 例。一般病情用药 1 次即愈，大多患者在用药 2~3 次后痊愈。

［来源］兰莉。《甘肃中医》1995 年第 4 期。

牙痛方 7：

［组成］薄荷、荆芥穗各 5g，连翘、黄芩、牛蒡子、赤芍药、骨碎补各 10g，炙升麻、北细辛、粉甘草各 3g。热邪偏甚，牙龈肿痛者加金银花、山栀；兼胃热盛，口臭便秘者加石膏、生大黄；肾火浮越，牙根浮动者加玄参、生地；龋齿致牙痛者加乌梅、白芷，不效，再加五倍子另煎含漱。

［用法］每日 1 剂，水煎，早晚 2 次分服，5 剂为 1 个疗程。

［疗效］治疗 48 例，痊愈 22 例，显效 18 例，好转 6 例，无效 2 例。总有效率

为 95.8％。

[来源] 黄文柱。《陕西中医》1995 年第 11 期。

牙痛方 8：

[组成] 乳香、没药、白芷、细辛、生石膏。

[制法] 上药研成细末，经 80 目筛后置瓶内密贮备用。

[用法] 使用时以棉球或纱布块蘸少许药粉置患侧鼻孔下，由患者吸入即可。

[主治] 牙痛。

[来源]《中医研究》1999 年 2 月。

牙痛方 9：

[组成] 冰片、麝香，按 40∶1 比例。

[制法] 上药研细末备用。

[用法] 伤湿止痛膏剪为 3cm×3cm 见方小块。下牙痛取患侧颊车、足三里穴，上牙痛取患侧下关、合谷穴，上下牙痛同时取上述 4 穴。治疗时穴位皮肤常规消毒后，用毫针直刺所取穴位，待得气后留针 5min，然后迅速出针，不闭针孔，将备用的冰片麝香粉按每个穴位 0.15g 堆放于穴位针孔上，伤湿止痛膏覆盖固定，48h 后去除外贴药。一般治疗 1 次牙痛即止，牙床红肿 3 日内可消失。若牙痛未愈，可在 12h 后重复治疗 1 次。

[主治] 风火牙痛。

[来源]《中国民间疗法》2000 年第 6 期。

牙痛方 10：

[组成] 取鲜麻菜叶 1 片（将结荚者为佳），韭菜地活蚯蚓 1 条（白颈者为佳）。

[制法] 同捣取汁。

[用法] 患者侧卧，牙痛患侧耳道方向朝上，将汁液滴满牙痛患侧之耳道，约 5min 后倒出耳内液，再滴入新鲜汁液，可如此重复做数次。

[主治] 牙痛。

[来源]《中国民族民间医药杂志》2001 年第 1 期。

牙痛方 11：

[组成] 白芷 100g，细辛 50g，冰片 2g，75％酒精适量。

[制法] 将白芷、细辛研成粗粉，以 75％酒精为溶媒，按渗滤法操作，收集初滤液 60mL 另放备用，再继续收集渗滤液 80mL，然后减压回收酒精至 20mL 左右，与初滤液合并，加入冰片搅拌溶解滤过，自滤器上添加酒精至 100mL 即得。

[用法] 对深度龋齿、牙髓炎者，先清洗龋洞内的食物残渣，令患者漱口后用小棉球浸润药液塞于龋齿洞内，用暂封补牙条充填，与口腔隔离，以防唾液稀释药液影响疗效；1～10min 疼痛消失，或减轻。或再用小棉球浸润药液均匀涂于患牙根和牙龈周围，或牙龈盲袋内观察止痛效果。

[主治] 深龋齿，牙髓炎，牙周炎，根尖周炎。

[来源]《医学信息》2001 年第 10 期。

牙痛方 12：

[组成] 川乌、草乌、天麻各 3g，白酒 200g（50°左右）。

[制法] 将上药略捣碎，放入一瓷碗中，倒入白酒浸泡 2h 左右，然后点燃药酒 4～5min，将火吹灭，待药酒放凉后（备用）。

［用法］把药酒含入口中浸泡患处，每日 2~3 次。药酒含漱后吐出，不得咽下。

［主治］各种牙痛。

［来源］《中医外治杂志》2003 年第 1 期。

第十八节 拔牙

拔牙中医称为取牙、出牙、落齿，除了手法拔牙，还有药物拔牙法。

【中国古代中医论述】

1. 清·祁坤《外科大成》："用真蟾酥，麦粒大，咬之，痛牙即爆落如手取。"

2. 清·许克昌、毕法《外科证治全书》："活鲫鱼一尾，约重十两，以白砒一钱入鱼腹，放无风无猫犬处七日，鱼身发出白毛，用鸡羽拂毛，以少许膏药收之，每遇病牙，取些微膏药贴其上，片刻即落。"

3. 明·许浚 1611 年引用中国中医典籍撰《东医宝鉴》："去痛齿不犯手方：川椒、细辛各一两，草乌、荜茇各五钱，为细末，每少许，揩痛齿，自落。"

4. 清·顾世澄《疡医大全》：

（1）取牙法：白马牙，火煅存性，川乌煅存性，紫玉簪花根竹刀切片、阴阳瓦焙，各等分研匀，每用少许点牙龈上，其牙自落。

（2）取痛牙法：白龙骨三钱研，用大蒜一瓣捣烂，入末一二分，搅匀，贴痛处，半支香时即落。

（3）取痛牙法：白马尾烧灰存性，点上即落，但须认定痛牙点之，不可乱点，恐好齿沾着亦落。

【病因病理】

古代医者对病灶牙，龋齿无法治疗，残根或外伤所致，牙髓坏疽牙、异位智齿、牙源性感染的病原牙、乳牙迟脱影响恒牙正常出者等，影响患者个人正常饮食造成危害及外观病牙和多余齿以及需医者拔去的牙。

【现代医学论述拔牙术】

1. 人体的牙齿应尽量保存，可是有的牙齿疾病已不能治愈，留在口腔内反而造成痛苦和危害必须拔除，这是口腔科常用的手术，又称拔牙术，拔牙是一种损伤性手术，牙齿被拔除后消除了牙病对人体的害处，牙齿的疾病也因而治愈。

但拔牙术是一种损伤性的治疗方法，发育成熟的牙齿患成病齿拔掉后不能重生、牙齿缺失，影响咀嚼、发音和美观，所以医生和患者都要慎重考虑是否拔牙。

2. 拔牙适应证、禁忌证：掌握拔牙方法、并发症的处理、口腔内细菌污染拔牙术的程度，严格消毒。

【拔牙适应证】

1. 牙齿因某种原因缺损过大。

2. 牙齿萌出异常、错位或阻生，横生者。

3. 滞留的乳牙，妨碍恒牙萌出。

4. 外伤所致牙齿折断不能治疗者。

5. 正畸治疗或修复义齿需要拔除的牙。

6. 牙齿过长，不能治疗，引起食物嵌塞，或者妨碍对颌缺牙处的义齿修复。

7. 多生牙，无咬合关系及功能，且又影响美观者。

8. 不能治疗的牙髓病、根尖周病、牙周病的病牙。上颌窦炎、颌骨骨髓炎的病灶牙。

9. 肿瘤手术区的牙。

10. 经过治疗仍不能治愈的牙病及消除病灶者。

【拔牙禁忌证】

1. 急性口腔炎、坏死性牙龈炎、急性牙周炎、急性牙周脓肿应待炎症缓解后拔牙。

2. 妇女月经期、妊娠期不宜拔牙。

3. 血友病、白血病患者不宜拔牙。

4. 血小板减少症、肺结核、肝炎、肾炎、原发性高血压、甲状腺功能亢进、某些急性传染病、恶性肿瘤等应待治疗稳定后方可拔牙。

5. 心脏病一般不宜拔牙，如有该科医生配合，认为可以拔牙，则麻醉剂中不能含肾上腺素。

拔牙的适应证和禁忌证不是绝对的，要根据患者具体情况考虑全身和局部等诸方面的因素，适当处理。

有关拔牙的手术操作，可参阅许姜泽、刘惠荣著《补牙、拔牙、镶牙》一书（人民卫生出版社出版）。

【中国古代拔牙术】

1. 手法拔牙：古代中医对于比较松动的牙，用手指捏紧牙冠，左右前后摇动，然后用力拔出。具体操作时必须让患者漱口、消毒，在应拔之牙的牙冠上包以纱布，以防拔牙时滑脱，然后用手指捏紧用力拔出。该法至今在临床上仍然偶尔使用，因为非常松动的牙齿不必用牙钳就可拔除。再者，患者看见牙钳往往有些害怕，注射麻药时也会有痛苦，所以对很松动的牙也可采用这种拔牙法。

如果拔牙出血可用中药马勃外用止血，将马勃研细粉状，过80目筛，用医用纱布包将马勃药物形成球状后压在牙出血处，有止血作用。

现代药理研究表明，马勃具有止血抗菌作用。

［禁忌］马勃絮垫不能完全被组织吸收，故不能作组织内埋藏止血或死腔填塞之用，只能外用。

2. 药物拔牙：利用药物，将药揩在牙齿周围，使牙齿脱落，这是中医拔牙独特的方法。

（1）拔牙方：

［组成］草乌、荜茇各4.5g，细辛、川椒各9g。

［用法］上药共为末，用少许点在患牙内外，其牙自落。

［主治］拔牙。

［方剂来源］清·蕴真子《赛金丹》。

（2）取痛牙法：

［组成］草乌、荜茇各5g，川椒、细辛各60g。《本事方》云："四件共为细末，每用少许，以针揩在患牙内外，如此数次，其牙自伤，则易落矣。"

［方剂来源］明·吴昆《医方考》。

【外治方药】

1. 取牙神方：

［组成］赤脚信末3g。

［制法］用鲫鱼120～150g重者（去肠屎）1条，将赤脚信末入鱼腹内，置净处阴干，

候起霜刷下听用。

　　［用法］点患牙处。一咳即出，净后漱口。

　　［功效］取牙。

　　［方剂来源］明·龚居中《外科百效全书》。

　　2. 离骨丹：

　　［组成］紫玉簪根 3g，白砒 1g，白硇砂 2.1g，月石 0.6g，威灵仙 1g，草乌 0.45g。

　　［制法］上为末。

　　［用法］用少许点牙。

　　［功效］取齿。

　　［禁忌］不可咽下。

　　［方剂来源］清·马培之《青囊秘传》。

　　3. 离骨散：

　　［组成］大鲫鱼 1 条（去皮），白玉簪花根 9g，皮硝适量。

　　［制法］将白玉簪花根及皮硝装入鱼腹内令满，缝好，大碗盖住，令出白霜，扫下收贮。

　　［用法］点少许于牙根上，即落。

　　［功效］取患牙。

　　［方剂来源］清·鲁照《串雅补》。

　　【现代研究】

　　方 1：马勃是野生菌类植物，性平无毒，有止血、消炎的作用。用时以消毒的马勃数块填塞于拔牙创内，以纱布轻压并且嘱患者咬住。

　　［方剂来源］《中华口腔科杂志》1960 年第 3 期。

　　方 2：将人发洗净，经焙干研末，装入小瓶内，高压消毒后备用。拔牙后刮除创腔内牙石、碎牙、碎骨片和肉芽组织，用棉签蘸适量血余炭粉撒入拔牙创内，出血较多者可反复撒 2~3 次，片刻拔牙创内凝血块形成。

　　［方剂来源］《中华口腔科杂志》，1986 年第 2 期。

第十九节　急性根尖周炎

　　急性根尖周炎是指牙龈两侧局部发生红肿作痛，不敢咬合，病牙有浮起感，多由牙髓病发展而来的化脓性疾病。中医称为"牙痈""牙虫其风""穿牙疔"等。

　　【中国古代中医论述】

　　1. 明·王肯堂《证治准绳》："牙痈：或问牙根生痈何如？曰：此名附牙痈，属足阳明胃经热毒所致。宜服清胃散、黄连消毒饮，或刺出恶血则愈。"

　　2. 清·程国彭《医学心悟》："牙痈，牙边肿痛，如豆大，脾胃二经湿热也。可用小刀点破之，吹以冰片散，仍服清胃散。又牙龋症，牙根尽肿，宣露于外，或齿龋不止。并服前方，仍用陈茶、薄荷、金银花等频服之，再用冰片散搽之。"

　　3. 清·金德鉴《焦氏喉科枕秘》："牙疔……此症阳明胃经而生疔牙缝中。疔根顶起牙上，甚者牙根末痛连腮腭，破则流血。治者吹本，用力去血，吹秘，如疔大，刀针割去，吹均秘，服三黄、凉膈化之。"

　　4. 清·祁坤《外科大成》："牙疔为牙缝中肿起一粒，痛连腮项，或兼麻痒，或破流血水，异于常症者，疔也。用竹签挑破，以见鲜血为度。搽拔疔散，再以蟾酥丸噙之服之。或灸神授穴二七壮。"

5. 明·皇甫中《明医指掌》："牙蜞风者，牙龈上肿甚，聚毒成疮是也。"

【病因病理】

1. 口齿不洁、牙齿保护不当、牙体被龋蚀，或牙髓炎日久不愈，毒伏于龈肉及牙根、感风热壅遏气血，渐化成脓。

2. 饮食失节，脾胃蕴热，阳明郁火，郁而不宣，中焦化火，火性上炎循经壅滞龈肉齿根，腐而成脓。清·许楗校订《咽喉脉症通论》："牙痛，此症因劳心过度或食热毒物鼓动阳明胃经之火，发于牙龈。"清·吴谦《医宗金鉴》："此症由阳明胃经热毒所致，生于牙床，坚肿疼痛，身发寒热、腮颊浮肿。"

【现代医学研究】

急性牙根尖周炎多由牙髓病发展而来。感染的牙髓、细菌及其毒素经过根尖孔引起根尖周病。初期为急性浆液性炎症，可以演变成急性化脓性炎症，骨、附近的软组织大面积感染。也可演变成慢性炎症，牙根尖周围的急性浆液性炎症期有持续性自发痛、叩诊痛，不敢咬合，病牙有浮起感。

除此之外，跌倒碰撞、创伤性咬合、强力分离牙齿、拔牙时撬伤正常牙、化学药物刺激也可引起根尖周病。

牙根尖周围组织不同于牙髓组织，这里的血液循环丰富，修复和再生能力较强，牙骨质和牙槽骨因受疾病影响而吸收者，经过适当的治疗之后可以逐渐恢复。

【临床症状】

1. 发病急，多发于龋齿周围牙龈处，初起齿龈红肿、坚硬、焮热、自发性疼痛，遇冷则痛减。

2. 患牙先有浮出与伸长感，叩痛和触痛，咀嚼咬合时疼痛尤甚；脓成后牙齿松动和浮动感明显，持续性跳痛。疼痛范围局限。或隆起有波动感，甚者患侧面颊肿胀，并全身不适，头痛，口干，口苦，口臭，脉数，舌苔黄，舌质红。

3. X线片检查可见牙根尖区骨组织一般无明显破坏，可有牙周膜间隙增宽阴影。

【鉴别诊断】

本病应与急性牙髓炎、慢性根尖周炎相鉴别。

1. 急性牙髓炎：初期充血，血管扩张，牙髓腔内的压力增加，压力不能缓冲，于是压迫牙髓神经使之发生剧烈的疼痛，后期可发展为牙髓坏疽。

2. 慢性根尖周炎：慢性根尖周炎可由急性根尖周炎转变而成，也可由外伤、根管治疗不当、拔牙时用力不当等造成。疼痛不剧烈，日久化脓。

【内服药疗法】

1. 风热外袭证：

［主证］突发牙痛，牙龈红肿，患齿有伸长感，触碰时痛甚，痛位固定，或见身热，恶寒，头痛，舌质红，苔薄黄，脉浮数。

［方剂］桑菊饮。

［组成］桑叶、菊花、连翘、薄荷、桔梗、杏仁、芦根、甘草。

［制法］水煎，去滓。

［用法］温服，1日1剂。

［功效］疏风清热，解毒消肿。

［加减］减杏仁，加生地、生石膏、紫花地丁、蒲公英、鱼腥草。

［主治］牙痈。

［方剂来源］清·吴鞠通《温病条辨》。

2. 脾胃火盛证：

［主治］患部牙龈肿痛，色红，焮热，有牙齿高起浮动感、触痛叩痛及跳痛，严重者红肿连及腮颊等处，甚者自溃流脓，全身可有寒热及壮热、头痛，口干口臭，舌质红，苔黄厚，脉洪数等。

［方剂］清胃汤。

［组成］石膏、黄芩、生地黄、牡丹皮、黄连、升麻。

［制法］水煎，去滓。

［用法］温服。每日3次。

［功效］清胃泻火，消肿排脓止痛。

［加减］加金银花、野菊花、蒲公英、紫花地丁，口臭便秘加大黄。

［主治］牙痈。

［方剂来源］清·吴谦《医宗金鉴》。

［方剂］升麻石膏汤。

［组成］升麻、石膏、防风、荆芥、当归尾、赤芍、连翘、桔梗、甘草、薄荷、黄芩、灯心（热甚加）、大黄。

［制法］水煎，去滓。

［用法］温服，1日1剂，分2次服。

［功效］清胃散火，消肿止痛。

［主治］阳明火郁、牙龈红肿、面颊俱肿、头面尽痛者。

［方剂来源］清·沈金鳌《杂病源流犀烛》。

【外治方药】

1. 莽草散：

［组成］莽草、细辛各30g，枳壳15g（去瓤），附子3g（生用，去皮、脐），川椒7.5g（去目及闭口者，微炒去汗）。

［制法］上为末。每次15g，用水500mL，煎至250mL，去滓。

［用法］热含冷吐，不得咽之。

［功效］祛风止痛。

［主治］牙痛连颊肿。

［方剂来源］宋·王怀隐《太平圣惠方》。

2. 逡巡散：

［组成］高良姜1块（约6.6cm许），干全蝎1枚（瓦上焙干）。

［制法］上为细末。

［用法］以手指蘸药于齿患处，搽令热透。须臾吐得少涎，以盐汤漱口。

［功效］祛风散寒，消肿止痛。

［主治］新久风牙，疼肿不可忍，腮颊肿痛。

［方剂来源］宋·吴彦夔《传信适用方》。

3. 消风定痛散:

[组成] 荆芥 12g，白芷、防风、细辛、全蝎、升麻、川芎各 6g，胆矾 0.6g，朴硝、青黛各 2.4g。

[制法] 上为末。

[用法] 每用一指蘸药搽于牙上，噙半时。有津吐出。

[功效] 祛风止痛，泻火解毒。

[主治] 牙齿疼痛，龈肉肿闷。

[方剂来源] 明·方广《丹溪心法附余》。

4. 葡消散:

[组成] 葡萄干、焰硝。

[制法] 上将葡萄干去核，填满焰硝，煅之，焰过，取置地上成炭，研末。

[用法] 搽牙。涎出任吐。

[功效] 泻火解毒，消肿止痛。

[主治] 牙龈肿痛，势欲成痈者。

[方剂来源] 清·董西园《医级》。

5. 救苦丹:

[组成] 蟾酥 1g（锉细，乳汁溶化于器内），雄黄、细辛、冰片各 0.6g。

[制法] 上药研细，与酥乳共同调和。

[用法] 纳于蛀牙孔内或痛牙缝中，口中痰涎任其流出。

[功效] 祛风止痛，杀虫解毒。

[主治] 牙痛，虫蛀不已，诸药不效者。

[方剂来源] 明·龚廷贤《寿世保元》。

6. 清胃汤:

[组成] 升麻 4.5g，黄连 6g，牡丹皮 9g，生地 3g，当归 6g。

[制法] 上药研细末。

[用法] 纳于牙缝中搽牙。

[功效] 滋阴清热，止痛。

[主治] 胃中湿热牙痛。

[方剂来源] 明·龚廷贤《医学入门万病衡要》。

7. 固齿将军散:

[组成] 青盐 120g，杜仲（炒半黑）、锦文大黄（炒微焦）各 300g。

[制法] 研细末。

[用法] 清晨搽牙漱口。

[功效] 久用牢牙固齿。

[主治] 牙痛牙伤，胃火糜肿。

[方剂来源] 清·顾世澄《疡医大全》。

【针刺疗法】

针刺合谷、颊车、下关等穴，强刺激，不留针。

【外治疗法】

1. 腮颊肿胀疼痛，可用如意金黄散或玉露膏外敷。

2. 龈肉红肿高突，用冰硼散频撒患处。

3. 自溃流脓，可用珠黄散或锡类散撒布。

【手术疗法】

急性期可开髓引流，对症处理，脓成后应切开排脓引流。

【现代疗法】

1. 六神丸适量研细粉，用醋（6度为宜）调为糊状，涂患牙龈处，每日2~3次。

2. 花椒、露蜂房、细辛、白芷各等分，煎汤频含漱，用量高于正常内服量二倍方显效，忌咽下。

【护理与预防】

1. 减少咀嚼运动，进食流质。

2. 忌在患处挤压以免邪毒扩散。

3. 及时治疗各种牙疾，减少并发症。

第二十节　慢性根尖周炎

慢性根尖周炎可由急性根尖周炎转变而致。中医称为"钻齿疳""牙漏""攒齿疳"。

【中国古代中医论述】

1. 隋·巢元方《诸病源候论》："手阳明之支脉入于齿，风邪客于经脉，流滞齿根，使断断肿脓汁出，愈而更发，谓之齿漏。"

2. 宋·王怀隐《太平圣惠方》："治齿断血不止方，干地龙末、白矾灰各5g，麝香末2.5g，上件药同研令匀，于湿布上涂药，贴于患处。"

3. 宋·王怀隐《太平圣惠方》："治牙齿挺出，断宣露、痒痛不止方。牛膝50g去苗，细辛25g。上件药，捣罗为散，以化蜡和圆。如莲子大，以绵裹一圆，于痛处咬之。"

［注］断（yín、kèn或yàn）：同龈。

4. 明·朱橚《普济方》："夫齿之痛者五，一曰风热，二曰风冷，三曰毒疾，四曰恶血，五曰虫蚀。风气袭虚客于齿间，乘于气血，故令龈肿。热气加之，肿汁遗臭。故风热之为齿痛……凡人饮食甘肥，不能洁齿，腐臭之气，淹积日久，齿根有孔。"

5. 清·邹岳《外科真诠》牙痈、漏："牙痈生于牙龈上，属阳明胃经，宜按阴阳治之，若溃脓只用柳花散搽之。牙痈失治，久而不愈，成牙漏，宜用青竹筒煅食盐搽之，内服托里散。"

【病因病理】

患牙疾日久，邪毒深伏于齿根，或素有牙疾未根治，反复受邪，正虚邪盛，毒邪积滞，日久蚀肉腐骨，终成瘘道，愈合缓慢。

【现代医学研究】

慢性根尖周炎可由急性根尖周炎转变而成，也可由外伤、根管治疗不当、拔牙时用力不当等造成。这种疾病一般分为3种。

1. 慢性根尖脓肿：根尖部的组织有坏死、液化，脓肿形成后聚积于根尖周围。疼痛不剧烈，叩诊时患者有不适感。如果病情发展有的病例在患牙的唇、颊侧出现瘘孔，少数病例的瘘孔开口于舌、腭侧等。

2. 慢性根尖肉芽肿：细菌及毒素反复刺激根尖部，使牙根尖周围组织产生炎症性肉芽组织。牙齿有深度龋坏、牙髓多已坏死感染，牙体变黑色，少有自发痛，有时可出现钝痛或咀嚼无力。牙根尖部的肉芽组织有慢性炎性细胞浸润，大多是淋巴细胞和浆细胞，并有少量的多形核白细胞。如果身体抵抗力强，细菌毒力减少，则肉芽组织内炎性细胞减少、纤维成分增多；反之则肉芽组织增大、炎性细胞增多。

3. 慢性根尖周囊肿：凡慢性根尖脓肿、根尖肉芽肿，其炎症导致根尖区的残余上皮细胞，使之增殖，形成根尖周囊肿，一般不痛，牙齿有龋洞，牙冠可有变色，牙髓坏死感染。囊肿增大可使根尖部隆起，有弹性感。X线检查可见牙根尖区周围有透明的界限清楚的圆形骨质阻射线，这是囊肿的周围骨质受到缓慢的刺激形成了致密的硬骨板之故。

【临床症状】

1. 多发于中老年人，农村高于城市。

2. 有急性根尖周炎史或龋病史。

3. 轻者平时无明显自觉症状，或在饮食咀嚼时有不适或微痛感，急性发作时，疼痛反复，根尖周围处有肿胀，患牙有叩痛，日久化脓，穿透牙槽骨则形成瘘管，管口较小，挤压瘘口时有少许脓液溢出，瘘道久不收口，反复发作，甚者瘘管可经患牙根部流注颏下的皮肤上穿孔，瘘口形成。

4. X线拍片示根尖周呈肉芽肿或根尖脓肿、根尖周囊肿。

【鉴别诊断】

慢性根尖周炎与急性根尖周炎、慢性牙髓炎相鉴别。

1. 急性根尖周炎，无流脓及瘘孔。

2. 慢性牙髓炎：轻度阵发性牙痛，迁延不愈，冷热刺激或实物嵌入可诱发隐痛或疼痛。甚者牙齿有深的龋洞，内有增生的牙髓形成息肉，触之易出血。

【内服药疗法】

正虚邪滞证：

［主证］饮食咀嚼时有不适或微痛感，或疼痛反复，根炎周围处有肿胀，患牙有叩痛，日久化脓，穿透牙槽骨则形成瘘管，挤压瘘口时有少许脓液溢出，瘘道久不收口，反复发作（牙漏），伴有面色不华，舌质淡，舌苔白，脉缓无力。

［方剂］托里散。

［组成］生黄芪、当归、白芍、川断、茯苓、香附子、枸杞子、穿山甲、金银花、甘草、桂圆。

［制法］水煎，去滓。

［用法］食远服，每日2次。

［功效］扶正祛邪，排脓生肌。

［主治］牙漏。

［方剂来源］清·邹岳《外科真诠》。

［加味］加白芷、皂角刺、黄连、甘草。

【外治方药】

1. 露蜂房散：

［组成］露蜂房（炙黄）、荆芥、川椒（去目及闭口者，微炒去汗）、地骨皮、松节（锉）、青盐、白矾灰各0.1g。

［制法］上为细散。

［用法］每次1.5g以绵裹，于痛处咬之。有涎即吐却。

　　［功效］祛风止痛。

　　［主治］齿风疼痛。

　　［方剂来源］宋·王怀隐《太平圣惠方》。

2. 白牙药升麻散：

　　［组成］川芎12g，升麻、藁本、石膏、白芷、皂角（烧存性用）各30g，细辛18g。

　　［制法］上为末，过筛3次。

　　［用法］用牙刷蘸药少许刷牙，用温水漱之。

　　［功效］祛风泻火，消肿止痛。

　　［主治］风火牙痛，牙龈肿硬不消。

　　［方剂来源］元·许国桢《御药院方》。

3. 漱毒散：

　　［组成］薄荷叶9g，荆芥穗15g，细辛3g，地骨皮30g。

　　［制法］上为粗末。每次21g，用水300mL，煎至150mL，去滓。

　　［用法］食后温漱冷吐。

　　［功效］疏风清热，止痛消肿。

　　［主治］牙齿疼痛，久而不愈。

　　［方剂来源］元·许国桢《御药院方》。

4. 羌活散：

　　［组成］藁本、香白芷、桂枝各0.9g，苍术、升麻各1.5g，当归身1.8g，草豆蔻仁3g，羌活4.5g，羊胫骨灰6g，麻黄（去根、节）、防风各9g，柴胡15g，细辛少许。

　　［制法］上为细末。

　　［用法］先用温水漱口净，将药末搽患处。

　　［功效］祛风散寒，固齿止痛。

　　［主治］牙齿动摇，肉龈袒脱疼痛。

　　［方剂来源］金·李杲《兰室秘藏》。

5. 冰硼散：

　　［组成］玄明粉、硼砂各500g，朱砂60g，冰片50g。

　　［制法］共研极细末。

　　［用法］搽患处。

　　［功效］清热解毒，消肿止痛，热毒蕴结。

　　［主治］牙痛牙漏（瘘口不愈）。

　　［方剂来源］明·陈实功《外科正宗》。

6. 生肌玉红膏：

　　［组成］当归60g，白芷15g，甘草36g，血竭12g。

　　［制法］轻粉12g，白蜡60g，紫草6g，麻油500mL。先将白芷、紫草、甘草、当归入油内浸3日，文火熬至微枯，过滤取油复煎至沸下血竭，化尽下白蜡，候冷下极细轻粉末，搅匀即成。

　　［用法］外贴患处。

　　［功效］活血祛腐，解毒镇痛，生肌。

　　［主治］慢性溃疡，久不收口。

[方剂来源] 明·陈实功《外科正宗》。

7. 牙痛方：

[组成] 蜂房1枚，矾少许。

[制法] 将矾盛入蜂房孔内，用火烧，研为细末。

[用法] 用末搽牙痛处，水漱吐之。

[功效] 解毒杀虫止痛。

[主治] 牙痛。

[方剂来源] 清·姚俊《经验良方》。

8. 牙疼神效方：

[组成] 雄黄、明矾各0.9g，牙硝3g，冰片0.3g。

[制法] 上药共为细末。

[用法] 以0.15g搽患处，流涎即愈。

[功效] 解毒杀虫，止痛消肿。

[主治] 牙痛。

[方剂来源] 清·黄统《经验良方大全》。

【针刺疗法】

针刺合谷、颊车、下关等穴，用灸法，于瘘口处艾灸至发红为度。

【手术疗法】

1. 根据症状可做根管治疗术、根尖切除术及尖周刮除术。

2. 不能修复或瘘道久不愈合，外治及内服药无效时应拔除。

【护理与预防】

1. 清洁口腔。

2. 瘘管引流通畅。

3. 急性期治疗要及时。

第二十一节　急性牙髓炎

急性牙髓炎是指急性牙骨髓组织的炎症，其感染源主要来自深髓，初期充血，血管扩张，牙髓腔内的压力增加，压迫牙髓神经使之发生剧烈的疼痛。中医称为"牙痛""实火牙痛"。

【中国古代中医论述】

1. 明·陈实功《外科正宗·卷四》："齿病者，有风、有火，亦有阳明湿热，俱能致之。风痛者，遇风发作浮肿，随后生痛……"

2. 清·陈士铎《辨证录·卷三》："人有牙齿痛甚不可忍，涕泪俱出者，此乃脏腑之火旺，上行于齿而作痛也。"

3. 金·李杲《兰室秘藏·卷中》："治因服补胃热药，致使上下牙疼痛不可忍，牵引头脑满面发热大痛，足阳明之别络入脑，喜寒恶热，乃是手阳明经中热盛而作也，其齿喜冷恶热。"

【病因病理】

本病多由风寒侵袭、外感风热、直犯头面，伤及牙齿，壅聚不散痹阻脉络，不通则痛。或嗜食辛辣，滋生胃火，胃热循经上蒸，壅滞于齿，损及根髓。

现代医学认为，急性牙髓炎是指急性牙髓组织的炎症，其感染源主要来自深髓。牙髓的感染可通过根尖孔引起根尖感染，牙髓发炎的初期是充血、血管扩张、牙髓腔内的压力增加、静脉瘀血、形成血栓。牙髓腔的内压增加时，其周围是很坚硬的牙体组织，压力不能缓冲，于是压迫牙髓神经使之发生剧烈的疼痛。一般止痛药物效果不明显，后期可发展为牙髓坏疽，治疗主要有开髓及药物止痛。感染是其主要病因，感染可继发于深龋和其他严重的牙体缺损，外伤折断、创伤性咬合等都可给细菌感染提供条件，也可因牙周组织发生疾病，感染通过根尖或副根管口逆行进入牙髓，使牙髓发生炎症；同时，血源性感染也可引起；治疗深龋时消毒窝洞所用药物，也会刺激牙髓，引起急性牙髓炎。

【临床症状】

1. 无季节性，多发于青壮年。

2. 初期疼痛是自发性的，没有刺激时也可发生疼痛，入夜尤甚，平卧时，疼痛会加重，遇冷则疼减，遇热则痛增。痛引患侧颜面，故患者常难明确指出患齿。后期呈持续性疼痛，甚或跳痛。

3. 叩击患牙有疼痛感或使牙痛加重。

4. X线拍片可确定病位。

【鉴别诊断】

应与龋齿牙痛、根尖周病或不典型三叉神经痛等相鉴别。牙髓炎是牙髓组织的炎症，感染是其主要病因。牙髓发炎、充血、血管扩张、牙髓腔腔内的压力增加，压迫牙髓神经使之发生剧烈的疼痛，后期可发生牙髓坏疽。

【内服药疗法】

1. 风火上壅证：

［主证］自发性牙齿阵痛、胀痛，连及腮颊，或有发热，恶风，口渴，舌质红，苔薄黄，脉浮数。

［组成］金银花、连翘、竹叶、牛蒡子、薄荷、甘草、桔梗、生地、知母。

［加减］减豆豉、荆芥穗，加生地、知母。

［用法］每日1剂，水煎服。

［功效］驱风清热，解毒止痛。

［方剂来源］清·吴鞠通《温病条辨》。

2. 胃火炽盛证：

［主证］牙齿疼痛剧烈，入夜尤甚，疼无休止，遇热则疼剧，遇冷则疼稍减，或有牙龈红肿，肿连腮颊，口渴口臭，大便秘结，舌质红，苔黄，脉洪数。兼证为身热头疼等，以冷水漱之则疼减。

［方剂］加减清胃散。

［组成］生石膏、栀子、黄芩各6g，全当归9g（生），生地、生白药、牡丹皮各6g，甘草3g，川大黄9~15g（酒浸生用）。

［制法］水煎，去渣。

［用法］冷服。

［主治］牙痛。

［方剂来源］清·刘鸿思《医门八法》。

［方剂］清胃散。

［组成］当归、生地、牡丹皮、黄连、升麻。

［加味］加白芷、大黄、石斛、生石膏。

［制法］水煎，去渣。

［用法］冷服，1 日 1 剂。

［功效］清胃泄热，凉血止痛。

［主治］牙痛。

［方剂来源］明·王肯堂《证治准绳》。

【外治方药】

1. 三枝膏：

［组成］槐枝、柳枝、桑枝各 150g（为末），清盐 30g（研），川芎（末）、细辛（末）各 15g。

［制法］先用槐枝、柳枝、桑枝以水 500mL，煎至 100mL，滤滓慢火熬膏后入药末，同搅匀以盒子盛。

［用法］每用少许搽牙立效。

［主治］风热上攻，牙齿肿痛。

［方剂来源］宋·张锐《鸡峰普济方》。

2. 失笑散：

［组成］荜茇 2.4g，北细辛净叶 3g，大冰片 0.6g。

［制法］共研开极细（粉状）。

［用法］搽牙痛处，伏于桌边流涎，引涎吐之。片时见效，便能饮食。

［主治］牙痛如神。

［方剂来源］清·顾世澄《疡医大全》。

3. 定痛散：

［组成］细辛 15g（生），白芷（生）、川乌头（生）各 30g，乳香 9g。

［制法］上药研细末。

［用法］每用少许搽牙痛处，引涎吐之，须臾以盐水灌漱。

［主治］牙风疼痛立效。

［方剂来源］明·熊宗立《名方类证医书大全》。

4. 牙痛方：

［组成］乳香 3g，胡桃、荜茇各 0.3g，附子皮尖 3g，蝎梢 1.5g。

［制法］上药为细末。

［用法］搽牙痛处，少时用荆芥汤漱过。

［主治］牙痛不可忍。

［方剂来源］宋·吴彦夔《传信适用方》。

5. 乌头散：

［组成］川乌头（炮裂，）15g，独活 30g，郁李根白皮（切）120g。

［制法］上件药，捣筛为散。

［用法］每用 15g，以绵裹用酒 80mL，浸一宿后，煎五七沸，去滓，热含冷吐，无问风虫齿痛皆验。

［主治］风齿疼痛。

［方剂来源］宋·王怀隐《太平圣惠方》。

6. 川椒散：

[组成] 露蜂房（去土）、僵蚕（净）、川椒（去子）、茄蒂各等分。

[制法] 上并烧灰存性。

[用法] 入盐搽之。去涎即愈。

[主治] 牙风肿痛。

[方剂来源] 明·朱橚《普济方》。

7. 大戟散：

[组成] 大戟 90g，露蜂房（炒）、细辛各 30g，防风 15g。

[制法] 上㕮咀，每次 15g，用 200mL，煎取 160mL，去滓。

[用法] 乘热漱口，不拘时候。

[功效] 疏风泻火，消肿止痛。

[主治] 风火牙痛。

[方剂来源] 明·徐春甫《古今医统大全》。

8. 椒盐散：

[组成] 川椒、白盐、露蜂房（炒）各等分。

[制法] 上锉细。每次 6g，用井水、葱白少许煎，去滓。

[用法] 热含冷吐。

[功效] 祛风杀虫，消肿止痛。

[主治] 新久风牙，虫牙攻疰疼痛。

[方剂] 宋·杨士瀛《仁斋直指方论》。

9. 一捻金散：

[组成] 蝎梢 6g，川芎 30g，华阴细辛、香白芷各 15g。

[制法] 上为细末。

[用法] 每次少许，以指蘸药搽痛处，吐津，误咽不妨，不计时候。

[功效] 祛风止痛。

[主治] 牙齿疼痛。

[方剂来源] 明·朱橚《普剂方》。

10. 大黄烧酒牙痛方：

[组成] 生大黄、烧酒。

[用法] 生大黄为末，调烧酒。涂腮外相应处，痛即止。

[主治] 风火牙痛。

[方剂来源] 清·梅启照《梅氏验方新编》。

11. 风牙疼痛方：

[组成] 荔枝。

[用法] 上连壳烧存性，研末。搽牙上，痛即止。

[主治] 风牙疼痛。

[方剂来源] 清·张启倬《杏林碎锦》。

12. 椒石散：

[组成] 川椒、生石膏各 3g，荜茇 6g，青盐 2.4g。

[制法] 上药共研细。

［用法］点痛处。

［功效］泻火止痛。

［主治］风火牙痛。

［方剂来源］清·王士雄《鸡鸣录》。

【针刺方法】

取合谷、下关、颊车、风池、内庭、太冲等穴，每次选 2~3 穴，泻法。风火证首选风池、内庭、足三里；胃火证加足三里。

【穴位指压疗法】

上牙痛取迎香、人中；下牙痛取承浆；后 5 齿上牙痛取下关，颧突凹下处；下牙痛取耳垂与下颌角连线中点、颊车、大迎。以指切压，用力由轻渐重，施压 5~10 min。

【手术疗法】

有条件应及时做开髓处理以减轻疼痛。

【护理与预防】

1. 饮食有节，温度要适中。

2. 口腔齿疾及时治疗，减少本病发生。

【现代研究】

1. 主治牙痛方：取太冲、下关两穴。先取太冲穴（患侧），捻转进针，得气后，属风火牙痛用泻法、虚火牙痛先泻后补。待患者自觉牙痛缓解时再针患侧下关穴，得气后留针30min，10min 行针 1 次（《中医杂志》1989.8）。

2. 主治牙痛方：取牙痛灵穴（位于手掌第 3、第 4 两掌指关节之间）。针刺前皮肤常规消毒，针尖要斜向上刺，进针 5~8 分，用强烈捻转或提插手法。留针 10min，每 5min 加强手法 1 次（《江苏中医》1966.7）。

3. 主治牙痛方：川花椒、细辛、荜茇各 10g，白芷、防风各 60g。上药先煮川花椒、荜茇、白芷、防风 5min 后，再入细辛，续煎 10min 去渣取汁，待温凉适度时漱口，一般以疼痛时漱之为好，切勿服下。每日可漱数次（《河北中医》1988.1）。

4. 主治牙痛方：荜茇、白芷、细辛各 3g，高良姜 2.5g。焙黄共研细末，贮瓶备用。用时左边牙痛用右鼻孔吸上药，右边牙痛时用左鼻孔吸上药，每日早、午、晚各 1 次。同时配合针刺合谷足三里两穴（《四川中医》1988.2）。

5. 主治牙痛方：樟脑、生石膏、食盐、薄荷冰各 50g，花椒 15g。先将除薄荷冰外的四味共研细末，用连须葱根 100g 打汁，和药末入铜勺内置炭火上烧之，待熔化后，药面翻泡微冒烟，再将薄荷冰兑入拌搅数次离火，待冷研细，用湿棉球蘸药敷患处（《光明中医》1989.4）。

第二十二节　慢性牙髓炎

慢性牙髓炎多由急性牙髓炎及深龋病史或失治误治牙痛，迁延不愈。中医称为"牙痛""虚火牙痛"。

【中国古代中医论述】

1. 清·陈士铎《辨证录》卷三："人有牙齿疼痛，至夜而甚呻吟不卧者，此肾火上冲之故也。然肾火之上冲，非实火也。"

2. 明·皇甫中《明医指掌》："肾虚齿黑烂肿痛，安肾丸、牢牙散。"

【病因病理】

久患齿痛是肾阴不足、虚火上炎所致或失治误治，邪毒深伏，损及肾阴，致使肾阴亏虚，精髓少至牙齿失养，久则浮动不固而痛。

现代医学认为，慢性牙髓炎有深度龋坏、牙齿外伤及折断现象，牙髓暴露明显，细菌的毒力不强而机体的抵抗力较强，牙髓腔及根尖孔较粗大，血流不易堵塞，或者治疗后未做进一步完备处理，易形成慢性牙髓炎，这种牙髓炎的疼痛较轻。慢性牙髓炎又可分为 3 个类型：

1. 慢性闭锁性牙髓炎：其症状有自发痛、钝痛，叩诊痛不重，镜下所见牙髓组织内淋巴细胞及浆细胞浸润，微血管及成纤维细胞增殖。但牙髓腔没有暴露。

2. 慢性溃疡性牙髓炎：其症状有深龋和穿髓孔，穿髓孔较大有隐痛或疼痛，进硬食物塞入龋洞压迫牙髓可出现疼痛。暴露的牙髓渐至形成溃疡，表面坏死，口臭，深部有炎性细胞浸润。

3. 慢性增生性牙髓炎：多见于牙齿有深而大的龋洞，内有增生的牙髓形成息肉，食物刺激或牙刷碰伤时稍有疼痛即出血。平时无自发性疼痛。

【临床症状】

1. 多有急性牙髓炎及深龋病史。

2. 轻度阵发性牙痛，迁延不愈，冷热刺激或食物嵌入可诱发隐痛或疼痛，清除刺激物后疼痛缓解但症状不会立即消失。

3. 检查时患牙有轻微叩痛或咬合无力等。

4. 久病者，检查髓腔洞内有息肉突起，触之易出血，感觉迟钝，有隐痛不明显。

【鉴别诊断】

1. 慢性牙髓炎与急性牙髓炎、龋齿、牙周病相鉴别。

2. 牙髓息肉应与牙龈息肉区别，牙龈息肉是牙龈增生而成，用器械轻轻拨动牙龈息肉，可见其蒂部与牙龈相连。

【内服药疗法】

1. 湿热蕴积证：

［主证］牙齿跳痛剧烈久痛不减，或痛无定处，痛连颊项及耳后，甚者夜间痛不能入寐，得热痛增，遇寒痛减、少数患者泌脓，口臭，舌质红，舌苔黄腻，脉滑数。

［方剂］加减凉膈散。

［组成］连翘、山栀、甘草、黄芩、薄荷、桔梗、竹叶。

［制法］水煎，去滓。

［功效］清热泻火，消肿止痛。

［主治］牙痛（湿热蕴积）。

［加味］热盛加大黄、芒硝，以去"积热"。方剂即凉膈散原方。

［方剂来源］清·林珮琴《类证治裁》。

［方剂］凉膈散。

［组成］桔梗、黄芩、防风、荆芥、天花粉、山楂、赤芍、枳壳、甘草。

［制法］水煎，去滓。

［用法］冷服。

［功效］泄热解毒，祛风止痛。

［加味］ "肠胃间积热，故龈肿烂臭秽宜凉膈散加酒大黄为君，知母、石膏、升麻为佐。"

［主治］ 牙痛积热证。

［方剂来源］ 清·沈金鳌《杂病源流犀烛》。

［注］ "内有湿热（者），被风冷所郁而作痛宜当归龙荟丸……当归、龙胆草、芦荟、甘草、黄芩、荆芥、生地、赤芍、甘菊。"

2. 肾阴亏虚证：

［主证］ 牙疼痛日久，反复发作，或轻度阵发性牙痛、迁延不愈，或牙浮出血、咬合不适，舌质红，舌苔少，脉细数。

［方剂］ 滋阴抑火汤。

［组成］ 当归、熟地、荆芥、防风、牡丹皮、桔梗、知母、黄柏、蒺藜、甘草、灯心。

［制法］ 水煎，去滓。

［用法］ 适食服。

［功效］ 滋阴降火，消肿止痛。

［主治］ 虚火导致的齿龈肿痛。

［方剂来源］ 清·林珮琴《类证治裁》。

［注］ 慢性牙髓炎证属肾阴亏虚、虚火上炎者较多，轻度阵发性牙痛，迁延不愈易用知柏地黄汤。

［组成］ 知母、黄柏、生地、山药、茯苓、牡丹皮，减去熟地、泽泻，加白芷、细辛、生甘草、怀牛膝。

［用法］ 每日1剂，水煎服。

［功效］ 降火解毒，益肾固齿。

［方剂来源］ 清·吴谦《医宗金鉴》，明·秦景明《症因脉治》。

【外治方药】

1. 杏仁煮散：

［组成］ 杏仁（汤浸，去皮、尖、双仁）、细辛、地骨皮各15g，胡椒7.5g。

［制法］ 上四味，捣罗为散。置牙齿患处长短，作绢袋之，盛药缝合，用浆水300mL，煎三五沸，备用。

［用法］ 取药袋子，乘热咬之，冷即易去。

［功效］ 固齿止痛。

［主治］ 牙齿根挺出，动摇疼痛。

［方剂来源］ 宋·赵佶《圣济总录》。

2. 升麻散：

［组成］ 升麻、细辛（去叶、土）、荜茇、胡椒、甘草、川椒、甘松（洗去土）、香白芷各等分。

［制法］ 上为细末。

［用法］ 每次用少许搽患处，良久漱去；若甚者，用沸汤调药6g，乘热舆漱。涎出立愈。

［功效］ 祛风止痛。

［主治］ 牙痛，齿根动摇。

［方剂来源］宋·杨倓《杨氏家藏方》。

3. 玉池散：

［组成］当归（去芦）、藁本、地骨皮、防风、白芷、槐花（炒）、川芎、甘草（炙）、升麻、细辛（去苗）各等分。

［制法］上为末。

［用法］每次用少许揩牙。痛甚，即取 6g，用水 250mL，加黑豆 6g，生姜 3 片，煎至 150mL，稍温漱口，候冷吐之。

［主治］风蛀牙痛，肿痒动摇，牙龈溃烂，宣露出血，口臭。

［方剂来源］宋·王怀隐《太平圣惠方》。

4. 芎䕡散：

［组成］芎䕡、薏苡仁各 60g，细辛、防风、地骨皮、柳枝（锉）各 30g。

［制法］上为散。每次 15g，以水 600mL，煎至 300mL，去滓。

［用法］热含吐之。

［功效］清热祛风，活血止痛。

［主治］牙齿动摇疼痛。

［方剂来源］宋·太医局《太平惠民和剂局方》。

5. 羌活散：

［组成］胡椒、川椒、川芎（炮）各 6g，荆芥穗、白芷、防风、草乌、羌活、荜茇、露蜂房各 15g。

［制法］上药晒干为末。

［用法］揩牙，盐汤漱之。

［功效］散风止痛。

［主治］牙痛。

［禁忌］忌吃动风食物。

［方剂来源］宋·朱佐《类编朱氏集验医方》。

6. 生地黄散：

［组成］生地黄、升麻、川芎、细辛、露蜂房（炒焦）、防风各 30g，大皂角 6g（去黑皮，炙焦）。

［制法］上为末。每次 9~12g，用水 300mL，入荆芥数穗，同煎至 240mL，去滓。

［用法］食后或临卧时用微热煎汁含漱，冷则吐去，每日漱二三次。

［功效］祛风清热，消肿止痛。

［主治］牙齿疼痛。

［方剂来源］元·许国桢《御药院方》。

7. 白芷散：

［组成］白芷、血余、川芎、百草霜、川乌、草乌、雄黄、花桑皮（烧）、朱砂、全蝎、麝香、北细辛、没药、当归各等分。

［制法］上为末。

［用法］每次 3g，空心用茶或酒调服。又将此药用醋调如膏，次以皂角炭火烧令烟出，却用皂角点药，搽患处，即安。

［功效］疏风活血，通络止痛。

［主治］牙痛。

［方剂来源］明·朱橚《普济方》。

8. 失笑散：

［组成］川乌头、川芎、甘草、地骨皮、细辛、白芷、高良姜各等分。

［制法］上为细末。

［用法］每次用少许，于痛处搽二三次。涎出，以温水漱口。

［功效］祛风散寒，清热止痛。

［主治］牙痛。

［方剂来源］宋·张锐《鸡峰普济方》。

9. 僵蚕散：

［组成］僵蚕、藁本、白芷各等分。

［制法］上为细末。

［用法］用少许揩牙痛处，盐水灌漱，立刻见效。

［功效］疏风止痛。

［主治］诸风齿痛。

［方剂来源］明·朱橚《普济方》。

10. 一漱汤：

［组成］川花椒、北细辛各 3g，香白芷 3.6g，青防风 6g。

［制法］用水 200mL，煎取 160mL，去滓。

［用法］含漱，频含频吐，痛即止。

［功效］祛风止痛。

［主治］牙痛。

［方剂来源］清·沈善谦《喉科心法》。

【针刺疗法】

1. 耳针疗法：取神门、上颌、下颌及敏感点耳穴埋针。

2. 针刺疗法：取合谷、太冲、下关、风池等穴，每次选 2~3 穴，弱刺激。

【手术疗法】

1. 行开髓、消炎、充填术。

2. 前牙用牙髓摘除术。后牙成人用牙髓塑化治疗，青少年则选择牙髓摘除法。

3. 对于无法保留的患牙，可予以拔除。

【护理与预防】

1. 保持口腔卫生，忌食硬食物。

2. 彻底治疗急性牙髓炎，防止转为慢性。

【现代研究】

1. 牙痛方：取穴双侧昆仑穴。

针刺昆仑穴双侧，采用中等强度刺激，留针 20~30min（《中医杂志》1962.2）。

2. 牙痛方：石膏 30g，骨碎补 18g，升麻、白芷、制川乌头、细辛、淡竹叶各 10g，炒花椒 6g，甘草 3g。

取清水 1000mL，先煎制川乌头 30min，再加余药共煎 20min，分早、中、晚 3 次服，每日 1 剂。

热重细辛减至 6g，石膏加至 60g；寒重者制川乌头加至 15~20g；牙龈肿明显加地骨皮 30g，蒺藜 15g；大便秘结加酒大黄 10g；肾阴不足、虚火上越加生地黄、怀牛膝各 30g（《四川中医》1989.1）。

3. 牙痛方：石斛、牡丹皮、细辛、露蜂房各 30g。

将细辛、露蜂房先煎 0.5h，然后把石斛、牡丹皮放锅内一起微火煎熬 3h，滤过去渣，温服，每日 1 次，连服 2~4 天（《四川中医》1986.12）。

第二十三节　牙周炎

牙周炎多发于中老年人，牙齿咀嚼乏力、牙龈红肿、疼痛、出血，牙周袋形成，溢脓口臭等症。日久不愈可出现牙龈萎缩、牙根外露、牙齿松动，甚至可形成牙周脓肿。中医称"牙宣""齿龈""齿挺""牙痈"。

【中国古代中医论述】

1. 隋·巢元方《诸病源候论》："风齿候，手阳明之支脉入于齿，头面有风，阳明之脉虚，风乘虚随脉流入于齿者，则令齿有风，微肿而根浮也。"

2. 唐·王焘《外台秘要》："附齿有黄色物，如烂骨状、名为食床，凡疗齿看有此物，先以钳刀略去之，然后依方用药。"

3. 宋·赵佶《圣济总录》："齿风肿痛者，齿根虚浮，牙齿疼痛，或遇呼吸风冷，其痛愈甚，则齿槽肿赤，乃至动摇，此盖手阳明经虚，风容其脉，流注齿间，故为齿风肿痛之患也。治一切风齿痛，升麻汤方：升麻一两，细辛去苗叶，甘松去土，防风去叉，露蜂房去尘，甘草生剉各二两，地骨皮去土八两，鸡苏叶去土六两。八味同为粗末，每服二钱，水一盏，同煎七分，放温漱，冷吐。"

4. 明·王纶《明医杂著》："牙床肿痛，齿痛摇动，或黑烂脱落，世上皆作肾虚治，殊不知此属阳明经湿热。盖齿属肾而生于牙床，上下牙床属阳明大肠与胃，犹木生于土也。肠胃伤于美酒厚味膏粱甘滑之物，以致湿热上攻，则牙床不清而为肿为痛，或出血或生虫，由是齿不得安而动摇黑烂脱落也，治宜泄阳明之湿热，则牙床清宁而齿自安固矣。"

5. 明·戴元礼《证治要诀类方》："牙宣有二证：有风壅牙宣，肾虚牙宣……"

6. 清·吴谦《医宗金鉴》："牙龈宣肿，齿肉日渐腐颓，久则削缩，以致齿牙宣露，总由胃经客热积久，外受邪风，寒凉相搏而成。有喜凉饮而恶热者，系客热遇寒凉，凝滞于龈肉之间。有喜热饮而恶凉者，系客热受邪风，稽留于龈肉之内。客热遇寒者，牙龈出血，恶热口臭，宜服清胃汤。客热受风者，牙龈恶凉，遇风痛甚，宜服独活散。外有牙龈腐臭，齿根动摇者，属胃中虚火而兼肾虚，齿乃肾之余，宜服三因安肾丸。又有牙龈腐臭，时津白脓者，属胃中湿热，宜服犀角升麻汤，外俱用胡桐泪散搽之，以食盐冲汤漱口。惟牙龈动摇，或兼疼痛者，日以李果牢牙散搽之，夜用固齿白玉膏贴之、缓缓取效。若龈肉腐烂、露牙床骨者逆。"

7. 清·沈金鳌《杂病源流犀烛》："齿者，肾之标，骨之本也。齿又为足阳明经所过……风热痛，由外风与内热相搏。齿龈肿痛，有脓水流出，且臭秽是也……热痛，由肠胃间积热，故龈肿烂臭秽。"

【病因病理】

1. 饮食不节，过食辛辣肥甘，日久胃肠积热，循经上灼牙齿，损龈伤络，热盛肉腐，龈肿生脓。

2. 久病体虚或先天禀赋不足，肾元虚损精亏髓枯，牙齿失于荣养固济，萎软动播。

3. 素体虚弱，久病耗气伤血，气血亏虚、龈肉失养，齿失固，易遭邪毒侵蚀、毒邪深伏，积滞生垢、成石，久则龈萎根露齿挺出。

现代医学认为，牙周炎是指发生在牙龈、牙周韧带、牙骨质和牙槽骨部位的慢性炎症，多数病例由长期存在的牙龈炎发展而来，如菌斑、牙积石、食物嵌塞、咬合创伤、不良修复体刺激都是形成牙周炎的因素。

虽然牙周炎与牙龈炎的病因有相同之处，但牙龈炎的菌斑和牙积石在龈上，而牙周炎的菌斑和牙积石则主要在龈下。长期刺激，加重了菌斑的堆积，同时向龈下扩展。龈下菌斑大多数为厌氧菌，且产生的毒素破坏牙周组织，使牙槽骨吸收，形成牙周袋。殆创伤造成牙周组织的损伤，是牙周炎发展的促进因素。

牙周炎的病因主要是上述各种局部因素，全身因素可加重牙周病的程度。免疫学研究发现，全身的免疫状况可以影响机体对局部刺激的反应，有的患者局部因素并不严重，可牙周炎症较重，说明全身因素也是影响牙周炎症的一个重要因素。

【临床症状】

根据病变不同类型分述如下：

1. 牙周炎：多见于中老年人，表现为常觉牙齿咀嚼乏力，牙龈常红肿、疼痛、出血，牙周袋形成、溢脓、口臭等，随着病程延长，病情加重，可出现牙龈萎缩、牙根外露、牙齿松动等症，甚者可形成牙周脓肿。

2. 咬合创伤：初期无自觉症状，或有咀嚼无力、隐痛，久则有颞下颌关节区疼痛、关节滚响、牙龈充血、水肿点彩消失、新月形充血环、龈裂、牙龈萎缩、牙根外露、齿动、移位等，甚者有牙周袋形成。

[注] 急性牙周炎可有疼痛，慢性者不痛或微痛。牙周炎可在一颗牙齿或多颗牙齿的周围发生，牙龈充血，牙龈红肿或者退缩，牙齿松动，牙周袋形成并有溢脓，牙槽骨吸收。

检查牙周袋探诊方法：具有刻度的牙周探针，测出其深度（超过 2mm 即为牙周袋形成）；再测其附着水平，即釉牙骨质线至袋底的距离，可更准确反映牙周破坏的程度。正常的龈沟深度在 2mm 以内，超过 3mm 且牙龈附着受到破坏就成为牙周袋，探内容物，视有无食物残渣，有无出血、溢脓，以判定疾病是否为活跃期或静止期。

牙周炎常为急性牙周炎、慢性牙周炎、复合性牙周炎。急性牙周炎的发病率少于慢性牙周炎，慢性牙周炎可因受到某种刺激而成为急性牙周炎。复合性牙周炎又称复杂性牙周炎或咬合性牙周炎、创伤性牙周炎，此种牙周炎的成因与咬合创伤有关，其骨下袋的发生率较高，牙槽骨的角状吸收多于水平吸收，牙周膜间隙增宽，牙齿松动往往在早期出现。

【现代医学检查】

1. X 线检查：可见牙槽骨高度降低，呈水平吸收，牙周间隙增宽，牙槽嵴顶硬板消失等。

2. 血常规检查：可见中性白细胞低于正常等。

3. 全身免疫功能检查：可见 IgA 下降。

【病变程度区分】

本病临床上常分为轻、中、重三种程度。其指标为牙周袋的深度、牙周组织的附着水平及 X 线片上牙槽骨的吸收情况。上述三项指标不超过根长 1/3 者为轻度，不超过 1/2 者为中度，超过 1/2 者为重度。

上述各种症状及检查均可作为牙周病诊断的条件，其中牙周袋的存在和牙槽骨吸收是两项重点指标。

【鉴别诊断】

牙周炎应与牙龈炎、牙龈脓肿及根尖周脓肿相鉴别。

1. 牙龈炎：牙龈充血、肿胀或出血。

2. 牙龈脓肿：牙龈肿胀、疼痛、溢脓。

3. 根尖周脓肿：牙齿咬物疼痛，咀嚼不利，牙龈红肿，肿连腮颊，脓液积聚，按之波动或溃破溢脓。

【内服药疗法】

1. 外感风热证：

[主证] 牙龈红肿，疼痛，牙周袋深，溢脓，牙齿松动，咀嚼不利，咽干口臭，伴有身热恶寒，舌质红，苔黄，脉浮数。

[方剂] 犀角升麻汤。

[组成] 犀角4.5g（可水牛角代替9g），升麻、羌活、防风各3g，川芎、白芷、白附子各1.5g。

[制法] 水煎，去滓。

[用法] 温服。

[功效] 疏风清热，解毒消肿。

[主治] 风热牙痛，牙龈红肿。

[方剂来源] 清·沈金鳌《杂病源流犀烛》。

[方剂] 定痛羌活汤：

[组成] 羌活、防风、川芎、生地各9g，升麻7g，细辛3.6g，荆芥、独活、薄荷6g，石膏9g，甘草4.5g。

[制法] 水煎，去滓。

[用法] 食后服。

[功效] 疏风清热，解毒消肿。

[主治] 风热攻关，牙根肿痛。

[加味] 湿热甚者，加黄连、山栀。

[方剂来源] 清·冯兆张《冯氏锦囊秘录》。

2. 胃火上蒸证：

[主证] 牙龈红肿痛，食床堆积出血出脓，烦渴饮冷，多食易饥，胃脘嘈杂，口臭，便秘，尿黄，舌质红绛，苔黄厚，脉洪大或滑数。

[方剂] 清胃散加味。

[组成] 当归、生地、牡丹皮、黄连、升麻。

[加味] 蒲公英、茜草根、天花粉、皂角刺、大黄。

[用法] 每日1剂，水煎服。

[功效] 清热泻火，消肿止痛。

[主治] 牙周炎（牙宣、牙痛）。

[方剂来源] 金·李杲《兰室秘藏》。

3. 肾阴亏损证：

　　[主证] 病程日久、迁延不愈，牙齿疏豁松动，牙龈溃烂萎缩，边缘微红肿，易渗血，龈袋溢脓，齿根宣露，咀嚼时疼痛。或有头晕，耳鸣，腰酸，手足心热，舌质微红，少苔，脉细数。

　　[方剂] 六味地黄汤加味。

　　[组成] 熟地、山药、茯苓、牡丹皮、泽泻、山茱萸。

　　[加味] 女贞子、菟丝子、何首乌、白芷、金银花、当归。

　　[用法] 每日 1 剂，水煎服。

　　[功效] 滋肾益精，养阴固齿。

　　[主治] 牙周炎（肾阴虚损），牙宣，牙痛。

　　[方剂来源] 宋·钱乙《小儿药证直诀》。

　　4. 气血不足证：

　　[主证] 多见于牙龈萎缩，颜色淡白，牙根宣露，牙齿松动，咀嚼无力，牙龈渗血，刷牙及吮吸时易出血，口中有腥臭气味，缠绵不愈，或面色㿠白，畏寒倦怠，头晕眼花，失眠多梦，胃呆纳少，心悸怔忡，气短懒言，四肢无力，舌质淡，苔薄白，脉沉细。

　　[方剂] 八珍汤加味。

　　[组成] 人参、白术、茯苓、白芍、甘草、当归、熟地、川芎。

　　[加味] 骨碎补、仙鹤草、金银花、白芷、大蓟。

　　[用法] 每日 1 剂，水煎服。

　　[功效] 补血益气，养龈固齿。

　　[主治]（气血不足）牙宣、牙痛、牙根宣露。

　　[方剂来源] 明·薛己《正体类要》。

【外治方药】

　　1. 棘刺散：

　　[组成] 棘刺（烧灰）、当归（切，焙）、细辛、石菖蒲、莎草根（炒）、鸡舌香各 15g，青木香、青黛（研）、胡桐泪（研）、干姜（炮）各 22.5g。

　　[制法] 上为细散。

　　[用法] 每次 1.5g，以绵裹含化。有涎吐之。

　　[功效] 芳化湿热，消肿止痛。

　　[主治] 牙齿摇动疼痛，血出宣露，口臭不能饮食。

　　[方剂来源] 宋·赵佶《圣济总录》。

　　2. 漱牙痛：

　　[组成] 荆芥、细辛、莽草、升麻各 30g，木通 15g。

　　[制法] 上药为末。每次 15g，用水 300mL，入槐枝十数茎，盐 6g，同煎令浓，去滓。

　　[用法] 热含冷吐。

　　[功效] 祛风止痛。

　　[主治] 牙齿浮动，宣露疼痛。

　　[方剂来源] 宋·王衮《博济方》。

　　3. 藁本散：

　　[组成] 藁本（去芦）、白附子、川芎、莽草各 15g（先为末），青黛 3g，芦荟 3g，麝香 0.3g。

［制法］上为细末。

［用法］每次 0.15~0.3g，揩患处。

［功效］清热祛风。

［主治］小儿牙宣，常有鲜血，龈缝臭秽。

［方剂来源］南宋·佚名《小儿卫生总微论》。

4. 含漱汤：

［组成］独活 10g，黄芩、川芎、细辛、萆薢各 6g，当归、丁香各 10g，甘草 6g。

［制法］上㕮咀，以水 500mL，煮取 250mL，去滓。

［用法］含漱，吐出，更含之。

［功效］清热散风，活血止痛。

［主治］齿痛，溢脓。

［方剂来源］唐·孙思邈《备急千金要方》。

5. 莽草散：

［组成］莽草、生姜、柳枝皮（取白）、牛膝、胡蒜子、生干地黄、菟丝子、无食子、桐子漆、猪牙皂角各 180g。

［制法］上锉入藏瓶，盐泥固，火煅一日后，入地约 40cm 深埋，三伏时取出，露三夜，不得见日气，研罗为细散。

［用法］用手指蘸药，于牙上旋搽。

［功效］牢牙固齿，黑发。

［主治］牙齿松动，咀嚼乏力，齿龈肿痛。

［方剂来源］元·许国桢《御药院方》。

6. 牙宣方：

［组成］黄丹（飞）滑石各等分，麝香少许。

［制法］上件为细末。

［用法］搽愈。

［主治］牙宣。

［方剂来源］元·韩仁《烟霞圣效方》。

7. 荆槐散：

［组成］荆芥穗、槐花。

［制法］上各等分为细末。

［用法］干贴牙患处。

［功效］疏风凉血。

［主治］牙宣出血不止，疼痛。

［方剂来源］明·董宿《奇效良方》。

8. 秦艽散：

［组成］秦艽、大黄、防风、栀子、薄荷、连翘各等分。

［制法］水煎，去滓。

［用法］漱口。

［功效］疏风清热，消肿止痛。

［主治］牙肿痛。

［方剂来源］明·朱橚《普济方》。

9. 紫金散：

［组成］生大黄不拘多少。

［制法］入罐内，煅存性，研为细末。

［用法］早、晚用少许搽牙，温水漱口。

［功效］泻火消肿。

［主治］牙宣，龈肿痛楚。

［方剂来源］明·董宿《奇效良方》。

10. 蒲黄末散：

［组成］蒲黄末、乳香末、白芷末各1.5g，雄黄末3g。

［制法］上药和匀。

［用法］以纸蘸药0.3g，紧塞耳内，随左右，以荆芥咬在痛牙上。

［功效］消肿止痛。

［主治］齿龈肿痛。

［方剂来源］明·朱橚《普济方》。

11. 固齿膏：

［组成］何首乌、生地、牛膝各等分，旱莲草（取汁）。

［制法］上药煎百沸将成膏，入食盐在内。

［用法］每日取用漱口。

［主治］齿根摇动。

［方剂来源］清·谈金章《诚书》。

12. 蟾酥散：

［组成］蟾酥、芦荟（别研）、黄矾（枯过）、草乌头（烧灰留性）、胆矾各7.5g（枯过），五倍子15g（烧灰）。

［制法］上为细末，入麝少许，再研令匀。

［用法］和绵裹箸头蘸药少许，点患处。

［功效］攻毒消肿，止痛敛疮。

［主治］小儿牙疳，蚀烂齿龈。

［方剂来源］宋·杨倓《杨氏家藏方》。

13. 小儿牙宣方：

［组成］雌黄（炒）2.5g，麝香（炒）1.5g。

［用法］上件同研至细，先用纸条子以生油涂之，然后掺末在上，少用末，剪作小片子尖，看大小用，插在烂动处，一服瘥。

［主治］小儿牙宣，常有鲜血不止、牙龈臭烂者。

［方剂来源］宋·王衮《博济方》。

14. 白蔹散：

［组成］白蔹、黄柏各等分。

［制法］等分为末。

［用法］先以汤洗患处，后用香油调涂，后吐出。

［功效］清热解毒，消肿生肌止痛。

［主治］龈肿流脓有疮口者。

［方剂来源］宋·杨士瀛《仁斋直指方论》。

15．固齿妙方：

［组成］没食子3g，青盐120g，熟地、槐角子各30g，细辛6g，补骨脂、地骨皮各30g，百药煎3g。

［用法］共为细末。每日清晨漱搽，用开水咽下，不可间断。

［主治］牙宣齿摇。

［方剂来源］清·郎廷模《医品补遗》。

【外治疗法】

1．牙龈红肿：冰硼散外撒涂。

2．牙龈出血：棘刺散外涂齿龈出血处。

3．牙龈溢脓肿溃：外用含漱汤，含漱。

4．牙根宣露：外用，固齿膏外涂患处。

【单验方疗法】

1．白茅根50g，煎药取液，漱口。

2．鲜马齿苋，煎汁取液漱口。

3．竹皮煎浓汁，取液漱口。

上述药量1次使用不少于50~100g。

【针刺疗法】

针刺合谷、下关、足三里、内庭、颊车、三阴交等穴，根据症状补泻。每日1次。

【叩齿疗法】

平时上下齿对叩，均匀，次数不拘，坚持日久利于齿康。

【手术疗法】

1．控制细菌，做龈下刮治，除去龈下牙积石。

如果牙周袋不太深、伴有牙龈增生者，可用牙龈切除术，如果牙周袋过深，牙龈切除过多，则牙根暴露过多，容易出现牙齿过敏现象。

如果需要做牙龈翻瓣术，注意必须彻底去除牙根面的牙积石、平整根面、刮除牙周袋壁上的炎症性肉芽和上皮，使复原后的牙周袋内充满新鲜的血液，待血块机化，牙龈在牙根面上重新附着。

2．拔牙法：牙齿极度松动，无保留价值之患齿及残根残冠，应及时拔除。

3．调整咬合关系，去除咬合创伤。

【护理与预防】

1．注意牙齿清洁卫生，养成早晚刷牙习惯，使牙齿洁净。

2．少食辛辣厚味，以防炙煿之火上蒸，腐伤龈肉而为病。

3．导引法：揩齿、叩齿，早晚用手指按摩牙槽2~3min。

第二十四节　牙周脓肿

牙周脓肿是多种牙周疾患，多种致病菌混合感染所致。中医称为"牙龈肿""齿龂肿""齿龈肿痛""附牙痛"等。

【中国古代中医论述】

1. 隋·巢元方《诸病源候论》卷二十九·齿龂肿候："手阳明之支脉入于齿，头面有风，风气流入阳明之脉，与齿间血气相搏，故成肿。"

2. 清·沈金鳌《杂病源流犀烛》卷二十三·口齿唇舌病源流："齿之为病，风热痛，由外风与内热相搏，齿龈肿痛，有脓水流出且臭秽是也，急以荆芥煎汤含漱，内服药宜犀角升麻汤。有牙龈肿痛头面不肿，有肿高而软者，内必有脓，宜针刺，脓出自愈。"

3. 清·吴谦《医宗金鉴》卷六十五·齿部："……风热客阳明，牙龈肿痛出臭脓……"又说"胃经瘀湿风火凝，口臭只缘胃火盛、齿根腐烂出血脓。"

4. 清·李用粹《证治汇补》卷之四·齿病："甘虫疳龈肿，溃烂秽臭而不动者，皆属阳明，或兼诸经错杂之邪……若阳明膏粱之变，湿热上攻，则牙床不清，而为肿痛。"

【病因病理】

平素过食辛辣膏粱厚味，日久脾胃积热，脾虚湿生，湿热相搏，循经上蒸牙龈，热盛肉腐而成脓，损齿坏龈。

现代医学认为，牙周脓肿是由多种牙周疾患、多种致病菌混合感染所致。

如牙周炎者，其牙周袋内的脓液引流不畅，日久机体抗病力低，牙龈发生化脓性肿胀，形成牙周脓肿。牙周脓肿多数在牙齿的唇颊侧出现，少数在舌侧出现。表面光滑，呈圆形或椭圆形，暗褐色，或暗红色，有的自行破溃，有的脓液从牙周袋内排出。未及时治疗，反复发作。

口腔内同时出现多处牙周脓肿，称为多发性牙周脓肿，治疗方法同牙周脓肿。

【临床症状】

牙龈肿痛，持续性跳痛或微痛，或稍有不适，齿龈肿胀暗褐色，或暗红色或头痛，口干，舌红，苔黄，脉数，全身不适。现代医学检查，出现体温升高、白细胞增多等。

【鉴别诊断】

牙周脓肿与牙周炎等相鉴别。

【内服药疗法】

1. 胃火炽盛证：

［主证］牙周疾患，牙龈肿胀，疼痛，暗褐色，或暗红色，持续性跳痛或微痛，咀嚼疼痛加剧，伴有头痛口干，舌质红，舌苔黄，脉滑数。

［方剂］清胃散。

［组成］黄芩、黄连、生地、牡丹皮、升麻、石膏各3g。

［制法］用水400mL，煎至320mL，去滓。

［用法］食后服。

［功效］清胃泻火，凉血消肿。

［主治］胃经有热，牙齿或牙龈作肿。

［方剂来源］明·陈实功《外科正宗》。

［方剂］凉膈散加味。

［组成］桔梗、黄芩、防风、荆芥、天花粉、山楂、赤芍、枳壳、甘草、酒大黄、知母、石膏、升麻。

［制法］水煎，去滓。

［用法］食后服。

［功效］清胃泻火，解毒消肿。

［主治］肠胃间积热，龈肿烂。

［方剂来源］清·沈金鳌《杂病源流犀烛》。

2．热毒郁结证：

［主证］牙周疾患日久，牙龈红肿疼痛，龈肉硬结或中软，肿痛连腮，腭面或溃破脓出，则疼痛减轻，牙齿咀嚼疼痛或不利，发热，淋巴结肿大，舌质红，舌苔黄，脉数。

［方剂］仙方活命饮。

［组成］穿山甲、皂角刺、当归尾、金银花、赤芍、乳香、没药、天花粉、陈皮、防风、贝母、白芷、甘草。

［制法］水煎，去滓。

［用法］食远服。

［功效］清热解毒，消肿溃坚，活血止痛。

［主治］肿毒，红肿热痛。

［方剂来源］清·吴谦《医宗金鉴》。

［注］本方剂"脓未成者，服之可使消散，脓已成者，服之可使外溃"。

【外治方药】

1．戎盐汤：

［组成］戎盐 7.5g，地骨皮 30g，细辛 15g，生地黄（切，焙）30g。

［制法］上为粗末。每次 15g，用水 150mL，煎十余沸，去滓。

［用法］乘热含漱，冷则吐去，每日 3 次。

［功效］补肾滋阴，凉血止痛。

［主治］齿龈肿痛。

［方剂来源］宋·赵佶《圣济总录》。

2．揩齿石膏散：

［组成］石膏（研）30g，凝水石（研）60g，丹砂（研）7.5g，升麻 15g，白芷 30g，细辛、藁本各 15g，沉香 30g（锉）。

［制法］上药研为散。

［用法］每日用柳枝咬头令软，点药揩齿。

［功效］泄胃热，辟秽气。

［主治］胃热上攻，牙齿黄黑及口臭。

［方剂来源］宋·赵佶《圣济总录》。

3．揩齿散：

［组成］细辛、白蒺藜（微炒，去刺）、露蜂房（微炙）、升麻、白矾（一半炒出汗，一半生用，研细）、黄柏（锉）各 15g，槐枝、柳枝各 21 茎（用粗者，长 7cm，烧勿令过）。

［制法］上为细散，研令匀，瓷盒盛。

［用法］用时先以热盐水漱口三五次，后取药揩齿。痛即止，有津吐之。

［功效］清热解毒，祛风止痛。

［主治］牙齿风疳，出血疼痛，牙齿虚浮。

［方剂来源］宋·王怀隐《太平圣惠方》。

4．齿龈疳烂立愈方：

［组成］胡黄连 1.5g，胆矾、儿茶各 0.15g。

［制法］上研细粉（状）。

［用法］搽患处。

［功效］解毒，消肿，止痛，生肌。

［主治］齿龈疳烂，宣露，臭败。

［方剂来源］宋·严用和《济世方》。

5. 白蔹散：

［组成］白蔹、黄柏各等分。

［制法］等分为末。

［用法］先以汤洗患处，后用香油调涂，后吐出。

［功效］清热解毒，消肿生肌止痛。

［主治］龈肿流脓有疮口者。

［方剂来源］宋·杨士瀛《仁斋直指方论》。

6. 三香散：

［组成］丁香、川椒（取红）各等分，冰片少许。

［制法］上为末。

［用法］敷痛处。

［功效］理气定痛。

［主治］牙龈肿痛。

［方剂来源］明·张介宾《景岳全书》。

7. 一笑散：

［组成］火消 3g，冰片、明雄黄各 0.3g，玄明粉 1.5g。

［制法］上为细末。

［用法］搽患处，立愈。

［功效］消肿止痛。

［主治］牙痛，龈肿，有脓。

［方剂来源］清·叶桂《种福堂公选良方》。

8. 儿茶散：

［组成］儿茶适量，冰片少许。

［制法］将儿茶制成细末，加冰片少许。

［用法］吹患处。

［功效］清热解毒，消肿定痛。

［主治］牙根肿，极痛，微赤有白疱，舌尖碎者。

［方剂来源］清·沈金鳌《杂病源流犀烛》。

【外治疗法】

1. 用蒲公英、紫花地丁水煎取汁漱口。

2. 白蔹水煎取汁漱口。

［注］蒲公英、紫花地丁，用于脓肿未溃，消肿定痛。白蔹用于脓肿后期已溃，敛疮生肌止痛。

【手术疗法】

局部切开引流，可用弯头探针从牙周袋内刺破，然后放置消毒引流药线。全身症状明显者，可配合全身治疗，应用抗生素等。

经过上述的治疗之后，脓肿在数日内就可消退，但不易彻底治愈，以后又可复发。为了彻底治愈，可在炎症缓解之后，做牙龈切除术，若牙齿松动、牙根露出 2/3 时，可拔除患牙。

【护理与预防】

1. 保持口腔清洁，按时用外用药漱口。
2. 忌辛辣刺激食品。
3. 有牙周疾病及时治疗，减少本病发生。

第二十五节　牙周萎缩

牙周萎缩表现：牙龈萎缩、牙根宣露、牙齿根摇、牙齿间隙增宽、咀嚼不利等。牙周萎缩中医称为齿长、齿挺、齿动摇、齿根露、齿根宣露、牙龈宣露、龈肉缩落、牙齿长出、龈肉腐颓、龈肉削落等。

【中国古代中医论述】

1. 《灵枢·经脉》："骨肉不相亲则肉软却，肉软却故齿长而垢。"
2. 隋·巢元方《诸病源候论》卷二十九·齿挺候："手阳明之支脉入于齿，头面有风冷，传入其脉，令断齿间津液化为脓汁，血气虚竭，不能荣于齿，故齿根露而挺出。"
3. 唐·孙思邈《备急千金要方》卷第六下·齿病："因人齿断不能食果者，皆由齿根露也。"
4. 唐·王焘《外台秘要》第二十二卷："……附齿有黄色物，如烂骨状，名为食床。凡疗齿看有此物，先以钳刀略去之，然后依方用药，其齿断内附著齿根者，形如鸡子膜，有如蝉翼缠著齿者，亦须细看之，不尔，其齿断永不附著齿根也。"
5. 宋·赵佶《圣济总录》卷第一百二十一·口齿门·齿断宣露："论曰，牙齿虽为骨之所终，髓之所养，得断肉而固济，可以坚牢。今气血不足，揩理无方，风邪袭虚，客于齿间，则令肌寒血弱，断肉缩落渐至宣露，永不附着齿根也。"
6. 宋·赵佶《圣济总录》卷第一百二十一·揩齿："论曰，齿者，骨之所终，髓之所养，摧伏诸谷，号为玉池。揩理盥漱，叩琢导引，务要津液荣流，涤除腐气，令牙齿坚牢，断槽固密，诸疾不生也。"
7. 元·危亦林《医林得效方》卷第十七·齿病，牙齿日长方："牙齿逐日长，渐胀开口，难为饮食，盖髓溢所致，口服白术愈，及煮水灌漱。"
8. 明·张介宾《景岳全书》卷之二十八·齿牙："肾虚而牙病者，其病不在经而在脏，盖齿为骨之所终，而骨则主于肾也，故曰：肾衰则齿豁，精固则齿坚。至其为病，则凡齿脆不坚，或易于摇动，或疏豁，或突而不实，凡不由虫不由火而齿为病者，必肾气之不足。则此或由先天之禀亏，或由后天之斫丧，皆能致之，是当以专补肾气为主。"
9. 清·吴谦《医宗金鉴》卷六十五·齿部·牙龈宣肿："龈肉日渐腐颓，久则削缩，以致齿牙宣露……外有牙齿腐臭，齿根动摇者属胃中虚火，而兼肾虚，齿乃肾之余，宜服《三因》安肾丸。"

【病因病理】

体弱久病，气血不足，龈失所养，风热袭虚，侵犯龈肉，龈肉退缩，牙齿根宣露，牙齿松动，或肾虚、精亏髓少、无力上达于龈，或胃炎上炎、熏蒸牙龈、牙龈腐臭、牙根宣露。

现代医学认为，牙周萎缩包括牙龈萎缩和牙槽骨吸收，牙龈黏膜上皮附着于牙体处向牙根尖方向移位，牙齿可有松动，有的牙齿不松动。其病因甚多，引起牙周萎缩有全身因素，也有局部因素。

1. 全身因素：随着年龄的增加，牙龈和牙槽骨都可萎缩，但也有少数老人年事很高并无牙周萎缩。

2. 局部因素：

（1）牙积石堆积，压迫和刺激牙周组织使牙周组织萎缩。或单侧咀嚼，致使对侧牙长期失用，也可导致为失用性萎缩。

（2）牙周组织发炎，始而红肿肥大，继之萎缩，因为炎症对牙龈和牙槽骨都有不利的作用。

（3）牙周手术之后，去除了一部分牙龈和牙槽骨之后也有萎缩现象。

（4）刷牙方法不当，牙刷毛太硬，多次机械性刺激甚至损伤龈缘，日久牙周组织使之萎缩。由此可见中老年人都可以发生明显牙周萎缩，有老年性萎缩、早老年性萎缩、失用性萎缩、机械性萎缩，程度各异。

【临床症状】

牙齿萎缩、牙根宣露、齿松动、咀嚼无力或牙齿腐臭，牙周袋较深，内有少量脓血及稀薄脓汁泌出。气血不足者兼有气短懒言、四肢无力、胃呆纳少、肾虚泛者，兼有腰酸腿软、头晕耳鸣、手足心热等。胃火上炎者兼牙齿腐臭、多食易饥、胃脘嘈杂、便秘等。

【鉴别诊断】

牙周萎缩应与牙龈炎、牙龈脓肿、根尖脓肿相鉴别。

【内服药疗法】

1. 气血不足证：

［主证］牙龈萎缩，颜色淡白，牙根宣露，齿松动，咀嚼无力，面色㿠白，畏缩倦怠，胃呆纳少，心悸怔忡，气短懒言，四肢无力，舌质淡，苔薄白，脉沉细。

［方剂］补中益气汤。

［组成］人参、黄芪、白术、当归、陈皮、升麻、柴胡。

［加味］金银花、白芷。

［用法］每日1剂，水煎服。

［功效］益气血，清风热。

［主治］齿动摇，牙龈宣露。

［方剂来源］金·李杲《脾胃论》。

2. 肾虚火泛证：

［主证］牙龈萎缩，牙根宣露，齿松动，腰酸腿软，头晕耳鸣，手足心热，舌质微红，少苔，脉细数。

［方剂］知柏地黄丸。

［组成］知母、黄柏、熟地、山萸肉、山药、茯苓、牡丹皮、泽泻。

［加味］女贞子、枸杞子、菟丝子。

［用法］每日1剂，水煎服。

［功效］滋肾泻火，养龈固齿。

［主治］齿龈宣露动摇。

［方剂来源］清·吴谦《医宗金鉴》。

3. 胃火上炎证：

［主证］牙齿腐臭，牙根宣露，多食易饥，胃脘嘈杂，便秘，尿黄，舌质红绛，苔黄厚，脉滑数。

［方剂］清胃汤。

［组成］石膏、黄芩、生地、牡丹皮、黄连、升麻。

［加味］马勃、蒲公英、皂角刺。

［用法］每日1剂，水煎服。

［功效］清泻胃火。

［主治］齿龈腐臭，牙根宣露。

［方剂来源］清·吴谦《医宗金鉴》。

［注］牙龈出血者加槐花，溢脓者加天花粉、漏芦。

【外治方药】

1. 牙动欲脱方：

［组成］生地。

［用法］绵裹匝，令汁渍牙根并咽，每日五六次。

［主治］牙动欲脱。

［方剂来源］唐·孙思邈《千金方》。

2. 牢牙散：

［组成］盐、白矾各15g。

［制法］上都炒令干，为末。

［用法］以槐枝点药敷齿上。有涎即吐之。

［功效］牢牙固齿。

［主治］牙齿脱落。

［方剂来源］宋·王怀隐《太平圣惠方》。

3. 白杨皮汤：

［组成］白杨皮45g，地骨皮30g，防风15g，蔓荆子、细辛各30g，杏仁（去皮、尖、双仁，生用）30枚，生干地黄（焙）60g。

［制法］上锉，如麻豆大。每次15g，以水300mL，煎至150mL，去滓，入酒150mL，更煎三五沸，去滓。

［用法］热漱冷吐。

［功效］祛风清热，止痛固齿。

［主治］牙齿宣露。

［方剂来源］宋·赵佶《圣济总录》。

4. 皂荚散：

［组成］皂荚（烧为灰）不限多少。

［制法］上研令细，然后以生地黄汁溶团如鸡子，又烧令通赤，候冷，捣罗为末，又以

地黄汁溶，又烧，如此三遍，入乳钵中，研令细。

[用法] 每用湿纸片子，掺药贴齿，神效。

[功效] 祛风止痛。

[主治] 牙动摇。

[方剂来源] 宋·王怀隐《太平圣惠方》。

5. 川升麻散：

[组成] 川升麻、白附子（炮裂）各 30g。

[用法] 捣细罗为散，以生地黄汁调，贴在齿根，立效。

[主治] 齿风宣露。

[方剂来源] 宋·王怀隐《太平圣惠方》。

6. 牛膝散：

[组成] 牛膝（烧灰）15g，细辛（生用，为末）7.5g。

[制法] 上为散，更于乳钵中细研。

[用法] 敷于宣露处，每日三五次。

[功效] 活血止痛。

[主治] 齿龈宣露风痒。

[方剂来源] 宋·赵佶《圣济总录》。

7. 生肌胡桐泪散：

[组成] 胡桐泪 30g，波斯盐绿 0.3g，石胆 15g，丁香 30g，生干地黄 60g。

[制法] 上件药，捣细罗为散。

[用法] 每取 0.3g，涂敷牙根下，神效。

[主治] 牙齿根动摇宣露。

[方剂来源] 宋·王怀隐《太平圣惠方》。

8. 香椒散：

[组成] 草乌头、胡椒、乳香（别研）、蝎梢（不去毒）各等分。

[制法] 上为末。

[用法] 搽牙痛处，吐涎立愈。

[功效] 祛风止痛。

[主治] 牙痛。

[方剂来源] 宋·杨倓《杨氏家藏方》。

9. 地黄散：

[组成] 干地黄、升麻、青盐、芦荟、防风。

[制法] 上药各等分，为末和匀。

[用法] 每用药 30g，以水 70mL，酒 50mL，同煎至 70mL，去滓，热含于齿动处，良久倦即吐之，以含尽药为度，日二进。

[主治] 牙浮动，饮冷热痛。

[方剂来源] 宋·张锐《鸡峰普济方》。

10. 齿摇甚效方：

[组成] 白蒺藜（去角研）15g。

[用法] 以淡浆水半碗，入盐，调温漱，甚效。

［主治］齿摇动及打伤。

［方剂来源］元·许国桢《御院药方》。

11. 玉池散：

［组成］地骨皮、白芷各2.4g，升麻、防风（去芦）、细辛、川芎各2.1g，槐花、当归各3g，藁本2.1g，甘草1.8g。

［制法］为末。或痛甚，取6g，水750mL，黑豆6g，姜3片，煎。

［用法］每用0.3g搽之即止。

［主治］肿痒动摇，溃烂宣露出血，口气。

［方剂来源］元·许国桢《御药院方》。

12. 牢牙地黄散：

［组成］藁本0.6g，生地黄、熟地黄、羌活、防己、人参各0.9g，当归身、益智仁各1.2g，白芷、黄芪各1.5g，羊胫骨灰、吴茱萸、黄连、麻黄各3g，草豆蔻皮3.6g，升麻4.5g。

［制法］上为细末。

［用法］用温水漱口净，将药搽患处。

［功效］补气养血，散寒止痛。

［主治］气血两虚，风寒外侵，脑寒痛及牙痛。

［方剂来源］金·李杲《兰室秘藏》。

13. 五灵膏：

［组成］五灵脂15g，松脂、黄蜡各30g，黄丹0.3g，蟾酥0.3g。

［制法］上于瓷器内，以慢火熬成膏。

［用法］用白熟绢上摊候冷，剪作片子，每夜贴于龈上，有津即吐，误咽不妨。临卧时用一次，于恶硬物底一个牙根儿下，里外贴之。

［主治］牙齿动摇。

［方剂来源］明·董宿《奇效良方》。

14. 牙动摇方：

［组成］五倍子、白茯苓、细辛各15g，青盐9g。

［制法］上为细末。早晚刷牙，久有大效。

［主治］牙动摇疼痛。

［方剂来源］明·王肯堂《证治准绳》。

15. 固齿丹：

［组成］川芎、细辛、荆芥穗、全当归各60g，青盐120g。

［制法］上为细末。用陈仓老米250g，将前末同一处捣，每30g作一饼，晒干，以炭火烧红，断烟存性，用碗覆在地上，冷定复为细末，用生香附米250g，捣取头末120g，将前药共一处搅匀，以铅盒盛之。

［用法］早、晚搽牙。良久用水漱去。

［功效］固齿乌发，返老还童。

［主治］牙齿松动、牙根宣露。

［方剂来源］明·张时彻《摄生众妙方》。

16. 牙摇动效方：

［组成］生地 90g，白蒺藜（炒去刺）60g，香附 120g，青盐 45g，没食子（大者）4个，补骨脂（炒）60g。

［用法］共为末。早晨搽牙，津液咽下，自然固齿乌须。

［主治］牙摇动。

［方剂来源］清·吴世昌《奇方类编》。

【现代疗法】

对引起牙周萎缩的原因进行治疗，如去除牙积石，改进刷牙方法，调整咬合关系等对症治疗。但牙周萎缩较难治愈，老年性者因年事已高不易恢复。牙龈切除者，如切除之前牙龈肥大，则术后萎缩不明显。翻瓣术者，术前往往已有牙槽骨吸收和牙龈萎缩，手术后往往也会出现更明显的牙周萎缩。做牙龈再生术者手术后牙龈确有一些再生，但很难恢复到正常水平。

【护理与预防】

1. 保持口腔卫生，减少辛辣刺激因素。

2. 根治牙周疾患，防止萎缩。

第二十六节　智齿冠周炎

智齿冠周炎是生于盘牙尽处，腮颊与牙龈之间痛肿，表现为局部红肿、疼痛、化脓、牙关开合不利等。中医称"牙齩（yǎo）痈""尽牙痈""角架风"。

【中国古代中医论述】

1. 宋·王怀隐《太平圣惠方》卷第三十四："治齿龈连颌肿疼，频发无时，细辛散方，细辛半两，露蜂房半两，槐枝二两细锉，盐花一两，右件药，捣筛为散。每用五钱，以水一大盏。煎至七分去滓，热含冷吐。"

2. 清·尤乘《尤氏喉科秘书》："牙齩，生于牙尽齩中，齿不能开，牙关紧闭，此症初起，势重，甚至夜尤甚，然亦不难治，亦不妨命。"

3. 清·郑梅润《重楼玉钥》卷上·合架风："合架风生齿尽头，牙关紧闭病难休，若还不识针刀法，患者如何得便瘳。"

4. 清·郑梅润《重楼玉钥》卷上·角架风："风为角架不为嘉，肿痛须知药可加……是症生上下牙床尽处，根上浮肿，以致闭口不便，两齿难合，咀嚼艰难。"

5. 清·佚名《咽喉经验秘传》："咬牙风，毒聚牙根胃火攻，不治恐成牙漏症，关开龙胆子收功。"

6. 清·杨龙九《囊秘喉书》："其脓结于盘牙尽处者，为牙齩痈，结于腮外边，为托腮；结于牙根为牙痛。"

7. 清·高秉钧《疡科心得集》卷上·辨牙齩托腮寒热虚实传变骨槽论："夫牙齩托腮者，一生于风寒暑热，阳明湿热交蒸；一生于阴亏络空，少阳胆火循经上逆。生于风寒湿热者，初起恶寒发热，面浮腮肿，牙关不能开合，牙龈胀及咽喉，汤水似乎难入，实可下咽。斯时宜表散透邪，如牛蒡子、薄荷、秦艽、僵蚕、夏枯草、荆芥、石斛等类；不可以喉胀热盛，即用鲜地、羚羊清火等药；若遏抑凝滞，则肿愈坚，牙关愈闭矣。至三四日后，寒热不退，不能消散，其脓结于盘牙尽处者为牙齩，结于腮边外者为托腮，结于牙根者为牙痛。"

【病因病理】

《素问·上古天真论》指出："女子七岁肾气盛，齿更发长；三七肾气平均，故真牙出而长极；丈夫八岁肾气实，发长齿更；三八肾气平均，筋骨劲强，故真牙生而长极。"指出肾气足，真牙生。本病发于尽牙处，也即真牙处，真牙的萌出较迟，真牙生，一般在20~25岁。萌出时，常因位置不够，萌出力弱，造成异位或阻生不全、真牙萌出困难等。或食物残渣滞留齿缝间，日久秽毒积聚，直侵真牙，或食辛辣，胃肠蕴热，外感风热，内外合邪，风火相煽，火热循经上犯侵犯龈肉而成本病。

现代医学认为，此病是智齿萌出困难而引起牙龈及牙冠周软组织的炎症。

【临床症状】

1. 多见于青年人发于智齿萌初期，好发于下颌牙龂合处，智齿萌出处疼痛，动则疼痛，咀嚼不便，张口受阻，牙关开合不利，患侧面部肿胀。

2. 检查智齿位置不正或萌出不全，龂肉红肿、触痛，龈缘溃烂，甚或齿缝溢脓。

3. 全身不适、畏寒、发热、口臭、便秘等。

【鉴别诊断】

1. 应与牙痛相鉴别，牙龂痛患齿触痛轻，无松动感，牙痛患齿触痛明显，且有松动。

2. 牙龂痛患区牙龈红肿疼痛，张口受限而牙痛，牙根尖部，龈肉红肿，有积脓，并有持续性跳痛，张口一般不受影响。

【内服药疗法】

1. 胃火炽盛证：

[主证] 真牙异位患部肿胀疼痛龈肉红肿，张口受限，溢脓，发热，恶寒，口渴，便秘，苔黄，脉数。

[方剂] 清胃散。

[组成] 石膏、黄芩、生地、牡丹皮、黄连、升麻。

[制法] 水煎，去滓。

[用法] 分2次，食后服。

[功效] 清胃泻火，消肿止痛。

[主治] 牙龂痛（胃经有热，牙齿或牙龈肿痛）。

[方剂来源] 明·陈实功《外科正宗》。

[方剂] 阳明经齿痛方。

[组成] 生地、牡丹皮、山栀、知母、玄参、黄芩、石膏、升麻、干葛、甘草。

[制法] 水煎，去滓。

[用法] 冷饮。

[功效] 清热凉血，解毒散瘀。

[主治] 阳明经齿痛。

[方剂来源] 清·李用粹《证治汇补》。

[注] 原方无名称，根据作者治阳明经齿痛，故称之"阳明经齿痛方"。

[方剂] 竹叶石膏汤加减。

[组成] 石膏15g，知母、半夏各6g，茯苓、麦门冬各9g，竹叶15g，葛根9g，青蒿15g。

[制法] 水煎，去滓。

[用法] 冷服。

[功效] 清胃降火。

［主治］牙鲛痛。

［方剂来源］清·陈士铎《辨证录》。

［注］陈士铎："石膏汤……何加入葛根、青蒿也？不知石膏但能降而不能升，增入二味，则能引石膏至齿牙以逐其火。而葛根、青蒿尤能退胃中之阴火，所以同用之以出奇，阴阳之火尽散，齿牙之痛顿除，可腐烂之下不渐消哉。"

2. 秽毒郁结证：

［主证］牙痛，牵引头痛，面颊发热，牙龈红肿溃烂，或唇舌腮颊肿痛，口气热臭，口干舌燥，舌质红，舌苔黄，脉滑大而数。

［方剂］升麻葛根汤。

［组成］升麻、葛根、芍药、甘草各等分。

［制法］上为粗末，每次 9g，用水 225mL，煎取 18mL，去滓。

［用法］温服，1 日 3 次。

［功效］升散阳明。

［主治］牙鲛痛。

［方剂来源］清·高秉钧《疡科心得集》。

［加味］口渴加天花粉，面肿加白芷，项肿加威灵仙，大便实加大黄、穿山甲，肿痛甚加夏枯草、连翘、牡丹皮。

［方剂］仙方活命饮。

［组成］穿山甲片、防风、白芷、甘草、赤芍、当归尾、天花粉、贝母、皂角刺各 3g，陈皮 0.9g，金银花 0.9g，乳香、没药各 3g（加味）柴胡、桔梗、延胡索、黄芩各 3g。

［制法］水酒各半，煎，去滓。

［用法］渴服。

［功效］解毒消肿，散瘀止痛。

［主治］齿龈肿痛，红肿溃烂。

［方剂来源］清·林珮琴《类证治裁》。

【外治方药】

1. 齿疼神方：

［组成］附子 0.3g，胡椒、荜茇各 0.6g。

［制法］上捣末。或以散用蜡为丸，麻子大。

［用法］取散适量着痛齿上，或以丸置齿痛孔上。

［主治］牙痛。

［方剂来源］唐·孙思邈《华佗神医秘传》。

2. 黄连膏：

［组成］黄连、升麻、槐白皮、大青叶、苦竹叶各 30g。

［制法］上药细锉，用水 400mL，煎至 100mL，去滓取汁入龙脑蜜少许，搅令匀，煎成膏。

［用法］涂疮上，每日 3 次。

［功效］清胃泄热。

［主治］牙痛，口疮。

［方剂来源］宋·赵佶《圣济总录》。

3. 细辛散：

［组成］北细辛、荜茇各 6g，白芷、川芎各 9g。

［制法］晒干为末，或痛，先用盐水洗净，用少许敷痛处，立效。或有热肿，即入脑子少许，和药搽之，皆效。

［主治］牙痛。

［方剂来源］宋·朱佐《类编朱氏集验医方》。

4. 神异四七膏：

［组成］乳香、没药、防风、羌活、白芷、赤芍、当归、宣连、肉桂、皂角、五倍子、巴豆（去壳）、木鳖子、国丹、蓖麻子、无名异、槟榔、水粉、轻粉、枫香、荜茇、松香、麝香、黄蜡各等分。

［制法］上药除乳、没、麝、轻、丹另研外，先用清油煎诸令焦，方下枫香、松香、黄蜡蜡膏，又熬令熔，用绢滤去前药，却下国丹、水粉，再熬令紫色，然后下乳、没、麝、轻末，用桃、柳、槐枝不停手搅匀，滴水不散为度，将瓦器收贴，出火毒方用。

［用法］贴患处。

［功效］消肿散结，祛腐生肌。

［主治］一切疰（zhù）疮、恶疮、毒疮，久不愈者。

［方剂来源］元·杨清叟《仙传外科集验方》。

5. 牙痛效方：

［组成］高良姜、草乌。

［用法］为末揩齿，有涎即吐不可吞，吐涎毕以盐汤漱口。

［主治］牙痛。

［方剂来源］元末明初·赵宜真《仙传外科秘方》。

6. 消风定痛散：

［组成］荆芥 12g，白芷、防风、细辛、全蝎、升麻、川芎各 6g，胆矾 0.6g，朴硝、青黛各 2.4g。

［制法］上为细末。

［用法］每用一指蘸药搽于牙上，噙半时，有津吐出。

［功效］祛风止痛，泻火解毒。

［主治］牙齿疼痛，风热攻注，龈肉肿闷。

［方剂来源］明·方广《丹溪心法附余》。

7. 二辛煎：

［组成］北细辛 9g，生石膏 30g。

［制法］用水 500mL，煎至 250mL，去滓。

［用法］乘热频漱。

［功效］清胃泻火，祛风止痛。

［主治］牙龈口舌肿痛难忍。

［按］用此汤漱口后，须以三香散或清胃等药以治其本。

［方剂来源］明·张介宾《景岳全书》。

8. 救苦散：

［组成］川乌、草乌、桂花、高良姜、红豆、细辛各 6g，石膏、官桂各 9g。

［用法］上为细末。每用少许，贴牙龈痛处，有涎吐去。

［主治］一切牙齿疼痛。

［方剂来源］明·董宿《奇效良方》。

9. 擦牙定痛散：

［组成］薄荷叶、天花粉、樟脑各等分。

［制法］上为细末。

［用法］每用少许，搽患处。

［功效］清热止痛。

［主治］风热牙痛。

［方剂来源］明·孙一奎《赤水玄珠全集》。

10. 樟冰散：

［组成］樟冰 3g，月石 9g，大泥 0.3g，薄荷、僵蚕各 3g。

［制法］上研末。

［用法］搽痛处。

［功效］疏风清火，行气止痛。

［主治］牙痛。

［方剂来源］清·马培之《青囊秘传》。

11. 巴椒丸：

［组成］川椒 9g，巴豆 10 粒（去壳）。

［制法］上二味为末，米饭为丸如麦粒大。

［用法］用绵包塞痛牙缝内，少顷即止，仙方也。

［主治］牙痛。

［方剂来源］清·佚名《汇集金鉴》。

12. 牙痛秘方：

［组成］北细辛 15g，薄荷 15g，樟脑 4.5g。

［用法］置铜锅中，上覆小碗，纸糊泥封，勿通气，暖火熏之，令药气上升至小碗。取涂痛处。

［主治］牙痛。

［方剂来源］清·徐士銮《医方丛话》。

【外治疗法】

1. 患处肿痛者，可频撒冰硼散，或消风定痛散。

2. 肿连腮颊者，可外敷黄连膏。

3. 脓成不溃，可切开排脓，外用神异四七膏或锡类散。

【针刺疗法】

痛者取合谷、颊车、下关、翳风等穴，强刺激，不留针。

热毒盛者用三棱针局部点刺放血泄热。

【手术疗法】

对于牙位不正，难以萌出者，待肿痛消退后，可予拔除。对𬌗良好尚能萌出者，可行冠周龈瓣切除术。

【护理与预防】

1. 养成口腔卫生清洁、饮食后常漱口习惯。

2. 真牙萌出时，进食软质之品，禁忌粗硬及煎炒辛热食物。

3. 有异位或萌生牙者，要及早采取有效方法治疗，减少本病发生。

第二十七节　化脓性颌骨骨髓炎

化脓性颌骨骨髓炎是指微生物以及物理和化学因素引起的颌骨炎症过程的总称。患侧牙齿疼痛，牙龈红肿，腐溃流脓，咀嚼不便，甚者穿腮破颊流脓，或有腐骨排出，久不愈合为主要表现。中医称本病"骨槽风""牙槽风""牙漏""附骨疽""穿腮发"。

【中国古代中医论述】

1.《灵枢·刺节真邪》："虚邪之入于身也深，寒与热相搏，久留而内著，寒胜其热则骨疼肉枯，热胜其寒，则烂肉腐肌为脓，内伤骨，内伤骨为骨蚀。"

2. 明·王肯堂《证治准绳·疡医》卷之三·骨槽风："或问牙龈肿痛、寒热大作、腐烂不已，作疳治之无益何如？曰：此骨槽风也。一名穿腮毒。由忧愁思虑惊恐悲伤所致。初起生于耳下及颈项间，隐隐皮肤之内，略有小核，渐大如胡桃，日增红肿，或上或下，或左或右，牙关紧急，不能进食。先用鹅翎探吐风痰，服黄连解毒汤、活命饮，加玄参、桔梗、柴胡、黄芩。切不可用刀针。"

3. 明·陈实功《外科正宗》卷四·骨槽风第五十三："骨槽风初起生于耳前，连及腮项，痛隐筋骨，久则渐渐漫肿，寒热如疟，牙关紧闭，不能进食。此得于郁怒伤肝，致筋骨紧急；思虑伤脾，致肌肉糜烂；膏粱厚味，致脓多臭秽。初则坚硬难消，久则疮口难合。"

4. 明·陈实功《外科正宗》卷三·多骨疽论第三十八："多骨疽治验：一男子上腭肿痛月余，以散风清热药俱已不效。又两月，破流血水，百日外方出细骨，大小三十余块，以十全大补汤并吹生肌散，两月余而敛。中存一小孔簪脚大，通鼻透气，致难全敛，为愈而不愈也。"

5. 清·祁坤《外科大成》卷二·骨槽内："生牙叉接骨之处，一名牙叉发。起于耳前，连及腮项，筋骨隐痛，久则漫肿，牙关紧急，寒热如疟，此由郁怒伤肝、思虑伤脾所致。初则坚硬难消，久则疮口难合。初宜艾灸肿项及耳垂下五分，各灸七壮，膏盖之。肿处涂离宫锭子。牙关内肿，用线针刺去恶血，搽冰硼散，使内外毒气得解。服清阳散火汤。如溃后，于托药中加麦门冬、五味子、藿香之类，使水升火降，脾健金清乃愈。若误用寒凉，则非理中汤佐以姜附不能收功。外腐用绛珠膏，忌用刀针蚀药。若坚肿不消，外腐不合，虚热不退，形焦体削者为逆，不治。"

6. 清·高秉钧《疡科心得集》卷上·骨槽风后论："夫骨槽风之证，因有传变而成者矣，亦有非传变而成者。其人或有忧愁思虑惊恐悲伤，以致气血凝滞，或由风寒袭入筋骨，邪毒交生，起于耳前，连及腮颊，筋骨之间，隐隐疼痛，渐渐漫肿坚硬，寒热如疟，牙关紧急，难于进食，久则腐溃，腮之里外仍然漫肿硬痛。此证属在筋骨阴分，故初起肿硬难消，溃后疮口难合，肝脾受伤，热毒蕴积，是以筋骨紧急，肌肉腐烂，而脓多臭秽。初宜用艾灸以解其毒，服降火化痰清热消肿之剂。溃后或用八珍汤或十全大补汤，补托药中宜加麦门冬、五味子。亦有过服寒凉，以致肌肉坚凝腐臭者，非理中汤佐以附子不能回阳，非僵蚕不能搜风也。若牙关拘急不开，宜用生姜片垫灸颊车穴二七壮，穴在耳垂下五分陷中，兼用针刺口内牙尽处出血，其牙关自开。如外腐不脱，脓水不清，久则必成朽骨，俟朽骨脱去，如能收口。如或穿腮落齿，虚热不退，形焦体削，痰盛不食者，俱为逆证。"

7. 清·吴谦《医宗金鉴》卷六十六·骨槽风："此证一名牙叉发，一名穿腮发。乃手少阳三焦，足阳明胃二经风火也……此证属在筋骨阴分，故初起肿硬难消，溃后疮口难合……亦有过服寒凉，以致肌肉坚凝腐臭……或口内腐烂，甚则穿腮落齿。"

8. 宋·窦汉卿《疮疡经验全书》卷二·穿腮："一名骨槽风，一名穿珠，一名附骨……初起生于耳下及项间，隐隐皮肤之内，略有小核，渐长如李子之状，便觉红肿，或上或下或左或右，牙关口噤不开。"

9. 清·郑梅涧《重楼玉钥》卷上·牙痈："凡骨槽风者，初起牙骨及腮内疼痛，不肿不红，惟肿连脸骨者，是骨槽风也。"

10. 清·林珮琴《类证治裁》卷之六·齿舌症论治："骨槽风名穿腮毒，生耳下及项，由小核渐大如胡桃，齿龈肿痛，牙关紧急，用鹅翎探吐风痰，内服黄连解毒汤、仙方活命饮加柴胡、桔梗、元参、黄芩。忌刀针点药。"

11. 清·许木连《咽喉脉症通论》："其症始于耳项皮肤间，隐隐有核，渐如李大，便觉肿痛，初则坚硬不消，久则延烂难愈，甚至齿牙堕落，牙床腐秽，俱在不治，初起先用鹅翎探吐风痰，次以陈艾灸耳垂下五分七壮，再服煎药。"

【病因病理】

平素口腔不洁，素有牙疾，失治误治，龋蚀牙体，秽毒入里，渐侵筋骨，结聚骨槽或嗜食辛辣，胃肠蕴热，邪热上蒸，复感风火热毒，二热相会，循经深伏；壅聚牙槽，附骨生痈，骨败肉腐，穿腮而出。或患病日久，肾虚体弱，又外感风寒，寒邪直中筋骨，肌寒血弱，正虚邪陷，寒凝痰滞，阻于肌肉筋骨血脉之中，血脉不通，牙槽无以濡养，故牙槽腐而成脓。

思虑过度，肝脾不和，肝主筋，脾主肌肉，筋骨肌肉失养，复感寒邪之邪，血凝毒聚而成，或牙咬痈失治，反复发作，经久不愈，深滞骨槽，留注于内或痈毒失治侵注肌骨，毒盛化脓，溃口难收，形成瘘道，日久难愈。

现代医学认为，颌骨骨髓炎是指微生物以及物理和化学因素引起的颌骨炎症过程的总称。由微生物引起者为多，其次还有物理性、化学性、特异性等。所谓微生物引起者，主要指牙体牙周的细菌性疾患未能很好地进行治疗，从而引起颌骨的骨髓发炎。所以颌骨骨髓炎多为牙源性者，其次才是其他有关因素。其病原菌主要为金黄色葡萄球菌，其次为溶血性链球菌。临床上一般为混合性细菌感染。其感染途径多为牙源性感染，其次还有创伤性和血源性感染。一般共分5个病因：

1. 化脓性颌骨骨髓炎：此型又可分为中央性颌骨骨髓炎与边缘性颌骨骨髓炎。其感染途径为急性根尖周围炎、冠周炎等牙源性感染未能治愈反复发作，则感染将进一步在颌骨内扩散并开始化脓。如果脓液及时穿破骨皮质至软组织内，经切开引流炎症将渐消而愈，如果感染加重向骨内扩散引起骨髓腔压力增大，血管的栓塞、炎症渗出等，使骨的营养发生障碍导致骨坏死。颌骨的脓液并可穿破软组织在颌面部形成瘘管。

2. 物理性颌骨骨髓炎：主要指因为颌面部恶性肿瘤使用放射治疗，形成放射性的颌骨坏死。

3. 化学性颌骨骨髓炎：指砷、磷等化学物质引起的骨髓炎。

4. 特异性颌骨骨髓炎：指结核、梅毒等性质的颌骨骨髓炎。

5. 新生儿颌骨骨髓炎：乃非牙源性炎症。多见于上颌，其感染来源可能是分娩过程中新生儿的手指进入了口腔，损伤了口腔组织，或者是羊水内有细菌等，口腔颌面肿胀，可有几处瘘孔溢脓。

【临床症状】

此病好发于下颌骨，多有龋病史、根尖周病史、拔牙史、智齿冠周炎史及外伤史。

初起自觉患牙疼痛，迅速波及邻牙，痛向同侧放射，颌部或颊部随着牙槽突骨质的溶解破坏，患牙及邻牙明显松动、叩痛，脓液自龈沟溢出。如未及时治疗，从瘘管排脓或排出死骨。

化脓性颌骨骨髓炎根据其感染途径分为中央性颌骨骨髓炎和边缘性颌骨骨髓炎：

1. 急性期：炎症的初期发病急，迅速波及邻牙，疼痛剧烈向同侧放射，主要病变在骨髓腔内；骨髓腔内充血，液体渗出，白细胞浸润。炎症更加严重，面颊肿胀，患牙及受累邻牙明显松动，龈沟溢脓，甚或波及邻近组织，开口困难，下唇麻木及出现变症，全身症状明显。急性炎症期如未能及时有效进行治疗，可形成弥散性颌骨骨髓炎，颌骨被破坏的范围更大。如果炎症如由血行扩散可形成败血症，伴有全身发热，寒战，体温高达 39~40℃ 等。

2. 慢性期：急性颌骨骨髓炎如若治疗不彻底，或者因患者的抵抗力强，细菌毒力低，或者脓液引流不畅，病牙未能及时拔掉，日久可形成慢性中央性颌骨骨髓炎，其特点是瘘管排脓，有脓液排出，此时有死骨形成，有时小片死骨也可出现在瘘孔处，而且还有炎症性肉芽组织，如果内有大片死骨不被清除，与正常颌骨分离之后，其正常颌骨易出现病理性骨折。

3. 边缘性颌骨骨髓炎：多见于下颌骨，急性期不易发现，常被颌周间隙感染症状掩盖，多由下颌智齿冠周炎引起。炎症由智齿部到达骨膜向深部发展，损害骨皮质，骨皮质发生营养障碍而坏死。患侧肿胀，张口受限，伴有长期溢脓瘘管，有时脓汁内有死骨流出，可呈急性发作，引发中央性骨髓炎。

4. 据上述各种症状发病 2~3 周 X 线片显示骨质变化程度，追查病因病史，以助明确诊断。

【鉴别诊断】

化脓性颌骨骨髓炎应与牙槽脓肿、牙根尖周病等相鉴别。

化脓性颌骨骨髓炎，好发于下颌骨，初起牙疼痛，迅速波及邻牙，痛向同侧放射，颌部或颊部随着牙槽突骨质的溶解破坏，患牙及邻牙明显松动、叩痛、脓液自龈沟溢出，味臭，如未及时治疗，瘘管形成，有脓或排出死骨，牙槽脓肿，牙根尖周病，脓液排出后疼痛减轻，严重时可发颌骨骨髓炎、颌周蜂窝织炎等。

【内服药疗法】

1. 风热蕴结证：

［主证］耳前腮颊周围肿胀微红，多个牙齿松动，不敢咬物，龈颊肿胀，脓液自龈沟溢出，色黄稠，有臭味，甚则面目漫肿，剧痛难忍，牙关紧急，患则牙齿松动脱落，骨槽溃烂，穿腮流脓，有腐骨排出时，溃不收口，全身可有高热寒战，口渴欲饮，舌红绛，苔黄腻，脉滑数。

［方剂］清阳散火汤。

［组成］升麻、白芷、黄芩、牛蒡子、连翘、石膏、防风、当归、荆芥、白蒺藜、甘草。

［制法］用水 400mL，煎至 320mL，去滓。

［用法］食后温服。

［功效］疏风清热，解毒散结。

［主治］骨槽风，牙根尽处结肿，连及耳项作痛。

［方剂来源］明·陈实功《外科正宗》。

2. 风寒湿滞证：

［主证］耳前腮颊隐痛，不适，继则漫肿，溃后流脓清稀，溃口日久不愈，或伴形寒肢冷，形体消瘦，乏力困倦，面色㿠白，舌质淡，脉沉细等，治宜温阳散寒，托毒外出。

［方剂］骨槽风汤。

［组成］熟地、鹿角胶（石碎隔水炖化冲服）、好肉桂、白芥子（炒研）、甘草、炮姜、麻黄。

［制法］水煎，去滓。

［用法］空心温服。

［功效］补肾温阳，散寒通滞。

［主治］骨槽风。

［方剂来源］清·孟文瑞《春脚集》。

3. 气血亏虚证：

［主证］患病日久正气未复，邪毒滞留不去，耳前腮颊溃后经久不愈，脓液清稀，内有死骨，常有死骨排出。形体虚弱，舌淡苔白，脉沉细，治宜养气血。

［方剂］中和汤。

［组成］人参、黄芪、白术、白芷、川芎、当归、甘草、桔梗、白芍、肉桂、麦门冬、藿香。

［制法］用水煎，加生姜 3 片，大枣 2 枚，煎去滓，入酒适量。

［用法］食后服。

［功效］补气养血，托里排脓。

［主治］骨槽风已经穿溃，流脓臭秽，疼痛不止者。

［方剂来源］明·陈实功《外科正宗》。

【外治方药】

1. 黑金膏：

［组成］桂心、芎䓖各 7.5g，当归 30g，木鳖子（去壳）、乌贼鱼骨、漏芦、白及、川乌头（生，去皮、脐）、鸡舌香、木香、白檀香、丁香各 7.5g，松脂 60g，乱发 30g，黄丹 180g，清麻油 500mL。

［制法］上为细散，入松脂、乱发麻油内，煎令发尽，绵滤去滓，澄清，拭铛令净，以慢火熬药，入黄丹，用柳木篦不住手搅，令黑色，一时下诸药末，搅令匀，看软硬得所，于不津器内收。

［用法］每用看肿处大小，于火畔煨，摊故帛上，厚贴，每日换 2 次。

［功效］疏风解毒，理气活血。

［主治］附骨疽。

［方剂来源］宋·王怀隐《太平圣惠方》。

2. 胆矾散：

［组成］胆矾 30g（火煅白色），龙骨（五色者）、白石脂各 15g，黄丹 6g（火飞），蛇

蜕 1 条（全者，烧灰，别研），麝香 1.5g（别研）。

　　[制法] 上药除蛇蜕、麝香末外，余为细末，同蛇蜕、麝香末和匀。

　　[用法] 先用葱椒汤洗净患处，揩干；次用药少许，干掺疮口。如疮口小，用纸捻子点药纴入疮口内，每日 3 次。

　　[功效] 拔毒消瘘，敛疮生肌。

　　[主治] 附骨瘘疮，焮肿疼痛，溃后脓水不绝，久不生肌。

　　[方剂来源] 宋·杨倓《杨氏家藏方》。

　　3. 麝香矾雄散：

　　[组成] 胆矾、雄黄各 6g，麝香（别研）3g，龙骨 6g。

　　[制法] 上为极细末。

　　[用法] 每用 0.3g，以鹅毛蘸药扫患处，每日一二次。若小儿走马疳，唇龈蚀烂者，先泡青盐汤洗净，后用新绵拭干掺药。

　　[功效] 祛腐解毒，消肿敛疮。

　　[主治] 牙齿动摇，龈腭宣露，骨槽风毒。

　　[方剂来源] 宋·杨倓《杨氏家藏方》。

　　4. 桃红散：

　　[组成] 黄丹（隔纸炒）30g，硫黄、吴茱萸各 22.5g，轻粉 12g。

　　[制法] 上为细末，用麻油调和，干后再研细。

　　[用法] 先将患处洗净，然后将药掺患处。

　　[功效] 祛腐生新。

　　[主治] 疮口未合，口臭，腐肉未去，时流污水者。

　　[方剂来源] 宋·东轩居士《卫济宝书》。

　　5. 乌金散：

　　[组成] 槐白皮（锉）、猪牙皂荚、威灵仙（去土）、生干地黄、醋石榴皮（锉），何首乌、青盐各 30g（以上七味锉碎，泥固济入罐子内，用瓦一片盖口，炭火 5kg 烧赤，放冷取出，研末），细辛（去苗叶）、升麻各 15g（并捣罗为细末），麝香 30g（别研）。

　　[制法] 上为细末，相和令匀。

　　[用法] 每临卧用水调药 1.5g，涂于纸上，于牙龈上贴之，贴两三次即愈，如早作齿药尤妙。

　　[功效] 祛风解毒，养血乌发，消肿止痛。

　　[主治] 骨槽风，牙龈肿痒疼痛，齿易出血。

　　[方剂来源] 宋·赵佶《圣济总录》。

　　6. 黄连消毒饮：

　　[组成] 黄连、羌活、黄柏、黄芩各 3.6g，防己、生地、防风、归尾、知母、独活、陈皮、黄芪、人参、苏木各 3g。

　　[制法] 水煎，去滓。

　　[用法] 外敷。

　　[功效] 清热祛风，活血消肿。

　　[主治] 附骨疽。在腿外侧，坚硬漫肿作痛，不能行走。

　　[方剂来源] 宋·朱佐《类编朱氏集验医方》。

7. 皂荚膏：

[组成] 皂荚（细研）10挺，吴茱萸（为末）60g，杏仁（汤浸，去皮，炙，研如泥）30g，水银（以李、枣瓤同研，令星尽）30g。

[制法] 用醋600mL煎皂荚，取300mL，滤去滓，下吴茱萸、杏仁，以文火熬成膏，次下水银和匀，置不津器中，涂于故帛上。

[用法] 贴于患处。

[功效] 攻毒散结，消肿止痛。

[主治] 附骨疽，肿痛。

[方剂来源] 宋·王怀隐《太平圣惠方》。

8. 蜂房散：

[组成] 多孔露蜂房（炙黄）0.9g，穿山甲（炙焦）、龙骨各0.3g。

[制法] 上为末，入麝香少许。

[用法] 用腊月猪脂调敷，湿则干掺。

[功效] 攻毒敛疮。

[主治] 久年漏疮，或暂愈复发，或移于别处。

[方剂来源] 宋·杨士瀛《仁斋直指方论》。

9. 类圣散：

[组成] 川乌、草乌、苍术、细辛、白芷、薄荷、防风、甘草各15g。

[制法] 上为细末。

[用法] 蛋清调涂患处，留顶。

[功效] 温阳散寒，消肿止痛。

[主治] 疔疮恶毒肿痛。

[方剂来源] 明·龚廷贤《寿世保元》。

10. 生肌散：

[组成] 石膏、轻粉、赤石脂各30g，黄丹（飞）6g，龙骨、血竭、乳香、潮脑各9g。

[制法] 上为细末。

[用法] 先用甘草、当归、白芷各3g，煎汤洗患处，用此药干掺，软油纸盖贴，2日1洗1换。

[功效] 解毒定痛，祛腐生肌。

[主治] 多骨疽，腐骨脱出，肌肉生迟，不能收敛。

[方剂来源] 明·陈实功《外科正宗》。

11. 九一丹：

[组成] 生石膏2.7g，白降丹0.3g。

[制法] 上为极细末。用绵纸作药线，润以面糊，将丹拌上。

[用法] 插入脓管，或掺疮上，以膏药贴之。

[功效] 去脓拔毒，消管生肌。

[主治] 疮疡脓多，已生瘘管，或溃疡腐肉不去，新肉不生者。

[方剂来源] 明·陈实功《外科正宗》。

12. 生肌散：

[组成] 白龙骨（煅）、白蔹、乳香、没药。

［制法］上为极细末。

［用法］掺患处。

［功效］生肌收口。

［主治］痈疽溃后，疮口不敛。

［方剂来源］明·张洁《仁术便览》。

13. 牙疼塞耳丸：

［组成］川乌底、草乌尖、蜈蚣顶、全蝎梢、雄黄、川椒。

［制法］上为末，卷于纸中，蘸醋炙干。

［用法］塞两耳中。

［功效］祛风散寒，止痛聪耳。

［主治］骨槽风阴症者，亦治耳聋。

［方剂来源］清·吴尚先《理瀹骈文》。

14. 蟾灵膏：

［组成］草乌、木鳖仁、威灵仙、凤仙子、石灰水、碱水、蟾酥。

［制法］上药用二水熬膏，后加蟾酥。

［用法］贴患处。

［功效］拔毒溃痈。

［主治］痈毒不破头。

［方剂来源］清·吴尚先《理瀹骈文》。

15. 立消散：

［组成］雄黄 6.6g，穿山甲 9g，生大黄（锦纹者良）、芙蓉叶、五倍子（炒）各 15g。

［制法］共研极细末，滴醋调匀。

［用法］敷患处，中留一孔透气。如干又搽。

［功效］解毒消肿，敛疮止痛。

［主治］痈疽。

［方剂来源］清·顾世澄《疡医大全》。

16. 八仙丹：

［组成］蜈蚣 5 条，全蝎（漂）5 只，阿魏 9g，僵蚕（炒）、穿山甲（炒）、血余炭、儿茶、乳香（去油）、没药（去油）、血竭、轻粉各 6g，冰片、麝香各 1g。

［制法］各研极细末，和匀。

［用法］每用少数掺疮面上，外以膏药贴敷。

［功效］拔毒止痛，祛腐生肌。

［主治］痈疮已溃者。

［加减］浮肉不去，加巴豆霜 3g。

［方剂来源］清·凌奂《外科方外奇方》。

17. 龙虎膏：

［组成］陈小粉 500g，土木鳖（连壳整炒）60g，川乌、草乌、干姜、白及、花椒各 15g。

［制法］上为细末。

［用法］凡疮未成者，满头敷；已成者，中留一孔；已溃烂者，敷以四周，俱以醋调炖

温敷上，外用绵纸贴，干则温醋鸡毛扫上。

[功效] 消肿散结，通络止痛。

[主治] 一切无名痈疽大毒。

[方剂来源] 清·顾世澄《疡医大全》。

18. 青胃散：

[组成] 姜黄、白芷、细辛、川芎各等分。

[制法] 上为细末。

[用法] 先将盐汤漱口，然后蘸药搽牙。

[功效] 调气和气，散寒消肿。

[主治] 骨槽风，坚硬酸木，体虚而寒者。

[方剂来源] 清·沈志裕《疡科遗编》。

【外治疗法】

1. 初起可用冰硼散频撒患处，外敷如意金黄散或拔毒膏。

2. 疮口坚硬紫黑，红升丹药线引流。

【手术疗法】

1. 有死骨形成应切开瘘口，取出腐骨，刮除腐肉，以利疮口愈合。

2. 应及时拔去病牙。

【针刺疗法】

牙关拘急，选合谷穴、足三里穴等。

【护理与预防】

1. 保持口腔清洁，保证引流通畅。

2. 高蛋白半流质饮食，并给予含维生素多的新鲜蔬菜，加强营养。

3. 积极治疗各种慢性牙疾，减少本病发生。

第二十八节　坏疽性口炎

坏疽性口炎又称为面颊坏疽、口颊坏疽、坏疽性龈口炎，总之是指发生在口腔颌面部的坏疽，是局部组织发生急性坏死之后合并腐败菌感染。中医称为"走马疳"，或"走马牙疳"。

【中国古代中医论述】

1. 宋·王怀隐《太平圣惠方》卷第三十四·治牙齿急疳诸方："夫急疳者，由风热蕴积，脾肺壅滞，邪毒之气，冲注口齿，遂成疳也。"

2. 明·张洁《仁术便览》："治疳穿破腮口，用红枣去核，入白矾一分，封固，火煅存性，为末，搽之。"

3. 明·申斗垣《外科启玄》卷之九·含腮疮："大人小孩疳，蚀透腮颊，初生时如米粒豆大一小疮，次则渐大，蚀破腮颊，故名含腮疮。若不早治，破透了，治尤难。急用二金散方：用鸡内金、郁金各等分为末，先用盐汤漱净，次用药上之效。"

4. 明·陈实功《外科正宗》卷四·走马疳第一百十一："走马疳，言患迅速，不可迟延故也，其患多在痧痘余毒之中，又有杂病热甚而成者，其患牙根作烂，以致穿腮破唇，诚为不治，初起宜用芦荟消疳饮，外用人中白散或冰硼散二者搽之。""取出黑腐，内见红肉血流者为吉，如取时顽肉不脱，腐肉渐开，焮肿外散，臭味不止，更兼身不退者，俱来不治。"

5. 清·尤乘《尤氏喉科秘书》："走马牙疳，或因胎毒痘毒后，发致牙根腐烂成疳，杀人最速，鼻梁上发红点者，不治，其色如干酱，一日烂一分，二日烂一寸，故名走马，以喻速也。有齿者落尽而死，上片左边门牙为牙之主，此牙一落，其牙尽落，若此牙不落，余牙虽落，可能为治。"

6. 清·郑梅涧《重楼玉钥》卷上·走马牙疳证："症以走马名者，言其疾速，失治即殒故也。盖齿属肾，与胃相通，肾主一身之元气，凡受积热火毒，疳气即奔上焦。或于麻痘之后，及伤寒杂症热病而成，或因平昔过服助阳热药，并饮毒所中。凡初起口气甚臭，名臭息。次第齿黑，名崩砂。盛则龈烂，名溃槽。热血迸出，名宣露。极甚者，牙脱落，名腐根。

赤霜散，专治走马牙疳，延烂穿腮不堪，危险之症。用红枣一枚去核，入红砒如黄豆大一粒，扎好放瓦上炙至枣上起白烟，俟烟烬取下盖熄候冷，加冰片一字，研极细，吹患处。"

7. 清·高秉钧《疡科心得集》卷上·走马牙疳风热牙疳牙菌论："攻，肾脏主骨，齿为骨余，上奔而溃，势如走马之速，故名之。或因胎毒或因痧痘后余毒，或因伤寒时疫后而发。"

8. 清·顾世澄《疡医大全》卷十五·走马牙疳门主论："走马疳，惟癖疾攻牙成疳者，愈后易发，皆由积火时时上攻也。惟在调理饮食得宜为要，如山药、栗子、鹅、蟹、甜、辣等物俱当禁忌。若稍有疏忽，必致复发。"

【病因病理】

平素饮食不节，嗜食炙煿肥甘，脾胃久而湿热生，湿热盛阳明胃经蕴热积毒，复感风热邪毒侵袭。邪毒相搏，火毒上炎，客于牙龈，发生坏死、溃烂。或因素体虚弱，或大病、久病之后元气大伤，或因胎毒或因伤寒时疫后体内火毒蕴积日久积热于胃，肾经毒火上行壅聚于口蒸灼于齿龈，进侵骨质，致齿龈或颌颊部硬结形成，迅速溃烂名曰走牙疳也。或因失治、误治正气虚极无以抗邪，致邪毒内陷脏腑，危及生命。

现代医学认为，坏疽性口炎致病菌为梭状杆菌和螺旋体而外合并产生荚膜杆菌，化脓性细菌引起的感染，或某一种传染病，或长期卧床及慢性消耗性疾病的后期也可诱发此病。

【临床症状】

牙龈及口腔各部分的黏膜、唇部颌颊部的肌肉受到破坏（初起牙龈边缘出现坏死，逐渐在单侧的颊黏膜上出现紫红色硬结，迅速变黑脱落形成不规则形的坏死性溃疡），甚者面部皮肤都可受破坏，骨与肉相连的组织腐肉脱落，牙齿、颌骨外露，颊部内外穿通，鼻翼破损等，各种组织坏死和崩解，患处呈灰黑色，或黑色，有恶臭气味散发出来，如未及时治疗，严重者可致死亡，本病愈合可留有颜面的严重缺损。

【内服药疗法】

1. 脾胃热毒证：

［主证］齿龈暗红，继而牙龈边缘出现坏死，颊部黏膜出现紫块，继而变黑逐渐溃烂，口中涎液增多，口中有特殊臭味，可伴有头痛，全身不适，口渴，纳呆，舌红，苔黄厚，脉濡数。

［方剂］竹叶石膏汤。

［组成］沙参、麦门冬、半夏、石膏、甘草、竹叶、粳米、生姜。

［制法］水煎，去滓。

［用法］温服。

［功效］清胃生津。

［主治］胃火郁结，口中气臭。

［方剂来源］清·刘仕廉《外科集成》。

2. 正虚邪盛证：

［主证］齿龈坏死，在颊黏膜出现紫红色斑块，迅速变黑发生溃烂如走马之状，腐烂流水，暗紫恶臭，牙齿松动，脱落，颊部硬块溃烂后腐肉脱落，颊部内外穿通，牙槽骨外露，病变可侵及唇颊深层，伴全身恶寒，发热，口燥咽干，面色萎黄，四肢无力，泄泻或便秘，舌红绛，脉数。

［方剂］芦荟消疳饮。

［组成］芦荟、银柴胡、胡黄连、川黄连、牛蒡子、元参、桔梗、山栀、石膏、薄荷、羚羊角、甘草、升麻。

［制法］水二茶盅，淡竹叶 10 片，煎六分。

［用法］食后服。

［功效］泻火解毒，消疳。

［主治］走马牙疳。

［方剂来源］明·陈实功《外科正宗》。

【外治方药】

1. 麝香散：

［组成］麝香、铜绿各 3g，黄连 9g。

［制法］上为末，以枣肉 1 枚，水银 3g，同研如泥，入前药末共研令匀。

［用法］有患处敷少许，以兰香叶覆之。立愈。

［功效］清热解毒，消肿祛腐。

［主治］小儿走马疳，牙龈腐烂，恶血口臭，牙齿脱落。

［方剂来源］宋·刘昉《幼幼新书》。

2. 真黄散：

［组成］鸡内金不拘多少。

［制法］油灯上烧存性，研细末，入黄柏、枯矾、麝香各少许。

［用法］用米泔水洗净患处后，掺药。

［功效］清热解毒，辟秽生肌。

［主治］小儿走马疳。

［方剂来源］明·方广《丹溪心法附余》。

3. 红铅散：

［组成］绿矾不拘多少。

［制法］上以矾色鲜明者入坩埚，用炭烧赤，倾出，以好酒拌匀，再入锅，如此数遍，令色红，研作细末，入麝香少许，混匀即成。

［用法］先以温浆水漱净，将药敷患处。

［功效］解毒祛腐。

［主治］走马牙疳。

[方剂来源] 明·朱橚《普济方》。

4. 敷齿立效散：

[组成] 花椒、细辛、硼砂、枯矾、铜绿、黄连、青黛各等分。

[制法] 上为细末。

[用法] 先用凉水漱口，后将药末搽在牙齿缝处。

[功效] 清热化湿。

[主治] 走马牙府。

[方剂来源] 明·龚廷贤《万病回春》。

5. 消疳散：

[组成] 鸭嘴胆矾3g（煅红，研），麝香少许。

[制法] 上研匀。

[用法] 每次用少许敷齿龈上。

[功效] 解毒祛腐，收敛止血。

[主治] 小儿走马牙疳，牙齿溃烂，出血，齿落。

[方剂来源] 元·曾世荣《活幼口议》。

6. 蟾灰散：

[组成] 干虾蟆1只（大者，烧存性），五倍子3g，麝香少许。

[制法] 上为细末。

[用法] 蜜水调，涂齿根上。

[功效] 小儿走马牙疳。

[方剂来源] 宋·刘昉《幼幼新书》。

7. 龙骨散：

[组成] 砒霜、蟾酥各0.3g，粉霜1.5g，龙骨3g，定粉4.5g，龙脑0.15g。

[制法] 上药先研砒粉极细，次入龙骨再研，再入蟾酥、粉霜、定粉等同研。

[用法] 每用少许敷之。

[功效] 清胃泻火，祛腐生肌。

[主治] 小儿走马牙疳。

[方剂来源] 宋·钱乙《小儿药证直诀》。

8. 搽牙散：

[组成] 人中白（瓦上焙干）15g，枯矾3g，白梅（烧，瓦盖碗，存性）。

[制法] 上为末。

[用法] 先用韭菜根、老茶浓煎，鸡毛刷洗去患处腐烂恶肉，见到鲜血，乃用药敷之，每日3次；烂至喉中者，以小竹管吹入。

[功效] 祛腐生肌。

[主治] 走马牙疳，牙龈腐烂。

[宜忌] 忌食油腻、鸡、鱼等发物。

[方剂来源] 明·龚信《古今医鉴》。

9. 芦荟散：

[组成] 黄柏15g，人言1.5g（用红枣擘破去核，每枣纳人言0.3g，烧存性），芦荟3g。

[制法] 上为末。

［用法］先用米油漱净毒，再掺上此药。

［功效］泻火攻毒。

［主治］走马牙疳。

［方剂来源］明·龚廷贤《万病回春》。

10．走马牙疳方：

［组成］密陀僧 15g，黄丹（水飞）6g，枯白矾 15g，天灵盖（桑柴火通红）1 个，麝香（少许）。

［制法］上为末。

［用法］用药洗净疮，拭干贴之。两三次见效。

［主治］走马牙疳，治大人小儿走马牙疳，蚀烂臭秽，唇鼻断烂，并传恶疮，脓水不尽，不能生肌肉，不能著痂者。

［方剂来源］元·韩仁《烟霞圣效方》。

11．立效散：

［组成］青黛、黄柏末、白矾（煅）、五倍子末各 3g。

［制法］上为细末。用米泔水调匀。

［用法］涂口内。

［功效］清热解毒，化湿生肌。

［主治］小儿走马牙疳。

［方剂来源］明·方广《丹溪心法附余》。

12．人中白散：

［组成］人中白、儿茶、净青黛各 3g，薄荷末、玄明粉、轻马勃各 1.5g，梅片 0.6g。

［制法］上为细末。

［用法］吹敷患处。

［功效］清热解毒，祛腐生肌。

［主治］走马牙疳，舌肿龈臭，牙床溃腐。

［加减］如病重者，加犀黄 0.3g，珍珠 1.5g。

［方剂来源］清·刁步忠《喉科家训》。

13．独胜散：

［组成］白茄蒂不拘多少。

［用法］阴干，瓦上炙燥，为细末，加冰片少许，收固。每吹患处，即愈。

［主治］一切牙疳穿腮破唇，实有奇效。

［方剂来源］清·郑梅涧《重楼玉钥》。

14．文星丹：

［组成］五倍子 1 个，乌梅肉 1 枚，白矾 3g，南星 1 个，雄黄 1 块（皆用面裹，研细），大梅片 0.9g，麝香 0.15g。

［制法］上为细末。

［用法］吹敷患处。

［功效］解毒祛腐，消肿止痛。

［主治］走马牙疳。

［方剂来源］清·傅山《青囊秘传》。

15. 再生散：

[组成] 土鳖49个（煅存性），山豆根、人中白（煅）、辰砂（飞）各6g。

[制法] 上为细末。

[用法] 用时先割净腐肉，次用麻油通口噙漱，觉无油气吐之，如此六七次，次以百沸汤入盐、醋，漱吐三四次，再次以绵胭脂拭干，将药掺患处。

[功效] 消热解毒，消肿止痛。

[主治] 走马牙疳，牙落鼻崩，久不愈者。

[方剂来源] 清·祁坤《外科大成》。

16. 三星丹：

[组成] 北枣3枚，白砒0.6g，雄黄1.5g，胆矾0.9g。

[制法] 将枣去核，三味研，入枣内，湿纸包，炭火煨脆，冷定研细，加梅片0.6g为末。

[用法] 吹患处。

[功效] 攻毒祛腐。

[主治] 马牙疳，黑腐不去，近腮穿肿，危险不堪。

[方剂来源] 清·马培之《外科传薪集》。

17. 白绿丹：

[组成] 人中白3g（煅），铜绿0.9g，麝香0.3g，蚯蚓2条（葱白汁浸、火炙，为末）。

[制法] 上为细末。

[用法] 敷患处。

[功效] 清热解毒，祛腐消肿。

[主治] 走马牙疳。

[方剂来源] 清·陈士铎《洞天奥旨》。

18. 牙龈烂口疮方：

[组成] 胡黄连1.5g，明矾、儿茶各0.15g。

[用法] 上共研细末，搽之立愈。

[主治] 牙疳龈烂穿唇破颊并口疮，神效。

[方剂来源] 明·罗浮山人《菉竹堂集验方》。

【外治疗法】

1. 疼痛，用敷齿立效散漱口。

2. 溃烂用走马牙疳方洗净疮贴之或龙骨散敷之。

3. 牙床溃烂用人中白散吹敷患处。

【局部治疗】

应及时清除大块牙石及坏死物，局部清洁冲洗用药。

【护理与预防】

1. 加强营养，多吃水果蔬菜，禁食辛辣等刺激性食物。

2. 保持口腔清洁。

3. 隔离患者，防止传染。

第二十九节　坏死性溃疡性龈口炎

坏死性溃疡性龈口炎病名多种，如奋森氏龈炎、梭螺菌龈口炎、腐败性口炎等。本病中医称"风热牙疳""牙疳""风疳"。

【中国古代中医论述】

1. 宋·王怀隐《太平圣惠方》卷第三十四·治牙齿风疳诸方："夫风疳者，由脏腑壅滞，久积风热，脾肺不利，心胸痰饮，邪毒之气冲注上焦，熏蒸牙齿，则令齿龂浮肿，动摇脱落损烂，脓血俱出，虫蚀齿根，口内常臭，面色青黄，唇颊肿痛者，则是风疳之候也。"

2. 宋·赵佶《圣济总录》卷第一百七十二·小儿口齿疳："论曰：小儿口齿疳者，由藏腑壅热，乳食不调，内有疳虫，上蚀于口齿故也。其候唇口痒痛，牙齿峭黑，舌上生疮，脑中干热，龂肉赤烂，颊肿齿疼，热毒熏蒸，口多臭气，故曰口齿疳也。"

3. 明·龚廷贤《寿世保元》卷六·牙齿："小儿牙疳牙痛者，恣以甘，嗜以味，而不知节。厚其衣，重其棉，而不知摄。乳儿作疳者，母之遗热也。"

4. 明·张洁《仁术便览》："小儿牙疳，白矾装入五倍子内，烧存性、为末傅。"

5. 清·吴谦《医宗金鉴》卷七十·外科心法要诀·青腿牙疳："青腿牙疳何故生，只缘上下不交通，阳火炎炽阴寒闭，凝结为毒此病成。青腿如云痂黑色，疲顽肿硬履难行，牙疳龈肿出臭血，穿破腮唇腐黑凶。"

6. 清·郑梅涧《重楼玉钥》卷上："凡牙痛初起，黑烂腐臭出血者，宜服芦荟消疳饮。若脾胃虚者，宜兼服人参茯苓粥，吹以神功丹。若痘疹后余毒所中者，宜服清疳解毒汤。外势轻者，俱用人中白散搽之。若坚硬青紫，渐腐穿腮，齿摇动者，宜芦荟散搽之。凡牙疳见红血流者吉。如顽肉不脱、腐肉渐开焮肿，外散臭气，身热不退，俱属不治。"

7. 清·林珮琴《类证治裁》卷之六·齿舌证论治："齿龈黑烂，由肾虚者，安肾丸。肉桂、川乌各两半，白蒺藜、巴戟天、山药、茯苓、石斛、萆薢、肉苁蓉、补骨脂各四两八钱，蜜丸。"

8. 清·许克昌、毕法《外科证治全书》卷二·牙疳："龈肿出血，疼痛臭秽，恶寒恶热，此皆肠胃湿热为患。兼风则开口呷风更痛，积热则臭秽难近。宜用清胃散去黄连加归身、元参各二钱。风加防风，臭加山栀。要知喜寒恶热，胃血受伤，用此方固佳。若恶寒喜热，胃气受伤，必用补中益气汤，外俱搽珍珠散。"

9. 清·王清任《医林改错》卷上·牙疳："牙者骨之余，养牙者血也。伤寒、瘟疫、痘疹、瘰块皆能烧血，血瘀牙床紫，血死牙床黑，血死牙脱，人岂能活。再用凉药凝血，是促其死也。遇此症，将此药（通窍活血汤）晚服一剂，早服血府逐瘀汤一剂。白日煎黄芪八钱，徐徐服之。一日服完，一日三剂，三日可见效。十日大见效，一月可痊愈。纵然牙脱五七个，不穿腮者，皆可活。"

10. 清·金德鉴《焦氏喉科枕秘》："杨天池先生传治牙疳煎方：生地二钱，连翘一钱五分，石斛二钱，银柴胡一钱，薄荷一钱，木通八分，桔梗一钱五分，山栀一钱五分，赤芍一钱五分，石膏三钱。水煎服，看病轻重，加用黄连、青黛。"

【病因病理】

嗜食辛辣肥甘，日久脾胃积热，复感风热，两热相搏，热毒炽盛，循经上犯，灼伤牙龈，以致溃破腐烂，或久病体弱，饮食不节，损伤脾胃，脾虚湿滞，滞久化热，熏蒸于口发于牙疳。或先天禀赋不足，肾阴亏损，虚火上行，灼伤黏膜而致牙疳。

【临床症状】

此病好发于前牙区及磨牙后方的牙龈部位龈乳头边缘糜烂，龈组织坏死，覆盖灰黄色，或褐色假膜，假膜脱落后出现溃疡，有血液渗出，疼痛较重，伴有流涎，组织坏死后产生特殊的恶臭，若坏死扩展，龈缘渐而消失，导致牙齿松动等。

现代医学认为，真皮层毛细血管充血，组织内有白细胞、淋巴细胞及浆细胞浸润，颌下淋巴结肿大。

【鉴别诊断】

坏死性溃疡性龈口炎应与疱疹性口炎、球菌性口炎等相鉴别。

【内服药疗法】

1. 风热火毒证：

［主证］牙龈红肿糜烂，上覆灰黄或灰黑色假膜，周围黏膜有明显充血水肿疼痛，甚者龈缘缺损，伴有身热头痛，口渴，颌下淋巴结肿大，舌红，苔黄，脉数。

［方剂］清温败毒饮。

［组成］生石膏、小生地、乌犀角、真川连、生栀子、桔梗、黄芩、知母、赤芍、玄参、连翘、竹叶、甘草、牡丹皮。

［制法］上药以生石膏先煎，煮沸十余分钟后，再入其他药同煎，去滓，犀角磨汁和服，或研末，或先煎兑入。

［用法］温服。

［功效］清热解毒，凉血救阴。

［主治］一切火热之证，表里俱盛，气血两燔。

［方剂来源］清·余师愚《疫疹一得》。

2. 脾虚湿热证：

［主证］牙龈溃烂，龈缘易出血，口中恶臭，唾液增多，胃纳减少，身疲乏力，便溏，舌淡胖，苔腻，脉沉细。

［方剂］参苓白术散。

［组成］莲子肉、薏苡仁、缩砂仁、桔梗、白扁豆、白茯苓、人参、甘草、白术、山药。

［制法］上为细末。

［用法］每次 6g 大枣汤调服（可加黄连）。

［功效］调补脾胃。

［主治］脾胃虚弱，胸脘闷胀，四肢乏力，形体消瘦，面色萎黄。

［方剂来源］宋·太医局《太平惠民和剂局方》。

3. 阴虚火旺证：

［主证］牙龈溃烂坏死，萎缩，牙齿松动，牙根宣露，甚则脱落，时流脓涎，日久不愈，口臭，手足心热，头晕目眩、可伴耳鸣，舌红，少苔，脉细数。

［方剂］滋阴八味丸。

［组成］山药、山茱萸、牡丹皮、茯苓、泽泻、黄柏、知母、熟地黄。

［制法］为细末。

［用法］炼蜜为丸，梧桐子大，每服百丸，空腹或午前白开水或淡盐汤送下。

［功效］滋阴降火，扶正化湿。

［主治］阴虚火盛，正虚湿聚。

［方剂来源］明·张景岳《景岳全书》。

【外治方药】

1. 黑散子：

［组成］藁本、升麻、皂角（不蛀者烧灰存性）各 15g，石膏 45g。

［用法］上四味杵为末，临卧时，以手指蘸，揩搓齿上，微漱，存药气。

［主治］牙疳及宣露。

［方剂来源］宋·王衮《博济方》

2. 坚牙散：

［组成］升麻、露蜂房（炙）、细辛、高良姜、猪牙皂角、草乌头（炮）、香白芷、木律（炒）各 30g，荜茇、胡椒各 60g，半夏 15g（汤泡 7 次）。

［制法］上为细末。

［用法］每次 1.5g，揩牙，温汤漱；如痛多者，用生姜片点揩。

［功效］祛风散寒，止痛坚牙。

［主治］风牙、疳牙疼痛。

［方剂来源］宋·魏岘《魏氏家藏方》。

3. 石胆散：

［组成］石胆 15g，鲫鱼（长 3 寸者，开肚，满填盐，烧鱼焦）1 枚，雄黄 0.3g。

［制法］上件药，都研如面。

［用法］先以泔汤洗口及疮上，用散贴之，每日三五上，夜后漱口复贴之。

［主治］急疳，唇口赤疮出者。

［方剂来源］宋·王怀隐《太平圣惠方》。

4. 神授丹：

［组成］枯矾 2.1g，白毡灰 0.9g，麝香 0.3g。

［用法］上为末，以竹管吹疮上。

［主治］牙疳。

［方剂来源］明·张介宾《景岳全书》。

5. 五味血竭散：

［组成］寒水石（烧研）120g，龙骨（煅研）、真蒲黄各 30g，真血竭 15g，枯矾 30g。

［用法］上为极细末，敷。神效。

［主治］牙疳并恶疮，及满口生疮，牙肿，两腮内肿，及臁疳疮。

［方剂来源］明·张洁《仁术便览》。

6. 圣功丹：

［组成］硼砂 1.5g，蒲黄 0.3g，人中白 0.6g，马勃、儿茶各 0.3g，甘草节 0.24g，僵蚕、冰片各 0.15g，麝香 0.12g。

［制法］上为细末。

［用法］水漱口净，吹患处。数次即愈。

［功效］清热解毒，消肿止痛。

［主治］牙疳。

［加减］若疳重，加青黛、黄柏各等分。

［方剂来源］清·郑梅涧《重楼玉钥》。

7. 神功丹：

［组成］人中白 60g，黄柏、青黛、薄荷叶各 18g，儿茶 30g，冰片 1.8g。

［制法］为极细末，每以韭菜根煎水。

［用法］日用七八次。涎外流不止者，吉。若无涎则毒气内攻，即属不治之症，频漱。

［主治］专治一切牙疳，有神效。

［方剂来源］清·郑梅涧《重楼玉钥》。

8. 珠荟散：

［组成］真芦荟、龙脑薄荷叶各 1.5g，珍珠（研至无声）、青黛各 1.2g，官硼砂 0.6g，大冰片 150mg，儿茶 1.5g。

［制法］上为极细末，瓷瓶贮好，以蜡塞口，勿令泄气。

［用法］临用吹患处。

［功效］清热解毒。

［主治］小儿牙疳。

［方剂来源］清·叶桂《种福堂公选良方》。

9. 牛黄青黛散：

［组成］牛黄、青黛各 1.5g，硼砂 6g，朱砂、人中白（煅）、龙骨（煅）各 3g，冰片 1g。

［制法］上为细末。

［用法］先以甘草汤将口漱净，再将此药掺患处。

［功效］清热解毒，祛腐生肌。

［主治］牙疳肿腐。

［方剂来源］清·吴谦《医宗金鉴》。

10. 信枣散：

［组成］大枣（去核）、信石、人中白、铜青末各适量。

［制法］将信石纳入大枣内，烧存性，为末，加入人中白、铜青末和匀。

［用法］敷患处。

［功效］攻毒消疳。

［主治］牙疳。

［方剂来源］清·潘楫《证治宝鉴》。

11. 牙疳立愈又方：

［组成］青黛、黄柏、枯矾、五倍子各等分。

［用法］为末，先用米泔水漱过，以药搽之即愈。

［主治］牙疳。

［方剂来源］清·吴世昌《奇方类编》。

12. 轵马丹：

［组成］胡连、川柏各 6g，硼砂 0.3g，雄精、川连各 3g，儿茶 1.5g，薄荷、煅人中白各 3g，冰片 2.4g。

［制法］上为细末。

［用法］掺患处。

［功效］清热解毒，化腐生肌。

［主治］牙疳作痒。

［方剂来源］清·马培之《外科传薪集》。

［按］此症若因热湿而起者，当以绿豆饮浓汁频用。

13．牙疳秘方：

［组成］皂角。

［制法］用片瓦刮去外皮，每6g入盐3.6g，瓦上炙干，研末吹，立效。

［主治］牙疳。

［方剂来源］清·沈金鳌《杂病源流犀烛》。

14．马鸣散：

［组成］人中白（煅）3g，蚕蜕纸（如无，僵蚕代之）、五倍子（生半、煅半）、白矾（生半、枯半）、硼砂（生半、煅半）各1.5g。

［制法］上为细散。

［用法］先以青布蘸水拭净，用药管吹患处。

［功效］清热解毒，化腐生肌。

［主治］牙疳颊穿齿崩。

［方剂来源］清·张璐《张氏医通》。

15．治牙齿风疳方：

［组成］附子炮裂，去皮脐，莽草、当归、独活、芎䓖、防风去芦头，细辛、李树根皮各15g，川椒100粒，去目。

［制法］上药细锉和匀，每用15g，以水240mL，煎至120mL，去滓。

［用法］热含冷吐。

［功效］祛风消肿，化瘀止痛。

［主治］治牙齿风疳，疼痛颊肿，䘌腐口臭。

［方剂来源］宋·王怀隐《太平圣惠方》。

16．炼毒丹：

［组成］熟石膏30g，白矾6g。

［制法］同研末和匀，用面包好火煅，烟烬为度，又研极细。

［用法］每次用3g，以滚水冲，用筷子急搅澄清，候温取上面清水漱之；先微痛再换第二次漱之，即生皮痊愈。

［主治］走马牙疳屡验。

［方剂来源］清·顾世澄《疡医大全》。

【外治疗法】

（1）口腔溃疡大者用牛黄青黛散外涂患处。

（2）冰硼散频涂患处。

（3）牙齿松动、牙根宣露者用坚牙散揩牙，后用此药温汤漱口。

（4）炼毒丹液漱口促疮口愈合。

（5）流涎不止用神功丹煎水漱口。

【护理与预防】

（1）保持口腔清洁。

（2）饮食宜清淡，给予富含营养的半流食。

（3）患者用具应及时消毒，避免传染。

（4）不同类型溃烂应选不同剂型外用药进行治疗，以防进一步发展，促进愈合。

第三十节　复发性口疮

复发性口疮是指口腔黏膜上反复出现溃疡性损害。溃疡多为圆形或椭圆形，边缘整齐，周围绕以窄的红晕，有明显灼痛，可发于口腔任何部位，本病具有反复发作，自限性，单发或多发，一般7~10天自行愈合。随着病史的延长，复发周期逐渐缩短、症状加重。本病又称为复发性口腔溃疡。中医学称"口疳""口疮""口舌生疮""口破""口疡"等。

【中国古代中医论述】

1. 《素问·气交变大论》："岁金不及、炎火乃行……民病口疮。"

2. 《素问·五常政大论》："少阳司天，火气下临，肺气上从……鼻室口疡。"

3. 《素问·至真要大论》："少阳之复。大热将至，火气内发，上为口糜。"

4. 《素问·气厥论》："膀胱移热于小肠，鬲肠不便，上为口糜。"

5. 隋·巢元方《诸病源候论》卷三十·口舌疮候："手少阴，心之经也，心气通于舌；足太阴，脾之经也，脾气通于口。脏腑热盛，热乘心脾，气冲于口与舌，故口舌生疮也。"

6. 隋·巢元方《诸病源候论》卷四十四·产后虚热口生疮候："产后口生疮者，气上冲胸膈，熏发于口，故生疮也。"

7. 唐·王焘《外台秘要》第二十二卷·口疮方："心脾中热，常患口疮，乍发乍瘥，积年不瘥。"

8. 宋·赵佶《圣济总录》卷第一百一十七·口齿门·口疮："口疮，由心脾有热，气冲上焦，蒸发口舌，故做疮也"

9. 元·朱震亨《丹溪心法》：卷之四·口齿："口疮服凉药不愈者，因中焦土虚，且不能食，相火冲上无制，用理中汤，人参、白术、甘草补土之虚，干姜散火之标，甚则加附子，或噙官桂，亦妙。"

10. 金·张从正《儒门事亲》卷十五·口疮方："白矾一两飞至半两，黄丹一两炒红色放下，再炒紫色为度。二味为细末，掺疮上立愈。"

11. 明·王肯堂《证治准绳·杂病》第八册·口："口疮一曰热，经云：少阳司天，火热不临，肺气上从，口疡是也；二曰寒，经云：岁金不及，炎火乃行，复则寒雨暴至，阴厥且格，阳反上行，民病口疮是也。"

12. 明·戴思恭《秘传证治要诀》："口舌生疮，皆上焦热壅所致，宜如圣汤，下虚上盛，致口舌生疮，宜用镇坠之药，以降阳光，宜盐水下养心丹，或熏锡丹。"

13. 明·薛己《口齿类要》："口疮上焦实热，中焦虚寒，下焦阴火，各经传变所致，当分别而治之。"

14. 明·陈实功《外科正宗》卷四·大人口破第一百十八："口破者，有虚火实火之分，色淡色红之别，虚火者，色淡而白斑细点，甚则显露龟纹，脉虚不渴，此因思烦太甚，多醒少睡，虚火动而发之……实火者，色红而满口烂斑，甚则腮舌俱肿，脉实口干，此因膏粱厚味，醇酒炙煿，心火妄动发之。"

15. 明·张景岳《景岳全书》卷之二十六·口舌："口舌生疮，固多由上焦之热，治宜清火，然有酒色劳倦过度，脉虚而中气不足者，又非寒凉可治，故虽久用清凉，终不见效，此当察其所由，或补心脾，或滋肾水，或以理中汤，或以蜜附子之类，反而治之，方可痊愈，为寒热之当辨也。""口疮口苦，凡三焦内热等证，亦甘露饮、徙薪饮主之；火之甚者，宜凉膈散，元参散主之；胃火甚者，宜竹叶石膏汤、三黄丸之类主之；若心火肝火之属，宜泻心汤、龙胆泻肝汤之类主之。"

16. 清·祁坤《外科大成》卷三·口部："口疮，脾气通于口，脾和则口能知味。又心脉布于舌上，脾脉布于舌下，故心脾积热则口舌生疮，甚则腮舌赤肿，此实火也。治以苦寒，如凉膈散，又膀胱移热于小肠鬲肠不便，上为口糜，如灶底燃薪，笼中肉腐之象也。宜柴胡地骨皮汤或五苓散、导赤散合而用之。如服寒凉之药不应者，虚火也，治以甘温。如发热饮冷者，上焦虚热也，补中益气汤。肢冷腹痛，便滑食少者，中焦虚寒也，附子理中汤、八味地黄丸。唾痰便数，口干作渴者，下焦虚火也。加减地黄丸、此从治之法也。"

17. 清·沈金鳌《杂病源流犀烛》卷二十二·口齿唇舌病源流："脏腑积热则口糜。口疮糜烂也。心热亦口糜，口疮多赤；肺热亦口糜，口疮多白；膀胱移热于小肠亦口糜；三焦火盛亦口糜；中气不足，虚火上泛亦口糜；服凉药不效，阴亏火旺亦口糜，内热亦口糜。"

18. 清·王梦兰《秘方集验》："口疮服凉药不愈者，属中焦土虚，且不能食，相火冲上无制。用理中汤：人参、白术、甘草，补土之虚。干姜散火之标，甚则加附子或喻官桂，亦妙。黄连、干姜等分为末，搽上，流涎即愈。"

19. 清·赵学敏《串雅内编》："咽舌生疮，吴茱萸末醋调，贴两足心，过夜即愈，盖引热下行也。"

20. 清·王清任《医林改错》："木耳散：治溃烂诸疮，效不可言。不可轻视此方。木耳一两，焙干研末，白砂糖一两和均，以温水浸如糊，敷之缚之。"

21. 清·李用粹《证治汇补》卷之四·口病章·口疮赤白："口疮虽由脾热所使然，亦当分赤白二种，白者肺热；赤者心热；赤白相兼者，心肺俱热，不独脾家病也。"

【病因病理】

本病病因较为复杂，多为内外因素交织所致。由于六淫的侵袭，或过食肥甘之品、脾胃积热、情志内伤、素体虚弱等，与以下因素有关：过食辛辣肥甘之品，脾胃积热，循经上蒸口舌生疮，或因过度恼怒，肝气郁结，五志化火，心火亢盛上灼口舌生疮。或因思虑过度，心肾不交，肾水不能制火，耗伤阴血，阴虚火旺，虚火上炎而发口疮。或因久病伤脾，脾失健运，升清降浊失调，化生湿热，上熏口腔导致黏膜糜烂、溃疡，或因久病，反复发作，气血运行不畅，瘀血内阻，溃烂生疮。

现代医学认为，本病病因、发病机制尚不明确，有多种不同观点和看法，当前尚未统一，可能与免疫学因素、遗传因素、内分泌因素、消化系统因素、环境因素、感染因素、微循环障碍及血液流变学异常等有关。本病发病不受年龄限制。女性多于男性，可发生在口腔任何部位。

组织病理：本病早期黏膜上皮水肿，白细胞移出，逐渐上皮溶解、破溃、表面溃疡形成、炎性渗出形成假膜，皮下有炎性细胞浸润、水肿、毛细血管扩张充血等。

【临床症状】

本病可发于口腔任何部位，口唇，舌、龈、颊黏膜上发生单个或多个浅表性溃疡，边缘整齐，呈圆形或椭圆形、周围以窄的红晕而肿，溃疡表面有黄的假膜、有烧灼疼痛感，进食刺激性食品时痛甚，一般7~10天自行愈合，一般不留疤痕，溃疡愈合后，经过一定间隔期又再复发，间隔时间长短不一，病变反复发作，可数月、数天甚或此愈彼起，随着病程延长，溃疡面积、块数可增大，增多，愈合时间较长，有时可自行缓解，病程可长数年或更长，经久不愈。伴有咽干口臭，咽喉疼痛，牙龈肿痛，便秘，舌红，苔黄，脉数，或身疲乏力，胃脘胀满不舒，舌质淡，苔白，脉沉缓等症。

【鉴别诊断】

复发性口疮应与球菌性口炎、狐惑病等相鉴别。

【内服药疗法】

1. 心脾积热证：

［主证］口腔口疮数目3~7块溃烂，周围边缘有红肿疮面，色黄中央凹陷，灼热疼痛、甚者相互融合。口苦，口臭，口渴欲饮，凉水漱口则舒，便秘，尿黄，舌质红，苔黄，脉数。

［方剂］竹叶石膏汤。

［组成］淡竹叶、石膏（煅）、桔梗、木通、薄荷、甘草各3g。

［制法］生姜3片为引，水煎，去滓。

［用法］温服。

［功效］清胃泻火。

［主治］胃实火盛，口渴唇干，口舌生疮，小便短赤。

［方剂来源］明·薛己《正体类要》。

2. 肝郁热证：

［主证］多见于女性患者，因有情绪变化不稳，月经周期而发生口腔黏膜溃疡、位置可在舌侧边缘，或唇下黏膜及其他部位，高粱米粒大小，形状可不规则，周边红赤，溃疡面黄或灰白色基底，经期后诸证减轻或控愈，至期又发作，可伴胸胁胀闷，心烦易怒，口苦，咽干，失眠，寐少，乳房经前胀痛，月经多有失调或有痛经，舌尖红或暗有瘀斑，舌苔薄黄，脉弦数等。

［方剂］龙胆芦荟丸。

［组成］芦荟、胡黄连（炒）、龙胆草、川芎、芜荑、当归身、白芍、木香、甘草（炙）。

［制法］上为细末，炼蜜为丸。

［功效］清肝泄热，养血健脾。

［主治］肝胆湿热上攻，口内有疮，牙龈溃烂，腮颊腐烂，下部生疮。

［方剂来源］明·傅仁宇《审视瑶函》。

3. 阴虚火旺证：

［主证］口腔溃疡反复发作，大小不等，多在几毫米以内，块数1~3个，圆形或椭圆形，周围微红，微肿，疼痛，疮面灰白或灰黄色，有少许渗出物，伴有口燥咽干，口渴不欲饮，心烦失眠、腰膝酸软，手足心热，头晕耳鸣，心悸健忘，舌质红，苔薄黄，脉沉细或细数。

［方剂］甘露饮。

［组成］生干地黄（焙）、熟干地黄（焙）、天门冬、麦门冬（各去心，焙）、枇杷叶（去毛）、黄芩（去心）、石斛、枳壳（麸炒）、甘草（炒）、山茵陈叶。

［制法］上为细末，每次6g，用水150mL，煎至120mL，去滓。

［用法］食后温服，牙齿动摇，牙龈腥热，含漱并服。

［功效］养阴清热，行气祛湿。

［主治］心胃热炽，阴亏津伤，牙龈，咽喉肿痛，口舌生疮。

［方剂来源］宋·太医局《太平惠民和剂局方》。

4. 脾虚湿困证：

［主证］口腔溃疡数目少，1~2个，面积较大多在3mm以上，病程长，久治不愈口疮色暗红或淡红，基底色呈灰白或面色㿠白，食欲不振，胃脘满闷，四肢不温，形寒怕冷，便溏腹泻，乏力，舌淡胖嫩有齿痕，舌苔白滑腻、脉沉缓或细。

［方剂］补中益气汤。

［组成］黄芪、人参、炙甘草、半夏、炒白芍、独活、防风、炒白术、茯苓、泽泻、柴胡、连翘、羌活。

［制法］加生姜3片，大枣2枚，水煎，去滓。

［用法］温服。

［功效］益气托毒，疏风祛湿。

［主治］损伤后气虚感邪，脓出不止，疮口白肉突出者。

［方剂来源］清·梅启照《梅氏验方新编》。

5. 脾肾阳虚证：

［主证］口腔内黏膜溃疡，久治不愈，数目少，溃疡色呈淡红色，基底呈淡黄色、溃疡浅在，红肿轻，痛不重，形寒怕冷，四肢不温，腹胀，面色萎黄，舌淡苔白，脉沉弱等。

［方剂］附子八物汤。

［组成］附子、干姜、白芍、茯苓、人参、甘草、桂心、白术。

［制法］上咬咀，以水500mL，煮取300mL，去滓。

［用法］分2次温服。

［功效］祛风散寒，胜湿升阳。

［主治］疮疡阳气脱陷。

［方剂来源］唐·孙思邈《备急千金要方》名见《三因方》。

［注］元·朱震亨《丹溪心法》："口疮服凉药不愈者，因中焦土虚……用理中汤……"据此论述用附子八物汤，诸多附子理中汤方剂中只有此方有能治疮疡二字，因此而选用本方。

【外治方药】

1. 酪酥煎丸：

［组成］酪酥、蜜各81g，大青30g。

［制法］上合煎三沸，去滓。

［用法］涂口中，以愈为度。

［功效］养阴润肠，清热解毒。

［主治］口中生疮。

［方剂来源］唐·王焘《外台秘要》。

2. 萍草丸：

［组成］浮萍草（晒）、黄柏、杏仁、青黛各等分，轻粉少许。

［制法］上为末，炼蜜为丸，如皂子大。

［用法］以绵裹含，有涎吐之。

［功效］清热解毒，祛腐生肌。

［主治］口舌疮。

［方剂来源］宋·杨士瀛《仁斋直指方论》。

3. 升麻散：

［组成］川升麻、芎𦬊、防风（去芦头）各15g，鸡肠草0.9g，大青0.3g，甘草（炙微赤，锉）15g。

［制法］上件药捣细罗为散。

［用法］每用1.5g，于疮上贴之，日可三五度，瘥。先于疮肿处针出恶血，用盐汤炸，后贴药神效。

［主治］口舌生疮，连颊肿痛。

［方剂来源］宋·王怀隐《太平圣惠方》。

4. 吹喉散：

［组成］蒲黄30g，盆硝240g，青黛45g。

［制法］上药用瓷罐盛，加生薄荷汁660mL，慢火熬干，研细。

［用法］掺于口内，或吹入喉中。良久出涎，吞之不妨。

［功效］泻火解毒，利咽消肿。

［主治］口舌生疮，咽喉肿塞。

［方剂来源］宋·太医局《太平惠民和剂局方》。

5. 防风散：

［组成］防风、龙胆各30g，生地黄（切，焙）60g，沉香（锉）、升麻各15g。

［制法］上为细散。

［用法］每次6g，加盐少许，沸汤调匀，揩齿含咽便睡。

［功效］疏风清热，凉血解毒。

［主治］口舌生疮。

［方剂来源］宋·赵佶《圣济总录》。

6. 杏粉膏：

［组成］杏仁10粒（去皮、尖），轻粉0.15g。

［制法］先研杏仁为细末，再与轻粉调匀。

［用法］临卧时敷疮上，少顷吐之，勿咽。

［功效］消肿止痛，祛腐生肌。

［主治］口疮。

［方剂来源］宋·陈言《三因极一病证方论》。

7. 盐绿散：

［组成］盐绿、麝香（细研）、黄连各0.3g，石胆3g。

［制法］上药细研为散。

［用法］每次用少许掺于湿纸片贴患处，每日二三次，不过10日愈。忽患口疮，绵裹1.5g含之。

［功效］清热解毒。

［主治］口疮。

［方剂来源］宋·王怀隐《太平圣惠方》。

8. 甘草煎：

[组成] 甘草（炙，为末）15g，猪膏120g，白蜜60g，黄连（为末）30g。

[制法] 上四味，先煎脂令沸，去滓，下蜜并药，慢火熬成膏。

[用法] 每次1匙头，含咽津。以愈为度。

[功效] 清热解毒。

[主治] 口疮。

[方剂来源] 宋·赵佶《圣济总录》。

9. 白龙散：

[组成] 西硼砂3g，铅霜、脑子各0.3g，寒水石30g（水飞）。

[制法] 上为细末。

[用法] 每次用少许，干掺舌上，咽津，不拘时候。

[功效] 清热解毒，利咽消肿。

[主治] 咽喉肿痛，满口生疮。

[方剂来源] 元·许国祯《御药院方》。

10. 二圣散：

[组成] 大川乌，吴茱萸（去枝）。

[制法] 上各15g，为细末。

[用法] 每服用药面各15g，醋调，涂两脚心，油单隔，开帛系，临卧用，次日便见效。

[主治] 口疮。

[方剂来源] 元·释继洪《澹寮集验秘方》。

11. 黄金散：

[组成] 黄柏（去粗皮，用生蜜润透，烈日下晒干，再涂蜜晒，凡数十次为度）、粉甘草各30g。

[制法] 上药锉碎，焙，研为细末。

[用法] 干掺患处；或用麦冬熟水调，点舌上，令其自化。

[功效] 清热泻火。

[主治] 小儿口舌生疮。

[方剂来源] 元·曾世荣《活幼心书》。

12. 赴筵散：

[组成] 芝麻花不拘多少。

[制法] 上为细末。

[用法] 干掺口内，用五至七次即愈。

[功效] 消肿祛毒，引热下行。

[主治] 口舌生疮。

[方剂来源] 明·朱橚《普济方》。

13. 五味散：

[组成] 五味子、滑石（飞）、黄柏（蜜炙）各等分。

[制法] 上为末。

[用法] 掺疮上。

[功效] 泻火敛疮。

［主治］口舌生疮。

［方剂来源］明·徐春甫《古今医统大全》。

14. 朱砂散：

［组成］朴硝、寒水石、朱砂、甘草各等分。

［制法］上为细末。

［用法］每用少许，吹于患处。

［功效］泻火解毒。

［主治］口疮。

［方剂来源］明·朱橚《普济方》。

15. 柳华散：

［组成］真青黛、薄黄（炒）、黄柏（炒）、人中白各30g，冰片0.9g，硼砂15g。

［制法］上为细末。

［用法］吹喉。

［功效］清热解毒，消肿止痛。

［主治］口舌生疮。

［方剂来源］清·程国彭《医学心悟》。

16. 青霜散：

［组成］川柏4.5g，山豆根3g，青黛1.8g，射干、芦荟、真川连各3g（研），元明粉、月石、苏薄荷叶各6g，僵蚕4.5g，细辛、鸡内金、白芷各3g，冰片1.5g。

［制法］上为细末。

［用法］吹患处，亦可掺膏药上贴之。

［功效］清热疏风，消肿利咽。

［主治］口舌诸疮。

［方剂来源］清·李彭年《青囊立效秘方》。

17. 绿云散：

［组成］黄柏、青黛各等分。

［制法］上为末。

［用法］临卧时，用少许掺舌咽津，甚妙。

［主治］口舌烂，久不愈。

［方剂来源］清·田间来是庵《灵验良方汇编》。

【外治疗法】

1. 含化六神丸，每日3次。

2. 锡类散外涂溃疡面，吞之不妨。

3. 黄连解毒汤含漱3~5min。

【针刺疗法】

取合谷、足三里、颊车、曲池、内关、承浆、地仓、少商，每次根据症状选3个穴位。

【穴位贴敷法】

选本节二圣散，用法详见本节。

【刺血疗祛】

患处常规消毒后，用毫针点刺每日1次，后含漱黄连解毒汤3~5min。患血液疾病者忌用此法。

【护理与预防】

1. 保持口腔清洁。

2. 保持胃肠道通畅，少食辛辣刺激之品。

3. 心情要愉快，劳逸结合。

4. 定时用药。

【现代研究】

1. 枯矾 10g，醋酸泼尼松片（5mg）10 片，冰片适量。混合研细，装瓶备用。用时取药少许涂于口腔溃疡面上，每日 1 次。（《人民军医》1981.4）

2. 五倍子 9g，川黄连 3g。上药共研细末，过细筛贮瓶备用。用时取药末适量放杯中，以清水浸过药面并加白酒 1~2 滴，隔水炖 10~15min，用消毒棉签蘸药水涂患处，次数不拘，以愈为度。（《广西中医药》1982.6）

3. 大枣 10 枚，黄连、地榆各 9g，青黛 8g，五倍子 6g，白矾 5g，蜘蛛 5 只，冰片 4g，蜜蜡 3g。大枣去核，将蜘蛛、白矾纳入枣内，炭火至白矾成枯矾为度。五倍子炒黄，趁热加入蜜蜡使之熔化，再同炒，冷却。与青黛、黄连、地榆、冰片混合，研极细面装瓶备用。先用棉签蘸稀释石炭酸液烧灼口舌溃疡面，然后用盐水漱口，再将药粉撒布溃疡面上，每日 1~3 次。（《辽宁中医杂志》1983.12）

4. 五倍子 30g，硼砂、青黛各 20g，冰糖 10g，胆矾、白矾、朱砂、樟脑各 5g。将胆矾放入砂锅研细，朱砂用水飞法制成细粉，五倍子研细过 120 目筛，白矾、硼砂、冰糖分别研细，樟脑加清水数滴研磨，以上诸药混匀装瓶备用。每日 1 次，晚饭后将药粉涂于疮面上。涂后不宜立即饮水、进食，禁食辛辣和刺激性食物。（《人民军医》1983.5）

5. 黄柏、乌梅各 10g，黄连、玄明粉各 5g。将除玄明粉外 3 味药水煎两次滤渣混合，入玄明粉于药液内溶化备用。取上药漱口，每次含漱 1min，每日 10 次左右。（《新中医》1983.8）

6. 鸡蛋（煮熟）3 枚，取蛋黄放铁勺内用文、武火熬至出油，去渣取油，装瓶中备用。局部用 1：5000 高锰酸钾液洗净溃疡面，再用淡盐水冲洗干净，然后将蛋黄油涂搽患处，每日 1~2 次。（《新中医》1983.3）

7. 青黛、硼砂、人中白、儿茶各 30g，龙脑薄荷末、玄明粉、马勃各 15g，冰片 6g。上药共研细末，过细筛装瓶密封备用。使用时先以冷盐水含漱，然后将药粉撒布患处；不易撒布之患处，可用芦管吹布，每日用药 3 次。（《河南中医》1983.5）

8. 青黛 60g，冰片 12g，薄荷 2.4g。共研细末混合均匀密封保存。用消毒棉签蘸末少许，涂于溃疡处，以能覆盖溃疡面为宜。每日涂药 4~5 次。（《中西医结合杂志》1984.5）

9. 茵陈蒿 30g。泡开水 250mL，轻者每日漱口数次，重者代茶饮，每日 3~4 次。（《中医杂志》1985.5）

10. 灯心草适量。放入生铁小平锅内，置火上烧，直至锅内药物焦黄或黑未燃为度，然后取出研末，涂抹于患处。（《上海中医药杂志》1985.3）

11. 儿茶（干品）适量。将儿茶研末装净瓶备用。用时取出，用消毒棉签蘸药末涂于患处，适量，每日可涂抹 2~3 次，吞下无妨。（《中医药学报》1988.6）

12. 云南白药 1 瓶。取少许敷于溃疡处，每日 3~5 次。一般当日有效，两日愈合。（《山东中医杂志》1987.2）

13. 飞石膏 250g，硼砂、青果核、炉甘石、人中白各 100g，西瓜霜 50g，黄连 18g，青黛 15g，梅片 9g。共研细末，过 100 目筛装净瓶，每瓶 4g，密封高压消毒备用。将药末吹撒或涂敷患处，一般每天 4~5 次（上午 2 次，下午 2 次，睡前 1 次）。（《辽宁中医杂志》1988.3）

14. 炉甘石、青黛各 2g，人中白（煅）1g，冰片 0.3g，枯矾 0.5g。上药共为极细末，放瓶中收贮，盖严勿受潮湿。将药末搽于患处，每日 1 次。（《中医杂志》1987.12）

15. 艾绒中加入其他药物（丁香、吴茱萸、附子、细辛各 5g）做成艾条。点燃后对准脐部悬灸，患者有温热舒适感时，将艾条保持在一定高度（一般在 2cm 左右），亦可用雀啄灸，连续灸 5~10min 至局部发红。每日 1 次，重者加灸 1 次。要防止烧伤皮肤，孕妇勿灸（《新中医》1989.4）

16. 嫩石膏 3g，硼砂、青黛各 1.5g，冰片 1g。诸药共为细末，放净瓶收贮。用时将药末喷搽于溃疡处，每日 1~2 次。若便秘加玄明粉 0.5g。（《河北中医》1989.3）

17. 板蓝根 50%。水煎去渣，浓缩。涂患处，每日 5~6 次，每日 1 剂。亦可用浓缩液分次含漱。（《陕西中医》1989.3）

第三十一节　慢性唇炎

慢性唇炎以唇部红肿、发痒灼痛、干燥脱屑、皲裂、渗出糜烂、结痂为主要特征，病程迁延，反复发作。中医学称"唇风""驴嘴风""紧唇""唇湿""唇胗"等。

【中国古代中医论述】

1. 《灵枢·经脉》："胃足阳明之脉，起于鼻，还出挟口环唇，下交承浆……是主所生病者，口㖞唇胗。"

2. 隋·巢元方《诸病源候论》卷三十·紧唇候："脾与胃合，胃为足阳明，其经脉起鼻环于唇，则唇生疮，而重被风邪，寒湿之气搏于疮，则微肿湿烂，或冷或热，乍寒乍发，积月累年，谓之紧唇，亦名沈唇。"

3. 宋·陈言《三因极一病证方论》卷之十六·唇病证治："唇者、脾之候也，意舍之所荣，燥则干，热则裂，风则瞤，寒则揭，气郁则生疮，血枯则藩而无色，治之之法，内则随证调其脾，外与药以傅之。"

4. 明·王肯堂《证治准绳·杂病》第八册·唇："风热客于脾经，唇燥裂无色……思虑伤脾血耗唇皱。"

5. 明·陈实功《外科正宗》卷四·唇风第一百三十九·唇风："阳明胃火上攻，其患下唇发痒作肿，破裂流水，不疼难愈，宜铜粉丸泡洗，内服六味地黄丸自愈。"

"铜粉丸：铜青五钱，官粉三钱，明矾、轻粉一钱五分，麝香一分五厘，冰片一分二厘。"

6. 清·郑梅涧《重楼玉钥》卷上·驴嘴风："初起下唇生一红疱，逐时肿大，渐至下唇长出，用消芦散熏，服紫地汤，吹冰硼散，可用破皮针针破即效，针法须从两旁肿处针之。"

7. 清·吴谦《医宗金鉴》卷六五·唇部·唇风："此症多生于下唇，由阳明胃经风凝而成，初时发痒，色红作肿，日久破裂流水，疼如火燎，又似无皮，如风盛则唇不时瞤动。"

8. 清·杨际泰《医学述要》："唇风生下唇，发痒，色红作肿，日久破裂流水，疼如火燎，又似无皮，名曰唇风。胃经风热凝结也，双解通圣散，外搽黄连膏。"

9. 清·张璐《张氏医通》卷九·唇："唇青有二，若唇与爪甲俱青，而烦渴引饮者、为热伏厥阴，竹叶石膏汤；若唇青厥冷而畏寒，振振欲擗地者，为寒犯少阴。真武汤。唇淡为脱血宜十全大补汤；唇赤中带黄色，为脾热，黄芩芍药汤。唇赤而肿厚，漯漯然者，虽曰心火亢盛，实脾胃中有湿热，当从清胃散加减治。"

10. 清·顾世澄《疡医大全》：卷十四·唇紧门主论："唇紧湿烂，乍好乍发，经年累月，又名唇沈，乃脾家湿热也。凡下唇肿痛，或生疮，名驴嘴风。上唇肿痛生疮，名鱼口风。以井华水常润之，乃可搽药，以芒硝涂之。"

11. 清·祁坤《外科大成》卷三·唇风："唇风生下唇，发痒不疼，肿裂流水，由胃火上攻也，宜服滋阴地黄丸。"

12. 清·何梦瑶《医碥》卷之四·唇："有不肿，缩紧小，起白皮者，名紧唇，皆燥热所致，治须润燥清火消风，大概以养血为要。肾虚者，内热口干。吐痰体瘦，济阴地黄丸。肝火，柴胡清肝散。胃火，清胃散。脾经风热，地黄饮子。"

13. 清·许克昌、毕法《外科证治全书》：卷二·唇风："唇风一名唇瞤，多在下唇，初发痒红肿，日久破裂流水、疼如火燎，似无皮之状，此脾经血燥也。如风燥则不时瞤动、四物消风饮主之，外用紫归油频抹愈。"

14. 清·唐容川《医学见能》："口舌生疮，无论急慢、轻重，除内服药外，还可用蒲黄、黄柏、冰片或人中白等量研细外搽。用大蒜泥，或醋调吴茱萸外贴涌泉穴，以引火归源。"

【病因病理】

慢性唇炎与气候干燥、风吹、日晒、寒冷、药物、辛辣刺激或咬唇、舔唇等不良习惯有关，日久生风，化热灼伤唇部，口与脾胃相连，脾开窍于口，其华在唇，阳明胃经环唇挟口，脾胃失健，唇部先干后燥，风热之邪乘虚而入则唇病，或胃经火盛，循经上行，灼唇成病，或脾虚血燥，燥热循上攻于唇，热腐肌膜则唇肿肉腐，糜烂渗液。脾胃有热，伤津损液，故口渴、口干、口臭、大便秘结、唇燥、瘙痒等。

现代医学认为，慢性唇炎病因不明，可能与某些长期刺激因素有关，如风吹日晒、空气干燥、气候寒冷、舔唇，口唇或外伤和急性炎症未彻底治愈而转变成慢性炎症有关。病理所示黏膜上皮角化不全或过度角化、部分剥脱、上皮内细胞水肿、中性粒细胞及嗜酸性细胞浸润，固有层及黏膜下层充血。

【临床症状】

病程反复，时轻时重，寒冷干燥季节多发。唇部暗红或鲜红、发干、发痒、脱屑、胀痛，或潮湿渗出液，表面形成假膜，结痂，或溃烂。若反复发作，可致唇部长期肿胀增厚。

【鉴别诊断】

慢性唇炎应与慢性日光性唇炎、接触性唇炎、扁平苔藓、多形渗出性红斑相鉴别。

1. 慢性日光性唇炎：好发于日光强烈照射的春夏季，多见于下唇，脱屑为细小糠皮样，痒痛不明显。

2. 接触性唇炎：常因接触唇膏或某种致病原后，出现唇红充血、水肿、糜烂、渗出较多、痒痛明显。

3. 扁平苔藓：唇部损害处可在口腔内呈多样损害，唇部病损多为环状或网状白色条纹，可延伸至口角区，并可见到红斑、充血、糜烂、水疱等病损。病变部位及多少均可不同。

4. 多形渗出性红斑：呈急性发作，口腔黏膜广泛充血，大面积糜烂渗出，唇部因糜烂出血形成厚血痂。

【内服药疗法】

根据隋·巢元方《诸病源候论》中提到"重被风邪、寒湿之气搏于疮"与风邪有关。宋·陈言《三因极一病证方论》提到"燥则干，热则裂，风则瞤，寒则揭，气郁则生疮"，与燥、热、风、寒有关，明·王肯堂《证治准绳》："风热客于脾经、唇燥无色……思虑伤脾血耗唇皱。"又与脾虚失养有关。清·吴谦《医宗金鉴》："脾胃心经火独成。"清·何梦瑶《医碥》："治须润燥清火消风。"上述医家治疗唇风，用祛风、润燥、清胃泻火、补脾滋阴、降虚火之法，据此临床分为风火邪侵、胃经火盛、脾胃湿热、阴虚化燥等。

1. 风火邪侵证：

[主证] 唇痒，红肿胀痛，唇干，时有瞤动。

[方剂] 黄连升麻散。

[组成] 升麻、黄连。

[加味] 蝉蜕、黄芩、防风。

[用法] 每日1剂，水煎服。

[功效] 清热解毒，消肿敛疮。

[主治] 唇风口热生疮。

[方剂来源] 唐·孙思邈《备急千金要方》。

2. 胃经火盛证：

[主证] 唇红肿，皲裂，灼热疼痛或见唇瞤动，唇干，口干，口臭，大便秘，舌红，苔黄，脉浮数。

[方剂] 双解通圣散。

[组成] 防风、荆芥、当归、白芍、连翘、白术、川芎、薄荷、麻黄、栀子、黄芩、煅石膏、桔梗、生甘草、滑石。

[加味] 地肤子、鸡血藤、蝉蜕。

[用法] 每日1剂，水煎服。

[功效] 清胃火，疏风解毒。

[主治] 唇风（口舌生疮）。

[方剂来源] 清·吴谦《医宗金鉴》。

3. 脾胃湿热证：

[主证] 唇肿痛，糜烂渗液，黄褐色结痂，伴胃脘部胀满，口渴不欲饮，口臭，便秘或便溏，舌红，苔黄，脉数。

[方剂] 清热泻脾汤。

[组成] 栀子、石膏、黄连、黄芩、生地、赤茯苓、甘草、灯心草。

[加味] 泽泻、白术。

[用法] 每日1剂，水煎服。

[功效] 清泄脾热，利湿解毒。

[主治] 唇风（口疮）。

[方剂来源] 清·吴谦《医宗金鉴》。

4. 阴虚化燥证：

[主证] 口唇干燥，脱屑发痒，色红作肿，疼痛。反复发作，久而不愈，或不时瞤动，

全身可见倦怠乏力，面色不华，舌淡苔白，脉沉细或缓，或大便秘，舌红，脉细数等。

[方剂] 四物消风饮。

[组成] 生地、当归、荆芥、防风、赤芍药、川芎、白鲜皮、蝉蜕、薄荷、独活、柴胡。

[用法] 每日 1 剂，水煎服。

[功效] 滋阴凉血，疏风祛湿。

[主治] 肤发赤，起云片，浮肿焮热，痛痒相兼。

[方剂来源] 清·吴谦《医宗金鉴》。

【外治方药】

1. 五灵脂含化丸：

[组成] 五灵脂 30g，杏仁 49 枚（汤浸，去皮、尖、双仁），黄丹 15g（炒令紫色）。

[制法] 上为细散，用生蜜调。

[用法] 每用少许，涂于疮上。有涎即吐之。

[功效] 活血解毒，消肿敛疮。

[方剂来源] 宋·王怀隐《太平圣惠方》。

2. 密陀僧散：

[组成] 密陀僧（研）、黄柏、炙甘草各 30g，蒲黄、黄药子各 15g。

[制法] 上为散。

[用法] 每次 3g，敷于疮上。

[功效] 清热解毒，生肌敛疮。

[方剂来源] 宋·赵佶《圣济总录》。

3. 黄白散：

[组成] 黄柏、儿茶、枯白矾各等分。

[制法] 上为细末，研匀。

[用法] 先用陈仓小米熬汤，候冷，漱口洁净，再将药末掺患处。

[功效] 清热敛疮。

[方剂来源] 明·龚廷贤《万病回春》。

4. 乌蛇散：

[组成] 乌蛇（烧灰）。

[制法] 上为细末，以酥和。

[用法] 敷唇上，频换为效。

[主治] 小儿唇疮，微肿湿烂。

[方剂来源] 明·朱橚《普济方》。

5. 一捻散：

[组成] 青黛、黄柏、诃子（炮）、密陀僧各等分，枯白矾、蒲黄各少许。

[制法] 上为细末。

[用法] 每用少许，掺患处。

[功效] 清热解毒，消肿止痛。

[方剂来源] 明·董宿《奇效良方》。

6. 八珍散：

　　[组成] 薄荷 3g，儿茶 2.4g，珍珠 0.6g，朱砂 3g，甘草 0.6g，牛黄、冰片各 0.3g，白灵丹 3g（煅）。

　　[制法] 上为细末。

　　[用法] 吹患处。

　　[功效] 清热解毒，祛腐生肌。

　　[方剂来源] 清·佚名《咽喉经验秘传》。

　　7. 马齿苋汁：

　　[组成] 马齿苋（200g）。

　　[制法] 煮汁，去滓，备用。

　　[用法] 洗紧唇。

　　[主治] 紧唇。

　　[方剂来源] 明·朱橚《普济方》。

　　8. 大黄散：

　　[组成] 大黄。

　　[制法] 研细粉用醋调成膏状。

　　[用法] 外涂患处。

　　[主治] 紧唇。

　　[方剂来源] 明·朱橚《普济方》。

　　9. 皂荚散：

　　[组成] 皂荚。

　　[制法] 研细粉。

　　[用法] 用醋调涂于患处。

　　[主治] 紧唇。

　　[方剂来源] 明·朱橚《普济方》。

　　[注] 大黄散、皂荚散，原书无名，作者后加方名。

【外治疗法】

1. 红肿痛、渗液，冰硼散用蜂蜜调成膏状外涂。

2. 芒硝研细粉外涂患处。

　　[方剂来源] 清·顾世澄《疡医大全》。

3. 黄连膏

　　[组成] 黄连、升麻、槐白皮、大青叶、苦竹叶各 30g。

　　[制法] 上药研末，用水 400mL，煎至 100mL，去取汁，入龙脑、蜜搅令匀，煎成膏。

　　[用法] 涂疮上，每日 3 次。

　　[功效] 清胃泄热。

　　[主治] 久患口疮。

　　[方剂来源] 宋·赵佶《圣济总录》。

　　[注] 龙脑可用槐树蜜 30g，煎煮，不能久煎，沸 20s 即可。

【针刺疗法】

针刺地仓、承浆、人中、合谷、足三里，上唇用人中，下唇用承浆、7 天为 1 个疗程。

【穴位贴敷法】

吴茱萸，研细粉醋调为糊状。每晚睡前敷于两足心（涌泉穴）处，晨取下，连用3天。

[方剂来源] 明·李时珍《本草纲目》。

[注] 明·李时珍《本草纲目》："咽喉口舌生疮者，以吴茱萸末醋调，贴两足心，移夜便愈。"

【护理与预防】

1. 保持口腔清洁，按时用药。

2. 保持胃肠通畅，少食辛辣之品。

3. 干燥环境下适当护唇。

4. 积极治疗，防止复发。

第三十二节　口角炎

口角炎是指上下唇两侧联合处的口角区皮肤与黏膜发生皲裂、张口疼痛、湿白、糜烂、渗出、结痂为主要特征的一种炎症性病证。中医学称"燕口疮"，因发生在口吻部，故又称为"口吻疮""燕口疮""燕吻""口角疮""口丫疮""夹口疮""剪口疮""销口疗"等。

【中国古代中医论述】

1. 隋·巢元方《诸病源候论》卷三十·口吻疮候："足阳明为脾之经，其气通于口。足阳明为胃之经，手阳明为大肠之经，此二经脉并挟于口。其腑脏虚，为风邪湿热所乘，气发于脉，与津液相搏，则生疮，恒湿烂有汁。世谓之肥疮，亦名燕口。"

2. 隋·巢元方《诸病源候论》卷五十·燕口生疮候："此由脾胃有客热，热气熏发于口，两吻生疮。其疮白色，如燕子之吻，故名为燕口疮也。"

3. 唐·王焘《外台秘要》第二十二卷·口吻疮："白杨枯枝铁上烧一头，取热涂之……疗燕吻。"

4. 宋·王怀隐《太平圣惠方》卷第三十六·治口吻疮诸方："黄连散方：黄连0.3g，干姜0.15g，炮裂。药捣罗为末，每用少许傅疮上，不过三上差。"

5. 宋·赵佶《圣济总录》卷第一百一十七·口吻疮："论曰：口吻疮者，其疮发于唇吻之间，疼痛微肿，湿烂有汁，世名燕口，又名肥疮。此由脾胃有热，随气熏发，上攻于口唇，与津液相搏所致。"

"治口吻疮，芎䓖丸方：川芎60g，白芷、陈皮、黄连去须，各15g。捣罗为末，炼蜜丸如梧桐子大，每服二十丸，甘草汤下不拘时。" "治口吻疮马齿苋汁涂方：马齿苋取汁涂之。"

6. 元·危亦林《世医得效方》卷第十七·唇病："菊花丸治……口吻生疮……宜服之。甘菊花、肉苁蓉酒浸，洗切，枸杞子、巴戟天去心，各等分，上为末，炼蜜丸梧桐子大。每服三五十丸，米汤下。"

7. 宋·朱佐《类编朱氏集验医方》："立效散，治口吻边生疮，浸淫不愈，槟榔火煅为末，入轻粉傅疮上，立愈。"

8. 清·沈金鳌《杂病源流犀烛》卷二十三·口齿唇舌病源流："若口角烂疮，宜燕巢泥，研敷良。若吻上燕口疮，宜箸头烧灰敷。"

9. 清·陈复正《幼幼集成》卷之四·口病证治："小儿口角生疮，名燕口疮。以乱发烧灰存性，米饮调服。外即以此敷之。"

【病因病理】

1. 饮食不节，过食辛辣厚味，脾胃积热，蕴热化火，循经上攻于口，口吻疮已成。

2. 脾胃虚弱，湿浊中生，复感风邪湿热，内外湿热相合，聚于口吻，熏蒸肉腐、糜烂生成。

现代医学将口角炎分为以下几种：

1. 营养不良性口角炎：多因 B 族维生素、烟酸、铁、蛋白质等缺乏引起。

2. 感染性口角炎：由细菌、病毒、真菌感染所致。

3. 垂直距离过短引起的口角炎：见于老年无牙殆，牙齿重度磨耗或义齿修复不良，形成颌间垂直距离过短、口角凹陷下垂、皮肤形成皱褶，常有唾液溢出浸渍口角、刺激口角发生炎症。

4. 创伤性口角炎：因急性创伤或物理刺激而引起。

5. 接触性口角炎：因接触变应原或毒物质引起。

【临床症状】

口角处肌膜潮红、水肿增厚，继呈灰白色糜烂，有聚液渗出，久则结痂，痂裂出血，或干燥发红，皲裂开口时疼痛、脱屑，有的形成溃疡，影响语言、进食。

【鉴别诊断】

口角炎应与唇风、口角外伤相鉴别。

【内服药疗法】

根据临床症状分为脾胃蕴热证、脾热阴虚证。

1. 脾胃蕴热证：

［主证］口角糜烂、浆液渗出，皲裂，疼痛出血，口臭，口渴欲饮，大便秘结，小便短赤，舌苔黄腻，脉数或滑脉。

［方剂］清热泻脾散。

［组成］山栀、石膏、黄连、生地黄、茯苓、灯心草。

［用法］每日 1 剂，水煎服。

［功效］清热泻脾，解毒消肿。

［方剂来源］清·吴谦《医宗金鉴》。

2. 脾弱阴虚证：

［主证］口角皮肤呈灰色糜烂、渗出久则结痂，大张口时出血疼痛久不愈合，伴五心烦热，四肢乏力，倦怠，纳差，腹胀，大便溏，舌质红，苔少，脉细数。

［方剂］滋阴健脾丸。

［组成］人参、麦门冬、五味子、白术、生甘草、山药、石斛、陈皮、山楂。

［用法］每日 1 剂，水煎服。

［功效］滋阴健脾。

［方剂来源］清·陈德求《医学传灯》。

【外治方药】

1. 白矾散：

［组成］白矾（烧灰）、黄药末、腻粉各 7.5g，麝香 3g。

［制法］上为细散。

［用法］掺在疮上。根据情况加减用之。

［功效］清热解毒，消肿生肌。

［主治］恶口疮久不愈。

［方剂来源］宋·王怀隐《太平圣惠方》。

2. 黄柏散：

［组成］黄柏（蜜涂，炙干，去火毒）、白僵蚕（直者，置新瓦上，下以火焙至丝断，去火毒）各等分。

［制法］上为细散。

［用法］掺口内及舌上，有涎吐出。

［功效］清热燥湿，生肌敛疮。

［主治］口糜生疮。

［方剂来源］宋·赵佶《圣济总录》。

3. 乳香散：

［组成］乳香、没药各3g，白矾（飞）1.5g，铜绿少许。

［制法］上为细末。

［用法］掺患处。

［功效］祛腐敛疮。

［主治］赤口疮。

［方剂来源］金·刘完素《素问病机气宜保命集》。

4. 阴阳散：

［组成］黄连6g，干姜3g。

［制法］上药共炒，研末。

［用法］用地鸡（即蛜蝛虫）擂水洗净，次敷此药。

［主治］赤口疮。

［方剂来源］明·谈志远《痘疹全书》。

5. 白矾散：

［组成］白矾、没药、乳香、铜绿各等分。

［制法］上为细末。

［用法］掺患处。

［功效］祛腐生肌。

［主治］赤口疮。

［方剂来源］明·徐春甫《古今医统大全》。

6. 绿袍散：

［组成］黄柏120g，炙甘草60g，青黛30g。

［制法］上为细末。

［用法］每次1.5g，干掺口内。

［功效］清热燥湿，解毒敛疮。

［主治］老幼口疮。

［禁忌］忌食醋、酱、盐一二日。

［方剂来源］元·罗天益《卫生宝鉴》。

7. 口角生疮方：

　　[组成] 砂红壳。

　　[制法] 焙干为末。

　　[用法] 敷之。

　　[主治] 口角生疮。

　　[方剂来源] 清·丁尧臣《奇效简易良方》。

　　8. 赴筵散：

　　[组成] 川连、黄芩、栀子、干姜、黄柏、细辛各等分。

　　[制法] 上味研末。

　　[用法] 每次少许，搽患处。

　　[主治] 实火口破，疮色艳红，口烂斑。

　　[方剂来源] 清·祝补斋《卫生鸿宝》。

　　9. 口吻疮方：

　　[组成] 槟榔（烧灰）。

　　[用法] 用上药敷之。

　　[主治] 口吻疮。

　　[方剂来源] 清·佚名《济世神验良方》。

　　10. 杏仁散：

　　[组成] 杏仁（汤浸，去皮尖双仁）0.3g，铅霜0.15g，麝香少许。

　　[制法] 上件药，先研杏仁令细，次入铅霜、麝香，研令匀。

　　[用法] 用少许敷疮上，瘥。

　　[主治] 口吻生疮。

　　[方剂来源] 宋·王怀隐《太平圣惠方》。

【外治疗法】

　　1. 鲜马齿苋取汁外涂患处，每日用多次。

　　[方剂来源] 清·张德裕《本草正义》："马齿苋，最善解肿热毒，亦可作敷药，毒去肿消。"

　　2. 润肌膏外涂患处。

　　润肌膏：

　　[组成] 当归身、粉甘草、白芷、血竭、紫草茸、白蜡（切片）。

　　[制法] 用真麻油240mL，先将当归身、白芷、甘草熬深黄色，滤去滓；再入血竭熬化，又滤清；再入紫草，白蜡片略沸十数滚，即起火，滤去紫草滓，其色即鲜明，熬过则紫黑矣。

　　[功效] 清热解毒，消肿止痛，润肌肤，荣肌表。

　　[方剂来源] 清·顾世澄《疡医大全》。

【预防与护理】

　　1. 保持口角清洁，干燥。

　　2. 多食蔬、水果，少食辛辣之品。

　　3. 因细菌感染而致口角部有炎症，发红、疼痛、渗出、结痂，有传染性，要注意消毒并且避免接触传染。

第三十三节　舌下腺囊肿

舌下腺囊肿初起舌下肿胀，后渐长大始觉胀痛或麻木肿突如球，表面光滑柔软，舌体转运不利为主要表现。中医学称"痰疱"。

【中国古代中医论述】

1. 明·陈实功《外科正宗》卷四·痰包第九十："痰包乃痰饮乘火流行凝注舌下，结而疱肿。绵软不硬，有妨言语，作痛不安，用利剪刀当包剪破，流出黄痰，若蛋清稠黏难断，捺尽以冰硼散搽之，内服二陈汤加黄芩、黄连、薄荷数服，忌煎炒、火酒等件。"

2. 清·祁坤《外科大成》卷三·痰包生于舌下，结肿如瓠，光软如綿（绵），甚则塞令满口，由火擎（击）痰饮流结而成。宜用铍针，对包上撺之如镂，镂破出稀涎如鸡子清。稠黏不断，拭净搽水调散。服二陈汤加黄芩、黄连、薄荷之类。仍忌煎炒火酒，冰硼散。"

3. 清·许克昌、毕法《外科证治全书》卷二·痰包："生舌下，结肿如疱，绵软不鞭，塞胀舌下，有妨饮食言之语，色黄作痛不安，乃痰饮热气凝注舌络。宜用小剪将包剪破，则出痰涎如鸡子清，稠黏不断，拭净，搽珍珠散，服二陈加芩连薄荷汤。"

【病因病理】

多因肺、脾、肾三脏功能失调，水液输化失常，津液循其经停聚于舌下湿聚生痰，痰生热，痰热凝注舌络结肿而成痰包。或饮食劳倦伤脾，运化失常，痰饮内生，素有火热内炽，火挟痰饮，流结舌本痰火互结致生疱肿。

【临床表现】

舌下一侧，渐起肿突如球包囊，渐渐增大致整个舌下部，表面光滑呈淡黄色或淡蓝色，按之绵软，无痛，有明显的波动，如肿胀较甚者，有压胀感。可影响舌体活动、饮食或讲话，刺破流出黄白黏液，或浊样黏液流出。若受风热邪毒乘虚而入，则局部肿痛。

【鉴别诊断】

本病应与舌下痈、重舌相鉴别。

1. 舌下痈：初起舌赤红肿，如豆如樱，继之肿痛甚剧，痰涎增多，难于饮食语言。

2. 重舌：症见舌下血脉肿胀，状似舌下又生小舌，或红或紫，或连贯而生，状如莲花，饮食难下，言语不清，口流清涎，日久溃腐。本病多见于现代医学所指舌下腺炎、舌下间隙感染等。

【内服药疗法】

1. 痰湿凝结证：

[主证] 舌下肿胀逐渐增大如球状，不适或疼痛，表面光滑，触之软如绵，甚者影响饮食语言，肿疾刺破，或破裂，流出黄白色黏液，口渴而不饮，舌质红，舌苔黄腻，脉濡数。

[方剂] 二陈加芩连薄荷汤。

[组成] 陈皮、半夏、茯苓各6g，甘草、黄芩各3g，黄连1.5g，薄荷4.5g。

[制法] 研细末加水240mL，煎至180mL，去滓。

[用法] 食后服。

[功效] 清热解毒，燥湿化痰。

[主治] 痰包。

[方剂来源] 清·许克昌、毕法《外科证治全书》。

2. 气血瘀滞证：

[主证] 舌下肿胀、疼痛，触之坚硬（或误伤血脉或反复发作，血瘀阻络）痰包色青紫，或情志抑郁，胸肋胀闷，月经不调，舌质紫暗或有瘀点，苔少。

[方剂] 会厌逐瘀汤。

[组成] 桃仁（炒）、红花各15g，甘草、桔梗各9g，生地12g，当归6g，玄参、柴胡各3g，枳壳、赤芍各6g。

[制法] 水煎，去滓。

[用法] 温服。

[功效] 化瘀消肿，利咽。

[主治] 瘀血内阻。

[方剂来源] 清·王清任《医林改错》。

[注] 本方剂可加黄连、黄芩及参苓白术散，清热利湿，健脾和胃以增加化瘀散结之效。

【外治方药】

1. 冰硼散：

[组成] 冰片0.3g，硼砂15g，朱砂、牙硝各3g。

[制法] 上研细末。

[用法] 每用少许，吹搽患处。

[功效] 清热散结，消肿止痛。

[主治] 痰包。

[方剂来源] 清·祁坤《外科大成》。

2. 珍珠散：

[组成] 硼砂、雄精、川黄连、儿茶、人中白、冰片、薄荷、黄柏各末等分，大破珠子研末减半。

[制法] 上为各研细，共归一处加研极细末。

[用法] 宜用小剪将包剪破，则出痰涎如鸡子清，稠黏不断，拭净，搽珍珠散。

[功效] 泻火解毒，消肿止痛。

[主治] 痰包。

[方剂来源] 清·许克昌、毕法《外科证治全书》。

3. 冰玉散：

[组成] 生石膏30g，月石21g，冰片0.9g，僵蚕3g。

[制法] 上为极细末，小瓷瓶盛贮。

[用法] 敷患处。

[功效] 清胃泻火，解毒防腐。

[方剂来源] 明·张介宾《景岳全书》。

4. 如冰散：

[组成] 朴硝、蛤粉、寒水石各90g，白芷、片脑各10g。

[制法] 上为末。

[用法] 水调敷患处。

[功效] 清热解毒，消肿止痛。

[方剂来源] 宋·杨倓《杨氏家藏方》。

【外治疗法】

用三棱针刺破或用剪刀剪破，出黏液，去囊皮，搽冰硼散，1 日 3 次。

【针灸疗法】

针刺金津、玉液穴。

【预防及护理】

1. 注意口腔卫生，保持清洁，以防继发感染。

2. 患病期间，可给以流质饮食或软食，忌食煎炒炙煿及酸辣刺激性食物。

第十九章　耳部疾病

第一节　中国古代中医耳科概述

1. 《灵枢·口问》："耳者宗脉所聚也。""肾者精神之舍，性命之根，外通于耳。"

2. 《灵枢·脉度》："肾气通于耳，肾和则能闻五音矣。"

3. 《素问·阴阳应象大论》："北方生寒，寒生水，水生咸，咸生肾，肾生骨髓，髓生肝，肾主耳。其在天为寒，在地为水，在体为骨，在脏为肾，在色为黑，在音为羽，在声为呻，在变动为栗，在窍为耳。"

"阳者其精并于上，并于上，则上明而下虚，故使耳目聪明，而手足不便也；西方阴也，阴者其精并于下，并于下，则下盛而上虚，故其耳目不聪明，而手足便也。故俱感于邪，其在上则右甚，在下则左甚，此天地阴阳所不能全也，故邪居之。"

4. 《素问·生气通天论》："阴者，藏精而起亟也；阳者，卫外而为固也，阴不胜其阳，则脉流薄疾，并乃狂；阳不胜其阴，则五脏气争，九窍不通。是以圣人陈阴阳，筋脉和同，骨髓坚固，气血皆从。如是则内外调和，邪不能害，耳目聪明，气立如故。"

"阳气者，烦劳则张，精绝，辟积于夏，使人煎厥。目盲不可以视，耳闭不可以听，溃溃乎若坏都，汩汩乎不可止。"

5. 《灵枢·邪气脏腑病形》："十二经脉，三百六十五络，其血气皆上于面而走空窍……其别气走于耳而为听。"

6. 《素问·脏气法时论》："肝病者，两胁下痛引少腹，令人善怒；虚则目䀮䀮无所见，耳无所闻，善恐，如人将捕之。取其经厥阴与少阳。气逆则头痛，耳聋不聪，颊肿，取血者。"

［注］目䀮䀮（huāng huāng）无所见：眼睛昏花而视物不清。

7. 《素问·金匮真言论》："南方赤色，入通于心，开窍于耳，藏精于心，故病在五脏。其味苦，其类火……是以知病之在脉也。"

8. 《灵枢·海论》："髓海不足，则脑转耳鸣。"

9. 《灵枢·口问》："胃中空则宗脉虚，虚则下溜，脉有所竭者，故耳聋鸣。"

10. 《素问·至真要大论》："厥阴司天，客胜则耳鸣掉眩，甚则咳；主胜则胸胁痛，舌难以言。"

11. 《素问·脉解》："所谓强上引背者，阳气大上而争，故强上也。所谓耳鸣者，阳气万物盛上而跃，故耳鸣也……所谓浮为聋者，皆在气也。"

12. 《素问·诊要经终论》："少阳终者，耳聋。"

［注］手足少阳经脉都入于耳中，都通于目内眦，少阳胆又通于筋，所以少阳气绝就耳聋。

13. 《素问·通评虚实论》："隔塞闭绝，上下不通，则暴忧之病也。暴厥而聋，偏塞闭不通，内气暴薄也……头痛耳鸣，九窍不利，肠胃之所生也。"

14. 《素问·热论》："伤寒一日，巨阳受之，故头项背，腰脊强；二日，阳明受之，阳明主肉，其脉挟鼻络于目，故身热，目疼而鼻干，不得卧也；三日，少阳受之，少阳主胆，其脉循胁络于耳，故胸胁痛而耳聋。三阳经络皆受其病，而未入于脏者，故可汗而已。"

［注］上说的三阳经受病，由于三阳主表，此时病邪只侵犯于人体的表部，尚未入里侵及内脏，所以这个时候用发汗的方法都可以治愈。

15.《素问·刺热》："热病先身重，骨痛，耳聋，好瞑，刺足少阴；病甚为五十九刺。"

16.《素问·缪刺论》："治诸经刺之，所过者不病，则缪刺之，耳聋，刺手阳明，不已，刺其通脉出耳前者。"

［注］（1）手阳明：此指商阳穴。

（2）通脉出耳前者：此指听宫穴。

17.《素问·缪刺论》："邪客于手足少阴太阴足阳明之络，此五络皆会于耳中，上络左角。"

18.《素问·缪刺论》："邪客于手阳明之路，令人耳聋，时不闻音，刺手大指次指爪甲上，去端如韭叶，各一痏，立闻；不已，刺中指爪甲上，与肉交者，立闻；其不时闻者，不可刺也。耳中生风者，亦刺之如此数，左刺右，右刺左。"

19. 晋·葛洪《肘后备急方》卷六"治卒耳聋诸病方第四十七"，方略。

20. 隋·巢元方《诸病源候论》卷二十九："耳聋候：肾为足少阴之经，而藏精，气通于耳。耳，宗脉之所聚也。若精气调和，则肾脏强盛，耳闻五音。若劳伤血气，兼受风邪，损于肾脏而精脱，精脱者，则耳聋。然五脏六腑十二经脉，有络于耳者，其阴阳经气有相并时，并则有脏气逆，名之为厥，厥气相搏，入于耳之脉，则令聋。"聤耳候："……劳伤血气，热乘虚而入于其经，邪随血气至耳，热气聚则生脓汁，故谓之聤耳。"

［注］聤（tíng）耳：耳道出脓的疾病，"聤"，耳中出脓水。

耳疼痛候："凡患耳中策策痛者，皆是风入于肾之经也。不治，流入肾，则卒然变脊强背直成痉也。若因痛而肿，生痈疖，脓溃邪气歇，则不成痉。所以然者，足少阴为肾之经，宗脉之所聚，其气通于耳，上焦有风邪，入于头脑，流至耳内，与气相击，故耳中痛；耳为肾候，其气相通，肾候腰脊，主骨髓，故邪流入肾，脊强背直。"

耳疮候："足少阴为肾之经，其气通于耳。其经虚，风热乘之，随脉入于耳，与血气相搏，故耳生疮。"

［注］诸证其机理，风邪、风热、劳伤、经脉虚、经气痞塞不宣、气血虚、风邪停顿而致病。

21. 唐·孙思邈《备急千金要方》卷六下："耳病第八，方五十五首，治肾热背急挛痛，耳脓血出，或生肉塞之，不闻人声方。磁石、白术、牡蛎各五两，甘草一两，生麦门冬六两，生地黄汁一升，芍药四两，葱白一升，大枣十五枚。上九味㕮咀，以水九升煮取三升，分三服。"

"治耳鸣聋方：当归、细辛、芎藭、防风、附子、白芷各六铢。上六味末之，以鲤鱼脑八两合煎三上三下，膏成去滓，以枣核大灌耳中，且以绵塞耳孔。"

"治耳鸣如流水声，不治久成聋方：生乌头掘得，乘湿削如枣核大，纳耳中，日一易之，不过三日愈。亦疗痒及卒风聋。"

"治耳鸣水入方：通草、细辛、桂心各十八铢，菖蒲一两，附子六铢，矾石六铢，当归、甘草各十二铢，独活一两半。上九味末之，以白鹅脂半合稍稍和如枣核，绵裹纳耳中，日三，旋旋和用。"

"治聤耳，耳中痛，脓血出方：取釜月下灰，敷耳中，日三易之，每换以篦子去之，再著、取瘥止。"

"治聤耳方：桃仁熟捣，以故绯绢裹纳耳中，日三易，以瘥为度。"

"治聤耳出脓汁方：矾石、乌贼骨、黄连、赤石脂。上四味等末之，以绵裹如枣核纳耳中，日三。"

"治耳中有物不可出方：以弓弦从一头令散，敷好胶柱，著耳中物上，停之令相著，徐徐引出。"

[注] 余方略。

22. 唐·王焘《外台秘要》："第二十二卷：耳聋方二十二首。"

"磁石、菖蒲、通草、薰陆香、杏仁去皮，熬蓖麻子去皮，松脂等分。上七味，捣筛，以蜡及鹅脂和丸，稍长作，以钗脚子穿中心为孔，先去耳中垢，然后内药，日再。初著痒及作声，月余即瘥。"

还记载了"风聋方三首""耳聋有脓方三首""久聋方五首"。

"天雄一分，鸡子一枚，附子一枚。上三味，捣末，取鸡子开一孔，取黄和药，却内鸡子中，封合其头，还令鸡覆之，药成，以绵裹塞所聋耳中，取瘥为度。"

[主治] 耳久聋。"耳鸣方六首""聤耳方一十首""虫入耳方九首""蜈蚣入耳方三首""蚰蜒入耳方三首""飞蛾入耳方二首""蚁入耳方二首""耳杂疗方八首"。

[注]《外台秘要》卷二十二：治疗耳部症候 15 门共用方剂 83 首：内治方 7 首，外治方剂达 76 首。

23. 宋·赵佶《圣济总录》卷第一百一十四："耳门、耳统论：论曰肾气通于耳，心寄窍于耳，气窍相通，若窗牖（yǒu）然，音声之来，虽远必闻，若心肾气虚，精神失守，气不宣通，内外窒塞，斯有聋聩之疾，经所谓五藏不和，则九窍不通是也。"

"五聋：论曰五聋不同，曰风聋、曰干聋、曰劳聋、曰虚聋、曰聤聋，是也。肾气通于耳、足少阴其经也。经虚受风邪、及劳伤血气。停滞津液、皆能致聋。惟所受不同、故其证各异。葛氏所谓风聋者痛掣，干聋者生耵聍，劳聋者出黄汁，虚聋者肃肃作声，聤聋者脓汁出，可不辨哉。"

24. 宋·赵佶《圣济总录》卷第一百一十五："聤耳论曰，肾气通于耳，耳者肾之候。若其经为风邪所乘，毒气蕴结于耳中，以至脓汁俱出、妨闷疼痛，谓之聤耳。"

"治聤耳出脓血、塞耳。

白蔹散方：白蔹、黄连去须，龙骨、赤石脂、乌贼鱼骨去甲各一两。上五味，捣罗为散，先以绵拭脓干，用药一钱匕，绵裹塞耳中。"

治聤耳痒脓汁不止、塞耳。

菖蒲散方：菖蒲剉焙、狼毒、磁石煅醋淬一七遍，附子炮裂去皮脐，矾石烧令汁尽各半两。上五味，捣罗为散，以羊髓和少许，绵裹塞耳中。"

25. 宋·赵佶《圣济总录》卷第一百三十三："月蚀疮论曰月蚀疮小儿多有之，盖由嗜甘肥，荣卫不清，风湿毒热之气，蕴蓄府藏，其疮多生于两耳及鼻面间。并下部诸孔窍侧侵蚀之，甚则溃烂黄赤汁，流达于筋骨，月初则疮盛，月晦则疮衰，以其随月盈虚，故名月蚀。治月蚀疮、多在两耳上及窍傍，随月盈虚。

水银膏涂敷方：水银一分，胡粉研，黄连去须为末，松脂各半两，猪脂（四两）。上五味。先熬脂令沸、下松脂诸药末，水银搅令匀、瓷盒盛。先以盐汤洗疮，涂敷日三五度。"

[注] 宋·赵佶《圣济总录》卷第一百一十四至第一百一十五，将耳分为 15 节，除虫蚁入耳等节外，每节都先从脏腑经络论述其病因病理，然后对疾病主证提出治疗方法，共收

载治耳疾方剂 200 余首、外治方剂 150 余首。

26. 宋·严用和《严氏济生方》卷八："若疲劳过度，精气先虚，于是乎风寒暑湿得以外入，喜怒忧思得以内伤，遂致聋聩耳鸣。热壅加之，出血出脓，则成聤耳、底耳之患。候其颧颊色黑者，知其耳聋也。亦有手少阳之脉动厥而聋者，耳内目䀮䀮㜽㜽也。手太阳脉动厥而聋者，耳内气满也。大抵气厥耳聋尚易治，精脱耳聋不易药愈。诸证既殊，治各有法。"

"苁蓉圆：治肾虚耳聋，或风邪入于经络，耳内虚鸣。""磁石散：治风虚耳聋无闻。""犀角饮子：治风热上壅，耳内聋闭，䁏肿掣痛，脓血流出。"

[注] 䁏（xíng）肿：肿核。

"立效散：治聤耳、底耳，有脓不止。

真陈橘皮灯上烧黑，一钱，为末，麝香少许，别研，上二味和匀，每用少许，先用绵蘸耳内脓净，上药。"

"鸣聋散：治耳中如潮声、蝉声，或暴聋。

磁石一块，如豆大，穿山甲烧存性，为末，一字。上用新绵子裹了，塞于所患耳内，口中衔小生铁，觉耳内如风声即住。"

27. 宋·陈言《三因极一病证方论》卷之十六："耳病证治：肾虽寄窍于耳，当知耳为听会，主纳五音，外则宫商角徵羽，内则唏嘘呵吹呬，内关五脏，外合六淫，故风寒暑湿，使人聋聩耳鸣，忧思喜怒，多生内塞，其如劳逸，不言而喻，复有出血，生脓，聤耳，底耳，或耵聍不出，飞走投入，诸证既殊，治各有法。"

"解仓饮子：治气虚热壅，或失饥冒暑，风热上壅，耳内聋闭，彻痛，脓血流出。

赤芍药、白芍药各半两，当归、甘草炙、大黄蒸、木鳖子去壳，各一两。"

"麝香散：治聍耳底耳，耳内脓出。

桑螵蛸一个，慢火炙及八分熟，存性，麝香一字，别研。上为末，研令匀，每用半字掺耳内，如有脓，先用绵捻纸以药掺之。一法，用染坯、枯矾等分为末，以苇管吹入耳中，即愈。或入麝香更佳。"

"诸百虫入耳：用麻油灌之，即效。"

"诸耳中出血：以龙骨末吹入，即止。"

28. 元·朱震亨《丹溪心法》卷四："耳聋皆属于热，少阳厥阴热多，当用开痰散风热，通圣散、滚痰丸之类。大病后耳聋，须用四物汤降火。阴虚火动耳聋者，亦用四物汤。因郁而聋者，以通圣散内大黄酒煨，再用酒炒二次后，入诸药，通用酒炒。耳鸣因酒过者，大剂通圣散加枳壳、柴胡、大黄、甘草、南星、桔梗、青皮、荆芥。不愈，用四物汤炒。耳鸣必用龙荟丸食后服。气实，入槟榔丸或神芎丸下之。聋病必用龙荟丸、四物汤养阴。湿痰者，神芎丸、槟榔丸。耳湿肿痛，凉膈散加酒炒大黄、黄芩酒浸、防风、荆芥、羌活服，脑多麝少。湿加枯矾吹。耳内哄哄然，亦是阴虚。""耳触风邪，与气相传，其声嘈嘈……为之虚聋。"

29. 宋·杨士瀛《仁斋直指方论》卷之二十一："若劳伤气血，风邪袭虚，使精脱肾惫，则耳转而聋。又有气厥而聋者、有扶风而聋者、有劳损而聋者……则脏气逆而为厥。厥气搏入于耳，是为厥聋，必有时乎眩晕之证……脉虚而风邪乘之，风入于耳之脉，使经气痞而不宣，是为风聋，必有时乎头痛之证。劳役伤于气血，淫欲耗其精元，瘦悴力度，昏昏聩聩，是为劳聋。有能将适得其所，血气和平，则其聋暂轻，其或日就劳作，风邪停滞，则为之聋之证矣。"

30. 明·王肯堂《证治准绳》第八册·七窍门下·耳:"耳者肾之窍,足少阴经之所主,然心亦寄窍于耳,在身十二经脉中,除足太阳手厥阴外,其余十经脉络皆入耳中,盖肾治内之阴,心治外之阳,合天地之道,精气无处而不交通,故清净精明之气上走空窍,耳受之而听斯聪矣。"

"盖气虚必寒,盛则气血俱涩滞而不行也,耳者宗气也,肺气不行故聋也。"

"耳聋多恐者为肝虚""耳内疮,耳内生疮者,为足少阴,是肾之经也,其气通于耳,其经虚风热乘之,随脉入于耳,与气相搏,故令耳生疮也。"

31. 明·王肯堂《证治准绳》第八册:"白龙散治小儿肾脏盛而有热。热气上冲于耳,津液结滞,则生脓汁。有因沐浴水入耳内,水湿停积,搏于血气,蕴积成热,亦令耳脓汁出,谓之聤耳。久而不愈,则变成聋。

白矾枯、黄丹、龙骨各半两,麝香一钱。上研极细,先以绵杖子搌尽耳内脓水,用药一字,分掺两耳,日二次。勿令风入。"

[注]明·王肯堂《证治准绳》第八册总结前人经验,对耳病病因、病理、脏腑、经络病变做了较多论述,列举了82方治疗耳疾,外用方剂达40余首,并有辨证以方统证。

32. 明·张介宾《景岳全书》卷二十七:"耳聋证,诸家所论虽悉,然以余之见,大都其证有五:曰火闭,曰气闭,曰邪闭,曰窍闭,曰虚闭。凡火闭者,因诸经之火壅塞清道,其证必闻闻熇熇,或胀或闷,或烦或热,或兼头面红赤者是也,此证治宜清火。火清而闭自开也;气闭者,多因肝胆气逆,其证非虚非火,或因恚怒,或因忧郁,气有所结而然,治宜顺气,气顺心舒而闭自开也;邪闭者,因风寒外感,乱其营卫而然,解其邪而闭自开也;窍闭也,必因损伤,或挖伤者,或雷炮之震伤者,或患聤耳溃脓不止而坏其窍者,是宜用开通之法以治之也;虚闭者,或以年衰,或以病后,或以劳倦过度,因致精脱肾亏,渐至聋闭,是非大培根本必不可也。凡此数者,有从外不能达者,其病在经,有从内不能通者,其病在脏,当各随其宜而治之,自无不愈者。然暴聋者多易治,久聋者最难为力也。"

"凡耳窍或损,或塞,或震伤,以致暴聋,或鸣不止者,即宜以手中指于耳窍中轻轻按捺,随捺随放,随放随捺,或轻轻摇动以引其气,振之数次,其气必至,气至则窍自通矣。凡值此者,若不速为引导,恐因而渐闭而竟至不开耳。"

"虚闭证,凡十二经脉皆有所主,而又惟肝肾为最。若老年衰弱及素禀阴虚之人,皆宜以大补元煎,或左归、右归丸,肉苁蓉丸,或十全大补汤之类主之。"

[注]明·张介宾《景岳全书》卷二十七:耳病论治首次提出右归丸、温补肾阳、左归丸滋补肾阴治疗耳疾,对耳病与脏腑、经络的病变做了论述。右归丸、左归丸可详见《景岳全书》卷五十一。

33. 明·张继洲《针灸大成》卷八:"耳鸣:百会、听宫、听会、耳门……聤生疮,有脓汁:耳门、翳风、合谷。"

34. 明·赵献可《医贯》卷五:"耳鸣以手按之而不鸣,或少减者,虚也;手按之而愈鸣者,实也。王节斋云,耳鸣盛如蝉,或左右,或时闭塞,世人多作肾虚治不效,殊不知此是痰火上升,郁于耳而鸣……若肾虚而鸣者,其鸣不甚,其人必多欲,当见劳怯等症。""肾虚耳中潮声蝉声,无休止时,妨害听闻者,当坠气补肾。"

"今人饮食劳倦,脾虚之气一虚,不能上升,而下流于肾、肝,故阳气者闭塞,地气者冒昧,邪客空窍,令人耳目不明。此阳虚耳聋,须用补中益气汤主之。有能调养得所,气血和平，则其耳聋渐轻。若不知自节，日就烦劳，即为久聋之症矣。"

35．清·程国彭《医学心悟》首卷："察耳之枯润，知肾之强弱，故耳轮红润者生，枯槁者难治，薄而白，薄而黑，薄而青，或焦如炭色者，皆为肾败。若耳聋及耳中痛，皆属少阳，此邪在半表半里，当和解之；若耳聋，舌卷，唇青，此属厥阴，为最重也。"

36．清·沈金鳌《杂病源流犀烛》卷二十三："《疡科选粹》曰：耳中生毒，皆由足少阴、少阳二经风热上壅所致，其证有五：曰耵耳，亦曰耳湿，常出黄脓。有耳风毒，常出红脓。有缠耳，常出白脓。有耳疳，生疮臭秽。有震耳，耳内虚鸣，时出清脓。虽证有五，而其源归一。又有耳蕈耳痔，不作脓，亦不寒热，外无痛肿，但外塞不通，缠绵不已，令人耳聋，用黄连消毒饮、仙方活命饮治之。若寒热间作，内外红肿，疼痛日增者，为耳痈，用活命饮加升麻、桔梗，或一粒金丹以下之。亦有寒热大作，痛不可忍者，疔也，以疔治之。"

"又曰：肝火左脉弦数，其人多怒，耳鸣或聋宜平肝伐木，龙胆泻肝汤。不已，龙荟丸。叶天士曰：肾开窍于耳，心亦寄窍于耳，心肾两亏，肝阳亢逆，故阴精走泄，阳不内依，是以耳鸣时闭，但病在心肾，其原实由于郁，郁则肝阳独亢，令肝火上炎，当早服丸料以补心肾。"

37．清·唐宗海《血论证》卷六："有为大声所震者，皮膜破也，或聋或不聋者，心肾不交也……先耳鸣而后聋者，肾虚不能闭藏阳气，窒塞于阳窍也……若外感暴聋，总不外少阴经……邪气壅塞，听宫为其所掩。"

38．清·林珮琴《类证治裁》卷六："精脱失聪，治在肾；气逆闭穴，治在胆，凡耳聋以及耳鸣，治法悉准乎此。"

39．清·李用粹《证治汇补》卷四："凡治耳聋，必先调气开郁；其次，风为之疏散，热为之清利，虚为之补养，郁为之开导，然后以通耳调气安肾之剂治之。"

40．清·吴谦《医宗金鉴》卷六十五："耳痔、耳蕈、耳挺：耳痔蕈挺耳窍生，肝肾胃火凝结成，微肿闷疼皮损破，塞久令人必重听。此三证皆生耳内，耳痔形如樱桃，亦有形如羊奶者。耳蕈形类初生蘑菇，头大蒂小，耳挺形若枣核，细条而长，努出耳外，俱由肝经怒火、肾经相火、胃经积火凝结而成，微肿闷痛，色红皮破，不当触犯偶犯之，痛引脑巅，皆宜服栀子清肝汤，外用硇砂散点之，渐渐消化。"

41．清·陈士铎《辨证录》卷三："胆病肝必病，平肝则胆亦平也。"

"双耳忽然肿痛，内流清水，久则变为脓血者，身发寒热，耳内如沸汤之响，或如蝉鸣，此少阳胆气不舒，而风邪乘之，火不得散，故生此病，法宜舒发胆气，而佐之祛风泻火之药则愈矣。然有治之而不效者何也？盖胆受风火之邪，烁干胆汁，徒用祛风泻火之汤，则胆汁愈干，胆火益炽，火借风威，愈肆焚烧，而耳病转甚矣。"

42．《素问·至真要大论》："治诸胜复，寒者热之，热者寒之，温者清之，清者温之，散者收之，抑者散之，燥者润之，急者缓之，坚者耎之，脆者坚之，衰者补之，强者泻之，各安其气，必清必静，则病气衰去，归其所宗，此治之大体也。"

[注] 上述简介中国古代中医耳与脏腑经络的关系、耳部疾病的病因病理的简述、耳病辨证治疗的要点，方剂统证、症候选方、条理规范、病症辨证施治（分型）形成的过程。

第二节　耳与脏腑经络的关系

从各脏腑的生理功能和病理变化及各经络的不同循行路径，耳与五脏六腑、十二经脉，均有联系。耳与脏腑——肾、心、胆、脾关系较密切，耳与足少阳胆经、手少阳三焦经、手太阳小肠经及足阳明胃经、足太阳膀胱经等关系比较密切，因此有生理关系、病理关系、辨证关系等。

【中国古代中医论述】

1. 《灵枢·口问》："耳者宗脉之所聚。"

2. 《灵枢·邪气脏腑病形》："十二经脉，三百六十五路，其血气皆上于面而走空窍……其别气走于耳而为听。"

3. 《素问·阴阳应象大论》："肾主耳……在窍为耳。"

4. 《灵枢·五阅五使》："耳者肾之官。"

5. 《灵枢·脉度》："肾气通于耳，肾和则耳能闻五音矣。"

6. 《灵枢·师传》："肾者主为外，使之远听，视耳好恶，以知其性。"

7. 《灵枢·本脏》："高耳者肾高，耳后陷者肾下，耳坚者肾坚，耳薄不坚者肾脆。"

8. 《灵枢·海论》："髓海不足，则脑转耳鸣。"

9. 宋·严用和《严氏济生方》耳门："夫耳者，肾之候，肾乃宗脉之所聚，其气通于耳，肾气和平，则闻五音而聪矣。"

10. 宋·严用和《严氏济生方》耳门："肾气不平，则耳为病也。"

11. 元·罗天益《卫生宝鉴》卷十："损于肾脏而精脱，精脱则耳聋也。"

12. 明·张景岳：《景岳全书》卷二十七；"如蝉鸣，如潮声者，是皆阴衰肾亏。"

13. 清·沈金鳌《杂病源流犀烛》卷二十三："然肾窍于耳，所以聪听，实因水生于金，盖肺主气，一身之气贯于耳，故能为听，故凡治耳聋，必先调气开郁。"

[注] 上述论述肾与耳的关系。

14. 《素问·金匮真言论》："南方色赤，入通于心，开窍于耳。"

[注] 南方赤色，入通于心：这是从五行、五方、五色、五脏说明心与耳的关系。火在五方为南，在五色为赤，在五脏为心，心寄窍于耳，南方属火其气赤，心为火旺而色赤。故南方赤色之气入通于心，而心开窍于耳，因而发生一系列的联系。

15. 明·赵献可《医贯》卷五："心为耳窍之客尔。"

16. 明·王肯堂《证治准绳》第八册："心在窍为舌，以舌非孔窍，因寄窍于耳，则肾为耳窍之主，心为耳窍之客。"

[注] 寄窍：指托附之窍。肾之窍在耳，心之窍在舌，舌非孔窍，故心之窍托付于耳，而成为心之寄窍。

17. 宋·严用和《严氏济生方》耳门："忧愁思虑得之于内，系乎心。心气不平，上逆于耳，亦致聋聩、耳鸣、耳痛、耳痒、耳内生疮，或为聤耳，或为焮肿。"

18. 清·林珮琴《类证治裁》卷六："有因心肾亏，肝阳逆，虚风上旋蒙窍者。"

19. 《素问·脏气法时论》："肝病者……虚则……耳无所闻……气逆则头痛，耳聋不聪。"

20. 《素问·六元正纪大论》："木郁之发……甚则耳鸣脑转。"

21. 清·程国清《医学心悟》卷四："足厥阴肝经、足少阳胆经皆络于耳。"

22. 清·陈士铎《辨证录》耳痛门："肝为肾之子，肾气既通于耳，则肝之气未尝不可相通者。"

[注] 耳病可由肝受损，气上逆而冲于耳。

23. 《素问·热论》："伤寒三日，少阳受之，少阳主胆，其脉循胁络于耳，故胸胁痛而耳聋。"

24. 清·程国清《医学心悟》卷二："足少阳胆经，上络于耳，邪在少阳，则耳聋也。"

25. 清·林珮琴《类证治裁》卷六："有肝胆火升，常闻蝉鸣者。"

[注] 胆经络于耳，肝胆互为表里，胆经的病常兼有肝经病变，常因气机上逆，闭阻耳窍而导致耳病。

26.《素问·玉机真藏论》："脾为孤脏……其不及，则令九窍不通。"

[注] 脾的功能正常，则耳健旺，若脾脏虚损，以致湿浊停聚，聚湿成痰，痰火上壅，蒙蔽耳窍，易为耳病。

27.《素问·气交变大论》："金肺受邪……咽燥，耳聋。"

28. 明·王肯堂《证治准绳》第八册："耳聋少气嗌干者为肺虚。"

29. 清·王孟英《温热经纬》余师愚疫病篇："肺经之结穴在耳中，名曰茏葱，专主乎听，金受火烁，则耳聋。"

[注] 肺的病变可影响于耳。

[小结] 耳是人体局部器官，是宗脉所聚，与五脏六腑、经络气血运行有密切联系。

第三节 耳部疾病的病因病理

耳部疾病的致病外因是由于感受了风、热、湿邪及外伤，内因为脏腑功能失调，包括肝、胆、肾、心、脾等。耳部疾病的病理变化常分为虚、实两类：虚证有肾脏亏损、脾虚湿困，与脏腑的肾、脾有关系。实证有邪毒外袭、肝胆湿热、邪犯心经及气滞血瘀等。病邪、风、热、湿为主因，与脏腑的肝、胆、心有关系。

【中国古代中医论述】

1.《素问·刺法论》："正气存内，邪不可干。"

2.《素问·评热病论》："邪之所凑，其气必虚。"

3.《素问·风论》："风者善行而数变。""故风者，百病之长也。"

4.《素问·骨空论》："风者，百病之始也。"

5.《素问·痿论》："肝气热，则胆泄口苦。"

6. 唐·孙思邈《备急千金要方》卷十二："胆腑者，主肝也，肝合气于胆。"

7. 明·张介宾《景岳全书》卷二十七："气闭者，多因肝胆气逆，其证非虚非火，或因恚怒或因忧郁气有所结而然。"

8. 清·程国彭《医学心悟》卷二："肝胆互为表里，肝病连胆。"

9. 清·陈士铎《辨证录》卷三："胆病而肝必病，平肝则胆亦平也。"

10. 清·陈士铎《辨证录》卷三："少阳胆气不舒，而风邪乘之，火不得散，故生此病。"

[注] 耳部疾病与肝胆的病理变化。

11.《灵枢·邪客》："心者，五脏六腑之大主也，精神之所舍也。"

12.《素问·六节脏象论》："心者生之本，神之变也。"

13.《素问·八正神明论》："血气者，人之神。"

14.《灵枢·平人绝谷》："血脉和利，精神乃居。"

15. 清·陈士铎《辨证录》卷三："心火过盛，则肾畏心焰，而不敢上交矣。二者均能使耳鸣。"

16. 明·王肯堂《证治准绳》第八册："耳中辉辉焯焯……夫如是也，皆由心气虚实不调。"

17. 明·芮经《杏苑生春》卷六："脉症备言：寸口洪数，心火上炎。"

［注］心寄窍于耳，手少阴心之脉络于其中，心为火脏，火势上炎，易上犯耳窍。

又有"心气不平，上逆于耳，亦至聋聩、耳鸣、耳痛、耳痒、耳内生疮，或聤耳或耳肿。"

18. 唐·孙思邈《备急千金要方》卷六下："肾气内伤、耳鸣、吼闹、气短。"

19. 宋·严用和《严氏济生方》卷八："肾者，精之所藏，肾气实则精气上通，闻五音而聪矣。若疲劳过度，精气先虚，于是乎风寒暑湿得以外入；喜怒忧思，得以内伤，遂致聋聩耳鸣。热壅加之，出血出脓，则成聤耳底耳之患。"

20. 元·朱震亨《丹溪心法》："若劳伤气血，风邪袭虚，使精脱肾惫，则耳转而聋。"

21. 明·赵献可《医贯》卷五："肾亦有虚实之异，左肾为阴主精，右肾为阳主气，精不足气有余，则聋为虚。"

22. 清·陈士铎《辨证录》卷三："肾不交于心，与心不交于肾，皆能使听闻之乱。"

［注］耳者，肾之窍，足少阴之所主。"肾气通于耳、肾和则能闻五音"，反之，肾脏亏损易患耳鸣、耳聋、眩晕、脓耳日久等。由此可见肾脏的生理功能和病理变化，与耳有着极为密切的关系。

23. 明·赵献可《医贯》卷五："今人饮食劳倦，脾胃之气一虚，不能上升，而下流于肾肝，故阳气者闭塞，地下者冒明，邪害空窍，令人耳目不明。"

24. 明·李中梓《医宗必读》卷一："谷入于胃，洒陈于六腑而气至，和调于五脏而血生，而人资之以为生者也，故曰后天之本在脾……故著之脉曰：有胃气则生，无谓气而死。所以伤寒必诊太溪，以察肾气之盛衰；必诊冲阳，以察胃气之有无。两脉既在，他脉可弗问也。"

25. 明·李中梓《医宗必读》卷一："肾为先天之本，脾为后天在本论……而本有先天后天之辨。先天之本在肾，肾应北方之水，水为天一之源。后天之本在脾，脾为中宫之土，土为万物之母。"

26. 宋·杨士瀛《仁斋直指方论》卷之二十一："耳论……虚为之调养，邪气屏退，然后以通耳调气安肾之剂主之。"

［注］脾主输布水谷精微及运化水湿。其功能低下时，生化不足、湿浊困结的病理变化而引起耳的疾病。其易产生生化不足、脾虚湿困、脾肾两虚等。脾肾两虚即脾肾同病，脾与肾在生理上是相互资助、相互促进的，在病理上常互相影响，在耳病中，脾肾两虚，脾虚湿滞停聚与肾中虚火互结，形成湿热上蒸耳窍，出现诸症。

第四节　耳病辨证简述

中医辨证是诊断疾病性质的主要手段。耳部是人体局部器官之一，是整体的一个组成部分，其病因病理、病症性质、邪正斗争的盛衰，都是从局部和整体相结合来进行辨证。辨证过程以四诊（望、闻、问、切）内容了解病情，进行综合分析，为确定疾病性质，便于治疗提供依据。

中医辨证的方法：八纲辨证、脏腑辨证、气血津液辨证、六经辨证、卫气营血辨证、三焦辨证，在中医外科还包括疮疡、肿疡痈疽、察形色顺逆的局部辨证，虽然疾病在局部，是全身邪正盛衰在局部反应，中医耳病也如此。

古代论述耳病证治观点，是以脏腑辨证和八纲辨证为基础的主要辨证法则。

耳科的主要病症，耳痛、耳脓、耳鸣、耳聋、耳疖、耳疮、月蚀疮、眩晕等，对这些病症所有的症状，根据脏腑、八纲相结合的辨证方法，提出其辨证纲要，并加以论述。

【中国古代中医论述耳痛】

1. 隋·巢元方《诸病源候论》卷二十九："上焦有风邪，入于头脑，流至耳内，与气相击，故耳中痛。"

2. 元·朱震亨《丹溪心法》能合色脉可以万全："欲知其内者，当以观乎外，诊于外者，斯以知其内，盖有诸内者，形诸外。"

3. 元·罗天益《卫生宝鉴》卷十："风热乘之，随脉入于耳，与气血相搏，故令耳门生疮也。"

4. 清·祁坤《外科大成》卷三："肝胆主外，如风热有余，或胀痛，或脓痒，邪气客也。"

[注] 耳的多种疾病都能引起耳痛，有风热邪毒、肝胆火炽、火热灼腐、肝肾不足、脾气虚弱、湿浊停聚、邪犯心包等。

【中国古代中医论述耳脓】

1. 隋·巢元方《诸病源候论》卷二十九："劳伤血气，热乘虚而入于其经，邪随血气至耳，热气聚则生脓汁。"

2. 唐·孙思邈《备急千金要方》卷六下："肾热背急挛痛，耳脓。"

3. 宋·王怀隐《太平圣惠方》卷三十六："耳久聋鸣，或有汁出皆由肾虚。"

4. 宋·严用和《严氏济生方》卷八："风热上壅、耳内聋闭、臀肿掣痛、脓血流出。"

5. 元·朱震亨《丹溪心法》卷四："热气乘虚随脉入耳，聚热不散脓汁出，为之脓耳。"

6. 明·王肯堂《证治准绳》第八册："气虚热壅，耳内聋闭彻痛，脓血流出。"

7. 明·王肯堂《证治准绳》第八册："小儿肾脏盛而有热，热气上冲于耳，津液结滞，则有生脓汁。有因沐浴水入耳内，水湿停积，搏于血气，蕴积成热，亦令耳脓汁出。"

8. 清·沈金鳌《杂病源流犀烛》卷二十三：曰："耳中生毒，皆由足少阴、手少阳二经风热上壅所致。其证有五：曰耵耳，亦曰耳湿，常出黄脓。有耳风毒，常出红脓。有缠耳，常出白脓。有耳疳，生疮臭秽。有震耳，耳内虚鸣，时出清脓。虽证有五，而其源归一。"

[注] 耳流脓，是耳病常见症状之一，脓液多由邪毒聚结耳部所致，有肝胆火热、脾经湿热、肾虚、虚火上炎、湿热结聚、热毒壅盛等。初病耳脓黄稠，多为肝胆火热上蒸，热毒壅盛而致。脓黄量多者属湿热，脓中夹血，为血中有伏热。久病脓清稀而量多为脾虚湿浊聚结，脓液清稀而量不多者为肾虚，虚火上炎。脓液臭秽者为湿热邪毒滞留，是邪实证，病情复杂。

【中国古代中医论述耳鸣、耳聋】

1. 隋·巢元方《诸病源候论》卷二十九："耳鸣候：肾气通于耳，足少阴，肾之经，宗脉之所聚。劳动经血，而血气不足，宗脉则虚，风邪乘虚随脉入耳，与气相击，故为耳鸣。"

2. 隋·巢元方《诸病源候论》卷二十九："血气虚损：宗脉不足，病苦耳鸣嘈嘈，眼时妄见光，此是肺与大肠俱虚也。左手尺中名曰神门，其脉浮为阳，足太阳膀胱脉也。虚者膀胱虚也，肾与膀胱合病，若耳鸣，忽然不闻，时恶风。膀胱虚则三焦实也，膀胱为津液之府，若三焦实，则克消津液，克消津液，故膀胱虚也。耳鸣不止，则变成聋。"

3. 隋·巢元方《诸病源候论》卷二十九："耳聋候：若劳伤血气，兼受风邪，损于肾脏而精脱，精脱者，则耳聋。然五脏六腑十二经脉，有络于耳者，其阴阳经气有相并时，并则有脏气逆，名之为厥。厥气相搏，入于耳之脉，则令聋。"

"耳风聋候：足少阴，肾之经，宗脉之所聚，其气通于耳。其经脉虚，风邪乘之，风入于耳之脉，使经气痞塞不宣，故为风聋……劳伤于肾，宗脉虚损，血气不足，故为劳聋。劳聋为病，因劳则甚，有时将适得所，血气平和，其聋则轻……劳伤甚者，血虚气极，风邪停滞，故为久聋。"

4. 唐·孙思邈《备急千金要方》卷第六下：　"肾虚寒，腰脊苦痛，阴阳微弱，耳鸣……或风邪入于经络，耳内虚鸣。"

5. 宋·王怀隐《太平圣惠方》卷三十六："夫劳聋者，是肾气虚乏故也，足少阴肾经，宗脉之所聚，其气通于耳，劳伤于肾，则宗脉虚损，气血不足，故名劳聋。"

6. 元·朱震亨《丹溪心法》卷之四："盖十二经脉上络于耳，其阴阳诸经适有交并，则脏气逆而为厥。厥气搏入于耳，是谓厥聋，必有眩晕之证。"

7. 明·陈实功《外科正宗》卷四："耳病乃三焦肝风妄动而成，大人有虚火、实火之分，小儿有胎热、胎风之别。虚火者，耳内蝉鸣，或兼重听，出水作痒，外无焮肿，此属虚火妄动之症也。"

8. 明·张三锡《医学准绳六要》："气虚耳聋，右脉大而无力或濡而细，证兼倦怠，口中无味等内伤证者，属气虚。"

9. 明·王肯堂《证治准绳》第八册："气逆耳聋有三，肝与手太阳，少阳也。"

10. 明·吴昆《医方考》卷五："毒聋者，脓血障碍妨于听户也。"

11. 明·张介宾《景岳全书》卷二十七："耳鸣当辨虚实，凡暴鸣而声大者多实。""渐鸣而声细者多虚。"

12. 明·张介宾《景岳全书》卷二十七："人于中年之后，每多耳鸣，如风雨、如蝉鸣、如潮声者，是皆阴衰肾亏而然。"

13. 明·张介宾《景岳全书》卷二十七："虚闭证，凡十二经脉，皆有所主，或又惟肝肾为最，若老年衰弱及素禀阴虚之人，皆宜以大补元煎，或左归、右归丸，肉苁蓉丸或十全大补汤之类主之。"

14. 明·赵献可《医贯》卷五："耳鸣以手按之而不鸣，或少减者，虚也；手按之而愈鸣者，实也。王节斋云，耳鸣盛如蝉，或左右，或时闭塞，世人多作肾虚治不效，殊不知此是痰火上升，郁于耳而鸣……若肾虚而鸣者，其鸣不甚，其人必多欲，当见劳怯等证。""肾虚耳中潮声蝉声，无休止时，妨害听闻者，当坠气补肾。"

15. 明·张介宾《景岳全书》卷二十七："病后或以劳倦过度，因致精脱肾亏，渐至聋闭。"

16. 清·沈金鳌《杂病源流犀烛》卷二十三："耳鸣者，聋之渐也，惟气闭而聋者，则不鸣，其余诸般耳聋，未有不先鸣者。"

17. 清·沈金鳌《杂病源流犀烛》卷二十三："然耳聋者，音声闭隔，竟一无所闻者也，亦有不至无闻，但闻之不真者，名为重听。"

18. 清·唐宗海《血证论》卷六："有为大声所震者，皮膜破也，或聋或不聋者，心肾不交也……先耳鸣而后聋者，肾虚不能闭藏阳气，窒塞于阳窍也……若外感暴聋，总不外少阴经……邪气壅塞，听宫为其所掩。"

[注] 耳鸣、耳聋的原因很多，古代医家有的按脏腑辨证，有按病因辨证，有按虚实辨证，分类上也比较复杂，方剂治则是有序而做详论，为中医耳科发展提供了宝贵经验。如《圣济总录》卷第一百一十四："将耳聋分为风聋、劳聋、久聋、干聋、虚聋、聤聋等。此外尚有毒聋、火聋、厥聋、暴聋、卒聋、气聋、湿聋、阴聋、阳聋等。"

【中国古代中医论述眩晕】

眩晕一症，可见于全身多种病症，其病因病理繁复，这里只简论耳病引起的眩晕证。

1. 《素问·至真要大论》："诸风掉眩，皆属于肝。"

2. 宋·陈言《三因极一病证方论》卷之七·眩晕证治："眩晕，眼花屋转、起而眩倒。芎䓖汤治……心烦，眩晕，头重，目暗，耳聋，举头欲倒。"

3. 元·朱震亨《丹溪心法》卷四："无痰则不作眩。"

4. 明·张介宾《景岳全书》卷十七："眩运一证，虚者居其八九，而兼火兼痰者，不过十中一二耳。"

5. 元·朱震亨《丹溪心法》卷四："厥气搏入于耳，是谓厥聋，必有眩晕。"

6. 明·许浚《东医宝鉴》外形篇："眩晕，有风，有热，有痰，有气，有虚，有湿。"

7. 元·朱震亨《丹溪心法》卷四："方书所谓头面风者，即眩晕是也，然眩晕既涉三因，不可专为头面风，如中伤风寒暑湿在三阳经，皆能眩人，头重，项强，但风则有汗，寒则掣痛，暑则热闷，湿则重着，吐逆，眩倒，属外所因。喜怒忧思，致脏气不行，郁而所生，涎结为饮，随气厥伏留阳经，亦使人眩晕呕吐、眉目疼痛，眼不得开。"

8. 明·张介宾《景岳全书》杂证谟："无虚不能作眩。"

9. 清·李用粹《证治汇补》卷四："其状目暗耳鸣，如立舟车之上，起则欲倒，不省人事。盖眩者，言视物皆黑；晕者，言视物皆转。二者兼有，方曰眩晕。"

10. 清·何梦瑶《医碥》卷三："眩，惑乱也，从目从玄。玄，黑暗也，谓眼见黑暗也，虚人久蹲陡起，眼多黑暗是也；晕与运同，旋转也，所见之物皆旋转如飞，世谓之头旋是也。"

11. 清·李用粹《证治汇补》卷四："眩分……湿痰眩晕；肥白人湿痰滞于上，阴火起于下，痰挟虚火，上冲头目，邪正相煽，故忽然眼黑生花。所谓无痰不作眩也。"

肝火眩晕：黑瘦人肾水亏少，肝枯木动，复挟相火，上踞高巅而眩晕。谓风胜则地动，火得风而旋焰也。（《丹溪心法》）

肾虚眩晕：人身阴阳，相抱而不离。故阳欲上脱，阴下吸之。若淫梦过度，肾家不能纳气归原，使诸气逆奔而上，此眩晕出于肾虚也。（《仁斋直指方论》）

血虚眩晕：血为气配，气之所丽，以血为荣。凡吐衄、崩漏、产后亡阴，肝家不能收摄荣气，使诸血气道妄行，此眩晕生于血虚也。（《仁斋直指方论》）

脾虚眩晕：脾为中州，升腾心肺之阳，提防肾肝之阴。若劳役过度，汗多亡阳，元气下陷，清阳不升者，此眩晕出于中气不足也。（《证治汇补》）

气郁眩晕：七情所感，脏气不平，服而生涎，结而为饮，随气上逆，令人眩晕。必寸口脉沉，眉棱骨痛为异。若火动其痰，必兼眩晕融杂，欲作吐状。（《证治汇补》）

停饮眩晕：中气不运，水停心下，心火畏水，不敢下行，扰乱于上，头目眩晕，怔忡心

悸，或吐涎沫。宜泻水利便，使心火下交，其眩自已。（《证治汇补》）

外感眩晕：外邪所感者，风则项强自汗，寒则拘挛掣痛，暑则烦闷口渴，湿则重着吐逆。此四气乘虚而眩晕也。（《丹溪心法》）

晨昏眩晕：有早起眩晕，须臾自定，日以为常，谓之晨晕，此阳虚也；有日晡眩晕，得卧少可，谓之昏晕。此阴虚也。（《医林绳墨》）

[注] 上文列举常见眩晕辨证、诸证治则从略。供参考。

第五节　耳病内治法

【中国古代中医论述】

1. 清·林珮琴《类证治裁》卷六："精脱失聪，治在肾；气逆闭穴，治在胆，凡耳聋以及耳鸣，治法悉准乎此。"

2. 清·李用粹《证治汇补》卷四："凡治耳聋，必先调气开郁；其次，风为之疏散，热为之清利，虚为之补养，郁为之开导，然后以通耳调气安肾之剂治之。"

3. 明·王肯堂《证治准绳·疡医》卷三："耳根毒……属足少阳胆经，兼三焦经，风热所。用活命饮加升麻、柴胡水煎服。"

4. 明·汪机《外科理例》卷一·论瘘并治法："诸疮患久成瘘，常有脓水不绝，其脓不臭，内无歹肉，须先服参芪归术芎大剂，托里为主。"

5. 明·汪机《外科理例》卷一·生肌止痛："肌肉，脾之所主也。溃后收敛迟速者，乃气血盛衰使然……止痛之法，热者清之，寒者温之，实者损之，虚者补之，脓郁者开之，恶肉侵蚀者去之。如是则痛自止……每见疮作，先发为肿，气血郁积，蒸肉为脓，故痛多在疮始作时。脓溃之后，肿退肌宽，痛必渐减；而反痛者，虚也，宜补参芪之属；亦有秽气所触者，宜和解之，乳香、芍药之属；亦有风寒所逼，宜温散之，羌桂之属。"

6. 清·祁坤《外科大成》卷二："因怒而耳下肿者，或胁痛脉弦紧者，小柴胡（汤）加青皮、红花、桃仁、牛蒡子，再寒热加荆芥、防风。"

【内治法】

1. 疏风清热法：宜疏风清热，宣肺通窍。

常用于风热之邪侵犯耳窍，或风寒化热而致耳病。症见耳窍蒙闭，堵塞感，听力减退，耳内鸣响，或有耳微胀痛、恶寒发热、头痛、舌质淡红、舌苔薄白、脉浮等。常用方剂：①银翘散（《温病条辨》）。②桑菊饮（《和剂局方》）。③清神散（《类编朱氏集验医方》）。

2. 泻火解毒法：宜清热解毒，消肿止痛，若心火盛宜清营凉血。

常用于邪毒传里，里热壅盛，热毒上犯耳窍所致的耳病。症见耳部肿胀、疼痛较剧，耳膜红赤（充血）或有耳窍流脓，或耳鸣、听力减退，或有高热头痛、口干、舌质红、舌苔黄、脉数有力等。若耳流脓为兼有湿热上泛可酌加清热除湿药物。常用方剂：①五味消毒饮（《医宗金鉴》）。②清营汤（《温病条辨》）。③夺命汤（《外科证治全书》）。

3. 除湿排脓法：宜利水渗湿，解毒排脓。常用于湿浊内停或湿邪外侵泛溢耳窍所致耳病。症见耳部流脓，或耳膜后有渗液出液之证，或耳窍胀闷堵塞、听力减退、胸闷、头重、四肢乏力、舌质淡白、舌苔腻、脉滑等。常用方剂：①甘露消毒丹（《温热经纬》）。②参苓白术散（《和剂局方》）；若温邪蕴结日久转化热毒壅盛常用仙方活命饮（《杂病源流犀烛》）；若正虚毒恋，脓汁排泄不畅，宜托毒外出，常用方剂，托里消毒散（《医宗金鉴》）。

4. 行气通窍法：宜行气解郁，活血通窍。常用于七情气郁，致气机不利，气滞耳窍所致耳病。症见耳内鸣响，听力减退或耳窍突然失聪，伴心烦易怒、胸胁胀闷不舒、舌苔薄腻、脉弦。常用方剂：①柴胡疏肝散（《景岳全书》）。②通气散（《赤水玄珠》）。

5. 化瘀通窍法：宜活血通络，化瘀通窍。常用于因血行不畅（包括外伤耳窍）、瘀血内阻耳窍所致耳病。本证常兼有气滞，或兼痰湿，或兼气虚，或兼寒热错杂病证，或兼脏腑疾病者等。

辨证施治应分而治之，如行气化瘀、祛痰化瘀、益气化瘀、温经化瘀等。症见耳鸣、听力障碍或耳聋。兼气滞者伴有心烦易怒、胸肺胀闷、口苦；兼有气虚者耳鸣时发，耳聋渐剧，伴气短懒言、头晕、乏力、自汗等，兼阳气虚者，耳鸣持续，听力减退逐渐加重，伴形寒肢冷、面色㿠白等；兼痰浊停聚者耳鸣耳聋、耳道流脓等。常用方剂：①通窍活血汤（《医林改错》）。②通气散（《奇效良方》）。

6. 软坚散结法：宜祛痰消肿，软坚散结。常用于因痰浊凝滞耳窍所致的耳病。症见耳部生赘生物，色紫暗，或耳道流脓，或痰凝耳道，或耳道赘生物溃烂，久不愈合者，伴耳部胀闷疼痛、头晕耳鸣、听力障碍等。常用方剂：①消瘰丸（《医学心悟》）。②红肿者加用五味消毒饮，腐溃疮口难愈者加用托里消毒散（《医宗金鉴》）。

7. 补肾填精法：宜滋肾通窍。常用于肝肾不足，肾精不能上润于耳，耳窍失养所致的耳症。症见耳鸣、耳聋、眩晕、耳闭、脓耳，伴腰膝酸软等。常用方剂：①滋肾通耳汤（《万病回春》）。②六味地黄丸（《小儿药证直诀》）。

第六节　耳病外治法

【中国古代中医论述】

1. 《素问·至真要大论》："热者寒之，温者清之。"

2. 《素问·五常政大论》："治热以寒，温而行之。"

3. 《素问·异法方宜论》："中央者，其地平以湿，其民杂食而不劳，其治宜导引按跷。"

4. 《素问·阴阳应象大论》："其实者，散而泻之。"

5. 明·曹士珩《保生秘要》卷三："定息以坐，塞兑，咬紧牙关，以脾肠二指捏紧鼻孔，睁二目，使气串耳通窍内，觉哄哄有声，行之二三日，窍通为度。"

6. 明·张介宾《景岳全书》卷二十七："凡耳窍或损或塞，或震伤，以致暴聋，或鸣不止者，即宜以手中指于耳窍中轻轻按捺，随捺随放，随放随捺。或轻轻摇动，以引其气，捺之数次，其气必至，气至则窍自通矣。"

【外治疗法】

1. 清洁法：辨证用药以中草药煎水洗渍患处，以清洁外耳或耳道的脓液和脓痂，有清热解毒、收敛的作用。

2. 滴耳法：中药制剂（药液）滴入耳内，有清热解毒、收敛去湿的作用。

3. 吹药：将中药制剂成粉状少许吹入患处，以达到治疗目的。如冰硼散等。

4. 涂敷法：用清热解毒、消肿止痛的中药制剂，涂敷患处。

【针刺疗法】

针灸疗法是在人体穴位上进行针刺的方法。穴位是体表与经络、脏腑相连通的点，是气血流注之处。

如耳聋（耳鸣）常取穴有：耳门（手少阳三焦经，耳屏上切迹前方凹陷处）、听宫（手太阳小肠经，耳屏正中前方，下颌骨小头后，张口时有凹陷处）、听会（足少阳胆经，耳屏间切迹前方与下颌小头颈后方之凹陷处）、翳风（手少阳三焦经，耳垂根后方，颞骨乳突与下颌之后缘之间凹陷处）、中渚（手少阳三焦经，手背第四、五掌指关节后方凹陷处）、外关（手少阳三焦经，腕背横纹上 2 寸，桡骨之间，八脉交会穴，通阳维脉）、足三里（足阳明胃经，小腿前外侧，外膝眼下 3 寸，胫骨前嵴，外侧一横指）等穴，每次取 2~3 穴，强刺激，留针 10~20min。

明·杨继洲《针灸大成》卷八·耳目门：“耳鸣：百会、听宫、听会、耳门、络却、阳溪、阳谷、前谷、后溪、商阳、肾俞。”

“聘生疮，有脓汁：耳门、翳风、合谷。”

“重听无所闻：耳门、风池、侠溪、翳风、听会、听宫。”

【灸法】

用艾绒制成的艾炷或艾条灼灸体表穴位和患部，使局部产生温热，温通经脉，以调整人体生理功能，提高身体抵抗力，从而达到治疗疾病的目的。灸法有多种，不一一介绍。

【按摩导引法】

本法是病者自行运动、按摩患处、静坐吐纳等方法，以达到疏通经络、运行气血、舒畅筋骨、导邪外出的一种治病保健方法。

【现代医学治疗简介】

药物疗法：常用磺胺剂、抗生素、激素、维生素等。物理疗法：有紫外线、红外线、透热、超短波、电疗等方法。

【手术疗法】

手术疗法即将病变组织切除，包括冷冻疗法、激光疗法、组织疗法、封闭疗法等。

第七节　外耳湿疹

外耳湿疹为发生于外耳皮肤的变应性炎症，以外耳及周围皮肤而发生的疮疡。其症状以耳局部潮红、痒、水疱、糜烂、渗液、结痂干裂疼痛等为主要表现。中医称为“旋耳疮”“月蚀疮”“割耳疮”“耳病疮”。

【中国古代中医论述】

1. 隋·巢元方《诸病源候论》卷三十五：“月食疮，生于两耳及鼻面间，并下部诸孔窍侧，侵食乃至筋骨，月初则疮盛，月末则疮衰，以其随月生，因名之为月食疮也。”

2. 明·陈实功《外科正宗》卷四：“黄水疮于头面、耳项忽生黄色，破流脂水，顷刻沿开，多生痛痒。”“此因日晒风吹，暴感湿热，或因内食湿热之物，风动火生者有之，治宜蛤粉散搽之必愈。”

3. 清·陈士铎《洞天奥旨》卷十二：“月蚀疮者，多生于耳边或耳之下也。此疮小儿生俱多，然是阳明胃经无湿热与足少阳胆经无郁气则不生此疮也，然此乃小疮耳，不必内治，倘其疮大而蚀不止者，必宜内治为佳，内治之法，泻胃与小肠之湿热，而外用末药调搽，断不久延也。设或疮蚀不大是湿热不炽，何必用内治之法哉。”

4. 清·余听鸿《外证医案汇编》卷一：“耳后缝间，皮色红裂，时出黄水津津，名为旋耳疮。”

5. 清·吴谦《医宗金鉴》外科心法要诀：“旋耳疮生耳后缝，疮延上下连耳疼，状如刀裂因湿热，穿粉散搽即成功。”

6. 清·许克昌、毕法《外科证治全书》卷二："生耳后缝间，延及耳折上下，色红如刀裂之状，时流黄水，乃胆脾湿热，用穿粉散搽之即愈。"

7. 清·顾世澄《疡医大全》卷十三："耳轮赤烂，桑枣槐柳，桃嫩枝，摘来煎汤，日洗三次。又方，贝母轻粉研匀干掺。"

8. 清·祁坤《外科大成》卷三："耳旋疮生耳后缝间，延及上下，如刀裂之状……如初生之黍，次烂如鸦嗛之状，名鸦嗛疮。"

9. 明·申斗垣《外科启玄》卷八："耳边有疮能蚀者名曰月蚀疳。"

10. 宋·赵佶《圣济总录》卷第一百二十三："月蚀疮小儿多有之，盖由嗜甘肥，荣卫不清，风湿毒热之气，蕴蓄脏腑，其疮多生于两耳，及鼻面间……甚则溃烂黄赤汁……月初则疮盛，月晦则疮衰，以其随月盈虚，故名月蚀。"

[注] 月蚀疮：因"食"和"蚀"音同义近，故在《圣济总录》卷第一百三十三中谓月蚀疮。

11. 明·朱橚《普济方》卷二百七十六："月蚀疮。"

【病因病理】

耳部因接触某些刺激物，局部失衡，复感风热、湿毒，邪毒积聚耳窍致耳肌肤肿溃，或过食肥甘、辛辣之品生湿、生热蕴积肝胆，循经上犯，火毒湿邪蒸灼耳部肌肤破溃渗液，或患病日久，正气未复，耳窍失养，致病变缠绵难愈。

【临床症状】

外耳道、耳后沟及耳周皮肤灼热、痒、皮肤潮红，有粟粒样大小丘疹，可有小水疱，继而溃破、糜烂、渗出黄色脂水、浸淫四周、结痂黄浊。或耳皮肤干燥、增厚、生屑结痂、皲裂、再结痂、表面粗糙不平、痒感存在，经久不愈。

【鉴别诊断】

应与急性化脓性耳廓软骨膜炎相鉴别。急性化脓性耳郭软骨膜炎：局部灼热红肿、疼痛，体温升高，继而肿痛加剧，耳郭焮红，漫肿增大呈紫红色，溃后脓液不断。

【内服药疗法】

1. 风湿热毒证：

[主证] 耳部皮肤红肿、瘙痒、灼热，数日后出现小水疱，溃破渗出黄水，皮肤糜烂，有疼痛，甚者波及耳周围皮肤，舌红，苔黄腻，脉浮数。

[方剂] 消风散。

[组成] 赤芍、生地、荆芥、白芷、金银花、羌活、独活、连翘、甘草、防风。

[制法] 水煎去滓。

[用法] 温服。

[主治] 极痒，一切疮肿。

[方剂来源] 清·罗国纲《罗氏会约医镜》。

[方剂] 消风散。

[组成] 当归、生地、防风、蝉蜕、知母、苦参、胡麻、荆芥、苍术、牛蒡子、石膏、甘草、木通。

[制法] 水煎，去滓。

[用法] 食远服。

[功效] 疏风祛湿，清热凉血。

　　［主治］风湿热毒侵袭肌肤。

　　［方剂来源］明·陈实功《外科正宗》。

　　2. 血虚化燥证：

　　［主证］耳部皮肤瘙痒、干燥增厚、生屑结痂、粗糙、皲裂，反复发作，缠绵难愈，舌质淡、苔白、脉细弱。

　　［方剂］地黄芍药芩柏汤。

　　［组成］甘草（生）、生地、黄芩、黄柏、元参、芍药。

　　［制法］水煎去滓。

　　［用法］温服，外以黄连、石膏、甘草、青黛各等分，研细末水调，时时涂之。

　　［功效］滋阴泻火解毒。

　　［主治］疮疡。

　　［方剂来源］清·潘霨《医学金针》。

　　［方剂］当归饮子。

　　［组成］当归、白芍、川芎、生地黄、白蒺藜（去尖炒）、防风、荆芥穗、何首乌、黄芪、炙甘草、生姜。

　　［制法］水煎去滓。

　　［用法］温服。

　　［功效］益气养血，疏风散热。

　　［主治］气虚血亏，风热外侵，皮肤肿痒或脓水浸淫，或发赤疹瘤瘰等。

　　［方剂来源］宋·严用和《严氏济生方》。

　　［注］本病急性多为风湿热毒犯耳，慢性期多为血虚化燥。

【外治方药】

　　1. 酥粉涂敷方：

　　［组成］酥 62.5g，胡粉 31.25g。

　　［制法］调和如糊。

　　［用法］涂敷疮上每日 3~5 次。

　　［主治］月蚀疮。

　　［方剂来源］宋·赵佶《圣济总录》。

　　2. 茱萸汤洗方：

　　［组成］茱萸根、地榆根、蔷薇根各 31.25g。

　　［制法］上三味细锉，以水 1000mL，煎至 500mL，去滓。

　　［用法］洗疮，冷即止，每日 2~3 次洗之，可敷以他药。

　　［主治］月蚀疮。

　　［方剂来源］宋·赵佶《圣济总录》。

　　3. 柏皮散：

　　［组成］赤小豆、天南星（生用）、黄柏各 30g。

　　［制法］上为末，水调成膏，摊在纸上。

　　［用法］贴患处。

　　［功效］清热解毒，消肿止痛。

　　［主治］风热毒气，外侵成疮，消肿止痛。

　　［方剂来源］宋·杨倓《杨氏家藏方》。

　　4. 腻粉散：

　　［组成］腻粉、黄连、胡粉（炒微黄）、松脂各 31.25g。

　　［制法］研细粉。

　　［用法］先以温盐水洗疮令净，拭干以散敷之。如疮干，用生油调涂以瘥为度。

　　［主治］月蚀疮。

　　［方剂来源］明·朱橚《普济方》。

　　5. 胡粉散：

　　［组成］胡粉微炒黄、白矾煅、轻粉各 6g，胭脂 3g，麝香少许。

　　［制法］上药研细末。

　　［用法］先用浆水入盐，洗净患处后掺药，如疮干，用麻油调外敷患处。

　　［主治］月蚀疮。

　　［方剂来源］明·朱橚《普济方》。

　　6. 连蛤散：

　　［组成］黄连、蛤粉各 3g，枯矾 1.5g，明雄、海螵蛸、黄柏各 3g，冰片 0.3g，青黛 3g。

　　［制法］上为末。

　　［用法］用烛油调涂患处。

　　［功效］清热解毒，收湿敛疮。

　　［主治］小儿外耳湿疹及黄水疮毒。

　　［方剂来源］清·邹岳《外科真诠》。

　　7. 青蛤散：

　　［组成］蛤粉（煅）、石膏（煅）各 30g，轻粉、黄柏（生）各 15g，青黛 9g。

　　［制法］上为末，先用香油调成块，次加水调稀。

　　［用法］将疮洗净，薄涂患处。

　　［功效］清热收湿，祛腐敛疮。

　　［主治］黄水湿热等疮。

　　［方剂来源］清·祁坤《外科大成》。

　　8. 地黄膏：

　　［组成］生干地黄 22.5g，白及、白蔹、甘草（生，锉）各 15g，白芷 22.5g，猪脂（炼）259g。

　　［制法］上除猪脂外，研为末，入猪脂内熬成膏，候冷。

　　［用法］涂患处，每日 3~4 次。

　　［功效］清热解毒，排脓生肌。

　　［主治］诸疮不合。

　　［方剂来源］宋·赵佶《圣济总录》。

　　9. 穿粉散：

　　［组成］轻粉（研，隔纸微炒）、穿山甲（炙）、铅粉、黄丹（水飞过）各 9g。

　　［制法］上为极细末。

　　［用法］香油调敷患处。

　　［功效］燥湿敛疮。

［主治］外耳湿疹，黄水疮。

［方剂来源］清·吴谦《医宗金鉴》。

【外治疗法】

1. 病初起，皮肤潮红，起小丘疹瘙痒者，可用茱萸汤洗方洗疮，每日 3 次（详见本章节）。

2. 糜烂渗液者青蛤散薄涂患处，或用连蛤散薄涂疮上，每日 1 次（详见本章节）。

3. 外用清·潘霨《医学金针》外洗方：黄连、石膏、甘草、青黛各等分，水煎去滓留药液外涂患处，每日 4~6 次，或研细粉用麻油调膏，或用槐花蜜调膏外敷患处。急慢性均可应用。

【针灸疗法】

针刺翳风、合谷、曲池、三阴交等穴，用泻法，留针 30min，1 日 1 次。

【现代疗法】

1. 渗液较多者，可选用 3% 硼酸溶液或 5% 氧化锌溶液湿敷。如有脓性分泌物可选用抗生素软膏涂患处。

2. 有继发感染者，可内服抗生素或注射抗生素。

【护理与预防】

1. 注意耳部卫生，避免任何局部刺激。

2. 患病期间，忌辛辣、炙煿食物及可能引起过敏的食品。

第八节　耳疖

耳疖发生于外耳道软骨部，为患处皮肤毛囊、皮脂腺的急性化脓性感染。局部红肿突起如椒目状，顶黑根深，疼痛剧烈，溃破后有脓血流出。中医称"耳疖""耳疔""黑疔"。

疖之病名，首见于晋代刘涓子撰《刘涓子鬼遗方》一书，虽定名为疖，未详细论述，只提"小疖"。至隋代《诸病源候论》才明确划定了疖的范围。耳疖，是疖病的一种。

【中国古代中医论述】

1. 晋·刘涓子《刘涓子鬼遗方》："痈疽之甚，未发之兆，饥渴为始，始发之时，或发白疽，似若小疖。"

2. 隋代·巢元方《诸病源候论》卷五十："肿结长一寸至二寸名之为疖。亦如痈热痛，久则脓溃，捻脓血尽便瘥。"

3. 唐·孙思邈《备急千金要方》卷二十二痈疽第二则："凡肿根广一寸已下名疖，一寸已上名小痈。"

4. 元·齐德之《外科精义》卷上："夫疔疮者，以其疮形如丁，盖之状是也。"

5. 明·王肯堂《证治准绳·疡医》卷三："耳疖生于耳中，亦名黑疔。"

6. 明·陈实功《外科正宗》卷二："足少阴为肾经者，生为黑靥疔，其患多生耳窍……其发初生黑斑紫疱，毒串皮肤渐攻肌肉，顽硬如钉，痛彻骨髓。"

7. 清·祁坤《外科大成》卷三："黑疔生于耳内一点，痛如锥刺，痛引腮脑，破流血水。"

8. 清·许克昌、毕法《外科证治全书》卷二："耳疔生耳窍，暗藏之处，色黑如椒目，痛如锥刺，引及腮脑，破流血水。"

9. 清·程国彭《医学心悟》卷六："聤豆抵耳，耳内生疔也，乃肝经郁火所结，可用红绵散，兼服加味逍遥散，加菊花。"

10. 清·吴谦《医宗金鉴》外科心法要诀："夫疔疮者，乃火证也。"

【病因病理】

多因损伤外耳道皮肤，受污染，复感风热邪毒。毒聚耳窍而为病，或素嗜辛辣炙煿，湿热邪毒壅盛，引动肝胆湿热，循经上犯，聚热灼伤耳道，壅遏经脉，耳内生疔。

现代医学认为：多为化脓菌侵入毛囊、皮脂腺所致。

【临床症状】

耳部灼痛甚者痛剧烈，张口，咀嚼时症状加重并牵引同侧头痛，触碰耳壳疼痛如刺。继而疔肿增大，可堵塞外耳道，耳边可有臀核，伴有恶寒发热，有黄白脓头，疔肿溃破后外耳道有脓血流出。或耳道红肿隆起如椒目状，顶黑根深，疼痛剧烈，日久不溃。破溃流脓血，耳内沉闷，听力减弱，脉浮数或弦数。

【鉴别诊断】

耳疔应与急性化脓性中耳炎（脓耳）相鉴别。

急性化脓性中耳炎：耳痛剧烈，甚者疼痛连头，鼓膜充血或穿孔，耳道流脓，伴有发热，恶风寒，耳鸣，听力减退。

【内服药疗法】

1. 风热毒侵证：

［主证］耳痛、耳道红肿隆起，张口咀嚼症状加重，痛时牵拉耳郭，伴有发热，头痛，周身不适，舌质红，苔黄，脉浮数。

［方剂］五味消毒化疔饮。

［组成］金银花9g，蒲公英、紫花地丁各7.5g，野菊花9g，天葵子6g，皂刺4.5g（为引）。

［制法］兑酒，水煎，去滓。

［用法］热服，取汗。

［功效］清热解毒，化疔止痛。

［主治］疔疮。

［方剂来源］清·黄廷爵《青囊全集秘旨》。

2. 火热毒聚证：

［主证］耳疔部疼痛剧烈，痛引腮脑，甚者肿及耳周，疔肿顶部有脓头，若溃破外耳道有黄稠脓液，耳前后可有臀核，发热头痛，舌质红，苔黄，脉弦数。

［方剂］黄连解毒汤。

［组成］黄连、黄芩、黄柏、山栀、连翘、甘草、牛蒡子各等分。

［制法］用水300mL，加灯心20根，煎至240mL，去滓。

［用法］温服，不拘时候。

［功效］清热解毒，泻火凉血。

［主治］疔毒。

［方剂来源］明·陈实功《外科正宗》。

［方剂］散疔散。

［组成］夏枯草、紫花地丁各30g，连翘9g。

［制法］水煎，去滓。

［用法］温服。

［功效］清热解毒。

［主治］疗疮。

［方剂来源］清·傅山《青囊秘诀》。

［方剂］五圣散。

［组成］大黄、生姜各30g，瓜蒌1个，皂角针60g，甘草、金银花各30g。

［制法］上㕮咀。用好酒200mL，同煎至160mL，去滓。

［用法］温服，不拘时候。

［功效］清热解毒，消肿散结。

［主治］痈疽，疗疮初起，恶寒头痛者。

［方剂来源］元·萨谦斋《瑞竹堂经验方》。

【外治方药】

1. 木槿散：

［组成］木槿花（阴干）。

［制法］上为末。

［用法］敷疮口。

［功效］清热凉血，解毒消肿。

［主治］疗肿毒。

［方剂来源］宋·魏岘《魏氏家藏方》。

2. 独珍膏：

［组成］五倍子不拘多少（瓦上焙干）。

［制法］上为细末，入数点麻油，以冷水调。

［用法］涂患处。

［功效］解毒敛疮。

［主治］疖及诸疮疡。

［方剂来源］宋·朱佐《类编朱氏集验医方》。

3. 类圣散：

［组成］川乌、草乌、苍术、细辛、白芷、薄荷、防风、甘草各15g。

［制法］上为细末。

［用法］蛋清调涂患处，留顶。

［功效］温阳散寒，消肿止痛。

［主治］疗疮恶毒肿痛。

［方剂来源］明·龚廷贤《寿世保元》。

4. 水沉膏：

［组成］白果根（新鲜生者佳）。

［制法］上药以米醋磨浓，澄清，以油纸摊。

［用法］贴患处；另用酒磨服。

［功效］消肿止痛。

［主治］疗疮。

［方剂来源］明·王肯堂《证治准绳》。

5. 立马回疔丹：

[组成] 蟾酥（酒化）、硇砂、轻粉、白丁香各3g，蜈蚣1条（炙），雄黄、朱砂各6g，乳香1.8g，麝香0.1g，金顶砒1.5g（用铅500g，小罐内炭火煨化，投白砒60g于化烊铅上炼，烟烬为度，取出冷定打开，金顶砒结在铅面上，取下听用）。

[制法] 上为细末，糊成麦子大。

[用法] 凡遇疔疮，针破，用此1粒插入孔内，膏盖之。迫出脓血疔根为效。

[功效] 提毒破结，消肿止痛。

[主治] 疔疮。

[禁忌] 忌猪肉荤腥食物。

[方剂来源] 明·陈实功《外科正宗》。

6. 菊叶膏：

[组成] 血余、木鳖、金银花各60g，红花15g，生大黄90g，当归30g，羌活、防风各15g，黄柏、黄芩各30g，独活120g，甘草90g，赤芍药60g，皂角针90g，鲜菊叶120g。

[制法] 用香油2.5kg，将上药浸3日，煎枯滤清，黄丹收膏，再加五灵脂末、滴乳香末各9g，搅匀。

[用法] 敷患处。

[功效] 清热解毒，消肿排脓。

[主治] 疔疮热毒。

[方剂来源] 清·巢崇山《千金珍秘方选》。

7. 内消散：

[组成] 瓜蒌1个，皂荚30g，金银花、大黄、生姜、甘草各15g，白芷6g。

[制法] 用黄酒500mL，煎到400mL，去滓。

[用法] 涂敷患处，或分2次温服。

[功效] 清热解毒，消肿散结。

[主治] 疔疮未溃者。

[方剂来源] 清·祁坤《外科大成》。

8. 贴散膏：

[组成] 升麻、甘遂、白芷、贯众、苦参、昆布、羌活、全蝎、蜂房、商陆、海藻、白及、赤芍、瞿麦、竹箬、白蔹、大蓟、蛇蜕、天花粉、苍术、防风、荆芥、姜黄、细辛、泽兰、香附、远志、官桂、延胡索、紫河车、角针、防己、川椒、归尾、紫草、僵蚕各9g，斑蝥20只，川乌、草乌、三棱、莪术各9g，蓖麻子、金星草、蒲公英、紫花地丁、牛蒡、夏枯草、巴豆肉、野菊花、苍耳子、血见愁、桑寄生、草大戟、白鲜皮、威灵仙、五灵脂、王不留行各9g，水仙根21g，生草乌15g，野蔷薇根21g，皂荚2块，忍冬藤21g，芙蓉花20朵，木鳖子30g，童子发、透骨草、生姜各9g。

[制法] 上用大麻油7.5kg，浸7日，下锅内，熬至药滓枯，滤去滓，再熬至滴水成珠，然后投下炒黄丹3kg收膏，摊于纸上。

[用法] 贴患处。

[功效] 清热解毒，消肿散结。

[主治] 清热疮疖。

[方剂来源] 清·马培之《青囊秘传》。

9. 金箍散：

[组成] 菊花汁调郁金、白及、白蔹、大黄各 120g，黄柏 60g，轻粉 15g，白芷 120g，绿豆粉 60g。

[制法] 上为散。

[用法] 水调，涂敷患处。

[功效] 清热解毒，消肿束疔。

[主治] 疔疮。

[方剂来源] 清·顾靖远《顾氏医镜》。

10. 葫芦化毒丹：

[组成] 大黄、黄柏、远志各等分。

[制法] 上为末，用猪胆汁和成锭，雄黄为衣。

[用法] 用时以米醋磨如墨，以鹅翎蘸药，频涂患处。

[功效] 清热解毒，消肿散结。

[主治] 一切肿毒热疖。

[方剂来源] 清·祁坤《外科大成》。

11. 五宝丹：

[组成] 灵磁石 36g，飞朱砂 18g，上雄精 9g，梅片、元寸香各 0.9g。

[制法] 上为细末。

[用法] 掺患处。

[功效] 解毒祛腐，生肌定痛。

[主治] 诸疮及疔毒腐烂。

[方剂来源] 清·马培之《外科传薪集》。

12. 二黄散：

[组成] 雄黄、雌黄各等分。

[制法] 上为末。

[用法] 先用针刺患处四围及中心，以醋调药涂之。

[功效] 解毒消肿。

[主治] 疔肿。

[方剂来源] 宋·严用和《严氏济生方》。

13. 白膏药：

[组成] 官粉 120g，脂麻油 270g。

[制法] 上药放陶器中，用文火慢煎。不宜大火。

[用法] 敷患处。

[功效] 解毒消肿。

[主治] 疔疮及一切恶疮。

[方剂来源] 明·朱橚《普济方》。

14. 回疮锭子：

[组成] 草乌头 30g，蟾酥 21g，巴豆 2g（去皮），麝香 0.2g。

[制法] 上为细末，面糊和，撚作锭子。

[用法] 如有恶疮，透而不痛无血者，用针深刺到痛处有血，用此锭子纴之，上用膏贴

之，疔疮四畔纤之。其疮三二日自然拔出。

［功效］拔毒提脓。

［主治］疔疮。

［方剂来源］元·齐德之《外科精义》。

15. 玉仁膏：

［组成］当归30g，白芷15g，紫草6g，甘草36g。

［制法］用真麻油500g，将前药浸5日，煎至药枯，去滓，将油再熬至滴水成珠，下血竭细末12g，搅匀，再下白蜡60g熔化，离火微冷，再下轻粉12g，研细，搅和成膏。

［用法］涂患处。

［功效］活血解毒，消肿止痛。

［主治］疮疖。

［方剂来源］清·马培之《外科传薪集》。

【外治疗法】

1. 疼痛甚者用立马回疔丹及类圣散，外涂患处。具有清热解毒、活血消肿止痛的功效，方剂见本章节。

2. 耳疗已成脓，未自行溃破者，可用清洁三棱针，挑破脓头，取出脓栓，排出脓血，外敷黄连膏。

【针灸疗法】

耳部肿胀疼痛剧烈，可取内关、合谷等穴针刺。

【护理与预防】

1. 注意耳部卫生，保持外耳清洁。

2. 如疖溃破，应清除脓液，按时用药。

第九节　弥漫性外耳道炎

弥漫性外耳道炎为耳道皮肤及皮下组织的弥漫性感染性炎症。其症状初起耳道内发痒、灼热，渐变耳痛、皮肤充血、肿胀、糜烂、外耳道狭窄，甚至完全闭塞，出现浆液性或脓性分泌物等为主要表现。转为慢性者，外耳道皮肤增厚充血，耳道狭窄，内有分泌物，或有痂皮，或用少量肉芽形成。中医学称本病为"耳疮""耳内生疮""耳内肿痛"等。

【中国古代中医论述】

1. 晋·葛洪《肘后备急方》卷六·耳痛有汁出方："熬杏仁，令赤黑，捣如膏，以绵裹塞耳，日三易，三日即愈。"

2. 隋·巢元方《诸病源候论》卷二十九："足少阴为肾之经，其气通于耳。其经虚，风热乘之，随脉入于耳，与血气相搏，故耳生疮。"

3. 宋·王怀隐《太平圣惠方》卷八十九："疮生于两耳，时差时发，亦有脓汁，如此，是风湿搏于血气所生。"

4. 元·朱震亨《丹溪心法治要》卷五："耳湿肿痛，凉膈加半两，酒浸黄防风荆羌。"

5. 元·朱震亨《丹溪心法治要》卷三："耳湿肿痛……吹以脑多麝少，湿加白枯。"

6. 明·朱橚《普济方》卷五十四："耳肿，夫耳者，肾之候，心之寄窍，若其经为风热所客，随脉而上，至于耳中，气聚不散，邪热攻冲，结聚为肿，甚则黄汁出。"

7. 明·王肯堂《证治准绳·疡医》卷之三："耳疮属手少阳三焦经或足厥阴肝经血虚

风热，或肝经燥火风热或肾经虚火等因，若发热焮痛属少阳厥阴风热，用柴胡栀子散；若内热痒痛属前二经血虚，用当归川芎散；若寒热作痛属肝经风热，用小柴胡汤加山栀、川芎；若内热口干，属肾经虚火，用加味地黄丸，如不应，用加减八味丸，余当随证治之。"

8. 明·王肯堂《证治准绳·疡医》卷之三·耳内疮："耳中所患不同，皆由足少阴、手少阳二经，风热上壅而然。其症有五：停耳，亦曰耳……有耳风毒……有缠耳……有耳疳……若寒热间作，内外红肿疼痛日增者，为耳痈。"

9. 明·陈实功《外科正宗》卷四："……小儿胎热或浴洗水灌窍中，亦致耳窍作痛生脓。"

10. 清·沈金鳌《杂病源流犀烛》卷二十三·耳病源流："耳内湿疮肿痛，或有脓水者宜凉膈散加酒大黄、酒黄芩、荆、防、羌活，以解上焦风热。外用蛇床子、黄连各一钱，轻粉一字，为末吹之。"

11. 清·张璐《张氏医通》卷八："耳湿肿痛，用凉膈散加羌、防、荆芥，外用龙骨、黄丹等分，枯矾减半，加麝少许吹入，或龙骨、黄丹、干胭脂为末亦佳，或用五倍子烧灰，同枯矾吹之。"

12. 明·龚居中《外科百效全书》卷之二："耳疮之症，乃三焦肝风热或血虚肾虚火动所致……耳疮发热焮痛，属三焦厥阴风热……内热痒痛，出脓寒热，溺数牵引，胸胁胀痛，属肝火血虚……耳中有脓，乃肾经气实，热上冲耳，遂使津液壅滞为脓。或小儿沐浴，水入耳中停留，搏于气血，酝酿成脓。"

"耳湿，用陈皮烧灰，吹入耳中数次，神效。"

【病因病理】

外因挖耳或外伤耳肌肤受损，或因污水入耳，脓耳之脓液蚀肤，湿毒浸渍，复感风热毒邪，腐灼耳道，或肝胆湿热上攻耳窍所致，或正气不足血虚生风日久化燥，耳窍失于濡养，致耳疮迁延不愈。

现代医学认为，因外耳道皮肤外伤，或因不同程度的污染或局部抗病力低下时易发本病。致病菌为金黄色葡萄球菌、链球菌、绿脓杆菌、变形杆菌等。

【临床症状】

初期外耳道弥漫性红肿，耳内灼热疼痛，或耳内发痒不适，继而有糜烂，渗出色黄稀脓液，甚者外耳道明显肿胀，溃烂症状加重，流黄色脂水，或肿及鼓膜，耳前后见瘰压痛或听力稍减，反复发作者，外耳道皮肤肿厚结痂。痂下皮肤易出血，可有少量分泌物，鼓膜混浊增厚，或有少量肉芽形成。

【鉴别诊断】

本病应与耳疖、外耳湿疹、化脓性中耳炎相鉴别。

1. 耳疖：局部红肿突起如椒目状，顶黑根深，疼痛剧烈，溃破后有脓血流出。

2. 外耳湿疹：局部潮红、痒、水疱、糜烂、渗液、结痂、干裂疼痛。

3. 化脓性中耳炎：初起耳堵，耳痛向同侧头部和牙部放射，耳鸣，听力下降，化脓后耳溢脓，并见全身急性感染表现。慢性持续或间歇性流脓，鼓膜穿孔及听力下降。

【内服药疗法】

1. 风热湿毒证：

[主证] 外耳道灼热，痒、痛或外耳道弥漫性红肿，耳郭牵拉痛或耳道潮湿轻微破溃，周边色红暗，有少量渗液，伴有头痛，发热，舌质红，苔薄黄，脉浮数。

［方剂］ 银花解毒汤。

［组成］ 金银花、紫花地丁、犀角、赤茯苓、连翘、牡丹皮、黄连、夏枯草。

［制法］ 水煎取液。

［用法］ 每日1剂，分2次服用。

［功效］ 清热解毒，祛湿。

［主治］ 风火湿热，痈疽疔毒。

［方剂来源］ 清·高秉钧《疡科心得集》。

2. 肝胆湿热证：

［主证］ 外耳道弥漫性红肿，灼热疼痛，表皮溃烂，脓液渗出色黄，味臭，甚者伴有同侧头痛，耳周臖核压痛，口苦，咽干，或有发热等症状，舌质红，苔黄腻，脉弦数。

［方剂］ 龙胆泻肝汤。

［组成］ 龙胆草（酒炒）、黄芩（炒）、栀子（酒炒）、泽泻、木通、车前子、当归（酒烫）、生地黄（酒炒）、柴胡、甘草（生用）。

［制法］ 水煎，去滓。

［用法］ 温服，每日2次。

［功效］ 泻肝胆实火，清湿热。

［主治］ 肝胆火盛，口苦目赤，耳肿，耳聋。

［方剂来源］ 清·汪昂《医方集解》。

3. 气血虚损证：

［主证］ 耳痒，耳痛，外耳道肿厚，结痂，用少量脓渗出，周边潮红，其症状反复发作，或者听力减退，舌质淡，苔白，脉细数。

［方剂］ 加味地黄丸。

［组成］ 熟地、山茱萸、干山药、泽泻、牡丹皮、茯苓、枸杞子、当归身、麦冬各90g，甘菊花、白芍药各60g，柴胡5g，北五味子9g。

［制法］ 上药为末，炼蜜为丸，如梧桐子大。

［用法］ 每次9g，早晨用淡盐汤送服。

［功效］ 益胃养肝，养血润燥。

［主治］ 肝肾两虚，气血虚损耳聋。

［方剂来源］ 清·顾世澄《疡医大全》。

【外治方药】

1. 小儿耳烂神方：

［组成］ 大枣（煅灰存性）、轻粉等分。

［制法］ 上药研和匀之。

［用法］ 调敷患处。

［主治］ 小儿耳烂。

［方剂来源］ 唐·孙思邈《华佗神医秘传》。

2. 耳烂有脓神方：

［组成］ 橘皮、灯心草灰各3g，龙脑0.3g。

［制法］ 上药共为细末，和匀。

［用法］ 取适量吹入耳中。

［主治］耳烂有脓。

［方剂来源］唐·孙思邈《华佗神医秘传》。

3. 白矾散：

［组成］白矾（烧灰）、蛇床子各 30g。

［制法］上为散。

［用法］掺疮上。

［功效］祛湿解毒。

［主治］小儿耳疮、头疮、口边肥疮。

［方剂来源］宋·王怀隐《太平圣惠方》。

4. 珍奇散：

［组成］珍珠、炉甘石（煅）、紫草茸各 9g，麝香、枯矾各 0.6g。

［制法］上为细末。

［用法］每用少许，吹耳内。

［功效］解毒燥湿，生肌敛疮。

［主治］耳疮并耳内流脓。

［方剂来源］明·孙文胤《丹台玉案》。

5. 耳疮肿痛方：

［组成］五倍子。

［制法］上药研为细粉状。

［用法］用水调涂患处。

［主治］耳疮肿痛。

［方剂来源］明·张时彻《急救良方》。

6. 耳上疳疮方：

［组成］甘蔗皮，菜油。

［制法］将甘蔗皮烧灰存性，罗为细末。

［用法］用菜油调搽患处。

［主治］耳上疳疮。

［方剂来源］清·王梦兰《秘方集验》。

7. 黄柏散：

［组成］川黄柏、白枯矾、海螵蛸、白滑石、石龙骨各等分。

［制法］共研为末。

［用法］疮湿用干搽，疮干用猪油调搽。

［主治］小儿耳珠前后生疮，浸淫不愈。

［方剂来源］清·陈复正《幼幼集成》。

8. 黄连膏：

［组成］黄连、黄芩各 30g，大黄 60g，黄蜡 180g，麻黄 1kg。

［制法］先用三黄入麻油内煎枯，去滓，再熬，临好收入黄蜡，瓷杯收贮。

［用法］清洁患处，再搽膏。

［功效］清热燥湿，润燥止痒。

［主治］诸风疮痒。

［方剂来源］清·时世瑞《疡科捷径》。

9．耳外生疮简便方：

［组成］黄丹 3g，松香 2.4g，轻粉 0.3g。

［制法］共研细末，用香油调成膏状。

［用法］外搽患处。

［主治］耳外生疮。

［方剂来源］清·陈复正《幼幼集成》。

10．耳烂方：

［组成］陈皮 3g，轻粉 1g，麝香少许。

［制法］上药共研细末。

［用法］将药末吹入耳内。

［主治］耳烂。

［方剂来源］清·王梦兰《秘方集验》。

11．三仙方：

［组成］海螵蛸、白及、轻粉各 9g。

［制法］上药研细末。

［用法］涂患处。

［主治］耳腮痦疮。

［方剂来源］清·云川道人《绛囊撮要》。

12．耳痛方：

［组成］蝉蜕、蛇蜕各 3g，血余炭 6g，胭脂（煅）2 块，硼砂 2.1g，冰片 1.5g。

［制法］上药共为细末。

［用法］吹入耳内。

［主治］耳痈（耳内生疮，红肿热痛）。

［方剂来源］清·丁尧臣《奇效简易良方》。

13．耳疗方：

［组成］荔枝（煅存性）。

［制法］上为细末，麻油调成膏状。

［用法］敷于耳外。

［功效］消疮。

［主治］耳中长疔疮。

［方剂来源］清·陶承熹《惠直堂经验方》。

【外治疗法】

1．外耳道肌肤漫肿色红，灼热疼痛用黄连膏，耳痛方外搽患处（详见本章节）。

2．外耳道肌肤溃烂，有黏稠分泌物用耳烂有脓神方、白矾散、珍奇散外搽或吹入耳内（详见本章节）。

3．溃疡渗液久不愈合用黄柏散干搽（详见本章节）。

4．耳后淋巴结肿大者，用黄连解汤。

【护理与预防】

1．注意耳部卫生，避免污水入耳。

2. 保持外耳道清洁，如有溃破，应及时清除脓液，睡眠时患耳朝下方，以利于脓液排出，按时用药。

【现代研究】

处方 1：枯矾 8g，黄柏 2g，黄连、猪胆汁粉各 1.5g，冰片 0.2g。共研为极细粉，装入大口瓶中，紫外线照射 45min。

用法：先用 3% 双氧水清洁外耳道，拭干后撒于患处，隔日 1 次。

疗效：治疗 186 例，全部治愈。其中治疗 3 次痊愈者 154 例，占 83%；5 次痊愈者 32 例，占 17%。

来源：吕韶光。《陕西中医》1992 年第 6 期。

附注：对于急性弥漫性外耳道炎重症，局部红肿，带有脓性分泌物时，配合注射抗生素，或内服消炎片。

处方 2：黄芩、黄柏各 12g，枯矾 6g，冰片 3g，麻油 500mL。

用法：先将黄芩、黄柏放入麻油中浸泡 24h，然后放入铁锅中煎炸变为黑黄色。取出后研末，与冰片、枯矾细末同时放入麻油中，过滤装瓶备用。用棉签蘸药液局部涂抹或塞入外耳道，每日换药 1~2 次。

疗效：治疗 96 例，痊愈 93 例，其中上药 1~3 次痊愈 54 例，3~5 次 30 例，5~7 次 9 例，无效 3 例。

来源：谷志平。《辽宁中医杂志》1988 年第 3 期。

处方 3：剪取纱条 0.5cm×2.0cm100 根，高压灭菌。将成药六神丸 300 粒研成细粉末，以液体石蜡适量将药粉调成糊状，加入纱条充分搅拌，使药粉均匀附在纱条上，置于无菌瓶中备用。

用法：用 3% 双氧水与 0.9% 生理盐水彻底清洁外耳道分泌物，常规消毒。将六神丸纱条 1~4 根置入患侧外耳道内，填塞松紧度以覆盖炎症部位为宜，每日换药 1 次。

疗效：治疗 31 例，治愈 28 例，无效 3 例。

来源：古名才。《湖北中医杂志》1992 年第 4 期。

附注：孕妇忌用。

第十节 急性化脓性耳郭软骨膜炎

急性化脓性耳郭软骨膜炎为耳郭软骨膜的急性化脓性炎症，多为耳郭损伤继发感染所致，以耳郭疼痛拒按，充血肿胀，甚则化脓溃腐为主要症状。中医学称"断耳疮"。

【中国古代中医论述】

1. 隋·巢元方《诸病源候论》卷三十五·断耳疮候："断耳疮，生于耳边，久不瘥，耳乃取断，此亦月食之类，但不随月生长为异。此疮亦是风湿搏于血气所生。以其断耳，因以为名也。"

2. 唐·王焘《外台秘要》卷二十二·耳杂疗方："疗双耳肿方：青木香、防己、芍药、玄参、白蔹、大黄、芒硝、黄芩各八分，赤小豆十分，紫葛八分。上十味，捣散，以榆木白皮捣汁和之，涂布帛上，贴肿取消。"

3. 明·王肯堂《证治准绳·疡医》卷之三·耳部·耳发："或问：耳轮生疽何如？曰：是名耳发疽，属手少阳，三焦经风热所致。六七日渐肿，如胡桃或如蜂房之状，或赤或紫热如火，痛彻心是也。"

4. 清·沈金鳌《杂病源流犀烛》卷二十三·耳病源流："有耳轮生疮，名耳发疽，属手少阳三焦经热。"

5. 清·许克昌、毕法《外科证治全书》卷一："耳折间连耳轮通肿为耳发。"

【病因病理】

耳郭因外伤（烧伤、冻伤、损伤血肿、皮肤破损等）致外染邪毒，滞留耳郭，与气血相搏，导致肝胆经火热炽盛，循经上犯，外毒内火相搏结，毒热灼肉融蚀耳郭，肉腐成脓难愈断耳。

现代医学认为，本病主要为细菌感染所致，致病菌以绿脓杆菌为主。如外耳道疖、湿疹、昆虫叮咬、皮炎等失治也可发生此病。

【临床症状】

初起时耳郭灼热，红肿，触之稍硬，逐渐呈进行性持续性跳痛，体温升高，全身不适，烦躁不安，食欲不振，而局部肿痛加剧，耳郭焮红漫肿，隆起，后有波动感，脓肿破溃后，脓液不断，若感染继续发展，形成长期不愈溢脓疮口，须待耳郭软骨死骨排尽后方可收口，可致耳郭缺损畸形。

【鉴别诊断】

本病可与外耳湿疹相鉴别。

外耳湿疹：病变在耳郭皮肤，溃烂不深及耳郭软骨。

【内服药疗法】

1. 风热壅盛证：

［主证］初起耳郭灼热，疼痛，继而红肿疼痛加剧，触痛明显，发热恶寒，周身不适，舌质红，舌苔薄黄，脉浮数。

［方剂］荆防败毒散。

［组成］荆芥、粉甘草、连翘、川芎、羌活、独活、五加皮各2.1g，皂角刺、穿山甲炒，当归尾、防风、苍术、酒防己、地骨皮各3g，白鲜皮、金银花各3.9g，土茯苓30g。

［制法］水煎加酒。

［用法］食后服。

［功效］疏表散邪，消肿化毒。

［主治］"耳肿痛，兼发寒热表证。"

［方剂来源］清·沈金鳌《杂病源流犀烛》。

2. 热毒壅盛证：

［主证］耳郭焮红，漫肿倍增，触之硬，拒按，疼痛如锥刺，烦躁不安，发热，食欲不振，若脓已成触之有波动感，口渴饮冷，尿黄，大便干结，舌质红，舌苔黄厚，脉滑数。

［方剂］黄连消毒饮。

［组成］黄连、山栀、当归、连翘各3g，川芎、白芍炒、生地各4.5g，炙甘草、金银花6g。

［制法］上药锉，用水750mL，煎至380mL，去滓。

［用法］分2次温服。

［功效］清热解毒，凉血消肿。

［主治］耳发疽，坚硬漫肿作痛。

［方剂来源］清·沈金鳌《杂病源流犀烛》。

［方剂］仙方活命饮。

[组成] 穿山甲、白芷、防风、赤芍、薄荷、甘草、归尾、天花粉、贝母、皂角刺各 3g，金银花、陈皮各 9g，乳香、没药各 3g。

[制法] 乳香、没药研细末，备用，其他药水、酒各半，或水煎亦可，去滓。

[用法] 取药液送乳、没二味。

[功效] 清热解毒，活血消疽。

[主治] 耳发疽（热毒壅里之实热）。

[方剂来源] 清·沈金鳌《杂病源流犀烛》。

[注] 沈金鳌《杂病源流犀烛》中应用仙方活命饮治各种痈疽共 13 个处方，各证药物用量各异，疗效各异。

3. 正虚邪滞证：

[主证] 耳郭轻度肿胀，色暗红，溃口流脓不止，脓液稀薄，味腥秽，夹有死骨，长期不收口，伴有体弱神疲，舌质淡，舌苔微黄，脉弦缓。

[方剂] 托里消毒汤。

[组成] 人参、川芎、白芍、黄芪、当归、白术、茯苓、金银花各 3g，白芷、甘草、皂角刺、桔梗各 4.5g。

[制法] 上咬咀，用水 400mL，煎至 320mL，去滓。

[用法] 食远温服。

[功效] 消肿溃脓，去腐生肌。

[主治] 痈疽脓出不畅，久不收口。

[加减] 脾弱者去白芷，倍人参。

[方剂来源] 清·高秉钧《疡科心得集》。

[注] 本方剂通用。

[方剂] 托里定痛散。

[组成] 当归、熟地、乳香、没药、川芎、白芍、肉桂各 3g，罂粟壳（泡，去筋膜，蜜炒）6g。

[制法] 上为散，以水 400mL，煎至 320mL，去滓。

[用法] 病在上食后服。

[功效] 养血止痛，活血生肌。

[主治] 痈疽溃后，血虚疼痛。

[方剂来源] 清·吴谦《医宗金鉴》。

【外治方药】

1. 耳流脓水黛柏散：

[组成] 青黛、黄柏（末）。

[制法] 研细末。

[用法] 干敷（患处）。

[功效] 清热解毒，燥湿敛疮。

[主治] 耳流脓水。

[方剂来源] 晋·葛洪《肘后备急方》。

2. 大黄散：

[组成] 川大黄 15g，黄连末、龙骨末各 7.5g。

［制法］上研细末。

［用法］每用少许外涂患处（溃口）。

［功效］泻火燥湿，收敛生肌。

［主治］耳有恶疮，时流脓水。

［方剂来源］宋·王怀隐《太平圣惠方》。

3. 九一丹：

［组成］石膏（煅）27g，黄灵药 3g。

［制法］共研极细。

［用法］撒于患处。

［功效］清热拔毒，排脓生肌。

［主治］疔疮溃后，脓腐未尽者。

［方剂来源］清·吴谦《医宗金鉴》。

4. 洪宝膏：

［组成］姜黄 60g，白芷、天花粉、赤芍各 30g。

［制法］研细末（极细）。

［用法］用生蜂蜜调敷患处。

［功效］清热解毒，活血消肿。

［主治］疮口破处，肿硬不消。

［方剂来源］清·邹岳《外科真诠》。

5. 洪宝丹：

［组成］大黄 300g，黄柏、姜黄、白芷、陈皮、甘草各 15g，天花粉 60g，白蔹、石膏各 450g。

［制法］上为末（研极细）。

［用法］随证选用白蜜或醋调敷。

［功效］清热解毒，消肿止痛。

［主治］一切痈疽，红肿热痛。

［方剂来源］清·马培之《青囊秘传》。

【外治疗法】

1. 耳郭红肿、疼痛、边界不清、疼痛拒按可用洪宝丹用醋调成膏状外敷患处，清热解毒，消肿止痛，1 日 2 次（详见本章节）。

2. 耳郭焮红，漫肿大于正常数倍，触之较硬，疼痛拒按，甚则剧烈痛之。可取洪宝膏用蜂蜜调成膏状敷患处，以达清热解毒、活血消肿作用（详见本章节）。

3. 脓已成，切开，用九一丹药线引流，死骨排尽疮口，外敷生肌散。

【手术疗法】

耳郭流脓时，不宜切开引流，以免染毒，疮口扩散。对脓已形成者，应尽早及时在脓肿下方切开，刮去死骨以免继续感染波及全部软骨造成严重畸形。

【抗生素治疗】

初起脓肿尚未形成时，应用抗生素控制感染。

【护理与预防】

1. 局部应清洁卫生，勿挤压局部肿块，包扎不宜过紧。

2. 饮食不宜过食肥甘辛辣之食品。

第十一节 急性化脓性中耳炎

急性化脓性中耳炎是病菌直接侵入中耳引起的中耳黏膜及骨膜的急性化脓性炎症，以耳痛、发热、流脓为主要表现的疾病。中医学称为"脓耳""聤耳""耳疳""肾疳"。

【中国古代中医论述】

1. 《灵枢·厥病》："耳病不可刺者，耳中有脓，若有干耵聍，耳无闻也。"

2. 晋·葛洪《肘后备急方》卷六·治卒耳聋诸病方第四十七："聤耳耳中痛脓血出方。"

3. 隋·巢元方《诸病源候论》卷二十九："耳者宗脉之所聚，肾气之所通，足少阴肾之经也。劳伤血气，乘热虚而入于其经，邪随血气至耳，热气聚，则生脓汁，故谓之聤耳。"

4. 隋·巢元方《诸病源候论》卷四十八："亦有因沐浴水入耳内，耳不倾泻令尽，水湿停积，搏于气血，蕴结成热，亦令脓汁出，皆谓之聤耳。"

5. 隋·巢元方《诸病源候论》卷四十八："小儿肾脏盛而有热者，热气上冲于耳，津液壅结，而生脓汁。"

6. 宋·王怀隐《太平圣惠方》卷三十六："劳伤血气，热乘虚入于其经，邪随血气至，热气聚则生脓汁，谓之聤耳也。"

7. 宋·赵佶《圣济总录》卷一一六卷："若其经为风邪所乘，毒气蕴结于耳中，以致脓汁俱出，耳闷疼痛，谓之聤耳。"

8. 明·杨继洲《针灸大成》："聤耳生疮出脓水，取翳风、耳门、合谷、听会、足三里。"

9. 明·徐春甫《古今医统大全》卷六十二："有热乘虚随脉入耳，结为脓汁，谓之脓耳。或耳间有津液，风热搏之，结硬成核，就令暴聋，此为聤耳。"

10. 元·罗天益《卫生宝鉴》卷十："夫耳者，宗脉所聚，肾气所通，足少阴之经也。若劳伤气血，热气乘虚入于其经。邪随血分入耳，热气聚则生脓汁，调之聤耳也。"

"白莲散、治聤耳、出脓汁。用白矾、乌贼鱼骨、黄连、龙骨研为末，紧裹枣核大塞耳中，治聤耳出脓汁。"

11. 明·吴昆《医方考》卷五："盖耳者肾之窍，故肾热则令人病耳，生脓出血，不闻人声也。"

12. 明·王肯堂《证治准绳·疡医》卷之三："聤耳，亦曰湿耳，常出黄脓。耳疳生疮臭秽，有震耳，耳内虚鸣，常出清脓。"

13. 明·陈文治《疡科选粹》第三卷："耳中有毒。"

14. 明·皇甫中《明医指掌》卷八："热气乘虚随脉入耳，热聚不散，脓汁出，谓之脓耳。"

15. 清·祁坤《外科大成》卷三："耳疳者，为耳内流出脓水臭秽也。书有云，出黄脓为聤耳，红脓为风耳，白脓为缠耳，清脓为震耳，名虽有五，其源则一。"

16. 清·程国彭《医学心悟》首卷："若风热相搏，津液凝聚，变为停豆抵耳之患，或脓水淋漓，或痒极疼痛，此皆厥阴肝经风热所致。"

17. 清·张璐《张氏医通》卷八："热气乘虚，随脉入耳，聚热不散，脓汁出焉，谓之脓耳。"

18. 清·张璐《张氏医通》卷八："耳脓者，湿热聚于耳中也，复元通气散如前加减，外以五倍子、全蝎、枯矾为末，麝少许吹入，或橘皮烧灰存性，入麝香少许，先以绵拭耳内，脓净吹之。如壮盛之人，积热上攻，耳中出脓水不瘥，凉膈散泻之。"

19. 清·祁坤《外科大成》卷三："由足少阴虚热者，四物汤加丹皮、石菖蒲及地黄丸滋补之。"

20. 清·魏之琇《续名医类案》第十七卷："赵养葵治一小儿，患耳脓，医以药治之，经年累月不效，殊不知此肾疳也，用六味地黄丸加桑螵蛸服之愈。"

21. 清·吴谦《医宗金鉴》外科心法要诀·耳部："耳疳时出黑臭脓，青震白缠，黄色聤，胃湿相兼肝经火，红风偏肝血热成。"

[注]"此证耳内闷肿出脓，因脓色不一，而名亦各殊，如出黑色臭脓者，名耳疳；出青脓者，名震耳；出白脓者，名缠耳；出黄脓者，名聤耳，俱由胃湿与肝火相兼而成，宜柴胡清肝汤主之。气实火盛者，以龙胆泻肝汤服之。惟风耳则出红脓，偏于肝经血热，宜用四物加牡丹皮、石菖蒲服之，外俱用酱茄内自然油滴之，俟脓净换滴耳油，时时滴入，肿消生肌自愈。"

"滴耳油：核桃仁研烂，拧油去渣，得油一钱，兑冰片二分。每用少许，滴于耳内。"

22. 清·何梦瑶《医碥》卷三·杂症："经谓肾开窍于耳，又谓心开窍于耳，解者谓心本开窍于舌，因舌无窍，故借窍于耳，肺络会于耳，胆三焦脉皆走耳前入耳中，过耳后胃脉，上耳前，筋结耳前，小肠膀胱脉，俱结耳后完骨，胃之支脉，亦过耳后，又《素问》心肾肺脾胃五络，皆属之于耳中。"

23. 清·何梦瑶《医碥》卷三·杂症："耳脓溃烂，矾灰，铅丹吹。又方：陈皮烧灰一钱，轻粉三分，麝香五厘，吹入即干。"

24. 清·程杏轩《医述》卷十一·杂证汇参："热气乘虚入耳，聚而不散，脓水时出，谓之脓耳。宜服蔓荆子散；外用白矾、胭脂、麝香为末吹之。"

【病因病理】

耳窍受污液外入，湿浊邪毒滋生而停聚耳窍，或因风热犯耳，蕴积化热，热腐耳窍，或因肝胆火盛，复感湿毒热邪，循经上扰耳窍，内外之邪交结于耳窍，风热、湿浊、肝胆之火相灼耳膜窍道，致血肉腐败成脓，形成脓耳，脓液外流。

现代医学认为，急性化脓性中耳炎是由细菌感染引起的中耳黏膜的急性化脓性炎症，病变主要位于鼓室，可累及中耳其他各部位。

【临床症状】

病发初期，部分患者有外感病史，或有鼓膜外伤；或有污液侵耳停留，急者耳痛，甚者疼痛连头、发热、恶风寒，耳鸣、听力减退，小儿急性发作哭闹拒食，可见发热，或伴有呕吐、泄泻等症状。耳流脓后痛减，听力好转。

【鉴别诊断】

急性化脓性中耳炎应与耳疮、耳疖等相鉴别。

1. 耳疮（弥漫性外耳道炎）：患者外耳道红肿，严重者鼓膜看不清，听力正常或仅有轻度减退。

2. 耳疖：耳痛较剧烈，牵拉耳郭或压迫耳屏疼痛加重，外耳道疖有局限性隆起，疖肿溃破后，流出无黏液的稠厚脓液。

【内服药疗法】

根据古代医家的论述，急性化脓性中耳炎中医名称脓耳，病因病理为风热相搏，厥阴肝经风热，热聚不散，脓汁出其理，应分为两个证型：①风邪热毒证。②肝胆湿热证。

1. 风邪热毒证：

［主证］突感耳内闷堵，继而胀闷痛，甚者有跳痛连头，以手指轻按耳门，则舒，以减之不适、听力减退或渗出少量脓液，全身可伴有鼻塞、流黄涕、头痛、发热恶寒等症状，婴儿哭闹抓耳，不安，甚者高热烦躁，舌尖红，苔白或薄黄，脉浮数。

［方剂］蔓荆子散。

［组成］蔓荆子、赤芍药、生地黄、桑白皮、甘菊花、赤茯苓、川升麻、麦冬（去心）、木通、前胡、炙甘草各3g。

［制法］用水300mL，加生姜3片，红枣2枚，煎至150mL。

［用法］食后服。

［功效］疏风清热。

［主治］风热上侵耳出脓汁。

［方剂来源］宋·杨士瀛《仁斋直指方论》。

［方剂］犀角饮。

［组成］石菖蒲、犀角、赤小豆、赤芍药、木通、玄参、甘菊花各3g，炙甘草1.5g。

［制法］加生姜，水煎，去滓。

［用法］温服。

［功效］疏风清热，解毒消肿。

［主治］耳门肿痛，脓水流出。

［方剂来源］清·谈金章《诚书》。

［注］高热、小儿烦躁不安者可用此方，用量可按现代要求适量进行。

2. 肝胆湿热证：

［主证］耳内闷堵胀塞感增剧、疼痛、听力减退、耳鸣或耳内流脓，黄稠量多，脓出后症状减轻，患者烦躁，易怒，口苦，口干，胸肋胀闷不舒；或胸胁胀痛，舌红，苔黄腻，脉弦数。

现代医学检查：可见耳内鼓膜色红而肿、内陷或见液平面。

［方剂］润胆汤。

［组成］白芍、当归各30g，柴胡3g，炒栀子6g，玄参30g，天花粉9g，石菖蒲2.4g。

［制法］水煎，去滓。

［用法］温服。

［功效］润胆开窍。

［主治］脓耳，双耳忽然肿痛，内流清水，久创变为脓血。

［方剂来源］清·陈士铎《辨证录》。

［方剂］舒胆汤。

［组成］当归、白芍、玄参、天花粉、炒栀子、柴胡、石菖蒲。

［制法］水煎，去滓。

［用法］温服。

［功效］行气舒胆，清热解毒。

［主治］胆不舒，风邪乘袭，少火被郁，两耳肿痛，内流清水，久则变为脓血。身发热，耳内如沸之响。

［方剂来源］明·程云鹏《慈幼新书》。

［注］上二方组成一样，用量有异，功效有异同。

【外治方药】

1. 耳流脓水黛柏散：

［组成］青黛、黄柏（末）。

［制法］干敷。

［主治］耳流脓水。

［方剂来源］晋·葛洪《肘后备急方》。

2. 麝香散：

［组成］蜘蛛 1 只，坯子胭脂、麝香各 0.15g。

［制法］上为细末。

［用法］以绵杖子揾耳中脓尽，用药少许，掺入耳内。

［主治］小儿聤耳内生疮，或有脓汁。

［方剂来源］宋·佚名《小儿卫生总微论方》。

3. 禹余粮丸：

［组成］禹余粮（烧，醋淬七遍）、乌贼鱼骨、龙骨、釜底墨、伏龙肝各 7.5g，附子 1 枚（去皮、脐，生用）。

［制法］上为末。每用如皂荚子大，以绵裹。

［用法］纳耳中，每日 2 次。

［功效］敛湿祛脓。

［主治］聤耳有脓者。

［方剂来源］宋·王怀隐《太平圣惠方》。

4. 白矾灰散：

［组成］白矾灰、黄柏（锉）、乌贼骨、龙骨各 15g。

［制法］上为细散。

［用法］以绵缠柳杖，揾去脓血尽，干掺药末于耳内，每日 2~3 次。

［功效］清热解毒，收湿止血。

［主治］小儿聤耳有脓血，疼痛不止。

［方剂来源］宋·王怀隐《太平圣惠方》。

5. 矾黄散：

［组成］矾石（熬令汁枯）15g，雄黄 7.5g。

［制法］上为极细末。

［用法］先以绵杖子拭耳内令干，却滴生麻油一二点入耳内，仍以绵杖子蘸药末少许在耳内。不拘久近，只一二度愈。

［主治］耳内脓水，疼痛不止。

［方剂来源］宋·赵佶《圣济总录》。

6. 白龙散：

［组成］寒水石 120g（烧半白，研），乌贼鱼骨（研）、滑石（研）各 30g，硼砂 9g，

轻粉 3g。

　　[制法]　上为细末。

　　[用法]　每用干掺，耳中痛者，油调和糊，滴纴于耳中。

　　[功效]　生肌止痛。

　　[主治]　聤耳，耳中猝然大痛。

　　[方剂来源]　元·齐德之《外科精义》。

7. 聤耳脓血不止方：

　　[组成]　白蔹、黄连（去须）、龙骨、赤石脂、乌贼鱼骨各 0.3g。

　　[制法]　上件药，捣细罗为散。

　　[用法]　每用 3g，绵裹，塞耳中瘥。

　　[主治]　聤耳，出脓血不止。

　　[方剂来源]　宋·王怀隐《太平圣惠方》。

8. 耳出脓血不止方：

　　[组成]　白果。

　　[制法]　白果鲜者捣烂。

　　[用法]　绵裹入耳。

　　[主治]　耳出脓血不止。

　　[方剂来源]　明·佚名《穷乡便方》。

9. 蝎倍散：

　　[组成]　全蝎 9g（烧存性），五倍子 30g，枯白矾 3g，麝香少许。

　　[制法]　上为细末，研匀。每用少许吹耳中。

　　[主治]　聤耳，脓出不止。

　　[方剂来源]　明·董宿《奇效良方》。

10. 红绵散：

　　[组成]　枯矾 6g，胭脂 1.5g，炉甘石（研）6g，麝香少许。

　　[制法]　上为细末。

　　[用法]　用绵杖子缠入耳中，令脓汁尽，别用绵杖子蘸药入耳，或干吹少许亦可。

　　[功效]　祛湿生肌。

　　[主治]　聤耳出脓及黄汁。

　　[方剂来源]　明·朱橚《普济方》。

11. 红绵散：

　　[组成]　枯矾、海螵蛸各 3g，麝香少许，干胭脂 1.5g。

　　[制法]　上为细末。

　　[用法]　先清洗耳中脓水，再用吹药管将药吹入耳中。

　　[功效]　祛脓生肌。

　　[主治]　聤耳有脓及黄水。

　　[方剂来源]　明·方广《丹溪心法附余》。

12. 红绵散：

　　[组成]　白矾（枯）3g，干胭脂 0.8g，麝香少许。

　　[用法]　上为细末。先用绵杖子缠去耳中脓水尽，另用绵杖子送药入耳中，令到底

掺之。

　[主治] 聤耳出脓及黄水。

　[方剂来源] 明·周文采《医方选要》。

13. 耳脓妙方:

　[组成] 人发。

　[用法] 烧存性, 研末。每用少许吹入耳中, 即效。

　[主治] 耳脓。

　[方剂来源] 明·胡正义、胡正言《订补简易备验方》。

14. 红绵散:

　[组成] 枯白矾 1.5g, 干胭脂粉 0.75g, 麝香少许, 片脑 0.3g, 熟炉甘石 1.5g。

　[制法] 上为细末。

　[用法] 先以绵杖子搌干脓水, 另将鹅翎管子送药入耳底。

　[功效] 祛脓生肌。

　[主治] 聤耳生脓并流黄水。

　[方剂来源] 明·龚廷贤《寿世保元》。

15. 千金不换丹:

　[组成] 水龙骨 3g, 硼砂 1.5g。

　[制法] 研末。

　[用法] 吹入耳窍, 以绵塞之, 2 次除根。

　[主治] 聤耳。

　[方剂来源] 清·顾世澄《疡医大全》。

16. 滴耳油:

　[组成] 核桃仁 3g。

　[制法] 研烂, 取油, 兑冰片 0.6g。

　[用法] 每用少许, 滴入耳内。

　[功效] 消肿生肌。

　[主治] 耳疳出脓。

　[方剂来源] 清·吴谦《医宗金鉴》。

17. 耳痛方:

　[组成] 桑螵蛸 (烧灰存性) 1 个, 麝香 0.15g。

　[用法] 上共研末, 掺入耳内。

　[主治] 耳痛出脓。

　[方剂来源] 清·虚白主人《救生集》。

18. 耳湿流脓方:

　[组成] 五倍子。

　[制法] 五倍子烧灰, 为末。吹入耳内, 即愈。

　[主治] 耳湿流脓。

　[方剂来源] 清·黄统《经验良方大全》。

19. 聤耳方:

　[组成] 金丝荷叶 (即虎耳草)。

［用法］上揉汁，灌耳内，自愈。

［主治］耳内肿痛，出黄水或脓血。

［方剂来源］清·祝补斋《卫生鸿宝》。

20. 耳出脓验方：

［组成］枯矾不拘多少。

［制法］枯矾入乳汁中，炭火炖，煨干变墨色，研细末。

［用法］吹入耳 2~3 次。

［主治］水浸害耳出脓。

［方剂来源］清·程履新《程氏简易方论》。

21. 翠云散：

［组成］熟石膏 15g，牛黄、铜绿各 3g。

［制法］上为细末。

［用法］用葱管 1 根（约 4cm 长），一头置菜油中，然后再蘸此药置耳中，每日换 2 次。

［功效］清热解毒，生肌敛疮。

［主治］小儿耳中漏脓。

［方剂来源］清·马培之《外科传薪集》。

22. 耳痛流脓血方：

［组成］鲜菖蒲根 120g。

［制法］上药洗净捣烂，取汁。

［用法］滴入耳内，每次 3~5 滴，数次即愈。

［禁忌］滴前要用消毒棉签蘸盐水将耳内杂物洗净。

［主治］耳底肿痛，时流脓血。

［方剂来源］清·丁尧臣《奇效简易良方》。

23. 珍奇散：

［组成］珍珠、炉甘石（煅）、紫草茸各 9g，枯矾 0.6g。

［制法］上为细末。

［用法］每次少许，吹耳内。

［功效］解毒燥湿，生肌敛疮。

［主治］耳疮并耳内流脓。

［方剂来源］明·孙文胤《丹台玉案》。

【外治疗法】

1. 耳膜红肿未穿孔，用红柳烧存灰兑入香油调成液状滴入耳内，每日 3 次。

2. 耳内流脓、疼痛用白矾灰散，干掺药于耳内（详见本章节）。

3. 耳膜穿孔流脓，先洁耳道，用千金不换丹、滴耳油、蝎倍散外用（详见本章节）。

4. 长期流脓用白龙散、红绵散外用药入耳内，常清洁耳道，常用药治之（详见本章节）。

［注］治疗期间上述方法可互换应用，利于治疗效果。

【针灸疗法】

针刺听宫、听会、翳风、外关、合谷等穴。

【手术疗法】

耳部痛，高热，脓成不溃，甚时耳痛剧烈，可行鼓膜穿刺抽脓等方法。

【护理与预防】

1. 预防感冒，根治鼻部疾病。
2. 防污水入耳，小儿防呛奶。
3. 鼓膜穿孔后侧卧患侧，以利排脓。

【现代研究】

处方1：黄连、黄柏、苦参各6g，枯矾5g，入黄连、黄柏、苦参，炸至色黑。用3层消毒纱布过滤，贮于无菌空瓶中，冷后再将枯矾、冰片研极细末加入药油，拌匀备用。

用法：先用3%双氧水清洁耳道内脓液，再用消毒棉签擦干，适量滴入黄连滴耳油，每日早晚各1次。

疗效：治疗50例，治愈49例，其中病程在3个月内者2~5天痊愈，病程10年左右者5~10天治愈。1例反复发作28年，经治无效。

来源：席承权。《四川中医》1992年第7期。

处方2：黄柏30g。

用法：上药加水250mL，文火煎半小时，滤去渣，浓缩至20mL，贮瓶备用。用前先以双氧水将患耳内脓液洗净，擦干后，滴入药液2~3滴，每日3次。

疗效：治疗100例，均获满意效果。

来源：杜正尧。《四川中医》1987年第4期。

附注：本方适用于急、慢性中耳炎。

处方3：大黄、黄芩、黄连、黄柏、苦参各20g，冰片末6g，香油500mL，液体石蜡1L。

用法：先将前5味药放入香油锅内浸泡24h，然后加热炸至药物成黑色时，滤净药渣。加入石蜡、冰片末，搅匀，过滤，分装于干净的空滴眼药水瓶内备用。用棉签擦净耳内脓液，然后滴入1~2滴药液，每日1次。或用纱布蘸药液塞入耳内，每日1次。

疗效：治疗379例，治愈246例，好转112例，无效21例。

来源：蔡福养。《辽宁中医杂志》1981年第10期。

处方4：黄连3g，黄芩9g，硼砂6g，冰片2g。

用法：先将前2种药置于砂锅内，加清水90mL，用微火煎15~20min，然后加入冰片，煮沸4~5min，再加入硼砂，然后加入冰片，煮沸4~5min，再加入硼砂，搅拌均匀。离火后凉片刻，用3层纱布过滤，药液装入消毒瓶中备用。用时先用3%双氧水清洗耳内脓性分泌物，再用消毒棉签擦干，然后滴入此药2~3滴，每日3次。

疗效：治疗52例（其中急性者24例，慢性者28例），经3~7天治疗，全部治愈。

来源：颜正云。《人民军医》1983年第10期。

处方5：使君子4份，明矾3份，冰片1份。

用法：先将使君子撬一小孔，每粒使君子塞入黄豆大的明矾1块，然后置酒精灯上烧灼。待明矾全部熔化后，加冰片共研细末，过细筛后装瓶备用。治疗时先用双氧水或生理盐水洗净患耳的脓液，用棉签擦干外耳道，将药粉少许吹入患耳内。病情较重者，可配合口服牛黄解毒片以加强疗效。

疗效：治疗132例，其中治疗1~2次痊愈者78例，3~4次痊愈者35例，5~6次痊愈者19例。

来源：李治方。《湖北中医杂志》1985年第5期。

处方6：指甲0.25g，轻粉2.5g，冰片2.5g，月石2g。取健康成人手指甲0.25g，将滑石粉放入勺内用火烧热后，倒入指甲，待指甲烧烫至灰黄色时取出，研成细面，再与轻粉、冰片、月石混合共研，研成极细面后，装瓶密封备用。

用法：首先用3%双氧水清洗耳道后，用一细纸筒将指甲散吹入耳中。每日清洗耳道1次，吹药2次。

疗效：治疗37例，治愈率达85.5%，好转率为13.5%，总有效率达100%。

来源：林才生。《当代唯象中医外科经方荟萃》（沈阳：辽宁大学出版社，1992：145-146）。

第十二节　慢性化脓性中耳炎

慢性化脓性中耳炎系中耳黏膜、骨膜或深达骨质的慢性化脓性炎症，多因急性化脓性中耳炎未及时治疗或治疗未痊愈而致。临床上出现长期持续或间歇性流脓、鼓膜穿孔、听力障碍或耳鸣等。中医学称"脓耳""缠耳""耳漏""聤耳""底耳"。

【中国古代中医论述】

1. 宋·杨士瀛《仁斋直指方论》卷二十一："热气乘虚随脉入耳，聚热不散，脓汁出焉，谓之脓耳。"

2. 明·陈文治《疡科选粹》第三卷："耳中生毒，皆由足少阴、手少阳二经风热上壅所致，其症有五，曰耵耳，亦曰耳湿，常出黄脓，有耳风毒，常出红脓，有缠耳，常出白脓，有耳疳，生疮臭秽，有震耳，耳内虚鸣，时出清脓，虽症有五，而其源归一。"

3. 宋·严用和《严氏济生方》："热壅加之，出血出脓，则成聤耳底耳之患。"

4. 宋·赵佶《圣济总录》卷第一百一十五："聤耳：论曰，肾气通于耳，耳者肾之候，若其经为风邪所乘，毒气蕴结于耳中，以至脓汁俱出，妨闷疼痛，谓之聤耳。"

5. 明·朱橚《普济方》卷五十三："若风热搏之，津液结聚，成核塞耳，亦令暴聋，谓之聤耳。"

6. 明·王肯堂《证治准绳·疡医》："聤耳亦名耳湿。"

7. 清·冯兆张《冯氏锦囊秘录》："聤耳之名，更有五般，常出黄脓者，谓之聤耳，常出红脓者，谓之脓耳，耳内疳臭者，谓之㳍（hù）耳，白脓出者，谓之缠耳，耳内虚鸣，时出清脓者，谓之囊耳。"

8. 清·高秉钧《疡科心得集》上卷："夫耳者，为痛为疡，外乎诸经火逆所致……经年脓水不干，此系先天不足，水不养木……以红绵散治之。"

【病因病机】

急性脓耳失治，脏腑失调，健运失职，湿浊内生，正不胜邪，湿浊化毒，邪毒滞留耳窍，使脓耳缠绵难愈，流脓不止；或肾阴亏虚，虚火上灼耳窍，毒邪停聚，久则腐蚀骨质，以致骨腐成脓，脓耳反复发作；或脾肾虚损，耳窍失养，正不胜邪，邪犯耳窍，停留不去，日久伤肉损肌，流脓日久。

【临床症状】

耳内长期或间歇性流脓，脓有臭味或无臭味，脓有黏性，或清稀性，其量或多，或少，伴有耳鸣、耳聋。

现代医学检查：鼓膜中央性或边缘性穿孔，听力检查呈传导性聋或混合性聋，颞骨CT见中耳乳突有软组织阴影，或骨质破坏。临床一般分为三型：①单纯型：耳内经常流脓、黏液性或脓性，量时多，时少。耳聋不重、无骨质破坏等。②骨疡型：耳内流脓一般量不多，有臭味，鼓膜呈边缘性穿孔或紧张部穿孔，鼓室内有肉芽或息肉，听骨链破坏，有传导性耳聋，或混合性聋。③胆脂瘤型：耳内经常流脓汁少量，其味恶臭，鼓膜松弛部边缘穿孔或紧张部后上边缘穿孔，鼓室内有豆渣样胆脂瘤物，有较重的传导性聋或混合性聋。

【鉴别诊断】

慢性化脓性中耳炎可与结核性中耳炎、中耳恶性肿瘤等相鉴别。

1. 结核中耳炎：因痨虫入侵所致。以耳道流脓，听力障碍，潮热盗汗，形体消瘦，反复发作等。

2. 中耳癌：早期耳内疼痛累及头部有时疼痛剧烈，耳道血性耳漏，耳道内分泌物为脓性，味恶臭。可因癌肿发展而出现面瘫、眩晕、恶心、张口困难（颞颌关节受累）等。

【内服药疗法】

1. 脾肾两虚证：

［主证］耳内流脓日久，脓液清稀，或灰白样脓汁，缠绵不愈，多呈间歇性发作，发作时流脓量较多，听力下降，耳鸣或耳聋，全身可见有头晕，乏力，面色不华，纳差，便溏，腰膝酸楚乏力，舌淡，苔白腻，脉沉缓。

现代医学检查：耳内鼓膜色白穿孔，鼓室黏膜肿胀，或肉芽、息肉。

［方剂］托里益中汤。

［组成］人参、白术、陈皮、半夏、茯苓、炮姜、木香、炙甘草各1.5g。

［制法］上药加生姜、大枣，水煎，去滓。

［用法］温服。

［功效］温中托毒。

［主治］疮疡，中气虚弱，饮食少思，疮不消散，或溃而不敛。

［方剂来源］明·薛己《外科枢要》。

2. 肾阴亏虚证：

［主证］耳内流脓不畅，量少，脓黄秽浊，或状如黑水，或呈豆腐渣样，有恶臭气味，症状反复发作，听力明显减退，耳鸣或耳聋，腰膝酸软，手足心烦热，头晕、乏力，舌红，苔薄白或少苔，脉细数或细弱。

现代医学检查：耳鼓膜边缘部或松弛部穿孔，经久不消，颞骨CT多示骨质破坏。

［方剂］滋肾通耳汤。

［组成］黄柏、黄芩、知母（各酒炒）、生地、白芍、当归、川芎、柴胡、白芷、香附各等分。

［制法］水煎，去滓。

［用法］温服。

［功效］滋肾泻火，疏肝通耳。

［主治］肾阴不足，虚火上扰，耳聋，耳鸣。

［加减］胸膈不快，加青皮、枳壳少许。

［方剂来源］明·龚廷贤《万病回春》。

［方剂］滋阴地黄汤。

［组成］山药、山茱萸（去核）、当归（酒炒）、白芍（煨）、川芎各2.4g，牡丹皮、远志（去心）、白茯苓、黄柏（酒炒）、石菖蒲、知母（酒炒）、泽泻各1.8g，熟地黄4.8g。

［制法］上锉1剂，水煎，去滓。如作丸，用炼蜜为丸，梧桐子大。

［用法］煎剂，空心服，丸剂，每次 100 丸，空心用盐汤或酒送服。

［功效］滋阴降火，开窍聪耳。

［主治］病后耳聋，色动相火。

［方剂来源］明·龚廷贤《万病回春》。

［方剂］柴胡聪耳汤。

［组成］连翘 12g，柴胡 9g，炙甘草、当归身、人参各 3g，水蛭 1.5g（炒，别研）。麝香少许（别研），虻虫 3 个（去足，炒，别研）。

［制法］上除三味别研外，加生姜 3 片，用水 600mL，煎至 150mL，去滓，再下三味，上火煎一二沸。

［用法］食远稍热服。

［功效］清肝理气，活血通窍。

［主治］气滞血瘀，耳鸣，耳聋。

［方剂来源］金·李东垣《兰室秘藏》。

［注］若湿热久困、腐蚀骨质（鼓膜穿孔）、脓液秽浊，有臭味者及耳鸣、耳聋症状明显，宜用本方剂活血祛腐之法。

【外治方药】

1. 香矾散：

［组成］白矾、胆矾、红花各 3g，麝香少许，蛇蜕 1 条（烧存性）。

［制法］上为细末，瓷瓶收贮。

［用法］先用新绵缠细箸头揾干耳中脓，然后挑药少许入耳中。次日用斡耳子搌去昨日药，再用上法，以愈为度。

［功效］祛风活血，燥湿解毒。

［主治］久患聤耳不愈，隔中有脓，时发痒痛。

［方剂来源］宋·杨倓《杨氏家藏方》。

2. 聤耳脓水不止方：

［组成］麻子 8mL，花胭脂 0.3g。

［制法］上件药，都研为末。满耳塞药，以绵轻拥三二上愈。

［主治］聤耳，脓水不止。

［方剂来源］宋·王怀隐《太平圣惠方》。

3. 麝红散：

［组成］蝎梢 7 枚（去毒，烧干，取末），坏子胭脂 1.5g（别研），乳香 0.3g（别研），麝香 1.5g（别研）。

［制法］上并研末令匀。

［用法］每日以斡耳子挑少许入耳中，每日夜 3~4 次。

［功效］祛脓定痛，收湿生肌。

［主治］脓耳。

［方剂来源］宋·杨倓《杨氏家藏方》。

4. 白矾灰散：

［组成］白矾灰 7.5g，白龙脑 22.5g，乌贼骨 7.5g，蒲黄 15g。

［制法］上为细散。

　［用法］每次1.5g，纱布包裹，塞耳中，日3易之。

　［功效］解毒收湿。

　［主治］聤耳出脓水，延久不愈。

　［方剂来源］宋·王怀隐《太平圣惠方》。

5. 蚕香散：

　［组成］蚕纸（已出者，烧灰）、乌贼骨（去甲）、染胭脂各3g，麝香（研）1.5g。

　［制法］上为散。

　［用法］满塞耳中，不动，候自落；未愈再用。

　［功效］收湿生肌。

　［主治］耳中流脓久不愈。

　［方剂来源］宋·赵佶《圣济总录》。

6. 花胭脂丸：

　［组成］花胭脂、白龙骨、白矾灰、白石脂各15g。

　［制法］上为末，枣肉为丸，如枣核大。

　［用法］用时以绵裹1丸，纳入耳中，每日换3次。

　［功效］收湿生肌。

　［主治］小儿聤耳，常出脓水，久不止者。

　［方剂来源］宋·王怀隐《太平圣惠方》。

7. 聤耳脓出方：

　［组成］桑螵蛸1个，炙麝香0.6g。

　［用法］上制为末，掺之。

　［主治］聤耳脓出。

　［方剂来源］明·万表《万氏家抄书》。

8. 蝎倍散：

　［组成］五倍子30g（炒），全蝎9g（烧存性），白矾（枯）3g。

　［制法］上为末，入麝香少许。

　［用法］吹入耳中。

　［主治］聤耳，脓出不止。

　［方剂来源］明·朱橚《普济方》。

9. 丹溪渗湿汤：

　［组成］龙骨、枯矾各15g，黄丹30g，麝香1.5g，乌贼骨、胭脂、赤小豆各15g。

　［用法］上药共为末，掺入耳中。

　［主治］耳中脓水。

　［方剂来源］明·龚廷贤《医学入门万病衡要》。

10. 香附散：

　［组成］香附子末9g，干胭脂、密陀僧各3g，轻粉少许。

　［制法］上为细末。

　［用法］每用少许，吹入耳中。

　［功效］收湿敛脓。

　［主治］耳内有脓水不干。

［方剂来源］ 明·朱橚《普济方》。

11．耳脓方：

［组成］ 桑螵蛸不拘多少。

［制法］ 上药烧存性为末。

［用法］ 吹入耳中。

［主治］ 耳脓。

［方剂来源］ 明·景隆《慈济方》。

12．三黄散：

［组成］ 雄黄、硫黄、雌黄各等分。

［用法］ 上为细末。以少许吹入耳内立效。

［主治］ 耳内流脓。

［方剂来源］ 明·周文采《医方选要》。

13．耳脓方：

［组成］ 枯矾、龙骨、黄丹、胭脂（烧灰）各3g，麝香少许。

［制法］ 上药细末。

［用法］ 先以棉签擦净，日日掺之，以愈为度。

［主治］ 耳脓。

［方剂来源］ 清·佚名《济世神验良方》。

14．耳聤效方：

［组成］ 头发，真冰片。

［制法］ 头发瓦上烧灰存性，为细末。

［用法］ 每3g加真冰片2.1g，研匀，吹少许入耳。

［主治］ 耳聤。

［方剂来源］ 清·青浦诸君子《寿世编》。

15．耳出脓方：

［组成］ 蛇蜕（不拘多少）。

［制法］ 上用新瓦焙黑存性，研细末。

［用法］ 先用棉签擦净耳内脓水，后吹入蛇蜕末少许，二三次愈。

［主治］ 耳内出脓。

［方剂来源］ 清·陶承熹《惠直堂经验方》。

16．吹耳散：

［组成］ 水龙骨（煅）、海螵蛸、飞青黛各3g，枯矾0.9g，五倍子（炒黄）3g，黄鱼齿（煅）、细薄荷各1.5g，梅片、川黄连、蚌竹屑各0.9g，石榴花瓣（炙脆）3g。

［制法］ 上为细末。

［用法］ 吹入耳中。

［功效］ 收湿生肌。

［主治］ 耳疳脓水不止。

［方剂来源］ 清·马培之《外科传薪集》。

17．白龙散：

［组成］ 枯矾1.2g，龙骨4.5g。

［制法］上为末。

［用法］先用棉签搅净脓水，然后将药少许吹入，每日 2~3 次。

［功效］收湿生肌。

［主治］耳有脓水不干。

［方剂来源］清·梁廉夫《不知医必要》。

18. 红玉散：

［组成］枯矾、黄丹各 1.5g，水龙骨 3g（煅，研）、海螵蛸 3g。

［制法］上为细末。

［用法］以棉签搅尽耳内脓水，用药少许，掺灌耳中，每日 2 次，勿令风入。

［功效］收湿敛疮。

［主治］聤耳流脓。

［方剂来源］清·董西园《医级》。

【外治疗法】

1. 耳窍有脓先清洁，保持引流通畅，外吹入耳内方药三黄散（研细过 120 目筛），或吹耳散，有清热解毒、消肿敛疮功效。

2. 穿孔大、脓液流水不干者，外用白龙散、蝎倍散于耳环道内（详见急性化脓性中耳炎章节），用药时不宜过多，以防药粉堆积，妨碍引流。

【针灸疗法】

取听宫、听会、翳风、脾俞、肾俞、三阴交等穴。

【护理与预防】

1. 保持外耳道清洁，清除耳道积脓，定期用药。

2. 禁防污液及物尘入耳。

3. 防感冒，避风寒，若见病情变证要及时处理。

【现代研究】

处方 1：黄连 15g，黄柏、黄芩各 9g，栀子 6g。

用法：上药洗净，加水 300mL，浸泡 24~36h，文火煎沸 60min，待冷去渣，过滤 2 次，加入 2%苯甲醇防腐备用。患者每日或隔日门诊，先用 3%双氧水清洁患耳，除净外耳道内脓痂及分泌物。头偏向健耳，患耳向上，滴药液 4~5 滴，保持此姿势 10~15min，使药液充分进入中耳腔内。每日滴药 3~4 次。

疗效：治疗 50 例，统计 48 例。疗程最短 4 天，最长 24 天，平均 8 天。治疗后追踪观察 3~6 个月评定疗效。其中痊愈 32 例，进步 9 例，无效 7 例，总有效率 85.4%。其中慢性化脓性中耳炎 22 例，痊愈 14 例，进步 5 例，无效 3 例；慢性化脓性中耳炎急性发作 26 例，痊愈 18 例，进步 4 例，无效 4 例。

来源：张乃仁。《中医杂志》1988 年第 10 期。

处方 2：紫草 3g，芝麻油 40g。

用法：将紫草原药入油内置火上炸之，待油变紫色后滤取油液，装玻璃瓶备用。先擦洗中耳，用过氧化氢溶液滴入后，再用棉签将液体拭干，而后滴入紫草油数滴，每日 2~3 次。

疗效：治疗 53 例，用药最少 7 天，最多 13 天，痊愈 32 例，好转 18 例，无效 3 例。随访 1 年，仅有 1 例复发。

来源：张子宽。《辽宁中医杂志》1989 年第 5 期。

处方 3：黄连 100g，加清水 800mL，文火煎 50min，经过滤、浓缩、再净滤得澄清黄连液 60mL，然后加入含冰片 1.5g，麝香 0.5g 的甘油混合剂 10mL，最后再加 10mL 注射用水，搅匀后分装 10mL 药瓶以备用（以上操作均在无菌条件下进行）。

用法：先以 3% 双氧水清洗耳内脓液。拭净后，患耳向上滴入药液 3～6 滴，轻按耳屏 1min，促使药液经鼓膜穿孔流入中耳腔。每日 2 次，5 天为 1 疗程。

疗效：治疗 46 例，58 只耳中，痊愈 29 只耳，好转 24 只耳，无效 5 只耳。总有效率达 91%。

来源：郑现甫。《四川中医》1995 年第 2 期。

处方 4：紫草、苦参各 50g，香油 500mL，冰片 6g，枯矾 3g。将紫草、苦参放入香油锅内浸泡 24h，然后加热炸至药枯呈黑黄色，过滤后再将冰片、枯矾研成细面搅匀备用。

用法：先用消毒棉签蘸 3% 双氧水将患耳内脓物清洗干净，然后用滴管滴入上药 1～2 滴，再用消毒棉签蘸"紫参滴耳油"适量塞入耳中，最后用药棉堵塞外耳道。每日 1 次，每 3 天为 1 疗程。

疗效：治疗 120 例，计 145 只耳，急性化脓性中耳炎 120 只耳，痊愈 112 只，显效 6 只，好转 2 只；慢性化脓性中耳炎 25 只耳，痊愈 21 只，显效 2 只，好转 1 只，无效 1 只。

来源：王彩云。《浙江中医学院学报》1991 年第 6 期。

第十三节　耳后骨膜下脓肿

耳后骨膜下脓肿主要由于化脓性中耳炎，脓液从乳突外侧骨皮质溃破入耳后骨膜下所致，以耳部疼痛，连及耳后，耳道流脓，或耳后完骨部肿胀疼痛为主要表现。中医称"耳后疽""耳后发""耳后附骨痈""耳后痈""耳后锐毒""耳发""耳根毒"等。

【中国古代中医论述】

1. 隋·巢元方《诸病源候论》卷三十九·耳后附骨痈候："附骨痈，是风寒搏血脉，入深近附于骨也。十二经之筋脉，有络耳后完骨者，虚则风寒客之，寒气折血，血瘀涩不通，深附于骨，而成痈也。其状，无头但肿痛。"

[注] 完骨：耳郭后隆起的骨部，即乳突。

2. 明·王肯堂《证治准绳·疡医》卷之三：耳根毒："耳根毒……属足少阳胆经，兼三焦风热所致……一妇耳下肿痛，发寒热，与荆防败毒散四剂，表证悉退，以散肿溃坚汤数剂，肿消大半，再以神效瓜蒌散四剂而平。"

3. 明·申斗垣《外科启玄》卷之四："耳后发，此疮乃手少阳三焦经毒之所发于耳后……治当消风抑火，内疏内托随症治之。"

4. 清·沈金鳌《杂病源流犀烛》卷二十三："耳轮生疮，名且发疽，属手少阳三焦经热者宜凉膈散……若寒热间作，内外红肿，疼痛日增者，为耳痈，用活命饮加升麻、桔梗。"

5. 清·许克昌、毕法《外科证治全书》卷二："锐毒（一名耳后毒）发在耳后，宜别阴阳治之，患色白者，按阴疽例治；患色红者，按阳痈例治，如发耳垂后，名耳根毒，辨治亦然。"

6. 清·许克昌、毕法《外科证治全书》卷二："手太阳小肠筋、足太阳膀胱筋俱走耳后完骨。足阳明胃脉之支、足少阳胆脉、手少阳三焦脉俱过耳后。"

7. 清·高秉钧《疡科心得集》卷上："耳内有脓时……脓不外泄，热毒即循络外达，绕耳红肿，则发外耳痛矣，必欲开刀脓泄方愈。"

【病因病理】

初起多因热毒壅盛，内攻完骨，腐蚀血肉，化腐成脓。或肝胆火热循经犯耳，日久不去，蕴结成毒，邪毒穿膜蚀骨致完骨局部肿胀疼痛发热。或素体虚弱或耳流脓日久，托毒无力，致邪毒滞留完骨，反复溢脓，溃口久不愈合，致耳后瘘。

【临床症状】

耳内及耳后疼痛，耳内流脓，秽臭有时带血，查耳后红肿，胀痛，或有波动感，耳郭常被推向外方。若耳后脓肿溃破者，可形成瘘管。甚者伴有发热、头痛口干、大便秘结等。

现代医学检查：①X线摄片示乳突骨质破坏阴影。②实验室检查：血白细胞增高。

【鉴别诊断】

本病应与外耳道疖肿鉴别。

【内服药疗法】

1. 肝胆火炽证：

［主证］脓耳反复发作，流脓，或因污水入耳等，引发耳热，耳后肿胀，伴有发热，头痛，口干，口苦，舌质红，舌苔微黄，脉弦数或数。

［方剂］龙胆泻肝汤。

［组成］龙胆草、归尾、防风、知母、木通、牡丹皮、甘草各6g，连翘、黄芩、金银花、天花粉、赤芍各4.5g。

［制法］上药水煎去渣。

［用法］温服，或对陈酒一杯服。

［功效］清肝泻火，解毒。

［主治］脓耳，赤肿溃烂流脓（耳后脓毒）。

［加味］上方加柴胡6g。

［方剂来源］清·许克昌、毕法《外科证治全书》。

［注］本方剂与《医方集解》龙胆泻肝汤组成有异，功效有别。

2. 热毒壅盛证：

［主证］脓耳耳内流脓不畅，耳痛及耳后疼痛较剧，甚则肿起如半球状，耳郭被推向前方，耳后完骨肿胀压痛，数天后，肿起有波动感，穿破流脓，伴头痛，发热，口渴，舌质红，舌苔黄。

［方剂］仙方活命饮。

［组成］穿山甲、白芷、防风、赤芍、薄荷、甘草、归尾、天花粉、贝母、皂角刺各3g，金银花、陈皮各9g，乳香、没药各3g。

［制法］乳香、没药研细备用，余加水煎去渣。

［用法］用水、酒煎送乳、没二味，余温服。

［功效］清热解毒，消肿散痈。

［主治］耳发疽。

［加味］升麻、桔梗各3g。

［方剂来源］清·沈金鳌《杂病源流犀烛》。

3. 气血亏虚证：

［主证］脓耳病程已久，耳后疽已溃，溃口经久不愈，时时流脓渗液，疮口淡暗，伴倦

怠乏力，舌质淡，舌苔薄，脉细。

　　[方剂]　托里消毒散。

　　[组成]　人参、川芎、白芍、黄氏、当归、白术、茯苓、金银花各 3g，白芷、甘草、皂角刺、桔梗 1.5g。

　　[制法]　上㕮咀，以水 400mL，煎 320mL，去滓。

　　[用法]　食远温服。

　　[功效]　补养气血，去腐生肌。

　　[主治]　疮口经久不愈。

　　[方剂来源]　明·陈实功《外科正宗》。

　　[注]　气血虚弱甚者加倍人参用量。

【外治方药】

1. 黄矾散：

　　[组成]　黄矾 15g，乌贼鱼骨、黄连各 7.5g（去须）。

　　[制法]　上为细末，绵裹，如枣核大。

　　[用法]　塞耳中，每日换 3 次。

　　[功效]　清热燥湿，收涩敛脓。

　　[主治]　耳出脓水。

　　[方剂来源]　宋·赵佶《圣济总录》。

2. 香黄散：

　　[组成]　白芷、大黄各等分。

　　[制法]　上为细末，蜜醋调成膏状。

　　[用法]　敷赤肿痛处，1 日 1 次。

　　[功效]　清热解毒，消肿止痛。

　　[主治]　痈肿。

　　[方剂来源]　宋·施发《续易简方》。

3. 香附膏：

　　[组成]　附子 2 枚（去皮、脐，生用），石菖蒲、矾石（烧枯）、杏仁（汤浸，去皮、尖、双仁，炒）各 15g，麝香（研）6g，蓖麻子 60 粒（去皮）。

　　[制法]　先将附子、石菖蒲、矾石为粗末，再将蓖麻、杏仁为膏，再研麝香，同拌匀，为丸如枣核大，以蜡裹。

　　[用法]　每次 1 丸，用大针穿透，塞于耳中，每日 2 次。

　　[功效]　通窍止痛。

　　[主治]　耳中疼痛。

　　[方剂来源]　宋·赵佶《圣济总录》。

4. 军持露：

　　[组成]　熊胆 0.3g，冰片少许。

　　[制法]　用凉水 20mL 化开。

　　[用法]　滴入耳内。其冷如冰，其痛立止，少时倾出。

　　[功效]　清热止痛。

　　[主治]　耳内痛引脑项。

［方剂来源］清·祁坤《外科大成》。

【外治疗法】

1. 耳后红肿疼痛未成脓者，可用香附膏、香黄散外敷患处，消肿止痛（详见本章节）。

2. 耳痛引脑项者可用军持露滴入耳内，清热解毒（详见本章节）。

【针灸疗法】

局部红肿可选用阳陵泉、外关、合谷、曲池等穴，以疏通经络，消肿止痛。

【手术疗法】

脓已成者，用刀、针刺破排脓。

［注］1. 已溃破流脓者可敷千锤膏（详见《中医外科临床手册》），以拔毒提脓，去腐消肿。

2. 若耳后瘘管流脓未尽，可用九一丹药线插入瘘管，去腐生肌。

九一丹：

［组成］石膏（煅）27g，黄灵药3g（两药比例为9∶1）。

［方剂来源］清·吴谦《医宗金鉴》。

【护理与预防】

1. 预防脓耳发生，是预防本病发生的根本方法。若已发生本病要及时治疗。

2. 若肿处有波动感，应早切开排脓。

第二十章 外眼病

第一节 中国古代眼科学发展简况

中国眼科学是中医学的组成部分，和其他各科有着不可分割的关系，发展至 1911 年已有数千年的历史，它是我国人民与眼部疾病作斗争的丰富经验，是历代医家的智慧结晶，在实践中不断积累和理论的总结，逐步完善、发展、提高而形成的一门学科。中国古代中医并无明确分立体系，西汉、司马迁《史记·扁鹊仓公列传》："扁鹊名闻天下，过邯郸闻贵妇人即为带下医，过雒阳闻周人爱老人，即为耳目医。"因此东汉以前无专门论述中医眼部疾病的专著，有关眼部疾病的认识与理论形成及方药应用均收录于中医典籍之中。

1973 年底，长沙马王堆三号汉墓曾出土 3 大批帛书及部分竹木简。其中医书部分《足臂十一脉灸经》："……目外渍（眦）痛……"（渍，眦的通假字，外眦即外眼角，后世所谓锐眦（zì），足少阳脉所至之处）。这是我国古代医籍中最早记载眼疾的论述，成书年代应在战国时期之前，早于《黄帝内经》，《黄帝内经》一书用阴阳五行学说论述人体内外环境统一性的"天人相应"的整体观念，以解释人体、生理、病理、经络现象和辨证的论治规律，奠定临床各科发展的基础，并兼及针灸、方药治疗。《黄帝内经》认为眼是人体的一部分，与脏腑经络密不可分，如《灵枢·大惑论》："五脏六腑之精气，皆上注于目而为之精。精之窠为眼，骨之精，为瞳子，筋之精为黑眼，血之精为络，其窠气之精为白眼，肌肉之精为约束裹撷筋骨血气之精，而与脉并为系，上属于脑，后出于项中。"

［注］（1）皆上注于目而为之精：是指五脏六腑的精气，皆充注于目，为视物精细之用。

（2）精之窠为眼：窠，指眼窝，即五脏六腑精气上注之处即是眼睛。

（3）骨之精：指肾之精。《类经》十八卷八十一注：骨之精，主于肾，肾属水，其色玄，故瞳子内明而色正黑。

（4）筋之精：即肝之精。

（5）血之精：即心之精。

（6）气之精：即肺之精。

（7）肌肉之精为约束：肌肉之精，指脾之精。约束，是指眼睑。肌肉之精为约束，指脾之精所注为上下眼睑。

（8）裹撷：撷，xié，通襭，以衣襟承物，裹撷，指汇集在一起。

《素问·五脏生成》："诸脉者，皆属于目。"《素问·阴阳应象大论》："肝主目。"其确立了此后中医眼科"眼脏一体"的理论基础。对眼病诊断的论述如《灵枢·论疾诊尺》："目赤色者，病在心，白在肺，青在肝，黄在脾，黑在肾，黄色不可名者，病在胸。"并引用阴阳学说论述眼生理功能如《灵枢·大惑论》："目者，五脏六腑之精也……瞳子，黑眼法于阴；白眼，赤脉法于阳也。故阴阳合传而神明也。"

［注］合传：指瞳子、黑眼、白眼、赤脉四者之精气分属于阴阳，相互协调，共同传之于目，而为视物精明之用。《太素·七邪》注："此之阴阳四精和合，通传于气，故曰精明也。"《黄帝内经灵枢集注》："阴乃肝肾，阳乃心肺。""故阴阳相合，传于目而为精明也。"

《灵枢·癫狂》："目眦外决于面者为锐眦，在内近鼻者为内眦，上为外眦，下为内眦。"

［注］人的外眼角叫锐眦，内侧近鼻部的叫内眦，上眼胞属锐眦，下眼胞属内眦。

《素问·玉机真脏论》："目眶陷，真脏见……"

［注］此节提出"目""眶"名词。

《灵枢·大惑论》："邪中于项，因逢其身之虚，其入深，则随眼系以入于脑，入于脑则脑转，脑转则引目系急，目系急，则目眩以转矣。"

［注］上述列出"眼系""目系"名词。

上章节中提到的"目""眼""眶""内眦""外眦（锐眦）""络""约束""白眼""黑子""目系""眼系"等解剖名词至今仍应用于临床。而《素问·评热病论》："正气存内，邪不可干。"《素问·太阴阳明》："伤于风者，上先受之。"《灵枢·论疾诊尺》："诊目痛，赤脉从上下者，太阳病；从下上者，阳明病；从外走内者，少阳病。诊寒热，赤脉从上下至瞳子。"《素问·本病论》："暴热而至，赤风瞳翳。"对于疾病的病因病机的阐述，为以后中医眼科辨证论治奠定了理论基础。秦汉时期《神农本草经》是我国现存最早的药物学专著，共记录药物365味。其中眼部疾病多用药有80余味，如青葙子、车前子、蒺藜子、决明子、地肤子、羚羊角、磁石等，分治多种眼病。

东汉末年，张仲景《伤寒杂病论》在深入钻研《黄帝内经》《难经》等古代医籍的基础上，汇总了汉代以前广大劳动群众的医药经验（"勤于古训，博采众方"）和自己历年的临床实践编写而成的。所以内容丰富，理法严明，是一部理法方药俱备，理论联系实际的名著。其中尤为突出的一个特点，是创造性地完成了六经辨证论治的完整体系，这在中国中医学发展史上，是一次最伟大的贡献。六经辨证论治，是把各种外感病的临床表现，综合划分为太阳、阳明、少阳、太阴、少阴、厥阴六种不同的类型，再根据这些不同的类型，确定治则，选方用药。外感病的症状，实际是各脏腑各经络受到不同的六淫外邪干扰后所引起的病理反应。由于六淫的性质不同，这些脏腑、经络，也由于属性有阴阳、部位有浅深，病情有寒热，秉赋有虚实，因而六淫之邪侵入人体后，也就形成不同的综合症候群。因此六经辨证包括六淫、气化、脏腑、经络、八纲在内的综合辨证。书中记载"目直视""目瞑""面目黄肿""目中不了了""睛不和""目眩""目赤""血从泪出""目不得闭""其目正圆""眼中生花""目四眦黑""面目黧黑""两目浮肿""目泣自出""目青面黑""目睛晕黄""目窠上微肿"等眼部病证。《金匮要略》百合狐惑阴阳毒症脉证治第三："初得之三四日，目赤如鸠眼（斑鸠的眼色红），七八日，目四眦（指两眼内外眦）黑。若能食，脓已成也，赤小豆当归散主之。"为现代医学眼、口、生殖器综合征最早的记载（眼受累，虹膜睫状体炎），以活血祛瘀、清热、解毒、渗湿法指导临床用药。仲景的麻黄汤、越婢汤、五苓散、小柴汤、承气汤、白虎汤、苓桂术甘汤、炙甘草汤、甘草泻心汤等一直为当代所应用。

晋代皇甫谧《针灸甲乙经》是中国现存最早的一部针灸学专书，也是最早、最多收集和整理古代针灸资料的重要文献，本书的内容主要取材于《素问》《灵枢》《明堂孔穴针灸治要》三部书。皇甫谧为使其内容更加系统化和切合实用"乃撰集三部，使事类相从，删其浮辞，除其重复，论其精要"。论述了针灸经络、病因病理、腧穴部位，病证的穴位主治。如《针灸甲乙经》卷之十二·足太阳阳明手少阳脉动发目病第四："目中赤痛，从内眦始，取阴蹻。""目中痛不能视，上星主之。先取譩譆，后取天牖，风池，以泻足太阳、少阳和手阳明风热。""青盲，远视不明，承光主之。""目瞑，远视䀮䀮，目窗主之。""目䀮䀮，赤痛，天柱主之。""白膜覆珠，瞳子无所见，解溪主之。"等眼部穴位达30余穴。以头面部穴居多，治外感风热内郁火邪所致的目病之法，至今宜遵用之。

隋代·巢元方等《诸病源候论》卷二十八·目病诸候凡三十八论（载有眼病 38 候），内容是外眼病有目胎赤、目赤烂、目脓漏、睢目、雀目及目肤候等；内眼病有青盲、目盳、目茫芒候等；有目不能远视、目偏视候等，此外还有目淫肤息肉（相当于胬攀睛）的刀割术治疗，在病理方面除了论述风冷风热之邪的侵袭外，还着重论述了脏腑经络阴阳气血同眼的密切关系。书中还分述了突眼、近视等多种与全身疾病的相关的眼症的症候。

唐·孙思邈《备急千金要方》卷第六上·目病："生食五辛，接热饮食，热餐面食，饮酒不已，房室无节，极目远视，数看日月，夜视星火，夜读细书，月下看书，抄写多年，雕镂细作，博弈不休，久处烟火，泣泪过多，刺头出血过多。""驰骋田猎，冒涉风霜，迎风追兽，日夜不息者，亦是伤目之媒也。"此后世称为眼病 19 因，为后来眼科病因病机学说做出了贡献。书中"补肝散"用动物肝脏（羊肝）治疗夜盲症在世界医学史上居领先地位。用"瓜子散""补肝治眼漠漠不明"。功效：补肝益肾，祛风明目。主治肝肾不足、风邪上扰、眼中生翳、视力减退，其还列举多种方剂，分治目赤、目痛、目泪、目烂、目痒、翳膜、视昏与盲、视觉异常、外伤类等，并记载点、熏、洗、渍熨、敷等外治法，并首次提到赤白膜的割除手术，如卷六载有 38 种眼病及卷三十载有 34 种证候的针灸处方。

唐·王焘《外台秘要》共计 40 卷，收录了秦至唐中期 56 位著名医家方论，有 6000 余首医方，并将其按疾病分为 1104 门。其卷二十一专论眼疾，书中引入印度《天竺经》论眼序一首（部分内容），并引用 20 余种进行综述，收载治疗眼病方剂 150 首。"出眼疾候"介绍了脑流青盲眼（白内障）的治疗："此宜用金篦决，一针之后（用金针拨内障）；豁若开云而见白日。针讫。"（此时我国最早用针拨内障术）其"眼疾品类不同候"中提及"绿翳青盲（青光眼）以"皆以内肝管缺，眼孔不通"阐述病机。

［注］缺：破也。此外还记载以镊子拔除倒睫，"眼中忽有到（倒）睫毛刺眼者，速令一人以镊子摘去之，否则令眼泪多碜痛"，又以烧灼法治疗类似胬肉之眼病。

隋唐年间人托名龙木《眼科龙木论》，又名《龙树菩萨眼论》简称《眼论》撰人佚名。约隋唐间人托名，龙树菩萨撰，撰年不详。书中主要论述眼病的起因及各种眼病的治法，记述 72 种眼科病证的方论，其中包括 23 种内障眼，44 种外障眼及 5 种小儿科外障眼病的临床表现和治疗方法，原书已佚。其佚文主要见于《秘传眼科龙术论》卷六的 72 症方论中。卷七为"诸家秘要名方"，引录《三因方》《本事方》《百选方》等书治疗方剂 30 余首。卷八为"针灸经"，介绍治疗眼疾的常用腧穴，卷九与卷十为"诸方辨论药性"，已述眼科常用药物 150 余种，《秘传眼科龙术论》不仅保留早期《龙木论》的内容，而且又辑录了唐、宋以来眼科方药，可谓集唐、宋以前眼科之大成。此外，该书叙证详备，注重辨证，所载方主药实用有效，故今仍有重要的学习和参考价值。

北宋·王怀隐《太平圣惠方》卷第三十二、三十三计 49 门，载方 487 首，治疗眼部疾病 44 类。其眼论曰："眼有五轮、风轮、血轮、气轮、水轮、肉轮（脾生肉，眼有肉轮也），五轮应于五脏，随气之主也。肝者，在脏为肝，其色青，其味酸，属东方甲乙木也，王于春，肝气通于目，左目属甲为阳，右目属乙为阴，肝生风，眼有风轮也。""肝脏病者应于风轮，风轮病即望风泪出，睹物烟生，夜退昼增，碜痛畏日，或如青衣拂拂，时似飞蝇联联，此时肝脏之疾，宜治肝也……"，其强调"五轮应于五脏"，将五轮与五脏紧密联系起来的整体观，并首次将五轮学运用眼科病机，推进了五轮学说的临床应用，同时收集宋以前眼科手术方法加以论述，如眼钩割针镰法："夫眼若两眦头有赤脉及息肉宜钩起以铍针（两刃小刀针）割令尽……凡钩割及针不得在旦，旦则腹空，五脏皆虚，即晕闷便倒，亦须着人扶头……" 其提到操作方法、术后护理及注意事项，可见中医眼病外治法已广泛地应用。

宋代宋徽宗时期以赵佶领衔编纂《圣济总录》全书 200 卷，以各科医方为主体（收方 20 000 余首），兼收医理及针灸等多种疗法内容，其中第 102~113 卷专论述眼科，共 58 种，分别论述病因病机与症状，以病统方，下列单方，辨证选择，共计收方 800 余首。第 113 卷论述钩、割、针、镰与熨烙的适应证、操作方法及注意事项，丰富了眼科疾病治疗内容及外技法多种类的应用。

南宋·杨士瀛《仁斋直指方论》卷之二十·眼目方论中先按眼部位分属五脏："其首尾赤眦属心，其满眼白属肺，其乌眼圆大属于肝，其上下肉胞属脾，而中间黑瞳一点如漆者，肾实主之。" 再以眼目表现辨寒热，虚实如 "肝肾之气充，则精彩光明；肝肾之气乏，则昏蒙晕眩。乌轮赤晕刺痛浮浆，此肝热也。胆生清泪，枯黄绕睛，此肝虚也。瞳人开大，淡白褊斜，此肾虚也。瞳人焦小，或带微黄，此肾热也。" 虚实之分，条理清晰。又如："拘急牵飕，瞳青胞白，痒而清泪，不赤不疼，是之谓风眼；乌轮突起，胞硬肿红，眵泪湿浆，里热刺痛，是之谓热眼；眼浑而泪，胞肿而软，上壅朦胧，酸涩微赤，是之谓气眼。" "淡紫而隐红者为虚热；鲜红而妒赤者为实热；两眦呈露，生翳肉者，此心热血旺；白睛红膜如纸伞者，此气滞血凝。" 以症状表现特点加以区分，对眼病辨证有很好的提示。

宋代·陈言《三因极一病证方论》卷之十六·眼叙论："……皆能病目，故方论有五轮、八廓、内外障等。" 首次提出 "八廓" 一词，但无具体内容。

金元时代著名医学家刘完素、李杲、张从正、朱震亨为代表的四大学派在论述眼病机上侧重。刘完素研究五运六气学说着眼于风寒暑湿燥火，对疾病发生和发展的影响、治疗眼病多以降心火，益肾水为主。李杲以脾虚精不能运化，上贯于目则不明，需理脾胃，养气血为主；张从正宜用攻下，祛热毒；朱震亨认为眼病不外虚实二因，眼目昏花属肾水亏虚宜治肾阴（生熟地黄丸治之）；眼赤肿痛属肝经风热，宜散风热（泄热黄连汤治之）。这些学术思想对之后的眼病病机与治疗均产生了一定的影响。

元代·危亦林《世医得效方》卷第十六·眼科总论："人有双眸……聚五脏之精华。其五轮者，应五行；八廓者，象八卦。" 以绘图的方式注出 "五轮之图"，"八廓之图" 将八廓分属于眼部外表的八个部位上，"天、地、水、火、风、雷、山、泽" 八象名词以次列出属性如 "天廓肺、大肠、地廓、脾胃" 等。依次列出天廓病、地廓病等病因病机及症状，至此八廓学说有了较完善的理论。书中并列 88 个眼症的辨证论治，附有方剂。

元代·倪维德《原机启微》全书分上下二卷，附录一卷。上卷论眼病的病因、病机与治疗，下卷为附方。书中从病因、病机立论，以病因来确定病名。每论均有病因、病机、诊断和用药规律的详尽论述；广泛搜集从内服的汤、丸，到外用的点、洗、散膏等。列眼病 40 余方，其中如芍药清肝散、通气利中丸、黄连羊肝丸、羚羊角散等，均为眼科常用且疗效甚佳之方，一直为后世医家所推崇，实为我国古代治疗眼病的一部重要著作。

《银海精微》为宋以后人托名孙思邈撰，撰年不详，共二卷，约成书元明之间。主要论眼部的 "五轮八廓"，并附图说明方位，又论及五轮病变与脏腑之关系，并记述各种目证 81 种证因脉治，卷后附经验方药诗括 61 首及药性论 133 味，其中有点、搽、涂、贴、熏、洗等剂型药的制法与用法，重视诊治眼病的顺序和方法。而且还重视眼科手术 "开金针法"，其中详细记载了 "开金针法" 的操作方法和步骤。时至今日本书载述的金针内障术仍然适用于临床。

明·朱橚《普济方》卷七十一至卷八十六，为眼目门，16卷，分眼病57类，收方2300多首，汇集眼病60余种，或以病机命名，或以证候命名，或以病程兼证命名；书中列若干处方，详述主治、剂量、用法，其内容是治疗眼病极其珍贵的参考资料。

明·傅仁宇《审视瑶函》全书卷首载前贤医案，五轮八廓，五运六气等图说和歌括；卷一、卷二主要论述眼与脏腑、经络的关系与眼病及眼病的病因、病机；卷三至卷六，以眼科病证为目，条析其脉、图、证、治、兼论小儿目疾，眼科针灸治疗，共列108证，300余方。书中还附有治疗要穴及图像、歌括，载有"秘制点眼丹药诸方"，对35个外用方的治法、用法做了详细介绍。内容丰富详尽，实用价值较高，故又名《眼科大全》。

明·杨希洛、夏惟勤合编《明目至宝》，明·亡名氏《异授眼科》，明·邓苑《一草亭目科全书》等眼科医书大量涌现，眼科理论和临床呈现百家争鸣之势。

明·王肯堂《证治准绳》第七册，记载眼病证候170余种，症状分类阐述，每病证列出多个方剂按辨证选择治则，方义一一注明及用法，具有实用价值。

明代·杨继洲《针灸大成》记载眼病63种，叙述了106个穴位治疗眼病的功效，针灸处方90余首，是明代以针灸治疗眼病经验的汇集。

明·（朝鲜）金礼蒙等《医方类聚》汇集明代以前各家医籍编撰而成，卷64~70为眼门，收录眼病方剂1300余首，包括内服、外用、膏丸丹散、药膳食疗门类。

明·李时珍《本草纲目》载治眼病药物452味，治赤肿药143味，治昏盲药157味，治诸物眯目药31味，治翳膜121味，并附有历代名方及经验方，丰富了治眼病用药的范围提供依据。

明·张介宾《景岳全书》卷之二十七·眼目："眼目一证，虽古有五轮八廓及七二证之辨，余尝细察之，似皆非切当之伦，徒资惑乱，不足凭也。以愚论之，则凡病目者，非火有余则阴不足耳，但辨以虚实二字，可尽之矣。"张介宾提出治病求本的重要，他说："万事皆有本，而治病之法，尤惟求本为首务。"所谓本，即是起病之因，不外乎虚实寒热表里。而疾病往往是复杂的，多有六者兼见，此时，"惟于虚实二字，总贯乎前之四者，尤为紧要当辨也。"治则，以虚实为论点"阳气有余，阴气不足，乃血虚气盛。血虚气盛者，皆火有余，元气不足也"的学术思想，"在明目论列方"载38首，一些方剂至今仍发挥作用。

清·黄庭镜《目经大成》首卷记载："脏腑表里三阳三阴轮廓贯通""五运之图""六气之图""五轮主属形图""五轮定位形图""八廓定位形图""八廓分属形图""开导前面针穴，开导背面针穴，针割钩烙图式，针割钩烙用法"等。其发挥和充实前人五轮、八廓学说，总结"针拨八法"及针、割、钩、烙在眼手术方法切合实用。书中载眼目症89种，载方229首，分类列出，辨证精详，有论有方，作者临床经验丰富，可谓独树一帜。

清·顾锡所《银海指南》书中论述眼病的病因病机、辨证要点及眼与全身病的关系。

清·马云从《眼科阐微》论述多种眼病。方论俱备，卷一为医论，阐述眼的生理、病理、眼病辨证施治原则等；卷二为眼病和孙真人眼科72症秘诀及其治法等；卷三至卷四介绍时行眼症及妇人、小儿眼病的辨证治疗。书中提出治老年眼病宜先通窍后补虚；退翳不可过用寒凉；治疗孕妇目病，在辨证用药同时兼顾扶正安胎等。对多种眼病论述颇详，对后世中医眼病防治仍有参考价值。清·张廷桂《眼科要旨》、清·黄岩《秘传眼科纂要》、清·吴谦《医宗金鉴》眼科心法要诀等，这些著作对中国中医眼科学发展发挥了重要作用。

第二节　眼与脏腑经络的关系

"目得血而能视，然五脏六腑精气于上注于目""盖十二经脉，三百六十五络，其血气皆上走于面而走空窍，阳气上散于目而为精"，目者血脉之宗也，"五脏之精气皆失所司，不能归于目矣""故目诸病生焉"。

眼之能够明视万物，辨别颜色是需五脏六腑精气的滋养，若脏腑功能失调或经络传导作用低下或阻滞则可致眼病。

【中国古代中医论述】

1. 《素问·五脏生成》："诸血者皆属于心。""心之合脉也。""诸脉者皆属于目。"

2. 《素问·脉要精微论》："脉者血之府。"

[注] 心主血脉，诸脉属目。

3. 《素问·痿论》"心之合脉也。"

4. 《灵枢·口问》："目者，宗脉之所聚也，上液之道也。"

5. 《素问·调经论》："五脏之道，皆出于经队，以行气血。"

6. 《灵枢·本神》："所以任物者谓之心。"

7. 《灵枢·大惑论》："目者，心之使也；心者，神之舍也。"

8. 《素问·解精微论》："夫心者，五脏之专精也；目者，其窍也。"

9. 《素问·灵兰秘典论》："心者，君主之官，神明出焉。"

10. 明·王肯堂《证治准绳》第七册·上窍门上·目："夫火在目为神光……滋目之源液也。"

11. 明·傅仁宇《审视瑶函》卷之一·目为至宝论："心主血……在目为神光……神光者，谓目中自然能视之精华也。"

[注] 心主血脉，上输于目，才能维持视觉，类似于现代生理学关于视觉形成的一系列神经活动。

12. 《素问·金匮真言论》："东方青色，入通于肝；开窍于目，藏精于肝。"

13. 《灵枢·五阅五使》："五官者，五脏之阅也……目者肝之官也……以候五脏……肝病者眦青。"

14. 《灵枢·脉度》："肝气通于目，肝和则目能辨五色矣。"

15. 《灵枢·本神》："顺四时而适寒暑，和喜怒而安居处，节阴阳而调刚柔，如是则僻邪不至，长生久视。"

16. 《素问·五脏生成》篇："肝受血而能视。"

17. 《素问·定理明五气》篇："五脏化液……肝为泪。"

18. 《灵枢·口问》："液者，所以灌精濡空窍者也。"

[注] 泪液的生成和排泄与肝有关。

19. 《灵枢·九针》："肝主泣。"

20. 唐·孙思邈《银海精微》卷之上："泪乃肝之液。"

21. 明·傅仁宇《审视瑶函》卷之一·目为至宝论："真血者，即肝中升运于目，轻清之血，乃滋目经络之血也。此血非比肌肉间混浊易行之血，因其轻清上升于高而难得，故谓之真也。"

[注] 目为肝与外界联系的窍道，肝所受藏的精微物质，依赖肝气的推动能输送至眼，

眼受到滋养，从而维持视觉功能。

22.《素问·玉机真脏论》："其不有则令人九窍不通。"

23.《素问·阴阳应象大论》："清浊出上窍。"

24.《素问·痿论》："脾主身之肌肉。"

25. 金·李东垣《兰室秘藏》卷上·眼耳鼻门："夫五脏六腑之精气，皆禀受于脾土，而上贯于目。脾者，诸阴之首也；目者气血之宗也，故脾虚则五脏之精气皆失所属。"

［注］脾主运化，输精于目，水谷之精，有滋养肌肉的作用，如眼睑肌肉及眼带（眼外肌）得脾之精气充养，则眼睑开合自如等。

26.《素问·五脏生成》："诸气者皆属于肺。"

27.《素问·六节脏象论》："肺者，气之本。"

28.《灵枢·决气》："气脱者，目不明。"

29.《灵枢·五癃津液别》："目为之候，肺为之相。"

30.《灵枢·五癃津液别》："五脏六腑之津液，尽上渗于目……肺举则液上溢。"

31. 明·傅仁宇《审视瑶函》："目之为体……气轮者，白睛是也，内应于肺，肺为华盖，部位至高，主气升降，少有怫郁，诸病生焉。"

［注］肺主宣布散发，肺能布散气血津液至全身，使全身血脉，津液通利，眼络通畅，眼得到气血津液的濡养，目得其养则明视，反之肺气不足，目失所养则视物昏暗。

32.《素问·上古天真论》："肾者主水，受五脏六腑之精气而藏之。"

33.《灵枢·大惑论》："目者，五脏六腑之精也。"

34.《素问·脉要精微论》："夫精明者，所以视万物，别白黑，审短长，以长为短，以白为黑，如是则精衰矣。"

35.《灵枢·海论》："髓海不足，则脑转耳鸣……眩冒，目无所见。"

36. 明·傅仁宇《审视瑶函》："真精者，乃先后二天元气所化之精液，先起于肾……而后及乎瞳神也……惟瞳神乃照物者。"

37. 明·傅仁宇《审视瑶函》卷一："肾之精腾，结而为水论……水衰则有火盛燥暴之患，水竭则有目轮大小之疾，耗涩则有昏眇之危，亏者多，盈者少，是以世无全精之目。"

［注］肾精的盛衰直接影响到眼的视觉功能。

38.《素问·阴阳应象大论》："清阳出上窍，浊阴出下窍。"

［注］脾主升清，胃主降浊。

39.《素问·六节脏象论》："脾、胃、大肠、小肠、三焦、膀胱者，仓廪之本，营之居也，名曰器，能化糟粕，转味而入出者也。"

40.《灵枢·五脏》："六腑者，所以化水谷而行津液也。"

41.《灵枢·五脏》："肺合大肠……心合小肠……肝合胆……脾合胃……肾合三焦，膀胱……视其外应，以知其内脏，则知所病矣。"

［注］眼与六腑的关系，主要为五脏与六腑具有相互（表里）依赖、相互协调的内在联系。六腑的功能正常，目得所养，才能维持正常的视功能。

42.《灵枢·天年》："五十岁，肝气始衰，肝叶始薄，胆汁始灭，目始不明。"

43. 明·傅仁宇《审视瑶函》卷一·目为至宝论："神膏者，目内包涵之膏液，膏液如破，则黑稠水出是也。此膏由胆中渗润精汁，升发于上，积而成者，方能涵养瞳神，此膏一衰，则瞳神有损。"

〔注〕上指出胆汁在神膏的生成及养护瞳神所起的作用，这是眼与胆的生理关系。胆汁的生成与排泄均受到肝的疏泄功能的影响，故"肝合胆"。

44.《素问·灵兰秘典论》："小肠者，受盛之官，化物出焉。"

45. 明·王肯堂《证治准绳·杂病》第七册·目："离正南方，络通小肠之腑，脏属于心，心与小肠相为脏腑，为谓阳受盛之胞。故曰胞阳廓。"

46. 清·黄庭镜《目经大成》卷上："离为内眦，络通小肠之腑，脏属于心，心者君主之官，神明出焉，小肠者受盛之官，化物出焉。心与小肠相为表里，主会通水火，下济上行，品物咸章。"

〔注〕上眼与小肠生理关系，小肠分清别浊，清者（津液）循经上行于目，维持心的神明（视觉），津液充足何以生热，阴阳交流，合乎时宜，循于时序。其浊下注于大肠及膀胱排出体外，反之火热之邪上炎于目而为病，故"心合小肠"。

47.《灵枢·玉版》："胃者，水谷气血之海也……胃之所出气血者，经隧也。经隧者，五脏六腑之大络也。"

48. 金·李东垣《脾胃论》卷上·脾胃虚实传变论："胃、大肠、小肠、三焦、膀胱，此五者……泻而不藏，此受五脏浊气，名曰传化之府，此不能久留，输泻者也……九窍者，五脏主之。五脏皆得胃气，乃能通利……九窍不利，肠胃之所生也。胃气一虚，耳、目、口、鼻，俱为之病。"

49. 金·李东垣《脾胃论》卷上·饮食劳倦所伤始为热中论："清气、荣气、运气、卫生，春升之气，皆胃气之别称也……脾胃气虚，则下流于肾，阴火得以乘其土位。"

50. 金·李东垣《脾胃论》卷下·脾胃虚则九窍不通论："脾胃既为阴火所乘，谷气闭塞而下流，即清气不升，九窍为之不利。胃之一腑胃，则十二经元气皆不足也。"

〔注〕胃为水谷之海，饮食入胃，谷气上行，脾胃配合供养身，即升清，降浊，升降正常，则清浊分明，浊阴从下窍出则不致上犯清窍，反之九窍不利。故"脾合胃"此为眼和胃的生理关系。

51.《素问·灵兰秘典论》："大肠者，传导之官，变化出焉。"

〔注〕大肠主司传导之责，与肺相合，"主分疏泾渭，上运清纯"，使与肺，肺播于诸脉，渣秽之物（糟粕）始直下。若肺失肃降，腑气不通，热结于下，气壅于上而导致眼病。

52.《素问·灵兰秘典论》："膀胱者，州都之官，津液藏焉，气化则能出矣。"

53. 金·李东垣《兰室秘藏》卷上·眼耳鼻门·内障眼论："上眼皮下出黑白翳两个，隐涩难开，两目紧缩而无疼痛……知足太阳膀胱为命门相火煎熬，逆行。"

54. 明·王肯堂《证治准绳·杂病》第七册·目："坎正北方，络通膀胱之腑，脏属于肾，肾与膀胱相为阴阳，主水之化源以输津液。"

55. 清·唐宗海《血证论》一卷·阴阳水火气血论："膀胱，肾中之水阴，即随气升腾而为津液，是气载水阴而行于上者也。气化于下，则水道通而为溺。"

〔注〕膀胱"津液藏焉，气化则能出矣"，为水液汇聚之处，主要取决于肾气盛衰，在肾中命门之火的作用下，气化为津液，津能化气，气能摄津，津能化血，血含津液，其流通和输布要依赖气的推动，以濡润脏腑官窍（包括目窍在内，其重浊之物由肾气推动，成为尿液排出体外，故膀胱与肾合。若肾与膀胱气化功能失常，水液潴留，可致水湿上犯于目。或体内有热，与水湿停聚，可变生湿热症状眼病）（眼与膀胱生理关系）。

56.《素问·灵兰秘典》："三焦者，决渎之官，水道出焉。"

57.《灵枢·营卫生会》："上焦出于胃上口，并咽以上，贯膈而布胸中，走腋，循太阴之分而行，还至阳明，上至舌下。足阳明常与营卫俱行于阳二十五度，行于阴亦二十五度，一周也。故五十度而复大会于手太阴矣……中焦亦傍胃口，出上焦之后，此所受气者，泌糟粕，蒸津液，化其精微，上注于肺脉，乃化而为血，以养生身，莫贵于此，故独得行于经隧，命曰营气……下焦者，别回肠，注于膀胱，而渗入焉。故水谷者，常并居于胃中，成糟粕而俱下于大小肠而成下焦，渗而俱下，济泌别汁，循下焦而渗入膀胱焉。"

［注］上论述了三焦的部位和其不同生理活动以及与卫营循行。

58.《难经》卷下·三十一难："三焦者，水谷之道路，气之所终始也。"

59. 明·王肯堂《证治准绳·杂病》第七册·七窍门·目："肾与下焦相为脏腑，关主阴精化生之源……而三焦分配肝肾，此目之精法。"

60. 明·王肯堂《证治准绳·杂病》第七册·七窍门·目："神水者，由三焦而发源，先天真一之气所化。"

61. 明·傅仁宇《审视瑶函》卷一·勿以八廓为无用论："三焦之有名无实，以为无用者，此谬之甚者也……三焦在内而不见，尚有鬲上鬲下之分……病发则有丝络之可验者，安得为无用哉。""目为至宝论：中络者六，膀胱、大、小肠三焦胆包络，各一主络，外有旁支细络，莫如其数，皆悬贯于脑，下达脏腑，通乎血气往来以滋于目。"

［注］三焦为孤腑，主通行元气，运化水合和疏理水道，"通乎血气往来以滋目"若三焦功能失调，神水化生不足，目失濡养或三焦水道不利，水液上犯于目。引发多种眼病。

总之眼与五脏六腑的各种关系各有侧重，均起着重要生理作用。生理上相互协调，相互依存；在病理上相互影响，相互传变。

62.《素问·五脏生成》："诸脉者，皆属于目。"

63.《灵枢·邪气脏腑病形》："十二经脉，三百六十五络，其血气皆上于面而走空窍，其精阳气上走于目而为睛。"

［注］睛通精，指精明作用，使眼睛能看见东西。

64.《灵枢·经脉》："胃足阳明之脉，起于鼻之交頞中旁纳太阳之脉……循发际至额颅。"

65.《灵枢·经脉》："心，手少阴之脉，起于心中，出属心系，下膈络小肠。其支者，从心系上挟咽，系目系。"

66.《灵枢·经脉》："小肠手太阳之脉……其支者，从缺盆循颈上颊，至目锐眦，却入耳中；其支者，别颊上𩩲，抵鼻，至目内眦，斜络于颧。"

［注］𩩲（zhuó）：指眼眶下部。

67.《灵枢·经脉》："膀胱，足太阳之脉，起于目内眦，上额交巅。"

68.《灵枢·经脉》："三焦，手少阳之脉……其支者，从膻中上出缺盆，上项，系耳后直上，出耳上角，以屈下颊至𩩲。其支者，从耳后入耳中，出走耳前，过客主人前，交前颊，至目锐眦。"

69.《灵枢·经脉》："胆足少阳之脉，起于目锐眦，上抵头角，下耳后……其支者，别目锐眦，下大迎，合于手少阳，抵于𩩲……"

70.《灵枢·经脉》："肝足厥阴之脉……循喉咙之后，上入颃颡，连目系，上出额，与督脉会于巅。其支者，从目系下颊里，环唇内；其支者，复从肝，别贯膈，上注肺。"

［注］"肝，足厥阴之脉……其支者，复从肝，别贯膈，上注肺"。这条支脉，从肝脏出

来，过膈膜，上注于胸中，与手太阳经相接。十二经脉至此形成一个周流循环系统。

71.《素问·骨空论》："任脉者，起于中极之下，以上毛际，循腹里，上关元，至咽喉，上臣循面入目。"

72.《素问·骨空论》："督脉者，起于少腹以下骨中央……与太阳起于目内眦，上额交巅，上入络脑……其少腹直上者，贯脐中央，上贯心入喉，上颐环唇，上系两目之下中央。"

73.《灵枢·寒热病》："足太阳有通项入于脑者，正属目本，名曰眼系……在项中两筋间，入脑乃别。阴跷，阳跷，阴阳相交……交于目内眦。"

74.《灵枢·脉度》："跷脉者，少阴之别，起于然骨之后……上循胸里，入缺盆，上出人迎之前，入頄属目内眦，合于太阳，阳跷而上行。气并相还则为濡目，气不荣则目不合。"

［注］跷脉有阴阳之分，阴跷脉营行于五脏，阳跷脉营行于六腑，阴出阳入，如环无端，终而复始的运行着，气流于内则灌溉脏腑，益于外则濡润腠理，则濡目。明·张景岳《类经》九卷·跷脉分男女："跷脉议，阴出阳则交于足太阳，阳入阴则交于足少阴，阳盛则目张，阴盛则目瞑。"其意如果阴阳二气偏盛，不能相并运行，则目失濡润而开合失常。

综上述十二经脉、奇经八脉走向：手之三阳，从手走头；足之三阳，从头走足，诸阳之脉汇于头面，或起于眼周附近；或止于眼部，或循于两眦，与目有主要联系为足厥阴经肝经、手少阴心经及足太阳膀胱经。其中足厥阴肝经为主脉与目系相连，奇经八脉起，止及循行路径与眼直接有关的主要有任脉、督脉、阳跷脉、阴跷脉。其功能有调节正经气血的作用。

第三节　眼病病因病理

一、病因

病因是指一切内外环境中可以导致疾病的原因，引起眼病的原因十分复杂，古代医家阐述诸多，唐代孙思邈在《备急千金要方》卷第六上·目病第一列出："生食五辛，接热饮食，饮酒不已，极目远视，数看日月，久处烟火，冒涉风霜，刺头出血过多。"有20多种原因，清·黄庭镜《目经大成》卷之二上列出眼病十二因：因风一，因寒一，因暑三，因湿四，因厥郁五，因毒六等。明·王肯堂《证治准绳·杂病》目："人之六气不和，水火乖违，淫沴承之，血之旺衰不一，气之升降不齐，营卫失调，而为人害也。"明·杨希洛等《明目至宝》卷一·眼科论："今时患眼者，皆因外受风、寒、暑、湿，内为忧、思、喜、怒，五劳七情，或餐五辛，或好淫色，早乘烟雾，久视灯光，皆为患眼之源。"上述因素既可单独为患，又可并存出现或相互影响而致眼病。

（一）六淫

【中国古代中医论述】

1.《素问·天元纪大论》："寒、暑、燥、湿、风、火、天之阴阳也，三阴三阳上奉之。"

［注］寒、暑、燥、湿、风、火是天气的阴阳变化。

2.《素问·至真要大论》："厥阴司天，风淫所胜……少阴司天，热淫所胜……太阴司天，湿淫所胜……少阳司天，火淫所胜……阳明司天，燥淫所胜……太阳司天，寒淫所胜。""治病者，必明六化分治。"

　　[注] 六化：即风、寒、暑、湿、燥、火六气的变化。

　　3. 清·吴谦《医宗金鉴》卷七十七·眼科心法要诀："外障皆因六气生，暑寒燥湿火与风，内热召邪乘隙入，随经循系上头中。此明外障受病之因也。"

A. 风

【中国古代中医论述】

　　1.《素问·太阴阳明论》："伤于风者，上先受之。"

　　2.《素问·风论》："风之伤人也，或为寒热，或为热中……或为风也，其病各异，其名不同……风气与阳明入胃，循脉而上至目内眦，其人肥，则风气不得外泄，则为热中而目黄，人瘦，则外泄而寒，则为寒中而泣出……风入系头，则为目风眼寒……故风者，百病病之长也，至其变化，乃为他病也。"

　　[注] 风侵袭体表后变化而发为各种不同疾病，变化多端，易与寒、热、暑、湿、燥诸邪相合为患，可致多种目病。

　　3. 清·黄庭镜《目经大成》卷之二："因风一：谓患风病人而病目也。盖风属木，木属肝，肝窍在目，不乎一气，久风多变热何也。不能生火也。火盛则血遂而耗损矣。况久病气必郁，郁见亦生火，火炎而又生风，转转相生。内外障翳皆起此。"

　　[注] 风邪致病眼部症状：常见目痒、目涩、羞明、流泪、目偏视、上胞下垂、胞轮振跳、黑睛生翳、口眼㖞斜等症。

B. 火

【中国古代中医论述】

　　1. 唐·孙思邈《备急千金要方》卷第六："热上出攻，目生障翳，目热汁出……目赤。"

　　2. 金·张从正《儒门事亲》卷四："夫两目暴赤，发痛不止……火热也。"

　　3. 明·张介宾《景岳全书》卷之二十七·眼目："有目疾，则不知病之理。岂知目不因火则不病。何以言之？气轮变赤，火乘肺也；肉轮赤肿，火乘脾也；黑水神光被翳，火乘肝与肾也；赤脉贯目，火自甚也。能治火者，一句可了，故《内经》曰：热胜则肿。凡目暴赤肿起，羞明隐涩，泪出不止，暴寒目瞒，皆大热之所为也。治火之法，在药则咸寒，吐之下之。"

　　[注] 唐、宋时医家在眼病论述，很少提及"火"字以"热"描述，"热为火渐，火为热之极"，两者难以截然分开。

　　火邪致病的眼部症状：常见眼干、红赤焮痛、肿痛难忍、灼热刺痒、磣涩羞明、眵多黄稠、热泪频流、生疮溃脓、出血、血灌瞳神等。

C. 寒

【中国古代中医论述】

　　1.《素问·风论》："风入系头，则为目风，眼寒。""寒中而泣出。"

　　2.《素问·阴阳应象大论》："寒伤形……故先痛而后肿者。"

　　3.《素问·调经论》："寒湿之中人也，皮肤不收，肌肉坚紧，荣血泣，卫气去，故曰虚。"

　　4. 金·张从正《儒门事亲》卷十一·寒门："夫寒者，是太阳寒水主也。诸寒冷湿痹……上下所出不禁，目盲。"

　　5. 明·张介宾《景岳全书》卷之二十七·眼目："伤风冷则泪出，虚烦则昏蒙，劳力则眦赤……虚则生寒。"

［注］寒为阴邪，益损阳气，则目失温养；寒性凝滞致以经脉气血涩滞而不能畅流或阻塞不通，不通则痛，引起眼痛流泪且常头目相引，寒常以风邪合并致病。

寒邪致病的眼部症状：常见头目疼痛、目昏冷泪、胞睑紫暗硬胀、紧涩不舒、血脉紫滞等，寒邪致病是阶段性后易化热。

D. 暑

【中国古代中医论述】

1.《素问·六无正纪大论》："炎暑至，少阳临上，雨乃涯，居病热中，聋目冥，血溢，脓疮……目赤。"

2. 清·黄庭镜《目经大成》卷之一·暑火燥热异同论："暑热之中人，发于症为火，是暑即火，火即暑也。"

3. 清·黄庭镜《目经大成》卷之二·十二因："大暑伤乎气，脉虚身则热，热极耗阴精，孤阳上越……暑病与热病相似，但热病脉盛，暑病脉虚。"

4. 清·李用粹《证治汇补》卷之一·暑症章："春夏之交，日长暴暖，患头眩眼黑，或头胀痛，身倦脚软，身热食少，心烦躁扰，自汗……此皆时令之火为患。""暑乃六淫中无形之火"。

［注］"暑乃六淫中无形之火"乃火热所化，暑多夹湿，故暑热易兼感湿邪。暑邪致病眼部症状：目赤视昏、眵泪、肿胀。

E. 湿

【中国古代中医论述】

1.《素问·至真要大论》："湿淫所胜……心痛耳聋，浑浑焞焞……病冲痛，目似脱……诸湿肿满，皆属于脾。"

2.《灵枢·论疾诊尺》："目……黄色在脾。"

3. 明·王绍隆《医灯续焰》卷十九·目·"白睛……黄而浊兼面如重，湿盛黄。黄如橘子明者，热多。"

4. 明·王绍隆《医灯续焰》卷四·暑湿脉证："湿为水湿，血液相近，伤血亦从其类。"

5. 清·李用粹《证治汇补》卷之一·中湿外候："有脾胃素弱，内蓄痰饮，外触水湿，相传而上冲……脉沉缓、沉细、沉涩之不同。且湿气伤人，在上则头重目黄。"

［注］湿邪致病：内外湿邪，相互影响致外湿入里，脾阳受困运化失司，上犯于目而为眼病。湿邪致病眼部症状：常见胞胀、胞睑湿性、眵泪胶黏（多为湿热相合）、白睛黄浊、黑睛生翳、灰白混浊等。

F. 燥

【中国古代中医论述】

1.《素问·至真要大论》："阳明司天，其化以燥……燥淫所胜……风木受邪，肝病生焉。"

2. 明·王肯堂《证治准绳·杂病》第一册·伤燥：曰："诸燥枯涸，干劲皴揭，皆属于燥。"乃阳明燥金肺与大肠之气也。燥之为病，皆属燥之化，然能令燥者火也，故曰燥万物者，莫熯乎火。夫金为阴之主，为水之源，而受燥气。寒水生化之源竭于上，而不能灌溉周身，营养百骸。"

3. 清·沈金鳌《杂病源流犀烛》卷十七·燥病源流："燥之为病，皆阳实阴虚，血液衰耗所致，条分之，虽有风燥、热燥、火燥、气虚燥之殊，要皆血少火多之故。"

4. 清·陈士铎《辨证录》卷之三·目痛门："人有目痛如刺触，两角多眵，盖明畏日……此肝木风火作祟，而脾胃之气，不能升腾故耳。人生后天，以脾胃为主，脾胃一受肝木之制，则土气遏抑，津液干涸，于是不无所养而干枯，风又袭之，则枯更加燥，眼目肝之窍也。"

［注］燥邪致病眼部症状：皮肤干燥、白睛红赤失泽、目痛如刺触、干涩不适、眼眵干结等。《素问·阴阳应象大论》："燥胜则干。"燥邪上犯，主要是耗伤津液的症状，非一脏之因。

（二）疠气

【中国古代中医论述】

1. 《素问·风论》："疠者，有荣气热胕，其气不清，故使其鼻柱坏而色败，皮肤疡溃，风寒客于脉而不去，名曰疠风。""风入系头为目眼寒。"

2. 《素问·六元正纪大论》："疠大至，民善暴死。"

3. 晋·葛洪《肘后备急方》卷二·治瘴气疫疠温毒诸方："辟山瘴恶气，若有黑雾爵勃及西南温风，皆为疫疠之候。"

4. 隋·巢元方《诸病源候论》卷十·温病毒攻眼候："肝开窍于目，肝气虚，热毒乘虚上冲于目，故赤痛，重者生疮。"

5. 隋·巢元方《诸病源候论》卷十·疫疠病候："其病与时气、温、热病相类，皆由一岁之内，节气不和，寒暑乘候，或有暴风疾雨，雾露不散，则民多疾疫。病无长少，率皆相似，如有鬼疠之气，故云疫疠病。"

［注］疫疠：指急性烈性流行性传染病。

6. 唐·王焘《外台秘要》第三卷·天行病："阳伤寒状，表里相应，心热则口干苦，肝热则眼赤晕，脾热则谷道稍涩，肾热则耳热赤，肺热则鼻干渴，胃热呕吐，大肠热而大便秘涩，小肠热则小便赤少，皮肤热则脉洪数，身体热……凡人阴阳调则无病……阳热独王，故天行多热者也。以病于诸病之中，最难疗。"

7. 宋·陈言《三因极一病证方论》卷之六·叙疫论："夫疫病者，四时皆有不正之气，春夏有寒清时，秋冬亦有暄热时，一方之内，长幼患状，率皆相类者，谓之天行是也。""病者发热……目中生花，或涩涩憎寒复然……眼赤黄，欲转动，合目回侧……其源从厥阴涉足少阳，少阳之气始发，少阴之气始衰，阴阳怫郁于腠理，脏腑受厉而生。"

8. 清·黄庭镜《目经大成》卷之二上·天行气运："四时运气总天行，主客违和目病成。人既染伊还累我，左而过右定传经。无端眵泪潸潸下，不尽虬丝旋旋生，逮至浮云寻蔽日，中医勿药岂平情。"

［注］疠气又称"疫疠""时气""天行""戾气"等，是指具有强烈传染性和流行性的致病邪气，一年四季都可发生，临床症状与风火所致的眼症相似，如天行赤眼（流行性出血性结膜炎）、天行赤眼暴翳（流行性角结膜炎）等。唐·孙思邈《银海精微》卷之上·天行赤眼："天行赤眼者，谓天地流行毒气，能传染于人，一人害眼传于一家。不论大小皆传一遍，是谓天行赤眼。"

（三）七情

【中国古代中医论述】

1. 《素问·阴阳应象大论》："人有五脏化五气，以生喜怒悲忧恐，故喜怒伤气。"

2.《素问·阴阳应象大论》："肝主目……在志为怒，怒伤肝，心……在志为喜，喜伤心；脾……在志为思，思伤脾；肺……在志为忧，忧伤肺；肾……在志为恐，恐伤肾。"

3.《灵枢·本神》："肝气虚则恐，实则怒……心气虚则悲，实则笑不休。"

4.《素问·调经论》："血有余则怒，不足则恐。"

5.《灵枢·本神》："是故怵惕思虑者则伤神……喜乐者，神惮散而不藏；愁忧者，气闭塞而不行；盛怒者，迷惑而不治；恐惧者，神荡而不收。"

6.《素问·举痛论》："惊则心无所倚，神无所归，虑无所定，故气乱矣……思则心有所存，神有所归，正气留而不行，故气结矣。"

［注］上论七情与内脏精气关系，七情损伤相应之脏，首先影响心神。

7.《素问·举痛论》："百病生于气也，怒则气上，喜则气缓，悲则气消，恐则气下……惊则气乱……思则气结。"

8.《素问·举痛论》："怒则气逆，甚则呕血及飧泄。"

9.《素问·生气通天论》："大怒则形气绝，而血菀于上，使人薄厥。"

［注］菀（yù郁）：郁结。

10.《素问·调经论》："血之与气并走于上，则为大厥。厥则暴死，气复反则生，不反则死。"

11.《素问·举痛论》："悲则心系急，肺布叶举，而上焦不通，荣卫不散，热气在中，故气消矣。"

12.《灵枢·本神》："恐惧不解则伤精，精伤则骨酸痿厥，精时自下。"

13.《素问·举痛论》："惊则心无所倚，神无所归，虑无所定，故气乱。"

14. 宋·陈言《三因极一病证方论》卷之八·七气叙论："夫五脏六腑，阴阳升降，非气不生，神静则宁，情动则乱，故有喜怒忧思悲恐惊，七者不同，各随其本脏所生所伤而为病，故喜伤心，其气散，怒伤肝，其气击，忧伤肺，其气聚，思伤脾，其气结，悲伤心胞，其气急，恐伤肾，其气怯惊伤胆，其气乱，虽七诊自殊，无逾于气。黄帝曰：余知百病生于气也，但古论有寒热忧恚，而无思悲恐惊，似不伦类，于理未然，然六腑无说，惟胆有者，盖是奇恒净腑，非传输例，故能蓄惊而为病。"

15. 明·张介宾《景岳全书》卷之二十七·眼目："七情不节，肝气上逆，或挟火邪而为蒙昧不明，若有所障者，虽其外无赤痛，然必睛珠胀闷，或口鼻如烟，此亦有余之证。"

16. 清·李用粹《证治汇补》卷之二·内因门："凡七情之交攻，五志之间发乖戾失常，清者遽变而为浊，行者抑遏而反止，营运渐远，肺失主持，气乃病焉。"

［注］上论情志内伤可导致脏气机失调，引起精气血津液的代谢失常，气机郁滞日久，可化热化火，以致火热内生，若气机紊乱，脉络瘀滞，清窍闭塞，可导致视力下降的眼病，如绿风内障（急性闭角型青光眼）、络阻暴盲（视网膜动脉阻塞），若气血不畅，脏腑功能失调，五脏六腑精华不能上输于目，目失濡养而发眼病，如青盲（视神经萎缩）、青风内障（原发性开角青光眼）等。

（四）饮食失宜

【中国古代中医论述】

1.《灵枢·五味》："谷不入，半日则气衰，一日则气少矣。"

2.《素问·痹论》："饮食自倍，肠胃乃伤。"

3. 唐·孙思邈《银海精微》卷上："好食五辛，煎炒热物……或饮食太过，致使三焦发热，心火愈炽，故目常赤也。""鸡冠蚬肉者，心之热，酒之毒也，脾胃壅滞，肝脏积热，肉翳渐渐而长，侵至黑睛，发来高大，形似鸡冠蚬肉，壅蔽大眦，皆因相火，胃火郁结，致生红肉，碜涩泪出。"

4. 明·傅仁宇《审视瑶函》卷之二·目病有三因："若嗜欲无节，饮食不时，频食五辛，过啖炙煿……此内……因也。"

5. 清·黄庭镜《目经大成》卷之二上·因疳积："脾胃虚败，不能运行饮食，或饮食不畅，得损及脾胃，生痰生热。"

6.《灵枢·师传》："食饮者，热无灼灼，寒无沧沧，寒温中适，故气将持，乃不致邪僻也。"

［注］饥饱失常，饮食偏嗜及饮食不洁，致脾胃受损，饮食过饱则食滞肠胃，郁而化热可出现眼部实证如睑眩赤烂等。若食少、偏食，脾胃虚弱，气血生化乏源，气血不能上荣于目，目失所养，可出现眼部虚证等。

（五）劳倦

【中国古代中医论述】

1.《素问·生气通天论》："因而强力，肾气乃伤。"

2.《素问·宣明五气》："五劳所伤，久视伤血，久卧伤气，久坐伤肉，久立伤骨，久行伤筋。"

3.《素问·举痛论》："劳则气耗。"

4. 唐·孙思邈《银海精微》卷之上·五轮八廓总论："有肾虚者，亦令人眼目无光，或生冷翳。"

5. 明·葆光道人《眼科龙木论》："夫眼者……疾病多般，皆是谋养有乖，致使眼目生患。凡人……长夜不寐，天日无闲，极目视高，凝神望远，或久处烟火，或博戏经时，拈掇多年，雕镂尽绣，灯下细书，月中读书，皆能耗散精华，大能损目。"

［注］《眼科龙木论》成书大约于宋元年间，具体不详。

6. 明·傅仁宇《审视瑶函》卷之二·目病三因："饥能伤胃，劳役伤脾，戊己既病，则生生自然之体，不能为生生自然之用，故致其病。曰七情五贼劳役饥饱之病，其病红，赤睛珠痛，痛如针刺，应太阳眼睫无力，常欲垂闭，不敢久视，久视则酸疼。"

7. 清·李用粹《证治汇补》卷之二·劳倦章："若劳役过度，胃气本弱，则元气不能自生，诸病生焉。"

［注］劳倦过度，可导致气血耗伤、肝血亏耗、肝肾不足、心肾不交等脏腑功能紊乱，从而引发不耐久视，目涩不舒，如视瞻昏渺（老年性黄斑变性）等眼病。

（六）外伤

【中国古代中医论述】

1. 唐·孙思邈《银海精微》卷之上·被物撞破："惟撞破三风轮，血灌，瞳人，五并轮混杂，最为利害之症也。痛恶瞳忍涩难开……若至血散，变生白翳。"

2. 唐·孙思邈《银海精微》卷之上·撞刺生翳："被物撞刺生翳者，与撞破一理，然刺被竹木签刺，痕伤受血灌溉，遂生翳，碜涩泪出，红筋满目，此症外伤。"

3. 清·黄庭镜《目经大成》卷之二·物损真睛："目忽被金，被木打伤，跌伤，迫在轮廓之甚者，初患必赤肿痛涩……始现伤痕，或黄或白，白者害迟，黄者速而险，有赤障头痛，症必变。"

4. 清·黄庭镜《目经大成》卷之二·飞尘眯目："大道匪荆棘，风起沙尘竞，眯目不能行，泪障烟雨并。"

［注］造成眼病的外来伤害包括沙尘、树枝、竹锐器等异物入目造成白睛、黑睛破损。轻者可致眼部不适，重者引起视力严重损害，甚至失明。若受风热邪毒乘隙侵入，目被外物所伤之处变化尤堪，可引起他症。

二、病理

【中国古代中医论述】

1. 《素问·刺法论》："正气存内，邪不可干。"

2. 《素问·评热病论》："邪之所凑，其气必虚。"

3. 《素问·通评虚实论》："邪气盛则实，精气夺则虚。"

［注］虚实病理。

4. 《素问·生气通天论》："阴不胜其阳，则脉流薄疾……阳不胜其阴，则五脏气争，九窍不通……气血皆从，如是则内外调和，邪不能害，耳目聪明，气立如故。"

5. 《素问·阴阳应象大论》："阳胜则热，阴胜则寒。"

［注］上论述阳偏胜和阴偏胜的病理的临床表现。

6. 《素问·阴阳应象大论》："阳胜则阴病，阴胜则阳病。"

［注］上说明阳偏胜或阴偏胜的必然发展趋势。

7. 《素问·金匮真言论》："夫精者，身之本也，故藏于精者，春不温。"

8. 《素问·调经论》："血气不和，百病乃变化而生。"

［注］上论精、气、血失常，精、气、血互根互用关系失常等病理变化。因此脏腑发生病变也会引起精、气、血的病理变化。

9. 明·傅仁宇《审视瑶函》卷一·开导之后宜补论："夫目之有血，为养目之源，充和则有发生长养之功，而目不病少有亏滞，目病生矣。"

10. 金·李东垣《兰室秘藏》卷上·眼耳鼻门："夫五脏六腑之精气，皆禀受于脾，上贯于目。脾者，诸阴之首也；目者，血脉之宗也。故脾虚则五脏之精气皆失所司，不能归明于目矣。"

11. 清·陈士铎《洞天奥旨》卷一·天地之六气："无岁不有，人身之七情，何时不发，乃有病有不病者，何也？盖气血旺而外邪不能感，气血衰而内正不能拒，此所以六气之伤，伤于气血之亏，而七情之伤，亦伤于气血之乏也。然而，伤于外者轻，伤于内者重。"

12. 清·沈金鳌《杂病源流犀烛》卷二十二·目病源流："目上纲，亦属太阳。目下纲，阳明也。血气俱多，此足三阳经俱会于目，惟厥阴肝经连于目系而已……血太过者，太阳、阳明之实也。血不及者，厥阴之虚也。故出血者，宜太阳、阳明，以此二经血多故也。少阳一经，不宜出血，血少故也……然其部位虽各分属，而病之发于脏腑。"

［注］上论中医眼病的病理指气血、阴阳、经络、脏腑等功能失调，阴阳失衡，表现于眼部的各种病证。

第四节　眼病辨证简述

中国古代眼科疾病辨证方法，是运用望、闻、问、切四种方法，采集眼病症状和体征，结合眼科的独特理论"五轮""八廓"，与阴阳五行、脏腑、经络相配属形成五轮对应脏腑、经络的辨证方法。八廓用八卦基本卦象乾、坤、艮、兑、巽、坎、离、震分别代表天、地、山、泽、风、水、火、雷。与五脏六腑相配眼部各属其域称之廓，特点是五脏与六腑相合者进行论述辨证。阐述阴阳五行、脏腑、气血津液、经络等失调，虚实、寒热等解释一个病证形成的病因病理，审证求因，分型，归类，结合六淫、七情、饮食不节及外伤等合参进行辨证，确立病名，理法方药一体辨证施治的说理依据，体现整体辨证的学术思想。

【中国古代中医论述】

1. 明·傅仁宇《审视瑶函》卷之一·五轮不可忽论："夫目之有轮，各应乎脏，脏有所病，必现于轮。势必然也，肝有病则发于风轮；肺有病则发于气轮；心有病则发于血轮；肾有病则发于水轮；脾有病则发于肉轮……又况亢则乘，胜则侮，并病合病，自病传病，生克制化，变通之妙……大约轮标也，脏本也，轮之有证，由脏之不平所致。"

[注] 五轮辨证是运用五轮理论，观察各轮所显现症状，对应脏腑内蕴病变的方法，此法是眼科独特的辨证体系并形成理论。

2. 《灵枢·大惑论》："五脏六腑之精气皆上注于目而为之精，精之窠为眼，骨之精为瞳子，筋之精为黑眼，血之精为络。其窠气之精为白眼，肌肉之精为约束，裹撷筋骨血气之精而与脉并为系，上属于脑，后出项中。"

[注] 中医眼五轮学源于《灵枢》。

3. 《眼科龙木论》葆光道人秘传眼科："五脏之精气皆主于目，骨之精气为瞳人，筋之精为白睛，肉之精为约束，是以筋、血、气、骨之精为目瞳人共成也。夫忧愁思虑，皆会于心神。肝藏魂，肾藏志，肝为中将，取决于胆，会气于心，而主于目。目者五脏之精气也，五脏有病皆形于目。目赤则病在于心，目白在肺，目青在肝，目黄在脾，目黑在肾，不可明者，病在胸中。气失则目瞑，气绝则目暗。肝气通于目，肝气和则色明，肝有病则目夺精而眩，肝中寒则目昏而瞳人痛，邪伤则目青、目黑、瞻视不明，肝有实热则眼痛如刺，肝若虚寒则目眩流涕、瞻视生花，肝若劳寒则混而不欲开，肝气不足则目昏暗、迎风有泪、视物不明，然冲睛目皆赤痛，瘀肉生息睛目黄。胆与肝合，胆虚则阴邪所伤，目中生花，肝热则目中多赤痛泪出。肝不和则昏而热，中风欲疼则泪出。又云：肝久实热，目赤涩痛息肉。故目者五脏中气所成也。又曰：目中有五轮，夫五轮者，有风轮，有血轮，有气轮，有水轮，有肉轮，乃应于五脏，随气所产也。"

[注] 上论为五轮最初之论，形成大约唐、宋年代之间。

4. 明·傅仁宇《审视瑶函》卷一·五轮所属论："夫目有五轮，皆五脏之精华所发，名之曰轮，其像如车轮圆转，运动之意。上下眼胞，属乎脾土……脾主肉，故曰肉轮……目又有两锐角，为目大小眦，属心火……心主血，故曰血轮……其内白睛，则属肺金……肺主气，故曰气轮。白睛内之青睛，则属肝木……肝木主风，故曰风轮；青睛之内一点黑莹者，则为瞳神，属乎肾水……肾主水，故曰水轮。"

5. 明·傅仁宇《审视瑶函》卷一·五轮歌括："肝有风轮是木形，肉轮属土是脾经，水轮肾水瞳神也，肺属金方号气轮，两眦血轮心属火，五轮原属五行分，能知生克分虚实，燮理阴阳血气平。"

6. 唐·孙思邈《银海精微》五轮八廓总论："肝属木，曰风轮，在眼为乌睛；心属火，曰血轮，在眼为二眦；脾属土，曰肉轮，在眼为上下胞睑；肺属金，曰气轮，在眼为白；肾属水，曰水轮，在眼为瞳人。"

7. 清·吴谦《医宗金鉴》卷七十七·五轮所属部位："五轮者，肉轮、血轮、气轮、风轮、水轮也。谓之轮者，目睛运动如轮之意也。上、下两胞为肉轮，内、外两眦为血轮，白睛为气轮，黑睛为风轮，瞳人为水轮，此明五轮之部位，分属五脏也。"

8. 清·吴谦《医宗金鉴》卷七十七·五轮主病："胞为肉轮，主脾病也。内、外二眦为血轮，主心病也。白睛为气轮，主肺病也。黑睛为风轮，主肝病也。瞳人为水轮，主肾病也。五轮之病，五脏主之。其寒、热、虚、实，当随所现之证而分之也。"

"肉轮——属脾，主肉。血轮——属心，主血。气轮——属肺，主气。风轮——属肝，主筋。水轮——属肾，主骨。"

[注] 五轮与脏腑对应关系综合如下：

(1) 肉轮：肉轮指上、下胞睑，在脏属脾。脾于五行属土，其色黄，主运化，肉轮以色黄润泽，开合为顺。脏腑相合，脾合胃（相表里）。主病，肉轮之疾与脾胃有关系。

主证：①脾虚失运：胞睑肿胀，按之虚软，不赤无痛。②脾胃湿热：睑肤糜烂，或渗出，或脓疱。③脾气虚弱：胞睑下垂，无力提举，不耐久视，视物昏蒙。④脾胃运化不足：胞睑眴动。

(2) 血轮：血轮指内外两眦，在脏属心，心于五行属火，其色赤，主血脉，血轮以红活润泽为顺。脏腑相合，心合小肠（相表里）。主病，肉轮之疾与心及小肠有关系。

主证：①心火上炎：内眦红肿硬结，疼痛拒按。②心经郁热：肉眦不红，无痛，目微红，按之脓出。③心经实火："大眦赤（脉）者心之实。"④心经虚火："小眦赤（脉）者心之虚。"⑤心肺风热：胬肉红赤，横侵白睛。

(3) 气轮：气轮指白睛（结膜、巩膜），在脏属肺，肺于五行属金，其色白，主卫外，气轮以白而坚固（金为五行中之最坚，故白睛亦坚于四轮）。脏腑相合，肺合大肠（相表里）。主病，气轮之疾与肺及大肠有关系。

主证：①肺经风热：白睛浅层赤脉。②肺热郁滞：白睛赤脉粗大。③肺经燥热：白睛浅层性结节。④肺火亢盛：白睛深层结节色紫，拒按。⑤肺肝热毒：白睛变青，兼见黄仁不清。⑥肺脾湿热：白睛污浊，胞睑痒甚。

(4) 风轮：风轮指黑睛（角膜、神水、黄仁），在脏属肝。肝于五行属，其色青。风轮以青莹明润为顺，脏腑相合，肝合胆（相表里）。主病，风轮之疾与肝及胆有关系。

主证：①肝经风热：黑睛生翳，目赤流泪。②肝胆湿热：翳漫黑睛，黑睛溃烂时轻时重，翳色污秽。③肝胆实热：黑睛星翳密集，抱轮红赤显著。④肝胆热毒：黑睛混浊，赤脉贯赤，抱轮暗赤。⑤肝气过旺：黑睛周边突起。

(5) 水轮：水轮指瞳神，内含晶珠、神膏、视衣目系（晶体玻璃体、视网膜、脉络膜、视神经），在脏属于五行水，其色黑，主藏精，水轮以黑莹清澈为顺，脏腑相合，肾合膀胱（相表里）。主病，水轮之疾与肾膀胱有关系。明·傅仁宇《审视瑶函》卷首："黑水神光被翳火乘肝与肾也。""八廓所属论：盖目专窍于肝，而主于肾，故有二络之专主也。"因此肝肾同源，故水轮病变常与肝肾两脏相连。

主证：①肝胆实热：瞳神散大或紧小，伴眼痛，视物不清，久之瞳神干缺或神膏混浊。②肝肾阴虚：眼胀痛、视物朦胧、神膏浑浊、瞳神干缺状如花瓣（不圆）。③脾肾阳虚：瞳神边缘参差不齐，黄仁色泽干枯不荣，视物模糊。

[注] 五轮对应五脏辨证是中国古代中医眼科学发展进程中治疗眼病的理论依据，对眼科疾病治疗有指导意义。现代眼科学发展从宏观至微观临证又不可拘泥于五轮，应从整体观念去辨证结合四诊合参，方可取得疗效。

9. 清·吴谦《医宗金鉴》卷七十七·八廓部位："八廓者，水廓、风廓、天廓、火廓、雷廓、山廓、泽廓、地廓也。谓之廓者，犹城郭卫御之义也。瞳人，属坎水廓也。黑睛，属巽风廓也。白睛，属乾天廓也。内眦，大眦也，属离火，震雷之廓也。外眦，小眦也，属艮山，兑泽之廓也。两胞属坤，地廓也。此明八廓以八卦立名。"

八廓所属："水廓——属膀胱，又名津液廓。风廓——属胆，又名养化廓。天廓——属大肠，又名传导廓。地廓——属胃，又名水谷廓。火廓——属小肠，又名抱阳廓。雷廓——属命门，又名关泉廓。泽廓——属三焦，又名清净廓。山廓——属包络，又名会阴廓。"

[注] 内眦火小肠，谓内眦火廓，属小肠也。外眦三焦清净泽，谓外眦属三焦，清净泽廓也。津液廓即水廓，水廓属肾，肾与膀胱为表里，膀胱为津液之府，故又名焉。养化廓即风廓，风廓属肝，肝与胆为表里，胆为少阳，主长养化育，故又名焉。传导廓即天廓，天廓属肺。肺与大肠为表里，大肠为传导之官，故又名焉。水谷廓即地廓，地廓属脾，脾与胃为表里，胃纳水谷，故又名焉。抱阳廓即火廓，火廓属心，心与小肠为表里，依附于阳，故又名焉。关泉廓即雷廓，命门者龙雷之火，故名关泉，附于火廓也。清净廓即泽廓，三焦者，阳相火也，蒸化水谷，为决渎之官，故名清净，附于火廓也。会阴廓即山廓，包络者，阴相火也，依附于心为臣使之官，故名会阴，附于火廓也。

[注] 八廓主六腑内容如下：

（1）风廓即风轮，属肝合腑，肝与胆相表里，轮主脏为肝病，廓主病为胆病。

（2）水廓即水轮，属肾合腑，肾与膀胱相表里，轮主脏为肾病，廓主腑为膀胱病。

（3）天廓即气轮，属肺合腑，肾与膀胱相表里，轮主脏为肺病，廓主腑为大肠病。

（4）地廓即肉轮，属脾合腑，与胃相表里，轮主脏为脾病，廓主腑为胃病。

（5）火廓、雷廓、泽廓、山廓：为血轮之部位，火廓属心合腑，心与小肠相表里，轮主脏为心病，廓主腑为小肠病。

（6）雷廓属命门，泽廓属三焦，山廓属包络，皆于血轮来论述，命门、三焦、包络皆属相火，当禀于君火，眼科八廓对应属腑。病之在脏，在腑自能了然矣。

八廓之中涉及八卦如天廓对应乾卦、火廓离卦，地廓坤卦，水廓坎卦，山廓艮卦，风廓巽卦，雷廓震卦，泽廓兑卦。八廓内容纳于八卦其意辨证说理充分，范围广泛，因为中医学阴阳起源于八卦后纳入五行学说，五轮、八廓理论应用于眼科学，发展是脏腑辨证应用眼科细化分类的依据，发展应用的基础至今仍有参考价值。

10. 宋·王怀隐《太平圣惠方》卷第三十二·眼论："眼有五轮……应于五脏，随气主之也。"

11. 明·张景岳《类经》一卷·摄生类："气乃神之祖，精乃气之子，气者精神之根蒂也……人之有生，全赖此气。"

12. 明·王肯堂《证治准绳·杂病》诸气门："一气之中而有阴阳，寒热升降动静备于期间。"

13.《素问·天元经大论》："物生谓之化，物极谓之变。"

14.《素问·痹论》："卫者，水谷之悍气也。其气慓疾滑利，不能入脉也。故循皮肤之中，分肉之间，熏于肓膜，散于胸腹。"

15. 明·孙一奎《医旨绪余》上卷·宗气营气卫气说："卫气者，为言护卫周身，温分肉，肥腠理，不使外邪侵犯也。"

[注] 上论述气与目的关系密切，其气有卫气、营气、元气、宗气"护卫周身"，营气行于脉中，卫气行于脉外，营卫之间内与外相互协调，维持着生命活动的稳定有序既无太

过，也无不及。分之为二，合之为一，不可间断，存在于生命过程的始终。若营强卫弱则有外障眼疾，营弱卫强则有内障之患，气的功能失调有虚实两类。若气虚多见慢性虚衰病证，如圆翳内障、冷泪频流、不耐久视、病久不愈或反复发作等。气虚可致眼内出血性疾病、青盲、视瞻昏渺等。

（1）气焰：眼睑下垂，视力疲劳。

（2）气滞：目珠胀痛，青风内障。

（3）气逆：头目胀痛、绿风内障、白睛溢血、暴盲等。

16.《素问·调经论》："人之所有者，血与气耳。"

17.《灵枢·决气》："中焦受气取汁，变化而赤，是谓血。"

18. 隋·巢元方《诸病源候论》卷四·虚劳精血出候："肾藏精，精者血之所成也。"

19. 明·傅仁宇《审视瑶函》卷之一·开导之后宜补论："夫目之有血，为养目之源，充和则有发生长养之功，而目不病，少有亏滞，目病生矣。"

20.《素问·五脏生成》："肝受血而能视。"

21. 清·唐宗海《血证论》一卷·阴阳水火气血论："运血者即是气，守气者即是血。"

22.《素问·宣明五气》："阳病发于血……久视伤血。"

23. 明·张介宾《景岳全书》卷之三十·血证："凡有七窍之灵，为四肢之用，为筋骨之和柔，为肌肉之丰盛，以至滋脏腑，安神魂，润颜色，充营卫，津液得以通行，二阴得以调畅，凡形质所在，无非血之用也。是以人有此形，惟赖此血。故血衰则形萎，血败则形坏，而百骸表里之属，凡血亏之处，则必随所在而各见偏废之病。"

［注］上论对血液的功能及其重要性较全面概括，气血由脏腑功能活动产生，脏腑功能偏盛、偏衰及升降失职，可引起气血功能失调导致眼病的发生。若气虚血枯（弱）可引起视瞻昏渺、圆翳内障、消渴目病等。

（1）血虚：视物昏花，目珠干涩不润。

（2）血热：迫血妄行，可致白睛溢血及眼内出血病变。

（3）血瘀：外伤、出血、久病等，所致血行不畅，或离经之血不散，常与气滞并见，或与痰浊互结，可瘀于胞睑，瘀于白睛，瘀于黑睛，瘀于视衣，如胞睑青紫、赤脉粗大、赤膜下垂、黑睛赤脉、血满瞳神等。

24.《素问·至真要大论》："诸湿肿满，皆属于脾。"

25.《灵枢·水胀》："水始起也，目窠上微肿。"

26.《素问·评热病论》："诸有水气者，微肿先见于目下也，水者，阴也，目下亦阴也。"

27.《素问·逆调论》："夫水者，循津液而流也，肾者，水脏，主津液。"

28. 明·张介宾《景岳全书》："盖水为至阴，故其本在肾；水化于气，故其标在肺；水惟畏土，故其制在脾。今肺虚则气不化精而化水，脾虚则土不制水而反克，肾虚则水无所主而妄行，水不归经则逆而上泛，故传入脾而肌肉浮肿。"

29. 清·黄庭镜《目经大成》卷之二上·因湿："湿邪上游眼沿烂，或胀微痛眵不彻……然总不离酸痛秘涩诸证。"

30. 清·黄庭镜《目经大成》卷之二上·因湿："所谓痰湿者……痰之本，水也，原于肾。痰之动，湿也，由于脾……有阴水不足，阴火上升肺，受火侮，不得清肃下行，由是津液浑浊，生痰不生血，有肾虚不能纳气归元，气出无归则积，积而不散则痰生焉。"

　　[注] 上论津液的生成和输布, 依赖肺、脾、肾、三焦气化, 上焦肺主宣化, 中焦脾主运化, 下焦肾主气化, 通达上下内外遍布于全身。津液与血液相互化生为养目之源, 津液的充足, 是保持血脉充盈在气的推动畅行于目, 目则不病。一旦津液与气血失其协调的关系则可出现水停气阻、气随津脱、津枯血燥、津亏血瘀、血瘀水停、湿聚痰阻等病理变化。若津液不足则目外表现为目珠干涩, 白睛不润, 黑睛失泽; 目内表现为神水不足, 神膏失养导致视物昏花或目无所见等。若水停、湿聚、痰阻可致胞睑肿胀, 白睛水肿, 黑睛失泽, 黄仁污秽, 视衣可为水肿, 渗出; 若水液积聚视衣之下, 可致视衣脱离; 神水瘀滞, 可致青风内障、绿风内障等。其因外感六淫邪气, 内生七情之因, 气血搏结于上皆可为患。

　　31. 清·吴谦《医宗金鉴》卷七十七·眼科心法要诀: "内因为病: 内障皆因伤七情, 喜怒忧思悲恐惊, 脏腑内损精不注, 初为内障久成风。" "外因为病: 外障皆因六气生, 暑寒燥湿火与风, 内热召邪乘隙入, 随经循系上头中。"

　　[注]《医宗金鉴》眼科心法要诀: "障, 遮蔽也。内障者, 从内而蔽也; 外障者, 从外而蔽也。"

　　(1) 外障病: 多由六淫之外邪侵袭或因湿热、肝肺邪等所致, 病位在胞睑、两眦、白睛、黑睛的疾病, 临床表现多见红赤、肿胀、疼痛、流泪、羞明、胞睑痉挛等症状。

　　(2) 内障病: 多由七情内伤, 脏腑内损, 气血失调, 气滞血瘀, 或外邪入里, 眼部外伤引起。

　　病位在瞳神、晶珠、神膏、视衣、目系等眼内组织的眼病, 临床表现多见以视物障碍、视力下降、云雾移睛等视功能的改变等症状。

第五节　眼病治法概要

　　眼病的治疗方法多种多样, 一般分内治、外治、针灸等。应根据病证局部表现, 结合全身症状进行辨证治疗, 以达到治疗效果。

一、内治法

【中国古代中医论述】

（一）祛风清热法

　　1. 明·傅仁宇《审视瑶函》卷之一·识病辨证详明金玉赋: "原夫目之害者起于微, 睛之损者由于渐, 欲无其患, 防制其微。"

　　2. 明·傅仁宇《审视瑶函》卷之二·风热不制之病: "羌活胜风汤, 风胜者服, 兼治眵多眵矂, 紧涩羞明, 赤脉贯睛, 头痛鼻塞, 肿胀涕泪, 脑巅沉重, 眉骨酸疼, 外翳如云雾。"

　　3. 宋·陈言《三因极一病证方论》卷三十六·眼叙论: "羌活散, 治风毒上攻, 眼目昏涩, 翳膜生疮, 及偏正头痛, 目小黑花累累者。"

　　4. 宋·太平惠民和剂局《太平惠民和剂局方》卷之七·治眼目疾: "密蒙花散, 治风气攻注, 两眼昏暗, 眵泪羞明, 睑生风粟, 隐涩难开, 或痒或痛, 渐生翳膜, 视物不明, 及患病头痛……并暴赤肿痛, 并皆疗之。"

　　5. 宋·太平惠民和剂局《太平惠民和剂局方》卷之七: "流气饮, 治……风热上攻眼目, 昏暗视物不清, 常见黑花, 当风多泪, 怕日羞明, 堆眵赤肿, 隐涩难开, 或生障翳, 倒睫拳毛, 眼眩赤烂, 及妇人血风眼, 及时行暴赤肿眼, 眼胞紫黑, 应有眼病, 并宜服之。"

　　6. 元·倪维德《原机启微》卷之下: "杏仁龙胆草泡散, 治风上攻, 眊矂赤痒。"

7. 元·倪维德《原机启微》卷之下："还阴救苦汤，治目久病，白睛微变青色，黑睛稍带白色，黑白之间，青环如带，谓之抱轮红，视物不明，昏如雾露中，睛白高低不平，其他如死……眵多羞涩，上焦有热邪。"

［注］上论以祛风清热治疗风热为患的眼病。适用于外感风热眼病，外障眼病初起，如胞睑红肿，当风多泪，怕日羞明，堆眵赤肿，白睛红赤，黑睛浅层生翳，瞳缩小，目珠偏斜，眉骨疼痛等均适用祛风清热法治疗。

（二）泻火解毒法

1. 唐·王焘《外台秘要》卷第二十一卷·眼热碜痛赤肿方："疗眼热眦赤，生赤脉息肉，急痛开不得，开如芒在眼碜痛，大枣煎方。"

2. 宋·王怀隐《太平圣惠方》卷第三十二·治眼赤诸方："治眼赤，风泪出痒，及胎赤障翳睑急痛，栀子散方。"

3. 宋·王怀隐《太平圣惠方》卷第三十二·治眼赤肿痛诸方："治眼赤肿，痛不可忍，欲生翳者，宜服决明子散方。"

4. 宋·王怀隐《太平圣惠方》卷三十二·治热毒攻眼方："治热毒攻眼疼痛，发歇不定，心神烦躁，大小便难，宜服黄连散方。"

5. 宋·赵佶《圣济总录》卷第一百二·眼目门："肝实眼，治积热不散，目赤肿痛，或生障翳，泻肝方。""治肝脏实热，目眦生赤肉，涩痛，决明子汤方。""治肝脏实热，眼赤疼痛，竹叶汤方。"

6. 宋·赵佶《圣济总录》卷第一百三·目赤肿痛："治肝经邪热攻眼，赤涩肿痛，畏日羞明，大黄汤方。""目热碜痛赤肿：治眼热碜痛，畏日羞明，大黄汤方。""目热碜痛赤肿：治眼热碜痛，赤肿泪出昏暗，泻肝饮方。"

7. 宋·赵佶《圣济总录》卷第一百一十二·将变内障眼："风邪热毒，上攻眼目泻肝饮方。"

8. 元·倪维德《原机启微》卷之一·附方："芍药清肝散治眵眊矂，紧涩羞明，赤脉贯睛，脏腑秘结者。"

［注］芍药清肝散为主治风热上扰、肝胃火盛代表方剂。"竹叶泻经汤，治眼目瘾涩……视物微昏，内眦开窍如针，目痛，按之浸浸脓出。"

［注］上方《古今医统大全》卷六十一又名"竹叶泻肝汤"，是疏风散热、清肝泻火的代表方剂。

9. 清·黄庭镜《目经大成》卷之三上："导赤散：生地黄，木通、淡竹叶、甘草……盖目赤心烦，小水黄赤耳。"

［注］宋·钱乙《小儿药证直诀》卷下："生地黄甘草生，木通各等分，加竹叶，1次9g，水一盏（约120mL）煎至五分，食后温服。一本不用甘草，用黄芩。"唐·孙思邈《银海精微》卷上："导赤散：木通、甘草、栀子、生地黄、知母、竹叶、灯心草。""（主治）赤脉传睛之症，起于大眦者心之实也，此心邪之侵肝也。""是三焦相火炎上。"

10. 明·傅仁宇《审视瑶函》卷之三·外障·黄膜上冲症："黄膜上冲病最真，风云膏内起黄云，白际黑云里，直从坎位灌神瞳……若漫及瞳神，其珠必破……此是经络塞极，三焦关格，诸邪之盛实者，故大便秘而小便塞，则膏火蒸作脓……宜服通脾泻胃汤。"

11. 清·黄庭镜《目经大成》卷上三上："清胃散：升麻、当归、黄连、牡丹皮、生地黄各等分一方加石膏。内睑肿实，痛牵头脑，此方主之。"

"诗曰：清胃散，主当归，升麻连地牡丹皮，或益石膏平气热，阳明症就此中推。"

[注] 火热之证有肝火、肺火、胃火、心火、火毒等，治疗分为：清肝泻火、清肺泻火、清胃降火、清心降火、清热解毒等。肺火者用"决明子散""泻肝方""竹叶泻肝散"等。肝火者用"泻肺饮"等方。胃火者用"清胃汤""通脾泻胃汤"等方。心火者用"导赤散"，导赤各半汤《目经大成》卷之上三等方。火毒炽盛者用"黄连解毒汤""双解散"《目经大成》卷之三上等方。泻火解毒之法不宜多用，中病即止，以免损脾碍胃伤正气。

（三）利水祛湿法

1. 明·芮经等《杏苑生春》卷六·眼目："疳眼流脓生翳，湿热为病，以龙胆饮子。"

2. 明·傅仁宇《审视瑶函》卷之四："龙胆芦荟丸，治三焦及肝胆二经，积染风热，以至目生云翳。"（主治肝胆湿热上攻，目生云翳）

3. 清·吴谦《医宗金鉴》卷五十九·目："翳膜遮睛，隐羞明者，加味龙胆汤主之。龙胆汤：防风、木贼、密蒙花、蝉蜕、蔓荆子、龙胆草、菊花、黄连、白芷、蒺藜，水煎服。"

4. 明·傅仁宇《审视瑶函》卷二·深疳为害之病："茯苓泻湿汤，目病目生翳，睑闭不开，眵泪如糊，久而流脓……柴胡、白术、炙甘草、蔓荆子、人参、枳壳、茯苓、薄荷、前胡、苍术、独活、防风、川芎、羌活、泽泻（水煎温服），上方为小儿寒暑饮食不调，而酿成此证，失元也。故清阳下而不升，浊阴（湿热）上而不降。"

[注] 上方剂又名"茯苓燥湿汤《保婴撮要》卷二。本方剂治目，脾胃湿热证。又如《温病条辨》卷一方"三仁汤"，治脾胃湿热证是代表方剂，其功效：宣化畅中，清热利湿，若湿已化燥者，不宜使用。

5. 明·杨希洛、夏惟勤《明目至宝》卷四·治眼方下："防己散治热风毒，去湿气。栀子、防己、地黄、赤芍药、当归、龙胆草。上各等分为末，每服 6g，酒调下。"

6. 明·傅仁宇《审视瑶函》卷之六·迎风赤烂症："迎风赤烂邪在肝，因虚被克木相传，久不愈兮成赤烂，赤烂风弦治又难……土受木克是有风……赤烂者土木之病也。赤者中火症，烂者土之湿症……柴胡散治眼眶涩烂，因风而作。柴胡、防风、赤芍药、荆芥、羌活、桔梗、生地黄、甘草上各等分，为细末，每服 9g，白水煎，温服。"

[注] 上方剂治目风湿夹热之症。

7. 唐·孙思邈《原机启微》卷之下：抑阳酒连散治神水紧小，渐如菜子许，及神水外围，相类虫蚀者，然皆能睹物不昏，微有眊矂羞涩之证。生地黄、独活、黄柏、防风、知母各 0.9g，蔓荆子、前胡、羌活、白芷、生甘草各 1.2g，黄芩酒制、寒水石、栀子、黄连酒制各 1.5g，防己 0.9g，水 240mL，煎至 120mL，去滓，大热服。

[注] 此方用于风湿夹热证。

8. 清·黄庭镜《目经大成》卷之三下："五苓散：白术、茯苓、猪苓、泽泻、肉桂。因湿眼肿，并水泻，小便不利，此方主之……目病头痛，发汗不愈，小便虽利而渴，亦宜五苓引而竭之，使邪从下出。然无恶症，不可用桂。故本方除桂名四苓散。本方加茵陈，名茵陈五苓散，治湿热睛黄，便秘烦渴。"

9. 清·黄岩《眼科纂要》卷上："除湿汤（主治）脾胃湿热偏甚，眼弦赤烂。连翘、滑石、车前、枳壳、黄芩、川（黄）连、木通、甘草、陈皮、白茯苓、荆芥、防风（水煎服）。（功效）清热利湿。"

[注] 茵陈五苓散利湿除热。除湿汤清热利湿，各有偏重之别。

10. 清·黄庭镜《目经大成》卷之三上："清气化痰丸：橘皮、杏仁、枳实、黄芩、瓜蒌仁、茯苓、胆南星、法半夏、酒姜汁为丸……气之不清，痰之故也。能治其痰，则气清矣……痰即有形之火，火即无形之痰，火借气于五脏，痰借液于五味。液有余则痰因而充溢，气有余则痰得以横行。善治痰者，不治痰而治火，善治火者，不治火而治气，是故清气乃所以化痰。"

[注] 痰湿互结者可选用明·董宿《奇效良方》卷之一·涤痰汤：南星、半夏、枳实、茯苓、橘红、石菖蒲、人参、竹茹、甘草。具有豁痰清热、益气开窍作用。

（四）**止血法**

1. 明·董宿《奇效良方》卷之五十·诸血门·治诸窍出血方："黑散子治诸窍出血，莲蓬隔年者，败棕榈，头发烧存性，（各）等分，上研细末，每服6g，用南木香煎汤调下，或只用棕榈烧灰，用米汤调下，亦可。"

2. 明··董宿《奇效良方》卷之五十·治九窍出血方："南天竺饮，治血妄行，九窍皆出，服药不止者。南天竺草（生瞿麦，如拇指大一把，锉碎）（大约30g），生姜10g，山栀子三十枚，去皮（大约30g），灯草10g，大枣去核，五枚，甘草炙15g。上锉入磁器中，水一大碗，煎至半碗，去滓，不拘时温服。""凡九窍出血皆可用方，车前草汁可以滴（眼）。"

3. 清·张璐《张氏医通》卷五·九窍出血："是证非毒，即跌受伤……气有余便是火，血随气上，补水则火自降，顺气血不逆。阿胶、牛膝、牡丹皮、补水之药也；苏子、橘红、沉香、顺气之药也……汁者，达血使无滞，而有止涩之力……怒伤肝木，则血菀于上，沉香、木香、青皮、芍药、牡丹皮之属……血热地骨皮、牡丹皮、犀角、血寒、桂心、附子。血热不止，山栀灰、黄连灰。血瘀，发灰、大黄灰。血虚，地黄灰、三七、郁金行血中之气，侧柏凉血中之热，大小蓟行血中之滞。"

4. 明·孙一奎《医旨绪余》上卷："诸见血非寒证，皆以为血热所迫，遂至妄行；热皆复有所挟也，或挟风，或挟湿，或挟气。其本皆然，上中下治，各有所宜。在上，则栀子、黄芩、黄连、芍药、犀角、蒲黄而济以生地，牡丹皮之类……又曰：惊而动血者属心，怒而动血者属肝，忧而动血者属肺，思而动血者属脾，劳而动血者属肾。"

[注] 上论述适应九窍出血症治方剂及随审因论治止血方略，眼病出血源于火、热、瘀、虚、实等多种因素，古典医籍专论眼部疾病出血方剂不多，只表述于"白睛溢血，血灌瞳神，神膏及视衣络脉出血，黄斑出血等。眼病出血轻者可用《太平圣惠方》蒲黄散，止九窍……出血。《杏苑生春》大蓟散，诸见血不止。《一草亭目科全书》归脾汤，气益摄血。《症因脉治》归芍天地煎，滋肾润肺，凉血止血。止血法仅适用于出血早期，不宜久用，以免导致留瘀之弊，血止后应逐渐转向活血化瘀。离经之血，瘀留珠内，易生他症。"

（五）**活血化瘀法**

1. 明·傅仁宇《审视瑶函》卷之六："顺经汤治……红赤生翳。当归、川芎、柴胡、桃仁、香附子、乌药、青皮、红花、陈皮、苏木、赤芍、玄参。上锉剂（水煎）去滓，食远温服。"（功效：舒肝行气，活血化瘀）

2. 清·黄庭镜《目经大成》卷之三下："清毒逐瘀汤：天冬、麦冬、黄连、黄芩、木通、车前子、怀牛膝、红花、苏木、紫草、蒲黄、牡丹皮、槐花、生地黄、甘草梢。瘀血灌睛主之。"（功效：清热解毒，活血逐瘀，退翳明目）

3. 清·黄庭镜《目经大成》卷之三下："抵当汤，水蛭炒、虻虫炒，各三十枚，制大黄60g，桃仁去皮，炒30g。蓄血内实，热上攻眼，急治其标，非此汤不能当。"（功效：利

血热，攻血瘀）

[注] 原方来源《伤寒论》药物剂量有异。

4. 明·傅仁宇《审视瑶函》卷之四："归药红花散：治眼胞肿硬，内生疙瘩。当归、大黄、栀子、黄芩、红花，以上俱酒洗，微炒，赤芍药、甘草、白芷、防风、生地黄、连翘各等分，上为末，每服 9g，食远，白水煎服。"

5. 明·傅仁宇《审视瑶函》卷之五："退气散血饮：大黄、当归身、乳香、没药、连翘、穿山甲、白芷各等分，锉剂，水煎，去滓，食远服。"（功效：疏风泻火，活血消障）

6. 清·吴谦《医宗金鉴》卷四十四："乃内有瘀血，用四物汤加桃仁、红花破之，名桃红四物汤。"（功效：养血活血）

7. 清·唐宗海《血证论》六卷·眼目："凡是血热者，其目多黄，四物汤加柴胡、黄芩、牡丹皮、苏木、茵陈、红花治之。目珠红赤是瘀血，治与上同。"

8. 清·王清任《医林改错》上卷："血府逐瘀汤：当归 9g，生地 9g，桃仁 12g，红花 9g，枳壳 6g，赤芍 6g，柴胡 3g，甘草 6g，桔梗 4.5g，川芎 4.5g，牛膝 9g。水煎服。"

[注] 血府逐瘀汤，此方乃由血逆散、桃红四物汤共同加味组成。功能：活血祛瘀，行气止痛。

上列举具有活血化瘀作用的药物为主组成方剂，以活血化瘀在眼部疾病中的应用。其功效：改善血行，消散瘀滞，促进眼瘀血吸收，是出血症后继续治疗的方法。

适用于各种眼病血脉阻滞或停聚的内外障眼病及外伤。如外障之眼部肿痛、刺痛、胞睑青紫肿硬，肿块结节，白睛赤脉粗大不时溢血（因血热瘀血用唐宗海四物汤加柴胡、黄芩、丹皮、苏木、茵陈、红花治之），内障，缺血，眼外肌麻痹，外伤或各种眼内手术后，均可用之。

（六）疏肝理气法

1. 明·傅仁宇《审视瑶函》卷之五："加味逍遥饮治怒气伤肝，并脾虚血少，致目暗不明，头目涩痛，妇女月经不调。"

2. 明·傅仁宇《审视瑶函》卷之五："柴胡参术汤治怒伤元阴元阳，此方主之一。"

3. 清·黄庭镜《目经大成》卷之三上，"羚犀逍遥散：柴胡、当归、白术、茯苓、白芍、牡丹皮、橘皮或栀子各等分。甘草减半、姜、薄荷少许。（主治）肝伤故血郁而目暗……愚常以羚角，犀角磨水调晃散，效尤速，乃更今名。"

4. 宋·太平惠民和剂局《太平惠民和剂局方》卷之九·逍遥散治血虚劳倦、五心烦热、肢体疼痛、头目昏重……"逍遥散：甘草 15g、当归、白茯苓、白芍药、白术、柴胡各 30g，生姜、薄荷少许。上为细末，每次 6g，柴胡各 30g，生姜、薄荷少许。上为细末，每次 6g，用水 200mL，加生姜、薄荷少许，同煎 140mL，去滓，热服，不拘时候。"（功效：疏肝理气，健脾养血）

5. 明·张介宾《景岳全书》卷之五十六·柴胡疏肝散："陈皮、柴胡各 6g，川芎、枳壳、芍药各 4.5g，甘草炙 1.5g，香附 1.5g，水 400mL，煎 320mL，去滓。食前服。"（功效：疏肝理气，缓急止痛）

[注] 上论方剂是疏肝理气法形成的基础，用以治疗因肝气郁结而致气机不调的内外障眼病的方法。适用于多种眼病，如视衣及络脉疾病，症见眼目胀痛、视物昏蒙、视物变形、视物变色或瞳神干缺、绿风内障、青风内障、视力疲劳等，兼有肋胀、胸闷、情绪紧张、情志急躁或抑郁或乳房胀痛、月经不调、脉弦等症者，上论证候是肝郁气滞于目系的表现。临

床常兼虚，兼瘀，兼化火者应选用不同的方剂。兼虚者选柴胡参术汤、逍遥散。气郁化火者，选逍遥散加牡丹皮、栀子等，兼瘀者合桃红四物汤。

（七）滋阴降火法

1. 元·倪维德《原机启微》卷之下·滋阴地黄丸："治神水宽大渐散，昏如雾露中行，渐睹空中有黑花，渐睹物成二体，久则光不收及内障，神水淡绿色，淡白色者……眵多眊矂者，并皆治之。黄连30g，黄芩、当归身各15g，生地黄45g，五味子15g，人参6g，天门冬、炙（甘）草各6g，地骨皮6g，枳壳、柴胡各9g，为细末，炼蜜丸，如桐子，每服百丸，食后茶汤下，日三服。"（功效：滋阴降火，泄热明目）

2. 明·傅仁宇《审视瑶函》卷之五："滋阴降火汤，治阴虚火动……此补阴之剂也。当归3g，川芎1.5g，生地姜汁，炒、熟地黄、黄柏蜜水，炒、知母同上，麦冬肉2.4g，白芍药、薄荷汁炒、黄芩、柴胡各2.1g，甘草梢1.2g。上锉剂，水400mL，煎至320mL，去滓热服。"按：此剂乃滋肾益阴，升水降火之圣药。

3. 明·傅仁宇《审视瑶函》卷之五："清肾抑阳丸，治水实而自收，其病神水紧小，小而又小，积渐之至，竟如芥子许。若久服此丸，则阳平阴常，瞳神细小之恙，日后自无虑耳。寒水石另研、黄柏盐水制、生地黄、知母盐水制、枸杞子、黄连酒炒、白茯苓各60g，独活24g，草决明炒、当归酒洗，炒、白芍酒洗炒，各30g，上为细末，炼蜜为丸，如梧桐子大，每服9g，空心滚白汤送下。"（功效：滋阴清热，补血养目）

［注］本方剂临证适用于肝肾阴亏、虚火上炎，既有阳虚又有实火者，故名"清肾抑阳丸"（适用于慢性葡萄膜炎肝肾阴亏虚火上炎者）。

4. 清·吴谦《医宗金鉴》卷二十七："删补名医方论，六味地黄丸……加黄柏、知母，名知柏地黄丸，加知柏补阴秘阳，使阳有所贮，而自归藏矣。"

［注］知柏地黄丸功效：滋阴清热，适用于肾阴亏虚、阴虚火旺引起诸症，包括眼病。

5. 清·黄庭镜《目经大成》卷之三下："养阴清燥汤……以清金润燥为首务……养阴者也。阴足则气治，水自上升，燥去则血荣，火随下降，水升火降而睛漏如初。"

［注］滋阴降火法，适用于内外障眼病的中后期治疗方法之一，症见珠目干涩，白睛微赤，两眦赤丝，黑睛星翳仁隐仁理、瞳神干缺，或瞳神散大、视瞻昏蒙、萤星满目等，兼有头晕心烦、手足闷热、心烦失眠、烦躁易怒、口苦咽干、舌红少苔、脉细数等全身症状，均可用此法治疗。眼病阴虚火旺证候兼证较多，应结合脏腑所属，穷原应变，临症圆通（选方用药）。

（八）补益气血法

1. 唐·孙思邈《银海精微》卷之下："八物汤治虚损血枯，上攻眼目。黄芪、茯苓、熟地、川芎、当归、人参、白芍、菊花，温服。"

2. 唐·孙思邈《银海精微》卷之下："六味地黄丸（加味）治肾虚，眼不奈视，神光不足。熟地黄、泽泻、白茯苓、牡丹皮、山萸（肉）、山药、川芎、当归、蔓荆子。"（功效：养血补肾）

3. 元·倪维德《原机启微》附方："益气聪明汤：治饮食不节，劳役形体，脾胃不足，得内障耳鸣，或多年目昏暗，视物不能，此药能令人目广大，久服无内外障耳鸣、耳聋之患。黄芪、甘草、人参各15g，升麻、葛根各9g，蔓荆子4.5g，芍药、黄柏酒炒各3g。上㕮咀，每服9g，水煎，临睡热服后渐加黄柏，用量……若此一味，多则不效。"

4. 明·杨希洛·夏惟勤《明目至宝》卷三："当归活血散：当归酒浸90g，赤芍药酒浸

60g，川芎 60g，熟地黄 60g，防风 30g，菊花 30g，蒺藜 30g，蝉蜕 30g，草决明 30g，甘草 15g。上末，每服 9g，诃子汤调下。"（功效：养血通络，祛风明目）

5. 明·傅仁宇《审视瑶函》卷之二："芎归补血汤……亡血过多，致睛珠疼痛，不能视物，羞明酸涩，眼睫无力，眉骨太阳，俱各酸疼。生地黄、天门冬各 1.2g，川芎、牛膝、白芍药、炙甘草、白术、防术、防风各 1.5g，熟地、当归身各 1.8g。上锉剂，水 260mL，煎至 120mL，去渣温服……上方专补血。"

6. 明·傅仁宇《审视瑶函》卷之五："补中益气汤，治两目晡紧涩，不能瞻视，乃元气下陷，并治工作劳力，读书隽刻，勤苦伤神，饥饱失节。此数者俱发目赤头疼寒热交作，身强体痛。若劳极复感风寒，则头疼如破，全似外感伤寒之症。误用表之药，鲜不伤人……当归、白术、陈皮各 4.5g，人参 6g，炙甘草、升麻、柴胡各 3g，黄芪蜜制 9g。上锉剂。白水 260mL，姜 1 片，枣 3 枚，煎，食后热服。"

[注] 本方剂来源于金·李东垣《脾胃论》。功效：益气升阳，调脾健胃。眼病多因脾胃气虚、眼睑下垂、眼睫无力、青盲、夜盲等引起，本方是补脾升清的通用方。

7. 清·黄庭镜《目经大成》卷之三上："归脾汤……脾虚血动，或郁结作痛，此方主之。"

[注] 上论补益气血方剂，适用于各种原因引起的气血不足的慢性内外障眼病。如肝劳之久视眼胀、上睑下垂、圆翳内障、青盲、视衣脱离、视瞻昏渺、青风内障、高风内障等。可兼有神倦乏力、少气懒言、面色少华、心悸、舌淡脉虚等症候。

（九）补益肝肾法

1. 清·董西园《医级》卷八："杞菊地黄丸：熟地 240g，牡丹皮 90g，白菊 90g，茯苓 90g，山萸肉 120g，枸杞子 90g，怀山药 120g，泽泻 90g。上药各为末，炼蜜为丸，如梧桐子大，每次 9g，沸汤送服。"

[注] 本方功效：补肾养肝，疏风清热。主治肝肾不足、目生花歧视或干涩眼痛。

2. 明·傅仁宇《审视瑶函》卷之五："三仁五子丸：治肝肾不足，体弱眼昏，内障生花，不计远近。"

3. 明·傅仁宇《审视瑶函》卷之五："加减驻景丸，治肝肾气虚，视物眈眈，血少气多，瞳人内有淡白色，昏暗渐成内障。久服能安魂定魄，补血气虚耗。车前子、枸杞子、五味子各 60g，当归、熟地各 15g，川椒、楮实子晒干，无翳者不用，各 30g，菟丝子、水淘净，酒煮焙干 150g。上为细末，蜜水煮糊为丸，如桐子大，每服三十丸，空心温酒送下。"

[注] 本方剂当归、熟地用量应 150g。否则补血滋阴、补精益髓药效不足。《银海精微》加减驻景丸：当归、五味子、枸杞子用量与《审视瑶函》记载也有异之处。

4. 明·张介宾《景岳全书》卷之五十一："左归饮：此壮水之剂也，凡命门之阴衰阳胜者，宜此方加减主之。"

"左归饮此益火之剂也，凡命门之阳衰阴胜者，宜此方加减主之。"

"左归丸，治真阴肾水不足，不能滋养营卫，渐至衰弱……或气虚昏运，或眼花耳聋，或口燥舌干，或腰酸腿软，凡精髓内亏、津液枯涸等证，俱速宜壮水之主，以培左肾之元阴，而精血自充矣。宜此方主之。"

[注]（1）左归饮：熟地、山药、枸杞子、炙甘草、茯苓、山茱萸，水煎服。

（2）左归丸：熟地、山药、山茱萸、枸杞子、川牛膝、菟丝子、鹿胶、龟胶。上先将熟地蒸烂，其他药物研细，杵膏，加炼蜜丸，桐子大。每次服百余丸滚汤而淡盐汤送下。

5. 明·张介宾《景岳全书》卷之五十一："右归饮，此益火之剂也，凡命门之阳衰阴胜者，宜此方加减主之。"

"右归丸，治元阳不足，或先天秉衰，或劳伤过度，以致命门火衰……真阳不足者，必神疲气怯，或心跳不宁，或四肢不收，或眼见邪祟，或阳衰无子等症。"

［注］（1）右归饮：熟地、山药、山茱萸、枸杞子、炙甘草、杜仲、肉桂、制附子，水煎服。

（2）右归丸：熟地、山药、山茱萸、枸杞子、鹿角胶、菟丝子、杜仲、当归、肉桂、制附子。制丸服或水煎服。

［注］上述论补益肝肾方剂，适用于肝肾亏虚眼病的治疗法。如肝劳目乏神光、圆翳内障视物昏花、青盲、视瞻昏渺、青风内障、高风内障等。可兼有头昏耳鸣、腰膝酸软、梦遗滑精、失眠健忘等。补益肝肾方剂主要以熟地、山药、山茱萸、枸杞子为基础，随证变通，如"肺热而烦加麦冬；血滞者加牡丹皮；心热燥者，加玄参；脾热易饥者加芍药；肾热骨蒸多者加地骨皮；血热妄动者，加生地；阴虚不宁者，加女贞子；上实下虚者，加牛膝；血虚而燥滞者，加当归。"此以左归饮加味九法。左归饮功效：滋阴壮水。主治：真阴不足、腰酸且痛、遗精盗汗、咽燥欲饮、舌质红、脉细数。《难经》谓："左肾属水，右肾属火。"张介宾此方，取其滋水，故名"左归"，方中重用熟地为君甘温滋肾，以填真阴；臣以山茱萸、枸杞子，滋养阴血，补肝益肾，山药益阴健脾，补肾固精；佐以茯苓渗湿健脾，使而不腻，炙甘草益气和中，调和诸药，作为使药。"肝血为养目之源，肾精为司明之本"，故肝肾不足引起的眼病较多，左归饮为主方加味九法治疗眼病较为广泛，也是常用的治法。

（十）退翳明目法

1. 元·倪维德《原机启微》附方："拨云退翳丸：瓜蒌根、枳实、甘草炙，蔓荆子焙，薄荷各15g，川芎、木贼浸一宿，焙密蒙花、荆芥穗、地骨皮、羌活、白蒺藜、甘菊花各30g，蛇退、黄连各9g，川椒22g，炒去目，当归45g，酒浸一宿，焙干，蝉蜕6g。上为细末，炼蜜为丸。每30g作10丸，每服1丸，食后临卧服，日进可服。翳者，米泔水下；睛暗，当归汤下；内障，木香汤下。

按：此足太阳、厥阴、手少阴药也。然翳膜之疾，有气血虚实，或夹痰热七情六淫，或阴火动湿热致者。种种不同，皆宜求责。但已上法，不能以尽病情之变，学者宜扩充焉。"

2. 明·王肯堂《证治准绳·类方》卷七："石决明散：治翳膜。石决明（煅）、枸杞子、木贼、荆芥、晚桑叶、谷精草、粉草、金沸草、蛇蜕、苍术、白菊花各等分。上为末，每次6g，食后用茶清调食后服。"（功效：散风清热，养肝退翳）

3. 明·王肯堂《证治准绳·类方》第七册："菊花决明散：草决明、石决明、木贼草、防风、羌活、蔓荆子、甘草、菊花、甘草炙、石膏、黄芩各15g，为细末，每服6g，水180mL，煎120mL，连末服，食后。"（功效：明目除翳）

"上治目久病……视物不明，昏如雾露中……眵多羞涩，上焦应有热邪。"

4. 元·危亦林《世医得效方》卷第十六："大决明散：石决明30g，草决明、羌活、山栀子各15g，木贼1.5g，大黄、荆芥各0.3g，青葙子、芍药、麦冬各15g。上为末。每服6g，煎汤，食后服。"（主治）"肝脏积热，眼，赤痛肿痛，怕日泪涩难开，忽生翳膜。"

［注］本方平肝清热，退翳明目。《普济方》卷七十一亦称"石决明散"。

5. 明·傅仁宇《审视瑶函》卷之六："蝉花无比散，治……远年近日，一切风眼气眼攻注，眼目昏暗，睑生风粟。或痛或痒，渐生翳膜遮睛，视物不明……常服驱风退翳明目。

白茯苓、防风、甘草炙各120g，蛇蜕30g，赤芍药390g，苍术450g，蝉蜕60g，白蒺藜150g，羌活、当归、川芎、石决明（研细如粉另入）各90g。余共为细末搅匀，每服6~9g，食后米泔调下。"（本方功效：祛风退翳明目）

[注] 退翳明目法包括：祛风、升发、退翳、除膜、消障的药物组成方剂，适用于外障眼病之黑睛生翳者，以促进翳障的消散，减少瘢痕形成，达到明目作用的治疗方法。退翳之法须有程序，如黑睛病初起，星翳点点，红赤流泪，先以疏风清热为主，黑睛属肝，清肝疏肝药物多有退翳作用，与疏风清热配伍应用有退翳功效。风热渐减则应逐渐过渡（渐减疏风清热药物或更换方剂）至退翳明目为主；病至后期，邪气已退，遗留翳障属正气虚弱期，此时益用，益气养血或补养肝肾之剂，如"蝉花无比散""左归饮""左归丸"等方剂加味治之。

内治法，列举中国古代治疗眼病各种治法代表方剂65首，每首是治法的法则确定的内容，是眼病治法理论形成的部分源学，是中医眼病辨施治理论形成的依据，多种治则（方剂）至今在延用。

二、外治方法

【中国古代中医论述】

（一）洗法

1. 宋·赵佶《圣济总录》卷第一百三·眼目门："治眼痛赤肿，眦烂多眵，洗眼三黄汤方：黄柏（去粗皮）、黄连（去须）各45g，栀子仁七枚。上三味㕮咀（研末）水400mL，煎取120mL，去滓（绵布过滤）微温，少少洗眼。"

2. 元·倪维德《原机启微》卷之下："杏仁龙胆草泡散：治风上攻，眵瞙赤痒，龙胆草、当归尾、黄连、滑石（另研取末），杏仁（去皮尖），赤芍药各3g，以白沸汤泡顿蘸洗。冷热任意，不拘时候。"（功效：清热解毒，润燥明目）

3. 宋·赵佶《圣济总录》卷第一百四·暴赤眼："治风毒攻眼暴赤涩痛，洗眼连竹汤方：黄连（去须），竹叶各0.3g，秦皮0.45g，蛇蜕皮0.15g。细剉，用水300mL，煎取100mL，绵滤去滓，夜卧时，白绢点药洗眼。"（功效：清热解毒，消肿止痛）

（二）点眼药法

1. 宋·赵佶《圣济总录》卷第一百四·暴赤眼："治暴赤眼，龙脑膏方：龙脑少许（研细），黄连（去须，洗净）30g，研极细，麝香少许，研细。上三味以蜜调黄连为饼子，涂在白瓦器上，用艾四两，烧烟熏，取末刮下，入脑麝，以瓷盒盛，用时如皂荚子大，以新汲水调点之。"

2. 明·王肯堂《证治准绳·杂病》第七册："垂杨柳煎，治风赤眼：垂柳枝、桃枝、枸杞枝、桑枝各长二寸，各七茎，马牙硝7.5g细研，竹叶四十九片，黄连去须，决明子各15g，龙脑细研，1.5g。上除硝、龙脑外，以浆水400mL于铜器中煎至200mL，去滓，以绵滤净，入硝及龙脑搅匀，更煎令稠，每以铜箸头取如小豆许，点眼日3~5次。"（功效：祛风清热，除翳明目）

（三）敷法

1. 宋·赵佶《圣济总录》卷第一百三·治眼赤肿疼："大黄方：大黄90g，玄参、芒硝、黄芩、白蔹、木香、射干各60g。（上）七味捣罗为末，以鸡子清和如膏（匀摊）贴眼上下睑，干易之，不计度数。"（功效：清热解毒，消肿止痛）

2. 宋·赵佶《圣济总录》卷第一百二·眼目门："治肾虚眼目昏暗，及风毒上冲，脑脂流下，变为内障，摩顶膏方：生麻油 400mL，酥 90g，莲子汁 200mL，七八月采，淡竹叶 30g，长石别研，45g（一名理石），槐子 30g，曾青（硫酸铜）研，30g，盐花 90g，栀子叶、朴硝、玉竹、大青、吴蓝各 45g。（上）13 味（药），除油酥外，细剉，以厚绵裹，先下油并酥在铛内煎，后下绵裹药，并莲子草汁，文火养经三日，渐加火急煎，以莲子汁尽为度，膏成绞去滓，用瓷瓶盛，每夜卧时，取半匙许涂顶上，渐渐不住手摩，令消散入发内，觉脑中清凉为度，轻者不过五六度差，重者半剂愈。"（功效：清热解毒，开窍明目）

3. 明·傅仁宇《审视瑶函》卷之六："清凉膏：南星（生用）、薄荷各 15g，荆芥、百药煎各 9g。上为细末，井水调成膏，贴眼角上，自然清凉。"（主治目肿赤不能开，睛痛热泪如雨。功效：疏风清热，解毒消肿）"搜风散，箍风热眼及肿痛。川黄连、大黄、朴硝、黄丹上等分为末，以苦参同煎汤，外加炼过白蜜同调，敷眼弦，甚妙。"（功效：清热解毒，消肿止痛）

4. 明·傅仁宇《审视瑶函》卷之六："一绿散：治打仆伤损，眼胞赤肿疼痛，芙蓉叶、生地黄各等分，上二味，其捣烂，敷眼胞上。或为末，以鸡蛋清调匀敷亦可。"（功效：清热凉血，解毒，消肿）

（四）熏法

1. 明·亡名氏《异授眼科》："雀盲蛤粉散：蛤粉、夜明砂各 30g，黄蜡化开为丸，如枣子大。用猪肝一具，入丸，于内麻线扎用水煮熟，乘热熏眼至温。吃肝并汁，以愈为度。"（功效：清肝明目）

2. 明·王肯堂《证治准绳·杂病》第七册·汤泡散："治肝虚风热攻眼，赤肿羞明，渐生翳膜。杏仁、防风、黄连去须，赤芍药、当归尾各 15g，铜青 6g，薄荷叶 9g，上剉散，每用 6g，极沸汤泡，乘先熏，后洗，冷则再暖用，日 3 次。"（功效：祛风清热，散瘀退翳）

3. 明·王肯堂《证治准绳·杂病》第七册："熏洗方：治风眼烂弦，临洗加轻粉少许。凡时气赤眼，自外而入，非脏腑病者，不必服药，熏洗足矣。黄连去毛，川芎去芦，荆芥穗各 4.5g，蔓荆子 3g，去膜，五倍子 9g（剪碎去垢，铫内火炒，待赤色，铺纸地上，用盖片时，出火气）。上剉碎，作三服，每服用生绢一小方洗净，入药绢内，以线扎定，水煎，仍以纸糊瓶口，勿令气出。却于无风处，就瓶口纸上破小孔，向孔熏之；候气稍平，揭去纸，就瓶口熏之；气温倾药水出，用净绢蘸洗，如此三次为验。仍避风毒。"

（五）搐鼻法

1. 宋·赵佶《圣济总录》卷第一百一十一："治上膈实热，冲发于目，渐生花翳，吹鼻去障方：清黛 0.3g，瓜蒂七枚，先研为末，母丁香七枚，先为末，麝香研，龙脑研，各一字（少许）（上）五味同研如粉，瓶贮蜡封，勿令泄气，每用大麻子大吹鼻中。早晨两次，临卧一次，七日效。"（功效：祛湿热，通窍除翳）

2. 明·王肯堂《证治准绳·类方》第七册："搐鼻药：治目风热，肿赤难开。雄黄（水透），辰砂各 7.5g，细辛 15g，片脑、麝香各少许，上为细末，口含水少许，搐鼻中。"（功效：祛风清热，开窍散瘀）

（六）熨法

宋·赵佶《圣济总录》卷第一百七："治赤目痒涩，及一切目疾，汤器熨方：上盛热汤满器铜器尤佳，以手掬熨眼，眼紧闭勿开，亦勿以手揉眼，但拘汤沃，汤冷即已。若有疾，一日可三四为之。无疾，日一两次沃，令眼明。此法最治赤目及睑眦痒。昔有人因少年夜书小字，病目痛楚，凡二十年，用此法遂永差。又有人苦目昏，用此治，逾年后，遂能灯下观细书。大率血得温则莹泽，目全要血养。若冲风冒冷，归而沃之，极有益于目。"

"治目暗，掌心熨法：右鸡鸣时，以两手相摩极热，熨目三遍，仍以指甲掐两眦头，觉有神光，妙。"

（七）钩割针烙法

1. 唐·王焘《外台秘要》第二十一卷："出眼疾候……脑流青盲眼……宜用金篦决，一针之后，豁若开云而见白日。针讫，宜服大黄丸，不宜大泄，此疾皆由虚热兼风所作也。"

［注］上为中医眼科治疗圆翳内障的传统手术方法，又名金针开内障法等。

2. 清·黄庭镜《目经大成》卷之二十："凡针……拨眼要精八法……八法者一曰审机……二曰点睛……三曰射覆……四曰探骊……五曰扰海……六曰卷帘……七曰圆镜……八曰完璧。"

［注］上论述针操作方归纳（详论略）。

3. 宋·赵佶《圣济总录》卷第一百一十三·眼目门："钩割针镰：凡目生息肉，肿核，黄膜之类，皆以脏腑风热毒气，熏发于肝，血气结滞所成也。治宜先钩割镰，洗去恶毒，次以汤散荡涤，膏剂点傅之。"

"钩割针镰法：凡两眦头有赤脉及息肉者，宜钩起，以铍针割去令尽。未尽更割，以尽为度。或以缝衣细针穿线，口衔线头牵起，别以铍针向目中割之。割了以火针熨之，使断其根，不尔三二年间，恐能复发，复发则黏睛难疗。其绝厚者，侵入水轮，宜以曲头篦子折起，勿使掔损瞳人，盖瞳人甚薄易损故也。凡钩割及用针，不宜在旦，旦则腹空，五藏皆虚，令人头运闷倒。又钩割不宜欲速，欲缓缓为之。"

4. 清·黄庭镜《目经大成》卷之一上·钩割针烙："钩、割、针、烙之术，如钩，先须认定何处皮肉筋膜浮浅，可钩不可钩，即手法亦随病之轻重行之；如割，在土、金位，患攀睛、鸡冠蚬肉、鱼子石榴等症者可，大眦头一块红肉，乃心之英华，误犯则血脱而盲，或元气薄及燥急湿盛，因而惹风，必为溃、为漏、为枯陷。风轮肉蚀，钩得便割得。其丝血厚蔽，略略剔去外边秽瘀与峰起者。贴睛浅障、耐心磨濯自消，若性急取快，恐怕膏流珠碎；针即针内障、拨反背、刺痰核，暨开导砭灸之针，详于本症本论，不复胪列；至于烙，只能治残风弦烂重而久不愈者，轻者亦不须。若障属血分，割如再长，务火烙以断之始平，且藉其能止血，不致亡阴。倘在黑白之间，切勿行。"

5. 清·黄庭镜《目经大成》卷之二上·努肉攀睛："此症始自内眦生脉一二缕，缕根生瘀肉赤黄色，状如膏膜而韧，日久积厚，横侵白睛，蚕食神珠……割法用红矾一钱，水泡化，以新羊毫笔蘸水涤患处，其肉自然皱起，不起复涤。将锋利银针穿入筒中，两头于上下眼胞担定，次用钩钩正，次眉刀或鞋刀从中轻浮搜至神珠攀底，复又从针处搜至眦头，近血轮离一粗布线小心割下。有不必针穿、不藉矾涤、不须钩只用钳、不须刀只用剪者，一听自便。只用剪者，一听自便。总宜器利手快，看得风、水、血三轮亲切，不致稍犯，庶不误人。割去处肉白者顺，易奏功，赤者缠延。血出不止，用新棉花蘸顶烟墨涂之立住，秋夏沃以泉水亦佳。"

［注］努肉：即胬肉。胬肉攀睛即现代医学之翼状胬肉。

外治法：是对眼病从外部进行治疗方法，运用具有祛风、清热、解毒、除湿、活血化瘀、通络散结、消肿止痛、退翳明目等各种不同药物（方剂）用敷、洗、点、熏、搐等不同方法外施于患部及钩、割、针、烙等外治法，是眼病最直接有效的治疗手段，经过数千年的传承与发展、创新，部分古代疗法逐步演进为现代新疗法。中国古代有很多很多外治眼病的方剂（中药），至今仍有临床实用价值，尤其是外障眼病。

第六节　睑板腺炎

睑板腺炎属眼科眼睑疾病之列，眼睑中医称之"胞睑"，又称"约束"，"脾"。胞睑为外障眼病，受邪于外，诸邪外侵，胞睑首当其冲。因其外湿证候明显，肉眼即可辨识，表现为红、肿、热痛，生疮溃脓；睑弦红赤、烂、痒、倒睫；睑内面血脉红赤模糊，条缕不清，颗粒丛生或肿核如豆等症。以风热、湿毒为特征。其外邪分为风、热、暑、湿等。治以祛风、清热、解毒、泻火、利湿为主。外治法：熏、洗、熨、敷等方法。现代医学将本病分为细菌性、病毒性、过敏性三类。临证可按不同类型，施以相应的抗感染治疗。眼睑板腺炎中医称为：针眼、偷针、土疡、土疳等。睫毛、毛囊或附属的皮脂腺感染称为外麦粒肿；睑板腺感染称为内麦粒肿。

　　[注] 约束：谓上下眼睑，《类经》卷十八、八十一："约束，眼胞也，能开能阖。"

【中国古代中医论述】

1. 隋·巢元方《诸病源候论》二十八："人有眼内眦头忽结成疱，三五日间便生脓汁，世呼为偷针。此由热气客在眦间，热搏于津液所成。但其热势轻者，故止小小结聚，汗渍热歇乃瘥。"

2. 明·王肯堂《证治准绳·杂病》第七册·七窍门上："土疳证：谓脾上生毒，俗呼偷针眼是也。有一目生又一目者，有止生一目者，有邪微不出脓血而愈者，有犯触辛热燥腻、风沙烟火，为漏为吊败者，有窍未实，因风乘虚而入，头脑俱肿，目亦赤痛者。其病不一，当随宜治之。巢氏曰：凡眼内眦头忽结成疱，三五日间便生脓汁，世呼为偷针。此由热气客在眦间，热搏于津液所成。但其势轻者，小小结聚，汁渍热歇乃瘥。谨按世传眼眦初生小疱，视其背上即有细红点如疮，以针刺破，眼时即瘥，故名偷针，实解太阳经结热也。人每试之有验。然巢氏但具所因，而不更分经络，其诸名实所过者多矣。治偷针眼方，南星，生为末三钱，生地黄不拘多少，一处研成膏。贴太阳两边，肿自消。又方，生姜捣细盒之，泪出即愈。"

3. 清·黄庭镜《目经大成》卷之二上："土疡俗号包珍珠，血瘀生痰火剥肤，莫谓疾微无用治，到成溃漏费神机。此症世又呼偷针眼，生外睑弦上，初得但痒而肿，次则结一小核，乃作痛，屡屡不药自消。若病形俱实，必至核大溃脓始愈。有一核溃，一核又结，一日罢，一日又起，乃窍虚外风袭入，头面悉肿，目亦赤痛。如再犯燥裂，决为腐漏吊败，改形换相者，些须小恙，而祸害一至于此，患者幸毋忽。始以泻黄散、竹叶石膏汤、次归芍六君、金水六君，若目赤痛，面微肿，亟进清胃散，二术胜湿汤，或于疡顶上重砭一针，血出气泄，万万不致溃腐。"

4. 明·傅仁宇《审视瑶函》卷四："土疳之病，俗号偷针。脾家燥热，瘀滞难行。微则自然消散，甚则出血流脓。若风热乘虚而入，则脑胀痛而眸子俱红。有为漏之患，有吊败之凶……为漏为吊败者；有窍未实，因风乘虚而入，头脑俱肿，目亦赤痛者，所病不一。因其病而治之。宜服敷：清脾散……敷药方……"

5. 唐·孙思邈《银海精微》卷上："睑生偷针：问曰，人之患目睑生小疖，俗名偷针者，何也？答曰：阳明经之热毒也，或因食壅热之物，或饮食太过，使经上充于眼目，故睑眦之间时发疮毒，俗名偷针。"

6. 明·亡名氏《异授眼科》："上下睑属脾胃，病则胞肿，起胬肉，外廓生小块，名偷针。"

7. 南宋·杨士瀛《仁斋直指方论》卷之二十："涤风散，治风毒攻眼，赤肿痒疼。黄连（去须），蔓荆子各半两，五倍子三钱，上锉细，分三次，新水煎，滤清汁，以手沃洗，效。"

8. 南宋·杨士瀛《仁斋直指方论》卷之二十："治偷针方：脾间积热，兼宿食不消则偷针。秦皮锉细，夹砂糖水煎，调大黄末少许，利之。"

9. 宋·王怀隐《太平圣惠方》卷第三十三·"治针眼诸方，夫人有眼内眦头忽结成疱，三五日间生脓汁，世呼为偷针。此由热气客在眦间津液所成，但其热势轻，故止小结聚，汁溃热歇乃差。亦可针破捏去之。凡针，须翻眼皮里针之。若于外眦，恐作瘢痕，又虑风入，往往有此状也。"

宋·王怀隐《太平圣惠方》卷第三十二："治风热毒气忽冲眼睑，生如米豆，名曰针眼，或白睛似水疱疼痛，不可睡卧，宜服大黄散方……"

"治针眼赤肿，心燥，风热壅滞，眼开即涩痛，宜服玄参散方……"

"治肝膈虚热，生针眼肿赤，羚羊角散方……"

"治针眼，睑内生疱如豆大，隐睛肿痛，服牛黄散方……"

"治针眼磣涩肿痛，熁毒膏方：川大黄三两，木香一两，玄参二两，白蔹二两，射干二两，川芒硝二两。上件药捣细罗为散，以鸡子白调如膏，贴熁眼睑上，干即易之。"

[注] 熁：（xié）：火迫，引申为烫熨（wèi）。

《大明本草》："商陆……泻蛊毒，坠胎，熁肿毒，敷恶疮。""治针眼疼痛方：黄连（去须），杏仁（汤浸，去皮尖），黄蘗已上各半两。上件药捣令碎，以绵裹，内生地汁中浸，频点目中。"

【病因病机】

本病多因风热毒邪外袭，壅滞胞睑，或过食辛辣炙煿，脾胃积热蕴毒，上攻胞睑，或脾气虚弱，卫外不固，风热毒邪乘虚而入，结聚胞睑而致。现代医学认为，本病多因葡萄球菌感染，以金黄色葡萄球菌为多见。抵抗力低下及糖尿病患者较易发病，睑缘及结膜有慢性炎症，长期眼部不洁，屈光不正者易患此病。

【临床症状】

胞睑局部肿胀，痒痛，继之形成局限性小疖，形如麦粒，大者如豆粒，硬结，压痛拒按。以近眦部为多见，多为单发，也有双睑同发，或一眼消退后，他眼又起者，若生于外眦部，红肿焮痛较剧，脓成溃破后诸症减轻，红肿渐消，病情严重时可伴有发热，恶寒头痛等，患侧白睛赤红，同侧耳前可扪及肿核。

现代实验室检查：白细胞总数及中性粒细胞比例增高。

【鉴别诊断】

睑板腺炎应与睑板腺囊肿相鉴别。

【内服药疗法】

1. 风热外袭证：

[主证] 胞睑局部肿胀，痒甚，微红，微痛，可扪及硬结，压痛，全身症状不明显，舌苔薄黄，脉浮数。

[方剂] 退赤散。

［组成］黄芩、黄连、白芷、当归、赤芍药、栀子、桑白皮、木通、桔梗、连翘。

［制法］水煎取药液。

［用法］1 日 1 剂，早晚远食服之。

［功效］疏风清热，解毒消肿。

［主治］偷针。

［方剂来源］唐·孙思邈《银海精微》。

［注］本方剂原无剂量，但白芷用量不少于 10g，因白芷有解表祛风、消肿排脓、止痛之效。

2. 热毒壅滞证：

［主证］胞睑局部红肿已过 3 日，红、肿、痛俱现，睑内生疱如豆大，眼碜涩肿痛甚，白睛赤红，或同侧耳前可扪及肿核，或口渴喜饮，便秘溲赤，舌红苔黄，脉数，或甚者头面漫肿，壮热神昏，舌红苔黄燥，脉洪实有力。

［方剂］牛黄散。

［组成］牛黄 7.5g（细研），黄连（去须）、玄参、犀角屑、柴胡（去苗）、川升麻、决明子、郁金、栀子仁各 30g。

［制法］上为细散，入牛黄研匀。

［用法］每次 3g，食后以竹叶汤调服，夜临卧再服。

［功效］清热疏风。

［主治］针眼，睑内生疱如豆大，隐睛，肿痛。

［方剂来源］宋·王怀隐《太平圣惠方》。

［方剂］泻肝散。

［组成］大黄、知母、芒消（硝）、车前子、茺蔚子、黄芩、天冬各 30g，黑参 4.5g。

［制法］上为末，每次 6g，用水 150mL，煎至 75mL，去滓。

［用法］食后温服。

［功效］泻肝明目，消肿除痛。

［主治］肝火上攻，睑硬睛痛，外障。

［方剂来源］宋·佚名《秘传眼科龙木论》

［方剂］清胃散。

［组成］升麻、当归、黄连、牡丹皮、生地、石膏各等分（外科正宗清胃散每味药为 3g）。

［制法］用水 400mL，煎 320mL，去滓。

［用法］食后服。

［功效］泻火解毒。

［主治］土疡（脾胃伏热证）。

［方剂来源］清·黄庭镜《目经大成》。

3. 脾虚夹邪证：

［主证］针眼反复发作，或针眼红肿，经久不消，或见面色无华，神倦乏力，或纳减，舌淡，苔薄白，脉细数。

［方剂］托里消毒饮。

［组成］人参、白术、茯苓、甘草、当归、芎䓖、白芍、黄芪、连翘、白芷、忍冬花、

皂角刺、桔梗。

　　[制法] 水煎，去滓。

　　[用法] 远食，温服。

　　[功效] 益气养血，托里而解毒，消肿溃脓。

　　[主治] 土疡。

　　[方剂来源] 清·黄庭镜《目经大成》。

　　[注] 本方剂未注用量，可参《喉科紫珍集》卷上。

【外治方药】

1. 熁毒膏：

　　[组成] 川大黄 15g，木香 50g，玄参 100g，白蔹 100g，射干 100g，川芒硝 100g。

　　[制法] 上件药捣细罗为散，以鸡子白调如膏。

　　[用法] 贴熁眼睑上，干即易之。

　　[功效] 清热解毒，消肿止痛。

　　[主治] 针眼肿痛。

　　[方剂来源] 宋·王怀隐《太平圣惠方》。

2. 治针眼疼痛方：

　　[组成] 黄连（去须）、杏仁（汤浸，去皮尖）、黄柏各 25g。

　　[制法] 上件药捣令碎，以绵裹，内生地汁中浸（取药液备用）。

　　[用法] 用药液频点目中。

　　[功效] 清热解毒，润目止痛。

　　[方剂来源] 宋·王怀隐《太平圣惠方》。

3. 点眼石胆散：

　　[组成] 石胆（研如粉）7.5g，黄连（捣）、黄柏（捣）各 22.5g，蕤仁（去皮，研）、铜青（研）、芒硝各 15g。

　　[制法] 上为末，更入乳钵中，重研令极细匀。

　　[用法] 每取如黍米大，点目眦头。

　　[功效] 祛风清热，解毒消肿。

　　[主治] 针眼暴肿，痛不得开。

　　[方剂来源] 宋·赵佶《圣济总录》。

4. 敷药方：

　　[组成] 生南星 15g（研末），生地黄 25g。

　　[制法] 上共捣烂为膏。

　　[用法] 贴太阳穴（处）。

　　[功效] 散结消肿止痛。

　　[主治] 土疳症（偷针）。

　　[方剂来源] 明·傅仁宇《审视瑶函》。

5. 芎皮散：

　　[组成] 川芎、青皮（减半）。

　　[制法] 上为末。

　　[用法] 每次 6g，煎细茶、菊花汤调服。外以枯矾末、鸡子清调敷。睡者用南星末同生

地黄捣膏贴太阳穴而肿自消。

[功效] 行气和血，清热祛风。

[主治] 针眼。

[方剂来源] 清·祁坤《外科大成》。

【外治疗法】

1. 如意金黄散，用大青叶捣汁调成膏状，纱布垫敷患眼，1 次 2h 即可，去旧药换新药。功效：清热解毒，消肿定痛。

[方剂来源] 明·陈实功《外科正宗》。

2. 黄柏 30g，浸水蒸洗。主治：目热赤痛。

[方剂来源] 明·李时珍《本草纲目》。

【针灸疗法】

1. 针刺法：选取太阳、风池、合谷，以疏风清热，消肿止痛，脾虚复发者可加足三里、脾俞、胃俞。以泻法为主，1 日 1 次。

2. 放血法：选耳尖或合谷穴，常规消毒洁净，用三棱针点刺放血 3~5 滴，每日 1 次。

3. 针挑法：在背部肺俞、膏肓及肩胛区附近寻找反应点，形如丘疹，一个到数个针头大，呈红、棕褐或灰白等色，皮肤常规消毒后，以三棱针挑破，挤出少许血水或黏液。

【其他疗法】

手术：已成脓者，可切开排脓，外麦粒肿在眼睑皮肤面切开，切口与睑缘平行，内麦粒肿在睑结膜面切开，切口与睑缘垂直，必要时可放置引流条，常规换药至愈，甚至可用抗生素。

【护理与预防】

1. 脓成或溃破后，切忌挤压排脓，否则可造成脓毒扩散，出现危重症。

2. 注意眼睑局部卫生。

3. 忌过食辛辣，肥甘之品。

第七节　睑板腺囊肿

睑板腺囊肿也称霰粒肿。中医称为"胞生痰核""睥生痰核""眼胞痰核""疣病""目疣"等。

现代医学认为，因脂类物质长期在胞睑皮脂腺和睑板腺道内积存，刺激该腺及周围组织，形成睑板腺囊肿而引发睑板腺无菌性、慢性肉芽肿性炎症者，命名为睑板腺囊肿又称霰粒肿。

【中国古代中医论述】

1. 明·王肯堂《证治准绳》第七册·七窍门上："睥生痰核证，乃睥外皮肉有赘如豆，坚而不疼，火重于痰者，皮或色红，乃痰因火滞而结。此生于上睥者多，屡有不治自愈。有恣嗜辛辣热毒、酒色斫丧之人，久而变为瘿漏重疾者，治亦不同。若初起劫治，则顷刻平复矣。"

2. 明·傅仁宇《审视瑶函》："睥生痰核，痰火结滞所成，皮外觉肿如豆，睥内坚实有形……此症乃睥外皮内，生颗如豆，坚而不疼，火重于痰者，其色红紫，乃痰因火滞而结。此生于上睥者多，屡有不治自愈，有恣辛辣热毒酒色斫丧之人，久而变为瘿漏重疾者，治亦不同，若初起知劫治之法，则顷刻而平复矣。宜服：

防风散结汤：玄参一钱，前胡、赤芍药、黄芩、桔梗、防风、土贝母、苍术、白芷、陈皮、天花粉各八分。上锉剂。白水二盅，煎至八分，去滓，食后热服。

清胃汤：治眼胞红硬。此阳明经积热，平昔饮酒过多，而好食辛辣炙煿之味所致也。山栀仁炒黑，枳壳，苏子各六分，石膏煅，川黄连炒，陈皮、连翘、归尾、荆芥穗、黄芩、防风各八分，甘草生三分。上锉剂。白水二盅，煎至一盅，去滓，热服。"

3. 元·倪维德《原机启微》卷之上："《难经》曰：血为荣，气为卫，荣行脉中，卫行脉外。此血气分而不混，行而不阻也明矣。故如云腾水流之不相杂也。大抵血气如此，不欲相混，混则为阻，阻则成结，结则无所去还，故隐起于皮肤之中，遂为疣病。然各随经络而见，疣病自上眼睑而起者，乃手少阴心脉、足厥阴肝脉，血气混结而成也。初起时，但如豆许。血气衰者，遂止不复长，亦有久止而复长者。盛者则渐长，长而不已，如杯如盏，如碗如斗，皆自豆许致也。凡治在初，须择人神不犯之日，大要令病者食饱不饥，先汲冷井水洗眼如冰，勿使气血得行，然后以左手持铜箸，按眼睑上，右手翻眼皮令转，转则疣肉已突，换以左手大指按之，拂令得动移，复以右手持小眉刀尖，略破病处，以两手大指甲捻之令出，则所出者，如豆许小黄脂也。恐出而根不能断，宜更以眉刀尖断之，以井水再洗，洗后则无恙，要在手疾为巧。事毕须投以防风散结汤，数服即愈。此病非手法则不能去。何则？为血气初混时，药自可及，病者则不知其为血气混也。比结，则药不能及矣，故必用手法去。去毕，必又以升发之药撒之，药手皆至，庶几了事。"

[注] 比：及，等到。

4. 元·倪维德《原机启微》卷之下："防风散结汤：治目上下睑隐起肉疣，用手法除病后服之。防风、羌活、白芍药、归尾各五分，红花、苏木各少许，茯苓、苍术、独活、前胡、黄芩各五分，炙甘草、防己各六分。作一服，水二盏，煎至一盏，热服，相再煎。上方，以防风、羌活，升发阳气为君；白芍药、当归尾、红花、苏木，破凝行血为臣；茯苓泻邪气，苍术去上湿，前胡利五脏，独活除风邪，黄芩疗热滋化为佐；甘草和诸药，防己行十二经为使。病在上睑者，加黄连、柴胡，以其手少阴足厥阴受邪也；病在下睑者，加藁本、蔓荆子，以其手太阳受邪也。"

[注] 上条目论述了古代医家治疗胞生痰核的内治外治概述。

5. 清·黄庭镜《目经大成》卷之二下："痰核，湿热两般蒸结。""此症艮廓内生一核，大如茨实，按之坚而不痛，只外观不雅。间亦有生于睑者。盖食火，痰饮酝酿而成。为治，翻转眼胞，必有形迹，一圆一点，色紫或黄，就于此中砭针。尽法劫夺，挤尽脓液，碾清气化痰丸，淡姜薄酒调一两，徐徐呷之，刻日平复如初。若以无别苦，不治无碍。恣啖热物，则火愈燥，人而附赘垂疣，变为重疾，经年溃腐不痊。"

6. 清·吴谦《医宗金鉴》卷六十五："眼胞痰核……此证结于上下眼胞，皮里肉外，其形大者如枣，小者如豆，推之移动，皮色如常，硬肿不疼，由湿痰气郁而成。宜服化坚二陈丸，外用生南星，蘸醋磨浓，频涂眼皮，日数浅者即消。日数深者虽不能消，常涂令皮薄，微微拔损，以手指甲挤出如白粉汁即消，贴贝叶膏收口，从眼皮里溃破者难敛。"

【病因病机】

胞生痰核，多因脾失健运，聚湿生痰，上阻胞睑脉络；或恣食炙煿厚味，脾胃蕴热，灼湿生痰，痰热互结，与气血混结而成本病。

现代医学认为，本病多睑板腺分泌旺盛，或睑板腺出口阻塞，腺内分泌物潴留，逐渐形成慢性炎性肉芽肿，它有一纤维结缔组织包裹囊内含有睑板腺分泌物及巨细胞在内的慢性炎性细胞浸润。

【临床症状】

睑内肿核，多见于上胞，可单个发生，也可发多个。初起如米粒，可渐长大，较大者，可使眼睑皮肤隆起，眼睑可有重坠感，触之不痛，与皮肤不粘连，表面光滑的硬结，翻转胞睑，相应部可见紫红色或灰蓝色圆形病灶，若在睑内肿核溃破可形成肉芽肿，并有异物样摩擦感。本病可单个发生，也可多个存在，部分可自行吸收。

【鉴别诊断】

睑板腺囊肿应与睑板腺炎相鉴别。

【内服药疗法】

1. 痰湿互结证：

［主证］胞睑内有米粒或黄豆大硬结，不痒不痛，皮色不变，推之可移，与皮肤不粘连；若肿核较大者，胞睑有重坠感，睑内患处呈灰蓝色，可伴有纳呆疲乏，舌淡胖，苔薄白，脉缓。

［方剂］化坚二陈丸。

［组成］陈皮、制半夏各30g，白僵蚕（炒）60g，白茯苓45g，生甘草、川黄连各9g。

［制法］上为细末，荷叶熬汤为丸，如梧桐子大。

［用法］每次6g，白滚水送服。

［功效］化痰散结。

［主治］痰核结于上下眼胞皮里肉外，大者如枣，小者如豆，推之移动，皮色如常，硬肿不疼。

［方剂来源］清·吴谦《医宗金鉴》。

［注］本方剂可做汤剂按常规用量比例而处方。

［方剂］加味平胃散。

［组成］苍术、厚朴各3g，陈皮、甘草各1.8g，茯苓6g，姜半夏、香附各3g，荷叶3.6g。

［制法］上为散。

［用法］每次9g，开水调服。

［功效］化湿消痰，行气散结。

［主治］睑胞痰核，结于上下眼胞，皮里肉外，其形大者如枣，小者如豆，推之移动，皮色如常，硬肿不痛。

［方剂来源］清·邹岳《外科真诠》。

2. 痰热蕴结证：

［主证］胞睑内生硬结，皮色微红，翻转胞睑可见紫红色隆起，周围发红，微痒痛，可伴有口干咽燥，大便不畅，舌红，苔黄，脉滑数。

［方剂］归芍红花散。

［组成］当归、大黄、栀子仁、黄芩、红花（以上俱酒洗，微炒）、赤芍药、甘草、白芷、生地黄、连翘各等分。

［制法］上为末。每次9g，水煎，去滓。

［用法］食远服。

［功效］泻火解毒，活血消肿。

［主治］眼胞肿硬，内生疙瘩。

［方剂来源］明·傅仁宇《审视瑶函》。

【外治方药】

1. 洗眼防风汤：

[组成] 秦皮、黄连、细辛各 60g，黄柏 15g，青盐 30g。

[制法] 上锉令匀。每次 30g，以水 450mL，煎取 225mL，绵滤去滓。

[用法] 趁热洗眼，1 日 3 次，避风。

[功效] 祛风泻火，解毒明目。

[主治] 眼睑肿硬痒痛。

[方剂来源] 宋·赵佶《圣济总录》。

2. 宋真宗琼液膏：

[组成] 熊胆、牛黄、蕤仁各 3g，川黄连 30g，蜂蜜、硼砂（研末）各 3g，冰片（研末）1.5g。

[制法] 将前四味煎汤，过滤去渣，后入蜂蜜，以文火熬至紫色，拉丝为好，取出与硼砂、冰片二味搅匀装入瓷瓶内。

[用法] 每次点少许于眼内，日三。神效。

[主治] 一切眼疾。

[禁忌] 忌动风热物。

[方剂来源] 清·李梿衔《医方择要》。

3. 龙乳膏：

[组成] 龙胆草 500g，冰片、白蜜、人乳。

[制法] 上用铜锅煮成膏，用上等白蜜收之。每 30g 膏入冰片 1.5g。瓷器盛之，勿泄气。

[用法] 临时取出，用健壮妇人乳调开，点入眼内。

[主治] 一切目疾。

[方剂来源] 清·陶承熹、王承勋《惠直堂经验方》。

4. 南星醋液：

[组成] 生南星、醋。

[制法] 生南星用醋少许磨成浓液，去滓取液。

[用法] 频涂眼皮。

[功效] 浅者即消。

[主治] 眼胞痰核。

[方剂来源] 清·吴谦《医宗金鉴》卷六十五。

5. 贝叶膏：

[组成] 麻油 1 斤，血余鸡子大一个，白蜡二两。

[制法] 上将血余，以文火炸化去渣，下火入白蜡溶化，候温用绵纸剪块三张，张张于油蜡内蘸之，贴于瓷器帮上。

[用法] 用时揭单张贴患处，日换八九次。

[功效] 定痛去腐生肌。

[主治] 眼胞痰核，破溃后。

[方剂来源] 清·祁坤《外科大成》。

6. 清净膏：

［组成］南星、薄荷、荆芥、白芍各等分。

［制法］研细用鸡子清调成膏。

［用法］敷胞处。

［功效］解毒化痰。

［主治］眼胞肿硬。

［方剂来源］明·亡名氏《异授眼科》。

【外治疗法】

1. 病初起可用夏枯草50g，薄荷煎水取液湿热敷。

2. 破溃后可用珍珠研细者点涂患处。

3. 大者可切开刮除术。

【护理与预防】

1. 忌辛辣、煎炸食品过度食之。

2. 注意眼部卫生。

第八节　睑缘炎

睑缘炎中医称为睑弦赤烂、眦帷赤烂、目赤烂眦、胎赤等。现代医学认为睑缘炎，是发生在睑缘皮肤、睫毛毛囊及腺体的亚急性或慢性炎症，常双眼发病，愈后可复发。临床上分为鳞屑性、溃疡性，眦部睑缘炎多与眼睑皮脂腺及睑板腺脂溢过多、金黄色葡萄球菌感染、莫—阿双杆菌感染及维生素 B_2 缺乏等有关。

【中国古代中医论述】

1. 唐·孙思邈《银海精微》卷之上："问曰：人之患眼，两睑时常赤烂者，何也？

答曰：大人患者，因脾土蕴积湿热，脾土衰不能化湿，故湿热之气相攻，传发于胞睑之间，致使羞明泪出，含在睑胞之内，此泪热毒，以致眼眩赤烂。治法：春夏烂者为热烂，服用三黄汤，洗用棉裹散、金钱汤，有瘀血宜劆洗，与服泻脾汤。秋冬烂者为冷烂，又曰迎风洒泪，先用碧天丹，点用重药，睑厚劆洗之，后宜火烙之。小儿患者，因母胎中受热，或落地之时，恶露入目，沐浴不净，拭之未干，却感外伤风邪，使邪入目，亦生此疾，治之小儿服黄芪汤，大人服茶调散，热甚洗金钱汤，风甚洗碧天丹，先劆洗后服药。"

2. 隋·巢元方《诸病源候论》卷二十八："目胎赤候，胎赤者，是人初生，洗目不净，令秽汁浸渍于眦，使睑赤烂，至大不瘥，故云胎赤。"

3. 宋·王怀隐《太平圣惠方》卷第三十二："夫胎赤者，是人初生目不净，令秽水浸清于眼眦，使睑赤烂，渐至长大，终不能差，故曰胎赤也。"

治眼胎赤肿，杏仁膏方：杏仁三分，汤浸，去皮尖，双人，秦皮半两，细辛半两，白芷半两，黄蘗三分，剉，当归半两。上件药捣筛为散，先于银器中熔猪脂五两酥三两，入药煎令药色赤，以绵滤过更煎，时时取药于冷处，滴如稠膏即离火，更研入乳香半两，腻粉半两，急用槐木杖搅令浆，入瓷盒内盛，三日后取药，不计时候涂于赤处，即差。

4. 宋·赵佶《圣济总录》卷一百二："目胎赤者，缘在胎时，母嗜五辛，及饵热药，传移胞脏，内禀邪热。及至生长，两目赤烂，故名胎赤。又人初生，洗目不净，秽汁渍坏者亦有之。"

5. 隋·巢元方《诸病源候论》卷二十八："目赤烂眦候，此由冒触风日，风热之气伤于目，而眦睑皆赤烂，见风弥甚，世亦云风眼。"

［注］目赤烂眦，是由冲冒风日，风热之气伤于目，因而眼角，眼睑发赤溃烂。

6. 隋·巢元方《诸病源候论》卷二十八："目数十年赤候，风热伤于目眦，则眦赤烂。其风热不去，故眦常赤烂，积年不瘥。"

［注］风热伤于眦，眦发生赤烂，若风热之邪，滞留不去，所以目眦经常赤烂，反复日久不愈。

7. 唐·孙思邈《备急千金要方》卷第六上："目眦外决于面者，为锐眦；在内近鼻者，为内眦。上为外眦，下为内眦。"

［注］（1）锐眦（zì）：即外眦，外眼角。

（2）为内眦：内眦：即内眼角。

8.《类经》卷十八·八十一："血脉之精主于心，心色赤，故眦络之色皆赤。"

9. 唐·孙思邈《备急千金要方》卷第六上："治风眼烂眦方：竹叶、黄连各一两，柏白皮一两半。上三味㕮咀，以水二升煮取五合，稍用滴目两眦，日三四度。"

10. 宋·陈言《三因极一病证方论》卷之十六："如目决其面者，为兑眦，属少阳；近鼻上为外眦，属太阳；下为内眦，属阳明；赤脉从上下者，太阳病；从下上，阳明病；从外走内者，少阳病；此三阳病，不可混也。睛色赤，病在心。"

11. 明·王肯堂《证治准绳·杂病》第七册："广大重明汤东垣：治两目睑赤烂，热肿疼痛，并稍赤，及眼睑痒极，抓至破烂赤肿，眼楞生疮痂，目多眵泪，隐涩难开。"

［注］（1）眼睑：此下原衍"痒及"，据《东垣试效方》卷五本方删。

（2）目多眵泪，隐涩难开：原作"目多眵痛，瘾涩难开"，据《东垣试效方》卷五本方改。

"草龙胆梢、防风、甘草根、细辛各等分。上剉如麻豆大，内甘草不剉，只作一挺，先以水一大碗半，煎草龙胆一味，干一半，再入余三味，煎至小半碗，去渣，用清汁带热洗，以重汤坐令热，日用五七次。洗毕，合眼须臾开，胬肉纵长及痒亦减矣。"

［注］（1）坐令：原作"顿令极"，据《东垣试效方》卷五本方改。

（2）开：原作"即去"，据《东垣试效方》卷五本方改。

［注］上六条目引自彭怀仁点校《类方证治准绳》，人民卫生出版社，2014 年 4 月第 1 版。

12. 明·王肯堂《证治准绳·杂病》第七册：

"（1）开柳枝煎：治风赤眼：垂柳枝、桃枝、枸杞枝、桑枝各长二寸，各七茎，马牙硝二钱半，细研，竹叶四十九片，黄连去须，决明子各半两，龙脑细研，半钱。上除硝、龙脑外，以浆水二大盏，于铜器中煎至一半，去滓，以绵滤净，入硝及龙脑搅匀，更煎令稠。每以铜箸头取如小豆许点眼，日三五次。

（2）又方：治一切风赤眼，眼皮上瘙痒赤烂，久治不效。此药之功，不可具述。轻粉十字，白蜜、白蜡各三铢，腊月猪脂半两。上先熔猪脂成油，渐下蜜，次下蜡，候三味总化成油，入轻粉搅令匀，非时搽眼赤皮上。

（3）铜青汤：治风弦赤眼。铜青黑豆大，防风一寸许，杏仁二粒，去尖，不去皮。上各细切，于盏中新汲水浸，汤瓶上顿令极热洗之。如痛，加当归数片。"

13. 宋·赵佶《圣济总录》卷一百五："目赤烂者，睑眦俱赤且烂，见风益甚。又谓之风赤眼，此由冲冒风日，风热之气，伤于睑眦，与津液相搏，故令赤烂也。迎风则痒泪出，遇热则伤烂眵多。"

14. 宋·王怀隐《太平圣惠方》卷第三十二："夫眼赤烂者，皆是风热所生也。初患赤眼，经久不差，外则因风冷所伤，内则以肺脾积热，内外为疾，渐加成疮，故令眼赤烂也。"

"治眼赤烂，涂碧云膏方：腊月猪脂五两，炼，去滓，铜绿一两，细研，腻粉半两。上件药都入一通油瓷瓶子内，以篦子搅令匀后，冷凝结为膏，每用先以热盐浆水洗眼后，涂一大豆许于赤烂处，日三用之。"

"治眼赤烂，洗眼秦皮汤方：秦皮一两，蕤仁一两，甘草一两半，细辛一两，栀子仁一两，苦竹叶二握，印戎盐一分，上件药捣粗罗为散，以水三升煎取一升，去滓，稍热洗目，不计度数，冷即重暖用之。"

15. 明·龚廷贤《万病回春》卷五："眼者，五脏六腑之精华也。大眦赤，红肉堆起者，心经实热也；小眦赤，红丝血胀者，心经虚热也。"

16. 清·沈金鳌《杂病源流犀烛》卷二十二："目又为五脏精华……内外眦属心，心主血，血之精曰血轮。上下胞属脾，脾主肌肉，肉之精曰肉轮……肉轮之病，因多食热物五辛，远道奔驰，食饱贪眠，风积痰壅，胞多赤肿，昏蒙多泪，倒睫涩痛……或由心经虚热，必小眦赤，红丝血胀……三日两睑粘睛，即烂弦风也，由风沿眼系上，膈有积热，或饮食时挟怒气而成，久则眼沿因脓渍而肿……年久不愈，而多痒者是也。"

17. 清·黄庭镜《目经大成》卷二上·眦帏赤烂："此症眦睑赤烂，或痒或痛，眵多泣出。致病颇繁，验病亦多端：大略赤属火，烂属湿，痒属风，痛属热，眵多气虚，泣出血衰。赤胜烂者，多得于劳心、忧郁、忿悖无形之火；烂胜赤者，多伤于酒食、过哭、冒烟有形之气。风热蒸，则痒而泣出；湿热淫，则痛而眵多。烂而微肿者责以寒湿，赤而干涩者责以血燥。"

18. 清·吴谦《医宗金鉴》卷七十八："两睑黏睛之证，睑内生疮，眵泪痒痛，胞睑黏合难开，此乃脾胃中风湿热盛，合邪上攻。"

【病因病机】

脾胃湿热内蕴，外感风邪，风湿热邪停聚睑弦；或因心火内盛，外受风邪，风火相搏循经攻于睑弦而发病；或血虚夹风，胞睑失养所致。

【临床症状】

睑弦或眦部皮肤，初起潮红、灼热、痒、疼痛，漫生细小湿疹，此时痒甚，疮疹溃后渐见睑弦红肿，糜烂胶结，或见两眦皮肤赤烂，睫毛根有痂块或有细小皮样鳞屑，附着，日久睫毛脱落，睑弦变形。

【鉴别诊断】

本病应与眼睑湿疹（风赤疮痍）相鉴别。

【内服药疗法】

1. 风热证：

[主证] 初期睑弦微肿，痒，灼热疼痛，睑弦睫毛根部有鳞屑黏附，时而痒甚，舌红苔薄，脉浮数。

[方剂] 搜风散。

[组成] 防风、荆芥各 1.8g，蕤仁 2.4g，白蒺藜、菊花各 3g，蝉蜕 1.8g，甘草 1.2g，谷精草 1.8g，赤芍药 2.4g，车前子 3g。

[制法] 上为散。加生姜 1 薄片，水煎，去滓。

［用法］温服。外点蕤仁膏。

［功效］祛风清热。

［主治］眼眩作痒糜烂者。

［方剂来源］明·程玠《程松崖眼科》。

2. 湿热壅盛证：

［主证］睑弦赤溃烂，或痒或痛，眵（chī）多泪出，晨起胞睑黏合难开，睫毛毛根部有眵痂堆积，眼胞胀闷不适，舌质红，苔黄腻，脉弦滑。

［方剂］除湿汤。

［组成］连翘、滑石、车前子、枳壳、黄芩、川连、木通、粉甘草、陈皮、白茯苓、荆芥、防风。

［制法］水煎，去滓。

［用法］温服。

［功效］清热利湿。

［主治］眼眩赤烂。

［方剂来源］清·黄岩《眼科纂要》。

［方剂］无比蔓荆子汤。

［组成］黄芪、人参各 3g，黄连、柴胡各 2.1g，蔓荆子、当归、葛根、防风各 1.5g，生甘草 3g，细辛叶 0.9g。

［制法］上作一服。用水 300mL，煎至 150mL，去滓。

［用法］分 2 次温服。

［功效］疏风清热，益气扶正。

［主治］眼梭紧急，损睛生翳，及上下睑眦赤烂，羞涩难开，眵泪稠黏。

［方剂来源］明·倪维德《原机启微》。

［方剂］黄芪汤。

［组成］黄芪、车前子、细辛、黄芩、五味子、苍术、黄连各 30g。

［制法］上为粗末。每次 15g，水煎，去滓。

［用法］温服。

［功效］祛风清热，利湿消肿。

［主治］小儿眼弦赤烂。

［方剂来源］唐·孙思邈《银海精微》。

3. 心火上炎证：

［主证］眦部睑弦红赤，灼热干涩，时而刺痒，或睑弦赤烂，舌尖红，苔薄，脉数。

［方剂］治烂眩风（方）。

［组成］荆芥、独活、蔓荆子、防风各五钱，黄连四钱，苍术、木贼、夏枯草各五钱。

［制法］上㕮咀，水煎去滓。

［用法］食后服。

［功效］疏散风热，泻火解毒。

［主治］烂眩风。

［方剂来源］明·杨希洛等《明目至宝》。

［注］烂眩风，病名见《银海精微》属"眼眩赤烂"。

[方剂]　洗心散。

[组成]　当归、大黄、赤芍药、甘草、荆芥、麻黄、白术，加薄荷、猪苓、泽泻、天花粉各等分。

[制法]　水煎，加大黄、芒硝。

[用法]　五更服，取泻三四。

[主治]　眼弦赤烂（胃膈不利，心经有热）。

[方剂来源]　明·杨希洛等《明目至宝》。

【外治方药】

1. 搐药碧云散：

[组成]　青黛4.5g，蔓荆子、川芎各3.6g，郁金3g，石膏3.9g，细辛3g，薄荷叶6g，芒硝3g，红豆1粒。

[制法]　上为细末。

[用法]　口噙水，将药搐入鼻内。

[功效]　祛风清热。

[主治]　上下睑赤烂。

[方剂来源]　金·李杲《东垣试效方》。

2. 广大重明汤：

[组成]　龙胆草、防风、垂盆草、细辛各3g。

[制法]　上锉，纳甘草不锉，只作一锭先以水375mL，煎龙胆一味，至一半，再入余三味，煎至125mL，滤去滓。

[用法]　用清带热洗，以重汤坐令热，一日用5~7次，但洗毕，合眼一进。

[功效]　清热祛风，除湿止痒。

[主治]　两目睑赤烂，热肿疼痛，及眼睑痒痛，抓之至破，眼弦生疮，目多眵泪，隐涩难开，窅肉泛长而痒。

[方剂来源]　金·李杲《兰室秘藏》。

3. 大全宝光散：

[组成]　黄连250g（去须），当归60g，蕤仁（去皮、油）、生白矾各75g，甘草70g，杏仁72g（去皮、尖），龙胆草123g，干姜72g，赤芍药100g。

[制法]　上用骨刀子锉细，如秫米大，不捣。每次6g，用水300mL，煎数沸，去滓。

[用法]　乘热洗患处。

[功效]　清热化湿，活血祛风。

[主治]　远年近日风弦烂眼。

[方剂来源]　元·萨迁《瑞竹堂经验方》。

4. 柏皮汤：

[组成]　柏白皮、黄柏、蕤仁各30g，黄连22.5g，苦竹叶10g。

[制法]　上锉细。以水3L，煎取2L，去滓。

[用法]　稍热淋洗，冷即重暖用之。

[功效]　疏风清热。

[主治]　眼边赤烂，痒痛不止。

[方剂来源]　宋·王怀隐《太平圣惠方》。

5．二金散：

[组成]　黄连、黄柏各 3g。

[制法]　上为末。奶汁浸一宿，焙，绵裹，荆芥汤浸，取汁去滓。

[用法]　乘热洗眼。

[功效]　清热燥湿。

[主治]　眼睑赤烂。

[方剂来源]　宋·刘昉《幼幼新书》。

6．花草膏：

[组成]　羖羊胆一枚（饭上蒸熟）。

[制法]　上以蜂蜜研和，入朱砂末少许频研成膏。

[用法]　每次 2~3mL，食后、临卧含咽；亦可点眼。

[功效]　泻火明目。

[主治]　眼目肿痛涩痒，时出热泪，视物昏糊羞明；火眼烂弦。

[方剂来源]　宋·杨士瀛《仁斋直指方论》。

7．点眼黄连膏：

[组成]　黄连（锥碎）15g，马牙硝（研）3g。

[制法]　将黄连用水浸，于日内晒令色浓，以绵滤过，后下硝末于黄连汁中，依前日内晒干，为细末。

[用法]　每以一豆许，水调，点注目眦。

[功效]　清热解毒。

[主治]　目眦赤烂碜痛。

[方剂来源]　宋·赵佶《圣济总录》。

8．一抹膏：

[组成]　蚕沙。

[制法]　用真麻油浸二三宿，研细。

[用法]　涂患处。

[功效]　祛风收湿。

[主治]　烂弦风眼。

[方剂来源]　明·李时珍《本草纲目》。

9．胜金丸：

[组成]　铜绿、白矾各等分。

[制法]　上以炭火烧令烟烬为度，细研如粉，用砂糖为丸，如豌豆大，于南粉末内滚过。

[用法]　每用 2 丸，以热汤 75mL 浸化，洗眼。如冷更暖，洗 3~5 次。

[功效]　祛风解毒，收湿止痒。

[主治]　眼痒痛，连睑赤烂并暴赤眼。

[方剂来源]　宋·赵佶《圣济总录》。

10．珍珠散：

[组成]　炉甘石不拘多少（炭火内煅，先用黄连煎汁淬过，焙干）、冰片适量。

[制法]　用当归、黄连、芍药、生地、薄荷、荆芥、防风、蔓荆子、甘草各等分煎汁，

将炉甘石浸一昼夜，焙干，研，入小瓶内，水浸，使出火毒，然后再乳极细，次加冰片，亦乳极细，相和。

[用法] 点眼。

[功效] 清热燥湿。

[主治] 烂眩赤眼。

[方剂来源] 明·万表《万氏家抄方》。

11. 洗轮散：

[组成] 黄连 1g，槐花少许。

[制法] 上为细末，入轻粉 1g 拌匀，以生男儿乳汁和之，用小盏盛于甑上蒸，候饭蒸熟，取帛裹药。

[用法] 于眼上拭 2~3 次即效。

[功效] 清热解毒。

[主治] 烂睑眼。

[方剂来源] 明·朱橚《普济方》。

12. 拜堂散：

[组成] 铜青 6g，五倍子、黄连各 15g。

[制法] 上为极细末。

[用法] 敷于烂眼皮上。

[功效] 祛风清热，除湿敛疮。

[主治] 烂风眼。

[方剂来源] 明·(朝鲜) 金礼蒙《医方类聚》。

13. 还睛紫金丹：

[组成] 白沙蜜 600g，甘石 300g (烧 7 遍，碎，连水浸，拌之)，黄丹 180g (水飞)，拣连 90g (小便浸，碎为末)，南乳香、当归各 9g，乌鱼骨 6g，硇砂 (置小盏内，放于瓶口上熏干)、麝香各 3g，白丁香 (直者) 1.5g，轻粉 0.15g。

[制法] 上将白沙蜜于沙石器内，慢火熬去沫，下甘石，次下丹，以柳枝搅，次下余药，以黏手为度，为丸如芡实大。

[用法] 每次 1 丸，温水化开洗眼。

[功效] 清热化湿，敛疮生肌。

[主治] 目眶赤烂，延久不愈。

[方剂来源] 金·李杲《兰室秘藏》。

14. 疏风散湿汤：

[组成] 赤芍药、黄连、防风各 1.5g，铜绿 (另入)、川花椒、归尾各 3g，轻粉 0.3g (另入)，羌活、五倍子各 0.9g，荆芥 1.8g，胆矾、明矾各 0.09g。

[制法] 用水 600mL，煎至 300mL，去滓。再以铜绿泡化，后入轻粉搅匀，汤脚用绵纸滤过澄清。

[用法] 用手蘸洗目烂湿处。

[功效] 疏风祛湿。

[主治] 眼眶迎风赤烂。

[方剂来源] 明·傅仁宇《审视瑶函》。

15. 洗风火眼神效方：

［组成］文蛤（炒）、黄连、防风、荆芥穗各 15g，苦参 12g，铜绿 1.5g。

［制法］共为细末，薄荷汤糊丸如弹子大，阴干收贮。

［用法］取 1 丸以热水化开，乘热洗眼。冷则以热水温之，每日洗 3 次。

［功效］疏风清热，泻火解毒。

［主治］烂弦风火赤眼。

［方剂来源］清·佚名《寿世编》。

16. 仙传异授洗眼方：

［组成］苏薄荷叶 60g，老姜 240g。

［制法］上二味，捣汁浸拌一二日，摊开阴干。每次用 6g，装夏布口袋，入茶罐内，加水 50mL 煎沸。

［用法］每日热洗 3~5 次。洗时，眼要微开。初洗微痛，数日后变痒者有效。夏月每日更换，冬月三日更换。

［主治］红烂眼边，眼内发痒，见风流泪，以及幼时痘后所得病程较长的红烂眼边，眼毛俱无者。轻者半月，重者一个月，数十年不愈者也能除根，神效。

［方剂来源］清·梅启照《梅氏验方新编》。

17. 八仙丹：

［组成］当归 2.1g，铜绿 3g，薄荷 2.1g，白矾 3g，黄连、五倍子、焰硝各 1.5g，轻粉 0.6g。

［制法］上为极细末，以绢筛用绢包，约龙眼核大。

［用法］泡洗每日 3~5 次。

［主治］烂眼弦风有虫痒甚效。

［方剂来源］唐·孙思邈《银海精微》。

18. 碧玉丹：

［组成］黄连、杏仁霜、秦皮、苏薄荷各 30g，铜青 9g，明矾 4.5g，川椒 1.5g，官粉 3g。

［制法］上研细末，用乌梅肉 15g，入井水少许浸烂，加白果肉 90g 捣如泥，和前药末为丸，如龙眼核大。

［用法］每用 1 丸，入凉水 50~60mL 浸化，点或洗眼。

［功效］疏风清热，收湿明目。

［主治］一切火眼，赤烂弦风，拳毛倒睫，泪涩难开。

［方剂来源］清·顾世澄《疡医大全》。

19. 红矾散：

［组成］大红枣（去核）5 枚，明矾 5g。

［制法］将明矾纳入枣内，瓦上煅存性，研末。

［用法］用时开水泡，炖热，以棉球蘸药液涂搽患处。

［主治］烂眼弦。

［方剂来源］清·巢崇山《千金珍秘方选》。

20. 烂眼煎：

［组成］胆矾、防风、独活、僵蚕、桑皮各 3g。

［制法］上药用水 250mL 放锅内，用纸盖好，蒸 1h，取出露一宿。

［用法］洗眼。

［功效］疏散风热，敛疮止痛。

［主治］赤红烂眼。

［方剂来源］清·李文炳《仙拈集》。

21. 冰石珍珠散：

［组成］真梅花冰片 0.15g，珍珠粉 0.3g，煅炉甘石 3g。

［制法］上三味共研极细末，用童便调匀，入瓷杯内，另用一碗置蕲艾一团于碗中，用厚纸将碗糊住，中间留钱大一洞，将杯子放在碗上，点艾火熏干，刮下入瓷瓶内与药和。

［用法］用时以香油调搽。

［主治］烂眼边，破烂红肿痒痛。

［方剂来源］清·司马湘《一效集》。

22. 弦烂方：

［组成］皮硝 30g，铜绿、明矾、甘菊、侧柏各 9g，桑白皮 15g。

［制法］水 1000mL，煎 400mL。

［用法］洗眼及眉棱骨两太阳，涕出即爽。

［主治］两目风湿燥痛弦烂者用。

［方剂来源］清·李用粹《证治汇补》。

23. 胜金丸：

［组成］铜青 6g，炉甘石 30g（童便浸炒三五次），青盐 3g，金脚蜈蚣 1 条，全蝎 7 只（去毒），轻粉 1.5g，麝香少许。

［制法］上为末。

［用法］每次少许，温水调敷眼，1 日 3 次。3 日即愈。

［功效］明目去翳，收湿止痒。

［主治］赤眼烂弦，痒痛流泪。

［方剂来源］明·朱橚《普济方》。

24. 春雪膏：

［组成］蕤仁（去壳皮研押去油）60g，冰片 7.5g，生蜜 18g。

［制法］上药研匀。

［用法］以铜箸熏点。

［主治］此方专治烂眼风，多年连眶赤烂者最效。此方又兼治一切目赤肿痛，泪出皆效。

［方剂来源］清·沈金鳌《杂病源流犀烛》。

【外治疗法】

1. 用二金散煎水去滓洗睑弦。

2. 用黄连 50g 去须，研细末加 250mL 煎至 100mL，白布过滤，静置 1h 取上清液滴睑弦，1 日 3 次。

【针灸疗法】

针刺太白、鱼际、商阳、四白、内关等穴。

【护理与预防】

1. 保持眼部卫生。

2. 勿过食辛辣炙煿之品。

3. 避免风沙烟尘刺激。

第九节　沙眼

沙眼中医称为椒疮。《目经大成》卷二称之椒疡。沙眼为最常见的一种慢性传染性眼病。严重者可发生眼睑内卷、睫毛倒入、赤膜下垂、黑睛生翳等多种并发症，是致盲的重要原因之一，注意个人卫生可以避免传染，预防本病的发生。

【中国古代中医论述】

1. 明·王肯堂《证治准绳·杂病》七窍门："不论有障无障，但两睑坚硬而睛疼，头或痛者尤急，乃风热在肝，肝虚血少，不能营运于目络，水无所滋，火反乘虚而入，会痰燥湿热，或头风夹搏，故血滞于睥肉，睛因火击而疼，轻则内生椒疮，重则为肿胀如杯、瘀血灌睛等证……初起不过红赤，次后紫胀，及后则白珠皆胀起，甚则胀为形如虾座。盖其病乃血灌睛中，瘀塞不通，在睥则肿胀如杯、椒疮之患。"

2. 明·傅仁宇《审视瑶函》卷之四："血滞睥家火，胞上起热疮，泪多并赤肿，沙擦最难当。或疼兼又痒，甚不便开张，可恶愚顽者，全凭出血良。目睛惟仗血，血损目无光，轻时须善逐，重开过则伤，胞间红瘰瘰，风热是椒疮。"

3. 明·傅仁宇《审视瑶函》卷之四："椒疮……此症生于睥内，红而坚者是。有则沙擦难开，多泪而痛，人皆称粟疮，误矣。夫粟疮亦生在睥，但色黄软而易散，此是坚而难散者，俗皆以龙须灯心等物，出血取效，殊不知目以血为荣，血损而光华有衰弱之患，轻者只宜善治，至于瘰瘰连片，疙瘩高低不平，及血瘀滞者，不得已而导之。中药即止，不可太过，过则血损，恐伤真水，失养神膏，大概用平熨之法，退而复来，乃内有瘀滞，方可量病渐导。若初治不可轻为开导，过治恐有损也，不如谨始为妙，宜服归芍红花散。"

4. 明·葆光道人《眼科龙木论》卷四："眼赤膜下垂外障，此眼初患之时，忽然赤涩，泪下痛痒，摩隐瞳人，黑睛渐生翳障，赤膜下垂，宜覆眼睛，有此障闭，如云霞之色。最宜镰洗出血，熨烙前后，点清凉煎，服羚羊饮子即瘥。"

[注] 羚羊饮子：卷下方名作"羚羊角饮子"。

5. 清·吴谦《医宗金鉴》卷七十八："椒疮风粟睑胞生，多泪难睁摩涩疼，脾经风热粟黄软，脾经湿热椒硬红。镰洗后用清脾饮，知母翘军生地风，黄芩元粉黄连桔，陈皮荆芥黑参灵。"

[注] 椒疮风粟之证，或起于睑边，或生于胞内，皆泪多难睁，沙涩摩睛疼痛。粟疮如粟，其形黄软，属脾经风热而成；椒疮如椒，其形红硬，属脾经湿热而成。并宜镰洗出血，服除风清脾饮，椒疮倍芩连生地，风粟倍荆芥防风。

"除风清脾饮：知母、连翘、大黄、生地黄、防风、黄芩、元明粉、黄连、桔梗、陈皮、荆芥穗、黑参各等分。上为粗末，以水二盏，煎至一盏，去渣食远温服。"

6. 清·黄庭镜《目经大成》卷二："椒疮。形实邪盛则疙瘩高低，连下睑亦蕃衍，碍睛沙涩，开闭多泪，盖风热蕴结而成。凡病颇重，旬余不罢，胞内势所必有，只利刀间曰镰洗，照本症点服不辍，自尔渐渐稀疏。若二三颗如粟如椒，红根、黄顶、高平，不敢施刀，即施末必净尽，且头目定肿痛，眵泪随拭随来。此湿热郁于土木，土木争胜故也。"

7. 清·沈金鳌《杂病源流犀烛》卷二十二："睑中红而坚硬，疼痛涎出，怕日羞明宜通肝散，亦有起翳障宜春雪膏点之。"

【病因病机】

外感风热毒邪，或内有脾胃积热，内外邪毒上壅胞睑所致。

现代医学认为沙眼是由沙眼衣原体引起的。

【临床症状】

初起睑内微痒，干涩及少量眵泪，或有异物感，或无明显异常感，病情重者，睑内赤痒灼热，羞明流泪，眼眵黏稠，胞睑肿硬，沙涩难睁，视物模糊等。检查：上睑内面红赤，脉络模糊，近眦部可见细小颗粒，色红而坚，继则颗粒增多，累累成片，症状加重，或夹有色黄而软的粟粒状颗粒。黑眼上方赤膜下垂，日久赤脉末端渐生星翳膜障。或睑面可见瘢痕，病程日久可引起倒睫、眦漏、黑眼翳障等并发症。现代医学实验室及特殊检查：①分泌物涂片或结膜刮片染色检查有沙眼包涵体。②荧光抗体染色、酶联免疫测定等方法检测到沙眼衣原体抗原。

【鉴别诊断】

沙眼应与结膜滤泡症、滤泡性结膜炎等相鉴别。

【内服药疗法】

1. 脾经风热证：

[主证] 眼睑微痒不适，干涩有眵，眦枘赤红，颗粒隐隐，色红而坚，状如花椒。胞睑内面脉络模糊，或有赤脉下垂，舌尖红，苔薄黄，脉浮数。

[方剂] 连翘薄荷煎。

[组成] 连翘6g，薄荷、川芎、黄连、黄芩、黄柏（炒）各3g，土茯苓9g。

[制法] 水煎，去滓。

[用法] 温服。

[功效] 疏风清热。

[主治] 眼睑生椒粟疮，色红而坚，初生如粟米，渐大如米粒，沙涩，眼痛如眯。

[方剂来源] 清·陈国笃《眼科六要》。

2. 脾胃积热证：

[主证] 眼灼热痒痛，睑内红赤较甚，颗粒明显，沙涩难睁，羞明流泪，眵泪胶黏，赤脉下垂；可伴有口干喜饮，尿黄便干，舌红苔黄，脉数。

[方剂] 归药红花散。

[组成] 当归、大黄、栀子仁、黄芩、红花（以上俱酒洗微）、赤芍、甘草、白芷、防风、生地黄、连翘各等分。

[制法] 上药研末。

[用法] 每次15g，食远、白水煎服。

[功效] 清脾泄热，祛风解毒。

[主治] 眼胞肿硬，内生疙瘩。

[方剂来源] 明·傅仁宇《审视瑶函》。

[方剂] 清脾凉血汤。

[组成] 荆芥、防风、赤芍、黑参、陈皮、蝉蜕、苍术（炒）、白鲜皮各3g，连翘（去心）、生大黄（酒洗）各4.5g，厚朴（姜炒）、甘草（生）各1.5g。

［制法］加竹叶 30 片，水煎，去滓。

［用法］食远温服。

［功效］清脾化湿。

［主治］椒疮、粟疮，生眼胞之内，椒疮则赤坚而难消，粟疮则黄软而易散。

［方剂来源］清·吴谦《医宗金鉴》。

3. 血热瘀滞证：

［主证］胞睑刺痛灼热，胞睑肿硬，睑内红赤，颗粒累累成片，赤膜下垂或血翳包睛，沙涩羞明，流泪眵多，视物不清，舌质暗红，苔黄，脉数。

［方剂］芎辛汤。

［组成］细辛 0.6g，芎䓖、蔓荆子各 1.5g，甘草、白芷各 3g，防风 4.5g。

［制法］上㕮咀，都作一服。用水 300mL，煎至 150mL，去滓。

［用法］临卧温服。

［功效］疏风散热。

［主治］两眼昼夜隐涩难开，羞明恶日，视物昏暗，赤肿而痛。

［方剂来源］金·李杲《兰室秘藏》。

［方剂］夜光柳红丸。

［组成］人参、川芎、荆芥、白芷、川乌（火煨）、南星、石膏各 60g，石决明、草乌（炮，少用）、藁本、雄黄、细辛、当归、蒲黄、苍术（浸炒）、防风、薄荷、藿香、全蝎各 60g，何首乌 30g，羌活 90g，甘松 60g。

［制法］上为末，炼蜜为丸，如梧桐子大。

［用法］每次 30 丸，用茶清送服。

［功效］疏风活血。

［主治］风邪伤胞睑，致风牵出睑不收。

［方剂来源］唐·孙思邈《银海精微》。

【外治方药】

1. 光明散

［组成］秦皮、黄柏、黄连、甘草（生用）、五倍子各等分。

［制法］上㕮咀，每用 1 大匙，冲水 200mL，入砂糖 1 弹子大，同煎至 150mL，绵滤令净。

［用法］乘热洗眼至冷，觉口中苦为度，药冷加温再洗。

［功效］清肝泻火。

［主治］目赤睛痛，隐涩难开，经久不愈。

［方剂来源］宋·杨倓《杨氏家藏方》。

2. 光明丹：

［组成］炉甘石（制）30g，朱砂 3g，硼砂 6g，轻粉、乳香（制）、没药（制）各 1.5g，胆矾 1g，铜绿 1.5g，冰片 1g，麝香 0.3g，黄丹 1.5g。

［制法］上为极细末，瓷瓶收藏。

［用法］点眼。

［功效］消肿止痛，退翳明目。

［主治］风热目赤肿痛，烂弦风眼及内外翳障。

［方剂来源］清·罗国纲《罗氏会约医镜》。

3. 鱼胆贴眼膏：

［组成］鲤鱼胆 7 枚，黄连（为末）、川大黄（为末）各 15g。

［制法］取鱼胆汁调药末，以瓷瓶盛，于饭下蒸之，饭熟为度，取出，如干，即入少许熟水，调似膏。

［用法］涂于帛上，贴在眼睑。

［功效］泻火消肿。

［主治］眼赤痛。

［方剂来源］宋·王怀隐《太平圣惠方》。

4. 光明眼药：

［组成］海螵蛸（水煮淡）3g，西玉石 4.5g，浮水甘石（煅，童便淬）18g，熊胆 1g，冰片 0.6g，野荸荠粉 2g，朱砂 1g。

［制法］放乳钵内研至无声。

［用法］以人乳和点眼角。

［功效］清热解毒，退翳明目。

［主治］新久眼珠赤肿，痒痛羞明，翳膜遮睛。

［方剂来源］清·李彭年《青囊立效秘方》。

5. 汤泡散：

［组成］赤芍药、当归（洗，焙）、黄连各等分。

［制法］上为细末。

［用法］每次 6g，极滚汤泡，乘热熏洗，冷即再温洗，每日洗三五次。以愈为度。

［功效］养肝泻火。

［主治］眼目赤涩，睛疼睑烂，怕日羞明，夜卧多泪。

［禁忌］忌食腌藏、毒物。

［方剂来源］宋·太医局《太平惠民和剂局方》。

6. 点眼黄连煎：

［组成］甘蔗（汁）60mL，黄连（捣碎）15g。

［制法］上药于铜器中，以慢火养，令汁涸去半，以绵滤去滓。

［用法］每日点服 2 次。

［功效］清热解毒。

［主治］眼目暴赤，碜涩疼痛。

［方剂来源］宋·赵佶《圣济总录》。

7. 真珠散：

［组成］真珠、龙脑、琥珀、朱砂各 7.5g，硼砂 2 豆大。

［制法］上为细末。

［用法］以铜箸取少许，点在眼中，1 日三五次。

［功效］清热消翳。

［主治］眼中生赤脉，冲贯黑睛，及有花翳。

［方剂来源］宋·赵佶《圣济总录》。

8. 秦皮汤：

［组成］秦皮、蕤仁（去皮）、黄连、山栀子各 15g，黄柏 30g，大枣 5 枚（去核）。

［制法］上为粗末。用水 400mL，煎取 200mL，去滓。

［用法］微暖数洗之，冷则重暖，余滓再煎洗。

［功效］疏风清热。

［主治］眼暴赤涩痛，积年睑烂不愈，睛上有白膜。

［方剂来源］明·朱橚《普济方》。

9. 济阴清露：

［组成］栀子、黄柏、黄连、黄芩。

［制法］上为细末。和荷叶上露水，或井花水拌湿，摊碗底，上用艾火覆碗熏之，至烟透药干，刮下，加露水（用蚌壳承月下水尤妙）浸汁，如纸覆冰上泡其清水。

［用法］点洗眼内。

［功效］泻火解毒。

［主治］目赤肿痛，怕日羞明，不可忍者。

［方剂来源］清·汪绂《医林纂要》。

10. 点眼枸杞煎：

［组成］枸杞叶 250g（研取汁），杏仁 7 枚（去皮尖，研），黄连 7.5g（捣罗为末），腻粉 3g，青盐 1.5g。

［制法］上除枸杞叶外，以新绵裹，纳净瓷盒内，将枸杞汁浸 24h 后，去滓。

［用法］以铜箸头取少许点眼中，每日三五次。

［功效］祛风清热。

［主治］眼赤痛，昼夜不开。

［方剂来源］宋·王怀隐《太平圣惠方》。

11. 扫红煎：

［组成］甘菊花、黄连各 4.5g，防风、荆芥、白芷各 9g，红花、当归各 3g，芒硝 6g，白矾 1.5g。

［制法］水煎，去滓。

［用法］先熏后洗。

［功效］祛风活血，清热解毒。

［主治］诸般眼患，红肿痛烂。

［方剂来源］清·片仓元周《产科发蒙》。

【外治疗法】

长期不愈者用秦皮汤洗眼，或济阴清露点洗眼内，当代可用 2 层白布过滤药液 1h 后取上清液点眼内睑处（详见本章节）。

【针灸疗法】

针刺睛明、攒竹、肝俞、脾俞、四白、曲池、风池。

【其他疗法】

如果乳头较多，可用海螵蛸棒摩擦术。并发症治疗可参考相关章节治疗，现代治法不一一介绍。

【护理与预防】

1. 注意个人卫生。

2. 坚持用药，以防复发。

第十节　眼睑蜂窝织炎

眼睑蜂窝织炎中医称为眼丹、眼痈、覆杯。眼丹病名见《外科启玄》卷九。病因与发病部位同针眼，但病情较重，整个胞睑漫肿赤痛，硬结拒按，可化脓溃破，伴有寒热头痛等全身症状。重症热毒可入营血变生危症。

现代医学认为：眼睑部皮肤因细菌侵入而致化脓性感染累及多处皮下疏松结缔组织所形成蜂窝状的感染，而命名为眼睑蜂窝织炎。致病菌、溶血性链球菌感染。

【中国古代中医论述】

1. 南宋·杨士瀛《仁斋直指方论》卷之二十："风热与并，则痒而浮赤，风与气搏，则痒涩昏沉；血热交聚故生淫肤粟肉，红缕……之类。""风眼肿则软，热眼肿则硬。"

2. 明·张介宾《景岳全书》卷二十七："胞硬红肿……淡紫而隐红者为虚热，鲜红而妒赤者为实热。故《内经》曰：热胜则肿。凡目暴赤肿起，羞明隐涩，泪出不止，暴寒目瞒，皆大热之所以也。治火之法，在药则咸寒，吐之下之，在针则神庭、上星、囟会、前顶、百会，血之翳者，可使立退，痛者可使立已，昧者可使立明，肿者可使立消。"

3. 清·李用粹《证治汇补》卷之四："肝热则多肿，心热则多眵，火盛则多痛……风胜则痒，热胜则胀，湿胜则烂。"

4. 清·黄庭镜《目经大成》卷二上："覆杯：此症目先赤痛多泪，后睑渐肿硬，如覆一酒杯于眶上者。是盖木不务德，以风胜湿，风胜必生火，火受风邪，又淫入土，湿因转而焦燥耳，故坚而色赤。若外感风热而致者，为祸稍缓。然肿极必瘀血，恐灌入睛中，将如之何？须用开导、敷治。敷治退而复来，开导消而再作，或愈肿愈高，此风痰夹攻，症变不测。医非四诊精确，煞是棘手。张子和曰：目不因火则不病。白轮变赤，火乘肺也；肉轮赤烂，火乘脾也；黑水神珠被翳，火乘肝与肾也；赤脉贯睛，火自甚也。经曰：热胜则肿。凡目暴赤肿，畏明涩痛，泪出不止，热气炙人者，皆火之为祸也。但治疗之法，有寒凉以降火，有补水以配火，有添油以济火，有填灰以养火，有滋阴以制火，有培木以生火，有抽薪以退火，有沃水以灭火，有升阳以散火，有砭针出血以夺火，有灼艾分痛以移火，故子和又曰：能治火者，一句可了。宁必大苦大寒，上散下攻，然后始为对症。如是症合下章，当用砭针、抽薪之法。砭针即开导，抽薪乃下夺。《本经》谓之攻，通气利中、三承气、三花神祐皆可用。不则清胃散、凉膈散、普济消毒饮。俟肿消，看睛坏或否再做处理。或谓上药过猛，急治其标可也，倘年老及新产妇、元气素弱人，须除去硝、黄，加人参、怀山药、姜、枣佐煎。"

5. 清·吴谦《医宗金鉴》卷六十五："眼丹眼胞上下生，红热肿痛软偏风，焮热紫硬偏于热，荆防败毒服有功。"

[注] 此证由脾胃湿热，受风而成，红肿疼痛。若肿软下垂，不能视物者，偏于风盛也，浮肿易消；若焮红色，紫坚硬者，偏于热盛也，肿硬难消。初起俱宜荆防败毒散散其风。口渴便燥者，宜内疏黄连汤泄其热；有日久消之不应者，宜服透脓散，脓熟针之。肿用如意金黄散洗之，溃用琥珀膏或白膏药贴之。此证宜速溃，迟则溃深穿透眼胞，成漏难敛。

6. 明·陈实功《外科正宗》卷四："眼丹，脾经有风，胃经多热，共结为肿。风多者则浮肿易消，热甚者则坚肿难散。初起宜用金黄散敷之。有表症者，荆防败毒散。里症者，清胃散加大黄利之。如不散，必欲作脓，宜换膏贴之；脓成者，即针之。"

【病因病机】

脾胃蕴积热毒，复感风热邪毒，结于胞睑，阻滞脉络，热毒滞留，腐胞成疾，或外伤，邪毒触染，或颜面疮疡失治，毒邪蔓延，正不胜邪，气血壅滞，滞久热盛，灼胞成脓。

【临床症状】

自觉胞睑肿胀疼痛，继而漫肿红赤，色如涂丹，质硬，睁眼困难，耳前可扪及肿核压痛，后期胞睑皮肤变薄亮而色转黄白，局限酿脓而成，触之有波动感，溃后流脓血。或胞睑漫肿焮热，色紫暗黑，疼痛剧烈；全身兼见身热烦躁，面红气粗；舌红绛，苔黄而糙，脉洪数，邪入营血为之走黄危重病证。

现代医学检查：血常规中，白细胞总数及中性粒细胞比例增高，有助于判断病势。

【鉴别诊断】

眼丹应与针眼相鉴别。

【内服药疗法】

1. 风热火毒证：

［主证］病初起，眼漫肿色微红，痒、胀痛，按之较软，可伴有头痛恶风或身热，舌淡红，苔薄黄，脉浮数。

［方剂］荆防败毒散。

［组成］柴胡、甘草、人参、桔梗、川芎、茯苓、枳壳、前胡、羌活、独活、荆芥穗、防风各1.2g。

［制法］上为散，每次15g，用水150mL，煎至105mL，去滓。

［用法］温服。

［功效］疏风解表，败毒消肿。

［主治］疮疡初起，发热，脉浮数及水肿邪在表里。

［方剂来源］明·虞抟《医学正传》。

［方剂］败毒黄连丸。

［组成］黄连、连翘、羌活、菊花各60g，防风45g，细辛、甘草各30g。

［制法］上为末，炼蜜为丸，如梧桐子大。

［用法］每次50丸，茶水送服。

［功效］清热散风，解毒消肿。

［主治］眼丹，眼胞红热肿痛。

［方剂来源］清·祁坤《外科大成》。

2. 脾胃积热证：

［主证］胞睑漫肿而硬，皮色红赤如涂丹，甚者患处色紫暗，焮痛如火灼；可伴有壮热，口渴，尿黄，便秘，舌红，苔黄，脉洪数。

［方剂］黄连上清丸。

［组成］黄连、黄芩、黄柏、山栀各240g，大黄360g，连翘、姜黄180g，玄参、薄荷、归尾、菊花各120g，葛根、川芎、桔梗、天花粉各60g。

［制法］各取净末，和匀，冷开水泛丸，加绿豆大约成丸2.2kg。

［用法］每次6~9g，食后开水吞服。

［功效］清化三焦积热。

［主治］目赤肿痛、头痛、便秘溲赤等。

［禁忌］孕妇慎用。

［注］可根据常规辨证用药水煎服。

［方剂来源］清·凌奂《饲鹤亭集方》。

3. 雅入营血证：

［主证］胞睑漫肿焮红，色紫暗黑，疼痛剧烈，头痛，身热烦躁，面红气粗，尿黄、便结，舌红绛，苔黄而糙，脉洪数。

［方剂］清营解毒汤。

［组成］鲜生地、金银花、牡丹皮、赤芍、山栀、紫花地丁、甘草节、连翘。

［制法］水煎，去滓。

［用法］温服。

［功效］清营解毒。

［主治］血热肿痛，痈疽之未成脓者。

［方剂来源］清·高秉钧《疡科心得集》。

4. 正虚邪滞证：

［主证］胞睑局部脓肿，溃后脓液不尽，疼痛，疮口难收，久而不愈，可伴有面色少华，肢倦乏力，舌淡，苔白，脉细弱。

［方剂］神效解毒散。

［组成］金银花30g，甘草节15g，黄芪、皂角刺（炒）、当归各9g，乳香、没药各6g。

［制法］上为散。

［用法］每次6g，酒煎或温酒调服；婴儿病，乳母亦服。

［功效］托里解毒，消肿止痛。

［主治］疮疡初起肿痛；或已溃仍肿，毒不解者。

［加减］如疮已溃，肿痛已止者，去乳香、没药、金银花，倍加黄芪、甘草。

［方剂来源］明·薛铠《保婴撮要》。

［方剂］藤黄饮子

［组成］大黄120g，甘草、茯苓、牡蛎（生用）各30g，人参、川芎、栀子、赤芍药、金银花各15g，木香、白芷各180g，当归210g。

［制法］上咬咀。每次24g，用水300mL，煎至150mL，去滓。

［用法］温服。

［功效］清热解毒，活血消肿。

［主治］一切疮疡。

［方剂来源］明·李恒《袖珍方》。

［方剂］八仙解毒汤。

［组成］当归、熟地各15g，甘草6g，黄芪30g，白芍6g，天花粉9g，金银花30g，生地6g。

［制法］用水500mL，煎取400mL，去滓。

［用法］半饥时服。

［功效］益气养血，清热解毒。

［主治］疮疡不愈合，一切恶疮。

［方剂来源］清·陈士铎《洞天奥旨》。

【外治方药】

1. 如意金黄散：

[组成] 天花粉（上白）5kg，黄柏（色重者）、大黄、姜黄、白芷各 2.5kg，紫厚朴、陈皮、甘草、苍术、天南星各 1kg。

[制法] 上㕮咀，晒极干燥，用大驴磨连磨三次，方用密绢罗筛出，瓷器收贮，勿令泄气。

[用法] 凡遇红赤肿痛，发热未成脓者，及夏月火令时俱用茶汤周密调敷；如微热微肿，及大疮已成，欲作脓者，俱用葱汤同蜜调敷；如漫肿无头，皮色不变，湿痰流毒，附骨痈疽，鹤膝风，俱用葱酒煎调；如风热恶毒所生疾患，必皮肤亢热，红色光亮，形状游走不定，俱用蜜水调敷；如天泡、火丹、赤游丹、黄水、漆疮、恶血攻注等症，俱用大兰根叶捣汁调敷，加蜜亦可；汤泼火烧，皮肤破烂，麻油调敷。

[功效] 清热解毒，消肿定痛。

[主治] 一切痈疡属阳证。

[方剂来源] 明·陈实功《外科正宗》。

2. 大黄揭毒散：

[组成] 大黄 45g，白及 30g，朴硝 60g。

[制法] 上为末。

[用法] 井水调搽，干则润之。

[功效] 清热消肿。

[主治] 热壅肿毒。

[方剂来源] 明·张介宾《景岳全书》。

3. 生地黄膏：

[组成] 生地黄、白蔹、白芷、黄连、升麻、黄芩、大黄各 300g。

[制法] 上㕮咀。以猪脂 1.5kg，微火煎成膏，绞去滓。

[用法] 敷疮，一日四五次。

[功效] 泻火解毒，凉血消肿。

[主治] 热疮。

[方剂来源] 晋·刘涓子《刘涓子鬼遗方》。

4. 小黄膏：

[组成] 黄柏、黄芩、大黄各等分。

[制法] 上为细末，以水调成糊。

[用法] 外敷，每日 1 次。

[功效] 清热泻火，清肿。

[主治] 颈项疮疡。

[方剂来源] 金·张从正《儒门事亲》。

5. 消毒散：

[组成] 黄连 15g，地骨皮 30g，朴硝 90g。

[制法] 上为末。每次 1~1.5g，用水 150mL，煎至 105mL，去渣停冷。

[用法] 用鸡翎扫患处。

[功效] 泻火解毒，消肿定痛。

［主治］一切赤肿疼痛。

［方剂来源］明·孙一奎《赤水玄珠》。

6. 翠云锭：

［组成］杭粉150g，铜绿末30g，轻粉3g。

［制法］上为极细末。用黄连30g，同川米100粒，水300mL，煎至150mL，再熬至120mL，和药作锭，阴干。

［用法］用清水少许，净砚上磨浓，鸡羽蘸搽。治眼胞菌毒，先用针割后涂之。

［功效］清热化湿，消肿止痛。

［主治］眼胞脓毒，暴赤肿痛者。

［方剂来源］明·陈实功《外科正宗》。

7. 二黄散：

［组成］大黄（铧）、黄连（去须）、山栀子仁、连翘、白及、青黛。

［制法］上为散。

［用法］有脓干掺；无脓水调敷。

［功效］泻火解毒。

［主治］一切恶疮。

［方剂来源］宋·赵佶《圣济总录》。

【外治疗法】

1. 用如意金黄散茶汤蜂蜜调成膏外敷患处。

2. 用生地黄膏外敷患处（详见本章节）。

【其他疗法】

手术：已成脓者，宜切开排脓。

【护理与预防】

1. 饮食忌辛辣刺激之品。

2. 严禁用力挤出排脓，以防脓毒扩散。

第十一节　上睑下垂

上睑下垂中医称为"上胞下垂""睢目""侵风""睑废""眼睑垂缓""眼安下垂"等。本病以上胞提举无力，致睑裂变窄，掩盖部分或全部瞳神而致影响视物。可突然或缓慢或单眼或双眼出现上胞下垂。

现代医学将上睑下垂分为两类：先天性和获得性。先天性是由动眼神经核或提上睑肌发育不良所致，可有遗传性。获得性是因动眼神经或者面神经麻痹、提上睑肌损伤、交感神经疾病、重症肌无力及机械性可导至上睑下垂。

【中国古代中医论述】

1. 隋·巢元方《诸病源候论》卷二十八："睢目……目是腑脏血气之精华，肝之外候，然则五脏六腑之血气皆上荣于目也。若血气虚，则肤腠而受风，风客于睑肤之间，所以其皮缓纵，垂覆于目，则不能开，世呼为睢目，亦名侵风。"

［注］睢（suī）目：指上睑下垂，不能举起，以致睑裂变小、视物受阻碍之证。"睢"，仰视貌。

［按语］睢目，又名侵风脾倦。病有先天和后天之分，发病有单侧和双侧之别。先天性

的是由于提上睑肌发育不全，多为双侧的；后天而得的多因脾气虚弱，血脉不和，或风邪客睑，脉络弛缓，多为单侧的。临床上以重症肌无力、动眼神经麻痹引起者较为常见。

［注］此按语来源于南京中医学院《诸病源候论校释》（第 2 版）。

2. 宋·赵佶《圣济总录》卷一百一十："眼睑垂缓，论曰：眼睑垂缓者，以血气不足，肤腠开疏，风邪客于睑肤，其皮垂缓。下复睛轮，故俗呼为睚目；又曰侵风。"

3. 宋·赵佶《圣济总录》卷一百一十："治眼热毒，睑垂肿遮睛，竹叶汤方。"

［组成］苦竹叶、黄连（去须）、黄柏（去粗皮锉）、栀子仁各一两，蕤仁汤浸去皮半两。

［制法］上五味细锉，以水五大盏，煎至二盏半，去滓。

［用法］温服。澄清洗眼日五七次，作两度使。

［功效］清热解毒，消肿明目。

［主治］眼睑垂缓。

4. 宋·王怀隐《太平圣惠方》卷三十二："夫肝胆之中久积风热，邪毒之气上蒸于睑，遂令上睑自然垂下，盖合不开。此皆风热相搏，故令结聚垂下。若久不治，其眼睑不归上也。"

5. 清·黄庭镜《目经大成》卷二："睑废……此症视目内如常，自觉亦无恙，只上下左右两睑，日夜长闭而不能开，攀开而不能眨，理有不解。尝见患者，一行一动，以手拈起眼皮方能视。针药无凭，以此传老。愚意两胞丝脉之间为邪所中，血气不相荣卫，麻木不仁而作此状，与风中肢体同出一辙。人谓除夹以外无治法，是或一道。有初生小儿，十数日不开眼者，此由产母过食辛热，散其胎气，或本儿脾倦所致，乳哺充足弗药而愈。然终始娇怯，不易成人。若睑外眦头微现眵泪，此脾肺虚而有湿痰。以清空膏滴入目内。更煎人参、贝母、麦冬、云红、夏枯草，尽一小酒林立开。"

【病因病机】

本病病因有先天、后天之分，先天性者多由先天禀赋不足，命门火衰，脾阳不足，睑肌血气不相荣卫，胞睑乏力而不足睁眼。后天性者多由脾肾亏虚、气血不足、风痰阻络，或风热相搏所引起。

现代医学认为，眼轮匝肌或提上睑肌的肌肉性受损及支配开睑的神经性损伤所致上睑闭合功能异常。

【临床症状】

单眼或双眼，上胞睑下垂，轻者半掩瞳仁，重者目珠全遮，垂闭难张。先天者自幼罹患，视瞻时需仰首提眉，甚至以手提起上胞方能视物；后天者晨起或休息后症状减轻，午后或劳累后加重，或视一为二，目偏视等。病重日久，可出现额纹深凹，眉毛高耸等面容。

现代医学特殊检查：用甲基硫酸新斯的明 0.5mg，皮下或肌肉注射，15～30min 后见上胞下垂减轻或消失者，多为重症肌无力眼睑型神经麻痹性上胞下垂可伴眼球偏斜，视一为二，先天性上胞下垂与生俱来，伴视力缺失。

［鉴别诊断］本病需与老年性眼睑皮肤松弛相鉴别。

【内服药疗法】

1. 先天不足证：

［主证］自幼双眼上胞垂下，无力抬举，睑裂变窄，视瞻时昂首举额，扬眉张口，甚者以手提上胞方能视物，舌淡，苔薄白，脉沉细。

　　[方剂] 枸杞汤。

　　[组成] 枸杞子（炒）、赤芍药各 15g，山萸肉、升麻各 45g，蒺藜子（炒）、茯神（去木）各 60g，防风（去叉）30g。

　　[制法] 上七味，粗捣过筛。每服五钱匕。以水一盏半，煎取七分。入生地黄汁一合。去滓。

　　[用法] 温服，临卧再服。

　　[功效] 祛风温肾。

　　[主治] 眼睑垂缓，甚则眼闭难开。

　　[方剂来源] 宋·赵佶《圣济总录》。

　　2. 脾胃虚弱证：

　　[主证] 上胞提举无力，上胞下垂掩及瞳神，晨起或休息后减轻，午后或劳累症状加重；甚者眼珠转动不灵，视一为二。伴有神疲乏力，甚至吞咽困难等，舌淡苔薄，脉弱。

　　[方剂] 加减补中益气汤。

　　[组成] 黄芩 6g，柴胡 1g，陈皮 2.5g，茯苓 6g，升麻 1g，枸杞子 3g，川芎 2.5g，炙甘草 1.5g，白术 3g，当归身 3g。

　　[制法] 水煎，去滓。

　　[用法] 温服。

　　[功效] 健脾升阳，养肝明目。

　　[主治] 气虚，眼胞下坠，视物不明，目无红肿疼痛者。

　　[方剂来源] 明·程玠《程松崖眼科》。

　　3. 风痰阻络证：

　　[主证] 起病突然，上胞下垂，眼珠转动不灵，麻木不仁，目偏视，视一为二，舌淡红，苔白腻或苔厚腻，脉弦缓。

　　[方剂] 正容汤。

　　[组成] 羌活、白附子、防风、秦艽、胆星、白僵蚕、半夏（制）、木瓜、甘草、黄松节（即茯神心木）各等分。

　　[制法] 上锉，用水 400mL，加生姜 3 片，煎至 300mL，去滓。

　　[用法] 加酒适量，热服。

　　[功效] 祛风化痰，舒筋活络。

　　[主治] 风痰痹阻经络……仪容不正。

　　[方剂来源] 明·傅仁宇《审视瑶函》。

　　【外治方药】

　　1. 洗眼汤：

　　[组成] 苦竹叶、黄连、黄柏、栀子仁各 30g，蕤仁 15g（汤浸，去赤皮）。

　　[制法] 上锉细。用水 450mL，煎取 225mL，去滓，澄清。

　　[用法] 放温洗眼。

　　[功效] 清热明目。

　　[主治] 眼睑肿垂遮睛。

　　[方剂来源] 宋·王怀隐《太平圣惠方》。

　　2. 洗眼方：

［组成］川大黄（锉碎，微炒）、苦竹叶、甘草（锉）、郁金各 30g，腻粉 6g。

［制法］上件药先捣三味为散，入腻粉，竹叶，以水 300mL 煎至 150mL，去滓澄清。

［用法］温热洗眼，日三五度洗之。

［功效］清热解毒，行气破瘀。

［主治］眼睑肿垂遮睛。

［方剂来源］宋·王怀隐《太平圣惠方》。

3. 熨眼药饼子方：

［组成］川大黄、郁金、黄连（去须）各 30g。

［制法］上件药捣罗为末，用醋、粟米，捏如饼子，用手帕子裹。

［用法］熨胞睑处，不住手熨之妙。

［功效］清热解毒，化瘀止痛。

［主治］眼肿生翳，睑垂疼痛难开。

［方剂来源］宋·王怀隐《太平圣惠方》。

［注］熨法是中医眼科外治法之一。“温熨之法，盖欲发散血气，使之宜流”。(《圣济总录》)。

【针灸疗法】

针刺：百合、阳白、上星、攒竹、鱼腰、丝竹空、风池等穴。

【手术疗法】

先天性上睑下垂者可手术治疗，请阅专科书籍。

【护理与预防】

1. 坚持眼部按摩。
2. 避免过劳。后天上睑下垂重用附子效果明显。

第十二节　倒睫

倒睫中医称为倒睫拳毛。

【中国古代中医论述】

1. 元·危亦林《世医得效方》卷第十六：“此疾泪出涓涓，翳膜渐生，乍愈乍发，多年不安，眼皮渐急，睫倒难开，瞳仁不安，此乃脾受风热。”

2. 唐·王焘《外台秘要》第二十一卷：“……恐眼中忽有到眯毛刺眼者，速令一人以镊子摘去之，否则令眼泪多碜痛。若不除之，涂药终无益耳。”

［注］(1) 到：当为“倒”字之误。

3. 唐·王焘《外台秘要》第二十一卷：“又眼有倒睫毛，或折在睑中，聚生刺入白睛，惟觉痒闷，渐赤膜起，连上下睑，多赤生疮，若掣赤黑睛，则泪出似白瞖出。若刺著瞳人，令眼疼痛碜涩，不欲见明，连鼻酸痛兼脑掣痛，此多损伤，宜速救疗，其法如下。若欲疗之者，皆取平晨日未出之际，令一眼明人把镊子拔之，去倒睫毛，勿使毛断，连根去之。下手十减八九，疼痛立止。至夜点前千岁蔂汁，三五日将息，方得平复。点首生男乳汁良。若点辛辣之药，从此伤败，实可痛哉，慎风寒、日月光及烟火、房室、五辛。一月内即瘥。”

4. 明·王肯堂《证治准绳·杂病》倒睫拳毛：“眼睫毛倒卷入眼中央是也。久则赤烂，毛刺于内，神水不清，以致障结，且多碍涩泪出之苦。”

5. 明·王肯堂《证治准绳·杂病》：“手太阴肺，为辛为金也，主一身皮毛，而目之上下睑之外者，亦其属也。手少阴心为丁，手太阳小肠为丙，丙丁为火，故为表里，故分上下，而目之上下睑之内者，亦其属也。足厥阴肝为乙，乙为木，其脉循上睑之内，火其子也，故与心合。心、肝、小肠三经受邪，则阳火内盛，故上下睑之内紧缩而不解也。肺金为火克，受克者必衰，衰则阴气外行，故目之上下睑之外者、宽纵而不收也。上下睑既内急外弛，故睫毛皆倒而刺里，睛既受刺，则深赤生翳，此翳者、睛受损也。故目所病者皆具，如羞明沙涩，畏风怕日，沁烂，或痛或痒，生眵流泪之证俱见。"

6．明·杨希洛·夏惟勤《明目至宝》卷二："到睫拳毛，碎眼皮，此是脾脏受热也。宜服：防风散、黄连膏点。用童便煎蕲艾，露过一夜，卧时洗眼，其拳毛自伸。"

7．明·葆光道人《眼科龙木论》卷之四："倒睫拳摩外障此眼初患之时，皆因肝家受热，膈内风虚，眼多泪出，或痒或疼，乍好乍恶。以手揩摩，致令睫毛倒拳，刺隐瞳人，碜涩睛上，白膜遮瞒。不宜镰洗出血熨烙，切恐眼皮渐小急，开合稍难，然后宜服细辛散、补肾丸立效。"

［注］摩：原目录作"毛"，卷下标题作"挛"。

细辛散：卷下方名作"细辛汤"。

细辛汤：细辛、防风、知母、茺蔚子各二两，黑参、桔梗、大黄、羚羊角各一两。上为末，以水一盏，散一钱，煎至五分，食后温服之。

补肾丸：五味子、人参、泽泻、干山药、车前子、茯苓、细辛、黄芩各一两，干地黄三分。上为末，炼蜜为丸如桐子大，每服十丸，空心茶清下。

8．元·倪维德《原机启微》附录："论倒睫赤烂：东垣曰：夫眼生倒睫拳毛者，两目紧急，皮缩之所致也。盖内复热，则阴气外行，当去其内热并火邪，眼皮缓则眼毛立出，翳膜亦退，用手法攀出内睑向外，速以三棱针出血，以左手爪甲迎其针锋立愈。

目眦岁久赤烂，俗呼为赤瞎是也。当以三棱针刺目眦外，以泻湿热而愈。

按：已上所论，可谓深达病情，然是证亦多是血热阴虚火动所致。盖血所以滋经脉、养毛发者也，故当外治以泻其瘀热，内治以杜绝其源可也。"

9．唐·孙思邈《银海精微》卷上："拳毛倒睫者，此脾与肺二经之得风热也，肺为五脏之华盖，主一身之皮毛，肺虚损则皮聚而毛落也，脾家多壅湿热，致令上胞常肿，大抵肝家受热不时泪出，痛痒羞明怕日，赤涩难开，常以手摩引，致令上下胞睑皮渐长，眼渐紧，故睫毛番倒里面，刺眼碍涩瞳人，渐生翳膜，欹头则视不能正观。"

【病因病机】

多由椒疮（沙眼）经久不愈；或脾湿肝热；或肺经得风热，壅于胞络；或眩弦赤烂，迎风流泪等病，频揉擦，伤及睑弦，致睫毛倒入而成。

【临床症状】

多有椒疮，睑弦赤烂、流泪等病史可引起睫毛向内倒入，轻者数根、重者整排，扫擦眼球表面，自觉磨涩疼痛、羞明难睁、眵泪相兼时轻时重。病位在胞睑睫毛，上、下睑均可发生。

［注］本病在50年前偏远山区发病很多，现在很少。

【鉴别诊断】

本病应与沙眼、角膜异物等相鉴别。

【内服药疗法】

1．风热壅盛证：

　　[主证] 睫毛倒入, 频频眨目, 刺痛不适, 眼眩赤烂, 目红涩痒, 羞明流泪, 舌红苔黄, 脉数。

　　[方剂] 菊花散。

　　[组成] 菊花、羚羊角 (镑)、蔓荆实各 1g, 玄参 15g, 防风、芍药各 4.5g, 黄芩 30g。

　　[制法] 上为散, 每次 4g, 用水 150mL, 煎至 90mL, 不去滓, 入马牙硝末 2g 打匀。

　　[用法] 食后、临卧温服。

　　[功效] 祛风清热。

　　[主治] 目渐致倒睫, 隐涩疼痛。

　　[方剂来源] 宋·赵佶《圣济总录》。

　　[方剂] 密蒙花散。

　　[组成] 密蒙花、羌活、菊花、石决明、木贼、黄柏、白蒺藜、黄芩、蔓荆子、青葙子、枸杞子。

　　[制法] 上为末。

　　[用法] 每次 9g, 用茶送服。

　　[功效] 疏风清热, 解毒明目。

　　[主治] 拳毛倒睫。

　　[方剂来源] 唐·孙思邈《银海精微》。

　　[方剂] 黄芪防风饮子。

　　[组成] 蔓荆子 1.5g, 细辛 0.6g, 葛根 4.5g, 炙甘草、黄芪、防风各 3g, 黄芩 1.5g。

　　[制法] 加水 300mL, 煎至 150mL, 去滓。

　　[用法] 大热服。

　　[功效] 祛风清热, 明目退翳。

　　[主治] 倒睫拳毛, 损睛生翳; 及上下睑眦赤烂, 羞涩难开, 眵泪稠黏。

　　[方剂来源] 明·倪维德《原机启微》。

　　[方剂] 神效明目汤。

　　[组成] 细辛 0.6g, 蔓荆子 1.5g, 防风 3g, 葛根 4.5g, 甘草 6g。

　　[制法] 上㕮咀, 作一服。用水 300mL, 煎至 150mL, 去滓。

　　[用法] 稍热临卧服。

　　[功效] 疏风明目。

　　[主治] 倒睫拳毛, 及上下睑皆赤烂, 眼疼昏暗, 昼则冷泪常流, 夜则眼涩难开。

　　[方剂来源] 金·李杲《兰室秘藏》。

　　2. 血虚风热证:

　　[主证] 睫毛倒入, 目红肿发痒, 羞明流泪, 日久不愈, 伴有头晕乏力、舌淡苔微黄, 脉细弱。

　　[方剂] 防风饮子。

　　[组成] 细辛、蔓荆子各 0.9g, 葛根、防风各 1.5g, 当归身 2.5g, 炙甘草、黄连、人参各 3g。

　　[制法] 上锉, 如麻豆大, 作一剂。用水 300mL, 煎至 150mL, 去滓。

　　[用法] 食远温服。

　　[功效] 疏风清热, 益气养血。

［主治］倒睫拳毛。

［方剂来源］金·李杲《兰室秘藏》。

［方剂］明目流气饮。

［组成］当归（酒浸）、川芎、地黄（酒浸）、芍药、甘菊、龙胆草（酒浸）、防风、防己、炙甘草、香附（童便浸）、决明子、密蒙花、木贼。

［制法］水煎，去滓。

［用法］上半日服。

［功效］祛风清热，养血明目。

［主治］倒睫赤烂，时行暴赤。

［方剂来源］明·吴旻《扶寿精方》。

［方剂］补肾丸。

［组成］五味子、人参、泽泻、干山药、车前子、茯苓、细辛、黄芩各30g，干地黄22.5g。

［制法］上为末，炼蜜为丸，如梧桐子大。

［用法］每次10丸，空心用茶清送服。

［功效］益肾滋阴，祛风清热。

［主治］倒睫拳毛外障。

［方剂来源］明·葆光道人《眼科龙木论》。

3. 肺脾气虚证：

［主证］胞睑肿痒，睫毛倒入，刺痛流泪、怕日，羞明难睁，时轻时重，伴有形体虚弱，气促，乏力，病程日久，舌淡，苔微腻，脉细弱。

［方剂］流气饮。

［组成］荆芥、山栀、牛蒡子、蔓荆子、细辛、防风、白蒺藜、木贼草、人参、川芎各等分。

［制法］上锉，水煎去滓。

［用法］食后服。

［功效］益气疏风，解毒明目。

［主治］拳毛倒睫。

［方剂来源］明·傅仁宇《审视瑶函》。

［方剂］除湿压热饮。

［组成］细辛、苍术各30g，防风、知母、茺蔚子各45g，桔梗60g，大黄、黄芩、栀子仁、朴硝各15g。

［制法］上为粗末。每次20g，水煎，去滓。

［用法］温服。

［功效］疏风泻火，健脾燥湿。

［主治］拳毛倒睫。

［方剂来源］唐·孙思邈《银海精微》。

【外治方药】

1. 点眼金丝膏：

［组成］硇砂（研）、晋矾（研）、青盐（研）各3g，乳香（好者研）、片脑（研）各

6g，当归（锉，净洗）、黄丹（研）各15g，黄连30g。

[制法] 上用好蜜120g，除片脑外，和七味内，入青筕竹筒内，油单纸裹筒口五七重，紧系定，入汤瓶中，文武火煮一周时，取出劈破，新绵滤去药渣，方下片脑和匀，瓷瓶收贮，再用油单纸五七重封系瓶口，埋露地内去火毒，候半月取出。

[用法] 每用粟米大点眼。

[主治] 拳毛倒睫，黑花烂弦，迎风冷泪，及赤眼肿痛，胬肉攀睛。

[方剂来源] 明·王肯堂《证治准绳·杂病》。

2. 青黛散：

[组成] 枣树上黄直棘针，刺猬皮炒焦，白芷、青黛各等分。

[制法] 上药为细末。

[用法] 口噙水，左眼倒睫，左鼻内搐之，右眼倒睫，右鼻内搐之。

[主治] 治眼倒睫，神效。

[方剂来源] 明·王肯堂《证治准绳·杂病》。

3. 紫金锭子：

[组成] 炉甘石、黄丹各150g，黄连（另研）、朱砂各30g，当归、硼砂各15g，海螵蛸、白丁香、白矾生、硇砂、轻粉、贝齿、真珠、石蟹、熊胆、乳香、没药、麝香各3.75g，片脑6g，其片脑久留，恐去气味，宜临用时加入。

[制法] 上除脑、麝外，余各另制为末，秤合和匀，入黄连水，碾至千万余下，日干，次入麝香，研细罗过，又次入片脑，再研复罗，入后膏搜和，作锭子阴干。

[用法] 用时以少许，新汲水浸化开，鸭毛蘸点眼大眦内，又可以热水泡化洗眼，药水冷又暖洗，日洗五七次，日点十余次，大效。

[功效] 清热解毒，消肿散瘀，明目起倒睫。

[主治] 治一切眼疾，不分远年近日，诸般翳膜，血灌瞳仁，胬肉攀睛，拳毛倒睫，积年赤瞎，暴发赤肿，白睛肿胀，沙涩难开，眊燥紧涩，怕日羞明，眵多流泪，烂弦风痒，视物昏花，迎烟泪出，目中溜火，诸般目疾。

[方剂来源] 明·王肯堂《证治准绳·杂病》。

4. 搐鼻散：

[组成] 木鳖子1个（去壳）。

[制法] 上为末。

[用法] 卷裹塞鼻，左塞右，右塞左。其拳毛各分上下。

[主治] 拳毛倒睫。

[方剂来源] 明·孙文胤《丹台玉案》。

5. 胜金膏：

[组成] 阿胶（明者）3~5片，冰片0.15g，麝香0.15g。

[制法] 将阿胶用水煎浓成膏，候冷下冰片，麝香，取起，以罐盛之。

[用法] 用时以手蘸膏抹倒睫睑上。

[主治] 拳毛倒睫。

[方剂来源] 明·袁学渊《秘传眼科七十二症全书》。

6. 白龙散：

[组成] 白善粉14g，铜绿1.4g（别研入）。

［制法］上再同研匀。

［用法］每用0.7g，百沸汤化开，洗眼。

［功效］清热解毒，祛腐敛疮。

［主治］风毒赤烂，眼拳毛倒睫，冷热泪不止。

［方剂来源］汉·华佗《中藏经·附录》。

7. 五灰膏：

［组成］荞麦（烧灰）270g（淋水），石灰（风化者佳）60g，青桑柴（烧灰）270g（各淋水250mL，同风化灰共熬干为末，听用），白砒9g（煅，研末），白明矾30g（煅烟烬为度，研末）。

［制法］上为末，以水2.5L，熬末至250mL，方入风化石灰搅匀。

［用法］用新笔扫睑弦睫上。数次，毛即落，勿入眼内。

［主治］拳毛倒睫。

［方剂来源］明·傅仁宇《审视瑶函》。

8. 治倒睫拳毛方：

［组成］木鳖子三个（干炒），木贼一百二十节，地龙二条（去土），赤龙爪一百二十个，则勾刺针也。

［制法］上为细末。

［用法］摘去倒睫，每日以纸捻蘸药嗅之，一日三五次。

［主治］倒睫拳毛。

［方剂来源］金·张从正《儒门事亲》。

9. 倒睫拳毛方：

［组成］穿山甲（炮）、地龙（去皮）、蝉壳、五倍子以上各等分。

［制法］上为细末。

［用法］如用药时，先将拳毛摘尽，后用药一字，随左右鼻内嗅之。次日目下如线样微肿是验也。

［主治］倒睫拳毛。

［方剂来源］金·张从正《儒门事亲》。

【外治疗法】

1. 倒睫拳毛方用纱布包裹塞鼻嗅之，1次12min，每日3~5次。

2. 用起睫膏。

起睫膏：

［组成］木鳖子去壳3g，自然铜1.5g，捣烂，又以石燕末，入片脑少许研，水调敷眼弦上。

［用法］起倒睫　用石燕为细末，先镊去睫毛，次用水调末，贴眼弦上. 常以黄连水洗之。

［方利来源］明·王肯堂《证治准绳·杂病》第七册。

【针灸疗法】

1. 放血疗法：攒竹，印堂穴，常规清洁消毒用三棱针点刺后放血1~2点。

2. 针刺：风池、合谷、太阳等穴。

【其他疗法】

1. 倒睫点解术，适用于少量睫毛倒入者。
2. 睑内翻矫正术，适用于倒睫较严重者。

【护理与预防】

1. 注意眼部卫生。
2. 早治疗，防止并发症的发生。

第十三节　慢性泪囊炎

慢性泪囊炎中医称为漏睛、目脓涌、漏睛脓出外障等。漏睛是以内眦部常有黏液或脓液自泪窍漏出为特征的眼病。

现代医学认为，因鼻泪管狭窄或阻塞，致使泪液留于泪囊内，伴发细菌感染所致。

【中国古代中医论述】

1. 隋·巢元方《诸病源候论》卷二十八："目脓漏候，目是肝之外候，上液之道，风热客于睑眦之间，热搏于血液，令眦内结聚，津液乘之不止，故成脓汁不尽，谓之脓漏。"

2. 宋·王怀隐《太平圣惠方》卷三十三："眼脓漏，夫目是肝之外候，上液之道，风热客于睑眦之间，热搏于血液，令眦内结聚津液，乘之下上，故成脓。血汁不尽谓脓漏，俗呼为漏睛是也。又有眼因患疮出脓血后，大眦头常有脓涎，亦名漏睛。若不早治，日久眼生黑点，微有黯色侵损于目，即难治也。"

3. 元·倪维德《原机启微》卷上："积者，重叠不解之貌。热为阳，阳平为常，阳淫为邪，常邪则行，行则病易见，易见则易治。此则前篇淫热之病也。深邪则不行，不行则伏，因伏而又伏，日渐月聚，势不得不为积也。积已久，久积必溃，溃始病见，病见则难治。难治者，非不治也。为邪积久，此溃已深。何则？溃犹败也。知败者，庶可以救。其病隐涩不自在，稍觉眊矂，视物微昏，内眦穴开窍如针目，按之则沁沁脓出。有两目俱病者，有一目独病者，目属肝，内眦属膀胱，此盖一经积邪之所致也。故曰热积必溃之病，又曰漏睛眼者是也。"

4. 明·傅仁宇《审视瑶函》卷四："此症由眦头结聚生疮，流出脓汁，或如涎水粘睛，上下不痛，仍无翳膜，此因心气不宁，乃小肠邪热逆行之故，并风热停留在睑中，脓水或出于疮口，或在大小眦，孔窍者出，多流出不止是也。歌曰：原因风热眼中停，凝结如脓似泪倾，驱毒除风无别病，黄连膏子点双睛。"

5. 明·杨希洛等《明目至宝》卷："漏睛脓出苦离宫，心火炎炎热毒攻，气滞停留于眦畔，结成脓血出无穷。经日久，甚为凶，眼珠倏尔落胸中，白薇丸及洗心散，服了教君热毒通。此是心经脾经热毒相攻也。宜服：三花五子丸、镇肝散、羌活散。"

6. 明·王肯堂《证治准绳·杂病》："漏睛，眦头结聚生疮，流出脓汁，或如涎水粘睛上下，不痛，仍无翳膜。此因心气不宁，并风热停留在睑中。宜服五花丸、白薇丸。歌曰：原因风热睑中停，凝结如脓似泪倾，驱毒除风无别病，黄连膏子点双睛。合用糖煎散、三和散、密蒙花散。倪仲贤论热积必溃之病曰：积者，重叠不解之貌。热为阳，阳平为常，阳淫为邪，常邪则行，行则病易见，易见则易治，此则前篇淫热之病也。深邪则不行，不行则伏，因伏而又伏，日渐月聚，势不得不为积也。积已久，久积必溃，溃始病见，病见则难治。难治者，非不治也。为邪积久，此溃已深。何则？溃犹败也。知败者，庶可以救。其病隐涩不自在，稍觉眊矂，视物微昏，内眦穴开窍如针，目按之则泌泌脓出，有两目俱病者，有一目独病者。目属肝，内眦属膀胱，此盖一经积邪之所致也，故曰热积必溃之病。又曰漏睛眼者是也。竹叶泻经汤主之。大便不鞭者，减大黄，为用蜜剂解毒丸主之。不然药误病久，终为祸害。"

7. 明·葆光道人《眼科龙木总论》卷四："漏睛脓出外障，此眼初患之时，微有头旋昏闷，四体如劳，五脏多积风气壅毒，致令疮出于眼中，或流清涎，皆是脑无所作，虽然不痛，渐加昏暗，切宜补治。服治风黄芪汤即瘥。

诗曰：眼目缘何患满睛，热和风在睑中停，眦头结聚为脓汁，或流涎水色粘青，虽然不痛兼无翳，渐攻疮大岂心宁，黄芪象胆丸和散，眼安芦荟作膏蒸，若也因缘经岁月，乌珠渐落始心惊。"

8. 清·黄庭镜《目经大成》卷二："此症非一时生得如是，乃游风客热停蓄脏腑，传于目系，未能发泄而致，且热，气也风赤气也，气以成形，则变为痰、为液、为脓汁，出于大眦上下睑头小孔之中。甚者，内睑近鼻结核，砭破核则消，而口不合，脓汁长流，向夕流多曰阴漏、曰龙火；日中病剧曰阳漏、曰肥积。幽郁痰饮及天禀衰薄之人患者多。"

9. 清·沈金鳌《杂病源流犀烛》卷二十二："漏睛脓出，由心气不宁，风热客于眦睑间，致眦头结聚津液，脓出不止宜白薇元。"

10. 清·吴谦《医宗金鉴》卷七十八："漏睛脓出之证，生于睑眦，或流脓水，或淌清涎，目无翳障，不疼不痛。乃风热攻冲，心火上炎。宜用竹叶泻经汤主之。

竹叶泻经汤方：柴胡五分，泽泻四分，升麻五分，青竹叶十片，甘草炙，五分，车前子四分，黄芩六分，草决明四分，川羌活五分，白茯苓四分，赤芍药四分，大黄六分，栀子仁炒，五分，川黄连五分。上为粗末，以水二盏，煎至一盏，食后温服。"

【病因病理】

多由心经积热，或风热毒邪外侵，引动内火，结毒于大眦所致。或脾蕴湿热，循经上攻泪窍，热腐成脓。

现代医学认为，鼻泪管狭窄或阻塞，泪液滞留于泪囊内久之伴发细菌感染导致泪囊黏膜慢性炎症，形成组织增生，产生黏液或脓性分泌物。致病菌有肺炎链球菌和白色念珠菌等。

【临床症状】

眼隐涩不舒，不时泪下，内眦部皮肤潮红或糜烂，甚至皮肤慢性湿疹，睛明穴下方微有隆起，按之有黏液或脓液自泪窍泌出。

现代医学认为，冲洗泪道时多有阻塞现象，并有黏液或脓液自泪窍反流。

【鉴别诊断】

漏睛应与迎风流泪等相鉴别。

【内服药疗法】

1. 风热犯眦证：

［主证］眼隐涩不舒，时而泪出，或自觉黏液粘睛，睛明穴下方稍隆起，按之不痛，可见有黏浊泪液自泪窍溢出，舌尖红，苔薄白，脉浮数。

［方剂］白薇丸。

［组成］白薇15g，防风、白蒺藜（去角，炒）、石榴皮、羌活各9g。

［制法］上为末，米粉糊为丸，如梧桐子大。

［用法］每次20丸，白汤送服。

［功效］疏风清热。

[主治] 漏睛脓出。眦头结聚生疮，流出脓汁，或如涎水，粘睛上下，不痛，仍无翳膜。

[方剂来源] 元·危亦林《世医得效方》。

[方剂] 保光散。

[组成] 大黄、龙胆草、赤芍药、川芎、白芷、牛蒡子、防风、防己、黄芩、当归、甘草、栀子、生地黄、细辛、羌活、荆芥各等分。

[制法] 上㕮咀。用水220mL，煎至150mL，去滓。

[用法] 食后温服。

[功效] 祛风泻火。

[主治] 目中漏睛脓出者。

[方剂来源] 明·葆光道人《眼科龙木论》。

2. 心脾湿热证：

[主证] 内眦痒痛，眦头红潮湿，眵泪胶黏，拭之又生，色黄浊，按压睛明穴下方时，有脓液从泪窍泌出，小便黄赤，舌红、苔黄腻，脉濡数。

[方剂] 燥湿汤。

[组成] 川黄连（炒）3g，苍术（泔水浸）、白术（土炒）、陈皮各2.4g，白茯苓、半夏、枳壳、栀仁（炒黑）各2.1g，细甘草1g。

[制法] 上锉。用水300mL，煎至240mL，去滓。

[用法] 热服。

[功效] 清热化湿。

[主治] 漏睛。

[方剂来源] 明·傅仁宇《审视瑶函》。

[方剂] 竹叶泻经汤。

[组成] 柴胡2.5g，泽泻2g，升麻2.5g，青竹叶3g，甘草炙，2.5g，车前子2g，黄芩3g，草决明2g，川羌活2.5g，白茯苓、赤芍药各2g，大黄3g，栀子仁、川黄连各2.5g。

[制法] 上为粗末以水300mL，煎至150mL。

[用法] 食后温服。

[功效] 清心利湿。

[主治] 漏睛脓出之证。

[方剂来源] 清·吴谦《医宗金鉴》。

3. 正虚邪留证：

[主证] 眦部隐痛，时有反复，流脓稀淡，气腥臭，漏口难敛，可伴有神疲食少，舌淡，苔薄，脉弱。

[方剂] 治风黄芪汤。

[组成] 黄芪45g，防风、远志、地骨皮、人参、茯苓、大黄各30g，知母60g。

[制法] 上为末。每次3g，用水150mL，煎至75mL，去滓。

[用法] 温服。

[功效] 益气祛风，托毒排脓。

[主治] 漏睛脓出外障。眼中生疮，时流脓汁。

[方剂来源] 明·葆光道人《眼科龙木论》。

【外治方药】

1. 补漏生肌散：

［组成］枯矾、轻粉、血竭、乳香各等分。

［制法］上共研极细腻。

［用法］对漏处吹点。先用盐花、明矾少许，煎水洗患处。

［功效］解毒燥湿，去腐生新。

［主治］目疾，阳漏。日间流水，色黄赤。

［方剂来源］明·傅仁宇《审视瑶函》。

2. 蔓荆散：

［组成］土瓜根、蔓荆子、荆芥、甘草、栀子各等分。

［制法］上为散。每次 9g，用水 150mL，煎至 105mL，去滓。

［用法］熏洗。每日 3~5 次。

［功效］散风清热。

［主治］目赤涩痛，多泪。

［方剂来源］元·危亦林《世医得效方》。

3. 白矾煎：

［组成］白矾 7.5g（烧灰），黄柏（末）22.5g，黄连（末）、雄黄各 7.5g，熊胆 3g，朱砂 7.5g。

［制法］上为细末。以水 700mL，调令匀，纳瓷瓶中，以重汤煮一日，药成待冷，用布滤过。

［用法］每用铜箸取少许，点眦头。

［功效］清热解毒，燥湿除脓。

［主治］眼中漏脓，延久不止。

［方剂来源］宋·王怀隐《太平圣惠方》。

4. 治眼脓漏方：

［组成］雄黄细研，石决明捣碎细研，水飞过，马牙硝细研，已上各 30g，青盐 15g 细研，蜜三合，青羊胆三枚。

［制法］上件药用生绢袋盛，以蜜并羊胆汁中浸两复时，挼取汁，于瓷盒内盛。

［用法］点眦头。

［功效］清热解毒，消肿敛疮。

［主治］漏睛。

［方剂来源］宋·王怀隐《太平圣惠方》。

5. 白龙散：

［组成］龙脑、马牙硝各 1.5g，绿豆粉 3g。

［制法］上为极细末。

［用法］用灯心蘸药点之，一日四五次。

［功效］清热解毒。

［主治］睛漏疮，目大眦出脓。

［方剂来源］宋·赵佶《圣济总录》。

6. 羌活饮子：

　　[组成]　羌活、防风、赤芍、白芷、川芎、甘草、陈皮、枳壳、柴胡、干葛。

　　[制法]　水煎，去滓。

　　[用法]　趁热先熏眼目。

　　[功效]　疏散风热。

　　[主治]　眼角糜烂，迎风流泪，羞明怕日。

　　[加减]　内热甚者，加山栀 9g；肝火上攻，加龙胆草 5g，连翘 9g，酒蒸大黄 3g。

　　[方剂来源]　清·蒋示吉《医宗说约》。

　　7. 洗眼黄连散：

　　[组成]　当归、赤芍药、黄连、黄柏各等分。

　　[制法]　上细锉，以雪水或甜水浓煎，去滓取汁。

　　[用法]　热洗目。

　　[功效]　清热解毒（风毒赤肿）。

　　[主治]　眼眦头红肿。

　　[方剂来源]　金·张从正《儒门事亲》。

　　8. 熨眼方：

　　[组成]　马齿苋子 15g，人苋子 50g。

　　[制法]　上件药捣罗为散，入铜器中于饭甑上蒸，以绵裹趁热熨之。

　　[用法]　取上药熨眼大眦头，泪孔有脓水出处。凡熨眼之时，须药热熨透睛三五十度，每日 3~5 次，脓水自绝。

　　[功效]　清热解毒，祛湿化脓。

　　[主治]　漏睛脓汁出。

　　[方剂来源]　宋·王怀隐《太平圣惠方》。

【外治疗法】

　　1. 脓漏久不止用白矾煎点大眦头，日可多次（详见本章节）。

　　2. 洗眼黄连散浓煎过滤取清液点患处日可用多次。

【其他疗法】

　　1. 用洗眼黄连散煎液过滤取液，泪道冲洗 1 日 1 次。

　　2. 用抗生素，泪道冲洗。

　　3. 酌情进行泪道探通及扩张泪道。

　　4. 酌情行手术疗法。

【护理与预防】

　　1. 注意用眼卫生，预防急性感染。

　　2. 及时清除脓汁，保持泪道清洁。

　　3. 忌辛辣之品。

第十四节　泪溢

　　泪溢中医称为目风泪出、冲风泪出、风冲泪下、冲风泣下、充风泪出、迎风洒泪等。本病以泪液不循常道、溢出睑弦的眼病。泪出病名，因病因命名，如迎风洒泪，泪出程度不同命名，如目泪不止；泪出冷热性质不同命名，如冷泪、热泪。泪出现代医学多因泪点位置异常，泪道狭窄或阻塞及泪道排泄功能不全形成障碍而导致功能性泪溢。

【中国古代中医论述】

1. 隋·巢元方《诸病源候论》卷二十八："目风泪出候：目为肝之外候。若被风邪伤肝，肝气不足，故令目泪出。"

2. 唐·孙思邈《银海精微》卷上："迎风洒泪……肝之虚也。是亦脑冷，迎风泪遂出，拭却还生，夏月即少，冬月即多。后若经二三年间，不以冬夏皆有，此疾乃泪通于肝，肝属木，目乃肝之外候，为肝虚风动则泪流，故迎风泪出，即服补肝散治冷泪。

补肝散治冷泪。当归、熟地黄、川芎、赤芍药、防风、木贼上等分，水煎服。"

3. 唐·孙思邈《银海精微》卷上："充风泪出者，症非一也，有肾虚不生肝木，肝经受风而虚损，故木动也，迎风而泪出也，肝经虚者宜服止泪补肝散止之，大止泪之法，点用重药，热泪者服川芎茶调散，点用清凉散。肝风者，宜苍术止之，不赤不疼泪出，是谓之风泪，肿痛赤涩泪出者，此热泪也，若迎风而出汪汪，冬日多，夏日少，拭即还生，又不分四季皆有，此冷泪也，冷泪者乳香川乌丸：川乌一个，草乌二个，去皮，明矾一钱，白矾块一个，为末，猪胆汁为丸如黍米大，每用一丸，夜卧时放在眼之大眦头，泪出即止，或灸止之，又有肺脏久冷，大眦有窍，名为泪堂，泪堂通肺腑，此泪难治，久流则能令目昏暗，血气虚弱之人，不肿不赤，但淡紫红者，涩痛泪出，是虚泪。

灸法：久流冷泪，灸上迎香二穴，天府二穴，肝俞二穴，第九骨开各对寸。

止泪补肝散：治肝虚迎风泪出不止，宜灸睛明二穴，系大眦头，风池二穴，临泣二穴。蒺藜、当归、熟地黄、白芍药、川芎、木贼、防风、夏枯草血虚者不用。上各等分，为末，每服二三钱，茶清送下。"

4. 唐·王焘《外台秘要》第二十一卷："目风泪出……

《病源》：目为肝之候，若被风邪伤肝，肝气不足，故令目泪出。其汤熨针石，别有正方，补养宣导今附于后。

《养生方导引法》云：以鼻内气，左手持鼻，除目暗泣出。又云：端坐伸腰，徐以鼻内气，以手持鼻，除目暗泪出。又夫五脏六腑皆有津液，通于目者为泪。若脏气不足，则不能收制其液，故目自然泪出。亦不因风而出不止，本无赤痛。并出第二十八卷中。"

5. 唐·王焘《外台秘要》第二十一卷："疗风泪出，眼痒痛，散方：贝齿十枚，烧，决明子、黄连、细辛、干姜各一分。上五味，捣下筛，以指爪取如麻子注眦中，日再三。夏月加干姜一分。眼痛，以三指撮，二合水煮三沸，去滓，以汁洗之良。"

6. 明·杨希洛、夏惟勤《明目至宝》卷一："迎风洒泪者……乃肾虚也。肾虚则不能荣于肝，肝乃肾之子，故木弱而畏风飘，故迎风流泪者，肾之虚也。宜服地黄丸、还精丸、石燕子丸。"

7. 明·葆光道人《眼科龙木论》卷五："冲风泪出外障：此眼初患之时，盖因毒风入眼，遂乃泪出，拭却还生。冬月即多，夏月即少，后至三五年间，不分冬夏皆有泪出。此疾盖谓泪堂通肺脏中，久次便令眼目转加昏暗，难辨物色。如此疾状，宜服细辛丸、暖肺汤，以铜箸烧烙睛明穴，点止泪散，乃得痊效。"

8. 明·王肯堂《证治准绳·杂病》第七册："迎风冷泪证：不论何时何风，见则冷泪交流。若赤烂障翳者，非也。乃水木二家，血液不足，阴邪之患。与热泪带火者不同。久而失治，则有内障视眇等阴证生焉。与无时冷泪又不同。此为窍虚，因邪引邪之患。无时冷泪则内虚，胆肾自伤之患也。"

9. 明·王肯堂《证治准绳·杂病》第七册："无时冷泪证：目不赤不痛，苦无别病，只是时常流出冷泪，甚则视而昏眇也。非比迎风冷泪，因虚引邪病尚轻者。盖精液伤耗，肝胆气弱膏涩，肾水不足，幽隐之病已甚。久而久治，则有内障青盲视瞻昏眇之患。精血衰败之人，性阴毒及悲伤哭泣久郁者，又如产后悲泣太过者，每多此疾。且为患又缓，人不为虑，往往罹其害，而祸成也，悔已迟矣。"

10. 明·王肯堂《证治准绳·杂病》第七册："迎风热泪证：不论何时何风，见之则流热泪。若有别证及分风气者非也。乃肝胆肾水木之精液不足，故因虚窍不密，而风邪引出其泪，水中有隐伏之火发，故泪流而热。久而不治，反有触犯者，则变为内障，如萤星满目等证也。"

［注］迎风热泪证不属本章节讨论范围，分别见于其他外障眼病中，此列出以予鉴别。

11. 清·沈金鳌《杂病源流犀烛》卷二十二："冲风泪出，肺虚遇风，风冲于内，火发于外，风热相搏，遂至泪流不止，冬月尤甚宜白僵蚕散。亦有汗热甚而泪流，并两睑赤者宜食后吞当归龙荟丸。亦有肝虚客热，而迎风冷泪者宜木贼散。二十三曰痒极难当，由胆受风热，致瞳子及眦头皆痒，不能收睑宜驱风一字散。"

【病因病机】

肝血不足，泪窍不固；或气血亏虚，风邪外袭而致泪出。或肺虚遇风，风冲于内，火发于外，风热相搏，逐至泪流不止；若肝肾两虚，不能约束其液而流泪。

【临床症状】

流泪，见风更甚，在冬季、初春寒风刺激时流泪加重，可见泪液不时溢出睑弦，压迫泪囊无黏液溢出。

现代医学认为，泪小点无异样或偏小或外翻或闭塞。冲洗泪道通畅或通而不畅或不通。或将2%荧光素钠溶液滴入患眼结膜囊内，观察通畅与不通。

【鉴别诊断】

本病需与慢性泪囊炎等相鉴别。

【内服药疗法】

1. 肝血不足，风邪外袭证：

［主证］眼流泪，迎风更甚，隐涩不适，患眼无红赤肿痛，可伴有头晕目眩，舌淡苔薄，脉细。

［方剂］止泪补肝散。

［组成］白蒺藜（炒去刺）、当归、熟地黄各60g，川芎、白芍、木贼、防风、羌活各30g，香附（童便制）60g。

［制法］上为散。每次9g，加生姜3片，红枣1枚，水煎，去滓。

［用法］温服。

［功效］养血祛风。

［主治］迎风流泪不止。

［加减］肥人，加夏枯草30g；瘦人，加桂枝30g。

［方剂来源］清·张璐《张氏医通》。

［方剂］补肝散。

［组成］当归、熟地黄、川芎、防风、木贼各等分。

［制法］水煎去滓。

［用法］温服。

［功效］养血祛风散邪止泪。

［主治］通风流泪不止。

［方剂来源］唐·孙思邈《银海精微》。

2. 肝肾两虚证：

［主证］眼泪常流，拭之又生，或泪液清冷稀薄，可伴有头昏耳鸣，腰膝酸软，双眼视物昏矇，舌淡，苔薄白，脉沉细，或细弱。

［方剂］羌菊丸。

［组成］羌活（去芦头）、菊花（焙）各30g，白茯苓、蒺藜子（炒，捣去角）、枳壳（去瓤，麸炒）、附子（炮裂，去皮、脐）、肉苁蓉（酒浸，切，焙）、黄芪（锉）各22g，沉香（锉）、兔肝（炙）、草薢各15g。

［制法］上为末，炼蜜为丸，如梧桐子大。

［用法］每次30丸，空心、食前薄荷盐汤送服。

［功效］补肾养肝，祛风明目。

［主治］眼生黑花，迎风流泪。

［方剂来源］宋·赵佶《圣济总录》。

［方剂］还睛补肝丸。

［组成］白术、细辛、当归（切，焙）、决明子（微炒）、芎䓖、白茯苓、羌活、五味子、人参、菊花、防风、地骨皮、苦参、玄参、甘草（炙，锉）、车前子（微炒）、桂、黄芩、青葙子各等分。

［制法］上为末，炼蜜和丸，如梧桐子大。

［用法］每次30丸，用米饮送服，渐加至40丸，不拘时候。

［功效］补肝明目。

［主治］两目昏暗，冲风泪下。

［方剂来源］宋·赵佶《圣济总录》。

3. 肺虚风寒证：

［主证］眼时流冷泪，质清稀，遇寒或见风症状加剧，可伴有恶风，神疲少气，舌质淡，苔白，脉弱。

［方剂］暖肺汤。

［组成］茺蔚子、细辛、五味子、干地黄各45g，藁本45g，知母、黄芩、芎䓖各30g。

［制法］上为末。每次3g，用水150mL，煎至75mL，去滓。

［用法］食后温服。

［功效］暖肺养肝，疏风明目。

［主治］冲风泪出。

［方剂来源］明·葆光道人《眼科龙木论》。

4. 气血亏虚证：

［主证］无时泪下，泪水清冷，目视不明，可伴有神疲乏力，面色无华，舌淡，苔白，脉细弱。

［方剂］十全大补汤。

［组成］人参、白术3~6g，茯苓、炙甘草各3g，当归3~6g，川芎3g，白芍（酒炒）3g，熟地6g，黄芪（蜜炙）6g，肉桂4.5g，石菖蒲（炒）1.8g。

［加味］枸杞子、麦冬各 6g。

［制法］生姜、大枣为引，水煎，去滓。

［用法］温服。

［功效］养气养血，开窍通闭。

［主治］迎风落泪。

［注］清·黄庭镜《目经大成》卷二：风邪引出其泪……十补丸加枸杞子、麦冬主之，上方因此而设。

［方剂来源］清·罗国纲《罗氏会约医镜》卷六。

【外治方药】

1. 吹云膏：

［组成］细辛 0.3g，升麻、蕤仁各 0.9g，青皮、连翘、防风各 1.2g，柴胡 1.5g，生甘草、当归身各 1.8g，荆芥穗 3g（微取浓汁），生地黄 4.5g，黄连 9g。

［制法］上㕮咀。除连翘外，用澄清水 500mL，先熬余药至 250mL，入连翘同熬至 150mL，去滓，入银石器内，文武火熬至滴水成珠，加熟蜜少许，熬匀。

［用法］点眼。

［功效］祛风清热，养血明目。

［主治］目中泪下，及迎风寒流泪，羞明怕日，常欲闭目。

［方剂来源］金·李杲《兰室秘藏》。

2. 麝香散：

［组成］香附子、川椒目各等分，苍术、麝香各少许。

［制法］上为细末。

［用法］吹鼻中。

［功效］疏肝健脾，祛湿止泪。

［主治］眼流冷泪不止。

［方剂来源］明·王肯堂《证治准绳·类方》。

3. 好槐枝汤：

［组成］槐枝（锉）60g，秦皮、黄连（去须）、蕤仁（去皮）、马牙硝、黄柏（去粗皮）、山栀子各 15g，古字钱 14 文，淡竹叶 1 握（细切），食盐 0.3g。

［制法］上为细末。每次 15g，以水 300mL，入钱煎至 225mL，滤去滓。

［用法］放温洗眼，冷再暖洗。

［功效］祛风清热，平肝明目。

［主治］目赤昏痛，迎风流泪。

［方剂来源］明·朱橚《普济方》。

4. 当风散：

［组成］龙脑、雄黄各少许，面干姜（暖水洗净，捣）、细辛、玄明粉、马牙硝（烧）各等分。

［制法］上药各依法炮制，为末，细绢罗过，后入乳钵中，研极细。

［用法］每用时以手拨开眼敷之，又以扇子扇之，频用。

［功效］祛风泻火。

［主治］眼目迎风泪出。

［方剂来源］明·（朝鲜）金礼蒙《医方类聚》。

5. 止冷泪散：

［组成］雄黄、曾青、白矾烧灰、细辛为末、干姜烧灰各 0.3g，龙脑 3g。

［制法］上件药同研如粉。

［用法］每至夜卧时，取少许点在眼大眦头，至来日早朝，用热水洗眼，神效。

［功效］收摄止泪。

［主治］眼中流泪不止。

［方剂来源］宋·王怀隐《太平圣惠方》第三十二卷。

6. 治眼冲风多泪方：

［组成］干姜 15g（用甘草水煮半日，曝干为末），雄黄（细研）、细辛各 30g。

［制法］上件药捣细罗为散，入雄黄更研令匀。

［用法］每取少许，日三五度点之，至来日早晨嚼青盐津洗眼，如此十日，泪止。

［功效］祛风止泪。

［主治］冲风多泪（冷泪）。

［方剂来源］宋·王怀隐《太平圣惠方》卷三十二。

7. 止泪丹：

［组成］甘石 3g，硼砂 1.5g，铜绿 0.45g，麝香 0.24g，冰片 0.3g。

［制法］上为细末。

［用法］点眼。

［功效］止泪。

［主治］迎风多泪。

［方剂来源］明·袁学渊《秘传眼科七十二症全书》。

8. 鸡舌香圆：

［组成］鸡舌香 6g，黄连 9g（去须，捣末），干姜 6g（末），蕤仁一百枚（去赤皮，研），白矾 6g（烧灰）。

［制法］上件药捣细散。

［用法］以枣瓤和圆，以注眦头（点眼）。

［功效］祛风收敛止泪。

［主治］风泪、冷泪。

［方剂来源］宋·王怀隐《太平圣惠方》卷三十二。

9. 甘石散：

［组成］绿炉甘石、乌贼骨各等分。

［制法］上共为细末，入脑少许，研匀。

［用法］外用点目眦。

［功效］收敛止泪。

［主治］眼中流泪不止。

［方剂来源］宋·杨士瀛《仁斋直指方论》。

10. 杏仁膏药：

［组成］杏仁四十九枚（汤浸，去皮尖，细研，以绢袋盛，饭甑中蒸，乘热绞取脂），铜青（一大豆许），胡粉（一大豆许），干姜末（一大豆许），青盐（一大豆许）。

［制法］ 上件药合研如粉，以杏仁脂调如膏，贮瓷盒中。

［用法］ 每以铜箸取如麻子大点目眦中，日二三上。

［功效］ 散风止泪。

［主治］ 风泪不止。

［方剂来源］ 宋·王怀隐《太平圣惠方》卷三十二。

【外治疗法】

1. 用石散研极细粉，配制：炉甘石 3g，乌贼骨 1g，片脑 0.15g，点眼内眦，每日 3~4 次（详见本章节）。

2. 用止泪丹点眼。

【针灸疗法】

针刺睛明、风池、四白、合谷等穴。

【其他疗法】

1. 泪道、泪点扩张，定期泪道冲洗，对泪道狭窄有效。

2. 泪道阻塞者酌行泪道探通术。根据不同病因，可采取相应的治疗措施。

【护理与预防】

1. 注意眼部卫生，减少风沙刺激。

2. 积极治疗沙眼及鼻部疾病。

第十五节　急性卡他性结膜炎

急性卡他性结膜炎中医称为"暴风客热""暴风客热外障""暴风"，俗称"红眼病""暴发火眼"。暴风客热是指外感风热，以白睛红赤，眵多黏稠，痒痛交作，泪出难开（常使上下睫毛粘在一起，晨起为重）为主要特征。本病多发于春、夏、秋季，常以患者所有与眼接触物为传染媒介，易在公共场所蔓延，一般发病后 3~4 天达到高峰期，1~2 周痊愈，若失治，则病情迁延，可演变成慢性。

【中国古代中医论述】

1. 唐·孙思邈《银海精微》卷上："暴风客热，与暴露赤眼同也。暴露者，肝心二经病也。故赤而痛，致黑暗生翳。暴风客热者，肝肺二经病，故白仁生虚翳，四围壅绕，朝伏黑暗，凹入白仁，红翳壅起，痛涩难开，故分暴露与暴风有别之症。暴者，乍也、骤也，陡然而起。治法：疏通退热，凉膈泻肝，增减酒调之剂，发散风热。俗云：热眼忌酒，孰知酒能引血，药无酒不能及于头目也。此眼不可㗱洗，不可点凉药，暴客之邪来之速，去之亦速耳，非比五脏六腑蕴积发歇不时之症同，俗为伤寒眼也。"

2. 唐·孙思邈《银海精微》卷上："肺经受毒风不散，久则发热，攻入眼中，致令白睛浮肿，名曰暴风客热，宜服酒调散、补肝汤，用搜风煎洗眼。"

3. 明·杨希洛等《明目至宝》卷二："暴风客热疾须知，此候生时泪若悲，两眦赤脉频频痒，疼痛如针实惨凄。肺风热，肝经疲，医人变动任施为，洗心凉肝万莫错，硼砂脑子用相宜。此是心经有客热也。宜服：洗心散、洗肝散。"

4. 明·王肯堂《证治准绳·杂病》第七册："暴风客热证非天行赤热，尔我感染之比，又非寒热似疟，目痛则病发，病发则目痛之比，乃素养不清，躁急劳苦，客感风热，卒然而发也。虽有肿胀，乃风热夹攻，火在血分之故。治亦易退，非若肿胀如杯等证，久积退迟之比。"

5. 明·傅仁宇《审视瑶函》卷二："暴风客热忽然猖，睥胀头疼泪似汤，寒热往来多鼻塞，目中沙涩痛难当。"

6. 明·葆光道人《眼科龙木论》卷五："暴风客热外障：此眼初患之时，忽然白睛胀起，都覆乌睛，红瞳人，或痒或痛，泪出难开，此是暴风客热，久在肺脏，上冲肝膈，致令眼内浮胀白睛，不辨人物。此疾宜服泻肺汤、补肝散，铍镰出血，后点抽风散即瘥。"

7. 清·沈金鳌《杂病源流犀烛》卷二十二："暴风客热，由暴风热所攻，白睛起胀，渐覆黑珠，睑肿痒痛宜泻肝散、清肺散。"

8. 清·吴谦《医宗金鉴》卷十七："暴风客热胞肿疼，泪多痒赤胀白睛。原于肺热召风郁，菊花通圣可收功。"

［注］暴风客热者，胞肿疼痛，泪多痒赤，白睛胀起。此证源于肺客邪热，外召风邪。先宜劆洗，后用菊花通圣散，内清邪热，外散风邪也。

9. 清·黄庭镜《目经大成》卷二上："暴风客热，此症乃燥急劳苦，素养不清，猝以风邪外客，饮内溃，致五火俱动，阴阳更胜而作也。阳盛则热蒸，阴胜则寒战，阴阳交争，邪正相干，则寒热往来。症似天行，但不假传染而加甚。药不瞑眩即日生翳。入手，芎苏散、参苏饮；表里症现，解散；表罢里重，壮火上逼，三承气、三友丸，若昼静夜剧，是阳气陷入阴中，名曰热入血室，四物加丹皮、黄连；不罢，防风散结汤或三黄清热丸；妇女，消凝行经散；势少衰，羚犀逍遥散，再则冲和养正汤；又或选胜湖山，留心声伎，患成今症，始进补中益气加蔓荆子、防风，倘脉沉迟，再加生姜、附子，继则神效黄芪汤，终与培元散、生熟地黄饮合瘥。倘心粗胆大，壹以前药莽投，病变强半难克。《瑶函》既曰'暴风'，却从轻论，又曰'客热'，不教人急治，意欲将医病两家皆勒令无目，可谓忍矣。"

【病因病机】

《证治准绳·杂病》："乃素养不清，躁急劳苦客感风热，卒然而发。"

［注］风热之邪，突从外袭，风热相搏，交攻于目所致。

现代医学认为，结膜刮片可见多形核白细胞增多，有于诊断。

【临床症状】

卒然双眼或单眼，不适继而先痒，后碜涩，灼热泪出，此时白睛红赤，胞睑微肿，12h后眵泪俱多，畏光、碜涩痒痛加重，晨起，胶封，眼胞难以睁开，甚者胞睑红肿，白睛赤肿，高于黑睛，或黑睛生翳障。

【鉴别诊断】

急性卡他性结膜炎应与流行性出血性结膜炎相鉴别。

1. 风重于热证：

［主证］白睛红赤，胞睑微肿，羞明流泪，痒重于痛，可有寒热，头痛恶风，舌质淡红，苔薄白或微黄，脉浮数。

［方剂］芍药清肝散。

［组成］白术、川芎、防风各0.9g，甘草（炙）、荆芥各0.75g，桔梗、羌活各0.9g，芍药0.75g，柴胡0.6g，前胡、薄荷、黄芩各0.75g，山栀、知母各0.6g，滑石、石膏各0.9g，大黄1.2g，芒硝0.9g。

［制法］上㕮咀，都作一服。用水400mL，煎至200mL，去滓。

［用法］食后热服。

［功效］疏风清热，泻火明目。

［主治］眵多眵臊，紧涩羞明，赤脉贯睛。

［方剂来源］明·倪维德《原机启微》。

［方剂］甘菊花散。

［组成］甘菊花120g，防风（去叉）60g，蒺藜子（炒，去角）、恶实（炒）各30g，甘草（炙，锉）15g。

［制法］上为散。

［用法］每次6g，熟水调，食后、临卧服。

［功效］祛风清热。

［主治］风毒攻眼，碜痛不可忍。

［方剂来源］宋·赵佶《圣济总录》。

2. 热重于风证：

［主证］眼部灼热疼痛，怕热畏光，眵多黄稠，热泪频流，胞睑红肿，白睛赤肿，伴有烦热口渴，尿黄便秘，舌红，苔黄，脉数。

［方剂］泻肺汤。

［组成］羌活、黄芩、黑参各30g，桔梗、大黄、芒硝、地骨皮各30g。

［制法］上为末。每次6g，以水150mL，煎至75mL，去滓。

［用法］食后温服。

［功效］清肺泻火，疏风散热。

［主治］暴风客热外障。

［方剂来源］明·葆光道人《眼科龙木论》。

［方剂］泻肺汤。

［组成］黄芩、连翘、赤芍、麦冬、桔梗、桑白皮、栀子、荆芥、薄荷各3g，生甘草0.9g。

［制法］水煎，去滓。

［用法］食远温服。

［功效］泻火清肺，疏散风热。

［主治］时行赤眼，目肿痛，白珠色红。

［方剂来源］清·马化龙《眼科阐微》。

3. 风热俱盛证：

［主证］眼部焮热作痛，刺痒交作，怕热羞明，泪热眵结，胞睑、白睛赤肿，伴口渴喜饮，尿黄，便秘，舌红，苔黄，脉弦数或数。

［方剂］洗肝散。

［组成］薄荷叶、当归、羌活、甘草炙、山栀炒、防风、大黄、川芎各等分。

［制法］上药研细末。

［用法］每服15g，煎汤，去滓远食服之。

［功效］疏风清热，表里双解。

［主治］"治风毒上攻，暴作目赤，肿痛难开，癃涩，眵泪交流，风热俱胜者服。"

［方剂来源］明·傅仁宇《审视瑶函》。

【外治方药】

1. 洗眼连竹汤：

　　［组成］黄连、竹叶各 7.5g，秦皮 11g，蛇蜕皮 3.7g。

　　［制法］上锉细。用水 900mL，煎取 500mL，绵滤去滓。

　　［用法］夜卧时，白绢点药汁洗眼。

　　［功效］祛风解毒。

　　［主治］暴赤涩痛。

　　［方剂来源］宋·赵佶《圣济总录》。

　　2. 赴筵散：

　　［组成］朴硝 3g，砂糖 1 弹子大，腻粉 3g，杏仁 7 枚（去皮）。

　　［制法］上研如膏。

　　［用法］用水 75mL，调滤过，洗 3~5 次。

　　［功效］清热泻火。

　　［主治］暴赤眼。

　　［方剂来源］明·朱橚《普济方》。

　　3. 大黄膏：

　　［组成］大黄（生捣末）15g，大麦面 9g。

　　［制法］上药鸡子清调如膏。

　　［用法］涂上下睑。

　　［功效］泻火凉血。

　　［主治］暴赤眼。

　　［方剂来源］宋·赵佶《圣济总录》。

　　4. 生地黄汤：

　　［组成］生地黄（干者）、决明子、黄芩（去心）、竹叶各 60g，川黄连、芍药各 15g。

　　［制法］上为末。每次 10g，用水 450mL，煎五至七沸，去滓。

　　［用法］乘热洗眼，冷即止，再暖再洗，日二三次，只用一日，次日换药。小儿根据年龄增减药量。

　　［功效］清肝凉血，泻火解毒。

　　［主治］眼中暴赤、涩，肿痛不开。

　　［方剂来源］元·许国桢《御药院方》。

　　5. 香腊膏：

　　［组成］黄连、秦皮各 30g。

　　［制法］上为粗末，用腊月腊日五更井茶水 500mL 浸 21 日，过滤于银器内，用文武火熬如膏状，加入生龙脑少许，和匀，收瓷盒内。

　　［用法］每次少许，用倒流水化开，点眼。

　　［功效］清肝泻火。

　　［主治］暴赤眼，风热善痛。

　　［方剂来源］宋·赵佶《圣济总录》。

　　6. 乳香膏：

　　［组成］甘草、黄连各 15g，黄柏 22.5g。

　　［制法］上为粗末。用水 300mL，煎至 210mL，绵滤去滓。后入轻粉少许，乳香（皂子大）2 块，研匀。

［用法］点眼。

［功效］泻火明目。

［主治］暴赤眼。

［方剂来源］宋·赵佶《圣济总录》。

7. 吹鼻六神散：

［组成］焰硝（提净）15g，白芷、雄黄、乳香（制）、没药（制）、脑荷叶各3g。

［制法］上研细末，瓷罐收贮。

［用法］先令患者口含水，然后将药吹鼻，左吹左，右吹右，使气上行，须臾觉效。头痛吹法亦然，或两鼻皆吹之。

［功效］祛风散火，消肿止痛。

［主治］眼目暴发赤肿，热泪昏涩，及头脑疼痛。

［禁忌］久患眼疾者忌用。

［方剂来源］明·张介宾《景岳全书》。

8. 洗眼秦皮汤：

［组成］秦皮（锉）、蕤仁（去皮）、黄连（去须）、山栀子仁各15g，黄柏30g（锉），大枣5枚（去核）。

［制法］上为粗末。用水800mL，煎400mL，滤去滓。

［用法］待微热，分数次洗之，冷则重暖；余滓可重煎洗。

［功效］清肝泻火，解毒明目。

［主治］眼目暴赤，及积年睑烂不愈，两目涩痛，睛上有白膜。

［方剂来源］宋·赵佶《圣济总录》。

9. 青金散：

［组成］芒硝1.5g，青黛1.5g，乳香、没药各少许。

［制法］上为细末。

［用法］鼻内搐之。

［功效］清热泻火，消肿止痛。

［主治］目暴赤肿痛不能开。

［方剂来源］金·张从正《儒门事亲》。

10. 吹鼻散：

［组成］乳香、没药各1.5g，雄黄0.9g，焰硝3g，黄丹（水飞）0.3g。

［制法］上为细末。

［用法］每用少许，吹两鼻孔。

［功效］清热解毒，活血散风。

［主治］小儿两眼暴病亦痛。

［方剂来源］明·龚廷贤《寿世保元》。

11. 秦皮汤：

［组成］秦艽、黄连、黄柏、炙甘草各30g。

［制法］上锉散。每次9g，用水150mL，入砂糖1弹子大，同煎一二十沸，滤去滓。

［用法］待温洗眼，如冷，再加温，可洗五次。

［功效］清热消肿。

　　［主治］暴赤眼肿痛。

　　［方剂来源］宋·赵佶《圣济总录》。

　　12. 鸡子黄连膏：

　　［组成］鸡子1枚（取清），黄连3g（为末）。

　　［制法］将黄连末掺于鸡子清内，加水10mL，快速搅拌起浮沫，然后拨开浮沫，取清汁，加入冰片少许。

　　［用法］点眼，一日数次。

　　［功效］清热泻火。

　　［主治］火眼暴赤疼痛。

　　［方剂来源］明·张介宾《景岳全书》。

　　13. 青金散：

　　［组成］黄连、艾叶（烧黑灰）各60g。

　　［制法］上为细末。

　　［用法］每次15g，汤浸澄清，用布过滤，乘热洗眼。

　　［主治］暴赤眼，涩痛难开，或湿痛热肿，热泪不止。

　　［禁忌］目中有疮不可用。

　　［方剂来源］明·朱橚《普济方》。

　　14. 洗眼方：

　　［组成］当归尾、黄连各3g，赤芍、防风各1.5g，杏仁4枚，铜绿0.3g。

　　［制法］上药用水100mL，乳汁少许，入药泡，连碗入滚水内，炖热，去滓。

　　［用法］洗眼。

　　［功效］祛风清热，去翳明目。

　　［主治］目暴赤，瘀痛不可忍。

　　［方剂来源］明·张洁《仁术便览》。

　　15. 砂糖黄连膏：

　　［组成］白砂糖、黄连（去须，末）各30g，大枣（青州者）7枚（洗，煮过，去皮核）。

　　［制法］上药捣熟如膏，每次用如绿豆大。绵裹，新汲水浸。

　　［用法］点眼。

　　［功效］泻火明目。

　　［主治］暴赤眼。

　　［方剂来源］宋·赵佶《圣济总录》。

　　16. 当归散：

　　［组成］黄连、当归、赤芍药、杏仁（去皮尖）各等分。

　　［制法］上为末，用水同煮，绢帛滤过。

　　［用法］乘热洗眼，冷即再温。

　　［功效］清热和血。

　　［主治］暴赤眼。

　　［方剂来源］明·（朝鲜）金礼蒙《医方类聚》。

　　17. 神效五彩散：

［组成］明矾 15g，黄柏（生者）6g，胆矾 0.9g，铅丹 1.5g。

［制法］上为细末。

［用法］用水调和，上火微温，涂抹眼泡上，每日数次。

［功效］清热解毒，消肿止痛。

［主治］风眼疫眼及其他胬肉肿痛者。

［方剂来源］清·佚名《眼科锦囊》。

18. 神灵膏：

［组成］绿豆粉 120g（炒黄色），川黄连末 30g，麝香、冰片各 1.5g。

［制法］上用炼蜜 120g，共合一处，放净面板上，以铁锤打千次，收贮瓷瓶内听用。

［用法］如点眼，用凉水点上；瘙疮，水调搽上；口疮，用绿豆大 1 粒，含嗽咽下。

［功效］泻火解毒。

［主治］暴发火眼。

［方剂来源］清·孙伟《良朋汇集》。

【外治疗法】

1. 红赤肿痛，痒涩多眵，泪出者用秦皮汤洗眼。

2. 眼中暴赤，涩隐肿痛，晨起不开者用生地黄汤洗眼。

［注］上二方均见本章节，应用时用白布 2 层过滤后取清液洗之。

【针灸疗法】

针刺攒竹、合谷、风池、太冲等穴。

【护理与预防】

1. 注意眼部卫生，防止传染。

2. 与患者有接触较多者，应滴眼药预防。

第十六节　春季结膜炎

春季结膜炎中医称为"时复症""时复之病"，多以春夏季发病，以双目奇痒难忍，白睛红赤，灼热微痛，碜涩不适，甚则羞明流泪等为特征的眼病。

现代医学认为，本病类似春季结膜炎，属变态反应性结膜炎。

【中国古代中医论述】

1. 明·葆光道人《眼科龙木论》卷五："眼痒极难忍外障，此眼初患之时，忽然痒极难忍，此乃肝脏有风，胆家壅热，冲上所使。"

2. 明·王肯堂《证治准绳·杂病》第七册："时复证谓目病不治，忍待自愈，或治失其宜，有犯禁戒，伤其脉络，遂致深入，又不治之，致搏夹不得发散之故。或年之月、月之日，如花如潮，至期而发，至期而愈。久而不治，及因激发，遂成大害。未发者，问其所发之时令，以别病本在何经位。已发者，当验其形证丝脉，以别其何部分，然后治之。"

3. 唐·孙思邈《银海精微》卷上："痒极难忍者，肝经受热，胆因虚热，风邪攻充，肝含热极，肝受风之燥动，木摇风动，其痒发焉。故诸痒属虚，虚则痒；诸痛为实，实则痛。有黑珠痒者，有眼弦痒者，点以丹药，或煨姜摩擦，泪通痒止。或湿痒用碧天丹洗，侵晨洗以盐汤，或入桑白皮防风荆芥薄荷之类。""问曰：眼迎风受痒者，何也？答曰：肝肺二经受风邪也。治法：痒时用三霜丸、拨云散、绵裹散，洗用去风药。

三霜丸：治痒极难忍，用此丸即愈。姜粉、枯矾、白硼砂。上为末，口津液调和如粟大，要用时将一丸放于大眦止之。

绵裹散：治眼湿泪烂弦眼目。当归、黄连各一钱，铜青七分，枯矾四分，朴硝。上各为细末，用细绢包绵缚紧，每一个约龙眼核大，要用时将一个用白汤半盏泡洗，一日二次。"

4．明·傅仁宇《审视瑶函》卷六："时复症，若言时复症，岁岁至期来，莫言无后患终久变成灾。

此症谓目病不治，捱愦忍待自愈。或治不得当，欲戒有犯，触其脉络，遂致深入，又不治之，致邪正击搏，不得发散之故。或年之月，月之日，如花如潮，至期而发，过期而又愈，久而不治，及因激发者，遂成其害，未发问其所发之时，别其病本，在何经络。既发者，当验其形色经络，以别何部分，此症如治之。或发于春。宜服：

洗肝散：治风毒上攻，暴作目肿痛涩难开眵泪不绝。当归尾酒洗、川芎、苏薄荷、甘草减半、生地黄、羌活、炒栀仁、大黄煨、龙胆草、防风各等分。上为细末，每服三钱，白滚汤送下。

发于夏，宜服：

洗心汤：治心经烦热，眦赤涩。黄连、生地黄各一钱半，木通、炒栀仁各一钱，甘草二分，当归尾、菊花各一钱二分。上锉剂。白水二盅，煎至八分，去滓温服，发于秋，宜服：

泻肺汤：治暴赤客热外障，白睛肿胀。川羌活、玄参、黄芩各一钱半，桔梗、地骨皮、大黄、芒硝各一钱上锉剂。白水二盅，煎至八分，去滓，食远服。"

5．明·张景岳《景岳全书》卷二十七："眼科有风热之说，今医家凡见火证，无论有风无风，无不称为风热，多从散治，而不知风之为义，最当辨析。夫风本阳邪，然必有外感，方是真风，因风生热者，风去火自息，此宜散之风也。若本无外感，止因内火上炎而为痒为痛者，人亦称为风热，盖木属肝，肝主风，因热极而生风者，热去风自息，此不宜散者也。"

6．明·杨希洛等《明目至宝》卷一："两眦多生眵泪痒，但调心热自然凉。"

【病因病机】

多因外感风热时邪直犯肉轮、气轮之间；或脾胃内生湿热，复感风邪，邪毒上犯肉轮、气轮所致；或肝血不足，虚风内动，上犯于目而发本病。

【临床症状】

春夏多发病，秋冬缓解。双眼奇痒难忍，有灼热微痛，磣涩不适，多伴畏光流泪，眵多黏稠，呈丝状。胞睑内脉络红赤，有扁平红色颗粒，如卵石状样排列，白睛红赤，暴露处可见灰黄色胶样隆起结节。

【鉴别诊断】

本病应与椒疮相鉴别。

【内服药疗法】

1．外感风热证：

［主证］双眼奇痒难忍，灼热微痛，畏光流泪，眵多黏稠，呈丝状，或白睛红赤，甚或肿胀，舌淡红，苔薄白，脉浮数。

现代检查：胞睑内面遍生状如小卵石样颗粒。

［方剂］消风散。

［组成］荆芥穗、甘草（炒）、芎䓖、羌活、白僵蚕（炒）、防风、茯苓、蝉蜕（微炒）、藿香叶、人参各6g，厚朴（涂姜汁炙熟），陈皮（焙）各15g。

　　［制法］　上为细末。

　　［用法］　每次 6g，茶清调服……目涩昏困……用荆芥汤调服，并不拘时候。

　　［功效］　祛风止痒。

　　［主治］　风邪上攻或外侵肌肤……眼痒昏涩。

　　［方剂来源］　宋·太医局《太平惠民和剂局方》。

　　［方剂］　密蒙花散。

　　［组成］　密蒙花、石决明（微炒）、羌活、菊花、杜蒺藜（炒，去尖）、木贼各等分。

　　［制法］　上为细末。

　　［用法］　每次 3g，食后用茶清调服，1 日 2 次。

　　［功效］　疏风清热，祛翳明目。

　　［主治］　两眼昏暗，眵泪羞明，睑生风粟，隐涩难开，或痒或痛，渐生翳膜，视物不明。

　　［方剂来源］　宋·太医局《太平惠民和剂局方》。

　　2. 湿热夹风证：

　　［主证］　眼奇痒难忍，泪热眵稠，睑生风粟，白睛微黄，色污浊，甚则黑白睛交界处呈胶状隆起，舌质红，苔黄腻，脉滑数。

　　［方剂］　除湿汤。

　　［组成］　连翘、滑石、车前、枳壳、黄芩、川连、木通、粉甘草、陈皮、白茯苓、荆芥、防风。

　　［制法］　水煎，去滓。

　　［用法］　温服。

　　［功效］　清热利湿，祛风止痒。

　　［主治］　脾胃湿热偏甚，目疾，眼弦赤烂。

　　［方剂来源］　清·黄岩《眼科纂要》。

　　3. 血虚生风证：

　　［主证］　眼痒，时作时止，白睛微赤红，时而风吹症状加重，干涩明显，可伴有面色少华，舌微红，脉细。

　　［方剂］　养目汤。

　　［组成］　熟地 30g，白芍 15g，麦冬 15g，当归 30g，葳蕤 15g，山茱萸 12g，北五味子 3g，甘草 3g，甘菊花 6g，柴胡 1.5g。

　　［制法］　水煎，去滓。

　　［用法］　温服，每日 1 剂。

　　［功效］　补肾养肝，祛风明目。

　　［主治］　目病由肝肾不足，止不痛而痒，色淡红，羞明恶日。

　　［方剂来源］　清·陈士铎《辨证录》。

　　［注］《解海精微》卷上："诸痒属虚。"《辨证录》卷之三："水旺以生肝，木旺以祛风，则目得液以相养……此方大补肾肝，全不去治目正所以治目也。"

　　【外治方药】

　　1. 诃黎勒汤：

　　［组成］　诃黎勒仁 10 枚，捣末，蛇蜕皮 5 寸（约 15cm），洗净，黄连 25g，去须细锉，

大枣 5 枚，去核，淡竹叶 20 片，细锉。

[制法] 上件药以水大盏煎至三分，绵滤去滓澄清，逐夜重汤暖如人体。

[用法] 以铜箸点之，每点可至二三十箸子为度。

[功效] 除风清热，解毒止痒。

[主治] 风毒及眼眦，致眼痒急，红肿目涩。

[方剂来源] 宋·王怀隐《太平圣惠方》。

2. 蕤仁膏：

[组成] 蕤仁（去油）、青盐、脑子、腊月猪脂、熊胆各等分。

[制法] 上研极细，外障入乌头尖些许。

[用法] 乳汁化点。

[功效] 疏风清热，消肿止痛。

[主治] 目红肿，痒痛。

[方剂来源] 宋·刘昉《幼幼新书》。

3. 黄连煎点眼方：

[组成] 黄连 15g，去须，捣为末，丁香 0.3g，捣为末，黄蘗 15g，为末，蕤仁 15g，去须皮烂，研古钱七文。

[制法] 上件药以水 120mL，煎取 75mL 去滓，更以绵滤，重熬或煎。

[用法] 每日 3~5 次点目。

[功效] 清热解毒，止痒明目。

[主治] 目赤红，痒急，涩痛。

[方剂来源] 宋·王怀隐《太平圣惠方》。

4. 风赤痒方：

[组成] 煎成白盐 45g，乌贼鱼骨 4 枚（去甲）。

[制法] 以清酢浆水 240mL，煎取 120mL，澄清。

[用法] 早晚洗眼，每日可 3~5 次点洗之。

[功效] 祛风消肿止痒明目。

[主治] 目风赤痒涩。

[方剂来源] 宋·王怀隐《太平圣惠方》。

5. 复明膏：

[组成] 川黄连 2.5kg（煎极浓，去滓），秋梨 10kg（取汁）。

[制法] 上同雪水熬成膏，入熟蜜 500g，人乳 1.25L，羊胆汁 250mL，和匀，晒微干成饼。

[用法] 用井花水磨点。

[功效] 养阴清肝明目。

[主治] 一切翳障及时气等眼疾。

[方剂来源] 明·孙文胤《丹台玉案》。

6. 乌金膏：

[组成] 晋矾（即明矾）30g，米醋（自造红香者佳）300mL。

[制法] 共入铜锅内，文武火熬干，如湿，翻调焙干，取出去火气，研细末。用时不拘多少，再研至无声，入生蜜调匀，盛瓷罐内。

[用法] 涂点患处。久闭，或五日、七日，上下胞俱肿方可歇药，数日，其红肿尽消。观轻重再点。如漏睛脓出，用膏和匀，作条晒干，量穴深浅，插入，化去瘀肉白管，则新肉自生，而脓自止矣。

[功效] 清热收湿，明目去翳。

[主治] 目睛外障风痒，血缕瘀疮。

[方剂来源] 清·顾世澄《疡医大全》。

7. 石胆膏：

[组成] 石胆 1.5g，乌贼鱼骨 3g，乳糖 3g，蜜 1 皂子大，龙脑少许。

[制法] 上药研匀，入新汲水 75mL 相和，以绵子滤过，入瓷瓶内，用新汲水浸瓶十日。

[用法] 点眼，点后用青盐汤热洗。洗时不得犯铜铁箸，只用鸡翎沥在眼内。

[功效] 退翳膜，去风痒。

[主治] 风毒眼。

[方剂来源] 宋·赵佶《圣济总录》。

8. 三霜丸：

[组成] 姜粉、枯矾、白硼砂。

[制法] 上为末，口津液调和如粟大。

[用法] 要用时将 1 丸放于大眦止之。

[主治] 痒极难忍，用此丸即愈。

[方剂来源] 唐·孙思邈《银海精微》。

9. 服痒方：

[组成] 白矾 30g，铜青 30g。

[制法] 上药同研细和匀。

[用法] 每用 0.15g，热汤 125mL 泡，澄清，以手蘸开眼如法洗，必涩，不可拭干。但闭目坐得涩止自开眼。

[功效] 解毒止痒。

[主治] 风毒眼痒。

[方剂来源] 明·张时彻《急救良方》。

10. 杏仁龙胆草泡散：

[组成] 龙胆草、当归尾、黄连、滑石（另研取末）、杏仁、赤芍药各 3g。

[制法] 以白沸汤泡炖。

[用法] 蘸洗，冷热任意，不拘时候。

[功效] 除风清热，解毒止痒。

[主治] 风毒上攻目赤痒。

[方剂来源] 明·王肯堂《证治准绳》。

11. 还睛汤：

[组成] 山栀子仁、黄连（去须）、黄柏各 30g，细辛、龙胆、杜仲（炙，锉）各 60g，秦皮 120g，甘草（炙）15g。

[制法] 上为粗末。每次 15g，用水 450mL，入竹叶 7 片，灯心 20 茎，煎一二十沸，澄去滓。

[用法] 早晨、临夜卧热洗。一日三两次。洗了避风，冷则再暖洗，每料右用两日。

［功效］祛风清热。

［主治］眼目暴赤，胞赤眦烂，涩痒肿疼。

［方剂来源］宋·赵佶《圣济总录》。

12. 秦皮汤洗眼方：

［组成］秦皮、蕤仁各 30g，去赤皮，甘草 45g，细辛、栀子仁各 30g，苦竹叶 45g，净洗井盐 0.3g。

［制法］上件药细锉，以水 600mL，取 300mL，去滓热洗，冷却重暖。

［用法］频频洗之。

［功效］疏风清热。

［主治］治眼痒急赤涩。

［方剂来源］宋·王怀隐《太平圣惠方》。

13. 穿针散：

［组成］木贼、香附子、细辛、菊花、羌活各 15g。

［制法］上为细末。

［用法］每次 6g，好茶少许同点，食后服。

［功效］明目去翳。

［主治］眼目赤肿，翳障羞明。

［方剂来源］宋·许叔微《续本事方》。

14. 洗眼黄连散：

［组成］当归、赤芍、黄连、黄柏各等分。

［制法］上锉细，以雪水或甜水煎浓汁，去滓。

［用法］热洗。

［功效］清热解毒，凉血活血。

［主治］风毒赤目。

［方剂来源］金·张从正《儒门事亲》。

【外治疗法】

1. 眼痒甚，胞睑红肿，流泪羞明，用杏仁龙胆草泡散洗眼，可加倍。

2. 眼赤涩痒肿痛用还睛汤，以洁净白布过滤，洗眼每日 5~7 次（详见本章节）。

【针灸疗法】

针刺攒竹、列缺、合谷、风池等穴。

【护理与预防】

1. 发病时避免阳光刺激及风吹。

2. 少食辛辣之品，以免加重病情。

第十七节　流行性出血性结膜炎

流行性出血性结膜炎中医称"天行赤眼""天行赤目""天行赤热""天行气运"等。天行赤眼是指外感时行疫疠之毒邪，双侧白睛暴发红赤肿胀，点片溢血或弥漫状，主要表现为双眼碜涩疼痛，畏光流泪。本病多发于夏、秋季，传染性极强，常常一眼染病，另眼随继而发，起病急，常呈暴发流行，《银海精微》卷上："一人害眼传于一家，不论大小，皆传一遍。"

现代医学认为，因腺病毒3、8、19型感染而导致，角膜急性、出血性炎症。本病为接触传染，其传染性强，易流行。

【中国古代中医论述】

1. 隋·巢元方《诸病源候论》卷二十八："目赤痛候，凡入肝气通于目。言肝气有热，热冲于目，故令赤痛。"

[注] 目赤痛，是许多眼病的共同见症，其成因不一。

2. 唐·孙思邈《银海精微》卷上："天行赤眼者，谓天地流行毒气，能传染于人，一人害眼传于一家，不论大小皆传一遍，是谓天行赤眼。肿痛沙涩难开，或五日而愈，此候之气，其病安矣。治法：此症再不可劆洗，只用童子小便煎黄连露宿温洗，日进五遍，以解恶毒之气，更用胡宣二连，矾、雄黄共研细，调姜汁，点二眦，通其恶泪，其痛立止，或酒调散服之，二三贴无妨，此症只气候瘴毒之染，虽肿痛之重，终不伤黑睛瞳人也。"

3. 唐·孙思邈《银海精微》卷上："问曰：一人患眼，传于一家者，何也？

答曰：天时流行，瘴毒之气相染。治宜解毒凉血清热，痛甚者，服用洗肝散、七宝洗心散，点用清凉散加解毒。但此症与内无损，极甚者，二七不疗自愈，切不可劆洗去血。

洗肝散　治暴发赤肿。天行赤眼时常眼痛宜服。大黄、栀子、防风、薄荷、川芎、当归、羌活、甘草。上一两为末，食后热水调二三钱服之。"

4. 明·葆光道人《眼科龙木论》卷五："忽然赤疼肿相并，天行赤眼是为名，厉竹热气相传染，体性随人有重轻。"

"此眼初患之时，忽然赤肿泪出，若有患者，或轻或重，还从一眼先患，后乃相牵俱损。切宜镰洗去瘀血，后宜服泻肝汤，用洗眼汤，点龙脑煎即效。"

5. 元·危亦林《世知得效方》卷第十六："天行赤目……目忽然赤肿，晨昏痛涩，此天行时疾，或长幼传染不安，虽因热气相传，方有轻重，宜服前泻肝散即安，虚人则用五行汤洗。"

6. 明·芮经《杏苑生春》卷六："目者，肝之外候，乃脏腑之精华，为宗脉之所聚。其白睛属肺金，肉轮属脾土，赤脉属心火，黑珠属肝木，神光属肾水。其病一出于火。如白珠变赤，火乘肺也；肉轮赤肿，火乘脾也；黑珠肿瘴，火乘肝也；赤脉贯睛，心火自盛；神光肿痛，火乘肾也。"

7. 明·亡名氏《异授眼科》："眼膜带红色者，热也。"

8. 明·傅仁宇《审视瑶函》卷三："天行赤热症，天行赤热，时气流行，三焦浮躁，泪涩睛疼，或椒疮沙擦，或怕热羞明，或一目而传两目，或七日而自清宁往往尔我相感，因虚被火熏蒸，虽曰浅病，亦弗为轻，倘犯禁戒，变症蜂生，要分虚实，须辨六经。

此症目赤痛，或脾肿头重，怕日羞明，泪涕交流等病。一家之内，一里之中，往往老幼相传，然有虚实轻重不同，亦因人之虚实，时气之轻重若何，各随其所受，而分经络以发，病有轻重不可概言。此章专为天时流行热邪感染，人或素有目疾，及痰火热病，水少元虚者，尔我传深不一。若感染轻而本源清，邪不胜正者，七日自愈盖火数七，故七日火气尽而愈，七日不愈，而有二七者，乃再传也。二七不退者，必其触犯及本虚之故，须防变生他症矣。"

9. 明·杨希洛《明目至宝》卷二："天行赤眼是瘟邪，涩痛瞳仁肝热加，风毒又冲生翳障，洗肝散服便光华。红赤淡，凉为佳，洗心去血乃为瘥，太阳刺血何为巧，点药先时也有差。此乃肝经受邪客热也。宜服：消毒散、凉肝散、活血散。"

10. 明·邓苑《一草亭目科全书》："暴发时眼，疼痛难开。时眼传染，羞明怕日，白珠生疮，粟沙隐涩。"

11. 明·王肯堂《证治准绳·杂病》第七册："天行赤热证目赤痛，或睥肿头重、怕热羞明、涕泪交流等症，一家之内，一里之中，往往老幼相传者是也。然有虚实轻重不同，亦因人之虚实，时气之轻重何如，各随其所以，而分经络以发病，有变为重病者，有变为轻病者，有不治而愈者，不可概言。此一章专为天时流行热邪相感染，而人或素有目疾，及痰火热病，水少元虚者，则尔我传染不一。其丝脉虽多赤乱，不可以为赤丝乱脉证，常时如是之比。若感染轻而源清，邪不胜正者，则七日而自愈。盖火数七，故七日火气尽而愈。七日不愈而有二七者，乃再传也。二七不退者，必其犯触及本虚之故，防他变证矣。"

12. 清·黄庭镜《目经大成》卷之二上："天行气……此症目赤痛，怕热羞明，涕泪交流，或睑肿头疼，恶寒发热。乃时气流行，热邪乘侮。大要少阴司天之政，风热参布，云物沸腾，目瞑而痛太阴司天，湿土横流，寒乃时至，气郁于上，睑肿赤烂；厥阴司天，风燥火侵，目眚。或水衰金弱，木侮所胜，昏障泣出；相火秉令，阳气布，候乃大温，火胜目赤，阳明太过，爆淫所胜，白眼胀，眦疡；寒水不及，湿乃大行，复则大风暴发，目视晄晄。人或素有厥疾，及痰火胜、水少元虚者，尔我传染不一……治依运气，始散，桂枝汤、麻黄汤、柴葛解肌汤；不退，大青龙、十神汤；表罢里急，大柴胡汤、八正散；或减，须和，小柴胡、逍遥散、参苏饮；不减而增。"

[注]"天行"：即广泛流行，在较大范围内，一人发病，男女老少皆可相染。

13. 清·沈金鳌《杂病源流犀烛》卷二十二："如白睛变赤，为火乘肺也。上下胞赤肿，为火乘脾也。五色花翳遮瞳子，为肾虚也。睛被翳遮，为肝虚火旺也。目中血贯涩，火自甚也。盖以目之为病，皆属于火，断无由于寒者，故既见于各经，宜用各经药以泻之也。"

【病因病机】

多因时行疫疠之毒外袭犯白睛，或因肺胃积热，相感疫疠之气，内热外毒，上攻外结于目而致，或感疫羞者之物相染而成。

【临床症状】

起病急，胞睑微肿或赤肿，白睛红赤水肿，甚者可见点状或片状出血，甚至黑睛见星翳，可有雾视。自觉眼灼热，沙涩不适或刺痛，羞明畏光，泪多眵少，或伴耳前或颌下淋巴结肿大等。

【鉴别诊断】

天行赤眼应与暴风客热等相鉴别。

【内服药疗法】

1. 疠气侵睛证：

[主证] 胞睑红肿，白睛红赤，羞明畏光，热泪频流，眼眵清稀，目痒碜痛，交作，兼见鼻塞流涕，舌红，苔薄白，脉浮数。

[方剂] 防风汤。

[组成] 防风、甘菊花各 22.5g，芎藭、赤芍药各 15g，黄芩（去黑心）30g，羚羊角（镑）15g，细辛 22.5g，枳壳（去瓤，麸炒）15g，黄连 22.5g，甘草（炙）15g，石膏（碎）30g，人参 15g。

[制法] 上为粗末。每次 15g，以水 225mL，煎至 150mL，去滓。

［用法］食后、临卧温服，1日3次。

［功效］祛风清热，凉血明目。

［主治］风热眼赤，痛痒不定。

［方剂来源］宋·赵佶《圣济总录》。

［方剂］麦门冬汤。

［组成］麦门冬（去心，焙）、旋覆花、木通（锉）、黄芩、茯神（去木）各30g，大黄（锉，炒）22.5g。

［制法］上为粗末。每次15g，用水225mL，煎至135mL，去滓，投地黄汁50mL，更煎2~3沸，放温，入芒硝1.5g。

［用法］食后、临卧服。

［功效］祛风清热，泻火止痛。

［主治］目睛如针刺疼痛，目系急，碜涩疼痛。

［方剂来源］宋·赵佶《圣济总录》。

［方剂］止疼消肿汤。

［组成］黄连、生地、赤芍、当归尾、赤茯苓、防风、细辛各3g，大黄、桑白皮各6g，甘菊、谷精草、生甘草各9g。

［制法］上为末。每次9g，水煎，去滓。

［用法］温服。

［功效］疏风泻火，止疼消肿。

［主治］两眼暴发赤肿。

［方剂来源］清·马云从《眼科阐微》。

［方剂］加减双解散。

［组成］防风、荆芥、薄荷、桔梗、麻黄、黄芩、山栀、连翘、当归、芒硝、大黄、赤芍、滑石、石膏各3g，川芎、甘草各1.5g，白术2.4g。

［制法］加生姜3片，水煎，去滓。

［用法］温服。

［功效］疏风清热，泻火凉血。

［主治］时行赤眼，暴赤肿痛，白珠血片，甚至瘀血包珠。

［方剂来源］清·马云从《眼科阐微》。

2. 火毒炽盛证：

［主证］胞睑肿胀，白睛赤肿，白睛溢血，黑睛星翳，羞明刺痛，眵泪胶黏，胞睑难开，伴烦热口渴，尿黄便结，舌质红，苔黄，脉数。

［方剂］立效饮。

［组成］黄连（一半生用，一半酒炒）、黄芩各6g，芒硝3g，薄荷叶、大黄各9g（一半生用，一半酒炒），连翘3g，栀子6g，苦草15g。

［制法］水煎，去滓。

［用法］食后温服。

［功效］清热解毒。

［主治］时行赤眼症。

［方剂来源］清·马云从《眼科阐微》。

［方剂］竹叶汤。

［组成］黄芩（去黑心）、黄连（去须）各30g，升麻45g，甘草（炙）15g。竹叶10片，芒硝1.5g后下。

［制法］上为粗末。每服15g，用水225mL，入竹叶10片，煎至180mL，去滓。

［用法］入芒硝1.5g，温服，约隔1h再服，通利即止。

［功效］清热解毒。

［主治］时气病后，目赤涩痛者。

［方剂来源］宋·赵佶《圣济总录》。

【外治方药】

1. 退赤霜：

［组成］黄连。

［制法］用人乳汁浸或煎，或加朴硝亦可。

［用法］点眼。

［功效］泻火退赤。

［主治］疫热上冲、眼目红赤者。

［方剂来源］清·佚名《眼科锦囊》。

［注］此方应用过确有效，但黄连一个人用量应在50~100g，水煎30min加入朴硝溶化后用白布2层过滤，取上清液兑入1/3人乳汁，洗眼1h后症状减轻。坚持用药每日7~10次。

2. 点眼金丝膏：

［组成］黄连60g，大黄、龙胆、黄柏、当归、山栀子仁各30g（以上为末），青竹叶100片（切），大枣20枚（去核，切），灯心（切）、蓬砂（明者）、乳香（研）各7.5g。

［制法］上药用水1.2L，不拘冬、夏，浸24h取出，于银器内慢火熬，不令大沸，候气尽汁，下火放冷，用绢绞取汁，于无风土处澄一时辰，去滓，于银器内慢火熬令减半，入白蜜250g，同搅不得住手，候有蜜香，以手挑起有丝即止，放冷，再以夹绢袋子滤过，以瓷盒盛之。每取一茶脚许，研龙脑一字极细，入膏同研一二千遍令匀。

［用法］取少许点眼。

［功效］清热泻火，消肿止痛。

［主治］目赤肿痛。

［方剂来源］宋·赵佶《圣济总录》。

3. 朴硝膏：

［组成］朴硝（烧令干）7.5g，黄连22.5g。

［制法］上为粗末，绵裹，以乳汁漫之。

［用法］点眼。

［功效］泻火退赤。

［主治］小儿赤眼。

［方剂来源］宋·赵佶《圣济总录》。

［注］本方与退赤霜组成相同，但前方有疫热上冲字样，但本方标明用量，有互补。

4. 立胜散：

［组成］黄连、黄柏、秦皮（去粗皮）、甘草各等分。

［制法］上为锉散。

［用法］每次12g，用水150mL，加大枣1枚，灯心7茎，煎数沸，去滓。

［用法］用新羊毫笔蘸药水洗眼，候温，即用手沃之。

［功效］清热解毒。

［主治］眼隐涩羞明肿痛。

［方剂来源］宋·陈言《三因极一病证方论》。

5. 点眼煎：

［组成］栀子仁、蕤仁（去皮）、决明子（微炒）各30g，石膏60g（研），竹叶2握（洗），车前叶（切）80g，秦皮22.5g，白蜜90g（后下）。

［制法］上药锉碎前7味，以井花水5L，煎取汁1L，去滓，入蜜调匀，瓷器内重汤煮如稀饧。

［用法］每用如大豆许，点眼。

［功效］清肝泄热。

［主治］目眦热痛。

［方剂来源］宋·赵佶《圣济总录》。

6. 郁金散：

［组成］大黄、荆芥穗、薄荷叶、郁金、朴硝各等分。

［制法］上为细末，用鸡子清调。

［用法］贴眉眶上及肿处。

［功效］疏风泻火。

［主治］眼目赤肿疼痛。

［方剂来源］元·李仲南《永类钤方》。

7. 青金散：

［组成］龙脑、青黛各3g，薄荷叶、盆硝各3g，乳香少许。

［制法］上为细末。

［用法］每用少许，搐鼻内。

［功效］疏风清热，消肿止痛。

［主治］眼目赤肿疼痛。

［方剂来源］元·许国桢《御药院方》。

8. 当归连翘汤：

［组成］当归22.5g，黄连37.5g，甘草22.5g，连翘30g，黄柏37.5g。

［制法］上作一服。用水300mL，煎至150mL，去滓。

［用法］乘热洗之。

［功效］泻火解毒，活血消肿。

［主治］眼目红肿，隐涩难开。

［方剂来源］明·朱橚《普济方》。

9. 青黄汤：

［组成］冬青叶、黄连各少许。

［制法］煎浓汤，去滓，入朴硝少许。

［用法］洗眼。

［功效］清热解毒。

［主治］眼目赤痛。

［方剂来源］明·朱橚《普济方》。

10．五行汤：

［组成］黄柏不拘多少。

［制法］以湿纸裹，黄泥包煨，候泥干取出。每用一弹子大，纱帛包，用水150mL浸，饭上蒸熟。

［用法］乘热熏洗。一包可用二三次。

［功效］泻火消肿。

［主治］眼暴赤时行，赤肿作痛。

［方剂来源］元·危亦林《世医得效方》。

11．洗眼散：

［组成］冬青叶、侧柏叶、甘草、细辛、黄芩、防风、荆芥、薄荷。

［制法］上药一帖30g，煎浓，去滓。

［用法］熏洗眼目，1日3次。

［功效］祛风泻火。

［主治］天行赤眼外障。

［方剂来源］明·袁学渊《秘传眼科七十二症全书》。

12．立应散：

［组成］鹅不食草（净洗）、香白芷（洗）、当归、雄黄（别研）、川附子（炮）各等分，踯躅花减半。

［制法］上为细末，入麝香少许和匀。

［用法］含水，搐鼻内，1日3次，食后用。去尽浊涕眼泪为度。

［功效］祛翳明目。

［主治］昏涩多泪，及暴赤眼。

［方剂来源］明·朱橚《普济方》。

13．片脑膏：

［组成］玄精石（为粗末）、桂府滑石（为粗末）各500g，黄连、秦皮（切细）、龙胆草、苦楝根、五倍子各300g，当归、赤芍药、大栀子、杏仁、蕤仁各150g（捣破），槐枝1kg（切10cm长），柳枝14g（切10cm长）。

［制法］玄精石至五倍子七味，用大锅盛水2大桶，煎至一半去滓，将细生绢滤过，瓷器盛放；当归至柳枝七味，亦用水2桶，煎至一半去滓，再将细生绢滤过，亦用瓷器盛放；白沙蜜2.5kg，先用小油擦锅内，慢火炼蜜紫色为度，将前二次煎成药水同煎数沸，再同生绢滤过，再熬至一半，入铜锅内，下硼砂150g，猪胆大者5具，慢火煎，用铁铲不住手搅，熬成稀膏，除1kg于瓷器内盛放一宿；将上等片脑18g研细，入药内搅匀，用油纸封固过宿。

［用法］每用豆许，点眼大角内，少时连点数箸。

［功效］清肝明目。

［主治］眼暴赤肿痛，隐涩难开，怕日羞明，堆眵泪出，视物不明。

［方剂来源］明·李恒《神珍方》。

［注］从上方配伍用量之多，可见当时天行赤眼暴发流行广泛。

14. 丹砂散：

［组成］真朱 1.5g，滑石（生）3g，石膏（煅）6g，枯矾 2.1g。

［制法］上为细末。

［用法］用乳汁和解，点之。

［功效］清热泻火，消肿止血。

［主治］眼目充血肿满。

［方剂来源］清·佚名《眼科锦囊》。

【外治疗法】

1. 用退赤霜方剂组成药物煎出药液过滤，取上清液先洗眼，再点（详见本节）。

2. 隐涩痛者用当归连翘汤洗眼 10 次以上，或青黄汤洗眼（详见本节）。

【针灸疗法】

针刺攒竹、风池、光明、合谷等穴。

【放血疗法】

攒竹穴用三棱针点刺放血 1~3 滴。

【护理与预防】

1. 注意隔离，防止传染，患者所物应及时消毒。

2. 忌食辛辣之品。

3. 预防用药，避免传染。

第十八节　泡性结膜炎

泡性结膜炎中医称为"金疳""金疡""金疡玉粒"。若病变在角膜缘有新生血管束状伸入，发展成束状角膜炎者，可称之风轮赤豆范畴。

金疳以单眼发病为多，亦有双眼发病者，"状如金粟，粒数无定，眵泪涩痛不消……而发翳障……"

现代医学认为，因结膜、角膜对内源性微生物蛋白质变态反应引起的眼局部病变，因病因不能明了，发于角膜名为泡性结膜炎，发于角膜缘而名为泡性角结膜炎。

【中国古代中医论述】

1. 明·王肯堂《证治准绳·杂病》第七册："金疳证，初起与玉粒相似，至大方变出祸患，生于睥内，必碍珠涩痛以生障医。生于气轮者，则有珠痛泪流之苦，子后午前阳分气升之时尤重，午后入阴分则病略清宁。久而失治，违戒反触者，有变漏之患。"

2. 明·傅仁宇《审视瑶函》卷之四："金疳起如玉粒，睥生必碍睛疼，沙擦涩紧翳障生。若在气轮目病，珠痛泪流不爽，阳分最苦气升，时交阴降略清宁，目小涩而坚硬。

此症初起与玉粒相似，至大方变出祸患。生于睥内，必碍珠涩痛以生障翳。生于气轮者，则有珠痛泪流之苦。子后午前，阳分气升之时，病尤甚。午后时入阴分，则病略清宁。久而失治，违戒反触，有变漏之患矣。宜服泻肺汤：桑白皮、黄芩、地骨皮、知母、麦门冬去心、桔梗各等分。上锉剂。白水二盅，煎至八分，去滓，食后服。"

3. 清·黄庭镜《目经方成》卷二："金疡玉粒生睛上，湛湛水轮碍蓁莽。时交阴气金水清，流火居西神稍爽。

此症生于气轮，状如金粟，粒数无定，眵泪涩痛不消说，间有连上睑内结者，尤碍青睛，且击而发翳障，俨与椒粟仿佛。但火金亢战，非风湿居土木也。子后午前阳气升王之时，病必急。大剂泻白散、治金煎。不稍减，消毒逐瘀汤投之，无有不罢。倘违戒反触，变祸端恐不免。"

4. 清·沈金鳌《杂病源流犀烛》卷二十二："上下初生如粟米，渐大如米粒，或赤或白，不甚痛痒，常泪出渗痛……兼服药以宣其风热宜消毒饮。亦有由脾经积热者，须分别治之宜加味荆黄汤。"

【病因病机】

多因肺气不宣，肺经郁热上攻白睛，或肺阴不足，虚火上炎，气轮受邪，或脾胃积热，循经上行郁滞而成。

【临床症状】

多发单眼，自觉沙涩痒痛，羞明流泪，白睛浅层有灰白色粟粒样小泡，大小不一，周围有赤脉环绕，破溃后可以自愈，愈后不留痕迹。若生于黑睛边缘，则症状较重。

【鉴别诊断】

本病应与结膜滤泡症相鉴别。

【内服药疗法】

1. 肺燥郁热证：

[主证] 目涩疼痛，泪热眵结，畏光，气轮生小泡，周围赤脉缠绕（充血），舌红，苔薄黄，脉数。

[方剂] 泻肺汤。

[组成] 桑白皮、黄芩、地骨皮、知母、麦门冬（去心）、桔梗各等分。

[制法] 上锉剂。白水二盅，煎至八分，去滓。

[用法] 食后服。

[功效] 泻肺散结。

[主治] 金疳。

[方剂来源] 明·傅仁宇《审视瑶函》。

2. 肺阴不足证：

[主证] 目涩微寒，眼眵干结，气轮（白睛）生小泡，周围赤脉淡红，反复再发，病久难愈，可有干咳咽干，五心烦热，舌红，少苔，脉细数。

[方剂] 补肺汤。

[组成] 人参、黄芪、五味子、紫菀、桑皮（蜜炒）、生地黄（入蜜）。

[制法] 水煎去滓。

[用法] 温服。

[功效] 养阴清肺明目。

[主治] 目涩微痛，生眵，咳嗽。

[方剂来源] 清·黄庭镜《目经大成》。

3. 肝脾积热证：

[主证] 眼涩痛难开，畏光流泪，颗粒小泡，侵及角膜，口苦咽干，烦躁不宁，舌红，苔黄，脉弦数。

[方剂] 养血散火汤。

[组成] 生地3g（切片），牡丹皮2.4g，当归身3g，草决明2.4g，白芍3g（酒炒），防

风、荆芥各1.8g，青葙子、川芎各2.4g，菊花、茯苓各3g，车前子2.4g。

［制法］水煎，去滓。

［用法］温服，每日1剂。

［功效］养血散火。

［主治］眼角淡红，或赤痛干涩流泪。

［方剂来源］明·程玠等《程松崖眼科》。

【外治方药】

1. 洗眼方：青盐、朴硝、胆矾、铜青、荆芥穗、薄荷叶、细辛、黄连、黄柏、月石，煎汤一罐，载熏载洗，症暴者轻，轻者徐瘥。

［方剂来源］清·黄庭镜《目经大成》卷三。

［注］上方用量各等分，其机制如下："本经点眼之药各有专责，煎汤熏洗，只消风、退火、除湿足矣。故古人不立方，或问百物皆药，毕竟何者为最？曰：质轻而气味辛香者则消风，荆芥、薄荷、细辛是也；久风能热，始痒继痛，须佐以黄连，黄柏。质重性味咸寒者则泻火，青盐、朴硝、硼砂是也；火载液上出，既眵且泪，收以胆矾、铜青。或唯既而曰：即此是方。"（《目经大成》卷三）。

2. 洗眼汤：

［组成］秦皮、黄柏、决明子、黄连、黄芩、蕤仁各9g，栀子7枚，大枣5枚。

［制法］上㕮咀。用水400mL浸，煎取120mL澄清。

［用法］仰卧洗目，每日1~2次。

［功效］清热解毒，泻肝明目。

［主治］眼赤热痛，羞明眵多，目生障翳。

［方剂来源］唐·孙思邈《备急千金要方》。

3. 秦皮散：

［组成］秦皮、滑石、黄连各30g。

［制法］上为细末。每次1.5g，沸汤泡，去滓。

［用法］待温频洗。

［功效］清热解毒。

［主治］眼赤肿痛，痒涩眵泪，昏暗羞明。

［方剂来源］宋·太医局《太平惠民和剂局方》。

4. 朱砂煎：

［组成］朱砂7.5（细研），马牙硝15g（细研）黄连末15g，杏仁30g（汤浸，去皮），青盐7.5g。

［制法］上为末，以绵裹，用雪水180mL，浸12h，更以绵滤过，贮于瓷盒中。

［用法］每以铜箸取少许点之。

［功效］清热解毒，消肿止痛。

［主治］眼白睛肿起，赤涩疼痛。

［方剂来源］宋·王怀隐《太平圣惠方》。

5. 五胆膏：

［组成］猪胆汁、黄牛胆汁、羊胆汁、鲤鱼胆汁各7.5g，白蜜60g，胡黄连（研末）、青皮（研末）、川黄连（研末）、熊胆各7.5g。

[制法] 上将诸药末与蜜并胆汁和匀，入瓷瓶内，以细纸封头牢系，坐饭甑中蒸，待饭熟为度。

[用法] 涂患处。

[功效] 清热解毒，润燥明目。

[主治] 目赤流泪，痒痛羞明。

[方剂来源] 清·吴谦《医宗金鉴》。

6. 吹鼻散：

[组成] 鹅不食草 15g（晒干），真青黛、川芎各 30g。

[制法] 上为细末。

[用法] 口含温水，用药少许，搐入鼻中，以泪出为度。

[功效] 疏风清热，去翳明目。

[主治] 风火眼痛，目中星翳。

[方剂来源] 清·鲍相璈《验方新编》。

【针灸疗法】

针刺尺泽、睛明、偏历等穴。

【护理与预防】

1. 避免结核感染。

2. 加强饮食营养。

3. 少食辛辣炙煿之品，饮食宜清淡。

第十九节　球结膜下出血

球结膜下出血中医称为"白睛溢血""色似胭脂症"。白睛溢血是指白睛表层下出现片状出血斑，甚至遍及整个白睛的眼病。

现代医学认为，球结膜下出血，常由球结膜下血管破裂或血管壁渗透性增加所引起。一般单眼发病，可发生于任何年龄组。

【中国古代中医论述】

1. 明·王肯堂《证治准绳·杂病》第七册："色似胭脂症，不论上下左右，但见一片或一点红血，俨似胭脂抹者是也。此血不循经络而来，偶然客游肺膜之内，滞成此患。若欲速愈者，略于相近处睥内开导治之，或就于所滞之处开之亦好。若畏开者，内外夹治亦退，只是稍迟。独于内治亦退，其效尤迟。亦有寡欲慎火者，不治自愈。若犯禁而变，则瘀滞转甚，因而感激风热者，他证生焉。"

2. 明·傅仁宇《审视瑶函》卷三："色似胭脂症，白珠火滞血难通，色似胭脂染抹红，清肺制金频散血，莫教久滞在轮中。此症白睛不论上下左右，但见一片或一点红血，俨似胭脂者是。此因血热妄行，不循经络，偶然热客肺膜之内，滞而成患。常有因嗽起者，皆肺气不清之故，须以清肺散血之剂，外点药逐之。宜服：

退赤散：桑白皮蜜制、甘草、牡丹皮酒洗、黄芩酒炒、天花粉、桔梗、赤芍药、归尾、瓜蒌仁去壳油为霜，各等分。上为细末，每服二钱，麦门冬去心煎汤调下。"

3. 明·杨希洛等《明目至宝》卷一："血侵睛者何也？答曰：此肝经虚也。目者肝之候，津液之道路，总脉之所聚也。邪热克于肝，肝虚则血散，流走两目，故赤而侵睛也。可服五苓散、补肝丸、连翘丸。"

4. 清·黄庭镜《目经大成》卷二："白睛不论上下左右，现一片几点，绝似红炭朱霞。过一夕，色浊转青紫，片点亦加大。此血热妄行，客寄肺膜间。有因咳起者，皆气不宁谧之故。治宜治金煎、导赤散。火既退，而血随通，病不难制。若泥解表泄肺，处散方投之，恐天元憔悴，风木不胜削弱，内外重症，有不意而得者。"

【病因病理】

热客肺经，肺气失宣，迫血妄行，血不循经，迫溢脉外；或素体阴虚，或年老精亏，肝肾阴虚，虚火上炎，灼伤脉络，血溢络外；或因咳嗽努力、外伤等振伤脉络，致血溢白睛所致。

【临床症状】

白睛浅层下出现点，片状出血斑，境界分明，甚者遍及白睛。颜色初起鲜红，继之紫暗，逐渐变成暗黄色，最后消失，眼部无明显不适。

【鉴别诊断】

色似胭脂症应与天行赤眼相鉴别。

【内服药疗法】

1. 热客肺经证：

［主证］白睛点，片状溢血，血斑鲜红；或见咳嗽气逆，痰稠色黄，咽干或咽痛，舌红，苔薄黄，脉细数。

［方剂］退赤散。

［组成］桑白皮（蜜制）、甘草、牡丹皮（酒洗）、黄芩（酒炒）、天花粉、桔梗、赤芍药、归尾、瓜蒌仁（去壳油为霜）各等分。

［制法］上为细末。

［用法］每服6g，麦门冬（去心）煎汤调下。

［功效］清肺凉血，散血。

［主治］白睛溢血。

［方剂来源］明·傅仁宇《审视瑶函》。

2. 阴虚挟火证：

［主证］白睛溢血，范围较大，色暗红，可伴有头晕耳鸣，面红口干，心烦少寐，舌红少苔，脉细数。

［方剂］退赤散。

［组成］生地黄、木通、甘草、栀子各等分。

［制法］上为细末。

［用法］每次6g，1日3次，食后用竹叶汤调服。

［功效］清肝凉血。

［主治］目赤而不痛者。

［方剂来源］明·葆光道人《眼科龙木论》。

［方剂］退赤丸。

［组成］生地黄、草决明、黄芩、当归、白术、木通、连翘、甘草各等分。

［制法］上为细末，炼蜜为丸，如梧桐子大。

［用法］每次40丸，淡生叶煎汤吞下。

［功效］泻火退赤。

［主治］目赤。

［方剂来源］明·王肯堂《证治准绳》。

【外治方药】

1. 退血散：

［组成］当归、赤芍药、木贼、防风、细辛、龙胆草各等分。

［制法］上吹咀。水煎，去滓。

［用法］先乘热熏眼，后温服。

［功效］活血祛风，泻火退赤。

［主治］目赤，色似胭脂。

［方剂来源］明·王肯堂《证治准绳》。

2. 四圣散：

［组成］当归30g，甘草120g，芍药60g，黄连90g。

［制法］上为细末，水煎，去滓。

［用法］内服并洗目。

［功效］养血泻火。

［主治］赤眼。

［方剂来源］明·（朝鲜）金礼蒙《医方类聚》。

3. 点眼黄连煎：

［组成］黄连15g，马牙硝7.5g，蜜半匙。

［制法］取大梨2枚，剜作坑子，留蒂作盖子，用绵裹诸药末，纳和梨中，以盖子覆之，冬月24h，夏月从旦至暮即得，勿令有尘污，取其汁。

［用法］每日点服三五次。

［功效］泻火解毒。

［主治］眼目赤。

［方剂来源］宋·王怀隐《太平圣惠方》。

4. 竹叶汤方：

［组成］淡竹叶25g，黄连20g，青钱二十文，大枣二十枚（去皮核），栀子仁20g，车前草25g。

［制法］上6味，以水1000mL，煮取250mL。

［用法］洗眼，每日六七遍。

［功效］清热解毒，养血退赤。

［主治］眼赤。

［方剂来源］唐·王焘《外台秘要》。

【外治疗法】

1. 球结膜下出血初期，色似胭脂，可用退血散外洗或热熏眼（见本章节）。

2. 色紫暗可用四圣散外洗目（见本章节）。

【针灸疗法】

针刺攒竹、膈俞、太冲、孔最、太阳等穴。

【其他疗法】

1. 出血24h内，色似胭脂者，可作冷敷，每日3~4次。

2. 出血超过 24h 后，作热敷，每日 3~4 次。

［注］24h 内可用退血散冷敷；24h 后可用四圣散热敷。

【护理与预防】

1. 注意休息，避免重力活动。

2. 忌辛辣之品及过度饮酒。

3. 保持大便通畅。

第二十节　翼状胬肉

翼状胬肉中医称为"胬肉攀睛""胬肉侵睛外障""胬肉扳睛""肺瘀证"等。胬肉攀睛是指眼眦部长赤膜如肉，状如昆虫之翼，横贯白睛，攀侵黑睛，甚至遮盖瞳神，可伴眼涩痒、眵泪交加等症状。

【中国古代中医论述】

1. 隋·巢元方《诸病源候论》卷二十八："目息肉淫肤候，息肉淫肤者，此由邪热在脏，气冲于目，热气攻于血脉，蕴积不散，结而生息肉，在于白睛肤睑之间，即谓之息肉淫肤也。"

［注］本条目所论相当于胬肉攀睛。

2. 唐·孙思邈《银海精微》卷上："胬肉攀睛者，与大眦赤脉之症同，然此症者，脾胃热毒，脾受肝邪，多是七情郁结之人，或夜思寻，家筵无歇，或饮酒乐欲，致使三焦壅热，或肥壮之人，血滞于大眦。胬肉发端之时多痒，因乎擦摩，胬肉渐渐生侵黑睛。日积月累者为实，乍发乍痛者为虚。治法：实者小钩为钩，钩起剪断些宽，三五日剪痕收满，方可点阴二阳四药，吹点，余翳渐清，避风忌口，斋戒可也。若乍发不宜钩剪，宜服药，点以淡丹药可也。三焦心火俱炎，亦能生此疾，治之须钩割后，宜服泻脾除热饮。

泻脾除热饮：黄芪、防风、茺蔚子、桔梗、大黄、黄芩、黄连、车前子、芒硝各一两。每服六钱，水煎取。

此症脾胃积热，相火胃火旺也。若经久翳厚施实乌睛者，宜钩剪。剪讫，次日用退翳卷云散调津液点之，日一次，三黄汤加寒剂，常点用对交丹加清凉散。若筋肿厚大者，宜剪。剪毕头处用火烙之，使其再不复生。愈后仍用三黄丸收功，镇其上炎之火。"

3. 元·倪维德《原机启微》卷上："奇经客邪，非十二经之治也。十二经之外，别有治奇经之法也。《缪刺论》曰：邪客于足阳跷之脉，令人目痛，从内眦始。启玄子王冰注曰：以其脉起于足，上行于头而属目内眦，故病令人目痛从内眦始也。《针经》曰：阴跷脉入鼽，属目内眦，合于太阳阳跷而上行。故阳跷受邪者，内眦即赤，生脉如缕，缕根生于瘀肉，瘀肉生黄赤脂，脂横侵黑睛，渐蚀神水，此阳跷为病之次第也。或兼锐眦而病者，以其合于太阳故也。锐眦者，手太阳小肠之脉也。锐眦之病，必轻于内眦者，盖枝蔓所传者少，而正受者必多也。俗呼为攀睛，即其病也。"

4. 元·倪维德《原机启微》卷上："……攀睛……还阴救苦汤主之，拨云退翳丸主之，栀子胜奇散主之，万应蝉花散主之，磨障灵光膏主之，消翳复明膏主之，朴硝黄连芦甘石泡散主之。病多药不能及者，宜治以手法。先用冷水洗，如针内障眼法，以左手按定，勿令得动移，略施小眉刀尖，剔去脂肉，复以冷水洗净，仍将前药饵之，此治奇经客邪之法也。故并置其经络病始。"

5. 明·王肯堂《证治准绳·杂病》第七册："肺瘀证由眦而起，贯过气轮，如皮似筋，横带至于风轮，光亦不捐，甚则掩及瞳神，方碍瞻视，大抵十之八九，皆由大眦而起。有赤白二证。赤者血分，白者气分，其原在心肺二经，初起如薄薄黄脂，或赤脉数条，后渐渐大而厚，赤者少，白者多，虽赤者亦是白者所致，盖先有白而不忌火毒辛热，故伤血而赤，非血分之本病也。治赤虽退，其质不退，必须杀伐，杀伐之治，虽不见形势之恶，久而且痛，功亦迟缓。不若一割即去，烙之免其再发。大抵眼科钩割一法，唯此患最为得效。"

6. 明·葆光道人《眼科龙木总论》卷之三上："胬肉侵睛外障，此眼初患之时或痒或痛，赤烂多年，肺脏风壅，发无定准，渐生肉翳侵睛，遮满瞳人。此状宜令钩割熨烙，后宜服除风汤、七宝膏立效。"

7. 明·杨希洛等《明目至室》卷二："胬肉侵睛忧虑多，眦头赤烂为揩磨，如云赤障横遮过，劳神太过为嗟跎。伤肝气，热风磨，更加痒痛疾难瘥，定心丸子须为美，手法治之妙不过。此是脾风热也。宜服：拂手散、清肝散、岩电丸、南硼砂点。"

8. 明·王肯堂《证治准绳·杂病》第七册："至日久热壅血凝，而为攀睛胬肉，翳膜赤烂等，则必须点洗外治之法。"

9. 明·傅仁宇《审视瑶函》卷之三："胬肉攀睛症，胬肉之病，肺实肝虚，其胬如肉，或赤如朱，经络瘀滞，气血难舒，嗜躁恣欲，暴者多之，先生上匪，后障神珠，必须峻伐，久治方除。

此症多起气轮，有胀如肉，或如黄油，至后，渐渐厚而长积，赤瘀胬起如肉，故曰胬肉。凡性躁暴悖、恣嗜辛热之人，患此者多。久则漫珠积肉，视亦不见，治宜峻伐，久则自愈。积而无瘀之症甚恶，及珠尚露，皆不必用钩割之治。宜服点：

还睛散：并治眼生翳膜，昏涩泪出，瘀血，胬肉攀睛。龙胆草酒洗炒，川芎、甘草、草决明、川花椒去目炒，菊花、木贼、石决明煅、野麻子、荆芥、茯苓、楮实子、白蒺藜杵去刺，各等分。共为细末。每服二钱，食后茶清调下，日进三服。忌一切鸡鱼厚味，及荞麦面等物。

吹霞散：专点胬肉攀睛，星翳外障。白丁香一钱，白及、白牵牛各三钱。上研细腻无声，放舌上试过，无滓方收贮。每日点三次，重者，不出一月全愈，轻者，朝点暮好。"

10. 清·张璐《张氏医通》卷八："胬肉攀睛证，多起大眦，如膜如肉，渐侵风轮，甚则掩过瞳神。初起可点而退，久则坚韧难消，必用钩割，以针从上边胬肉中道，挑起穿过，先揭起风轮边，后揭至大眦边，钩定，沿眦割去，留则复长，过则伤眦，适当为妥；若血出，用软纸蘸墨浥之则止。胬肉四沿虽黏，中则浮也。有用针穿挂割，亦能去之，但延缓为累。去后用点药消其根，内服和血清火之剂。"

11. 清·吴谦《医宗金鉴》卷七十八："胬肉掌睛之证，起于大眦，初则渐侵风轮，久则掩过瞳人，或痒或痛，渐渐积厚。此证多因赤烂年久，或肺经风热壅盛所致。初起可点紫金膏，胬瘀自退；久则坚韧难消，必须钩割熨烙后，服除风汤。"

【病因病理】

多因外邪侵袭，心肺蕴热，内外合邪，络伤瘀滞，睛生胬肉，或脾胃蕴积湿热，邪热壅滞目眦。或劳心恣欲，肾精亏虚，虚火上炎，灼脉伤络，脉络瘀滞而生胬肉。或七情郁结，脾受肝邪，三焦壅热上犯，致目眦生胬肉。

【临床症状】

近眦部白睛表层生有翼状肉膜向黑睛攀侵，渐渐变厚，赤丝相伴，红赤隆起，胬起如肉，有进行期、静止期之分。①进行期：胬肉头尖高起而体厚，赤瘀如肉，发展快，可侵及黑暗中央，障漫瞳神，眼痒涩加重，可致角膜散光而视物模糊。若胬肉过大时，可至眼珠转动受限（此时古代医家用钩剪疗法治之）。②静止期：胬肉头钝圆，体亦菲薄如蝇翅，色白或淡红，发展缓慢，或始终停止在黑睛边缘部，眼痒涩不显。如果静止期患其他种眼疾，按急者治其标施治。

【鉴别诊断】

翼状胬肉应与结膜脂膜斑、泡性结膜炎相鉴别。

【内服药疗法】

1. 肺经风热证：

[主证] 患眼痒涩羞明，眵泪俱多，紫部赤脉密布，胬肉长起，攀向黑暗，舌苔薄黄，脉浮数。

[方剂] 栀子胜奇汤。

[组成] 栀子、川芎、草决明、防风、荆芥、木贼、蒺藜、蝉蜕、羌活、黄芩、蔓荆子、谷精草、菊花、甘草、密蒙花各等分。

[制法] 上为细末。

[用法] 每次 6g，临卧时热茶调服。

[功效] 清热解毒，祛风退翳。

[主治] 胬肉攀睛。

[方剂来源] 元·倪维德《原机启微》。

[方剂] 菊花汤。

[组成] 菊花、茯神、防风、玄参、升麻、石膏、芎䓖、葛根各 30g，大黄（锉炒）45g。

[制法] 上为粗末，每次 15g，用水 230mL，煎至 160mL，去滓。

[用法] 食后温服，临卧再服。

[功效] 疏风清热，化瘀消胬。

[主治] 息肉淫肤，初发睑眦，渐渐胀起，攀系白睛。

[方剂来源] 宋·赵佶《圣济总录》。

[方剂] 黄风菊花汤。

[组成] 防风、黄连各 3g，桑白皮、赤茯苓、瞿麦、车前子、栀子各 10g，大黄、黄芩各 6g，细辛、桔梗各 3g，连翘 10g。

[制法] 水煎，去滓。

[用法] 半饥时温服。

[功效] 祛风散热，清肝明目。

[主治] 胬肉攀睛初起。

[方剂来源] 唐·孙思邈《银海精微》。

2. 心火上炎证：

[主证] 患眼痒涩刺痛，胬肉高起，体厚红赤，生长迅速；心烦多梦或口舌生疮，小便短赤，舌尖红，脉数。

[方剂] 定心丸。

[组成] 石菖蒲、甘菊、枸杞子各 15g，辰砂 6g，远志 0.3g（去心），麦冬 30g（去心）。

［制法］上为末，炼蜜为丸，如梧桐子大。

［用法］每次 30 丸，食后熟水送服。

［功效］宁心安神，清肝明目。

［主治］胬肉攀睛……或痒或痛，或起筋膜。

［方剂来源］元·危亦林《世医得效方》。

［方剂］泻心汤。

［组成］通草、山栀、黄连、生地、甘草、滑石、荆芥、防风、当归、芍药、大黄、紫草。

［制法］水煎，去滓。

［用法］温服。

［功效］清心泻火，凉血消肿。

［主治］夏日眼红，胬肉攀睛，涩痛，流热泪，口舌生疮。

［方剂来源］明·佚名《异授眼科》。

3. 脾胃积热证：

［主证］眼痒涩羞明，生眵黄稠，热泪频流，胬肉高起，头尖体厚，伴有口干喜饮，溲黄，便结，舌红苔黄，脉数有力。

［方剂］泻脾除热饮。

［组成］黄芪、防风、茺蔚子、桔梗、大黄、黄芩、黄连、车前子、芒硝各 30g。

［制法］上为粗末。每次 18g，水煎，去滓。

［用法］温服。

［功效］泻脾除热，解毒明目。

［主治］胬肉攀睛。

［方剂来源］唐·孙思邈《银海精微》。

［注］此证是进展期。

［方剂］搜胃散。

［组成］大黄、桔梗、元参、防风、车前子、细辛、芒硝、黄芩各 60g。

［制法］上为末。每次 3g，用水 150mL，煎至 75mL，去滓。

［用法］食后温服。

［功效］疏风清胃，泻火解毒。

［主治］睑眦生肉，初起小如麻米，后渐长大，摩涩瞳人，赤涩泪出。

［方剂来源］宋·刘昉《幼幼新书》。

4. 阴虚火旺证：

［主证］目眦隐涩，赤脉细小，胬色淡红菲薄，时轻时重；伴有头晕耳鸣，咽口干燥，舌红，少苔，脉细数。

［方剂］滋阴肾气丸。

［组成］熟地黄 90g，牡丹皮 15g，生地黄 120g，泽泻、茯苓各 75g，当归尾、山茱萸、柴胡、五味子、干山药各 15g。

［制法］上为细末，炼蜜为丸，如梧桐子大。

［用法］每次 50~70 丸，空心用盐汤送服。

［功效］滋阴补肾，养阴明目。

［主治］肝肾阴亏、虚火上炎，目疾。

［方剂来源］明·徐彦纯《玉机微义》。

【外治方药】

1. 碧玉散：

［组成］蹢躅花、脑荷、羌活、川芎、细辛、防风、荆芥、蔓荆子、白芷各3g，风化消、石膏（煅）、青黛、黄连各9g，鹅不食草90g。

［制法］上为细末。

［用法］吹鼻中，1日2次。

［功效］疏风清热，消翳明目。

［主治］眼睛肿胀，红赤昏暗，羞明怕日，隐涩难开，疼痛风痒，翳膜胬肉。

［方剂来源］明·王肯堂《证治准绳·类方》。

2. 驱风散：

［组成］防风、龙胆草各15g，铜青9g，五倍子6g，淡竹叶1握。

［制法］上药为末。

［用法］每次1.5g，热汤60mL泡，澄清，洗眼。

［功效］祛风清热。

［主治］胬肉攀睛，涩痒眵泪。

［加减］病甚者，加大黄；丹毒，加麻仁。

［方剂来源］元·危亦林《世医得效方》。

3. 吹霞散：

［组成］白丁香3g，白及、白牵牛各9g。

［制法］上药研至细腻无声，放舌上试过，无滓方收贮。

［用法］每用少许，点眼，1日3次。重者不出一月全愈，轻者朝点暮好。

［功效］消翳平胬，除障明目。

［主治］胬肉攀睛。

［方剂来源］明·傅仁宇《审视瑶函》。

4. 琥珀散：

［组成］炉甘石（煅）30g，琥珀（细竹纸包，捶研）6g，冰片0.9g。

［制法］上为极细末。

［用法］点眼。

［功效］清热解毒，退翳敛疮。

［主治］目外障，红赤羞明，血缕翳膜，眼弦烂，生眵流泪。

［方剂来源］清·顾世澄《疡医大全》。

5. 丁香颗：

［组成］白丁香不拘多少。

［制法］研细，用乳汁调。

［用法］用少许点眼，不可多。治雀斑，搽患处。

［功效］去翳消斑。

［主治］目中胬肉，瞳神障蔽。

［方剂来源］清·李文炳《仙拈集》。

6. 胡黄连点眼方：

[组成] 胡黄连 30g，密陀僧（研）1.5g，蜜 120g（重汤煮）。

[制法] 先将黄连于蜜内浸一宿，次日入密陀僧末和匀，用白瓷碗盛，却用黑豆 2.7kg 放锅内，以水煮候热，却将药碗放在豆上，勿令豆汁入内，候豆熟为度，取出用绵滤过，入龙脑 1.5g，以银石器盛，3 日后用。

[用法] 点眼，不拘时候。

[功效] 清肝肺，消胬肉。

[主治] 目赤，生胬肉。

[方剂来源] 宋·赵佶《圣济总录》。

7. 曾青膏：

[组成] 曾青、秦皮、细辛、白芷、乳头香、龙脑各 7.5g，黄连 4.5g，诃子、木香各 30g。

[制法] 上为细末，以水 40mL 浸 3 日后，煎至 150mL，束绵滤滓后，更入蜜 120g，同煎为膏，盛瓷瓶中封之，勿令泄气。

[用法] 用之点眼。

[功效] 疏风清热，明目消翳。

[主治] 眼黄膜上冲外障。发时赤涩泪出，渐生黄膜，直覆黑睛。

[方剂来源] 明·葆光道人《秘传眼科龙木论》。

8. 曾青散：

[组成] 曾青 30g，贝齿 15g（烧），乌贼鱼骨 30g，铜绿、轻粉各 7.5g，蕤仁 22.5g（汤浸，去赤皮），赤脑 7.5g，马牙硝 115g。

[制法] 细研如粉。

[用法] 每取少许，点翳上，1 日 2 次。

[功效] 消翳明目。

[主治] 眼生肤翳。

[方剂来源] 宋·王怀隐《太平圣惠方》。

9. 乌金膏：

[组成] 晋矾（即明矾）30g，米醋（自造红香者佳）300mL。

[制法] 共入铜锅内，文武火熬干，如湿，翻调焙干，取出去火气，研细末。用时不拘多少，再研至无声，入生蜜调匀，盛瓷罐内。

[用法] 涂点患处。久闭，或五日、七日，上下胞俱肿方可歇药，数日，其红肿尽消。观轻重再点。如漏睛脓出，用膏和匀，作条晒干，量穴深浅，插入，化去瘀肉白管，则新肉自生，而脓自止矣。

[主治] 目睛外障风痒，血缕瘢疮，胬肉板睛。

[方剂来源] 清·顾世澄《疡医大全》。

10. 去膜丹：

[组成] 炉甘石 30g（制），珍珠 3g，珊瑚 6g，冰片 0.9g，朱砂 4.5g，麝香 0.6g，硼砂 3g，蕤仁 6g，胆矾 1.5g，青盐、铜绿各 1.5g，海螵蛸 2.4g，硇砂（制）0.6g，黄丹（制过）6g。

[制法] 上为极细末。

［用法］点眼。

［功效］去翳明目。

［主治］眼生厚膜。

［方剂来源］明·袁学渊《秘传眼科七十二症全书》。

11. 月华丹：

［组成］炉甘石30g，朱砂、硼砂各6g，白丁香、珍珠、珊瑚、琥珀、水晶、玛瑙、石蟹、贝齿、硇砂各0.6g，乳香、没药、轻粉、青盐、玄明粉、胆矾、海螵蛸、蚺蛇胆、黄丹、山猪胆、白矾（生）、雄黄、熊胆、牛黄各0.3g，麝香0.9g。

［制法］上为末，和匀，瓷器收贮。

［用法］临用时，每末3g，加梅花片脑0.3g，研匀罗过。点眼。

［功效］清热解毒，去翳明目。

［主治］诸般翳膜、胬肉。

［方剂来源］明·王肯堂《证治准绳·类方》第七册。

12. 摩翳膏：

［组成］石决明、水晶、朱砂、龙脑、珍珠末各0.3g，琥珀0.6g。

［制法］上为细末，入酥为膏。

［用法］入夜点眼。

［功效］祛翳明目。

［主治］目生翳膜外障。

［方剂来源］明·葆光道人《眼科龙木论》。

13. 复明膏：

［组成］马牙硝（研）45g，酸浆草（干者）150g。

［制法］上二味，六月六日用童便浸，日中晒，夜或阴雨，覆之，晴即露之，小便耗即旋添，至七月初，去酸浆草，只空曝小便令干收之，别以新盆盖药，埋净地，深约16cm，至来年夏至前二日收之，其霜飞上盆子盖，以乌鸡毛扫取。

［用法］取1米粒大，放大眦头。避风。

［功效］清热消翳。

［主治］眼目障翳，胬肉昏暗。

［方剂来源］宋·赵佶《圣济总录》。

14. 洗眼紫金膏：

［组成］黄连15g，雄黄（研，飞）6g，麝香（另研）1.5g，赤芍药、当归（洗，焙）、朱砂（另研）、乳香（另研）、硼砂（另研）各7.5g。

［制法］上为细末，入研药拌匀再研，炼蜜为丸，如皂角子大。

［用法］每次一丸，瓷器内沸汤泡开，于无风处洗眼，闭目少时，候4~6h，再煨令热，依前洗，每帖可洗三五次。

［功效］清热消肿，明目去翳。

［主治］翳膜遮障，攀睛胬肉，昏暗泪多，瞻视不明。

［方剂来源］宋·太医局《太平惠民和剂局方》。

15. 神效光明眼药：

［组成］麝香0.9g，冰片4.5g，制甘石30g，地粟粉15g。

［制法］上为细末。

［用法］点眼。

［功效］祛翳明目。

［主治］目中云翳，胬肉攀睛，迎风流泪，昏花气蒙，风火烂眼。

［方剂来源］清·凌奂《饲鹤亭集方》。

【外治疗法】

1. 用丁香颗点眼（不能含黑色杂质），见本章节。

2. 用吹霞散点眼制作方法见本章节。

【针灸疗法】

针刺睛明、足三里、神门、孔最等穴。

【其他疗法】

对发展快，掩及瞳孔，影响视力者，可酌情胬肉切除术等。

【护理与预防】

1. 避免风沙，烟尘刺激。

2. 勿过劳和入夜久视。

3. 忌刺激性食物。

第二十一节　巩膜炎

巩膜炎中医称为"火疳""火疡""火疳"。在"气轮为害尤急"（以白睛里层呈紫红色，局限性隆起，且疼痛拒按）"盖火之实邪……故害最急。"多为单眼发病，也可双眼先后发病，病程长，且易反复。其病在气轮（白睛）里层之表浅处为轻症，视力无损，病在气轮（白睛）里层之深部为重病，如病情发展发生他症，可白膜侵睛，也可波及黑睛和黄仁，甚者可造成失明。明·王肯堂曰："因瘀积在外易消者。此则从内而生也。"

中国古代中医认为，热毒实邪上攻于目或阴津亏损、虚火上炎等上犯于目所致。现代医学认为，巩膜炎可能与免疫异常导致巩膜肉芽肿或非肉芽肿性炎症。常见有表层巩膜炎和前部巩膜炎两种类型：前者预后良好视力无损，可无后患。而后者为持久的免疫损伤，并可累及邻近组织而出现变症预后不良，常伴有免疫系统疾病。

【中国古代中医论述】

1. 明·王肯堂《证治准绳·杂病》第七册："火疳症，生于睥眦气轮，在气轮为害尤急。盖火之实邪在于金部，火克金，鬼贼之邪，故害最急。初起如椒疮榴子一颗小而圆，或带横长而圆如小赤豆，次后渐大痛者多，不痛者少。不可误认为轮上一颗如赤豆之证，因瘀积在外易消者。此则从内而生也。"

2. 明·傅仁宇《审视瑶函》卷四："火疳生如红豆形，热毒应知患不轻，两眦目家犹可缓，气轮犯克急难停，重则破泉成血漏，轻时亦有十分疼，清凉调治无疑惑，免致终身目不明。此症生于睥眦气轮也。在气轮，为害尤急，盖火之实邪。今在金部，火克金，鬼贼相侵，故害最急。初起如粟疮榴子一颗，小而圆，或带横长而圆，状如豆。次后渐大，痛者多，不痛若少，不可误认为轮上一颗如赤豆症，因瘀积在外，易消之，此则从内而生也。宜服：

洗心散：大黄、赤芍药、桔梗、玄参、黄连、荆芥穗、知母、防风、黄芩、当归尾各等分。上为细末，每服三钱，食后茶清调下。"

3. 清·黄庭镜《目经大成》卷一："火疡状如红豆蔻，其故知为邪毒否，两眦之间已不堪，气轮犯克难分剖。此症初起如秦椒，继如红豆蔻，生于内睑眦间，着气轮者为急。盖火之实邪，今在金部，所谓鬼贼相侵。失治或误会成溃漏。须黄连解毒汤。不妥，当八正散、犀角地黄汤。再则宜滋水以济火，或补阴以配阳，圆机活用，治法良多，宁必一意败毒。"

【病因病机】

多因火热毒邪，郁结肺经，或阴津亏损，虚火上炎或湿热邪上攻于目；或患他疾引起阴阳失调，正不胜邪，毒邪上犯，气轮而致。

【临床症状】

本症女性发病较多，病程较长，易复发，初见气轮现紫红色结节隆起，大小不一，或圆或扁，压痛明显。轻者觉眼内涩疼痛，重者疼痛较重，羞明流泪，久之视物不清。

【鉴别诊断】

巩膜炎应与泡性结膜炎等相鉴别。

【内服药疗法】

1. 肺经火盛证：

[主证] 眼涩痛，羞明欲闭，气轮局部紫红色，结节隆起，触之痛甚；可有口干咽痛，咳嗽，舌质红，苔薄黄，脉数或浮数。

[方剂] 泻肺散。

[组成] 当归、黄芩各30g，桔梗、麻黄、枳壳各15g，秦皮、葶苈、菊花、旋覆花、生地黄、防风、白芷、甘草玄参、栀子各30g，地骨皮24g。

[制法] 上为末。

[用法] 每次9g，桑白皮煎汤调服。

[功效] 清热泻肺。

[主治] 目疾、气轮生疮或突起，愈后变成白翳，久不散者。

[方剂来源] 唐·孙思邈《银海精微》。

[注] 桑白皮用量可用15g。

2. 火毒壅盛证：

[主证] 眼疼痛剧烈，羞明难睁，目痛拒按，视物不清，白睛凸起较大，周围血脉紫赤怒张，可伴口干，口苦，溲黄便秘，舌红苔黄，脉数或脉数有力。

[方剂] 还阴救苦汤。

[组成] 升麻、苍术、甘草炙、柴胡、防风、羌活各15g，细辛6g，藁本12g，川芎30g，桔梗15g，红花3g，归尾21g，黄连、黄芩、黄柏、知母、生地黄、连翘各15g，龙胆草9g。

[制法] 上药细末，每次21g，水二盏，煎至一盏，去滓。

[用法] 熟服。

[功效] 泻火解毒，化滞散结。

[主治] 白睛高低不平，视物不明，轮红，口干舌苦，眵多羞涩，上焦应有热邪。

[注] 原著每服9g，四库本作21g，故用量21g1次。本方剂未提及1日几次。

[方剂来源] 元·倪维德《原机启微》。

[方剂] 洗心散。

［组成］大黄、赤芍药、桔梗、玄参、黄连、荆芥穗、知母、防风、黄芩、当归尾各等分。

［制法］上为细末。

［用法］每服15g，食后茶清调下。

［功效］清热解毒，化滞明目。

［主治］火疳。

［方剂来源］明·傅仁宇《审视瑶函》。

3. 肺阴不足证：

［主证］病情反复发作，气轮不甚高隆，色紫暗，眼酸痛，昼重夜轻，干涩流泪，可伴咽干、口燥，或盗汗干咳，舌红少苔，脉细数。

［方剂］滋阴降火汤。

［组成］生地18g，女贞子6g，山药8g，牡丹皮6g，茯苓6g，料豆9g，沙参12g，麦冬6g，贝母6g，杏仁9g，谷精珠4.5g，蝉蜕3g，生石决明18g（打碎）。

［制法］水煎，去滓。

［用法］温服。

［功效］滋阴降火，退翳明目。

［主治］阴虚挟火，目睛微红羞明，眼珠作痛。

［方剂来源］清·费伯雄《医醇賸义》。

【外治方药】

1. 洗眼玉明散：

［组成］秦艽（刮，锉作长子，温水中浴四十九遍，杵）、白滑石（打碎）、青盐（研）各等分。

［制法］上为细末。每用1g，热汤浸，放温去滓。

［用法］洗眼，避风少时。

［功效］祛风清热。

［主治］眼多泪，碜痛。

［方剂来源］宋·赵佶《圣济总录》。

2. 小料紫金膏：

［组成］女贞子、九里明、十里光（即梦子叶）各1.5kg（捣烂取汁，去滓，熬成膏听用），菊花汁、龙胆草汁各250mL，猪胆3枚，羊肝3枚，白蜜120g。

［制法］上用三味膏250g熬匀，再慢火熬成膏，贮藏备用。

［用法］用时加冰片少许，点眼。

［功效］清热泻火，养阴明目。

［主治］一切风热赤眼。

［方剂来源］明·徐春甫《古今医统大全》。

3. 熊胆膏锭：

［组成］炉甘石六两，黄丹三两，黄连一两，当归、朱砂、硼砂各二钱，白丁香、海螵蛸、白矾生、轻粉各一钱，乳香、没药、熊胆、麝香各五分，片脑一钱，临时加入。

［制法］上除脑、麝，余各另制细末，秤合和匀，入黄连末、当归末，水调匀，绵绢滤净去滓，入末，碾至千万余下，晒干，入麝香，碾极嫩罗过，次入片脑，碾匀复罗，却入后

膏成剂。

黄连半斤，龙胆草、防风、当归、生地黄各二两，诃子八枚，去核研末，蕤仁二钱半，鹅梨四个，取汁，猪胰子二个，同前制入，冬蜜二两，同前制炼。上黄连下九味，洗净剉碎，以井水浸于铜器内或瓷器内，春五、夏二、秋三、冬七日，滤去滓，以滓复煎三四次，取尽药力，以熟密绢开绵纸在上，滤过澄清去砂土，慢火煎熬，槐、桑、柳枝各四十九条，长一尺，搅不住手，互换搅尽枝条，待如饴糖相类，入蜜和匀，瓷碗盛放汤瓶口上，蒸炖成膏，复滤净，滴入水中，沉下成珠可丸为度，待数日出火毒，再熔化，入末和匀，杵为丸锭，阴干，金银箔为衣。

［用法］每以少许，井水化开，鸭毛蘸点眼，又以热汤泡化洗眼。

［功效］祛风清热，解毒明目。

［主治］一切目疾，悉皆治之。

［来源］明·王肯堂《证治准绳·类方》第七册。

4. 珊瑚散：

［组成］珊瑚 0.9g，龙脑 1.5g，朱砂 0.3g。

［制法］先研珊瑚、朱砂如粉，次入龙脑，更研令匀。

［用法］每次以铜箸取 1 粒米大小点眼，1 日 3~4 次。

［功效］清热止痛，退翳明目。

［主治］眼赤痛痒涩，后生肤翳，远视不明。

［方剂来源］宋·王怀隐《太平圣惠方》。

5. 至宝金丝膏：

［组成］当归、羌活、生地黄、黄柏、秦皮、蔓荆子、川芎、黄芩、赤芍、山栀仁、宣连、大黄、细辛各等分。

［制法］逐味修制，入铜锅内，用净水浸过药 3cm 许，煮令透，去滓，取浓汁，入上等结沙，好蜜相和，入铜锅内，再煮令沸，以两重绵绢滤过，铜器内熬成膏，四季加减火色，续入没药、国丹（飞过如面），更加脑、麝。

［用法］取少许点眼；或用汤泡溶，洗亦可。

［功效］祛风清热。

［主治］一切外障。

［方剂来源］元·李仲南《永类钤方》。

6. 点眼猪胆膏：

［组成］猪胆不拘多少（取汁）。

［制法］上入银石器中，慢火熬，以少浆调如膏。

［用法］取少许点眼，1 日 3~5 次。

［功效］清热解毒。

［主治］热毒上侵，眼中赤脉散于白睛之上，疼痛而生翳膜。

［方剂来源］宋·赵佶《圣济总录》。

7. 开障去翳散：

［组成］黄连、黄芩、川大黄、连翘、小生地、龙胆草、菊花、金银花、薄荷、木贼、川羌活、蝉蜕、赤芍、防风、荆芥、甘草、黄柏各 3g。

［制法］上药水煎浓汤，去滓澄清，放碗中，拣上好羊脑、炉甘石（煅红）各 30g，淬

入药汤内，连煅、淬 3 次，即将甘石浸在药汤内，再将碗口用纸封好，勿令落尘。俟过数日后极干时，再加入铜绿 0.6g，胆矾 0.6g，朱砂 0.9g（水飞），雄黄 0.9g（水飞），硼砂 1.5g，冰片 2.4g，麝香 0.9g，共研极细末，收瓷瓶内，封固口。

[用法] 用骨簪入凉水取起蘸药少许，点目中。

[功效] 清热疏风，退翳明目。

[主治] 目生翳膜，赤肿作痛，畏日羞明，迎风流泪，视物不清。

[方剂来源] 清·孟文瑞《春脚集》。

8. 阳丹：

[组成] 黄连、黄柏各 30g，大黄、黄芩、防风、龙胆草各 15g，当归、连翘、羌活、栀子、白菊花、生地黄、赤芍药、苦参各 9g，苍术、麻黄、川芎、白芷、细辛、千里光、脑荷、荆芥、木贼各 4.5g。

[制法] 上药以井水洗净，锉碎，以井水浸于铜器内，春三、夏二、秋四、冬五日晒，常将手挪出药味，晒出药力，熟绢滤净，留清汁一碗以飞药，留浊汁三碗以淬药，却用熔铜锅子一个，装打碎炉甘石 300g 在内，新瓦盖上，松炭固济，烧令透极红色，钳出少时，淬入药汁内，煅淬 3 次，就将留下清汁飞细碾令千万余下，澄清去浊晒干，再碾令无声为度，细绢重罗过，瓷器收贮听用。

[用法] 点洗。

[功效] 疏风清热、祛邪解毒，退翳明目。

[主治] 治诸般外障，赤脉贯睛，怕日羞明，沙涩难开，胞弦赤烂，星翳覆瞳。

[方剂来源] 明·王肯堂《证治准绳·类方》第七册。

【外治疗法】

疼痛较重夜间为甚者可选用洗眼及时雨（洗眼方）外洗（详见泡性结膜炎章节）。

【针灸疗法】

针刺攒竹、睛明、太阳、风池、肝俞、足三里等。

【护理与预防】

1. 忌辛辣炙煿之品，饮食宜清淡。

2. 注意休息，少用目力。

3. 早发现，早治疗。

第二十二节　单纯疱疹病毒性角膜炎

单纯疱疹病毒性角膜炎中医称为聚星障。聚星障是指黑睛骤生多个细小星翳，其形成联缀成串，或团聚，或散漫，伴有碜涩疼痛，羞明流泪，泪多眵少，视力障碍的眼病。本病常在感冒后发生，或在劳累后复发，常为单眼为患，亦可双眼同时或先后发生。

现代医学认为，根据病变形态的不同，分别命名为树枝状角膜炎、地图状角膜炎、盘状角膜炎，其特点明显，外形清晰可见，其因由单纯疱疹病毒Ⅰ型感染所致，偶见Ⅱ型致病。

【中国古代中医论述】

1. 明·王肯堂《证治准绳·杂病》："聚星障证乌珠上有细颗，或白色，或微黄。微黄者急而变重。或联缀，或团聚，或散漫，或一同生起，或先后逐渐一而二，二而三，三而四，四而六七八十数余，如此生起者。初起者易治，生定者退迟。能大者有变。团聚生大而作一块者，有凝脂之变。联缀四散，傍风轮白际而起，变大而接连者，花翳白陷也。若兼赤脉爬绊者，退迟。若星翳生于丝尽头者，亦退迟进速且有变，盖接得脉络生气之故。此证大抵多由痰火之患，能保养者庶几，斫丧犯戒者，变证生焉。羚羊角散。"

2. 明·傅仁宇《审视瑶函》卷三："聚星障症，此症异他翳，团圆不放开，分明星数点，怕热眼多灾，四围有瘀滞，变出聚星来。

此症黑睛上有细颗，或白或微黄色，但微黄者急而变重，或连缀，或围聚，或散漫，或齐起，或先后逐渐相生，初起者易治，生定者退迟，能大者有变，团聚生大而作一块者，有凝脂之变。联缀四散，傍风轮白际起，变大而接连者，花翳各白陷也。若兼赤脉痕绊者退迟，若星翳生于丝尽头者，不惟退迟，亦且变重。此症大抵多病于痰火之患，能保养者庶几，斫丧犯戒者，变症生焉。宜服：海藏地黄散：治大小男妇，心肝壅热，目赤肿痛，生赤翳，或白膜遮睛，四边散漫者，犹易治，若暴遮黑睛者，多失明，宜速用此方，亦治痘疮入目。

大黄煨，熟地黄、玄参、沙苑蒺藜、防风、谷精草，黄连酒洗，炒，白蒺藜杵去刺，犀角锉末，生地黄，蝉蜕去头足，木贼草，甘草减半，川羌活、木通，当归身各等分。上为细末，每服二钱，用羊肝煮汤调下。"

3. 清·黄庭镜《目经大成》卷之二上："聚星障，一片片，几星星，翳青睛。引落泪，与丝缲夜而朝，右复左，主何经？木郁结，火飞腾，两相争。能急变，不当明。雾笼花，云漏月，过平生，此症黑睛有细颗，或白或微黄，或连缀或丛萃，或散漫，或齐起，或先后逐渐相生。大该木火扰攘，亦目疾所常见。乃时依星月翳蚀主治，则聚者徐散，散者顿灭。若日长一日，合作一块，与数片赤脉缠脉缠贯，虽不类花白、凝胶之善变。而自困，困医有必然者。相期淡治宁静，毋为痰火所用。"

【病因病机】

外感风热之邪，或热邪入里化热，或肝胆火盛上攻于目；或温热蕴积，复感风热毒邪，熏灼黑睛；或热病伤阴，虚火上炎，复感邪毒疾病反复。

【临床症状】

多有感冒史，或眼部反复发作史，或发热、劳累等诱因。单眼发病较多，少数可双眼同时发病，自觉眼内磣涩疼痛，羞明畏光，白睛抱轮红赤，泪多眵少或无眵，胞睑难睁，视力模糊。检查：初起角膜有多个针形或秤星大小星翳，继则星翳相互融合，联缀成串，如丝缕、树枝或地图状。现代医学：用荧光素染色，其外形清晰可见；若病变向深层发表，导致基质混浊，可见圆盘状混浊，角膜知觉减退，可并发虹膜炎等。病毒培养，可证明有病毒存在，对复发性的基质型则常无价值。

【鉴别诊断】

本病应与浅层点状角膜炎、角膜带状疱疹、角膜上皮点状脱落等相鉴别。

【内服药疗法】

1. 风热外袭证：

［主证］患眼隐涩疼痛，羞明流泪，抱轮赤红，黑睛骤生星翳，翳色灰白，或多或少，可伴有咽痛，舌红，苔薄黄，脉浮数。

［方剂］连翘饮。

［组成］连翘、甘草、黄芩、栀子、薄荷、大黄（酒炒），朴硝各等分。

［制法］上为末。

［用法］每次5g，凉水调服。

［功效］疏风泄热。

［主治］目风热上侵。

［方剂来源］明·亡名氏《异授眼科》。

［方剂］连翘饮子。

［组成］连翘、当归、菊花、蔓荆子、甘草、柴胡、升麻、黄芩、黄芪、防风、羌活、生地黄各等分。

［制法］水煎，去滓。

［用法］食后服。

［功效］疏风清热，清肝明目。

［主治］目中翳障，隐涩疼痛，久视昏花，近风有泪。

［方剂来源］唐·孙思邈《银海精微》。

2. 肝胆火盛证：

［主证］患眼碜涩疼痛，灼热畏光，热泪频流，黑睛星翳渐扩大加深，呈树枝状或地图状，白睛混赤，胞睑红肿，口苦咽干，舌红，苔黄，脉弦数。

［方剂］龙胆泻肝汤。

［组成］龙胆草（酒炒）、黄芩（炒）、栀子（酒炒）、泽泻、木通、车前子、当归（酒洗）、生地黄（酒炒）、柴胡、甘草（生用）。

［制法］水煎，去滓。

［用法］温服，1日2次。

［功效］泻肝胆实火。

［主治］肝胆火盛，口苦目赤。

［方剂来源］清·汪昂《医方集解》。

3. 湿热蕴积证：

［主证］患眼泪热胶黏，抱轮红赤，黑睛翳障多呈地图或圆盘状，翳色黄浊，肿胀，病情反复发作，迁延不愈，可伴头重胸闷，舌红，苔黄腻，脉濡数。

［方剂］清肝明目消障汤。

［组成］川羌活（九节者，中曲者不用）、真川芎、防风、赤芍（酒炒）、黄连、青葙子、白茯苓、九制大黄、柴胡各1.2g，生地3g，全当归、草决明、车前子、苍术、蔓荆子各1.8g，甘草0.9g，密蒙花（蜜水拌晒，酒炒）3g，灯心100cm。

［制法］用水400mL煎至320mL，去滓。

［用法］食后热服。

［功效］清热化湿，明目消障。

［主治］目病，红肿云翳，缠绵三、五月不退。

［方剂来源］清·马化龙《眼科阐微》。

4. 阴虚邪留证：

［主证］眼内干涩，抱轮微红，黑睛生翳日久视物模糊，迁延不愈，常伴口干咽燥，舌红少津，脉细或细数。

［方剂］养血散火汤。

［组成］生地3g（切片），牡丹皮2.4g，当归身3g，草决明2.4g，白芍3g（酒炒），防风、荆芥各1.8g，青葙子、川芎各2.4g，菊花、茯苓各3g，车前子2.4g。

［制法］水煎，去滓。

［用法］温服，每日1剂。

［功效］养血散火，明目。

［主治］眼淡红或赤痛，看物不明。

［加减］若眼红痛俱愈，但看物不明，去防风、荆芥，加沙苑蒺藜（淡盐水炒）、菟丝子各3g，熟地6g。

［方剂来源］明·程玠《程松崖先生眼科》。

［方剂］麦门冬散。

［组成］麦冬（去心，焙）、防风、玄参、地骨皮、远志（去心）、大黄（锉炒）、车前子、茺蔚子、决明子（炒）、蔓荆实（去白皮）、细辛、黄芩、黄连、犀角屑、甘草（炙）各30g。

［制法］上为粗散。每次90g，用水150mL，煎至105mL，去滓。

［用法］食后温服。

［功效］疏风泻火，凉血退翳。

［主治］眼目赤痛生翳，时愈时发，多泪羞明，隐涩肿痒。

［方剂来源］宋·赵佶《圣济总录》。

［方剂］加减地黄丸。

［组成］干生地、干熟地各500g，石斛、防风、枳壳（炒）、牛膝（酒洗）、杏仁（泡，去皮，尖，麸炒黄，入瓦器研去油）各120g。

［制法］上为细末，杏霜另入，勿犯铁器，炼蜜为丸，如梧桐子大。

［用法］每次50丸，空心以豆淋酒送服，或饭后饮及青盐汤亦可。

［功效］养血补肝，祛风明目。

［主治］目暗，视物不明，翳膜遮睛。

［禁忌］忌食一切动风毒物。

［方剂来源］明·傅仁宇《审视瑶函》。

［方剂］加减四物汤。

［组成］生地、当归各4.5g，川芎、白芍各3g，谷精草、白蒺藜（炒）、海螵蛸各2.4g。

［制法］水煎，去滓。

［用法］热服。

［功效］养血补肝，祛翳明目。

［主治］肝经血虚，眼中翳膜不退。

［加减］久病，羞明，加天麻3g。

［方剂来源］清·马化龙《眼科阐微》。

【外治方药】

1. 泪目神散：

［组成］黄连3g，花椒7粒，明矾0.9g，荆芥1.5g，生姜1片。

［制法］上为末。水煎至10mL，去滓。

［用法］乘热洗眼。

［功效］祛风清热。

［主治］眼目赤痛。

［方剂来源］清·陈士铎《石室秘录》。

2. 洗眼仙水：

［组成］胆矾（先研细）、连翘、防风、荆芥、红花各9g，铜绿、明矾、皮硝、当归尾、甘菊花、赤芍药各15g，杏仁（研）、桃仁各40粒（研）。

［制法］上药共入坛内，用烧滚河水、井水2.5kg，冲入药内，重汤煮大半炷香，将坛半段埋在土内盖好。

［用法］每次用药水50mL，以软绢蘸洗。

［功效］祛风清热，活血解毒。

［主治］眼目赤痛。

［方剂来源］清·顾世澄《疡医大全》。

3. 黄连膏：

［组成］黄连150g，秦皮150g，当归、赤芍药各90g。

［制法］上细锉，用水浸7日，细绢滤过，去滓，用浸药水重汤煮至水干，又以药滓再浸，再熬成膏，地坑内出火毒，却入麝香、脑子各3g，以瓷盒子盛。

［用法］用银箸点眼，合眼片时药化。病大者，勤点之。如药干，则用温水化开。

［功效］清热泻火，活血凉血。

［主治］赤眼，肿痛赤涩。

［方剂来源］明·（朝鲜）金礼蒙《医方类聚》。

4. 洗眼汤：

［组成］芒硝3g，黄连、当归须、薄荷、白芍药、荆芥、防风各0.9g。

［制法］用滚汤200mL泡透，去滓。

［用法］乘热洗眼。

［功效］祛风泻火。

［主治］眼目红疼。

［方剂来源］明·芮经《杏苑生春》。

5. 金丝膏：

［组成］黄连、当归（净洗）各60g。

［制法］上为末，以水蜜30mL，用文武火煎至75mL，去滓再研，入飞过朴硝6g，乳香3g，和匀，以水瓶炖，再用水煮半日，后入脑子1.5g研匀，油纸封固，候五日去火毒。

［用法］点眼。

［功效］清热消肿。

［主治］眼赤肿痛及一切翳障。

［方剂来源］明·朱橚《普济方》。

6. 玉华丹：

［组成］炉甘石60g，川黄连30g（切碎，水200mL，浸半日，隔汤煮汁），童便150mL（取男半岁无病者，同连汁和作250mL）。

［制法］将炉甘石置倾银罐内，炭火煅成碧色，取起，以连汁、童便淬之，如此煅淬七次，加朱砂9g，同研为末，水飞去脚，候干又研，极细如尘，收贮听用，名曰丹头。另制珍珠，将珍珠3g，置豆腐内，碗盛蒸一时久，研极细，收贮听用。丹头3g，加珠末0.3g，

旋研，冰片 0.9g 和匀，入瓷罐封固。

　　[用法] 凡一切外障眼，以银簪或象牙簪沾药，点两眦内，闭目半小时左右，仍以簪拨出药屑，每日早饭后点一次，或夜点亦可。

　　[功效] 清热解毒，明目退翳。

　　[主治] 眼目红肿，羞涩流泪，或生翳膜，视物昏蒙。

　　[方剂来源] 明·邓苑《一草亭目科》。

　　7. 开光锭子：

　　[组成] 炉甘石（煅，黄连水淬，净末）60g，硼砂 15g，珍珠、片脑各 0.9g，牛黄、雄黄各 3g。

　　[制法] 上为细末，熬黄连膏，制成锭子。

　　[用法] 磨水，点眼中。

　　[功效] 清热祛翳。

　　[主治] 眼生翳膜。

　　[方剂来源] 明·方广《丹溪心法附余》。

　　8. 前蕤点翳膏：

　　[组成] 朱砂 6g，南硼砂 4.5g，蕤仁 21 粒（用草纸去油，干为度），真珠、石膏各 1.5g，熊胆 1g，麝香少许。

　　[制法] 上为细末。用冬蜜研和，于铫内蒸得黏，入角罐收。

　　[用法] 用时煎秦皮汁调，铜筷点于眼眦。泪出为效。

　　[功效] 清热解毒，明目去翳。

　　[主治] 眼生翳障。

　　[方剂来源] 宋·杨士瀛《仁斋直指方论》。

　　9. 眼药膏：

　　[组成] 苏仁 120g（去壳取仁，以纸夹，压去油净，以入眼不痛为度，只存 15g），熊胆 1.5g，珍珠 0.9g（豆腐内煮过，研极细，无声为度），乳香 0.9g（去油），没药 0.9g（去油），南硼砂 1.5g，麝香 0.15g，冰片 3g。

　　[制法] 上为极细末，用蒸熟蜜 24g 和匀，研在一处，收贮。

　　[用法] 点眼。

　　[功效] 消翳。

　　[主治] 目中翳障。

　　[方剂来源] 清·吴世昌《奇方类编》。

　　10. 蕤仁春雪膏：

　　[组成] 蕤仁（去油）12g，龙脑 1.5g。

　　[制法] 上将蕤仁研细，入龙脑和匀，用生好真蜜 3.6g，再研调匀。

　　[用法] 每用箸头蘸点内眦。此药与黄连炉甘石散、龙脑黄连膏并用。

　　[功效] 清热止痛。

　　[主治] 眼红赤，羞明涩痛。

　　[方剂来源] 唐·孙思邈《原机启微》。

　　11. 复明膏：

　　[组成] 白丁香（腊月收者尤佳，水飞）24g，黄连、防风（锉一指许）各 30g，新柳枝

（长 3.3cm 者）3 片。

[制法] 上用新水 1.5L，雪水更妙，春、秋两三时，冬月一宿，放银石器内熬至900mL，滤去滓；另用蜜 0.5kg，密陀僧（为极细末）3g，入蜜搅匀另熬，以无漆匙撩点，下蜜中急搅，候沸汤定，一人搅蜜，一人旋搅药汁，都下在内搅匀，再熬三两沸，色稍变，用新绵三两，重滤去滓，盛器内。临用时加片脑少许，不用亦可。

[用法] 点眼。

[功效] 疏风清热，消障除翳。

[主治] 外障。

[方剂来源] 金·张从正《儒门事亲》。

12. 碧霞丹：

[组成] 铜绿、枯白矾各 9g，乳香 3g。

[制法] 上为末，将黄连熬成膏，入药为丸，如芡实大。

[用法] 以水浸开洗之。

[功效] 清热燥湿，消肿明目。

[主治] 目赤肿，隐涩难开。

[方剂来源] 元·罗天益《卫生宝鉴》。

【外治疗法】

1. 抱轮红赤者用洗眼汤洗眼（详见本章节）。

2. 红赤涩痛者用黄连膏点眼（详见本章节）。

【针灸疗法】

针刺睛明、承泣、合谷、瞳子髎等穴，不留针，得气出针，并按压针孔。

【护理与预防】

1. 避风、避光，防止感冒，以防复发。

2. 饮食清淡，忌辛辣之品。

第二十三节　绿脓杆菌性角膜溃疡

绿脓杆菌性角膜溃疡中医称"凝脂翳""黄液上冲"。凝脂翳是指黑睛生翳，状如凝脂，色黄或白，多伴有黄液上冲的眼科危重症候，多因黑睛外伤或风热邪毒感染诱发而致，或脏腑热盛或肝火上炎，灼伤黑睛，或因瘀滞，血阻道路，瘀久化热，热盛内腐则如凝脂覆盖。

[注] 凝脂翳还相当于现代医学的匐行性角膜溃疡。

【中国古代中医论述】

1. 元·危亦林《世医得效方》卷第十六："黄膜上冲，黑睛从下生，其黄膜上冲，疼痛至甚，闭涩难开，此乃脾经受风，食毒伤胃而得之。"

2. 明·王肯堂《证治准绳·杂病》第七册："凝脂翳：此证为病最急，起非一端，盲瞽者十有七八。在风轮上有点，初起如星，色白中有糫，如针刺伤后渐长大变为黄色，糫亦渐大为窟者。有初起如星，色白无糫，后渐大而变色黄，始变出糫者。有初起便带鹅黄色，或有糫，或无糫，后渐渐变大者。或初起便成一片，如障大而厚，色白而嫩，或色淡黄，或有糫，或无糫而变者。或有障，又于障内变出一块如黄脂者。或先有痕糫，后变出凝脂片者。所变不一，祸则一端。大法不问星障，但见起时肥浮脆嫩，能大而色黄，善交面速长者，即此证也。初起时微小，次后渐大。甚则为窟、为漏、为蟹睛，内溃精膏，外为枯凸。

或气极有声，爆出稠水而破者，此皆郁遏之极，蒸烁肝胆二络，清气受伤，是以蔓及神膏溃坏，虽迟不过旬日，损及瞳神。若四围见有瘀滞者，因血阻道路，清汁不得升运之故。若四围不见瘀赤之甚者，其内络深处，必有阻滞之故。凡见此证，当作急晓夜医治，若迟待长大蔽满乌珠，虽救得珠完，亦带病矣。去后珠上必有白障如鱼鳞外圆翳等状，终身不能脱。若结在当中，则视昏眇。凡目病有此证起，但是头疼珠痛，二便燥涩，即是急之极甚。二便通畅，祸本稍缓。有一于斯，尤为可畏。"

3. 明·傅仁宇《审视瑶函》卷二："凝脂医症，若问凝脂翳，世人皆不识，此是祸之端，变症不可测，血滞神青伤，气强经络湿，热向脑中催，脓攻如风急，有撅或无撅，嫩而带黄色，长大不多时，盲瞽定可必，缓则膏俱伤，非枯应是凸，若不急早医，当作终身疾。

此症为疾最急，昏瞽者十有七八，其病非一端，起在风轮上，有点，初生如星，色白中有撅如针刺伤，后渐渐长大，变为黄色，撅亦渐大为窟者；有初起如星，色白无撅，后渐大而变，色黄始变出撅者；有初起便带鹅黄色，或有撅无撅后渐渐变大者；或初起便成一片如障，大而厚色白而嫩，或色淡黄，或有撅无撅而变者；或有障，又于障内变出一块如黄脂者；或先有痕撅变出凝脂一片者，所变不一，为祸则同。治之不问星障，但见起时肥浮脆嫩，能大而色黄，嬗变而速长者，即此症也。初起时微小，次后渐大，甚则为窟为漏，为蟹睛，内消睛膏，外为枯凸，或气极有声，爆出稠水而破者，皆此郁迫之极，蒸灼肝胆二络，清气受伤，是以枯及神膏，溃坏虽迟，不过旬日而损及瞳神。若四围见有瘀滞者，因血阻滞道路，清汁不得升运之故。若四围不见疼滞之甚者，其内络深处，必有阻滞。凡见此症，必当昼夜医治，若迟，待长大而蔽满黑睛者，虽救得珠完，亦带疾矣。治后，珠上必有白障，如鱼鳞圆状等翳，终身不能脱，若结在当中，则视昏眇耳。凡目病有此症起，但有头疼珠痛，二便燥涩，即是极重之症。二便通利，祸亦稍缓，一有于斯，尤为可畏，世之治者，多不能识其患者，为害其矣。宜服：

四顺清凉饮子：当归身、龙胆草酒洗，炒，黄芩、桑皮蜜制，前子、生地黄、赤芍、枳壳各八分，炙甘草三分，大黄、防风、川芎、川黄连炒，木贼草、羌活、柴胡各六分。上锉剂。白水二盅，煎至八分，去滓，食服。"

4. 清·黄庭镜《目经大成》卷二上："凝脂翳，何谓凝脂翳？肥而带黄色，血停神膏伤，气雍经络塞，热向脑中摧，窟从睛上得，亡明指顾间，天命谁与易。

此症初起，目赤痛，多虹脉，畏光紧闭，强开则泪涌出。风轮上有点如星，色白，中有孔如锥刺伤，后渐渐长大，变为黄色，孔亦渐大，变为窟。有初起翳色便黄，大且厚。治依下法：四围裂开一缝，若可施钳，或竟镊去，下得一窝，窝底皮膜如芦竹之纸，风吹欲破，见辄令人吃惊。又初起现厚大白障，继则于障内衰出黄翳，状类鹅脂，为疾益急。再头痛便秘，则为窟、为漏、为蟹睛、为凹凸、为眇、为瞽，不日而致。治之，不问孔窟浅深，但见翳色肥黄浮脆，嬗变速长，亟以小承气下利中丸净其内，随磨羚羊角，调清肝散彻其外，俾表里邪行，头风不即止，大便必通。大便通，目赤痛与泪合减，乃用消风活血汤或防风散结汤、犀角地黄汤。服过，势少退，照下星月翳蚀定方。其眼药对症点洗，妥适便好，不须琐赘。愈后必有白障，若鱼鳞、玛瑙等形，终身不能脱。然亦不幸中之幸也。"

5. 明·葆光道人《眼科龙木谈》卷五："眼黄膜上冲外障，此眼初患之时，疼痛发歇，作时赤涩泪出，渐生黄膜，直覆黑睛，难辨人物。皆因肾脏风冷，胃家极热。切宜镰钩熨烙，然后宜点曾青膏，服通脾泻胃汤立效。"

6. 明·杨希洛、夏惟勤《明目至宝》卷："黄膜上冲，黄膜下生攻上轮，犹如脂膜覆瞳仁，疼而又泪难禁忍，脾胃多停热毒侵。慎口味，莫生嗔，好将犀角服殷勤，不痊更服六神散，两目光明去膜云。此是脾胃有毒热也。宜服：聚宝散、防风散、拂手散。"

【病因病机】

多由黑睛受损，风热邪毒乘伤袭目，或内有郁热，内外合邪，毒攻风轮致黑睛发病。或久病之后，气阴受损，正气不足，外邪停滞或黑睛溃陷，缠绵不愈。

现代医学认为，葡萄球菌、绿脓杆菌、金黄色葡萄球菌等及外伤以及泪囊炎等为其他易发因素。

【临床症状】

起病急，病势凶猛，症状重，多有眼外伤或角膜异物史，初起眼内涩痛，或灼热刺痛，胞肿难睁，热泪流而不止，眵多黏稠，色黄绿，视力下降，可见抱轮红赤，或白睛混赤及浮肿，黑睛生翳，稍隆起，可迅速形成溃疡病灶，上有覆盖黄绿色分泌物，不易拭去，伴黄液上冲，甚者黑睛溃破，形成蟹睛或泛起。

【鉴别诊断】

绿脓杆菌性角膜溃疡应与匐行性角膜溃疡相鉴别。

【内服药疗法】

1. 风热外袭证：

［主证］病初起，羞明，流泪，目痛，抱轮红赤，黑睛生翳，边界不清，如覆薄脂，视力减退，舌红，苔薄黄，脉浮数。

［方剂］荆芥连翘汤。

［组成］荆芥、连翘、防风、当归、川芎、白芍、柴胡、枳壳、黄芩、山栀、白芷、桔梗各等分，甘草减半。

［制法］水煎，去滓。

［用法］温服。

［功效］疏风清热，消肿止痛。

［主治］两目肿痛。

［方剂来源］明·龚廷贤《万病回春》。

［方剂］柴荆饮。

［组成］柴胡、薄荷、荆芥、甘菊各3g，甘草0.9g，茯苓9g，白芍12g，白蒺藜、草决明、炒栀子各6g，密蒙花、半夏各1.5g。

［制法］水煎，去滓。

［用法］温服。

［功效］疏风泻火。

［主治］目痛如刺触，两角多眵，羞明畏日，两胞浮肿，泪湿不已。

［方剂来源］清·陈士铎《辨证录》。

2. 肝郁挟热证：

［主证］头目疼痛明显，羞明症状加重，热泪如汤，白睛混赤，黑睛生翳，状如凝脂，黄液上冲，口苦咽干，溲黄，舌红，苔薄黄，脉弦数。

［方剂］龙胆汤。

［组成］防风、木贼草、密蒙花、蝉蜕、蔓荆子、龙胆草、菊花、黄连、白芷、蒺藜。

［制法］水煎，去滓。

［用法］温服，1日2~3次。

［功效］祛风清肝，退翳明目。

［主治］翳膜遮睛。

［方剂来源］清·吴谦《医宗金鉴》。

［方剂］黄连清火汤。

［组成］黄连1.5g，元参、归尾各4.5g，赤芍3g，牡丹皮4.5g，贝母6g，荆芥、防风、桑叶、蝉蜕、前胡各3g，菊花6g，竹叶10张，灯心100cm，芝麻9g。

［制法］水煎，去滓。

［用法］分2次温服。

［功效］散风清火，凉肝明目。

［主治］目睛红肿，眵泪多而目中如有砂子。

［方剂来源］清·费伯雄《医醇賸义》。

［注］肝郁挟热，根据南宋·杨士瀛《仁斋直指方论》卷之二十："肝气不顺而挟热，所以羞明，热气蓄聚而伤胞，所以胞合……谓热极生翳。"

3. 毒热炽盛证：

［主证］头眼剧痛，白睛混赤壅肿，胞肿难睁，眵呈黄绿色，黑睛翳陷，状如凝脂，迅速扩大加深，黄液上冲，伴有发热，口渴，口苦，溲黄，便结，舌红，苔黄，脉弦数有力。

［方剂］清热泻火汤。

［组成］生地4.5g，赤芍3.6g，白芷3g，川芎2.4g，荆芥2.1g，大黄（酒炒）4.5g，薄荷、羌活各2.1g，防风、连翘、甘草各2.4g，黄芩、山栀（炒黑）各3g，独活2.4g。

［制法］水煎，去滓。

［用法］食后服。

［功效］清热泻火，活血消肿，明目退翳。

［主治］目暴痛，赤肿，羞明。

［加减］如夜痛甚，加细辛0.9g，夏枯草3g。

［方剂来源］清·罗国纲《罗氏会约医镜》。

［方剂］救睛散。

［组成］川芎、防风、羌活、甘草、木贼、石膏、薄荷、菊花、石决明各等分。

［制法］上为细末。

［用法］每次9g，茶清送服。

［功效］疏风凉肝，散热消肿。

［主治］眼目热积，珠碜泪出，忽然肿痛难忍。

［方剂来源］唐·孙思邈《银海精微》。

【外治方药】

1. 照水丸：

［组成］海螵蛸3g，朱砂1.5g，片脑0.15g，黄蜡2.4g。

［制法］上为细末，先熔蜡搅微冷，入末和丸，如麻子大，带扁些。

［用法］临卧纳眼中翳膜上，次日照水自落。

［功效］清热泻火，消翳明目。

［主治］眼中翳膜。

［方剂来源］明·王肯堂《证治准绳》。

2. 点药神效膏：

［组成］铅丹60g，蜜250g（以绢滤过），硇砂1豆大（明净者），青盐3g，马牙硝9g，白龙脑3g，白矾1豆大（烧过），大猪胆2具（新好者）。

［制法］上药并入瓷瓶内和匀，用重汤于锅内煮，候紫色为度，兼不住手搅之，药成，只于瓶内盛贮。

［用法］每遇使时，旋取些少，以井华水调，用铜箸子点。有泪下，以帛拭之，候泪住，即再点，每昼夜可三五次。

［功效］清热消翳。

［主治］眼中翳膜遮障，迎风泪出。

［方剂来源］宋·赵佶《圣济总录》。

3. 神效赛空青：

［组成］犀黄、月石各0.6g，麝香1.5g，廉珠、蕤仁各3g，琥珀、熊胆、海螵蛸各4.5g，冰片、辰砂各9g，甘石180g，地粟粉60g。

［制法］上为细末。用川黄连汁调，装鹅毛管听用。

［用法］用时纳入眼眶，遍搽润泽；或以人乳调亦可。

［功效］清肝退翳。

［主治］眼生翳障。

［方剂来源］清·凌奂《饲鹤亭集方》。

4. 退翳膏：

［组成］蕤仁、升麻各1g，连翘、防风、青皮各1.2g，甘草、柴胡各1.5g，当归身1.8g，荆芥穗3g（用水75mL，别浸），生地黄4.5g，黄连9g。

［制法］上为粗末。用水300mL，煎至150mL，去滓，更上火煎至75mL，荆芥水20mL，入蜜少许，再上火熬匀。

［用法］点眼。

［功效］祛风清热，活血退翳。

［主治］黑白翳。

［方剂来源］金·李杲《兰室秘藏》。

5. 海青膏：

［组成］黄丹120g（水飞），诃子8枚（去棱，去细末），乌贼鱼骨（白者）6g，青盐30g（另研），白砂蜜（净者）500g。

［制法］上将蜜熬滚去白沫，先下黄丹，用槐条49根，少时下余药，不住手一顺搅，直搅至蜜紫色，滴水中不散为度。然后再用黄连60g为末，水900mL，于熬药锅内熬数沸，将锅并槐条上药洗净，别用瓷器收之，澄清。

［用法］药膏，点眼；黄连液，洗眼。

［主治］一切昏翳内障眼疾，黄连液治风赤冷泪等眼疾。

［方剂来源］元·沙图穆苏《瑞竹堂经验方》。

6. 退云散：

［组成］红珊瑚、珍珠、辰砂、硼砂各等分（俱生用）。

［制法］上为极细末。

［用法］点眼，1日2次。

［功效］明目退翳。

［主治］目中生翳。

［方剂来源］明・傅仁宇《审视瑶函》。

7. 黄连煎：

［组成］黄连、蕤仁（汤浸，去赤皮，研）各15g，杏仁49枚（汤浸，去皮、尖、双仁，研），黄柏15g（锉），腻粉6g，青盐15g，龙脑3g（细研）。

［制法］上药除龙脑外，共为细末，盛入生绢袋；用雪水400mL浸药14日，取出药袋，将药汁灌于竹筒子内，密封，坐在汤中，以慢火煮一昼夜；掘地坑60cm深，埋入竹筒，一宿后取出，加入龙脑搅匀，盛入瓷瓶。

［用法］每用少许点眼。

［功效］清热明目。

［主治］眼赤生翳。

［方剂来源］宋・王怀隐《太平圣惠方》。

8. 琥珀散：

［组成］琥珀15g，珍珠末30g，珊瑚、朱砂、硇砂（白者）、马牙硝、乌贼鱼骨各15g（先于粗石磨去其涩，用好者3g）。

［制法］上为极细末。

［用法］点眼，每日3~5次。

［功效］消翳。

［主治］眼生瘀肉翳障，积年不愈。

［方剂来源］宋・王怀隐《太平圣惠方》。

9. 神妙散：

［组成］朴硝60g（安豆腐淋过，将瓦盖煅），辰砂、乳香各1.5g，玄明粉0.3g，脑子、麝香各1g，胆矾、硇砂、南硼砂各1.5g。

［制法］上为极细末。

［用法］以铜箸点之。

［功效］祛翳明目。

［主治］翳膜障眼。

［方剂来源］明・朱橚《普济方》。

10. 黄连膏：

［组成］黄连、秦皮各150g，当归、赤芍药各90g。

［制法］上细锉，用腊水浸7日，细绢滤过，去滓，用浸药水重汤煮至水干，又以药滓再浸、再熬成膏，地坑内出火毒，却入麝香、脑子各3g，以瓷盒子盛。

［用法］用银箸点眼，合眼片时药化。病大者，勤勤点之。如药干，则用温水化开。

［功效］清热泻火，活血凉血。

［主治］赤眼，肿痛赤涩。

［方剂来源］明・（朝鲜）金礼蒙《医方类聚》引《王氏集验方》。

【外治疗法】

1. 初起，肿痛赤涩，用黄连膏点眼。

2. 黑睛生翳用退翳膏外点翳处。

（注：上二方见本章节）。

【针灸疗法】

针刺睛明、攒竹、承泣、太阳、阳白、合谷等穴。

【其他疗法】

对重病例可酌情行角膜板层移植术等方法。

【护理与预防】

1. 注意隔离，对使用的器械严格消毒。

2. 如有漏睛者，应及时治疗，消除增加黑睛感染的潜在病灶。

3. 少食辛辣炙煿之物，保持二便通畅。

第二十四节　真菌性角膜溃疡

真菌性角膜溃疡属中医花翳白陷、黄液上冲、湿翳范畴，花翳是指黑睛生翳，表面翳形微隆起，外观如花白鳞砌样，干而粗糙，病程缠绵而迁延。多因湿热潮湿气候地区为多发，多为黑睛损伤后，外邪乘隙而入，湿邪内蕴化热，内外合邪上犯清窍所致。

现代医学认为，常见致病真菌有镰刀菌、念珠菌、曲霉菌等。

【中国古代中医论述】

1. 明·葆光道人《秘传眼科龙木总论》卷之三上："忽白翳簇瞳人，点点如花陷砌鳞，肝肺伏藏多壅实，上冲入脑病为根，膏攀顶上除风热，汤饮除肝服要频，酒面休餐诸毒药，莫因小事发贪嗔。"

2. 清·黄庭镜《目经大成》卷一："花白翳陷，此症初起，双目便赤肿狂痛，畏明生眵，开青睛沿际，许多白点，俨若扭碎梅李花瓣。瓣色黄而浮大者尤险……且四周翳起，中央自觉低陷，甚则翳蚀于内。"

3. 明·亡名氏《异授眼科》："眼有疼痛，翳膜渐渐遮睛，热也。"

4. 明·王肯堂《证治准绳·杂病》第七册："黄膜上冲证在风轮下际坎位间，神膏之内，有翳生而色黄，如年少人指甲内际白岩相似，与凝脂翳同一气脉，但凝脂翳在轮外生，点药可去者，此则在膏，内热蒸起，点药所不能除。若漫及瞳神，其珠必损，不可误认为涌波可缓者之证，此是经络阻塞极甚，三焦关格，火土邪之盛实者，故大便秘小便涩而热蒸，从膏内作脓溃起之祸也。失治者，目有癥凸之患。通脾泻胃汤、神消散、皂角丸、犀角饮选用。"

5. 清·黄庭镜《目经大成》卷二："黄液上冲：此症于风轮下际金位之间，神膏内生物黄色，状如鸡脂。稍轻者若黄浆小疮，外面无有，俨人指甲根白岩相类，非针药所能及者。势大不消，必冲出风轮，其睛随破而眇。即不然，金井立散，黑神败而失明。是症最逆，盖经络痞塞，阴阳离间，火土诸邪蒸溽幻化而成。"

［注］此证古代论述，急与慢是相对的，如果说有树枝或农作物不慎擦伤睛部即出现眼痛碜涩、畏光流泪，是急；后因真菌引起的感染性角膜病变的过程，起病缓慢，病程长之说，还有其他病因，则是慢。

【病因病理】

多因黑睛表层受损，湿毒之邪乘伤侵入，湿邪内蕴化热，引动内火，内外合邪，交攻于目所致。

【临床症状】

多有农作物及植物的枝叶擦伤黑睛等，即有异物感，碜涩不适，流泪，眼灼痛，畏光，随病情发展以上症状逐渐加重，有黏性分泌物，视力下降，病程较长。胞睑红肿，白睛混赤，黑睛生翳，形态不一，翳色灰白，或黄白，表面微隆起而干燥，并向四周逐渐发展，有结节状或分枝状，病灶表面坏死组织易刮落，黑睛呈雾样混浊，黑里层可有沉着物，有的伴黄上冲，基质黏稠，脓量较多，可遮盖大部瞳神；甚则黑睛溃破，黄仁绽出，形成蟹睛。

现代医学检查：角膜组织刮片可查到真菌。

【鉴别诊断】

本病应与凝脂翳、聚星障相鉴别。

【内服药疗法】

1. 风热壅盛证：

[主证] 患眼初起黑睛生翳，表面隆起，色灰白，边界不清，眼痛，畏光，流泪，白睛红赤，伴头痛，舌红，苔薄黄，脉浮数。

[方剂] 羌活胜风汤。

[组成] 白术1.5g，枳壳、羌活、川芎、白芷、独活、防风、前胡、桔梗、薄荷各1.2g，荆芥、甘草各0.9g，柴胡2.1g，黄芩1.5g。

[制法] 上作一服。用水300mL，煎至150mL，去滓。

[用法] 热服。

[功效] 疏风清热，明目消翳。

[主治] 眼中眵多，紧涩羞明，赤脉贯睛，生翳如云雾、丝缕、秤星、螺盖。

[加减] 翳自内眦而出者，加蔓荆子；太阳经，加苍术；自锐眦而入客主人斜下者，加龙胆草、人参、藁本；自目系而下者，倍柴胡加黄连；自抵过而上者，加木通、五味子。

[方剂来源] 明·倪维德《原机启微》。

2. 湿热蕴结证：

[主证] 患眼碜涩，疼痛，畏光，流泪，白睛混赤，黑睛翳深厚，干而粗糙，状如星花碎瓣或如砌鳞，色黄白，边界不清，胞肿难睁，眼头眼俱痛或见黄液上冲，伴纳呆口苦，舌红，苔黄腻，脉弦滑数。

[方剂] 龙胆散。

[组成] 龙胆草、栀子仁各6g，防风、川芎、玄参、荆芥、茵陈、甘菊、楮实、甘草各3g。

[制法] 上为末。

[用法] 每次4.5g，食后茶清调下。

[功效] 祛风清热，消肿止痛。

[主治] 乌睛浮肿，赤晕昏疼。

[方剂来源] 宋·杨士瀛《仁斋直指方论》。

[方剂] 圣金丹。

[组成] 蔓菁子120g，蛇蜕皮、蝉壳、羌活、川芎、木贼、甘草（炙）、石决明、密蒙花、青葙子、石膏、青皮、枸杞子、白蒺藜、防风各30g，苍术（泔浸，切，焙）60g。

[制法] 上为细末，炼蜜为丸，如弹子大。

[用法] 每次1丸，细嚼，用茶、酒送服，1日3次。

　　[功效] 清肝化湿，祛风消翳。

　　[主治] 眼生翳膜，昏晕黑花，发赤肿痛。

　　[禁忌] 忌食热物，戒房事。

　　[方剂来源] 明·解缙《永乐大典》。

　　[方剂] 增明丸。

　　[组成] 当归、芍药、川芎、熟干地黄、木香、连翘、甘草、槟榔各 30g，山栀子、薄荷叶、黄芩各 15g，大黄 60g，芒硝 22.5g，牵牛子（轻炒，取头末）45g。

　　[制法] 上为细末，烧饭为丸，如梧桐子大。

　　[用法] 每次 30~40 丸，茶清或荆芥汤送服，日进一二服，不拘时候。

　　[功效] 养血补肝，泻火退翳。

　　[主治] 眼目昏暗，翳膜遮睛，或眼见黑花，热泪时出，视物不明者。

　　[方剂来源] 元·许国祯《御药院方》。

　　[注] 热重于湿、大便秘结者可用增明丸以通腑泄热。

【外治方药】

　1. 摩顶膏：

　　[组成] 生油 400mL，黄牛酥 93.75g，莲子草汁 20mL，淡竹叶一握，大青、葳蕤各 46g，曾青 31g 细研、石长生 46g，吴蓝 31g，槐子、川朴硝各 46g，青盐 62g，栀子仁 46g。

　　[制法] 上件药细锉绵裹，于铛中先下油酥及莲子草汁，然后下诸药，以文火煎半日，即以武火煎之，候莲子草汁尽，其膏即成，去滓，更细澄滤讫，通油瓷瓶盛。

　　[用法] 每欲用时，夜间临卧时以铁匙取少许涂顶上，细细以匙摩之，令消散入发孔中，顿觉清凉，轻者不过五六度，重者用膏半剂即差。摩膏之法，每隔三夜一度摩之，甚妙。并日恐药驱风毒太急，乍有触动。其膏治肾虚眼暗，及五脏毒风气上冲入脑，脑脂流下为内障，方书所不治者，此能疗之。偏除眼暗映翳，赤眼风毒，冷热泪出，眼睛如针刺痛，无不差者。摩膏后，三两日便能生发，风毒自散也。合药取莲子草汁，须是八月九月采之，其汁方浓有力，余时不堪也。

　　[功效] 清热解毒，祛风消翳。

　　[方剂来源] 宋·王怀隐《太平圣惠方》。

　2. 光明拨云锭子：

　　[组成] 炉甘石（50g 煅过，用黄连 250g，水 500mL 煎五七沸，淬七次止，取净末）60g，硼砂 30g，片脑 3g，海螵蛸 6g，麝香 0.6g，珍珠 3g，血竭 10g，乳香、没药各 3g。

　　[制法] 上为细末，以黄连膏子和剂捻成锭子。

　　[用法] 净水磨化点眼。

　　[功效] 清热消翳。

　　[主治] 眼生云翳。

　　[方剂来源] 明·方广《丹溪心法附余》。

　3. 水眼药：

　　[组成] 炉甘石 30g（童便浸，春五、夏三、秋七、冬十日，取出打碎，放新瓦上，火煅二次，漂净焙干），黄丹 30g（水飞过，焙干），朱砂 12g（研细水飞），麝香 1g（研），乳香 12g（熨去油），没药 12g（熨去油），白硼砂 6g（研极细，水飞过），海螵蛸 30g（去衣，研细水浸，漂净焙干），珍珠 1.5g（入豆腐内煮过，研细水飞）。

［制法］上为极细末，研至无声为度，用白蜜240g，炼3次，绢滤3次，调上末成膏，用瓷罐盛，熔蜡封口，愈陈愈佳。

［用法］点眼。

［功效］去翳明目。

［主治］眼翳。

［方剂来源］清·万潜斋《寿世新编》。

4．光明散：

［组成］炉甘石（用上好的）120g，珍珠120g。

［制法］上药用竹纸包定，将新倾银紫泥罐为饼，炉甘石、珍珠在内为丸，外用熊胆3g、硼砂6g、火硝10g，研末为衣，再用紫泥罐饼包裹，晒干，用炭灰煅炼，以七根线香为度，炼中炷香，用童便淬之，浸黑色为妙，又炼一根半香，以好醋淬之；再炼一根半香，歇火听用。前炼过药，加熊胆0.3g、火硝0.3g，为极细末。

［用法］点眼。

［功效］退翳明目，收湿止痒。

［主治］两目翳障，烂弦风眼。

［方剂来源］明·龚廷贤《寿世保元》。

5．去翳膜丹：

［组成］甘石15g，珍珠1.8g，熊胆6g（入在甘石内，晒干），硼砂1.5g，朱砂32g，铜绿2.1g，石燕1.5g，石蟹（用清水飞过）1.5g。

［制法］上为极细末。

［用法］点眼。

［主治］眼生翳膜。

［方剂来源］明·袁学渊《秘传眼科七十二症全书》。

6．百点膏：

［组成］蕤仁（去皮、尖）0.9g，当归身、甘草各1.8g，防风2.4g，净黄连6g（锉碎，用水300mL，煎至一半入药）。

［制法］上药锉碎，蕤仁别研如泥，同熬，滴在水中不散，入去沫蜜少许，再熬少时为度。

［用法］令患者心静点之，至目中微痛，一日用5~7次，临卧点尤效。名之曰百点膏，但欲多点为妙，使药力相继也。

［主治］病翳多年，以至遮蔽瞳仁，视物不明，有云气之状。

［方剂来源］金·李杲《兰室秘藏》。

7．水照丹：

［组成］朱砂3g，海螵蛸10g（研，水飞），白丁香7粒，脑子3g。

［制法］上为末，和蜡调和，旋丸如豆大，捻作饼子。

［用法］入眼内，睡一时，以冷水照下洗之，洗了收之，可用三五次。

［功效］解毒收湿，去翳明目。

［主治］目生肤翳。

［方剂来源］明·解缙《永乐大典》。

8．去翳散：

［组成］炉甘石9g，珠子、硼砂各2.1g（口含，吐去涎水），朱砂1.5g，麝香0.6g，琥珀1.5g，蟾酥（烘，去油）0.9g，孩儿茶（烘，去油）0.9g，冰片0.3g，磁粉1.5g（人乳、黄连汁煅淬7次）。

［制法］上为细末，和匀。

［用法］点眼。

［功效］去翳。

［主治］眼中翳膜。

［方剂来源］清·景日昣《嵩崖尊生全书》。

9. 天开丹：

［组成］炉甘石3g，熊胆1.5g（用黄连、薄荷汤浸开，入炉甘石内，晒干），珍珠0.3g，朱砂、硼砂各0.9g，胆矾、青盐、硇砂（制过）各0.3g，乳香（炙过）0.6g，没药（炙过）9.9g。

［制法］上为细末，收藏听用。

［用法］点眼。

［功效］明目退翳。

［主治］眼生翳膜。

［方剂来源］明·袁学渊《秘传眼科七十二症全书》。

10. 蒲黄散：

［组成］蒲黄7.5g，黄连、白及各15g，黄柏60g，赤小豆30g。

［制法］上为细末。

［用法］每次3g，用井花水调作膏子，封贴囟上，每日换1次。

［功效］泄热退翳。

［主治］小儿眼生翳膜。

［方剂来源］宋·杨倓《杨氏家藏方》。

11. 散血膏：

［组成］紫金皮、白芷、大黄、姜黄、南星、大柏皮、赤小豆、寒水石。

［制法］上为细末，以生地黄汁调成膏。

［用法］敷眼四周。

［功效］清热散血，消肿止痛。

［主治］目赤肿不能开，睛痛，热泪如涌。

［方剂来源］明·王肯堂《证治准绳·类方》。

12. 点眼七宝散：

［组成］珊瑚（研细）、琥珀（研细）、玉屑（研细）、曾青（研细）、紫贝（研细）、朱砂（研细）、鸡子壳（去白膜）各15g。

［制法］上研极细。

［用法］取少许点眼，点时仰卧，每日3~5次。

［功效］清热去翳，消肿止痛。

［主治］目赤肿痛，眼中生翳。

［方剂来源］宋·赵佶《圣济总录》。

【外治疗法】

1. 有异物感，畏光，流泪，白睛混赤，眼痛用蒲黄散，外贴百会穴，用散血膏，敷眼四周（见本章节）。

2. 目生翳用水照丹洗患处，每日 3~5 次（见本章节）。

3. 可用中药苦参、黄连、秦皮等煎水外洗。

【针灸疗法】

针刺上星、印堂、攒竹、阳白、四白、曲池、外关等。

【其他疗法】

1. 对溃疡长期不愈，或有穿孔危险者，可及时行结膜瓣遮盖术或角膜移植术。

2. 全身抗真菌药。

【护理与预防】

1. 积极预防角膜外伤，野外与植物接触工作时应佩戴防护眼镜，一旦黑睛损伤应及时就诊。

2. 早期确诊，及时治疗。

第二十五节　蚕食性角膜溃疡

蚕食性角膜溃疡中医称为"花翳白陷""花翳""花翳白陷外障""白陷鱼鳞"等。花翳白陷类似现代医学的角膜溃疡，主要包括：①蚕食性角膜溃疡。②细菌性角膜溃疡。虽病因有异，古代医家治疗时，基本一致，只是宏观与微观之别，本病初起，发展疼痛，泪出不开，症状加重，顽固难愈，花翳外侵及整个黑睛，状如珠枣花，陷砌鱼鳞相似的眼病。

【中国古代中医论述】

1. 唐·孙思邈《银海精微》卷上："白陷鱼鳞者，肝肺二经积热，充壅攻上，致黑睛遂生白翳，如鱼鳞铺砌之状，或入枣花，中有白陷，发歇不时，或发或聚，疼痛泪出，然妇人多生此病。何也？苦乐不由已出，七情郁结不舒，毒蕴于肝肺者，血之室也，妇人以血为主，血伤则肝风，黑仁风轮多生是翳，甚至白陷钉入黄仁，引血相授，渐成大患，额头兼痛，用摩顶膏摩擦，封贴于额头处，用阴二阳四丹吹点，或用青盐黄泥固济包，煨熟研末，以鸭毛点于鱼鳞中，日一次，又能除此翳耳。

问曰：黑睛生白翳，凹入不平成陷者，何也？

答曰：肝虚血衰也。故肝虚则受风，风甚则作痛，血衰则成陷。治法：点用珍珠二八丹之类。痛甚宜服，没药散。羞明而不痛者宜服：蝉花散。"

2. 宋·王怀隐《太平圣惠方》卷三十三："夫花翳初发之时，眼中发歇疼痛，泪出，赤涩，睛上忽生白翳，如枣花、砌鱼鳞相似。此为肝肺积热，脏腑壅实而生此疾。宜速治疗，不尔失时，遂有所损也。"

［注］如枣花、砌鱼鳞：白翳如枣花（小而密集），且层叠覆盖如鱼鳞。

"治眼生白翳，点点如花，宜服羖羊角散方：羖羊角屑一两，川大黄一两，剉碎，微炒，桑根白皮一两，剉，黄连一两，去须，决明子一两，黄芩一两，甘菊一两，甘草半两，炙微赤，剉。上件药捣粗罗为散，每服三钱，以水一中盏，煎至六分，去滓，每于食后温服。

治眼生花翳不退，宜服黄芩散方：黄芩、木通剉、黄连去须、羚羊角屑各一两，犀角屑半两，地肤子三分，葳蕤三分，甘草三分，炙微赤，剉。上件药捣粗罗为散，每服三钱，以水一中盏，入竹叶七片，煎至六分，去滓，每于食后温服。

治眼生花翳，宜服蕤人散方：蕤人三分，决明子三分，黄连一两，去须，柴胡一两，去苗，葳蕤一两，川大黄三分，剉碎，微炒，黄芪一两，剉，甘草半两，炙微赤，剉。上件药捣粗罗为散，每服三钱，以水一中盏，煎至六分，去滓，每于食后温服。

治眼生花翳侵睛，向明不得，宜点马牙硝散方：马牙硝半两，黄连末一两，硇砂半分，芦荟末一分，真珠末一分，龙脑半分。上件药同研如粉，每以铜箸取如麻子大点之。

治眼生花翳，龙脑散方：龙脑一钱，川朴硝半两。上件药同研如粉，每以铜箸取如大豆大点之。"

3. 元·危亦林《世医得效方》卷第十："花翳白陷，此白翳旋绕瞳仁点点如花白鳞砌者，乃因肝肺伏藏积热，又吃热物，遂而得之，宜膏药点，后服前羚羊角散。"

4. 明·王肯堂《证治准绳·杂病》："花翳白陷证，因火烁络内，膏液蒸伤，凝脂从四围起而漫神珠，故风轮皆白或微黄，视之与混障相似而嫩者。大法其病白轮之际，四围生漫而来，渐渐厚阔，中间尚青未满者，瞳神尚见，只是四围高了，中间低了些，此金克木之祸也。或有就于脂内下边起一片黄膜，此二证，夹攻尤急。亦有上下生起，名顺逆障，内变为此证者。此火土郁遏之祸也。亦有不从沿际起，只自凝脂翳色黄或不黄，初小后大，其细条如翳，或细颗如星，这边起一个，那边起一个，四散生将起来，后才长大牵连混合而害目，此木火祸也。以上三者，必有所滞，治当寻其源，浚其流。轻则清凉之，重则开导之。若病漫及瞳神，不甚厚重者，速救亦有挽回之理，但终不得如旧之好。凡疾已甚，虽瞳神隐隐在内，亦不能救其无疾，止可救其癪凸而已。如母饮子、桑白皮汤。"

5. 明·葆光道人《眼科龙木论》卷之三上："花翳白陷外障：此眼初患之时，发歇忽然，疼痛泪出，口时遂生翳，白如珠枣花、陷砌鱼鳞相似，此为肝肺积热，壅实上冲入脑，致生此疾。切宜服药治疗，不得失时，恐损眼也。宜用摩顶膏摩于顶内，然后服知母饮子，兼服山药丸立瘥。"

6. 明·杨希洛等《明目至宝》卷二："花翳白陷、花翳旋绕瞳仁，点点如花如鳞，砌成白陷不须嗔，肝脏积热已定。酒后行房共枕，嗜食煎炙茹荤。先将药饵凉肝经，羚羊角散保命。此是肝经热毒也。宜服：聚宝散、拨云散、岩电散、拂手散、密蒙花散。"

7. 宋·赵佶《圣济总录》卷第一百一十一："论曰：目生花翳者，点点色白，状如枣花、鱼鳞之类是也。此由肝肺实热，冲发眼目，其始则目痛泪出，变生白翳。宜急治之，不尔则致障翳也。"

8. 明·傅仁宇《审视瑶函》卷三："花白翳陷症，凝脂四边起，青伤目坏矣，风轮变白膏，低陷如半秕，总是见瞳神，也知难料理。"

"此症因火烁络内膏液蒸伤，凝脂从四围起而幔神珠，故风轮皆白或微黄色，看之与混障相似而嫩者，其白之际，四围生翳，而渐渐厚阔，中间尚青，未满者瞳神尚见，只是四围皆起，中间低陷，此金克木之祸也。或于脂下起黄膜一片，此二症夹攻尤急，亦有上下生起，名顺逆障，此症乃火上郁逼之祸也。亦有不从沿际起，只自凝脂色黄，或不黄，初小后大，其细条如翳，或细颗如星，四散而生，后终长大，牵连混合而害目。此是木火之祸也。以上三者，必有所滞，治当寻其源，浚其流，轻则清凉，重则开导。若病幔及瞳神，不甚厚重者，速救，可以挽回，但终不能如旧，虽有瞳子，光不全矣。"

9. 清·黄庭镜《目经大成》卷："花白翳陷，黄白嫩花蕊，沿睛历乱开，尔时才几瓣，顷刻即双台，明月不相照，妖云何处来，伊人看未足，寂寞拣风摧。

此症初起，双目便赤肿狂痛，畏明生眵，开视青睛沿际，许多白点，俨若扭碎梅李花瓣。瓣色黄而浮大者尤险，一昼夜牵连混合，蔽幔神珠，看之与混睛障相似，却善长速变，且四围翳起，中央自觉低陷，甚则翳蚀于内，故名花白翳陷。治疗大费神思，意者土盛郁木，木郁则生火，火盛生痰，痰火交烁，膏液随伤，乃变无了局。"

【病因病机】

风热外袭上犯黑睛溃陷，肺肝积热。热邪炽盛，上冲于目，致黑睛溃陷。或湿毒之邪素，乘隙而入，引动内火，内外合邪，交攻于目所致，或气血亏虚，黑睛失养，导致黑睛生翳。

现代医学认为，蚕食性角膜溃疡可能是一种自身免疫性疾病，细菌性角膜溃疡为多种细菌引起，病原体培养可找到致病菌。

【临床症状】

患眼碜涩疼痛，畏光流泪，随病情发展，视力下降，检查可见抱轮红赤，或白睛混赤，黑睛边缘生翳溃陷，后逐渐向中央区侵蚀，略微高起，中间低陷，状似花瓣，或溃陷从黑睛一边发展，如蚕食状，形如半月，其色灰白，渐侵中央，累及整个黑睛，遮掩瞳神，严重者溃陷也可向深层发展，引起黑睛穿孔，黄仁脱出，变生蟹睛等恶候。或溃陷向中央部蔓延的同时，周边部溃陷区逐渐修复，并有赤脉伸入，形成广泛瘢痕翳障。

【鉴别诊断】

花翳白陷可与凝脂翳、聚星障相鉴别。

【内服药疗法】

1. 肺肝风热证：

［主证］患眼碜涩疼痛，畏光，流泪，抱轮红赤，黑睛边缘生翳障，逐渐向前扩展蚕食，四周高起，中间低陷，羞明难睁，视力下降，舌红，苔薄黄，脉浮数。

［方剂］加味修肝散。

［组成］栀子、薄荷各90g，羌活30g，当归、大黄、连翘各15g，黄芩、赤芍药、菊花、木贼、白蒺藜、川芎各30g，麻黄10g，甘草10g。

［制法］上为末。

［用法］每服9g，用酒调下，痛用酒，不痛水煎服。

［功效］疏风清热，退翳明目。

［主治］风热邪毒侵袭，肺热犯肝，上攻黑睛。

［方剂来源］唐·孙思邈《银海精微》。

［方剂］清肝明目饮。

［组成］龙胆草（酒炒）、槐角、黄芩（猪胆汁炒）、连翘仁（炒）、黑山栀、木通、生地、玄参、赤芍、生甘草、甘菊、薄荷。

［制法］水煎，去滓。

［用法］温服。

［功效］清火散风解毒。

［主治］目赤肿，多泪痛，羞明紧涩。

［加减］火甚，加黄连，或胡黄连或黄柏；热甚便秘，加酒蒸大黄。

［方剂来源］清·顾靖远《顾松园医镜》。

［方剂］洗肝散。

[组成] 川芎、当归尾、赤芍药、防风、生地黄、白蒺藜、木贼、蝉蜕、羌活、薄荷、苏木、菊花、红花各15g，甘草9g。

[制法] 上㕮咀。每次9g，用水225mL，加松丝10余根，水煎，去滓。

[用法] 温服。

[功效] 祛风活血，清肝明目。

[主治] 目生花翳。

[方剂来源] 明·王肯堂《证治准绳·类方》。

[注] 王肯堂洗肝散提到活血，因疼痛就有瘀。

[方剂] 决明散。

[组成] 石决明（刮，洗）、细辛、防风、车前子、人参、白茯苓、大黄、茺蔚子各30g，桔梗（炒）15g。

[制法] 上为散。

[用法] 每次6g，食后、临卧用粥饮调服。

[功效] 祛风泻火，退翳明目。

[主治] 内障浮翳，或如枣花，或若银钉浮浅透外。

[方剂来源] 宋·赵佶《圣济总录》。

[方剂] 知母饮子。

[组成] 知母、茺蔚子各30g，防风、细辛各45g，桔梗、大黄、茯苓、芒硝各45g。

[制法] 上为末，每次3g，用水150mL，煎至75mL，去滓。

[用法] 食后温服。

[功效] 清肺泻肝，祛风消翳。

[主治] 眼生花翳白陷外障。

[方剂来源] 明·葆光道人《秘传眼科龙木论》。

2. 肺肝积热证：

[主证] 患眼视力下降，碜涩疼痛，或剧烈，热泪频流，白睛混赤，黑睛生翳，溃陷，从周边呈半月状发展，侵蚀整个黑睛，遮掩瞳神，或见黄液上冲；伴口苦口干，尿黄便结，舌红，苔黄，脉弦或脉数有力。

[方剂] 泻肝散。

[组成] 当归尾、大黄、黄芩、知母、桔梗、茺蔚子、芒硝、车前子、防风、赤芍药、栀子、连翘、薄荷各等分。

[制法] 上药研末，每次18g，水煎去滓。

[用法] 温服。

[功效] 泻肝凉血，祛翳明目。

[主治] 玉翳遮睛，初则红肿，赤脉穿睛，渐生翳膜，初起如碎米，久则成片，遮满乌睛。

[方剂来源] 唐·孙思邈《银海精微》卷上。

3. 气血亏虚证：

[主证] 患眼视力下降，白睛微赤，生翳溃陷，呈半月状，色淡白或淡黄，迁延不愈，伴有体弱无力，舌淡，少苔，脉细弱。

[方剂] 当归养荣汤。

［组成］防风、白芷 2.3g，白芍药、熟地、当归、川芎各 3g，羌活 2.3g。

［制法］上作一服，用水 300mL，煎至 150mL，去滓。

［用法］食后热服。

［功效］养血祛风。

［主治］肝经血虚，风邪上扰，目赤羞明，泪多眵少，睛珠痛。

［方剂来源］元·倪维德《原机启微》。

［方剂］当归补血汤。

［组成］薄荷、羌话各 1.5g，茺蔚子 3g，柴胡 2.4g，蒺藜 3g，菊花、防风各 2.4g，甘草 1.2g，生地黄 6g，当归 4.5g，白芍药 3g，川芎 2.4g。

［制法］上为粗末。以水 300mL，煎至 150mL，去滓。

［用法］食后温服。

［功效］补血养肝，疏风明目。

［主治］眼目涩痛，头痛眩晕，肿涩难开，生翳于黑睛上，或如粟米，或花翳白陷。

［方剂来源］清·吴谦《医宗金鉴》。

【外治方药】

1. 琥珀散：

［组成］乌贼骨 15g（先于粗石磨去其涩，用好者 3g），珍珠末 30g，珊瑚、朱砂、硇砂（白者）、马牙硝各 15g。

［制法］上为极细末。

［用法］点眼，每日 3~5 次，目翳处久闭。

［功效］消翳。

［主治］治目积年生花翳。

［方剂来源］明·傅仁宇《审视瑶函》。

2. 增明膏：

［组成］盆硝 15g，硼砂 9g，马牙硝 3g，青盐 4.5g，轻粉 1.5g，麝香、硇砂各 0.25g。

［制法］上同研极细末。

［用法］每用粟料大点眼内。

［功效］清肝泻火，明目退翳。

［主治］眼生翳膜，隐涩难开……赤眼肿痛。

［方剂来源］宋·杨倓《杨氏家藏方》。

3. 贝齿散：

［组成］贝齿、琥珀各 7.5g，朱砂、龙脑各 15g，马牙硝 7.5g。

［制法］上为细末。

［用法］每用少许点眼，磨尽翳障为度。

［功效］祛翳明目。

［主治］眼目翳障，日久不愈。

［方剂来源］宋·王怀隐《太平圣惠方》。

4. 七宝散：

［组成］琥珀、珍珠各 9g，硼砂 1.5g，珊瑚 5g，朱砂、硇砂各 1.5g，玉屑 3g，蕤仁 30 粒，片脑、麝香各 0.3g。

［制法］将上药俱研细如尘埃，方入麝香、片脑、蕤仁三件，再研，熟官绢筛过，放罐内。

［用法］临卧时以铜簪挑一米粒大许，点于有翳膜处。

［主治］翳膜遮睛。

［方剂来源］唐·孙思邈《银海精微》。

5. 水照丸：

［组成］乌贼鱼骨（取白心用）、生龙脑、丹砂（飞过）各3g。

［制法］上为极细末，用蜡和作细饼子。

［用法］安眼中。

［功效］祛翳。

［主治］眼生花翳。

［方剂来源］宋·赵佶《圣济总录》。

6. 珍珠散：

［组成］真珠末、琥珀末各7.5g，丹砂末3.75g，硇砂2豆大（好者，研）。

［制法］上为细末。

［用法］点眼，每日三五次。

［功效］清热消翳。

［主治］眼生花翳，及有赤脉冲贯黑睛。

［方剂来源］宋·赵佶《圣济总录》。

7. 琥珀散：

［组成］炉甘石（煅）30g，琥珀（细竹纸包，捶研）6g，冰片0.9g。

［制法］上为极细末。

［用法］点眼。

［功效］清热解毒，退翳敛疮。

［主治］目外障，风热火眼，红赤羞明，血缕翳膜。

［方剂来源］清·顾世澄《疡医大全》。

8. 朴硝散方：

［组成］川朴硝15g（炒熟），朱砂0.3g（细研，水飞过），龙脑1.5g（细研），乌贼骨15g（细研），黄柏、黄连各30g（去须）。

［制法］上件药先取黄蘖、黄连槌碎，以300mL水煎取浓汁100mL，去滓，于日中煎令干，然以诸药相和细研如面。

［用法］每以铜箸取如绿豆大点之。

［功效］清热解毒，明目消翳。

［主治］眼生花翳。

［方剂来源］宋·王怀隐《太平圣惠方》。

9. 龙脑膏：

［组成］龙脑、麝香各1.5g，腻粉6g，黄连末15g，蕤仁30g（汤浸，去赤皮，细研），井盐3g（细研）。

［制法］上件药细研，先以野驼脂60g，于瓷碗内煨令消，滤过，以前药合研如膏。

［用法］每以铜箸取米粒大点之。

［主治］治眼生花翳，涩痛。

［方剂来源］宋·王怀隐《太平圣惠方》。

10. 熊胆膏：

［组成］炉甘石（煅过水飞，丸如弹子大；每丸30g，分作10丸，用川黄连9g，浓煎去滓，烧淬之，汁尽为度）6g，琥珀1.5g，玛瑙（水飞净）9g，珊瑚（水飞净）0.9g，珍珠（煅，飞净）0.9g，朱砂（水飞净）1.5g，冰片、麝香各0.6g。

［制法］上药各研为细末，和匀，瓷罐收贮。

［用法］每用少许点大眦上，1日2~3次。

［功效］消翳。

［主治］一切老翳。

［方剂来源］清·张璐《张氏医通》。

【外治疗法】

1. 畏光、流泪、眼痛用洗眼汤洗眼（详见聚星障章节）。

2. 抱轮红赤，骤生翳障，羞明难睁，金丝膏点眼（详见聚星障章节）。

【针灸疗法】

针刺太阳、鱼尾、上星、百合、迎香、四白、曲池、合谷等穴。

【其他疗法】

对溃疡长期不愈，或角膜已穿孔或角膜即将穿孔者，可行角膜移植手术，详见专科书籍。

【护理与预防】

1. 早期积极治疗，以防黑睛溃破等。

2. 节制饮食，忌食辛辣炙煿之品。

第二十六节　角膜基质炎

角膜基质炎中医称为"混睛障""混睛外障""混障证""混睛"。混睛障病名出自《审视瑶函》。混睛障证以黑睛深层生翳，状若圆盘，其色灰白，浑浊不清，漫掩黑睛，障碍视力的眼病。多因肝经风热上扰，肝胆湿热蕴结，熏蒸于目，热灼津液，瘀血凝滞所致；或邪毒久伏，伤及阴液，肝肾阴虚，虚火上炎黑睛病发。

现代医学认为，多因致病微生物侵犯角膜基质或微生物抗原与血液中抗在角膜基质内发生免疫反应而导致角膜基质深层淋巴细胞浸润及水肿；伴新生血管形成的非化脓性炎症，命名为角膜基质炎。常与先天性梅毒、结核、单纯疱疹、带状疱疹、麻风、腮腺炎等有关。

【中国古代中医论述】

1. 明·傅仁宇《审视瑶函》卷三："混睛障证，混障却分红白，有余不足之灾，红速白迟皆退，久而点服方开，红畏紫筋爬定，白嫌光滑如苔，带此两般症候，必然难退易来。

此症谓漫珠，皆一色之障，世之患者最多，有赤白二症，赤者嫌其多赤脉，白者畏其光滑。若遇此症，必食发物，或用药发起，转觉昏肿红赤，再用点眼愈矣。宜服：

地黄散：生地黄、当归、熟地黄焙干、大黄各七钱，谷精草、黄连酒炒，白蒺藜炒去刺，木通、乌犀角锉细末，玄参、木贼草、羌活、炙甘草各五钱。上为细末。每服二钱，煮猪肝，或羊肝汁，食远调下。

七宝膏：梅花片研细，三钱，珍珠研细，水晶研飞，贝齿研飞，各一两，石决明洗净，研飞，琥珀末，各七钱，空青研飞，玛瑙研飞，各五钱。上为一处，用水五升，入砂锅内，煎至一升，再加净川蜜一两，复煎至一半，为膏，后入冰片末，搅匀，候退七日火气。每日临睡点之，早晨不宜点。"

2. 元·危亦林《世医得效方》卷第十六："混睛：此候白睛先赤而后痒痛，迎风有泪，闭涩难开，或时无事，不久又发，年深则睛变成碧色，满目如凝脂，赤络横赤如丝。此毒风积热，宜服：

地黄散：生地黄一两，芍药半两，土当归半钱，甘草半两，上锉散。每服三钱，水一盏半煎，食后温服。"

3. 明·王肯堂《证治准绳·杂病》："混障证谓漫珠皆一色之障也。患之者最多，有赤白二证。赤者易治于白者，赤者怕赤脉外爬，白者畏光滑如苔，有此二样牵带者，必难退而易发。若先因别证而成混障，则障去而原病见矣。若无别证，到底只是一色者。若混障因而犯禁触发者，则变证出，先治变证，后治本病。一云混睛证，白睛先赤而后痒痛，迎风有泪，闭涩难开，或时无事，不久亦发，年深则睛变成碧色，满目如凝脂赤路，如横赤丝，此毒风积热。宜服地黄散，外点七宝膏。"

4. 明·葆光道人《眼科龙木论》卷之三上："混睛外障此眼初患之时，先疼后痒，碜涩泪出，怕日羞明，白睛先赤，发歇无定，渐渐眼内赤脉横立。遮睛，如隔纱看物，难以辨明。此是毒风在肝脏，积血睑眦之间然也，初患宜令镰洗钩割，莫熨烙，去除根本，然后宜服凉膈散，点七宝膏，服退翳丸立效。"

5. 明·葆光道人《眼科龙木论》卷之三上："混眼外障……白睛先赤作根基，痛痒风吹泪出眵，碜涩难开旬日内，发无定体有瘳时，年深渐变时为碧，满目凝眵如觉之，赤脉如丝横与竖，混睛外障莫狐疑，毒风赤血成其量，如此谁言可易医，冷涩药中须得妙，点摩翳膜尽为期，频镰双睑同筐烙，风热平时即住之，汤药稍和年岁服，要除根本莫镰迟。"

6. 清·黄庭镜《目经大成》卷二下："混睛障，此症皆一色昏白之障，轮廓无损。细视瞳子尚见，历久而不变，不治亦不愈。世之患者最多。其赤痛羞明，眵结泪流，与他病同。病情及治法亦如之。间有障厚而实，浑似盐酥黑豆，丝缠而粗，恍若碎文磁钮，得效綦难。"

［注］綦（qí）：很，极。

【病因病机】

肝经风热，或肝胆湿热，循经上攻，黑睛被灼，黑睛乃病，或邪毒久伏，耗伤阴液，虚火上炎，攻侵黑睛所致。

【临床症状】

目珠疼痛，羞明流泪，视物模糊，胞睑难睁，白睛混赤，或抱轮暗红，黑睛中央或边际起，起状若圆盘，其色灰白翳障，逐渐漫掩黑睛，呈磨砂玻璃状，表面粗糙，隐隐可见灰白色线条夹杂，随病情发展，混浊范围扩大，可延及整个黑睛，形成赤白混杂的翳障，视力严重减退。

现代医学检查：（1）血清学检查：康华反应，荧光素螺旋体抗体吸附试验（FTA-ABS）或微量血清霉螺旋体试验（TPHA）阳性。

（2）结核菌素（OT）试验：OT试验阳性，或胸部X线检查发现肺部结核病灶。

【鉴别诊断】

混睛障应与花翳白陷、凝脂翳等相鉴别。

【内服药疗法】

1. 肝经风热证：

[主证] 眼痛，畏光流泪，白睛红赤，黑睛混浊不清，可伴有头痛恶风，舌红，苔薄黄，脉浮数。

[方剂] 羌活石膏散。

[组成] 羌活、石膏、黄芩、藁本、密蒙花、木贼、白芷、萝卜子、细辛、麻仁、川芎、苍术、菊花、荆芥、甘草各等分。

[制法] 上为末。

[用法] 每次 6g，蜜汤调服，1 日 3 次。

[功效] 疏风清热，祛翳明目。

[主治] 内外翳障，风热昏暗。

[方剂来源] 明·李梴《医学入门》。

[方剂] 拨云散。

[组成] 黄芩、甘草、藁本、栀子、防风、菊花、密蒙花、连翘、桔梗、薄荷、赤芍药、白蒺藜。

[制法] 水煎，去滓。

[用法] 食后服。

[功效] 清热疏风，退翳明目。

[主治] 眼赤涩肿痛。

[方剂来源] 唐·孙思邈《银海精微》。

[方剂] 柴胡复生汤。

[组成] 藁本、川芎各 1g，白芍药 1.2g，蔓荆子、羌活、独活、白芷各 1g，柴胡 1.8g，炙甘草、薄荷、桔梗各 1.2g，五味子 20 粒，苍术、茯苓、黄芩各 1.5g。

[制法] 用水 300mL，煎至 150mL，去滓。

[用法] 食后热服。

[功效] 疏风散热，祛翳明目。

[主治] 目红赤羞明，泪多眵少，脑顶沉重，睛珠疼痛，不能久视，渐生翳障。

[方剂来源] 明·倪维德《原机启微》。

2. 肝胆热毒证：

[主证] 眼刺痛、畏光、流泪，黑睛深层呈圆盘状灰白色混浊，赤脉贯布，白睛混矣，伴口苦咽干，溲黄便秘，舌红苔黄，脉弦数。

[方剂] 泻肝散。

[组成] 生地黄、当归、赤芍、川芎、连翘（去心）、栀子（生）、龙胆草、大黄、羌活、甘草（生）、防风。

[制法] 灯心为引，水煎，去滓。

[用法] 温服。

[功效] 泻肝凉血，清热解毒。

[主治] 眼目湿痒赤烂，胞肿疼痛，白睛生翳，流泪羞明。

[方剂来源] 清·吴谦《医宗金鉴》。

[方剂] 升麻散。

　　[组成] 川升麻、黄芩各30g，黄连（去须）、青葙子、甘草（炙微赤，锉）各22.5g，川芒硝60g。

　　[制法] 上为粗散。每次15g，用水350mL，煎取175mL，去滓。

　　[用法] 温服，不拘时候。

　　[功效] 清肝消翳。

　　[主治] 伤寒热毒，攻眼生翳。

　　[方剂来源] 宋·王怀隐《太平圣惠方》。

　　[方剂] 加味止痛没药散。

　　[组成] 没药、血竭各9g，大黄、朴硝各6g，石决明9g（煅）。

　　[制法] 上为末，分为4份。

　　[用法] 每次1份，早、晚用茶清调服。

　　[功效] 活血化瘀，清热祛翳。

　　[主治] 初起眼疼，白珠发红，后起云翳。

　　[方剂来源] 清·王清任《医林改错》。

　　3. 湿热内蕴证：

　　[主证] 眼胀痛、畏光、流泪、抱轮红赤或白睛混赤，黑睛深层呈圆盘状灰白色混浊，肿胀，视力严重下降，伴头重，乏力，食欲不振，便溏，舌苔黄腻，脉濡数。

　　[方剂] 甘露消毒丹。

　　[组成] 飞滑石450g，黄芩300g，茵陈330g，藿香、连翘各120g，石菖蒲180g，白蔻仁、薄荷各120g，木通150g，射干120g，川贝母150g。

　　[制法] 上为细末，神曲糊为丸，如梧桐子大。

　　[用法] 每次6~9g，开水送服，1日3次。

　　[功效] 利湿化浊，清热解毒。

　　[主治] 湿温时疫，邪在气分。

　　[方剂来源] 清·叶桂《医效秘传》。

　　[方剂] 二术散。

　　[组成] 蝉蜕、白术、黄连、枸杞子、苍术（米泔浸，炒）、龙胆草、地骨皮、牡丹皮各等分。

　　[制法] 上药为末。

　　[用法] 每次3g，食后用荆芥汤送下。

　　[功效] 祛风泻火，健脾燥湿。

　　[主治] 睑硬睛疼，目生翳障。

　　[方剂来源] 明·王肯堂《证治准绳·类方》。

　　4. 阴虚挟火证：

　　[主证] 眼干涩隐痛，或干涩不适，抱轮微赤，黑睛混浊不清，病变迁延不愈或反复发作。可伴眩晕耳鸣，腰膝酸软，五心烦热，口干咽燥，舌红少津，脉细数。

　　[方剂] 滋阴降火汤。

　　[组成] 生地18g，女贞子6g，山药9g，牡丹皮、茯苓各6g，料豆9g，沙参12g，麦门冬、贝母、杏仁各6g，谷精草4.5g，蝉蜕3g，生石决明18g（打碎）。

　　[制法] 水煎，去滓。

［用法］温服。

［功效］滋阴降火，养肝明目。

［主治］阴虚挟火，目睛不肿，微红羞明，眼珠作痛。

［方剂来源］清·费伯雄《医醇賸义》。

［方剂］明目菊花散。

［组成］菊花、车前子、熟地黄、木贼、密蒙花、薄荷、连翘、白蒺藜、防风、荆芥穗、甘草、川芎各等分。

［制法］水煎，去滓。

［用法］温服。

［功效］祛风清肝，滋肾明目。

［主治］眼中常发热或赤痛，渐渐生白翳膜。

［方剂来源］唐·孙思邈《银海精微》。

［方剂］青葙丸。

［组成］菟丝子、茺蔚子各 30g，生地黄、青葙子各 60g，防风 30g，五味子 9g，黑参、柴胡、泽泻各 30g，细辛 9g，车前子、茯苓各 30g。

［制法］上为细末，炼蜜为丸，如梧桐子大。

［用法］每次 9g，空心用茶清送服。

［功效］补肾养肝，疏风清热。

［主治］眼目初则红肿疼痛，涩泪难开，久则渐重，遂生翳膜，视物昏暗。

［方剂来源］清·吴谦《医宗金鉴》。

【外治方药】

1. 日精月华丹：

［组成］炉甘石 120g（用三黄汤煅、淬各 5 次，如粉净末，用 39g），黄丹（飞去土）、川黄连各 30g（去毛，切，童便浸一宿、晒干，取头末 10g），当归身（水洗，晒干）2.2g，朱砂（飞）、月石各 1.5g，白丁香（壮直者为雄。水飞去砂）、轻粉、海螵蛸（去皮，水泡去咸味，晒干，取净末）、硇砂（重汤煮，取碗沿浮白）各 1g，熊胆 3g（箬炙，勿焦），乳香（炙）、没药（炙）、麝香、片脑各 0.51g，珍珠、琥珀各 1.5g。

［制法］上为极细末，加蜜 120g，滚数沸，去沫，煎熟，绢滤净，取 90g，入碗，重汤文武火熬，柳条不住手搅，至紫色滴水成珠，捻丸不黏手，牵蜜有丝，是其候也；即离火，渐入丹石，搅匀为丸；如蜜老，不必晒；蜜嫩，放箸上晒干；如绿豆大，金箔为衣。

［用法］井水少许化开，加米饮，软鸭毛蘸点。

［主治］一切星障……瞳神昏花。

［方剂来源］清·陶承熹《惠直堂经验方》。

2. 十二将军二圣汤：

［组成］黑面将军（即五倍子）12 个，绿圣（即铜绿）、白圣（即白矾）各 1.5g。

［制法］水煎，去滓。

［用法］煎水洗目。

［主治］眼目翳障。

［方剂来源］明·程云鹏《慈幼新书》。

3. 金露散：

〔组成〕天竺黄、海螵蛸、月石各30g，朱砂（飞）、炉甘石（煅，淬童便7次，飞净）各24g。

〔制法〕上为极细末，瓷瓶收贮。

〔用法〕每用时旋取适量，研入冰片少许，点眼。

〔功效〕消肿除翳。

〔主治〕目赤肿痛，翳障。

〔加减〕若治内外眦障，取3g许，加珍珠0.24g，胆矾0.1g（珍珠须放豆腐中煮熟用）；若烂眩风眼，每3g加铜绿、飞丹各0.24g；如赤眼肿痛，每3g加乳香、没药各0.15g。

〔方剂来源〕明·张介宾《景岳全书》。

4. 退翳散：

〔组成〕人蜕、蝉蜕、蛇蜕、风蜕（焙）各1.5g，木通、木贼各6g，麝香1g。

〔制法〕如是浮翳，将药掺吹翳上。眼翳初起，灯心卷去三五次，以尽为度。

〔功效〕疏风清肝退翳。

〔主治〕一切翳膜。

〔方剂来源〕明·徐春甫《古今医统大全》。

5. 救苦丹：

〔组成〕公猪胆1具，冰片0.06g。

〔制法〕于银铫内用微火煎成膏，候冷，加冰片0.06～0.09g。再将猪胆白膜皮晒干，火煅存性。

〔用法〕将膏点入眼中。症状减轻后，点猪胆皮灰末。

〔功效〕清热退翳。

〔主治〕久患目盲，白翳遮睛。

〔方剂来源〕明·邓苑《一草亭目科全书》。

6. 玄明散：

〔组成〕蕤仁（去油）9g，硼砂（明者）15g，乌贼鱼骨（去硬膜）、玄明粉各15g，朱砂（去石）6g。

〔制法〕上为极细末，入脑、麝各少许，再研，用瓷盒盛。

〔用法〕用银箸点目。

〔功效〕祛风清热，明目退翳。

〔主治〕眼目翳障。

〔方剂来源〕明·（朝鲜）金礼蒙《医方类聚》。

7. 天赐膏：

〔组成〕好焰硝30g（铜器熔化）、黄丹（飞）、冰片各6g。

〔制法〕上为细末，入罐内收之。

〔用法〕每用少许，点眼。

〔功效〕明目去翳。

〔主治〕眼目障翳。

〔方剂来源〕清·李文炳《仙拈集》。

8. 开明膏：

[组成] 黄丹 60g，青盐 15g，海螵蛸（飞）、朱砂、硼砂各 4.5g，诃子 2 枚（去核，研末），冬蜜 120g（熬一大沸，去沫，取净者），槐、柳枝各 49 条。

[制法] 将蜜炼沸，滤过，瓷器盛放汤瓶口上，入甘石、黄丹、诃子，蒸熬至紫色，重汤炖成膏，槐、柳枝一顺搅，不住手互换搅，令条尽，滴水中不散为度，再又滤净；入后膏和剂：黄连（研末，罗过细）60g，槐、柳枝各 15g，上药入水 400mL，熬 200mL，滤去滓，以净汁再熬稀稠得所，入蜜药和匀，重汤成膏，放在地上数日出火毒，次入前药末搅匀。

[用法] 点眼。

[功效] 清热消翳。

[主治] 眼目昏花，视物不明，或生翳膜，内外障，目赤，迎风流泪。

[方剂来源] 明·王肯堂《证治准绳·类方》。

9. 副毒七宝散：

[组成] 黄连、当归、赤芍药、蔓荆子、五倍子、乳香各 18g（别研），轻粉 9g。

[制法] 上为细末。每次 6g，用水 30mL，煎数沸，滤清去滓。

[用法] 温热洗眼，一日数次，不拘时候。

[功效] 清热解毒，消肿止痛。

[主治] 眼睛赤肿疼痛。

[方剂来源] 南宋·张锐《鸡峰普济方》。

10. 扫云开光散：

[组成] 炉甘石 60g（水漂净，火煅，童便浸三次），海螵蛸（去壳）、明硼砂、乳香、没药（箬焙，去油）、麝香、东丹各 18g，血竭 9g，朱砂 6g，珍珠 60g。

[制法] 上药各为极细末。

[用法] 以人乳点大小眼眦。

[功效] 清热退翳。

[主治] 一切翳障，并时气热眼。

[方剂来源] 明·孙文胤《丹台玉案》。

11. 生明散：

[组成] 白丁香（拣净水飞过细末）30g，南硼砂末（好者）9g。

[制法] 上为极细末，用大活蛤蜊一个，将药末入蛤蜊内，又将蛤蜊放净碗内，上盖竹纸，勿沾灰尘，连碗晒令水出。

[用法] 用骨簪点眼。

[功效] 祛翳明目。

[主治] 眼内生翳及年老眼目昏花。

[方剂来源] 清·孙伟《良朋汇集》。

【外治疗法】

1. 刺痛流泪，羞明难睁，抱轮暗红，初起翳障用退翳散点眼（详见本章节）。

2. 黑睛混浊不清用百点膏点眼（详见真菌性角膜溃疡章节）。

【针灸疗法】

针刺攒竹、太阳、肺俞、肝俞、百合、足三里等穴。

【其他治法】

针对原发病因进行治疗。

【护理与预防】

1. 积极坚持治疗。

2. 少食辛辣、发物，以免助火生热。

第二十七节　暴露性角膜炎

暴露性角膜炎中医称"暴露赤眼生翳"，暴露赤眼生翳是指胞睑闭合不全，致使黑睛长期暴露并伴畏光、流泪、疼痛，黑睛生翳的眼病。

现代医学认为，暴露性角膜炎常发生于脑卒中、面神经瘫痪、眼睑外伤等致眼睑闭合不全者。在角膜睑裂暴露区，常可继发感染。本病大多为单眼患病，若治疗不及时，可变生他症。

【中国古代中医论述】

1. 唐·孙思邈《银海精微》卷上："暴露赤眼生翳者，与天行赤眼同理……但患于一人而无传染之症。天行者，虽痛肿而无翳；暴露者，痛而生翳。"

2. 元·危亦林《世医得效方》卷第十六："暴赤眼后忽生翳，此证轻则无妨，重则疼痛，而白睛红花，乃生翳膜者，是五脏积热宜先用前地黄膏，次服前泻肝散。"

3. 明·葆光道人《秘传眼科龙木总论》卷之五上："暴赤眼后急生翳外障：此眼初患之时，忽然白睛赤肿泪出，或痒或痛，皆是肝心壅毒在胸膈之间，更相击发，脏气上冲，致使如此。切宜镰洗出血，后饮芦根饮子、镇肝丸立效。

诗曰：忽然暴患白睛红，轻者无妨重者疼，定是肝心二脏热，更须击发莫相攻，芦根饮子须通泄，莫遣他时更复纵，丸散镇肝吞半剂，如斯治疗有神功。"

4. 明·杨希洛《明目至宝》："暴赤生风：心肝邪热不相通，血气相争痛不容，暴赤生风生翳膜，令人瞻视泪无穷。巡五脏，洗肝风，心经君火莫兴隆，等闲莫把手频拭，免有拳毛胆气逢。此是肝经受风热也。宜服：防风散、洗心散、消毒散。"

5. 清·沈金鳌《杂病源流犀烛》卷二十二："赤眼后生翳，由暴赤后热流于肺，轻则朦胧，重则白睛红花，乃生云膜，极不易治宜服泻肝散，点地黄膏。"

【病因病机】

多由脾胃积热，或肝胆火盛，更相击发，上冲黑睛致使黑睛生翳，或风热之邪直袭黑睛而生翳，或脉络瘀阻，胞睑内缩等致胞睑不能闭合，黑睛暴露，失液濡润而生本病。

【临床症状】

胞睑闭合不全，黑睛暴露于外，黑睛暴露部分出现干燥，失去光泽；日久白睛混赤，黑睛暴露处生翳，翳色灰白，并有赤脉伸入，重者黑睛大部分受累，翳障扩大，甚则黄液上冲，自觉眼干涩疼痛，畏光流泪。

【鉴别诊断】

暴露赤眼生翳应与天行赤眼，混睛障等相鉴别。

【内服药疗法】

1. 肝经风热证：

［主证］患眼涩痛，畏光流泪，白睛混赤，黑睛暴露生翳，翳色灰白，可伴口苦咽干，舌红苔黄，脉弦数。

［方剂］泻肝散。

［组成］栀子仁、荆芥、大黄、甘草各等分。

［制法］每次6g，水煎，去滓。

［用法］食后温服。

［功效］泻肝火，散风热。

［主治］目赤肿痛；风毒上攻，突出睛高，倒睫拳毛。

［方剂来源］宋·杨士瀛《仁斋直指方论》。

［方剂］道人开障散。

［组成］蛇蜕（洗，焙，剪细）、蝉蜕（洗，焙）、黄连各15g，绿豆30g，生甘草6g。

［制法］上为细末。用新水煎，去滓。

［用法］食后、临卧温服。

［功效］疏风清热，消翳明目。

［主治］眼生翳障。

［方剂来源］宋·杨士瀛《仁斋直指方论》。

2. 阴虚挟热证：

［主证］胞睑不闭，黑睛暴露生翳，色灰白，表面干燥，抱轮微红，眼内干涩疼痛，畏光流泪，舌红少苔，脉细数。

［方剂］当归薄梗汤。

［组成］薄荷、桔梗、知母、黑参、赤芍药、黄芩（酒炒）、生地黄、菊花、茺蔚子、当归、桑白皮、防风、川芎、白芷、甘草。

［制法］以水300mL，煎至240mL，去滓。

［用法］温服。

［功效］滋阴泻火，疏风散热。

［主治］眼中生翳，泪出羞明，发久不愈。

［方剂来源］唐·孙思邈《银海精微》。

［方剂］还光散。

［组成］菊花（炒）、羌活、防风、蝉蜕（去足翅）、蒺藜（炒）、川芎、当归、甘草（炙）。

［制法］上各等分，同研为细末。

［用法］食后用茶调服。

［功效］养血补肝，疏风散热。

［主治］眼中暴生赤白翳膜。

［方剂来源］宋·朱佐《类编朱氏集验医方》。

【外治方药】

1. 通天散：

［组成］芒硝15g，雄黄9g。

［制法］上为细末。

［用法］吹入鼻中。两鼻内流水，双目流泪，即效。

［功效］泻火解毒，消肿明目。

［主治］赤眼暴发，肿痛。

［方剂来源］明·龚廷贤《万病回春》。

2. 蕤仁膏：

［组成］蕤仁（去皮，研）、胡黄连（末）各7.5g，鸡子1枚（去黄留清）。

［制法］上用绵裹，纳鸡清中，浸一宿。

［用法］搵眼，一日数次，后则洗之。

［功效］泻火解毒。

［主治］眼暴赤热毒。

［方剂来源］宋·赵佶《圣济总录》。

3. 连矾膏：

［组成］黄连末 6g，生白矾末 3g。

［制法］用细梨 1 只，去核，放入上药末，仍用梨盖，竹签钉住，外以面饼包裹，于饭锅上蒸 3 次，取出，去面，将梨捣烂，拧汁入碗内，露一宿。

［用法］任意点眼。

［功效］清火退翳。

［主治］时眼日久，有浮翳。

［方剂来源］清·马云从《眼科阐微》。

4. 桑叶煎：

［组成］桑叶（霜后取）。

［制法］水煎，去滓。

［用法］以水洗眼。

［功效］祛风明目。

［主治］迎风流泪，目赤肿痛。

［方剂来源］清·李文炳《仙拈集》。

5. 洗眼黄连汤：

［组成］黄连、秦皮、黄柏各 30g，蕤仁 22.5g，干枣 10 枚。

［制法］上咬咀。每次 45g，用水 800mL，煎取 500mL，去滓。

［用法］稍热抄洗，冷即重暖，1 日 3 次。

［功效］祛风泻火。

［主治］眼赤肿，睛欲突出。

［方剂来源］宋·赵佶《圣济总录》。

6. 点眼雄黄散：

［组成］雄黄（研）、黄连各 45g，细辛、干姜（炮）各 22.5g，黄柏 45g，菊花 30g（三月三日日未出时收之）。

［制法］上为极细末，盛于瓷器中。

［用法］每取黍米许点目眦。闭目良久。

［功效］疏风清热。

［主治］风毒赤痛，眦烂生疮，冲风有泪。

［方剂来源］宋·赵佶《圣济总录》。

7. 二霜膏：

［组成］硼砂 3g，蕤仁 14 粒（出油），姜霜末 1.5g，脑子少许。

［制法］上为细末，用糖 15g，研匀为膏。

［用法］点入眼中。

［主治］眼流冷泪。

［方剂来源］宋·许叔微《本事方续集》。

8. 点眼杏仁膏：

［组成］杏仁（汤浸，去皮、尖，研）15g，黄连 30g，轻粉 1.5g。

［制法］上药以新绵裹，用水 150mL，浸 24h。

［用法］点眼，1 日 3~5 次。

［功效］清肝泄热。

［主治］飞血赤脉。

［方剂来源］宋·赵佶《圣济总录》。

9. 香腊膏：

［组成］黄连、秦皮各等量。

［制法］将上诸药择净，研细，水煎取汁，文火煮沸收膏，加冰片适量调匀即成。

［用法］每次适量，每日 3 次，滴眼。

［功效］清肝解毒明目。

［主治］暴赤眼，风热痒痛。

［方剂来源］宋·赵佶《圣济总录》。

10. 龙脑黄连膏：

［组成］黄连 250g，冰片 3g。

［制法］将黄连择净，研碎，加水 750mL，煎成 150mL，去渣取汁，文火收膏约 100mL即成。

［用法］临用加冰片少许，点入眼内，每日 4~6 次。

［功效］泻火明目。

［主治］目中赤脉，畏日羞明，目内灼热。

［方剂来源］元·倪维德《原机启微》。

11. 柏竹沥膏：

［组成］慈竹 1 段，黄柏适量。

［制法］将慈竹去节，黄柏研细，纳入竹筒中，两砖对立，将竹放砖上，两头各安净碗，文火烧令沥出，收碗中。

［用法］每日 3 次，滴眼。

［功效］清热化痰。

［主治］赤眼障翳。

［方剂来源］宋·陈言《三因极一病证方论》。

12. 黄连养目膏：

［组成］黄连 18g，当归 9g，防风 6g。

［制法］将上药择净，研细，水煎取浓汁 150mL，加白蜜 50mL，文火收膏。

［用法］每次适量点眼，1 日 3 次。

［功效］清热解毒。

［主治］风热，眼赤，畏日羞明。

［方剂来源］清·陶承熹《惠直堂经验方》。

13. 黄金膏：

［组成］黄柏、蛇蜕各 30g。

[制法] 上药共研细末，以醋浆水 375～400mL，煎至 125mL，稀稠似乳，滤净，收贮即成。

[用法] 每次适量点眼，每日 3~5 次。

[功效] 清热解毒，祛风明目。

[主治] 眼暴赤涩痛，眼目生翳。

[方剂来源] 宋·赵佶《圣济总录》。

14. 龙胆膏药：

[组成] （1）玄精石、滑石各 500g，黄连、秦皮、龙胆草、苦楝根、五倍子各 300g。

（2）当归、赤药、大栀子、杏仁、蕤仁各 150g，槐枝、柳枝各 100g。

[制法] 将诸药择净，研细备用。取方（1）用大锅加清水适量，煎至一半，滤净取液备用，方（2）如上法同煎备用，取白砂蜜 2500g，再熬至一半，下硼砂 150g，猪胆 5 具，文火煎匀，熬成稀膏，按药膏 1000g，冰片 18g 比例搅匀，收膏。

[用法] 点睛，1 日 3 次。

[功效] 清热解毒，明目消肿。

[主治] 暴赤眼肿痛，隐涩难开，怕日羞明。

[方剂来源] 明·方广《丹溪心法附余》。

15. 水龙膏：

[组成] 黄连 8g，当归、乳香、青盐、硼砂各 3g，硇砂、枯矾、龙脑各 2g。

[制法] 将上药择净，研细末，和匀，同炼蜜 120g，共入竹筒内，密封，放锅内煮至蜜熟，滤净即成。

[用法] 点眼，不拘时候。

[功效] 清热解毒，明目止痛。

[主治] 赤眼肿痛，翳膜。

[方剂来源] 宋·赵佶《圣济总录》。

16. 金腺膏：

[组成] 黄丹 60g，朴硝 15g，白砂蜜 120g。

[制法] 将黄丹研细，炒紫、候冷，与朴硝，蜂蜜同入锅中，熬膏，滤净，收贮。

[用法] 用时取适量，用热水化开，先熏眼，候温洗眼，每日 3 次。

[功效] 解毒消翳。

[主治] 赤眼肿痛，翳膜遮障。

[方剂来源] 宋·魏岘《魏氏家藏方》。

【外治疗法】

1. 眼内干涩疼痛，畏光流泪，用洗眼黄连汤洗眼或桑叶煎洗眼（详见本章节）。

2. 白睛混赤，黑睛生翳可用黄金膏点眼或柏竹沥膏滴眼（详见本章节）。

【针灸疗法】

针刺睛明、承泣、翳明、合谷、肾俞等穴。

【其他疗法】

胞睑闭合不全者，酌情手术治疗或结膜瓣遮盖术等。

【护理与预防】

1. 注意遮盖患眼，防止风沙刺激。

2. 积极治疗原发病证。

3. 预防用药，防止感染和溃疡的发生。

第二十八节 急性闭角性青光眼

急性闭角性青光眼中医称为"绿风内障""绿翳青盲""绿盲""绿风""绿水灌珠"等。绿风内障是以头眼胀痛，眼珠变硬，瞳神散大，瞳色淡绿，视力锐减，白睛混赤等临床表现。该病发病急，病情危重，若被贻误，患眼极易失明。本病多见于50岁以上的老年人，女性常见，发病率为男性患者的2倍，是常见的致盲眼病之一，可两眼先后或两眼同时发病，以邪热犯内，肝胆火盛，或肝气郁结，气郁生火，或脾湿生痰，痰郁化火，或肝肾阴虚，虚火上炎等而致本病。

现代医学认为，本病是由瞳孔阻滞诱发的急性房水引流障碍导致房角狭窄或完全关闭，引起眼压急剧升高而损害视力功能为主要表现的一类青光眼。

【中国古代中医论述】

1. 唐·王焘《外台秘要》第二十一卷："如瞳子翳绿色者，名为绿翳青盲，皆是虚风所作。"

2. 宋·王怀隐《太平圣惠方》卷第三十二："治绿风内障，肝肺风热塞滞，见红白黑花，头额遍疼，渐渐昏暗不见物者，宜服羚羊角圆方：

羚羊角屑一两，石决明二分，捣细研，水飞过，决明子三分，独活半两，防风半两，去芦头，蔓荆子半两，甘菊花半两，吴蓝子半两，车前子三分，甘草半两，炙微赤，剉，犀角屑三分，栀子仁半两。上件药捣罗为末，炼蜜和捣二三百杵，圆如梧桐子大，每于食后以温浆水下二十圆。"

3. 元·危亦林《世医得效方》卷十六："绿风，此病初患则头旋，两额角相牵瞳仁，连鼻膈皆痛。或时红白花起，或先左而后右，或先右而后左，或两眼同发，或吐逆，乃肝肺之病。肝受热则先左，肺受热则先右，肝肺同病则齐发。先服羚羊角散，后服还睛散。方见如下。

羚羊角散：家菊、防风、川芎、羌活、车前子、川乌炮，去皮尖，各半两，半夏炮、羚羊角、薄荷叶各一分，细辛一两。上剉散，生姜煎。或为末，食后荆芥、茶清调下。"

4. 明·王肯堂《证治准绳·杂病》第七册："绿风内障证，瞳神气色浊而不清，其色如黄云之笼翠岫，似蓝靛之合藤黄，乃青风变重之证，久则变为黄风。虽曰头风所致，亦由痰湿所攻，火郁忧思忿怒之过。若伤寒疟疫热蒸，先散瞳神，而后绿后黄，前后并无头痛者，乃痰湿攻伤真气，神膏耗涸，是以色变也。盖久郁则热胜，热胜则肝木之风邪起，故瞳愈散愈黄。大凡病到绿风危极矣，十有九不能治也。一云此病初患则头旋，两额角相牵瞳人，连鼻膈皆痛，或时红白花起，或先左而后右，或先右而后左，或两眼同发。或吐逆，乃肺之病。肝受热则先左，肺受热则先右，肝肺同病则齐发。先服羚羊角散，后服还睛散。"

5. 明·傅仁宇《审视瑶函》卷五："绿风障症：绿风内障其色绿，重是青风轻是黄。视物昏冥浓雾密，头旋风痰火气伤，瞳神甚大害尤速，少失调治散渐黄。目病若到如此际，看看渐失本来光。此症专言瞳神气色浊而不清，其色如黄云之笼翠岫，似蓝靛之合藤黄，乃青风炎重之症，久则变为黄风，虽曰头风所致，亦由痰湿所攻，火郁忧思忿急之故。若伤寒疟疾热蒸，先散瞳神，而后绿后黄，前后并无头痛者，乃痰湿攻伤其气，神膏耗涸，是以色变也。然虽如是，盖久郁则热胜，热胜则肝之风邪起矣。故瞳神愈散愈黄，大凡病到绿风，极为危者，十有九不能治也。

宜服：半夏羚羊角散　治痰湿攻伤，绿风内障。羚羊角锉细末，薄荷、羌活、半夏炙，各钱半，白菊花、川乌炮、川芎、防风、车前子各五钱，细辛二钱。上为末，每服三钱，生姜三片，水二盏，煎一盏去滓服，或荆芥汤调下。

羚羊角散　治绿风内障，头旋目痛，眼内痛涩者服。如痰湿攻伤者，服聚星障症羚羊角散，见卷三。羚羊角锉末，防风、知母、人参、黑玄参、茯苓、黄芩、桔梗、车前子各一两、细辛二两。上为粗末，每服三钱，白水煎，食后温服。"

6. 宋·葆光道人《葆光道人秘传眼科》卷二："绿风内障：此眼初患之时，头旋额角偏痛连眼睑骨及鼻颊骨痛，眼内痛涩见花，或因呕吐恶心，或因呕逆后便令一眼先患然，后相牵俱损，目前花生或红，或黑，为肝肺受劳，致令然也。宜服羚羊角饮子、还睛丸，兼针诸穴，眉骨血脉，令住却疾势也。"

诗曰：初患头旋偏头痛，额角相牵是缘风，眼眶连鼻时时痛，闷涩生花黑白红，肝脏谁知先患左，肺家右眼作先锋，续后相牵多总患，缘他脉带气相通，风劳入肺肝家壅，客热潜流到肾宫，秘涩大肠加自可，每觉心烦上筑胸，必是有时加呕逆，风痰积聚在心中，羚羊汤药须当服，还睛丸散立成功，频针周骨兼诸穴，能行病本灭行踪，忌针督脉宜出血，恐因此后转昏朦，瞳子开张三曜绝，妙药能医更漫逢。

7. 明·杨希洛、夏惟勤《明目至宝》卷二："绿风内障：绿风初患有头旋，两额相牵痛不痊，鼻梁隔乃时痛，红白花生在眼前。肝左热，肺右边，或时两眼泪涟涟，决明散与羚羊散，服了光明玄又玄。此是肝虚劳头疼也。宜服：三花五子丸、川芎散、镇肝散、胜金散。"

8. 清·沈金鳌《杂病源流犀烛》卷二十二："绿风，初患头旋，额角相牵瞳人，连鼻皆痛，或时红白花起，肝受热则先左，肺受热则先右，肝肺同病则齐发宜先服羚羊角散、羚羊角丸，后服还睛丸。"

9. 清·许克昌、毕法《外科证治全书》卷一："其珠色青蓝或微兼绿色。眼科虽有乌风障、绿风障、青风障、黄风障、高风昏花障、肝虚目胀、振惊内障等名，总由血少神劳，肝肾亏损，精竭视昏，神竭视黑。治当专补肾水，兼补其气，用加味明目地黄丸，或八珍汤加甘菊、怀山药、牛膝、山萸肉、枸杞子、谷精草、五味子、夏枯草、天冬、麦冬等药酌用之。"

（1）目珠痛，至夜更甚，连眉棱骨及头半边肿痛，以苦寒药点服反甚者，用夏枯草、香附（炒）各二两，甘草四钱共为末。每用三钱，清茶调服，四五服可愈。

（2）目中见禽虫飞走纷纷不已者，肝胆病也。用酸枣仁（炒）、羌活、青葙子、元明粉各一两为末，每水一盏药末二钱，煎和渣服，日二次。

"加味明目地黄丸：生地黄一斤酒炒，人参四两，五味子三两，牛膝二两，麦冬六两去心，归身五两，甘枸杞五两，甘菊八两，上研极细末，炼蜜为丸。"

10. 三青·吴谦《医宗金鉴》卷七十七："绿风者，初病眼前时见白花、红花，头旋，两额侠鼻痛牵两目，日久瞳变浅绿如白之色。"

"绿风羚羊饮：黑参二钱，防风二钱，茯苓二钱，知母二钱，黄芩一钱，细辛一钱，桔梗二钱，羚羊角一钱，车前子一钱，大黄一钱。上为粗末，以水二盏，煎至一盏，食后去渣温服。"

"绿风还睛丸方：甘草、白术、人参、茯苓、羌活、防风、菊花、生地黄、蒺藜、肉苁蓉、山药、牛膝、青葙子、密蒙花、菟丝子、木贼、川芎各一两。上为细末，炼蜜为丸，桐子大，空心茶清送三钱。"

【病因病机】

由风热犯内，肝胆火盛，热极生风，风火攻目，造成玄府闭塞、神水瘀滞眼内所致，或火郁忧思忿怒之过，气火上逆，壅塞目中玄府，神水排散不畅，蓄积于目中，而后绿后黄；或脾湿生痰，痰郁化热，痰火郁结，上攻于目，神膏耗涸是以色变也，神水滞留目内遂致，或肝肾阴虚，水不制火，虚火上炎，或气血失和，气滞血瘀，眼孔不通，目中玄府闭塞，神水瘀滞而致本病。

［注］涸（hùn），混浊。

【临床症状】

自觉头目剧烈疼痛，视物昏矇，虹视，视力急降，白睛混赤，瞳神散大，色淡绿，畏光流泪，常伴有恶心、呕吐、发热等症状。

【鉴别诊断】

绿风内障应与偏头痛，青风内障等相鉴别。

【内服药疗法】

1. 风火攻目证：

［主证］发病急，眼珠胀痛，同侧头痛，白睛混赤，神膏耗涸，视力锐减，舌红，苔黄，脉弦数。

［方剂］绿风羚羊饮。

［组成］黑参、防风、茯苓、知母各6g，黄芩、细辛各3g，桔梗6g，羚羊角、车前子、大黄各3g。

［制法］上为粗末，以水250mL，煎125mL。

［用法］食后去渣温服。

［功效］清热泻火，平肝熄风。

［主治］绿风内障。

［方剂来源］清·吴谦《医宗金鉴》。

［方剂］蔓荆实汤。

［组成］蔓荆实（去皮）、甘菊花、羌活、黄芩（去黑心）、芎䓖、防风各30g，石膏90g，炙甘草15g。

［制法］上为末。每次12g，用水250mL，煎至180mL，去滓。

［用法］食后、临卧温服。

［功效］疏风散热，清肝明目。

［主治］目睛疼痛，上连头疼。

［方剂来源］宋·赵佶《圣济总录》。

2. 肝气郁结证：

［主证］头眼剧烈涨痛，白睛混赤，黑睛耗涸，视力骤降，思虑忿怒时症状加剧，伴有烦躁易怒，胸肋胀满，口苦，舌红，苔黄，脉弦数。

［方剂］酒调洗肝散。

［组成］黑参、大黄、桔梗、知母、朴硝、栀子、黄芩。

［制法］上为末。

［用法］每次6~9g，温酒服，1日2次。

［功效］泻火明目。

［主治］热气上攻，黑睛疼痛。

［加减］热甚者，加生地、归尾。

［方剂来源］唐·孙思邈《银海精微》。

［方剂］清肝散。

［组成］生地、防风、荆芥、龙胆草、栀子、川芎、黄芩、羌活、夏枯草、大黄、木贼、菊花、黄连、牛蒡子、薄荷、甘草、当归、车前子。

［制法］上吹咀，水煎去滓，取液。

［用法］温服。

［功效］疏肝解郁，疏风泻火，消翳明目。

［主治］肝盛风热，攻眼，治诸般眼疾。

［方剂来源］明·杨希洛、夏惟勤《明目至宝》。

3. 痰火郁结证：

［主证］头痛剧烈，眼球胀痛，视力剧降，白睛混赤，黑睛耗涸，瞳神散大，干呕吐涎，神疲纳差，舌红，苔腻，脉滑数。

［方剂］将军定痛丸。

［组成］黄芩（酒洗）21g，白僵蚕、陈皮（盐煮，去白），天麻（酒洗），桔梗各15g，青礞石（煅），白芷各6g，薄荷9g，大黄（酒蒸九次，焙干）60g，半夏（牙皂，姜汁煮，焙干）30g。

［制法］上为细末（细粉），滴水为丸，如绿豆大。

［用法］每服6g，食后临卧茶清吞之。

［功效］降火逐痰，目前明目。

［主治］绿风内障，头痛。

［方剂来源］明·傅仁宇《审视瑶函》。

【外治方药】

1. 贴眼大黄饼子：

［组成］大黄末31g，大麦面13.5g，鸡子5枚（去黄）。

［制法］以鸡子白和作饼子。

［用法］敷肿上，干即易之。

［功效］泻火解毒清肿。

［主治］眼热毒赤肿，上攻眉骨，头痛壮热不止。

［方剂来源］宋·赵佶《圣济总录》。

2. 槐皮洗眼汤：

［组成］槐子皮、秦皮各30g，黄连15g。淡竹叶1握，蕤仁（汤浸，去赤皮）、栀子仁、黄柏、马牙硝各15g，青盐7.5g。

［制法］上为粗散。每次30g，用水600mL，入古字钱14枚，煎至300mL，去滓。

［用法］每次50mL，洗眼，1日3次。

［功效］消肿止痛。

［主治］目肿痛。

［方剂来源］宋·王怀隐《太平圣惠方》。

3. 地龙散：

［组成］地龙9g，谷精草6g，乳香（锉）3g。

［制法］上为细散。

［用法］每次1.5g。于烧香饼子上取烟，用纸筒子罩熏鼻中，偏痛随左右用之。

［功效］清热疏风，活血止痛。

［主治］眼眉骨及头脑俱痛。

［方剂来源］宋·赵佶《圣济总录》。

4. 车前饼子：

［组成］车前叶1握，牛蒡叶1握，地龙粪90g，盐7.5g，秦皮30g（锉）。

［制法］诸药捣烂，捏作饼子。

［用法］患者仰卧，以饼子贴目上，干即易之。

［功效］疏风清热。

［主治］眼目赤肿疼痛。

［方剂来源］宋·王怀隐《太平圣惠方》。

5. 㵴肿膏：

［组成］腻粉少许，黄蜡、代赭石（研）各15g，细磁末、黄柏（研末）、麻油各30g。

［制法］上为极细末，于铜杓内入油、蜡同熬为膏。

［用法］涂患处。

［功效］清热消肿。

［主治］睑硬睛疼。

［方剂来源］清·吴谦《医宗金鉴》。

6. 胜冰丹：

［组成］白药子45g，山豆根、红内消、黄药子、炙甘草、黄连各60g，麝香（研）、龙脑（研）各6g。

［制法］上为末，用盏盛之于饭上蒸，候冷入脑、麝令匀，炼蜜为丸，如芡实大。

［用法］每次1丸，含化；又用津唾于指甲上磨少许，点赤眼。

［功效］清热解毒，消肿止痛。

［主治］目赤热疼痛。

［方剂来源］宋·太医局《太平惠民和剂局方》。

【针灸疗法】

睛明、风池、太阳、合谷、神门、百会、足三里等穴。

【手术治疗】

酌用虹膜切除术、小梁切除术等。

【护理与预防】

1. 早期发现，早期治疗。

2. 预防情绪过激及情志抑郁，以减少诱发因素。

3. 若服药和局部滴眼控制眼压无效时，需迅速手术治疗。

第二十九节　老年性黄斑变性

老年性黄斑变性中医称"视瞻昏渺""视惑"。视瞻昏渺是指眼外观无异常，视物昏矇，随年龄增长而视力减退，日渐加重，年龄越大，发病率愈高。明·王肯堂《证治准绳·杂病》："若人年五十以外而昏者，虽治不复光明……自然目光渐谢。"

现代医学认为，老年性黄斑变性是发病年龄在 50 岁以上与多种原因导致患者中心性视力下降的疾病。临床上分为干性（萎缩型）和湿性（渗出型）两类，干性相对多于湿性。

【中国古代中医论述】

1. 隋·巢元方《诸病源候论》卷二十八："目暗不明候，夫目者，五脏六腑阴阳精气皆上注于目。若为血气充实，则视瞻分明，血气虚竭，则风邪所侵，令目暗不明。"

2. 明·傅仁宇《审视瑶函》卷之五："瞻视昏渺症，此症谓目内外无症候，但自视昏渺蒙昧不清也。有神劳、有血少、有元气弱、有元精亏。而昏渺者，若人年五十以外而昏者，虽治不复光明，其时犹月之过望，天真日衰，自然目光渐衰，不知一元还返之道，虽妙药难回，故曰不复愈矣。此章专言平人之昏视，非若因目病昏渺之比，各有缘故，须当分别。凡目病外障而昏者，由障遮之故。欲成内障而昏者，细视瞳内，必有气色。若有障治愈后而昏渺者，因障遮久，滞涩其气，故光隐耗，当培其本而光自发。有因目病渐发渐生，痛损经络，血液涩少，故光华亏耗而昏。有因目病失治，其中寒热过伤，及开导针烙炮熨失当，而因损伤其血气，耗其精华而昏者，以上皆宜培养根本，乘其初时而治之，久则气脉定，虽治不愈。若目因痛暗而昏者，此因气滞火壅，络不和畅而光涩，譬之烟不得透彻。故火乃不明，如目暴痛。愈后尚昏者，血未充足，气未和畅也，宜慎养以免后患。若目病久愈，而昏渺不醒者，必因六欲七情五味四气瞻视哭泣等故，有伤目中气血精液脉络也，宜早调治。若人未五十，目又无痛赤内障之病，及斫丧精元之因，而昏渺无精彩者：其人不寿。凡人年在精强，而多丧失其真元。或苦思劳形纵味，久患头风，素多哭泣，妇女经产损血，而且内外别无症候，日觉昏花月复月而年复年，渐渐昏渺者，非青盲即内障也。"

3. 明·王肯堂《证治准绳·杂病》："视瞻昏渺证谓目内外别无证候，但自视昏渺蒙昧不清也。有神劳，有血少，有元气弱，有元精亏而昏渺者，致害不一。若人年五十以外而昏者，虽治不复光明。盖时犹月之过望，天真日衰，自然日渐光谢，不知一元还返之道，虽有妙药，不能挽回，故曰不复愈矣。此专言平人视昏，非因目病昏渺之比。各有其因，又当分别。凡目病外障而昏者，由障遮之故。欲成内障而昏者，细视瞳内亦有气色。若有障治愈后昏渺者，因障遮久，滞涩其气，故光隐眊，当培其本而光自发。有目病渐发渐生，痛损经络，血液涩少，故光华亏耗而昏。有因目病治失其中，寒热过伤，及开导针烙炮炙失当，当而失中，伤其血气，耗其光华而昏者。以上皆宜培养根本，乘其初时而治之。久则气脉定，虽治不愈。若目在痛时而昏者，此因气塞火壅，络不和畅而光涩，譬之烟不得透，火反不明。如目暴痛，愈后尚昏者，血未充足，气未和畅也。宜谨慎保养，以免后患。若目病愈久而昏渺不醒者，必因六欲七情、五味四气、瞻视哭泣等故，有伤目中气血精液脉络也。早宜调治。久则，虽治亦不愈矣。若人年未五十，目又无痛赤内障之病，及斫丧精元之过，而视昏渺无精彩者，其人不寿。凡人年在富强，而多丧真损元，竭视苦思，劳形纵味，久患头风，素多哭泣，妇女经产损血者，目内外别无证候，只是昏眊，月复月而年复年，非青盲则内障来矣。"

4. 唐·孙思邈《银海精微》卷之下："问曰：人之患眼，视物不明，如纱遮睛，何也？

答曰：此血衰气旺，血为营，气为卫。卫为阳而气清，荣为阴而气浊。《素问》曰：清气为天，浊气为地，清阳发腠理，浊阴走五脏者，心肝脾肺肾也。眼有五轮，内属五脏，肾属于水轮为瞳人，肾水衰不能济于肝木，使肝木血衰，不荣于眼目，故睛少短，不能久视，肾衰不为心火交济，故心火上炎，眼目必热，则看物不准，今肾水衰乃虚阳攻上，肝血衰故目不得血，岂非血衰而气旺也？服驻景丸、补肾四顺凉肝散。

驻景丸：川椒一两，去目，楮实子、五味子、枸杞子、乳香、人参各一两、菟丝子、肉苁蓉各五钱。上炼蜜为丸，盐汤下。

四顺凉肝散：荆芥、川芎、当归、防风、赤芍药、甘草、汉防己。上各等分，水煎温服。"

5. 明·杨希洛、夏惟勤《明目至宝》卷一："目眇者何也？答曰：此经络偏绝，气血衰乏，或风邪停留，伤于内外，使大小眦血气不均，故目眇也。宜服均气散、朱砂散。"

6. 清·沈金鳌《杂病源流犀烛》卷二十二："目得血而能视，《内经》曰：人卧则血归于肝，肝受血而能视。又曰：肝虚则目䀮䀮无所见。《难经》曰：肝气通于目，肝和则能变五色。《直指》曰：肝者，目之外候，肝取木，肾取水，水能生木，子母相合，故肝肾气充，则精彩光明。"

7. 清·黄庭镜《目经大成》卷之二下："视惑，此目人看无病，但目视物色颠倒紊乱，失却本来面目。如视正为邪、视定为动、赤为白、小为大、一为二之类。揆厥由来，盖人一脏一腑有真阴真阳，一曰真精真气，百骸滋其培渥，双睛赖以神明，除不得已之事有所烦扰，与夫岁气如临，莫能禁御，务宜恒自珍惜，毋使稍有耗损。倘放逸其心。逆于生乐，以精神徇智巧，以忧虑徇得失，以劳苦徇财利，以身世徇情欲，种种行藏，皆能斫丧真元。真元衰则脏腑不和，而神明失中……视一有二；脏气，精明所禀。五色，其征兆耳。火水未济，阴阳失其守使，则气乖而驳，视赤为白，视黑为赤。然此都无大患。但清明在躬，瞳子安可有此。万一转暂为常，则妄见内障不旋踵而至耳。"

8. 明·杨希洛、夏惟勤《明目至宝》卷一："五十已上，七十已下，宜用温药……患翳膜眼睛不疼痛，不用宣解……凡人患眼，皆因酒色、思虑、忧愁、悲哭、食毒，咸酸，致令血气不均，肝气损动，调理肝肺则用药明矣。"

9. 明·亡名氏《异授眼科》"泻肺散，治目中不清，视物不见。黑豆、白丑、泽泻、当归、枸杞、苦参各等分，水煎服。忌酒、煎炒、发物。"

10. 明·王肯堂《证治准绳·类方》："精生气，气生神，故肾精一虚，则阳光独治，阳光独治，则壮火食气，无以生神，令人目暗不明。王冰曰：壮水之主，以制阳光。故用生熟地黄、山萸、五味、当归、丹皮、泽泻味厚之属，以滋阴养肾，滋阴则火自降，养肾则精自生。乃山药者，所以益脾而培万物之母。茯神者，所以养神面生明照之精。柴胡者，所以升阳而致神明之气于精明之窠也。孙思邈曰：中年之后，有目疾者，宜补不宜泻。可谓开万世之蒙矣。"

[注] 上面论述治疗眼疾用药方法。

【病因病机】

本病多因年老体弱，肝肾不足，精血两虚，目失濡养，以致神光暗淡。或脾气虚弱，脏气不得发越；素有头痰，客感风气，风痰相搏，上干空窍，系神光散乱，视物昏矇。或情志内伤，肝失疏泄，气滞血瘀，正气避位，而邪胜一边遮蔽瞳神。

现代医学认为，本病可能与先天性缺陷、遗传、营养因素、免疫异常，光的慢性损伤、中毒、高血压血管疾病等原因有关。

【临床症状】

初期视力轻度下降，50 岁以上中老年多见，视物昏矇，如有轻纱薄雾遮挡，随年龄增长，病情发展，视物模糊逐渐加重，视物变形，眼前出现暗影遮挡，视力骤降。甚者仅辨明暗，可伴有头痛失眠或五心烦热等。

现代医学认为，本病分干性和湿性。

（1）干性（或称萎缩性、慢性、非新生血管性）：一般在 50 岁以上，双眼同时发病，或先后发病，视力缓降，早期黄斑部色素紊乱，中心反光不清或消失，后极部并见散在性较多的圆点状玻璃膜疣……晚期，黄斑呈金箔样外观，呈现地图状色素上皮萎缩区。荧光素血管造影可见黄斑区有透见荧光或弱荧光，而无荧光素渗漏。

（2）湿性（或称渗出性、急性、新生血管性）：早期可见后极部有污秽之灰白稍微隆起的视网膜下新生血管膜，构成新生血管，其周围层有暗红色或暗黑色出血，以及残留的出血块和玻璃膜疣，出血多者，可见视网膜前出血，甚者玻璃体积血。晚期黄斑出血机化，形盛盘状瘢痕。荧光血管造影可见黄斑区有视网膜下新生血管荧光渗漏，出血后常遮盖荧光。OCT 检查：湿性 AMD 可见清晰的显示脉络膜新生血管、出血、渗出及瘢痕的形态、厚度及范围。

【鉴别诊断】

视瞻昏渺应与视瞻有色相鉴别。

【内服药疗法】

1. 肝郁脾虚证：

［主证］视力下降，视物变形，可伴有头晕目眩，肢体乏力，或胸胁胀痛，嗳气，精神抑郁，腹胀，便溏，舌淡白，苔白腻或淡黄腻，脉沉细或细。

现代医学认为，黄斑色素紊乱、中心反光不清或消失，玻璃膜疣形成，或黄斑出血、渗出及水肿。

［方剂］柴胡参术汤。

［组成］人参、白术（土炒）、熟地黄、白芍各 4.5g，甘草（蜜制）2.4g，川芎 2.1g，当归身 6g，青皮 1.2g，柴胡 0.9g。

［制法］用水 400mL，煎至 220mL，去滓。

［用法］食远服。

［功效］疏肝解郁，补气养血。

［主治］眼目昏花，视物不明。

［方剂来源］明·傅仁宇《审视瑶函》。

2. 肝肾不足证：

［主证］视物模糊、变形或眼前固定暗影，眼目干涩，可伴头晕耳鸣，腰膝酸软，失眠多梦，舌红，少苔，脉细。

现代医学认为：干性或湿性渗出前期和瘢痕期。

［方剂］壮水明目丸。

［组成］熟地黄 36g，泽泻 24g，山茱萸（酒蒸取肉）39g，茯苓（去皮）30g，川芎 6g，牡丹皮 24g，当归（酒洗）30g，山药 36g，生地黄 15g，蔓荆子 30g，甘菊花、黄连各 15g，柴胡 9g，五味子 15g。

［制法］上为细末，炼蜜为丸，如梧桐子大。

［用法］每次 40~50 丸，用好酒调服。

［功效］滋肾补肝，祛风清热。

［主治］神光不足，眼目皆暗。

［方剂来源］明·龚廷贤《寿世保元》。

［方剂］明目地黄丸。

［组成］熟地 150g，山萸肉 60g，泽泻 30g，牡丹皮 45g，茯神 60g（去木），山药 90g（炒），当归 60g，川芎 30g，麦冬 90g（去心），石斛 90g。

［制法］上为末，炼蜜为丸，如梧桐子大。

［用法］每次 9g，滚水送服。

［功效］补肾益肝，益精明目。

［主治］两目昏暗。

［方剂来源］清·徐大椿《医略六书》。

3．阴虚火旺证：

［主证］视物变形，视力下降或突发视物不见，目红面赤，可伴有口燥咽干，五心烦热，烦躁易怒，头痛失眠，腰膝酸软，舌红，苔少，脉细数。

现代医学认为，黄斑区可见大片出血，并伴有渗出和水肿。

［方剂］明目夜光丸。

［组成］川连、木贼、归身、防风、芍药（炒）、生地、蔓荆、白蒺藜、玄参、谷精草、大力子、龙胆草、家菊花、楮实、草决明、枸杞子各 30g，羌活 15g。

［制法］上为末，炼蜜为丸，如梧桐子大。

［用法］每次 70 丸，食远用家菊花汤送服。

［功效］滋阴养血，散风清热，祛障明目。

［主治］眼目赤涩，或远近起视无光，或昏花矇昧。

［方剂来源］明·聂尚恒《活人心统》。

［方剂］滋阴散。

［组成］生地、知母、黄柏、柴胡、黄芩、侧柏叶、红花、当归、白芍、木通、栀仁各等分。

［制法］上为粗末，每次 6g，水煎去滓。

［用法］温服。

［功效］滋阴清肝，凉血止血。

［主治］肝火上冲，眼中血络损伤，出血。

［方剂来源］清·翁藻《医钞类编》。

［注］黄斑区可见大片出血者宜选本方。现代方剂可服生蒲黄汤《中医眼科六经法要》。

【外治方药】

1．明目枕：

［组成］苦荞皮、黑豆皮、绿豆皮、决明子、菊花。

［制法］上共袋盛。

［用法］作枕用。

［功效］清肝明目。

　　[主治] 目视昏花。

　　[方剂来源] 明·李时珍《本草纲目》。

　　2. 食膏：

　　[组成] 井盐15g（如无，以青盐代之），诃子1枚（去核），黄连15g，乌贼鱼骨7.5g（去甲），黄丹90g（水飞）。

　　[制法] 上为细末，用好蜜300g熬去白沫，滤净，入前药末于银铜器内，用文武火慢火熬，用槐、柳枝条搅成膏，至紫色为度，用净瓷器盛贮，于地内埋一伏时，去其火毒，取出。

　　[用法] 每次用豆粒大1块，温水化开，洗眼。

　　[功效] 清热明目。

　　[主治] 眼目昏花。

　　[方剂来源] 宋·王衮《博济方》。

　　3. 洗眼汤：

　　[组成] 芒硝3g，黄连、当归须、薄荷、白芍、荆芥、防风各0.9g。

　　[制法] 上药研细，用滚汤125mL，泡透，去滓，取液。

　　[用法] 乘热洗眼。

　　[功效] 滋阴养血，明目。

　　[主治] 视物不真。

　　[方剂来源] 明·芮经《杏苑生春》卷六。

　　4. 洞见碧霄：

　　[组成] 鹰眼一对，人乳适量。

　　[制法] 用鹰眼一对，炙干为末，研令极细，以人乳汁再研。

　　[用法] 每以簪脚少挑，点于瞳人上，日夜三度，可以夜见物。或取腊月的鸲眼，依上法用，效。3日能见霄中之物。

　　[功效] 明目。

　　[主治] 视瞻昏渺。

　　[方剂来源] 明·王肯堂《证治准绳·类方》。

　　5. 开明膏：

　　[组成] 黄丹60g，青盐15g，海螵蛸（飞），朱砂、硼砂各4.5g，诃子2枚（去核，研末），冬蜜120g（熬一大沸，去沫，取净者），槐、柳枝各49条。

　　[制法] 将蜜炼沸，滤过，瓷器盛放汤瓶口上，入炉甘石、黄丹、诃子，蒸熬至紫色，重汤炖成膏，槐、柳枝一顺搅，不住手互换搅，令条尽，滴水中不散为度，再又滤净；入后膏和剂：黄连（研末，罗过细）60g，槐、柳枝各15g，上药入水400mL，熬200mL，滤去滓，以净汁再熬稀稠得所，入蜜药和匀，瓷器盛炖汤瓶口上，重汤成膏，放在地上数日出火毒，次入前药末搅匀。

　　[用法] 点眼。

　　[功效] 清热消翳。

　　[主治] 眼目昏花，视物不明，或生翳眼，内外障。

　　[方剂来源] 明·王肯堂《证治准绳·类方》。

6. 开光锭子：

［组成］炉甘石（煅，黄连水淬，净末）60g，硼砂 15g，珍珠、片脑各 0.9g，牛黄、雄黄各 3g。

［制法］上为细末，熬黄连膏，制成锭子。

［用法］磨水，点眼中。

［功效］清热祛翳。

［主治］风热目疾，眼生翳膜。

［方剂来源］明·方广《丹溪心法附余》。

【外治疗法】

1. 视物不清用洗眼汤，用时用无菌白布过滤药液用之，取上液洗眼，每日 3~5 次（详见本章节）。

2. 明目枕枕之（详见本章节）。

【针灸疗法】

针刺睛明、球后、攒竹、三阴交、足三里、风池、百会、合谷等穴。

【护理与预防】

1. 注意休息，避免视力疲劳。

2. 坚持服药，守方多服方可收效。

3. 症状稳定后可服补肝重明丸（《急救仙方》）。

附 录

一、方剂索引（外治方剂）

一画

一字散 元·许国桢《御药院方》（牙痛·章节）

一笔勾 清·马培之《青囊秘传》（肛门直肠周围脓肿·章节）

一笔消 清·谢元庆《良方集腋》（痈·章节）

一笔消 清·凌奂《饲鹤亭集方》（化脓性踝关节炎·章节）

一笔消 清·王维德《外科全生集》（化脓性髋关节炎·章节）

一捻散 明·董宿《奇效良方》（慢性唇炎·章节）

一捻金 宋·吴彦夔《传信适用方》（慢性咽炎·章节）

一捻金散 明·朱橚《普济方》（急性牙髓炎·章节）

一抹膏 明·李时珍《本草纲目》（睑缘炎·章节）

一炮散 清·沈志裕《疡科遗篇》（急性扁桃体炎·章节）

一笑散 清·叶桂《种福堂公选良方》（牙周脓肿·章节）

一漱汤 清·沈善谦《喉科心法》（慢性牙髓炎·章节）

一黄散 明·王肯堂《证治准绳·疡医》（结节性红斑·章节）

一胜膏 元·杨清叟《仙传外科集验方》（痈·章节）

一扫光 清·汪廷楷《医方择要》（疥疮·章节）

一扫光 清·梅启照《梅氏验方新编》（头癣·章节）

一扫散 明·龚居中《外科百效全书》（疥疮·章节）

一井金散 宋·杨倓《杨氏家藏方》（内痔·章节）

一气还魂丹 清·巢崇山《千金珍秘方选》（急性会厌炎·章节）

二画

二黄散 宋·赵佶《圣济总录》（眼睑蜂窝织炎·章节）

二黄散 清·陈士铎《洞天奥旨》（烧伤·章节）

二蜡膏 明·陈文治《疡科选粹》（臁疮·章节）

二仙丹 清·祁坤《外科大成》（外痔·章节）

二子散 明·陈文治《疡科选粹》（内痔·章节）

二蜕散 宋·杨倓《杨氏家藏方》（肛瘘·章节）

二辛煎 明·张介宾《景岳全书》（智齿冠周炎·章节）

二圣散 元·释继红《澹寮集验秘方》（复发性口疮·章节）

二金散 宋·刘昉《幼幼新书》（睑缘炎·章节）

二霜膏 宋·许叔微《本事方续集》（暴露性角膜炎·章节）

二青散 清·祁坤《外科大成》（结节性红斑·章节）

二矾散 清·吴谦《医宗金鉴》（手癣·章节）

二味隔纸膏 明·张介宾《景岳全书》（臁疮·章节）

二味消毒散 清·祁坤《外科大成》（接触性皮炎·章节）

二味拔毒散 清·吴谦《医宗金鉴》（虫咬皮炎·章节）

七宝散 唐·孙思邈《银海精微》（蚕食性角膜溃疡·章节）

七圣散 宋·杨倓《杨氏家藏方》（睾丸炎与附睾炎·章节）

七宝漱散　清·祝补斋《卫生鸿宝》（慢性扁桃体炎·章节）

儿茶散　清·沈金鳌《杂病源流犀烛》（牙周脓肿·章节）

丁香颗　清·李文炳《仙拈集》（翼状胬肉·章节）

丁香散　明·申斗垣《外科启玄》（鼻息肉·章节）

丁香丸　宋·赵佶《圣济总录》（味觉异常·章节）

人圣散　明·陈文治《疡科选粹》（急性喉阻塞·章节）

九一丹　明·陈实功《外科正宗》（化脓性颌骨骨髓炎·章节）

九一丹　清·吴谦《医宗金鉴》（手足部化脓性感染·章节）

九仙灵应散　明·龚廷贤《万病回春》（男性性功能障碍·章节）

人中白散　清·刁步忠《喉科家训》（坏疽性口炎·章节）

十将丹　宋·钱乙《药奁启秘》（急性蜂窝织炎·章节）

十叶散　清·爱虚老人《古方汇精》（眼部脓肿·章节）

十宝丹　清·叶桂《种福堂公选良方》（肛瘘·章节）

十宝膏　清·吴尚先《理瀹骈文》（痈·章节）

十宝丹　清·林珮琴《类证治裁》（急性扁桃体炎·章节）

十全阴疳散　清·傅山《傅青主女科》（阴茎癌·章节）

十面埋伏散　清·凌奂《外科方外奇方》（痈·章节）

十二将军二圣汤　明·程云鹏《慈幼新书》（角膜基质炎·章节）

八仙丹　唐·孙思邈《银海精微》（睑缘炎·章节）

八宝丹　清·顾世澄《疡医大全》（化脓性踝关节炎·章节）

八宝丹　清·叶桂《种福堂公选良方》（脐窝炎·章节）

八仙丹　清·凌奂《外科方外奇方》（化脓性颌骨骨髓炎·章节）

八将丹　清·高秉钧《疡科心得集》（急性蜂窝织炎·章节）

八厘金　清·鲁照《串雅补》（腹股沟浅部急性化脓性淋巴结炎·章节）

八珍散　清·佚名《咽喉经验秘传》（慢性唇炎·章节）

八珍锭　清·孙伟《良朋汇集》（化脓性髋关节炎·章节）

八仙丹　清·凌奂《外科方外奇方》（痈·章节）

八宝膏　明·朱橚《普济方》（血栓闭塞性脉管炎·章节）

八宝珍珠散　清·邹岳《外科真诠》（舌癌·章节）

八将擒王散　清·沈志裕《疡科遗编》（急性蜂窝织炎·章节）

三画

三品一条枪　明·龚居中《外科活人定本》（皮脂腺囊肿·章节）

三星丹　清·马培之《外科传薪集》（坏疽性口炎·章节）

三香散　明·张介宾《景岳全书》（牙周脓肿·章节）

三妙散　清·吴谦《医宗金鉴》（结节性红斑·章节）

三妙散　清·邹岳《外科真诠》（玫瑰糠疹·章节）

三妙散　清·许克昌、毕法《外科证治全书》（脐窝炎·章节）

三白散　明·陈实功《外科正宗》（接触性皮炎·章节）

三霜丸　唐·孙思邈《银海精微》（春季结膜炎·章节）

三仙方　清·云川道人《绛囊撮要》（弥漫性外耳道炎·章节）

三益膏　清·祁坤《外科大成》（臁疮·章节）

三香膏　明·陈实功《外科正宗》（臁疮·章节）

三反膏　清·吴尚先《理瀹骈文》（脂肪瘤·章节）

三味丸　宋·赵佶《圣济总录》（急性喉炎·章节）

三枝膏　宋·张锐《鸡峰普济方》(急性牙髓炎·章节)
三黄散　清·顾世澄《疡医大全》(痈·章节)
三黄散　清·沈金鳌《杂病源流犀烛》(急性蜂窝织炎·章节)
三黄散　明·周文采《医方选要》(慢性化脓性中耳炎·章节)
三黄丸　明·李恒《袖珍方》(急性咽炎·章节)
大麻疯浸洗方　清·邹岳《外科真诠》(麻风·章节)
大全宝光散　元·萨迁《瑞竹堂经验方》(睑缘炎·章节)
大黄揭毒散　明·张介宾《景岳全书》(乳腺癌·章节)
大黄烧酒牙痛方　清·梅启照《梅氏验方新编》(急性牙髓炎·章节)
大蒜膏　宋·赵佶《圣济总录》(颈部淋巴结结核·章节)
大马齿膏　明·李梴《医学入门》(虫咬皮炎·章节)
大皂散　清·邹岳《外科真诠》(头癣·章节)
大明散　宋·王衮《博济方》(绿脓杆菌性角膜溃疡·章节)
大戟散　明·徐春甫《古今医统大全》(急性牙髓炎·章节)
大黄散　宋·王怀隐《太平圣惠方》(急性化脓性耳郭软骨膜炎·章节)
大黄膏　宋·赵佶《圣济总录》(急性卡他性结膜炎·章节)
大黄散　元·李仲南《永类钤方》(湿疹·章节)
大黄散　明·朱橚《普济方》(慢性唇炎·章节)
大黄散　宋·王怀隐《太平圣惠方》(单纯性疱疹·章节)
大黄汤　唐·孙思邈《千金翼方》(瘙痒症·章节)
大青丸　宋·王怀隐《太平圣惠方》(急性咽炎·章节)
干湿顽癣方　明·陈实功《外科正宗》(甲癣·章节)
千金细辛膏　明·皇甫中《明医指掌》(变态反应性鼻炎·章节)
千金不换丹　清·顾世澄《疡医大全》(急性化脓性中耳炎·章节)
千捶膏　清·顾世澄《疡医大全》(急性蜂窝织炎·章节)
万应吹喉散　清·马培之《青囊秘传》(急性会厌炎·章节)
万应膏　元·齐德之《外科精义》(急性乳腺炎·章节)
万金膏　明·王銮《幼科类萃》(慢性鼻炎·章节)
万金膏　明·孙文胤《丹台玉案》(臁疮·章节)
万灵膏　宋·窦汉卿《疮疡经验全书》(化脓性髋关节炎·章节)
小黄膏　金·张从正《儒门事亲》(眼睑蜂窝织炎·章节)
小浴方　宋·王怀隐《太平圣惠方》(湿疹·章节)
小料紫金膏　明·徐春甫《古今医统大全》(巩膜炎·章节)
小儿牙宣方　宋·王衮《博济方》(牙周炎·章节)
小儿耳烂神方　唐·孙思邈《华佗神医秘传》(弥漫性外耳道炎·章节)
川椒散　明·朱橚《普济方》(急性牙髓炎·章节)
川芎膏　明·王銮《幼科类萃》(急性鼻炎·章节)
川芎膏方　宋·赵佶《圣济总录》(变态反应性鼻炎·章节)
川升麻散　宋·王怀隐《太平圣惠方》(牙周萎缩·章节)
川芎石膏散　明·徐春甫《古今医统大全》(牙痛·章节)
川楝肉酒方　清·邹存淦《外治寿世方》(胆道蛔虫病·章节)
口吻疮方　清·佚名《济世神验良方》(口角炎·章节)
口角生疮方　清·丁尧臣《奇效简易良方》(口角炎·章节)
下疳散　明·楼英《医学纲目》(臁疮·章节)

马勃丸　宋·赵佶《圣济总录》（喉异物·章节）

马齿苋汁　明·朱橚《普济方》（慢性唇炎·章节）

马鸣散　清·张璐《张氏医通》（坏死性溃疡性龈口炎·章节）

上马散　明·朱橚《普济方》（混合痔·章节）

上清丸　明·张洁《仁术便览》（咽部脓肿·章节）

上清丸　明·董宿《奇效良方》（咽部脓肿·章节）

寸金散　清·顾世澄《疡医大全》（化脓性髋关节炎·章节）

山栀子散　宋·许叔微《普济本事方》（鼻出血·章节）

广大重明汤　金·李杲《兰室秘藏》（睑缘炎·章节）

四画

天南星膏　宋·赵佶《圣济总录》（纤维瘤·章节）

天花刮毒散　明·王肯堂《证治准绳·疡医》（带状疱疹·章节）

天萝饼子　明·朱橚《普济方》（咽部脓肿·章节）

天下第一方　明·方谷《医林绳墨大全》（肛瘘·章节）

天开丹　明·袁学渊《秘传眼科七十二症全书》（泪溢·章节）

天赐膏　清·李文炳《仙拈集》（角膜基质炎·章节）

太乙聚宝丹　清·巢崇山《千金珍秘方选》（急性会厌炎·章节）

木香膏　宋·赵佶《圣济总录》（慢性鼻炎·章节）

木槿散　宋·魏岘《魏氏家藏方》（疖·章节）

木槿散　宋·魏岘《魏氏家藏方》（耳疖·章节）

无比膏　明·朱橚《普济方》（颈部淋巴结结核·章节）

巴椒丸　清·佚名《汇集金鉴》（智齿冠周炎·章节）

水沉膏　明·王肯堂《证治准绳》（耳疖·章节）

化毒汤　元·曾世荣《活幼心书》（咽部脓肿·章节）

皂荚散　明·朱橚《普济方》（慢性唇炎·章节）

长肌膏　明·王肯堂《证治准绳》（耳疖·章节）

长肉膏　明·张介宾《景岳全书》（化脓性髋关节炎·章节）

丹参膏　晋·刘涓子《刘涓子鬼遗方》（急性乳腺炎·章节）

丹脂散　元·危亦林《世医得效方》（冻伤·章节）

丹砂膏　宋·王怀隐《太平圣惠方》（牙周萎缩·章节）

丹砂膏　宋·王怀隐《太平圣惠方》（浆细胞性乳腺炎·章节）

丹参汤洗方　宋·王怀隐《太平圣惠方》（荨麻疹·章节）

丹溪渗湿汤　明·龚廷贤《医学入门万病衡要》（慢性化脓性中耳炎·章节）

元霜散　清·祝补斋《卫生鸿宝》（慢性扁桃体炎·章节）

元痕散　宋·杨倓《杨氏家藏方》（烧伤·章节）

止痛散　宋·王怀隐《太平圣惠方》（烧伤·章节）

止痛生肌散　宋·王怀隐《太平圣惠方》（烧伤·章节）

止痛雷火针　清·宫本昂《活人方》（胆道蛔虫病·章节）

止痛排脓生肌神秘方　宋·王怀隐《太平圣惠方》（急性蜂窝织炎·章节）

止冷泪散　宋·王怀隐《太平圣惠方》（泪溢·章节）

止泪丹　明·袁学渊《秘传眼科七十二症全书》（泪溢·章节）

月华丹　明·王肯堂《证治准绳》（翼状胬肉·章节）

车前散　明·赵宜真《秘传外科方》（肛裂·章节）

车前饼子　宋·王怀隐《太平圣惠方》（急性闭角性青光眼·章节）

无花汤　清·陈士铎《洞天奥旨》（内痔·章节）

文蛤散　元·危亦林《世医得效方》（直肠脱垂·章节）

水银膏　明·朱橚《普济方》（毒蛇咬伤·章节）

长肉膏　明·张介宾《景岳全书》（阴囊蜂窝织炎·章节）

引龙归海散　清·李纪方《白喉全生集》（白喉·章节）

不闻香臭方　清·毛世洪《汇刻经验良方》（急性鼻炎·章节）

双单蛾吹药方　清·沈青芝《喉科集腋》（急性扁桃体炎·章节）

化骨丹　明·陈文治《疡科选粹》（喉异物·章节）

化息散　清·陈士铎《洞天奥旨》（鼻息肉·章节）

五宝丹　宋·严用和《严氏济生方》（气性坏疽·章节）

六真丹　清·祁坤《外科大成》（化脓性髋关节炎·章节）

六香膏　明·许浚《东医宝鉴》（冻伤·章节）

六仙散　清·陈士铎《洞天奥旨》（烧伤·章节）

牙痛方　清·姚俊《经验良方》（慢性根尖周炎·章节）

牙痛方　宋·吴彦夔《传信适用方》（急性牙髓炎·章节）

牙痛神方　明·龚居中《外科百效全书》（牙痛·章节）

牙痛神效方　明·周文采《医方选要》（牙痛·章节）

牙痛神效方　清·黄统《经验良方大全》（慢性根尖周炎·章节）

牙疳秘方　清·沈金鳌《杂病源流犀烛》（坏死性溃疡性龈口炎·章节）

牙动欲脱方　唐·孙思邈《千金方》（牙周萎缩·章节）

牙动摇方　明·王肯堂《证治准绳》（牙周萎缩·章节）

牙痛甚方　明·万表《万氏家抄方》（牙痛·章节）

牙摇动效方　清·吴世昌《奇方类编》（牙周萎缩·章节）

牙痛效方　元末明初·赵宜真《仙传外科秘方》（智齿冠周炎·章节）

牙痛秘方　清·徐士銮《医方丛话》（智齿冠周炎·章节）

牙宣方　元·韩仁《烟霞圣效方》（牙周炎·章节）

牙痛方　清·盛景云《益世经验良方》（牙痛·章节）

牙疳立愈又方　清·吴世昌《奇方类编》（坏死性溃疡性龈口炎·章节）

牙疼塞耳丸　清·吴尚先《理瀹骈文》（化脓性颌骨骨髓炎·章节）

牙疳龈烂口疮方　明·罗浮山人《菉竹堂集验方》（坏疽性口炎·章节）

开牙散　清·钱秀昌《伤科补要》（破伤风·章节）

开关散　北宋·唐慎微《证类本草》（口噤·章节）

开关散　清·吴谦《医宗金鉴》（口噤·章节）

开笑散　宋·杨士瀛《仁斋直指方论》（牙痛·章节）

开关散　清·王勋《慈航集》（急性扁桃体炎·章节）

开关散　明·王銮《幼科类萃》（急性鼻炎·章节）

开牙散　清·钱秀昌《伤科补要》（口噤·章节）

开关立效散　清·李纪方《白喉全生集》（白喉·章节）

开光锭子　明·方广《丹溪心法附余》（老年性黄斑变性·章节）

开关润喉蓬莱雪　明·董宿《奇效良方》（急性喉阻塞·章节）

开明膏　明·王肯堂《证治准绳·类方》（角膜基质炎·章节）

开障去翳散　清·孟文瑞《春脚集》（巩膜炎·章节）

日精月华丹　清·陶承熹《惠直堂经验方》（角膜基质炎·章节）

片脑膏　明·李恒《袖珍方》（流行性出血性结膜炎·章节）

贝叶膏　清·祁坤《外科大成》（睑板腺囊肿·章节）

贝齿散　宋·王怀隐《太平圣惠方》（蚕食性角膜溃疡·章节）

贝齿散　宋·王怀隐《太平圣惠方》（味觉异常·章节）

升麻煎　唐·孙思邈《备急千金要方》（咽部脓肿·章节）

升麻散　宋·王怀隐《太平圣惠方》（复发性口疮·章节）

升麻薄　晋·刘涓子《刘涓子鬼遗方》（骨与关节结核·章节）

升麻散　宋·杨倓《杨氏家藏方》（慢性牙髓炎·章节）

升麻汤　唐·王焘《外台秘要》（血栓性浅静脉炎·章节）

牛蒡膏　宋·王怀隐《太平圣惠方》（鞘膜积液·章节）

牛黄点舌丹　清·祁坤《外科大成》（急性喉阻塞·章节）

牛皮癣药酒　清·马培之《青囊秘传》（神经性皮炎·章节）

牛胆膏　明·朱橚《普济方》（急性会厌炎·章节）

牛黄青黛散　清·吴谦《医宗金鉴》（坏死性溃疡性龈口炎·章节）

牛黄益金散　明·张介宾《景岳全书》（咽部脓肿·章节）

牛膝散　宋·赵佶《圣济总录》（牙周萎缩·章节）

太乙膏　清·吴谦《医宗金鉴》（恶性肿瘤颈部淋巴结转移·章节）

太乙膏　元·罗天益《卫生宝鉴》（腋部淋巴结结核·章节）

太乙膏　清·罗国纲《罗氏会约医镜》（恶性肿瘤颈部淋巴结转移·章节）

水调膏　宋·王璆《是斋百一选方》（疖·章节）

水沉膏　元·危亦林《世医得效方》（皮肤炭疽·章节）

水膏　宋·王怀隐《太平圣惠方》（乳房结核·章节）

水杨膏　宋·王怀隐《太平圣惠方》（急性蜂窝织炎·章节）

水澄膏　明·朱橚《普济方》（痈·章节）

水龙膏　宋·赵佶《圣济总录》（暴露性角膜炎·章节）

水照丹　明·解缙《永乐大典》（真菌性角膜溃疡·章节）

水澄膏　清·吴谦《医宗金鉴》（舌癌·章节）

水眼药　清·万潜斋《寿世新编》（真菌性角膜溃疡·章节）

内消散　宋·王怀隐《太平圣惠方》（浆细胞性乳腺炎·章节）

乌头散　宋·王怀隐《太平圣惠方》（急性牙髓炎·章节）

乌金膏　清·顾世澄《疡医大全》（翼状胬肉·章节）

乌梅散　清·李文炳《仙拈集》（鼻出血·章节）

乌头粉　宋·赵佶《圣济总录》（玫瑰糠疹·章节）

乌犀丸　明·葆光道人《秘传眼科龙木论》（翼状胬肉·章节）

乌梅大蒜方　宋·王怀隐《太平圣惠方》（体癣和股癣·章节）

乌金散　明·薛己《外科经验方》（阴囊蜂窝织炎·章节）

乌金散　宋·赵佶《圣济总录》（化脓性颌骨骨髓炎·章节）

乌龙胆　清·赵学敏《串雅外编》（急性扁桃体炎·章节）

风疹方　唐·王焘《外台秘要》（玫瑰糠疹·章节）

风赤痒方　宋·王怀隐《太平圣惠方》（春季结膜炎·章节）

风虫牙痛方　明·万表《万氏家抄方》（龋齿·章节）

风牙疼痛方　清·张启倬《杏林碎锦》（急性牙髓炎·章节）

风火牙痛方　清·陈杰辑《回生集》（牙本质过敏·章节）

风衣散　清·佚名《经验良方》（龋齿·章节）

风骚瘾疹洗方　宋·王怀隐《太平圣惠方》（荨麻疹·章节）

五毒锭子　清·孙伟《良朋汇集》(肛门直肠周围脓肿·章节)

五美散　清·马培之《青囊秘传》(接触性皮炎·章节)

五胆膏　清·吴谦《医宗金鉴》(泡性结膜炎·章节)

五灰膏　明·傅仁宇《审视瑶函》(倒睫·章节)

五神胆　明·陈文治《疡科选粹》(毒蛇咬伤·章节)

五毒丹　清·赵学敏《串雅内编》(急性蜂窝织炎·章节)

五香丸　唐·孙思邈《备急千金要方》(味觉异常·章节)

五行汤　元·危亦林《世医得效方》(流行性出血性结膜炎·章节)

五宝散　清·沈志裕《疡科遗编》(疖·章节)

五枝膏　明·朱橚《普济方》(急性蜂窝织炎·章节)

五味子膏　宋·赵佶《圣济总录》(头癣·章节)

五倍子散　宋·赵佶《圣济总录》(银屑病·章节)

五倍膏　清·许克昌、毕法《外科证治全书》(银屑病·章节)

五宝丹　清·马培之《青囊秘传》(耳疖·章节)

五倍子散　明·陈实功《外科正宗》(肛门直肠周围脓肿·章节)

五龙散　清·马培之《青囊秘传》(面部疖·章节)

五生膏　明·徐春甫《古今医统大全》(鞘膜积液·章节)

五龙膏　清·吴谦《医宗金鉴》(乳房部蜂窝织炎·章节)

五灵膏　明·董宿《奇效良方》(牙周萎缩·章节)

五味散　明·徐春甫《古今医统大全》(复发性口疮·章节)

五圣丹　明·董宿《奇效良方》(直肠息肉·章节)

五根熏洗方　明·方隅《医林绳墨大全》(内痔·章节)

五灵脂含化丸　宋·王怀隐《太平圣惠方》(慢性唇炎·章节)

五味血竭散　明·张洁《仁术便览》(坏死性溃疡性龈口炎·章节)

五灵至圣散　清·孟文瑞《春脚集》(龋齿·章节)

化核膏　清·王维德《外科全生集》(颈部淋巴结结核·章节)

五画

白膏　宋·王怀隐《太平圣惠方》(烧伤·章节)

白膏药　明·张洁《仁术便览》(烧伤·章节)

白龙膏　明·高濂《遵生八笺》(多形红斑·章节)

白芷散　明·朱橚《普济方》(慢性牙髓炎·章节)

白油膏　清·万潜斋《寿世新编》(臁疮·章节)

白膏药　明·朱橚《普济方》(耳疖·章节)

白芷　宋·王怀隐《太平圣惠方》(急性鼻炎·章节)

白药丸　宋·王怀隐《太平圣惠方》(急性咽炎·章节)

白蜡膏　明·李梴《医学入门》(痈·章节)

白散子　宋·杨倓《杨氏家藏方》(破伤风·章节)

白芷散　明·朱橚《普济方》(耳疖·章节)

白黄散　明·徐春甫《古今医统大全》(毒蛇咬伤·章节)

白药散　宋·杨士瀛《仁斋直指方论》(慢性咽炎·章节)

白龙膏　元·齐德之《外科精义》(烧伤·章节)

白龙膏　明·高濂《遵生八笺》(乳房结核·章节)

白及锭　清·吴尚先《理瀹骈文》(颈部淋巴结结核·章节)

白芷膏　宋·王怀隐《太平圣惠方》(鼻前庭炎·章节)

白银锭子　明·龚廷贤《万病回春》（浆细胞性乳腺炎·章节）

白芷洗方　明·朱橚《普济方》（痈·章节）

白蔹散　宋·王怀隐《太平圣惠方》（冻伤·章节）

白蔹散　宋·王璆《百一选方》（银屑病·章节）

白蔹散　宋·王怀隐《太平圣惠方》（颈部淋巴结结核·章节）

白玉膏　明·陈文治《疡科选粹》（臁疮·章节）

白龙散　清·梁廉夫《不知医必要》（慢性化脓性中耳炎·章节）

白玉膏　明·方隅《医林绳墨大全》（化脓性踝关节炎·章节）

白玉膏　清·吴谦《医宗说约》（臁疮·章节）

白绿丹　清·陈士铎《洞天奥旨》（坏疽性口炎·章节）

白玉膏　明·陈文治《疡科选粹》（臁疮·章节）

白玉膏　宋·陈言《三因极一病证方论》（痈·章节）

白玉膏药　清·马培之《青囊秘传》（面部疖·章节）

白龙散　汉·华佗《中藏经·附录》（倒睫·章节）

白龙散　元·齐德之《外科精义》（急性化脓性中耳炎·章节）

白龙散　元·许国桢《御药院方》（咽部脓肿·章节）

白龙散　宋·赵佶《圣济总录》（慢性泪囊炎·章节）

白蔹散　宋·杨士瀛《仁斋直指方论》（牙周炎·章节）

白矾灰散　宋·王怀隐《太平圣惠方》（慢性化脓性中耳炎·章节）

白矾散　宋·王怀隐《太平圣惠方》（弥漫性外耳道炎·章节）

白矾散　宋·王怀隐《太平圣惠方》（龋齿·章节）

白矾散　宋·王怀隐《太平圣惠方》（急性咽炎·章节）

白矾散　宋·王怀隐《太平圣惠方》（口角炎·章节）

白矾煎　宋·王怀隐《太平圣惠方》（慢性泪囊炎·章节）

白芥子散　清·罗国纲《罗氏会约医镜》（急性胆囊炎与胆石症·章节）

白果叶散　清·顾世澄《疡医大全》（腋部淋巴结结核·章节）

白矾散　明·徐春甫《古今医统大全》（口角炎·章节）

白矾灰散　宋·王怀隐《太平圣惠方》（急性化脓性中耳炎·章节）

白芷散　明·王肯堂《证治准绳·类方》（牙痛·章节）

白龙散　元·许国桢《御药院方》（复发性口疮·章节）

白矾涂方　宋·赵佶《圣济总录》（银屑病·章节）

白牙药升麻散　元·许国桢《御药院方》（慢性根尖周炎·章节）

白杨皮汤　宋·赵佶《圣济总录》（牙周萎缩·章节）

白蒺藜汤　宋·王怀隐《太平圣惠方》（瘙痒症·章节）

白降雪散　清·吴谦《医宗金鉴》（咽部脓肿·章节）

白芷散　宋·杨士瀛《仁斋直指方论》（鼻前庭炎·章节）

白屑风方　清·许克昌·毕法《外科证治全书》（脂溢性皮炎·章节）

白花膏　清·王维德《外科全生集》（臁疮·章节）

石髓平渊散　清·董西园《医级》（慢性鼻窦炎·章节）

石膏熟艾汤　宋·朱佐《类编朱氏集验医方》（肛裂·章节）

石硫黄膏方　唐·王焘《外台秘要》（唇癌·章节）

石胆散　宋·王怀隐《太平圣惠方》（坏死性溃疡性龈口炎·章节）

石珍散　清·马培之《青囊秘传》（药物性皮炎·章节）

石灰散　清·李文炳《仙拈集》（血栓性浅静脉炎·章节）

石黄散　清·马培之《青囊秘传》（多形红斑·章节）

石胆膏　宋·赵佶《圣济总录》（春季结膜炎·章节）

龙脑黄连膏　元·倪维德《原机启微》（暴露性角膜炎·章节）

龙胆膏　明·方广《丹溪心法附余》（暴露性角膜炎·章节）

龙乳膏　清·陶承熹、王承勋《惠直堂经验方》（睑板腺囊肿·章节）

龙参丸　宋·赵佶《圣济总录》（直肠息肉·章节）

龙脑丸　宋·赵佶《圣济总录》（急性会厌炎·章节）

龙马丸　清·陈士铎《洞天奥旨》（结节性红斑·章节）

龙脑膏　宋·王怀隐《太平圣惠方》（蚕食性角膜溃疡·章节）

龙骨膏　明·李梴《医学入门》（臁疮·章节）

龙骨散　宋·钱乙《小儿药证直诀》（坏疽性口炎·章节）

龙脑散　清·陶承熹《惠直堂经验方》（急性咽炎·章节）

龙肝散　明·朱橚《普济方》（鼻出血·章节）

龙脑鸡苏丸　明·张时彻《摄生众妙方》（急性喉炎·章节）

龙脑破毒散　元·许国祯《御药院方》（慢性咽炎·章节）

龙虎膏　清·顾世澄《疡医大全》（化脓性颌骨骨髓炎·章节）

内消散　清·祁坤《外科大成》（耳疖·章节）

立胜散　宋·陈言《三因极一病证方论》（流行性出血性结膜炎·章节）

立消散　清·顾世澄《疡医大全》（化脓性颌骨骨髓炎·章节）

立效散　宋·朱佐《类编朱氏集验医方》（牙痛·章节）

立应散　明·朱橚《普济方》（流行性出血性结膜炎·章节）

立应膏　宋·赵佶《圣济总录》（烧伤·章节）

立消散　明·孙文胤《丹台玉案》（慢性咽炎·章节）

立愈丸　宋·张锐《鸡峰普济方》（鼻出血·章节）

立效散　明·方广《丹溪心法附余》（坏疽性口炎·章节）

立效散　金·李杲《兰室秘藏》（牙痛·章节）

立马回疔丹　明·陈实功《外科正宗》（耳疖·章节）

立马回疔丹　元·沙图穆苏《瑞竹堂经验方》（急性脓肿·章节）

立消神效膏　清·张景颜《外科集腋》（单纯性下肢静脉曲张·章节）

瓜霜散　清·沈青芝《喉科集腋》（白喉·章节）

瓜蒂散　明·董宿《奇效良方》（急性鼻炎·章节）

瓜消拔毒丹　清·王士雄《鸡鸣录》（痛·章节）

四圣散　明·（朝鲜）金礼蒙《医方类聚》（球结膜下出血·章节）

四圣散　清·李文炳《仙拈集》（鼻息肉·章节）

四黄散　明·朱橚《普济方》（药物性皮炎·章节）

四神散　明·王肯堂《证治准绳·疡医》（花斑癣·章节）

去膜丹　明·袁学渊《秘传眼科七十二症全书》（翼状胬肉·章节）

去翳散　清·景日昣《嵩崖尊生全书》（真菌性角膜溃疡·章节）

去烂丹　清·沈志裕《疡科遗编》（臁疮·章节）

去翳膜丹　明·袁学渊《秘传眼科七十二症全书》（真菌性角膜溃疡·章节）

玄参膏　宋·王怀隐《太平圣惠方》（颈部淋巴结结核·章节）

玄明散　明（朝鲜）金礼蒙《医方类聚》（角膜基质炎·章节）

半夏汤　东汉·张仲景《伤寒论》（急性咽炎·章节）

半夏散　明·朱橚《普济方》（毒蛇咬伤·章节）

半夏丸　清·李文炳《仙拈集》（急性乳腺炎·章节）

失笑散　宋·张锐《鸡峰普济方》（慢性牙髓炎·章节）

失笑散　清·顾世澄《疡医大全》（急性牙髓炎·章节）

仙传异授洗眼方　清·梅启照《梅氏验方新编》（睑缘炎·章节）

仙方隔纸膏　明·赵宣直《秘传外科方》（急性蜂窝织炎·章节）

玉池散　元·许国祯《御药院方》（牙周萎缩·章节）

玉屑散　宋·佚名，清·许木连校正《咽喉脉证通论》（慢性咽炎·章节）

玉红散　明·李恒《袖珍方》（内痔·章节）

玉华丹　明·邓苑《一草亭目科》（单纯疱疹病毒性角膜炎·章节）

玉仁膏　清·马培之《青囊秘传》（疖·章节）

玉粉丸　清·景日昣《嵩崖尊生全书》（急性喉炎·章节）

玉钥匙　宋·陈言《三因极一病证方论》（急性喉阻塞·章节）

玉尘散　元·许国祯《御药院方》（急性会厌炎·章节）

玉屑无忧散　宋·太医局《太平惠民和剂局方》（急性会厌炎·章节）

玉液上清丸　清·沈金鳌《杂病源流犀烛》（急性会厌炎·章节）

伏龙散　清·李文炳《仙拈集》（烧伤·章节）

平安散　清·马培之《青囊秘传》（慢性唇炎·章节）

发声散　宋·杨士瀛《仁斋直指方论》（泪溢·章节）

圣功丹　清·郑梅涧《重楼玉钥》（坏死性溃疡性龈口炎·章节）

甘草煎　宋·赵佶《圣济总录》（复发性口疮·章节）

甘桔汤　明·龚信《古今医鉴》（急性咽炎·章节）

甘草密　清·云川道人《绛囊撮要》（药物性皮炎·章节）

甘桔防风汤　清·熊立品《治疹全书》（急性咽炎·章节）

代匙散　明·张介宾《景岳全书》（慢性咽炎·章节）

加味太乙膏　清·吴谦《医宗金鉴》（足癣·章节）

加味射干汤　清·杨龙九《囊秘喉书》（急性咽炎·章节）

生肌散　清·叶天士《种福堂公选良方》（唇癌·章节）

生肌散　清·孙伟《良朋汇集》（腋部淋巴结结核·章节）

生肌散　宋·王怀隐《太平圣惠方》（颈部淋巴结结核·章节）

生肌散　明·陈实功《外科正宗》（骨与关节结核·章节）

生肌散　明·朱橚《普济方》（颈部淋巴结结核·章节）

生肌散　宋·严用和《严氏济生方》（痈·章节）

生肌散　清·叶桂《种福堂公选良方》（腹股沟淋巴结结核·章节）

生肌散　明·张洁《仁术便览》（脐窝炎·章节）

生肌散　宋·赵佶《圣济总录》（痈·章节）

生肌玉红膏　明·陈实功《外科正宗》（手足部化脓性感染·章节）

生肌红玉丹　清·吴世昌《奇方类编》（褥疮·章节）

生肌膏　宋·王怀隐《太平圣惠方》（痈·章节）

生势丹　清·许可昌、毕法《外科证治全书》（阴茎癌·章节）

生肌干脓散　明·陈文治《疡科选粹》（腋部淋巴结结核·章节）

生发膏　唐·王焘《外台秘要》（斑秃·章节）

生肌药　明·龚廷贤《万病回春》（肛瘘·章节）

生地黄汤　宋·张锐《鸡峰普济方》（鼻出血·章节）

生附散　元·孙允贤《医方大成》（冻伤·章节）

生命散　清·孙伟《良朋汇集》（角膜基质炎·章节）

生肌地栗粉　清·爱虚老人《古方汇精》（浆细胞性乳腺炎·章节）

生肌桃花散　明·王肯堂《证治准绳·疡医》（褥疮·章节）

生肌胡桐泪散　宋·王怀隐《太平圣惠方》（牙周萎缩·章节）

生肌定痛散　清·祁坤《外科大成》（急性蜂窝织炎·章节）

生地黄汤　元·许国祯《御药院方》（急性卡他性结膜炎·章节）

生地黄膏　宋·杨士瀛《仁斋直指方论》（鼻前庭炎·章节）

生肌凤雏膏　明·陈实功《外科正宗》（急性蜂窝织炎·章节）

生肉膏　唐·王焘《外台秘要》（浆细胞性乳腺炎·章节）

生秃乌云油　明·解缙《永乐大典》（斑秃·章节）

生地黄膏　晋·刘涓子《刘涓子鬼遗方》（眼睑蜂窝织炎·章节）

生地黄散　元·许国祯《御药院方》（慢性牙髓炎·章节）

六画

扫疥散　明·王肯堂《证治准绳·疡医》（疖·章节）

扫红煎　清·片仓元周《产科发蒙》（沙眼·章节）

扫云开光散　明·孙文胤《丹台玉案》（角膜基质炎·章节）

朴硝膏　宋·赵佶《圣济总录》（流行性出血性结膜炎·章节）

朴硝散　明·朱橚《普济方》（急性咽炎·章节）

朴硝散方　宋·王怀隐《太平圣惠方》（蚕食性角膜溃疡·章节）

芎劳汤方　唐·佚名《开元广济方》（味觉异常·章节）

芎劳丸　宋·严用和《严氏济生方》（味觉异常·章节）

芎劳汤方　唐·甄立言《古今录验方》（龋齿·章节）

芎劳散　宋·太医局《太平惠民和剂局方》（慢性牙髓炎·章节）

芎劳散　宋·赵佶《圣济总录》（单纯性疱疹·章节）

穹皮散　清·祁坤《外科大成》（睑板腺炎·章节）

阴阳散　明·谈志远《痘疹全书》（口角炎·章节）

冲和膏　清·爱虚老人《古方汇精》（单纯性甲状腺肿·章节）

阳丹　明·王肯堂《证治准绳·类方》（巩膜炎·章节）

阳铁箍散　清·高秉钧《疡科心得集》（面部疖·章节）

阳和解凝膏　清·王维德《外科全生集》（骨与关节结核·章节）

阳和解凝膏　清·王洪绪《外科全生集》（乳腺囊性增生病·章节）

地黄膏　宋·赵佶《圣济总录》（外耳湿疹·章节）

地黄散　宋·张锐《鸡峰普济方》（牙周萎缩·章节）

地榆散　清·云川道人《绛囊撮要》（烧伤·章节）

地黄煎　宋·王怀隐《太平圣惠方》（慢性咽炎·章节）

地龙膏　明·朱橚《普济方》（急性会厌炎·章节）

地龙膏　宋·陈直《养老奉亲书》（前列腺增生·章节）

地龙散　宋·赵佶《圣济总录》（急性闭角性青光眼·章节）

地黄膏　宋·王怀隐《太平圣惠方》（痈·章节）

地丁膏　清·陶承熹《惠直堂经验方》（急性乳腺炎·章节）

地骨皮丸　明·董宿《奇效良方》（味觉异常·章节）

孙真人活命神丹　清·佚名《喉科紫珍集》（急性喉阻塞·章节）

耳烂方　清·王梦兰《秘方集验》（弥漫性外耳道炎·章节）

耳脓妙方　明·胡正义、胡正言《订补简易备验方》（急性化脓性中耳炎·章节）

耳痛方　清·丁尧臣《奇效简易良方》（弥漫性外耳道炎·章节）

耳痛方　清·虚白主人《救生集》（急性化脓性中耳炎·章节）

耳脓方　明·景隆《慈济方》（慢性化脓性中耳炎·章节）

耳疔方　清·陶承熹《惠直堂经验方》（弥漫性外耳道炎·章节）

耳脓方　清·佚名《济世神验良方》（慢性化脓性中耳炎·章节）

耳疮肿痛方　明·张时彻《急救良方》（弥漫性外耳道炎·章节）

耳上疳疮方　清·王梦兰《秘方集验》（弥漫性外耳道炎·章节）

耳出脓验方　清·程履新《程氏易简方论》（急性化脓性中耳炎·章节）

耳湿流脓方　清·黄统《经验良方大全》（急性化脓性中耳炎·章节）

耳聤效方　清·青浦诸君子《寿世编》（慢性化脓性中耳炎·章节）

耳出脓方　清·佚名《济世神验良方》（慢性化脓性中耳炎·章节）

耳痛流脓雪方　清·丁尧臣《奇效简易良方》（急性化脓性中耳炎·章节）

耳外生疮简便方　清·陈复正《幼幼集成》（弥漫性外耳道炎·章节）

耳烂有脓神方　唐·孙思邈《华佗神医秘传》（弥漫性外耳道炎·章节）

耳出脓不止方　明·佚名《穷乡便方》（急性化脓性中耳炎·章节）

耳流脓水黛柏散　晋·葛洪《肘后备急方》（急性化脓性中耳炎·章节）

回燕膏　明·高濂《遵生八笺》（颈部淋巴结结核·章节）

回燕膏　明·王肯堂《证治准绳》（腹股沟淋巴结结核·章节）

回生丹　清·郑梅涧《重楼玉钥》（白喉·章节）

回疮锭子　元·齐德之《外科精义》（耳疖·章节）

如圣汤　明·朱橚《普济方》（急性咽炎·章节）

如神散　明·张介宾《景岳全书》（牙痛·章节）

如圣膏　元·危亦林《世医得效方》（花斑癣·章节）

如意金黄散　清·高秉钧《疡科心得集》（气性坏疽·章节）

如意金黄散　明·陈实功《外科正宗》（急性网状淋巴管炎·章节）

如意铁箍散　清·马培之《青囊秘传》（急性阑尾炎·章节）

红煅膏　清·吴尚先《理瀹骈文》（前列腺炎·章节）

红玉膏　北周·姚僧垣《集验良方》（臁疮·章节）

红玉膏　明·万表《万世家抄济世良方》（臁疮·章节）

红玉膏　清·梅启照《梅氏验方新编》（特发性阴囊坏疽·章节）

红矾散　清·巢崇山《千金珍秘方选》（睑缘炎·章节）

红润膏　明·万表《万世家抄济世良方》（臁疮·章节）

红膏药　清·马培之《外科传薪集》（疖·章节）

红绵散　明·方广《丹溪心法附余》（急性化脓性中耳炎·章节）

红棉散　明·龚廷贤《寿世保元》（急性化脓性中耳炎·章节）

红绵散　明·周文采《医方选要》（急性化脓性中耳炎·章节）

红绵散　明·朱橚《普济方》（急性化脓性中耳炎·章节）

红玉散　清·董西园《医级》（慢性化脓性中耳炎·章节）

红粉霜　明·方谷《医林绳墨大全》（臁疮·章节）

红狮丹　清·张崇良《喉科指掌》（慢性咽炎·章节）

红铅散　明·朱橚《普济方》（坏疽性口炎·章节）

吉祥油　清·马培之《青囊秘传》（臁疮·章节）

夹纸膏　清·吴谦《医宗金鉴》（臁疮·章节）

冰灰散　清·何镇《何氏济生论》（鼻出血·章节）

冰玉散　明·张介宾《景岳全书》（舌下腺囊肿·章节）

如冰散　宋·杨倓《杨氏家藏方》（舌下腺囊肿·章节）

冰白散　清·夏云《疫喉浅论》（白喉·章节）

冰片散　清·程国彭《医学心悟》（急性喉阻塞·章节）

冰黄散　清·徐士銮《医方丛化》（牙痛·章节）

冰砂丹　清·陈士铎《石室秘录》（鼻前庭炎·章节）

冰霜散　元·朱震亨《活法机要》（烧伤·章节）

冰硼散　清·焦氏《喉科枕秘》（慢性扁桃体炎·章节）

冰硼散　清·高秉钧《疡科心得集》（慢性咽炎·章节）

冰硼散　明·陈实功《外科正宗》（慢性根尖周炎·章节）

冰石珍珠散　清·司马湘《一效集》（睑缘炎·章节）

夹纸膏　清·凌奂《外科方外奇方》（臁疮·章节）

夹纸膏　明·方广《丹溪心法附余》（臁疮·章节）

当风散　明（朝鲜）金礼蒙《医方类聚》（泪溢·章节）

当归膏　清·吴尚先《理瀹骈文》（臁疮·章节）

当归散　明（朝鲜）金礼蒙《医方类聚》（急性卡他性结膜炎·章节）

当归饼　宋·赵佶《圣济总录》（肛门直肠周围脓肿·章节）

当归连翘汤　明·朱橚《普济方》（流行性出血性结膜炎·章节）

汤泡散　宋·太医局《太平惠民和剂局方》（沙眼·章节）

再生散　清·祁坤《外科大成》（坏疽性口炎·章节）

生犀丸　宋·赵佶《圣济总录》（咽部脓肿·章节）

百点膏　金·李杲《兰室秘藏》（真菌性角膜溃疡·章节）

通关散　宋·吴彦夔《传信适用方》（慢性咽炎·章节）

军持露　清·祁坤《外科大成》（耳后骨膜下脓肿·章节）

光明散　宋·杨倓《杨氏家藏方》（沙眼·章节）

光明散　明·龚廷贤《寿世保元》（真菌性角膜溃疡·章节）

光明丹　清·罗国纲《罗氏会约医镜》（沙眼·章节）

光明眼药　清·李彭年《青囊立效秘方》（沙眼·章节）

光明拔云锭子　明·方广《丹溪心法附余》（真菌性角膜溃疡·章节）

羊脑煎　明·徐春甫《古今医统大全》（冻伤·章节）

羊肉汤　宋·赵佶《圣济总录》（冻伤·章节）

至真散　唐·蔺道人《仙授理伤续断秘方》（破伤风·章节）

阴疮方　明·张时彻《急救良方》（湿疹·章节）

防风散　宋·赵佶《圣济总录》（复发性口疮·章节）

托外膏　宋·赵佶《圣济总录》（急性乳腺炎·章节）

汗斑方　明·罗孚山人《菉竹堂集验方》（花斑癣·章节）

戎盐汤　宋·赵佶《圣济总录》（牙周脓肿·章节）

夺命散　明·李恒《袖珍方》（急性会厌炎·章节）

朱砂煎　宋·王怀隐《太平圣惠方》（泡性结膜炎·章节）

朱峰散　清·马培之《青囊秘传》（面部疔·章节）

朱砂散　明·朱橚《普济方》（复发性口疮·章节）

好槐枝汤　明·朱橚《普济方》（泪溢·章节）

血余散　宋·赵佶《圣济总录》（鼻出血·章节）

虫牙痛散　清·爱虚老人《古方汇精》（龋齿·章节）

伏龙肝散　元·曾世荣《活幼心书》（直肠脱垂·章节）

百合丸　明·徐春甫《古今医统大全》（急性喉炎·章节）

百部根洗方　清·许可昌、毕法《外科证治全书》（荨麻疹·章节）

竹叶汤方　唐·王焘《外台秘要》（球结膜下出血·章节）

有腐生肌散　清·张景颜《外科集腋》（腋部淋巴结结核·章节）

合口收功散　明·龚廷贤《寿世保元》（急性脓肿·章节）

至宝金丝膏　元·李仲南《永类钤方》（巩膜炎·章节）

压热神白膏　宋·陈自明《外科精要》（鼻出血·章节）

先天青龙散　清·丁泽周《丁甘仁家传珍方选》（慢性咽炎·章节）

向胜破笛丸　明·徐春甫《古今医统大全》（急性喉炎·章节）

汤火止痛散　明·张介宾《景岳全书》（烧伤·章节）

七画

围药　明·缪希雍《先醒斋医学广笔记》（乳腺囊性增生病·章节）

围药　元·朱震亨《丹溪心法》（急性脓肿·章节）

走马散　明·刘纯《玉机微义》（肛门直肠周围脓肿·章节）

走马回疗丹　清·蒋示吉《医宗说约》（面部疖·章节）

走马牙疳方　元·韩仁《烟霞圣效方》（坏疽性口炎·章节）

芙蓉膏　清·李文炳《仙拈集》（结节性红斑·章节）

佛手散　明·万广《丹溪心法附余》（急性会厌炎·章节）

杏仁丸　清·李文炳《仙拈集》（急性喉炎·章节）

杏人膏　宋·王怀隐《太平圣惠方》（泪溢·章节）

杏仁散　宋·王怀隐《太平圣惠方》（口角炎·章节）

杏仁膏　宋·赵佶《圣济总录》（慢性鼻窦炎·章节）

杏粉膏　宋·陈言《三因极一病证方论》（复发性口疮·章节）

杏仁煮散　宋·赵佶《圣济总录》（慢性牙髓炎·章节）

杏仁龙胆草泡散　明·王肯堂《证治准绳》（春季结膜炎·章节）

苍术汤　清·陈复正《幼幼集成》（鞘膜积液·章节）

灵应膏　清·高思敬《外科医镜》（急性脓肿·章节）

灵秘丹药　清·凌奂《外科方外奇方》（肛裂·章节）

冷香散　清·康应辰《医学探骊集》（鼻前庭炎·章节）

鸡黄膏　宋·赵佶《圣济总录》（烧伤·章节）

鸡子黄连膏　明·张介宾《景岳全书》（急性卡他性结膜炎·章节）

鸡舌香圆　宋·王怀隐《太平圣惠方》（泪溢·章节）

没药膏　宋·杨倓《杨氏家藏方》（急性脓肿·章节）

还睛汤　宋·赵佶《圣济总录》（春季结膜炎·章节）

还睛紫金丹　金·李杲《兰室秘藏》（睑缘炎·章节）

声哑方　唐·孙思邈《华佗神医秘传》（急性喉炎·章节）

驱风散　元·危亦林《世医得效方》（翼状胬肉·章节）

连矾膏　清·马云从《眼科阐微》（暴露性角膜炎·章节）

陀僧散　清·陈士铎《洞天奥旨》（足癣·章节）

改容丸　清·程国彭《医学新悟》（痤疮·章节）

芫花线　明·张介宾《景岳全书》（肛瘘·章节）

妙应膏　明·方广《丹溪心法附余》（颈部淋巴结结核·章节）

龟头散　宋·王怀隐《太平圣惠方》（直肠脱垂·章节）

附子散　宋·王怀隐《太平圣惠方》（直肠脱垂·章节）

连蛤散　清·邹岳《外科真诠》（外耳湿疹·章节）

坚牙散　宋·魏岘《魏氏家藏方》（坏死性溃疡性龈口炎·章节）

芦荟散　明·龚廷贤《万病回春》（坏疽性口炎·章节）

苍耳汤　明·朱橚《普济方》（牙痛·章节）

改容膏　明·吴昆《医方考》（口僻·章节）

羌活散　金·李杲《兰室秘藏》（慢性根尖周炎·章节）

羌活散　宋·朱佐《类编朱氏集验医方》（慢性牙髓炎·章节）

沉香散　宋·张锐《鸡峰普济方》（牙本质过敏·章节）

辰砂僵蚕散　清·谈金章《诚书》（口撮·章节）

坎宫回生丹　清·李纪方《白喉全生集》（白喉·章节）

补漏生肌散　明·傅仁宇《审视瑶函》（慢性泪囊炎·章节）

治紧唇方　明·董宿《奇效良方》（唇癌·章节）

阿魏软坚散　明·傅山《青囊秘传》（恶性肿瘤颈部淋巴结转移·章节）

疗鼻塞多清涕方　唐·王焘《外台秘要》（变态反应性鼻炎·章节）

宋真宗琼液膏　清·李梴衔《医方择要》（睑板腺囊肿·章节）

阿魏软坚散　清·马培之《青囊秘传》（腹股沟淋巴结结核·章节）

阿魏化坚膏　清·吴谦《医宗金鉴》（恶性肿瘤颈部淋巴结转移·章节）

足趾痒烂方　清·佚名《济世神验良方》（足癣·章节）

来泉散　清·陈杰《回生集》（慢性扁桃体炎·章节）

辛夷花散　清·邹存淦《外治寿世方》（急性鼻窦炎·章节）

辛夷膏　宋·赵佶《圣济总录》（急性鼻窦炎·章节）

辛夷膏　宋·杨倓《杨氏家藏方》（急性鼻窦炎·章节）

吹耳散　清·马培之《外科传薪集》（慢性化脓性中耳炎·章节）

吹喉散　清·佚名《咽喉经验秘传》（急性咽炎·章节）

吹喉散　明·龚信《古今医鉴》（慢性咽炎·章节）

吹喉散　明·龚廷贤《万病回春》（慢性咽炎·章节）

吹喉散　宋·太医局《太平惠民和剂局方》（复发性口疮·章节）

吹喉方　清·沈青芝《喉科集腋》（慢性扁桃体炎·章节）

吹喉药　清·赵学敏《串雅内编》（急性会厌炎·章节）

吹鼻散　明·董宿《奇效良方》（急性鼻窦炎·章节）

吹鼻散　明·龚廷贤《万病回春》（急性卡他性结膜炎·章节）

吹鼻散　清·鲍相璈《验方新编》（泡性结膜炎·章节）

吹鼻六神散　明·张介宾《景岳全书》（急性卡他性结膜炎·章节）

吹霞散　明·傅仁宇《审视瑶函》（翼状胬肉·章节）

吹云膏　金·李杲《兰室秘藏》（泪溢·章节）

吹鼻通顶散　宋·王怀隐《太平圣惠方》（急性鼻炎·章节）

吹鼻通关散　清·沈善谦《喉科心法》（急性扁桃体炎·章节）

吹喉千金不换散　清·沈善谦《喉科心法》（急性会厌炎·章节）

含咽丸　宋·王怀隐《太平圣惠方》（急性咽炎·章节）

含漱汤　唐·孙思邈《备急千金要方》（牙周炎·章节）

含香丸　宋·王怀隐《太平圣惠方》（慢性咽炎·章节）

含化升麻丸　宋·王怀隐《太平圣惠方》（急性咽炎·章节）

含化菖蒲煎　宋·王怀隐《太平圣惠方》（急性喉炎·章节）

皂荚散　宋·王怀隐《太平圣惠方》（牙周萎缩·章节）

皂荚散　宋·王怀隐《太平圣惠方》（龋齿·章节）

皂荚散　唐·王焘《外台秘要》（慢性鼻炎·章节）

皂荚散　宋·王怀隐《太平圣惠方》（头癣·章节）

皂荚膏　宋·王怀隐《太平圣惠方》（化脓性骨髓炎·章节）

皂荚散方　唐·王焘《外台秘要》（慢性咽炎·章节）

牢牙散　宋·王怀隐《太平圣惠方》（牙周萎缩·章节）

牢牙散　元·危亦林《世医得效方》（牙痛·章节）

牢牙地黄散　金·李杲《兰室秘藏》（牙周萎缩·章节）

花草膏　宋·杨士瀛《仁斋直指方论》（睑缘炎·章节）

花叶散　明·朱橚《普济方》（急性乳腺炎·章节）

花胭脂丸　宋·王怀隐《太平圣惠方》（慢性化脓性中耳炎·章节）

花乳石散　宋·赵佶《圣济总录》（混合痔·章节）

花蕊石散　宋·赵佶《圣济总录》（急性阑尾炎·章节）

赤灵丹　清·马培之《外科传薪集》（手足部化脓性感染·章节）

赤玉膏　明·孙文胤《丹台玉案》（臁疮·章节）

赤白汗斑经验方　明·沈应旸《明医选要济世奇方》（花斑癣·章节）

极效膏　清·顾世澄《疡医大全》（急性脓肿·章节）

完疮散　清·许克昌、毕法《外科证治全书》（阴茎癌·章节）

羌活饮子　清·蒋示吉《医宗说约》（慢性泪囊炎·章节）

吴茱萸散　清·罗国纲《罗氏会约医镜》（急性胆囊炎与胆石病·章节）

吴茱萸根散　宋·王怀隐《太平圣惠方》（湿疹·章节）

芥子酒　宋·赵佶《圣济总录》（急性喉炎·章节）

八画

乳香膏　宋·赵佶《圣济总录》（急性卡他性结膜炎·章节）

乳岩神方　唐·孙思邈《华佗神医秘传》（乳腺癌·章节）

乳香定痛散　明·薛铠《保婴撮要》（脐窝炎·章节）

乳没生肌散　清·爱虚老人《古方汇精》（乳房结核·章节）

乳香拔毒散　明·朱橚《普济方》（腹股沟浅部急性化脓性淋巴结炎·章节）

治瘤方　唐·孙思邈《华佗神医秘传》（疣·章节）

治大麻风洗药方　宋·杨士瀛《仁斋直指方论》（麻风·章节）

治热淋不通方　清·李用粹《证治汇补》（泌尿系结石·章节）

治痔疮有头（方）　清·冯兆张《冯氏锦囊秘录》（直肠息肉·章节）

治癣方　清·佚名《济世神验良方》（甲癣·章节）

治癣验方　清·毛世洪《汇刻经验方》（体癣和股癣·章节）

治倒睫拳毛方　金·张从正《儒门事亲》（倒睫·章节）

治乳石发动（方）　宋·王怀隐《太平圣惠方》（药物性皮炎·章节）

治针眼疼痛方　宋·王怀隐《太平圣惠方》（睑板腺炎·章节）

治疣目神方　唐·孙思邈《华佗神医秘传》（疣·章节）

治赤眼涩痒急方　宋·王怀隐《太平圣惠方》（春季结膜炎·章节）

治眼脓漏方　宋·王怀隐《太平圣惠方》（慢性泪囊炎·章节）

治牙齿风疳方　宋·王怀隐《太平圣惠方》（坏死性溃疡性龈口炎·章节）

治眼冲风多泪方　宋·王怀隐《太平圣惠方》（泪溢·章节）

治风瘙瘾疹遍身皆痒方　宋·王怀隐《太平圣惠方》（荨麻疹·章节）

法制冬青叶　明·芮经《杏苑生春》（臁疮·章节）

松香膏　清·陶承喜·王承勋《惠直堂经验方》（脓疱疮·章节）

松柏油方　清·鲍相璈《验方新编》（疣·章节）

洗疮药　明·王肯堂《证治准绳》（皮肤炭疽·章节）

拔疔方　清·罗世瑶《行军方便便方》（面部疖·章节）

拔疔丹　清·顾世澄《疡医大全》（手足部化脓性感染·章节）

拔毒散　明·董宿《奇效良方》（药物性皮炎·章节）

拔牙方　明·吴昆《医方考》（拔牙·章节）

苦参汤　明·朱橚《普济方》（单纯疱疹·章节）

苦参散　明·王肯堂《证治准绳》（带状疱疹·章节）

青胃散　清·沈志裕《疡科遗编》（化脓性颌骨骨髓炎·章节）

青霜散　清·李彭年《青囊立效方》（发复性口疮·章节）

青黛散　明·王肯堂《证治准绳·杂病类方》（单纯疱疹病毒性角膜炎·章节）

青蛤散　清·祁坤《外科大成》（脓疱疮·章节）

青金散　元·许国祯《御药院方》（流行性出血性结膜炎·章节）

青金散　金·张从正《儒门事亲》（急性卡他性结膜炎·章节）

青金散　明·朱橚《普济方》（急性卡他性结膜炎·章节）

青宝丹　清·马培之《青囊秘传》（腹股沟浅部急性化脓性淋巴结炎·章节）

青黄汤　明·朱橚《普济方》（流行性出血性结膜炎·章节）

青蛤散　清·祁坤《外科大成》（外耳湿疹·章节）

定痛生肌散　清·祁坤《外科大成》（肛门直肠周围脓肿·章节）

定痛追风散　明·董宿《奇效良方》（牙痛·章节）

定痛散　明·熊宗立《名方类证医书大全》（急性牙髓炎·章节）

松叶汤　宋·赵佶《圣济总录》（冻伤·章节）

松黄散　清·凌奂《外科方外奇方》（脓疱疮·章节）

金黄散　明·楼英《医学纲目》（急性脓肿·章节）

金箍散　宋·窦汉卿《疮疡经验全书》（乳房蜂窝织炎·章节）

金露散　明·张介宾《景岳全书》（角膜基质炎·章节）

金箍散　清·顾靖远《顾氏医镜》（耳疖·章节）

金钥匙　明·薛己《外科发挥》（急性喉阻塞·章节）

金丝膏　明·朱橚《普济方》（单纯疱疹病毒性角膜炎·章节）

金腺膏　宋·魏岘《魏氏家藏方》（暴露性角膜炎·章节）

细辛散　元·许国祯《御药院方》（牙痛·章节）

细辛散　宋·赵佶《圣济总录》（慢性鼻炎·章节）

细辛散　清·沈金鳌《杂病源流犀烛》（牙痛·章节）

细辛散　宋·朱佐《类编朱氏集验医方》（智齿冠周炎·章节）

细辛漱方　清·姚俊《经验良方》（味觉异常·章节）

固齿妙方　清·郎廷模《医品补遗》（冻伤·章节）

固齿丹　明·张时彻《摄生众妙方》（牙周萎缩·章节）

固齿膏　清·谈金章《诚书》（牙周炎·章节）

鱼胆贴眼膏　宋·王怀隐《太平圣惠方》（沙眼·章节）

鱼骨鲠方　清·虞仲伦《医方简易》（喉异物·章节）

鱼骨鲠方　明·张时彻《急救良方》（喉异物·章节）

固精益肾暖脐方　明·洪基《摄生秘剖》（男性性功能障碍·章节）

固齿将军散　清·顾世澄《疡医大全》（急性根尖周炎·章节）

肾虚牙痛立效方　宋·严用和《严氏济生方》（牙痛·章节）

齿痛神方　唐·孙思邈《华佗神医秘传》（智齿冠周炎·章节）

齿摇甚效方　元·许国祯《御药院方》（牙周萎缩·章节）

齿龈疳烂立愈方　宋·严用和《严氏济生方》（牙周脓肿·章节）

齿风疼痛极效方　宋·王怀隐《太平圣惠方》（牙本质过敏·章节）

取牙神方　明·龚居中《外科百效全书》（拔牙·章节）

郁金散　元·李仲南《永类钤方》（流行性出血性结膜炎·章节）

郁金散　明·杜大章《医学钩玄》（萎缩性鼻炎·章节）

明目枕　明·李时珍《本草纲目》（老年性黄斑变性·章节）

备解散　明·董宿《奇效良方》（白喉·章节）

单骑溃围散　清·易方《喉科种福》（急性咽炎·章节）

肥油膏　清·吴谦《医宗金鉴》（头癣·章节）

取疔膏　清·赵学敏《串雅内编》（面部疖·章节）

弦烂方　清·李用粹《证治汇补》（睑缘炎·章节）

桃花散　清·凌奂《饲鹤亭集方》（脓疱疮·章节）

茄柯汤　清·沈金鳌《杂病源流犀烛》（外痔·章节）

败毒散　明·洪基《摄生众妙方》（皮肤炭疽·章节）

抵圣散　明·朱橚《普济方》（直肠脱垂·章节）

矾黄散　宋·赵佶《圣济总录》（急性化脓性中耳炎·章节）

虎珀膏　清·张惟善《良方合璧》（腋部淋巴结结核·章节）

苦参汤　宋·严用和《严氏济生方》（疥疮·章节）

疬串膏　清·项天瑞《同寿录》（颈部淋巴结结核·章节）

九画

洗眼玉明散　宋·赵佶《圣济总录》（巩膜炎·章节）

洗眼黄连散　金·张从正《儒门事亲》（春节结膜炎·章节）

洗目神散　清·陈士铎《石室秘录》（单纯疱疹病毒性角膜炎·章节）

洗眼汤　明·芮经《杏苑生春》（单纯疱疹病毒性角膜炎·章节）

洗眼汤　唐·孙思邈《备急千金要方》（泡性结膜炎·章节）

洗眼散　明·袁学渊《秘传眼科七十二症全书》（流行性出血性结膜炎·章节）

洗眼紫金膏　宋·太医局编《太平惠民和剂局方》（翼状胬肉·章节）

洗眼黄连汤　宋·赵佶《圣济总录》（暴露性角膜炎·章节）

洗眼仙水　清·顾世澄《疡医大全》（单纯疱疹病毒性角膜炎·章节）

垂柳汤浴方　宋·王怀隐《太平圣惠方》（荨麻疹·章节）

点眼石胆散　宋·赵佶《圣济总录》（睑板腺炎·章节）

骨鲠在喉方　清·释圆超《汇集金鉴》（喉异物·章节）

枯瘤方　金·张从正《儒门事亲》

枯瘤方　又名一井散　清·沈金鳌《杂病源流犀烛》（脂肪瘤·章节）

枯瘤方　明·陈实功《外科正宗》（纤维瘤·章节）

枯瘤散　清·叶桂《种福堂公选良方》（血管瘤·章节）

枯瘤膏　明·王肯堂《证治准绳·疡医》（脂肪瘤·章节）

枯矾散　清·马培之《青囊秘传》（急性会厌炎·章节）

枯矾散　明·朱橚《普济方》（臁疮·章节）

胆矾散　宋·杨士瀛《仁斋直指方论》（咽部脓肿·章节）

胆矾散　宋·杨倓《杨氏家藏方》（化脓性骨髓炎·章节）

胆贝散　清·爱虚老人《古方汇精》（慢性扁桃体炎·章节）

胜金膏　明·袁学渊《秘传眼科七十二症全书》（倒睫·章节）

胜金丸　宋·赵佶《圣济总录》（睑缘炎·章节）

胜金丸　明·朱橚《普济方》（睑缘炎·章节）

胜冰丹　宋·太医局《太平惠民和剂局方》（急性闭角性青光眼·章节）

胜冰散　宋·洪遵《洪氏集验方》（急性蜂窝织炎·章节）

柏竹沥膏　宋·陈言《三因极一病证方论》（暴露性角膜炎·章节）

柏叶散　清·徐愳珪《外科选要》（急性网状淋巴管炎·章节）

柏枝油　宋·杨倓《杨氏家藏方》（斑秃·章节）

柏皮汤　宋·王怀隐《太平圣惠方》（睑缘炎·章节）

柏皮散　宋·杨倓《杨氏家藏方》（外耳湿疹·章节）

胡粉膏　宋·王怀隐《太平圣惠方》（唇癌·章节）

胡粉散　宋·王怀隐《太平圣惠方》（湿疹·章节）

胡粉散　宋·王怀隐《太平圣惠方》（银屑病·章节）

胡麻膏　宋·王怀隐《太平圣惠方》（斑秃·章节）

胡粉散　明·朱橚《普济方》（外耳湿疹·章节）

穿粉散　清·吴谦《医宗金鉴》（外耳湿疹·章节）

穿针散　宋·许叔微《续本事方》（春季结膜炎·章节）

穿山甲散　清·沈青芝《喉科集腋》（白喉·章节）

穿骨散　清·爱虚老人《古方汇精》（化脓性骨髓炎·章节）

春和膏　清·巢崇山《千金珍秘方选》（疖·章节）

春雪膏　清·沈金鳌《杂病源流犀烛》（睑缘炎·章节）

春雪膏　清·陶承喜、王承勋《惠直堂经验方》（睾丸炎与附睾炎·章节）

退血散　明·王肯堂《证治准绳》（球结膜下出血·章节）

退云散　清·傅仁宇《审视瑶函》（绿脓杆菌性角膜溃疡·章节）

封口药　明·徐春甫《古今医统大全》（睾丸炎与附睾炎·章节）

封脐固阳膏　清·孙伟《良朋汇集》（男性性功能障碍·章节）

香膏　唐·王焘《外台秘要》（慢性鼻窦炎·章节）

香膏　宋·初虞世《古今录验》（慢性鼻窦炎·章节）

香黄散　宋·施发《续易简方》（急性阑尾炎·章节）

香荆散　宋·陈言《三因极一病证方论》（直肠脱垂·章节）

香矾散　宋·杨倓《杨氏家藏方》（慢性化脓性中耳炎·章节）

香附散　明·朱橚《普济方》（慢性化脓性中耳炎·章节）

香身丸　清·赵学敏《串雅外编》（味觉异常·章节）

香椒散　宋·张锐《鸡峰普济方》（牙本质过敏·章节）

香腊膏　宋·赵佶《圣济总录》（急性卡他性结膜炎·章节）

香椒散　宋·杨倓《杨氏家藏方》（牙周萎缩·章节）

香附膏　宋·赵佶《圣济总录》（耳后骨膜下脓肿·章节）

香附饼　明·薛己《外科发挥》（腋部淋巴结结核·章节）

香口祛臭方　清·叶香侣《平易方》（味觉异常·章节）

胡黄连点眼方　宋·赵佶《圣济总录》（翼状胬肉·章节）

食膏　宋·王衮《博济方》（老年性黄斑变性·章节）

桃红散　宋·赵佶《圣济总录》（慢性咽炎·章节）

珊瑚散　宋·王怀隐《太平圣惠方》（巩膜炎·章节）

复明膏　金·张从正《儒门事亲》（单纯疱疹病毒性角膜炎·章节）

复明膏　明·孙文胤《丹台玉案》（春季结膜炎·章节）

追毒散　明·朱橚《普济方》（急性阑尾炎·章节）

信枣散　清·潘楫《证治宝鉴》（坏死性溃疡性龈口炎·章节）

炼毒丹　清·顾世澄《疡医大全》（坏死性溃疡性龈口炎·章节）

柳华散　清·程国彭《医学新悟》（复发性口疮·章节）

荆槐散　明·董宿《奇效良方》（牙周炎·章节）

荜茇散　元·许国祯《御药院方》（牙痛·章节）

保牙散　明·龚廷贤《寿世保元》（牙痛·章节）

轻黄散　明·皇甫中《明医指掌》（急性鼻窦炎·章节）

荜茇饼　明·李梴《医学入门》（急性鼻炎·章节）

挂金散　清·马培之《青囊秘传》（慢性扁桃体炎·章节）

绛雪　清·郑梅涧《重楼玉钥》（慢性咽炎·章节）

骨鲠在咽痛不可忍方　清·释圆超《汇集金鉴》（喉异物·章节）

骨鲠效方　元·赵宜真《仙传外科秘方》（喉异物·章节）

济阴清露　清·汪绂《医林纂要》（沙眼·章节）

洞见碧霄　明·王肯堂《证治准绳·类方》（老年性黄斑变性·章节）

前藘点翳膏　宋·杨士瀛《仁斋直指方论》（单纯疱疹病毒性角膜炎·章节）

疮疥方　清·柏鹤亭等《神仙济世良方》（疥疮·章节）

疮药槟榔散　明·朱橚《普济方》（急性脓肿·章节）

南星半夏散　清·陈修园《医学从众录》（急性乳腺炎·章节）

咽喉冰硼散　清·梅启照《梅氏验方新编》（慢性咽炎·章节）

咽喉碧玉散　元·许国祯《御药院方》（咽部脓肿·章节）

禹余粮丸　宋·王怀隐《太平圣惠方》（急性化脓性中耳炎·章节）

砂糖黄连膏　宋·赵佶《圣济总录》（急性卡他性结膜炎·章节）

茴香草散　明·陈实功《外科正宗》（鼻息肉·章节）

茱萸汤洗方　宋·赵佶《圣济总录》（外耳湿疹·章节）

眉毛脱落丹　明·傅山《青囊秘传》（斑秃·章节）

类圣散　明·龚廷贤《寿世保元》（耳疖·章节）

独圣散　金·李杲《兰室秘藏》（牙痛·章节）

独胜散　清·郑梅涧《重楼玉钥》（坏疽性口炎·章节）

独珍膏　宋·朱佐《类编朱氏集验医方》（耳疖·章节）

独圣散　清·凌奂《外科方外奇方》（臁疮·章节）

独圣膏　清·李文炳《仙拈集》（臁疮·章节）

独胜膏　明·陈实功《外科正宗》（冻伤·章节）

洪宝丹　清·马培之《青囊秘传》（急性阑尾炎·章节）

洪宝膏　清·邹岳《外科真诠》（急性化脓性耳郭软骨膜炎·章节）

贴背膏　宋·赵佶《圣济总录》（鼻出血·章节）

贴散膏　清·马培之《青囊秘传》（耳疖·章节）

贴疮蜂房散　宋·赵佶《圣济总录》（腋部淋巴结结核·章节）

贴眼大黄饼子　宋·赵佶《圣济总录》（耳后骨膜下脓肿·章节）

赴筵散　清·祝补斋《卫生鸿宝》（口角炎·章节）

赴筵散　明·朱橚《普济方》（复发性口疮·章节）

赴筵散　明·朱橚《普济方》（急性卡他性结膜炎·章节）

祛疣方　清·顾世澄《疡医大全》（疣·章节）

祛疣方　清·鲍相璈《验方新编》（疣·章节）

轻粉散　清·吴谦《医宗金鉴》（结节性红斑·章节）

绛硼膏　清·祁坤《外科大成》（臁疮·章节）

津调散　宋·陈言《三因极一病证方论》（龟头包皮炎·章节）

药毒方　宋·王怀隐《太平圣惠方》（药物性皮炎·章节）

降毒散　宋·杨倓《杨氏家藏方》（毒蛇咬伤·章节）

追风散　清·佚名《喉科紫珍集》（急性喉阻塞·章节）

姜肿膏　清·沈志裕《疡科遗编》（急性脓肿·章节）

砂糖丸　明·陈文治《疡科选粹》（喉异物·章节）

柳枝汤　宋·王怀隐《太平圣惠方》（瘙痒症·章节）

烂眼煎　清·李文炳《仙拈集》（睑缘炎·章节）

拜堂散　明·（朝鲜）金礼蒙《医方类聚》（睑缘炎·章节）

退翳散　明·徐春甫《古今医统大全》（角膜基质炎·章节）

退赤霜　清·佚名《眼科锦囊》（流行性出血性结膜炎·章节）

退翳膏　金·李杲《兰室秘藏》（绿脓杆菌性角膜溃疡·章节）

点眼黄连煎　宋·赵佶《圣济总录》（沙眼·章节）

点眼黄连煎　宋·王怀隐《太平圣惠方》（球结膜下出血·章节）

点眼煎　宋·赵佶《圣济总录》（流行性出血性结膜炎·章节）

点眼黄连膏　宋·赵佶《圣济总录》（睑缘炎·章节）

点眼枸杞煎　宋·王怀隐《太平圣惠方》（沙眼·章节）

点眼杏仁膏　宋·赵佶《圣济总录》（暴露性角膜炎·章节）

点眼神效膏　宋·赵佶《圣济总录》（绿脓杆菌性角膜溃疡·章节）

点眼雄黄散　宋·赵佶《圣济总录》（暴露性角膜炎·章节）

点眼金丝膏　宋·赵佶《圣济总录》（流行性出血性结膜炎·章节）

点眼金丝膏　明·王肯堂《证治准绳·杂病》（倒睫·章节）

点眼猪胆膏　宋·赵佶《圣济总录》（巩膜炎·章节）

点眼七宝散　宋·赵佶《圣济总录》（真菌性角膜溃疡·章节）

南星醋液　清·吴谦《医宗金鉴》（睑板腺囊肿·章节）

珍珠散　宋·赵佶《圣济总录》（蚕食性角膜溃疡·章节）

珍珠散　明·万表《万氏家抄方》（睑缘炎·章节）

珍珠散　宋·王怀隐《太平圣惠方》（鼻息肉·章节）

珍奇散　明·孙文胤《丹台玉案》（弥漫性外耳道炎·章节）

珍珠散　清·王维德《外科证治全生集》（咽部脓肿·章节）

珍珠散　清·张璐《张氏医通》（褥疮·章节）

洗毒汤　明·朱橚《普济方》（龟头包皮炎·章节）

洗药　明·董宿《奇效良方》（肛管直肠癌·章节）

洗诸痔方　明·董宿《圣济总录》（直肠息肉·章节）

洗诸疮毒方　清·鲍相璈《验方新编》（多形红斑·章节）

洗药神效方　清·梅启照《梅氏验方新编》（湿疹·章节）

洗眼方　宋·王怀隐《太平圣惠方》（上睑下垂·章节）

洗眼方　明·张洁《仁术便览》（急性卡他性结膜炎·章节）

洗眼防风汤　宋·赵佶《圣济总录》（睑板腺囊肿·章节）

洗眼汤　宋·王怀隐《太平圣惠方》（上睑下垂·章节）

洗轮散　明·朱橚《普济方》（睑缘炎·章节）

洗眼秦皮汤　宋·赵佶《圣济总录》（急性卡他性结膜炎·章节）

洗风火眼神效方　清·佚名《寿世编》（睑缘炎·章节）

洗眼连竹汤　宋·赵佶《圣济总录》（急性卡他性结膜炎·章节）

神应膏　宋·赵佶《圣济总录》（腹股沟淋巴结结核·章节）

神水丹　明·孙文胤《丹台玉案》（急性喉炎·章节）

神妙散　明·朱橚《普济方》（绿脓杆菌性角膜炎·章节）

神授丹　明·张介宾《景岳全书》（坏死性溃疡性龈口炎·章节）

神膏　唐·孙思邈《华佗神医秘传》（急性脓肿·章节）

神效膏　宋·赵佶《圣济总录》（阴茎癌·章节）

神灵膏　清·孙伟《良朋汇集》（急性卡他性结膜炎·章节）

神仙枣　清·张宗良《喉科指掌》（慢性扁桃体炎·章节）

神品散　清·佚名《喉科紫珍集》（急性扁桃体炎·章节）

神寒丸　清·祁坤《外科大成》（鼻出血·章节）

神功丹　清·郑梅涧《重楼玉钥》（坏死性溃疡性龈口炎·章节）

神异膏　宋·严用和《严氏济生方》（疥疮·章节）

神异膏　明·龚廷贤《寿世保元》（睾丸炎与附睾炎·章节）

神圣膏　宋·王怀隐《太平圣惠方》（急性阑尾炎·章节）

神异四七膏　元·杨清叟《仙传外科集验方》（智齿冠周炎·章节）

神仙通隘散　明·龚廷贤《寿世保元》（咽部脓肿·章节）

神仙化铁丹　明·朱橚《普济方》（喉异物·章节）

神效当归膏　宋·太医局《太平惠民和剂局方》（烧伤·章节）

神效五彩散　清·佚名《眼科锦囊》（急性卡他性结膜炎·章节）

神效赛空青　清·凌奂《饲鹤亭集方》（绿脓杆菌性角膜溃疡·章节）

神效光明眼药　清·凌奂《饲鹤亭集方》（翼状胬肉·章节）

十　画

消核膏　清·徐大椿《徐评外科正宗》（乳房结核·章节）

消痔散　清·陶承熹《惠直堂经验方》（鼻息肉·章节）

消疔散　清·梅启照《梅氏验方新编》（面部疖·章节）

消毒膏　宋·魏岘《魏氏家藏方》（乳房部蜂窝织炎·章节）

消痞膏　明·张介宾《景岳全书》（肠梗阻·章节）

消毒散　明·孙一奎《赤水玄珠》（眼睑蜂窝织炎·章节）

消痔散　宋·窦汉卿《疮疡经验全书》（鼻息肉·章节）

消痞神膏　清·云川道人《绛囊撮要》（甲状腺癌·章节）

消痞狗皮膏　清·凌奂《饲鹤亭集方》（肠梗阻·章节）

消疳散　元·曾世荣《活幼口议》（坏疽性口炎·章节）

消块神丹　清·陈士铎《石室秘录》（乳腺癌·章节）

消瘤二反膏　清·祁坤《外科大成》（单纯性甲状腺肿·章节）

消毒宽喉散　元·许国祯《御药院方》（急性咽炎·章节）

消风定痛散　明·方广《丹溪心法附余》（智齿冠周炎·章节）

浴毒汤　元·许国祯《御药院方》（肛管直肠癌·章节）

浴疠方　清·许克昌、毕法《外科证治全书》（麻风·章节）

通鼻膏　宋·王怀隐《太平圣惠方》（慢性鼻炎·章节）

通草散　唐·孙思邈《备急千金要方》（鼻息肉·章节）

通草散　唐·王焘《外台秘要》（鼻息肉·章节）

通关散　清·年希尧《集验良方》（急性扁桃体炎·章节）

通关散　宋·佚名《小儿卫生总微论》（急性咽炎·章节）

通天散　明·龚廷贤《万病回春》（暴露性角膜炎·章节）

通喉散　宋·赵佶《圣济总录》（慢性咽炎·章节）

通草膏　明·王肯堂《证治准绳》（急性鼻窦炎·章节）

通淋膏　清·吴尚先《理瀹骈文》（泌尿系结石·章节）

通鼻膏　宋·王怀隐《太平圣惠方》（慢性鼻窦炎·章节）

通隘散　明·龚信《古今医鉴》（咽部脓肿·章节）

蚕香散　宋·赵佶《圣济总录》（慢性化脓性中耳炎·章节）

蚕硝散　清·陶承熹《惠直堂经验方》（慢性咽炎·章节）

蚕号散　明·鲁伯嗣《婴童百问》（口撮·章节）

离骨丹　清·马培之《青囊秘传》（拔牙·章节）

离骨散　清·鲁照《串雅补》（拔牙·章节）

桃红散　宋·东轩居士《卫济宝书》（化脓性颌骨骨髓炎·章节）

桃花隔纸膏　明·王绍隆《医灯续焰》（臁疮·章节）

热淋痛甚，或不通方　清·李用粹《证治汇补》（泌尿系结石·章节）

夏枯草膏　清·吴谦《医宗金鉴》（颈部淋巴结结核·章节）

秦皮汤　宋·赵佶《圣济总录》（急性卡他性结膜炎·章节）

秦皮汤　明·朱橚《普济方》（沙眼·章节）

秦皮散　宋·太医局编《太平惠民和剂局方》（泡性结膜炎·章节）

秦艽散　明·朱橚《普济方》（牙周炎·章节）

秦皮汤洗眼方　宋·王怀隐《太平圣惠方》（春季结膜炎·章节）

逐毒丹　明·陈文治《疡科选粹》（毒蛇咬伤·章节）

逐瘀汤　明·许浚《东医宝鉴》（直肠息肉·章节）

润肌膏　明·陈实功《外科正宗》（脂溢性皮炎·章节）

真珠散　宋·赵佶《圣济总录》（沙眼·章节）

哭来笑去散　清·佚名《济世神验良方》（牙痛·章节）

离宫锭子　清·吴谦《医宗金鉴》（手足部化脓性感染·章节）

桑叶煎　清·李文炳《仙拈集》（暴露性角膜炎·章节）

桑耳塞鼻丹　清·沈金鳌《杂病源流犀烛》（鼻出血·章节）

莲房散　明·芮经《杏苑生春》（直肠脱垂·章节）

莲房枳壳汤　明·陈志文《疡科选粹》（外痔·章节）

绿袍散　元·罗天益《卫生宝鉴》（口角炎·章节）

铁箍散　清·顾世澄《疡医大全》（乳腺癌·章节）

铁箍散　清·周茂五《易简方便医书》（乳腺癌·章节）

铁箍散　明·李梴《医学入门》（单纯性下肢静脉曲张·章节）

秘方揩牙散　明·许浚《东医宝鉴》（牙本质过敏·章节）

秘传骨鲠方　清·顾世澄《疡医大全》（喉异物·章节）

秘传敛瘤膏　明·陈实功《外科正宗》（纤维瘤·章节）

家宝丹　清·马培之《外科传薪集》（急性喉阻塞·章节）

海青膏　元·沙图穆苏《瑞竹堂经验方》（绿脓杆菌性角膜溃疡·章节）

海泻散　宋·窦汉卿《疮疡经验全书》（肛管直肠癌·章节）

粉麝散　元·危亦林《世医得效方》（臁疮·章节）

粉香散　清·许克昌、毕法《外科证治全书》（急性扁桃体炎·章节）

莽草散　宋·王怀隐《太平圣惠方》（急性根尖周炎·章节）

莽草散　元·许国祯《御药院方》（牙周炎·章节）

润肠散　清·叶桂《种福堂公选良方》（直肠脱垂·章节）

浮萍散　明·龚廷贤《万病回春》（直肠脱垂·章节）

浮萍酒　清·顾世澄《疡医大全》（急性淋巴管炎·章节）

盐绿散　宋·王怀隐《太平圣惠方》（复发性口疮·章节）

盐花散　宋·赵佶《圣济总录》（咽部脓肿·章节）

盐梅散　明·李时珍《本草纲目》（口噤·章节）

钱癣经验方　明·王者瑞《居家远行随身备急方》（体癣和股癣·章节）

真君妙贴散　清·许克昌、毕法《外科证治全书》（多形红斑·章节）

莹肌如玉散　金·李杲《兰室秘藏》（痤疮·章节）

倒睫拳毛方　金·张从正《儒门事亲》（倒睫·章节）

真黄散　明·方广《丹溪心法附余》（坏疽性口炎·章节）

息肉方　清·张启倬《杏林碎锦》（鼻息肉·章节）

破棺丹　明·薛己《口齿类要》（慢性扁桃体炎·章节）

润肺丸　明·李梴《医学入门》（急性喉炎·章节）

珠荟散　清·叶桂《种福堂公选良方》（坏死性溃疡性龈口炎·章节）

真功丹　清·郑梅涧《重楼玉钥》（咽部脓肿·章节）

逡巡散　宋·吴彦夔《传信适用方》（急性根尖周炎·章节）

莲子草膏　宋·王怀隐《太平圣惠方》（斑秃·章节）

海艾汤　明·陈实功《外科正宗》（斑秃·章节）

桂香膏　元·许国祯《御药院方》（男性性功能障碍·章节）

润肌膏　元·罗天益《卫生宝鉴》（手癣·章节）

涂脐膏　宋·严用和《严氏济生方》（前列腺增生·章节）

烟胶散　清·孙伟《良朋汇集》（神经性皮炎·章节）

掀肿膏　清·吴尚先《理瀹骈文》（单纯疱疹病毒性角膜炎·章节）

十一画

黄芩散　宋·赵佶《圣济总录》（血管瘤·章节）

黄芩汤　元·李仲南《永类钤方》（湿疹·章节）

黄白膏　明·陈文治《疡科选粹》（臁疮·章节）

黄蜡膏　明·李梴《医学入门》（臁疮·章节）

黄芪帖　唐·王焘《外台秘要》（急性阑尾炎·章节）

黄丹膏　明·陈文治《疡科选粹》（臁疮·章节）

黄香饼　清·许克昌、毕法《外科证治全书》（疖·章节）

黄白散　明·龚信《古今医鉴》（臁疮·章节）

黄香饼　宋·赵佶《圣济总录》（疖·章节）

黄连膏　清·时世瑞《疡科捷径》（瘙痒症·章节）

黄芪膏　南宋·张锐《鸡峰普济方》（疖·章节）

黄连散　宋·赵佶《圣济总录》（急性乳腺炎·章节）

黄金膏　宋·赵佶《圣济总录》（暴露性角膜炎·章节）

黄连散　宋·王怀隐《太平圣惠方》（体癣和股癣·章节）

黄柏散　宋·王怀隐《太平圣惠方》（冻伤·章节）

黄金散　清·时世瑞《疡科捷径》（痤疮·章节）

黄柏散　清·陈复正《幼幼集成》（弥漫性外耳道炎·章节）

黄柏散　宋·赵佶《圣济总录》（口角炎·章节）

黄柏散　元·危亦林《世医得效方》（烧伤·章节）

黄白散　明·龚廷贤《万病回春》（慢性唇炎·章节）

黄膏　宋·王怀隐《太平圣惠方》（咽部脓肿·章节）

黄柏膏　南宋·佚名《小儿卫生总微论》（冻伤·章节）

黄矾散　宋·赵佶《圣济总录》（耳后骨膜下脓肿·章节）

黄连汁　宋·赵佶《圣济总录》（慢性鼻窦炎·章节）

黄白散　明·张洁《仁术便览》（鼻息肉·章节）

黄连煎　宋·王怀隐《太平圣惠方》（绿脓杆菌性角膜溃疡·章节）

黄连膏　明·金礼蒙《医方类聚》引《王氏集验方》（绿脓杆菌性角膜溃疡·章节）

黄连膏　明·（朝鲜）金礼蒙《医方类聚》（单纯疱疹病毒性角膜炎·章节）

黄连膏　清·（朝鲜）时世瑞《疡科捷径》（弥漫性外耳道炎·章节）

黄连膏　宋·赵佶《圣济总录》（智齿冠周炎·章节）

黄连消毒饮　宋·朱佐《类编朱氏集验医方》（化脓性颌骨骨髓炎·章节）

黄连生肌散　清·汪绂《医林纂要》（特发性阴囊坏疽·章节）

黄柏散　宋·朱佐《类编朱氏集验医方》（肛隐窝炎·章节）

黄连煎点眼方　宋·王怀隐《太平圣惠方》（春季结膜炎·章节）

黄连养目膏　清·陶承熹《惠直堂经验方》（暴露性角膜炎·章节）

清阳膏　清·邹存淦《外治寿世方》（慢性鼻窦炎·章节）

清凉膏　清·祁坤《外科大成》（慢性唇炎·章节）

清凉膏　宋·王怀隐《太平圣惠方》（烧伤·章节）

清胃散　清·马培之《青囊秘传》（牙痛·章节）

清胃汤　明·龚廷贤《医学入门万病衡要》（急性根尖周炎·章节）

清咽丸　明·龚居中《外科百效全书》（咽部脓肿·章节）

清音丸　明·王肯堂《证治准绳》（咽部脓肿·章节）

清音噙化丸　明·王肯堂《证治准绳》（咽部脓肿·章节）

清阳柳华散　清·马培之《外科传薪集》（慢性咽炎·章节）

清净膏　明·亡名氏《异授眼科》（睑板腺囊肿·章节）

清凉消毒散　清·鲍相璈《验方新编》（脂溢性皮炎·章节）

清溪秘传北庭丹　清·吴谦《医宗金鉴》（舌癌·章节）

清凉膏　明·陈实功《外科正宗》（烧伤·章节）

清肝渗湿汤　明·陈实功《外科正宗》（直肠息肉·章节）

银锈散　清·邹岳《外科真诠》（血管瘤·章节）

蛇床子散　元·许国祯《御药院方》（男性性功能障碍·章节）

蛇咬丹　明·朱橚《普济方》（蛇毒咬伤·章节）

蛇退散　清·罗国纲《罗氏会约医镜》（龟头包皮炎·章节）

蛇蜕皮散　宋·王怀隐《太平圣惠方》（牙本质过敏·章节）

蛇床子散　宋·赵佶《圣济总录》（直肠脱垂·章节）

蛇床子散　宋·赵佶《圣济总录》（单纯性疱疹·章节）

绿云汤　宋·赵佶《圣济总录》（内痔·章节）

绿云膏　明·傅山《青囊秘传》（单纯性甲状腺肿·章节）

绿云散　明·陶华《伤寒全生集》（急性咽炎·章节）

绿云散　清·田间来是斋《灵验良方汇编》（复发性口疮·章节）

救苦丹　明·邓苑《一草亭目科全书》（角膜基质炎·章节）

救苦散　明·董宿《奇效良方》（智齿冠周炎·章节）

救苦丹　明·龚廷贤《寿世保元》（急性根尖周炎·章节）

救命散　清·祝补斋《卫生鸿宝》（烧伤·章节）

眼药膏　清·吴世昌《奇方类编》（单纯疱疹病毒性角膜炎·章节）

副毒七宝散　南宋·张锐《鸡峰普济方》（角膜基质炎·章节）

痔药膏子　明·楼英《医学纲目》（外痔·章节）

眼痒方　明·张时彻《急救良方》（春季结膜炎·章节）

菊花酒　清·李文炳《仙拈集》（急性淋巴管炎·章节）

菊叶膏　清·巢崇山《千金珍秘方选》（耳疖·章节）

菊叶膏　清·巢崇山《千金珍秘方选》（手足部化脓性感染·章节）

麻黄膏　清·高秉钧《疡科心得集》（神经性皮炎·章节）

麻子膏　南宋·佚名《小儿卫生总微论》（烧伤·章节）

熏痔汤　宋·赵佶《圣济总录》（肛裂·章节）

脱肛洗药　明·吴球《活人心统》（直肠脱垂·章节）

蚰蜒辟毒散　清·沈青芝《喉科集腋》（白喉·章节）

密陀僧散　宋·赵佶《圣济总录》（慢性唇炎·章节）

菖蒲散　明·张洁《仁术便览》（急性鼻炎·章节）

萍草丸　宋·杨士瀛《仁斋直指方论》（复发性口疮·章节）

轵马丹　清·马培之《外科传薪集》（坏死性溃疡性龈口炎·章节）

敛疮丹　清·陈士铎《洞天奥旨》（臁疮·章节）

硇砂散　明·陈实功《外科正宗》（鼻息肉·章节）

葡消散　清·董西园《医级》（急性根尖周炎·章节）

象皮膏　北周·姚僧垣《集验良方》（臁疮·章节）

萆麻膏　元·曾世荣《活幼心书》（直肠脱垂·章节）

猫眼疮神方　唐·孙思邈《华佗神医秘传》（多形红斑·章节）

捷妙丹　清·郑梅涧《重楼玉钥》（急性扁桃体炎·章节）

脚丫烂方　清·姚俊《经验良方全集》（足癣·章节）

十二画

雄黄散　宋·赵佶《圣济总录》（毒蛇咬伤·章节）

雄黄散　宋·赵佶《圣济总录》（咽部脓肿·章节）

雄黄解毒散　清·许克昌、毕法《外科证治全书》（玫瑰糠疹·章节）

雄黄解毒散　清·邹岳《外科真诠》（多形红斑·章节）

雄黄解毒散　清·吴谦《医宗金鉴》（湿疹·章节）

硫黄膏　元·危亦林《世医得效方》（痤疮·章节）

曾青膏　明·葆光道人《秘传眼科龙木论》（翼状胬肉·章节）

曾青散　宋·王怀隐《太平圣惠方》（翼状胬肉·章节）

蛤消散　清·祁坤《外科大成》（直肠脱垂·章节）

蛤蜊散　宋·唐慎微《证类本草》（烧伤·章节）

湿疮方　明·罗浮山人《菉竹堂集验方》（湿疹·章节）

酥粉涂敷方　宋·赵佶《圣济总录》（外耳湿疹·章节）

温胃膏　清·吴尚先《理瀹骈文》（胃、十二指肠溃疡急性穿孔·章节）

疏风散湿汤　明·傅仁宇《审视瑶函》（睑缘炎·章节）

御寒暖胃膏　清·吴尚先《理瀹骈文》（胃、十二指肠溃疡急性穿孔·章节）

葱白甘草汤　明·陈实功《外科正宗》（毒蛇咬伤·章节）

提毒异功散　清·李纪方《白喉全生集》（白喉·章节）

鹅不食草方　清·唐容川《医学见能》（急性鼻窦炎·章节）

葫芦化毒丹　清·祁坤《外科大成》（耳疖·章节）

漱口地黄散　元·许国祯《御药院方》（急性咽炎·章节）

喉哑奇方　清·姚俊《经验良方全集》（急性喉炎·章节）

遍身疥癞方　清·柏鹤亭等《神仙济世良方》（疥疮·章节）

萱草膏　宋·赵佶《圣济总录》（痤疮·章节）

蛛丹散　宋·佚名《小儿卫生总微论》（直肠脱垂·章节）

硝黄膏　清·林珮琴《类证治裁》（急性胆囊炎与胆石症·章节）

葫芦化毒丹　清·祁坤《外科大成》（疖·章节）

散血膏　明·王肯堂《证治准绳》（真菌性角膜溃疡·章节）

焮肿膏　清·吴谦《医宗金鉴》（急性闭角型青光眼·章节）

温风散　宋·杨士瀛《仁斋直指方论》（牙痛·章节）

溧牙痛　宋·王衮《博济方》（牙周炎·章节）

棘刺散　宋·赵佶《圣济总录》（牙周炎·章节）

稀涎散　明·王肯堂《证治准绳》（口噤·章节）

搽牙散　元·释继洪《澹寮集验秘方》（牙本质过敏·章节）

喉闭丸　明·洪基《摄生秘剖》（急性喉阻塞·章节）

靛花丸　明·张介宾《景岳全书》（急性会厌炎·章节）

硼砂散　元·许国祯《御药院方》（急性会厌炎·章节）

缠喉散　清·李文炳《仙拈集》（急性喉阻塞·章节）

碧雪　汉·华佗《中藏经》（急性会厌炎·章节）

锁匙散　清·郑麈《喉科秘钥》（急性扁桃体炎·章节）

焦瘤膏　明·孙一奎《赤水玄珠》（甲状腺癌·章节）

温风散　明·周文采《医方选要》（牙本质过敏·章节）

琥珀散　明·傅仁宇《审视瑶函》（蚕食性角膜溃疡·章节）

琥珀散　清·顾世澄《疡医大全》（翼状胬肉·章节）

紫归油　清·许克昌、毕法《外科证治全书》（唇癌·章节）

紫金散　明·董宿《奇效良方》（牙周炎·章节）

紫霞云　清·焦氏《喉科枕秘》（急性扁桃体炎·章节）

紫草方　明·王肯堂《证治准绳》（虫咬皮炎·章节）

紫金散　宋·王怀隐《太平圣惠方》（单纯性疱疹·章节）

紫檀散　南宋·佚名《小儿卫生总微论》（颈部淋巴结结核·章节）

紫金锭子　明·王肯堂《证治准绳·杂病》（倒睫·章节）

紫金锭　清·高秉钧《疡科心得集》（急性网状淋巴管炎·章节）

紫金锭　清·年希尧《集验良方》（甲状腺癌·章节）

紫荆散　清·陈士铎《洞天奥旨》（急性网状淋巴管炎·章节）

紫草润肌膏　明·秦昌遇《幼科金针》（烧伤·章节）

紫白癜风方　元·危亦林《世医得效方》（花斑癣·章节）

紫白癜风方　明·王肯堂《证治准绳》（花斑癣·章节）

鹅黄散　明·陈实功《外科正宗》（单纯性疱疹·章节）

鹅掌风病方　清·陈杰《回生集》（手癣·章节）

鹅掌风神效方　清·孟文瑞《春脚集》（手癣·章节）

鹅掌风方　清·云川道人《绛囊撮要》（手癣·章节）

椒石散　清·王士雄《鸡鸣录》（急性牙髓炎·章节）

椒盐散　宋·杨士瀛《仁斋直指方论》（急性牙髓炎·章节）

喉蛾效方　清·吴世昌《奇方类编》（慢性扁桃体炎·章节）

喉症方　清·姚俊《经验良方全集》（白喉·章节）

喉症异功散　清·马培之《青囊秘传》（慢性扁桃体炎·章节）

喉风夺命丹　清·杨九龙《囊秘喉书》（急性会厌炎·章节）

搽牙散　明·龚信《古今医鉴》（坏疽性口炎·章节）

揩齿散　宋·王怀隐《太平圣惠方》（牙周脓肿·章节）

揩齿石膏散　宋·赵佶《圣济总录》（牙周脓肿·章节）

隔纸膏　明·高濂《遵生八笺》（臁疮·章节）

隔纸膏　明·芮经《杏苑生春》（臁疮·章节）

隔纸膏　明·徐春甫《古今医统大全》（臁疮·章节）

隔纸膏　明·张时彻《摄生众妙方》（臁疮·章节）

黑神散　宋·赵佶《圣济总录》（牙周炎·章节）

黑散子　宋·王衮《博济方》（坏死性溃疡性龈口炎·章节）

黑金膏　宋·王怀隐《太平圣惠方》（化脓性颌骨骨髓炎·章节）

黑云膏　宋·窦汉卿《疮疡经验全书》（面部疖·章节）

黑龙散　明·孙文胤《丹台玉案》（烧伤·章节）

黑白散　明·皇甫中《明医指掌》（烧伤·章节）

黑金膏　宋·王怀隐《太平圣惠方》（化脓性骨髓炎·章节）

琥珀膏　明·陈实功《外科正宗》（急性脓肿·章节）

琥珀膏　清·祁坤《外科大成》（急性脓肿·章节）

琥珀散　清·顾世澄《疡医大全》（蚕食性角膜溃疡·章节）

滋肾膏　清·吴尚先《理瀹骈文》（前列腺增生·章节）

滋阴壮水膏　清·吴尚先《理瀹骈文》（前列腺炎·章节）

十三画

解毒丹　清·马培之《外科传薪集》（毒蛇咬伤·章节）

解毒散　清·马培之《外科传薪集》（气性坏疽·章节）

解毒膏　宋·王怀隐《太平圣惠方》（血栓性浅静脉炎·章节）

解毒雄黄散　明·陈实功《外科正宗》（急性脓肿·章节）

解毒紫金膏　清·李文炳《经验广集》（乳房结核·章节）

解毒行血膏　明·陈文治《疡科选粹》（烧伤·章节）

解毒生肌定痛散　宋·佚名《急救仙方》（血栓闭塞性脉管炎·章节）

蜈蚣饯　明·陈实功《外科正宗》（臁疮·章节）

蜗牛散　元·危亦林《世医得效方》（内痔·章节）

蜗牛膏　宋·严用和《严氏济生方》（内痔·章节）

蜗蜂丹　清·陈士铎《洞天奥旨》（头癣·章节）

雉脑膏　宋·赵佶《圣济总录》（冻伤·章节）

照水丸　明·王肯堂《证治准绳》（绿脓杆菌性角膜溃疡·章节）

蒲黄末散　宋·赵佶《圣济总录》（牙周炎·章节）

蒲黄散　宋·杨倓《杨氏家藏方》（真菌性角膜溃疡·章节）

锡灰膏　清·顾世澄《疡医大全》（臁疮·章节）

腻粉散　明·朱橚《普济方》（外耳湿疹·章节）

酪酥煎丸　唐·王焘《外台秘要》（复发性口疮·章节）

蜀椒汤　宋·赵佶《圣济总录》（龋齿·章节）

蓖麻膏　明·朱橚《普济方》（口僻·章节）

硼砂散　明·董宿《奇效良方》（急性喉阻塞·章节）

暖脐膏　清·恬素《集验良方》（男性性功能障碍·章节）

搐鼻散　明·孙文胤《丹台玉案》（倒睫·章节）

搐药碧云散　金·李杲《东垣试效方》（睑缘炎·章节）

蜂房散　宋·杨士瀛《仁斋直指方论》（化脓性颌骨骨髓炎·章节）

蜂房白芷苦参汤　明·芮经《杏苑生春》（肛管直肠癌·章节）

槐皮膏　唐·王焘《外台秘要》（外痔·章节）

槐皮洗眼汤　宋·王怀隐《太平圣惠方》（急性闭角性青光眼·章节）

槐白皮膏　宋·赵佶《圣济总录》（肛裂·章节）

楸叶膏　宋·赵佶《圣济总录》（乳腺囊性增生病·章节）

塞鼻柱膏　明·董宿《奇效良方》（急性鼻炎·章节）

塞鼻甘遂散　宋·王怀隐《太平圣惠方》（急性鼻炎·章节）

楸叶涂敷方　宋·赵佶《圣济总录》（化脓性骨髓炎·章节）

十四画

碧丹　清·尤乘《尤氏喉科秘书》（咽部脓肿·章节）

碧雪　宋·太医局《太平惠民和剂局方》（咽部脓肿·章节）

碧油膏　宋·陈自明《外科精要》（特发性阴囊坏疽·章节）

碧玉丹　清·郑梅涧《重楼玉钥》（急性喉阻塞·章节）

碧玉丹　清·顾世澄《疡医大全》（睑缘炎·章节）

碧玉散　明·王肯堂《证治准绳》（翼状胬肉·章节）

碧霞丹　元·罗天益《卫生宝鉴》（单纯疱疹病毒性角膜炎·章节）

碧云散　清·吴谦《医宗金鉴》（变态反应性鼻炎·章节）

碧云散　元·倪维德《原机启微》（变态反应性鼻炎·章节）

碧玉膏　明·陈实功《外科正宗》（冻伤·章节）

瘊子方　清·吴世昌《奇方类编》（疣·章节）

瘊子方　清·丁尧臣《奇效良方》（疣·章节）

蔓荆散　元·危亦林《世医得效方》（慢性泪囊炎·章节）

蔓荆子膏　宋·王怀隐《太平圣惠方》（斑秃·章节）

漱口方　清·佚名《济世神验良方》（牙痛·章节）

漱口玉池散　明·董宿《奇效良方》（牙痛·章节）

漱毒散　元·许国祯《御药院方》（慢性根尖周炎·章节）

滴耳油　清·吴谦《医宗金鉴》（急性化脓性中耳炎·章节）

鼻蚯蚓散　宋·王怀隐《太平圣惠方》（鼻息肉·章节）

鼻中息肉不得息方　唐·孙思邈《备急千金要方》（鼻息肉·章节）

鼻渊鼻塞鼻疮方　清·撰人不详《普济应验良方》（急性鼻窦炎·章节）

鼻渊脑泻方　明·王肯堂《证治准绳》（急性鼻窦炎·章节）

鼻生息肉方　明·胡正心、胡正言《订补简易备验方》（鼻息肉·章节）

鼻生息肉　清·德轩氏《普济应验良方》（鼻息肉·章节）

鼻中息肉方　宋·沈括《灵苑方》（鼻息肉·章节）

鼻息肉方　宋·王怀隐《太平圣惠方》（鼻息肉·章节）

鼻血丑丹 清·马培之《青囊秘传》(鼻出血·章节)
鼻痔方 清·祝补斋《卫生鸿宝》(慢性鼻炎·章节)
鼻痔方 清·王梦兰《秘方集验》(鼻息肉·章节)
鼻中生臭肉方 清·佚名《济世神验良方》(鼻息肉·章节)
熊冰散 明·孙文胤《丹台玉案》(内痔·章节)
熊冰膏 明·李梴《医学入门》(内痔·章节)
熊胆散 清·顾世澄《疡医大全》(内痔·章节)
熊胆膏 清·张璐《张氏医通》(蚕食性角膜溃疡·章节)
熊冰膏 明·许浚《东医宝鉴》(直肠息肉·章节)
熊胆膏锭 明·王肯堂《证治准绳》(巩膜炎·章节)
翠云锭 清·陈实功《外科正宗》(眼睑蜂窝织炎·章节)
翠云散 清·马培之《外科传薪集》(急性化脓性中耳炎·章节)
翠霞锭子 明·刘纯《玉机微义》(肛瘘·章节)
鲜凤仙花方 清·许克昌、毕法《外科证治全书》(甲癣·章节)
腐尽生肌散 清·吴谦《医宗金鉴》(臁疮·章节)
僧矾散 明·孙一奎《赤水玄珠》(直肠脱垂·章节)
截疳散 元·朱震亨《活法机要》(肛瘘·章节)
熏痔散 元·齐德之《外科精义》(内痔·章节)
雌黄膏 宋·王怀隐《太平圣惠方》(银屑病·章节)
蜜香散 宋·杨倓《杨氏家藏方》(臁疮·章节)
蜜草散 宋·杨倓《杨氏家藏方》(肛隐窝炎·章节)
蜡矾针 清·马培之《青囊秘传》(肛瘘·章节)
蜡矾纸 明·李梴《医学入门》(臁疮·章节)
熁毒膏 宋·王怀隐《太平圣惠方》(睑板腺炎·章节)
槟连散 宋·陈言《三因极一病证方论》(褥疮·章节)

十五画

蝎倍散 明·董宿《奇效良方》(急性化脓性中耳炎·章节)
蝎梢饼 明·李梴《医学入门》(口撮·章节)
樟冰散 清·马培之《青囊秘传》(智齿冠周炎·章节)
樟雄散 清·董西园《医级》(龋齿·章节)
澄清散 清·刘默《证治石镜录》(急性鼻窦炎·章节)
鹤虱丸 宋·杨士瀛《仁斋直指方论》(龋齿·章节)
噙化丸 明·龚廷贤《万病回春》(慢性咽炎·章节)
僵蚕丸 宋·杨士瀛《仁斋直指方论》(急性喉阻塞·章节)
僵蚕散 明·朱橚《普济方》(慢性牙髓炎·章节)
聤耳方 清·祝补斋《卫生鸿宝》(急性化脓性中耳炎·章节)
聤耳脓出方 明·万表《万氏家抄方》(慢性化脓性中耳炎·章节)
聤耳脓水不止方 宋·王怀隐《太平圣惠方》(慢性化脓性中耳炎·章节)
聤耳脓血不止方 宋·王怀隐《太平圣惠方》(慢性化脓性中耳炎·章节)
敷齿立效散 明·龚廷贤《万病回春》(坏疽性口炎·章节)

十六画

瘰疬膏 明·龚廷贤《万病回春》(腹股沟淋巴结结核·章节)
凝水石散 宋·赵佶《圣济总录》(急性喉阻塞·章节)

十七画

藁本散　南宋·佚名《小儿卫生总微论》（牙周炎·章节）

擦牙定痛散　明·孙一奎《赤水玄珠全集》（智齿冠周炎·章节）

十九画

蟾灰散　宋·刘昉《幼幼新书》（坏疽性口炎·章节）

蟾酥散　宋·杨倓《杨氏家藏方》（牙周炎·章节）

蟾酥膏　明·徐春甫《古今医统大全》（龋齿·章节）

蟾灵膏　清·吴尚先《理瀹骈文》（化脓性颌骨骨髓炎·章节）

二十一画

麝香散　宋·刘昉《幼幼新书》（坏疽性口炎·章节）

麝香散　元·许国祯《御药院方》（鼻出血·章节）

麝红散　宋·杨倓《杨氏家藏方》（化脓性颌骨骨髓炎·章节）

麝香散　宋·佚名《小儿卫生总微论》（急性化脓性中耳炎·章节）

麝香朱砂丸　元·许国祯《御药院方》（咽部脓肿·章节）

麝香矾雄散　宋·杨倓《杨氏家藏方》（化脓性颌骨骨髓炎·章节）

露蜂房散　元·许国祯《御药院方》（牙痛·章节）

露蜂房散　明·董宿《奇效良方》（牙痛·章节）

露蜂房散　宋·王怀隐《太平圣惠方》（慢性根尖周炎·章节）

二、古今度量衡比较表

在临床治疗过程中，处方用药剂量是否得当，对治疗的效果和患者的安全是十分重要的。历代医药学家都很重视并严格掌握用药剂量以及药物的配伍。由于古今度量衡的标准变化很大，大抵古制比今制为小，尤以汉制相差最大。古今分量的差别，虽然多人做过考证，但结论很不一致。而历代医药学家在用药处方时，有的随当代度量衡的变化而变化，有的则仍然沿袭旧制不变。因此，我们要对古代医书中有关方剂之组成和常用药剂量有较全面的认识和较准确的应用，就必须对历代度量衡的变化和医家对这些变化所采取的措施有所了解。下面我们摘录吴承洛《中国度量衡史》（修订本）中关于古今度量衡变迁表，并从有关文献中选录一些材料，供阅读古代医药图书者参考。

（一）附表

历代尺度比较

年　代	朝　代		一尺合市尺	一尺合厘米数
公元前 1066—公元前 221 年	周		0.5973	19.91
公元前 221—公元前 206 年	秦		0.8295	27.65
公元前 206—公元 23 年	西汉		0.8295	27.65
公元 25—220 年	东汉		0.6912	23.04
公元 220—316 年	魏晋		0.7236	24.12
公元 317—420 年	东晋		0.7335	24.45
公元 420—589 年	南朝	南宋 南齐 梁 陈	0.7353	24.51
公元 386—581 年	北朝	北魏 北齐 北周	0.8853 0.8991 0.7353	29.51 29.97 24.51
公元 581—618 年	隋	（开皇） （大业）	0.8853 0.7065	29.51 23.55
公元 618—907 年	唐		0.9330	31.10
公元 907—960 年	五代		0.9330	31.10
公元 960—1279 年	宋		0.9216	30.72
公元 1279—1368 年	元		0.9216	30.72
公元 1368—1644 年	明		0.9330	31.10
公元 1644—1911 年	清		0.9600	32.00

历代容量比较

年　代	朝　代	一升合市升	一升合毫升数
公元前 1066—公元前 221 年	周	0.1937	193.7
公元前 221—公元前 206 年	秦	0.3425	342.5
公元前 206—公元 23 年	西汉	0.3425	342.5
公元 25—220 年	东汉	0.1981	198.1
公元 220—265 年	魏	0.2023	202.3
公元 265—420 年	晋	0.2023	202.3

续表

年　代	朝　代		一升合市升	一升合毫升数
公元 420—589 年	南朝	南宋 南齐 梁 陈	0.2972 0.1981 0.1981	297.2 198.1 198.1
公元 386—581 年	北朝	北魏 北齐 北周	0.3963 0.3963 0.2106	396.3 396.3 210.5
公元 581—618 年	隋	（开皇） （大业）	0.5944 0.1981	594.4 198.1
公元 618—907 年	唐		0.5944	594.4
公元 907—960 年	五代		0.5944	594.4
公元 960—1279 年	宋		0.6641	664.1
公元 1279—1368 年	元		0.9488	948.8
公元 1368—1644 年	明		1.0737	1073.7
公元 1644—1911 年	清		1.0355	1035.5

历代重量比较

年　代	朝　代		*一斤合市两	*一两合市两	一两合克数
公元前 1066—公元前 221 年	周		7.32	0.46	**14.18
公元前 221—公元前 206 年	秦		8.26	0.52	16.14
公元前 206—公元 23 年	西汉		8.26	0.52	16.14
公元 25—220 年	东汉		7.13	0.45	13.92
公元 220—265 年	魏		7.13	0.45	13.92
公元 265—420 年	晋		7.13	0.45	13.92
公元 420—589 年	南朝	南宋 南齐 梁 陈	10.69 7.13 7.13	0.67 0.45 0.45	20.88 13.92 13.92
公元 386—581 年	北朝	北魏 北齐 北周	7.13 14.25 8.02	0.45 0.89 0.50	13.92 27.84 15.66
公元 581—618 年	隋	（开皇） （大业）	21.38 7.13	1.34 0.45	41.76 13.92
公元 618—907 年	唐		19.1	1.19	37.30
公元 907—960 年	五代		19.1	1.19	37.30
公元 960—1279 年	宋		19.1	1.19	37.30
公元 1279—1368 年	元		19.1	1.19	37.30
公元 1368—1644 年	明		19.1	1.19	37.30
公元 1644—1911 年	清		19.1	1.19	37.30

注：＊此二项为编者参考原表推算出来的，仅供参考。

　　＊＊原表为 14.93 克，经推算应为 14.18 克。

药用衡量折算表

旧市秤	公　制	市制（十进位）	公　制
1 斤	500 克	1 斤	500 克
1 两	31.25 克	1 两	50 克
1 钱	3.125 克	1 钱	5 克
1 分	0.3125 克	1 分	0.5 克

见广州市药品检验所《农村中草药制剂技术》（1971 年 12 月第 1 版）。

（二）文献摘录

关于古代医家用药剂量问题，据《古今图书集成》记载：唐代剂量是大小并用，太史、太常、太医用古。又据《唐六典》论述：晋唐之间的秤，虽相当于汉秤的 1/3，但晋唐医书中的用药量仍与汉代同，因唐秤有大小两制，小秤与汉秤相同，只限用于"合汤药"等，《晋书·律历志》指出它的原因是"医方人命之急，而称两不与古同，为害特重"。

关于医方用药量的进制法，宋代《政和经史证类备用本章》曾引《本草经集注》指出："古秤惟有铢两，而无分名，今则以十黍为一铢，六铢为一分，四分为一两，十六两为一斤。"又据文献记载：唐代将铜钱一枚的重量作为衡的单位，称为一钱，代替了以铢为单位的旧制。明代《本草纲目》指出："古之一升即今之二合半也。量之所起为圭，四圭为撮，十撮为勺，十勺为合，十合为升，十升为斗，五斗曰斛，二斛曰石。"另有一些古代的"量"数，在阅读古医书时常能见到的有：

方寸匕　古代量取药末的器具名。其形状如刀匕，大小为一寸正方，故名。一方寸匕约等于现代的 2.74 毫升，盛金石药末约为 2 克，草木药末为 1 克左右。

钱匕　古代量取药末的器具。用汉代的五铢钱币量取药末至不散落者为一钱匕；用五铢钱币量取药末至半边者为半钱匕；钱五匕者，是指药末盖满五铢钱边的"五"字至不落为度。一钱匕约今 5 分 6 厘，合 2 克强；半钱匕约今 2 分 8 厘，合 1 克强，钱五匕约为一钱匕的 1/4，约合 1 分 4 厘，合 0.6 克。

刀圭　①指古代的一种量药末的器具。形状如刀圭的圭角，一端是尖形，中部略凹陷，一刀圭约等于一方寸匕的 1/10。②古代对于医术的一种别称。

自 1979 年起，我国中医处方用药计算单位，一律采用以"克"为单位的公制。

另外，在一些方书中，或在民间用药时，对某些药性平和无毒的药物的数量，并不应用度量衡的单位，而仅用一些估计性的称谓，例如葱一把、姜三片等，在实际用量上往往出入较大，现也分别列举如下：

枚　为果实计数的单位，随品种不同，亦各有其标准，例如大枣 12 枚，则可选较大者为一枚之标准。

束　为草本及蔓茎类植物的标准，以拳尽量握之，切去其两端超出部分称为一束。

片　将物切开之意，如生姜一片，约计一钱为准。

三、主要参考书目

1. 古代主要参考书目

一画

《一效集》	清·司马湘	《一草亭目科》	明·邓苑

二画

《丁甘仁家传珍方选》	清·丁泽周

三画

《口齿论》	唐·邵英俊	《卫生宝鉴》	元·罗天益
《千金翼方》	唐·孙思邈	《女科秘要》	清·佚名
《万氏家抄方》	明·万表	《千金珍秘方选》	清·巢崇山
《万病回春》	明·龚廷贤	《万氏家抄济世良方》	明·万表
《口齿类要》	明·薛己	《万氏秘传片玉心书》	清·李子毅
《卫生鸿宝》	清·祝补斋	《三因极一病证方论》	宋·陈言
《卫生家宝》	宋·朱端章	《小儿药证直诀》	宋·钱乙
《卫济宝书》	宋·东轩居士	《小儿卫生总微论方》	宋·佚名
《卫生易简方》	明·胡濙	《千金不易简便良方》	明·了因子
《万氏女科》	明·万全	《三国志·魏书·方技传》	西晋·陈寿
《女科万金方》	宋·薛古愚		

四画

《中藏经》	汉·华佗	《丹溪治法心要》	元·朱震亨
《片玉心书》	明·万全	《内经拾遗方论》	宋·骆龙吉
《仁斋直指方论》	宋·杨士瀛	《太平圣惠方》	宋·王怀隐
《仁术便览》	明·张洁	《太平惠民和剂局方》	宋·太医局
《丹溪心法》	元·朱震亨	《开元广济方》	唐·佚名
《内经知要》	明·李中梓	《不知医必要》	清·梁廉夫
《内外伤辨》	金·李杲	《尤氏喉科秘书》	清·尤乘
《日华子本草》	唐·日华子	《五十二病方》	战国时期，作者不详
《丹溪心法附余》	明·方广	《订补简易备验方》	明·胡正心，胡正言
《丹台玉案》	明·孙文胤		

五画

《平易方》	清·叶香侣	《外科全生集》	清·王维德
《外科启玄》	明·申斗垣	《外科方外奇方》	清·凌奂
《外科正宗》	明·陈实功	《外科证治全书》	清·许克昌、毕法
《外科精义》	元·齐德之	《外科活人定本》	明·龚居中
《外台秘要》	唐·王焘	《外科百效全书》	明·龚居中
《外科大成》	清·祁坤	《外科枢要》	明·薛己
《外科十法》	清·宋世杰	《外科精要》	宋·陈自明
《外科集腋》	清·张景颜	《外科发挥》	明·薛己
《外科医镜》	清·张正	《外科理例》	明·汪机
《外科真诠》	清·邹五峰	《外科选要》	清·徐直铿
《外科集成》	清·刘仕廉	《外科摘录》	清·文晟
《外科传薪集》	清·马培之	《外证医案汇编》	清·余景和

《仙传外科集验方》	元·杨清叟	《冯氏锦囊秘录》	清·冯兆张
《东垣试效方》	金·李杲	《永乐大典》	明·解缙、姚广孝
《东医宝鉴》	朝鲜·许浚	《目经大成》	清·黄庭镜
《石室秘录》	清·陈士铎	《仙授理伤续断秘方》	唐·蔺道人
《世医得效方》	元·危亦林	《本草图经》	宋·苏颂
《圣济总录》	宋·赵佶	《本草经疏》	明·缪希雍
《兰室秘藏》	金·李杲	《本草求真》	清·黄宫绣
《永类钤方》	元·李仲南	《本草从新》	清·吴仪洛
《古今医鉴〉	明·龚信	《本草正义》	清·张德裕
《古今医彻》	清·怀远	《本草纲目》	明·李时珍
《古今医统大全》	明·徐春甫	《本草经集注》	南北朝梁代·陶弘景
《古今录验》	唐·甄立言	《本事方·续集》	南宋·许叔微
《古方汇精〉	清·爱虚老人	《本草纲目拾遗》	清·赵学敏
《汇集金鉴》	清·释圆超	《本草备要》	清·汪昂
《四圣心源》	清·黄元御	《本草汇言》	明·倪朱谟
《外治寿世方》	清·邹存淦	《生草药性备要》	清·何谏
《汇刻经验方》	清·毛世洪	《幼科金针》	明·秦昌遇
《平易方》	清·叶香侣	《幼科直言》	清·孟河
《叶氏女科》	清·叶桂	《幼幼新书》	宋·刘昉
《仙拈集》	清·李文炳	《幼科类萃》	明·王銮
《正体类要》	明·薛己	《幼幼集成》	清·陈复正
《玉机微义》	明·刘纯	《白喉全生集》	清·李纪方
《四明心法》	清·高斗魁	《白喉证治通考》	清·张采田

六画

《回生集》	清·陈杰纂	《行军方便便方》	清·罗世瑶
《伤寒论》	东汉·张仲景	《传信适用方》	宋·吴彦夔
《伤寒全生集》	明·陶华	《杂病源流犀浊》	清·沈金鳌
《血证论》	清·唐宗海	《杂证大小合参》	清·冯兆张
《因应便方》	明·潘之洴	《华佗神医秘传》	唐·孙思邈
《名医别录》	梁·陶弘景	《先醒斋医学广笔记》	明·缪希雍
《伤科补要》	清·钱秀昌	《仁斋直指附遗方论》	明·朱崇正
《百一选方》	宋·王璆	《名方类证医书大全》	明·熊宗立
《同寿录》	清·项天瑞	《竹林女科》	清·叶桂
《欢聚方要补》	清·丹波元	《产科发蒙》	清·鹤陵居士
《全生指迷方》	宋·王贶	《异授眼科》	明·无名氏
《刘涓子鬼遗方》	晋·刘涓子		

七画

《医贯》	明·赵献可	《医方类聚》	明·（朝鲜）金礼蒙
《医说》	宋·张杲	《医方选要》	明·周文采
《医述》	清·程杏轩	《医方简易》	清·虞仲伦
《医碥》	清·何梦瑶	《医方集解》	清·汪昂
《医级》	清·董西园	《医学入门》	明·李梴
《医方考》	明·吴昆	《医学六要》	明·张三锡
《医门补要》	清·赵濂	《医学正传》	明·虞抟

《医方择要》	清·李梴衔	《时病论》	清·雷丰
《医学见能》	清·唐容川	《灵枢》	
《医灯续焰》	明·王绍隆	《证治要诀》	明·戴思恭
《医林纂要》	清·汪绂	《时方歌括》	清·陈念祖
《医宗金鉴》	清·吴谦	《扶寿精方》	明·吴旻
《医门八法》	清·刘鸿思	《良方集腋》	清·谢元庆
《医略六书》	清·徐大椿	《证类本草》	明·王肯堂
《医学传灯》	清·陈德求	《证治准绳》	明·王肯堂
《医学心悟》	清·程国彭	《证治宝鉴》	清·潘楫
《医林改错》	清·王清任	《证治汇补》	清·李用粹
《医方丛话》	清·徐士銮	《证治要诀类方》	明·戴元礼
《医学集成》	清·刘仕廉	《证治要诀·诸血门》	明·戴元礼
《医学入门万病衡要》	清·洪正立	《杏林碎锦》	清·张启倬
《医方一盘珠》	清·洪金鼎	《针灸聚英》	明·高武
《医学发明》	元·李东垣	《针灸大成》	明·杨继洲
《医学集成》	清·刘仕廉	《严氏济生方》	宋·严用和
《医学钩玄》	明·杜大章	《何氏济生论》	清·何镇
《医学从众录》	清·陈修园	《寿世新编》	清·万潜斋
《医学摘粹》	清·庆云阁	《良朋汇集》	清·孙伟
《医林绳墨》	明·方隅	《赤水玄珠》	明·孙一奎
《医宗说约》	清·蒋示吉	《串雅内编》	清·赵学敏
《医学述要》	清·杨际泰	《串雅外编》	清·赵学敏
《医宗必读》	明·李中梓	《张氏医通》	清·张璐
《医学纲目》	明·楼英	《杏苑生春》	明·芮经
《医学金针》	清·潘霨	《寿世编》	清·春浦诸君子
《医钞类编》	清·翁藻	《寿世保元》	明·龚廷贤
《良方合璧》	清·张惟善	《证因方论集要》	清·汪汝麟
《医方集略》	明·郭鉴	《针灸甲乙经》	魏晋·皇甫谧
《医方大成》	元·孙允贤	《杨氏家藏方》	宋·杨倓
《串雅补》	清·鲁照	《鸡峰普济方》	宋·张锐
《鸡鸣录》	清·王士雄	《肘后备急方》	晋·葛洪
《灵苑方》	宋·沈括		

八画

《直指小儿方》	宋·杨士瀛	《育婴秘诀》	明·万全
《诚书》	清·谈金章	《明医指掌》	明·皇甫中
《金匮翼》	清·尤怡	《奇效简易良方》	清·丁尧臣
《金匮要略》	东汉·张仲景	《疡医大全》	清·顾世澄
《奇症汇》	清·沈源	《疡科捷径》	清·时世瑞
《奇方类编》	清·吴世昌	《疡科遗编》	清·沈志裕
《明医杂著》	明·王纶	《疡科选粹》	明·陈文治
《奇效良方》	明·董宿	《疡科心得集》	清·高秉钧
《青囊全集秘旨》	清·黄廷爵	《治疹全书》	清·熊立品
《青囊秘诀》	清·傅山	《经验广集》	清·李文炳
《青囊秘传》	清·马培之	《经验良方全集》	清·姚俊

《经验良方大全》	清·黄统	《易简方便医书》	清·周茂五
《饲鹤亭集方》	清·凌奂	《松厓医径》	明·程阶
《直指小儿方》	宋·杨士瀛	《明目至宝》	明·杨希洛
《罗氏会约医镜》	清·罗国纲	《疠科全书》	清·梁希曾
《备急千金要方》	唐·孙思邈	《青囊立效秘方》	清·李彭年
《居家远行随身备急方》	明·王者瑞	《明医选要济世奇方》	明·沈应旸
《图注喉科指掌》	清·包永泰		

九画

《春脚集》	清·孟文瑞	《扁鹊心书》	宋·窦材
《活人方》	清·宫本昂	《重楼玉钥》	清·郑梅涧
《活人心统》	明·吴球	《重楼玉钥续编》	清·郑承瀚
《活法机要》	元·朱震亨	《类证治裁》	清·林珮琴
《疫喉浅论》	清·夏云	《洪氏集验方》	宋·洪遵
《脉因证治》	元·朱震京	《洁古家珍》	金·刘完素
《绛囊撮要》	清·云川道人	《柳州医话》	清·魏之琇·王士雄
《活幼心书》	元·曾世荣	《急救仙方》	宋·佚名
《活幼心法》	明·聂尚恒	《神农本草经》	
《活幼口议》	元·曾世荣	《食疗本草》	唐·孟诜
《宣明论方》	金·刘完素	《胎产心法》	清·阎纯玺
《药奁启秘》	宋·钱乙	《胎产秘书》	清·陈笏庵
《急救良方》	明·张时彻	《种痘新书》	清·张琰
《洞天奥旨》	清·陈士铎	《济阳纲目》	明·武之望
《疫疹一得》	清·余师愚	《疯门全书》	清·肖晓亭
《疫喉浅论》	清·夏云	《疬疡机要》	明·薛己
《洞天奥旨》	清·陈士铎	《是斋百一选方》	宋·王璆
《洁古家珍》	金·张元素	《神仙济世良方》	清·柏鹤亭
《保婴撮要》	明·薛铠	《类编朱氏集验医方》	宋·朱佐
《保生秘要》	明·曹士珩	《种福堂公选良方》	清·叶桂
《济世神验良方》	清·佚名	《疮疡经验全书》	宋·窦汉卿
《咽喉经验秘传》	清·佚名	《重订严氏济生方》	宋·严用和
《咽喉脉证通论》	清·佚名	《重订瑞竹堂经验方》	元·萨廉斋

十画

《难经》		《顾松园医镜》	清·顾靖远
《袖珍方》	明·李恒	《徐评外科正宗》	清·徐大椿
《唐本草》	唐·苏敬	《益世经验良方》	清·盛景云
《原机启微》	元·倪维德	《烟霞圣效方》	元·韩仁
《秘方集验》	清·王梦兰	《校注妇人良方》	宋·陈自明
《病因脉治》	明·秦景明	《秘传证治要诀及类方》	明·戴思恭
《验方新编》	清·鲍相璈	《素问玄机原病式》	金·刘完素
《验方汇辑》	清·黄体端	《素问病机气宜保命集》	金·刘完素
《诸病源候论》	隋·巢元方	《秘传眼科七十二症全书》	明·袁学渊
《痈疽经验方》	明·陶华		

十一画

《救生集》	清·虚白主人	《眼科锦囊》	清·佚名
《理瀹骈文》	清·吴尚先	《眼科六要》	清·陈国笃
《眼科阐微》	清·马化龙	《眼科龙木论》	宋·葆光道人
《续名医类案》	清·魏之琇	《麻症集成》	清·朱载扬
《菉竹堂集验方》	明·罗浮山人（姚太傅）	《续本事方》	宋·许叔微
《续名家方选》	宋·施发	《黄帝内经素问》	
《银海精微》	唐·孙思邈	《梅氏验方新编》	清·梅启照
《眼科纂要》	清·黄岩	《黄帝内经太素》	隋·杨上善

十二画

《脾胃论》	金·李杲	《喉科集腋》	清·沈青芝
《博济方》	宋·王衮	《喉科紫珍集》	清·佚名
《景岳全书》	明·张介宾	《程氏易简方论》	清·程履新
《御药院方》	元·许国桢	《焦氏喉科枕秘》	清·金德鉴
《痘疹全书》	明·谈志远	《喉症全科紫珍集》	清·燕山窦氏
《集验良方》	清·年希尧	《温病条辨》	清·吴鞠通
《普济方》	明·朱橚	《温热经纬 》	清·王孟英
《普济本事方》	宋·许叔微	《温热经解》	清·沈汉卿
《普济应验良方》	清·德轩氏	《痧疹辑要》	清·叶霖
《鲁府禁方》	明·龚廷贤	《痘疹传心录》	明·朱惠明
《喉科心法》	清·沈善谦	《揣摩有得集》	清·张朝震
《喉科家训》	清·刁步忠	《傅青主女科》	清·傅山
《喉科种福》	清·易方	《惠直堂经验方》	清·陶承熹
《喉科指掌》	清·张宗良	《程氏易简方论》	清·程履新
《喉科枕秘》	清·焦氏	《程松崖眼科》	明·程阶

十三画

《新修本草》	唐·苏敬等	《摄生秘剖》	明·洪基
《简明医彀》	明·孙志宏	《摄生众妙方》	明·张时彻
《慈济方》	明·景隆	《嵩崖尊生全书》	清·景日昣
《慈航集》	清·王勋	《瑞竹堂经验方》	元·萨迁
《慈幼新书》	明·程云鹏		

十四画

《赛金丹》	清·蕴真子	《瘟疫条辨摘要》	清·吕田

十五画

《遵生八笺》	明·高濂	《增删喉科心法》	清·刘序鹓

十六画

《辨证录》	清·陈士铎	《辨证奇闻》	清·陈士铎
《儒门事亲》	金·张从正		

十七画

《魏氏家藏方》	宋·魏岘

二十二画

《囊秘喉书》	清·杨龙九

2.　现代医籍参考书目

[1] 贾一江. 当代中药外治大全 ［M］. 北京：中国中医药出版社，1991.

[2] 顾伯华. 实用中医外科学 ［M］. 上海：上海科学技术出版社，1985.

[3] 孙国杰，涂晋文. 中医治疗学 ［M］. 北京：中国医药科技出版社，1990.

[4] 邱德川，张荣川. 中医治法十论 ［M］. 贵阳：贵州人民出版社，1981.

[5] 顾伯康. 中医外科学 ［M］. 上海：上海科学技术出版社，1986.

[6] 吴震西，杨进，成建山. 中医外治研究 ［M］. 北京：中国科学技术出版社，1995.

[7] 河北医学院. 灵枢经校释 ［M］. 北京：人民卫生出版社，1984.

[8] 南京中医学院医经教研组. 黄帝内经素问译释. 上海：上海科学技术出版社，1993.

[9] 裘法祖. 外科学 ［M］. 北京：人民卫生出版社，1992.

[10] 汤钊猷. 现代肿瘤学 ［M］. 上海：上海医科大学出版社，1993.

[11] 郁仁存. 肿瘤研究 ［M］. 上海：上海科学技术出版社，1991.

[12] 顾伯华. 实用中医外科学 ［M］. 上海：上海科学技术出版社，1991.

[13] 李振. 恶性肿瘤的化学治疗与免疫治疗 ［M］. 北京：人民卫生出版社，1994.

[14] 于尔辛. 中西医结合治疗癌症的研究. 上海：上海科学技术出版社，1985.

[15] 吴阶平. 裘法祖. 黄家驷外科学 ［M］. 北京：人民卫生出版社，1986.

[16] 顾乃强. 实用中医乳房病学 ［M］. 上海：上海科学技术出版社，1993.

[17] 陆德铭. 实用中医乳房病学. 上海：上海中医学院出版社，1993.

[18] 冯友贤. 血管外科学 ［M］. 上海：上海科学技术出版社，1992.

[19] 陈淑长. 中医血管外科学 ［M］. 北京：中国医药科技出版社，1993.

[20] 吴阶平. 泌尿外科 ［M］. 济南：山东科学技术出版社，1993.

[21] 黄平治，李永海. 男性性功能障碍 ［M］. 北京：科学技术文献出版社，1992.

[22] 吴阶平，王清富. 性医学 ［M］. 北京：科学技术文献出版社，1992.

[23] 郭应禄. 腔内泌尿外科学 ［M］. 北京：人民军医出版社，1995.

[24] 张燕生. 肛肠疾病研究新进展 ［M］. 北京：华夏出版社，1994.

[25] 张东铭. 肛肠外科解剖生理学 ［M］. 西安：陕西科学技术出版社，1989.

[26] 曹吉勋. 中国痔瘘学 ［M］. 成都：四川科学技术出版社，1985.

[27] 史兆歧. 中国大肠肛门病学 ［M］. 郑州：河南科学技术出版社，1985.

[28] 王沛. 简明外科手册 ［M］. 太原：山西科学技术出版社，1993.

[29] 陈淑长. 基层中医临证必读大系·外科分册 ［M］. 北京：中国科学技术出版社，1993.

[30] 李乃卿. 西医外科学 ［M］. 北京：人民卫生出版社，1993.

[31] 赵金铎. 中医症状鉴别诊断学 ［M］. 北京：人民卫生出版社，1984.

[32] 南京中医学院. 诸病源候论校释 ［M］. 北京：人民卫生出版社，1983.

[33] 史宇广. 当代名医临证精华·皮肤病专辑 ［M］. 北京：中医古籍出版社，1992.

[34] 施慧. 施慧中医皮肤病临床经验集 ［M］. 北京：中国医药科技出版社，1994.

[35] 王沛. 中医外科学 ［M］. 北京：中医古籍出版社，1994.

[36] 朱仁康. 中医外科学 ［M］. 北京：人民卫生出版社，1987.

[37] 秦万章. 皮肤病研究 ［M］. 上海：上海科学技术出版社，1990.

[38] 赵辨. 临床皮肤病学 ［M］. 南京：江苏科学技术出版社，1989.

[39] 朱家俊. 实用皮肤病性病治疗学 ［M］. 北京：北京医科大学中国协和医科大学联合出版社，1992.

[40] 王德鉴. 中医耳鼻咽喉科学 ［M］. 上海：上海科学技术出版社，1985.

[41] 黄选兆. 耳鼻咽喉科学 ［M］. 北京：人民卫生出版社，1991.

[42]《耳鼻咽喉科学》编写组. 耳鼻咽喉科学 ［M］. 上海：上海人民出版社，1977.

［43］徐治鸿. 实用中医口腔病学［M］. 天津：天津科技翻译出版公司，1991.

［44］李刚. 中医口腔病学［M］. 北京：人民军医出版社，1990.

［45］祁宝玉. 中医眼科学［M］. 北京：人民卫生出版社，1995.

［46］廖品正. 中医眼科学［M］. 北京：人民卫生出版社，1992.

［47］杨钧. 现代眼科手册［M］. 北京：人民卫生出版社，1993.

［48］王沛，李曰庆，张燕生. 中医外科治疗大成［M］. 石家庄：河北科学技术出版社，1997.

［49］吴肇汉，秦新裕，丁强. 实用外科学［M］. 北京：人民卫生出版社，2017.

［50］林才生，宋士山. 当代中医学临床效方应用［M］. 沈阳：辽宁大学出版社，1996.

［51］林才生，宋士山. 非药物疗法理论与临床［M］. 沈阳：东北大学出版社，1997.

［52］林才生，宋士山. 中医临床专验良方3300首. 北京：中国中医药出版社，1998.

［53］林才生，于清. 中国古代中医良方大典［M］. 沈阳：辽海出版社，2004.

［54］林才生，于清，杨润松. 食疗宝典［M］. 沈阳：辽海出版社，2005.

［55］郑显峰，林才生. 中国古代中医口腔疾病外治大典［M］. 沈阳：辽宁科学技术出版社，2018.

［56］林才生，郑显峰. 中国古代中医耳鼻咽喉疾病外治大典［M］. 沈阳：辽宁科学技术出版社，2018.